HANDBUCH DER SPEZIELLEN PATHOLOGISCHEN ANATOMIE UND HISTOLOGIE

BEARBEITET VON

G. ABELSDORFF-BERLIN · M. ASKANAZY-GENF · C. BENDA-BERLIN · W. BERBLINGER-JENA
H. BORCHARDT-BERLIN · R BORRMANN-BREMEN · W. CEELEN-GREIFSWALD · E. CHRISTELLER-
BERLIN · W. CLAUSEN-HALLE · A. DIETRICH-KÖLN · A. ECKERT · MÖBIUS · HALLE
A. ELSCHNIG-PRAG · TH. FAHR-HAMBURG · WALTHER FISCHER-ROSTOCK · E. FRAENKEL-
HAMBURG · O. FRANKL-WIEN · W. GERLACH-HAMBURG · A. GHON-PRAG · E. v. GIERKE-
KARLSRUHE · S. GINSBERG-BERLIN · R. GREEFF-BERLIN · GEORG B. GRUBER-INNSBRUCK
R. HANSER-LUDWIGSHAFEN · K. HART†-BERLIN · G. HAUSER-ERLANGEN · F. HENKE-
BRESLAU · E. HERTEL-LEIPZIG · G. HERXHEIMER-WIESBADEN · G. HERZOG-LEIPZIG
E. v. HIPPEL-GÖTTINGEN · P. HUEBSCHMANN-DÜSSELDORF · L. JORES-KIEL · C. KAISER-
LING-KÖNIGSBERG · MAX KOCH-BERLIN · WALTER KOCH-BERLIN · H. KÖLLNER†-WÜRZBURG
G. E. KONJETZNY-KIEL · E. J. KRAUS-PRAG · E. KROMPECHER-BUDAPEST · R. KÜMMELL-
HAMBURG · W. LANGE-LEIPZIG · A. LAUCHE-BONN · W. LÖHLEIN-GREIFSWALD · H. LOESCHKE-
MANNHEIM · O. LUBARSCH-BERLIN · R. MARESCH-WIEN · H. MARX-MÜNSTER · E. MAYER-
BERLIN · H. MERKEL-MÜNCHEN · H. v. MEYENBURG-ZÜRICH · ROBERT MEYER-BERLIN
F. v. MIKULICZ-RADECKI-LEIPZIG · J. MILLER-BARMEN · J. G. MÖNCKEBERG†-BONN
H. MÜLLER-MAINZ · S. OBERNDORFER-MÜNCHEN · A. PETERS-ROSTOCK · ELSE PETRI-
BERLIN · L. PICK-BERLIN · K. PLENGE-BERLIN · H. RIBBERT †-BONN · O. RÖMER-LEIPZIG
R. RÖSSLE-BASEL · E. ROESNER-BRESLAU · W. ROTH-WIESBADEN · H. G. RUNGE-JENA
F. SCHIECK-WÜRZBURG · M. B. SCHMIDT-WÜRZBURG · MARTHA SCHMIDTMANN-LEIPZIG
A. SCHMINCKE-TÜBINGEN · A. SCHULTZ-KIEL · E. SEIDEL-HEIDELBERG · C. SEYFARTH-
LEIPZIG · H. SIEGMUND-KÖLN · W. SPIELMEYER-MÜNCHEN · C. STERNBERG-WIEN
O. STEURER-TÜBINGEN · O. STOERK-WIEN · A. v. SZILY-MÜNSTER · M. VERSÉ-MARBURG
C. WEGELIN-BERN · A. WEICHSELBAUM†-WIEN · K. WESSELY-MÜNCHEN · K. WINKLER-
BRESLAU · K. WITTMAACK-JENA

HERAUSGEGEBEN VON

F. HENKE
BRESLAU

UND

O. LUBARSCH
BERLIN

VIERTER BAND
VERDAUUNGSSCHLAUCH

ERSTER TEIL
RACHEN UND TONSILLEN · SPEISERÖHRE
MAGEN UND DARM · BAUCHFELL

SPRINGER-VERLAG
BERLIN HEIDELBERG GMBH
1926

VERDAUUNGSSCHLAUCH

BEARBEITET VON

H. BORCHARDT · R. BORRMANN · E. CHRISTELLER
A. DIETRICH · W. FISCHER · E. VON GIERKE · G. HAUSER
C. KAISERLING · M. KOCH · W. KOCH · G. E. KONJETZNY
O. LUBARSCH · E. MAYER · H. MERKEL · S. OBERN-
DORFER · E. PETRI · L. PICK · O. RÖMER · H. SIEGMUND
O. STOERK

ERSTER TEIL

RACHEN UND TONSILLEN · SPEISERÖHRE
MAGEN UND DARM · BAUCHFELL

MIT 377 ZUM GROSSEN TEIL
FARBIGEN ABBILDUNGEN

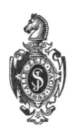

SPRINGER-VERLAG
BERLIN HEIDELBERG GMBH
1926

ISBN 978-3-7091-5288-1   ISBN 978-3-7091-5436-6 (eBook)
DOI 10.1007/978-3-7091-5436-6

Vorwort.

Der 4. Band, die Erkrankungen des Verdauungsschlauches und des Bauchfells behandelnd, mußte geteilt werden und es war auch nicht möglich, die übliche
systematische Reihenfolge zu bewahren. Bei einem Handbuch, das ja in erster
Linie auch für die Fachleute ein Nachschlagebuch sein soll, schien es wichtiger,
dafür zu sorgen, daß die fertigen Beiträge bald möglichst erschienen. Da nicht
alle Mitarbeiter gleich pünktlich liefern, war es daher unvermeidlich und wird
auch in anderen Bänden gelegentlich nicht zu umgehen sein, von der anatomischen
Reihenfolge der Organe abzuweichen und daher sind z. B. einige den Darm behandelnden Abschnitte schon vor den Erkrankungen der Mundhöhle und einigen
des Magens gebracht werden, die erst in der 2. Abteilung dieses Bandes nachge-
liefert werden. Es war unser Bestreben, in den bisher vorliegenden Besprechungen
hervorgehobene Mängel abzustellen und Anregungen und Wünsche zu erfüllen.
Vor allem haben wir uns bemüht, soweit wie erreichbar, nur Originalabbil-
dungen zu geben, was nicht selten nur so zu erfüllen war, daß die einzelnen
Bearbeiter Präparate anderer Forscher in ihre Beiträge zur Wiedergabe aufnahmen. Allen den Herrn Kollegen, die uns dabei unterstützten, besonders
Herrn Kollegen L. PICK in Berlin, der uns das schöne und seltene Sammlungs-
material seines Instituts bereitwilligst zur Verfügung stellte, sagen wir hierfür
den besten Dank. — Namen- und Sachverzeichnis werden zusammen für beide
Teile erst am Schluß des 2. Teiles folgen.

Breslau und Berlin, im November 1925.

F. Henke. O. Lubarsch.

Inhaltsverzeichnis.

A. Rachen und Tonsillen.
Von Professor Dr. A. DIETRICH-Köln.

B. Speiseröhre.
Von Professor Dr. WALTHER FISCHER-Rostock.

C. Magen und Darm.

Von Professor Dr. R. BORRMANN-Bremen, Professor Dr. W. FISCHER-Rostock,
Professor Dr. E. v. GIERKE-Karlsruhe, Geh. Hofrat Professor Dr. G. HAUSER-
Erlangen, Obermedizinalrat Professor Dr. WALTER KOCH-Berlin. Professor
Dr. H. MERKEL-München.

A. Rachen und Tonsillen.

Von

A. Dietrich-Köln.

Mit 41 Abbildungen.

A. Pathologische Anatomie des Rachens.

I. Normale Anatomie des Rachens.

Unter Rachen (Pharynx) verstehen wir den von der Schädelbasis bis zum Beginn der Speiseröhre reichenden Raum, in dem sich Luftweg und Speiseweg kreuzen. Es werden an ihm 3 Teile unterschieden: der obere Teil, der Nasenrachenraum (Cavum nasopharyngeum, auch Epipharynx) ist an der Schädelbasis aufgehängt, seine hintere Wand liegt den obersten beiden Halswirbeln an, vorn wird er von den Choanen begrenzt, nach unten aber von dem weichen Gaumen (Velum palatinum) abgeschlossen, sowie er beim Schluckakt nach oben gehoben und der hinteren Wand angelegt wird entsprechend dem als PASSAVANTscher Wulst vorspringenden Muskelbündel. So ist der obere Teil ausschließlich Luftweg. Wichtig ist noch die Einmündung der Tuba Eustachii und die hinter ihr gelegene ROSENMÜLLERsche Grube, die sich durch einen Reichtum an Schleimdrüsen auszeichnet. Der mittlere Teil, der Mundrachen (Pars buccalis pharyngis, auch Mesopharynx) wird, wie dargelegt, nach oben nur beim Schluckakt durch den weichen Gaumen begrenzt, vorn wird der Zugang aus der Mundhöhle von den Gaumenbögen und dem weichen Gaumen mit dem Zäpfchen umrahmt, weiterhin von dem hintersten Teil der Zunge (dem Zungengrund). So ist dieser Teil, je nach der Einstellung des Gaumens, bald der Luft, bald dem Speisedurchtritt geöffnet. Die untere Grenze ist durch den Kehlkopfeingang gegeben, der vorn mit dem Kehldeckel (Epiglottis), seitlich und hinten durch die Kehlkopfeingangsfalten (Plicae aryepiglotticae) in den Rachenraum vorspringt. Der untere Teil, Kehlkopfrachen (Pars laryngea pharyngis oder Hypopharynx), bildet einen Trichter mit seitlichen Buchten neben dem Kehlkopf (Sinus piriformis), der in die Speiseröhre ausläuft in Höhe des Ringknorpels und des oberen Randes des 6. Halswirbels. Hier geht der schräge Verlauf des Musc. constrictor phar. in die zirkulären Fasern der Speiseröhre über (Mund der Speiseröhre, KILLIAN).

Im ganzen stellt der Rachen einen muskulösen Schlauch dar, der von einer Faszie (Fasc. pharyngea) umhüllt und durch lockeres Bindegewebe von der Halswirbelsäule getrennt wird. Dieses setzt sich in dem lockeren Gewebe hinter der Speiseröhre fort bis zum hinteren Mediastinum. Auch seitlich grenzt das lockere Gewebe der Gefäßscheide an den Rachen und bildet einen Weg zu dem vorderen Mediastinum.

Innen liegt die Schleimhaut auf mit einem verschiedenartigen Epithel: im oberen Teil ist es ein geschichtetes Flimmerepithel, gleich der Auskleidung der Nasengänge, im mittleren Teil geht es mit unregelmäßiger Grenze und oft inselförmigen Absprengungen in ein Plattenepithel über. Zahlreiche Schleimdrüsen reichen aus der Mukosa bis in die Muskularis hinein.

Die Entwicklungsgeschichte bietet verwickelte Verhältnisse, aus denen sich aber das Verständnis mancher pathologischer Veränderungen ergibt. Ich erwähne daraus nur, daß die Mundbucht sich zunächst mit dem Kopfdarm vereinigt und an der hinteren Wand die BATHKEsche Tasche bildet, aus der sich der Vorderlappen der Hypophyse entwickelt. Für die weitere Gestaltung ist die Bildung des Gaumens aus den seitlichen Teilen der

Mundbucht von Bedeutung und die Entwicklung der Kiemenbögen. Der ersten inneren Kiemenfurche entspricht die Mündung der Tuba Eustachii, das hintere Ende der zweiten wird zur ROSENMÜLLERschen Grube, das vordere zur Gaumenbucht (Sinus tonsillaris); die vierte Kiemenfurche bleibt erhalten im Sinus piriformis.

Von der RATHKESchen Tasche bleibt ein zur Hypophysengrube führender Verbindungsgang (Canalis craniopharyngeus) vielfach mehr oder weniger vollständig im Keilbeinkörper erhalten. Unter der Schleimhaut des obersten Pharynx entspricht ihm eine Ansammlung von Hypophysengewebe, das sich manchmal in den Anfang der Nasenscheidewand hineinerstreckt (Rachendachhypophyse, ERDHEIM). Sie besteht zumeist aus Hauptzellen, aber auch aus Plattenepithelhaufen und schlauchartigen Resten des Hypophysenganges (HABERFELD, CHRISTELLER). Der Canalis craniopharyng. findet sich bei $1,15^0/_0$ der Erwachsenen und $10^0/_0$ der Neugeborenen (SOKOLOW, LANDGERT).

Eine weitere, inmitten der Rachentonsille gelegene Einsenkung, die Bursa pharyngea, ist fest an der Schädelbasis adhärent. Sie entspricht der Verbindung des Endes der Chorda dors. mit dem Epithel der Mundbucht und ist als SESSELsche Tasche beim Embryo schon dorsal von der RATHKESchen Tasche nachweisbar (ROB. MEYER, LINK).

II. Erkrankungen der Rachenwand.

Obwohl der lymphatische Rachenring nur einen Teil der Rachenwand bildet und von der gleichen Schleimhaut überzogen wird, so soll doch zuerst die pathologische Anatomie der Rachenschleimhaut im allgemeinen besprochen werden, ohne Berücksichtigung der Tonsillen, um die Eigentümlichkeiten in den Erkrankungsbildern dieser Teile durch ihre Zusammenfassung schärfer hervorheben zu können.

a) Kreislaufsstörungen.

Die Rachenschleimhaut nimmt an den allgemeinen Kreislaufstörungen teil, ohne daß den Zuständen der Anämie und Hyperämie besondere Bedeutung zukommt. Eine Hyperämie des Rachens kann reflektorisch eintreten, ähnlich wie an der Haut, auch als neurotische Hyperämie. Ferner können durch mechanische, thermische und chemische Einwirkungen stärkere Blutfüllungen ausgelöst werden. Bei manchen Infektionskrankheiten bildet eine Hyperämie das Anfangsstadium, ohne daß entzündliche Erscheinungen bestehen. Gewisse Formen starker Hyperämie, die Erytheme, bieten in ihrer Anordnung und Ausbreitung gewisse Eigentümlichkeiten, allerdings mehr der klinischen Beobachtung nach als nach histologischen Unterschieden, z. B. das fleckige Masernerythem gegenüber dem ausgebreiteten bei Scharlach und einer streifigen Rötung bei Grippe. Verbunden sind sie meist mit katarrhalischer Erkrankung der Schleimhaut. Nach dem Tode sind diese Zustände nicht mehr bemerkbar, dagegen häufig noch starke venöse Blutfüllungen bei Stauungszuständen, die entweder den ganzen Kreislauf betreffen, wie bei Herzfehlern, oder auch nach örtlichen Veranlassungen entstehen bei Behinderung des Abflusses in den Halsvenen. Erheblich kann diese Blutfülle werden bei Strangulationen und mit Blutaustritten verbunden sein.

Blutungen der Rachenschleimhaut können von Verletzungen des Rachens selbst oder von dem angrenzenden Halsgewebe ausgehend, große Flächenausdehnung in dem lockeren Gewebe erreichen. Beachtenswert sind sie bei Blutungen aus den großen Halsgefäßen (Aneurysma der Carotis oder Art. maxillaris) die als bedrohliches Symptom eine starke Sugillation des lockeren pharyngealen Gewebes bis unter das Epithel des Rachens darbieten können. Außerdem kommen flächenhafte Blutungen als Stauungsblutungen vor, z. B. bei Erstickung aus äußerer oder innerer Veranlassung. Punktförmige bis streifenförmige Blutungen treten im Gefolge allgemeiner Blutkrankheiten (perniziöse

Anämie, Leukämie) u. a. Formen hämorrhagischer Diathese auf. Man muß hierbei die einfachen Diapedeseblutungen unterscheiden, die auf Kreislaufstörungen in den Kapillaren, aber auch auf Wandschädigungen beruhen und ausgebreiteten Blutungen an anderen Schleimhäuten und serösen Häuten parallel gehen, andererseits Blutungen auf dem Boden örtlicher Lokalisation der Erkrankung z. B. in leukämischen Infiltraten, die nicht nur die vorgebildeten Follikel einnehmen, sondern sich flächenhaft in der Schleimhaut ausbreiten. Das Schicksal der Blutungen (Umwandlung des Blutfarbstoffs in Hämosiderin, Aufnahme und Wegschaffung durch Wanderzellen) entspricht dem in der allgemeinen Pathologie der Blutungen bekannten Vorgängen. Ablagerungen von Blutpigment lassen sich noch lange nachweisen.

Ödeme der Rachenschleimhaut sind meist eine Folge oder eine Begleiterscheinung anderer Erkrankungen. Selbständig kommt das akute Ödem auf neurotischer Basis vor, welches dem von QUINCKE beschriebenen Ödem der Haut entspricht. Dieses kann das Zäpfchen befallen, aber eine größere Bedeutung durch das Übergreifen auf den Kehlkopfeingang (Glottisödem) erlangen. Im übrigen sind ödematöse Schwellungen am häufigsten in der Nachbarschaft entzündlicher Veränderungen, die sich in dem lockeren subpharyngealen Gewebe weit ausbreiten können, z. B. von den Tonsillen bis zum Kehlkopfeingang und zur Uvula. Bezüglich der Gewebsveränderungen des Rachens bei Ödem sind mir besondere Untersuchungen nicht begegnet. Es gilt das für die allgemeine Histologie des Ödems Bekannte. Danach dürfen wir nur solche Schwellungen als Ödem bezeichnen, bei denen die Maschen des Bindegewebes durch Flüssigkeit ausgefüllt und erweitert sind. Eine Quellung der Fasern selbst tritt erst als sekundäre Erscheinung hinzu, ebenso Veränderungen der Gewebszellen (vakuoläre Degeneration), die sich bei hohen Graden auch auf die basalen Epithelschichten erstrecken können. Vereinzelte Leukozyten sind auch bei einfachem Ödem vorhanden, an ihrer runden Form als frei schwimmend erkennbar; ihre stärkere Anhäufung leitet zu dem entzündlichen Ödem über.

b) Die akuten Entzündungen der Rachenschleimhaut (Pharyngitis).

Für die entzündlichen Erkrankungen ist besonders zu bemerken, daß eine Einteilung in den meisten Lehr- und Handbüchern, sowie auch sonst in der Spezialliteratur vorwiegend von klinischen Gesichtspunkten aus vorgenommen wurde, z. B. MACKENZIE, STOERK, MORITZ SCHMIDT u. a. Eine pathologisch-anatomische Betrachtung versucht KRONENBERG, sowie auch HOPPE-SEYLER und CHIARI in HEYMANNS Handbuch, auch KUTTNER hat eine übersichtliche Einteilung vorgeschlagen, der wir uns im ganzen anschließen können.

1. Akute, katarrhalische Entzündung (Pharyngitis acuta).

Wir verstehen in der allgemeinen Pathologie unter katarrhalischer Entzündung eine Schleimhauterkrankung, die mit einer Aufquellung und Lockerung des Epithels beginnt und von einer lebhafteren Abstoßung der oberflächlichen Zellen gefolgt ist. Es tritt die Absonderung einer Flüssigkeit hinzu, die teils aus den erweiterten Blutgefäßen der Schleimhaut stammt, teils aus den vermehrten Absonderungen der Schleimhautdrüsen. Je nach dem Anteil dieser Vorgänge und dem Hinzutreten auch zelliger Auswanderungen aus den Blutgefäßen haben wir den vorwiegend schuppenden Katarrh (Desquamativ-Katarrh) oder den serös-schleimigen und endlich den eitrigen Katarrh.

Die von KUTTNER an erste Stelle gesetzte entzündliche Primärreaktion (erythematöse Form) spielt pathologisch-anatomisch keine Rolle. Wir haben überhaupt nur wenig genaue anatomische Untersuchungen der frischen entzündlichen Veränderungen der Rachenschleimhaut.

Eine besondere hämorrhagische Entzündung aufzustellen liegt kein praktisches Bedürfnis vor. Kleine Blutaustritte kommen bei schwereren Graden des Katarrhs oft vor, vor allem bei solchen Schädlichkeiten, welche die Blutgefäße in höherem Maße treffen, oder wenn aus anderen Gründen eine Stase in dem entzündeten Gebiet eintritt. Blutungen mit entzündlichen Veränderungen können aber auch sekundär eintreten von Erkrankungen der Nachbarschaft aus. Auch bei allgemeiner Sepsis sah ich punktförmige Blutungen der Rachenschleimhaut, bedingt durch Embolien kleinster Gefäße, entsprechend gleichartigen Veränderungen der Haut und anderer Schleimhäute.

Von den entzündlichen Blutungen müssen natürlich die punktförmigen oder größeren Blutungen unterschieden werden, die im Gefolge allgemeiner Blutkrankheiten (hämorrhagischer Diathese) auftreten.

Bei den akuten Entzündungen des Rachens ist der lymphatische Apparat stets erheblich mitbeteiligt. Abgesehen von den Tonsillen können die kleinen Follikel der Rachenschleimhaut vorspringen. Man bezeichnet dieses Verhalten als Pharyngitis follicularis. Besonders werden Schwellungen der seitlichen Rachenfalten (Plicae salpingo-pharyngeae) als Pharyngitis lateralis bezeichnet, worauf wir bei Besprechung der Tonsillen noch zurückkommen müssen.

Die Ursachen der akuten Entzündungen sind sehr mannigfaltige. Es kommen mechanische Reize in Frage, ferner thermische (Verbrühung), chemische durch Ätzmittel aller Art und endlich eine vielfältige Flora von Bakterien. Bemerkenswert ist das Vorkommen eines akuten Rachenkatarrhs bei der eitrigen ansteckenden Meningitis, worauf zuerst Westenhoeffer hingewiesen hat.

2. Die bläschenförmige Entzündung.

Bläschen entstehen durch Abhebung des Epithels in der Keimschicht, infolge einer serösen Exsudation. Die Ursache der Bläschenbildungen ist keine einheitliche. Ein Teil ist wohl dem Herpes labialis gleichzusetzen und findet sich mit ihm zusammen. Andere Formen treten im Gefolge von Infektionskrankheiten auf, wohl hervorgerufen durch giftige Stoffwechselprodukte, die im Blute kreisen. Aber auch ein Herpes des Rachens auf neurotischer Basis wird angenommen, der dem Herpes zoster entspricht.

Die Veränderungen sind bei allen Formen die gleichen. Der klare Inhalt der Bläschen wird bald durch Leukozyten trüb. Die Bläschen können eintrocknen oder aber auch nach Abstoßung kleine oberflächliche Geschwürchen hinterlassen, die sehr rasch durch Regeneration überdeckt werden.

3. Die häutchenbildenden Entzündungen.

Diese werden meist als pseudomembranöse Entzündungen bezeichnet, obwohl heute ja nicht mehr zu fürchten ist, daß man diese aus ungeformtem Exsudat bestehenden Häutchen mit Gewebsbildungen verwechselt. Das wesentliche ist bei allen Formen ein Untergang von Gewebe (Nekrose) und die Exsudation einer Flüssigkeit, die an der Oberfläche gerinnt. Die Formen unterscheiden sich durch die Ausdehnung der nekrotischen Vorgänge in die Tiefe. Ich möchte die Einteilung auf zwei Gruppen beschränken.

a) Die oberflächliche häutchenbildende Entzündung (fibrinösmembranöse oder kruppöse Entzündung). Bei dieser haben wir eine Nekrose des Epithels in geringer oder größerer Ausdehnung. Diesen Stellen

entsprechend erhebt sich ein zartes Geflecht von Fibrin aus der Schleimhaut heraus, das am Rande über noch erhaltene Epithelstrecken überquellen
kann. In dem Geflecht eingeschaltet liegen die kernlosen, aufgequollenen
und von Fibrin durchtränkten Epithelzellen (NEUMANN nahm eine besondere
fibrinoide Degeneration der Epithelien an), ferner Leukozyten in größerer
oder geringerer Zahl. Bei schwereren Graden erstrecken sich diese Beläge über
größere Bezirke der Schleimhaut, auch ist das Fibrin dann dichter gefügt und
von reichlicheren Zellen durchsetzt, jedoch sind dies nur gradweise Unter-

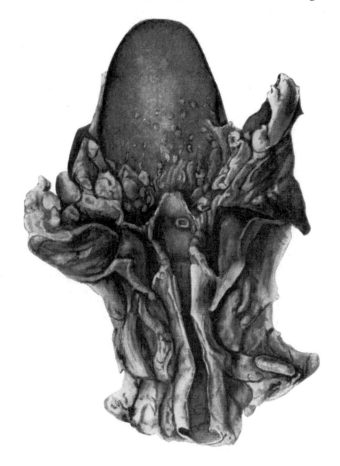

Abb. 1. Diphtherie des Rachens und der Tonsillen. Teils einfache fibrinös-membranöse
Beläge, teils verschorfende Entzündung.

schiede und ich sehe keine Veranlassung, diese Form als diphtheroide Entzündung abzugrenzen (LUBARSCH). Das Wesentliche ist, daß die Nekrose sich
auf das Epithel beschränkt und in der Mukosa nur eine starke Hyperämie
und Auswanderung aus den Blutgefäßen besteht. Die Membranen lassen sich
daher leicht abheben und hinterlassen eine nur wenig rauhe Fläche.

Nach Abstoßung der Membran erfolgt rasch eine Regeneration des Epithels
von stehengebliebenen Inseln oder von den Drüsen der Schleimhaut aus.

β) Verschorfende Entzündung. Diese Form entspricht der diphtherischen
VIRCHOWS oder diphtheritischen Entzündung, jedoch haben diese Namen zu

Verwechslungen mit dem ätiologischen Begriff der Diphtherie geführt und sind daher auf den Vorschlag von ASCHOFF verlassen.

Das Wesen besteht darin, daß die Nekrose außer dem Deckepithel auch das Bindegewebe der Schleimhaut befällt und sich die fibrinöse Exsudation fest in der Schleimhaut verankert. Daher haften die Membranen fest, nach ihrem Abreißen tritt im Leben eine blutende Fläche zutage, die unregelmäßig rauh ist.

Eine Heilung der verschorfenden Entzündung nach Abstoßung der Membranen ist nur möglich durch Bildung eines Granulationsgewebes am Grunde, zu der sich erst Überhäutung gesellt.

Beide Formen der häutchenbildenden Entzündungen kommen selten allein, sondern meist nebeneinander vor oder gehen auch ineinander über, so daß wir ablösbare Membranen neben festsitzenden beobachten (Abb. 1), selten nur oberflächliche oder nur tiefere allein in größerer Ausdehnung. Man beobachtet im Rachen die Membranbildungen von kleinen Schüppchen bis zu größeren unregelmäßig zusammenfließenden Inseln. Sehr viel seltener als z. B. in der Trachea sind vollständige Auskleidungen der Rachenwand.

Die Ursache kann eine sehr verschiedenartige sein. Z. B. können durch thermische Einflüsse, Verbrennung oder Verbrühung, kleine oberflächliche Auflagerungen oder auch tiefere Schorfe entstehen. Von giftigen chemischen Einwirkungen sind außer Säuren und schwereren Ätzgiften, durch die eine unmittelbare Zerstörung des Epithels bewirkt wird, in erster Linie Ammoniak zu nennen, durch das kleinere schuppenförmige Schorfe, aber auch größere Membranen erzeugt werden, die sich von denen bei Diphtherie kaum unterscheiden. Im Kriege spielten Kampfgase, z. B. bei den Gelbkreuzgranaten eine Rolle. Am häufigsten sind die membranösen Entzündungen bei Infektionskrankheiten. Bei Grippe kommen auch im Rachen oberflächliche Auflagerungen und Schorfbildungen, wenn auch seltener wie im Kehlkopf, vor. Die häufigste Ursache ist die Diphtherie. Bei ihr haben wir sowohl die ablösbaren Schorfe, in denen wir die Diphtheriebazillen in großen Massen, zumeist in Gesellschaft von Streptokokken, finden, als auch tiefersitzende. Besonders ist es die Umgebung der Tonsillen, die Uvula und die Hinterfläche des weichen Gaumens, an denen die Membranen der Diphtherie größere Ausdehnung einnehmen.

4. Die ulzeröse (nekrotisierende) Entzündung.

Ich rechne dieser Form solche Erkrankungen der Rachenschleimhaut zu, bei denen es zu einem raschen Zerfall des Epithels und des darunterliegenden Gewebes kommt, ohne daß die vorher genannten Formen der Entzündung vorausgegangen sind, nach denen es ja, wie erwähnt, auch zu Abstoßungen und zu Substanzverlusten kommen kann.

α) Oberflächliche Geschwürsbildungen. Wir müssen oberflächliche und tiefere Geschwürsbildungen unterscheiden, je nachdem nur das Epithel oder auch die tieferen Gewebsschichten zerstört werden. Der einleitende Vorgang der Nekrose kann so rasch verlaufen, daß von ihm keine Reste mehr zu erkennen sind oder nur am Grunde des Geschwüres und am Rande geringe Gewebsfetzchen übrig bleiben. Der Geschwürsgrund reinigt sich, indem sich eine entzündliche Infiltration mit Auswanderung von Leukozyten bildet. Nach Abstoßung aller Reste und nach Überwindung der zugrundeliegenden Ursache tritt die Heilung ein durch Granulationsbildung am Grunde des Geschwüres und Regeneration des Epithels vom Rande her.

Als Ursache von Geschwürsbildungen sind zunächst wieder mechanische. thermische und chemische Schädlichkeiten zu nennen, z. B. Verletzungen durch Fremdkörper, Verbrennung, Verbrühung und Verätzung. Die Geschwürsbildung wird dann oft noch durch hinzutretende Infektion weiter unterhalten. Mechanische Veranlassungen spielen auch mit bei dem Dekubitalgeschwür im Hypopharynx, das bei Schwerkranken entsteht, indem der Kehlkopf gegen die hintere Rachenwand sinkt. Es bildet sich ein Geschwür entweder gegen die Hinterwand des Kehlkopfes zu oder auch an der Rückwand des Pharynx meist schon am Übergang in die Speiseröhre. Die mechanische Wirkung wird unterstützt durch mangelhafte Ernährung der Gewebe infolge der gleichzeitig bestehenden Kreislaufstörungen. Derartige Dekubitalgeschwüre sehen wir häufig bei Typhus. Ein Befund von Typhusbazillen beweist dabei nicht deren wesentliche Rolle für die Entstehung; vielmehr können die Bazillen in dem

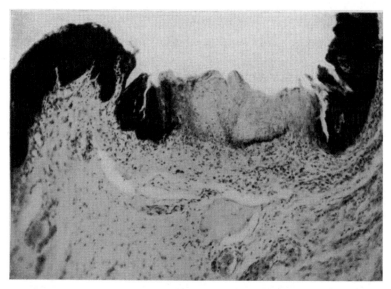

Abb. 2. Nekrotisierende Entzündung des Rachens. Nekrose des Epithels mit Streptobazillen, auch schon des darunterliegenden Gewebes; geringe entzündliche Reaktion.

untergehenden Gewebe erst sekundär Fuß gefaßt haben. Gleichartige Geschwürsbildungen können entstehen, wenn irgendwie durch Fremdkörper ein Druck auf die Schleimhaut ausgeübt wird. Geschwüre des Rachens werden weiterhin durch Pneumokokken (POLANSKI) hervorgerufen, auch durch Streptokokken.

β) Tiefere nekrotisierende Entzündungen des Rachens zeichnen sich dadurch aus, daß der Zerfall des Gewebes im Vordergrunde steht und das Bild beherrscht, bis erst durch die entzündliche Reaktion die Abgrenzung und Abstoßung der abgestorbenen Massen bewirkt wird und so durch das Stadium der Geschwürsbildung das Stadium der Granulationsbildung und Heilung eingeleitet wird. Das typische Beispiel einer tieferen nekrotisierenden Entzündung ist die PLAUT-VINCENTsche Angina, die an jeder Stelle des Rachens einsetzen kann. Ihre Eigentümlichkeiten werden bei den Tonsillen ausführlicher zu besprechen sein. Aber es kommen nekrotisierende Entzündungen vor, bei denen wir zwar die gleichen Erreger wie bei PLAUT-VINCENTscher Angina finden, bei denen jedoch die Erscheinungen sich auf dem Boden anderer Allgemeinkrankheiten des Körpers entwickeln, z. B. bei Blutkrankheiten (perniziöse Anämie oder Leukämie) oder bei septischem Marasmus.

Aber wir finden auch andere Bakterien bei derartigen sekundären Nekrosen. So beobachtete ich einen Fall von ausgedehnten fleckweisen Nekrosen der Pharynxschleimhaut, zugleich mit tiefen Nekrosen beider Gaumentonsillen und der Zungentonsille, bei einem Kranken, der an allgemeiner Sepsis, ausgehend von einem Prostataabszeß gestorben war (Abb. 2). Die kleinsten Herde stellten graue Flecke in der Schleimhaut dar, in denen sich mikroskopisch ein vollständiger Kernschwund des Epithels fand, ohne jede entzündliche Reaktion oder Neigung zu Membranbildung. An den größeren Herden hatten sich Zerfallstrichter gebildet, tiefer in die Schleimhaut hinein, auch hier mit geringer entzündlicher Reaktion der Nachbarschaft. An den frischesten Erkrankungsstellen und am weitesten in das Gesunde hinein ließen sich Streptobazillen in langen Ketten nachweisen, erst an Stellen stärkeren Zerfalles trat eine reiche Flora von Kokken und Stäbchen aller Arten hinzu.

c) Chronische Entzündungen der Rachenschleimhaut.

Unter chronischer Entzündung werden eine Reihe von Vorgängen zusammengefaßt, die aus sehr verschiedenen Bedingungen entstehen und daher auch sehr wechselnde Krankheitserscheinungen und Gewebsveränderungen hervorrufen. Man muß von den chronischen Entzündungen schärfer, als es vielfach geschieht, die späteren Stadien des Verlaufes akuter entzündlicher Erscheinungen unterscheiden, also die Vorgänge der Reinigung und Abstoßung bei Geschwürsbildungen, ferner die Abheilungs- und Vernarbungsvorgänge, auch die bei regenerativen Erscheinungen sich einstellenden Gewebsveränderungen. Chronische Entzündungen zeichnen sich aus durch fortgesetzte krankhafte Erscheinungen, bei denen wohl Abheilungsvorgänge sich teilweise einstellen, aber doch nicht zu einem Ende führen (vgl. die näheren Ausführungen bei chronischer Tonsillitis).

Chronische Entzündung tritt ein zunächst im Ablauf eines akuten Katarrhes durch Fortbestehen der Ursachen z. B. dadurch, daß die Krankheitserreger in Buchten und Schlupfwinkeln der Schleimhaut sich erhalten und immer wieder Angriffe von hier aus unternehmen können. Andererseits bleibt nach akuten Erkrankungen eine erhöhte Empfindlichkeit der Gewebe bestehen, so daß schon einfache Schädlichkeiten, die in den Grenzen physiologischer Einwirkungen liegen, zu Nachschüben der Erkrankung führen. Das ist am Rachen, wie überhaupt in den oberen Luftwegen, sehr häufig der Fall unter dem Bilde von Erkältungskrankheiten bei ganz geringen Einflüssen. Endlich entstehen chronische Entzündungen aber durch die fortgesetzte Einwirkung geringer Schädlichkeiten, die nach und nach die natürlichen Widerstände und Abwehrkräfte überwinden und zu krankhaften Reaktionen und Gewebsveränderungen führen. Für den Rachen kommen hierbei in Frage Behinderungen der Atmung in den oberen Luftwegen, die Einwirkung von Staub, von Zigarrenrauch, von Alkohol, vor allem, wenn zu diesen Schädlichkeiten noch eine erhebliche Anstrengung durch Sprechen oder Singen hinzutritt. Chronische Entzündungen des Rachens werden ferner durch Gifte hervorgerufen, die unmittelbar von der Schleimhaut, aber auch vom Blute aus durch Ausscheidung seitens der Rachenschleimhaut wirken können, z. B. Phosphor, Antimon, Blei, Zink, Quecksilber. Endlich kommt noch die Fortleitung von chronischen Einflüssen seitens der Nachbarschaft und die Einwirkung solcher Bakterien, die sich langsam vermehren, aber auch sich lange auf der befallenen Schleimhaut halten dazu.

In den Veränderungen bei chronischer Entzündung erkennen wir auch die 3 grundlegenden Erscheinungen der Alteration, die sich z. B. in einer Atrophie der Schleimhaut äußert, der Exsudation, die uns in allen genannten Formen der katarrhalischen, der schleimigen und der eitrigen Absonderung entgegentritt, und endlich der Proliferation, die bei den chronischen Vorgängen den Bildern besonders den Stempel aufdrückt.

Am Epithel gehen die chronischen entzündlichen Vorgänge hauptsächlich einher mit einer Verdickung, die eine gleichmäßige sein kann oder auch fleckweise auf größere oder kleinere Stellen ausgedehnt. Mit Verdickung des Epithels ist oft eine oberflächliche Verhornung verbunden, durch die die Schleimhaut der Epidermis gleich wird. Es ist eine noch nicht ganz geklärte Frage, ob Verhornungsvorgänge der Rachenschleimhaut immer als chronisch entzündliche anzusehen sind (SIEBENMANN), oder vielleicht auf einer besonderen Veranlagung der Schleimhaut beruhen können. Daher trennt man sie vielfach als Keratosis pharyngis von den entzündlichen Prozessen ab (HAMM und TORHORST). Es gibt zweifellos embryonale Reste von Verhornungen, die sich auch bei Kindern in Form von Epithelperlen in der Rachenschleimhaut, ebenso wie an den Tonsillen finden (PETER). Bei der Feststellung von Verhornungsprozessen ist es aber jederzeit nötig, darauf zu sehen, daß die Hornbildung mit geeigneten Methoden, z. B. nach UNNA, einwandsfrei nachgewiesen wird. Viele Arbeiten lassen dies vermissen.

Weitere Veränderungen des Epithels finden sich bei chronischen Entzündungen in der Umgebung von Lymphfollikeln. Hier tritt die Einwanderung von Lymphozyten in erhöhtem Maße in Erscheinung als an der normalen Schleimhaut. Die Bilder einer Verdünnung des Epithels beruhen dabei nicht nur auf Täuschung, sondern es ist offenbar an den Stellen der stärksten Durchsetzung vielfach erheblich vermindert. Weiterhin sieht man die Papillen des Epithels verdickt, verlängert und auch verzweigt, so daß das Epithel in die Höhe gehoben wird. Es entstehen zottenartige Verdickungen bis zu ausgebildeten Papillomen (STOERK). Es ist kein Zweifel, daß ebenso wie an anderen Schleimhäuten ein Teil der Papillome auf entzündlicher Grundlage gebildet wird, während andere auf angeborener Anlage entstehen, ohne daß sich im Aufbau wesentliche Unterschiede erkennen lassen, sofern nicht die angrenzende Schleimhaut mit untersucht wird.

Die Veränderungen des Schleimhautbindegewebes bestehen im wesentlichen in einer Verdickung, sowohl der gesamten Schleimhaut, wie auch in einer Verbreiterung und Verdichtung der Fasern. Reichlich ist das Bindegewebe von Rundzellen durchsetzt, die sich bis in die Submukosa, ja bis in die Muskularis ausbreiten. Auch das Bindegewebe macht sich zwischen den Muskelschichten Platz und es treten degenerative Veränderungen der Muskelfasern auf. Außer von den zelligen Herden und Streifen, ist das Schleimhautgewebe von seröser Flüssigkeit in mehr oder weniger starkem Maße durchtränkt und von Blutungen in der Nachbarschaft erweiterter und strotzend gefüllter Gefäße durchsetzt.

Die Drüsen der Schleimhaut finden sich meist in einem Stadium der Hypertrophie mit lebhafter Absonderung von Schleim. Man findet um die Läppchen der Drüsen Rundzellen angehäuft und neben Bezirken lebhafter Tätigkeit treten Zellen und Läppchen im Zustand von Degeneration auf. Die Drüsenausführungsgänge erscheinen weit, und zwar nicht nur bei einem Durchtritt durch die Granula, sondern wohl auch durch die vermehrte und veränderte Sekretabsonderung.

Die Proliferation tritt vor allem in Erscheinung an dem lymphatischen Gewebe der Schleimhaut, das entweder unregelmäßig vermehrt erscheint oder in vergrößerten Follikeln auftritt, deren Zahl auch größer als in normaler Schleimhaut ist. So treten die Follikel als Körnchen (Granula) an der Oberfläche hervor und verleihen der Schleimhaut ein rauhes, buckliges Aussehen. Es entsteht das Bild der Pharyngitis granulosa oder auch follicularis. Bei der Beurteilung des Bildes ist ausdrücklich aber zu beachten, daß nicht nur eine Schwellung der Follikel, etwa im Verein mit einer allgemeinen Hypertrophie der lymphatischen Apparate (Status lymphaticus) vorliegt, sondern daneben auch andere entzündliche Veränderungen bestehen. Die Schleimhaut zeigt an den Stellen der vergrößerten Follikel keine Papillen, das Epithel ist verdünnt, von Lymphozyten durchsetzt, wie bereits erwähnt; manchmal ist auch auf der Kuppe das Epithel verloren, so daß das lymphatische Gewebe bloßliegt.

Eine besondere Ausbildung lymphatischer Anschwellung wird als Pharyngitis lateralis (Uffenorde) bezeichnet, bei der sich breite Einlagerungen von dem Gaumenbogen nach oben, aber auch nach unten zu erstrecken. Es ist eine Frage, ob wir bei diesen Veränderungen nur eine chronisch entzündliche Schwellung vor uns haben, oder ob hierbei die weitere Bildung einer Tonsille in Erscheinung tritt (Levinstein).

Das Gegenteil dieser Hypertrophie lymphoiden Gewebes wird dargestellt durch einen Schwund der lymphatischen Apparate. Es entsteht die atrophierende Pharyngitis, auch Pharyngitis sicca. Hierbei trocknet das Sekret auf der im ganzen verdünnten Schleimhaut an und bildet einen dünnen gelben Überzug. Diese Form stellt ein spätes Stadium entzündlicher Veränderungen dar.

d) Entzündungen der tieferen Wandschichten.

Unter den entzündlichen Veränderungen der tieferen Schleimhautschichten sowie der weiteren Schichten der Pharynxwand wird in der klinischen Literatur keine scharfe Trennung der Formen durchgeführt. Semon spricht von einer pathologischen Identität von Erysipel und Phlegmone. Wir müssen aber vom pathologisch-anatomischen Standpunkt aus die Unterschiede entsprechend den Benennungen an anderen Körperstellen durchführen.

1. Erysipel.

Erysipel stellt eine vorwiegend seröse Entzündung dar, die in den Gewebsspalten verläuft und sich rasch nach der Fläche ausbreitet. Die Erkrankung entsteht im Rachen entweder primär im Anschluß an kleine Verletzungen der Schleimhaut oder durch operative Eingriffe, durch welche die Streptokokken eingeimpft werden. Aber Erysipel kann auch von der Nase aus oder von der äußeren Gesichtshaut auf die Rachenschleimhaut weitergreifen. Die Erscheinungen und anatomischen Veränderungen entsprechen ganz den Bildern, wie sie das Erysipel der Haut ergibt. Die besondere Gefahr liegt in einem Übergreifen auf die Kehlkopfeingangsfalten, wodurch das Bild eines entzündlichen Glottisödems hervorgerufen wird. Der Ausgang des Erysipels ist der in Heilung mit stärkerer Abschuppung des Epithels, selten können sich Abszesse im Anschluß daran entwickeln.

2. Phlegmone.

Phlegmone besteht in einer eitrigen Durchsetzung der Gewebsspalten. Hierbei wird auch in der pathologisch-anatomischen Literatur nicht immer eine Grenze gezogen zwischen einer stärkeren Leukozyteninfiltration des Gewebes ohne Zerstörung des Gewebes selbst und einer eitrigen Durchsetzung

mit Einschmelzung der Gewebsfasern. Nur die letztere verdient den Namen
Phlegmone, die auch die Neigung zu einem Fortschreiten in der Fläche und
in die Tiefe zeigt. Wir müssen eine Phlegmone der Mukosa und Submukosa
unterscheiden, ferner eine Phlegmone der tieferen Wandschichten und endlich
eine Phlegmone des retropharyngealen Gewebes. Diese drei Formen gehen
ineinander über und die Gefahr besteht hauptsächlich in dem Übergreifen auf
das lockere retropharyngeale Gewebe. In diesem schreitet die Phlegmone vor
der Wirbelsäule bis ins hintere Mediastinum fort, und führt zu einer eitrigen
Mediastinitis, Pleuritis und Perikarditis. Aber auch an der seitlichen Pharynxwand kann die Phlegmone das lockere Gewebe der Gefäßscheide erreichen
und diesem entlang den Weg zum vorderen Mediastinum finden.

Phlegmonöse Entzündung entsteht ebenfalls im Anschluß an Verletzungen
der Rachenwand, z. B. durch Fremdkörper (Knochenstückchen, Fischgräten
u. a.) oder durch Übergreifen geschwüriger Prozesse der Rachenschleimhaut
auf die tieferen Wandschichten. Dies ist besonders der Fall von der Rachentonsille und Gaumentonsille aus. Eine retropharyngeale Phlegmone kann aber
auch vom Mittelohr aus ihren Anfang nehmen entweder durch unmittelbares
Fortschreiten oder von erkrankten Lymphdrüsen aus. Seltener sind Phlegmonen, die von osteomyelitischen Erkrankungen des Schädelgrundes oder der
Wirbelkörper ausgehen.

Abgesehen von dem ungünstigen, fortschreitenden Verlauf kann die Phlegmone der Rachenwand oder des retropharyngealen Gewebes zur Abgrenzung
kommen und dann in einen Abszeß übergehen.

3. Abszeß.

Auch hier müssen wir die Abszesse der Rachenwand selbst und die retropharyngealen Abszesse unterscheiden. Wir verstehen darunter abgegrenzte
Eiteransammlungen mit Gewebseinschmelzung.

Abszesse entstehen im Anschluß an Erysipel oder Phlegmone wie eben dargelegt, sie bilden sich auch infolge von Fremdkörpern oder Schleimhautverletzung oder auch von geschwürigen Veränderungen der Rachenschleimhaut.
Selten sind Abszesse der Rachenwand durch Verschleppung von anderen Herden
des Körpers. Dagegen sind retropharyngeale Abszesse von der Nachbarschaft
des Rachens, z. B. vom Mittelohr oder von Drüsen, die vor dem Warzenfort-
satz sitzen, von Wichtigkeit.

Abszesse der Rachenwand können nach dem Inneren zu durchbrechen,
sei es, daß sie aus der Schleimhaut selbst hervorgegangen sind oder sich von
dem retropharyngealen Gewebs aus in die Schleimhaut vorgebuchtet haben.
Nach ihrer Entleerung erfolgt Abstoßung der eitrigen Wandschichten, Ausfüllung mit Granulationsgewebe und Narbenbildung. Jederzeit kann jedoch
ein Abszeß in retropharyngeale Phlegmone mit den beschriebenen Folgen übergehen.

Eine besondere Folge sei noch erwähnt, die Arrosion eines größeren Gefäßes
durch einen Abszeß der tieferen Schichten der Pharynxwand. Ein solches Vorkommnis beobachtete ich bei einem 6 Monate alten Kind, das ein kleines Geschwür an der seitlichen Pharynxwand hinter der Tonsille darbot. Bei Fehlen
irgendwelcher anderer Veränderungen war die Entstehung durch irgendeinen
Fremdkörper anzunehmen. Von hier aus hatte sich ein Abszeß in dem lockeren
Gewebe bis zur Teilung der Karotis ausgebreitet. Es war ein Arrosions-
aneurysma entstanden, das durchgebrochen war und eine tödliche Blutung
veranlaßt hatte.

Unter den Folgen der phlegmonösen und abszedierenden Erkrankungen sei endlich noch ein Übergreifen auf die Venen erwähnt. Es kann zu einer Thrombophlebitis der Vena jugularis kommen oder auch zur eitrigen Phlebitis. Die Gefäßerkrankung führt selbst von kleineren Ästen aus schon zu einer Aussaat der Eitererreger in das Blut oder aber es tritt erst eine absteigende Erkrankung bis zum Übergang der Halsvenen in die größeren Brustvenen ein.

e) Spezifische Entzündungen.

1. Tuberkulose.

Die primäre Tuberkulose der Rachenschleimhaut ist ein auffallend seltenes Ereignis, wenn man absieht von dem Vorkommen latenter Tuberkulose in der Rachentonsille und Gaumentonsille. Ein Fall von Merkel einer primären käsigen Tuberkulose des Rachens als einzige tuberkulöse Veränderung im Körper ist ganz ungewöhnlich. Ein ähnlicher Fall ist auch von Knoblauch beschrieben, bei dem ein tuberkulöses Geschwür sich über die Zungenwurzel, den weichen Gaumen und das Zäpfchen bis zum Kehldeckel erstreckte. Nicht immer ist die Entscheidung leicht, ob primäre Tuberkulose vorliegt, wenn gleichzeitig Herde in der Lunge bestehen. Trotz dieser Bedenken habe ich bei einem selbst beobachteten Fall den Eindruck gehabt, daß die Tuberkulose des Rachens die ältere war. Ein großes Geschwür des Rachendaches, vielleicht schon von der Nase aus fortgeleitet, hatte den Atlas ergriffen und zu einer Zerstörung des Wirbelkörpers geführt. Die primäre Tuberkulose des Rachens kann sowohl durch Aspiration entstehen in dem oberen Teil, im Nasenrachenraum, wie auch durch Aufnahme mit der Nahrung (Deglutition). Für den Eintritt des Tuberkelbazillus in den Körper spielt sie eine ganz untergeordnete Rolle. Wir müssen bei den Tonsillen noch einmal darauf zurückkommen.

Sekundäre Tuberkulose der Rachenschleimhaut kann von der Nachbarschaft aus fortgeleitet werden. Am häufigsten sieht man von einer Kehlkopftuberkulose ein Fortschreiten auf die Schleimhaut des Hypopharynx, immerhin auch nur in seltenen Fällen bis in den Mundrachen hinauf. Von der Nase her breitet sich Tuberkulose auf den Epipharynx aus, wovon Ninger 8 Fälle berichtet. Weiterhin können tuberkulöse Prozesse von der Halswirbelsäule aus die Rachenwand ergreifen, entweder dadurch, daß ein tuberkulöser retropharyngealer Senkungsabszeß zunächst die Rachenwand vorwölbt, weiterhin aber auch von außen her die Wand mit tuberkulösem Gewebe durchsetzt und in den Rachen eindringt. Aber es können auch von den oberen Wirbeln her tuberkulöse Granulationen in den Nasenrachenraum eindringen und von hier geschwulstartig weit herabhängen (Glas).

Sekundäre Tuberkulose tritt in Form des Lupus auf, fortgeleitet von Lupus des Gesichtes in 18% der Fälle. Das Verhalten entspricht ganz dem Lupus der Haut; es treten subepitheliale Knötchen auf teils typisch epitheloid mit Riesenzellen oder mit Vorherrschen der lymphoiden Zellen, es kommt zu Ulzerationen und zu teilweisen Vernarbungen in Begleitung von mehr oder weniger ausgesprochenen Infiltraten und Wucherungserscheinungen am Epithel.

Sekundäre Tuberkulose kann auch auf dem Blutwege entstehen in Form akuter miliarer Aussaat in der Schleimhaut. Es ist ein seltenes Ereignis. Ein von Meyer beschriebener Fall ist in dieser Weise aufzufassen; eine miliare Aussaat auf dem Lymphwege, wie Meyer annimmt, vermöchte ich mir nicht vorzustellen.

2. Lues.

Lues der Rachenschleimhaut kommt in allen Stadien der Erkrankung und in sehr vielfältigen Bildern vor. Primäraffekte sind auf den Tonsillen und an der Uvula keine allzu seltene Beobachtung. Sie bilden auch auf der Schleimhaut harte Papeln mit langsamer Ausbreitung, die oberflächlich ulzerieren und etwas seröse Flüssigkeit absondern. In anderen Fällen bildet sich ein nicht charakteristisches Geschwür mit hartem Rand und Grund. Die primären Veränderungen bestehen in einer entzündlichen Durchsetzung mit besonderem Hervortreten der Vermehrung der örtlichen Gewebszellen neben Lymphozyten und Plasmazellen, vor allem in der Umgebung der Gefäßwände, die gleichfalls verdickt sind.

Die sekundären luetischen Veränderungen bilden weißliche, scharf umschriebene Flecke oder größere Platten (Plaques muqueuses), aus denen sich auch Geschwüre entwickeln. Im mikroskopischen Bild herrscht eine Durchsetzung der Schleimhaut mit Lymphozyten und Plasmazellen vor, ebenfalls vorwiegend um die Blutgefäße und auch die Lymphgefäße erfüllend.

Die tertiären syphilitischen Veränderungen bestehen in uncharakteristischen Geschwüren mit tiefgreifenden Zerstörungen oder auch in gummösen Neubildungen, deren Zerfall wiederum zu tiefen Geschwüren führt. Am häufigsten treten die späteren Folgeerscheinungen dieser Veränderungen dem Untersucher entgegen: Verwachsungen des Gaumens mit der hinteren Rachenwand, tiefe Narbenbildungen mit Verzerrungen der ganzen Form des Rachens, durch die auch erhebliche Störungen des Luftweges,

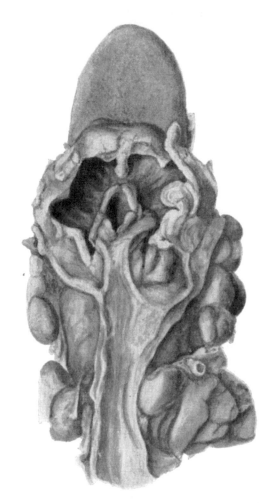

Abb. 3. Schwere narbige Veränderungen des Rachens nach Lues, besonders der Gaumensegel und des Hypopharynx. (Präparat d. Kölner pathol. Inst.)

sowie auch des Zuganges zur Speiseröhre bedingt werden (Abb. 3). Durch die immer noch vorhandenen und stets unterhaltenen entzündlichen Erscheinungen können Infektionen vom Rachen aus durch Aspiration auf die Lungen fortgeleitet werden. Eine besondere Rolle spielt unter den Folgezuständen der Lues die Atrophie des lymphatischen Apparates, die am Zungengrunde namentlich bekannt ist, aber auch alle übrigen lymphatischen Anteile der Rachenschleimhaut betreffen kann (siehe S. 32).

3. Aktinomykose.

Aktinomykose der Rachenschleimhaut selbst tritt nicht wesentlich in Erscheinung. Sie kann sich aber von unerheblichen Verletzungen der Schleimhaut auf das angrenzende Gewebe ausbreiten (parapharyngeale Aktinomykose). Hoffmann gibt als Eigentümlichkeit an, daß die Erkrankung meist die linke Seite des Hypopharynx bevorzuge. Von der Schleimhaut aus kann sie auf den Schildknorpel übergreifen und zu dicken Schwarten im Halsgewebe führen, von denen Fisteln nach außen durchbrechen.

4. Lympho- und andere Granulomatosen.

Selten ist die Beteiligung des Rachens an der Lymphogranulomatose. Ziegler stellt in seiner Monographie eine Beteiligung des Rachens, einschließlich seiner lymphatischen Apparate, nur in 5,5% der Fälle fest.

Lepra wird erwähnt im Verein mit anderweitigen leprösen Veränderungen des Körpers in Form einer Pharyngitis granulosa, aus der sich weiterhin größere Knoten entwickeln.

Rhinosklerom greift von der Nase aus auf den oberen Rachenraum über. Eine selbständige Erkrankung des Rachens ist mir nicht bekannt geworden.

In der Reihe dieser Erkrankungen sei noch die Sporotrichose erwähnt. Sie gleicht am Rachen der Erkrankung, die an der Haut vorkommt. Sie besteht in Granulationswucherungen mit Neigung zu eitriger Einschmelzung und geschwürigem Zerfall, die Erscheinungen hervorrufen kann ähnlich tuberkulösen oder luetischen Erkrankungen (Umbert). In den Geschwüren, deren Grund auch papillomatös sein kann, finden sich Pilzfäden (Sporotrichium Beurmanni). In die gleiche Gruppe gehören vielleicht andere chronische Geschwürsbildungen der Rachenschleimhaut z. B. von Ferreri, die in ihrem Wesen und auch in ihrer Ursache noch nicht sichergestellt erscheinen.

f) Geschwülste des Rachens.

Die Geschwülste des Rachens zeichnen sich durch einen großen Formenreichtum aus. Wir finden unter den typischen Neubildungen alle Arten vertreten. Besonders sind es die Bindegewebsgeschwülste, die Fibrome, die nach der Häufigkeit und praktischen Bedeutung im Vordergrund stehen. Sie bilden seltener knollige Tumoren als Polypen, die mit einem mehr oder weniger dünnen Stiel vom Rachendach herabhängen, seltener von der seitlichen Rachenwand, z. B. von der Tubenmündung ausgehen. Über die Entstehung dieser Rachendachfibrome besteht eine große Literatur. Wir werden bei den Mischgeschwülsten darauf hinweisen müssen, daß von ihnen zu den Fibromen alle Übergänge bestehen. Die Fibrome setzen sich an dem Periost des Rachendaches an, und zwar an der Sesselschen Tasche oder in der Nähe des Canalis craniopharyngeus. Abgesehen von der Auffassung, daß sie einseitig entwickelte Mischgeschwülste darstellen, wird eine Einwirkung der Rachendachhypophyse auf ihre Bildung angenommen, indem deren Sekret das angrenzende Gewebe zur Neubildung anreizt (Pruchtel, Ferreri, Samuelo). Wir finden weiter beschrieben Lipome (Pfalz), die entweder auch als Polypen hervortreten oder breit in der Rachenwand eingelagert sind. Ihnen nahestehend die Myxome und die myxomatösen Lipome (Darney, Alagna).

Häufig sind Angiome (Safranek, Goldstein, Vitto Massei, Nager, Blau u. a.), die entweder gleichzeitig mit Angiomen der Haut vorkommen, aber auch auf die Schleimhaut allein beschränkt sind entweder in größerer Fläche oder als kleine umschriebene Neubildungen. Sie liegen meist dicht unter dem Epithel und bieten das Bild der kapillären Gefäße oder kavernöser Bildungen.

Sie sind den entwicklungsgeschichtlichen Verhältnissen entsprechend als fissurale Angiome anzusehen, die mit den Kiemengängen in Verbindung stehen. Seltener sind Lymphangiome beschrieben, die ebenfalls auf embryonaler Grundlage zu erklären sind (LENGYEL). Ein seltenes Vorkommen stellt eine Neubildung aus glatter Muskulatur, ein Leiomyom (WEIL) dar. Die Xanthome, die von BROSS beschrieben werden, zugleich mit ähnlichen Bildungen der Haut, sind wohl nicht als echte Geschwülste, sondern als Xanthelasmen anzusehen.

Eine eigenartige Geschwulstform der Halsregion, die Amyloidtumoren, sind im Rachenraum offenbar eine große Seltenheit (SCHUBIGER). Der Tumor ging vom Rachendach oder seitlicher Rachenwand aus. Gleiche Beobachtungen sind von SECKEL und NEW erwähnt.

Sarkome sind, soweit sie nicht von dem lymphatischen Rachenring ausgehen, selten. OPPIKOFER hat vom Nasenrachenraum ausgehend 6 Fälle von Lympho-

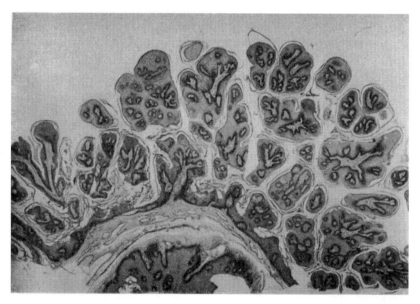

Abb. 4. Papillom der Uvula. Operation. Schlanke Papillen mit verhorntem Plattenepithel.

sarkom und 5 Fälle von Rundzellensarkom zusammengestellt. Bei diesen, wie bei dem Lymphosarkom von NAGER, ist aber wohl der Ausgang von der Rachenmandel wahrscheinlicher. Fibrosarkome, die nächstdem am häufigsten erwähnt werden, sind meist wohl nur zellreichere Fibrome, die nur auf lebhafteres Wachstum schließen lassen (LITTHAUER), vielfach werden Nasenrachenpolypen als solche bezeichnet. JEAUNERT berichtet über ein Rundzellensarkom der hinteren Rachenwand bei einem 6 Wochen alten Kind, dessen primäre Natur aber nicht sicher erscheint. Multiple Rundzellensarkome sind von VOGELSANG beschrieben. Bei einem Rundzellensarkom, das BASILE sah, bestand gleichzeitig Vergrößerung der Hypophyse. Eigenartig ist das Lymphosarkom des Rachens von THOST, das wiederholt rezidiviert ist, bei gleichzeitigem BOECKschen Sarkoid der Haut; es ist wohl nur ein Teil einer Allgemeinkrankheit (Lymphadenose). In dem Hypopharynx ist von KOHL bei einem 90jährigen Mann ein Spindelzellsarkom beschrieben. Als Lymphangiosarkom bezeichnet PORTMANN einen Tumor der rechten Hälfte des Nasenrachenraumes, der aus Rundzellen und Spindelzellen bestand bei gleichzeitigem Lymphangiom. Zweifelhaft ist die

Stellung der aus Plasmazellen bestehenden Neubildungen, der Plasmozytome, die am Rachen selten sind. In dem Fall von Wachter bestanden multiple Tumoren neben solchen in Nase und Kehlkopf, offenbar von gutartigem Charakter. Zu der Gruppe der teratoiden Tumoren leiten schon die seltenen Fälle von Rhabdomyosarkom im weichen Gaumen über, wie sie Mikulicz erwähnt.

Die typischen Geschwülste des Epithels werden durch die Papillome vertreten. Deren bevorzugter Sitz an der Rachenschleimhaut scheint die Uvula zu sein. Sie bilden kleine, selten größere feinverzweigte Warzen, die mit Plattenepithel überzogen sind und ein spärliches Stroma mit zarten Gefäßen besitzen. Auch an anderen Stellen der Rachenwand kommen gleichartige Bildungen, wenn auch seltener vor. Eine ungewöhnliche Ausdehnung hatte die von Finder beschriebene papillomatöse, als Naevus verrucosus bezeichnete Neubildung, die von der Wange hahnenkammartig bis über die Uvula reichte.

Atypische epitheliale Neubildungen, Karzinome, kommen in allen Abschnitten des Rachens vor. Insgesamt bilden sie nach Bejach 1,2% der Krebsfälle, nach Redlich 2,2%, nach Feilchenfeld 0,8%, nach Riechelmann 0,6%, nach der Statistik der Charitée 1,67% der Krebsfälle. Ihr seltenster Sitz ist der Nasenrachenraum (Epipharynx), ihr häufigster der Kehlkopfrachen (Hypopharynx). So fand Schumacher unter 136 Karzinomen 2 im Nasopharynx, 53 im Oropharynx, 81 im Laryngopharynx; ähnlich stellte Czerny unter 47 Pharynxkarzinomen nur 2 im Nasenrachen fest, Gussenbauer 1 unter 47, Chiari 30 unter 70 (Marschik), auch Oppikofer fand unter 21 malignen Neubildungen des Nasenrachenraumes nur 6 Karzinome. Die Karzinome des Nasenrachenraumes stehen vielfach in Beziehung zur Nase und den Nebenhöhlen; oft läßt sich nicht entscheiden, ob überhaupt primäre Krebse des oberen Rachens vorliegen oder ob sie von der Nachbarschaft aus auf ihn übergegriffen haben. Auch die Rachendachhypophyse wird zur Erklärung mancher Karzinome herangezogen. Allerdings müßten diese Karzinome einen anderen Gewebstypus darbieten, doch gibt es indifferente Krebse (Carc. simpl.), bei denen die Ableitung von einem embryonalen, unentwickelten Epithel sich sehr wohl erörtern ließe. Die Karzinome haben manchmal den Charakter von Plattenepithelkarzinomen, häufiger aber den von unausgereiftem Plattenepithel, bis zu den obenerwähnten Krebsen von ganz unbestimmtem Typus.

Die Karzinome des obersten Rachenraumes bilden geschwürige Flächen mit unregelmäßigen Wucherungen und reichlichem Zerfall, sie dringen in das Keilbein ein, eröffnen auch die Keilbeinhöhle und treten unter der harten Hirnhaut an der Schädelbasis hervor. So können sie auch den Sinus cavernosus durchsetzen und das Ganglion Gasseri durchwuchern. Schließlich führt ihr Übergreifen längs der Hirnnerven zu einer meningealen Karzinose. Der tödliche Ausgang wird jedoch meist nicht durch diese Ausbreitung bestimmt, sondern durch die Entwicklung einer Schluckpneumonie von dem geschwürigen Zerfall aus.

Bemerkenswert ist das jugendliche Alter, in dem die Krebse des Nasenrachenraums zur Beobachtung gelangen, so beschreibt Jeaunert ein Karzinom bei einem Kind von 6 Jahren, Kofler bei 14jährigem Knaben, Wolff im 18. Jahr, Gastewood im 19. und 26. Lebensjahr.

Etwas tieferliegende Krebse können auch von der Mündung der Tube ihren Ausgang nehmen, in ihrem weiteren Verlauf aber sich von den vorgenannten nicht unterscheiden.

Im mittleren Teil des Rachens (Mesopharynx) bildet die Uvula den hauptsächlichsten Ausgangspunkt für Karzinome, die eine geschwürige Fläche, mit Zerstörung des Zäpfchens und der Gaumenbögen, bilden (Holmes). Ihr Charakter ist der von Plattenepithelkrebsen. Über die Krebse der Tonsillen wird besonders zu sprechen sein.

Die Krebse des Hypopharynx entstehen vorwiegend in der Tiefe des Sinus piriformis und breiten sich in diesem zu großen Geschwürsflächen oder zu tiefen Trichtern aus, die von wallartigem Rand umgeben sind (Abb. 5). Auffallend ist, wie häufig sie so geringe Krankheitserscheinungen machen, daß sie der klinischen Untersuchung entgehen. Sie gewinnen an Bedeutung durch Übergreifen auf den Kehlkopf und zwar können sie ein Ödem des Kehlkopfeingangs und dadurch Behinderung des Lufteintritts bewirken oder die Geschwulstbildung kann die Kehlkopfeingangsfalten ergreifen oder auch tiefer durch die Wand des Kehlkopfs einbrechen. So kommen diese Karzinome oft als Kehlkopfkarzinome in klinische Beobachtung und sie verhalten sich in ihren Folgeerscheinungen wie diese. Nach KOSCHIER sind es 24,7% der klinischen Kehlkopfkrebse, die vom Sin. pirif. übergreifen. Andererseits können die Karzinome des Sinus piriformis nach außen durchbrechen und zu Geschwulstbildungen in den Weichteilen des Halses führen, auch zu Fistelbildungen durch die Haut Anlaß geben. Mir sind einige Fälle begegnet, bei denen derartige Karzinome als branchiogene Karzinome angesehen wurden, bis sich durch Obduktion der Ausgangspunkt nachweisen ließ. Für die Entstehung der Karzinome im Sinus piriformis kommen vielleicht die entwicklungsgeschichtlichen Beziehungen zum 4. Kiemengang in Frage, doch sind das nur hypothetische Erwägungen. Im ganzen bildet nach KAUFMANN das Karzinom des Sin. pirif. 0,92% der Karzinomfälle, während SPEICHER in Köln 2,64% der obduzierten Krebsfälle fand. Die von SPEICHER untersuchten Krebse waren sämtlich verhornende Plattenepithelkarzinome, ausschließlich bei Männern nach dem 5. Dezennium, überwiegend von der rechten Seite ausgehend. Das von dem Karzinom

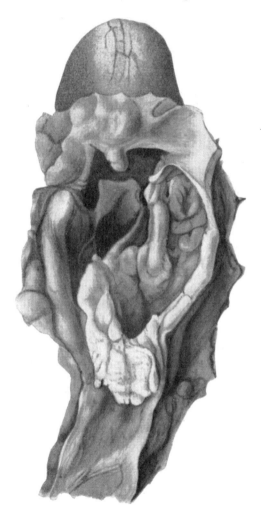

Abb. 5. Karzinom des Sinus piriformis mit Verzerrung des Kehlkopfeinganges.

hervorgerufene Glottisödem war im wesentlichen durch Perichondritis bewirkt, nur in einem Fall als mechanisch-neurotisches Ödem anzusehen.

Bemerkenswert ist, daß aber auch Karzinome als gestielte, polypenartige Tumoren auftreten können, wie in 2 Beobachtungen von FLECKEN im Hypopharynx.

Nach einigen Autoren stellen Endotheliome die Mehrzahl der Nasenrachentumoren (TROTTER); auch sie kommen im jugendlichen Alter von 18

bis 35 Jahren vor. Nach meiner Überzeugung muß man jedoch diese Klasse
von Geschwülsten nach Möglichkeit einschränken, denn es verbirgt sich hinter
der Bezeichnung meist die Schwierigkeit, den Charakter einer Neubildung
scharf zu erkennen und so finden wir je nach der Auffassung der histologischen
Bilder von einigen Autoren den Begriff Endotheliom sehr freigebig gebraucht,
von anderen dagegen ganz gleichartige Geschwülste als epitheliale oder anderweitige Bildungen anerkannt. Vor allem sind es die unreifen Karzinome mit
unbestimmtem Zelltypus, die von einigen wohl unter die Endotheliome eingereiht wurden, auch die Geschwülste, bei denen epitheliale Wucherungen
von Lymphozyten durchsetzt sind, wie wir sie bei der Tonsille eingehender
zu besprechen haben. Andere Endotheliome der Literatur, so z. B. die von
MIKULICZ als intramurale Endotheliome bezeichneten Geschwülste des weichen
Gaumens, gehören in die Gruppe der Speicheldrüsengeschwülste oder der diesen
auch nahestehenden Zylindrome, die wir nach Überwindung des großen Wirr-
warrs von Deutungen heute mit RIBBERT als epitheliale Neubildungen erkannt
haben. Die Bezeichnung Endotheliom sollte nur für solche Neubildungen an-
gewendet werden, die sich von Lymphgefäßen ableiten lassen, wie CASTELLANI
ein Lymphangioendothelioma malignum beschreibt. Auch Hämangioendo-
theliome könnten im Rachen vorkommen, sind mir jedoch in der Literatur
nicht begegnet. Ein Endothelioma perivasculare oder Peritheliom, das oberflächlich Karzinom gewesen sein soll, wie es CASTELLANI beschreibt, ist mir in
der Deutung zweifelhaft. Ich möchte vermuten, daß nur eine epitheliale Neubildung vorlag.

Eine besondere Rolle spielen Mischgeschwülste des Rachens, die uns
wie an keiner anderen Körperstelle Gelegenheit geben, die Beziehungen von
Entwicklungsstörungen und Geschwulstbildungen zu studieren. ARNOLD hat
zuerst darauf hingewiesen und SCHWALBE es weiter ausgeführt, daß von Doppelbildungen im Bereich der Mundrachenhöhle, den Epignathi, zu den Nasen-
rachenfibromen sich eine fortlaufende Reihe von Neubildungen aufstellen läßt.
Man muß darunter die echten Doppelbildungen unterscheiden, weiterhin die
aus unvollkommenen derartigen Bildungen entstandenen geschwulstartigen
Neubildungen (heterochthone Teratome) und andererseits die aus Fehlbildungen
des eigenen Körpers hervorgegangenen Neubildungen, an denen sich alle Gewebe beteiligen (autochthone Teratome), endlich die aus Gewebsversprengungen
und fehlerhaften Gewebsentwicklungen hervorgegangenen Bildungen von ein-
facherem Bau (Choristome und Hamartome ALBRECHTS).

Die echten Epignathi sind Zwillingsbildungen, die an der Schädelbasis oder
auch an anderen Teilen des Mundrachenraumes ansitzen. SCHWALBE ordnet
sie in vier Gruppen:

1. Gruppe. In der Mundhöhle eines Individualteiles ist der Nabelstrang
eines zweiten Individualteiles befestigt; letzterer kann mehr oder weniger gut
ausgebildet sein.

2. Gruppe. Aus der Mundhöhle eines Individualteils hängen Körperteile
eines Zweiten, die sich ohne weiteres als ausgebildete Organe bzw. Körperteile
erkennen lassen.

3. Gruppe. Aus der Mundhöhle eines Fötus ragt eine unförmige Masse, an
der kleine organähnliche Teile zu erkennen sind. Die Untersuchung ergibt
den Bau eines Teratoms.

4. Gruppe. Ein größerer oder kleinerer Tumor befindet sich im Rachen
oder in der Mundhöhle. Die Untersuchung ergibt eine Zusammensetzung aus
mehreren Geweben.

Ist bei den ersten 3 Gruppen die Entstehung meist ohne Schwierigkeit
zu erkennen, so enthält die letzte Gruppe die Bildungen, bei denen der

heterochthone oder autochthone Charakter nicht ohne weiteres festzustellen ist und der Phantasie des Untersuchers ein weiter Spielraum gewährt wird. Zu der Keimverlagerung aus den Elementen desselben Körpers geben die Verhältnisse der Kiemenspalten reichlich Gelegenheit.

So haben wir unter den zusammengesetzten Neubildungen im Bereich des Rachens alle möglichen Formen: Die Teratome mit Geweben aller Keimblätter, auch mit teilweiser höherer Differenzierung zu Organanlagen, die zur dritten und vierten Gruppe ohne weiteres gerechnet werden können, weiterhin teratoide Geschwülste, ebenfalls aus verschiedenartigen epithelialen und mesodermalen Bestandteilen, aber von einfacherer Anordnung zusammengesetzt (Dermoide, Häffner), dann einfache Mischgeschwülste, z. B. aus Epithel mit Haaren, Hautdrüsen und anderen Drüsen, auch quergestreiften Muskeln und Nerven (Graziani). Die einfachste Form stellen die behaarten Polypen dar, die nur ein Überzug von Epidermis mit Haaren und Hautdrüsen über indifferentem Bindegewebe und Fettgewebe erkennen lassen (Oppikofer, Bastgen). Nach Levinger sind 25, nach Thellemy 26 derartige Polypen in der Literatur beschrieben. Nach einigen Autoren würden am Ende dieser ganzen Reihe die einfachen Nasenrachenfibrome stehen, bei denen dann nur das Mesenchym zu einseitiger Entwicklung gelangt wäre. Aber es scheint mir fraglich, ob man soweit gehen darf.

Der Sitz dieser Teratome und Mischgeschwülste ist am häufigsten das Rachendach, an dem sie breitbasig anhaften oder von dem sie als Polypen herunterhängen, doch gehen sie auch von der Seite der Rachenwand aus (v. Berten, Eves) und endlich finden sie sich auch an anderen Stellen des mittleren oder unteren Rachenabschnittes, z. B. von den Tonsillen oder ihrer Umrandung ausgehend (Ponget).

Die Epignathi und die zusammengesetzten Teratome werden immer angeboren angetroffen, die einfacher gebauten Glieder der Reihe sind teils angeboren und kommen in den ersten Lebensmonaten zur Beobachtung, teils finden sie sich im frühen Alter und sind jedenfalls erst im postfötalen Leben zu stärkerem Wachstum gelangt.

Beobachtungen von einem Übergang derartiger Mischgeschwülste in maligne Neubildungen sind mir aus der Literatur nicht bekannt geworden.

Anzuführen sind noch Tumoren, die nicht dem Rachen selbst angehören, sich aber vom retropharyngealen Gewebe gegen den Rachen vorwölben und auch auf ihn übergehen. Dazu gehören die sehr seltenen Chordome am vorderen Keilbeinkörper, die auch malignen Charakter annehmen (Link). Von der Rachendachhypophyse leitet Leegard einen quer über die obersten Halswirbel verlaufenden Tumor ab, der aus Hypophysengewebe bestand. Im Hypopharynx sind es die retropharyngealen Strumen, die die Rachenwand vordrängen (Trautmann, Klaus, Reich).

g) Divertikel des Rachens. Fremdkörper. Parasiten.

Wir pflegen an anderen Hohlorganen des Körpers vollständige Divertikel, welche durch Vorstülpung aller Wandschichten gebildet werden, von teilweisen Divertikeln zu unterscheiden, bei denen die inneren Schichten der Wand durch Lücken der äußeren Wandschichten vorgetrieben werden. Die älteren Benennungen als echte und falsche Divertikel sollten verlassen werden. Bei den Ausbuchtungen der Rachenwand wird in der Literatur diese Unterscheidung nicht als Einteilungsgrundsatz durchgeführt.

Wir haben zu unterscheiden die Divertikel der seitlichen Rachenwand und die Divertikel der hinteren Rachenwand. Die ersteren sind seltene Bildungen, die sich an Entwicklungsstörungen des Rachens anschließen.

Nach der Darstellung von Kostanecki liegen derartige Divertikel am Rachendach entsprechend der Bursa pharyngea, also inmitten der Rachendachtonsille. Man muß die angeborenen Erweiterungen dieser Tasche von erworbenen Ausbuchtungen unterscheiden, die durch pathologische Vorgänge der Rachentonsille bedingt sind. Weitere Divertikel auf entwicklungsgeschichtlicher Grundlage finden sich im Bereich der ersten Kiemenfurche. Hierher gehört ein von Virchow beschriebener Fall einer Mißbildung mit Halskiemenfistel. Bei dieser fehlte die Tuba Eustachii, dagegen fand sich neben ihr eine Schleimhauttasche.

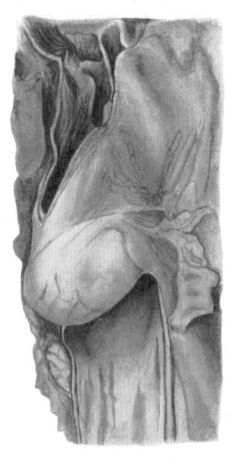

Ferner gehört hierher der Zuckerkandelsche Recessus salpingopharyngeus, eine Erweiterung des Endabschnittes der Tube. Das Kirchnersche Divertikel stellt eine Ausstülpung in der Tube dar, die als Pulsionsdivertikel an der Stelle einer embryonalen Schwäche angesehen wird. Auch das von Brösicke beschriebene Divertikel gegen die Rosenmüllersche Grube ist in diese Gruppe zu rechnen.

Im Bereich der 2. Kiemenfurche liegt das Pertiksche Divertikel der Rosenmüllerschen Grube, das vielleicht auch durch Pulsion auf angeborener Grundlage entstanden sein kann. Ferner ist als eine solche Bildung eine stärkere, taschenartige Entwicklung der Tonsillarbucht anzusehen. An dieser Stelle lassen auch vollständige oder unvollständige Kiemenfisteln wie die von Watson, Neuhöfer und Schröter beschriebenen die entwicklungsgeschichtliche Grundlage erkennen.

Zum Bereich der 3. und 4. Kiemenfurche gehören Ausbuchtungen vor der Plika des Nervus laryngeus und des Sinus piriformis. Die unvollständige Kiemenfistel von Wheeler bildet auch hier wieder die Parallele.

Allen diesen Divertikelbildungen kommt eine praktische Bedeutung nicht zu; anders ist es mit den hinteren Divertikeln, die am Übergang in den Ösophagus liegen.

Abb. 6. Hinteres Divertikel des Rachens.
(Ösophagus darunter aufgeschnitten. Präparat
Krankenhaus Westend-Charlottenburg.)

Man pflegt diese vielfach auch heute noch als Pulsionsdivertikel des Ösophagus zu bezeichnen. Sie liegen aber nach den Untersuchungen Killians über dem Mund des Ösophagus, gehören also dem Rachen an. Sie haben ihren Abgang in der Höhe des Ringknorpels, und zwar drängt sich die Schleimhaut des Rachens zwischen der Pars fundiformis des Krikopharyngeus und der Pars obliqua durch. Sie sind also teilweise Divertikel. Sie breiten sich bald mit einem weiten Eingang aus, bald haben sie eine scharf umschriebene Mündung. Immer liegen sie in der Mitte der hinteren Wand.

Für ihre Entstehung lehnt KILLIAN eine entwicklungsgeschichtliche Bildung ab, höchstens eine gewisse Schwäche der Wand an dieser Stelle. Voraussetzung ist dagegen ein Krampf des Ösophagusmundes, wodurch beim Schlucken die Schleimhaut vorgedrängt wird.

Diese Divertikel finden sich meistens in vorgerücktem Alter, aber auch bei jugendlichen Personen. Ihre Folgen bestehen in einer Behinderung des Schlukkens. Ferner geben sie Anlaß zu geschwürigen Prozessen, die zu retropharyngealer Phlegmone oder Abszeß mit ihren weiteren Erscheinungen führen können.

Es bleiben noch Parasiten und Fremdkörper zu erwähnen. MATWEJEW gibt eine kurze Mitteilung von einem Echinokokkus der Rachenwand, der offenbar mit dem Schädel in Zusammenhang stand. HUBER erwähnt eine Pfeifenspitze in einem Pharynxabszeß hinter der Mandel. Von Parasiten werden in der Tonsille Amöben erwähnt, die zum Teil wohl mit der Amoeba buccalis identisch sind. Doch beschreibt TIBALDI eine neue Amöbenart, die sich bei Giemsafärbung unterscheidet. Über ihre Pathogenität ließ sich nichts sagen. Ein bemerkenswerter Befund ist der von einem Ascaris lumbricoides in einem abgegrenzten Hohlraum einer Tonsille (MIDDLETON). Nach unserer jetzigen Kenntnis von der Wanderung der Spulwürmer im Körper ist ein hämatogenes Eindringen nicht ausgeschlossen.

B. Pathologische Anatomie der Mandeln.

I. Normaler Bau und Funktion.

Die wichtigste Eigentümlichkeit für die Pathologie sind die Anhäufungen von lymphatischem Gewebe in bestimmten Abschnitten der Rachenschleimhaut. Der Zugang zum oberen und mittleren Abschnitt wird dadurch umsäumt (WALDEYERS lymphatischer Rachenring), aber gewöhnlich treten 4 organartige Ausbildungen hervor: die Rachentonsille (Tonsilla pharyngea), die Tubentonsille, um die Einmündung der Tuba Eustachii, die Gaumentonsille (Tonsilla palatina, auch Tonsilla tertia) zwischen den Gaumenbögen und die am wenigsten als geschlossene Masse, sondern mehr als eine fortlaufende Reihe kleinerer Anhäufungen erscheinende Zungentonsille.

LEVINSTEIN unterscheidet noch an der seitlichen Pharynxwand einen unter pathologischen Verhältnissen hervortretenden Seitenstrang und an der Zunge, am Übergang zum Gaumenbogen eine Tonsille, die auch an Erkrankungen teilnehmen kann. Doch sind diese mehr oder weniger deutlich zu beobachtenden Variationen, ebenso andere besonders an der Tubenmündung auftretende, bei der großen Entwicklungsbreite des lymphatischen Rachenringes nicht wesentlich (überzählige, dislozierte Mandeln, GRÜNWALD).

Alle Tonsillen sind gleichartige Organe und sie stellen, wie mit Recht hervorgehoben wird, nichts anderes dar, als eine besondere Ausprägung der lymphadenoiden Anhäufungen, die im Verlauf des ganzen Magendarmrohres der Schleimhaut eingelagert sind, sei es als Solitärfollikel oder als PEYERsche Haufen oder endlich in der dichten Ansammlung des Wurmfortsatzes. Aber die Tonsillen haben manche besondere Eigenarten des Baues und manche für die Pathologie wesentliche gemeinsamen Eigentümlichkeiten. Gemeinsam ist, daß die Entwicklung der Tonsillen mit einer Einbuchtung des Epithels beginnt. Am Rachendach treten vom 4. Monat ab Furchen in sagittaler Richtung auf (DISSE). Die Mandelgrube (Fossa tonsillaris) zwischen den Gaumenbögen ist im 3. Monat gebildet und in ihr treibt das Epithel Sprossen, deren Enden durch Bildung geschichteter Ablagerungen von Zellen ausgezeichnet sind (GRÜNWAID). Die hinzutretende lymphatische Infiltration und Follikelbildung hält sich an die primäre Epithelwucherung.

Man hat hierbei auf ähnliche Verhältnisse der Thymusdrüse hingewiesen (Grünwald, Weidenreich), jedoch wird in der Thymusanlage das Epithel ganz in das Retikulum umgewandelt (Maximow) oder geht wenigstens darin mitwirkend auf (Mollier). In der Tonsille aber bleibt vom Anfang der Entwicklung an bis zur Ausbildung das Epithel vom lymphatisch-retikulären Gewebe durch einen deutlichen Grenzsaum getrennt. Nur ist das Epithel stellenweise mehr oder weniger reichlich von Lymphozyten durchsetzt. Diese zuerst von Stöhr beschriebene „Durchwanderung" des Epithels, die man zuerst Leukozyten zuschrieb, ist eine viel erörterte und widersprechend gedeutete Erscheinung. Sie hat nach Mollier eine bestimmte Eigentümlichkeit des Epithels zur Voraussetzung, die Bildung von Vakuolen im synzitial zusammenhängenden Protoplasma, so daß in den Randbezirken der Zellagen verzweigte Höhlen und Gänge gebildet werden, die mit den intrazellulären Lymphspalten in Verbindung stehen. Das Stratum basale muß von den Lymphozyten aktiv durchwandert werden, doch in den Maschenräumen nehmen sie runde Formen an und sie gelangen in das Innere der Krypten durch Abstoßen oder Einreißen der oberen Zellage. Über einem Follikel ist dieser Vorgang am ausgesprochensten; wie er unter krankhaften Verhältnissen gesteigert ist, wird später besprochen werden.

Das Wesen der Tonsillen ist somit in einer Wechselbeziehung von Epithel und lymphatischem Gewebe zu suchen, sie sind als lymphoepitheliale Organe gekennzeichnet, deren Merkmale nach Mollier in einem lymphzellendurchsetzten Epithel und einem lymphzellendurchsetzten Retikulum außerhalb des Epithels bestehen.

Einzuschalten ist hier die Frage, ob aus den ausgeschiedenen Lymphozyten die Speichelkörperchen entstehen. Diese werden jedoch von den neueren Untersuchern überwiegend als Leukozyten angesehen (Hammerschlag, Weinberg), die wohl auch aus den Tonsillen stammen, aber zugleich durch alle Stellen der Rachenschleimhaut hindurchtreten. Mollier hält an der Lymphozytennatur der Speichelkörperchen und ihrer Herkunft aus den Tonsillen fest; die Leukozytenähnlichkeit sei nur durch Degenerationsformen der Kerne bedingt.

Das Vorkommen von Leukozyten in den Tonsillen ist wohl häufig festzustellen, eine erhebliche Durchsetzung jedoch ein sicheres Zeichen von krankhaften Vorgängen (s. S. 57).

Ist der lymphatische Rachenring somit bereits embryonal angelegt, so besteht doch bei der Geburt nur eine ungeordnete Anhäufung lymphadenoiden Gewebes um die epithelialen Grübchen mit Eindringen in die tieferen Epithelschichten. In den ersten Lebensmonaten nimmt das lymphatische Gewebe erheblich zu, es bilden sich Follikel aus, in denen schließlich Flemmingsche Keimzentren (Funktionszentren s. f. S.) in verschiedener Größe auftreten, zugleich erfährt die Buchtenbildung in den beiden größeren Tonsillen, der Rachendach- und Gaumentonsillen eine erhebliche Vertiefung (Foerster). So treten uns diese Tonsillen nach dem ersten oder gegen Ende des zweiten Lebenshalbjahres in vollendeter Ausbildung entgegen. Weiterhin wachsen die Tonsillen mit dem Körper bis zum 12. oder 16. Lebensjahr; sie bleiben dann auf der gleichen Stufe stehen, um schließlich vom 30. Jahr ab sich allmählich zu verkleinern. Hierbei allerdings machen sich noch mehr als beim Wachstum die zahlreichen pathologischen Verhältnisse geltend und lassen kaum eine allgemeine Regel aufstellen.

Über den Bau der beiden hauptsächlichsten Tonsillen ist noch folgendes zu bemerken: Die Rachendachtonsille zeigt sehr erhebliche Verschiedenheiten in der Ausbildung. Im allgemeinen besteht sie aus sagittalen Kämmen mit Buchten wechselnder Tiefe, die oft nur einfach angeordnet sind, vielfach aber sich verzweigen oder unterbrochen werden. So bildet die Rachentonsille bald mehr ein Polster, bald einen blättrigen Körper. Da die Rachentonsille dem Dach des Rachens angehört, so liegt sie dicht dem Körper des Hinterhauptbeines an, nur im hintersten Teil ruht sie auf dem Muskel und der Fascia pharyngea, so daß zwischen ihr und dem Atlas noch lockeres Bindegewebe zu liegen kommt.

In der Beschreibung der genaueren Verhältnisse der Gaumenmandel folge ich besonders den eingehenden Untersuchungen von GRÜNEWALD. Nach ihm sind zwei getrennte Anlagen des Mandelkörpers zu unterscheiden: die obere in der tieferen Fossa tonsillaris, die untere in dem flacheren Sinus tonsillaris. Diese Anlagen kommen in wechselnder Weise zur Entwicklung, entweder nur

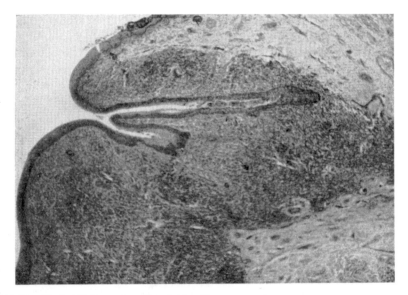

Abb. 7. Tonsille bei 10 Tage altem Kind. (Aus FOERSTER: Virchows Archiv. Bd. 241, S. 422.)

die untere, oder beide in Verschmelzung oder endlich nur die obere. Dazu kommt noch die Umgestaltung des Mandelbildes durch Rückbildungsvorgänge. Schon in der Entwicklung kann die obere Mandel erheblich zurückgebildet werden und eine tiefe Tasche entstehen, aber auch in jedem Lebensalter kann ein mehr oder weniger vollständiger Schwund eintreten mit ausgleichender Vergrößerung des anderen Teiles. Daraus ergibt sich eine so verschiedenartige Ausfüllung der Mandelbucht und wechselvolle Ausgestaltung der zwischen den Mandeln und den Schleimhauträndern und -falten gebildeten Einsenkungen (Recessus), daß man die Vielfältigkeit der Bilder bei den Mandelerkrankungen verstehen kann. Diese Rezessus sind auch wechselnd von lymphatischem Gewebe ausgefüllt; sie können für krankhafte Veränderungen (peritonsilläre Abszesse) von Bedeutung sein, besonders sind es die oberhalb liegenden Recessus palat. supratonsill. und infratonsill.

Im mikroskopischen Aufbau der Tonsille stehen die epithelausgekleideten Buchten (Fossulae, Krypten) im Vordergrund. Bei Kindern des ersten Lebensjahres, manchmal noch später, enthalten sie teilweise Flimmerepithel, sonst

Plattenepithel, das unter normalen Verhältnissen nicht verhornt. Das Epithel ist, wie erwähnt, in wechselnder Menge in der Tiefe der Buchten von Lymphozyten durchsetzt, daneben finden wir polynukleäre Leukozyten, auf deren Zahlenverhältnis wir noch zurückkommen. Unter dem Epithel breitet sich retikuläres Gewebe mit Lymphozyten aus, darin abgegrenzte Follikel in wechselnder Größe und Zahl. Ihre durch größere Zellen und Kerne ausgezeichneten und dadurch heller erscheinenden Zentren (FLEMMINGsche Keimzentren) werden meist als Bildungsstätten der Lymphozyten, ihre besondere Größe als Zeichen einer lebhaften Zellneubildung angesehen, jedoch von HELLMANN bereits als pathologisch gedeutet. Auch MOLLIER weist darauf hin, daß die Keimzentren keineswegs die alleinige Bildungsstätte der Lymphozyten sind, überhaupt sei die Follikelbildung nicht als eine Steigerung der Lymphozytenbildung, sondern vielleicht eher als eine Einengung anzusehen. Die postfötale Ausbildung der Zentren steht aber offensichtlich in engem Zusammenhang mit der Entfaltung der aufsaugenden Tätigkeit der Tonsillen. Dem entspricht auch das Verhalten unter pathologischen Verhältnissen; daher möchte ich sie als Funktionszentren bezeichnen. Sie sind Orte lebhafter Tätigkeit, zugleich aber hoher Empfindlichkeit (Reaktionszentren, HELLMANN), so daß sie an krankhaften Veränderungen zuerst teilnehmen (HEIBERG).

Die Einmündung von Schleimdrüsen in die Buchten ist mehr ein zufälliges Zusammentreffen, als von Bedeutung für die Funktion. Das lymphatische Gewebe wird durch Bindegewebssepten (Trabekel) unterbrochen, die von der Kapsel ausstrahlen. Die Bildung einer eigenen Kapsel ist besonders für die Gaumentonsille eine viel erörterte Frage (MAKUEN, GÜTTICH u. a.), zweifellos wird das lymphatische Gewebe von einer an elastischen Fasern reicheren Schicht umgrenzt, die jedoch oft durchbrochen wird, so daß das lymphatische Gewebe bis in die Muskelschicht reicht.

Alle jene Teile des Rachenringes, die aus einem Grübchen (Fossula) bestehen mit umgebendem lymphadenoiden Gewebe, möchte LEVINSTEIN Nodulae lymphaticae nennen, die Tonsillen stellen Organe aus solchen Nodulae dar. Unter Balgdrüsen werden unvollkommene Bildungen neben den ausgebildeten Tonsillen verstanden, doch wird die Bezeichnung oft nicht scharf gefaßt, so daß auch, gemäß der älteren Literatur, der Zungenteil des Rachenringes vielfach als Zungenbalgdrüsen bezeichnet wird.

Die Ansichten über die Bedeutung der Tonsillen sind sehr mannigfaltige, zumeist mehr durch Hypothesen, als genaue Beobachtungen gestützt, und kaum geeignet, über das Dunkel ihrer Funktion hinwegzuhelfen. Trotzdem besitzen diese Anschauungen wegen der praktischen Schlußfolgerungen große Wichtigkeit. Es seien nur die hauptsächlichsten Gesichtspunkte angeführt, im übrigen auf die eingehende Zusammenstellung von SCHLEMMER verwiesen.

1. Die Tonsillen als Lymphknoten. Bereits von älteren Forschern wurden sie als solche angesprochen (BRÜCKE, HENLE), vor allem aber haben B. FRÄNKEL, SCHÖNEMANN, LÉNART und HENKE diese Vorstellung zu begründen versucht (vorgeschobene oder submuköse Lymphdrüsen der Nase oder des Mundes). Die Ansicht stützt sich auf klinische Beobachtungen bei Nasenoperationen, nach denen Angina der gleichen Seite entstehen kann (FRÄNKEL, FEIN, SCHÖNEMANN), ferner auf Versuche an Tieren (LÉNART) und an Menschen (HENKE), indem durch Injektion von gelösten Stoffen (Jod) oder feinen Teilchen (Tusche) eine Verschleppung von der Nasen- oder Mundschleimhaut nachgewiesen werden sollte. Doch wurde die Richtigkeit dieser Beobachtung sehr bestritten (AMERSBACH, SCHLEMMER). Vor allem ist darauf hinzuweisen, daß der Aufbau der Tonsillen nicht dem eines Lymphknotens entspricht. Es fehlen die Lymphsinus und die durch ihre Verteilung am Rande und zwischen

den Lymphsträngen bedingte regelmäßige Anordnung. Es lassen sich keine zuführenden Lymphbahnen nachweisen, die sich in einen Randsinus ergießen und keine abführenden, die als Sammelgefäße erscheinen (SCHLEMMER).

2. Die Tonsillen als Abwehrorgane. Schon von GULLAND und KÜMMEL geäußert, wurde diese Theorie vor allem durch BRIEGER und GOERKE bekannt. Ersterer nahm eine Durchströmung und Ausspülung der Krypten mit Lymphflüssigkeit an, letzterer wies den durchwandernden Zellen eine Abwehrrolle zu; in jedem Fall stellt die Tonsille, und zwar der gesamte Rachenring ein natürliches Schutzorgan dar, das sich bei Hyperplasie besonders entfalten soll (s. a. LINDT).

3. Die Tonsillen als Eintrittspforte für Krankheitskeime. Diese zuerst von STÖHR aufgestellte Anschauung ist gerade der vorigen entgegengesetzt, denn die Tonsillen sollen infolge der Durchsetzung des Epithels mit Zellen und der Durchlöcherung des Gefüges den Eintritt von Krankheitskeimen begünstigen, also Infektionspforten (physiologische Wunden) darstellen (s. a. LEXER).

4. Die Tonsillen als Sekretionsorgane. Abgesehen von den älteren überholten Ansichten einer fermentbildenden Tätigkeit, die nicht bewiesen ist, ist die Auffassung zu erwähnen, daß die Tonsillen eine wäßrige Flüssigkeit absondern sollen, durch die die Atemluft angefeuchtet wird. Die Begründung hierfür erscheint ebensowenig überzeugend wie die gegenteilige Annahme einer Aufsaugung überflüssiger Sekrete des Rachens und der Nase.

5. Die Tonsillen als Drüsen mit innerer Sekretion. Diese Ansicht entspricht dem Bestreben, die Mandeln anderen aus den Kiementaschen hervorgehenden endokrinen Drüsen, z. B. dem Thymus, gleichzustellen. Über die Art der inneren Sekretion besteht jedoch keine irgendwie greifbare Vorstellung (s. FLEISCHMANN).

Die Tonsillen bzw. der ganze lymphatische Rachenring ist nach seinem morphologischen Verhalten nicht als Lymphknoten, wohl aber als ein lymphatisches Organ zu bezeichnen. Das Quellgebiet der Lymphe liegt in der dazugehörigen Schleimhaut selbst. SCHLEMMER konnte keinen Zusammenhang mit anderen Lymphgefäßen nachweisen, dagegen den Zusammenhang der in den Mandeln entspringenden Lymphbahnen mit Drüsen am Kiefer und am Hals.

Mit Recht weist SCHLEMMER auf die ähnliche Beschaffenheit und die daraus folgende ähnliche Rolle des gesamten Lymphapparates des Verdauungskanales hin, wie oben bereits angedeutet wurde. Der besondere lappige und buchtige Bau der Gaumen- und Rachentonsille deutet aber noch auf eine ganz besondere Oberflächenwirkung hin.

Wo wir lymphatisches Gewebe im Körper finden (z. B. Milz, Lymphknoten), schreiben wir ihm in erster Linie aufsaugende Eigenschaften zu, das Abfangen und die Aufnahme von Stoffen, in zweiter Linie deren Verarbeitung und Fortschaffung. Alle pathologischen Verhältnisse an den Tonsillen sind am besten mit dieser Vorstellung in Einklang zu bringen, wobei die Aufnahme von der Schleimhaut her die wesentlichste Funktion bildet. Der Säftestrom in der Tonsille geht körperwärts, nicht epithelwärts. Der Nachweis einer Exsudation in die Tonsillenkrypten gehört bereits ins Pathologische. Nehmen wir aber eine resorptive Tätigkeit an, so ergibt sich eine Umsetzung in dem lymphatischen Gewebe und die Bildung von Stoffen, die in den Kreislauf gelangen, von selbst. Aber das ist etwas anderes als eine spezifische innere Sekretion.

Über diese auf Beobachtung beruhende Feststellung hinaus möchte ich die Frage der Bedeutung der Tonsillen nicht erörtern. Wichtig ist, daß wir bei der Beurteilung krankhafter Befunde nicht von einer vorgefaßten Ansicht über die Rolle der Tonsillen ausgehen, sondern sachlich prüfen, wie die Erkrankungen der Tonsillen auf den übrigen Körper einwirken und wie andererseits im Gefolge von Körpererkrankungen sich die Tonsillen verhalten.

II. Übermäßige Bildungen und Rückbildungen (progressive und regressive Metamorphosen).

Die einfachsten Veränderungen an den lymphatischen Apparaten des Rachens bestehen in Größenzunahme oder in Verkleinerung bis zum vollständigen Verschwinden. Vor allem kommt der Größenzunahme der Hypertrophie eine praktische Bedeutung zu.

a) Hypertrophie.

Wir haben gesehen, daß der lymphatische Rachenring, vor allem die Gaumentonsille und die Rachentonsille, erst nach der Geburt ihre Entwicklung vollenden und etwa im 2. Lebensjahr die volle Ausbildung der Buchten und der Follikel erlangt haben. Somit gibt es keine angeborene Hypertrophie, sondern nur eine Hypertrophie des frühen Kindesalters. Sie kann den gesamten Rachenring gleichmäßig oder einzelne Teile allein bzw. in hervorstechendem Maße befallen, namentlich die Gaumen- und Rachentonsillen.

Die gleichmäßige Hypertrophie des Rachenringes wird als Teilerscheinung der allgemeinen Hyperplasie des lymphatischen Systems, des Status lymphaticus, angesehen, begründet auf einer Konstitution, die entweder im ganzen erblich oder wenigstens wesentlich durch ererbte und vererbbare Anlage bestimmt ist. Aber die Lehre vom Status lymphaticus als einer Konstitutionsanomalie ist in letzter Zeit sehr erschüttert worden (Lubarsch); mehr und mehr werden Einflüsse der Ernährung und Störungen des allgemeinen Stoffwechsels oder der örtlichen Funktion für die Schwellung der lymphatischen Apparate in den Vordergrund gestellt. Wie weit hierbei angeborenen Anlagen eine Rolle zukommt, indem gleiche Reize bei wechselnder Reaktionsfähigkeit verschiedene Grade der Hypertrophie hervorrufen, muß wohl auch erneut geprüft und klargestellt werden. Auch über die Art der Reize gibt es noch nicht mehr als hypothetische Vorstellungen, jedenfalls müssen allgemeine und örtliche Einflüsse angenommen werden.

Wir müssen daher unterscheiden:

a) Hypertrophie des gesamten lymphatischen Rachenringes, zugleich mit allgemeiner Lymphdrüsenhyperplasie und vielleicht auch Thymushyperplasie (Status thymico-lymphaticus).

b) Hypertrophie des gesamten Rachenringes ohne Beteiligung anderer Lymphknoten.

c) Hypertrophie einzelner Teile: der Gaumentonsille, der Rachentonsille, der Zungentonsille.

Die Hypertrophie der Gaumentonsille äußert sich in einem starken Hervortreten vor den Gaumenbögen, entweder mit einer ziemlich glatten Oberfläche mit kleinen, engen und spärlichen Krypten oder mit einem tief gefurchten, blättrigen Körper. Wie die verschiedene Ausbildung der oberen oder unteren Mandelanlage oder beider zusammen die Form des Mandelkörpers beeinflussen kann (Grünwald), ist oben schon ausgeführt; bei der Hypertrophie macht sich diese wechselvolle Ausgestaltung noch mehr geltend. Die Form der Mandel bleibt aber im ganzen gewahrt, selten sind atypische Bildungen, teilweise knollig-papilläre Formen (Iwanoff) oder teilweise polypenartige Hyperplasien (Tonsilla pendula).

Das mikroskopische Bild ist in allen Fällen dasselbe, sofern wir von einfacher Hypertrophie sprechen können (LEVINSTEIN). Die Zunahme des lymphatischen Gewebes steht im Vordergrund, vor allem der Follikel, deren Zahl sowohl wie Größe vermehrt erscheint. Man sieht sie schon mit bloßem Auge, bei Durchmessern von 1—1,5 mm, ja Riesenfollikel von 2—3 mm werden beobachtet (LEVINSTEIN). Die hellen Keimzentren nehmen den größten Raum des Follikels ein, $3/_4$, ja $5/_6$ des ganzen Durchmessers, so daß die dichten Lymphozyten nur einen schmalen Ring oder Halbmond bilden, ja es können die Keimzentren benachbarter Follikel zusammenfließen. Zahlreiche Mitosen geben von dem lebhaften Wachstum Kenntnis. Die Bindegewebssepten treten gegen diese lymphoide Gewebszunahme ganz zurück. Weiterhin hat die Durchsetzung

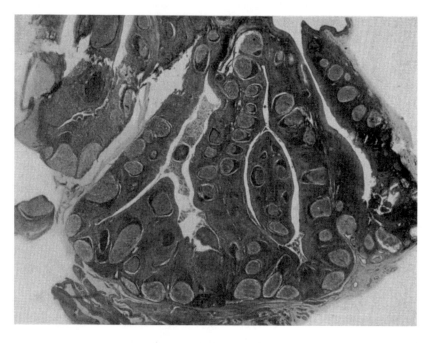

Abb. 8. Hypertrophische Tonsille bei 10jährigem Kind. (Tiefe Krypten, große Follikel und Funktionszentren. Aber auch Pilzdruse in einer Krypte und chronisch-entzündliche Veränderungen.)

des Epithels mit Lymphozyten eine Zunahme erfahren, vor allem unmittelbar über den großen Follikeln. Das Epithel kann ganz retikulär aufgelöst sein, so daß es bei oberflächlicher Betrachtung verschwunden erscheint. In den Krypten finden sich dementsprechend mehr Lymphozyten als in der Norm.

Dieses ausgeprägte Verhalten findet sich hauptsächlich in den hypertrophischen Gaumentonsillen der Kinder. Bei Erwachsenen sind die Bilder schon verwickelter, als die Keimzentren nicht in gleichem Maße ausgebildet sind und gewöhnlich irgendwelche Komplikationen mitspielen. Es ist die Frage, ob ein reichliches Auftreten von Plasmazellen subepithelial oder zwischen den Follikeln, vereinzelt auch in den Follikeln noch zur einfachen Hypertrophie gehört. Das muß wohl bejaht werden (s. S. 55). Auch sie zeigen nur eine gesteigerte Tätigkeit der lymphatischen Zellen an, ohne daß über die Art des auslösenden Reizes etwas ausgesagt werden kann. Anders ist es jedoch beim Hinzutreten weiterer Veränderungen, wie reichlicher Durchwanderung von Leukozyten, Desqua-

mationen des Epithels u. a. mehr. Man kommt damit in das Gebiet der entzündlichen Veränderungen, akuter und chronischer Art, und wird vor die Frage
gestellt, wie deren Beziehungen zu den einfach hyperplastischen sind.

Einerseits können hyperplastische Tonsillen das Haftenbleiben von Infektionen begünstigen. Das kann schon durch die Enge der Krypten, besonders
ihrer Ausgänge, bedingt sein und durch die Vertiefung der Rezessus, wodurch
die reichlich abgestoßenen Epithelien und Lymphozyten zurückgehalten werden.
Frische entzündliche Veränderungen in hyperplastischen Tonsillen können
mit dieser Vorstellung erklärt werden. Andererseits lehrt aber die Erfahrung,
daß sehr häufig ältere Erscheinungen abgelaufener oder wiederholter Entzündung mit Hyperplasie vereinigt sind. Daher gewinnt die Auffassung mehr
und mehr Anhänger in vorangegangenen entzündlichen Erkrankungen die
örtliche Veranlassung zur Hypertrophie zu erblicken, wobei, wie erwähnt, eine

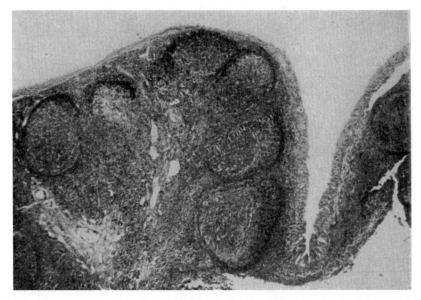

Abb. 9. Hypertrophie der Rachenmandel. 5jähriges Mädchen. (Große Follikel und
Funktionszentren. Reichliche Lymphozytendurchsetzung des Epithels, Vakuolenbildung.)

gesteigerte Reaktionsfähigkeit auf ererbter Anlage mitspielen kann. Damit
stimmen auch meine Erfahrungen überein.

Man muß demnach unterscheiden:

a) Einfache Hypertrophie der Tonsille (der Gaumentonsille, Rachentonsille
oder des gesamten Rachenringes).

b) Hypertrophie auf dem Boden entzündlicher Erkrankungen.

Das für die Gaumentonsille Ausgeführte gilt auch für die Hypertrophie
der Rachenmandel, die unter dem Namen adenoide Vegetationen bekannt
ist. Sie bildet große dicke Polster oder sagittal gestellte Lappen, die tief über
die Choanen herunterhängen. Klinisch besteht meist ein wechselnder oder dauernder Reizzustand des Epipharynx (chronische Pharyngitis), aber auch anatomisch
ist die Rolle entzündlicher Veränderungen noch schwieriger als bei den Gaumentonsillen abzuschätzen. Das mikroskopische Präparat zeigt Riesenfollikel
mit schmalem Saum dichter Lymphozyten um große Keimzentren, die Re-
sorptionserscheinungen (Fett, Pigment) darbieten, auch Kernzerfall (Heiberg).

Das Epithel der tiefen Buchten ist geschichtetes Flimmerepithel, doch bei älteren Schwellungen auch Plattenepithel (Wirkung der Atemluft, LINDT); über den Follikeln ist es retikuliert und dicht von Lymphozyten durchsetzt. Unter dem Epithel finden sich Plasmazellen in mehr oder weniger großer Ausdehnung, auch RUSSELsche fuchsinophile Körnchen (NAKAMURA). Häufig sind bläschenförmige Bildungen in der Epithelschicht (Epithelzysten, GOERKE), in denen sich Leukozyten und Lymphozyten oder auch nur seröser Inhalt finden (LINDT).

Außerdem kommen zystische Bildungen unter dem Epithel vor (Zysten der Tunica propria, GOERKE), die man früher wohl von erweichten Follikeln ableitete, aber sie entstehen nach GOERKE aus Einsenkungen des Oberflächenepithels und durch Sekretretention in Ausführungsgängen von Schleimdrüsen. Ihre Auskleidung ist Flimmerepithel, auch kubisches oder abgeplattetes Epithel, das von Leukozyten und Lymphozyten durchsetzt ist. Beschrieben wird Kernzerfall in diesen Zysten, riesenzellenartige Bildungen durch Zusammensintern der Leukozyten, auch Blutungen und Blutpigment und Verkalkungen. Seltener sind subepithelial cholesteatomatöse Zysten, die wohl wie die gleichen Bildungen der Gaumenmandeln zu erklären sind. Tiefer gelegene Zysten im Bereich der Rachenmandel (submuköse Zysten) entstehen aus den Schleimdrüsen selbst durch Retention, wobei die Rückbildung der Drüsen nach Umschnürung des Ausführungsganges durch Follikel mitwirkt (SCHÖNEMANN). Diesen Zysten kommt nach GOERKE eine gewisse selbständige Vergrößerungsfähigkeit zu und sie leiten zu den geschwulstartigen Bildungen über.

Diese Bildungen sind sämtlich nicht ohne weiteres als entzündlich anzusehen, auch wenn sie Anzeichen eines Reizzustandes sind oder von ihnen, z. B. durch die Sekretstauung, ein Reizzustand unterhalten werden kann. In vielen Fällen bestehen jedoch in hyperplastischen Rachenmandeln deutliche Überreste abgelaufener Entzündungen (BRIEGER, LINDT) in Form von Nekrose, Narben, verödeten Gefäßen, herdförmigen Infiltraten. BRIEGER hält diese entzündlichen Veränderungen für nebengeordnet, aber es ist auch hier in jedem Fall zu prüfen, ob entweder durch die Hypertrophie die Entstehung entzündlicher Vorgänge begünstigt wurde oder ob die allgemeine Zunahme des lymphatischen Gewebes nicht eine Reaktion auf die fortdauernde entzündliche Reizung bildet. Besonders wird in der Literatur darauf hingewiesen, daß in hyperplastischen Rachenmandeln nicht selten eine tuberkulöse Infektion festzustellen ist, nach LINDT in 10%. Das würde ein Sonderfall für die letztere Möglichkeit der Entstehung der Hyperplasie auf dem Boden eines Reizzustandes sein. Wie hierbei eine angeborene Anlage oder eine allgemeine aus innerer Ursache erworbene Reaktionsfähigkeit mitwirken kann, ist oben dargelegt.

Eine ungewöhnliche Hypertrophie in Form einer pendelnden Tonsille vom Rachendach beschrieb CHIARI.

Nach SCHRIDDE ist die Beteiligung der Zungentonsille beweisend für Hypertrophie aus allgemeiner Veranlassung (Status lymphaticus), doch ist auch eine kollaterale Hypertrophie eines Teiles des Rachenringes bei örtlich bewirkter Vergrößerung anderer Abschnitte denkbar. Den Ausschlag kann klinisch nur die Nachforschung nach früheren Erkrankungen und anatomisch die Feststellung bzw. der Ausschluß älterer Veränderungen geben.

Von praktischer Bedeutung sind die Rezidive hypertrophischer Tonsillen nach operativer Abtragung. Die große Regenerationsfähigkeit des lymphatischen Gewebes an allen Stellen des Körpers ist bekannt. Nach STÖHR kann sich aus fibrillärem Bindegewebe ein Retikulum bilden, in das Lymphozyten einwandern und zu adenoidem Gewebe werden. Offenbar geht aber doch eine Neubildung lymphatischen Gewebes in den Tonsillen von Resten erhaltenen Gewebes aus, nicht durch Zuwandern der Zellen vor sich. Zur Regeneration der Tonsillen gehört aber auch die Beteiligung des Epithels und die funktionelle Anpassung beider Bestandteile. Dadurch kommt es zu einer unregelmäßigeren Ausbildung der Krypten, die spärlicher und enger erscheinen, die ganze Tonsille mehr glatt. Aber bei der außerordentlichen Variationsbreite der Tonsillengestaltung ist dies nicht immer auffallend. Im mikroskopischen Präparat habe ich Unterschiede in der Ausbildung des Epithels, in der Anordnung, Zahl und Größe der Follikel nicht feststellen können.

Die Befunde an rezidivierenden hyperplastischen Rachenmandeln sind von GOERKE genauer beschrieben. Die Ordnung des lymphatischen Gewebes ist durcheinandergeworfen, das Bindegewebe tritt mehr als sonst hervor und das feine Retikulum ist durch gröberes Maschenwerk ersetzt. Die Gefäße sind reichlicher und größer, gehen bis ins Epithel. Bei zunehmender Vergrößerung der Follikel bilden sie sich zurück. Die Follikel sind anfangs klein, zahlreich, liegen perivaskulär. Erst später bilden sie sich vollständig aus und enthalten Keimzentren mit Mitosen. Daher ist GOERKE geneigt, die Quelle der Lymphozytendurchwanderung in dem Austritt aus Blut und Lymphgefäßen zu suchen. Das Epithel der regenerierten Rachenmandel ist vorwiegend Plattenepithel, doch auch Flimmerepithel. Besonders häufig finden sich Retentionszysten aus den zahlreicher als sonst vorhandenen Schleimdrüsen.

Unter den hyperplastischen Vorgängen ist noch die Beteiligung der Tonsillen an leukämischen und aleukämischen Lymphadenosen zu nennen. Sie sind im ganzen selten beteiligt und bieten dann das Bild diffuser lymphatischer Hyperplasie mit Aufhebung der Follikeldifferenzierung. Besonders leicht kommt es zu Blutungen und Nekrosen und es entwickelt sich das Bild der gangräneszierenden Tonsillitis (BROSS).

b) Rückbildungsvorgänge.

Die Entwicklung der Tonsillen im postfötalen Leben und ihre Größenzunahme mit dem Körperwachstum bis zur Pubertät haben wir erwähnt, ebenso die etwa vom 30. Lebensjahr an einsetzende Verkleinerung. Diese kann im 5.—6. Lebensjahrzehnt bis zum völligen Verschwinden führen. Wir sprechen von

1. Physiologische Atrophie (einfache Altersrückbildung).

An Stelle der Gaumenmandeln sieht man im höchsten Grade der Rückbildung nur eine flache Bucht mit kleinen Grübchen, aber der Grad der Rückbildung ist ein sehr wechselnder. Die Rachenmandel wird in noch viel höherem Maße und regelmäßiger befallen, man findet oft schon nach dem 30. Lebensjahr am Rachendach eine nahezu glatte Fläche, in deren Mitte vielleicht der Recessus pharyngeus noch angedeutet ist. Deutlicher bleibt die höckerige Fläche der Zungentonsille noch bei älteren Leuten bestehen.

Der Vorgang der Rückbildung beginnt nach LEVINSTEIN an der Gaumenmandel mit einem Schwund der Funktionszentren und einer Verkleinerung der Follikel, deren Durchmesser auf $120-200\ \mu$ herabsinkt. Es finden sich keine Mitosen mehr, auch keine Lymphoblasten. Danach tritt eine Verminderung der Zahl der Follikel ein, bis schließlich kein Follikel mehr vorhanden ist. Entsprechend dem Rückgang des lymphatischen Gewebes verkleinern sich die Lakunen, das Epithel ist frei von Lymphozyten. Auch das gesamte Stützgerüst ist vermindert. Der mikroskopische Durchschnitt läßt am Ende eine flache Epitheleinsenkung erkennen, die von undifferenziertem lymphoiden Gewebe umgeben wird, also nahezu dem Bilde einer fötalen Tonsille gleicht.

GOODALE beschreibt den Vorgang an den Follikeln annähernd gleich, nur bleiben nach ihm in der Regel am Grunde der Krypten noch Follikel erhalten. Dieser Unterschied entspricht jedoch der großen Variationsbreite des Vorganges und es erscheint gezwungen, anzunehmen, daß in solchen Fällen besondere Reize von den Krypten aus die Follikel erhalten. Außerdem unterscheidet aber GOODALE zwei Formen je nach der Vermehrung des Bindegewebes in den Trabekeln oder an der Basis der Tonsillen, so daß eine lymphoide und eine basale Bindegewebszone entsteht.

Die Altersrückbildung der Rachenmandel geht im ganzen in gleicher Weise vor sich, daß die Follikel zuerst kleiner werden und schwinden ohne wesentliche regressive Veränderungen an den Zellen selbst (GOERKE). Es bleibt ein unausgeprägtes lymphatisches Gewebe zurück. Das Epithel wird zum größten Teil in Plattenepithel umgewandelt, nur teilweise bleibt in den Buchten Flimmer-

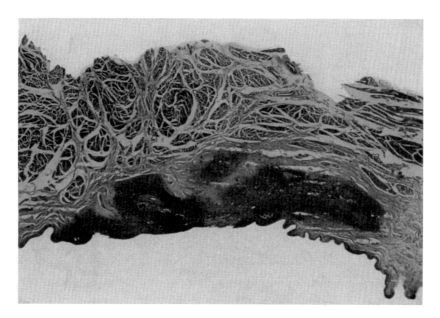

Abb. 10. Senile Atrophie der Gaumentonsille. 63jährige Frau.

epithel bestehen. GOERKE nimmt keine wirkliche Vermehrung des Bindegewebes an, sondern nur eine scheinbare durch Zusammenrücken auf kleineren Raum. Nebenbefunde sind hyaline Umwandlungen im Stützgewebe, Pigmentablagerungen und hydropische Zelldegenerationen. An den Gefäßen wird Verödung beschrieben. Vor allem aber ist an der Rachenmandel die Beteiligung der Schleimdrüsen von Bedeutung, indem sich die Zellen abstoßen und junges Keimgewebe die Lumina ausfüllt (GOERKE). An der Stelle der vollständig zurückgebildeten Rachenmandel ist auch mikroskopisch nur Rachenschleimhaut mit spärlichem lymphoiden Gewebe übrig geblieben. Aber auch die Rachenmandel bietet unvollkommene Involution bei Erkrankungen der oberen Luftwege oder bei örtlichen Reizzuständen, so z. B. bei Zysten des oberen Rachens und bei lokaler Tuberkulose.

Auf die Gründe der Rückbildung der Tonsillen will ich nicht eingehen. Es ergibt sich von selbst, daß die Rückbildung ein Zeichen beendeter physiologischer Bedeutung des lymphatischen Rachenrings ist, wie überhaupt das lymphatische Gewebe des gesamten Körpers beim Erwachsenen zurückgeht. Die näheren Vorstellungen darüber sind rein hypothetisch und richten sich nach der Auffassung von der Rolle der Tonsillen.

2. Pathologische Atrophie.

Wir müssen aber von dieser Altersrückbildung die pathologische Atrophie der Tonsillen unterscheiden, die in der Literatur kaum berücksichtigt wird. Zunächst haben wir vorzeitige Rückbildung infolge von Allgemeinerkrankung. Schon bei Kindern im 1. Lebensjahr, die unter allgemeiner Ernährungsstörung oder aufzehrenden Krankheiten (Masern, Darmkrankheiten) leiden, bleibt die regelmäßige Entwicklung der Tonsille aus. Sie beharren auf dem Zustand wie bei der Geburt oder erscheinen noch kümmerlicher, nur aus einem Grübchen bestehend mit umgebendem, undifferenziertem lymphatischen Gewebe. Ebenso kann man auch bei Erwachsenen, die an schweren Allgemein-

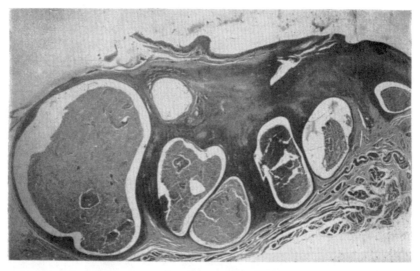

Abb. 11. Narbige Atrophie der Tonsille mit Zystenbildung. (Eine der Zysten mit Flimmerepithel.) Mann.

krankheiten, Sepsis u. a. gestorben sind, einen frühzeitigen weitgehenden Schwund des gesamten lymphatischen Rachenringes feststellen. Bei Lues spielt die vorwiegende Atrophie der Zungentonsille (glatter Zungengrund) eine Rolle, wenn sie auch nicht durchaus spezifisch ist (Heller), da für die Erscheinung nur das spätere Alter in Betracht kommt und die gradweise Steigerung schwer abzuschätzen ist.

Endlich ist die Rückbildung infolge örtlicher entzündlicher Vorgänge zu erwähnen. Bei dieser überwiegt Narbenbildung im Gewebe mit hyalinen Umwandlungen und Veröffnungen von Gefäßen, wohl auch mit hyalinen Bildungen in den Follikeln und noch anderen Resten abgelaufener Entzündungen.

Zu den Rückbildungen auf dem Boden von örtlichen Störungen gehören die mit Zystenbildungen verbundenen Atrophien der Gaumentonsille. Die Tonsille kann im ganzen von normaler Größe sein, ist aber auf dem Durchschnitt von Hohlräumen eingenommen, die ein abgeflachtes Plattenepithel und einen serösen mit Gewebstrümmern untermischten Inhalt darbieten. Eine solche Zyste sah ich aber auch mit Flimmerepithel bei einem Erwachsenen. Die Zysten entstehen wohl aus Verwachsungen und Abschnürungen von Krypten, wie oben beschrieben, jedoch ist von dem lymphatischen Gewebe um sie nur wenig vorhanden bis auf kümmerliche Reste in narbigem Bindegewebe.

3. Knorpel- und Knochenbildung.

Bei der Deutung der Rückbildungsvorgänge spielt der Befund von Knorpel und Knochen eine Rolle. Knorpel und auch Knochen in der Umgebung der Tonsille ist häufig zu beobachten. Man findet alle Übergänge von einer vollständigen Einhüllung in eine Knochenschale, wie ich sie einmal bei einer atrophischen Tonsille sah, zu Spangen von verschiedenster Ausdehnung und endlich bis zu kleinen Inseln. Sie liegen meist in der Kapsel, doch strahlen sie auch von hier in die Septen aus oder liegen als kleine Inseln in den Bindegewebsstreifen. Bemerkenswert ist, daß man nur selten eine enchondrale Entstehung des Knochens aus den Knorpelinseln beobachtet, vielmehr wird betont, daß der Knochen sich aus dem Bindegewebe entwickelt. LUBARSCH beobachtete unter 147 Obduktionen 17mal das Vorkommen von Knochen und Knorpel, REITMANN sogar in 34% der von ihm untersuchten Tonsillen. RUCKERT konnte bei Kindern in 48 Tonsillen 17mal Knorpel auffinden. Im ganzen wird sowohl Knorpel wie besonders Knochen bei Erwachsenen häufiger festgestellt wie bei Kindern und das führt uns zu den verschiedenen Ansichten über die Bedeutung der Befunde.

Hauptsächlich werden die Knorpel und Knochenspangen aus liegengebliebenen Teilen fötalen Knorpels abgeleitet (ORTH, DEICHERT, RIBBERT, ZIEGLER, THEODORE, WALSHAM, WINGRAVE, GRÜNWALD), und zwar einerseits von den Kiemenbögen, andererseits von Ausläufern des Schildknorpels und des Zungenbeins, besonders weist GRÜNWALD daraufhin, daß die Gaumenbucht im embryonalen Leben von einem Knorpelskelett umsponnen ist. Auf der anderen Seite aber wird auf den häufigen Befund von entzündlichen Überresten und von Rückbildungen in den Tonsillen hingewiesen und die Entstehung des Knorpels und Knochens aus regressiven Metamorphosen des Bindegewebes abgeleitet (TÖPFER, POLLAK, NÖSSKE, SCHWEITZER). Das schon erwähnte Vorkommen im späteren Alter spricht dafür. Aber wir schließen uns am besten der Auffassung von LUBARSCH und anderen an (LORENZ und GROSVENOR, ANSELMI, HALKIN), daß wir mit beiden Möglichkeiten rechnen müssen. Zweifellos werden die Knorpel im jugendlichen Alter auf fötale Versprengungen zurückgeführt werden können, dagegen wird man bei Verknöcherungen mit gleichzeitigen stärkeren Veränderungen der Tonsille auch an eine spätere Entstehung denken müssen. Mir scheint vor allem das Vorkommen von Blutungen und ihren Resten hierfür von Bedeutung zu sein.

4. Blutpigmentablagerung.

In die Reihe der regressiven Veränderungen gehört auch das Vorkommen von Blutpigment in den Tonsillen. SCHMIDT beschreibt es als regelmäßigen Befund, oft schon auf dem Durchschnitt als feine braunrote Linie das lymphatische Gewebe umsäumend. Es liegt hauptsächlich an der peripheren Zone der lymphatischen Substanz oder in den innersten Lagen der Kapsel, vorwiegend feinkörnig in länglichen oder verzweigten Zellen mit positiver Eisenreaktion, ebenso subepithelial am Halsteil der Krypten. Aber auch in den Follikeln liegt es am Rande der Keimzentren, hier grobkörnig in runden Zellen. Neben den Pigmentablagerungen finden sich auch kleine, frische Blutaustritte. SCHMIDT sieht darin den Ausdruck einer hämolytischen Funktion, die unabhängig von einer Krankheit besteht, wie auch in anderen Lymphdrüsen, besonders den sog. Blutlymphdrüsen. Bei Infektionskrankheiten, z. B. Typhus, Sepsis, Tetanus, kann der Vorgang gesteigert sein. Mit der dadurch bedingten „spodogenen Schwellung" können anginöse Beschwerden in Zusammenhang stehen, ohne daß sie eine örtliche Ansiedlung der Krankheitserreger anzeigen. Schmidt weist auch auf gleiche Befunde im Wurmfortsatz hin.

Aber ohne darauf einzugehen, daß nach Albrecht die hämolytische Funktion der Tonsillen nicht zwingend erwiesen ist, muß außer der Steigerung aus allgemeinen Ursachen bei den Infektionskrankheiten die örtliche Vermehrung des Pigmentes bei chronisch entzündlichen Veränderungen hervorgehoben werden. Beide Veranlassungen zusammen bewirken bei manchen Erkrankungen, z. B. bei Endokarditis, ein gehäuftes Vorkommen. So wird eine verschiedene Beurteilung nötig sein, je nachdem die Pigmentablagerung ohne sonstige Veränderungen oder in Begleitung entzündlicher Erscheinungen oder deren Reste zur Beobachtung kommt.

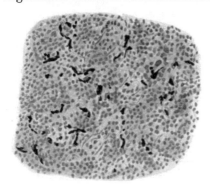

Abb. 12. Hämatogenes Pigment in der Tonsille vorwiegend in verzweigten Zellen des Retikulum. Eisenreaktion (Turnbullreaktion).

Endlich sei noch erwähnt das Vorkommen von Amyloid in den Tonsillen, das in der Literatur kaum beachtet ist. Bei allgemeiner Amyloidosis findet man fast regelmäßig auch die kleinen Gefäße der Tonsillen beteiligt, bei schweren Graden auch das Retikulum.

III. Die Entzündungen der Mandeln.

a) Die akuten Mandelentzündungen.

Die Einteilung der entzündlichen Erkrankungen der Tonsillen ist bisher in den Lehrbüchern und Handbüchern, sowie in besonderen Bearbeitungen der umfangreichen Literatur fast ausschließlich von klinischen Gesichtspunkten aus durchgeführt worden. Die Tonsillenerkrankungen werden auch in pathologisch-anatomischen Lehrbüchern vielfach mit dem Namen Angina bezeichnet, der aber lediglich ein klinisches Symptom ausdrückt, die Verengerung des Racheneingangs und die dadurch bedingte Behinderung des Schluckens. Wir finden gewöhnlich drei Gruppen akuter entzündlicher Erkrankungen gebildet: die Tonsillitis simplex oder Angina simplex, als deren charakteristische Merkmale Schwellung der Tonsillen und Anhäufung von Leukozyten in den Krypten angeführt werden, weiterhin die Tonsillitis (Angina) lacunaris, ausgezeichnet durch die Bildung von Pfröpfen, die aus den Krypten hervortreten, und endlich die Tonsillitis phlegmonosa. Als eine besondere Gruppe wird meistens die Diphtherie abgehandelt. Maclachlan bildet nach Semon und Williams drei Gruppen: die akute lakunäre Tonsillitis, die akute follikuläre (parenchymatöse) Tonsillitis und die Peritonsillitis. Den ersten Beginn der akuten Entzündung erblickt er, ähnlich wie bei der Appendizitis, in einem Primärinfekt, d. h. einem kleineren oder größeren Verlust des Epithels, von dem aus die Bakterien das Gewebe der Tonsille angreifen. Aschoff hat diese Auffassung übernommen.

Gegenüber diesen Einteilungsversuchen ist darauf hinzuweisen, daß die klinischen Erscheinungen der Schwellung und der Pfropfbildung Symptome sind, die jedoch die in der Tiefe der Krypten sich abspielenden Vorgänge nicht ohne weiteres erkennen lassen. Aber auch bei der histologischen Untersuchung erkrankter Tonsillen ergeben sich große Schwierigkeiten, um zu einem klaren Urteil zu kommen, da sich nur selten Anfangsstadien und unkomplizierte Bilder finden, vor allem bei der Untersuchung von Tonsillen Erwachsener, die wegen wiederholter Rezidive entzündlicher Erkrankungen operativ entfernt wurden. Zu einer Klarheit führt erst die Feststellung der leichtesten Veränderungen im Gefolge anderer Erkrankungen. Vor allem gibt die Grippe Gelegenheit, solche leichteste Erkrankungsformen an den Tonsillen aufzufinden, ohne daß sie durch ältere Krankheitsreste kompliziert sind (LUKOWSKY, DIETRICH).

Danach halte ich es für zweckmäßig, die Bezeichnung Angina der Klinik zu überlassen, ebenso die Einteilung in Angina simplex, lacunaris (fossularis, LEVINSTEIN), follicularis; letztere Benennung ist aber jedenfalls zu verwerfen für die Erkrankungen, die sich nur in den Krypten und nicht in den Lymph-

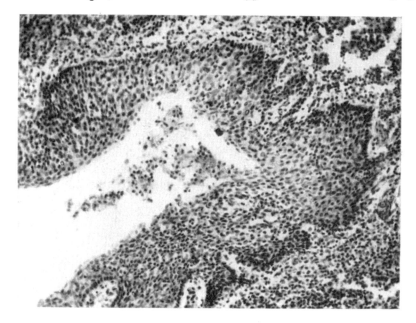

Abb. 13. Katarrhalischer Primärinfekt in einer Krypte. Grippe. Kind 2 Jahre.

follikeln abspielen. Wir haben bei einer Einteilung vom pathologisch-anatomischen Standpunkt aus zu berücksichtigen, daß die Tonsillen einen Teil der Rachenschleimhaut darstellen mit einer besonderen Anhäufung lymphatischen Gewebes, und danach haben wir die entzündlichen Veränderungen der Oberfläche, die Beteiligung des lymphatischen Gewebes und die Beziehungen zu dem umgebenden Gewebe in Betracht zu ziehen.

1. Entzündungen mit Ausbreitung in die Oberfläche.

a) Die akute katarrhalische Tonsillitis. Sie entspricht der katarrhalischen Pharyngitis, mit Ausnahme einer Beteiligung der Schleimdrüsen, die nur dort in Betracht kommen, wo Ausführungsgänge das Tonsillengewebe durchsetzen, wie oben dargelegt. Die katarrhalische Entzündung besteht in einer Auflockerung und Abschilferung des Epithels, zugleich erfolgt eine seröse Exsudation, auch eine Auswanderung von Leukozyten in die Krypten, deren Zahl wechselt. Dadurch entstehen Pfröpfe in den Krypten, die zusammengesetzt sind aus dem abgestoßenen Epithel mit wechselnder Beteiligung von seröser Flüssigkeit (einfache katarrhalische Entzündung) oder mit wechselnder Beimengung von Leukozyten (katarrhalisch-eitrige Entzündung). Im Inhalt finden wir die Erreger, oder auch die gewöhnlichen Bakterien der Krypten.

Die katarrhalische Entzündung beginnt in einzelnen Krypten oder auch nur einigen Buchten und kann auf diese beschränkt bleiben (katarrhalischer Primärinfekt). Man erhält Bilder wie von einem Hervorwachsen oder Ausströmen aus einer Nische des Epithels. In dem Exsudat sind die Erreger nachzuweisen (Influenzabazillen, Pneumokokken, Streptokokken). Das lymphatische Gewebe kann dabei ohne Veränderung sein; man findet nur in einigen Gefäßen unter der Oberfläche stärkere Füllung, auch Randstellung der Leukozyten. Derartige Befunde kann man zufällig bei Infektionskrankheiten erheben, z. B.

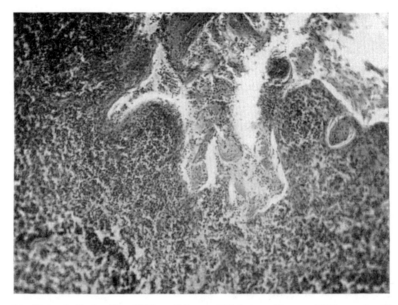

Abb. 14. Katarrhalische Tonsillitis. Grippe. 23jähriger Mann. (Influenzabazillen und Streptokokken.)

bei Grippe, aber auch bei Pneumonie, bei Masern u. a. Klinische Erscheinungen pflegen nicht beobachtet zu sein, doch stellen diese umschriebenen Erkrankungen wichtige Vorläufer für weitere entzündliche Veränderungen dar. Die Auffindung der kleinen Herdchen, die oft nur bei Serienschnitten gelingt, wird erleichtert durch Anwendung der Oxydasereaktion, mit der auch geringfügige Durchwanderungen des Epithels durch Leukozyten leicht in Erscheinung treten.

Im ganzen übereinstimmend beschreiben Anthon und Kuczynski den Beginn akuter Tonsillitis nach Untersuchung frisch exstirpierter Mandeln. Außer Hyperämie finden sie herdweise Ansammlung und Auswanderung von Leukozyten, bei stürmischem Beginn Bläschenbildung im Epithel durch gerinnendes Exsudat und Leukozyten (Spongiose) bis zu Bildern ballonierender Degeneration (Unna). Hämolytische Streptokokken können nur ganz vorübergehend (stundenweise) nachweisbar sein.

Ausgedehnte katarrhalische Entzündung über größere Abschnitte, sowohl der Gaumenmandeln wie der Rachenmandeln, ist meist verbunden mit einer Schwellung der Follikel, in deren Zentren Kernteilungen, Aufquellungen oder auch Zerfallserscheinungen zu erkennen sind. Das Epithel ist in stärkerem Maße, aber in fleckförmiger Verteilung von Lymphozyten durchsetzt, in den tieferen Schichten sind die Lymphgefäße ausgefüllt mit Zellen, die Blutgefäße sind erweitert, lassen Randstellung und Auswanderung der Leukozyten erkennen. Das ist auch das Bild, das der klinischen Angina lacunaris entspricht, wobei die Pfröpfe die Krypten bis zur Oberfläche ausfüllen. Eine Fibrinbeimengung fehlt gewöhnlich, doch kann sie vorkommen und zu festeren Pfröpfen führen, die zur übernächsten Form überleiten. Ob die Erkrankung klinisch an der Rachentonsille oder Gaumentonsille beginnt (KILLIAN) ist hierbei gleich.

Die Ausgänge der akuten katarrhalischen Tonsillitis bestehen wohl meist in einem Abklingen der Erscheinungen und einer Abstoßung des krankhaften

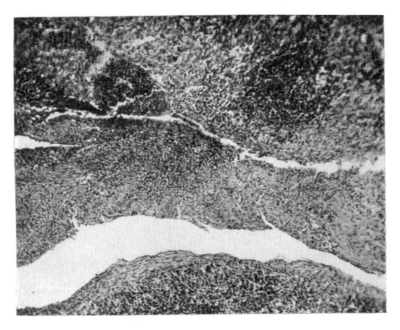

Abb. 15. Ausgedehnte katarrhalische Tonsillitis. (Klinisch rezidivierende Angina lacunaris. Präparat von Prof. KAHLER.)

Inhaltes zugleich mit einem Rückgang der gesamten Schwellung, sofern sie vorhanden war. Aber in der Tiefe der Buchten besteht die Gefahr einer Retention des Inhaltes, der wiederum Bakterien die Möglichkeit der Ansiedlung gibt. Dadurch entsteht die Neigung zu einem Übergang in chronisch-katarrhalische Entzündung. Weiterhin aber besteht die Möglichkeit, daß noch im akuten Stadium Substanzverluste (ulzeröse Primärinfekte) des Epithels zur Ausbildung kommen und hierdurch die Entzündung auf das lymphatische Gewebe übergreifen kann mit den weiteren Folgen. Das ist anzunehmen in den Fällen, in denen Allgemeinkrankheiten (Gelenkrheumatismus, Sepsis, Appendizitis) nach akuter Angina auftreten (KILLIAN, PÄSSLER und GÜRICH u. a.).

β) Bläschenförmige Tonsillitis (Tonsillitis vesiculosa oder herpetica). Diese Erkrankung entspricht den bläschenförmigen Erkrankungen der Rachenschleimhaut und sie kommt mit ihr zusammen vor. Selten dagegen ist die Erkrankung ausschließlich auf die Gaumenmandeln beschränkt, vor allem aber ganz ungewöhnlich mit alieiniger Beteiligung der Rachenmandeln. Genauere mikroskopische Untersuchungen über das Verhalten der Krypten hierbei sind mir nicht bekannt.

Ob in diese Gruppe die Veränderungen gehören, die Miller bei Weilscher Krankheit beschrieben hat, ist sehr fraglich; denn die Beobachtungen betrafen keine einwandfreien Fälle und sind nicht bestätigt worden.

γ) Die fibrinös-membranöse (häutchenbildende) Tonsillitis; Sie stellt in der leichtesten Form eine Steigerung der katarrhalischen Entzündung dar, indem neben lebhafter Abstoßung des Epithels die Exsudation gerinnungsfähiger Flüssigkeit und von Leukozyten erfolgt. Es entstehen zusammenhängendere Pfröpfe, aber mit Erhaltung wenigstens der basalen Epithelschichten. Man findet solche Steigerung in einzelnen Grippetonsillen, auch

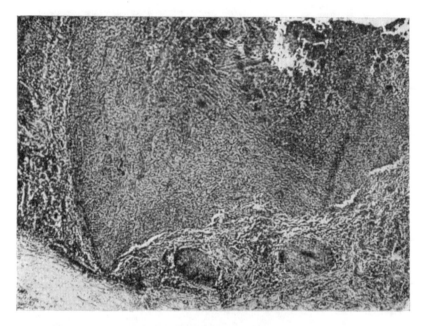

Abb. 16. Diphtherie der Tonsille. (Nekrose des Epithels mit fibrinöser Ausfüllung der Krypte. Nekrose der Follikel.)

bei der klinischen Angina lacunaris wird eine Fibrinbeimengung beobachtet, so daß bei stärkeren Graden die Unterscheidung von Diphtherie erschwert und nur durch bakteriologische Untersuchung ermöglicht wird.

In der ausgesprochenen Form bei Diphtherie jedoch ist die Häutchenbildung verbunden mit Abstoßung bzw. Nekrose und fibrinöser Aufquellung des ganzen Epithels mit Durchsetzung von einem dichten fibrinösen Maschenwerk und Einlagerung von Leukozyten. Bei Beschränkung des Vorganges auf das Epithel kann nach Überwindung der Erkrankung eine Abstoßung der Membran und Regeneration des Epithels von erhaltenen Resten eintreten.

Schwere Formen der Diphtherie lassen noch tiefergreifende Nekrose erkennen, leiten also zur folgenden Form der Entzündung über. Vor allem ist das lymphatische Gewebe stärker beteiligt, nicht nur in Form von Aufquellung in den Follikelzentren, sondern in hyaliner Umwandlung oder Koagulationsnekrose der Zellen, auch mit Durchsetzung von fibrinösen Netzen. Die ganze

Tonsille schwillt durch seröse Durchtränkung und Hyperämie, allenthalben besteht Leukozytenauswanderung bis ins peritonsilläre Gewebe.

δ) Die verschorfend-membranöse Tonsillitis (oberflächlich verschorfende Entzündung). Sie ist durch Vorherrschen der Nekrose ausgezeichnet, gegenüber der fibrinösen Exsudation und der Leukozyteneinwanderung. Kleine frische Erkrankungsherde in den Krypten können bei Grippe schon diese Eigentümlichkeit erkennen lassen (verschorfender Primärinfekt). Das Epithel wird kernlos oder bietet bröckligen Kernzerfall (Karyorrhexis). Die Zellen verschmelzen zu einem unregelmäßigen, aufgequollenen Saum. Auffallend ist meist gerade bei diesen Grippefällen das völlige Fehlen von Fibrin und Leukozyten, auch subepithelial besteht nur geringe Leukozytenauswanderung und sonstige Gewebsreaktion.

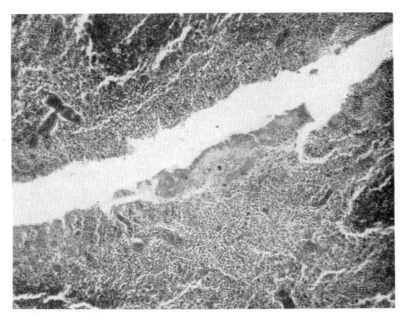

Abb. 17. Verschorfender Primärinfekt. Grippe. Kind 15 Monate. Streptokokken.

Die kleinen Schorfe entsprechen den kleieförmigen Belägen, wie sie im Rachen und in der Trachea auch bei Grippe auftreten können. Sie sind aber in der Tonsille ohne Beteiligung anderer Schleimhäute zu finden, auch ohne äußerliche Anzeichen. Sie entstehen wohl nicht durch den Influenzabazillus allein, den man darin oft nachweisen kann, sondern durch die begleitenden Diplokokken und Streptokokken und haben eine verminderte Reaktionsfähigkeit des Körpers zur Voraussetzung, die ja auch für die Lungenerkrankungen bei Grippe bezeichnend ist.

Ausgedehntere Schorfbildung nimmt die ganze Fläche der Krypten ein und kann auf die Oberfläche fortschreiten, auch werden alle Schichten des Epithels von der Nekrose betroffen, schließlich auch die darunterliegenden Gewebsschichten und in wechselndem Maße besteht neben der homogenen Aufquellung eine Durchsetzung mit Fibrin und Leukozyten. Bei den Grippeerkrankungen ist, wie es ja auch von VERSÉ u. a. beobachtet wurde, die eitrige Reaktion gering, auch die fibrinöse Exsudation.

Bei anderen Ursachen verschorfender Entzündung ist die Fibrinbildung stärker, so bei den schweren Formen der Diphtherie, bei denen die Nekrose nicht an der basalen Epithelschicht Halt macht, sondern in die oberen Schichten des lymphatischen Gewebes übergreift. Es entstehen hierbei dicke fibrinöse Ausgüsse, die fest eingelagert sind und zumeist mit den nekrotischen und fibrinös durchsetzten Follikeln verschmelzen. Bei solchen schweren Formen kann man die Ausbreitung der Giftwirkung der Bakterien bis in die Pharynxmuskulatur verfolgen, indem man schollige Degeneration und Fettinfiltration der Muskelfasern verbunden mit Leukozyteninfiltraten erkennt.

Vor allem kommt die verschorfende Entzündung bei Scharlach vor und die leichtere Form der Plaut-Vinzentschen Angina, die pseudomembranöse Form, entspricht diesem Bilde.

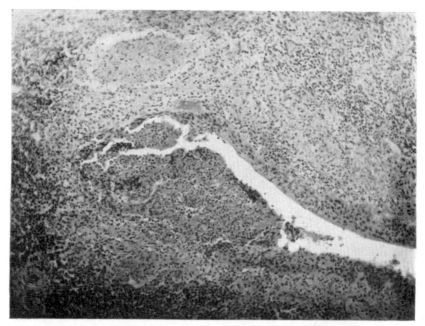

Abb. 18. Regeneration des Kryptenepithels nach Diphtherie.

Die nur oberflächlich bleibende verschorfend-membranöse Entzündung läßt sich im Wesen nicht scharf gegen die tiefergreifende Zerstörung abgrenzen, nur dadurch eben, daß bei letzterer zur Ausbreitung in der Oberfläche das Weitergreifen in die Tiefe tritt. Die Schwere der klinischen Erscheinungen und die Mächtigkeit der anatomischen Veränderungen wird aber selten die Einreihung eines Falles zweifelhaft erscheinen lassen.

Die Unterschiede der fibrinös-membranösen und verschorfenden Entzündung kommen besonders bei der Ausheilung zum Ausdruck. Bei der ersteren Form können die Membranen abgestoßen oder aufgelöst werden und von der Nachbarschaft her regeneriert das Epithel, indem es sich unter noch festhaftende Exsudatreste schiebt und ohne Lücke die Bucht wieder auskleidet. Bei der verschorfenden Entzündung, die über die basale Schicht hinausgeht, muß eine Ausfüllung der Gewebslücke durch ein Granulationsgewebe vorausgehen, ehe das regenerierende Epithel den Überzug bilden kann. Es bleiben subepitheliale Narben zurück oder es entstehen auch durch Verwachsung der Krypten

Abschnürungen von Exsudatresten, die dann von Resorptionszellen umhüllt werden.

In den Follikeln kommt es ebenfalls zu einer Resorption des abgestorbenen Gewebes und des Exsudates, danach zu einer hyalinen Umwandlung und einer Schrumpfung des Follikels. Um Reste nekrotischen Gewebes findet man gelegentlich neben wabigen, lipoidhaltigen Resorptionszellen (Körnchenzellen) auch Riesenzellen, ebenso auch um Exsudatreste in der Tiefe von Krypten; oft ist es schwer zu entscheiden, ob das eine oder andere vorliegt, wenn durch die Resorptionsvorgänge und die Granulationsbildung das ganze Gewebe in

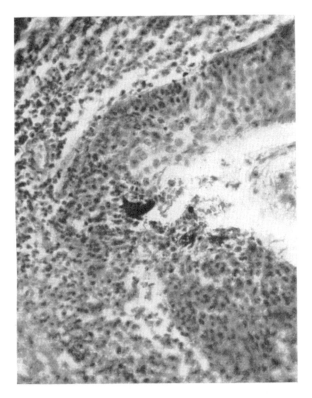

Abb. 19. Ulzeröser Primärinfekt bei Grippe. Kind 6 Monate.
(Schwarze Streptokokkenhaufen in einer Epithellücke.)

Umordnung begriffen ist. Die Lymphbahnen sind von der Oberfläche der Tonsille an bis in die tieferen Schichten der Rachenwand ausgestopft von Lymphozyten. Beachtenswert ist, daß man auch in der Muskulatur um die Tonsille bei Diphtherie schwere Veränderungen findet, bis zu ausgebildeter Nekrose und scholligem Zerfall der Muskelfasern, entsprechend den gleichartigen Veränderungen am Herzmuskel (toxische Myolyse), in späteren Stadien mit Resorptions- und Regenerationserscheinungen.

Auch bei geringeren Graden der Schorfbildung ergibt sich aus den Abstoßungen die Möglichkeit, daß Epithelverluste zurückbleiben und so den Krankheitskeimen den Weg öffnen und den Übergang in tiefergreifende Entzündungen ermöglichen.

2. Entzündungen mit Ausbreitung in das Gewebe.

a) Ulzeröse Tonsillitis. An der frischesten und kleinsten Stelle der
Erkrankung können die Bakterien sogleich den Weg durch die Epithelschicht
hindurch finden. Wir sehen Streptokokken in Häufchen oder einzelnen Ketten
noch im Epithel und in der obersten lymphatischen Schicht. Es tritt umschriebene Leukozytenauswanderung und Ablösung des Epithels ein, so daß
eine kleine trichterförmige Lücke entsteht, aus der die Leukozyten in die Krypte
hindurchgelangen. Dieser ulzeröse Primärinfekt erinnert in seiner Entstehung und seinem Aussehen an die Primärinfekte der Appendizitis (Aschoff).
Von ihm aus kann die Infektion sowohl den Weg nach der Oberfläche nehmen
durch Verbreiterung der Lücke zu einem größeren Geschwür als auch weiter
in die Tiefe zu den folgenden Erkrankungsformen.

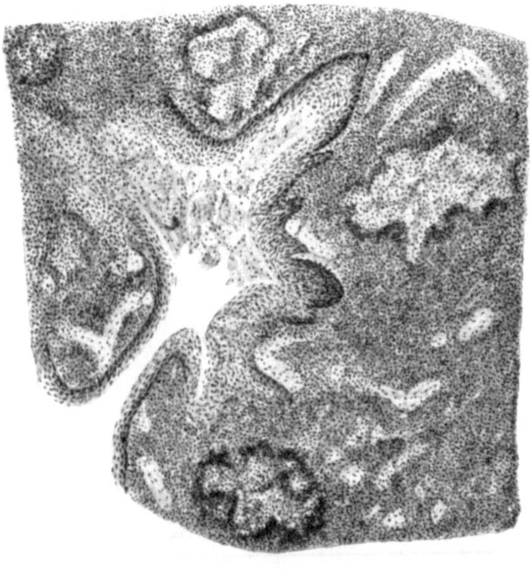

Abb. 20. Ulzeröse Tonsillitis. (Geschwür in einer
Bucht. Rezidivierende Tonsillitis. Sepsis.)

Ulzeröse Tonsillitis entsteht
aber auch von katarrhalischer
Entzündung aus oder von umschriebener Schorfbildung, indem kleine Epithelverluste zurückbleiben, die den Streptokokken oder anderen Erregern
das Eindringen in die tieferen
Gewebsschichten ermöglichen.
Die Oxydasereaktion läßt solche von Leukozyten ausgefüllte
Gewebslücken leichter auffinden. Sie liegen im Grund oder
in einer Bucht der Krypte;
aus ihnen kann ein fibrinös-
eitriger Pfropf in das Innere
vorquellen. Derartige Veränderungen finden sich ohne
klinische Erscheinungen oder
nur verbunden mit Schwellung,
als parenchymatöse Angina.

Aus diesen Anfängen ent-
wickeln sich nun die weiteren
Veränderungen im lymphatischen Gewebe der Tonsillen, die zu schweren
Krankheitsbildern und verhängnisvollen Folgeerscheinungen führen können.

β) Phlegmonöse Tonsillitis. Wir verstehen unter Phlegmone nicht
nur eine Leukozytenanhäufung im Gewebe, das wäre eine Infiltration, sondern
die fortschreitende Infektion mit citriger Durchsetzung und schließlich auch
Einschmelzung. Sie geht einher mit dem Eindringen der Bakterien in das
lymphatische Gewebe, vor allem wohl in die Anfänge der Lymphbahnen zwischen
den Follikeln, aber auch bis in die Follikel hinein. Man kann Streptokokkenhaufen fast ohne Gewebsreaktion finden, aber auch tieferen geschwürigen
Zerfall, der mit der Oberfläche der Krypten in Verbindung steht (ulzerös-
phlegmonöse Tons.). In der Umgebung erkennt man Leukozytenstraßen,
ausgezeichnet durch die spießförmig langgezogenen Kerne. Ferner findet sich
eine starke Gefäßfüllung und Randstellung der Leukozyten. In den Follikeln
werden Kernzerfall und Zellaufquellung als Zeichen toxisch-infektiöser Wirkung
nicht vermißt. Makroskopisch läßt sich von diesen Veränderungen nichts sehen,
es besteht nur Schwellung und Durchtränkung (Ödem) des Organs. Klinisch

kann sich die Erkrankung auch noch unter dem Bilde der parenchymatösen Tonsillitis verbergen.

Es darf jedoch nicht versäumt werden, darauf hinzuweisen, daß auch durch hämatogene Infektion von irgendeinem Herd des Körpers aus bei allgemeiner Sepsis eine Ansiedlung in die Tonsille vorkommen kann und dabei die gleichen Bilder wie bei primärer phlegmonöser Tonsillitis auftreten können. Das ist z. B. bei solchen Fällen zu beachten, wo die Frage vorliegt, ob die Tonsille den Ausgangspunkt einer allgemeinen Sepsis oder einer anderen abszedierenden Entzündung gebildet hat, z. B. Appendizitis (KRETZ u. a.). Nur die Abschätzung des Alters der Veränderung wird eine Entscheidung erlauben.

γ) **Abszedierende Tonsillitis.** Sie entwickelt sich aus dem vorhergehenden Stadium durch umschriebene Anhäufung der Leukozyten und Einschmelzung des Gewebes.

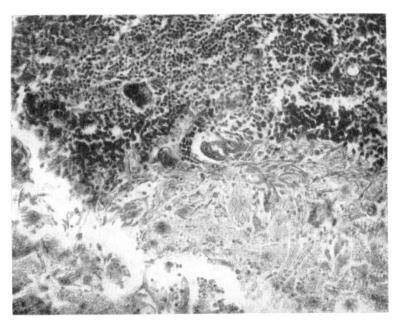

Abb. 21. Phlegmonöse Tonsillitis. (Schwarze Streptokokkenhaufen im Gewebe.) $9^1/_2$jähriges Mädchen. Sepsis.

Der **Follikelabszeß** beginnt im Keimzentrum eines Follikels und ergreift von da den ganzen Follikel. Er kann dann in die Lakune durchbrechen. Im ganzen scheint der Follikelabszeß selten zu sein, wenigstens als selbständige Erkrankung. Man findet ihn jedoch neben den übrigen Formen der eitrigen Erkrankung des Tonsillengewebes.

Mit Einbruch eines Follikelabszesses in eine Krypte und Weiterbestehen der Eiterung kommt es zu dem **perilakunären Abszeß.** Er kann sich auch durch Ausbreitung einer oberflächlichen Ulzeration nach Breite und Tiefe bilden. In jedem Falle entsteht eine von einem eitrigen Saum umsäumte Bucht am Grunde oder in einem Winkel einer Krypte. Durch die Verbindung mit der Krypte ist die Möglichkeit einer Entleerung des Eiters und einer Reinigung des Abszesses gegeben, aber das Vordringen in die Tiefe kann auch den Weg zu den Gefäßen oder Lymphspalten eröffnen und eine allgemeine Infektion einleiten.

Der peritonsilläre Abszeß kann in Fortsetzung eines perilakunären Abszesses entstehen oder durch Verschleppung von Krankheitskeimen in den Lymphbahnen von einer phlegmonösen Entzündung aus. Es bilden sich umschriebene Eiteransammlungen, die außerhalb des Tonsillengewebes, vor allem außerhalb der vielumstrittenen Kapsel liegen und die oft beträchtliche Größe erlangen.

Derartige Abszesse gehen nach der vorherrschenden klinischen Ansicht nicht vom Tonsillengewebe selbst, sondern hauptsächlich von dem oberen Recessus supratonsillaris aus und sie entstehen vielfach ohne Zusammenhang mit akuten Entzündungen. Aber meine Untersuchungen haben mir vielfach Bilder gegeben, die das Eindringen der eitrigen Entzündung von einer Krypte aus bis in das peritonsilläre Gewebe verfolgen lassen, so daß ich diese Ent-

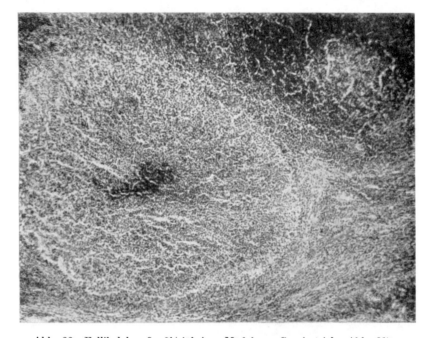

Abb. 22. Follikelabszeß. 9½jähriges Mädchen. Sepsis (siehe Abb. 21).

stehung mindestens als gleichberechtigt ansehen muß. Einen durchgreifenden Unterschied bedeutet die Entstehung von einem Rezessus gegenüber dem Ausgang von einer Krypte aber auch insofern nicht, als die Rezessus ebenfalls Buchten der Schleimhaut sind mit angrenzendem lymphatischen Gewebe. Vielleicht geben die Rezessus nur durch ihre Tiefe und ungünstige Entleerungsmöglichkeit einen günstigeren Boden für die Ansiedlung der Bakterien. Es ist ferner zu bedenken, daß die peritonsillären Abszesse sekundär in einen Rezessus, wie natürlich auch in eine Krypte, durchbrechen können und daß sich daher nicht immer bei der ausgebildeten Erkrankung der Zusammenhang einwandfrei feststellen läßt.

Die Hauptsache bleibt für den peritonsillären Abszeß die Lage der Eiterung außerhalb des eigentlichen Tonsillengewebes mit oder ohne Verbindung mit den Buchten.

Die Folgen sind bei allen Formen der fortschreitenden eitrigen Erkrankung die gleichen. Die primäre Keimverschleppung bei akuter Tonsillitis findet nach

ANTHON und KUCZYNSKI auf dem Lymphwege statt, bei schwereren eitrigen Formen aber besteht die Hauptgefahr in einem Einbruch in ein kleines Gefäß, der bereits schon innerhalb der Tonsille und nahe der Krypte erfolgen kann, ohne daß größere Einschmelzungen vorhanden zu sein brauchen. Das befallene Gefäß kann von der Eiterung ganz durchsetzt und seine Wand zerstört werden oder nur eine geringe Infiltration darbieten. Die Lichtung wird gewöhnlich von einem Thrombus eingenommen, der aber nur auf die kleine Stelle beschränkt zu sein braucht. Durch Einschwemmung der Eitererreger entsteht eine allgemeine Sepsis, oder metastatische Erkrankungen anderer Organe. In anderen Fällen pflanzt sich die Erkrankung von den kleineren Gefäßen der Tonsillen in Form einer Thrombophlebitis bis in größere Venen fort, die in die Vena jugularis einmünden. Entweder hängt dann der Thrombus in den Haupt-

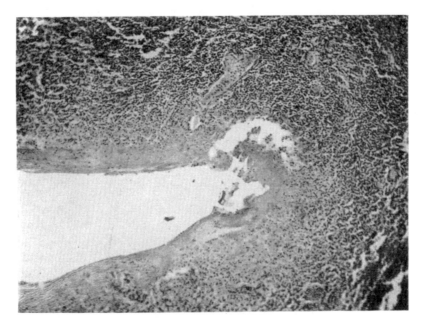

Abb. 23. Perilakunärer Abszeß. 10jähriges Kind. Allgemeine Sepsis mit Abszessen. (Einschmelzung um den Kryptengrund, darüber thrombosiertes Gefäß. Staphylokokken.)

stamm der Vene hinein oder reicht auch in diesem weiter bis zum Übergang in die Vena anonyma oder Vena cava. Eine weitere Folge ist die fortschreitende Phlegmone in der Muskulatur neben und hinter dem Rachen. Die Spalten zwischen den Muskelbündeln sind hierbei von eitrigen Streifen durchsetzt. Sie können aufsteigen bis an die Schädelbasis, ja ich sah die Phlegmone in einem Fall sich auch auf den Schläfenmuskel bis über das Jochbein hinaus fortsetzen.

Weitere Wege sind gegeben in den Lymphbahnen von der Tonsille zu den Lymphdrüsen am Kieferwinkel und weiter zu den übrigen Drüsen des Halses. Wir haben das Bild der Lymphangitis, das sich makroskopisch nur in Form einer gleichmäßigen Schwellung äußert oder in Form von eitrigen Streifen. Daraus ergibt sich eine Lymphadenitis, die ebenfalls nur in Form einer Schwellung, serösen Durchtränkung und Hyperämie auftritt, schon bei leichteren Graden der Tonsillenerkrankung, oder aber auch zu einem Lymphdrüsenabszeß führen kann.

Ein weiteres Stadium der Folgeerscheinungen wird dargestellt durch den retropharyngealen oder parapharyngealen Abszeß. Dieser entsteht von der Rachenmandel aus hinter dem oberen oder mittleren Teil des Rachens und kann in diesen durchbrechen, wie oben beschrieben. Von der Gaumentonsille aus entsteht der umschriebene Abszeß neben oder hinter dem Hypopharynx. Aber auch von der Zungentonsille kann sowohl eine fortschreitende Phlegmone gegen die Zungenwurzel zu entstehen, als auch ein umschriebener Abszeß.

Endlich sind als Folge abszedierender Tonsillitis ein Übergreifen auf das Innere des Schädels und die Entstehung einer eitrigen Meningitis an der

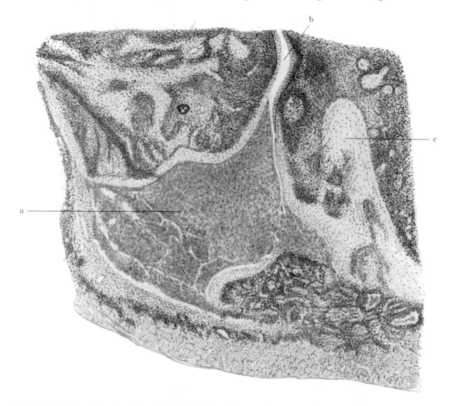

Abb. 24. Peritonsillärer Abszeß. 17jähriger Mann. Rezidiv. Angina. Sepsis. Abszeß (a) in Zusammenhang mit einer Krypte (b), aber bereits in die Muskulatur reichend. Rechts Narbe (c).

Hirnbasis beobachtet. Die Infektion der Hirnhäute erfolgt durch Vermittlung des Sinus cavernosus, wie in einem von mir kürzlich untersuchten Fall oder durch ein Emissarium, das aus dem parapharyngealen Gewebe in die mittlere Schädelgrube eintritt, z. B. das Emissarium foraminis ovalis (Proskauer).

Abgesehen von diesen ungünstigen Ausgängen der phlegmonösen und abszedierenden Tonsillitis kann aber auch eine Ausheilung eintreten nach Entleerung des Eiters oder nach Resorption der Infiltrate. Als Reste bleiben Narben bestehen, die umfangreicher sind und über die Kapsel der Tonsille hinausreichen. Daneben bleibt jedoch wohl stets ein Reizzustand zurück, der sich in den Bildern der chronischen Entzündung kundgibt.

3. Schwere zerstörende Entzündungen.

Einen noch höheren Grad erreichen die pathologisch-anatomischen Veränderungen bei den Entzündungen, die zugleich nach der Fläche und in die Tiefe unter überwiegender Gewebsnekrose fortschreiten. Außer der unmittelbaren Gewebsabtötung durch die Krankheitserreger ist meist eine Ernährungsstörung mit im Spiele, die von einer Stase der Gefäße eingeleitet wird.

α) Tiefverschorfende Tonsillitis. Sie ist eine Steigerung der oberflächlichen verschorfenden Entzündung, aber von Anfang an wird nicht nur das Kryptenepithel, sondern auch die Rachenfläche der Tonsillen ergriffen.

Die Veränderungen beginnen von der Oberfläche her mit einer schmutzigen Färbung des Gewebes, die rasch um sich greift, und bis zu völligem Zerfall führt. Die Tonsille im ganzen schwillt an, ebenso ihre Umgebung und nimmt

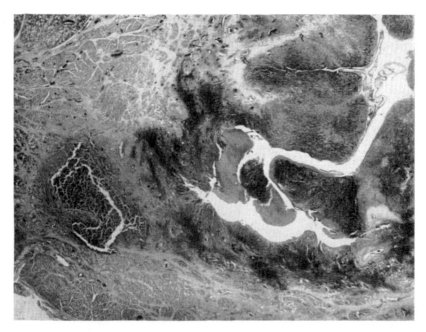

Abb. 25. Peritonsillärer Abszeß. Abszeß in der Muskulatur ohne Verbindung mit der Krypte. Ulzeration in dieser. Rezidiv. Tonsillitis, Sepsis.

durch ausgesprochene Stase in den kleinen Gefäßen eine tiefdunkelrote Färbung an. Die mikroskopische Untersuchung ergibt eine vollständige Nekrose des Epithels und des darunterliegenden Gewebes, von dem nichts mehr zu erkennen ist als kernlose Massen, am Rande noch mit den verschiedenen Stadien des Kernzerfalles. Es fehlt jedoch eine fibrinöse Exsudation. Gegen das Gesunde ist eine Reaktionszone in wechselnder Weise ausgebildet, oft ganz fehlend, vielfach geringfügig durch Leukozytenvermehrung angedeutet, manchmal mit einem ausgesprochenen Leukozytenwall. Letzteres deutet auf einen gewissen Stillstand und kräftige Abwehr hin. Daneben besteht die schon makroskopisch erkennbare strotzende Füllung der kleinen Gefäße mit wechselnden Graden von Leukozytenanhäufung. Bakterien finden sich in dem nekrotischen Gewebe von der Oberfläche her in dichten Massen. Die eigentlichen Erreger der Erkrankung muß man jedoch in den tieferen Schichten suchen, an der Grenze gegen das Gesunde.

Tiefverschorfende Tonsillitis wird im Gefolge von Infektionskrankheiten beobachtet. So tritt sie schon bei Grippe auf. Man beobachtet bei dieser Erkrankung alle Formen der entzündlichen Erkrankung des Rachens und der Tonsillen. Ich habe bereits darauf hingewiesen, daß verschorfende Entzündungen vorkommen, selbst bei solchen Fällen, bei denen die Tonsille keine Vergrößerung oder äußerliche Veränderung erkennen läßt. Diese kleinen in den Krypten sitzenden Schorfe bestehen in einer Nekrose des Epithels und manchmal bereits der darunterliegenden Gewebsschichten, ohne eine besonders starke Fibrinbeimengung. Aber abgesehen von diesen leichteren Formen sind

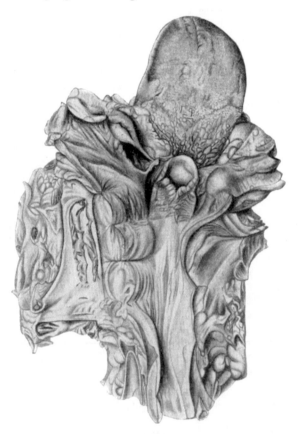

Abb. 26. Peritonsillärer Abszeß mit Thrombophlebitis der Vena jugularis. Sepsis.
(Abszeß geöffnet unterhalb der linken Tonsille, Vene aufgeschnitten.)

von Meyer schwere Zerstörungen der ganzen Tonsille im Anschluß an Grippeerkrankungen beschrieben. Die Nekrose geht auch hierbei von den Krypten aus, sie ergreift aber auch das lymphatische Gewebe und reicht streifenförmig bis an die Kapsel heran. In einem anderen Falle war die Tonsille bis auf geringe Reste von lymphatischem Gewebe zerfallen, die Gefäße in der Umgebung thrombosiert und das umgebende Gewebe von fibrinöser Durchtränkung eingenommen. Auffallend war das Fehlen von Eiterung, ebenso auch von septischer Milzschwellung; als Erreger fanden sich in der Tiefe des Gewebes, sowie auch in angrenzenden Gefäßen Streptokokken. Dieser Befund der Grippe entspricht auch der großen Neigung zu fortschreitenden eitrigen und gangränösen

Erkrankungen des Lungengewebes nach schweren Grippeerkrankungen, auch in diesen Organen ist das kennzeichnende die geringe Reaktion und die geringe Widerstandsfähigkeit des Gewebes gegenüber den Eitererregern, die die spezifische Grippeinfektion begleiten.

Eine zweite Erkrankung, die zur tiefverschorfenden Entzündung der Gaumenmandel führt, ist der Scharlach. Tonsillitis ist eine fast regelmäßige Begleiterscheinung der Scharlachinfektion. Es ist noch umstritten, ob die Tonsille nicht die primäre Ansiedlung des Scharlacherregers bildet, schwere Erkrankungen sind jedoch wohl als sekundäre anzusehen, hervorgerufen durch die Streptokokken, die ebenso wie bei der Grippe die eigentlichen Infektionserreger begleiten und auf dem durch diese geschaffenen Boden Fuß fassen.

Die Scharlachtonsillitis (Scharlachangina) ist keine einheitliche Erkrankungsform, sondern sie tritt in allen Graden der Entzündung auf von der katarrhalischen Entzündung leichteren Grades und dem höheren Grad lakunärer Tonsillitis bis zu verschorfenden Entzündungen höchsten Grades. Gegenüber der Diphtherie zeichnet sich die Scharlacherkrankung der Mandeln aus durch ein Zurücktreten der fibrinösen Exsudation. Jedoch ist das anatomische Bild, ebenso wie das klinische, nicht immer leicht zu unterscheiden, abgesehen von dem Nachweis der Krankheitserreger bei Diphtherie.

Aber auch ohne Scharlacherkrankung können tiefverschorfende Entzündungen der Tonsillen durch Streptokokken hervorgerufen werden, wenn andere Infektionskrankheiten vorangegangen sind, die zu einer allgemeinen Schwächung des Körpers oder zu einer örtlichen Herabsetzung des Gewebswiderstandes geführt haben. Aber manchmal haben nur leichtere Erkrankungen der Tonsillen selbst die Einleitung gebildet. Eine ursächlich besondere Form tiefverschorfender Entzündung stellt die Angina PLAUT-VINCENTI dar, jedoch bleibt es bei ihr gewöhnlich nicht nur bei Nekrose und Verschorfung, sondern es setzt rascher jauchiger Zerfall ein, so daß wir von gangräneszierender Tonsillitis sprechen müssen.

β) Gangräneszierende Tonsillitis. Sie ist ausgezeichnet durch zundrigen Gewebszerfall unter aashaftem Gestank und einer schmutziggrauen, in der Leiche schwärzlichen, Färbung der schmierigen Massen. Zu den ursprünglichen Erregern, die eine Nekrose herbeiführen, gesellen sich die zu den Fäulnisbakterien gehörenden Keime der Mundhöhle und vollenden die Zersetzung.

Der Hauptvertreter der gangräneszierenden Entzündung, die Angina PLAUT-VINCENTI, ist zuerst von PLAUT im Jahre 1894 und von VINCENT 1896 als eine besondere Infektionskrankheit erkannt worden, bei der sich eine ganz bestimmte Bakterienflora findet, zusammengesetzt aus fusiformen Bazillen und Spirochäten. Über die spezifische Bedeutung dieser Erreger besteht eine umfangreiche Literatur, auf die ich nicht näher eingehen will. Im allgemeinen ist heute wohl die Ansicht dahin geklärt, daß den Spirochäten wohl die wesentliche angreifende Rolle zukommt, die durch die Mitwirkung der fusiformen Bazillen unterstützt und verstärkt wird. Man unterscheidet bei der PLAUT-VINCENT-Angina klinisch zwei Formen, die membranöse und ulzeröse Form oder auch drei Formen: lakunäre, diphtheroide und ulzeröse (TARNOW). Die verschiedenen Formen sind jedoch durch pathologisch-anatomische Untersuchungen nicht in genügend scharfer Weise voneinander getrennt. Nach meiner Überzeugung würde die Einteilung in tiefverschorfende und gangränöse die richtige sein; denn nach den vorliegenden mikroskopischen Untersuchungen spielt die Nekrose des Gewebes die hauptsächlichste Rolle, die im völligen Zerfall bis in die tieferen Schichten endet. Schon VINCENT beschreibt drei Schichten: An der Oberfläche ist das Gewebe vollständig nekrotisch, durchsetzt von dicht zusammengelagerten Kokken und Bazillen, darauf kommt eine mittlere Schicht

mit Fibrin und mit enormen Massen heckenartig zusammengedrängter fusi-
former Bazillen. Die unterste Schicht zeigt Tonsillengewebe in geringerem
Zerfall mit reichlichen fusiformen Stäbchen. Die Zahl der im Schnitt vorkommenden Spirochäten ist im ganzen gering, doch ist zu berücksichtigen, daß
sie sehr schwer färbbar sind und durch ihre Zartheit hinter den übrigen Bakterienmassen verschwinden; sie liegen teilweise an der Oberfläche, doch nach
neueren Untersuchungen auch gerade in den tieferen Schichten, so daß ihnen
die führende Rolle zuzukommen scheint.

Eigene Präparate stimmen im ganzen mit diesem in der Literatur nieder-
gelegten Bilde überein. Man erkennt die fetzig-zerfallende Oberfläche mit
Durchsetzung von dunkel gefärbten Bakterienhaufen. Die Nekrose geht ohne
Abgrenzung in die Tiefe, nichts ist mehr von Kryptenepithel und lymphatischem

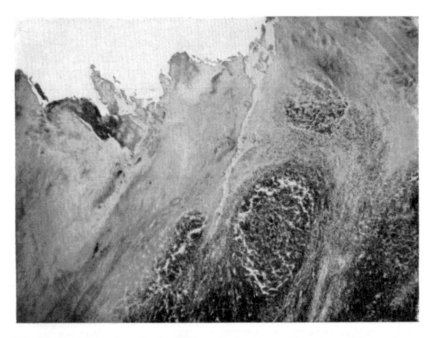

Abb. 27. Gangräneszierende Tonsillitis. Angina Plaut-Vincenti. (Oben schwarze
Bakterienmassen. Nekrose bis an die tieferen Follikel ohne Gewebsreaktion.)

Gewebe zu erkennen, bis wir auf einen Follikel stoßen, dessen Randschichten
aber bereits auch Kernzerfall darbieten; ebenso sind im Keimzentrum die Anfänge regressiver Metamorphosen zu beobachten. Das Auffallende ist vor allem
wiederum die Reaktionslosigkeit des Gewebes an der Grenze des Unterganges;
es fehlt eine Hyperämie, sowie eine Anhäufung und Auswanderung der Leukozyten. An der Grenze der Nekrose werden kleine Spirochäten reichlich gefunden, darüber Spirochäten und fusiforme Stäbchen und in den obersten
Schichten die leicht erkennbaren Bakterienhaufen aller Arten.

Der Ausgang der Plaut-Vincent-Angina ist bei der leichteren (verschorfenden) Form bereits nach wenigen Tagen eine Abstoßung des Nekrotischen
und eine Ausheilung des entstehenden Geschwürs. Bei schwereren Erkrankungen der gangränösen Form kann die Abstoßung der zerfallenden Massen
und die Reinigung der Geschwüre Wochen dauern. Im ganzen ist der Ausgang

der Erkrankung der Literatur nach ein günstiger, jedoch kommt auch ein Übergang in Allgemeininfektion vor.

Von der gangränösen Tonsillitis der PLAUT-VINCENT-Angina sind gangränöse Erkrankungen schwer zu trennen, die im Gefolge von Allgemeinerkrankungen z. B. bei Diabetes auftreten. Auch bei Leukämie oder bei schwerer Anämie finden sich tiefgreifende Zerstörungen der Tonsillen. Hierbei muß darauf hingewiesen werden, daß neuerdings bei manchen Formen schwerer Angina von ulzerös-phlegmonösem bis zu tief verschorfendem Charakter vorübergehende leukämieähnliche Blutbilder gefunden werden (Monozyten-Angina). Dies deutet auf verwickelte wechselseitige Beziehungen zwischen Tonsillenerkrankung und Blutreaktion. Dasselbe gilt vor allem auch bei der Purpura haemorrhagica, bei der dem pathologischen Anatomen auch die Entscheidung oft schwer ist, ob die Tonsille den Ausgangspunkt der Erkrankung darstellt und die allgemeinen Blutungen in der Haut und in anderen Körperorganen nur den Ausdruck einer allgemeinen Sepsis bilden, oder ob die Gangrän der Tonsillen die Folge der allgemeinen Herabsetzung des Körperwiderstandes bildet. Es ist die genaue Kenntnis des Krankheitsverlaufes und die bakteriologische Untersuchung neben der anatomischen nötig, um Klarheit zu gewinnen. Das mikroskopische Verhalten der Tonsillen selbst kann ganz das gleiche sein, es können sich in ihr auch fusiforme Bazillen und Spirochäten finden, jedoch nach meinen Erfahrungen nicht in der geschilderten typischen Lagerung, wie bei der echten PLAUT-VINCENTschen Angina.

Der Ausgang der verschorfenden und gangräneszierenden Tonsillitis hängt von der Bildung einer Demarkation ab, dem Eintreten einer Gewebsreaktion gegenüber der nekrotisierenden Wirkung der Bakterien. Es bildet sich der bis dahin vermißte Wall einer hyperämischen Zone mit Auswanderung von Leukozyten. Durch Abstoßen der nekrotischen Teile entsteht ein Geschwür, dessen Grund sich nach Reinigung mit Granulationen überdeckt. Es kommt zur Narbenbildung, soweit nicht das Epithel von der Nachbarschaft her regeneriert und das lymphatische Gewebe neugebildet wird. Hauptsächlich wird aber in der Tonsille durch kompensatorische Hypertrophie erhaltener Teile ein Ausgleich geschaffen, der wohl die Gestalt etwas verändert, aber die Masse des Gewebes ersetzen kann.

b) Die chronische Tonsillenentzündung.

Die Umgrenzung des Begriffes der chronischen Tonsillitis ist von besonderer praktischer Wichtigkeit, denn gerade die chronischen Beschwerden führen zum Arzt und es ist von Wichtigkeit, festzustellen, wie weit hierbei entzündliche Veränderungen vorliegen, um danach die Behandlung einzurichten. Man muß aber, wie bei der chronischen Pharyngitis ausgeführt wurde, die Ausheilungsvorgänge der akuten Tonsillitis unterscheiden, die bestehen können in einer regenerativen Epithelvermehrung und einer verstärkten Durchsetzung des Epithels von Lymphozyten bis zu einer vorgeschrittenen Retikulierung des Epithels auch in einer lebhafteren Abschuppung (Desquamation). Durch die Desquamation kann es zu einer zystenartigen Ausbuchtung, ja zu einer vollständigen Abschnürung von Teilen einer Krypte kommen und zu einer Ausfüllung mit abgeschuppten Epithelien unter Beimengung von Cholesterin. Derartige Cholesteatombildungen brauchen jedoch nicht durch vorangegangene Entzündungen erworben zu sein, sondern sie finden sich bereits im frühesten Kindesalter, sogar beim Neugeborenen offenbar auf dem Boden von Störungen in der Entwicklung der Krypten (vgl. MOLLIER).

Wir müssen also die Cholesteatombildungen als Störungen der Entwicklung von denen auf reparativer Grundlage unterscheiden, doch ist das nicht in jedem Falle durchzuführen. Auf eine Reparation bzw. auf eine abgelaufene entzündliche Erkrankung wird man eine solche Bildung mit großer Wahrscheinlichkeit zurückführen, wenn daneben Narben oder Überreste von Erkrankungen bestehen oder die Durchsetzung des Epithels mit Leukozyten und die Anhäufung von Resorptionszellen einen Reizzustand erkennen lassen. In dem cholesteatomatösen Inhalt können Kalksalze abgelagert werden; ich vermag jedoch nicht zu entscheiden, ob das nur den krankhaft erworbenen Cholesteatomen eigentümlich ist.

Die Ausheilungsvorgänge am Epithel werden begleitet durch reparative Veränderungen im lymphatischen Gewebe, die mit Granulationsgewebe be-

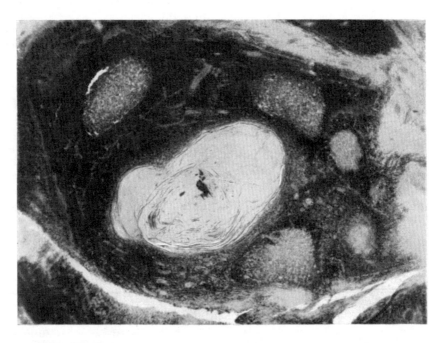

Abb. 28. Cholesteatom mit Verkalkung in narbig veränderter Tonsille.

ginnen und mit Narbenbildungen abschließen. Wir können subepitheliale Narben unterscheiden mit lymphozytenfreiem, eigenartig regelmäßigem Plattenepithel und Follikelnarben, die durch rundliche Form und ihre Lage auffallen. Man findet solche endlich in Form von schwieligen Bindegewebszügen mit verödenden Gefäßen.

Hierzu kommen Erscheinungen der Aufsaugung (Resorption) oder Wegschaffung (Remotion) krankhafter Produkte. Als solche lassen sich schon Vergrößerungen von Follikelzentren ansehen mit lebhaften Kernteilungen; wir finden in ihnen Phagozytose von allerlei Gewebstrümmern (Heiberg) und reichliche lipoidhaltige Zellen, die nach Auslaugung des Fettes als Waben- oder Schaumzellen erscheinen. Weitere Grade des Abbaues in den Follikeln äußern sich in Kernzerfall und in Anwesenheit von Leukozyten, auch mehrkernige Zellen mit verklumpten Kernen bis zu größeren vielkernigen Riesenzellen treten auf. Riesenzellen sieht man auch um nekrotische Reste am Grunde von Krypten,

z. B. bei Diphtherie. Auf weitere Fortschaffung deutet die Ausfüllung der Lymphgefäße mit Lymphozyten bis über die Kapsel hinaus, die sich lange erhalten kann.

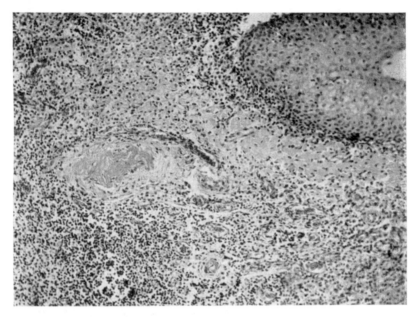

Abb. 29. Follikelnarbe und subepitheliale Narbe nach Tonsillitis. Aus DIETRICH: Zeitschr. f. Hals-, Nasen- u. Ohrenheilk. Bd. 4, H. 4. Kongreßbericht. 1923.

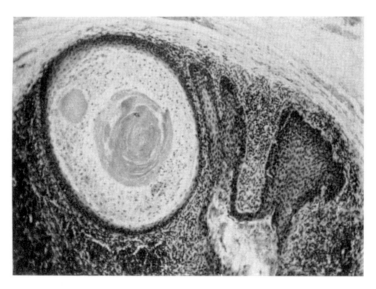

Abb. 30. Cholesteatomartige Zyste bei 3 Wochen alter Frühgeburt. (Fall 6.) Aus FOERSTER: Virchows Archiv. Bd. 241, S. 425.

Welche Stellung die Ablagerung von Blutpigment, sowie Knorpel- und Knochenbildung einnehmen, ist bereits besprochen. Auch in diesen Erscheinungen können Rückbildungsprozesse nach entzündlichen Vorgängen zum Ausdruck kommen, jedoch wiederum nur verwertbar im Verein mit anderen Veränderungen.

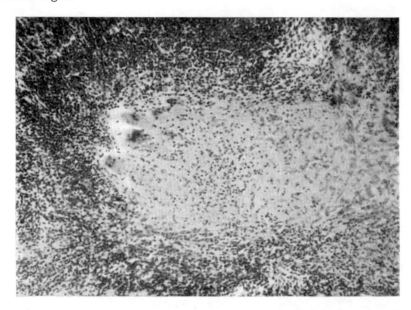

Abb. 31. Riesenzellen um nekrotische Reste im Kryptengrund nach Diphtherie. Aus DIETRICH: Zeitschr. f. Hals-, Nasen- u. Ohrenheilk. Bd. 4, H. 4 (Kongreß 1923).

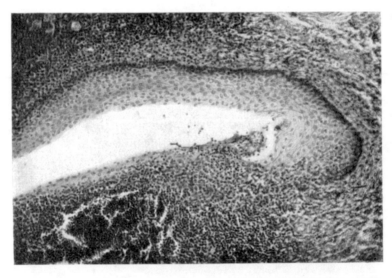

Abb. 32. Parakeratose des Kryptenepithels. Chronisch rezidivierende Tonsillitis. (Verdickung des Epithels auf einer Seite, Fehlen der Lymphozytendurchsetzung. Unten verdünntes Epithel, kleine Ulzeration.)

Alle diese Erscheinungen können somit noch nicht eine chronische Tonsillitis kennzeichnen, es ist notwendig, daß daneben noch ein besonderer chronischer

Reizzustand hervortritt. Ein solcher kann bestehen in einer allgemeinen Vergrößerung des Organs, und in einer Steigerung der geschilderten Erscheinungen. Die Epithelabstoßung und -vermehrung führt zu einer hornartigen Schuppenbildung, die vielfach als Keratosis oder Hyperkeratosis (URBANITSCHEK) bezeichnet wird. Die Keratosis kann oberflächliche, napfförmige Verdickungen bilden oder mit tieferen Epithelzapfen verbunden sein. Es läßt sich jedoch kein Keratohyalin nachweisen, sondern es besteht nur eine hornartige hyaline Umwandlung der abgeplatteten Zellen, die man nach UNNA als Parakeratose bezeichnen muß.

Besonders ist eine gesteigerte Retikulierung am Grunde der Krypten ein Kennzeichen erhöhten Reizzustandes. Sie kann soweit gehen, daß das Epithel

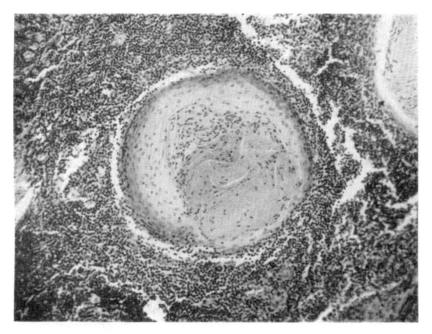

Abb. 33. Parakeratose des Epithels in einer Krypte. Querschnitt. Vollständige Ausfüllung durch Abschuppung. (Kein Cholesteatom!)

vollständig netzförmig aufgelöst ist und Lymphozyten, auch Plasmazellen und Leukozyten in seine Maschen einschließt; der Grenzsaum von Epithel und lymphatischem Gewebe fehlt. Man kann eine feine und grobe netzförmige Auflösung unterscheiden und in gröberen Zügen Schichtungskugeln durch Parakeratose (Epithelperlen) finden (Näheres s. bei DIETRICH). Stellenweise, besonders an den Anfängen der Krypten, können aber auch papilläre Erhebungen gebildet werden, die die Kryptenlichtung ausfüllen.

Unter pathologischem Epithel ist die vermehrte Anhäufung von Plasmazellen in herdweiser Anordnung bemerkenswert, neben denen aber auch Leukozyten zu finden sind. RENN fand Plasmazellen in akut oder subakut entzündeten Tonsillen reichlich, ebenso in chronisch entzündeten, aber nur wenig bei einfacher Hypertrophie; Mastzellen waren dagegen in hypertrophischen und chronisch entzündlichen Mandeln mehr als in akut entzündeten festzustellen. Jedoch ist die Anwesenheit von Plasmazellen, wie aus vielen anderen

Untersuchungen in der Literatur hervorgeht, an sich noch nicht ein Beweis eines chronisch entzündlichen Zustandes. Sie zeigen offenbar nur eine lebhafte

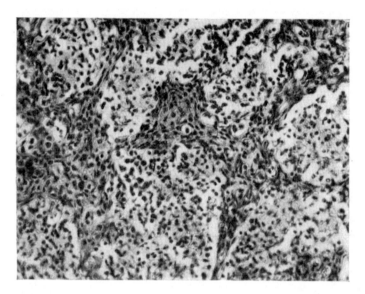

Abb. 34. Pathologische Retikulierung des Epithels. Chronische Tonsillitis. Zeitschr. f. Hals-, Nasen- u. Ohrenheilk. Bd. 4, H. 4 (Kongreß 1923).

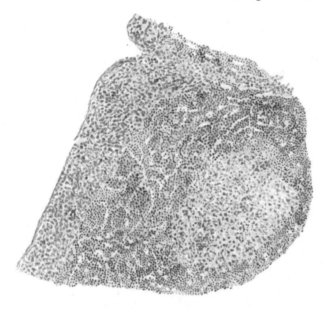

Abb. 35. Retikuliertes Kryptenepithel von Plasmazellen durchsetzt. Plasmazellen in einem Follikel. Chronische Tonsillitis. Methylgrün-Pyronin.

Tätigkeit der Lymphozyten an, von denen ja die Plasmazellen abstammen. Gerade die Tonsillen sind als eine regelmäßige Bildungsstätte der Plasmazellen beschrieben und Schridde hat hier die Auswanderung dieser Zellen aus den

Blutgefäßen nachzuweisen versucht, die jedoch vielfach bezweifelt wird (KORI-TSCHOW). Aber die gehäufte Anordnung und die unregelmäßige, oft straßenförmige Verteilung in einer Tonsille läßt doch die Orte erhöhten Reizes wohl erkennen. Die Plasmazellen werden in Verbindung gebracht mit dem Auftreten fuchsinophiler Körnchen (RUSSELscher Körperchen), die NAKAMURA in chronisch entzündlichen Tonsillen feststellte.

Die Anwesenheit von Leukozyten ist ebenfalls nicht ohne weiteres für Entzündung beweisend. Zweifellos wandern einzelne Leukozyten schon physiologisch aus den subepithelialen Gefäßen aus und durchdringen das Epithel. Man muß allerdings sich hüten, aus unregelmäßigen Kernformen auf Leukozyten zu schließen, da auch Lymphozyten bei regressiven Umwandlungen höckerige Kerne annehmen können (MOLLIER). Als sicheres Kennzeichen gilt

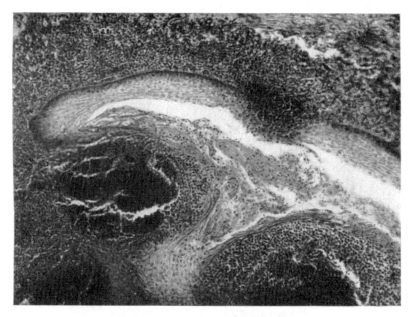

Abb. 36. Parakeratose des Kryptenepithels und herdförmige Leukozytendurchsetzung. Chronische Tonsillitis. Zeitschr. f. Hals-, Nasen- u. Ohrenheilk. Bd. 4, H. 4 (Kongreß 1923).

die Oxydasereaktion, die allerdings auch versagen oder nicht ausführbar sein kann. Eine stärkere Ansammlung der Leukozyten unter dem Epithel und fleckweise Durchsetzung seiner Schichten, sowie die Auswanderung in die Krypten zeigt aber einen Reizzustand an. Ich habe derartige Bilder, abgesehen von der akuten Entzündung, nur in Tonsillen gesehen, die andere der genannten chronischen Veränderungen ebenfalls darboten.

Dem entsprechen auch Untersuchungen des Krypteninhaltes. So fand RENN bei akuter Angina ein Verhältnis der Leukozyten zu Lymphozyten von 71 : 21, bei chronisch entzündlichen Veränderungen (Rheumatismus) von 69,9 : 30,1, in hypertrophischen Tonsillen von 52,1 : 27,9, in atrophischen Tonsillen von 44,4 : 25,6.

Der Nachweis einer Phagozytose durch die Leukozyten scheint mir nicht ausschlaggebend, um eine entzündliche Erscheinung von einfach reaktiver Durchwanderung zu unterscheiden. Die Aufnahme körperlicher Elemente,

also auch von Bakterien, ist eine Eigentümlichkeit der Leukozyten, die nicht
ohne weiteres mehr als Abwehrreaktion anerkannt wird.

Eine der regelmäßigsten Begleiterscheinungen ist die Bildung von bakterien-
haltigen Pfröpfen in den Krypten. Sie können auf der einen Seite die Folge
entzündlicher Erkrankungen sein, indem sie aus den Überresten entzündlicher
Produkte hervorgehen, aber auf der anderen Seite unterhalten sie durch ihre
Anwesenheit eine Reizung des Kryptenepithels. Schmitz fand unter 200 Tonsillen nur 2 steril, 28mal fanden sich Streptokokken, 11mal Staphylokokken,
109mal beide zusammen, 8mal Pneumokokken, 23mal fusiforme Bazillen,
3mal Micrococcus catarrhalis, 6mal Gemische verschiedener Art. Alle diese
Keime lagen in der Tiefe (gemeint ist wohl die Tiefe der Krypten), nicht an der
Oberfläche.

In der Literatur ist den aktinomyzesähnlichen Körnern in den Krypten
besondere Beachtung geschenkt worden. Sie wurden schon 1873 von B. Fränkel

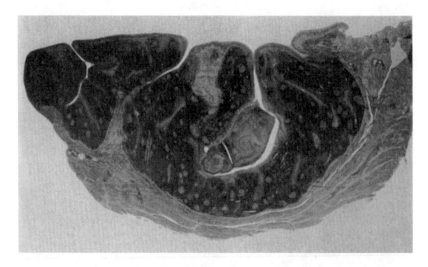

Abb. 37. Chronische Tonsillitis. Übersichtsbild. Tiefe Krypte mit Pilzdruse,
darüber Narbe. Große Follikel.

festgestellt und vielfach für echte Aktinomyzes gehalten (z. B. Bollinger,
Flügge und Schlegel), doch ist diese Ansicht als widerlegt anzusehen; nur
bei Schweinen kommen nach Hofmann echte Aktinomyzespilze vor. Gappisch konnte in 15 Fällen von chronisch hypertrophischen Mandeln 10mal
strahlenpilzartige, nach Gram färbbare Körner nachweisen, in denen die Dicke
der Fäden aber eine wechselnde war, und auch schleimige Hüllen mit Stäbchen
zwischen den Fäden untermischt vorkamen. Danach sind die aktinomyzesähnlichen Körner wohl nicht als einheitliche Gebilde, sondern als Gemische
von verschiedenen Organismen anzusehen. Werden diese Kryptenbewohner
auch von vielen für gleichgültig (inoffensiv) angesehen (Miodowski), so lassen
sich doch erhebliche Reaktionserscheinungen gerade in der Nachbarschaft derartiger Körner beobachten. Das Epithel erscheint vielfach in den oberen Schichten kernlos oder mit Degenerationserscheinungen, es ist im ganzen verdickt
und läßt eine lebhafte Zapfenbildung erkennen, auch finden wir stellenweise
Verluste des Epithels und Leukozytendurchwanderung bis zur Bildung kleiner
Geschwüre. Die Körner und Bakterienklümpchen in den Krypten spielen

daher offenbar eine ähnliche Rolle wie die Kotsteine in einem Wurmfortsatz: sie sind zwar nicht die eigentlichen Erreger der Entzündung, aber sie unterhalten einen bestehenden entzündlichen Reizzustand und geben Gelegenheit zum Eindringen und Haftenbleiben anderer pathogener Keime.

Um es noch einmal zusammenzufassen, müssen wir bei der pathologischanatomischen Betrachtung chronisch erkrankter Tonsillen die Erscheinungen abgelaufener akuter Entzündung, die in der Richtung einer Wiederherstellung oder Ausflickung verlaufen, mit Wegschaffung der krankhaften Produkte, unterschieden von den Zuständen fortbestehender Reizung. Insofern können wir von chronischer Tonsillitis sprechen, als nach frischer Erkrankung dadurch das Gewebe nicht zur Ruhe kommt, sei es durch Fortwirken der gleichen

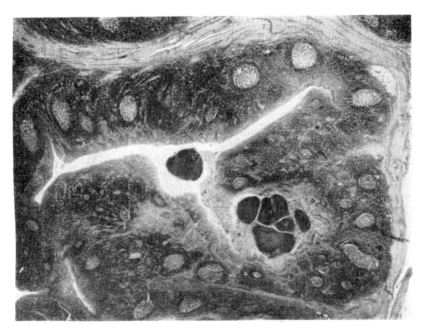

Abb. 38. Krypte mit Pilzdrusen. Rechts Wucherungen des Epithels, links eine Narbe. Chronische Tonsillitis. Aus: Zeitschr. f. Hals-, Nasen- u. Ohrenheilk. Bd. 4. H. 4 (Kongreß 1923).

Schädlichkeit oder durch erhöhte Empfindlichkeit gegenüber physiologischen Einflüssen oder durch neu hinzutretende Einwirkungen (Infektionen).

Neben all diesen Veränderungen bieten aber chronisch erkrankte Tonsillen Erscheinungen, die einen frischeren Eindruck machen, bzw. den bei der akuten Tonsillitis beschriebenen Veränderungen gleichen. Zunächst sind es Epithelabstoßungen, die an den Stellen der Parakeratose ohne weiteres gegeben sind, aber auch sonst in den Buchten mit oder ohne erkennbare seröse Durchtränkung vorkommen. Sind solche Stellen nicht sehr ausgebreitet, kann man nur von katarrhalischem Reizzustand sprechen, bei wesentlichem Hervortreten aber von chronisch katarrhalischer Tonsillitis. Ein akuter katarrhalischer Nachschub läßt die bei der akuten katarrhalischen Entzündung beschriebene Veränderung ganz in den Vordergrund treten.

Ich möchte auch kleine Lückenbildungen im Epithel mit Anhäufung von Leukozyten, die dem ulzerösen Primärinfekt gleichen, aber ohne stärkere

Gefäßfüllung und örtliche Bakterienanhäufung, noch als einen stärkeren Ausdruck dieses Reizzustandes ansehen, der zur chronischen Tonsillitis gehört. Ausgesprochene Epithelverluste dagegen und Ausfüllung durch Ausströmen der Leukozyten sind schon akut entzündliche Steigerungen. Aus ihnen gehen Ulzerationen und die weiteren bei den akuten Entzündungen beschriebenen Folgezustände hervor, besonders häufig Abszesse.

So geht das Bild der einfachen chronischen Tonsillitis mit der wechselnden Zusammensetzung aus reparativen Veränderungen und Reizerscheinungen in die Tonsillitis chronica exacerbata oder chronisch rezidivierende Tonsillitis über, die nach der Oberfläche oder nach der Tiefe fortschreitend die ganze Stufenleiter der akuten Veränderungen darbieten kann. Vielfach

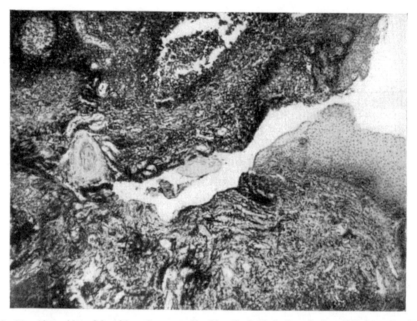

Abb. 39. Alter Abszeßdurchbruch gegen die Oberfläche bei chronisch-rezidivierender Tonsillitis. (Spalt umrahmt von Granulationen bzw. heckenartiger Leukozyteninfiltration. In angrenzenden Follikeln hier nicht sichtbare Phagozytosen.)

verbergen sich hinter mehrfachen akuten Entzündungen, die klinisch als wiederholte Neuerkrankungen erscheinen, nur solche Rezidive, wobei allerdings nicht immer zu entscheiden sein wird, ob eine Neuinfektion auf vorbereitetem Boden oder ein Aufflackern alter Infektion durch begünstigende Umstände vorliegt. Die Verhältnisse liegen auch hier ähnlich wie bei der Appendizitis, indem bei Erwachsenen in der Regel diese Form der Tonsillitis gefunden wird, bei der sich auf alte Veränderungen frische Erscheinungen aufpfropfen.

Aus diesen Erscheinungen setzt sich das Bild der chronischen Tonsillitis zusammen. Man könnte auch hier von einer Tonsillopathia chronica sprechen, bei der chronische Veränderungen, Ausheilungserscheinungen und Reizerscheinungen mit frischen Erkrankungsschüben abwechseln. Fein findet, daß es keine für chronische Tonsillitis charakteristische Veränderungen gäbe; das ist insofern richtig, als weder ein einzelnes klinisches Symptom noch eine einzelne Erscheinung im mikroskopischen Bild die Diagnose ermöglicht.

Die chronische Tonsillitis kann verbunden sein mit Hypertrophie, aber auch mit Schrumpfung (Atrophie) durch narbige Umwandlung oder durch verfrühten bzw. gesteigerten Abbau der Follikel; aber weder die Anwesenheit der Leukozyten, noch die von Plasmazellen allein ist verwertbar, um in solchen Tonsillen die entzündliche Grundlage zu beweisen. Es ist auch nicht angängig, die entzündlichen Vorgänge von einfach reparativen durch den Nachweis von Phagozytose trennen zu wollen; vielmehr lege ich den Hauptwert auf die Feststellung der Summe der Erscheinungen, die im vorangehenden aufgezählt sind.

Untersucht man nach diesen Gesichtspunkten die infolge chronischer Beschwerden oder nur wegen erheblicher Hypertrophie operativ entfernten Tonsillen, so ist man überrascht, wie viele sich in die Gruppe chronisch entzündlicher Veränderungen einreihen lassen. Schon bei Kindern des ersten Lebensjahres sind chronisch entzündliche Erscheinungen nachzuweisen. Die Mehrzahl der mir zugesandten hypertrophischen Tonsillen erwies sich als chronisch entzündlich verändert, ebenso der Rachenmandeln (BRIEGER). Vor allem sind es die atypischen Formen der Hypertrophie, die zu polypenartigen Bildungen und monströsen Formen führen können [FALLAS und STEINHAUS, STEINER, (LINDT).

Einzelne Formen der chronischen Tonsillitis lassen sich kaum scharf abgrenzen; besonders ist hervorzuheben, daß es keine spezifischen Bilder gibt für solche chronisch veränderten Tonsillen, die in ursächlichem Zusammenhang mit Endokarditis, Nephritis, Gelenkrheumatismus u. a. Allgemeinkrankheiten gebracht werden (PÄSSLER, MEUSER, KILLIAN u. a.). Man kann vielleicht unterscheiden:

a) Chronische Tonsillitis mit Überwiegen der reparativen Veränderungen und Rückbildungen (narbige Tonsillen mit geringem Reizzustand).

b) Chronische Tonsillitis mit Hervortreten des Desquamativkatarrhes.

c) Chronische Tonsillitis mit rezidivierenden Ulzerationen. Diese werden besonders zu akuten Nachschüben und peritonsillären Abszessen führen.

d) Chronische Tonsillitis mit lymphatischer Hyperplasie.

Eingeschaltet sei hier das Vorkommen von Mandelsteinen. Sie werden teilweise abgeleitet von den Bakterienpfröpfen in den Lakunen; denn sie bestehen aus kohlensaurem und phosphorsaurem Kalk neben organischen Substanzen, Epithelien, Pilzen und Cholesterin (s. BLOCH). Doch wird von LASEGUE diese Entstehung bezweifelt, da die Steine wenigstens vielfach im Gewebe liegen. Sie können dann aber wohl aus den geschilderten Cholesteatombildungen hervorgehen. Wahrscheinlich ist diese Entstehung, sowie die Bildung in den Lakunen und in den Rezessus möglich. Genauere pathologisch-anatomische Untersuchungen sind mir nicht bekannt geworden, denn meistens sind die Steine operativ entfernt worden. Daher ist auch die Annahme, daß sie auf dem Boden chronischer Entzündungen entstehen (BLOCH) nicht genügend gesichert; die rezidivierenden Beschwerden können auch durch die Konkremente hervorgerufen werden.

Die neuere Literatur bringt einen Bericht über zwei Steine in einer Mandel von zusammen 4 g Gewicht (MÜLLER) und über einen von 4,6 g, bestehend aus phosphorsaurem und kohlensaurem Kalk und phosphorsaurer Magnesia (MC CARTHY). SCHEVEN beschreibt 5 Steine in dem Recessus supratonsillaris, der größte mit einem Umfang von 6 cm ebenfalls aus phosphorsaurem Kalk; abnorme Entwicklung der Mandelbucht mit Begünstigung einer Sekretansammlung und Niederschlagsbildung haben hier den Anstoß gegeben.

Die chronischen Entzündungen der Rachenmandel, die nächst den Gaumentonsillen eine große praktische Bedeutung haben, müssen unter den gleichen Gesichtspunkten pathologisch-anatomisch betrachtet werden. Die Literatur

bringt noch weniger klare Beschreibungen und Deutungen als bei den Gaumenmandeln. Vorwiegend sind chronisch entzündliche Veränderungen mit Hyperplasie verbunden und bilden den größten Teil der adenoiden Vegetationen.
Die Frage, ob alle Hyperplasien chronisch entzündlicher Natur sind (STEINER),
ist noch weniger als bei den Gaumentonsillen gelöst. Außer der Hypertrophie
der Follikel finden wir aber auch Narben, bis zur narbigen Schrumpfung des
ganzen Gewebes, daneben die Beteiligung von Leukozyten und Plasmazellen
in gleicher Weise, wie bei den Gaumentonsillen dargelegt wurde; reichlich ist
oft der Befund von RUSSELschen Körperchen (NAKAMURA). Am Epithel sind
die Veränderungen weitergehend, indem das geschichtete Flimmerepithel in
Plattenepithel umgewandelt wird. Kleine zystische Hohlräume in Epithelien
oder in der Tiefe der Bucht enthalten Leukozyten, Detritus, auch Schleim
und riesenzellartige Gebilde (LINDT). Aber die Summe der Erscheinungen
wiederum ermöglicht allein die Diagnose einer chronischen Entzündung gegenüber einfacher Hyperplasie oder Rückbildung mit mehr oder weniger Bestimmtheit zu stellen.

c) Tuberkulose der Tonsillen.

Eine tuberkulöse Erkrankung der Tonsillen mit größerer Ausdehnung, mit
geschwürigem Zerfall der Oberfläche ist eine außerordentlich seltene Erscheinung, die ebenso wie die Tuberkulose der übrigen Rachenschleimhaut nur in
verschwindend geringer Zahl als primäre Erkrankung vorkommen dürfte,
aber auch als sekundäre Tuberkulose im Anschluß an Kehlkopf und Lungentuberkulose ein ungewöhnliches Ereignis darstellt. Viel erörtert dagegen sind
in der Literatur die tuberkulösen Erkrankungen der Tonsillen, die äußerlich
keine wesentlichen Veränderungen machen und nur durch mikroskopische
oder bakteriologische Untersuchungen festgestellt werden. Über die Häufigkeit
einer derartigen latenten Tuberkulose der Rachenmandel und der Gaumenmandel gehen die Ansichten sehr weit auseinander. RÉTHI fand z. B. unter
100 Rachenmandeln von Kindern 6mal Tuberkulose; LACHMANN in 4,3%
der von ihm untersuchten Kinder und WHITE stellte in 5% aller adenoiden
Wucherungen eine primäre Tuberkulose fest. Demgegenüber haben GHON
und ROMAN wohl auch 13mal eine Tuberkulose der Rachentonsille finden
können, jedoch in jedem Falle nur sekundär von anderen Tuberkulosen, in
erster Linie der Lungen, aus. BRÜGGEMANN hält von 3 festgestellten Tuberkulosen der Rachenmandel 2 sicher für primär.

Die Gaumentonsille ist nach LUBARSCH öfter der Sitz primärer Tuberkulose,
er fand sie in 12 Fällen, ITO in 2 Fällen. Auch viele andere Beobachter geben
eine Tuberkulose hypertrophischer Gaumenmandeln an, jedoch ist aus den
wenigsten Beobachtungen ein Einblick zu gewinnen, ob diese Tuberkulose
als eine primäre angesehen werden darf. Trotzdem ist von vielen Seiten, so
z. B. von AUFRECHT, LASAGNA, SYLVAN und vielen anderen die Tonsille
als eine Haupteingangspforte des Tuberkelbazillus angesehen worden und es
bestehen viele Arbeiten darüber, welche Wege der Bazillus von den Tonsillen
aus zu den Lungen einschlagen könne. Einerseits soll sich die Tuberkulose
durch die Halslymphgefäße bis zur Pleurakuppe verbreiten und unmittelbar
auf die Lungen übergreifen. Andererseits ist eine weitverbreitete Ansicht, daß
von den Tonsillen aus die Lymphknoten in fortlaufender Kette erkranken bis
zu den Bronchialdrüsen (GARDELER). Beide Ansichten sind jedoch heute als
widerlegt zu erachten. Vor allem hat BEITZKE überzeugend dargelegt, daß
von den Tonsillen aus wohl eine Tuberkulose der oberen Hals- und Zervikal-
lymphknoten entstehen kann, jedoch allmählich abnehmend, während die

unteren Halslymphdrüsen von den Bronchialdrüsen aus aufsteigend erkranken. Für die Ausbreitung der Tuberkulose spielt die primäre Erkrankung der Rachen- und Gaumentonsille jedenfalls keine Rolle. Bemerkenswert ist nur noch, daß die Tonsillentuberkulose in Schottland nach MITCHELL häufiger vorzukommen scheint und von ihm auf eine Infektion mit dem Typus bovinus infolge des Genusses von roher Milch zurückgeführt wird.

Die latente Tuberkulose der Tonsillen ist als sekundäre Erscheinung nicht selten bei Tuberkulose der Lunge, auch ohne Kehlkopftuberkulose. In beiden Formen sowohl bei primärer wie bei sekundärer Erkrankung tritt die Tuber- kulose uns entgegen in typischen Epitheloidknötchen, die sich unter dem Epi- thel der Krypten entwickeln mit Riesenzellen, aber geringer Neigung zur Ver- käsung. Das ganze lymphatische Gewebe erscheint hyperplastisch. In der Literatur werden Fälle beschrieben, bei denen sich Tuberkelbazillen auch ohne ausgesprochene histologische Veränderungen fanden. Mir sind sichere der- artige Beobachtungen nicht bekannt (s. SOBERNHEIM und BLITZ).

IV. Geschwülste der Tonsille.

Die Besonderheit der Gaumenmandeln kommt auch darin zum Ausdruck, daß sie einige Eigentümlichkeiten im Vorkommen von Geschwulstbildungen haben. Von typischen Geschwülsten der Bindegewebsreihe werden Lipome beschrieben (IMHOFER, HERMANN), die entweder in das Gewebe eingelagert sind oder auch polypös aus ihr heraustreten, wie auch ein Fettgewebstumor von SOMMER, der mit einem Stiel im Recessus supratonsillaris haftete, überzogen von mehrschichtigem Plattenepithel. Eine stärkere Beteiligung von Binde- gewebe, ein Fibrolipom, ist nur als eine besondere Untergruppe, nicht als Misch- geschwulst anzusehen. Wir finden ferner Lymphangiom von MENZEL erwähnt. Häufiger sind Hämangiome, die mit Blutgefäßneubildungen des Rachens in Verbindung stehen können, aber auch an der Tonsille allein in Form von vor- springenden knotigen Bildungen oder von gleichmäßiger Vergrößerung vor- kommen (GLAS, FEIN, CALDERA). Ich fand eine solche Neubildung aus weiten kavernösen Gefäßen bestehend, die unter dem Epithel lagen und sich auch in die Tonsille hinein erstreckten als Nebenbefund bei einem Mann, dessen Tonsillen nur durch ihre Größe auffielen, aber keinerlei Beschwerden gemacht hatten.

Unter Neubildungen des Epithels sind Papillome zu erwähnen, die den gleichartigen Bildungen der übrigen Rachenschleimhaut entsprechen. Ein Adenom mit Schleimbildung, das GLAS beschreibt, ist wohl von versprengten Schleimdrüsen abzuleiten.

Eine wesentlich größere Rolle spielen die atypischen Geschwulstbildungen der Tonsille, über deren Häufigkeit die Statistiken kein klares Bild geben, vor allem aber ist es zweifelhaft, ob die Sarkome oder die Karzinome als häufiger anzusehen sind, da die Deutung mancher Formen eine schwierige und bis in die neuere Literatur sehr schwankende ist (s. HONSELL). WOOD gibt unter 137 Tumoren 69 Sarkome, 64 Karzinome und 1 Endotheliom an. Unter die Sarkome werden Neubildungen eingereiht, die als Fibrosarkom, Spindelzellsarkom, Rundzellsarkom, polymorphes Sarkom (LAUTENSCHLÄGER), Myxosarkom, Alveo- lärsarkom bezeichnet werden; in letzterer Form stecken wohl lymphoepitheliale Tumoren. Auch ein Lymphangiosarkom und ein osteoplastisches Sarkom (THEODORE) ist beschrieben, wofür die Knorpel- und Knocheninseln bedeutungs- voll sein können; endlich erwähnt MOIZARD ein Melanosarkom. Die Sarkome werden schon bei Kindern in frühem Alter beobachtet (Cline bei 22 monatlichem Kind, Preysing bei 9 jährigem Knaben).

Die hauptsächlichste Form ist das Lymphosarkom, für das Ghon und Roman die Bezeichnung lymphadenoides Sarkom vorschlagen, um die mit dem Namen Lymphosarkom vielfach noch verknüpften Begriffsverwirrungen zu vermeiden. Wir verstehen darunter echte geschwulstförmige Neubildungen vom Charakter des lymphadenoiden Gewebes, die, wie die Neubildungen anderer Gewebsarten, verschiedene Grade der Gewebsreife darbieten. Ghon und Roman unterscheiden als niedrigstehendste (atypischste) Form die mit anastomosierenden Zellen von retikulärem Charakter, als eine mittlere die Geschwülste mit lymphoblastischem Zelltypus und als die dem ausgebildeten Typus am nächsten stehenden solche Neubildungen, die wesentlich aus Lymphozyten zusammengesetzt sind. Das lymphadenoide Sarkom ist also durchaus nicht so einförmig, wie es vielfach hingestellt wird und manche der vorgenannten Sarkome gehören vielleicht auch noch in diese Gruppe. Am häufigsten ist wohl der mittlere Typus, das lymphoblastische Sarkom (Weidenfeld).

Das lymphadenoide Sarkom beginnt an einer Tonsille, an der Gaumentonsille häufiger als an der Rachentonsille, nach der Literatur mit Bevorzugung der linken Seite. Später wird auch die andere Tonsille ergriffen; auch von der Zungentonsille kann die Neubildung auf die Gaumentonsille übergreifen (Blastrup). Es entsteht eine gleichmäßige Anschwellung, ungewöhnlich ist der Befund eines gestielten Lymphosarkoms (Logan,

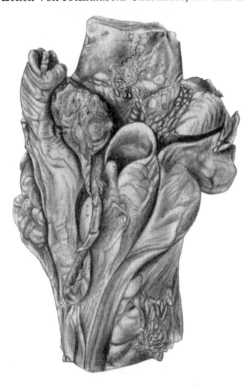

Abb. 40. Lymphadenoides Sarkom der linken Tonsille. (Langes Blutgerinnsel bis in Ösophagus. Präparat pathologisches Institut Köln.)

Turner). Das Wachstum ist ein äußerst lebhaftes, besonders geht es infiltrierend in die Pharynxwand hinein, durchsetzt den weichen Gaumen und das Halsgewebe und führt frühzeitig schon zu Lymphknotenmetastasen. An der Oberfläche besteht Neigung zum Zerfall und dadurch zu Blutungen. Weitere Metastasen erfolgen mit Vorliebe in die lymphatischen Organe, ohne daß darin eine Systemerkrankung liegt, so in die Achsel- Inguinal-, retroperitoneale Lymphknoten, aber auch in Lungen und Darm (Honsell), selten sind sie in Milz und Brustdrüse. Für die Entstehung ist beachtenswert, daß Meyerson einen Fall nach vorangegangener 2 maliger Mandelgangrän beobachtete.

Die Abgrenzung des lymphadenoiden Sarkoms von den Systemerkrankungen des lymphatischen Gewebes (den Lymphadenosen) ist oft schwierig; auch diese können an den Tonsillen beginnen bzw. die ersten klinischen Erscheinungen machen. Das histologische Bild allein, z. B. bei Probeexzision, läßt im Stich; denn auch sie bestehen in Aufhebung des regelmäßigen lymphadenoiden

Aufbaues und in gleichförmiger Durchsetzung von lymphoiden Zellen, oft mit Änderung des Zellcharakters, auch das infiltrierende Wachstum kann vorgetäuscht werden. Die Unterscheidung wird nur ermöglicht durch Berücksichtigung des Verhaltens aller übrigen lymphoiden Organe; bei den leukämischen Lymphadenosen wird dabei der Blutbefund den Ausschlag geben, der bei den aleukämischen Lymphadenosen fehlt. Die hiervon wieder abzutrennende Lymphogranulomatose mit ihrem eigentümlichen Aufbau und ihr seltenes Vorkommen an der Tonsille ist bereits erwähnt. Auch ein Myelom der Tonsille, als Teilerscheinung eines ausgebreiteten Myeloms der Knochen, ist von FREYSTADTL beschrieben. Die lymphadenoiden Systemerkrankungen der Tonsille führen leicht durch Neigung zum Zerfall das Bild der gangränösen Tonsillitis und durch Blutungen andere tiefgreifende Veränderungen herbei.

Das Karzinom der Tonsillen steht an Häufigkeit hinter den Sarkomen kaum zurück. Seinem Bau nach ist es ein verhornendes Plattenepithelkarzinom oder auch ein Karzinom von größerer Atypie mit regelloser Anordnung der Zapfen, reichlich Kernteilungen und großer Neigung zur Nekrose. Für die Entstehung der krebsigen Neubildungen ist auf die Bildung aus Leukoplakie (ARTELLI) hingewiesen worden.

Die Eigentümlichkeit, die das Gewebe der Tonsille schon in ihrer Entwicklung auszeichnet und in der sich, wie oben ausgeführt, auch die Bedeutung der Tonsille ausdrückt, tritt auch in einer eigenartigen Geschwulstform hervor, die SCHMINCKE als lymphoepitheliale Geschwulst bezeichnet. Er versteht darunter eine infiltrierend wachsende Geschwulst, die aus einem großzelligen, synzytialen Retikulum mit einer innigen Durchsetzung von Lymphozyten besteht. Auch finden sich manchmal größere Verbände von großen Zellen und

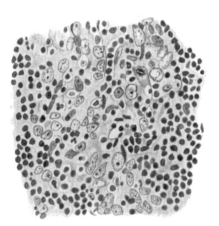

Abb. 41. Lymphoepitheliales Karzinom der Tonsille. Operation. (Retikuliertes Epithel mit Einlagerung von Lymphozyten.)

zahlreiche, auch atypische Mitosen deuten auf ein lebhaftes Wachstum. Die großen Zellen lassen sich nach ihrem ganzen Bau und Kernverhalten auf Epithel zurückführen, und wir haben somit in der Neubildung eine innige Vereinigung einer epithelialen Grundlage mit einer Einlagerung von Lymphozyten. SCHMINCKE spricht diese Art als eine besondere Gattung branchiogener Geschwülste an, die sich auch durch ihr klinisches Verhalten, besonders durch die Möglichkeit günstiger Beeinflussung mit Strahlenbehandlung auszeichnet.

Die Metastasenbildung bei den lymphoepithelialen Karzinomen läßt den gleichen Charakter mehr oder weniger unverändert erkennen. Wir beobachteten einen Fall (DERIGS) mit Metastasen in Lunge, Leber, Wirbelsäule. Überall waren die epithelialen, großzelligen Geschwulstnester aufgelockert und schlossen entweder nur wenige Lymphozyten ein, so daß der epitheliale Bau hervortrat, oder so reichlich, daß die Epithelzellen nur ein Retikulum bildeten.

Die Frage, ob den lymphoiden Zellen hierbei, wie es SCHMINCKE annimmt, ein gleichgeordneter, selbständiger Anteil an der Geschwulstwucherung zukommt oder ob nicht nur eine sekundäre Infiltration der epithelialen Neubildung vorliegt, vielleicht durch besondere Chemotaxis bewirkt, möchte ich noch nicht entscheiden. Die letztere Auffassung scheint mir wahrscheinlicher; der

Hauptanteil bleibt immer die epitheliale Wucherung und gerade in den Metastasen macht die lymphoide Einlagerung den Eindruck einer örtlichen, sekundären Erscheinung. Diese lymphoepithelialen Neubildungen sind aber auch deshalb wichtig, weil sie leicht zu widersprechenden histologischen Deutungen Anlaß geben, die uns in der Literatur der Tonsillengeschwülste, auch bei diagnostischen Untersuchungen häufig entgegentreten; es gehören wohl die meisten Fälle von Endotheliom oder Alveolarsarkom hierher. Ich beobachtete eine Geschwulst, die ich bei einer Probeexzision als Sarkom ansprach, bei Untersuchung der daraufhin exstirpierten Tonsille trat jedoch die starke Beimengung epithelialer Zellen hervor. In einem Rezidiv stand die Beteiligung des Epithels mit Einlagerung von Lymphozyten im Vordergrund. Der Fall wurde geheilt. Es ist diese Neubildung von Anfang an als lymphoepitheliales Karzinom anzusehen, in dem jedoch die lymphatische Durchsetzung beim fortschreitenden Wachstum zurücktrat.

Alle atypischen Neubildungen der Tonsillen, Sarkome und Karzinome sind in ihrem klinischen Verhalten sehr ähnlich. Sie entwickeln sich einseitig und neigen zu frühem Zerfall, so daß große geschwürige Flächen oder tiefe Zerfallskrater entstehen. Hieraus ergibt sich die große Neigung zu Blutungen, die schon aus dem gefäßreichen Gewebe bedrohlich werden können. Aber bei Tiefergreifen in das angrenzende Halsgewebe kommen Arrosionen größerer Gefäße vor, die bereits bei der Tonsillektomie eine Rolle spielen (Arteria palatina und Karotis).

Die Tonsillen sind auch Sitz von Mischgeschwülsten, wie sie von anderen Stellen der Rachenwand ausgehen. und zwar kommen Neubildungen vom ausgesprochenen teratoiden Charakter vor, wie auch einfachere Geschwülste, die wohl nur aus örtlichen Fehlbildungen zu erklären sind (Glas, Iwada).

Literatur.

Allgemeines.

Bruck, A.: Die Krankheiten der Nase und Mundhöhle, sowie des Rachens. 2. Aufl. Wien 1912. — Heymann, P.: Handbuch der Laryngologie. Bd. 2. Rachen. Wien 1899. — Mackenzie, M.: Die Krankheiten des Halses und der Nase. Berlin: F. F. Semon 1884. — Schmidt, Moritz: Die Krankheiten der oberen Luftwege. 4. Aufl. Berlin: E. Meyer 1909. — Suchannek: Pathologie der Atmungsorgane. Ergebn. d. allg. Pathol. u. pathol. Anat. Bd. 8. 1904; Bd. 10. 1906.

Rachen, Bau und Entwicklung.

Bruni, A. C.: Über Ursprung und Entwicklung des Phar.-Hypoph.-Stiels. Arch. ital. di otol. 1914. Zentralbl. f. Laryngol. Bd. 33. 1915. — Citelli: Die Rachendachhypophyse bei den Kindern. Zentralbl. f. Laryngol. Bd. 27. 1911. — Corning, H. V.: Lehrbuch der topographischen Anatomie. 4. Aufl. — Christeller, E.: Die Rachendachhypophyse usw. Inaug.-Diss. Berlin 1914. Virchows Arch. f. pathol. Anat. u. Physiol. Bd. 218. — Disse, J.: Anatomie des Rachens. Heymanns Handb. d. Laryngol. Bd. 2. Wien 1899. — Dobrowolski: Die Lymphfollikel der Schleimhaut des Rachens. Warschau 1892. — Erdheim, J.: Die Hypophysenganggeschwülste und Hirncholesteatome. Kais. Akad. d. Wiss. Math.-Naturw.-Klasse. Bd. 113, H. 10. Abtl. 3. — Foerster, A.: Die Entwicklung der Gaumenmandel im 1. Lebensjahr. Virchows Arch. f. pathol. Anat. u. Physiol. Bd. 241, 1923. — Haberfeld, W.: Die Rachendachhypophyse. Beitr. z. pathol. Anat. Bd. 46. 1909. — Harujiro, Harai: Der Inhalt des Canalis craniopharyngeus. Anat. Hefte. Abt. 1. Bd. 33. 1907. — Kano, S.: Über das Epithel des weichen Gaumens. Arch. f. Laryngol. Bd. 23. 1910. — Kolmann: Der Canalis cranioph. Anat. Anz. 25. Ergänzungsheft. — Landjert: Canalis craniopharyngeus. Petersburger med. Zeitschr. 1886. — Link, A.: Beitrag zur Kenntnis der menschlichen Chorda dors. Anat. Hefte. Bd. 42. 1911. — Link: Über die Histogenese der Burs. phar. Zentralbl. f. Laryngol. Bd. 26. 1910. — Meyer, Rob.: Über die Bildung des Recess. phar. Anat. Anz. Bd. 37. 1910. — Peter, K.: Über die funktionelle Bedeutung der sog. Epithelperlen am harten Gaumen von Föten und Kindern. Dtsch. med. Wochenschr. 1914. Nr. 13. — Poelchen, R.: Zur Anatomie des Nasenrachenraumes. Virchows Arch. f. pathol. Anat. und Physiol. Bd. 119. 1890. — Schultz, A.: Der Canalis craniophar. persist. Morph. Jahrb. Bd. 50. 1917. — SCHLAGENHAUFER, S.: Ein Canalis craniophar. in einem Menschenschädel und sein Vorkommen bei den Antropoiden. Anat. Anz. 30. — SOKOLOFF, N.: Der Canalis craniophar. Arch. f. Anat. u. Physiol. 1904. S. 71. — STERNBERG, M.: Ein bisher noch nicht beschriebener Kanal im Keilbein des Menschen und mancher Säugetiere. Arch. f. Anat. u. Physiol. 1890. — SUCHANNEK: Ein Fall von Persistenz usw. Anat. Anz. 1887.

Rachen-Entzündungen.

BROSS: Ein Beitrag zur Kenntnis der leukämischen Veränderungen in der Pharynxschleimhaut. Beitr. z. Anat., Physiol., Pathol. u. Therap. d. Ohr., d. Nase u. d. Hals. Bd. 9. 1916. — CHIARI, O.: Chronische Entzündungen des Rachens. HEYMANNs Handb. d. Laryng. Bd. 2. Wien 1899. — CORDES: Histologie der Pharyngitis lateralis. Arch. f. Laryngol. Bd. 12. — GERBER: Zur Kenntnis der Lepra. Arch. f. Laryngol. Bd. 12. 1901. — GIANNONE, A.: Über die Beteiligung der Plasmazellen bei den pathologischen Prozessen. Arch. intern. de laryng. Bd. 37, Nr. 1. 1914. — GIORGACOPULO, D.: Seltene Formen schwerster Halsentzündung. Dtsch. med. Wochenschr. 1919. Nr. 10. — GLAS (1): Über Herpes lar. et phar. Berl. klin. Wochenschr. 1906. S. 194. — DERSELBE (2): Tuberkulom der hinteren Rachenwand bei 22jähr. Mädchen. Zentralbl. f. Laryngol. Bd. 36. 1920. — GRÜNWALD: Zur Entstehung und Behandlung der Phlegmone des Rachens. Münch. med. Wochenschr. Bd. 30. 1901. — HAMM, A., u. TORHORST: Beitrag zur Pathologie der Keratosis pharyngis. Arch. f. Laryngol. Bd. 19. 1907. — HOFFMANN, F. F. R.: Über parapharyngeale Aktinomykose. Zeitschr. f. Ohrenheilk. u. f. Krankh. d. Luftwege. Bd. 58. 1909. — HOPPE-SEYLER, G.: Pharyngitis diphtherica. HEYMANNs Handb. d. Laryngol. Bd. 2. Wien 1899. — KNOBLAUCH: Über einen Fall von Tuberkulose des Rachens. Inaug.-Diss. Erlangen 1905. — KRONENBERG, E.: Die akuten Entzündungen des Rachens. HEYMANNs Handb. d. Laryngol. Bd. 2. Wien 1899. — KUTTNER, A.: Die akute infektiöse Halsentzündung. Arch. f. Laryngol. Bd. 28. 1913. — MAYER: Zur Kenntnis der akuten miliaren Pharynxtuberkulose. Zeitschr. f. Laryngol. Bd. 5. 1913. — MERKEL, H.: Zur Kenntnis der primären Tuberkulose der Nasenschleimhaut. Münch. med. Wochenschr. 1909. Nr. 23. — MEUCHE, H.: Beitrag zur Lehre vom Erysipel des Pharynx und Larynx. Inaug.-Diss. Göttingen 1908. — MOSCHER, H. T.: Thrombose der Vena jugularis int. mit Pyämie als Komplikation eines retropharyngealen Abszesses. — NEVE, C. T.: Herpes zoster des Nervus glossophar. Brit. med. Journ. 13. 11. 1919. — NINGER, F.: Rachentuberkulose. Sbornik lekarsky. Bd. 15. H. 4. — OPPIKOFER, E.: Die nekrotisierende Entzündung bei Scharlach. Arch. f. Laryngol. u. Rhinol. Bd. 25. — POLANSKI: Pharyngo-laryngol. Ulzerationen durch Pneumokokken. Gaz. lekarska. 1914. Nr. 44. — SIEBENMANN: Über Verhornung des Epithels im Gebiet des WALDEYERschen Schlundringes. Arch. f. Laryngol. Bd. 2. — SOLARO, G.: Über 3 Fälle von primärer Pharynxgangrän. Arch. ital. di otol. 1. September 1909. — SPINDLER: Einige Beobachtungen über die Pathogenese des retropharyngealen Abszesses. Inaug.-Diss. Genf 1907. — UFFENORDE, G.: Pharyngitis lateralis. Arch. f. Laryngol. u. Rhinol. Bd. 19. 1907. — UMBERT: Pharyngo-laryng. Sporotrichose. Revista Barcelona di lar. 30. September 1909. — VERSÉ: Über nekrotisierende Pharyngitis und Laryngitis. Zentralbl. f. Laryngol. 1920. Nr. 36. — WESTENHÖEFFER: Über den gegenwärtigen Stand unserer Kenntnisse von der übertragbaren Genickstarre. Berl. klin. Wochenschr. 1906. Nr. 39.

Rachen-Geschwülste, Divertikel.

ALANGNA: Über einen Fall von Mischgeschwulst des Gaumensegels. Zeitschr. f. Ohrenheilk. u. f. Krankh. d. Luftwege. Bd. 70. — ALBRECHT, P.: Über die seitlichen Pharynxdiv. Wien. Klin. Nr. 16. 1908. — ARNOLD: Über behaarte Polypen des Rachens und der Mundhöhle. VIRCHOWs Arch. f. pathol. Anat. u. Physiol. Bd. 111. 1888. — BALLO: Histologische Untersuchungen über die typischen Nasen-Rachenpolypen. Zeitschr. f. Ohrenheilk. u. f. Krankh. d. Luftwege. Bd. 55. 1908. — BASILE, G.: Histologische und funktionelle Veränderungen der Hirnhypophyse in einem Fall von Lymphosarkom des Nasenrachens. Riv. ital. di Neurol. Vol. 7. 1915. — BASTGEN, F.: Über die behaarten Rachenpolypen. Inaug.-Diss. Gießen 1908. — VON BEESTEN: Rachengeschwülste. Zentralbl. f. Chirurg. Bd. 4. 1909. — BEJACH: Beitrag zur Statistik des Karzinoms. Zeitschr. f. Krebsforsch. Bd. 16. 1917. — BLAU, A.: Ein Fall von Angioma cavernosum der hinteren Pharynxwand. Arch. f. Laryngol. u. Rhinol. Bd. 26. 1912. — BROSS, K.: Beitrag zur Kenntnis der general. Xanthomatose. VIRCHOWs Arch. f. pathol. Anat. u. Physiol. Beiheft Bd. 227. — BROWN-KELLY, A.: Behaarte oder Dermoidpolypen des Rachens. Journ. of laryngol. a. otol. März 1918. — CASTELLANI: Histol. Varietäten des Nasenrachenendotheliome. Zentralbl. f. Laryng. Bd. 28. 1912. — CITELLI: Über 10 Fälle von primären malignen Tumoren des Nasenrachenraums. Zeitschr. f. Laryngol., Rhinol. u. ihre Grenzgeb. Bd. 4. 1912. — CURTIS, C. EVES: Teratom des Phar. The Laryngosc. September 1914. — DARNEY, V.: Wahres Myxom des Nasenrachens. Zentralbl. f. Laryngol. Bd. 33. 1915. — DOMBROWSKI, C.: Ein Fall von Rachenteratoid. Arch. f. Laryngol. u. Rhinol. Bd. 28. 1914. — Evers, H.: Zwei Fälle von Amyloidtumor des Rachens. Arch. f. Ohren-, Nasen- u. Kehlkopfheilk. Bd. 108. — Ferreri: Über den wahren Ursprung der Nasenrachenfibrome. Monatsschr. f. Ohrenheilk. u. Laryngo-Rhinol. Suppl. 1921. — Finder: Naevus verrucosus der Mund- und Rachenschleimhaut. Zentralbl. f. Laryngol. 1919. — Flecken, H.: Über die gestielten Tumoren des Rachens, insbesondere 2 Fälle von gestieltem Karzinom. Inaug.-Diss. Bonn 1919. — Gatewood, W. E.: Karzinome des Nasenrachenraums. Journ. of the Americ. med. assoc. 12. 2. 1916. — Gerber: Tumoren des Hypopharynx. Zeitschr. f. Laryngol., Rhinol. u. ihre Grenzgeb. Bd. 6. 1914. — Göbel, C.: Über Lipomatos. d. Hypophar. Zeitschr. f. urol. Chirurg. Bd. 75. 1904. — Goldstein, M. A.: Angiom der Uvula. The Laryngosc. Februar 1915. — Gonzalez, B. S.: Teratoidgeschwülste des Rachens. Sem. med. 1917. Nr. 8. — Görte, R.: Beitrag zur Lehre von den Speiseröhren-Divert. Inaug.-Diss. Kiel 1911. — Grugani: Über die Karzinome des Nasenrachens. Zentralbl. f. Laryngol. Bd. 24. 1908. — Güsser, W.: Beitrag zur Genese der Nasenrachenfibrome. Zeitschr. f. Ohrenheilk. Bd. 82. 1922. — Häffner, F. R.: Die Dermoide der oberen Luftwege einschließlich des Mundbodens. Inaug.-Diss. Würzburg 1919. — Halasz, H.: Papillom der Uvula. Monatsschr. f. Ohrenheilk. u. Laryngo-Rhinol. Bd. 6. 1908. — Holmes, E. M.: Karzinom der Uvula. Zentralbl. f. Laryngol. Bd. 28. 1912. — Huber: Fremdkörper im Phar. Wien. klin. Wochenschr. 1912. Nr. 4. — Hübner, H.: Die Doppelmißbildungen der Menschen. Ergebn. d. allg. Pathol. u. pathol. Anat. Bd. 15. II. 1912. — Imhofer: Karzinom des Pharynx. Prag. med. Wochenschrift 1912. Nr. 12. — Jeannert, L.: Die bösartigen Geschwülste des Rachens beim Kind. Inaug.-Diss. Basel 1914. — Johnston, Rich.: Zyste des Nasenrachens. Ann. of otol., rhinol. a. laryngol. Juni 1907. — Kelson, W. H.: Pharynx-Div. Journ. of laryngol. a. otol. 1919. — Killian, G.: Über den Mund der Speiseröhre. Zeitschr. f. Ohrenheilk. Bd. 55. 1908. — Klaus: Die Struma retrophar. access. vera. Zeitschr. f. urol. Chirurg. Bd. 98. 1900. — Kofler, K.: Anatomisches Präparat eines Pulsionsdivertikels des Ösophagus. Zentralbl. f. Laryngol. Bd. 34. 1918. — Kofler: Zwei Fälle maligner Tumoren des Rachens. Wien. klin. Wochenschr. 1915. Nr. 47. — Kohl, W.: Zur Kenntnis des Sarkoms des untersten Pharynxabschnittes. Inaug.-Diss. Greifswald 1908. — von Kostanecki: Zur Kenntnis der Pharynxdiv. Virchows Arch. Bd. 117. 1889. — Kulenkampf, D.: Zur Ätiologie, Diagnose und Therapie der sog. Pulsiondiv. der Speiseröhre. Bruns Beitr. z. klin. Chirurg. Bd. 124. 1921. — Kutvirt, O.: Ein typisches Nasenrachenfibrom mit tödlicher Blutung. Beitr. z. Anat., Physiol., Pathol. u. Therap. d. Ohr., d. Nase u. d. Hals. Bd. 7. 1914. — Lengejel, A.: Lymphangiom im Nasenrachenraum. Monatsschr. f. Ohrenheilk. u. Laryngo-Rhinol. Bd. 46. 1912. — Levinger: Ein kongenital behaarter Rachenpolyp. Münch. med. Wochenschr. 1908. Nr. 19. — Link, A.: Chordoma mal. Beitr. z. pathol. Anat. u. z. allg. Pathol. Bd. 46. 1909. — Lithauer: Über Retropharyngealgeschwülste. Berl. klin. Wochenschr. 1907. Nr. 10. — Manasse: Ref. über seltenen Fall v. Chord. mal. Münch. med. Wochenschr. 1921. Nr. 11, S. 348. — Maruyama, Sh.: Beitrag zur Kenntnis des Pulsionsdivertikels der Speiseröhre. Mitt. a. d. Grenzgeb. d. Med. u. Chirurg. Bd. 28. 1914. — Marschik, H.: Die Pathologie und Diagnose der malignen Geschwülste der Nase und des Nasenrachenraums. Beitr. z. Anat., Physiol., Pathol. u. Therap. d. Ohr., d. Nase u. d. Hals. Bd. 7. 1914. — März: Über eine seltene retropharyngeal gelegene Bindegewebsgeschwulst mit Einschluß von Ganglienzellen. Inaug.-Diss. Basel 1915. — Matjejew: Zur Kasuistik der Echinokokkenkrankheit. Anal. d. Russ. Chir. 1888. — Mikulicz, J.: Neubildungen des Rachens. Heymanns Handb. d. Laryngol. Bd. 2. Wien 1899. — New, G. E.: Amyloide Tumoren der oberen Luftwege. The Laryngosc. Juni 1919. — Oppikofer, E. (1): Über die behaarten Rachenpolypen. Zeitschr. f. Laryngol. Bd. 4. 1912. — Derselbe (2): Über die primären malignen Geschwülste des Nasenrachenraumes. Arch. f. Laryngol. u. Rhinol. Bd. 27. 1913. — Peters, F. R.: Kirschners und Pertiks Pharynxdiv. Zeitschr. f. Ohrenheilk. Bd. 58. — Pfalz, W.: Über Lipome des Rachens. Inaug.-Diss. Bonn 1919. — Pollak, E.: Beitrag zur Kenntnis der Amyloidtumoren der Luftwege und des Mundrachens. Zeitschr. f. Laryngol., Rhinol. u. ihre Grenzgeb. Bd. 7. — Portmann, G.: Lymphangiosarkom des Nasenrachenraums. Zentralbl. f. Laryngol. Bd. 36. 1920. — Pouget, R. J.: Ein Fall von Dermoidpolyp des Pharynx. Rev. hebd. d. Lar. 1914. — Raziani, V.: Angeborener Rachenpolyp. Arch. ital. di laringol. 1915. — Reich, A.: Über Struma retrovisc. Bruns Beitr. z. klin. Chirurg. Bd. 72. 1911. — Reuter, C.: Über behaarte Rachenpolypen. Arch. f. Laryngol. u. Rhinol. Bd. 17. — Safranek, J.: Über Blutgefäßgeschwülste in den oberen Luftwegen. Zeitschr. f. Laryngol., Rhinol. u. ihre Grenzgeb. Bd. 4. 1912. — Schmitten, H.: Tumoren des Nasenrachenraumes. Inaug.-Diss. Bonn 1915. — Schreiner, K.: Über ein Sarkom der seitlichen Pharynxwand mit plötzlicher Erstickung. Arch. f. Ohren-, Nasen- u. Kehlkopfheilk. Bd. 96. 1915. — Schubiger: Amyloidtumor des Nasenrachenraumes. Zentralbl. f. Laryngol. Bd. 35. 1919. — Schumacher: Bericht über 136 Pharynxkarzinomfälle. Bruns Beitr. z. klin. Chirurg. Bd. 74. 1912. — Schwalbe, E.: Morphologie der Mißbildungen. Bd. 2. 1907. — Seckel, P.: Multiple Amyloidtumoren des Lar. und Phar. Arch. f. Laryngol. u. Rhinol. Bd. 26. 1912. — Speicher,

P.: Das Karzinom des Sinus piriformis. Inaug.-Diss. Köln. 1922. — STARCK: Die Divertikel der Speiseröhre. Leipzig 1900. — STOUT, P. S.: Geschwülste der Uvula. The Laryngosc. Februar 1915. — SZMUOLO, J.: Über die sogen. Nasen-Rachenpolypen. Zeitschr. f. Laryngol.. Rhinol. u. ihre Grenzgeb. Bd. 7. 1915. — THELLUNG: Ein kongenital behaarter Rachenpolyp. Zeitschr. f. Chirurg. Bd. 78. 1905. — THOST: Lymphosarkom der oberen Luftwege und Sarkoid der Haut. Monatsschr. f. Ohrenheilk. u. Laryngo-Rhinol. Bd. 51. — TRAUTMANN: Retropharyngeale Strumen. Arch. f. Laryngol. u. Rhinol. Bd. 25. 1911. - TROTTER, W.: Klinisch dunkle, bösartige Nasenrachentumoren. Brit. med. Journ. 25. 10. 1911. — ULRICH, K.: Die Schleimhautveränderung der oberen Luftwege bei BOEKschem Sarkoid. Arch. f. Laryngol. u. Rhinol. Bd. 31. 1918. — VITTO-MASSEI, R.: Über einen Fall von Angioma cavern. d. Uvula. Arch. ital. di laringol. 1917. H. 7. — VOGELSANG, W.: Über multiple Sarkome des Rachens. Zeitschr. f. Ohrenheilk. u. f. Krankh. d. Luftwege. Bd. 61. — VOIGT: Über Gefäßgeschwülste der Mund-Rachenhöhle. Zeitschr. f. Laryngol., Rhinol. u. ihre Grenzgeb. Bd. 1. 1909. — WACHTER, H.: Ein Fall von multiplen Plasmozytomen der oberen Luftwege. Arch. f. Laryngol. u. Rhinol. Bd. 28. 1913. — WEIL (1): Leiomyom der Uvula. Monatsschr: f. Ohrenheilk. u. Laryngo-Rhinol. Bd. 48. 1914. - DERSELBE (2): Fall von Lymphangiom cavern. der hinteren Rachenwand. Zeitschr. f. klin. Med. - WOLFF, J.: Karzinom des Nasenrachenraums bei 18jähr. Mädchen. Zentralbl. f. Laryngol. Bd. 36. 1920. — ZSCHUNKE, O.: Über Endotheliome der oberen Luftwege. Inaug.-Diss. Würzburg 1916. — ZWILLINGER, H.: Kavernöses Hämangiom des unteren Pharynx. New York med. Rekord 1908.

Tonsillen, Bau und Funktion.

AMERSBACH, K.: Zur physiologischen Bedeutung der Tonsillen. Arch. f. Laryngol. u. Rhinol. Bd. 29. 1915. — BICKEL, G.: Über Ausdehnung und Zusammenhang des lymphatischen Gewebes in der Rachengegend. VIRCHOWS Arch. f. pathol. Anat. u. Physiol. Bd. 97. — BRIEGER: Beiträge zur Pathologie der Rachenmandel. Arch. f. Larnyg. u. Rhinol. Bd. 12. — CALDERA, C.: Untersuchung über die Physiologie der Gaumentonsillen. Turin 1913. — CORDES, H.: Histologische Untersuchung über die Pharyngitis lateralis. Arch. f. Laryngol. u. Rhinol. Bd. 12. 1901. — DIGBY, K. H.: Die Funktion der Tonsillen und der Appendix. Lancet 1912. — FEDERICI: Über den Mechanismus der Lymphozytenemigration durch das Epithel der Tonsillen. Internat. Zentralbl. f. Ohrenheilk. Bd. 3. — FLEISCHMANN, O.: Zur Frage der physiologischen Bedeutung der Tonsillen. Arch. f. Laryngol. u. Rhinol. Bd. 34. 1921. — GLOVER: Functione amygdalienne. Annal des malad. de l'oreille. 1909. — GOERKE, M.: Beitrag zur Pathologie der Tonsillen. Arch. f. Laryngol. u. Rhinol. Bd. 19. 1907. — GÖRKE: Kritisches zur Physiologie der Tonsillen. Arch. f. Laryngol. u. Rhinol. Bd. 19. — GOSLAR, A.: Das Verhalten der lymphoiden Zellen in den Gaumenmandeln vor und nach der Geburt. Beitr. z. pathol. Anat. u. z. allg. Pathol. Bd. 56. 1913. GRÜNWALD, L.: Die typischen Varianten der Gaumenmandel. Arch. f. Laryngol. u. Rhinol. Bd. 28. 1914. — GÜTTICH, A.: Über die sog. Kapsel der Gaumenmandel. Zeitschr. f. Laryngologie, Rhinol. u. ihre Grenzgeb. Bd. 7. 1915. — HAMMERSCHLAG, R.: Die Speichelkörperchen. Frankf. Zeitschr. f. Pathol. Bd. 23. 1920. — HELLMANN, T.: Studien über die lymphatischen Gewebe. III. Die Bedeutung der Sekundärfollikel. Upsala Läkareförenings Förhandlingers Ny Följd. Bd. 24, auch Beitr. z. pathol. Anat. u. z. allg. Pathol. Bd. 68, 1921. — HENDELSOHN: Verhalten des Mandelgewebes gegen aufgeblasene pulverförmige Substanzen. Arch. f. Laryngol. u. Rhinol. Bd. 8. — HENKE, FR.: Neue experimentelle Feststellungen über die physiologische Bedeutung der Tonsillen. Arch. f. Larnygol. u. Rhinol. Bd. 28. 1914. — HETT, G. S. und BUTTERFIELD: Die Anatomie der Gaumenmandeln. Journ. of anat. and physiol. London. Vol. 44. — KAYSER, R.: Die Krankheiten des lymphatischen Rachenrings. HEYMANNS Handb. d. Laryngol. Bd. 2. 1899. — KILLIAN, A.: Mandelbucht und Gaumenmandeln. Münch. med. Wochenschr. 1897. — LAQUER: Über die Natur und Herkunft der Speichelk. Frankf. Zeitschr. f. Pathol. Bd. 11 u. 12. 1912, 1913. — LEVINSTEIN, O. (1): Histologie der Seitenstränge und Granula bei der Pharyngitis lateralis. Arch. f. Larnygol. u. Rhinol. Bd. 21. 1908. — DERSELBE (2): Fossul. tonsill., Nodul. lymphat. usw. Arch. f. Laryngol. u. Rhinol. Bd. 22. 1909. — DERSELBE (3): Kritisches zur Frage der Funktion der Mandeln. Arch. f. Laryngol. u. Rhinol. Bd. 23. 1910. — DERSELBE (4): Über eine neue pathologische „Tonsille". Arch. f. Laryngol. u. Rhinol. Bd. 26. 1912. — LÉNART, Z.: Experimentelle Studien über den Zusammenhang des Lymphgefäßsystems der Nasenhöhle und der Tonsillen. Arch. f. Laryngol. u. Rhinol. Bd. 21. 1909. — MEJER-NESON, KLATSCHKO: Über das Verhalten der weißen Blutkörperchen in den Tonsillen. Inaug.-Diss. Königsberg 1913. — MINK, P. I.: Der Weg des Inspirationsstroms durch den Pharynx. Arch. f. Laryngol. u. Rhinol. Bd. 30. 1916. — MOLLIER: Die lymphoepithelialen Organe. Sitzungsber. d. Ges. f. Morphol. u. Physiol., München 1912. — PIFFL: Der WALDEYERsche Rachenring und der Organismus. Med. Klinik 1913. Nr. 8. — PKUDER: Über die Bedeutung der Mandel im Organismus. Monatsschr. f. Ohrenheilk. u. Laryngo-

Rhinol. 1898. S. 164. — Renn, P.: Zur Funktionsfrage der Gaumenmandel. Beitr. z. pathol. Anat. u. z. allg. Pathol. Bd. 53. 1912. — Retterer: Histiogenese der Mandeln und adenoiden Wucherungen. Bull. d'oto-rhinol. Tome 16. 2. — Schlemmer, F. (1): Anatomische, experimentelle und klinische Studien zum Tonsillarproblem. Monatsschr. f. Ohrenheilk. u. Laryngo-Rhinol. Bd. 55. 1921. — Derselbe (2): Anatomisch-physiologische Vorbemerkungen. Zeitschr. f. Hals-, Nasen- u. Ohrenheilk. Bd. 4, H. 4, 1923 (Lit.). — Schönemann: Zur Physiologie und Pathologie der Tonsillen. Arch. f. Laryngol. u. Rhinol. Bd. 22. 1909, auch Bd. 23. 1910. — Silvester, Ch. P.: Die Tonsille und ihre Beziehungen zur allgemeinen Gesundheit. New York med. Rek. 22. 8. 1908. — Stöhr: Zur Physiologie der Tonsillen. Biol. Zentralbl. 1882/83. — Trautmann: Über die Kapsel und die benachbarte Faszie der Tonsillen. Zeitschr. f. Laryngol., Rhinol. u. ihre Grenzgeb. Bd. 7. 1915. — Walldeyer: Die lymphatischen Apparate des Pharynx. Dtsch. med. Wochenschr. 1884. — Weidenreich: Über Speichelkörperchen. Fol. haemat. Bd. 5. — Weinberg, M.: Über die mononukleären, granulären Zellen des Speichels. Frankf. Zeitschr. Bd. 23. 1920. — Wood, G. B.: Die Lymphdrainage der Rachenmandel. New York Med. Record 1906. — Heiberg, K. A.: Das Aussehen und die Funktion der Keimzentren. Virchows Arch. f. pathol. Anat. u. Physiol. Bd. 240. 1922 u. Acta oto-laryngol. VII. 1. 1924.

Tonsillen. Übermäßige Bildungen und Rückbildungen.

Anselmi, G.: Über das Vorhandensein von Knorpelinseln und Epithelperlen in der Tonsille. Neapel 1907. — Brieger: Beitrag zur Pathologie der Rachenmandel. Arch. f. Laryngol. u. Rhinol. Bd. 12. 1902. — Chiari, H.: Demonstration einer Tonsilla pendula der Rachenmandel. Wien. Laryngol. Ges. 1901. — Cheval: Hypertrophie der Mandel. Journ. med. de Bruxelle. Nr. 44. 1912. — Goodale, I. L.: Retrograde Veränderungen der Gaumentonsillen. Arch. f. Laryngol. u. Rhinol. Bd. 12. 1902. — Goerke, M.: Über Rezidive der Rachenmandelhyperplasie. Arch. f. Laryngol. u. Rhinol. Bd. 12. 1902. — Goerke (1): Die zystischen Gebilde der hypertrophischen Rachenmandel. Arch. f. Laryngol. u. Rhinol. Bd. 13. 1903. — Derselbe (2): Die Involution der Rachenmandel. Arch. f. Laryngol. u. Rhinol. Bd. 16. 1904. — Derselbe (3): Kritisches zur Physiologie der Tonsillen. Arch. f. Laryngol. u. Rhinol. Bd. 19. 1907. — Grünwald, L.: Die Knorpel- und Knocheninseln an und in den Gaumenmandeln. Arch. f. Ohren-, Nasen- u. Kehlkopfheilk. Bd. 90. 1913. — von Hansemann, D.: Akute Leukämie. Med. Klinik. 1919. Nr. 1. — Hynitsch: Anatomische Untersuchung über die Hypertrophie der Pharynxtonsillen. Zeitschr. f. Ohrenheilk. u. f. Krankh. d. Luftwege. Bd. 34. 1899. — Iwanoff, A.: Die atypische Hypertrophie der Mandel. Zeitschr. f. Laryngol., Rhinol. u. ihre Grenzgeb. Bd. 2. 1910. — Levinstein. O.: Hyperplasie und Atrophie der menschlichen Gaumenmandel. Arch. f. Larnygol. u. Rhinol. Bd. 22. 1909. — Lindt, W. (1): Beitrag zur Histologie und Pathogenese der Rachenmandelhyperplasie. Zeitschr. f. Ohrenheilk. u. f. Krankh. d. Luftwege. Bd. 71. 1908. — Derselbe (2): Klinik und Histologie über die Rachenmandelhypertrophie. Korrespbl. f. Schweiz. Ärzte 1907. Nr. 17/18. — Lubarsch: Über Lymphatismus. Berl. med. Ges., Klin. Wochenschrift 1922. Nr. 30. — Lubarsch, O.: Über Knochenbildung in den Lymphknoten und Gaumenmandeln. Virchows Arch. f. pathol. Anat. u. Physiol. Bd. 177. 1904. — Lund. R.: Knorpel und Hyperkeratosen in der Mandel. Acta oto-lar. Bd. 1. H. 2/3. 1918. — Maltese, F.: Pathol. Anat. etc. della Tonsilla laringea. Turin 1911. — Nösske: Über Knorpel- und Knochenbildung in der Tonsille. Zeitschr. f. Chirurg. Bd. 66. 1903. — Paulsen: Zellvermehrung in hyperplastischen Lymphdrüsen. Arch. f. mikroskop. Anat. Bd. 24. — Onodi: Über d. aden. Veget. d. Säuglinge. Arch. f. Ohren-, Nasen- u. Kehlkopfkrankh. Bd. 101. 1917. — Reitmann, K.: Über das Vorkommen von Knorpel und Knochen in der Gaumentonsille. Monatsschr. f. Ohrenheilk. u. Laryngo-Rhinol. 1903. Nr. 8. — Ruckert. A.: Über Knorpel und Knochenbefund in den Tonsillen. Virchows Arch. f. pathol. Anat. u. Physiol. Bd. 177. 1904. — Schmidt, M. B.: Über Pigmentbildungen in den Tonsillen. Verhandl. d. dtsch. pathol. Ges. Bd. 11. 1907. — Schönemann, A.: Zur klinischen Pathologie der adenoiden Rachenmandelhyperplasie. Zeitschr. f. Ohrenheilk. u. f. Krankh. d. Luftwege. Bd. 52. 1906. — Schridde, H.: Die Diagnose des Status thymico-lymphaticus. Münch. med. Wochenschr. 1912. Nr. 48. — Serebjakoff: Über die Involution der norm. und hyperplastischen Rachenmandel. Arch. f. Laryngol. u. Rhinol. Bd. 18. — Theodore: Über Knorpel und Knochen in den Gaumenmandeln. Arch. f. Ohren-, Nasen- u. Kehlkopfheilk. Bd. 90. 1913. — Töffer, H.: Über Muskel und Knorpel in den Tonsillen. Arch. f. Laryngol. u. Rhinol. Bd. 11. 1900. — Uffenorde: Beitrag zur Histologie der hypertrophischen Rachentonsillen. Inaug.-Diss. Göttingen 1903. — Wex: Beitrag zur normalen und pathologischen Histologie der Rachenmandel. Zeitschr. f. Ohrenheilk. u. f. Krankh. d. Luftwege. Bd. 34. 1899.

Tonsillen. Entzündliche Erkrankungen.

Alagna, O.: Histologisch-pathologische Veränderungen der Tonsille usw. bei Masern. Arch. f. Laryngol. u. Rhinol. Bd. 25, 1911. — Anthon und Kuczynski: Untersuchungen über tonsilläre Infektionen der Erwachsenen. Zeitschr. f. Hals-, Nasen- u. Ohrenheilk. Bd. 6, 1923. — AUFRECHT: Die Genese der Lungentuberkulose. Verhandl. d. dtsch. pathol. Ges. Bd. 4, 1902. — BACHHAMMER, H.: Einiges über Tonsillitis und ihre Beziehungen zu anderen Erkrankungen. Arch. f. Laryngol. u. Rhinol. Bd. 23. — BAUROWITZ, A.: Zur Diagnose der Gummigeschwülste der Gaumenmandel. Arch. f. Laryngol. u. Rhinol. Bd. 16. 1904. — BEITZKE, H.: Häufigkeit, Herkunft und Infektionswege der Tuberkulose. Ergebn. d. allg. Pathol. u. pathol. Anat. Bd. 14. 1910. — BEITZKE: Über Anginen mit fusiformen Bazillen. Münch. med. Wochenschr. Nr. 25. 1901. — BILANCIONI: Benigne Mykose der Tonsillen nach FRÄNKEL. Atti Clinic oto-lar. di Roma. Bd. 7. 1909. – BLOCH, E.: Die Krankheiten der Gaumenmandeln. HEYMANNs Handb. d. Laryngol. Bd. 2. 1899. — BLÜHDORN, K.: Zur Frage der Spezifität der PLAUT-VINCENTschen Anginaerreger. Dtsch. med. Wochenschr. 1911. Nr. 25. — BOUVIER, P.: Thrombose der Vena jugularis interna und Sinus transversus bei Angina. Beitr. z. Anat., Physiol., Pathol. u. Therap. d. Ohr., d. Nase u. d. Hals. Bd. 4, S. 26. 1910. — BRÜGGEMANN, A.: Über Rachenmandeltuberkulose bei Erwachsenen. Zeitschr. f. Ohrenheilk. u. f. Krankh. d. Luftwege. Bd. 63. — MC CARTHY, I. N.: Ein Fall von Mandelstein. Brit. med. Journ. 28. 10. 1910. — CHIARI: Über die Lokalisation der Angina phlegmonosa. Wien. klin. Wochenschr. 1889. — DIETRICH, A. (1): Die pathologisch-anatomische Einteilung der Mandelentzündung. Zeitschr. f. Hals- u. Ohrenkrankh. Bd. 3, 1922. — DERSELBE (2): Das pathologisch-anatomische Bild der chronischen Tonsillitis. Ebenda Bd. 4, 1923. — EICHMEYER, W.: Angina ulcero-membr. PLAUTI. Ergebn. d. allg. Pathol. u. pathol. Anat. Bd. 10, S. 196. 1906. — EMERSON, K.: Akute Poliomyelitis nach Tonsillitis. New York med. Rec. 31. Oktober 1908. — FALLAS und STEINHAUS: Polypoide Hypertrophie der Zungenmandeln. Journ. med. de Bruxelles 1912. Nr. 10. — FEIN, J. (1): Der lymphatische Rachenkomplex und seine akute Entzündung. Monatsschr. f. Ohrenheilk. u. Laryngo-Rhinol. Bd. 54. 1920. — DERSELBE (2): Die chronische Entzündung des lymphatischen Rachenkomplexes. Zeitschr. f. Ohrenkrankh. u. f. Krankh. d. Luftwege. Bd. 54. S. 481. — DERSELBE (3): Die Anginose. Wien 1921. — FERRERI, G. u. L. T. CEPOLONI: Über einen Fall von Mykose des Pharynx. Arch. di ital. laringol. Vol. 40, H. 1—3. 1920. FINDER (1): Zur pathologischen Anatomie der Tonsillen. Arch. f. Laryngol. u. Rhinol. Bd. 8, S. 354. — DERSELBE (2): Die Tonsillen als Eintrittspforte der Infektionskrankheiten. Med. Klinik 1911. Nr. 50. — GANZ, A.: Tonsilläre Infektionen als Faktor metastatischer Augenentzündung. Klin. Monatsbl. f. Augenheilk. Bd. 61. 1918. — GAPPISCH: Zur Kenntnis der aktinomyzeähnlichen Körner in den Tonsillen. Verhandl. d. dtsch. pathol. Ges. Bd. 9. S. 130. 1905. — GERBER: Unser Wissen und Nichtwissen von der PLAUT-VINCENT-Angina. Zeitschr. f. Laryngol., Rhinol. u. ihre Grenzgeb. Bd. 4. 1911. — GHON, A. und B. ROMAN: Pathologisch-anatomische Studien über Tuberkulose bei Säuglingen. Sitzungsber. Wien. kais. Akad. d. Wiss. 1913. H. 4—7. — GOERDELER, G.: Die Eintrittspforte der Tuberkulose. Verhandl. d. dtsch. pathol. Ges. Bd. 5. 1902. — GOODALE: Über die Absorption von Fremdkörpern durch die Gaumenmandeln mit Bezug auf die Entstehung infektiöser Prozesse. Arch. f. Laryngol. u. Rhinol. Bd. 7. — GOTTSTEIN, I. und R. KAYSER: Die Krankheiten der Rachentonsillen. HEYMANNs Handb. d. Laryngol. Bd. 2. 1899. — GROSVENOR, L. C.: Aktinomyzes in den Tonsillenkrypten. Laryngoskopie. März 1911. — HASSLAUER: Eine seltene Erkrankung der Rachenmandel. Arch. f. Laryng. u. Rhinol. Bd. 20, S. 127. 1907. — HEIBERG, K. A.: Das Aussehen und die Funktion der Keimzentren des adenoiden Gewebes. Virchows Arch. f. pathol. Anat. u. Physiol. Bd. 240. 1922. — HENKE, F. R.: Über die phlegmonöse Entzündung der Gaumenmandeln. Arch. f. Laryngol. u. Rhinol. Bd. 23, S. 289. 1913. — HESS, K.: Über Erkrankung und Behandlung des lymphatischen Schlundringes in ihrer Bedeutung für Gelenkrheumatismus. Med. Klin. 1909. Nr. 47. — JACQUES: Peritonsilläre Phlegmone, tödlich verlaufend infolge Thrombose des Sinus cavernosus. Zentralbl. f. Laryngol. Bd. 25, S. 140. — KANDLER: Ein Fall von Gehirnabszeß entstanden durch Fortleitung eines Tonsillarabszesses. Inaug.-Diss. München 1907. — KANEN: Über eine bisher wenig gewürdigte Lokalisation des Influenzaprozesses. Zentralblatt f. Bakteriol. usw., Abt. II. Bd. 29. 1901. — KNACK: Tonsillarabszeß bei Diphtherie. Zeitschr. f. Hyg. u. Infektionskrankh. Bd. 8, H. 2. — KILLIAN, G.: Über Angina und ihre Folgezustände. Dtsch. med. Wochenschr. 1919. Nr. 7. — KLEININGER, F.: Über die Bedeutung der Tonsille für das Zustandekommen der sog. kryptogenetischen Erkrankungen. Inaug.-Diss. Rostock 1905. — KORITSCHONER, R.: Beitrag zur Histologie des lymphatischen Rachenrings. Arch. f. Dermatol. u. Syphilis, Orig. Bd. 130. 1921. — KRETZ: Appendizitis und Angina. Zeitschr. f. Heilk. Bd. 28. 1907. — KÜMMEL: Die chronische Tonsillitis. Klinische Gesichtspunkte. Zeitschr. f. Hals-, Nasen- u. Ohrenheilk. Bd. 4, H. 4, 1923. — LACHMANN, J.: Untersuchung über die latente Tub. d. Rachenm. Inaug.-Diss. Leipzig 1908. — LANGE: Fragment. klinische Betrachtungen über die tonsillären und peritonsillären Abszesse. Zeitschr. f. Laryngol., Rhinol. u. ihre Grenzgeb. Bd. 1. S. 707. — LASAGNA, F. (1): Tuberkulose der Tonsillen. Arch. scienc. med. Vol. 35. Nr. 7. — DERSELBE (2): VINCENTscher Bazillus fusiform. The Laryngosc. August 1912. — LETO, L.: Fuchsinophile Granula in den menschlichen Gaumentonsillen. Arch. ital. di laring. Juli 1912. — LEXER: Die

Schleimhaut des Rachens als Eingangspforte pyogener Infektionen. Arch. f. klin. Chirurg. Bd. 54. — Levinstein: Über die Angina der Seitenstränge. Arch. f. Laryngol. u. Rhinol. Bd. 23. 1919. — Löhnberg: Zur Diagnose der Gummigeschwülste der Gaumenmandeln. Arch. f. Laryngol. u. Rhinol. Bd. 16. 1904. — Lukowski: Akute Tonsillitis bei Grippe. Med. Klin. 1922. Nr. 46. — Marlachlan, W.: Tonsillitis. Univ. of Pittsburgh. September 1912. — Mayer, O.: Histologische Befunde bei chronischer Tonsillitis. Wien. klin. Wochenschr. 1923. Nr. 6. — Menzer: Über Angina, Gelenkrheumatismus usw. Berl. klin. Wochenschr. 1902. Nr. 1. — Meyer, M.: Über akute nekrotisierende Amygdalitis usw. bei Influenza. Arch. f. Laryngol. u. Rhinol. Bd. 34. 1921. — Meyer, O., und G. Bernhardt: Zur Pathologie der Grippe. Berl. klin. Wochenschr. 1918. — Miloslawich, F.: Zur pathologischen Anatomie der akuten Influenza. Frankf. Zeitschr. Bd. 22. 1919. — Miodowski, F.: Über das Vorkommen aktinomyzesähnlicher Körnchen in der Gaumenmandel. Arch. f. Laryngol. u. Rhinol. Bd. 19, S. 277. 1907. — Mitchel, Ph.: Primäre Mandeltuberkulose beim Kind. Journ. of pathol. April 1907; Journ. of laryngol. 1918. — Müller, G.: Ein Fall von Mandelstein. Bruns klin. Beitr. z. Chirurg. Bd. 119. 1920. — Nakamuua, T.: Zur pathologischen Histologie der adenoiden Vegetationen. Sitzungsber. Zentralbl. f. Laryngol. Bd. 28. S. 554. — Nieddu, A.: Eine kleine Appendizitisepidemie in bezug auf das Verhalten des Waldeyerschen Schlundringes. Zentralbl. f. Laryngol. Bd. 25. — Prosskauer: Seltene Komplikation eines Tonsillar-Abszesses. Berl. klin. Wochenschr. Bd. 26. 1914. — Ritter: Ein Beitrag zur pathologischen Anatomie der Gaumenmandel. Arch. f. Laryngol. u. Rhinol. 1903. — Schapfel: Über Angina lacun. chron. Inaug.-Diss. Würzburg 1912. — Scheven, O.: Zur Pathologie der Mandelsteine. Arch. f. Laryngol. u. Rhinol. Bd. 20. 1908. — Schmidt, M. B.: Über Typhus abdominalis. Zentralbl. f. allg. Pathol. u. pathol. Anat. Bd. 18. 1907. — Schmitz, H.: Bakteriologische Untersuchungen von operativ entfernten Tonsillen. Zentralbl. f. Bakteriol., Parasitenk. u. Infektionskrankh. Abt. I Orig. Bd. 83, H. 7. 1919. — Schridde, H.: Über die Wanderungsfähigkeit der Plasmazellen. Verhandl. d. dtsch. pathol. Ges. Bd. 10. 1906. — Silvan, C.: Die Tonsillen als Eintrittspforte für die Tuberkulose. Il Morgagni 1912. Nr. 1. — Sobernheim und Blitz: Weitere Untersuchung zur Frage der prim. lat. Rachenmandeltuberkulose. Arch. f. Laryngol. u. Rhinol. Bd. 25. 1911. — Sokolowsky, A. und Dmochowfsky: Ein Beitrag zur Pathologie der entzündlichen Tonsillenprozesse. Arch. f. klin. Med. Bd. 49. 1892. — Sörensen: Erfahrungen und Studien über Angina phlegm. Therap. Monatsh. 1900. — Stooss: Ätiologie und Pathogenese der Anginen. Inaug.-Diss. Basel 1895. — Strübing, P.: Der peritonsilläre und retropharyngeale Abszeß. Heymanns Handb. d. Laryngol. Bd. 2. 1899. — Tarnow, O. S.: Über Angina Plaut-Vincent mit besonderer Berücksichtigung des Blutbefundes. Med. Klinik Nr. 34. 1921. — Tiedemann: Rachenmandeltuberkulose bei Erwachsenen. Zeitschr. f. Ohrenheilk. Bd. 69. 1913. — Urbanitschek, E.: Über Hyperkeratosis lacunaris. Med. Klinik 1915. Nr. 45. — Versé: Über akute nekrotisierende Amygdalitis usw. bei Influenza. Berl. klin. Wochenschr. 1920. Nr. 10. — White, E. H.: Pathologie der Adenoiden und Adenoidentuberkulose. Amer. Journ. med. scienc. 1907. — Wilson, J. Gordon: Die Bedeutung von Plasmazellen in der Tons. Journ. Americ. med. assoc. 2. 8. 1913. — Winkler, E.: Über Therapie der phlegmonösen Entzündung des Waldeyerschen Ringes. Dtsch. med. Wochenschr. Nr. 46. 1911. — Wood, Georg: Einige Gedanken über die Pathologie der akuten Tonsillitis. Ann. of otol., rhinol. a. laryngol. März 1909. — Wright: Actinomycosis of the tonsils. Americ. Journ. med. scienc. Vol. 128. 1904. — Wright, J.: Ein Resumé über einige Arbeiten betr. Infektion durch die Tonsillenkrypten. The Laryngosc. 1909.

Tonsille. Geschwülste.

Artelli, M.: Die Epitheldegen. d. Leukokerat. Arch. ital. di otol. Vol. 3. 1913. — Biggs: Sark. d. Mand. u. d. Phar. b. Kind. Zentralbl. f. Laryngol. Bd. 30. 1914. — Blastrup: Rundzellensarkome der Zunge mit Metastasen in den Tonsillen. Zentralbl. f. Laryngol. Bd. 26. 1910. — Caldera, C.: Über einen Fall von Angiom der Mandel. Arch. ital. di otol. April 1914. — Cline: Sarkom der Tonsillen beim Kind. The Laryngol. 1911. Zentralbl. f. Laryngol. u. Rhinol. Bd. 28, 1912. — Derigs: Lymphoepitheliales Karzinom des Rachens mit Metastasen. Virchows Arch. f. pathol. Anat. u. Physiol. Bd. 244, 1923. — Fein: Hämangiom der Tonsillen. Monatsschr. f. Ohrenheilk. u. Laryngo-Rhinol. Bd. 48. 1914. — Finder: Ein weiterer Beitrag zu den Lipomen der Gaumenmandeln. Arch. f. Laryngol. u. Rhinol. Bd. 15. 1903. — Freystadtl, B. und H. Schütz: Myelom der Tonsillen. Monatsschr. f. Chirurg. Bd. 48. 1914. — Ghon und Roman: Über das Lymphosarkom. Frankf. Zeitschr. f. Pathol. Bd. 19. 1916. — Glas, E.: Beitr. z. Pathol. gutart. Tons.-Tum. Virchows Arch. f. pathol. Anat. u. Physiol. Bd. 182. 1905. — Glas: Racemoser angiom. Tum. d. r. Tons. Monatsschr. f. Ohrenheilk. u. Laryngo-Rhinol. Bd. 53. 1919. — Goris: Kavernöses Mandelangiom. Ann. de la Soc. Belge de chirurg. 1910. Nr. 8. — Gouthrie, Dougl.: Sark. d. Tons. Journ. of laryngol. a. otol.

Zentralbl. f. Laryngol. Bd. 35. 1919. — GRAF, I.: Über Tumoren der Zungentonsillen. Inaug.-Diss. Bonn 1909. — HONSELL, B.: Über mal. Tumoren der Tons. BRUNS Beitr. z. klin. Chirurg. Bd. 14. 1895 (Lit.). — JUNG, H.: Zur Kasuistik der Lymphosarkome der Rachentonsillen. Inaug.-Diss. Greifswald 1907. — IWATA: Ein Fall von teratoider Geschwulst der Gaumentonsillen. Beitr. z. Anat., Physiol., Pathol. u. Therap. d. Ohr., d. Nase u. d. Hals. Bd. 5. 1912. — IMHOFER, R.: Zur Pathologie der Gaumenmandel. Prag. med. Wochenschr. Bd. 29. 1913. — LAUTENSCHLÄGER: Polymorphzellige Sarkom d. Tons. nach operat. Entf. Zeitschr. f. Laryngol., Rhinol. u. ihre Grenzgeb. Bd. 26. 1912. — LOGAN-TURNER: Gestieltes Sarkom der Tonsillen. Zentralbl. f. Laryngol. Bd. 29. 1919. — MENZEL: Lymphangiom d. l. Tons. Monatsschr. f. Ohrenheilk. u. Laryngo-Rhinol. Bd. 53. 1919. — MEYERSOHN und CHARKOWSKI: Tonsillensarkom und Mandelgangrän. Zentralbl. f. Laryngol. Bd. 31. 1915. — MIDDLETON, A. B.: Rundwurm in einer Tonsille. Journ. of the Americ. med. assoc. 20. 2. 1915. — MOIZARD: Sarc. de l'amygdale. Arch. med. des enfants. Vol. 7. 1914. — MÜLLER, F.: Über die Stellung der harten Lymphosarkoms im Syst. d. Lymphadenose. Inaug.-Diss. Tübingen 1913. — PREYSING: Beispiel von diagnostischen Irrtümern usw. Med. Klinik 1909. — SCHMITTEN, H.: Tumoren des Nasenrachenraumes. Inaug.-Diss. Bonn 1915. — SCHMINCKE, A.: Über lymphoepitheliale Geschwülste. Beitr. z. pathol. Anat. u. z. allg. Pathol. Bd. 68. 1921. — SOMMER, H.: Ein Lipom der Tonsillen. Arch. f. Laryngol. u. Rhinol. Bd. 19. 1907. — THEODROE: Osteoplastische Sarkome der Tonsillen. Arch. f. Ohren-, Nasen- u. Kehlkopfheilk. Bd. 90. 1917. — TIBALDI: Über eine neue in Tonsillen gefundene Amöbenart. Anal. D'igiene. Vol. 30. 1920. — WEIDENFELD: Das Lymphosarkom der Tonsillen. Inaug.-Diss. Köln 1923. — WEGSTEIN: Lymphosarkombildung der Tonsillen. Inaug.-Diss. Würzburg 1901 (Lit.). — WOOD, G. B.: Maligne Tumoren der Tonsillen. Pennsylv. med. Journ. 1909. Zentralbl. f. Laryngol. Bd. 26. 1910. — ZAHN: Sarkom der Tonsillen. VIRCHOWS Arch. f. pathol. Anat. u. Physiol. Bd. 117.

B. Speiseröhre.

Von

Walther Fischer-Rostock.

Mit 13 Abbildungen.

I. Anatomie der Speiseröhre.

Die Speiseröhre beginnt, als Fortsetzung des Schlundes in der Höhe des untern Ringknorpelrandes: dies entspricht der Bandscheibe zwischen 6. und 7. Halswirbel. Die Gesamtlänge der Speiseröhre beim Erwachsenen beträgt durchschnittlich 25 cm. Es seien einige wichtige Maße (nach den Angaben bei von HACKER und LOTHEISSEN) hier angeführt:

Der Abstand des Ösophagusbeginns von der Zahnreihe (wichtig wegen der Bestimmung mit der Sonde beim Lebenden) beträgt bei Männern durchschnittlich 14,9 cm (14—16), bei Frauen 13,9 (12—15) cm.

Abstand von der Zahnreihe bis zur Bifurkation: durchschnittlich 26 cm (23—29) bei Männern; bei Frauen 23,9 (22—27) cm.

Abstand von der Zahnreihe bis zur Kardia: 39,9 (36—40) bei Männern, bei Frauen 37,7 (32—41) cm. Bei Japanern fand YOKOYAMA etwas kleinere Werte, nämlich Gesamtlänge bei Männern durchschnittlich 24,2, bei Frauen 22,6 cm; die Abstände von der Zahnreihe ab je 14,3, 23, 38,5 cm bei Männern, bei Frauen 13, 21,7, 35,6 cm. Dementsprechend ist die Länge der Speiseröhre bis zur Bifurkation durchschnittlich 11 cm, von der Bifurkation bis zur Kardia 14 cm, zusammen also 25 cm. Der Abstand von der Zahnreihe bis zum Ösophagusbeginn ist demnach fast gleich dem der Bifurkation von der Kardia. Auf den Halsteil der Speiseröhre fallen etwa 5 cm, auf den Brustteil 17, auf den Bauchteil 3 cm.

Bei Neugeborenen ist die Speiseröhre etwa 10 cm lang, ihr Anfangsteil liegt verhältnismäßig höher (bis zum 4. Halswirbel), das kaudale Ende in Höhe des 10. Brustwirbels. Mit 3 Monaten ist der Ösophagus etwa 11,5 cm, mit 15 Monaten etwa 14, mit 2 Jahren etwa 15, mit 9 etwa 16, mit 15 etwa 19 cm lang. Mit dem Alter senkt sich die Höhe des Anfangsteils, und kommt beim Erwachsenen in die Höhe zwischen 6. und 7. Halswirbel, beim Greis sogar noch tiefer zu liegen. Auch das kaudale Ende verschiebt sich: während es bei Neugeborenen in Höhe des 10. Brustwirbels liegt, kann es beim Erwachsenen tiefer zu liegen kommen, doch gibt es hier ziemliche individuelle Unterschiede, die bis zu 8 cm betragen können; das kaudale Ende kann zwischen 8. und 11. Brustwirbel zu liegen kommen. Nach RAUBER-KOPSCH liegt der Hiatus oesophageus in Höhe des 9. bis 11. Brustwirbels, die Kardia nach MOHR in Höhe des Dornfortsatzes des 12. Brustwirbels.

Die Lichtung der Speiseröhre ist auf Querschnitten keineswegs rund, vielmehr im oberen Abschnitt sternförmig, einigermaßen dem eisernen Kreuz vergleichbar.

Das kommt daher, daß sich hier die Wand in stärkere Längsfalten legt, die vorspringende Wülste bilden, die sich fast berühren. Im untern Abschnitt hingegen klafft nach Beobachtungen am Lebenden das Lumen, und hat eine rundlich-ovale Form. Die Faltung beginnt schon im 3. Embryonalmonat, im 4. sind schon 4 Längsfalten da und bleiben bis zum 6. Monat; dann treten einige neue auf, so daß ein mehr sternförmiges Lumen entsteht.

Der quere frontale Durchmesser des Ösophagus ist größer als der sagittale.

Die Angaben über die Weite der Lichtung schwanken bei den einzelnen Untersuchern, je nach der Technik, die zur Bestimmung Anwendung fand (Ausgüsse, Messung an der Leiche usw.). In der Ringknorpelhöhe ist der Durchmesser nach v. Hacker etwa 13 mm, nach Jonnesco der sagittale in Höhe des Ringknorpels und dann in Höhe der Kreuzung mit dem linken Bronchus 17 mm. Der Umfang beträgt in der Höhe des Ringknorpels etwa 4 cm, an der Bifurkation 4,2 cm (der Durchmesser hier etwa 1,3 cm); am Hiatus der Umfang etwa 4,9 cm, der Durchmesser 1,5 cm. Messungen an der Leiche wie auch Ausgüsse, und Beobachtungen am Lebenden zeigen, daß in der Speiseröhre 3 physiologische Engen vorhanden sind: 1. in der Höhe des Ringknorpels; 2. in der Höhe der Bifurkation; 3. über der Kardia am Zwerchfellsdurchtritt. Die Ringknorpelenge ist nach Mehnert überhaupt (in etwa der Hälfte der Fälle) die engste Stelle. Der Durchmesser wird hier von den meisten Forschern zu etwa 13 mm bestimmt; indes sollen nach Mehnert sogar noch geringere Werte, bis herab zu 10 mm für die engste Stelle, als physiologisch zu bezeichnen sein. Nach Mehnert gibt es im Ösophagus sogar eigentlich 13 Engen, die je etwa 2 cm voneinander entfernt sind. Sie sollen der ursprünglich segmentären Anlage der Speiseröhre entsprechen; da, wo durch die vorspringenden Zwischenwirbelscheiben eine Raumbeengung entsteht, wächst der Ösophagus nicht weiter, wo diese Beengung aber fehlt, wächst er weiter und verliert die ursprünglich segmentäre Struktur. Abgesehen von den 3 genannten wichtigsten physiologischen Engen kommen wesentlich wohl nur noch 2 etwas engere Stellen in Betracht: nämlich die entsprechend dem Aortenbogen, etwa 7 cm unter dem Krikoid (entsprechend Mehnerts 5. Segment) und dann die Stelle der Kreuzung mit dem linken Bronchus, etwa 12 cm unter dem Krikoid und entsprechend dem 7. Mehnertschen Segment.

Bei Neugeborenen ist das Lumen etwa für einen 5 mm Katheter durchgängig. Die Erweiterungsfähigkeit des Ösophagus ist ziemlich beträchtlich. In seiner Mitte läßt er sich nach Gerlach bis zu 35 mm erweitern; nach Mehnert in Ringknorpelhöhe maximal bis 22 mm, an der Bifurkation bis 38, an der Kardia bis 39 mm.

Der Verlauf der Speiseröhre ist abhängig vom Bau des Brustkorbs und der Wirbelsäule, von der Lage des Herzens und der großen Gefäße, vom Stand des Zwerchfells und des Magens. Im großen und ganzen ist der Verlauf gradlinig. Im obern Abschnitt haben wir eine leichte Krümmung nach links. Vor dem Eintritt in die Brusthöhle fällt der linke Ösophagusrand zusammen mit dem linken Rand der Luftröhre; im Brustabschnitt, bis zur Höhe des 3. Brustwirbels ist die Speiseröhre dann etwas mehr nach links gerückt, dann durch den Aortenbogen wiederum etwas nach rechts gedrängt; am Hiatus des Zwerchfells wendet sie sich wieder mehr nach links. In der sagittalen Ebene folgt die Speiseröhre der Wirbelsäule an deren Vorderfläche; etwa vom 4. Brustwirbel ab wird sie durch die Aorta etwas von der Wirbelsäule abgedrängt, und kommt etwa in Höhe des 8. Brustwirbels (entsprechend dem untern Rand des 4. Rippenknorpels) vor die Aorta zu liegen. Sehr erheblich sind diese Krümmungen keineswegs, was z. B. ja auch darin zum Ausdruck kommt, daß Degenschlucker ihre Kunstfertigkeit im allgemeinen ohne Gefahr betreiben können, was bei stärkerer

Krümmung ja keineswegs möglich wäre (vgl. S. 92). Es kommt dazu, daß der Ösophagus in seinem ganzen Verlauf nirgends fest mit der Nachbarschaft befestigt ist (natürlich abgesehen von seinem Anfangsstück, und etwa den untersten Zentimetern seines Verlaufes), somit seine Lage leicht etwas ändern, auf Druck von außen her leicht etwas ausweichen kann.

Bei Neugeborenen verläuft die Speiseröhre in der Höhe des 6.—7. Halswirbels links von der Mediane, vom 4. Brustwirbel ab nach vorn und neben der Aorta, vom 9. Brustwirbel ab wieder nach links geschoben; die Lage ist im ganzen mehr prävertebral, während sie beim Erwachsenen mehr paravertebral ist. Die Beziehungen der Speiseröhre zu den Nachbarorganen sind für die Pathologie von größter Wichtigkeit.

Die seitlichen Lappen der Schilddrüse liegen der Speiseröhre ein Stück weit an, ferner die Karotiden, die linke etwas näher als die rechte. Der Laryngeus inferior verläuft in der Furche zwischen Trachea und Ösophagus; die oberen Epithelkörperchen können der Speiseröhre dicht anliegen. Mit der Pleura kommt links nur ein Teil der Speiseröhre in Berührung; rechts ist sie unterhalb der Lungenwurzel an ihrer rechten Seite, und zum Teil auch dorsal, von der Pleura mediastinalis überzogen. Der Vagus schließt sich nach Abgabe der Lungenäste dem Ösophagus nahe an (daher die alte Bezeichnung: Chordae oesophageae); der linke Vagus liegt an der Vorderseite, der rechte an der Hinterseite. Unterhalb des Abgangs des linken Rekurrens wird der linke Vagus durch den linken Bronchus erst wieder etwas von der Speiseröhre abgedrängt, liegt ihr aber dann weiterhin wieder an. Der Truncus sympathicus grenzt in Höhe des 6. Brustwirbels nahe an den Ösophagus. Unterhalb der Bifurkation kommt die Speiseröhre dicht ans Perikard heran, und verursacht am Herzbeutel oft eine leichte Impression; sie zieht dann über die Rückfläche des linken Vorhofs hinweg. Aorta und Vena azygos liegen dicht neben dem Ösophagus, die Aorta am nächsten, erst mehr neben ihm, weiter unten mehr hinter ihm. Der Ductus thoracicus liegt in seinem unteren Abschnitt hinter der Speiseröhre, weiter oben links von ihr in der Rinne zwischen Aorta und Ösophagus. Am Hiatus oesophageus liegt die Kava und Azygos rechts, etwas vorn, der Ösophagus etwas links und vorn, die Aorta mehr links und hinten. In der Pars abdominalis berührt er ventralwärts den Lobus caudatus und den linken Leberlappen. Die Speiseröhre hat hier vollkommenen Peritonealüberzug. An der Kardia geht sie etwas schief in den Magen über.

Entspringt die Arteria subclavia dextra abnormerweise als letzter Ast aus dem Arcus aortae und gelangt hinter dem Ösophagus an die rechte Körperseite, läuft also von links zwischen Speiseröhre und Wirbelsäule, oder zwischen Luft- und Speiseröhre nach rechts, so soll das, so wird angegeben, einen Druck auf diese ausüben, und zur Dysphagia lusoria, auch zu Atemnot führen können. Über solche, recht seltene Fälle, berichten GIRARD und MOUTON. Über Gefäßversorgung ist folgendes zu sagen. Der obere Abschnitt, Pars cervicalis, wird nach DEMEL versorgt von der Art. thyr. inferior, und in etwa $50^0/_0$ auch von einem Ast unmittelbar aus der Subklavia. Die rechte Hälfte ist besser versorgt und hat mehr Anastomosen als die linke. Die Pars bifurcalis wird gut versorgt von den Art. oesophago-tracheales ant. et posteriores; die Pars thoracalis von Art. oesophageae propriae ant. et post., in der oberen Hälfte, besonders vorn und rechts, nicht sehr ausgiebig. Die Pars abdominalis erhält ihr Blut aus Ästen der Art. gastr. sinistra; die Art. phrenica inf. sin. versorgt meist den linken Ösophagusrand, zum Teil auch die Hinterfläche. Anastomosen finden sich besonders rechts zwischen abdominalem und thorakalem Anteil. Für die venöse Versorgung kommen in Frage: oben die Vena thyreoidea inferior, dann die Azygos rechts und die Hemiazygos links, die Venae pericardiales, mediastinales posticae, intercostales, diaphragmaticae superiores: alle diese zum Gebiet der obern Hohlvene gehörend. Im untern Abschnitt sind es die Vena coronaria ventriculi sinistra, ein innerer submuköser Plexus, ein vorderes und hinteres Netz am Orificium cardiacum, ein äußerer periösophagealer Plexus, die alle miteinander anastomosieren: diese Venen gehören zum Gebiet der Pfortader. Es bestehen aber auch reichlich Anastomosen zwischen dem Gefäßgebiet der oberen Hohlvene und der Pfortader. Irgendwelche histologische Besonderheiten im Bau der Ösophagusvenen anderen Venen gegenüber scheinen nicht zu bestehen. ELZE hat in einigen Fällen bei Injektion des Kehlkopfes am Eingang in den Ösophagus ein Wundernetz festgestellt, und zwar an der Rückseite des Krikoidknorpels und am Eingang der Speiseröhre. Die Bedeutung desselben ist unbekannt.

Der Nerv der Speiseröhre ist der Nervus vagus. Aus dem aufsteigenden Teil des Rekurrens gehen ab die Rami oesophagei superiores, aus dem Brustteil des Vagus ebenfalls Rami oesophagei. Der mittlere Teil wird versorgt von Zweigen aus dem Plexus pulmonalis (Nervi bronch. ant. und post. des Brustteils), der untere Abschnitt durch Rami oesophagei, die hier ein die Speiseröhre umfassendes Geflecht bilden. Der rechte hintere Vagus ist immer stärker entwickelt als der linke vordere. Zu der Speiseröhre verlaufen auch dünne Fasern aus den Rami cardiaci des zervikalen Sympathikus; auch vom Brustteil gehen Sympathikusäste unmittelbar zur Speiseröhre, oder auch zum Teil erst nachdem sie einen Aortenplexus gebildet haben. Diese anastomosieren vielfach mit den Vagusästen. Wir haben also ein sympathisches und parasympathisches System. Dann muß noch erwähnt werden der Befund von Ganglienzellen zwischen der Längs- und Quermuskulatur; in den Plexus zwischen Ring- und Längsmuskulatur sind an den Knotenpunkten Ganglienzellen vom multipolaren Typ eingeschaltet; in der Submukosa fehlen Ganglienzellen: also ein Verhalten ganz analog dem des Darmes. Der Ösophagus hat in seiner Schleimhaut sensible Fasern, die Berührungs- und Schmerzempfindung vermitteln; für Kälte- und Wärmeempfindung scheint nur die Schleimhaut der Kardiagegend empfindlich zu sein. Am empfindlichsten für Berührung und Schmerz sind die physiologischen Engen, besonders die Kardia (FISCHL).

Die Lymphbahnen der Speiseröhre sind insbesondere von SAKATA näher erforscht worden. Nach ihm bestehen zwei getrennte Ursprünge, nämlich 1. die Lymphbahnen der Schleimhaut und 2. die der Muskularis. In beiden existiert ein gesondertes Kapillarnetz. In der Schleimhaut ist es dicht gedrängt, längsgerichtet und geht in der Submukosa noch in einige unregelmäßige Netze über. In der Muskularis besteht ein feineres Netz. Die abführenden Gefäße sind jedoch gemeinsam, durchbrechen entweder die Muskularis unmittelbar, oder laufen erst noch ein Stück weit in der Submukosa (im oberen und mittleren Drittel nach oben, im unteren nach unten). Die Lymphe aus dem obern Teil geht zu den paratrachealen, von da zu den tiefen Halslymphknoten, schließlich von da zu den supraklavikularen Knoten oder direkt in die Vene am Winkel zwischen Bulbus und Subklavia; die des mittleren Teils zu den hinteren mediastinalen und zu den tracheobronchialen Knoten, die des unteren zu den Lymphknoten an der Kardia (MOST). Die Lymphknoten liegen dem Ösophagus entweder ziemlich dicht an: so die paratrachealen und tracheobronchialen, die Lymphoglandulae mediastinales posteriores, cardiacae; oder entfernter: die Lymphoglandulae cervicales profundae inferiores (in der Fossa supraclavicularis). Es besteht eine Verbindung von den tiefer gelegenen Lymphknoten zu denen der Fossa supraclavicularis. Wichtig ist auch zu erwähnen, daß der Rekurrens von den Lymphoglandulae cervicales profundae superiores umlagert wird. So wird er z. B. bei Tumorentwicklung in diesen Lymphknoten leicht zusammengepreßt, und zwar besonders auf der linken Seite (in 18 Fällen von Rekurrenslähmung bei 236 Ösophaguskrebsen wurde 13mal einseitige Rekurrenslähmung, nämlich 10mal links und 3mal rechts, und 5mal doppelseitige gefunden).

Der Bau der Speiseröhre. Die äußerste Umhüllung der Speiseröhre, Tunica fibrosa, ist gebildet von einer lockeren bindegewebigen Adventitia mit elastischen Fasern; irgendwelche stärkere bindegewebige Bündel bestehen nicht. Jedoch bestehen einige etwas festere Verbindungen einzelner Teile der Speiseröhre mit benachbarten Organen durch Muskelfasern, die von der Umgebung auf den Ösophagus übergehen. Das ist der Fall im oberen Abschnitt, wo Längsfasern in einer dreiseitigen Stelle an der Hinterfläche des Ringknorpels entspringen (der sogenannte Musc. crico-oesophageus anterior, auch Levator oesophagi genannt) und seitliche Fasern aus dem Ende des Musc. palato-pharyngeus (sogenannte Crico-oesophageus lateralis). Ein schmales glattes Muskelbündel, der Musc. broncho-oesophageus zieht von der hinteren Wand des linken Bronchus schräg medianwärts nach unten und geht nahe der Bifurkation in den Ösophagus über; etwas tiefer haben wir ein weiteres dünnes Bündel, den Musc. pleuro-oesophageus, vom hinteren Mediastinum über die Aorta weg zum linken Ösophagusrand ziehend. Im übrigen ist die Muskelwand der Speiseröhre, wie erwähnt, von einer lockeren Adventitia mit zahlreichen elastischen Fasern umgeben, die auch zwischen die Muskelbündel eindringen. Die Wanddicke des ganzen Ösophagusrohres beträgt beim Erwachsenen etwa 3 mm. Davon kommt der Hauptanteil auf die Muskularis. Die Muskulatur der Speiseröhre besteht aus zwei Lagen: einer äußeren Längsmuskelschicht, und einer inneren Ringmuskelschicht. Oben entspringt die Längsmuskulatur, wie erwähnt, von der hinteren Fläche des Ringknorpels, mit einem stärkeren mittleren Teil und seitlichen Fasern in Verbindung mit dem Musc. pharyngopalatinus. Die mittleren treten zwischen dem untern Rand des Laryngopharyngeus und dem obern Rand der Ringmuskelschicht durch, und bilden um diese einen Mantel, wenigstens an der Außenseite. Die lateralen hingegen kommen mehr an die innere Fläche zu liegen. Im oberen Viertel der Speiseröhre überwiegt die Längsmuskulatur über die Ringmuskelschicht. Die seitlichen Teile der Längsmuskulatur sind durch Längswülste dicker, die Vorderwand ist besonders im oberen Abschnitt schwächer als die Hinterwand. Zwischen der Längsmuskulatur und dem Constrictor inferior bestehen keine Verbindungen mit Ausnahme der Fasern, die von der Ringknorpelanheftung zu den lateralen Bündeln ziehen. Im untersten Abschnitt gehen die Längsfasern in die äußere Muskulatur des Magens über. Die Ringmuskeln sind nicht überall in der Speiseröhre gleich stark entwickelt. Oben findet man sie an der Vorderfläche der Speiseröhre oft geringer als an der Hinterfläche. Kleine Lücken in der Muskulatur sind überhaupt nicht selten. Unten gehen die Ringmuskeln über in die mittlere und innere Muskelschicht des Magens. Die Muskelfasern der inneren Schicht verlaufen selten ganz kreisförmig, vielmehr überwiegend schräg schraubenförmig oder in Ellipsen.

Im oberen Abschnitt sind Längs- wie Ringmuskeln quer gestreift; an der Grenze von Hals- und Brustteil gehen die quergestreiften Muskeln allmählich über in glatte, nicht ganz plötzlich, sondern ganz allmählich, und makroskopisch ist dieser Übergang nicht zu erkennen. Zwischen den Bündeln soll man nach HENLE trennende horizontale Bindegewebssepten finden. Im allgemeinen ist das obere Drittel oder Viertel noch quergestreift, die unteren Abschnitte sind ganz aus glatter Muskulatur aufgebaut. RIBBERT hat in einem Falle bei einem Manne von oben bis unten nur quergestreifte Muskulatur gesehen.

Die Zwerchfellmuskulatur bildet am Hiatus einen Sphinkter um die Speiseröhre (während die Durchtrittsstelle der Gefäße sehnig ist).

Die Gefäße treten in der Regel seitlich, selten vorn, seltener hinten, in die Ösophaguswand ein. Die dadurch entstehenden Muskellücken sind stufenförmig oder schräg angeordnet.

Die Schleimhaut der Speiseröhre ist mit der Muskelschicht locker verschieblich verbunden. Zwei Schichten der Schleimhaut sind zu unterscheiden:

1. Die innere Schicht. Sie ist ausgekleidet mit Plattenepithel, und zwar geschichtetem, nicht verhornendem Faserepithel, mit einer Dicke von 0,1

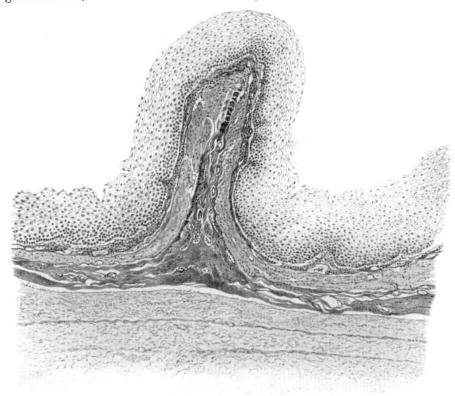

Abb. 1. Normaler Ösophagus, quer. 2 Std. post mortem fixiert. (4 Monate altes Kind.)
WINKEL Obj. 2, Okular 3.

bis 0,2 mm. Die Epithelschicht hat nach dem Lumen zu glatte Oberfläche, nach der Submukosa zu finden sich verhältnismäßig feine, kegelförmige Papillen, durchschnittlich 100 Mikren lang. Im oberen Teil sind diese reichlicher als im unteren, vorn zahlreicher als hinten. In der obersten Epithellage beobachtet man bisweilen Keratohyalinkörner, in der Keimschicht typische Riff- und Stachelzellen. Beim Neugeborenen werden Keratohyalinkörner noch nicht gefunden; die Epithelschicht ist bei ihm niedriger, mit etwa 10 Lagen von Zellen, während beim Erwachsenen etwa 24 Lagen zu zählen sind; auch ist hier der Unterschied zwischen den kubischen Zellen der Keimschicht und den platten der obersten Schicht viel beträchtlicher.

2. Die Schleimhaut unter der Epithelschicht besteht aus lockerem vorwiegend längs gerichteten Bindegewebe, mit zahlreichen elastischen Fasern,

und glatten longitudinalen Muskelfasern, diese bilden die Muscularis mucosae. Die eigentliche Submukosa ist verhältnismäßig sehr gut ausgebildet. In dem lockeren Gewebe der Submukosa finden sich zahlreiche elastische Fasern, die mit den Netzen zwischen der Muskularis, und den Fasern zwischen der Muscularis mucosae zusammenhängen.

Lymphatisches Gewebe ist in der Speiseröhre nicht mit Regelmäßigkeit vorhanden. Nach DOBROLOWSKI finden sich Lymphknötchen in der Mehrzahl gesunder Speiseröhren nicht; nach FLESCH hingegen wären sie im oberen Abschnitt normale Bestandteile. In 23 menschlichen Speiseröhren fand DOBRO-LOWSKI Follikel in sehr geringer Anzahl in 3 Fällen, und sehr zahlreich in 2 Fällen; selten mehr als 6 bis 12 in einem Ösophagus. Sie sitzen in der Mukosa dicht unter dem Epithel, ihre Größe ist 0,3 bis 1 mm im Durchmesser. Die Basis der Follikel ist platter als ihre konvexe Oberfläche, die bisweilen durch die Muscularis mucosae durchbricht. Durch das Zentrum eines Knötchens führt oft der Ausführungsgang einer Schleimdrüse.

Im Ösophagus finden sich auch Drüsen, und zwar tubulo-azinöse Schleimdrüsen in wechselnder Menge. Ihre Gesamtzahl beträgt nach DOBROLOWSKI etwa 200, etwa zwei Drittel sitzen im oberen Drittel, ein Drittel im unteren, doch ist das individuell verschieden. Die Drüsen sind oft in parallelen Reihen angeordnet, sie sind ellipsoid und liegen in der tiefsten Schicht der Submukosa, im unteren Abschnitt reichen sie jedoch bis an Muscularis mucosae; werden ausnahmsweise auch einmal im oberen Teil in der eigentlichen Mukosa gefunden (GLINSKI). Ihr Ausführungsgang, mit einer Länge von 1 bis 5 mm, führt meist schräg von oben nach unten, und von außen nach innen; er bildet nahezu regelmäßig eine zystenartige Ampulle (SCHAFFER) und aus dieser geht ein verengtes Endstück hervor, das zwischen den Papillen des Epithels mündet. Um die Mündung herum findet man oft lymphatisches Gewebe. Die Entwicklung der Schleimdrüsen ist nach NAKAMURA mit der Geburt noch nicht abgeschlossen.

Hier ist noch weiterer Befunde zu gedenken, die für die Schleimhaut der Speiseröhre charakteristisch sind: nämlich der sogenannten Magenschleimhautinseln, die auch obere kardiale Ösophagusdrüsen oder Labdrüsen im oberen Teil (GLINSKI), genannt werden. Ob man sie als einen normalen Befund, oder als eine Gewebsmißbildung bezeichnen will, ist eigentlich Geschmackssache; jedenfalls werden sie so häufig gefunden, daß wir sie am besten gleich hier abhandeln.

Es handelt sich um längliche ovale, höchstens bis zu 2,5 cm lange und 0,9 cm breite Herde, die in den Seitenbuchten, zwischen dem untern Rand des Ringknorpels und dem 5. Trachealknorpel, nur ausnahmsweise tiefer (z. B. EBERTH, im oberen Teil der unteren Hälfte, SCHWALBE (13. Trachealring) nachzuweisen sind; größere Inseln schon makroskopisch, kleinere, bei mikroskopischer Untersuchung in etwa 70%. Sie finden sich entweder erosionsartig in einer linsenartigen Vertiefung oder aber sie ragen sogar etwas über das übrige Niveau hervor. Makroskopisch sichtbare, die man durch ihre etwas abweichende Farbe (meist etwas bräunlich oder gelblich) und die etwas samtartige Beschaffenheit des Grundes besonders bei schräger Aufsicht leicht wahrnimmt, findet man in etwa 15%. Meist sind sie zu beiden Seiten vorhanden, doch rechts etwas häufiger als links, oft nicht ganz symmetrisch, sondern die eine etwas höher gelegen als die andere, die rechts oft stärker entwickelt, verhältnismäßig häufig treten sie zu mehreren (5—6 und selbst mehr) auf, entweder so, daß neben ein oder zwei großen drei bis vier erheblich kleinere neben oder darunter gelegene oder überhaupt nur eine größere Anzahl hirsekorn- bis linsengroßer untereinander gelegen vorhanden sind. Mikroskopisch ist charakteristisch, daß an Stelle des Faserepithels Magenschleimhautepithel sich findet, und zwar vom Typ der Kardia- und der Fundusdrüsen, hie und da auch mit kleinen becherzellhaltigen

Distrikten (SCHRIDDE, K. SCHWALBE). Die Drüsen münden entweder mit einem Gange in das Faserepithel auf der Spitze einer Papille — in diesem Fall sind sie nur mikroskopisch zu erkennen; oder das Faserepithel ist auf eine Strecke weit einfach durch Magenepithel ersetzt: man hat dann den Eindruck einer Erosion. Es kommt auch vor, daß das Faserepithel des Ösophagus fingerförmig in die Tiefe reicht und das Drüsenpaket umklammert; TRALLERO hat selbst Plattenepithelinseln in der Tiefe einer Magenschleimhautinsel beob-

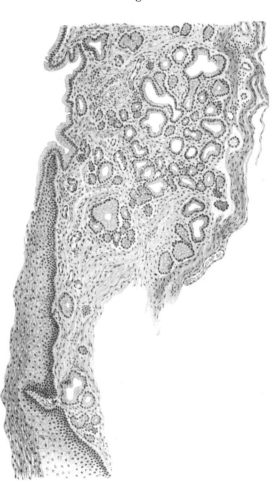

achtet. Ist ein eigentlicher Ausführungsgang da, so ist er mit einfachem Zylinderepithel ausgekleidet. Oft finden sich auch zystenartige Erweiterungen der Ausführungsgänge. Die Submukosa unter dem Magenepithel ist dünn und hat weniger elastische Fasern als unter dem Faserepithel. Die Muscularis mucosae verhält sich ganz typisch wie beim Magen; sie enthält mehr elastische Fasern als im Ösophagus und ist im Bereich der Inseln dünner. Die Magenschleimhautinseln verhalten sich also, was Epithel, Muscularis mucosae und Submukosa anbetrifft, durchaus gleich wie beim Magen selbst.

Die Drüsen der Magenschleimhautinseln sitzen in dicht gedrängten Einzelgruppen breitbasig, die Muscularis mucosae berührend, oder sie sind in diese noch ein wenig eingebuchtet. Ihr Durchmesser ist etwa 0,7 bis 1,4 mm. Bemerkenswert ist der Sitz der Magenschleimhaut — innen an Stellen relativer Enge der Speiseröhre; SCHAETZ ist der Ansicht,

Abb. 2. Übergang vom Ösophagus zur Kardia. 2 Std. post mortem fixiert. WINKEL: Obj. 2, Okular 2.

daß es sich bei ihnen um eine Schleimhautautotransplantation an der engsten, eben daher dazu besonders veranlagten Stelle handle.

Endlich ist noch zu erwähnen, daß die Kardiadrüsen des Magens noch ein Stück weit in die Speiseröhre hinein sich erstrecken; SCHAFFER nennt sie, im Gegensatz zu den oberen Kardiadrüsen (= den Magenschleimhautinseln), die unteren Kardiadrüsen. Sie bilden eine 2—4 mm breite Zone über der Kardia. Die Drüsen liegen eng zusammen, und schließen sich eng an die Drüsen des Magens an; man findet sie eigentlich regelmäßig in der Speiseröhre.

Die Nerven des Ösophagus bilden feine Geflechte, und zwar mit einem dem Plexus myentericus und dem Plexus submucosus beim Darm analogen Verhalten. Eingelagert findet man Ganglienzellen, zumal zwischen Rings- und Längsmuskelschicht.

Aus der Entwicklungsgeschichte der Speiseröhre seien hier einige Daten mitgeteilt.

Beim Embryo von 3 mm ist die Ösophagusanlage 0,45 mm, beim 10 mm Embryo 2 mm lang. Vor Abschnürung der Trachea finden wir einschichtiges, kurzzylindrisches oder kubisches Epithel als Auskleidung der Speiseröhre. Unmittelbar vor dem Zeitpunkt der Trachealabschnürung wird das Epithel 2 schichtig, zylindrisch. In der Mitte des 3. Monats (Embryo von 44 mm) findet man an der Basis einige dunklere hohe Zellen, die bald dann bis zum Lumen der Speiseröhre reichen, ovalen chromatinreichen Kern haben und Flimmerbesatz tragen. Am Ende des 3. Monats (62 mm) ist das Epithel 3—4 schichtig, mit großen hellen glykogenreichen polyedrischen Zellen, dazwischen Gruppen von dunkleren Flimmerzellen. Zuerst bei Embryo von 16 Wochen beginnt das Auftreten von Faserzellen im basalen Abschnitt; in der 16. und 17. Woche findet man die ersten Magenschleimhautinseln. Im Anfang des 5. Monats werden einzelne Basalzellen zu zylindrischen Schleimzellen. Das Protoplasma der übrigen Zellen wird immer mehr fasrig und dementsprechend werden die Flimmerzellen immer mehr verdrängt; vereinzelte kann man aber auch noch bei Neugeborenen finden und auch vereinzelte glykogenreiche Zellen. Bei der Geburt ist das Epithel ein Faserepithel mit etwa 9—10 Schichten.

Schon beim Embryo von 14,5 mm, mehr noch beim Embryo von 20 mm kommt es zu Vakuolenbildung in dem 2 schichtigen Epithel (vermutlich durch aktives Auseinanderrücken von Zellen); das Lumen wird dadurch unregelmäßig, aber es erfolgt nie ein völliger Verschluß. Nach SCHRIDDE dagegen treten wohl Epithelwucherungen auf, dagegen nie richtige Vakuolen (was LEWIS bestreitet). Nach ANDERS liegen diese „Vakuolen" nicht im Epithel selbst, sie sind vielmehr als die Rest-Lumina des Kanals aufzufassen. Das Lumen wird in der Bifurkationsgegend auch nicht wesentlich enger als anderswo. Die Wucherungen sind örtlich begrenzt und zeitlich von großer Dauer; eine völlige Verlegung des Lumens tritt durch sie nicht ein. Eine richtige Epithelatresie im Ösophagus wird von den meisten Forschern abgelehnt. Zu Beginn des 2. Embryonalmonats (8—9 mm) beginnt das vorher undifferenzierte Mesenchymrohr sich vielfach zu schichten und dicker zu werden; bei 10 mm findet sich die erste Anlage einer Ringsfaserschicht, bei 17 mm die ersten Längsfasern eben nur angedeutet (fast ebenso noch bei 30 mm). Bei 55 mm langen Embryonen ist noch keine Muscularis mucosae ausgebildet, bei 78 mm im unteren Abschnitt deren Differenzierung erfolgt. Bei 10 mm langen Embryonen fehlt noch die Blutgefäßversorgung, bei 14,5 mm sind Blutgefäße da.

Die Abschnürung der Luftröhre vom Vorderarm beginnt beim Embryo von etwa 2,5 mm. Kaudal von der Schlundtasche buchtet sich je seitlich die Darmrinne ein, so daß der ursprünglich runde Querschnitt des Lumens jetzt biskuitförmig wird. Die Leisten wachsen von der Seite her immer mehr zusammen, bis sie verschmelzen. Dadurch ist dann ein Teil vom Ösophagus ganz abgetrennt, nämlich die Trachea. Beim Embryo von 4 mm fand HAPPICH die Trachea schon zweimal abgetrennt; bei 8 mm waren die Lumina von Trachea und Ösophagus noch in Kommunikation, bei 9 mm nur noch ein schmaler Epithelstreif als Verbindung, aber keine Kommunikation der Lumina mehr. An der Abschnürungsstelle ist die Vorderwand des Ösophagus anfangs nur halb so dick wie die Hinterwand (etwa 4—5 Reihen von Mesodermzellen, gegen 8—9 an der Hinterwand). LEWIS beschreibt ferner (sehr deutlich an einem

Modell, bei dem die Trachealanlage schon einigermaßen sich abgeschnürt hat), an der Seitenwand des Ösophagus beiderseits eine Einsenkung, die nach oben nicht bis zum dorsalen Rand der Speiseröhre, nach unten aber bis zur Leber reicht; dieser Einsenkung außen entspricht innen eine Vorwulstung. Würden die vorgewulsteten Teile miteinander verschmelzen, so würde ein ventraler Teil der Speiseröhre abgeschnürt, der mit der Trachea in der Höhe der Bifurkation in Verbindung stünde.

II. Leichenveränderungen und Malazie.

An der Leiche macht sich in der Speiseröhre sehr häufig eine erhebliche Blutsenkung, Hypostase, bemerkbar. Ganz charakteristisch ist dabei, daß im oberen Ösophagusabschnitt da, wo die verhältnismäßig schweren Knorpel auf die Mukosa drücken, eine Hypostase natürlich nicht entstehen kann, vielmehr das Gewebe hier auffallend blaß ist; die Grenze dieses anämischen gegen den hyperämischen Bezirk ist immer sehr deutlich, fast linienförmig scharf abschneidend.

Die wichtigsten postmortalen Veränderungen in der Speiseröhre sind die durch Einwirkung des Magensaftes entstehenden Verdauungsprozesse. Beim Transport der Leichen ist ja ein Überfließen von Mageninhalt in die Speiseröhre nichts Seltenes, und so finden wir solche Einwirkung von Magensaft auf die Speiseröhre recht häufig; das Überfließen kommt auch vor bei Leichen, die in Rückenlage da lagen und gar nicht weiter überführt worden sind. Nicht selten sind unter solchen Umständen dann ganze Abschnitte mehr oder weniger deutlich gallig gefärbt. Wie zu erwarten, ist die Einwirkung des Magensaftes auf den untersten Ösophagusschnitt am stärksten, und ist auch meist auf diesen Bezirk beschränkt. Das Epithel der Speiseröhre löst sich in kleinen oder größeren Fetzen ab, vorwiegend in der Längsrichtung, entsprechend den vorspringenden Längsfalten, und diese Abstoßung findet man bisweilen auch in Leichen, in denen sonst gar keine weitere Leichenveränderung der Speiseröhre zu finden ist. Wo die Epithellage fehlt, sieht das Gewebe mehr glänzend aus, während da, wo das Epithel erhalten ist, das Aussehen immer ein wenig trüb ist. Bei stärkerer Desquamation geht die Abstoßung des Epithels auch vor sich zwischen den Stellen der ursprünglichen Falten, und bei weiterer Einwirkung von Magensaft ergreift der Prozeß jetzt auch die Submukosa. Sie wird weich, glasig, bekommt eine schmutzig braune Farbe und gallertige Beschaffenheit und die Erweichung kann weiterhin auch die Muskulatur ergreifen. Das Gewebe wird dann so weich, daß es beim Anfassen leicht durchreißen kann. Die Verhältnisse sind hier im ganzen genau die gleichen wie beim Magen. Auch das deutliche Sichtbarwerden von venösen Gefäßen, die mit einer etwas schmutzigen bräunlich-schwärzlichen Farbe sich abheben, ist an der Speiseröhre oft zu sehen. Schließlich kann die verdauende Wirkung so weit gehen, daß ein Loch in die Speiseröhrenwand gefressen wird, und der Inhalt in das umgebende Gewebe, etwa in die Pleurahöhle, ins Mediastinum oder in die Bauchhöhle läuft. An der Perforationsöffnung fehlt natürlich jegliche Reaktion, und auf diese Weise ist leicht festzustellen, daß der Durchbruch kadaverös entstanden ist. Kommt eine derartige Erweichung der Speiseröhre schon während des Lebens vor, so sprechen wir von intravitaler Ösophagomalazie. Solche Erweichung ist in einem Falle KERNIGS in vivo beobachtet worden, indem hier, kurz vor dem Tod, Luftaustritt aus der Kardiagegend in die Bauchhöhle klinisch festgestellt wurde. Es handelte sich um eine Frau mit Peritonitis, die am Tag vor dem Tod erbrochen hatte; offenbar war da Mageninhalt im Ösophagus zurückgeblieben. Nach BROSCH handelt es sich bei Fällen mit intravitaler Ösophagomalazie meist um Kranke mit irgendwelchen zerebralen Störungen, die zu einer vermehrten Absonderung von Magensaft führen. Außerdem müssen aber auch Momente gegeben sein, die ein längeres Verweilen von Magensaft in der Speiseröhre ermöglichen. (Dies wird z. B. bei schwer Benommenen, die erbrechen, der Fall sein.) Experimentell wurde an der Leiche saure Erweichung nur dann erzielt, wenn eine Verletzung oder Erkrankung in der Schädelhöhle vorlag (BROSCH).

Diese intravitale Ösophagomalazie betrifft immer den untersten Abschnitt, etwas oberhalb der Kardia, die Durchbruchsöffnung ist schlitzförmig, oder auch rundlich, auch siebartig. Da es sich eigentlich immer um ein Ereignis handelt, das in der Agone auftritt, so kann eine entzündliche Reaktion, etwa eitrig-fibrinöser Belag in Umgebung der Perforation völlig fehlen. In einem Falle von Ösophagomalazie bei einem 1jährigen Kinde, das an Ruhr verstorben war, und kurz vor dem Tode blutiges Erbrechen gehabt hatte, habe ich mikroskopisch um die Perforationsöffnung eine ganz geringfügige entzündliche Infiltration mit Leukozyten und Rundzellen gefunden. In diesem Falle fanden sich — wie auch in andern Fällen von intravitaler Malazie gesehen worden ist, auch noch in der weiteren Umgebung der Perforation kleine hämorrhagische Erosionen.

Die agonale, prämortale Erweichung ist besonders bei Kindern gesehen worden und bei jugendlichen Individuen. Häufig ist sie aber nicht.

An den Magenschleimhautinseln ist, soviel ich sehe, Malazie bis jetzt noch nie intravital beobachtet worden, hingegen kann man an ihnen kadaveröse Veränderungen der Schleimhaut, ganz unabhängig von ähnlichen Vorgängen im Magen, finden (SCHRIDDE). Ob hier nervöse Einflüsse mitspielen?

Bei der Malazie des unteren Abschnittes geht der Prozeß vermutlich oft von den Kardiadrüsen aus; es wäre ganz wichtig, das einmal genauer zu untersuchen, aber leider ist man so selten in der Lage, geeignetes Material für solche Untersuchungen zu bekommen.

III. Die Mißbildungen der Speiseröhre.

Unter den Mißbildungen des Ösophagus sind einige, die nicht bloß theoretisch und pathologisch-anatomisch bemerkenswert sind, sondern auch eine erhebliche klinische Bedeutung haben, wie z. B. die Ösophago-Trachealfisteln, die Atresien, die Zysten. Auf diese werden wir etwas genauer einzugehen haben. Von ganz schweren Bildungsfehlern ist zu nennen:

1. Fehlen des Ösophagus. Das ist nur bei sehr erheblichen allgemein mißbildeten Früchten gefunden worden, z. B. bei Akardiis[1]). In einem Falle von MARSH (zit. bei KRAUS) soll indes gänzlicher Mangel der Speiseröhre bei einem sonst gesunden Kinde gefunden worden sein. Aber sonst sind dann immer noch erhebliche anderweitige Mißbildungen des Körpers gefunden worden. In einem Falle von ANDERS war ein etwa 3 cm langer blind endender Ösophagus vorhanden. GRUBER fand bei einem Hemiacardius eine Atresie des oberen Speiseröhrenabschnitts; der Ösophagus erschien als wurmartiger Schlauch, der sich nach unten stark verjüngte und blind endigte. GRUBER beschreibt auch eine breite offene fistulöse Verbindung der Speiseröhre nach rückwärts bei Rachischisis anterior.

2. Partielles Fehlen der Speiseröhre. Diese Mißbildung ist viel häufiger, und sie kommt ganz typisch und am häufigsten in der Form vor, daß ein Stück der Speiseröhre fehlt, und zwar in seiner Mitte; das obere Ende endet blind, das untere, in den Magen einmündende entspringt aus der Trachea: also die

---

[1]) Das sah ich z. B. bei einem Akardius, bei dem Darmschlingen ausgebildet waren.

Form der Atresie mit Ösophagotrachealfistel, die gleich genauer besprochen werden soll.

Fehlt ein Stück im Verlauf des Ösophagus, so sind die an das fehlende Stück grenzenden Abschnitte des Ösophagusrohr an ihren Enden immer verschlossen, atretisch. Das fehlende Stück Speiseröhre ist sehr häufig durch einen fibromuskulären Verbindungsstrang zwischen den beiden atretischen Enden ersetzt. Es kommt aber auch vor, daß tatsächlich ein Stück ganz fehlt. ORTH teilt einen Fall mit, wo unterhalb des atretischen oberen Stückes der Ösophagus bis zum Zwerchfell gänzlich fehlte, und das untere Stück lediglich durch einen lambertnußgroßen, mit dem Magen kommunizierenden Sack dargestellt war. Gleichzeitig bestand Duodenalatresie. Ganz ähnlich fand B. WYLER bei einem 10tägigen Kind das obere Ende blind endend, die Speiseröhre auf 5 cm Länge fehlend, das untere Stück birnförmig, 4 cm hoch. Gleichzeitig bestand Duodenalatresie. Auch bei LOTHEISEN sind derartige Fälle erwähnt; ferner teilt GREGERSEN einen Fall mit. KRAUS teilt einen Grazer Fall mit, bei dem das obere Ende blind, 6 cm unter dem Larynx endete. Die Trachea war normal. Ein muskulärer Strang führte zum Magen.

Ganz selten ist auch einfache Obliteration der Speiseröhre an der Bifurkation gesehen worden. Bei diesen einfachen Atresien (ohne eine Kommunikation eines der Speiseröhrenabschnitte mit den Luftwegen) ist nach BROMANN die Ursache wahrscheinlich eine zu starke Epithelproliferation, die zu Okklusion führt. Wird diese Okklusion nur partiell gelöst, so könnte an dieser Stelle eine Striktur entstehen (s. u.). Die Frage, ob es entwicklungsgeschichtlich tatsächlich vorübergehend zu einer Epithelatresie kommt, ist viel umstritten worden. Es scheint, daß diese Annahme für den Ösophagus tatsächlich nicht zutrifft; bestünde sie zu Recht, so würden sich so allerdings derartige Atresien recht leicht genetisch verstehen lassen.

3. Diese Formen von einfachen Atresien leiten nun über zu den weitaus wichtigsten und typischsten Mißbildungen der Speiseröhre, die auch von großer klinischer Bedeutung sind: nämlich zu der Atresie der Speiseröhre in Kombination mit einer Ösophageotrachealfistel. In der weitaus überwiegenden Mehrzahl der Fälle liegt vor eine Atresie des oberen Abschnitts, und eine Kommunikation des unteren mit Trachea oder Bronchus: der untere Abschnitt entspringt dann sozusagen aus der Luftröhre. In der Literatur sind Fälle dieser Art in erheblicher Menge mitgeteilt, über 150. Ihre Zahl ließe sich leicht verdoppeln. Der erste typische Fall dieser Art ist nach SHAW 1682 publiziert worden.

Das typische Verhalten ist dabei dieses: der obere Abschnitt der Speiseröhre beginnt ganz normal, aber der Ösophagus endet nach kurzer Strecke als Blindsack. Dieser obere Abschnitt hat eine Länge von etwa 1,5 bis 2 cm, aber auch mehr, bis zu 4 cm, ja in einem Falle von PRÄTORIUS gar 5 cm (die Angabe im Falle MARCKWALDS: 8 cm beruht wohl auf Irrtum). Der Sack ist in der Regel erweitert, d. h. weiter, anderthalb bis zweimal so weit, als dem normalen Lumen entsprechen würde. Die Wand, und zwar die Muskulatur, ist dabei oft erheblich verdickt.

Der untere Speiseröhrenabschnitt, durchschnittlich 4—5 cm lang, verhält sich am kardialen Ende durchaus normal; verfolgt man ihn aber nach oben, so findet man, daß er in die Trachea, etwas oberhalb der Bifurkation oder gerade in Höhe der Bifurkation, seltener tiefer in einen Bronchus, einmündet, und zwar charakteristisch mit einer schlitzförmigen, oft halbmondförmig gestalteten Öffnung. Von der Trachea aus gesehen stellt dieser untere Ösophagusabschnitt eigentlich ihre direkte Fortsetzung dar. Es geht also an der Kommunikationsstelle die hintere Wand der Trachea über in die vordere Ösophaguswand und wir finden fast immer eine ganz deutliche Fältelung in der Trachea und auch noch im obersten Abschnitt der daraus entspringenden Speiseröhre. Diese letztere ist oben noch etwas verjüngt, erreicht aber bald die gehörige Weite. Sie ist nie erweitert, während, wie erwähnt, der obere Blindsack das in der Regel ist.

Zwischen dem oberen und dem unteren Abschnitt der Speiseröhre besteht in vielen Fällen ein Verbindungsstrang, meist ein muskulöser oder fibro-muskulärer. In selteneren Fällen fehlt eine solche Verbindung indes gänzlich (unter 73 Fällen, bei denen genaue Angaben darüber gemacht sind, war 53mal ein solches Verbindungsstück vorhanden, 22mal ist ein Fehlen ausdrücklich erwähnt). Fehlt ein solches, so ist der Ösophagus, als ganzes genommen, zu kurz, und dieses fehlende Stück beträgt in der Regel etwa 1 cm (maximal 4—5 cm). Im Falle LEVYS, bei einer Frühgeburt, war der Defekt gar 5 cm. Das untere Ende des Ösophagus ging aus der Wurzel des rechten Stammbronchus rechtwinklig nach unten ab, fast in der Fortsetzung der Trachealachse und wies in seinem Anfangsteile noch eine Anzahl Knorpelringe auf (zit. bei AHLFELD).

In seltenen Fällen kommt es auch vor, daß die Vereinigungsstelle des unteren Abschnittes mit den Luftwegen nicht tiefer liegt, als die Kuppe des blind endenden oberen Abschnittes, sondern in gleicher Höhe, ja sogar noch etwas höher, so daß also die beiden Speiseröhrenabschnitte sozusagen aneinander verschoben sind und sie, aneinandergesetzt, sogar einen zu langen Ösophagus ergäben. Das kommt zustande, wenn das obere Stück, offenbar sekundär, sich stark dilatiert. Die Achse der beiden Abschnitte braucht auch nicht eine Gerade zu bilden, es wird auch beobachtet, daß die beiden Abschnitte auch seitlich und in der Sagittalebene gegeneinander verschoben sind. Ist der Defekt nicht groß, so sieht man auch bisweilen, daß von der Muskulatur des oberen Abschnitts ein Teil kontinuierlich in die des unteren übergeht.

Histologisch sind nur wenige Fälle genauer untersucht, da man gerne die Präparate für Sammlungen unversehrt erhalten will. Schade, denn es ist zu erwarten, daß da manchmal interessante Befunde sich ergäben (vgl. BERBLINGER). In der Regel scheint die Trachealschleimhaut sich ein Stück weit auf den unteren Ösophagusabschnitt fortzusetzen, dem makroskopischen Verhalten nach zu schließen. Indes erwähnt KONOPACKI hier den Befund von Plattenepithel und es hätte demnach die Kommunikationsstelle den Bau von Ösophagusgewebe gehabt. AHLFELD erwähnt in einem Falle SCHÖLLERS am Grunde des oberen Blindsacks kleine knorpelharte Wucherungen. In einem Falle von LOTZ waren im oberen Abschnitte nur quergestreifte Muskeln, im unteren nur glatte Fasern enthalten; KONOPACKI erwähnt Verdickung der Muskularis der Luftröhre, und zwar quergestreifte Muskeln. In LADWIGS Fall fand sich in der hinteren Trachealwand an Stelle des Abgangs der Ösophagusfistel Plattenepithel. In einem Falle LATEINERS fand sich am unteren Speiseröhrenende noch eine trichterförmige Einsenkung der Schleimhaut nach oben gerichtet: die Sonde drang hier noch ein ganzes Stück weit vor; offenbar lag hier eine Andeutung einer Verdoppelung vor.

Diese Atresie des oberen Abschnitts, mit Ösophageotrachealfistel, ist sehr häufig nicht die einzige Mißbildung, die in den betreffenden Fällen gefunden wird. Meist sind noch andere Mißbildungen vorhanden, auch in anderen Abschnitten des Darmkanals nicht selten, z. B. Atresia ani, Atresia duodeni (vgl. MARCKWALD, LADWIG, TAGLICHT und viele andere). Kinder mit dieser Speiseröhrenmißbildung erreichen immer nur eine ganz kurze Lebensdauer, in der Regel tritt der Tod nach 2—7 Tagen ein, selten erst nach 10; in einem Falle sogar erst nach 14 Tagen, meist an Pneumonie. Die Atresie kann klinisch diagnostiziert werden, ferner wäre charakteristisch, daß im Mekonium hier Lanugohärchen fehlen müssen, da das Kind ja sein Fruchtwasser nicht schlucken kann (WALZ). In einem ganz ungewöhnlichen Falle von SCHMIDGALL wurde ein solches Kind vom 12. Tage ab rektal ernährt, am 20. gastrostomiert und starb erst am 28. Tage.

Die kausale Genese dieser Mißbildung ist uns völlig unbekannt. Über die formale Genese sind eine Reihe von Ansichten aufgestellt, die alle doch ein wenig unbefriedigend sind. Es kommt daher, daß die Entwicklungsgeschichte des Ösophagus, oder vielmehr die erste Entwicklung der Luftröhre, noch unvollkommen bekannt ist. Denn unsere in Frage stehende Mißbildung muß in ihrer Genese auf den Zeitpunkt zurückgeführt werden, wo sich die Trachea vom Ösophagus abschnürt. Besteht eine Ösophagotrachealfistel, so muß die Störung vor die 4. Embryonalwoche gelegt werden, und muß etwa bei einer Länge von 4 mm entstehen; nach LEWIS wäre sie bei 4,9 mm Länge kaum mehr möglich. (Bei einem Embryo von 18 mm ist die Anomalie schon gut entwickelt beobachtet worden.) Über die formale Genese wissen wir eigentlich recht wenig. Man kann mit Sicherheit eigentlich nur sagen, daß es bei der Abschnürung der Trachealrinne zu Störungen kommt, offenbar durch falschen Verlauf der Leisten oder durch Defekte in diesen Leisten. Nach LEWIS müßte die Entwicklung des unteren Teils des Septum unterbleiben, damit die gewöhnliche Form der Mißbildung entstünde. Nach RIBBERT würde sich der untere Rand der trennenden Scheidewand der hinteren Speiseröhrenwand anheften, statt gerade nach abwärts zu wachsen; so soll die Atresie hervorgerufen werden. Das ist jedoch nicht ganz leicht verständlich. Die einfachen Ösophagotrachealfisteln entstünden nach RIBBERT durch eine Lücke in dem normal gewachsenen Septum. Nach ZAUSCH wäre eine mechanische Abschnürung der schmalen Verbindungsbrücke anzunehmen, und zwar durch übermäßigen Druck. Durch das spezifisch kaudale Wachstum der beiden sich differenzierenden Epithelröhren wird sekundär die Leistenbildung veranlaßt. Trotz einer Menge von aufgestellten Theorien scheint mir keine die in Frage stehende Mißbildung ganz einfach zu erklären. Wie ASCHOFF erwähnt, muß man auch daran denken, daß die oben (S. 83) erwähnten seitlichen Furchen dabei noch eine Rolle spielen können. Daß es zum Trachealdefekt kommt, wenn das Septum oesophagotracheale zu weit ventralwärts gerückt wird, und zu Ösophagusatresie, wenn es zu weit dorsalwärts rückt, ist plausibel. Nach SCHMITZ wird in der 3. Embryonalwoche die Hinterwand besonders beansprucht, dünner, und zwar infolge der Beugung des Rohrs über die Herzanlage. Durch Einklemmung der Hinterwand unterbleibt die Verwachsung der Längsleisten, schließlich reißt das Rohr quer zur Achse, gegenüber der Stelle, die der Herzanlage aufliegt, der Stelle der späteren Bifurkation. Regeneration führt am oberen Ende zur Verklebung, damit zur Atresie. Daß die Ösophagusatresie nicht nach Art der Darmatresien durch fetale Epithelokklusion erfolgt, ist nach FORSSNER, BROMANN, SCHRIDDE u. a. (gegen KREUTER) anzunehmen. Schwer zu erklären ist, warum das obere atretische Stück in der Regel sich erweitert und seine Wand hypertrophisch wird; die Annahme einer Arbeitshypertrophie hat doch gewisse Bedenken. Nach SCHMITZ ist die Gestaltung des oberen Blindsacks abhängig von den Regenerationsvorgängen am oberen Einrißende (s. o.).

4. Viel seltener als die eben behandelte typische Mißbildung ist die Form, bei der das obere Stück des Ösophagus in Verbindung mit den Luftwegen steht, also eine obere und dann immer ziemlich feine Ösophagotrachealfistel besteht, während im übrigen der obere Abschnitt ebenfalls blind endigt; die Fistel liegt also seitlich in dem atretischen obern Stück. Es gibt auch Fälle mit doppelter Ösophagotrachealfistel, wo oberer und unterer Abschnitt in Verbindung mit den Luftwegen steht. In einem Falle von B. FISCHER

fand sich z. B. bei Atresie in der Mitte der Vorderwand im oberen Abschnitt eine gerade zur Trachea führende, mit Schleimhaut ausgekleidete Öffnung, 11 mm unter dem Stimmband; der untere Abschnitt verjüngte sich nach oben konisch und mündete mit ovaler fast linsengroßer Öffnung in die Trachea. Auch in einem Fall von KERN bestand eine Vereinigung vom oberen wie vom unteren Abschnitt mit den Luftwegen. In einem Falle von KLEBS (zit. nach P. SCHNEIDER) bestand eine kanalartige Verbindung im untersten Teil des Ösophagus nach einer dicht oberhalb des Zwerchfells gelegenen rudimentären rechten Lunge. Die Fälle mit doppelter Fistel sind sehr viel seltener als die mit Fistel nur im untern Abschnitt (5 unter 139 in der Literatur zusammengestellten Fällen).

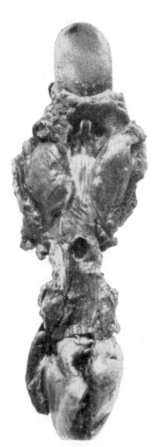

5. Offenbar einer ganz ähnlichen Genese entstammen die bisweilen beobachteten Fälle von **Fistelbildung zwischen Speiseröhre und Luftwegen ohne Atresie des Ösophagus.** Diese Fisteln sitzen immer in der Gegend der Bifurkation, meist verlaufen sie etwas schräg von der Trachea nach unten in die Speiseröhre. Sie können klinisch bedeutsam sein, da bei solchen Fisteln natürlich leicht Inhalt vom Ösophagus in die Luftwege übertreten kann. EPPINGER hat bei einem jungen Manne in der Höhe der Bifurkation einen 1 cm langen, offenen Gang von der Speiseröhre nach der Trachea beobachtet; dieser Gang hatte auf der einen Seite in seiner Wand den Charakter der Luftröhre, auf der anderen (hinten) den der Speiseröhre. Auch LAMB berichtet über eine Fistel, die von der Trachea schief in den Ösophagus zog. WIDMANN sah eine Fistel zwischen Trachea und Speiseröhre bei einem 34jährigen Manne; intra vitam hatte die Fistel keinerlei Symptome verursacht. Einen sehr schönen Fall dieser Art, der im Heidelberger pathol. Institut seziert und von STÜBLER veröffentlicht worden ist, kann ich hier abbilden. Die 0,8 cm lange und 0,3 cm breite Fistelöffnung liegt 3,3 cm unterhalb der Incisura arytaenoidea; es besteht keine anderweitige Mißbildung der Speiseröhre.

Abb. 3. Ösophago-Trachealfistel ohne sonstige Mißbildung des Ösophagus. Präparat des Heidelberger pathol. Institutes (Fall STÜBLER).

Von solchen Fisteln zu **Divertikeln** der Speiseröhre kann man sich leicht den Übergang konstruieren. Tatsächlich ist wohl auch für einen Teil der in der Bifurkationsgegend gelegenen „Traktionsdivertikel" recht wahrscheinlich, daß ihre Entstehung auf entwicklungsgeschichtliche Störungen zurückzuführen ist, also sozusagen unvollständige Fisteln vorliegen. Beim Verschluß einer solchen kann wohl auch einmal sich eine Zyste bilden, wie in einem Falle von ZIERL wahrscheinlich ist.

Dann sind hier zu nennen

6. **angeborene Verengerungen der Speiseröhre.** Diese sind bisweilen beschrieben worden. Meist handelte es sich um eine Art von diaphragmatischer Membran, die in der Speiseröhre eine **Stenose** bewirkte. Der Sitz war in mehreren Fällen in der oberen Hälfte der Speiseröhre, und zwar in der Höhe

des Ringknorpels. Nach ANDERS sind insgesamt 9 Fälle mitgeteilt, bei denen durch Schleimhautfalten das Lumen ganz oder teilweise verlegt worden ist; in 6 Fällen saß die Membran im oberen Teil der Speiseröhre, zweimal dicht über der Kardia. VIERSON berichtet über 4 weitere derartige Fälle (3 mit Sitz der Verengerung im unteren Abschnitt); Heilung durch Sondierung! W. SCHNEIDER teilt zwei einschlägige Fälle mit, die er für angeborene Stenosen hält; im einen Fall fand sich eine diaphragmatische Membran mit einer 2 mm großen Öffnung, im 2. eine halbmondförmige durch Duplikatur an der Vorderwand gebildete Klappe. W. SCHNEIDER findet in der Literatur 15 derartige Fälle; fünfmal hatte sich oberhalb der Stenose eine Erweiterung gebildet, dreimal bestanden noch anderweitige Abweichungen (Vormagen, Pulsionsdivertikel).

W. SCHNEIDER führt solche Bildungen auf epitheliale Verwachsungen zurück, die zu Atresie oder zu Stenose führen können; indes ist diese Ansicht nicht unbestritten (s. o.). ANDERS bringt diese Stenosen ebenfalls in Abhängigkeit von Störungen bei Abspaltung des Respirationstraktus und hält die Epithelwucherung für einen sekundären Prozeß. Man müßte in solchen Fällen genau auch auf das Verhalten der Muskulatur achten, ob hier etwa Lücken vorhanden sind, und auf das des Epithels. BRENNER (zit. bei LOTHEISEN) sah bei einer 21jährigen eine Ringfalte im Ösophagus und unter dieser eine Ösophago-trachealfistel. Gerade ein Fall der Art wäre nach der Theorie der epithelialen Atresie schwer zu erklären; viel näher liegt die Annahme einer Störung im Wachstum der Scheidewand zwischen Speiseröhre und Luftwegen. WHIPHAM und FAGGE berichten über eine, wie sie annehmen, angeborene Verengerung bei einem 4 1/2jährigen Kinde, und zwar handelt es sich um eine 1,2 cm lange fibröse Stenose unterhalb der Bifurkation. Indes scheint die Deutung dieses Befundes etwas fraglich zu sein.

7. Verdoppelung des Ösophagus in größerer Ausdehnung ist nicht bekannt, hingegen eine partielle Verdoppelung oder doch wenigstens die Andeutung einer solchen. Hierher gehört der nicht ganz klare Fall von BLASIUS (1674), wo der Ösophagus durch eine Scheidewand gespalten war, und unterhalb dieses Septums sich die zwei Rohre wieder vereinten. Ein Fall, den KATHE als partielle Verdoppelung geschrieben hat, muß wohl anders gedeutet werden (s. u.). Hier sind auch zu erwähnen die Fistulae oesophageo-oesophageales, die vom Lumen der Speiseröhre aus ein Stück weit parallel dem Lumen in der Submukosa verlaufen. CIECHANOWSKI und GLINSKI halten solche Fisteln für Entwicklungs-störungen, aus der Zeit, da die Lichtungen von Speise- und Luftröhre schon getrennt sind. Doch ist die Auffassung genannter Verfasser insbesondere durch STERNBERG abgelehnt worden, der in diesen Fisteln Reste einer Ösophagitis phlegmonosa sieht (s. S. 115).

8. Wachstumshemmung der Speiseröhre in frühembryonaler Zeit ist nach TONNDORF in sehr seltenen Fällen (bisher 4!) die Ursache einer echten Zwerch-fellhernie, bei der der verkürzte Ösophagus in den Bruchsack mündet; die Bruchpforte ist das Foramen oesophaguum.

Zu den Mißbildungen dürfen wohl auch gerechnet werden die ange-borenen Varizen der Speiseröhre, die in einigen Fällen (JOLLASSE, VORPAHL) beschrieben worden sind. Zu den Mißbildungen sind auch zu rechnen die Mehr-zahl der in der Speiseröhre beschriebenen Zysten, mit Ausnahme derer, die sich aus Schleimdrüsen entwickeln und als Retentionszysten aufzufassen sind. Wir besprechen hier nur die ersteren. Bei diesen Zysten der Speiseröhre handelt es sich fast immer um solitäre Gebilde, die in der Wand der Speiseröhre, oder zwischen ihr und der Luftröhre gelegen sind. Sie sind nicht sehr erheblich groß, durchschnittlich etwa haselnußgroß; die größte beschriebene dürfte die von v. WYSS sein, die die Größe eines mittleren Apfels erreichte. Diese Zysten

sind dünnwandig, meist einkammrig. Der Inhalt ist wechselnd, bald mehr eine
seröse, bald mehr eine schleimig seröse Masse mit etwas Detritus, in einem
Falle ZAHNs auch mit Cholesterinkristallen. Außerdem sind im Zysteninhalt
fast immer abgestoßene Epithelien gefunden worden. Das Epithel der Zysten
ist fast immer ein Zylinderepithel, meistens ein Zylinderepithel mit Flimmerbesatz, einschichtig, bisweilen auch mehrschichtig. Neben Flimmerepithel
wurde bisweilen auch noch anderes Epithel gefunden, z. B. Becherzellen (PAPPEN-
HEIMER), Schleimzellen (STOEBER); auch noch Faserepithel (STOEBER, NAUMER),
kubische Zellen (PAPPENHEIMER), geschichtetes Ösophagusepithel und einschichtiges Zylinderepithel mit Schleimdrüsen (ROB. MEYER); Zylinderepithel mit
Flimmern, kubisches Plattenepithel, Drüsenschläuche ähnlich Magendrüsen,
Lymphknötchen (A. STÄHELIN-BURCKHARDT). In manchen Fällen waren schleim-
drüsenartige Gebilde in der Wand, zum Teil etwas tiefer in die muskuläre Wand
der Zyste eingesenkt. Dann ist bisweilen auch etwas lymphoides Gewebe in
der Wand gefunden worden. Unter dem Epithel liegt meist eine Art von Submukosa und weiterhin folgt eine dünne zirkuläre Muskelschicht, nach außen
von einer lockeren Bindegewebsschicht umgeben. In den Fällen von KERN,
MEYER, MOHR, TRESPE fand sich auch etwas Knorpelgewebe in der Wand.
Das Lumen der Zysten ist immer von dem der Speiseröhre völlig abgeschlossen.
Die Zysten sind in den meisten Fällen als Nebenbefund bei Sektionen gefunden
worden. Da sie meist in der lockeren Adventitia der Speiseröhre liegen,
rufen sie auch in der Regel keinerlei Symptome hervor. Nur in einem Falle
STOEBERS machte eine taubeneigroße, vorn seitlich über der Bifurkation sitzende
Zyste eine Trachealstenose; bei KRAUS ist ein Fall mitgeteilt, wo eine Flimmerepithelzyste, 6 cm groß, in der Gegend der Bifurkation zwischen Muskularis
und Mukosa saß, in den Ösophagus hineinragte und ihn verengte.

Daß diese Zysten, im Gegensatz zu den später zu behandelnden Retentionszysten der Schleimdrüsen, ihre Entstehung einer entwicklungsgeschichtlichen
Störung zu verdanken haben, ist schon immer angenommen worden. Man führt
sie zurück auf Störungen bei der Abschnürung der Trachea vom Darmschlauch.
Der Befund von Knorpel, von Flimmerepithel hat schon nahe gelegt, dabei
an eine Art von rudimentärer Lungenanlage zu denken. Nach BERT-FISCHER
kann man eine Reihe der Art aufstellen: Ösophaguszysten mit Flimmer- und
Plattenepithel, Zysten mit Flimmerepithel, Zysten mit Flimmerepithel und
Bronchialknorpel, Nebenlungen. Hier wäre also eine abnorme Sprossung des
Vorderdarms zur Zyste geworden und hätte sich im Sinne einer Tracheal-Lungen-
anlage weiter differenziert. Andererseits hat man aber in Zysten auch Befunde
erhoben, die zeigen, daß abgeschnürte Teile sich typisch im Sinne der Speiseröhre weiter differenzieren; so sah z. B. STOEBER in einer Zyste alle die Zelltypen
vorhanden, die nach SCHRIDDE im normalen Ösophagus entwicklungsgeschichtlich auftreten; also auf kleinem Raum eine Kopie des normalen Werdegangs.
Dazu paßt auch gut der Fall von STÄHELIN-BURCKHARDT, wo in einer Zyste
sich typische Magenschleimhautinseln fanden. STÄHELIN-BURCKHARDT nimmt
an, daß die Zyste vielleicht durch Abschnürung einer Magenschleimhautinsel
entstanden sei. Auch P. SCHNEIDER hält die Annahme für verführerisch, daß
die Zysten im Keime bei der Abschnürung der Lungenrinne vom Vorderarm
angelegt seien.

Eigenartig ist bei diesen Zysten, daß sie fast alle im untern Abschnitt der
Speiseröhre sitzen, und zwar meist in der Hinterwand. Das würde mit der angenommenen Entstehungsweise indes nicht im Widerspruch stehen; man braucht
bloß das stärkere Wachstum der Speiseröhre zu bedenken, durch das eine Verlagerung dieser Teile nach unten zustande kommt. In ganz wenigen Fällen (KERN,
HENNIG, NAUMER), sind Zysten auch im oberen Ösophagusabschnitt gefunden

worden. Eine kirschgroße Zyste mit glatter Innenwand und geschichtetem Plattenepithel sah Lund bei einem $1\frac{1}{2}$ jährigen Mädchen. Der Ausgangspunkt der Zyste war vielleicht ein angeborenes Divertikel. Eine taubeneigroße Zyste in der Vorderwand, im Larynxhöcker, beschreibt Buttenwieser bei einem 14 tägigen Mädchen.

Eine heterotope (intramesenterial gelegene) einkammerige Zyste, mit geschichtetem Plattenepithel, die aus verlagertem Ösophagusepithel entstanden sein soll, beschreibt Hedinger.

Zu erwähnen wären auch noch die Unregelmäßigkeiten der Epithelgrenze an der Kardia. Hier sieht man durchaus nicht allzu selten, daß die Grenze keine gerade, sondern eine zackige, unregelmäßig gestaltete ist, und daß kleine Inseln von Magenschleimhaut noch in die Speiseröhre und Plattenepithelinseln in den Magen hineinreichen (Lubarsch).

IV. Verletzungen. Durchbrüche. Zerreißungen.

Verletzungen der Speiseröhre sind für den Chirurgen ungleich bedeutsamer als für den Pathologen; denn der Pathologe bekommt nur die verhältnismäßigen wenigen tödlich endigenden Fälle von Verletzung zu sehen, während die Menge von Fremdkörperverletzungen, die der Chirurg zu sehen bekommt, in der Regel bei entsprechender Behandlung glatt heilen, und die entstehenden Narben leicht übersehen werden.

Wir besprechen erst die Verletzungen durch verschluckte Fremdkörper. Da kommen alle möglichen Gegenstände in Frage, zumal bei Kindern; runde und ovale Gegenstände natürlich selten, da sie nicht leicht stecken bleiben werden, wie die spitzen es tun. Die Mehrzahl der verschluckten Fremdkörper als da sind Gräten, Knochenstücke, Gebisse, Nadeln, bleiben im Halsteil der Speiseröhre stecken; nach Lotheissen etwa 60%; bei Erwachsenen handelt es sich da, nach v. Hacker, fast immer um verschluckte Knochenstücke oder Gebisse; bei Kindern oftmals auch um Münzen. Die physiologische Enge in der Ringknorpelhöhle ist der bevorzugte Ort für das Steckenbleiben; weiterhin die Bifurkationsenge, selten die Zwerchfellsenge oder ein Abschnitt zwischen diesen beiden Engen. Nach Schlemmer war der Sitz von Fremdkörpern: 88 mal im Hypopharynx, 192 mal zwischen Ösophagusmund und Ringknorpelenge, 103 mal in Höhe der Bifurkation, 83 mal zwischen Bifurkation und Kardia, 63 mal an der Kardia: also fast $\frac{3}{4}$ aller Fremdkörper in der oberen Hälfte. Ganz selten wird beobachtet, daß spitze Gegenstände, z. B. verschluckte Nadeln, die Ösophaguswand durchdringen und dann weiter wandern; die Speiseröhrenwunde kann dabei völlig verheilen und Symptome von seiten des Ösophagus ganz ausbleiben so z. B. in einem Fall von Brown (vgl. auch bei Schußwunden). Bleibt der Fremdkörper in der Speiseröhrenwand stecken, so kann unter Umständen durch Anspießung eines größeren Gefäßes eine schwerere Blutung erfolgen, vollends auch, wenn Varizen da sind. Doch ist diese Gefahr im allgemeinen nicht groß. Von den großen Gefäßen kommt da in Frage die Aorta ascendens und descendens, eventuell ein Ast einer Interkostalarterie. Selten erfolgt einmal auch Perforation nach der Trachea, z. B. in einem Fall Seifferts, 16 Tage nach Verschlucken eines Gebisses. Viel größer ist die Gefahr der Infektion der Wand durch den steckengebliebenen Fremdkörper; es kommt dann leicht zu einer phlegmonösen Entzündung und diese Fälle enden fast immer tödlich. Indes hat jüngst Herzog über einen Fall berichtet, bei dem es nach Steckenbleiben eines Fremdkörpers zu periösophagealer Phlegmone kam, und nach Einschnitt Heilung erfolgte. Es kann auch von einer örtlichen

Infektion aus zu einer allgemeinen kommen: CRAMER sah eine allgemeine Sepsis mit Lungenabszessen nach einer Speiseröhrenverletzung durch verschluckte Sicherheitsnadel; DERSELBE, Verblutung aus der Aorta durch verschluckte Knochenplatte, die an der Bifurkation Durchbruch bewirkt hatte.

Selten kommt es vor, daß verschluckte Fremdkörper einfach in der Speiseröhre stecken bleiben, ohne sie zu verletzen, aber sie völlig verlegen. Das sah z. B. GÖBEL bei einem Kinde von $1^3/_4$ Jahren, das Dörrobst verschluckt hatte. Hier kam es zu völliger Verlegung der Speiseröhre, das Kind starb nach 4 Tagen. Inanition kam hier nicht in Frage; ob vielleicht nervöse Einflüsse da eine Rolle spielen? Akuten Verschluß der Speiseröhre durch verschlucktes Fleisch, und zwar an der Stelle einer Narbe nach früherer Laugenverätzung sah KILLIAN. Es seien hier noch einige typische Beispiele von Ösophagusverletzungen angeführt. CHIARI berichtet über tödliche Blutung aus der Aorta ascendens bei einer Geisteskranken, die eine Haarnadel verschluckt hatte und über einen Fall von Annagung der Aorta etwas unterhalb der Subclavia sinistra, 6 Tage nach Verschlucken eines Knochenstücks. Hier war es erst zu einer phlegmonösen Entzündung gekommen, die dann zur Arrosion der Aorta führte. Man muß bei verschluckten Fremdkörpern bisweilen auch mit der Gefahr einer Drucknekrose, durch den Druck des verschluckten Gegenstands auf die Schleimhaut rechnen; da entsteht die Durchbrechung dann erst sekundär. Charakteristisch sind auch die Verletzungen bei Degenschluckern. WEINERT berichtet über einen solchen (28jähriger Mann), der sein Seitengewehr verschluckte. Er hatte das Kunststück früher öfter ungestraft gemacht; hatte aber nach einer Schußverletzung (Lungenschuß) eine Verziehung der Speiseröhre bekommen. Das Seitengewehr durchbohrte den Ösophagus gerade da, wo er bogenförmig nach rechts verzogen war. Auch v. HACKER erwähnt 2 Fälle von tödlicher Perforation des Ösophagus bei Degenschluckern. Eine linsengroße Perforation der Speiseröhre (und des linken Vorhofs) durch verschluckte Gräte sah BASTANIER, tödliche Blutung nach Verschlucken eines Kautschuckgebisses CRAMER.

Auch bei Sondierung können bisweilen Perforationen entstehen, zumal, wenn es sich um narbig veränderte Speiseröhren handelt, oder die Sonde sich in einem Divertikel fängt, und ähnlichen Vorkommnissen. Liegt eine Dauersonde der Wand fest an, so kann sie zu Drucknekrose Anlaß geben (B. FISCHER). Solche Dekubitalnekrose entwickelt sich mit Vorliebe in der Ringknorpelgegend. KILLIAN berichtet über ein Geschwür, das durch langen, dicken Dauerkatheter verursacht war und zur Arrosion des Arcus aortae führte. Falsche Wege durch Sondierung werden gemacht im Brustteil links, wo der Ösophagus in der Bifurkationsgegend sich nach rechts wendet, und im untern Abschnitt rechts, wo er oberhalb des Zwerchfells wieder mehr nach links sich wendet. Kleinere Sondenverletzungen können zu kleinen Geschwüren in der Schleimhaut führen, die dann völlig ausheilen können, etwa auch zu Fistulae oesophago-oesophageales führen (vgl. S. 115). Selten machen entzündliche Prozesse in Umgebung eines Fremdkörpers auch einmal eine divertikelartige Ausstülpung der Wand, sogenannte Pseudodivertikel (Fälle von HOFFMANN, KOPP).

Verletzungen der Speiseröhre durch eine von außen einwirkende Gewalt sind nicht so besonders häufig, wenigstens isolierte Verletzungen. In Frage kommen da vor allem Schußverletzungen. Einfache Durchschüsse machen bisweilen überhaupt keine klinischen Symptome und heilen vollkommen (Fälle von MADELUNG, SCHILLING, BÖRNER u. a.). Aber die Gefahr einer Wandinfektion ist natürlich immer recht groß, und so kommt es denn nach vielen Schußverletzungen der Speiseröhre (auch bei ganz kleinen verklebenden Wunden) so häufig zu Wandphlegmone, zu jauchiger Periösophagitis und Mediastinitis. Es kommt übrigens auch vor, daß die Ösophaguswunde heilt und trotzdem eine Mediastinitis eintritt (MADELUNG). Der typische Verlauf der Ösophagusschußwunden ist, nach BÖRNER, von oben, außen und vorn nach unten, innen und hinten. Steckschüsse der Speiseröhre können zu Druckbrand und Infektion führen und sind dann wohl immer tödlich. BERGER sah z. B. einen Steckschuß im Halsteil, der zu Pyopneumothorax führte. Gleichzeitige Verletzung von Luft- und Speiseröhre kommt wohl vor, aber diese Verletzungen sind immer so schwer, daß sie meist unmittelbar tödlich sind.

Einen sehr interessanten Fall kann ich aus dem Göttinger Pathol. Institut mitteilen. Es handelt sich um eine Granatsplitterverletzung bei einem 31jährigen Soldaten, der vor einem Jahre verwundet worden war. Es fand sich ein 3 cm langer spitzer Granatsplitter von 50 g. außerdem noch ein Metallhaken und eine Öse (von Uniformstücken) in einem Loche zwischen Trachea und Ösophagus, 4 cm unterhalb des Larynx. Es war zu Dekubitalnekrose des Ösophagus gekommen, aber schließlich auch zu einer solchen der Trachea, und schließlich erfolgte tödliche Verblutung durch Arrosion der Trachea.

Dann sind hier zu behandeln die Durchbrüche der Speiseröhre, die von außen her erfolgen. Es handelt sich da hauptsächlich um entzündliche Prozesse, die vom periösophagealen Gewebe, zumal von Lymphknoten aus, auf die Speiseröhre übergreifen, vorzugsweise in der Gegend der Bifurkation. Das kommt besonders da vor, wo schon abnorme Wandverhältnisse in der Speiseröhre bestehen, z. B. in Divertikeln: also Perforation in ein Divertikel hinein. Natürlich ist da immer genau zu untersuchen, ob nicht etwa, umgekehrt, eine Perforation von einem Divertikel in die Nachbarschaft vorliegt! Durchbruch in ein Divertikel hinein ist nicht so ganz selten. STERNBERG sah unter 6132 Sektionen 36mal Durchbrüche von Lymphknoten, und zwar 34mal von anthrakotischen, 2mal von tuberkulösen Lymphknoten; der Durchbruch erfolgte 19mal in Ösophagus und Bronchus, 3mal in Speiseröhre + Luftröhre oder Art. pulmonalis oder Aorta und 7mal in den Ösophagus allein, und fast stets an der Spitze eines kleinen Divertikels. In der Regel handelt es sich um Leute höheren Alters, jenseits der 40. Auch krebsige Lymphknoten und Geschwülste können in die Speiseröhre durchbrechen. Oft kommt es bei Anlaß der Perforation zu Phlegmone im periösophagealen Gewebe.

Ganz ungewöhnlich ist ein von SAMBUC mitgeteilter Fall, wo ein Amöbenabszeß in den Ösophagus perforierte.

Dann ist zu erwähnen der Durchbruch von Aneurysmen in den Ösophagus, wobei fast stets der Tod unter ausgedehntem Blutbrechen erfolgt. EDENHUIZEN sah bei einer 60jährigen ein mykotisches Aneurysma dicht unter der Subclavia sinistra perforieren; es entstand ein länglich rundes Loch mit zerfetztem Rand, die Mukosa war livid, wallartig aufgeworfen. In einem weiteren Falle handelte es sich um Durchbruch eines Arrosionsaneurysmas auf tuberkulöser Basis, bei einer 34jährigen, mit 1 cm großem Loche. In diesem Falle war eine Perforation schon vor 3 Wochen erfolgt, das Loch aber wieder durch Blutgerinnsel verlegt worden.

Anzuführen sind hier noch gewisse seltene Fälle von posttraumatischen Affektionen: nämlich Atonien nach Schädigung von Vagusfasern. KAUF teilt einen derartigen Fall mit, wo es nach einem Trauma (Verschüttung) bei einem 30jährigen zu Atonie kam; es bestand keine völlige Lähmung, aber Schädigung der Vagusfasern. Vgl. das S. 101 bei Dilatation gesagte.

Traumatische Ruptur des normalen Ösophagus, meist in dem untersten Abschnitt, ist beobachtet worden bisweilen bei Sturz aus großer Höhe (Fliegerabstürze); dabei sind eben in der Regel noch anderweitige Verletzungen gefunden worden. Als alleinige Veränderung ist Zerreißung einer normalen Speiseröhre, in einigen wenigen sicheren Beobachtungen bekannt (nach v. Hacker 6 Fälle). In einem Falle von Petrén erfolgte die Zerreißung, und zwar mit vertikalem Riß im untern Teil, hinten etwas nach links, bei einem 27jährigen Mann, infolge Eindringens von komprimierter Luft (7 Atmosphären Druck), aus einem Schlauch, den der Mann in den Mund gesteckt hatte. Bei Sturz vom Pferde, bei Einklemmung zwischen Puffer ist ebenfalls Ruptur des Ösophagus beobachtet worden. In einem Falle von Thöle fand sich Ruptur der Speiseröhre (4 cm langer Schlitz, wie mit dem Messer geschnitten) an der Vorderwand, in der Höhe der Kreuzung des Ösophagus mit der Wirbelsäule (Überfahrung; gleichzeitig Leberruptur).

Die Zerreißung verhält sich in solchen Fällen nicht anders als in den Fällen von sogenannter Spontanruptur, deren eine etwas größere Anzahl mitgeteilt sind (nach Petrén bis 1908 24 Fälle). Nach Petrén liegt da immer eine Ruptur in der Längsrichtung vor (der vielfach zitierte Fall von Boerhaves von Querruptur scheint mir (so auch Brosch) nicht ganz sicher zu sein, da wahrscheinlich Leichenveränderungen hier mit im Spiele waren). Die Ruptur sitzt fast immer in dem untersten Abschnitt, meist links und seitlich, greift bisweilen noch auf die Kardia über. Die Länge des Rupturschlitzes betrug 1—6 cm. Ganz so aussehende Zerreißungen kann man experimentell erzeugen (Beneke). Nach Brosch sind bei Versuchen in 60% Rupturen mit Sitz im Kardiatrichter, in 40% in der Höhe zwischen Bifurkation und Zwerchfell erzeugt worden. In der Regel erfolgt die Spontanruptur durch plötzliche Brechbewegung, in einem Falle Cohns durch Brechen bei Magenspülung. In diesem Falle fand sich außer einem durchgehenden Riß auch ein zweiter, der nur bis zur Muskularis reichte. Solche Speiseröhrenzerreißung hat meist Hautemphysem zur Folge, der Tod tritt meist rasch, etwa nach einem halben Tage ein, nur in einem Falle erst nach einer Woche. Bei den Leuten mit Spontanruptur handelt es sich vielfach um Trinker, die erbrachen; oder aber auch um Leute, bei denen Potatorium nicht bestand. Meistens sind es Männer, im Durchschnitt ist das Alter etwas über 40 Jahre. Der plötzlich erhöhte Innendruck beim Erbrechen allein genügt nicht, es muß offenbar auch die Anpassungsfähigkeit des Organs an diese plötzliche Druckänderung ungenügend sein, wie das bei Innervationsstörungen denkbar ist. Nach Mohr soll dabei der obere Ösophagusabschnitt abgeklemmt sein. Tritt der Tod nicht allzu rasch ein, so findet man an der Rupturstelle fibrinös-eitrige Entzündung; weiterhin kann ein Hautemphysem auftreten und damit wird die Unterscheidung der spontanen Ösophagusruptur von einer postmortalen, durch Ösophagomalazie hervorgerufenen, im allgemeinen nicht schwer sein. (Nach Brosch wäre übrigens prädisponierend für Spontanzerreißung eine Endarteritis obliterans, welche streifenförmige Nekrosen der Muskularis machen und mit schmalen, linienförmigen, längsverlaufenden membranartigen Verdünnungen der Wand ausheilen soll; auch Wandverdünnung bei Deformierung der Trachea, Altersveränderungen sollen da von Einfluß sein. Solche Befunde scheinen aber doch nur ganz ausnahmsweise einmal erhoben zu werden.)

V. Veränderungen der Lage und der Lichtung.

a) Lageveränderungen der Speiseröhre sind pathologisch-anatomisch im ganzen nicht von erheblicher Häufigkeit. Geringfügige Abweichungen von der Norm sind recht häufig, da ja der Ösophagus nicht fest mit seiner Umgebung befestigt ist, aber sie sind praktisch fast immer bedeutungslos. Etwas erheblichere können aber sehr wohl zu schwereren Störungen führen, vollends, wenn der Ösophagus noch abnorm fixiert ist. Kovács und Störk haben genauer beschrieben, wie Vergrößerung des Herzens auf die Speiseröhre einwirken kann. Sie macht nämlich:

1. eine Deviation, i. A. bogenförmig nach rechts und hinten,
2. eine leichte Kompression und Stenose.

In extremen Fällen beginnt die Deviation schon oberhalb der Bifurkation, für gewöhnlich sitzt sie tiefer. Maximal haben wir die Verdrängung bei Vergrößerung des linken Vorhofs. Die Zusammenpressung durch Herzvergrößerung ist gering und führt etwa zu einer leichten Abplattung.

Zahn beschreibt Abknickung der Speiseröhre durch vertebrale Ekchondrosen. Im einen Falle lag der Ösophagus wie geschient zwischen der Aorta und der Ekchondrose der 8.–9. Bandwirbelscheibe, oberhalb war er diffus erweitert. Jaffe erwähnt ebenfalls Abplattung bei Kyphoskoliose; eine mäßige Deviation und leichte Abplattung habe ich auch in einem Falle chronischer ankylosierender Spondylitis gesehen. Wo tatsächlich nicht bloß Deviation, sondern starke Abplattung oder gar Kompression erfolgt, stellt sich oberhalb Erweiterung ein (s. a. S. 100).

Eigenartig ist ein Fall Enderlens, mit Invagination der vorderen Magenwand in den Ösophagus hinein (bei einem älteren Mann auf dem Präparierboden gefunden). Hier bestand nach Enderlen wohl primäre idiopathische Erweiterung. Umgekehrt ist es bei einem von Kraus erwähnten Falle von Cohn-Unger, wo nach Resektion des Magens und Entfernung des Vagus es zu einer Ausstülpung des unteren Teils der Speiseröhre gekommen ist.

Bei starker Dilatation der Speiseröhre (s. u.) wird sie unter Umständen auch länger und nimmt dann eine gebogene, in extremen Fällen S-förmig gebogene Gestalt an; der Übergang des untersten Abschnittes zum Magen erfolgt dann mit scharfer, oft fast rechtwinkliger Krümmung der Achse.

Einen S-förmig gekrümmten Verlauf des erweiterten unteren Speiseröhrendrittels erwähnt auch Zerner; er faßt den Fall als angeborene Abweichung, und zwar als Vormagen auf.

b) Erweiterungen. Unter den Erweiterungen der Speiseröhre sind verschiedene Formen zu unterscheiden, die ganz verschiedene Genese und Bedeutung haben; nämlich die umschriebenen, die sogenannten Divertikel; und dann die mehr diffusen, die Ektasien oder Dilatationen. Wir behandeln zunächst die umschriebenen, die Divertikel.

I. Divertikel sind in der Speiseröhre häufig zu finden, und stellen eine recht charakteristische Veränderung dar. Wir unterscheiden der Hauptsache nach, seit Zenker, die Traktionsdivertikel und die Pulsionsdivertikel. Dazu kommen noch Bildungen, die man als Kombination von beiden auffaßt, demnach als Traktionspulsionsdivertikel bezeichnet; und dann noch selten anderweitige divertikelartige Ausstülpungen, deren Entstehung vermutlich eine ganz andere ist.

1. Die Pulsionsdivertikel werden, wie der Name sagt, in ihrer Entstehung zurückgeführt auf einen Druck von innen, der eine Ausbuchtung zur Folge hat. Was man früher gemeinhin als Pulsionsdivertikel der Speiseröhre bezeichnet hat, ist richtiger eine Affektion des Rachens, daher auch bei diesem abgehandelt. Aber im eigentlichen Ösophagus kommen auch ganz entsprechende Bildungen vor, wie diese Pulsionsdivertikel des Hypopharynx und sind vermutlich auch in ihrer ursächlichen Entstehung ihnen gleich zu beurteilen. Pulsionsdivertikel des Ösophagus sind selten, indes nicht so selten, als gemeinhin angegeben ist. Sie werden in jedem Alter beobachtet, vorwiegend aber erst in höherem Alter. Unter 26 Fällen Starcks waren nur 2 unter 10 Jahren, die meisten standen im Alter von 40 bis 60 Jahren. Das weibliche Geschlecht ist fast ebenso häufig betroffen

wie das männliche; nach KULENKAMPFF indes Männer dreimal so oft wie Frauen. Diese Divertikel sitzen fast immer an der Vorderwand oder etwas seitlich, nur ganz selten hinten. Sie sind bis jetzt immer nur in der Einzahl gefunden worden. An zwei Stellen ist ihr Lieblingssitz: nämlich 1. in der Bifurkations- gegend, die epibronchialen Divertikel und 2. oberhalb des Hiatus oesophageus, die epiphrenalen Divertikel. Die epibronchialen wölben sich ins Cavum broncho-aorticum vor (BROSCH). Die Größe dieser Divertikel ist nie sehr bedeutend, sie werden kirsch- bis walnußgroß, ganz selten einmal manns- faustgroß. Bei manchen Fällen, die klinisch beobachtet wurden und als tief- sitzende Divertikel diagnostiziert sind, ist es überhaupt fraglich, ob es sich immer tatsächlich um Divertikel und nicht manchmal auch um diffuse Erweiterungen gehandelt hat. Je nach ihrem Sitz und ihrer Größe können diese Divertikel mehr oder weniger klinische Symptome hervorrufen. Zum Beispiel berichtet SCHILLER über ein taubeneigroßes, dicht oberhalb des Zwerchfells an der Hinter- wand sitzendes epiphrenales Divertikel bei einer 48jährigen Frau. Es hatte seit 13 Jahren Schlingbeschwerden gemacht.

Bei den Pulsionsdivertikeln der Speiseröhre handelt es sich um eine hernien- artige Vorstülpung der Schleimhaut, offenbar an Stellen, an denen aus irgend- einem Grunde eine Verdünnung der Wand besteht; der Fundus dieser ausge- stülpten Partie erweist sich fast immer als frei von Muskularis: also hat man eine herniöse Vorstülpung der Schleimhaut durch die Muskulatur. Mechanische Faktoren, wie vielleicht Steckenbleiben großer Bissen (bei hastigem Essen) und dadurch erfolgende Dehnung, eventuell auch anschließende Entzündung, können bei der Entstehung eine Rolle spielen. KULENKAMPFF lehnt solche Einflüsse ab und vertritt die Anschauung der angeborenen Sackbildung. So be- richtet auch LICHTENBERG über ein Pulsionsdivertikel dicht oberhalb des Zwerch- fells bei einem sechswöchigen Säugling. Die Divertikelwand war papier- dünn und im unteren Teil vom Zwerchfell umschnürt, beide Vagi waren, offenbar durch die Einschnürung zwischen Divertikel und Zwerchfell, atrophiert. Die Mehrzahl der epiphrenalen Pulsionsdivertikel ist nur klinisch festgestellt worden; nach DEWICKER nur 10 Fälle anatomisch. GUNDERMANN beschreibt z. B. ein 3 cm großes Divertikel der Vorderwand über dem linken Bronchus, mit kleinen Narben im Divertikel. Die Ausbuchtung saß über der Stelle, wo der linke Bronchus einen Wulst der Speiseröhre verursacht. Auch verkalkte Bronchial- knorpel können so wirken. Daß solche Umstände eine Rolle spielen, sieht man wohl auch daraus, daß man gelegentlich Traktionsdivertikel findet, die in ähn- licher Weise sekundär ausgebuchtet sind: die Traktionspulsionsdivertikel (Ökonomides). Daß der Sitz der Pulsionsdivertikel mit Vorliebe über den physiologischen Engen ist, kann ebenfalls zugunsten solcher mechanischer einwirkender Einflüsse angeführt werden. Daß aber auch angeborene Faktoren mitspielen, muß unbedingt angenommen werden. Der genannte Sitz an der Vorderwand, läßt sich ja auch ganz gut mit der Annahme örtlicher Ent- wicklungsstörungen vereinen. Entscheidend ist nach GRÄF das Mißverhältnis zwischen Innendruck und Festigkeit eines bestimmten Wandabschnitts.

Daß die größten Divertikel epiphrenal sitzen, wäre bei Annahme mechanischer Einflüsse ohne weiteres verständlich. Auch angeboren sind Divertikel gefun- den worden. Größere Bedeutung haben die Pulsionsdivertikel der Speise- röhre nicht. In einem Falle von EDGREN (zit. bei RIEBOLD) ist Ent- wicklung von Krebs in einem solchen Divertikel beobachtet worden.

2. Die Traktionsdivertikel werden, wie der Name besagt, auf eine Ausziehung eines Teils der Speiseröhrenwand zurückgeführt, und zwar auf einen Zug infolge von Verwachsung mit der Umgebung. Wenn diese Entstehungsart vielleicht auch nicht für alle Fälle zutrifft, so liegt doch kein Grund vor, diese

Bezeichnung aufzugeben. Bei den Traktionsdivertikeln handelt es sich in der Regel um verhältnismäßig kleine Wandausstülpungen; ganz seichte werden leicht einmal übersehen, man kann sie aber leicht sichtbar machen, wenn man die Speiseröhre anspannt und etwa die Bifurkationsgegend fixiert. Der Sitz der Divertikel ist ganz typisch: nämlich an der Vorderwand oder etwas seitlich. Sie werden gefunden in der Gegend der Bifurkation; höher oben und weiter unten beobachtet man typische Traktionsdivertikel eigentlich nie. Diese Ausstülpungen sind etwa trichter- oder zeltförmig. Der Eingang in den Trichter ist ziemlich eng, etwa hirsekorn- bis erbsengroß, kaum je größer, die Tiefe der trichterförmigen Ausstülpung beträgt einige Millimeter bis einen Zentimeter, selten mehr. Die Richtung des Trichters geht nie senkrecht zum Verlauf der Speiseröhre, sondern immer etwas im Winkel dazu, schräg nach oben, und der Trichter bildet infolge dieses Verlaufs auch nie einen ganz regelmäßigen Spitz- kegel. Ganz selten geht der Verlauf des Divertikels etwas anders, z. B. nach unten, wie ich kürzlich in einem Falle sah, wo von 2 Divertikeln das eine typisch nach oben, das andere nach unten gerichtet war; beide saßen genau in der Mitte der Vorderwand, 2 cm untereinander. Die Divertikel kommen entweder einzeln oder auch, wie häufig, in der Mehrzahl vor, nämlich dann 2 oder 3, kaum je mehr. Sie liegen dann bisweilen genau übereinander in der Mitte, manchmal aber auch etwas gegeneinander verschoben. Die Spitze der Ausbuchtung ist in der Mehrzahl der Fälle mit einem Lymphknoten verwachsen, unmittelbar, oder durch Vermittlung eines kleinen bindegewebigen Stranges; das Divertikel kann aber auch mit der Spitze direkt am Bronchus verwachsen sein, ohne Vermitt- lung von Lymphknoten. Das ist aber seltener zu finden. BEVERMANN fand in 60 Fällen 51 mal entzündliche Veränderungen, Schrumpfung, Verkäsung und ähnliches an den Lymphknoten der Bifurkation und des Bronchus.

Über den feineren anatomischen Bau der Divertikel ist zu sagen: die Divertikel- wand ist fast immer mehr oder weniger verändert, es liegt also nicht bloß eine ein- fache Vorstülpung einer sonst unveränderten Wand vor. Vielmehr findet man als Regel Unterbrechungen im Zusammenhang der Wand, nämlich in der Muskularis. Die Dicke der Ringmuskulatur nimmt gegen die Spitze des Divertikels im allgemeinen allmählich ab; die Längsmuskulatur nimmt oft an der Bildung der Divertikelwand gar keinen Teil, und endet säulenförmig (BROSCH). Die aufgelockerten Stümpfe der Muskulatur sind nach HAUSMANN verdickt, von Bindegewebe umwachsen. Die Schleimhaut der Divertikel kann auch Verände- rungen aufweisen. Sehen wir von entzündlichen Vorgängen zunächst ab, die man so häufig in Divertikeln antrifft, so gibt es solche mit ganz normaler Schleimhaut. In andern Fällen aber findet man allerhand Anomalien des Epithels; so hat RIBBERT auf dem Grunde eines Divertikels becherzellen- haltiges Zylinderepithel gesehen, mit vielfach ausgesprochenem Flimmer- besatz. Soweit aber bis jetzt bekannt, sind solche Befunde Seltenheiten; allerdings werden die Divertikel eben auch selten mikroskopisch untersucht. In 5 von mir untersuchten Fällen fand sich stets das Divertikel nur mit Platten- epithel (von recht wechselnder Dicke) ausgekleidet. An der Spitze des Divertikels setzt sehr häufig ein bindegewebiger Strang an, der ungefähr in der Richtung der Divertikelachse verläuft. Er besteht meist aus fibrillärem Bindegewebe mit ziemlich vielen Gefäßen und dann findet sich sehr oft auch anthrakotisches Pigment in diesem Strang; Kohlepigment wird übrigens häufig auch in der Divertikelwand, bis dicht ans Epithel heran angetroffen. Im weiteren Verlauf, also weiter von der Speiseröhre entfernt, hat man in der Regel derberes Narben- gewebe. Rundzelleninfiltrate sind in dem Verwachsungsstrang etwas ganz Gewöhnliches, besonders, wenn das Divertikel mit Lymphknoten verwachsen ist. Es gibt aber auch Divertikel, in deren Umgebung Rundzellansammlungen

fehlen. Traktionsdivertikel sind gerade keine seltenen Befunde in der Speiseröhre. HEINEN fand unter etwa 1100 Sektionen 27 Divertikel. Sie kommen bei
beiden Geschlechtern gleich häufig vor (während bei den Pulsionsdivertikeln des
Hypopharynx das männliche Geschlecht weit überwiegt). BEVERMANN fand
2 Divertikel zwischen 11 und 20 Jahren, 6 zwischen 21 und 30, 6 von 31 bis 40,
12 von 41 bis 50, 13 von 51 bis 60, 18 im Alter von über 60 Jahren. Bei Kindern
unter 10 Jahren sind Traktionsdivertikel nicht sicher bekannt; ein Fall von
KAPPIS betrifft zwar ein 3jähriges Kind, doch wurde hier die Diagnose nur
klinisch als wahrscheinlich gestellt.

Am häufigsten findet man die Divertikel bei Leuten mit Tuberkulose;
in BEVERMANNS Fällen waren 73% tuberkulös. Es liegt dann meist auch Tuberkulose der tracheobronchialen Lymphknoten vor. Nach KRAGH, der bei 536 Sektionen 51mal Traktionsdivertikel fand, ist stets Tuberkulose bei der Entstehung
mit im Spiel: erst Tuberkulose der Lymphknoten, dann Perforation in die Speiseröhre, schließlich Divertikelbildung. Man müßte statt Traktionsdivertikel
besser sagen: tuberkulöse Divertikel. Aber auch ohne Tuberkulose kommen
Divertikel vor, z. B. bei schrumpfenden Prozessen des Mediastinums, bei
Steinhauerlunge, bei Pleuraverwachsungen und vor allem bei anthrakotischen Veränderungen der bronchialen Lymphknoten trifft man sie an. In
den mit dem Divertikel verwachsenen Lymphknoten findet man anthrakotische
Veränderungen noch häufiger als tuberkulöse.

Das Divertikel selbst ist oft Sitz entzündlicher Veränderungen, zumal, wenn
kleine Fremdkörper, etwa Speisereste, Körner von Früchten und ähnliches
in ihm stecken bleiben. Bei dem Verlauf der Divertikel nach oben ist das Steckenbleiben allerdings erschwert und nicht so häufig. In vielen Fällen ist aber die
Entzündung auf das Divertikel fortgeleitet, von außen her, von den bronchialen
Lymphknoten aus und bei tuberkulöser oder anthrakotischer Erweichung
kann es sogar zum Durchbruch solcher Prozesse ins Divertikel hinein kommen.
So fand STERNBERG unter 6132 Sektionen 36mal Durchbrüche von Bronchial-
lymphknoten. Da es durch die entzündlichen Prozesse erst zu Verwachsung
mit der Speiseröhre und zu Verziehungen kommen kann, wird eben leicht eine
Ausbuchtung, ein Divertikel auf solche Weise entstehen können, und der
Durchbruch erfolgt dann natürlich in diese ausgezogene Partie hinein, eben
in das Divertikel. Nach BROSCH soll die Durchbruchsöffnung oder -Narbe.
neben der Spitze oder in der Seitenwand sitzen, falls es sich um Perforation
in ein schon bestehendes Divertikel handelt; entsteht jedoch das Divertikel
erst sekundär, nach einem stattgehabten Durchbruch, so säße die Öffnung
oder Narbe an dessen Spitze. Das letztere wird wohl im allgemeinen
zutreffen, das erstere kann zutreffen, kann aber auch recht wohl einmal anders
sein. Daß von der Perforation eines Divertikels (ob sie nun von innen her oder
von außen her entstanden ist) eine Entzündung auf die Nachbarschaft, auf
Mediastinum, Herzbeutel, Pleura, Lungen übergreift, ist gar nicht so selten.
Nach LOTHEISSEN ist sogar in etwa 10% der Divertikel die Spitze ulzeriert
oder perforiert. Solche fortgeleitete Entzündung nach Divertikeldurchbruch
führt dann in der Regel zu gangränösen Lungenprozessen — das ist das
häufigste — zu eitrig-jauchige Perikarditis, Mediastinitis usw. GEIPEL fand
z. B. von 10 Fällen von Lungengangrän 4 hervorgerufen durch Durchbruch eines
Divertikels, und von 8 eitrigen Perikarditiden 2 so bedingt. Fälle von so entstandener Lungengangrän berichten auch LEICHTENSTERN, TEXTOR u. a. Gibt
es nach Perforation eines Divertikels einen Mittelfell-Abszeß, so kann dieser
bisweilen auch nach der Luftröhre zu durchbrechen und zu Aspirations-
pneumonie führen (EGLE) oder zu jauchiger Pleuritis und Perikarditis
(SELL). Die Fälle mit Divertikelperforation verlaufen meist in 2 bis 3 Wochen

tödlich (GEIPEL). Ein 7 cm langes Geschwür im linken Bronchus sah HAAS nach Durchbruch eines ulzerierten Traktionsdivertikels, bei einem 56jährigen Manne.

Von weiteren sekundären Prozessen an Divertikeln wäre zu erwähnen die Entwicklung von KREBS auf dem Boden eines Divertikels. Der chronisch entzündliche Prozeß, der sich in Divertikeln, infolge von Stagnation von Speiseteilchen, so oft abspielt, wird dann als ursächlicher Umstand für die Krebsbildung angesehen. Andere wieder führen Divertikelkrebse auf angeborene Abweichungen zurück und sehen in der Divertikelbildung selbst schon den Ausdruck einer Entwicklungsstörung. RITTER beschreibt 4 Fälle von Krebs in oder um ein Divertikel, ferner einen Krebs mit einer divertikelartigen Narbe. In einem Falle fand sich ein Samenkorn mit spitzen Stacheln in der Mündung des Divertikeltrichters. Mit Recht erwähnt RITTER, daß es wünschenswert wäre, die Divertikel systematisch auf Krebsentwicklung hin zu untersuchen. Auch KAUFMANN erwähnt Krebs auf dem Boden von Divertikeln. Ein Divertikel kann möglicherweise auch noch zu anderen Veränderungen der Speiseröhre Anlaß geben. In einem eigenartigen Falle von ROSENHEIM war bei einem 58jährigen Manne mit Kardiospasmus die obere Ösophagushälfte bis auf 11 cm erweitert, die untere Hälfte normal, an der Grenze zwischen beiden saß ein kleines, mit Lymphknoten und dem linken Vagus verwachsenes Divertikel. Vielleicht hat in diesem Falle das Divertikel durch seine Lage die atonische Erweiterung hervorgerufen. Zwei Traktionsdivertikel in einer spindelförmigen Ektasie der Speiseröhre beschreibt POLLITZER. Daß im Bereich eines Divertikels sekundär noch eine weitere Ausbuchtung erfolgen kann, ist möglich und wurde bisweilen beobachtet. Wir hätten dann ein sogenanntes Traktions-Pulsionsdivertikel vor uns. Solche Fälle sind beschrieben von ÖKONOMIDES, von BROSCH, BEVERMANN u. a. Der schräg nach oben gerichtete Verlauf der Traktionsdivertikel ist indes für solche sekundäre Ausbuchtung wenig günstig, wie ja überhaupt auch die Traktionsdivertikel fast immer klein bleiben. Zu den Traktionspulsionsdivertikeln ist auch zu rechnen ein Fall von CHIARI, in dem die linke Speiseröhrenwand 1 cm oberhalb eines Traktionsdivertikels an der Bifurkation halbkuglig sackartig in Haselnußgröße ausgestülpt war. In der Mitte der Ausstülpung saß eine strahlige Narbe, die in einen Narbenstrang überging, der am hinteren unteren Ende der vergrößerten Schilddrüse befestigt war.

Die Entstehung der Traktionsdivertikel ist von ZENKER seinerzeit auf eine Zugwirkung, durch schrumpfende narbige Verwachsung des Ösophagus mit den anliegenden Lymphknoten zurückgeführt worden. Für diese Annahme spricht ja in erster Linie der Befund eines von dem Divertikel ausgehenden Narbenstranges, oder auch eine feste Verlötung des Divertikels selbst mit entzündlich veränderten, tuberkulösen oder anthrakotischen Lymphknoten. Nach BEVERMANN wäre die Ursache fast immer Entzündung der anliegenden Lymphknoten, oder sonst Erkrankung der Lunge oder Pleura. Zu ähnlichem Resultate kommt auch HAECKERMANN. Auf der andern Seite ist jedoch namentlich von RIBBERT darauf hingewiesen, daß es Traktionsdivertikel auch ohne jede Entzündungsprozesse in ihrer Umgebung gibt; er beschreibt sogar unter 40 Divertikeln 23 ohne entzündliche Veränderungen. Für die Entstehung solcher Divertikel müsse man Entwicklungsstörungen annehmen, offenbar eine mangelhafte Trennung der Speiseröhre bei der Abschnürung der Luftröhre. Dafür spräche der regelmäßige Sitz der Divertikel an der Bifurkation. Sind entzündliche Veränderungen, wie so häufig, vorhanden, so ist zu bedenken, daß solche eben auch sekundär da aufgetreten sein können, in dem ursprünglich gefäßreichen Bindegewebsstrang von den Lymphknoten nach dem Ösophagus zu fortgeleitet. Der Befund von Abweichungen der Epithelauskleidung in Divertikeln spräche auch für die Annahme einer Mißbildung. Es handele sich also um

7*

angeborene Anlagen, an Stellen größerer Muskellücken oder an verdünnten Wandstellen.

Diese Auffassung ist von vielen Forschern bekämpft worden (z. B. SCHMORL), insbesondere auch mit der Begründung, dann müßten Traktionsdivertikel doch auch schon bei Kindern häufiger gefunden werden. B. FISCHER nimmt eine vermittelnde Stellung ein; nach ihm entstehen die Traktionsdivertikel teils auf angeborener Anlage (bei Sitz unterhalb der Bifurkation), teils durch entzündliche Prozesse. Diese Ansicht trifft vermutlich das Richtige. Aus den histologischen Befunden bei der Untersuchung von Traktionsdivertikeln kann man, wenn man will, oft dies oder jenes herauslesen; ob das eine primär, das andere sekundär ist oder umgekehrt (z. B. Rundzellinfiltrate), ist histologisch meist nicht zu beweisen. Außerdem ist der histologische Befund, wie z. B. die Untersuchungen von HAUSMANN zeigen (was ich auch bestätigen kann), in den einzelnen Fällen recht verschieden. So ist wohl abzulehnen, für alle Divertikel nur eine Entstehung gelten zu lassen (was ja auch RIBBERT keineswegs will), vielmehr wohl zu sagen, daß beide Arten der Entstehung eine Rolle spielen — wie auch ASCHOFF in seinem Lehrbuch annimmt. Nach B. FISCHER können auch Traumen (Schlundsondenverletzung) Anlaß zur Divertikelbildung geben. Noch seien erwähnt die Fälle von KAPPIS, wo ein Divertikel vermutlich nach Schluß einer Ösophagotrachealfistel sich bildete; von KÜSTER, der ein birnförmiges Divertikel operierte, das sich nach Influenza (durch Lähmung?) entwickelt haben soll; und ein Fall von KELLING, mit 300 ccm fassenden Divertikel 6 cm oberhalb der Kardia; die beiden letztgenannten Fälle sind indes wohl kaum den Traktionsdivertikeln, viel eher den Pulsionsdivertikeln zuzurechnen.

II. Bei den mehr diffusen Erweiterungen der Speiseröhre kann man zwei Hauptformen unterscheiden, nämlich 1. Dilatationen, die durch mechanische Faktoren hervorgerufen sind und 2. sogenannte idiopathische Dilatationen.

1. Ektasien über Stenosen. Wir finden sie hauptsächlich über Narbenstenosen, z. B. nach Verätzung, selten über Narben von peptischen oder anderen Geschwüren (z. B. CAHN, GRUND, MEYER). Solche Dilatationen können ziemlich erheblichen Umfang annehmen, indes nie so erheblichen, wie die später zu behandelnden idiopathischen. Dann findet man Erweiterungen oftmals über strikturierenden, skirrhösen Krebsen. Aber auch schrumpfende Prozesse in der Nachbarschaft der Speiseröhre können in seltenen Fällen zu einer Ektasie des Ösophagus Anlaß geben: RATKOWSKI sah eine spindlige, vermutlich durch Mediastinitis entstandene und ARNSTEIN eine bei Spondylose rhizomélique, wo der Ösophagus durch derbes fibröses Gewebe in seiner Nachbarschaft fixiert war. JAFFE sah Dilatation bei Kyphoskoliose durch Druck des Brustbeins. Eine Erweiterung durch klappenartigen Verschluß des unteren Abschnittes beschreibt BENEKE.

Diese Ektasien haben meist im ganzen spindelförmige Gestalt und erstrecken sich, unmittelbar oberhalb des verengten Teils beginnend, mehr oder weniger weit nach oben. Wir finden dabei auch regelmäßig eine Wandhypertrophie, die vorzugsweise durch Verdickung der Ringmuskulatur (Arbeitshypertrophie) bedingt ist. Ist die Hypertrophie gut ausgebildet, so ist die Erweiterung in der Regel nicht allzu erheblich. Kommt es jedoch, etwa durch krebsige Infiltration oder andere Prozesse zu Schädigung der Muskularis, Degenerationen, Verfettung usw., so wird die Wand nachgiebiger und durch die Füllung der Speiseröhre die Ektasie allmählich immer mehr zunehmen. Bei diesen Erweiterungen ist das Ösophagusrohr eigentlich immer gleichmäßig in seinem Umfang betroffen; ganz ungewöhnlich ist die Beobachtung FLESCHs, wo es bei einer Stenose nach Laugenverätzung bei einem 5jährigen Kinde zu einer divertikelartigen

Erweiterung kam, die nur die Vorderwand betraf. Bestehen irgendwie Verwachsungen der Speiseröhre mit der Umgebung, so kann unter Umständen
die Ektasie etwas verzerrte Formen annehmen. Durch die Stockung der
Speiseteile kommt es in den erweiterten Abschnitten leicht zu chronisch-
entzündlichen Vorgängen, zu kleinen Erosionen, Geschwüren u. a.; auch
Leukoplakie wird in solchen Fällen bisweilen gesehen. BENEKE beschreibt
einen Fall, bei dem es vor 25 Jahren nach Verschlucken heißer Kartoffeln
zur Verengerung, danach zur Erweiterung oberhalb kam und diese das unterste
Stück der Speiseröhre klappenförmig zudrückte.

Eine recht ungewöhnliche Form der Ektasie hat FLEINER beschrieben,
nämlich eine Stauungsektasie. Hier lag ein situs inversus der Baucheingeweide vor, der Magen lag rechts und der Ösophagus hatte demnach eine Biegung
zu machen, um zur Kardia zu gelangen.

2. Die sogenannte idiopathische Dilatation. Sie hat den Namen deswegen erhalten, weil in diesen Fällen durchaus kein anatomisches Hindernis
die oft so erhebliche Erweiterung der Speiseröhre erklären kann. Der Name ist
indes nicht sehr glücklich gewählt, und würde besser durch andere Bezeichnung
ersetzt. Es handelt sich bei den Dilatationen dieser Art wohl auch um hinsichtlich der Entstehung nicht ganz einheitliche Vorgänge. Fälle, die in diese
Gruppe gehören, sind gar nicht so selten, die Zahl der beschriebenen Fälle
übersteigt wohl 300; das männliche Geschlecht ist etwas häufiger betroffen als
das weibliche.

a) Wie namentlich röntgenologische Untersuchungen am Lebenden gelehrt
haben, handelt es sich in vielen dieser Fälle um primären Kardiospasmus
und dadurch hervorgerufene Erweiterung oberhalb der Kardia. Man kann also
von einer spasmogenen diffusen Dilatation sprechen (STARCK). Zugrunde
liegt ein spastischer Verschluß der Kardia, primärer Kardiospasmus, und
zwar offenbar durch eine funktionelle Neurose des Vagus — denn in
mehreren genau untersuchten Fällen wurde der Vagus unverändert befunden,
z. B. in dem von BENDA untersuchten Falle von HIRSCH, ferner im Falle von
M. B. SCHMIDT, in einem Falle von HARBITZ. Die Beteiligung des Vagus an der
Entstehung von Erweiterungen überhaupt ist auf mehrfache Weise schon sichergestellt worden. In einem Falle STEPHANs bestand bei einem 32jährigen Manne
dreiviertel Jahre nach einem Trauma eine paralytische Atonie, der Ösophagus
faßte 150, auf Atropin 350 ccm. Es bestand außerdem Tachykardie, Achylia
gastrica, chronische Verstopfung. Atonie der Speiseröhre nach Vagusschädigung
ist auch sonst beobachtet worden. v. BERGMANN sah Dilatation bei einer
32jährigen mit Asthma und nimmt eine funktionelle Vaguserkrankung an.
Auch nach Trauma sind solche funktionelle Neurosen, die zur Erweiterung führten,
gesehen worden, ferner nach Bleivergiftungen, nach Infektionskrankheiten u. a.
WINTERNITZ beschreibt eine traumatische Neurose mit Spasmen, desgleichen
STRÜMPELL; ALBU sah akute Dilatation 18 Tage nach Gastroenterostomie
wegen Pylorospasmus. Daß in manchen Fällen auch gleichzeitig Pylorospasmus bestand, spricht ja auch für diese Annahme spasmogener Entstehung (cf. Fall HIRSCH). Nach GUISEZ wären regelmäßig mechanische
Ursachen für die Entstehung des Ösophagospasmus anzuschuldigen (Reizung
durch ungenügend gekaute Bissen usw.). [Wie weit an der Entstehung von
Kardiospasmus und Speiseröhrenerweiterung etwa auch der Sympathikus beteiligt ist, das ist jetzt noch nicht genügend sicher festzustellen (cf. STRAS-
BURGER, THIEDING)].

Nach KRAUS enthält der Vagus die motorischen Fasern für den oberen
Abschnitt und hemmende Fasern für die Kardia. Die Kardia ist jedoch selbständig und vermutlich spielen bei ihr auch die in der Muskularis gelegenen

Ganglien eine große Rolle. Infolge der Selbständigkeit der Kardia kann ein Krampf hier allein auftreten, ohne den übrigen Ösophagus zu betreffen. Nach ZAAIJER läge, nach Röntgenuntersuchungen, nicht ein Krampf der Ringmuskelschicht zugrunde, sondern ein Versagen der Längsmuskeln; es handle sich um ungenügende aktive Erweiterung des kaudalen Teils (infolge anatomischer Disposition. Die Bezeichnung wäre daher richtiger: Kardioparalyse (motorische Kardiainsuffizienz). Nach BAUERMEISTER entstünde die Dilatation aus primärer Muskelinsuffizienz infolge Aplasie oder Degeneration der Vagi, sie kann aber auch funktionell sein. Andererseits gibt es übrigens auch isolierte Spasmen des oberen Speiseröhrenabschnittes (zentrale Ursache einer Innervationsstörung des Vagus). Solche Fälle hat E. STIERLIN mitgeteilt.

Bei den gewöhnlichen spasmogenen Dilatationen betrifft die Erweiterung der Hauptsache nach den unteren und etwa noch mittleren Abschnitt; H. STRAUSS sah in mehr als 20 Fällen nur 3mal auch den obern Teil erweitert.

b) Dann gibt es Fälle von paralytischer Ektasie des Ösophagus, z. B. nach diphtherischer Lähmung (v. HACKER u. a.); HEYROVSKI sah in 3 Fällen von Erweiterung Einbettung des Vagus in Schwielen und anatomische Veränderungen des Nerven. Auch MOHR sah Ektasie nach Diphtherie, also paralytische Atonie und Dilatation.

c) Endlich scheinen in manchen Fällen angeborene Abweichungen die Ursache der Erweiterungen zu sein, und zwar Abweichungen im Verhalten der Kardia. Man kann die Parallele ziehen zum Pylorospasmus und zur Atonie des Magens (vgl. ORTH). Immerhin sind auf diesem Gebiete unsere Kenntnisse noch lückenhaft und die Befunde manchmal auch verschiedener Deutung fähig. GÖPPERT hat eine angeborene Dilatation bei einem Säugling gesehen, LANGMEAD bei einem 16 Monate alten Mädchen, CAHN Erweiterung bei einem 8jährigen Kinde. M. STERNBERG sah eine starke Erweiterung des untern Abschnittes mit S-förmiger Krümmung bei einer 21jährigen, bei der überhaupt angeborene Veränderungen des gesamten Magen-Darmtrakts bestanden. Auch FALKENHEIM, R. STIERLIN, WIEBRECHT, ZUSCH nehmen für manche Fälle angeborene Regelwidrigkeiten an. Nach GREIN wäre ein kleiner Teil der idiopathischen Speiseröhrenerweiterungen angeboren und der Zustand dem Megacolon congenitum vergleichbar.

Bei diesen Dilatationen aus den genannten verschiedenen Ursachen erreicht die Erweiterung oft sehr erheblichen Grad; es sind Fälle bekannt, wo der Ösophagus einen Liter, ja selbst 2 Liter faßte (Fälle von FLEINER, GREIN, MAY, GUISEZ). In dem Falle von HIRSCH soll der Inhalt sogar 2—3 Liter gewesen sein. Der Umfang der Speiseröhre kann an den weitesten Stellen bis zu 30 cm betragen (LUSCHKA), Werte von 12, 14 cm sind gar nicht so ungewöhnlich. Im Fall von HIRSCH war die lichte Weite quer 10,5 cm, die Tiefe 5 cm, der größte Umfang 24 cm. Die Speiseröhre ist dabei nun oft auch verlängert, als höchstes wurden 40 cm gemessen (SJÖGREN), ja sogar 46 cm in LUSCHKAS Fall; sie ist dann häufig S-förmig gekrümmt und es kann dann sogar ein fast rechtwinkliger Übergang vom Ösophagus in die Kardia erfolgen (z. B. HICHENS). Die Erweiterung ist entweder ziemlich gleichmäßig, spindlig, oder sie ist etwas mehr auf den unteren Abschnitt beschränkt, dann mehr flaschenförmig oder in Form einer stumpfen Keule, mit dem dicken Ende unten; selten mehr diffus zylindrisch, wurstförmig. Charakteristisch ist, daß die Dilatation immer etwa 1 bis 2 cm oberhalb der Kardia, also oberhalb des Foramen oesophageum erfolgt. Das abdominale Stück soll in diesen Fällen nach ZAAIJER besonders lang, 3—4 cm lang, sein; die Erweiterung reicht nie über den Hiatus hinab. Die zirkuläre Muskellage am abdominalen Ende ist immer wenig entwickelt. Ganz ungewöhnlich ist das Verhalten in einem Falle WIEBRECHTs: hier fanden sich bei einem 18 jährigen 2 spindlige Ektasien, 41/2 cm unter dem Ringknorpel und 6 cm oberhalb der Kardia.

Die Wand der erweiterten Speiseröhre verhält sich verschieden. In vielen Fällen ist sie verdickt, und zwar in allen Schichten und die Dicke kann bis zu 9 mm betragen (STARCK). Diese Verdickung rührt her von Hypertrophie der Muskulatur, aber bisweilen auch von entzündlichen Infiltraten der Wand. Denn entzündliche Prozesse vermißt man in solch erweiterten Speiseröhren eigentlich nie; akute Entzündungen treten zurück, chronische herrschen vor, mit Verdickung des Epithels (Pachydermie), Erosionen usw. Lederartige Beschaffenheit der Schleimhaut, warzige, weißliche, wenig durchsichtige verdickte Abschnitte sind ganz gewöhnlich zu finden. In der Submukosa hat man oft kleinzellige Infiltrate, die Muscularis mucosa kann auch Veränderungen, wie Verfettung, Pigmentierung aufweisen (R. STIERLIN). In der Muskulatur kann man öfters Abnützungspigment, auch hyaline Umwandlung in großer Ausdehnung feststellen. Submukosa und Muscularis mucosae sind meist verdickt; aber gelegentlich wird auch Atrophie der Wand gefunden.

Es gibt eben auch Fälle ohne Muskelhypertrophie, wo sogar infolge der Ausdehnung eine Verdünnung der Wand erfolgt; und andere, wo sich offenbar angeborene Lücken in der Muskularis nachweisen lassen (DIERLING). Das Fehlen oder Vorhandensein einer Muskelhypertrophie kann wichtig sein für die Beurteilung der Entstehungsweise des Falles. Wo Muskelhypertrophie vorhanden ist, ist jedenfalls eine primäre Atonie auszuschließen. Handelt es sich um eine Erweiterung infolge von degenerativen Prozessen am Nerven, so müßte eigentlich eine Hypertrophie ausbleiben. Nun ist

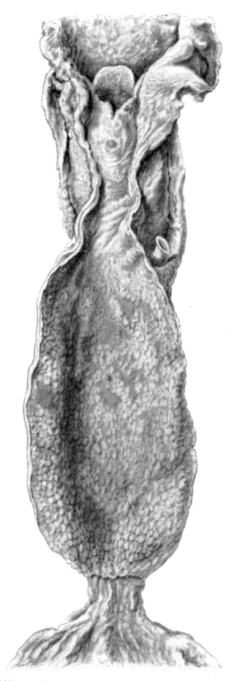

Abb. 4. Hochgradige Erweiterung der Speiseröhre bei Kardiospasmus. Chron. Ösophagitis. 58 jährige Frau. Seit 8 Jahren „magenkrank". Allmähliche Abmagerung. Körpergewicht 25 kg. Sonde stößt an der Kardia auf Widerstand; klinisch Kardiakarzinom angenommen. Tod an Bronchitis u. Bronchopneumonie. Präparat von Prof. SCHULTZE-Braunschweig. Natürl. Größe.

Atrophie der Ösophagusmuskulatur bei der „idiopathischen" Dilatation doch im ganzen selten beobachtet und aus diesem Grunde müßte jedenfalls eine anatomische Veränderung des Vagus als Ursache der Erweiterung selten sein (STARCK). Manches ist indes hier noch unklar. ORTH sagt, daß auch Fälle vorkommen, bei denen nur Verdickung der Mukosa und Submukosa besteht und nimmt dann angeborene Mißbildung an.

Die diffusen Ektasien sind ziemlich gleich häufig bei Männern und Frauen beobachtet (nach ALBU bei Männern viel häufiger) und gar nicht so selten schon in jugendlichem Alter; so sah LOTHEISSEN einen Fall bei einem 7jährigen Kinde, das schon seit dem 10. Lebensmonat Beschwerden hatte. Die Dilatation nimmt in der Regel langsam zu, kann dann aber lange stationär bleiben (z. B. im Falle von LOREY 25 Jahre). Am häufigsten tritt sie zwischen dem 20. und 40. Jahre in Erscheinung. Oft handelte es sich um nervöse Personen; hastiges Essen wird bei vielen Fällen berichtet. H. STRAUSS beobachtete in einigen Fällen von Speiseröhrenerweiterung gleichzeitiges Bestehen von Habitus asthenicus: also spielen konstitutionelle Momente da eine wichtige Rolle. Öfters wurde bei solchen Patienten auch Lungentuberkulose gefunden. Die Dilatation führt in der Regel zu Unterernährung und selbst zum Tode. In einem Falle RUMPELS erfolgte der Tod durch Peritonitis infolge Durchbruch beim Selbst-Sondieren (ROCKSTROH).

Daß eine chronische Ösophagitis meist nicht ausbleibt, ist schon erwähnt. Sie kann aber wohl auch einmal das Primäre sein, der Spasmus sekundär und es entsteht dann ein Circulus vitiosus. In erweiterten Speiseröhren kann es zur Bildung von Krebs kommen (ALBU, BENSAUDE und GUÉNAUX, GUISEZ, FLEINER, GRUND, KNAUT, gleichzeitig auch Leukoplakie). ZWEIG erwähnt einen Fall von WICK, wo tödliche Blutung aus Geschwüren der dilatierten Speiseröhre erfolgte.

3. Unter Vormagen versteht man eine, zuerst von ARNOLD und LUSCHKA beschriebene, umschriebene, auf einen kleinen Bezirk, und zwar oberhalb des Foramen oesophageum beschränkte kuglige Erweiterung, bei völlig unveränderter Kardia. Diese Anomalie ist selten; FLEINER sah derartige Fälle, von denen 2 zur Obduktion kamen. Auch HEINEMANN sah einen Vormagen, bei einem anderthalbjährigen Kinde; der Vormagen war pflaumengroß, die Schleimhaut daselbst mehrfach angefressen und verdünnt. MAY deutet einen Fall von hochgradigster Ektasie als primären angeborenen Vormagen, mit sekundärer Ösophagitis, Spasmus und Dilatation. Nach ZUSCH soll in den Fällen von Vormagen der innere Ast des Nervus Willisii ungewöhnlich stark entwickelt sein, ein Befund, wie er für Wiederkäuer typisch sei (?). Genauere anatomische Untersuchungen über Fälle von Vormagen wären sehr erwünscht, um eine genauere Kenntnis dieser angeborenen Abweichung zu bringen.

c) Verengerungen. Verengerungen des Lumens, Stenosen, sind in der Speiseröhre häufig beobachtet. Klinisch spielen sie noch eine wesentlich größere Rolle, als pathologisch-anatomisch. EWALD fand unter 382 Fällen von Speiseröhrenerweiterungen, die zur klinischen Beobachtung kamen, 308 mal meist bösartige Stenosen. GUISEZ hatte unter 800 ösophagoskopisch untersuchten Fällen von Stenosen 72,5% Krebse, 6% Narbenstenosen; doch wird dies Zahlenverhältnis im ganzen großen sich wesentlich zugunsten der Narbenstenosen verschieben. Für den Kliniker kommen dann noch die spastischen Verengerungen dazu, die dem Pathologen vielfach entgehen.

Die Stenosen der Speiseröhre werden hervorgerufen entweder von außen her, oder durch Prozesse, die sich im Innern der Speiseröhre abspielen und zu ihrer Verengerung führen. Zur erstgenannten Gruppe gehören die Kompressionsstenosen, z. B. durch Neubildungen in der Nachbarschaft, etwa große

Strumen, bösartige Mediastinalgewächse u. ä.; ferner durch schrumpfende
Prozesse im Mediastinum, dann durch Kompression durch große Aneurysmen,
durch Herzvergrößerung, selten auch durch Exostosen der Wirbelsäule u. ä.
Im allgemeinen sind diese Kompressionsstenosen nicht so erheblich, da ja die
Speiseröhre nicht fest mit der Umgebung befestigt ist und einigermaßen
ausweichen kann; es wird also zunächst da viel eher eine gewisse Verlagerung
erfolgen.

Ungleich bedeutsamer sind die Stenosen durch Verlegung des Lumens von
innen her, Obturationsstenosen. Die kann erfolgen etwa durch Fremdkörper, die im Innern irgendwie stecken geblieben sind, etwa in Divertikeln;
vgl. auch den Fall von PFLUGRADT (S. 107); ungleich viel häufiger aber durch
Gewächse, die in die Lichtung sich vorwölben. Da kommen in erster Linie
die bösartigen Tumoren, und zwar die Krebse in Frage (s. bei Krebs); andere
Geschwülste, gutartige und bösartige, nur selten. Dann kann einmal auch eine
sehr reichliche Entwicklung von Soor das Lumen stark verengen und Verengerung bewirken. Vielleicht noch häufiger als was bisher angeführt wurde, sind die
Narbenstenosen, wie sie sich ganz typisch nach Verätzungen mit Säuren
oder Laugen ausbilden (s. bei Verätzung); diese Stenosen können außerordentlich hochgradig sein, sogar derart, daß die Aufnahme selbst von Flüssigkeiten
kaum mehr möglich ist. Während des Lebens sind sie — da oft noch Spasmen,
entzündliche Hyperämie u. ä. mitspielen — meist noch erheblicher, als sie auf
dem Leichentisch erscheinen. Sie sitzen mit Vorliebe an den physiologischen
Engen, sind klappenförmig, ringförmig, oft auch röhrenförmig (besonders im
untern Abschnitt); sie sind einfach oder mehrfach. Außer nach Verätzung
können solche Verengerungen sich auch durch Vernarbung von Geschwüren,
peptischer, tuberkulöser, syphilitischer und anderer Ätiologie ausbilden.
PLUMMER und THOMPSON haben eine Striktur auf typhöse Ulzera zurückgeführt. Selten macht Vernarbung von geschwürigen Vorgängen, die von
außen auf die Speiseröhre übergreifen, eine Stenose. Je länger die Stenose
besteht, desto hochgradiger ist im allgemeinen auch oberhalb der Striktur
die Erweiterung und die Arbeitshypertrophie der Muskulatur.

In manchen Fällen ist die Ursache einer Stenose nicht auf die genannten
Ursachen zurückzuführen. Es kommen nämlich auch angeborene Strikturen
vor, wie sie von LOTHEISSEN, von TURNER und HIRSCHSPRUNG (zit. bei LOTH-
EISSEN) beobachtet worden sind. Diese sitzen oft in der Höhe der Bifurkation
und sind wohl auf Störungen bei der Trennung von Atem- und Darmrohr zurückzuführen. Eine Stenose bei einem Neugeborenen teilt auch
CRUVEILHIER mit; sie saß 2 Daumen breit über der Kardia und wird von
dem Verfasser auf eine „intrauterine Phlegmasie" zurückgeführt, was recht
unwahrscheinlich ist. Wahrscheinlich liegt hier auch eine Mißbildung vor
(s. auch S. 88).

Völlige narbige Verödung ist meines Wissens noch nie gesehen worden;
wird indes ein stenosierter Ösophagus etwa durch Anlegung einer künstlichen
Speiseröhre völlig ausgeschaltet, so kann er weitgehend veröden. SCHLAGEN-
HAUFER berichtet über solch einen Fall, wo nach 4jähriger Ausschaltung die
Speiseröhre bis auf eine kurze Strecke an der Kardia völlig undurchgängig ge-
worden war. Vgl. auch den Fall PEPPER-EDSALL bei Tuberkulose.

d) Anhang: Diffuse Hypertrophie. Ganz selten kommt im Ösophagus
eine mehr oder weniger diffuse Hypertrophie vor, die nicht ohne weiteres
als ausgleichend, als Arbeitshypertrophie zu erklären ist. EHLERS sah einen
Fall bei einem 56jährigen Mann, der eine spindlige Verdickung der Muskularis
aufwies, die 12 mm betrug. Mikroskopisch fand sich nur Hypertrophie, keinerlei
entzündliche Veränderungen. Kardiospasmus bestand nach EHLERS nicht,

da auch keine Dilatation vorlag. Der Fall wird erklärt als angeborene Hypertrophie (gleichzeitig bestand auch Pylorusstenose und ein ganz kleines Divertikel im unteren Abschnitt). In einem Falle von ELLIESEN war die Speiseröhre durch die Hypertrophie fast in ganzer Ausdehnung in ein starres Rohr verwandelt. Der Ringsumfang außen betrug 7 bis 7,5 cm, die totale Wanddicke 9 mm. Die Lichtung war bleistiftdick. Die Hypertrophie endete 1 cm oberhalb der Kardia, Kardiospasmus bestand nicht. Da anatomisch keine Gründe für eine Arbeitshypertrophie vorlagen, wird eine idiopathische Hypertrophie angenommen. Vielleicht gehört hierher auch ein Fall von REHER, wo eine 8 bis 10 cm lange Wandhypertrophie sich fand, die zu erheblicher Verengung des Lumens führte; oberhalb des verdickten Teils war der Ösophagus erweitert. Der Fall ist leider nicht mikroskopisch untersucht.

VI. Parasiten und Fremdkörper.

Von Parasiten in der Speiseröhre kommt fast allein in Frage der Soorpilz.

Der Soorpilz lokalisiert sich häufig in der Speiseröhre; zwar wohl nie ausschließlich da, und nie primär, vielmehr pflegt er von der Mund- und Rachenhöhle aus fortwuchernd in die Speiseröhre zu gelangen. In den obersten Abschnitten der Speiseröhre findet man bei Soor der Mundhöhle recht häufig auch eine mehr oder weniger ausgedehnte Pilzwucherung. HELLER fand in 18 Fällen von Soor die Speiseröhre nur einmal frei. Die Sooraffektion wird hauptsächlich bei kleinen Kindern gefunden, kommt aber gelegentlich auch bei kachektischen Erwachsenen vor. Selbst bei Neugeborenen hat man Soor gefunden.

Wie in der Mundhöhle bildet der Soorpilz auch in der Speiseröhre weiße bis weißlich-graue Flecken auf der Schleimhaut; bei weiterer Ausdehnung ist die Anordnung meist streifenförmig, auf der Höhe der Längsfalten insbesondere. Die Pilzwucherung kann so erheblich werden, daß die ganze Schleimhaut von einem Pilzrasen bedeckt ist, ja daß sich sogar ganze Pfröpfe bilden, die ins Lumen hineinragen und es verstopfen. Hat man sehr dichte Pilzrasen, so ist die Farbe weniger schön weiß, wird vielmehr immer mehr schmutzig, bräunlich, gelblich oder gräulich; die Massen können, wenn Erbrechen besteht, manchmal auch gallig gefärbt sein. Ganz frische Soorbeläge lassen sich noch abstreifen, etwas größere und ältere aber nicht mehr. Bei mikroskopischer Untersuchung findet man den Pilz in Form von dicht verflochtenen Fäden im Epithel liegen (häufig sieht man die Fäden zwischen den Kittlinien der Epithelzellen durchdringen); auch in der Submukosa kann man oft noch ein Flechtwerk von Pilzfäden antreffen. Sie dringen von da aus sogar noch tiefer, senkrecht oder korkzieherartig gewunden, bis in die Muskularis hinein, können sich auch in erweiterten Gefäßen der Submukosa und Muskularis finden (HELLER in 9 von 18 Fällen, ferner FAUST). Um die Pilzfäden herum findet man kleinzellige Infiltrate, auch Infiltrate mit neutrophilen Leukozyten; doch nicht ständig; Rundzellinfiltrate kommen bisweilen auch noch in den tieferen Schichten vor, noch tiefer, als die Pilzfäden eingedrungen sind. An den Pilzfäden fand M. B. SCHMIDT in den Gefäßen weniger endständige und seitliche Knospen als im Gewebe.

Gelegentlich findet man Soor noch verbunden mit eitrigen Prozessen oder auch mit oberflächlicher fibrinöser Entzündung, wie ich in einem Falle sah. Makroskopisch wird Soor nicht so ganz selten mit anderweitigen Affektionen verwechselt, besonders, wenn die Farbe der Pilzrasen etwas schmutzig ist.

Andere Parasiten spielen im Ösophagus gar keine Rolle. Eingekapselte Trichinen sind bisweilen gefunden worden. Zystizerken in der Speiseröhre können auch wohl einmal beobachtet werden; in der Literatur habe ich indes derartige Befunde nicht erheben können. Gewisse Filarienarten, die in den Tropen und Subtropen recht verbreitet sind und im Ösophagus ganz erhebliche Wurmtumoren machen können, sind beim Menschen bis jetzt meines Wissens noch nicht gefunden worden, nur bei Hunden (eigene Beobachtungen).

Konkremente in der Speiseröhre sind meines Wissens erst in einem Falle beobachtet worden. Pflugradt fand bei einem 64jährigen Mann mit linksseitiger eitriger Pleuritis und pneumonischen Herden in der Vorder- und Hinterwand der Speiseröhre, 1 und 1 $\frac{1}{2}$ cm oberhalb der Kardia 2 rundliche, einmark- und zehnpfennigstückgroße Defekte der Mukosa. Aus beiden Defekten ragte je eine walnußgroße höckrige, harte Masse, die sich beim Herausnehmen als eine gelbgraue, grobgranulierte, leicht zerbröckelnde Konkretion (Gewicht insgesamt fast 22 g) erwies; sie war aus phosphorsaurem und etwas kohlensaurem Kalk und organischer Substanz aufgebaut. Die Konkremente lagen in einer zusammenhängenden Höhle mit geschwüriger Innenfläche und derb schwieliger Wand. Sie hatten eine Stenose hervorgerufen, klinisch hatte die Diagnose auf Krebs gelautet. Nach Ansicht des Autors handelt es sich um Konkremente in einem primären Ulcus ex digestione.

VII. Stoffwechselstörungen. Ulcus pepticum.

Von Stoffwechselstörungen im Ösophagus ist recht wenig bekannt. Wir können hier behandeln die gar nicht so seltenen Druckgeschwüre der Speiseröhre. Sie finden sich fast nur an einer Stelle, nämlich im obersten Teil an der Vorderwand, da wo die Ringknorpelplatte auf die Ösophagusschleimhaut drückt, und bei horizontaler Lage des Menschen den Ösophagus gegen die Wirbelsäule preßt. Hier ist also der Blutumlauf erschwert (vgl. auch bei Leichenveränderungen) und an dieser Stelle nun entwickeln sich mit Vorliebe bei Kachektischen, ganz charakteristisch z. B. auch bei schwerem Typhus, Druckgeschwüre, Dekubitalgeschwüre. Sie sind durchschnittlich etwa 5 Pfennigstückgroß, die Ränder glatt oder schmierig belegt. Die Geschwüre fallen oft nach der Mitte zu terrassenförmig ab. Besteht das Ulkus schon etwas länger, so wird das Gewebe allmählich ganz morsch, zunderartig, die Farbe wird schmutzig gelbgrau, grüngrau oder noch dunkler. Als Abklatsch des Geschwürs an der Vorderwand findet man oftmals auch noch ein zweites, meist etwas kleineres, an der Hinterwand. Bei Kindern sind die Dekubitalgeschwüre selten, am häufigsten findet man sie bei älteren Leuten, weil bei diesen auch die Verknöcherung der Larynxknorpel begünstigend wirken mag. Ähnliche Druckgeschwüre hat man selten auch gesehen an tieferen Stellen durch den Druck einer in der Speiseröhre liegenden Dauersonde (B. Fischer). Ferner können Druckgeschwüre selten auch entstehen durch den Druck von Trachealknorpeln, falls nämlich die Trachea etwa durch Tumoren, z. B. Strumen, verdrängt wird. So können auch Aneurysmen allmählich Druckatrophie, sogar schließlich eine Durchbrechung der Speiseröhre herbeiführen, so z. B. in einem Falle von Schneller.

Degenerative Prozesse im Ösophagus spielen gar keine große Rolle. Ablagerung von braunem Pigment findet man in den Muskelfasern, auch in der Muscularis mucosae, bisweilen in Fällen von Erweiterung, am häufigsten bei der allgemeinen Hämochromatose, aber auch ohne diese bei alten Personen besonders bei Leberzirrhose und ausgebreiteter Arteriosklerose (Lubarsch, persönliche Mitteilung). Einen interessanten mikroskopischen Befund erwähnt Glaus. Er fand in einem Falle von Myelozytose amyloide Veränderungen in der Tunica propria und besonders in der Submukosa; es bestand allgemeine

Amyloidose, besonders auch im Darm. Bei allgemeiner Amyloidose ist die
Speiseröhre nicht selten beteiligt, besonders die Arterien der Submukosa sind
oft ergriffen (Lubarsch, persönliche Mitteilung). Auch ausgesprochene hyaline
Veränderung der Muskelschicht ist in ektatischen Speiseröhren gefunden worden
(Beneke, Gregersen).

Vielleicht sind solche degenerative Prozesse — die allerdings im klinischen
Bild und im pathologisch anatomischen Befund gar keine wesentliche Be-

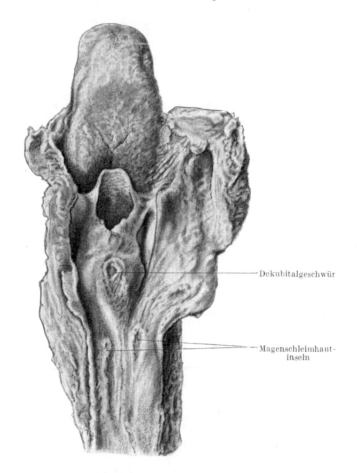

Abb. 5. Dekubitalgeschwür der Speiseröhre. Zwei Magenschleimhautinseln. 25jähriger
Soldat, hochgradig kachektisch und an Pyämie nach multiplen Schußverletzungen.

deutung hätten — doch nicht so selten, nur mangels darauf gerichteter systematischer Untersuchung nicht bekannt.

Hier ist anzuschließen das Ulcus pepticum oesophagi. Genau wie
im Magen und anscheinend auch unter ganz ähnlichen Bedingungen wie dort,
kommt auch in der Speiseröhre ein peptisches Geschwür vor. Gruber fand unter
4208 Sektionen 140mal Ulcera peptica, davon 6mal solche in der Speiseröhre;
2mal bei Männern, 4mal bei Frauen; im gleichen Material Erosionen bzw.
intravitale Malazie 9mal. Tileston hat bis 1906 40 Fälle von peptischem
Speiseröhrengeschwür zusammengestellt, und zwar saßen diese Ulzera im

Ösophagus allein in $60^0/_0$, an Kardia und Ösophagus in $17^0/_0$, im Ösophagus und gleichzeitig noch entfernt davon im Magen oder Duodenum in $33^0/_0$ der Fälle. In der Statistik sind indes wohl auch einige Fälle mitgezählt, die nicht eigentlich hieher gehören. CANTIERI berichtet 1910 über 62 Fälle der Literatur und 6 eigene. $^2/_3$ betrafen Männer, etwas über $40^0/_0$ der Fälle standen im Alter von 50 Jahren und darüber. In einer neuesten Zusammenstellung von 1919 bringt HELLMANN 26 sichere Fälle von peptischem Ösophagusgeschwür (5 mal als Nebenbefunde). Von 21 Fällen, die zur Obduktion kamen, hatten tödlich geendet 5 durch Blutung, 7 durch Perforation (ins Peritoneum, in die Aorta, in die Pleura, ins Netz, ins Mediastinum, zweimal in die linke Brusthöhle). Der Tod erfolgt in der Regel $1^1/_2$—2 Tage nach dem Durchbruch, selten später; in einem Fall von SCHAEZLER sogar erst nach 14 Tagen. Das männliche Geschlecht ist fast gleich häufig betroffen wie das weibliche. Das durchschnittliche Alter ist etwa 40 Jahre, der älteste Patient war 66 Jahre, der jüngste 3 Tage (ob es sich hier tatsächlich genetisch um einen gleichen Prozeß handelt?). Der Sitz des Ulkus ist fast ausnahmslos der unterste Abschnitt, und zwar entweder gerade die Grenze zwischen Ösophagus und Kardia, wie in einigen Fällen gesehen wurde, häufiger aber etwas oberhalb, nämlich dicht über dem Hiatus oesophageus. Die Grenze gegen die Kardia pflegt als scharfe oft zackige Linie markiert zu sein. Höher als bis zur Bifurkationgegend hat man peptische Geschwüre im Ösophagus nicht gefunden. Die Größe der Geschwüre ist recht verschieden, man findet sie von erbsengroßen bis zu ganz großen, die den ganzen Umfang der Speiseröhre einnehmen (Gürtelgeschwüre); sie sind entweder in der Einzahl da (das ist das Gewöhnliche), oder auch in der Mehrzahl. In einigen Fällen hat man auch frische Ulzera neben Narben von alten Geschwüren gefunden. Die Geschwüre haben in der Speiseröhre nicht die typische Trichterform, wie im Magen, sie sind viel unregelmäßiger; im ganzen haben sie mehr Neigung zur Ausbreitung in die Tiefe als in die Fläche. Die Ränder findet man bisweilen ganz scharf, wie mit dem Locheisen ausgeschlagen, bei älteren Geschwüren aber auch narbig verdickte, kallöse Ränder. Da im Bereich der Geschwüre die Epitheldecke fehlt, ist die Farbe hier immer mehr bräunlich als im übrigen Ösophagus. Die meisten Geschwüre, die man gefunden hat, waren ziemlich tiefgreifend und in den meisten Fällen waren sie durch die Ösophaguswand perforiert; die Durchbruchsöffnung war meist ganz rund, zentral gelegen (WINKLER), seltener exzentrisch. Mikroskopisch war der Befund im Bereich der Geschwüre sehr wenig charakteristisch; bei den perforierten immer überwiegend leukozytäre Infiltrate.

Heilen die Ulzera, so bilden sich flache, strahlige, weißliche, derbe Narben, die bisweilen zu Verziehung des Ösophaguslumens (QUINCKE) und damit zu Stenose führen können. Einige derartig bedingte Stenosenfälle sind ösophagoskopisch untersucht, in einem Falle von ANSCHÜTZ wurde die Diagnose auf narbige Stenose nach Ulkus auch durch mikroskopische Untersuchung einer Probeexzision bestätigt. EWALD sah ein 19 jähriges Mädchen mit einer Striktur, die wahrscheinlich nach einem peptischen Geschwür entstanden war. Die Narben nach einem solchen sind allerdings weder makroskopisch noch mikroskopisch so typisch, daß man ihre Entstehung aus dieser Ursache ablesen kann. Jedenfalls muß man immer auch an die Möglichkeit einer alten Verätzung, oder an Narben von anderweitig entstandenen Geschwüren denken. Bei einem peptischen Ulkus kommt es leicht auch zu spastischen Zuständen des unteren Ösophagusabschnittes, und dadurch zu Erweiterung und Wandhypertrophie oberhalb; das ist wiederholt gesehen worden (Fälle von AL. FRÄNKEL, KAPPIS, QUINCKE). Dann kann die Stagnation auch noch chronische entzündliche Prozesse veranlassen; möglicherweise können aber auch einmal solche den Boden für ein peptisches Ulkus bilden. Über Konkremente in einem alten Ulkus hat Pflugradt berichtet (s. S. 107).

Die Vorbedingung für die Entstehung eines peptischen Geschwürs ist natürlich die Anwesenheit von saurem Magensaft und dazu muß des weiteren noch eine weitere, uns durchaus nicht genügend bekannte Veranlagung des Gewebes kommen; als solche kommen in Frage vielleicht thrombotische Prozesse, variköse Erweiterung der Venen u. ä. In 10 von den 21 Fällen Hellmanns bestanden außer dem Ulkus des Ösophagus noch Ulzera im Magen oder Duodenum; nur in 3 Fällen war das Geschwür in der Speiseröhre die einzige Erkrankung des Darmkanals; das spricht ja auch dafür, daß gewisse allgemeine Faktoren da eine Rolle spielen werden, und nicht bloß örtliche in der Speiseröhre selbst. Der saure, peptisch wirkende Saft stammt aus dem Magen selbst, vielleicht aber auch manchmal aus den Kardiadrüsen im untern Ösophagusabschnitt, die ihrem Bau nach wohl geeignet wären, ein solches Sekret zu liefern. Im oberen Ösophagusabschnitt sind sichere peptische Ulzera, etwa im Bereich der Magenschleimhautinseln, bis jetzt noch nicht gesehen worden; wohl aber kadaveröse Erweichung. Es wäre wohl der Mühe wert, bei sicheren Fällen von peptischem Geschwür der Speiseröhre das Verhalten des Geschwürs zu den Kardiadrüsen genau zu prüfen, auch auf das Verhalten der Magenschleimhautinseln dabei zu achten. Nach P. Müller ist anzunehmen, daß mindestens ein großer Teil der peptischen Speiseröhrengeschwüre auf einer Entwicklungsstörung der Schleimhaut (an der Stelle minderwertig angelegter Magendrüsen) beruht.

Karzinom auf dem Boden eines peptischen Ulkus ist von Ortmann beobachtet worden. Nach Gruber spielt indes das Digestionsulkus des Ösophagus keine Rolle für die Entwicklung von Krebsen.

Hier mögen angefügt werden die Fälle von Ulzera des untersten Ösophagusabschnittes bei Neugeborenen, die unter dem klinischen Bild der Meläna, also unter Blutbrechen meist wenige Tage nach der Geburt verstorben sind. Man hat bei solchen Kindern des öftern über der Kardia einzelne oder mehrere seichte oder tiefergreifende Geschwüre gefunden und auf dem Grund der Geschwüre angenagte Gefäße mit thrombotischen Prozessen, oft so großen Gerinnseln, daß diese das ganze Lumen der Speiseröhre ausgefüllt haben (Bastin). Henoch sah in einem Falle ein 2 cm langes ringförmiges tiefes Ulkus mit grauem diphtherischem Belag, bei einem Neugeborenen mit Meläna. Es ist schwer zu sagen, ob es sich in diesen Fällen genetisch auch um echte peptische Geschwüre gehandelt hat. Möglicherweise handelt es sich in solchen Fällen um infektiöse Wandveränderung und das trifft wohl auch für einen der Fälle Bastins zu; in einer Beobachtung von K. Meyer war Embolie nicht ganz sicher ausgeschlossen. Hingegen können die Fälle von Chrzanowski, Spiegelberg u. a. als einfache peptische Ulzera gedeutet werden. Die histologische Untersuchung hat in ein paar einschlägigen Fällen eben auch nichts für die eine oder die andere Entstehungsweise Beweisendes erbracht und so wären künftige Untersuchungen in einschlägigen Fällen recht erwünscht.

VIII. Störungen des Kreislaufs.

Störungen des Blutumlaufs spielen in der Speiseröhre im ganzen lange nicht die Rolle, wie in manchen anderen Organen; mindestens ist uns recht wenig darüber bekannt. Wichtig ist wohl auch hervorzuheben — wie Orth das tut — daß der Kreislauf im Ösophagus weitgehend unabhängig ist von der in seiner Nachbarschaft.

Ob es eine auf den Ösophagus beschränkte Anämie gibt, wissen wir nicht. Erwähnt sei hier noch die in der Leiche entstehende, durch den Druck der Ring-knorpelplatte auf die Schleimhaut hervorgebrachte Blutleere, die Ungeübte bisweilen zu falschen Diagnosen verleitet.

Arterielle Hyperämie sieht man auf dem Leichentisch im Ösophagus sehr selten, am häufigsten bei Neugeborenen, besonders auch bei Frühgeburten und da vorzugsweise in den unteren Abschnitten. Bei diesen sind auch kleine punkt- und streifenförmige Blutungen auf der Höhe der Falten, in der Längs-richtung der Speiseröhre, oft zu finden (YLPPÖ). Bei entzündlichen Prozessen der Nachbarschaft findet man auch stellenweise hyperämische Zonen in der Ösophagusschleimhaut.

Passive, Stauungs-Hyperämie wird viel häufiger angetroffen, als Teil-erscheinung einer allgemeinen venösen Stauung, so bei Herzfehlern, bei Kypho-tischen u. a.; aber auch mehr auf die Speiseröhre lokalisiert kommt venöse Hyperämie vor, z. B. bisweilen bei Trinkern. Manchmal ist ihre Ursache nicht so klar ersichtlich. Die Schleimhaut bekommt da eine dunklere livide, bisweilen auch etwas bräunliche Farbe.

Wichtiger sind variköse Erweiterungen der Ösophagusvenen, die man besonders in den unteren Abschnitten, aber auch oft genug in den oberen antrifft (z. B. dicht unter dem Ringknorpel). Sie werden angetroffen bei älteren Leuten, bei Kropfkranken; dann aber bei solchen, die überhaupt in ihrem Körper Neigung zu Varizenbildung haben, auch ohne daß eine unmittelbare örtliche Ursache, wie etwa gerade Kompressionserscheinung bei Strumen, vorliegt. Sehr charakteristisch sind dann Varizen der Speiseröhre bei Leuten mit Leber-zirrhose, wo diese Ösophagusvenen vikariierend für den Abfluß von Pfortader-blut sorgen müssen. Hier werden die Venen im unteren Abschnitt der Speise-röhre weit ausgedehnt, geschlängelt, sie schimmern als dunkelblaue, bisweilen miteinander anastomosierende Stränge unter der Schleimhaut durch und können sich selbst erheblich in sie vorwölben. Die Gefahr der Verletzung solcher Varizen ist natürlich nicht klein und bei sehr hochgradigen Varizen kommt es leicht zum Platzen, etwa bei mechanischer Reizung, etwa bei Essen, bei erhöhtem Druck, oft auch ganz von selbst und die einsetzende Blutung kann tödlich endigen. Besonders leicht platzen die Varizen an den engen Stellen des Ösophagus (GOTO). Ein ganz erheblicher Teil der Fälle von Leberzirrhose endet tödlich durch Blutung aus geplatzten Ösophagusvarizen. Ein Präparat eines solchen Falles ist im Fränkel-Kastschen Atlas abgebildet. Auch bei Verödung der Pfortader aus andern Ursachen, z. B. durch thrombotischen Verschluß (RISEL, PICK) sind hochgradige Varizen der unteren Ösophagusvenen gesehen worden, ferner bei Pfortadersklerose (GOHRBANDT); sie können bis bleistiftdick werden. Die Stellen einer Ruptur an solchen Venen sind in der Regel schwer zu finden, weil sie auffallend klein sein können. E. KAUFMANN erwähnt mehrere ein-schlägige Fälle. In mehreren Fällen hat man starke Varizenbildung auch bei Kindern gefunden; FRIEDRICH sah eine tödliche Blutung aus solchen bei einem 6jährigen Mädchen, JOLLASSE bei einem 11jährigen Kind mit Blutbrechen; STERNBERG bei einem 7½jährigen Mädchen mit Magenkatarrh und Gummi der Leber; tödliche Ruptur. Sogar bei einem 3tägigen Kinde hat VORPAHL Varizen gefunden: das Kind starb unter melänaartigen Erscheinungen. Da in diesem Falle, wie auch in dem FRIEDRICHs keine Störung im Pfortader-kreislauf vorlag, muß man wohl an angeborene Abweichungen (angiomartiger Natur im Falle VORPAHLs) denken. Auch F. G. MEYER nimmt eine angeborene Anlage der Varizen der Speiseröhre an.

Blutungen im Ösophagus werden beobachtet bei infektiösen Prozessen, z. B. Typhus, Pyämie. Pocken; auch bei foudroyanter Grippe habe ich das in einem

Falle gesehen. Es brauchen dabei keinerlei entzündliche Vorgänge in der Schleimhaut makroskopisch nachzuweisen zu sein. Meist handelt es sich da auch nur um
kleine Ekchymosen. Ähnliches findet sich bei manchen Vergiftungen, wie durch
Phosphor, Kampfer u. a. Größere Blutungen werden hervorgerufen durch
Verletzungen durch eingeführte Fremdkörper (Gräten und ähnliches), verschluckte Gebisse, durch irgendwie bedingte Geschwüre, durch durchbrechende
Aneurysmen, aus geplatzten Varizen; dann etwa noch bei Verletzungen von
außen her. Ferner können, wie im Magen, Erosionen der Speiseröhre Anlaß zu
reichlichen Blutungen geben. PRINGLE, STEWART und TEACHER sahen in
7 Jahren 16 Fälle von tödlichen Hämatemese, meist $1-1\frac{1}{2}$ Tage vor den
Tod einsetzend, aus Erosionen und Ulzerationen. Stumpf keilförmige Geschwüre
durch destruktive rhombotische Prozesse in der Tiefe der Submukosa beschreibt DAWYDOWSKIE bei Fleckfieber.

Allgemeines Ödem der Speiseröhre ist nie beobachtet worden, lokalisiertes
kollaterales Ödem bisweilen, in Nachbarschaft entzündlicher Prozesse. ROST
hat Ödem des unteren Ösophagusabschnittes beschrieben. Die Speiseröhre fühlt sich da eigenartig teigig an, das Ödem erstreckt sich in der Regel
nur 3 bis 5 cm weit oralwärts von der Kardia. Als Ursache kommt nach ROST
in Frage Umspülung mit Eiter (bei Peritonitis) und Erbrechen. Mikroskopisch
findet sich die Schleimhaut, weniger die Submukosa aufgelockert, die ödematöse
Durchtränkung ist besonders deutlich zwischen der Muscularis mucosae; auf
die Muskularis greift das Ödem fast nie über.

IX. Entzündliche Veränderungen.

Entzündliche Veränderungen der Speiseröhre kommen dem pathologischen Anatomen eigentlich nicht so häufig zu Gesichte, als man von vornherein wohl annehmen möchte. Das liegt daran, daß die sehr häufigen, ganz
geringfügigen entzündlichen Prozesse, wie sie bei systematischer mikroskopischer
Untersuchung gefunden werden, mit dem bloßen Auge übersehen werden.
Da der Schleim in der Speiseröhre sehr leicht nicht an Ort und Stelle liegen
bleibt, sondern in den Magen gerät und da arterielle Hyperämie in der Leiche
verschwindet, so werden auf dem Leichentische die gar nicht so seltenen,
geringfügigen entzündlichen Veränderungen — wie sie systematische mikroskopische Untersuchung aufdeckt — nicht als solche erkannt. Ich kann durchaus bestätigen was WADSWORTH darüber aussagt.

Als Ursache entzündlicher Prozesse der Speiseröhre kommen die verschiedensten Faktoren in Frage: mechanische Schädlichkeiten (Verschlucken
schlecht gekauter großer Bissen, harter Brotstücke usw., Verschlucken von
Gräten), thermische und chemische Schädlichkeiten (Verätzungen), ferner
bakteriell-toxische Ursachen.

1. Akute einfache Entzündung stellt sich in der Speiseröhre dar als
Katarrh. Man findet da anatomisch lediglich vermehrte Abstoßung des Epithels, zumal der Längsfalten, und dieser Vorgang ist von dem der postmortalen
Mazeration gar nicht immer und oft gar nicht leicht zu unterscheiden. Es ist
anzunehmen, daß eine katarrhalische Ösophagitis zur Bildung von serösem und
schleimig-serösem Exsudat führt; in der Leiche kommt einem solches eigentlich
nie zu Gesicht, hingegen ist klinisch bei entzündlichen Ösophagusveränderungen
Erbrechen von blutig-seröser Flüssigkeit, untermischt mit abgestoßenem Epithel,
beobachtet worden (LANGER). Die oberflächliche katarrhalische Entzündung
bringt durch die Abstoßung des gelockerten Epithels dann leicht kleine Erosionen
hervor, aus denen leicht auch größere Geschwüre werden, wenn die erodierten

Stellen sekundär infiziert werden — was ja durch das Vorbeipassieren von Ingestis auch leicht sich ereignen kann. Oberflächliche und histologisch in keiner Weise spezifische derartige kleine Ulzera kann man gelegentlich in allen Abschnitten der Speiseröhre einmal finden. Reichten die Geschwüre tiefer, so können sie mit einer deutlichen Narbe ausheilen; auch solches findet man gar nicht so selten und man ist meist gar nicht in der Lage anzugeben, wann und wie die Narbe entstanden ist. Manche Infektionskrankheiten, aber auch manche Gifte führen bisweilen zu akut entzündlichen Prozessen in größerer Ausdehnung; bald haben wir das Bild der hämorrhagisch-ulzerösen, bald aber auch das der fibrinös-eitrigen, der nekrotisierenden oder auch der pustulösen Entzündung. Ulzeröse

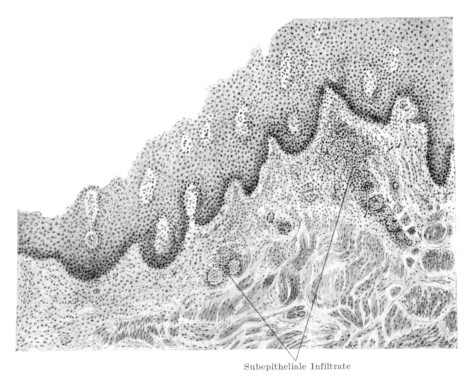

Subepitheliale Infiltrate

Abb. 6. Umschriebene, meist perivaskuläre entzündliche subepitheliale Infiltrate. 32 jährige Frau, mit Sepsis puerperalis. Ösophagus makroskopisch unverändert. WINKEL: Obj. 2, Okular 1.

Entzündung wurde z. B. gefunden von LUBARSCH in einem Fall von Netzsarkom und putrider Bronchitis; pseudomembranöse nach Myomoperation und Peritonitis bei einer 53 jährigen Frau (ORTH). In diesem Falle handelte es sich um eine septisch ulzeröse Ösophagitis, mit gelbgrünen Membranen und entzündlicher Schwellung der Wand. Nekrotisierende Entzündung der unteren zwei Drittel sah STÖRK bei Cholera; der Prozeß schnitt mit der Kardia scharf ab, das oberflächliche Gewebe war von Pneumokokken durchsetzt. Auch kleinere Erosionen sah STÖRK gelegentlich in Cholerafällen (auf Erbrechen zurückzuführen?), ebenso GALLIARD. GROTEN sah in 3 Fällen von bazillärer Ruhr nekrotisierende Entzündung in der Speiseröhre (dabei gleichartige Veränderungen in den Luftwegen); LOBECK in 48 Fällen von Bazillenruhr viermal nekrotisierende Ösophagitis, mit grauen und grauweißen Schorfen; LEDERER nekrotisierende pseudomembranöse Entzündung der oberen drei Viertel des Ösophagus bei Influenza (1 ½ Monate altes Mädchen). Ich sah ähnliches in einem Fall von Typhus. Vielleicht siedelten sich hier die Influenzabazillen und Streptokokken auf dem Boden einer primären Soorinfektion an. Kruppöse und diphtherische Entzündung soll nach STEFFEN als selbständige Erkrankung bei Kindern nicht so selten sein; ich habe nie einen derartigen Fall gesehen. Schwerste gangränöse Zerstörung des Ösophagus sah STEFFEN auch bei Noma, von oben her fortgeleitet. Auch bei Typhus findet man bisweilen entzündliche Prozesse, verschiedener Art: diphtherische, pseudomembranöse Ösophagitis sah ALBERS; hämorrhagische Entzündung RÖSSLE, ich einen Fall mit oberflächlicher fibrinöser Entzündung. Hämorrhagische Entzündung mit oberflächlichen Epithelnekrosen, hervorgerufen durch Streptokokken, sah SIMMONDS bei einem atrophischen Säugling. Auch pustulöse Entzündung der Speiseröhre kommt vor, und zwar typisch bei Pocken. Die Pusteln werden im Ösophagus allerdings in der Regel nicht besonders groß und platzen rasch, so daß dann ein kleines seichtes und rasch sich wieder überhäutendes Geschwür entsteht. WAGNER sah Pockeneruption im Ösophagus 20mal unter etwa 170 Pockensektionen und dann meist eine große Anzahl von Pusteln. Ich habe in 4 Fällen, die ich seziert habe, jedesmal Pockenpusteln im Ösophagus gefunden. Pustulöse Veränderungen werden ferner nach längerem Gebrauch von Tartarus stibiatus, und zwar in Form von größeren runden, isolierten oder konfluierenden Pusteln in den unteren Ösophagusabschnitten gesehen (ROKITANSKY, DECLOUX-RIBADEAU DUMAS). Bei Vergiftung mit Ammoniak wird bisweilen eine fibrinöse Entzündung gefunden. Auch Pemphigus ist im Ösophagus beobachtet worden (TAMERL).

Wir sehen also, daß so ziemlich alle Formen der Entzündung, und zwar aus der allerverschiedensten Ätiologie heraus, in der Speiseröhre auftreten können. Einige besonders charakteristische Veränderungen, die bei einigen Infektionskrankheiten in typischer Weise auftreten, nämlich diejenigen bei Diphtherie und bei Scharlach, sollen nachher gesondert behandelt werden.

Ein besonderes, bis jetzt nur selten beobachtetes, eigenartiges Krankheitsbild ist das der Oesophagitis exfoliativa superficialis. Es handelt sich dabei darum, daß durch Würgbewegungen ganze röhrenförmige Gebilde ausgebrochen werden, die aus der in toto abgestoßenen Epithelschicht der Speiseröhre bestehen. Diese Gebilde „wie ein dünnes Säudärmli aussehend" sind in einem Falle (KÖCHLIN) bis 25 cm lang gewesen, stellten also das Epithelrohr des gesamten Ösophagus dar. In andern Fällen waren die ringförmigen Gebilde kürzer, 15 bis 18 cm lang; diese ausgewürgten Gebilde waren weißlich, oder etwas schmutzig graubraun, bisweilen schilfartig, von einer Dicke bis etwa ⅛ mm. Die mikroskopische Untersuchung ergab, daß sie lediglich aus der obersten Schicht, nämlich aus Plattenepithel bestanden. In den Fällen von SCLAVUNOS und von ROSENBERG fanden sich im Epithel eingelagert noch Leukozyten; die tiefste Schicht bestand aus einer Schicht von Fibrin. Also lag hier offenbar eine dissezierende Entzündung vor. In anderen Fällen (KÖCHLIN, REICHMANN, H. STRAUSS, STREIT) sollen Leukozyten und Fibrin gefehlt haben. Die Ätiologie dieser Erkrankung, die meist bei Personen zwischen 20 und 50 Jahren und bei beiden Geschlechtern beobachtet worden ist, ist noch völlig unklar, nach KÖCHLIN ebenso unklar wie die so vieler chronischer Prozesse in der Speiseröhre. Im Falle von SCLAVUNOS wird Genuß starken Spiritus als Ursache angegeben (?). BIRCH-HIRSCHFELD teilt einen Fall von Oesophagitis exfoliativa bei einer fieberhaft erkrankten hysterischen Frau mit, die auch früher schon einmal solche röhrenförmige Gebilde ausgewürgt haben soll. In den Fällen von REICHMANN und ROSENBERG bestanden dyspeptische Beschwerden seit langer Zeit. Es sei eigens erwähnt, daß bei den hier erörterten Fällen eine Verätzung durch Gifte wohl ausgeschlossen ist (etwa ausgenommen von Fall von SCLAVUNOS). Vgl. später die röhrenförmige Ausstoßung von Ösophagusschleimhaut nach Verätzungen, S. 127.

Die rein eitrigen Entzündungen des Ösophagus können in zweierlei Form auftreten: als umschriebene, und als diffuse, phlegmonöse Prozesse.

Bei der lokalisierten eitrigen Entzündung, die am häufigsten durch Einspießung von Fremdkörpern erfolgt, findet sich die Schleimhaut vorgewölbt und gelblich durchscheinend; beim Einschneiden entleert sich an dieser Stelle Eiter. Der Eiter sitzt gewöhnlich in der Submukosa, kann selten aber auch noch bis auf die Muskelschicht übergreifen. Solche Eiterherde brechen oftmals von selbst in das Lumen der Speiseröhre durch; man findet dann einen eingesunkenen Abschnitt mit zackigen zerfetzten Rändern, die nach außen hin etwas aufgeworfen und ödematös angeschwollen sind. Sind es mehrere Eiterherde gewesen, die durchbrachen, so kann die Schleimhaut dadurch ein siebartig durchlöchertes Aussehen bekommen. Vereitern die Drüsen im Ösophagus, so können sich kleine in der Längsrichtung angeordnete follikuläre Geschwüre bilden (ORTH).

Die diffuse phlegmonöse Entzündung der Speiseröhre kann sich sehr wohl aus einer erst lokalisierten eitrigen entwickeln. Der Prozeß greift dann eben in der lockeren Submukosa weiter. Wir haben solche phlegmonöse Entzündung am häufigsten im Anschluß an eine Fremdkörperverletzung (etwa durch verschluckte Gräten, besonders häufig nach Verletzung durch verschluckte Knochenstückchen); die Erreger sind gewöhnlich Streptokokken. Doch kann eine Phlegmone auch entstehen durch Übergreifen eines eitrigen Prozesses von außen her, etwa nach Wirbelkaries oder nach Vereiterung tuberkulöser Lymphknoten. Auch ist Übergreifen einer Magenphlegmone auf den Ösophagus beobachtet worden (KAUFMANN). Durch die Ausbreitung des Eiters in der Submukosa und dann auch zwischen den Bündeln der Muskularis schwillt der Ösophagus zu einem dicken, prallen rundlichen Strang an. Seine Wände liegen dicht aneinander. Beim Einschneiden legen sich die Wandteile infolge der starken Spannung um. Die Innenfläche der Speiseröhre ist glatt, man sieht nur noch eben die Längsfalten. Die Schleimhaut ist dunkel gerötet, allenthalben sieht man in ihr gelbliche Pünktchen, entsprechend den eitrig infiltrierten Follikeln. Die Wand ist verdickt, prall, oder auch mehr schwappend weich, die Submukosa kann bis zu einer Dicke von 1 cm und darüber angeschwollen sein. In besonders schweren Fällen ist Muskularis und Schleimhaut schon zunderartig, in eine weiche, schmutzig gelblich-grüne oder dunklere Masse umgewandelt. Nach oben hin pflegt die Phlegmone am Ringknorpel scharf abzuschneiden. Nach dem Magen zu geht sie aber oftmals über in eine Phlegmone der Magenwand. Auch das periösophageale Gewebe wird eitrig infiltriert. Mikroskopisch findet man eitriges Exsudat (bisweilen aber auch viel Lymphozyten), entzündliches Ödem der Submukosa, Infiltrate auch in der Muskularis; in vielen Fällen auch beginnende Gewebsnekrose, auch in der Muskularis. Auffallend lange bleibt das Epithel erhalten. Die Fälle von diffuser Ösophagusphlegmone führen meist nach 5 bis 8 Tagen zum Tode, teils durch die allgemeine septische Infektion, teils durch Übergreifen des Prozesses aufs Mediastinum, Pleura, Perikard u. ä. Kleinere eitrige Herde können, wie erwähnt, durchbrechen, und zwar in das Lumen der Speiseröhre. Das scheint besonders vorzukommen bei Vereiterungen von Drüsen und deren Ausführungsgängen. Heilt der Prozeß nicht ganz aus, so können Fistelgänge zurückbleiben, die sich vom Lumen aus spaltförmig ein Stück weit in die Wand hinein erstrecken. Sie sind ganz oder teilweise mit Plattenepithel ausgekleidet. Solche Gänge verlaufen dann ziemlich parallel der Längsrichtung der Speiseröhre. STERNBERG hat derartige

„Fistulae oesophago-oesophageales" genauer untersucht und ihre Entstehung, wie hier geschildert, auf Entzündungsvorgänge im Bereich erweiterter Ösophagusdrüsen zurückgeführt. Auch durch Verletzungen mittels Schlundsonden können Eiterungsprozesse sich ausbilden, die zu solchen Fistelgängen führen. Die von CIECHANOWSKI-GLINSKI mitgeteilten Fälle und wohl auch der von KATHE („partielle Verdoppelung der Speiseröhre"), werden nach der Kritik von LOTZ, KOPP, STERNBERG, KAUFMANN hierher zu rechnen sein.

Hier seien noch angeschlossen einige Bemerkungen über die Speiseröhrenveränderungen bei SPRUE. Wie an der Zunge, so beobachtet man auch in der Speiseröhre bei Sprucfällen bisweilen Veränderungen. JUSTI fand an einer Stelle längsgestellte, etwa 3 mm lange, 1 mm breite Exkoriationen, mikroskopisch auffallend dünnes Epithel, leukozytäre Infiltration geringen Grades zwischen dem Epithel und am Boden der Geschwürchen, grampositive Bazillen, auch Fadenpilze. VAN DER SCHEER fand in einem Falle die Schleimhaut etwas mehr glänzend als normal, jedoch keine Geschwüre. In einigen Fällen, die ich seziert habe, konnte ich trotz genauester Untersuchung makroskopisch und mikroskopisch nichts Abnormes finden. In einem Falle von experimenteller Sprueinfektion beim Affen wurde von DOLD und mir mikroskopisch nur die Anwesenheit von Blastomyzeten im Epithel und geringfügige Ansammlung neutrophiler Leukozyten im Epithel festgestellt. Da wir als die Erreger der Sprue Blastomyzeten anzusprechen haben, so wäre also der Befund kleiner Geschwüre bei dieser Erkrankung bisweilen zu erwarten, und klinische Beobachtungen deuten darauf hin, daß solche offenbar doch häufig vorhanden sind.

Ferner sei hier noch angeführt, daß man nicht so selten im Ösophagus Ulzera findet, deren Genese durchaus unklar ist; aus den sonst bei diesen Fällen erhobenen anatomischen, wie aus den mikroskopischen Befunden läßt sich gar nichts Sicheres über Natur und Ursache der Veränderung aussagen. Ich führe hier 2 Fälle aus dem Göttinger Pathologischen Institut an.

40jährige Frau mit Tuberkulose. Im unteren Abschnitt der Speiseröhre fast lauter längsgestellte Ulzera verschiedener Größe. Nirgends Knötchen, die Ränder nicht unterminiert. Das größte Geschwür hat einen Durchmesser von 2 cm. Der oberste Abschnitt des Ösophagus frei, im mittleren etwas Oesophagitis cystica. Histologisch ganz uncharakteristisch; keine Tuberkulose.

26jährige Frau mit chronischer Nephritis. Lues und Tuberkulose ausgeschlossen. 3 cm unter dem Ringknorpel beginnend, mit zackiger Grenze nach oben, meist längsgestellte, ovale, seichte Ulzera, das größte $3^1/_2 : 1^1/_2$ cm messend. Die Ränder verdickt, der Grund etwas bräunlich, die Wand nicht verdickt. Zwischen den Geschwüren ist die Wand etwas verdickt, das Epithel bläulich-weiß, an einigen Stellen etwas polypös verdickt. Mikroskopisch lediglich lymphozytäre Infiltrate.

Auch bei Kindern hat man Geschwüre unklarer Ätiologie beobachtet. So sah ZUPPINGER perforierte Ulzera ($3^1/_2$jähriges Mädchen, mit Gangrän des Mundbodens); man wird hier natürlich an bakterielle Ätiologie denken. Aber es mögen manchmal auch noch andere Einflüsse in Frage kommen; TILESTON z. B. sah 5 flache Geschwüre nach Kalomelvergiftung.

Anhangsweise sei erwähnt, daß man in der alten Literatur häufig Angaben über entzündliche Veränderungen der Speiseröhre bei LYSSA findet. In der Literatur der neueren Zeit habe ich darüber nichts finden können oder direkt negative Befunde erhoben gefunden; nur KIMURA sah bei Lyssa Infiltrate (mit Neutrophilen und Lymphozyten) in den Nerven und Ganglien des Plexus myentericus der Speiseröhre. In einem Fall, den ich in Shanghai seziert habe, war auch keinerlei Veränderung in der Speiseröhre. Vermutlich hat man aus den Spasmen auf entzündliche Veränderungen schließen zu müssen geglaubt.

Scharlach. Charakteristisch sind die Veränderungen, die beim Scharlach durch Streptokokken (unter Mitwirkung des Scharlachvirus?) gesetzt werden. Man findet nämlich in Scharlachfällen, und zwar den klinisch als Scharlachdiphtherie bezeichneten, umschriebene, oder auch ausgedehntere Herde mit pseudomembranöser oder nekrotisierender Entzündung. JAGODINSKI sah solche Prozesse bei Scharlach sogar in 60%; SCHICK in 87 Fällen 6 mal; OPPIKOFER in 8,2% aller Scharlachfälle. Es handelt sich entweder um nekrotisierende Entzündung: FRAENKEL vergleicht die auftretenden Veränderungen mit den Nekrosen bei Typhus, wobei die Schleimhaut und auch die Submukosa nekrotisiert und dann abgestoßen wird, so daß kleinere und größere Geschwüre, bisweilen mit etwa wulstig geschwollenem Rande entstehen, auf deren Grund die Muskularis frei gelegt sein kann. (In einem Falle STERNBERGS ging die Zerstörung so tief, daß man sogar die Wand der Trachea durchschimmern sah.) Oder die Entzündung verläuft mehr in der Form der pseudomembranösen, es bilden sich fibrinös-eitrige, meist mißfarbene Beläge der Schleimhaut. In all diesen Fällen hat man immer sehr zahlreiche Streptokokken in den Belägen und auch tiefer im Gewebe gefunden; am Rand der Herde stets eine dichte zellige Infiltration, und zwar vorzugsweise mit Lymphozyten, und starke Gefäßfüllung. Exsudative Prozesse im Gewebe treten in den Fällen mit Nekrose der oberflächlichen Schichten ganz zurück, finden sich aber in den Fällen, wo mehr pseudomembranöse Entzündung vorliegt. Auch rein fibrinös-eitrige Entzündung ist bei Scharlach beschrieben worden, ferner diffuse phlegmonöse eitrige Infiltration in Schleimhaut und Submukosa. Die Veränderungen finden sich bald im obern Teil der Speiseröhre, bald in ihrer ganzen Ausdehnung, bisweilen auch nur im untern Abschnitt; der Prozeß kann sich sogar auf den Magen fortsetzen, ja es kann dieser befallen sein, ohne daß der Ösophagus Veränderungen aufweist. Der Prozeß beginnt nach JAGODINSKI in den Drüsen. Es ist anzunehmen, daß die Infektion der Speiseröhre in der Regel per continuitatem vom Rachen aus erfolgt; wo nur die tieferen Abschnitte befallen sind, könnte an eine Infektion durch Verschlucken gedacht werden (KORACH).

Scharlachfälle mit Beteiligung des Ösophagus brauchen nicht unbedingt tödlich zu verlaufen. Die Entzündungsherde, die Geschwüre können abheilen, und bei tiefergehenden Geschwüren bilden sich dann Narben, die bisweilen zu erheblichen Verengerungen führen. Solche Stenosen bilden sich bisweilen ziemlich rasch aus; in 6 Wochen (PRELEITNER), sogar $1\frac{1}{2}$ Wochen nach Scharlach (ZUBERBÜHLER). Auch BOAS und EHRLICH berichten über Stenosen nach Scharlach.

Diphtherie. Bei Infektionen mit dem Diphtheriebazillus wird auch der Ösophagus bisweilen befallen. Eine isolierte Ösophagusdiphtherie ist bis jetzt noch nicht beobachtet worden, es handelt sich vielmehr allemal um eine Mitbeteiligung der Speiseröhre bei Diphtherie des Pharynx, Larynx oder Nasenhöhle. Der Prozeß greift von da ohne Unterbrechung auf die Speiseröhre über, das ist die Regel; es kommt aber auch vor, daß der oberste Abschnitt der Speiseröhre übersprungen wird und die Diphtherie sich in den unteren Abschnitten lokalisiert. Nach CEELEN ist der Mangel an Sauerstoff im Ösophagus und die neutrale Reaktion der Grund, warum die Ansiedelungsbedingungen für die Diphtheriebazillen in der Speiseröhre ungünstig sind. Indes ist eine Ösophagusdiphtherie doch nicht so ganz selten: STERNBERG sah sie 3 mal bei 151 Sektionen, REICHE 11 mal unter 1000 Fällen (dabei 28 mal solche des Magens). Die Diphtherie macht in der Speiseröhre, wie im Kehlkopf eine pseudomembranöse Entzündung. Man findet statt der glatten Schleimhaut schmutzig gelbe, auch grünlich-braune, schmierige, bisweilen auch derbere, der Wand ziemlich festhaftende Beläge. Sie können so erheblich sein, daß sie ganze Pfröpfe bilden, die das Lumen mehr oder weniger ausfüllen, zumal wenn sie sich zum Teil abgelöst haben. An solchen Stellen ist die Wand dann ulzeriert, oft streifenförmig gerötet und von Blutungen durchsetzt.

Mikroskopisch findet man das typische Bild der pseudomembranösen Entzündung, fibrinöse Beläge mit Leukozyten, in der Submukosa neutrophile Leukozyten und einzelne Lymphozyten; an den Randpartien Hyperämie und etwas Ödem. CEELEN fand auch größere Mengen von roten Blutkörperchen zwischen den Fibrinmassen. Sekundäre Diphtherie nach vorausgegangenem Erysipel beschreibt FRIEDEMANN; PRELEITNER eine Diphtherie bei einem 4 jährigen Kinde 11 Tage nach einer Laugenverätzung. Fast alle in der Literatur beschriebenen Fälle von Speiseröhrendiphtherie betreffen Kinder; schon bei einem 6 tägigen Säugling wurde kruppöse Entzündung des Ösophagus durch Diphtheriebazillen (nach Nasendiphtherie) gesehen (RÖTHLER). Die Fälle verlaufen in der Regel tödlich; doch scheint die Speiseröhrendiphtherie auch ausheilen zu können und es können sich Narbenstenosen ausbilden; solche Fälle sind von DANIELSEN, JUNGNICKEL, KILLIAN, STUPKA u. a. mitgeteilt. Die Narbenstenosen nach Diphtherie kommen in der Einzahl und Mehrzahl vor; häufiger sind sie im oberen Abschnitt und beim männlichen Geschlecht. Der Sitz der Stenosen entspricht in den mitgeteilten Fällen merkwürdigerweise nicht den Stellen physiologischer Enge (näheres bei STUPKA). Im Falle von JUNGNICKEL handelte es sich um einen 18 jährigen Jüngling, der etwa 14 Tage nach einer Diphtherieerkrankung Schlingbeschwerden bekam; es fanden sich 2 Strikturen, ober- und unterhalb der Bifurkation. Ähnliche Strikturen sind nach „Scharlachdiphtherie" beschrieben und hier wohl auf eine durch Streptokokken hervorgerufene geschwürige Veränderung und Vernarbung zu beziehen (Fälle von ROSENHEIM, SPIELBERG u. a.).

Infektiöse Granulome.

I. Tuberkulose der Speiseröhre ist selten. Vielleicht nicht ganz so selten wie gemeinhin angenommen wird; bei systematischer mikroskopischer Untersuchung würde man bisweilen wohl kleinste tuberkulöse Prozesse auffinden. Makroskopisch erkennbare tuberkulöse Veränderungen, vor allem Geschwüre, sind jedoch so selten, daß solche Fälle meist eigens beschrieben werden. Die Schleimhaut der Speiseröhre bietet durch ihr Plattenepithel ja auch dem Eindringen der Bazillen keine gute Gelegenheit und bei dem raschen Durchgehen der Speisen durch die Speiseröhre ist die Gelegenheit zu einer Einimpfung auch recht gering. Es ist charakteristisch, daß gerade in solchen Fällen, wo diese Voraussetzungen nicht zutreffen, auch des öfteren tuberkulöse Veränderungen im Ösophagus gefunden worden sind; so in Fällen, wo aus irgend einem Grunde die Plattenepitheldecke Verletzungen aufwies, und dann in Fällen von Stenose.

Die Infektion der Speiseröhre kann erfolgen: 1. von der Lichtung her: Impftuberkulose. Sie ist aus den genannten Gründen selten; doch z. B. in Fällen von Speiseröhrenverätzung beobachtet. Auch in Zystchen der Schleimdrüsen und der oberen Kardiadrüsen ist nach NAKAMURA die dort bisweilen beobachtete Tuberkulose eine Impftuberkulose, und zwar auf dem Boden der Lymphfollikel um die Ausführungsgänge.

2. Durch Übergreifen der Erkrankung von tuberkulösen Lymphknoten oder anderweitigen tuberkulösen Herden in der Nachbarschaft der Speiseröhre: wohl die häufigste Art. In Frage kommen vor allem die tracheobronchialen Knoten, aber etwa auch prävertebrale Abszesse bei Wirbeltuberkulose. So stellt EIERMANN insgesamt 16 Fälle von Übergreifen einer Wirbeltuberkulose auf die Speiseröhre zusammen. Ist der Ösophagus fest mit der verkrümmten Wirbelsäule verwachsen (was nicht die Regel ist), so kann auch ein Durchbruch des Abszesses in die Speiseröhre hinein erfolgen.

3. Hämatogene oder lymphogen-hämatogene Infektion.

In manchen Fällen ist es tatsächlich unmöglich zu entscheiden, welche Art von Infektion vorliegt. Eine isolierte Tuberkulose der Speiseröhre, ohne Tuberkulose in anderen Organen des Körpers, ist bis jetzt nicht bekannt.

Die tuberkulösen Veränderungen können an jeder Stelle der Speiseröhre sitzen, am häufigsten findet man sie in den mittleren Abschnitten. Selten dehnt sich der Prozeß auf weite Strecken des Ösophagus aus (z. B. Fälle von FRAENKEL, KÜMMELL, in einem Falle meiner Beobachtung). Speiseröhrentuberkulose ist in allen Lebensaltern beobachtet, gar nicht so selten bei Kindern, sogar schon bei einem halbjährigen Kinde; HASSELMANN erwähnt unter 16 Fällen 3 bei

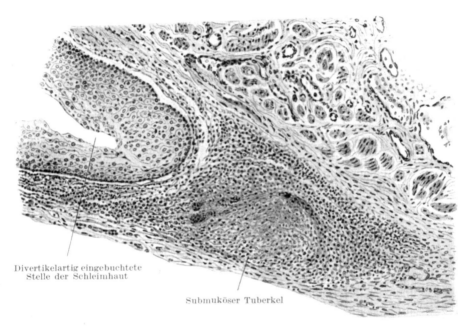

Divertikelartig eingebuchtete
Stelle der Schleimhaut

Submuköser Tuberkel

Abb. 7. Kleiner subepithelialer Tuberkel unter einer divertikelartig eingebuchteten Stelle des Ösophagus. (42jährige Frau, mit Spondylitis tuberculosa und .multiplen Fisteln von einem prävertebralem Abszeß aus nach dem Schlüsselbein zu, nach dem präösophagealen Gewebe. Submuköse Tuberkel im Ösophagus. Kleines Traktionsdivertikel.) WINKEL: Fluoritsystem 8,5 mm. Okular 1.

Kindern bis zu 10 Jahren. NAKAMURA sah Tuberkulose bei einem 86jährigen Mann (entlang einer Divertikelwand).

Die Tuberkulose tritt auf in der Form:

a) der Miliartuberkulose. Man findet die bekannten gräulich durchscheinenden, später opaken, und etwa noch verkäsende gelbliche Knötchen in der Schleimhaut und Submukosa; auch in der Muskularis sind Tuberkel gefunden worden (GLOCKNER). Solche miliare Tuberkel findet man bei allgemeiner Miliartuberkulose. Aus etwas älteren miliaren Tuberkeln können sich dann ganz flache lentikuläre Geschwüre mit hyperämischen Rand entwickeln (z. B. MAZOTTI). Einen Tuberkel in einer Magenschleimhautinsel bei einem 8jährigen Kind hat TRALLERO gesehen. Die Inseln und mehr noch das ihr Stroma bildende lymphoide Gewebe sollen nach GLINSKI auch den Ausgangspunkt primärer Infektion mit Tuberkulose bilden können.

b) **Größere tuberkulöse Geschwüre.** Ihr Sitz ist die Mukosa und Submukosa. Es handelt sich in der Regel um scharf abgegrenzte Geschwüre mit zackigen Rändern, die oft unterminiert sind; auf dem unebenen Grund kann man häufig kleine graue Knötchen erkennen. In der Umgebung solcher seichter Geschwüre findet man häufig auch nicht ulzerierte Knötchen in der Mukosa oder Submukosa. Die kleineren Geschwüre sind in der Regel flach, hanfkorn bis linsengroß, rund oder zackig und sehr häufig in der Mehrzahl vorhanden. Größere Ulzera können bisweilen die ganze Breite der Speiseröhre einnehmen und erhebliche Länge aufweisen: so beschreibt z. B. KÜMMELL ein Geschwür von 13 cm Ausdehnung, 6 cm unter dem Ringknorpel beginnend. In seltenen Fällen geht die tuberkulöse Ulzeration bis auf die Muskularis; auch Konglomerattuberkel der Muskularis sind beschrieben worden (STARCK). Ein terrassenförmiges Geschwür beschreibt ZUPPINGER, bei einem $5^{1}/_{2}$jährigen Kinde: hier waren tuberkulöse Lymphknoten durchgebrochen, der Prozeß hatte auf die Muskularis übergegriffen, aber in der Submukosa, entsprechend der viel lockeren Beschaffenheit des Gewebes weitere Ausdehnung als in der Muskularis erfahren. In einem von mir sezierten Falle, bei einem Kinde, waren fast drei Viertel der Speiseröhre von Geschwüren eingenommen.

Histologisch findet man in solchen tuberkulösen Geschwüren am Rande der nekrotischen Massen stets mehr oder weniger typische Tuberkel mit Riesenzellen und Bazillen (oft in großer Menge), so daß histologisch jedenfalls über den Charakter der Geschwüre kein Zweifel sein kann. In der Nachbarschaft der Geschwüre ist öfters Epithelverdickung beobachtet.

Größere und länger bestehende tuberkulöse Ulzera können bisweilen auch die Erscheinungen einer **Stenose** hervorrufen. So beschreibt v. SCHRÖTTER eine sogar hochgradige Striktur von 12 cm Länge, zwischen Bifurkation und Kardia, entstanden durch tuberkulöse Prozesse mit ausgedehnter Vernarbung. (In diesem Falle ist möglicherweise der Prozeß noch durch Lues beeinflußt gewesen; typische Tuberkel wurden gefunden, Bazillen nicht.) v. HACKER vermutet, daß es sich in diesem Falle um eine sekundäre Tuberkulose einer röhrenförmigen Verätzungsstriktur handle. Auch KAUFMANN sah ringförmige verengernde Infiltrate.

Bemerkenswert sind die Fälle von **tuberkulöser Infektion** einer stenosierten Speiseröhre **nach Verätzung.** CHIARI fand in einer Striktur nach Salpetersäureätzung tuberkulöse Ulzera; BREUS (zit. bei KRAUS-RIDDER) Ulzera und Narben nach einer Laugenverätzung, EVERT tuberkulöse Geschwüre nach einer Salzsäureverätzung bei einem an Lungentuberkulose verstorbenen Manne. Es braucht sich in solchen Fällen nicht unbedingt um Impftuberkulose (durch verschlucktes Sputum) zu handeln, sondern auch da kann hämatogene Infektion in Frage kommen (ORTH). Ähnliches gilt für alle Fälle, wo in oder am Rande eines Ösophaguskrebses sich tuberkulöse Herde finden. Im Falle CORDUA fanden sich käsige Herde inmitten eines Krebses, bei einem 60jährigen Mann mit Lungentuberkulose; in einem Falle ZENKERS Tuberkulose am Rande eines gürtelförmigen Krebses. Eine Kombination von Krebs und Tuberkulose lag auch vor im Falle von PEPPER und EDSALL, wo es zur völligen Veröidung des Lumens kam (der Fall ist leider nicht ganz klar beschrieben). In einem Falle von DEAN und GREGY fand sich sichere Tuberkulose in einem Ösophaguskrebs bei einem 60jährigen Syphilitiker. Es handelt sich in solchen Fällen wohl meist um sekundäre Tuberkulose auf dem Boden des Karzinoms (reaktivierte Tuberkulose, W. FISCHER). Nach HERXHEIMER ist zu beobachten, daß wohl auch einmal eine Fremdkörpertuberkulose bei Krebs mit echter Tuberkulose verwechselt wird; der Nachweis der Bazillen wäre im Zweifelsfalle natürlich entscheidend.

Zu erwähnen ist noch tuberkulöse Infektion von Zysten der Schleimdrüsen (z. B. NAKAMURA), von Magenschleimhautinseln; ferner tuberkulöse Prozesse in der Wand von Divertikeln (NAKAMURA; auch KAUFMANN erwähnt tuberkulöse Herde in der Umgebung von Divertikeln).

Nach NAKAMURA ist bei Kindern die Speiseröhre möglicherweise auch die Eintrittspforte für eine tuberkulöse Infektion überhaupt. Sie würde von da aus dann vorzugsweise die tracheobronchialen Lymphknoten befallen. Ob diese Auffassung den Tatsachen durchaus entspricht, muß noch weiter erforscht werden.

Tuberkulose in der Umgebung des Ösophagus (Lymphknotentuberkulose, Prävertebralabszesse usw.) können zu Stenosierungen Anlaß geben. Ein Durchbruch solcher Herde in den Ösophagus hinein braucht nicht immer Anlaß zu einer weiteren Verbreitung der Tuberkulose im Ösophagus zu geben. STERNBERG sah bei 160 Sektionen tuberkulöser Kinder zweimal Durchbruch tuberkulöser Lymphknoten, beidemal ohne örtliche Tuberkulose der Speiseröhre. Eine Fistelbildung zwischen Ösophagus und rechtem Bronchus, wahrscheinlich durch Durchbruch verkäster Lymphknoten entstanden, teilt SCHNELLER mit: bei der Sektion fand sich in der Fistel ein Askaris.

Lymphogranulomatose des Ösophagus, in Form einer karzinomartigen Wucherung, sah HEDINGER bei einer 30jährigen Patientin.

II. Syphilitische Veränderungen der Speiseröhre sind außerordentlich selten und nur ganz wenige Fälle sind pathologisch-anatomisch beschrieben. Über akut oder chronisch entzündliche Veränderungen im Sekundärstadium ist überhaupt nichts bekannt. Dagegen sind tertiär-syphilitische Veränderungen einige Male beobachtet worden. Diese spielen sich in der Submukosa ab und scheinen auch rasch abzuheilen. VIRCHOW sah einmal neben einem retrahierenden Ulkus ein in fettiger Metamorphose begriffenes Gummi; BIRCH-HIRSCHFELD bei einer 35jährigen Syphilitischen ein großes, auf den Magen übergreifendes Geschwür, mit teils glattem, teils käsigem Grunde und zum Teil bindegewebig verhärtetem Rande; das Ulkus zeigte makroskopisch und mikroskopisch die Charakteristika eines gummösen Prozesses. ORTH sah bei einem 8 Tage alten angeboren syphilitischen Kinde große flache scharfrandige Geschwüre mit glattem Grunde. GOTTSTEIN beobachtete klinisch ein Gummi im obersten Ösophagus mit einem Geschwür; GUISEZ ein stenosierendes Gummi 10 cm oberhalb der Kardia. Häufiger sieht man die Folgezustände von gummösen Veränderungen, nämlich strahlige Narben: so z. B. VIRCHOW eine narbige Stenose im oberen Teil der Speiseröhre, WILE 2 Strikturen. Die Strikturen sind entweder umschrieben oder sie erstrecken sich über größere Abschnitte. Ein höchst wahrscheinlich syphilitischer Ulkus mit strahliger Narbe sah FACKELDEY bei einem 1 1/2jährigen Kinde. WEST fand bei einer 21jährigen die Mukosa verdickt, frische Narben in der Schleimhaut und unterhalb eine hochgradige Striktur, die wie eine alte Harnröhrenstriktur aussah. Nach Mc MAHON sind bis 1914 31 sichere Fälle von syphilitischer Striktur beschrieben. In China sind nach klinischen Beobachtungen luische Verengerungen der Speiseröhre nicht so ganz selten (JEFFERYS-MAXWELL).

Daß die so häufigen syphilitischen Veränderungen im Rachen nur so selten auf die Speiseröhre übergreifen, muß eigentlich wundernehmen. Denn narbige Verziehungen gerade des obersten Speiseröhrenabschnittes sind, wie gesagt, nur ganz selten gesehen worden: GOTTSTEIN beobachtete einen solchen Fall, wo es zu Verziehungen, Faltenbildung und Schlingbeschwerden kam.

Bei Durchbruch eines gummösen Herdes der Speiseröhre in die Umgebung (und umgekehrt) kann es in seltenen Fällen auch zur Bildung einer Ösophagotrachealfistel kommen: eine derartige Beobachtung hat SCHMILINSKY

mitgeteilt; ebenso H. STRAUSS bei einem Tabiker eine pfennigstückgroße Fistelöffnung, wie mit dem Locheisen ausgeschlagen; ferner TISSIER (mal perforant,
Ösophageotrachealfistel bei einem Tabiker). SCHÜTZE berichtet über eine
kirschgroße Fistel zwischen Speise- und Luftröhre, wahrscheinlich entstanden
durch primäres Trachealgummi; KRASSNIG über eine luische Tracheoösophageal-
fistel, ausgegangen wohl von einer tertiären, handbreit unter den Stimm-
bändern lokalisierten Lues. Ein Durchbruch des Ösophagus, ca. 3 cm im
Durchmesser, ausgehend von Peritracheitis bei Tracheallues, ist bei KRAUS-
RIDDER abgebildet.

III. Infektion der Speiseröhre durch den Aktinomyzespilz ist recht selten;
jedenfalls sind bis jetzt nur ganz wenige Fälle beobachtet und mitgeteilt worden.
Die Infektion erfolgt da wohl immer durch verschluckte Fremdkörper (Ge-
treidegrannen). Der Sitz der aktinomykotischen Affektion war in den in der
Literatur beschriebenen Fällen teils das obere, teils das mittlere und untere
Drittel. Die ersten Veränderungen, die der Pilz nach seinem Eindringen setzt,
sind kleine Geschwüre und Abszesse der Schleimhaut. Ein solches Stadium hat
GOTTSTEIN ösophagoskopisch beobachtet; er fand da im Ösophagus, 26 cm hinter
der Zahnreihe, ein rotes, ringförmiges, scharfrandiges Geschwür mit rotem Grund,
in dem sich gelbliche Massen befanden. Der Prozeß dehnt sich von der Mukosa
bald auf die Submukosa aus, und es entstehen hier und dann besonders auch
im periösophagealen Gewebe, Infiltrate und Phlegmonen, die wiederum sekundär
durch Fisteln in die Speiseröhre durchbrechen können; oder der Prozeß vernarbt stellenweise und schreitet an einer anderen Stelle weiter. ABÉE und
MARCHAND berichten über 2 Fälle von Aktinomykose, die offenbar vom Ösophagus ausgegangen war. Im einen Fall fand sich eine kleine Perforation
oberhalb der Kardia (auch Mediastinitis, prävertebrale Phlegmone), im anderen
eine Perforation 5 cm oberhalb der Kardia.

Da die Eintrittsstelle der Aktinomyzesinfektion fast spurlos verheilen kann
und keine stärkere Narbenbildung erfolgen muß, wird vielleicht bei Aktinomyzes-
infektionen manchmal eine primäre Eintrittsstelle in der Speiseröhre ganz übersehen. GARDE stellt aus der Literatur 4 sichere Fälle primärer und 2 sekundärer
Infektion des Ösophagus zusammen. In einem Falle machte die Aktinomykose
chronisch entzündliche Infiltrate, die zu einer Stenose von Pharynx und
Ösophagus führten.

Veränderungen der Speiseröhre bei Rotz sind beim Menschen, so viel ich
sehe, noch nicht beschrieben worden, nur im Gaumen.

2. Chronisch-entzündliche Veränderungen der Speiseröhre, in verschiedenen Formen auftretend, sind häufig. Die Ursachen solcher chronisch
entzündlichen Veränderungen sind recht verschieden; in sehr vielen Fällen
ist der pathologische Anatom bei der Sektion einer solchen Veränderung gar
nicht in der Lage, die Ursache mit Sicherheit anzugeben. Häufig finden wir
chronisch entzündliche Veränderungen der Speiseröhre bei Trinkern und
Rauchern, ferner bei Leuten, die sehr heiße oder auch sehr gewürzte Speisen
zu sich zu nehmen gewöhnt waren. Dann findet man hierhergehörige Veränderungen bisweilen bei hochgradigen venösen Stauungen. Zu chronischen Entzündungen kommt es ferner ganz gewöhnlich in Speiseröhren, in denen die
eingeführten Speisen infolge einer Stenose länger verweilen müssen; so auch bei
Leuten mit Lähmungen der Ösophagusmuskulatur durch zerebrale Prozesse,
Vergiftungen. Die Zersetzung der stagnierenden Speisemassen z. B. in Divertikeln oder in hochgradig erweiterten Speiseröhren führt in der Regel zu chronischer Ösophagitis (MIKULICZ).

Diese stellt sich dar in der Form des chronischen Katarrhs mit Verdickung
des Epithels, das in vermehrter Menge abgestoßen wird und sogar richtige

Verhornung aufweisen kann. Die Epithelverdickungen sind meist streifig, entsprechend den Haupt-Längsfalten; aber auch ganz diffuse Verdickung ist nicht selten. Die Schleimhaut sieht da weiß oder weißlich-bläulich aus, mit etwas emaillefarbenem Tone, wölbt sich auch etwas stärker vor und ist härter, in ausgesprochenen Fällen fast knorpelartig anzufühlen; man spricht in solchen Fällen mit umschriebener Epithelverdickung auch von Leukoplakie oder Pachydermia nodosa (LINDEMANN).

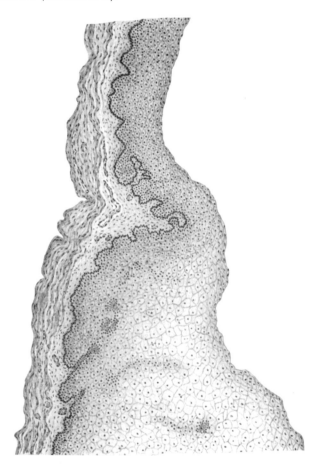

Abb. 8. Pachydermie des Ösophagus (Leukoplakie). (60 jähr. Mann mit Lungentuberkulose.) WINKEL: Obj. 2, Okular 1.

Die Leukoplakie trifft man häufig bei älteren Individuen, besonders bei Männern (Rauchern, Trinkern); aber auch bei Leuten mit chronischen Magen-Darmerkrankungen. Chronische venöse Stauung und Varizenbildung scheint begünstigend zu sein; nach LINDEMANN findet man bei diesen Leuten meist auch ausgesprochene Pharyngitis granulosa. Mikroskopisch ist in den Bezirken mit Leukoplakie eine oft sehr erhebliche Verdickung des Plattenepithels, das an den oberen Schichten richtige Verhornung aufweisen kann, vorhanden; die Papillen sind bisweilen auch etwas vergrößert, subepithelial kann etwas Rund- und Plasmazellinfiltration vorhanden sein, kann aber auch vollständig fehlen, wie ich das in 2 Fällen feststellte. Nicht ganz selten finden sich an der

Grenze von normaler Schleimhaut epitheliale Riesenzellen, die mitunter sogar sehr reichlich vorhanden sein können. Der Glykogengehalt der verdickten Epithelschicht ist meist erheblich vermehrt (LUBARSCH, persönl. Mitteilung). Wie bei der Leukoplakie der Mundhöhle, so wird auch bei der des Ösophagus angenommen, daß sie bisweilen den Boden für die Entwicklung eines Krebses bilde. Indes liegen nur wenige Beobachtungen vor, z. B. von FUZJI, GUISEZ, KNAUT. Wird bei einem Krebs der Speiseröhre auch Leukoplakie gefunden, so ist ja immer noch zu erwägen, ob diese nicht auch sekundär hervorgerufen ist, z. B., wenn wir eine solche oberhalb eines stenosierenden Krebses finden (vgl. auch BUCHER). Ich selbst sah bei 2 Fällen Leukoplakie der Speiseröhre oberhalb von stenosierenden Kardiakrebsen.

Bei der diffusen chronischen Ösophagitis ist das anatomische Aussehen recht verschieden, je nachdem mehr Verdickung des Epithels, Stauungsprozesse, Veränderungen an den Drüsen usw. vorherrschen. Wo diffuse Epithelverdickung vorliegt, nimmt die Schleimhaut eine mehr lederartige Beschaffenheit an. Das verdickte Epithel wird auch leicht in kleinen und größeren Fetzen abgestoßen, zumal in den unteren Teilen, wo die Einwirkung der Mazeration durch Magensaft sich besonders bemerkbar macht. Die Mazeration ist bei Fällen chronischer Ösophagitis oft ziemlich hochgradig, wogegen die umschriebene Epithelverdickung der Leukoplakie der Mazeration viel größeren Widerstand leistet (ASCHOFF). Stößt sich bei der chronischen Ösophagitis das Epithel ab, so entstehen oft längsgerichtete unregelmäßige Erosionen, von dunklerer, braunroter Farbe, während die Umgebung mehr livid aussehen kann. Einen sehr eigenartigen derartigen Fall teilt MOHR mit: Überall größere Epitheldefekte und Inseln weißlich verdickter Schleimhaut in bräunlich-roter Umgebung. Die Venen der Schleimhaut und Submukosa pflegen bei chronischer Ösophagitis erweitert zu sein, nicht selten findet man Varizenbildung.

Noduläre oder richtiger zystische Ösophagitis nennt man die Zustände, wo es sich um Retention von Schleim in erweiterten Schleimdrüsen handelt, und zwar infolge entzündlicher Prozesse, die anscheinend gerne in den lymphatischen Apparaten, die um die Mündungen der Drüsen gelegen sind, sich abspielen. Wir werden diese Retentionszysten gleich noch zu besprechen haben. Ob es eine chronische Ösophagitis gibt, die lediglich zu Hyperplasie der Lymphknötchen führt, muß noch untersucht werden; für eine solche wäre dann die Bezeichnung Oesophagitis follicularis oder nodularis angebracht. Nicht zu verwechseln damit ist die Hyperplasie der lymphatischen Elemente bei Status lymphaticus, die im oberen Ösophagus manchmal sehr deutlich ist.

Zu erwähnen ist, daß manche Forscher in chronisch entzündlichen Prozessen der Speiseröhre die Ursache von Erweiterungen sehen; für gewöhnlich dürfte der Sachverhalt gerade umgekehrt sein. Die chronische Entzündung der Speiseröhre kann auch zu Veränderungen der Muskulatur, nicht bloß der Schleimhaut und Submukosa führen, z. B. Verdickungen; daß aber dadurch eigentliche Stenosen entstehen, scheint doch ganz ungewöhnlich zu sein; nicht, wie GUISEZ annimmt, häufig. Nach GUISEZ, LIÉBAULT sollen vor allem kleine Schrunden des Zwerchfellabschnittes die Ursache von entzündlichen Stenosen und Spasmen sein. In erweiterten Speiseröhren (bei entzündlicher Stenose) bildet sich schließlich manchmal Krebs aus. GUISEZ sah 26 (!) derartige Fälle.

Retentionszysten der Schleimdrüsen der Speiseröhre werden ziemlich häufig gefunden, vorzugsweise im oberen Abschnitt und in der Vorderwand. NAKAMURA sah 23mal den Sitz im oberen Drittel, 3mal im mittleren, 3mal im untern Drittel. Auch KÜHNE, LANDOIS, PETROW beschrieben solche Zysten. Bei ihrer Kleinheit werden sie leicht übersehen, denn es sind etwa stecknadelkopfgroße Gebilde, durchscheinend, die in der Schleimhaut sitzen.

Höchst selten werden sie etwas größer, kirschkerngroß (STÄHELIN-BURCKHARDT), ja bis zu bohnengroß (LANDOIS). Sie enthalten Schleim; auch desquamiertes Epithel kann dem Inhalt beigemischt sein, ferner körniges Eiweiß, hyaline Klumpen und geschichtete Kalkkugeln und typische alle Amyloidreaktionen gebende Corpora versicolorata (KÜHNE, LUBARSCH). Häufig findet man auch einige neutrophile Leukozyten in dem Zysteninhalt und auch in der Zystenwand; in der Wand jedoch viel häufiger kleine Herde von Rund- und Plasmazellen. Die Zysten sind ausgekleidet mit einem einschichtigen abgeplatteten Epithel, das kubisch ist; selten findet man mehrschichtiges kubisches Epithel. Diese Zystchen entstehen durch Verlegung der Ausführungsgänge durch entzünd- liche Vorgänge, meist chronischer Natur, aber auch nach akuten Prozessen, z. B. Variola (KÜHNE); sie werden daher auch in der Regel in größerer Anzahl angetroffen. Oft ist der Befund so ausgesprochen, daß man von einer Öso- phagitis cystica sprechen könnte. Nach PETROW und KÜHNE wäre es die Schwellung der Lymphfollikel, die um die Ausführungsgänge der Schleimdrüsen liegen, welche zur Zusammenpressung der Gänge führt; nach NAKAMURA trifft dies nicht zu. Es ist zu erwähnen, daß wir nicht mit Sicherheit zu sagen ver- mögen, ob der Befund von lymphatischem Gewebe im Ösophagus, wenn auch ein äußerst häufiger, so auch sicher ein normaler ist. Klinische Bedeutung haben diese Retentionszysten nicht.

3. Die Verätzungen der Speiseröhre spielen klinisch und pathologisch- anatomisch eine sehr große Rolle. Sie kommen zustande durch Trinken irgend- welcher ätzender Massen, sei es absichtlich bei Selbstmordversuchen, sei es unabsichtlich, wie so häufig bei Kindern, aber auch gar nicht selten bei Er- wachsenen, wenn versehentlich aus einem Glase oder aus einer Flasche eine darin aufbewahrte Säure oder Lauge getrunken wird. In letzter Zeit sind recht viele solche Verätzungen durch Trinken von Lauge (Seifensteinlösung) beobachtet worden (KÜTTNER). Die in Frage kommenden ätzenden Substanzen bei Selbst- mordversuchen wie bei unabsichtlichen Vergiftungen sind nach Ort und Zeit etwas verschieden; bei Suizid spielt z. B. für die Wahl des Mittels auch eine gewisse Mode mit. Bei Erwachsenen haben wir wohl am häufigsten Verätzung mit Salzsäure, dann mit Schwefelsäure, Oxal- und Essigsäure; bei Laugen- verätzung steht die Natronlauge an erster Stelle. Ferner spielen Karbol und neuerdings Lysol eine größere Rolle. Bei Kindern handelt es sich am häufigsten um Laugenverätzung, mit Natronlauge (KRAMSZTYK in 32 von 50 Fällen); aber auch Essigsäure, Petroleum und eine Reihe anderer Stoffe kommen in Frage. JOHANNESEN hat in 16 Jahren nicht weniger als 140 Fälle von Laugen- verätzung bei Kindern gesehen; etwa ein Viertel der Kinder stand im Alter bis zu 2 Jahren, ein weiteres Viertel im Alter von 3 und 4 Jahren. Tödlich verliefen nur 12 (= 8,6%) dieser Fälle.

Bei der Verätzung kommt es natürlich sehr auf die Konzentration des Mittels an. Im Gegensatz zum Magen ist für die Speiseröhre zu berücksichtigen, daß das Ätzmittel hier in der Speiseröhre ja nicht verdünnt wird, also entsprechend seiner Konzentration wirken wird; hingegen wiederum, daß die Substanz den Ösophagus recht rasch durchläuft, weil sie gewissermaßen durch ihn durchgespritzt wird. Die Flüssigkeiten passieren den obersten Ösophagusabschnitt sehr rasch, verweilen jedoch vor der Kardia eine kurze Zeit; bis zum Übertritt in den Magen rechnet man vom Augenblick der Aufnahme ab 6 bis 7 Sekunden. Es ist also zu erwarten, daß in den alleruntersten Abschnitten der Speiseröhre eine Verätzung ausgesprochener sein kann, als in den oberen. In manchen Fällen ist die Ätz- wirkung in der Speiseröhre auffallend gering, wo sie im Magen sehr hochgradig ist. Die einzelnen Fälle verhalten sich da oft recht verschieden. Schwach konzentrierte Säuren und Laugen bewirken im ganzen mehr entzündliche

Veränderungen, stärker konzentrierte machen mehr Verätzung, d. h. direkte Nekrose, indem sie, je nach ihrer chemischen Beschaffenheit, das Eiweiß fällen, Quellungen bewirken, u. ä.

Die Veränderungen der Gewebe bei den Ätzvergiftungen sind besonders von SCHALL näher untersucht worden.

Makroskopisch sieht die verätzte Schleimhaut je nach der Natur des Ätzmittels und je nach der Blutfüllung der Gefäße verschieden aus.

Bei Verätzung mit Schwefelsäure ist die Schleimhaut opak, grauweiß, längsgefaltet, das Gewebe starr, brüchig, bei sehr konzentrierter Säure kann sogar direkt eine Art von Verkohlung entstehen; man hat dann oberflächliche schwarz aussehende Schorfe. Die Submukosa ist infiltriert, die Gefäße mit zerfallenden roten Blutkörperchen gefüllt. Häufig kommt es bei Schwefelsäureverätzung zum Durchbruch. Im Fraenkel-Kast-Rumpelschen Atlas findet sich die Abbildung eines Falles von Verätzung mit Schwefelsäure, bei einem 17jährigen Mädchen, das nach 5 Stunden starb. Im Ösophagus hat man bis zur Kardia grauweiße Ätzstellen; nur in der Gegend des Ringknorpels, entsprechend kleineren vorragenden Stellen findet sich je ein bohnengroßer schwärzlich gefärbter Bezirk. Nach der Abbildung muß man denken, daß es sich bei diesen 2 Bezirken um Magenschleimhautinseln handelt, die, offenbar wegen des weniger widerstandsfähigen Epithels, diesen höheren Grad der Ätzwirkung aufweisen.

Bei Salzsäureätzung geht die Ätzung im allgemeinen nicht so tief wie bei Schwefelsäureverätzung, ist auch weniger gleichmäßig, oft nur streifenförmig (entsprechend den Längsfalten); die Innenfläche ist grauweiß, zwischen den grauweißen Partien eine blutig-ödematöse Schwellung der Schleimhaut. Bei Salpetersäurevergiftung entstehen schwach grünliche, oder gelblich-grüne Schorfe; die Tiefenwirkung ist hier ähnlich wie bei Verätzung mit Schwefelsäure, Durchbruch tritt oft ein. Oxalsäure (neuerdings seltener gefunden) macht grauweiße bis bräunliche, sogar etwas bräunlich-schwärzliche Schorfe, die Schleimhaut wird derb, jedoch nicht brüchig. Die submukösen Gefäße sind stark gefüllt. Im untersten Teil der Speiseröhre entsteht oft Selbstverdauung (verdauende Wirkung von Oxalsäure + Pepsin); hier kann man eventuell auch typische Oxalatkristalle nachweisen. Essigsäure, Weinsäure, Zitronensäure machen oberflächliche, weißgraue Schorfe. Chromsäure bewirkt rotbraune-grünliche Schorfe, die Wand wird lederartig, trocken.

Phenole (Karbolsäure) verändern die Schleimhaut zu einem grauweißen, wie mit Kalk überzogenen, eigenartig trocken, lederartig sich anfühlenden Gewebe; in den unteren Abschnitten treten die Falten ganz starr hervor. Wo keine Falten sind, schimmert die hyperämische Schleimhaut durch; unter dem nekrotisierten Epithel können sich Blutergüsse finden. Lysol bringt das Gewebe zur Quellung, die Schleimhaut wird grau bis bläulich-weiß, bald auch mehr bräunlich und fühlt sich seifig an. In einem Falle des Göttinger Pathologischen Instituts fand sich die Ösophagusschleimhaut nach Lysolverätzung (100 g, Tod nach 3 Stunden) fein grauweiß gefärbt, löst sich in dünnen Fetzen ab; das darunter liegende Gewebe intensiv rot gefärbt. Die Laugen, wie Natron- und Kalilauge, machen Quellung, oberflächliche weißliche oder weißlich-gelbe Schorfe, die später trocken und derb werden, und dann meist etwas schmutzig, graubraun aussehen. Der Farbton kann ganz ähnlich braun sein wie bei der sauren Erweichung die Prüfung der Reaktion läßt natürlich da eine sichere Unterscheidung zu. Konzentrierter Ammoniak ist ein schwaches Ätzmittel, das aber starke entzündliche Prozesse mit Blutungen und Thrombenbildung zur Folge haben kann (ASKANAZY). Bei Verätzung mit Zyankali findet man meist eine rosarote Färbung der Schleimhaut; Fälle mit richtiger Ätzung sind nach LESSER selten. Eine Vergiftung mit Karbolineum teilt Schall mit; der Tod erfolgte nach 18 Stunden. Die Mukosa war dunkelgrünbraun und fast lederartig. Einen Selbstmord mit Formalin (ein achtel Liter), mit Tod nach 62 Stunden, hat MARX beschrieben. Die Schleimhaut hatte hier graurote Färbung, war trocken, gerunzelt, besonders in den unteren Abschnitten.

Verätzungen mit Sublimat, Chlorzink und ähnlichem sind in der Speiseröhre meist oberflächlicher, nicht so tiefgehend wie mit Säuren; das Rohr wird auch nicht so starr, die Gefahr der Perforation ist viel geringer.

Die mikroskopischen Veränderungen, die man in verätzten Speiseröhren findet, hängen natürlich sehr ab von der Art des Ätzmittels, seiner Konzentration, der Verweildauer in der Speiseröhre, und von der Zeit, die der Kranke nach der Verätzung noch gelebt hat. Bei starken Konzentrationen entsteht eine Nekrose des Epithels, das oberflächlich auch mehr oder weniger abgestoßen sein kann. In den obersten Schichten pflegen die Kerne nicht mehr färbbar zu sein, während sie in den tieferen, obschon das Gewebe ziemlich tiefgehend abgestorben sein kann, oft ausgezeichnet erhalten sind: es ist eben hier eine richtige „Fixierung" zustande gekommen. Häufig findet man die Epithelschicht durch einen Bluterguß emporgehoben. In der Submukosa findet man entzündliches Ödem, die Gefäße weit, gefüllt, manchmal auch geronnenes Exsudat. Bei Laugenverätzung pflegt das Bindegewebe zu quellen, so daß das Gewebe verdickt erscheint. Tritt der Tod nicht rasch ein, sondern erst nach einiger Zeit, nach einem oder mehreren Tagen, so stellen sich an den Schorfen sekundäre Veränderungen ein und führen meist eine schmutzige Färbung der Schorfe herbei. Es stellen sich nun auch exsudative Vorgänge ein, so daß man das Bild der nekrotisierenden, der pseudomembranösen Entzündung bekommt; demarkierende Eiterung führt zu einer Trennung von nekrotischem und erhaltenem Gewebe. Eine solche demarkierende, dissezierende Entzündung ist manchmal sehr ausgesprochen, manchmal fehlt sie aber auch; ihr Sitz ist in der Regel die Submukosa.

Da es nach Verätzung häufig zu Brechbewegungen kommt, so kann durch solche die ganze nekrotische Schicht entfernt werden. Das geschieht oft in der Art, daß ein ganzes zusammenhängendes Rohr, nämlich der ganze Epithelschlauch, etwa noch mit kleinen anhaftenden Stückchen subepithelialen Gewebes, ausgestoßen wird; in einem Fall LIEBMANNS mit Inversion dieser Membran, so daß die Epithelseite nach außen zu liegen kam. Mikroskopisch findet man diese röhrenförmigen Ausgüsse bestehend aus dem mehr oder weniger gut erhaltenen Epithel und etwa noch anhaftenden Stückchen der tieferen Schleimhaut und Submukosa. Entzündliche Infiltrate können fast ganz fehlen (so im Fall HORNEFFER), sind aber doch meist ausgesprochen und bisweilen erkennt man sogar mit bloßem Auge, daß eine richtige eitrige Demarkation stattgefunden hat (z. B. Fall GRAU). Die Ausstoßung der röhrenförmigen Gebilde erfolgt in der Regel etwa zwischen dem 7. und 9. Tage nach der Verätzung. LIEBMANN hat 1914 23 derartige Fälle zusammengestellt: der früheste Zeitpunkt der Ausstoßung war am 5. Tag (MANSIÈRE), der späteste am 14. Tag (LABOULBÈNE), je nach Schwefelsäureverätzung. Die ausgestoßenen Stücke sind entweder Ausgüsse des ganzen Ösophagus (z. B. HORNEFFER), oder auch nur Stückchen; eventuell wird aber sogar auch noch ein Stück Magenschleimhaut im Zusammenhang mit der Ösophagusschleimhaut ausgestoßen (im Falle HORNEFFER und NEISSER war die Länge der Membran 32 und 30 cm). In einem Falle GRAUS wurde 2 Tage nach der Speiseröhrenschleimhaut auch noch Magenschleimhaut ausgestoßen. Diese Massen sind nun je nach der Art des Ätzmittels verschieden gefärbt, meist schmutzig gelbbraun, oder rötlichbraun, oft auch schilfartig, gelblich oder wieder mehr zunderartig, wie Feuerschwamm. Fälle mit solcher Ausstoßung verlaufen in der Regel tödlich;

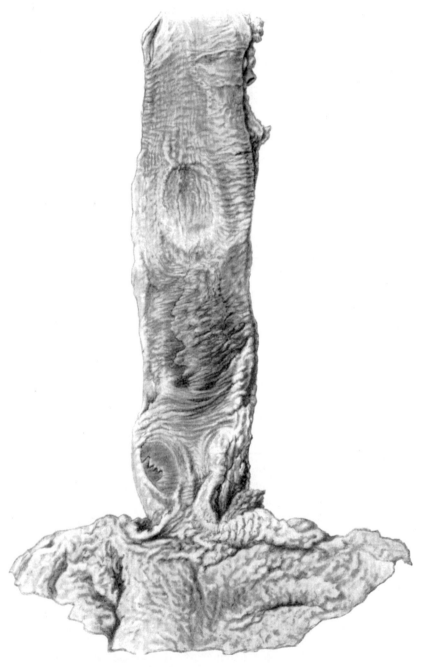

Abb. 9. Narbige Veränderungen der Speiseröhre nach Verätzung. [21 jähriger Mann trank im März 1918 aus einer Flasche mit „ätzendem Inhalt" (Lauge?). Anfang Januar 1919 Aufnahme im Krankenhaus, 36—40 cm hinter der Zahnreihe eine auch für feine Bougie undurchgängige Verengerung festgestellt. Jejunostomie, Bougierung. Tod Ende Januar 1919 an Peritonitis, infolge Lösung der Jejunumfistel.] Präparat von Prof. SCHULTZE-Braunschweig.. Natürl. Größe.

indes trat der Tod in einigen Fällen erst 1 bis 3 Monate später ein. Ein Fall Liebmanns (37jährige Frau, die nach Laugenverätzung am 9. Tag ein 25 cm langes Stück ausbrach) ist sogar geheilt worden. Eine solche röhrenförmige Ausstoßung erfolgt fast nur nach Säureverätzungen. Winter beschreibt näher einen seltenen, im Göttinger Path. Institut beobachteten Fall, wo es 9 Tage nach Lysolverätzung zur Ausstoßung einer 23 cm langen Membran (Mukosa + Stück von Submukosa) kam; die 48jährige Frau starb 4 Monate nach der Verätzung. Bei den Laugenverätzungen ist im ganzen überhaupt die Vorhersage günstiger als bei den Säureverätzungen. Nach Bornikoel erfolgt die Ausstoßung derartiger röhrenförmiger Gebilde zumal in den Fällen, wo das Ätzmittel nicht so sehr rasch durch den Ösophagus gespritzt worden ist, sondern die ganze Wand etwas länger von der Ätzwirkung betroffen wurde. In seltenen Fällen führt die Verätzung zu periösophagealen Phlegmonen, Mediastinitis usw.; Schmincke sah einen solchen Fall, mit Durchbruch in den Herzbeutel und die rechte Pleurahöhle, Erlach nach alter Laugenverätzung ein Geschwür, das in die Pleurahöhle durchbrach und zu Pyopneumothorax führte; im Empyemeiter Oidium albicans.

Ist die Ätzung nur ganz oberflächlich, so ist eine Überhäutung mit Epithel möglich; geht sie tiefer, so entwickelt sich an der geätzten Stelle ein Granulationsgewebe, das ganz allmählich sich in derberes Narbengewebe umwandeln kann. Die narbige Schrumpfung kann zu sehr erheblichen Verziehungen und zu Strikturen führen. Klinisch sind Strikturerscheinungen oft schon viel eher ausgesprochen als anatomisch, weil nämlich die entzündliche Infiltration der Muskulatur zu krampfhaften Zusammenziehungen führen kann.

Die Narben nach Verätzungen sehen je nach der Stärke der Ätzung und dem Alter der Narbe verschieden aus. Bald sind sie glatt, völlig von Epithel überzogen, bald fehlt ein epithelialer Überzug. Es kann zu klappenartigen, halbringförmigen oder sogar ringförmigen Verengerungen kommen; oft findet man leistenartige Vorsprünge, oder ein wie gestricktes Aussehen. Bei oberflächlicher Narbenbildung sind die Narben mehr häutig, bei tiefergehenden mehr schwielig, kallös. Sie sind bald auf einen kleinen Abschnitt beschränkt, manchmal ringförmig, manchmal aber auch ausgedehnt, röhrenförmig: letzteres vorzugsweise zwischen Bifurkation und Kardia, bei hochgradigen Verätzungen. Der Sitz der Strikturen ist mit Vorliebe an den 3 physiologischen Engen: also in der Höhe des Ringknorpels, der Bifurkation, der Zwerchfellenge. Bei Kindern sind Strikturen in den oberen Abschnitten besonders häufig; nach Torday, bei Laugenverätzung, 54⁰/₀ im obern Drittel, 19 im mittleren Drittel, 27 im unteren Drittel, also mehr als die Hälfte im oberen Drittel. Sie sind entweder an der Einzahl oder in der Mehrzahl vorhanden und dann oft verhältnismäßig weit voneinander entfernt. Chiari sah z. B. nach Salpetersäureverätzung 4 Strikturen: 6, 11, 17—26, 32 cm von der Incisura arytaenoidea entfernt.

Sehr schön sieht man verschiedenartige narbige Veränderungen, als Folgen einer Verätzung, bei einem 20jährigen Mann, dessen Ösophagus hier abgebildet ist (Präparat mir von Prof. W. H. Schultze-Braunschweig gütigst überlassen): die Innenfläche, zumal im untersten Teil, glänzend, die Farbe ziemlich dunkel, vielfach braunrot, da und dort dazwischen wieder trüb-grauweiße Partien. Zahlreiche, fast immer längsverlaufende, eigenartig zackige eingezogene Narben, dann aber auch wieder leistenartig vorspringende Narbenzüge. An manchen Stellen fibrinöse Beläge auf der Innenfläche.

Oberhalb der Strikturen pflegt sich eine oft erhebliche Muskelhypertrophie (Arbeitshypertrophie) auszubilden, und zwar vor allem in der Ringmuskulatur, besonders deutlich bei den röhrenförmigen Strikturen des unteren

Abschnittes. Die Hypertrophie dehnt sich oft noch ein Stück weit auf die strikturierte Partie aus.

Ganz selten sind Strikturen auch einmal veranlaßt durch Verbrühung. ACH sah z. B. eine Striktur bei einem 18jährigen Mädchen, das sich mit 10 Jahren mit siedendheißer Milch und Pfeffer verbrüht hatte (vgl. auch den oben mitgeteilten Fall von BENEKE).

Über sekundäre Veränderungen an Ätzstellen (Diphtherie, Tuberkulose), sowie über Krebsentwicklung siehe daselbst.

Einen ganz ungewöhnlichen Befund nach Verätzung teilt JERUSALEM mit. Hier war es in der ganzen Ausdehnung zu narbigen Veränderungen gekommen und taschenartige Ausbuchtungen entstanden; eine solche war perforiert und es war von da aus eine Fistel hinter der Trachea nach der rechten Halsseite entstanden. Daß im narbigen Stadium etwas Derartiges erfolgt, ist ganz ungewöhnlich; viel öfter kommt etwas Derartiges kurz nach der Verätzung zustande, wo eine Perforation, mit Bildung von Abszessen und Fisteln nicht ungewöhnlich ist, aber wohl auch immer rasch zum Tode führt. Ganz oberflächliche Verätzungen sind wohl viel häufiger als man gemeinhin annimmt. Nach IMHOFER können sie, durch oberflächliche Ulzera, die auslösende Ursache von Kardiospasmus werden (ebenso GUISEZ).

X. Die Geschwülste der Speiseröhre.

I. 1. Die gewebsgleichen (gutartigen) Gewächse der Bindegewebsreihe spielen in der Speiseröhre nur eine geringe Rolle.

a) Typisch gebaute Fibrome sind äußerst selten; sie kommen vor als kleine, entweder in der Wand des Ösophagus sich vorwölbende oder gestielt polypös ins Rohr hineinragende mehr oder minder derbe Geschwülstchen. Im letzten Falle können sie wohl auch einmal klinische Symptome hervorrufen (Stenosesymptome) oder auch, falls gefäßreich, Anlaß zu Blutungen geben. Ein Fibrom der Vorderwand hat BAUER beschrieben, FAHR ein gestieltes Fibrom, das vom Eingang der Speiseröhre bis fast zur Kardia herabragte, bei einer 31jährigen Kranken mit Schluckbeschwerden.

b) Auch Lipome sind sehr selten. Im eigentlichen Ösophagus sind solche kaum beobachtet — ALBERS bildet ein zwischen Mukosa und Muskularis gelegenes Lipom aus dem Anfangsteil des Ösophagus ab —; hingegen viel häufiger im Hypopharynx (näheres siehe bei GÖBEL).

c) Die Myome gehören zu den häufigsten gutartigen Gewächsen der Speiseröhre. Besonders häufig sind sie zwar auch nicht gerade, in der Literatur sind nicht viel mehr als einige zwanzig Fälle beschrieben[1]). Es handelt sich um Geschwülste, die vorwiegend im unteren Abschnitt der Speiseröhre sitzen (15 von 22); nur in wenigen Fällen ist der Sitz ausdrücklich im oberen Abschnitt des Ösophagus angegeben (so z. B. im Falle v. J. MEYER, zit. bei FRANK); in einigen andern Fällen fehlen die Angaben darüber. Die Myome sind bei Männern häufiger beobachtet als bei Frauen — was bei dem kleinen Material Zufall sein kann. Das Alter ist angegeben 4mal als unter 40; 6mal zwischen 40 und 60 Jahren, 5mal über 60 Jahre; in einigen Fällen findet sich nur die Angabe, daß es sich um ältere Individuen gehandelt habe.

Die Geschwülste gehen aus von der Muskulatur der Speiseröhre und zwar, wie es scheint, regelmäßig von der Muscularis externa, nie von der Muscularis mucosae. Manche Untersucher leiten sie, nach dem Ergebnis der histologischen

---

[1]) Doch sind natürlich längst nicht alle beobachteten auch veröffentlicht. LUBARSCH (Arb. a. d. pathol. Institut Posen 1901, S. 29) erwähnt kurz einen Fall; er hat seitdem, wie er mir mitteilt, noch etwa 20 Fälle beobachtet, von denen keiner veröffentlicht ist. Ich selbst habe in den letzten zwei Jahren ebenfalls zweimal solche Geschwülste gesehen.

Untersuchung, von der Muskulatur der Gefäße ab. Diese Myome finden sich bisweilen gestielt, häufiger aber als derbe rundliche oder ovale Knoten unter der Schleimhaut in der Muskelwand. Je nach ihrem Wachstum wölben sie sich in die Lichtung mehr oder weniger vor, auf diese Weise unter Umständen deutliche Verengerung bewirkend. In vielen Fällen nehmen sie die Ösophaguswand zirkulär ganz oder fast völlig ein und in diesen Fällen ist keine Verengerung des Lumens der Speiseröhre vorhanden. Die meisten dieser Gewächse sind als zufällige Befunde bei der Sektion entdeckt. Die Größe der Myome schwankt von der einer Haselnuß oder einer kleinen Erbse (wie in einem von mir untersuchten Falle) bis zu ganz erheblichen Werten: in einem Falle COATS waren die Maße 12,8:5,4 cm; in einem Falle SIMMONDS war die wurstförmige Geschwulst

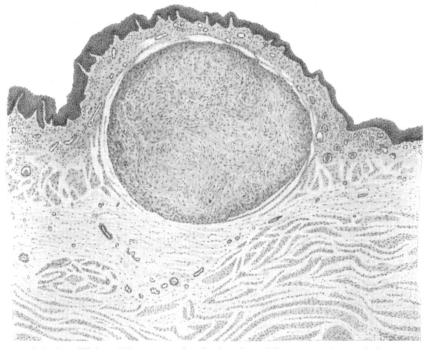

Abb. 10. Kleines Fibromyom der Speiseröhre. WINKEL: Obj. 0, Okular 3.

vorderarmdick. Sie fühlen sich fest, oft fast knorpelartig hart an. Meist handelt es sich um solitäre Geschwülste; doch sind auch multiple Myome beobachtet (PICHLER, nämlich 14 Stück; in diesen Gewächsen waren übrigens auch quergestreifte Muskelfasern und Ganglienzellen enthalten); in einem Falle von FRANK fanden sich 2 Myome in der Bifurkationsgegend.

Histologisch ist der Bau der typische der Leiomyome; Bindegewebe ist in wechselndem Maße beigemischt, so daß man in manchen Fällen auch von Fibromyomen sprechen kann. Ein Beispiel der Art ist in der Abbildung gegeben. Hyaline Entartung von Fasern, zumal um die Gefäßwände, ist mehrmals, auch Verkalkung und Nekrose ist festgestellt worden (TSCHLENOW).

Dem Wachstum der Neubildungen hat sich die Schleimhaut anzupassen; bei stark nach dem Lumen vorgewölbten Tumoren ist auch oberflächliche Ulzeration gesehen worden, in andern Fällen (z. B. MILOVANOVIC) auch divertikelartige Einziehung der Schleimhaut. In wenigen Fällen fanden sich außer den Myomen der Speiseröhre auch noch anderweitige Gewächse; so bei KÖRNER ein Myom oberhalb der Kardia und ein Karzinom an der Bifurkation. Frank leitet die Myome, wegen ihres gewöhnlichen Sitzes an der Vorderwand, von mangelhaft entwickelten Traktionsdivertikeln ab. Maligne Entartung ist noch nie beobachtet worden.

d) Ein Lymphangioendotheliom, ausgehend von einem Ösophagus-divertikel, hat Frattin mitgeteilt.

2. Von gutartigen Tumoren der Epithelreihe sind zu erwähnen:

a) Fibroepitheliome, die in Form flacher oder auch mehr höckriger oder gestielter Warzen im Ösophagus bei älteren Individuen bisweilen gesehen worden sind. (Einzelne oder auch zahlreiche, sogar ganz diffus angeordnete Papillome sind beim Rinde, auch bei Pferden und anderen Säugetieren nichts Ungewöhnliches (vgl. Fölger, Joest). Es sind in der Regel nur kleine Neu-bildungen und es ist überhaupt schwer zu sagen, ob man es mit echten Neu-bildungen oder mit hyperplastischen Prozessen bei chronischer Entzündung zu tun hat. Indes scheinen polypöse Schleimhautverdickungen infolge von chro-nischer Reizung in der Speiseröhre etwas ganz Ungewöhnliches zu sein. Schridde erwähnt ein erbsengroßes Fibroepitheliom am Eingang des Ösophagus, Rosen-heim „echte" Warzen bei älteren Individuen. Solche Gebilde können auch mehrfach vorkommen; sind sie oberflächlich ulzeriert, so kann man sie in vivo leicht mit Krebs verwechseln (vgl. Rosenheim).

b) Zu den Fibroepitheliomen gehören wohl auch die meisten der Gebilde, die schlechthin als Polypen beschrieben worden sind. Reher erwähnt einen haselnußgroßen schwammigen Polypen, der nach Entfernung wieder kam; Cruveilhier fand im erweiterten Ösophagus im unteren Abschnitte polypöse Neubildungen; hier kann es sich wohl auch um chronisch entzündliche Wuche-rungen gehandelt haben. Es können übrigens auch Fibrome, die ursprünglich umschrieben in der Wand saßen, bei weiterem Wachstum sich in die Lichtung vorwölben und makroskopisch mit Fibroepitheliomen verwechselt werden.

c) Gutartige rein epitheliale Geschwülste der Speiseröhre gehören zu den größten Seltenheiten. Weigert hat ein Adenom bei einem 54jährigen Mann beschrieben: ein höckriger, ziemlich weicher, walzenförmiger polypöser Tumor im unteren Abschnitt der Speiseröhre; der mikroskopische Bau war ähnlich dem eines Mastdarmpolypen. Reith sah ein scharf begrenztes blaßgelbes, mit der Schleim-haut verschiebbares Adenom der Vorderwand, ausgehend von den Schleimdrüsen.

Adenome, von den Magenschleimhautinseln oder den unteren Kardiadrüsen ausgehend, sind bislang noch nicht beobachtet worden.

d) Dermoide scheinen im Ösophagus noch nicht beobachtet worden zu sein; Körner erwähnt nur einen Fall von Goschler, nämlich ein haselnuß-großes Dermoid an der Hinterwand des Pharynx bei einem 10jährigen Kind. Dagegen sind einige andere

3. Mischgeschwülste im Ösophagus beobachtet worden.

Glinski beschrieb eine hühnereigroße polypöse, von der Vorderwand im unteren Teil der Speiseröhre ausgehende höckrige, zum Teil ulzerierte Misch-geschwulst. Sie war weich, die Schnittfläche grau durchscheinend, gallertig, erwies sich mikroskopisch zusammengesetzt aus Bindegewebe, myxomatösen Partien, quergestreiften Muskelfasern, polymorphen Zellen und Riesenzellen. Ihre letzte Entstehung wird auf die Zeit der Abschnürung der Atemwege vom Darmschlauch zurückgeführt. Minski beschreibt eine 14 cm lange polypöse Ge-schwulst, aus Bindegewebe, elastischen Fasern, Fettgewebe, glatter Muskulatur und Gefäßen. An den Fall von Glinski schließt sich an der von Wolfens-berger. Hier handelt es sich um einen großen knolligen Tumor, der wiederum aus vielen polypösen Knötchen zusammengesetzt war; er war weich, schwammig, die Schnittfläche glatt, milchweiß, z. T. auch gallertig, grau. Die Geschwulst saß 22 cm unterhalb des Ringknorpels in der Speiseröhre eines 75jährigen Mannes.

Sie saß in der Schleimhaut und Submukosa, hatte Metastasen in den Lymphknoten in der Nähe der Kardia gemacht, und erwies sich mikroskopisch als Rhabdomyosarkom. KINOSHITA berichtet über ein aus Kiemenderivaten abgeleitetes Carcino-myxochondroma ossificans.

4. Von ganz seltenen Geschwülsten seien hier noch angereiht die Beobachtung von CARRARO, der ein primäres perivaskuläres Hämangioendotheliom mit Metastasen in Lunge, Leber und Magen beschreibt; die Geschwulst wird abgeleitet von dem Perithel der kapillaren Blutgefäße.

Über pigmentierte Tumoren, nämlich Melanome, liegen 2 Mitteilungen vor.

BAUR beschreibt ein sicheres primäres Melanom, bei einem 69jährigen Mann; Sitz an der Vorderwand unterhalb des Larynx. Der Tumor war knorpelhart, walnußgroß, war schließlich in die Trachea durchgebrochen; mikroskopisch melanotisches Spindelzellsarkom. JOLIAT sah ein Melanom an der Vorderwand, dicht oberhalb der Kardia, bei einem 62jährigen. Metastasen in Leber und Peritoneum.

II. Damit sind wir schon zu den destruierenden (bösartigen) Geschwülsten der Speiseröhren übergegangen. Praktisch wichtig sind hier im wesentlichen nur die Sarkome und die Krebse: die letzteren ungemein viel häufiger als die Sarkome.

1. Die Sarkome der Speiseröhre sind zwar nicht so ganz selten. Bis jetzt sind gegen 50 Fälle mitgeteilt (siehe die Zusammenstellung bei BERTHOLET, v. HACKER und RIEKE). Sie sind etwas häufiger bei Männern als bei Frauen gefunden worden, doch ist der Unterschied nur gering. Hingegen ist bemerkenswert, daß diese Gewächse fast ausnahmsweise bei Leuten über 40 Jahren beobachtet worden sind (das Durchschnittsalter ist etwa 55 Jahre). Ihr Sitz ist mit Vorliebe die Vorderwand der Speiseröhre, und zwar in den meisten Fällen das untere Drittel; das mittlere und obere Drittel sind viel seltener und gleich oft befallen gewesen.

Man kann makroskopisch 2 Arten unterscheiden: 1. die mehr umschriebenen und dann fast immer polypösen, selten zirkulär angeordneten Sarkome, die in der Regel keinerlei Stenose machen: das sind verhältnismäßig gutartige Tumoren, die auch keine Metastasen machen. Und dann 2. die diffus infiltrierenden, bösartigen Sarkome. Klinisch sind die Sarkome, soweit sie überhaupt Symptome machten, ausnahmslos für Krebse gehalten worden; und auch makroskopisch ist zwischen ihnen und Krebsen eine Unterscheidung schwer zu machen oder ganz unmöglich. Die polypösen Sarkome sind meist verhältnismäßig weiche, oft sogar etwas gallertige, außen glatte, manchmal oberflächlich ulzerierte Geschwülste. Im Falle HOFMANNS (polypöses Sarkom der Vorderwand, 12 cm oberhalb der Kardia) wurde noch ein eigenartiger Befund erhoben, nämlich ein feinscholliges, intrazellulär abgelagertes Pigment, vermutlich hämatogenen Ursprungs, doch mit negativer Eisen-Reaktion. Die Sarkome sind in der Größe einer Mandel bis zu der eines Hühnereis und darüber hinaus gefunden worden. Bald waren sie mehr breitbasig aufsitzend, pilzförmig, bald mehr langgestielt polypös (in einem Falle BORRMANNS war der eine Polyp 16 cm lang). Auch multiple sarkomatöse Wucherungen sind gesehen worden. Der Ausgangspunkt der Sarkome ist fast immer die Submukosa.

Nach dem histologischen Bau handelte es sich um groß- oder kleinzellige Spindelzellsarkome (z. T. mit Riesenzellen) (Fälle von BORRMANN, DONATH, v. EICKEN, FRANGENHEIM, HOFMANN, v. NOTTHAFT, RIECKE, SCHMINKE); es waren weißliche oder weißlich-gelbe, mehr oder weniger weiche Tumoren. In einem Falle von DONATH hatte die Geschwulst, ein kleinzelliges Spindelzellsarkom, übrigens auch Metastasen an der Porta hepatis gemacht. Rundzellsarkome sind ebenfalls beobachtet: ein kleinzelliges von BERTHOLET (abgeleitet von Lymphfollikeln), zwei großzellige von STARCK. Diese Gewächse waren nicht polypös und recht bösartig. Manche Rundzellsarkome sind nach EWING nichts

anderes als stark anaplastische Karzinome. Ein Lymphosarkom ist von
STEPHAN bei einem 4jährigen Kinde beschrieben, der Fall ist jedoch einigermaßen
zweifelhaft. ALBRECHT beschrieb ein Alveolärsarkom des oberen Ösophagus bei
einem 64jährigen, DONATH ein überwiegend alveoläres Endothelsarkom 2 Querfinger oberhalb der Bifurkation (in diesem Falle hat es sich möglicherweise um
Karzinosarkom gehandelt). Gemischtzellige Sarkome sind mehrere beschrieben worden: nämlich polypöse, meist ziemlich derbe Neubildungen. So
von REITH (2 Fälle, mit Riesenzellen), von LANGE (Spindelzellen und große
Rundzellen), v. HACKER (primäres Rund- und Spindelzellsarkom, dessen Basis
teils im Hypopharynx, teils im Ösophagus saß) und ein besonders großes von
GASTPAR, das 15 cm lang vom 5. Brustwirbel bis fast zum Magen reichte.

In einigen von diesen Fällen hat es sich übrigens vielleicht auch um Karzinome mit sarkomatöser Entartung des Stromas gehandelt (s. später).
Seltenheiten sind ein Leiomyosarkom (v. HACKER), das gestielt 8 cm unter
der Bifurkation saß, bei einem 70jährigen; und ein Adenomsarkom des
unteren Abschnittes (SOKOLOV), das (nach HERXHEIMER) wohl ebenfalls als
Karzinosarkom zu betrachten ist.

Die beiden bekannten Fälle von Melanosarkom sind schon weiter oben
erwähnt. Zu erwähnen sind hier noch die sogenannten Karzinosarkome
des Ösophagus. HERXHEIMER hat diese Geschwülste genauer behandelt (siehe
bei Karzinom). Soweit es sich dabei um eigentliche sarkomatöse Wucherungen
handelte, wurden diese als polypöse Gebilde neben Krebsen gefunden (im
Falle LANGES war der sarkomatöse Teil fast hühnereigroß). Es handelt sich
in diesen Fällen bei den als sarkomatös angesprochenen polypösen Gebilden
genetisch um sekundäre Wucherung bei primärer Krebsentwicklung.

Metastatische Sarkome der Speiseröhre sind Seltenheiten. Übergreifen
von Lymphosarkom des Mediastinums auf den Ösophagus ist bisweilen beobachtet (2 Fälle von SCHLAGENHAUFER, Fall von WHITE).

2. Von den bösartigen Geschwülsten der Speiseröhre sind die Krebse
pathologisch-anatomisch wie klinisch von der größten Bedeutung. Es sind ja auch
die Ösophaguskrebse diejenigen Erkrankungen der Speiseröhre, die eben wegen
dieses Leidens besonders häufig in ärztliche Behandlung kommen. Nach Angaben
von EWALD waren unter 382 Fällen von Erkrankungen der Speiseröhre die ärztlich
behandelt wurden, nicht weniger als 308 bösartige; meist krebsige Stenosen.

a) Statistisches. Die Karzinome der Speiseröhre überwiegen durchaus alle anderen sowohl gutartigen wie bösartigen Tumoren des Ösophagus
an Häufigkeit weitaus. Zunächst einige statistische Angaben über die Häufigkeit
des Speiseröhrenkrebses. Nach den Angaben von HEIMANN wurden 1896 in
Preußen 489 Männer und 67 Frauen (= 88% Männer) an Ösophaguskrebs
behandelt. Der jüngste Patient war 19 Jahre; 5% waren unter 40 Jahren,
38% zwischen 50 und 60. In seiner Häufigkeit steht nach den Statistiken aus
pathologisch-anatomischen Instituten der Speiseröhrenkrebs an 3. oder 4.
Stelle. Ich gebe hier eine Statistik BEJACHS wieder, der das Material der Berliner
Charité von 1904 bis 1912 bearbeitet hat. Danach waren dort unter 692 zur
Obduktion gekommenen Krebsfällen 67 Karzinome der Speiseröhre oder
9,7% der Krebsfälle. Das Karzinom stand der Häufigkeit nach an 4. Stelle
(an 1. Magen, an 2. weibliche Geschlechtsorgane, an 3. der Darm). Frühere
Statistiken von REDLICH, FEILCHENFELD, RIECHELMANN (s. bei BEJACH) rangieren
das Karzinom der Speiseröhre sogar an 3. Stelle, der Häufigkeit nach. In Japan
steht nach einer Statistik des Tokioer Pathol. Instituts (812 Krebsfälle) der
Speiseröhrenkrebs sogar an 2. Stelle (JSHIBASHI und TAKATSU). In der Sammelforschung des Komitees für Krebsforschung vom 15. X. 1900 machte der
Ösophaguskrebs 5% aller Krebsfälle aus. Es ist zu erwarten, daß die Statistiken

der Pathologischen Anatomen den Ösophaguskrebs häufiger finden, als die der Kliniker. LUDWIG hatte unter 29 747 Patienten der Göttinger Klinik 251 mit Ösophaguskrebs (= 0,84% der Fälle), davon 205 Männer, 46 Frauen; in einer Sammelstatistik von 940 Fällen von Speiseröhrenkrebs 771 Männer und 169 Frauen, also ein Verhältnis von 4,6: 1. Nach dem Alter verteilen sich die Fälle wie folgt: 4 zwischen 21—30 Jahren, 27 von 31—40, 137 von 41—50, 261 von 51—60, 175 von 61—70, 41 von 71—80, 4 mit 90 und mehr Jahren. RIDDER findet unter 1161 Krebsfällen (von 11 110 Sektionen) 92 Ösophaguskrebse = 7,9%. In der Krebsstatistik des Göttinger Pathologischen Instituts finden sich nach FELDNER bei 836 Sektionen mit Krebs 71 Krebse der Speiseröhre, das sind 8,5% der Krebse (Ösophaguskarzinom danach an 3. Stelle der Häufigkeit). Die Männer waren in 86%, die Frauen in 14% betroffen. Dem Alter nach verteilen sich die Fälle wie folgt:

1 Fall im Alter von				20	bis	29	Jahren
4 Fälle im Alter von				30	,,	39	,,
20	,,	,,	,,	40	,,	49	,,
21	,,	,,	,,	50	,,	59	,,
17	,,	,,	,,	60	,,	69	,,
6	,,	,,	,,	70	,,	79	,,

2mal Alter unbekannt.

In einer späteren statistischen Zusammenstellung der Fälle des Göttinger Pathol. Instituts findet STRUCKMEYER 85 Fälle von Ösophaguskrebs (= 5,7% aller sezierter Krebsfälle).

In der Statistik, die auf Veranlassung des deutschen Zentralkomitees für Krebsforschung für die Jahre 1920 und 1921 vorgenommen wurde (ergänzt für das Berliner pathol. Institut bis 1924) waren unter rund 18 000 Leichenöffnungen 692 Fälle von Speiseröhrenkrebs, die sich auf die verschiedenen Lebensalter folgendermaßen verteilten. (Diese und die übrigen auf dieses Institut sich beziehenden Zahlen wurden mir von Geh.-Rat LUBARSCH zur Verfügung gestellt.)

bis	30	Jahre	2 (	1 ♂,	1 ♀),
,,	31—40	.,	9 (	7 ♂,	2 ♀),
,,	41—50	,,	89 (	82 ♂,	7 ♀),
,,	51—60	..	266 (248 ♂,	18 ♀),
,,	61—70	,,	226 (208 ♂,	18 ♀),
,,	71—80	,,	87 (74 ♂,	13 ♀),
über	80	,,	9 (	7 ♂,	2 ♀),
ohne	Altersangabe	4.

Der Speiseröhrenkrebs steht in dieser Statistik der Häufigkeit nach an 5. Stelle; er machte 10,98% der Krebse bei Männern, 1,38% der Krebse bei Frauen aus.

In einer Basler Statistik (KAUFMANN) steht unter 1078 Karzinomsektionen das des Ösophagus an 3. Stelle (9,4% der Krebsfälle); 93 der Krebse betrafen Männer, nur 8 Frauen. Über ein Viertel der Individuen stand im Alter von 50 bis 59 Jahren. Nach der Zusammenstellung bei BEJACH ist (bei 351 Krebsfällen) das Ösophaguskarzinom sogar die zweithäufigste bösartige Geschwulst bei Männern; es macht 20,3% der Krebssektionen aus. Bei Frauen (377 Krebssektionen) kommt es erst an 13. Stelle mit nur 3 Fällen (einer im Alter von 31 bis 40, einer zwischen 71 und 80, einer zwischen 81 und 90). Nach der Basler Krebsstatistik (5162 Krebstodesfälle) waren von Ösophaguskrebs 386 Männer und 60 Frauen betroffen, also ein Verhältnis wie fast 6,5: 1. BÄLZ findet im Jenaer Material das Verhältnis wie 11: 1; STARLINGER gar wie 21: 1. Das Durchschnittsalter für den Speiseröhrenkrebs ist bei BEJACH 62 Jahre (und zwar bei Männern 53, bei Frauen 66 Jahre). Nach MIELICKI ist es 57,5 Jahre, nach BÄLZ 58,5.

Eigentümlich ist auch die große Verschiedenheit in der Häufigkeit der Speiseröhrenkrebse in den verschiedenen Gegenden Deutschlands. Nach der erwähnten Statistik des Krebskomitees war die Häufigkeit folgendermaßen: Nordostdeutsche Seestädte (Königsberg, Danzig, Stettin) 10,1% aller Krebse,

Breslau . . . . 9,61% ,, ,,
Nordwestdeutsche Seestädte (Hamburg, Altona, Bremen) 6,0% ,, ,,
Berlin . . . . 11,9% ,, ,,
Nordwestdeutscher Industriebezirk . . . . 5,7% ,, ,,
Mitteldeutschland, Hessen, Baden . . . . 5,5% ,, ,,
Bayern . . . . 2,04% ,, ,,

Bei Kindern ist nach ZUPPINGER bis zum Jahre 1900 noch nie Speiseröhrenkrebs gefunden worden; und so viel ich sehe, ist der jüngste unter den in der deutschen Literatur angegebenen Fällen 19 Jahre gewesen (ob klinisch oder anatomisch untersucht, ist nicht auszumachen). GUISEZ berichtet über einen Fall bei einem 14jährigen Mädchen.

b) Sitz. Über den Sitz des Speiseröhrenkrebses sollen hier gleich die nötigen Angaben folgen. Es gibt 3 Lieblingsstellen: der obere Teil der Speiseröhre in Höhe des Ringknorpels, zweitens die Gegend der Bifurkation, drittens die Gegend zwischen Hiatus oesophageus und Kardia, also entsprechend den physiologischen Engen. Nach der großen Sammelstatistik von KRAUS-RIDDER, die 1748 Fälle von Speiseröhrenkrebs umfaßt, war der Sitz:

469 mal im oberen Drittel = 27%
519 mal im mittleren Drittel = 30%
760 mal im unteren Drittel = 56%
7 mal im oberen und mittleren Drittel
33 mal im mittleren und unteren Drittel
4 mal im ganzen Ösophagus.

Etwas andere Zahlen ergeben sich bei der Statistik von LOTHEISSEN.
Bei 180 Fällen 24 mal = 13,3% im Halsteil
88 mal = 48,8% an der Bifurkation
68 mal = 37,7% am Hiatus.

SAUERBRUCH findet den Sitz im unteren Abschnitt ungewöhnlich häufig, nämlich in ca. 70%, in einer späteren Statistik (186 Fälle) in 63% (vielleicht sind hier manche Krebse noch zur Speiseröhre gerechnet, die andere als Kardiakrebs bezeichnet haben würden?). Ganz ähnliche Zahlen wie KRAUS-RIDDER finden wir auch bei BEJACH und bei FELDNER. CALDERARA hat unter 160 Kankroiden der Speiseröhre

20,8% im oberen Drittel,
34,7% im mittleren Drittel,
44,4% im unteren Drittel,
BÄLZ die Hälfte im unteren Drittel.

Ausbreitung des Krebses über die ganze Speiseröhre ist in einigen Fällen gesehen worden. CAESAR fand bei einem 49jährigen Manne eine diffuse krebsige Infiltration, beginnend am Sinus piriformis, bis über die Kardia hinaus in den Magen sich erstreckend. GERNERT bei einem 55jährigen Mann Krebs vom Ringknorpel bis zur Kardia (Ausgang wohl im oberen Drittel). NARATH sah einen Plattenepithelkrebs, der dicht unter dem Ringknorpel begann und die ganze Speiseröhre bis zur Kardia durchsetzte; diese diffuse krebsige Infiltration war bei der Operation nicht bemerkt worden! Auch ORTH erwähnt einen Speiseröhrenkrebs, der von Fingerbreit unter dem Ringknorpel bis zur Kardia reichte.

c) Das makroskopische Aussehen des Speiseröhrenkrebses ist recht wechselnd. Indes kann man einige häufiger wiederkehrende Typen unterscheiden, nämlich:

1. die narbigen, stenosierenden, skirrhösen Krebse. Es sind im Beginn kleine, höckerige Verdickungen der Wand in Form von kleinen Knoten oder flachen Wülsten, die sich in der Schleimhaut vorwölben. Zunächst bemerkt man keine deutliche Ulzeration der Schleimhaut. Aber das bleibt wohl nicht lange so. Bei den Krebsen, die der pathologische Anatom zu sehen bekommt, ist die Oberfläche über solch einem Knoten allemal schon mehr oder weniger stark geschwürig verändert; erst ein seichtes, später ein kraterförmiges Geschwür, dessen Ränder stets etwas gewulstet sind, oft einen richtigen Wall bilden. Am Rand des Krebses findet man oft zackige Grenzen zwischen normaler Schleimhaut und Krebs. Bei ganz flachem Ulkus kann es makroskopisch, ohne einen Durchschnitt durch die Wand zu machen, manchmal recht schwer sein, zu sagen, ob ein krebsiges oder ein anderweitiges Geschwür vorliegt. Nicht so beim Durchschnitt; da sind die krebsigen Massen, wenn auch vielleicht nicht im Zentrum des Geschwürs, so doch nach den Rändern zu, als weißliche Massen gut von den normalen Bestandteilen der Wand und der übrigen Schleimhaut zu unterscheiden und palpatorisch ist der krebsige Teil durch seine größere Widerstandsfähigkeit auch gut abzugrenzen. Die krebsige Wucherung kann ein ganzes Stück weit die noch erhaltene Schleimhaut unterwachsen und sie emporheben. Bei diesen skirrhösen Krebsen schreitet die Infiltration in der Schleimhaut und in der Submukosa fort, und zwar häufig ringförmig das Lumen umfassend; das ist der Grund, warum dann in diesen Fällen der Ösophagus an der krebsigen

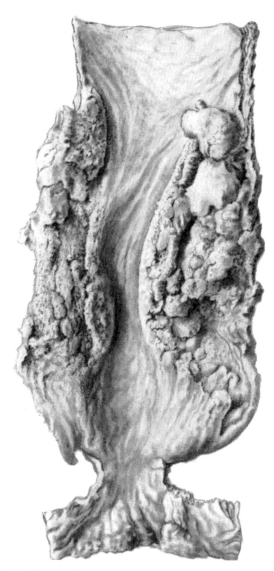

Abb. 11. Großes Karzinom der Speiseröhre oberhalb der (strikturierten) Kardia. Sammlung Göttingen. Natürl. Größe.

Partie bald als starres und verengtes Rohr erscheint. Klinisch ist die Stenose meist noch viel hochgradiger (beim Sondieren!), als sie auf dem Leichentische erscheint. Es ist gar nichts Seltenes, daß der verengte Teil nur noch für eine dicke Sonde durchgängig ist. Die krebsige Infiltration kann sich auf alle Wandabschnitte erstrecken und ist in der Muskularis makroskopisch auch meist gut zu erkennen, da die krebsigen Massen mehr weiß, die Muskulatur mehr graurot erscheint. Die Infiltration breitet sich aber nicht bloß zirkulär, sondern auch in der Längsrichtung der Speiseröhre, meist nach unten zu, aus und so kann diese schließlich auf weite Strecken verengt und infiltriert werden. Das ist jedoch nicht so häufig, da die stark stenosierenden Krebse eben oft schon verhältnismäßig früh den Tod des Patienten herbeiführen, zu einer Zeit, wo die Ausdehnung des Krebses noch verhältnismäßig gering ist.

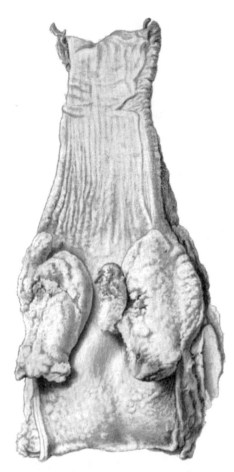

2. Fast ebenso häufig sieht man auch eine andere Form: die medullären Krebse, die in der Regel eine viel größere Ausdehnung annehmen, und dadurch, daß sie vielfach größere, ins Lumen des Ösophagus sich vorwölbende Wucherungen machen, auch viel imposanter aussehen. Die weichen, weißlichen, oft bröcklig zerfallenden Krebsmassen bilden ganze Hügel und Beete in der Schleimhaut, manchmal blumenkohlartige Wucherungen. Es ist charakteristisch für die weicheren Krebse, daß sie viel mehr zerfallen; so finden wir denn größere Geschwüre ganz gewöhnlich, oft ziemlich runde, mit erhabenen Rändern, von schüsselartigem Aussehen. Ein solches Krebsgeschwür kann handtellergroß werden. Dann findet man aber auch in den weichen Krebsen rinnenförmige Straßen in der Längsrichtung: es sind zerfallene Abschnitte, entlang dem Weg, den die Speisen durch die krebsige Speiseröhre nehmen (vgl. ASCHOFF). In solchen Rinnen findet man dann meist erhebliche Nekrose der krebsigen Massen, gangränöse Zerstörung, Verjauchung. Da die weichen Krebse so viel leichter zerfallen, als die skirrhösen, so kommt es selbst bei solchen Krebsen, die recht große, ins Lumen vorspringende Wucherungen

Abb. 12. Krebs der Speiseröhre. Präparat von Prof. DIETRICH-Köln. Um ¹/₆ vergrößert.

machen, durchaus nicht notwendigerweise auch zu hochgradigen Verengerungen vielmehr manchmal nur zu vorübergehenden; manchmal klinisch überhaupt nicht zu einer Stenose und so kann wohl bei einer Sektion ein ganz gehöriges Karzinom als Überraschung für den Kliniker sich finden. Ich habe einen derartigen Fall seziert, wo ein Krebs fast handtellergroß war, mächtige weiche polypöse Wucherungen gemacht hatte und trotzdem nicht die geringsten örtlichen Symptome verursacht worden waren. B. FISCHER erwähnt einen ähnlichen Fall von Krebs, im unteren Drittel, ferner JORES.

Diese zweite Form des Speiseröhrenkrebses leitet über zu einer dritten, bei der wir als Hauptbefund die mächtigen polypösen, blumenkohlartigen

Wucherungen vor uns haben; auch hier wieder gern zentraler Zerfall, Verjauchung und oft sehr erhebliche Ausdehnung des Krebses. Seltener sind kleinere, mehr gestielte, doch immer verhältnismäßig breitbasige polypöse Geschwülste. Nach Aschoff sind unter diesen Formen häufiger Adenokarzinome. Auch ich habe einen typischen Fall der Art untersucht. Rosenheim berichtet über den seltenen Befund eines Krebses (Kankroid) bei einer 34jährigen Frau, die seit 10 Jahren Schluckbeschwerden hatte. Ösophagoskopisch das Bild der Warze, papillomatöse blutende, graurötliche erodierte Auswüchse. Der chronische Verlauf und das jugendliche Alter sprach hier ganz gegen eine bösartige Natur der Neubildung.

d) Die Weiterverbreitung des Krebses kann in verschiedener Weise vor sich gehen. Zunächst auf den Lymphbahnen. Die Krebsmassen wuchern submukös, in der Längsrichtung der Speiseröhre weiter und auch zwischen die Septen und die Bündel der Muskularis hinein; weiter durch die Muskularis hindurch in das viel lockerere periösophageale Gewebe. Orth hat beobachtet, daß bei Krebsen an Stellen, wo glatte und quergestreifte Längsmuskulatur vorhanden ist, die vordringenden Krebsmassen in der weicheren äußeren Schicht (quergestreifte Muskulatur) weiter verbreitet waren, als in der derberen inneren glatten Muskelschicht. Durch das Einwachsen des Krebses in die Wandungen und durch die meist dabei gleichzeitig vorhandene kleinzellige Infiltration, oft aber auch durch erhebliche Bindegewebswucherung, kommt es zu einer erheblichen Verdickung des Ösophagusrohrs. Das Wachstum kann nun ununterbrochen vor sich gehen; häufiger aber ist es so, daß es (scheinbar) diskontinuierlich erfolgt und man dann in der Schleimhaut oder Submukosa in einiger Entfernung vom Primärtumor und scheinbar nicht mit ihm zusammenhängend, Knoten findet, die leicht den Eindruck selbständiger Geschwülste machen können, tatsächlich aber eben Metastasen sind. Häufig geht eben die Wucherung von der Submukosa wieder auf die Schleimhaut über und wir bekommen in ihr eine zweite, eventuell auch wieder ulzerierende Geschwulst. Liegen nun solche sekundäre Herde etwas weiter vom Primärgewächs entfernt, so hält man die sekundäre Geschwulst leicht für eine selbständige und glaubt, 2 primäre Neubildungen vor sich zu haben. Es kann auch so vor sich gehen, daß der primäre Krebs Metastasen in Lymphknoten macht und diese sekundär wieder in die Ösophaguswand bis zur Schleimhaut durchwachsen; auch so kann das Bild anscheinender multipler Primärgewächse entstehen. Auf Serienschnitten ließe sich natürlich der tatsächliche Verhalt, eventuell sogar das ununterbrochene Zusammenhängen mit der Primärgeschwulst leicht nachweisen. Ohne das kann es aber bisweilen schwer sein, zu entscheiden, wie die Dinge liegen und welches die primäre Geschwulst ist.

Derartige Fälle sind des öfteren beschrieben worden, so von Bucher, Hanau; Borrmann sah 3 Plattenepithelkrebse (einen unterhalb des Ringknorpels, einen an der Bifurkation, einen der Kardiagegend). Multiple Karzinome in der Speiseröhre teilt auch Lubarsch mit; in 3 Fällen nimmt er Lymphknotenmetastasen an, in einem war es fraglich, ob es sich um mehrfache Gewächse oder um Impfmetastasen handelte. Fischer-Defoy und Lubarsch hatten unter 31 Fällen 4, wo makroskopisch Multiplizität von Krebsen in der Speiseröhre in Frage kommen konnte. Weitere Fälle derart siehe bei Walter, Richter u. a.

Hat man 2 Karzinome im Ösophagus, so ist in der Regel das obere das frühere; das untere kann auch durch Implantation entstanden sein. Impfkarzinome durch Sondierung sind ganz selten beobachtet worden. Kraus-Ridder bilden einen derartigen Fall ab, wo der Primärtumor an der Bifurkation saß, die Impfmetastase in Ringknorpelhöhe. Etwas Derartiges ist natürlich rein anatomisch nicht zu entscheiden, nur bei Kenntnis der klinischen Daten und besonders auch des ösophagoskopischen Befundes.

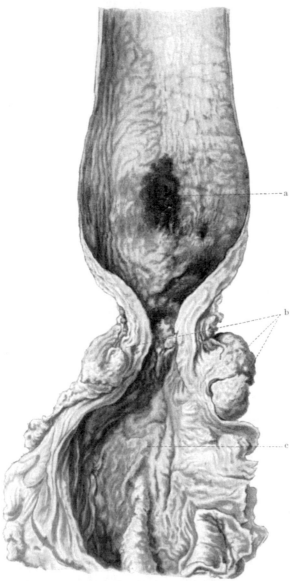

Besonders bei den weichen Krebsen kann der Zerfall recht große Ausdehnung annehmen. Natürlich ist vorwiegend die mechanische Wirkung der Ingesta an den Zerfallsvorgängen schuld. Es ist ganz klar, daß solche zerfallende Krebse ganz besonders leicht nun auch Sitz von eitrigen, von gangränösen und verjauchenden Vorgängen werden und dadurch wird weiterer Zerfall noch begünstigt. Durch solchen Zerfall kann übrigens auch eine vorher bestehende Stenose wieder schwinden.

e) Wir müssen nun auf weitere Veränderungen eingehen, die sich in krebsigen Speiseröhren häufig einstellen. Bei stenosierenden Krebsen nämlich weitet sich das Lumen oberhalb der verengten Partie oft nicht unbeträchtlich aus; die Erweiterung kann mannsfaustgroß und noch größer werden (in einem Falle WIEBRECHTs hatte sie einen Umfang von 11 bis 12 cm). Man sieht sie besonders bei stenosierenden Krebsen des Kardiaabschnittes; aber sie erreicht doch nur ausnahmsweise solche Grade, wie bei der Erweiterung bei Kardiospasmus. Durch das Durchwachsen krebsi-

Abb. 13. Erweiterung des Ösophagus (natürlicher querer Durchmesser, aufgeschnitten, 9 cm) oberhalb eines Kardiakrebses. Blutung in der Ösophagusschleimhaut. 53jähriger Mann. a Blutung, b Krebswucherung, c Magen. Präparat von Prof. SCHULTZE-Braunschweig.

ger Massen in die Muskulatur, vielleicht auch noch durch gleichzeitige entzündliche Infiltrate leidet auch die Muskulatur. Sie kann hochgradig zerstört oder doch geschädigt sein und das begünstigt wiederum eine Dilatation oberhalb solcher Abschnitte. Bei weichen Krebsen fehlt die Dilatation oberhalb des Krebses in der Regel, da diese Krebse ja viel weniger stenosierend wirken. Die Stenose muß ferner zu einer Arbeitshypertrophie der oberhalb gelegenen Muskulatur führen; sie ist manchmal recht gut ausgebildet, manchmal aber durch die Erweiterung etwas überdeckt.

Selten ist auch eine Erweiterung unterhalb von Ösophaguskrebsen gefunden worden — natürlich muß man hier idiopathische Dilatation ausschließen können —; nach EWALD wäre sie zu erklären durch einen reflektorischen Spasmus der Kardia, nach GOTTSTEIN durch Inaktivitätsatrophie.

Die Stockung der Ingesta bei stenosierendem Karzinom veranlaßt auch häufig Zersetzungsprozesse, die schließlich zu chronisch entzündlichen Veränderungen, zu Pachydermie u. ä. führen können; natürlich im Bereich oberhalb des Krebses.

f) Greift das Karzinom auf die Nachbarschaft über, so kann es wichtige Verwicklungen hervorrufen. In Zusammenhang greifen Krebse des oberen Abschnittes über auf Pharynx, Larynx, Thyreoidea; Krebse der Bifurkation auf die Luftwege, nämlich Trachea und Bronchen, aber auch auf die Pleura, zumal die rechte, und auf die Lungen selbst; ferner auf Perikard und Herz, auf die großen Gefäße, aufs Mediastinum, auf die Wirbelsäule. Im unteren Abschnitt findet man Übergreifen auf den Magen; bei solchen Fällen ist es oft schwer zu sagen, ob primärer Magen- oder Speiseröhrenkrebs vorliegt; mikroskopisch ist die Entscheidung meist leicht.

Das Übergreifen auf Luftröhre und Bronchen ist bei weitem das häufigste Ereignis (etwa in der Hälfte aller Fälle), zumal bei den häufigsten Krebsen, denen der Bifurkationsgegend; viel seltener bei hochsitzenden Karzinomen. Der Krebs wuchert ununterbrochen oder unter Zuhilfenahme von Lymphknotenmetastasen auf die Hinterwand der Trachea und der Bronchien und kommt schließlich in deren Schleimhaut, sie vorwölbend, zum Vorschein, bisweilen pilzförmig in das Lumen hineinragend. Es kommt dann gewöhnlich zu Durchbruch der Krebsmassen in die Luftwege. Die Erweichung der Krebsmassen wird gerne durch die begleitenden infektiösen, jauchigen Vorgänge herbeigeführt. Die Perforation in die Luftwege ist häufig. Bei 664 Speiseröhrenkrebsen erfolgte Durchbruch in die Luftröhre 25mal (3,8%), in die rechte Lunge 11mal (1,7%), in den linken Bronchus 8mal (1,2%); dann folgen der Häufigkeit nach Durchbrüche in Aorta, rechte Pleura, beide Bronchen, Herzbeutel, rechten Bronchus, Kehlkopf, linke Lunge, Herz (Sektionsstatistik deutscher pathologischer Institute 1920/21). CALDERARA sah bei 160 Ösophaguskankroiden 61mal Perforation in den Respirationstrakt, und zwar 32mal in die oberen Luftwege (besonders bei Krebsen des oberen Drittels), 15mal in die Bronchien (besonders bei Karzinomen des mittleren Drittels), 14mal in die Lunge (vorwiegend Krebse des unteren Drittels). Der linke Bronchus wird häufiger befallen als der rechte. Der Durchbruch in die Luftwege führt fast immer rasch den Tod herbei, meist durch Schluckpneumonie oder Lungengangrän, viel seltener durch Verblutung oder Erstickung; doch sind auch Fälle bekannt, wo etwas längere Zeit eine durch Krebs entstandene Ösophagotrachealfistel bestanden hat. Schon seltener als der Einbruch in Trachea und Bronchien ist Übergreifen auf die Pleuren und hier vorzugsweise die rechte, und auf die Lungen selbst; seltener ist fistulöser Durchbruch in die Lunge (z. B. RODELLA). JORES sah bei einem weichen Krebse Verbindung mit dem gangränösen rechten Oberlappen, REINCKE Verbindung mit einer Lungenkaverne, die als Divertikel funktionierte. Es ist zu erwähnen, daß der Durchbruch eines Speiseröhrenkrebses in die Luftwege bisweilen das Ereignis ist, das überhaupt die ersten klinischen Krankheitssymptome auslöst; ich habe einen solchen

Fall in Shanghai seziert. Hier war ein sehr kleines Karzinom des Ösophagus in den Bronchus durchgebrochen, hatte eine leichte Hämoptoe veranlaßt und der Kranke war etwa eine Woche später an Lungengangrän gestorben; klinisch hatte nicht der geringste Verdacht auf einen Ösophaguskrebs bestanden, anamnestisch auch nicht.

Übergreifen auf den Herzbeutel hat man bei Krebsen des mittleren und unteren Abschnittes beobachtet, in seltenen Fällen sogar Übergreifen auf das Myokard. BORNDRÜCK sah z. B. bei einem 45jährigen Übergreifen auf Mediastinum und rechte Vorhofswand und ebenso auf die Wand des linken Vorhofs; HINDEN-LANG Übergreifen auf den linken Vorhof und unvollendete Perforation in ihn, KLEMPERER gangränöse Prozesse am linken Vorhof durch Übergreifen eines Krebses auf das Herz, WESSEL infiltrierende Gewächsmassen der linken Vorhofs-wand bis hart unter das Endokard. SIEGEL-DEBRAL sah embolische Herz-metastasen an der Vorderfläche des linken Ventrikels, KRAUSHAAR Übergreifen auf linken Vorhof und Ventrikel. Perikarditis ist viel häufiger als das eigent-liche Übergreifen des Krebses auf das Perikard, da eben bei den Krebsen so außerordentlich häufig entzündliche Prozesse eine große Rolle spielen.

Übergreifen des Krebses auf benachbarte große Gefäße, Kompression von solchen, Durchbruch in die Gefäße ist auch nichts Ungewöhnliches. KNAUT stellt 50 solche Gefäßperforationen zusammen; 32mal in die Aorta thoracica, 1mal in den Arcus aortae (Fall von ZAHN, dicht neben der Art. subclavia sin.). Durchbruch in die Arteria coronaria ventriculi sah BEJACH, in die 4. Inter-kostalarterie rechts PETRI, LEICHTENSTERN krebsige Thrombose der Vena azygos. TÜNGEL beschreibt Einbruch in den Stamm der Pfortader, ebenso CALDERARA (Durchbruch eines krebsigen abdominalen Lymphknotens), ebenso FURER; CALDERARA sah auch Einbruch in eine Lungenvene. Bei Perforation in solche großen Gefäße erfolgt in der Regel tödliche Blutung (Blutbrechen).

In seltenen Fällen greift ein Krebs auch über auf die Wirbelsäule und zer-stört einige Wirbelkörper partiell. HEINLEIN sah bei einem schon 2 Jahre be-stehenden Speiseröhrenkrebs die Ösophaguswand so hochgradig zerstört, daß einige bis talergroße Defekte entstanden und das dazwischenliegende Gewebe spinnewebenartig verdünnt erschien. An 3 Stellen war die bereits angefressene Wirbelsäule zu erkennen. PETRI beschreibt Übergreifen auf das hintere Media-stinum, auf die Dura des 9. und 10. Brustwirbels; Paraplegie; auch KAUFMANN Übergreifen auf Brustwirbel und Kompressionsmyelitis.

Dann ist zu gedenken der Nervenschädigungen, die entweder durch direktes Übergreifen des Krebses auf den Nerven (Hineinwachsen in die Nerven-scheide) oder aber durch Kompression, oder durch vor allem durch die Wirkung krebsig infiltrierter Lymphknoten gesetzt werden. Die Nerven sind manchmal auf ganze Strecken weit völlig in krebsige Massen eingemauert oder durchwachsen. Dadurch entstehen nun leicht Degenerationen der Nerven und Atrophien. In Frage kommt in erster Linie der Rekurrens, (s. auch S. 76), erst in zweiter Linie der Sympathikus. Die Folge der Rekurrenslähmung ist Heiserkeit, Stimmband-lähmung; oft ein relativ frühzeitiges klinisches Symptom. Der linke Rekurrens wird vom Krebs öfter unmittelbar ergriffen, der rechte ist häufiger in Metastasen eingemauert (LEICHTENSTERN). Druck auf den Rekurrens wurde in SAKATAS Fällen in 8 % notiert. Daß der Sympathikus nicht häufiger ergriffen wird, als der Rekurrens, nimmt eigentlich Wunder. Befallen wird er vorzugs-weise bei höher sitzenden Krebsen (die Höhe der ersten Grenzwurzel ist etwa 20 cm hinter der Zahnreihe); es erfolgt dann halbseitige Lähmung (eine Gesichtshälfte röter und wärmer, halbseitiger Schweißausbruch, Pupillen-differenz usw.). HITZIG sah in 5 Fällen von Ösophaguskrebsen mit Verengerung der linken Pupille nur zweimal Lähmung des Rekurrens, obschon dieser der

Speiseröhre doch näher liegt als der Sympathikus. Furer sah in 24 klinischen Fällen von Ösophaguskrebs den Rekurrens oder Sympathikus affiziert.

g) Das mikroskopische Bild ist bei Speiseröhrenkrebsen ebensowenig einheitlich wie das makroskopische Verhalten. Bei weitem die häufigste Form, die man findet, ist die des verhornenden Plattenepithelkrebses. Unter 37 Ösophaguskrebsen, die ich mikroskopisch untersucht habe, habe ich sie 26mal gefunden. Starlinger findet (unter 132 Fällen) Plattenepithelkrebs in $92,4\%$; Gallertkrebs in $3,8\%$. Diese verhornenden Krebse findet man nicht bloß unter den narbig-skirrhösen, sondern ebensogut auch unter den weichen Krebsen. Das mikroskopische Bild dieser verhornenden Krebse bietet kaum irgendwelche Besonderheiten und Abweichungen von dem typischen Bau solcher Tumoren: die Epithelmassen in mehr oder weniger breiten Nestern und Strängen (die hier verhältnismäßig oft Einbuchtungen zeigen) angeordnet, die Verhornung oft nur angedeutet, oft hochgradig, oft in den verschiedenen Abschnitten der Geschwulst etwas wechselnd. Regressive Metamorphosen fehlen fast nie — sind makroskopisch jedoch in der Regel nicht sehr ausgesprochen — man findet sie aber noch viel hochgradiger bei den nicht verhornenden Formen. Auch etwas Kalkablagerung im Bereich nekrotischer und verhornter Massen findet man bisweilen. Ferner fiel mir in manchen Präparaten die ungemein große Zahl ungewöhnlich großer Epithelzellen auf. Entzündliche Infiltrate, je nach der mehr oder weniger weitgehenden Ulzeration der Tumoren, sind ganz gewöhnlich; je nachdem bald mehr leukozytärer, bald mehr lymphozytärer Natur. Recht selten habe ich in Ösophaguskrebsen eosinophile Zellen gesehen, die man sonst doch in vielen Kankroiden antrifft. Skirrhöse Prozesse, d. h. derbes Bindegewebe zwischen den Krebsmassen sind nicht immer so stark entwickelt, als man nach dem makroskopischen Verhalten und der Härte der Geschwulst denken möchte, und sehr häufig findet man eben nur recht hochgradige kleinzellige Infiltration. Abgesehen von verhornenden Plattenepithelkrebsen gibt es aber auch nicht verhornende. In meinem Material fiel mir auf, daß bei diesen die Krebsnester im ganzen größer, runder waren, die Zellen mehr kubisch als platt, oft groß, etwas eckig. In solchen Krebsen war häufig recht ausgedehnte Nekrose inmitten solcher großer Krebsalveolen. Es waren alles weiche und ziemlich ausgedehnte Geschwülste. Ich habe deren 11 untersucht.

Endlich gibt es aber auch Krebse, die mehr das Bild eines Basalzellkrebses darbieten: die Epithelien sind viel kleiner, in netzartigen Strängen oder auch in Alveolen angeordnet, die Zellen oft ohne charakteristische Anordnung, mitunter auch verhornend (Krompecher), dazwischen ein mehr oder weniger reichliches fibrilläres, selten hyalin entartetes Bindegewebe. Solche Befunde kann man erheben in derben Krebsen, die wenig stenosierende Eigenschaften haben, aber mehr in die tieferen Wandschichten der Speiseröhre und in das periösophageale Gewebe hinein sich ausbreiten. Einen derartigen Fall habe ich kürzlich beobachtet, klinisch bestanden keinerlei Schluckbeschwerden. Einen kleinen, beginnenden Basalzellkrebs bei chronischer diffuser Ösophagitis (60jähriger Mann, Trinker und Raucher), teilt Fuji mit.

Sehr viel seltener als Plattenepithelkrebse sind Krebse vom Bau eines Adenokarzinoms. Solche sind in allen Abschnitten des Ösophagus schon gesehen worden und waren meist weich, papillär gebaut; oft sind es kuglige Gewächse. Gottstein fand z. B. in Probeexzisionen von Speiseröhrenkrebsen 26mal Plattenepithelkrebs, 3mal Drüsenkrebs, 1mal Gallertkrebs; aber für gewöhnlich scheinen die Adenokarzinome doch verhältnismäßig recht viel seltener zu sein, als diese Zahlen angeben. Ich habe nur einen Fall unter 30 untersuchten vor mir gehabt. Der Bau dieser Geschwülste ist der typische eines Adenokarzinoms, wie wir es etwa im Magen finden. In ganz seltenen Fällen hat man auch einen

Schleimkrebs, vom Typ des Carcinoma gelatinosum vor sich. Zylinderzellkrebse sind z. B. mitgeteilt von KNAUT, von HORIUCHI (nach ihm bis 1912 insgesamt nur 13 Fälle bekannt), von WHITE (oberes Ende), von LUBARSCH (unterer Abschnitt), von WILH. MEYER (zirkulär, fast von der Bifurkation bis zur Kardia reichend, bei einem 50jährigen), von KAREWSKI (faustgroßes Adenokarzinom), KINSCHER (fast zirkuläres skirrhöses Adenokarzinom in der Höhe der Bifurkation), von KAUFMANN (polypöses skirrhöses Karzinom bei einem 85jährigen). Einen Kolloidkrebs des unteren Ösophagus, mit Metastasen in den Rippen und sub- maxillaren Lymphknoten, hat RAY beschrieben. FRANKE sah einen typischen Schleimkrebs mit honigwabenartigen Bau, gänseeigroß, im untern Drittel der Speiseröhre, mit Metastasen. Die histologischen Bilder waren wie beim Schleim- krebs des Magens, und zwar handelte es sich um schleimige Degeneration der Epithelzellen. Auch Kalkkonkremente, sowie Riesenzellen fanden sich in dem Krebs und in seinen Metastasen. Einen weiteren Fall von BRISTOWE er- wähnt FRANKE. In der Sammlung EPPINGERs befindet sich ebenfalls ein Kolloidkrebs des Ösophagus. OSK. FISCHER beschreibt ein Adenokarzinom der Vorderwand bei einem 68jährigen, mit schleimiger Degeneration des Stromas, während die Epithelien an der Schleimbildung nicht beteiligt waren. Endlich ist auch ein Fall bekannt, wo im Brustteil der Speiseröhre ein Platten- epithelkrebs, und 5 cm tiefer ein Zylinderzellkrebs saßen (PARMENTIE und CHABROL). Es ist zu erwähnen, daß bisweilen in Krebsen verschiedene Epithel- formen vorkommen; so gibt es Adenokarzinome, in denen auch Partien mit Plattenepithel, selbst mit Verhornung gefunden werden. Es kann sich da handeln um verschieden weitgehende Differenzierung des Epithels, was man dann auch daran sieht, daß in den Metastasen der Bau von dem des Primär- tumors abweichen kann. So gibt es auch Plattenepithelkrebse der Speiseröhre ohne Verhornung, während in ihren Metastasen Verhornung vorhanden ist; auch schleimige Metastasen bei verhornenden Plattenepithelkrebsen (Fall von E. KAUFMANN). Sogar Flimmerepithel ist in manchen Krebsen gesehen worden (ASCHOFF, LUBARSCH). Bei ganz wenig differenzierten Zellen ist die Zellform oft derart, daß das Bild sarkomartig aussehen kann. Vgl. auch HERZOGS Fall von sarkomartigem Krebs, ferner das bei Sarkom und Karzinosarkom Gesagte.

Die gewöhnlichen Krebse sind von der Schleimhaut des Ösophagus ab- zuleiten, die Zylinderepithelzellkrebse wohl größtenteils von den Schleim- drüsen, zumal die Schleimzellkrebse. Doch wäre eine Entstehung solcher Formen in der eigentlichen Schleimhaut, bei Berücksichtigung der oben ge- schilderten Entwicklungsgeschichte, durchaus möglich. Ob von Magen- schleimhautinseln Karzinome ausgehen, ist noch nicht genauer erforscht, aber von vornherein nicht unwahrscheinlich. LUBARSCH, der besonders darauf geachtet hat, gibt allerdings wiederholt an (Pathol. Anat. und Krebsforschung, 1912, Ergebnisse), daß er niemals Krebs von Magenschleimhautinseln gesehen und auch im ganzen Schrifttum kein Fall beschrieben sei, daß sich die Magen- schleimhautinseln sogar bei Krebsen des Anfangsteils der Speiseröhre mitten unter den Krebssträngen unverändert erhielten oder wenigstens nur passive Veränderungen zeigten.

h) Hier anzureihen sind die seltenen und bemerkenswerten Fälle von Karzinosarkom des Ösophagus. Es sind hier gemeint echte Karzinosarkome, das heißt, Gewächse, die aus einem karzinomatösen und aus einem sarkoma- tösen Anteil aufgebaut sind; also Karzinosarkome (falls man die krebsigen Anteile für die primären hält). Hierher gehören 2 Fälle von HERXHEIMER. Im ersten Fall, bei einem 67jährigen Manne, saß die Geschwulst 15 cm unter dem Ringknorpel, war 11 cm lang, reichte bis zur Kardia und nahm die ganze Peripherie der Speiseröhre, diese stenosierend, ein. Das makroskopische Aussehen war das eines gewöhnlichen Krebses, mit grauweißen, bröcklig zerfallenden Massen. Im zweiten Falle (73jähriger Mann) saß der Tumor an der Hinterwand, in Höhe der Bifurkation, war grauweiß, knollig, derb und sprang ins Lumen vor. In beiden Fällen überwog mikroskopisch der sarkomatöse Anteil (Spindelzellsarkom), im zweiten erdrückte er gewissermaßen die offenbar primär vorhandenen krebsigen Wucherungen; es waren auch Riesenzellen vorhanden, die zum Teil wohl bindegewebiger Abkunft waren (Fremdkörperriesenzellen?), zum Teil aber auch epithelialer Abkunft. HERXHEIMER ist der Ansicht, daß in beiden Fällen der sarkomatöse Anteil ein ursprüngliches Karzinom (und zwar ein verhornendes Plattenepithelkarzinom) überwuchert und sogar zum Untergang bringt. Ein ganz ähnlicher Fall ist der von SOCIN; einzelne Herde typischer Epithelzellen in einem Stroma von spindligen Sarkomzellen. Der höckrige Tumor hatte sich in einem Pulsionsdivertikel an der Pharynxgrenze entwickelt. Ein Carcinoma sarcomatodes erwähnt SOKOLOFF: auf dem Boden eines krebsigen Geschwürs waren 4 polypöse Geschwülste, mikroskopisch fanden sich in sarkomatösem Gewebe Höhlen mit Epithel. SCHMINCKE sah in einem wohl branchiogenen Mischtumor der Speiseröhre neben Plattenepithelkrebs auch Spindelzellsarkom.

Etwas anders zu beurteilen als die echten Karzinosarkome sind Karzinome mit sarkomartigen Bau, die man mit SALTYKOW am besten Carcinoma sarcomatodes (denn das heißt sarkomartiges Karzinom) benennt. HERZOG hat einen solchen Fall, bei einer 80jährigen Frau beschrieben; die Geschwulst war grauweißlich, bröcklig, nahm den unteren Ösophagus fast zirkulär ein, durchsetzte die Wand völlig und hatte Metastasen gesetzt.

Vielleicht gehört zu den Karzinosarkomen auch ein von DONATH beschriebenes knotiges, überwiegend alveoläres Endothelsarkom.

Dann sind zu erwähnen hier die eigenartigen Fälle, in denen hart neben einem Krebs der Speiseröhre sich ein Sarkom entwickelt, also dann 2 verschiedenartig gebaute Geschwülste nebeneinander sitzen. Die darf man dann natürlich nicht als Karzinosarkome bezeichnen. Es sind dies Fälle von FRANGENHEIM (63jährige Frau, mit Plattenepithelkrebs an der Kardia, dicht oberhalb ein polypöses polymorphzelliges Spindelzellsarkom); von LANGE (64jährige Frau, mit ulzeriertem ringförmigem stenosierendem Krebs etwas oberhalb der Kardia; in Verbindung damit links ein polypöses markig weiches fast hühnereigroßes Gewächs, bestehend aus Spindelzellen und großen Rundzellen); von REITH (68jähriger Mann, mit einem über 6 cm langen derben, gelbweißen Polypen, mikroskopisch gemischtzelliges Sarkom mit Riesenzellen; am unteren Teil des Stieles saß ein flaches krebsiges Ulkus. LANG berichtet über 2 Fälle: 1. 14 cm lange Geschwulst unter der Bifurkation, mikroskopisch polymorphzelliges Sarkom mit Riesenzellen, an der Oberfläche verhornendes Plattenepithelkarzinom; 2. ein großer Basalzellkrebs im oberen Abschnitt, an dem sich ein Spindelzellsarkom mit Riesenzellen anschließt. In einem Falle von KOLB war der sarkomatöse Anteil scharf von dem die Wand infiltrierenden Karzinom zu trennen. In den Fällen von FRANGENHEIM und LANGE handelt es sich wohl um primären Krebs und sekundäre Sarkomentwicklung (sarkomatöse „Entartung" des Stromas?); im Falle REITHS ist dessen Annahme, daß die krebsige Schleimhaut von einem wachsenden Polyp in die Höhe gehoben werde. Es liegt nahe, auch hier die Sarkombildung als das Sekundäre aufzufassen. HEILMANN sah einen 14 cm langen Tumor im unteren Abschnitt; es handelt sich hier nach seiner Auffassung um primären Krebs mit sekundärer Sarkombildung. Bei sekundärem sarkomatösem Wachstum kann schließlich das Sarkom die Vorhand über das Karzinom gewinnen; so waren in einem einschlägigen Falle die Metastasen des Tumors sarkomatös. Übrigens muß man nach

KINOSHITA bei „Karzinosarkomen" prüfen, ob es sich nicht um eigentliche Mischgeschwülste handelt.

i) Über die Häufigkeit und den Sitz der Metastasen bei Speiseröhrenkrebsen mögen folgende Angaben orientieren.

BEJACH hatte unter 63 verwertbaren Fällen 49 (etwa 78 %) mit Metastasen. BÄLZ 69 %, HELSLEY nur 36 %. Die Metastasen in den Lymphknoten machten bei BEJACH etwa 75 %, die Organmetastasen 40 % aus. Im Göttinger Sektionsmaterial fand STRUCKMEYER Lymphknotenmetastasen in fast 46 %. Nach MUSEHOLD (mehrere Statistiken) werden Metastasen in etwa drei Viertel aller Fälle beobachtet, nach v. MIELICKI in zwei Dritteln (Reihenfolge: regionäre Lymphknoten in 51 %, Leber in 24 %, Lunge in 7 %). KITAIN hatte bei 28 sezierten Fällen ein Drittel ohne Metastasen; die Lymphknoten enthielten Metastasen in 64 %, die Leber in 32 %. Metastasen lediglich in den Lymphknoten in 32 %. CALDERARA findet unter 160 Kankroiden der Speiseröhre 61 % Metastasen, nämlich 20 % mit regionären, 42 % mit allgemeinen Metastasen. Die Krebse des oberen Drittels waren am häufigsten ohne Metastasen und hatten am seltensten allgemeine Metastasen; die des mittleren Drittels hatten am häufigsten allgemeine Metastasen. Die Metastasen betrafen der Häufigkeit nach geordnet folgende Organe: Leber, dann Lunge. Herz, Magen, Gehirn und Dura, Nebennieren, Pankreas, Wirbelsäule, Haut. Darm. Bei Krebsen im oberen Drittel waren die tiefen zervikalen, supraklavikularen und prätrachealen Lymphknoten, bei denen im unteren Drittel die periösophagealen, mediastinalen und kardialen betroffen. Oft ausgedehnte Metastasen besonders in den retrogastrischen, retroperitonealen und mesenterialen Lymphknoten. Von den 664 Fällen der Statistik deutscher pathologischer Institute 1920/21 hatten 261 keine Metastasen, 403 Metastasen, und zwar am häufigsten in den regionären Lymphknoten, dann in Leber und in Lungen. SAUERBRUCH findet, daß von 103 tiefsitzenden (also eventuell operablen!) Karzinomen nur 36 % keine Metastasen hatten. Diese Zahl stimmt aufs beste zu den oben angegebenen. Auffallend häufig ist bei Organmetastasen nur die Leber befallen. Möglicherweise erklärt sich das, nach CALDERARA durch die Anastomosen der Ösophagealvenen mit Magenvenen oder auch durch unmittelbaren Durchbruch in retrogastrische und mesenteriale Lymphknoten? Dann wäre zu erwarten, daß gerade bei Krebsen des unteren Abschnittes die Leber vorzugsweise befallen wird. Selten sind Lungenmetastasen bei Krebsen des unteren Drittels.

Über die Lymphknotenmetastasen ist zu bemerken, daß natürlich die regionären Lymphknoten zuerst befallen sein werden, daß aber die Krebswucherung in ihnen oft gar nicht erheblich groß ist, zumal in den dicht am Ösophagus liegenden, und häufig erst in entfernter gelegenen größere Ausdehnung annimmt. Da kommen in Frage die supraklavikularen, dann aber auch die retroperitonealen und mesenterialen Lymphknoten (besonders bei schon fortgeschrittenen Krebsen). Klinisch sind nach EWALD die Drüsenschwellungen in der linken Supra- und Infraklavikulargegend bei den strikturierenden Ösophaguskrebsen nicht regelmäßig, ja nicht einmal in der Mehrzahl der Fälle vorhanden.

Über die Organmetastasen ist das Wichtigste schon gesagt. Sehr selten sind Metastasen im Zentralnervensystem (z. B. SCHULTZE, Metastasen in der Halsanschwellung der Medulla), in der Dura (KITAIN), STRUCKMEYER: Metastasen im Gehirn; ferner in der Chorioidea (STRUCKMEYER); in den Ovarien (FURER) und im Knochen; Metastasen im Schädelperiost, bei einem 40 jährigen Manne, und zwar an der Stelle eines Traumas (Stoß gegen einen Riegel) (STRAUSS); auch FURER erwähnt Knochenmetastasen, ebenso STRUCKMEYER.

Erwähnt sei noch Durchbruch krebsiger Massen in das Bauchfell bei tief-sitzendem Krebs (PETRI), in die Schilddrüse (DAVIES, zit. bei KRAUS-RIDDER), in die Leber und in den Ductus thoracicus (BEJACH). MAC CALLUM beobachtete Einbruch in eine Lungenvene, krebsige Infarkte im Darm und den Nieren.

k) Über die Ätiologie des Speiseröhrenkrebses wissen wir eigentlich recht wenig. Die Tatsachen, die zugunsten einer Theorie sprechen, können vielfach ebensogut zugunsten einer anderen Theorie verwertet werden. Offenbar aber ist es doch so, daß es eine einzige Ursache des Speiseröhrenkrebses nicht gibt, sondern daß mancherlei ganz verschiedene Einflüsse für die Entwicklung eines Krebses in Frage kommen können.

Die Ansicht, daß chronisch-entzündliche Prozesse irgendwelcher Art eine solche Rolle spielen können, ist schon lange aufgestellt worden und diese Reiztheorie kann wohl für die Speiseröhre ebensoviel Richtigkeit beanspruchen, wie für irgendwelche andere Körpergegend auch. An Tatsachen, die zugunsten der Reiztheorie sprechen, läßt sich anführen: 1. Die Krebsentwicklung auf dem Boden von Narben. Solche Fälle sind indes in der Speiseröhre noch nicht oft beobachtet worden; dahin gehört ein Fall von NEUMANN, ein Fall von YAMAGIVA (nach Verbrühung); BEJACH findet unter 67 Ösophaguskrebsen viermal Narben-bildung in der Speiseröhre erwähnt. O. KÖRNER sah Karzinom im Bereich einer Striktur durch periösophageale Schrumpfung; O. SCHIRMER ein beginnendes Karzinom auf einer Narbe im unteren Teil der Speiseröhre.

2. Nach Sondenverletzung, nämlich bei längerem Gebrauch schadhafter Sonden in Fällen von Verengerungen; solche Fälle hat FLEINER mitgeteilt. Indes lag hier noch gleichzeitig Erweiterung vor und so könnte ja auch die dabei nie fehlende chronische Ösophagitis unmittelbar angeschuldigt werden.

3. Krebs bei chronisch entzündlichen Prozessen, zumal in erweiterten Speise-röhren, z. B. infolge von Kardiospasmus. FLEINER fand in 40 Fällen von Dilatation 3mal Krebs und berechnet, daß bei Speiseröhrenerweiterung die Neigung zu Karzinombildung 25mal so groß sei, als im normalen Organ. Auch GRUND berichtet über Krebs in primär dilatiertem Ösophagus, ebenso ALBU, HASHIMOTO. Hierher gehört auch die Leukoplakie, die ja nicht selten gefun-den wird. In manchen Fällen hat man gleichzeitig Leukoplakie und Krebs gesehen und auch für den Ösophagus, wie für die Mundhöhle — wo diese Verhält-nisse ja viel besser bekannt sind, und leichter kontrolliert werden können — den Krebs in Abhängigkeit von der Leukoplakie gebracht; man sieht in ihr ein präkanzeröses Stadium, oder richtiger: man darf annehmen, daß sich manch-mal aus einer Leukoplakie ein Krebs entwickeln kann. Beobachtungen der Art sind gemacht von FUZJI, von GUISEZ, auch von BUCHER, der aber mit Recht darauf hinweist, daß Leukoplakie der Speiseröhre überhaupt sehr häufig gefunden wird und man sich nur wundern müsse, daß nicht häufiger ein Krebs sich daraus entwickle. BEJACH fand in 7 von seinen Fällen Pachydermie erwähnt.

4. Chronischer Reiz durch Druck eines Aneurysmas u. ä. Einen solchen Fall hat HART mitgeteilt; hier hatte ein lange bestehendes syphilitisches Aneu-rysma der Aorta 5 cm unter der Bifurkation auf die Speiseröhre gedrückt, sie verengt und eben an dieser Stelle entwickelte sich ein später ulzerierendes Karzinom. SCHMORL sah einen Krebs genau an der Stelle, wo ein gestieltes Lipom auf die Schleimhaut gedrückt hatte. WOLF teilt zwei Fälle mit, wo eine Spondylitis deformans als Ursache eines Speiseröhrenkrebses angesprochen wurde, da der Sitz des Krebses jeweils den stärksten Veränderungen der Wirbelsäule entsprach. Die Spondylitis hätte nach WOLF einen chronischen Reiz auf die Speiseröhre, durch Verursachung von Schlingbeschwerden aus-geübt und sei als prädisponierendes Moment aufzufassen. Zwei ähnliche Fälle erwähnt SCHMORL (zit. ebenda). Nach HART könnte indessen die Spondylitis

auch das Sekundäre sein. Sehr bemerkenswert erscheint hier die Angabe LUDWIGS, daß bei der Hälfte seiner (klinisch beobachteten) Fälle von Ösophaguskrebs Verkrümmung der Wirbelsäule im Brustteil bestand.

5. Für die Reiztheorie wird vor allem angeführt, daß Ösophaguskrebse sich so häufig bei Trinkern fänden, und dann bei Leuten, die Liebhaber scharf gewürzter Speisen, heißer Getränke u. ä. seien. Es wird auch behauptet, Männer nehmen Getränke viel heißer zu sich als Frauen und so erkläre sich das Überwiegen des Speiseröhrenkrebses bei Männern, so soll z. B. in Argentinien das Ösophaguskarzinom sehr häufig und durch das Trinken von sehr heißem Maté hervorgerufen sein (BULLRICH). Ob diese hier angeführten Gründe von irgendwelcher Bedeutung sind, ist schwer auszumachen. Es wäre da wichtig, nachzuforschen, ob bei den vergleichsweise recht seltenen Speiseröhrenkrebsen bei Frauen solche Umstände mitgewirkt haben; mir ist darüber nichts Sicheres bekannt. Das fast ausschließliche Vorkommen des Speiseröhrenkrebses bei Männern bringt MARCHAND mit dem Tabakrauchen in Zusammenhang. Andere wieder, so JANOWITZ, mit Trunksucht; MORAN findet, daß von 172 Kranken mit Speiseröhrenkrebs 90% Trinker waren. Nach KOLB wäre dieser Krebs in Gegenden mit vorwiegendem Schnaps- und Weinkonsum häufiger als da, wo vorwiegend Bier genossen wird (vgl. hierzu auch die statistischen Angaben auf S. 136, die vielleicht auch in diesem Sinne zu erklären sind). Auch in Japan wird auf die Häufigkeit des Ösophaguskrebses bei Saketrinkern (Reiswein) hingewiesen (HASHIMOTO). Ausschließen können wir derartige Einflüsse heutzutage jedenfalls nicht; ob sie jedoch eine so erhebliche Rolle spielen, ist fraglich. Vgl. darüber nähere Ausführungen in meinem Artikel: „Der Speiseröhrenkrebs bei den Chinesen". (Klinische Wochenschrift 1924).

6. Der typische Sitz der Ösophaguskrebse an den physiologischen Engen ist ein Hauptbeweisstück zugunsten der Reiztheorie. Aber diese Tatsache läßt sich auch zugunsten einer anderen Anschauung verwerten, der nämlich, welche die Krebse auf entwicklungsgeschichtliche Störungen, Gewebsmißbildungen usw. zurückführt. Dasselbe gilt auch für ein weiter Beigebrachtes, nämlich die Bildung von Krebsen in Divertikeln; auch die Entstehung der Divertikel wird von den einen auf die eine, den anderen auf die andere Weise erklärt. Krebse auf dem Boden von Divertikeln sind öfters beobachtet worden, so von ARNDT, von RITTER (5 Fälle). In einem der Fälle von RITTER fand sich in dem Divertikel, bei einer 87jährigen Frau, ein Samenkorn, das nach seiner Beschaffenheit sehr wohl mechanisch gereizt haben kann. Auch LOTHEISSEN erwähnt Krebs in Divertikeln; auch in Pulsionsdivertikeln ist Krebs gesehen worden (Fall von KAUFMANN, Fall von SOCIN, von HÜTTNER). Daß gerade an der häufigsten Stelle der Ösophaguskrebse, nämlich der Bifurkationsgegend, auch in ganz typischer Weise häufig Mißbildungen gefunden werden (Atresie! u. a.), legt natürlich die Annahme sehr nahe, Gewebsmißbildungen dieser Gegend für die Krebsentwicklung verantwortlich zu machen. v. GRABOWSKI-ERNST teilen einen interessanten Krebsfall auf „dysontogenetischer" Basis mit: bei einer 48jährigen Frau, anderthalb Zentimeter über der Bifurkation, fand sich eine Geschwulst in der Vorderwand. Der Ausgangspunkt wird gesucht, entsprechend dem Sitz des Tumors zwischen Speise- und Luftröhre, in Epithelresten, die bei der Trennung dieser Organe hier in abnormer Weise zu liegen kamen. Hin und wieder hat man in Ösophaguskrebsen neben Plattenepithel auch Flimmerepithel gefunden und überhaupt Zellen, wie sie zu gewissen Zeiten in der Entwicklung der Speiseröhre auftreten. Es wäre nun wichtig, zu untersuchen, ob derartige Epithelformen nicht überhaupt häufiger bei systematischer Untersuchung von Speiseröhren auch bei Erwachsenen sich noch finden, oder nur eben in Krebsen; und dann wäre recht wichtig, auch

das Verhalten der Magenschleimhautinseln genau zu studieren. Gerade hier würde man theoretisch die Entwicklung von Tumoren besonders häufig erwarten, so z. B. nach EWING; aber wie K. SCHWALBE erwähnt, ist bis jetzt noch nicht mit Sicherheit eine Krebsentwicklung aus einer Insel gesehen worden, vielmehr sollen die Inseln passives Verhalten dabei zeigen (vgl. darüber LUBARSCH, S. 144). Man hat auch ihre geschützte Lage als Grund angeführt, daß trotz der geweblichen Disposition das auslösende Moment, etwa chronische Reize, hier schwer anzugreifen vermögen; aber so recht überzeugend ist das nicht.

Traumatische Entstehung von Ösophaguskrebs, d. h., durch ein von außen wirkendes Trauma, ist bis jetzt noch nie mit irgendwelcher Sicherheit oder Wahrscheinlichkeit beobachtet worden. In einem Falle von Quetschung der oberen Körperhälfte lehnte JUNGMANN ein Ösophaguskarzinom als Unfallfolge ab. (JUNGMANN: zit. Kongreßzentralblatt 1914, S. 235.)

l) Der Speiseröhrenkrebs kann auf verschiedene Weise zum Tode führen. Bei den stenosierenden Fällen ist es vor allem eben die Inanition, die die Kranken so herunterbringt, daß sie ihr selbst oder einer geringfügigen interkurrenten Krankheit unterliegen. Nicht selten ist das eine wiederaufflackernde Tuberkulose; ich habe 2 Fälle dieser Art gesehen; schon von DITTRICH, auch von LUBARSCH ist das verhältnismäßig häufige gleichzeitige Vorkommen von Speiseröhrenkrebs und fortschreitender Lungentuberkulose hervorgehoben worden. Die Kachexie ist bei den verengernden Krebsen fast immer sehr ausgesprochen, besonders stark anscheinend bei den tiefsitzenden (v. MIELICKI). Wohl noch häufiger aber führt irgendeine Komplikation beim Speiseröhrenkrebs den Tod herbei. Da steht in erster Linie der Durchbruch in die Luftwege, mit den Folgen: Schlucklageentzündung, Lungenbrand u. ä. Oder der Tod erfolgt durch Annagung eines großen Gefäßes. In anderen Fällen wieder ist es eine eitrigjauchige Entzündung, eine Ösophagusphlegmone, eine Mediastinitis, Perikarditis oder eine septische Allgemeininfektion, die das Ende herbeiführt. Ganz selten geschieht das nicht durch den Primärtumor, sondern durch Organmetastasen.

m) Kombination des Speiseröhrenkrebses mit anderen örtlichen Speiseröhrenerkrankungen ist bisweilen zu beobachten. Der Zusammenhang mit Leukoplakie ist schon erwähnt; auch nicht so ganz selten findet man in einer krebsigen Speiseröhre auch noch ein Divertikel, ohne unmittelbaren Zusammenhang mit dem Krebse. Über Kombination von Tuberkulose und Krebs ist oben schon das Nötige gesagt (Fälle von CORDUA, ZENKER, PEPPER und EDSALL).

Kombination von Ösophaguskrebs mit anderen, gutartigen oder bösartigen Geschwülsten im Körper ist nicht so ungewöhnlich. Selten ist allerdings, daß im Ösophagus selbst mehrere, voneinander unabhängige Gewächse beobachtet werden (vgl. was oben über scheinbar multiple Tumoren gesagt ist). SCHRIDDE sah ein Fibroepitheliom im Eingang, und ein Karzinom im unteren Drittel. In einem von W. H. SCHULTZE sezierten Falle fand sich ein Krebs des Rachens (bei einem 62jährigen Manne), übergreifend auf die Basis der Epiglottis und 8 cm tiefer ein stark zerklüftetes stenosierendes Karzinom. Ösophagus und Magenkrebs beim gleichen Individuum findet man bisweilen (KAUFMANN, WALTER; so auch in einem Sammlungspräparat des Göttinger Pathol. Institutes; Ösophaguskrebs und Spindelzellsarkom des Magens, WALTER). STEINER berichtet über zwei Fälle von Ösophaguskrebs und Karzinom der Vallecula epiglottica; SCHIRMER sah ein gestieltes Lipom in unmittelbarer Nähe eines Plattenepithelkrebses der Speiseröhre. Ich habe ein Plattenepithelkarzinom der Speiseröhre und ein Adenokarzinom des Rektums bei einem alten Manne seziert; beide Tumoren hatten auch histologisch ganz verschiedene Metastasen in der Leber gemacht.

Metastatische Geschwülste im Ösophagus sind selten. So sah ich z B. Schleimhautmetastasen eines Spindelzellsarkoms der Schilddrüse. Doch sind sowohl von Krebsen als von Sarkomen Metastasen gesehen worden. HAUDEK berichtet über ein in die Ösophaguswand einwachsendes Lymphosarkom bei einem 23jährigen Mann, mit übermäßiger Erweiterung des Ösophaguslumens. Häufiger ist das Übergreifen von Gewächsen aus der Nachbarschaft auf die Speiseröhre: etwa Mediastinalsarkome, Karzinome der Schilddrüse, Krebse von Rachen und Kehlkopf (so in einem Präparat der Göttinger Sammlung), Krebse der Kardia und Bronchialkrebse. Sekundäre Ösophaguskarzinome sah STRUCKMEYER siebenmal, stets bei primärem Magenkrebs. Unter 10044 Krebsen der Statistik deutscher pathologischer Institute wurden Metastasen in der Speiseröhre 55mal gefunden: überwiegend solche von Magen- und Speiseröhrenkrebsen, demnächst von Krebsen benachbarter Organe.

Literatur.

Normale Anatomie und Histologie.

ABEL: Ref. Jahresber. üb. d. Ergebn. d. Anat. Bd. 1913, S. 300. — ANDERS: Habilitationsschrift. Rostock 1922. — BALLANTYNE: Manual of antenatal pathology. Edinburgh 1902. — BROSCH, A.: Über die natürliche Disposition der Speiseröhre zur Divertikelbildung usw. Virchows Arch. f. pathol. Anat. u. Physiol. 1904, Bd. 176, S. 457. — DEMEL, R.: Die Gefäßversorgung der Speiseröhre. Arch. f. klin. Chirurg. Bd. 128, S. 453 bis 504. 1924. — DOBROLOWSKI, Z.: Lymphknötchen in der Schleimhaut der Speiseröhre usw. Beitr. z. pathol. Anat. u. z. allg. Pathol. 1894, Bd. 16, S. 43. — EBERTH, C. J.: Verirrtes Magenepithel in der Speiseröhre. Fortschr. d. Med. 1897, S. 251. — EBNER, V.: in Köllikers Handbuch. — EISLER, FR.: Die Lage der Speiseröhre in der Brusthöhle. Ref. Kongreßzentralbl. 1912, Bd. 2, S. 73. — ELZE: Über die Venengeflechte am Eingange der Speiseröhre. Ref. Dtsch. med. Wochenschr. 1917, S. 576. — FISCHL, L.: Über die Sensibilität des Verdauungstraktus beim Menschen. Münch. med. Wochenschr. 1920, S. 604. — FRIEDRICH, P.: Über Varizen des Ösophagus. Dtsch. Arch. f. klin. Med. 1894, Bd. 53. S. 487. — GIRARD: Über Dysphagie und Dyspnoe lusoria. Zentralbl. f. Chirurg. 1913. Beiheft S. 47. — GLINSKI, L. K.: Die Labdrüsen im oberen Teile der menschlichen Speiseröhre, Extrait du bulletin de l'académie des sciences de Cracovie. Novemb. 1903. — GREVING, R., in L. R. MÜLLER: Das vegetative Nervensystem. Berlin: Julius Springer 1920. — v. HACKER: Über Resektion und Plastik am Halsabschnitt der Speiseröhre. Arch. f. klin. Chirurg. 1908, Bd. 87, S. 257. — HENLE, J.: Handb. d. system. Anat. 1873, 2. Aufl. — HERXHEIMER, G.: Gewebsmißbildungen, in: Die Morphologie der Mißbildungen. 1913, III. Teil, 10. Lief. — JONNESCO, zit. bei KRAUS-RIDDER: Die Erkrankungen der Speiseröhre, in Nothnagels Handbuch 1913, 2. Aufl. — KEIBEL, FR.: Bemerkungen zu dem Aufsatz von SCHRIDDE: Über Magenschleimhautinseln. Virchows Arch. f. pathol. Anat. u. Physiol. 1904, Bd. 177, S. 368. — MEHNERT, ERNST: Über die klinische Bedeutung der Ösophagus- und Aortenvariationen. Arch. f. klin. Chirurg. 1899, Bd. 58, S. 183. — MERKEL, FR.: Handb. d. topograph. Anat. 1899, Bd. 2. — MOST, A.: Chirurgie der Lymphgefäße und der Lymphdrüsen. Neue dtsch. Chirurg. Stuttgart 1917, Bd. 24. — MOUTON, CH.: Über Anomalien der Arteria subclavia dextra. Beitr. z. klin. Chirurg. Bd. 115, S. 365. 1919. — MÜLLER, L. R.: Über den Durst und die Durstempfindung. Dtsch. med. Wochenschr. 1920, S. 113. — NAKAMURA, N.: Über die Zysten des Ösophagus und ihre Bedeutung. Zeitschr. f. angew. Anat. 1914, Bd. 1, S. 461. — NEUMANN, E.: Die Metaplasie des fötalen Ösophagusepithels. Fortschr. d. Med. Bd. 1897, S. 366. — RAUBER-KOPSCH: Lehrb. d. Anat. 1920, 11. Aufl. 4. Abt. — RIBBERT, zit. bei WOLFENSBERGER: Beitr. z. pathol. Anat. u. z. allg. Pathol. 1894, Bd. 15, S. 491. — RÖSCH Ref.: Münch. med. Wochenschr. 1922. S. 413. — RUCKERT, A.: Über die sogenannten oberen Kardiadrüsen des Ösophagus. Virchows Arch. f. pathol. Anat. u. Physiol. 1904, Bd. 175, S. 16 und ebenda, 1904, Bd. 177, S. 577. — SAKATA, K.: Über die Lymphgefäße des Ösophagus und über seine regionären Lymphdrüsen mit Berücksichtigung der Verbreitung des Karzinoms. Mitt. a. d. Grenzgeb. d. Med. u. Chirurg. 1903, Bd. 11, S. 634. — SAUERBRUCH, F.: Die Chirurgie des Brustteils der Speiseröhre. Bruns Beitr. z. klin. Chir. 1905, Bd. 46, S. 405. — SCHAETZ, G.: Die Magenepithelheterotopien des menschlichen Vorderdarms. Virchows Arch. f. pathol. Anat. u. Physiol. 1923. Bd. 241, S. 148. —

SCHAFFER (1): Epithel und Drüsen der Speiseröhre. Wien. klin. Wochenschr. 1898, S. 533. — DERSELBE (2): Die oberen kardialen Ösophagusdrüsen und ihre Entstehung. Virchows Arch. f. pathol. Anat. u. Physiol. 1904, Bd. 177, S. 181. — DERSELBE (3): Vorlesungen über Histologie und Histogenese. Leipzig 1920. — SCHRIDDE, HERM. (1): Über Magenschleimhautinseln usw. Virchows Arch. f. pathol. Anat. u. Physiol. 1904, Bd. 175, S. 1. — DERSELBE (2): Weiteres zur Histologie der Magenschleimhautinseln im obersten Ösophagus- abschnitt. Ebenda 1905, Bd. 179, S. 562. — DERSELBE (3): Zur Physiologie der Magen- schleimhautinseln im obersten Ösophagusabschnitt. Ebenda 1906, Bd. 186, S. 418. — DERSELBE (4): Diskussionsbemerkung. Verhandl. d. dtsch. pathol. Gesellsch. 1906, Bd. 10, S. 203. — DERSELBE (5): Über die Epithelproliferationen in der embryonalen menschlichen Speiseröhre. Virchows Arch. f. pathol. Anat. u. Physiol. 1908, Bd. 191, S. 178. — DERSELBE (6): Die ortsfremden Epithelgewebe des Menschen. Jena: Fischer 1909. — SCHWALBE, K.: Über die Schafferschen Magenschleimhautinseln in der Speiseröhre. Virchows Arch. f. pathol. Anat. u. Physiol. 1905, Bd. 179, S. 60. — TRALLERO, M.: Über das Verhalten der Muscularis mucosae der Magenschleimhautinseln in der Speiseröhre. Inaug.-Diss. Berlin 1913. — YOKOYAMA: Ref. Jahresber. üb. d. Ergebn. d. Anat. Bd. 1911.

Entwicklungsgeschichte.

BROMANN, J.: Normale und abnorme Entwicklung des Menschen. Wiesbaden: Berg- mann 1911. — HAPPICH, CARL: Über Ösophagusmißbildungen. Inaug.-Diss. Marburg 1905. — LEWIS: in Keibel-Malls Handb. d. Entwicklungsgesch. d. Menschen 1911, Bd. 2. — SCHRIDDE, H. (1): Die ortsfremden Epithelgewebe des Menschen. Jena 1909. — DERSELBE (2): cit. bei LEWIS und bei HERXHEIMER, Gewebsmißbildungen, in: Morphologie der Mißbil- dungen 1913, 3. Teil, 10. Lief.

Leichenveränderungen usw.

BENEKE, R.: Ösophagusruptur und Ösophagomalazie. Dtsch. med. Wochenschr. 1904, S. 1489. — BROSCH, A.: Die spontane Ruptur der Speiseröhre auf Grund von Unter- suchungen. Virchows Arch. f. pathol. Anat. u. Physiol. 1900, Bd. 162, S. 114. — KERNIG, W.: Über einen Fall von Ösophagomalazie. Ref. Kongreßzentralbl. 1912, Bd. 1, S. 337. — ORTH, J.: Charitéann. 1910, Bd. 34, S. 357. — SCHRIDDE, H.: Zur Physiologie der Magen- schleimhautinseln im obersten Ösophagusabschnitte. Virchows Arch. f. pathol. Anat. u. Physiol. 1906, Bd. 186, S. 418.

Mißbildungen.

AHLFELD, F.: Die Mißbildungen des Menschen. Leipzig 1880. — ANDERS (1): Demonstration eines Holo acardius. Verhandl. d. dtsch. pathol. Ges. 1921, Bd. 18, S. 328. — DERSELBE (2): Habilitationsschrift. Rostock 1922. — BERBLINGER: Partielle Atresie des Ösophagus. Ref. Münch. med. Wochenschr. 1918, S. 112. — BIRNBAUM, R.: Klinik der Mißbildungen und kongenitalen Erkrankungen des Fötus. Berlin: Springer 1909. — BROMANN, J.: Normale und abnorme Entwicklung des Menschen. Wiesbaden 1911. — BUTTENWIESER, S.: Beitrag zur Kenntnis der Ösophaguszysten beim Neugeborenen. Zeitschr. f. Kinderheilk. 1922, Bd. 32, S. 352. — CIECHANOWSKI und GILNSKI: Fistulae oesophageo-oesophageales congenitae. Virchows Arch. f. pathol. Anat. u. Physiol. 1910, Bd. 199, S. 420. — ELLERBROCK, N.: Ein Beitrag zur Ösophagusatresie. Münch. med. Wochenschr. 1922, S. 591. — EPPINGER: zit. bei KRAUS-RIDDER. — FISCHER, B.: Über die Beziehungen zwischen Mißbildungen und Traktionsdivertikeln des Ösophagus. Zentralbl. f. allg. Pathol. u. pathol. Anat. 1905, Bd. 16, S. 1. — FORSSNER, H. (1): Die angeborenen Darm- und Ösophagusatresien. Anat. Hefte 1907, Bd. 34, S. 1. — DERSELBE (2): Zur Pathogenese der angeborenen Darm- und Ösophagus- atresien. Arch. f. klin. Chirurg. 1913, Bd. 100, S. 477. — GIFFHORN, H.: Beitrag zur Ätiologie der kongenitalen Atresie des Ösophagus mit Ösophagotrachealfistel. Virchows Arch. f. pathol. Anat. u. Physiol. 1908, Bd. 192, S. 112. — GREGERSEN, FR.: Ref. Zentralbl. f. Kinderheilk. 1920, Bd. 9, S. 206. — GRUBER: Über einige Akardier. Beitr. z. pathol. Anat. u. z. allg. Pathol. 1921, Bd. 69, S. 517. — GRUBER, G. B.: Ungewöhnliche konzentrische Kommunikation bei Rachischisis anterior et posterior. Arch. f. pathol. Anat. u. Physiol. 1923, Bd. 247, S. 401. — GUTMANN, S.: Über einen Fall von Ösophagus- atresie und Ösophagotrachealfistel. Frankfurt. Zeitschr. f. Pathol. 1912, Bd. 9, S. 459. — HAPPICH, CARL: Über Ösophagusmißbildungen. Inaug.-Diss. Marburg 1905. — HIRSCH, S.: Congenital atresia of the esophagus. Journ. of the Americ. med. assoc. 1921, Vol. 76, p. 1491. — JOLLASSE, Ref. Münch. med. Wochenschr. 1909, S. 948. — KATHE, HANS: Partielle Verdoppelung der Speiseröhre. Virchows Arch. f. pathol. Anat. u. Physiol. 1907, Bd. 190, S. 78. — KERN, WALTER: Beiträge zur Pathologie des Ösophagus. Virchows Arch. f. pathol. Anat. u. Physiol. 1910, Bd. 201, S. 135. — KOCH, MAX: Multiple Hemmungs-

und Defektbildungen bei einem neugeborenen Kinde. Virchows Arch. f. pathol. Anat. u.
Physiol. 1909, Bd. 196, S. 207. — KONOPACKI, M.: Über einen Fall von angeborenem
partiellem Speiseröhrendefekt. Zentralbl. f. allg. Pathol. u. pathol. Anat. 1912, S. 386. —
KRAUS-RIDDER: Die Erkrankungen der Speiseröhre, in Nothnagels Handb. 1913, 2. Aufl. —
KREUTER: Zur Ätiologie der kongenitalen Atresien des Darms und Ösophagus. Arch. f.
klin. Chirurg. 1909, Bd. 88, S. 303. — LADWIG, A.: Ein bemerkenswerter Fall von Mißbildung des Ösophageotrachealrohres. Zentralbl. f. allg. Pathol. u. pathol. Anat. 1921.
Bd. 31, S. 613. — LAMB: zit. in Virchow - Hirschs Jahresber. 8. 2. 1874. — LATEINER,
MATILDE: Ein Fall von angeborener Ösophagusatresie mit Trachealkommunikation. Wien.
klin. Wochenschr. 1909, S. 53. — LEVEN, L.: Blinde Endigung des Halsteils der Speiseröhre usw. Virchows Arch. f. path. Anat. u. Physiol. 1888, Bd. 114, S. 553. — LOTHEISSEN:
in Handb. d. prakt. Chirurg. 1913, 4. Aufl. Bd. 2. — LOTZ, ADAM: Über die kongenitale
Atresie der Speiseröhre. Inaug.-Diss. Gießen 1910. — LUND, R.: Ösophaguszyste. Zeitschr.
f. Hals-, Nasen- u. Ohrenheilk. Bd. 1, S. 236. — MARCKWALD: Ein Fall von Atresia
oesophagi, duodeni, recti congenita. Münch. med. Wochenschr. 1894, S. 265. — MEUS-
BURGER, KURT: Ein Fall von Duodenumatresie in Kombination mit Defekt des mittleren
Ösophagus usw. Virchows Arch. f. pathol. Anat. u. Physiol. 1910, Bd. 199, S. 401. —
NAUMER, GUST.: Zur Kenntnis der kongenitalen Ösophaguszysten. Festschrift für
M. B. SCHMIDT. 1923. S. 217. — ORTH, J.: Charitéann. 1910, Bd. 34, S. 357ff. — PORTEN,
ERNST, v. d.: Ein Fall von Atresia oesophagi congenita. Dtsch. Zeitschr. f. Chirurg. 1909.
Bd. 98, S. 578. — PRÄTORIUS: Ref. Dtsch. med. Wochenschr. 1918, S. 1176. — ROTHEN-
BERG, FR.: Ein kasuistischer Beitrag zu den Ösophagusmißbildungen. Inaug.-Diss. Berlin
1914. — RIBBERT, HUGO: Lehrb. d. allgem. Pathol. u. d. pathol. Anat. 1919, 6. Aufl. —
RÜDINGER, GUST.: Ein Fall von kongenitaler Atresie des Ösophagus mit Tracheo-Ösophageal-
fistel. Inaug.-Diss. München 1897. — SCHAEFER, HERM.: Kongenitale Fistel zwischen Öso-
phagus und Larynx. Inaug.-Diss. Bonn 1918. — SCHMIDGALL, GRETE: Ref. Dtsch. med.
Wochenschr. 1915, S. 266. — SCHMITZ, J. A.: Über die formale Genese der Ösophagus-
mißbildungen. Arch. f. pathol. Anat. u. Physiol. 1923. Bd. 247, S. 278. — SCHNEIDER,
WALTER: Über angeborene Speiseröhrenverengerungen. Inaug.-Diss. Königsberg 1900. —
SCHNEIDER, P.: Mißbildungen der Atmungsorgane, in Schwalbe, die Morphologie der Miß-
bildungen 1912, Bd. 3, 8. Lief. — SHAW, H.: Ref. Zentralbl. f. Kinderheilk. 1920, Bd. 10,
S. 9. — STRAUSS, JUL.: Über einige Fälle seltener Mißbildungen. Med. Klinik 1911,
S. 1456. — v. STUBENRAUCH: Ref. Münch. med. Wochenschr. 1901, S. 240. — TAGLICHT. F.:
Ein Fall von zahlreichen Mißbildungen bei einer totgeborenen Frucht. Virchows Arch. f.
pathol. Anat. u. Physiol. 1921, Bd. 229, S. 303. — THOMAS, W.: On congenital occlusion
of the oesophagus. Lancet, 6. 2. 1904. — TONNDORF, W.: Wahre Zwerchfellhernien als
Folge einer Wachstumshemmung der Speiseröhre. Dtsch. Zeitschr. f. Chirurg. 1923,
Bd. 179. — VINSON, P. P.: Congenital strictures of the esophagus. Journ. of the Americ.
med. assoc. 1923, Vol. 80, p. 16. — WEISS, E.: Congenital atresia of esophagus. Journ.
of the Americ. med. assoc. 1923, Vol. 80, p. 16. — WIDMANN, E.: Über angeborene und
über krebsige Spirochäten-Luftröhrenfistel. Virchows Arch. f. pathol. Anat. u. Physiol.
1921, Bd. 233, S. 185. — WHIPMANN-FAGGE: A case of congenital stenosis of the lower
end of the oesophagus, with remarks. Lancet, 7. 1. 1905. — WYLER, BERTA: Ein Fall von
kongenitaler Atresie des Duodenums und Duodenums. Inaug.-Diss. Zürich 1904. — ZEIT:
zit. Zentralbl. f. allg. Pathol. u. pathol. Anat. 1913, Bd. 24. — ZAUSCH, PAUL: Ein Fall
von Ösophagusatresie und Ösophagotrachealfistel. Virchows Arch. f. pathol. Anat. u.
Physiol. 1921, B. 234, S. 94. — ZIERL: Zystisches Divertikel des Ösophagus. Zentralbl. f.
allg. Pathol. u. pathol. Anat. 1912, S. 383.

Zysten.

BERT, P. u. B. FISCHER: Über Nebenlungen und versprengte Lungenkeime. Frankfurt.
Zeitschr. f. Pathol. 1911, Bd. 6, S. 27. — COESFELD, HERM.: Über Flimmerepithelzysten
des Ösophagus. Inaug.-Diss. Kiel 1891. — DÜRCK, H.: Ref. Münch. med. Wochenschr.
1907, S. 2165. — HEDINGER, E.: Kasuistische Beiträge zur Kenntnis der Abdominalzysten.
Virchows Arch. f. pathol. Anat. u. Physiol. 1902, Bd. 167, S. 29. — HENNIG, C.: Zentralbl.
f. Gynäkol. 1880, Bd. 4, S. 398. — KERN, WALTER: Beiträge zur Pathologie des Ösophagus.
Virchows Arch. f. pathol. Anat. u. Physiol. 1910, Bd. 201, S. 135. — KRAUS-RIDDER: Die
Erkrankungen der Speiseröhre, in Nothnagels Handb. 1913, 2. Aufl. — KÜHNE, FRANZ:
Kasuistische Beiträge zur pathologischen Histologie der Zystenbildungen. Virchows Arch.
f. pathol. Anat. u. Physiol. 1899, Bd. 158, S. 351. — LANDOIS, FELIX: Über multiple Zysten
des Ösophagus. Dtsch. Zeitschr. f. Chirurg. 1908, Bd. 94, S. 600. — LUND, R.: Ref. Zentralblatt f. allg. Pathol. u. pathol. Anat. Bd. 32, 1922, S. 609. — MEYER, ROB.: Zur Kenntnis
der normalen und abnormen embryonalen Gewebseinschlüsse und ihrer pathogenen
Bedeutung. Zeitschr. f. Geburtsh. u. Gynäkol. 1912, Bd. 71. — MOHR, R.: Zur Kenntnis
der Zysten des Mundbodens und des Ösophagus. Beitr. z. pathol. Anat. u. z. allg. Pathol.

1909, Bd. 45, S. 325. — Nakamura, N.: Über die Zysten des Ösophagus und ihre Bedeutung. Zeitschr. f. angew. Anat. 1914, Bd. 1, S. 461. — Pappenheimer, A. M.: Ref. Kongreßzentralbl. 1913, Bd. 7, S. 614. — Petrow: Ref. Zentralbl. f. Chirurg. 1901, Nr. 39. — Rau, Felix: Flimmerepithelzyste des Ösophagus. Virchows Arch. f. pathol. Anat. u. Physiol. 1898, Bd. 153, S. 26. — Schmit, H.: Ein Fall von Agenesie beider Lungen. Virchows Arch. f. pathol. Anat. u. Physiol. 1893, Bd. 134, S. 25. — Schneider, P.: Die Mißbildungen der Atmungsorgane, in Schwalbe: Morphologie der Mißbildungen 1912, Bd. 3, 8. Lief. — Skopnik, A. v.: Über Epithelzysten des Ösophagus. Inaug.-Diss. München 1907. — Stähelin-Burckhardt: Über eine mit Magenschleimhaut versehene Zyste des Ösophagus. Arch. f. Verdauungskrankh. 1910, Bd. 15, S. 584. — Stoeber, H.: Die Entwicklung des Speiseröhrenepithels in einer kongenitalen Zyste des Ösophagus. Beitr. z. pathol. Anat. u. z. allg. Pathol. 1912, Bd. 52, S. 512. — Trespe: Ein Fall von Flimmerepithelzyste der hinteren Ösophaguswand. Arb. a. d. pathol. Inst. Posen 1901. — Wyss, Hans v.: Flimmerzyste des Ösophagus. Virchows Arch. f. pathol. Anat. u. Physiol. 1870, Bd. 51, S. 144. — Zahn, F. W.: Mitteilungen aus dem pathologisch-anatomischen Institut zu Genf. Virchows Arch. f. pathol. Anat. u. Physiol. 1896, Bd. 143, S. 170. — Zierl, Fr.: Über ein zystisches Divertikel des Ösophagus. Inaug.-Diss. Leipzig 1911.

Verletzungen, Fremdkörper.

Bastanier: Ein Fall von Perforation der Speiseröhre und des Herzens durch einen verschluckten Fremdkörper. Virchows Arch. f. pathol. Anat. u. Physiol. 1919, Bd. 226. — Berger, W.: Ein Fall von Ösophagusschuß. Münch. med. Wochenschr. 1915, S. 1557. — Boerner, E.: Penetrierende Schußverletzung der Speiseröhre und des Kehlkopfs mit Ausgang in Heilung. Dtsch. med. Wochenschr. 1920, S. 264. — Borst: Spezielle Anatomie der Schußverletzungen, in Borchard-Schmieden: Dtsch. Chirurg. im Weltkriege. Leipzig: Barth 1920. — Brown, T. A.: Two cases of symptomless perforation of the oesophagus. The Lancet 16. 12. 1922. — Chiari, H.: Über Fremdkörperverletzung des Ösophagus mit Aortenperforation. Berl. klin. Wochenschr. 1914, S. 7. — Cramer, H. (1): 3 Fälle von Ösophagusverletzung durch Fremdkörper mit tödlichem Ausgang. Berl. klin. Wochenschr. 1920, S. 1048. — Derselbe (2): Ref. Münch. med. Wochenschr. 1920, S. 439. — Edenhuizen, Helene: Über 2 Fälle von mykotischem Aneurysma der Aorta mit Perforation in den Ösophagus. Frankfurt. Zeitschr. f. Pathol. 1915, Bd. 16, S. 150. — Fischer, B.: Über Sondierungsverletzungen und Divertikel des Ösophagus. Dtsch. Arch. f. klin. Med. 1903, Bd. 78, S. 141. — Göbel, W.: Ein Fall von Fremdkörper im Ösophagus mit letalem Ausgang. Münch. med. Wochenschr. 1919, S. 1115. — Guleke: Schußverletzungen von Pharynx und Ösophagus, in Borchard-Schmieden: Dtsch. Chirurg. im Weltkriege. Leipzig 1920. — v. Hacker: Handb. d. prakt. Chirurg. 1913, 14. Aufl. — Herzog: Geheilte Phlegmone des Ösophagus. Münch. med. Wochenschr. 1920, Nr. 14. — Hoffmann, E.: Ein Fall von Fremdkörper im Ösophagus mit Divertikelbildung dieses Organs. Dtsch. med. Wochenschr. 1889, S. 378. — Kauf, Jos.: Über Atonie der Speiseröhre. Inaug.-Diss. Breslau 1919. Killian, Joh. Aug. (1): Akuter Verschluß der Speiseröhre bei einem 5jährigen Kinde. Münch. med. Wochenschr. 1902, S. 1578. — Derselbe (2): Ref. Dtsch. med. Wochenschr. 1920, S. 987. — Kopp, Th.: Beitrag zur Entstehungsweise der Ösophagusdivertikel. Arb. a. d. pathol. Inst. Tübingen 1911, Bd. 7, S. 291. — Madelung: Einige Kriegsverletzungen des Ösophagus. Dtsch. med. Wochenschr. 1915, S. 124. — Schilling: Ein Fall von Ösophagusschuß. Münch. med. Wochenschr. 1915, S. 1100. — Schlemmer, Fritz: Erfahrungen mit Ösophagusfremdkörpern usw. Arch. f. klin. Chirurg. 1920, Bd. 114, S. 37. — Seiffert: Über zwei Fremdkörper in der Speiseröhre usw. Berl. klin. Wochenschr. 1919, S. 299. — Sternberg, C.: Über die Erweichung bronchialer Lymphdrüsen und ihre Folgen. Verhandl. d. dtsch. pathol. Ges. 1905, Bd. 9, S. 309. — Weinert, A.: Beitrag zur Kenntnis der Spätfolgen nach Lungenschuß (Ösophagus-Aortenperforation beim Degenschlucker). Münch. med. Wochenschr. 1916, S. 727. — Ylppö, A.: Pathologisch-anatomische Studien bei Frühgeborenen. Zeitschr. f. Kinderheilk. 1919, Bd. 20.

Spontanzerreißung.

Beneke: Ösophagusruptur und Ösophagomalazie. Dtsch. med. Wochenschr. 1904, S. 1489. — Borst: Pathologisch-anatomische Erfahrungen über Kriegsverletzungen. Samml. klin. Vortr. 1917, Nr. 735. — Brosch: Die spontane Ruptur der Speiseröhre auf Grund neuer Untersuchungen. Virchows Arch. f. pathol. Anat. u. Physiol. 1900, Bd. 162, S. 114. — Cohn, Franz: Beitrag zur Kasuistik der spontanen Ösophagusruptur. Mitt. a. d. Grenzgeb. d. Med. u. Chirurg. 1908, Bd. 18, S. 295. — Mohr: Handb. d. inn. Med., her. von Stähelin und Mohr 1918, Bd. 3. — Petrén, Gust.: Ein Fall von traumatischer Ösophagusruptur, nebst Bemerkungen über die Entstehung der Ösophagusrupturen. Bruns Beitr. z. klin. Chirurg. 1909, Bd. 61, S. 265. — Thalheim, E.: Zur Kritik der sogenannten spontanen Ösophagusrupturen. Inaug.-Diss. Erlangen 1878. — Thöle: 2 operierte Fälle von Leberruptur.

Dtsch. Zeitschr. f. Chirurg. 1905, Bd. 80, S. 1. — WALKER, IRVING I.: Spontaneous rupture of the healthy oesophagus. Ref. Kongreßzentralbl. 1914, S. 509. — Mc WEENEY: On rupture of the apparently healthy oesophagus. The Lancet, 21. 7. 1900.

Lageveränderungen.

ENDERLEN: Invagination der vorderen Magenwand in den Ösophagus. Dtsch. Zeitschr. f. Chirurg. 1903, Bd. 69, S. 60. — JAFFE: zit. bei LOTHEISSEN: Handb. d. prakt. Chirurg. 1913, 4. Aufl., Bd. 2. — KOVÁCS, F. u. O. STÖRK: Über das Verhalten des Ösophagus bei Herzvergrößerung. Wien. klin. Wochenschr. 1910, S. 1471. — KRAUS: Diskussionsbemerkung. Med. Klinik 1917, S. 694. — ZAHN, HERMANN: Ein Fall von Abknickung der Speiseröhre durch vertebrale Ekchondrose. Münch. med. Wochenschr. 1905, S. 1680 u. 1906, S. 906. — ZERNER: Ref. Dtsch. med. Wochenschr. 1914, S. 159.

Pulsionsdivertikel.

BROSCH, A. (1): Über die natürliche Disposition der Speiseröhre zur Divertikelbildung und über die histologischen Merkmale der Traktion und Pulsion. Virchows Arch. f. pathol. Anat. u. Physiol. 1904, Bd. 176, S. 457. — DERSELBE (2): Zur Anatomie und Pathogenese der Vorderwand-Divertikel des Ösophagus. Virchows Arch. f. pathol. Anat. u. Physiol. 1904, Bd. 176, S. 328. — DERSELBE (3): Epibronchiale Pulsionsdivertikel. Virchows Arch. f. pathol. Anat. u. Physiol. 1900, Bd. 162, S. 22. — DESSECKER, C.: Das epiphrenale Pulsionsdivertikel der Speiseröhre. Arch. f. klin. Chirurg. 1924, Bd. 128, S. 236. — EHRLICH, FRANZ: Zur Kasuistik der ösophagealen Pulsionsdivertikel. Ref. Kongreßzentralbl. 1912, Bd. 2. — FISCHER, BERNHARD: Über Sondierungsverletzungen und Divertikel des Ösophagus. Dtsch. Arch. f. klin. Med. 1903, Bd. 78, S. 141. — GREIF: Ref. Med. Klin. 1922, S. 26. — GUNDERMANN, PAUL: Über umschriebene Ektasie der Speiseröhre über den linken Bronchus. Inaug.-Diss. Kiel 1901. — KAUFMANN RUD. u. KIENBÖCK, ROB.: Über Erkrankungen der Speiseröhre. Wien. klin. Wochenschr. 1909, S. 1199. — KULENKAMPF, D.: Zur Ätiologie, Diagnose und Therapie des sog. Pulsionsdivertikels der Speiseröhre. Beitr. z. klin. Chirurg. 1921, Bd. 124, S. 487. — LICHTENBERG: Zitiert bei HEUSS: Zeitschr. f. Kinderheilk. 1921, Bd. 31, S. 158. — LOTHEISSEN: in Handb. d. prakt. Chirurg. 1913, Bd. 2, 4. Aufl. — RIEBOLD, GEORG (1): Überblick über die Lehre von den Ösophagusdivertikeln mit besonderer Berücksichtigung der klinischen Bedeutung der Traktionsdivertikel. Dtsch. Arch. f. klin. Med. 1904, Bd. 80, S. 527. — DERSELBE (2): Ein Beitrag zur Lehre von den Ösophagusdivertikeln. Virchows Arch. f. pathol. Anat. u. Physiol. 1903, Bd. 173, S. 395. — ROSENTHAL, WERNER: Die Pulsionsdivertikel des Schlundes. Leipzig 1902, Thieme. — SCHILLER: Ref. Berl. klin. Wochenschr. 1919, S. 1198. — STARCK, HUGO (1): Die Divertikel der Speiseröhre. Leipzig 1900, Vogel. — DERSELBE (2): Zur Pathologie der Erweiterungen der Speiseröhre. Verhandl. d. dtsch. Kongr. f. inn. Med. 1912, Bd. 29, S. 122.

Traktionsdivertikel.

BEVERMANN, CARL: Ein Beitrag zur Lehre über Traktionsdivertikel der Speiseröhre. Inaug.-Diss. Erlangen 1904. — BROSCH, A. (1): Über die natürliche Disposition der Speiseröhre zur Divertikelbildung. Virchows Arch. f. pathol. Anat. u. Physiol. 1904, Bd. 176, S. 457. — DERSELBE (2): Zur Anatomie und Pathogenese der Vorderwand-Divertikel des Ösophagus. Virchows Arch. f. pathol. Anat. u. Physiol. 1904, Bd. 176, S. 328. — CHIARI: zit. bei HÄCKERMANN. — EGLE, FR.: Ref. Kongreßzentralbl. 1913, Bd. 8, S. 446. — FISCHER, B. (1): Über Sondierungsverletzungen und Divertikel des Ösophagus. Dtsch. Arch. f. klin. Med. 1903, Bd. 78, S. 141. — DERSELBE (2): Über die Beziehungen zwischen Mißbildungen und Traktionsdivertikeln des Ösophagus. Zentralbl. f. allg. Pathol. u. pathol. Anat. 1905, Bd. 16, S. 1. — GEIPEL: Ref. Münch. med. Wochenschr. 1904, S. 1221. — HAAS, HANS: Über einen merkwürdigen Fall von Geschwürsbildung am Ösophagus. Inaug.-Diss. Erlangen 1897. — HÄCKERMANN, KARL: Beitrag zur Lehre von der Entstehung der Divertikel des Ösophagus. Inaug.-Diss. Göttingen 1891. — HAUSMANN, MAX: Zur Anatomie und Pathogenese der Divertikel der vorderen Ösophaguswand. Virchows Arch. f. pathol. Anat. u. Physiol. 1902, Bd. 168, S. 128. — HEINEN, W.: Beitrag zur Kenntnis der an der Bifurkation der Trachea gelegenen Divertikel des Ösophagus. Frankfurt. Zeitschr. f. Pathol. 1907, Bd. 1, S. 176. — KAPPIS: Ösophagusdivertikel bei 3jährigem Jungen. Ref. Med. Klinik 1918, S. 24. — KELLING, G.: Zur Diagnostik der tiefsitzenden Speiseröhrendivertikels. Münch. med. Wochenschr. 1894, S. 930. — KRAGH: Ref. Journ. of the Americ. med. assoc. 1921, Vol. 77, S. 1669. — KÜSTER: Über Divertikel und zirkuläre Narben der Speiseröhre. Verhandl. d. dtsch. Ges. f. Chirurg. 1907, Bd. 36, S. 282. — LANGBEIN: Über Ösophagusdivertikel mit Berücksichtigung des Ösophaguskarzinoms. Inaug.-Diss. Berlin 1919. — LEICHTENSTERN, OTTO: Beiträge zur Pathologie des Ösophagus. Dtsch. med. Wochenschr. 1891, S. 489. — POLLITZER, H.: Ref. Münch. med. Wochenschr. 1913, S. 108. — RIBBERT, HUGO (1):

Zur Kenntnis der Traktionsdivertikel des Ösophagus. Virchows Arch. f. pathol. Anat. u. Physiol. 1902, Bd. 167, S. 16. — DERSELBE (2): Die Traktionsdivertikel des Ösophagus. Ebenda 1904, Bd. 178, S. 351. — DERSELBE (3): Noch einmal das Traktionsdivertikel des Ösophagus. Ebenda 1906, Bd. 184, S. 403. — DERSELBE (4): Virchows Arch. f. pathol. Anat. u. Physiol. 1905, Bd. 179. — RIEBOLD, GEORG (1): Überblick über die Lehre von den Ösophagusdivertikeln mit besonderer Berücksichtigung der klinischen Bedeutung der Traktionsdivertikel. Dtsch. Arch. f. klin. Med. 1904, Bd. 80, S. 527. — DERSELBE (2): Ein Beitrag zur Lehre von den Ösophagusdivertikeln. Virchows Arch. f. pathol. Anat. u. Physiol. 1903, Bd. 173, S. 395. — RITTER, CARL: Ein Beitrag zur Lehre von den Ösophagusdivertikeln. Dtsch. Arch. f. klin. Med. 1895, Bd. 55, S. 173. — ROSENHEIM, TH.: Beiträge zur Kenntnis der Divertikel und Ektasien der Speiseröhre. Zeitschr. f. klin. Med. 1900, Bd. 41. — SCHMORL: Bemerkungen zu der Arbeit von RIBBERT: Die Traktionsdivertikel usw. Virchows Arch. f. pathol. Anat. u. Physiol. 1905, Bd. 179, S. 190. — SELL, FR.: Ein Fall von jauchigeitriger Pleuritis nach Perforation eines Traktionsdivertikels des Ösophagus. Inaug.-Diss. Gießen 1895. — STERNBERG, C.: Über die Erweichung bronchialer Lymphdrüsen und ihre Folgen. Verhandl. d. dtsch. pathol. Ges. 1905, Bd. 9, S. 309. — TEXTOR, CARL: Ein Fall von Lungengangrän im Anschluß an ein Traktionsdivertikel der Speiseröhre. Inaug.-Diss. Gießen 1894.

Erweiterung.

ALBU (1): Ref. Münch. med. Wochenschr. 1908, S. 1210. — DERSELBE (2): Ref. Med. Klinik 1917, S. 694. — DERSELBE (3): Beiträge zur Kenntnis der sogenannten idiopathischen Ösophagusdilatation. Berl. klin. Wochenschr. 1917, S. 697. — ARNSTEIN: Ref. Dtsch. med. Wochenschr. 1914, S. 367. — BAUERMEISTER, W.: Ref. Schweiz. med. Wochenschr. 1920, S. 579. — BENDA: siehe bei HIRSCH. — BENEKE: siehe bei GRUND; ferner BENEKE, R.: Beiträge zur Pathologie des Ösophagus. Dtsch. Ärztezeit. 5. 6. 1901. — BENSAUDE et GUÉNAUR: Ref. Journ. of the Americ. med. Assoc. 1921, Vol. 77, p. 325. — v. BERGMANN: Berl. klin. Wochenschr. 1908, S. 330. — CAHN, A.: Über die diagnostische Verwertung der Röntgenstrahlen und den Gebrauch der Quecksilbersonde bei Speiseröhrenerkrankungen. Münch. med. Wochenschr. 1906, S. 73. — DIERLING, HANS: Über diffuse Dilatation der Speiseröhre. Inaug.-Diss. Rostock 1910. — EWALD, C. A.: Idiopathische spindelförmige Erweiterung der Speiseröhre. Dtsch. med. Wochenschr. 1907, S. 1036. — FALKENHEIM, C.: Ein Fall von kongenitaler Kardiastenose mit diffuser Ektasie. Mitt. a. d. Grenzgeb. d. Med. u. Chirurg. 1921, Bd. 33. — FLEINER, W. (1): Neue Beiträge zur Pathologie der Speiseröhre. Münch. med. Wochenschr. 1900, S. 529. — DERSELBE (2): Situs viscerum inversus abdominis mit Eventration des rechtsgelagerten Magens und Stauungsektasie der Speiseröhre. Münch. med. Wochenschr. 1916, S. 113. — DERSELBE (3): Neue Beiträge zur Pathologie des Magens. Münch. med. Wochenschr. 1919, S. 625. — FLESCH: Divertikel über Stenosen. Ref. Kongreßzentralbl. 1913, Bd. 6. — GÖPPERT: zit. bei LOTHEISSEN. — GREGERSEN, FR.: Ein Fall von sogenannter idiopathischer Ösophagusdilatation. Nordiskt med. Arkiv 1903, Abt. II, Heft 2. — GREIN: 1 Fall von idiopathischer Ösophagusdilatation. Ref. Münch. med. Wochenschr. 1918, S. 1332; ferner Ref. Zentralbl. f. Kinderheilk. 1920, Bd. 9, S. 206. — GRUND: Über Ösophagusdilatationen. Münch. med. Wochenschr. 1914, S. 1882. Diskussionsbemerkung von BENEKE. — GUISEZ: Ref. Journ. of the Americ. med. assoc. 1920, Bd. 74, Nr. 19, und 1921, Bd. 77, S. 1137. — v. HACKER: Handb. d. prakt. Chirurg. 1913, 4. Aufl., Bd. 2. — HARBITZ, FRANZIS: Idiopatisk øsofagus-dilatation. Norsk Mag. f. lægerv. 1918, Nr. 8. — HEINEMNAN: Ein Beitrag zur Lehre von den Erweiterungen des Ösophagus und besonders des sogenannten Vormagens. Inaug.-Diss. Leipzig 1911. — HEISLER, AUGUST: Primärer Kardiospasmus nach Trauma. Hochgradige birnförmige Erweiterung des Ösophagus. Mitt. a. d. Grenzgeb. d. Med. u. Chirurg. 1909, Bd. 20, S. 831. — HEYROVSKY, H. (1): Kasuistik und Therapie der idiopathischen Dilatation der Speiseröhre. Arch. f. klin. Chirurg. 1913, Bd. 100, S. 703. — DERSELBE (2): Ref. Münch. med. Wochenschr. 1915, S. 1652. — HICHENS, P.: Ref. Zentralbl. f. allg. Pathol. u. pathol. Anat. 1912, S. 372. — HIRSCH, P. (1): Ref. Dtsch. med. Wochenschr. 1920, S. 221 u. Berl. klin. Wochenschr. 1920, S. 494. — DERSELBE (2): Zur Pathologie der diffusen Ösophagusdilatation. Berl. klin. Wochenschr. 1920, S. 494. — HUBER, A.: Zur Kenntnis der allgemeinen Speiseröhrenerweiterung. Arch. f. Verdauungskrankh. 1920, Bd. 26, S. 250. — KAUF, JOS.: Über Atonie der Speiseröhre. Inaug.-Diss. Breslau 1919. — KAUFMANN, E.: Lehrb. d. spez. Pathol. 1911, 6. Aufl. — KAUFMANN, RUD. u. KIENBÖCK, ROB.: Über Erkrankungen der Speiseröhre. Wien. klin. Wochenschr. 1909, S. 1199. — KNAUT, B.: Über die durch Speiseröhrenkrebs bedingten Perforationen usw. Inaug.-Diss. Berlin 1896. — KRAUS, R.: Die Erkrankungen der Speiseröhre, in Nothnagels Handb. 1913, 2. Aufl. — LANGMEAD: Ref. Zentralbl. f. Kinderheilk. 1920, Bd. 9, S. 206. — LEICHTENSTERN, O.: Beiträge zur Pathologie des Ösophagus. Dtsch. med. Wochenschr. 1891, S. 489. — LOREY: Ref. Dtsch. med. Wochenschr. 1919. S. 815. — LOTHEISSEN, G.: Handb. d. prakt. Chirurg. 1913, 4. Aufl., Bd. 2. — LUSCHKA, H.: Die spindelförmige Erweiterung der Speiseröhre.

Virchows Arch. f. pathol. Anat. u. Physiol. Bd. 42, S. 473. — MAY: Ein Fall von diffuser Ösophagusektasie. Münch. med. Wochenschr. 1909, S. 2113. — MELTZER, S. G.: Ein Fall von Dysphagie nebst Bemerkungen. Berl. klin. Wochenschr. 1888, S. 140. — MEYER, HERM.: Entstehung und Behandlung der Speiseröhrenerweiterungen und des Kardiospasmus. Mitt. a. d. Grenzgeb. d. Med. u. Chirurg. 1922, Bd. 34, S. 484. — MIKULICZ, J. v.: Zur Pathologie und Therapie des Kardiospasmus. Dtsch. med. Wochenschr. 1904, S. 17. — MOHR, L.: Handb. d. inn. Med., her. von MOHR und STÄHELIN 1918, Bd. 3. — ORTH: Ref. Münch. med. Wochenschr. 1917, S. 749. — POLLITZER, H.: Ref. Münch. med. Wochenschr. 1913, S. 108. — RATKOWSKI: 2 Fälle von diffuser Ektasie der Speiseröhre. Berl. klin. Wochenschr. 1912, S. 1932. — ROCKSTROH, W.: Über idiopathische Erweiterung der Speiseröhre. Inaug.-Diss. Halle 1913. — SCHMIDT, M. B. (1): Über idiopathische Ösophaguserweiterung. Straßburg. med. Zeit. 1905, 6. Heft. — DERSELBE (2): Spindelförmige Erweiterung der Speiseröhre. Münch. med. Wochenschr. 1899, S. 304. — STARCK, H. (1): Über Ätiologie der diffusen Erweiterung der Speiseröhre. Münch. med. Wochenschr. 1903, S. 841. — DERSELBE (2): Hämatogene Tuberkulose der Speiseröhre, kombiniert mit diffuser Dilatation bei Mediastinoperikarditis. Beitr. z. pathol. Anat. u. z. allg. Pathol. 1905, Suppl.-Bd. 7, S. 723. — DERSELBE (3): Zur Pathologie der Erweiterungen der Speiseröhre usw. Verhandl. d. dtsch. Kongr. f. inn. Med. 1912, Bd. 29, S. 122. — DERSELBE (4): Experimentelles über motorische Vagusfunktion. Münch. med. Wochenschr. 1904, S. 1512. — STEPHAN: Ref. Münch. med. Wochenschr. 1913, S. 1295. — STERNBERG, M.: Münch. med. Wochenschr. 1915, S. 1652. — STIERLIN, R.: Über diffuse Ösophagusektasie bei wahrscheinlich angeborener Kardiastenose. Arb. a. d. pathol. Inst. Tübingen 1911, Bd. 7, S. 19. — STIERLIN, E.: Zur Klinik und Pathologie des Ösophagospasmus. Jahresk. f. ärztl. Fortbild. 1918. — STRASBURGER, J.: In Lehrbuch der pathol. Physiologie, herausgegeben von LÜDKE und SCHLAYER 1922. — STRAUSS, H. (1): Über einen eigenartigen Fall von Speiseröhrenerweiterung. Berl. klin. Wochenschr. 1920, S. 656. — DERSELBE (2): Ref. Berl. klin. Wochenschr. 1920, S. 159 und Berl. klin. Wochenschr. 1920, Nr. 30. — STRÜMPELL (1): Spindelförmige Erweiterung des Ösophagus ohne nachweisbare Stenosenbildung. Dtsch. Arch. f. klin. Med. 1881, Bd. 29. — DERSELBE (2): Spezielle Pathologie und Therapie 1914, 19. Aufl. — THIEDING, FR.: Über Kardiospasmus, Atonie und „idiopathische" Dilatation der Speiseröhre. Beitr. z. klin. Chirurg. 1921, Bd. 121, S. 237. — WIEBRECHT, KARL: Über die Ektasien des Ösophagus. Inaug.-Diss. Göttingen 1897. — ZAAIJER, J. H.: Kardiospasmus en andere slokdarmaandoeningen. Leiden 1918. — ZERNER: Ref. Dtsch. med. Wochenschr. 1914, S. 159. — ZUSCH, OTTO: Über spindelförmige Erweiterung der Speiseröhre im untersten Abschnitt. Dtsch. Arch. f. klin. Med. 1902, Bd. 73, S. 208. — ZWEIG, WALTER: Über Kardiospasmus. Wien. klin. Wochenschr. 1909, S. 740.

Verengerungen.

CRUVEILHIER: Anatomie pathologique 1829—35. — EWALD, C. A.: Die Speiseröhrenverengerungen. Med. Klinik 1912, S. 2017. — FLESCH: Ref. Kongreßzentralbl. 1913, Bd. 6. — v. HACKER: Handb. d. prakt. Chirurg. 1913, 4. Aufl. Bd. 2. — KÜSTER: Über Divertikel und zirkuläre Narben der Speiseröhre. Verhandl. d. dtsch. Ges. f. Chirurg. 1907, Bd. 36, S. 282. — PEPPER-EDSALL: Tuberculous occlusion of the oesophagus with partial cancerous infiltration. Americ. Journ. of the med. sciences 1897, Vol. 114. — PLUMMER: zit. bei von HACKER. — ROSENHEIM, TH.: Beiträge zur Kenntnis der Divertikel und Ektasien der Speiseröhre. Zeitschr. f. klin. Med. 1900, Bd. 41. — THOMPSON: zit. bei von HACKER. — SCHLAGENHAUFER, F.: Anatomisches Präparat einer totalen Ösophagusplastik. Wien. klin. Wochenschr. 1919, S. 531.

Hypertrophie.

EHLERS, H. W.: Ein Fall von wahrscheinlich kongenitaler Hypertrophie der Ösophagusmuskulatur bei gleichzeitig bestehender kongenitaler hypertrophischer Pylorusstenose. Virchows Arch. f. pathol. Anat. u. Physiol. 1907, Bd. 189, S. 215. — ELLIESEN: Über idiopathische Hypertrophie der Ösophagusmuskulatur. Virchows Arch. f. pathol. Anat. u. Physiol. 1903, Bd. 172, S. 501. — REHER, H.: Beiträge zur Kasuistik der Ösophaguserkrankungen. Dtsch. Arch. f. klin. Med. 1885, Bd. 36, S. 454.

Parasiten.

FAUST, FR. H.: Über Soorgeschwüre des Ösophagus. Inaug.-Diss. Frankfurt 1920. — HELLER, A.: Beitrag zur Lehre vom Soor. Dtsch. Arch. f. klin. Med. 1895, Bd. 55, S. 123. — ORTH: Charitéann. 1913, Bd. 37. — SCHMIDT, M. B.: Über die Lokalisation des Soorpilzes in den Luftwegen und sein Eindringen in das Bindegewebe der Ösophagusschleimhaut. Beitr. z. pathol. Anat. u. z. allg. Pathol. 1890, Bd. 8, S. 173.

Konkremente.

PFLUGRADT, RICHARD: Über Konkrementbildung im Ösophagus. Inaug.-Diss. Halle 1905.

Stoffwechselstörungen.

BENEKE, R.: Beiträge zur Pathologie des Ösophagus. Dtsch. Ärzteztg. 15. 6. 1901. — FISCHER, B.: Über Sondierungsverletzungen und Divertikel des Ösophagus. Dtsch. Arch. f. klin. Med. 1903, Bd. 78, S. 141. — GLAUS, A.: Ausgedehnte Amyloidose bei multipler Myelomatose. Virchows Arch. f. pathol. Anat. u. Physiol. 1917, Bd. 223, S. 301. — GREGER-SEN, FR.: Ein Fall von sogenannter idiopathischer Ösophagusdilatation. Nordiskt med. arkiv 1903, Abt. II, Heft 2. — SCHNELLER, J.: Über Druckgeschwüre in der Speiseröhre. Zentralbl. f. allg. Pathol. u. pathol. Anat. 1921, Bd. 31, Nr. 16.

Ulcus pepticum.

ANSCHÜTZ: Narbenstenose des Ösophagus (Ulcus pepticum?). Münch. med. Wochenschr. 1914, S. 903. — CANTIERI, C.: Contributo allo studio dell' ulcera semplice (peptica) dell' esofago. Arch. per le science med. 1910, Vol. 34, Nr. 21. — EVERSMANN, J.: Beitrag zur Lehre von den peptischen Geschwüren im Ösophagus. Inaug.-Diss. Bonn 1897. — EWALD, C. A.: Diagnose und Behandlung des Ulcus oesophagi pepticum. Berl. klin. Wochenschr. 1910, S. 180. — FRAENKEL, AL.: Über die nach Verdauungsgeschwüren der Speiseröhre ent-stehenden narbigen Verengerungen. Wien. klin. Wochenschr. 1899, S. 1039. — GLOCKNER, AD.: Über Ulcus pepticum oesophagi. Dtsch. Arch. f. klin. Med. 1899, Bd. 66, S. 571. — GRUBER, G.: Zur Statistik der peptischen Affektionen im Magen, Ösophagus und Duo-denum. Münch. med. Wochenschr. 1911, S. 1668. — HELLMANN, JOHANNA: Das Ulcus pepticum oesophagi. Bruns Beitr. z. klin. Chirurg. 1919, Bd. 115, S. 449. — HUWALD, KARL: Beitrag zur Lehre von den peptischen Geschwüren im Ösophagus. Inaug.-Diss. Göttingen 1893. — KAPPIS, MAX: Das Ulcus pepticum oesophagi. Mitt. a. d. Grenzgeb. d. Med. u. Chirurg. 1910, Bd. 21, S. 746. — KAUFMANN, ED.: Lehrb. d. spez. pathol. Anat. 1911, 6. Aufl. — LIÉBAULT: Ref. Kongreßzentralbl. 1913, Bd. 7, S. 49. — MÜLLER, PAUL F.: Beitrag zur Histologie und Pathogenese des Ulcus pepticum. Beitr. z. klin. Chirurg. 1921, Bd. 123, S. 1. — ORTMANN: zit. bei CANTIERI. — QUINCKE, H. (1): Ulcus oesophagi ex digestione. Dtsch. Arch. f. klin. Med. 1879, Bd. 24, S. 72. — DERSELBE (2): Klappenbildung an der Kardia. Ebenda 1882, Bd. 31. — REHER, H.: Beiträge zur Kasuistik der Öso-phaguserkrankungen. Dtsch. Arch. f. klin. Med. 1885, Bd. 36, S. 454. — SCHAEZLER, E.: Zwei zur Kasuistik des einfachen runden Geschwürs im Duodenum und Ösophagus bemerkenswerte Fälle. Münch. med. Wochenschr. 1922, S. 1193. — TILESTON, WILDER: Peptic ulcer of the oesophagus. Americ. Journ. of the med. sciences 1906, Vol. 132, p. 240. — WINKLER: Perforation von Speiseröhrengeschwür. Verhandl. d. dtsch. pathol. Ges. 1908, Bd. 12, S. 277.

Meläna.

BASTIN, FR. K.: Über die Verstopfung des Ösophagus durch ein Blutgerinnsel bei Melaena neonatorum. Inaug.-Diss. München 1908. — CHRZANOWSKI, J. v.: 2 Fälle von Melaena neonatorum. Arch. f. Kinderheilk. 1897, Bd. 21. — HENOCH: Ref. Berl. klin. Wochenschr. 1883, S. 334. — MEYER, KARL: Beitrag zur Melaena vera neonatorum. Inaug.-Diss. Zürich 1902. — SPIEGELBERG: zit. bei BASTEN.

Kreislaufsstörungen.

DAWYDOWSKIE, J. W.: Pathologische Anatomie und Pathologie des Fleckfiebers. Ergebn. d. allg. Pathol. u. pathol. Anat. Bd. 20, 2. 1924. — FRIEDRICH, PAUL: Über Varizen des Ösophagus. Dtsch. Arch. f. klin. Med. 1894, Bd. 53, S. 487. — GOHRBANDT, E.: Pfortadersklerose als Folgeerscheinung von Appendizitis. Berl. klin. Wochenschr. 1920, S. 977. — GOTO: Verhandl. d. japan. pathol. Ges. 1912, S. 61. — JOLLASSE: Ref. Münch. med. Wochenschr. 1909, S. 948. — KAST-FRAENKEL: Pathologisch-anatomische Tafeln. — KAUFMANN: Lehrb. d. spez. pathol. Anat. 1911, 6. Aufl. — MEYER, FELIX G.: Über den Zusammenhang von Leberhyperplasie, Adenom und Primärkrebs mit Milztumor. Inaug.-Diss. Greifswald 1919. — PICK, L.: Über totale hämangiomatöse Obliteration des Pfortaderstammes usw. Virchows Arch. f. pathol. Anat. u. Physiol. 1909, Bd. 197, S. 490. — PRINGLE, STEWART und TEACHER: Ref. Journ. of the Americ. med. assoc. 1921, Vol. 77, p. 1604. — RISEL, W.: Ein Beitrag zur thrombotischen Obliteration und kaver-nösen Umwandlung der Pfortader. Dtsch. med. Wochenschr. 1909, S. 1685. — RÖSSLE: 2 Fälle von Ösophagusblutungen durch hämorrhagische Diathese. Münch. med. Wochenschr. 1913, S. 158. — ROST, FRANZ: Über Ödem des unteren Ösophagusabschnittes als Folge von Erbrechen. Dtsch. med. Wochenschr. 1912, S. 1694. — STERNBERG, C.: in Handb. d. Pathol.

d. Kindesalters 1913, Bd. 2, S. 1. — TOSETTI, L.: Über Phlebektasien des Ösophagus. Inaug.-Diss. Bonn 1916. — VORPAHL: Ref. Dtsch. med. Wochenschr. 1912, S. 245. — YLPPÖ, A.: Pathologisch-anatomische Studien bei Frühgeborenen. Zeitschr. f. Kinderheilk. 1919, Bd. 20.

Entzündungen.

ALBERS: Atlas d. pathol. Anat. f. Ärzte, Bonn 1847. — DECLOUX und RIBADEAU-DUMAS: cit. Cornil-Ranvier: Manuel d'histologie 1912, 3. Aufl. Vol. 4. — GALLIARD: cit. in Cornil-Ranvier: Manuel d'histologie pathologique 1912, 3. Aufl. Vol. 4. — GROTEN, HEINRICH: Über pathologisch-anatomische Befunde bei der Ruhr. Inaug.-Diss. Bonn 1919. — KIMUSA, S.: Einige neue Befunde bei menschlichen und tierischen Wuterkrankungen. Verhandl. d. japan. pathol. Ges. 1920, S. 182. — LANGER, JOS.: Über Streptotrichosis bei einem 13jährigen Knaben. Zeitschr. f. Hyg. u. Infektionskrankh. 1904, Bd. 47. — LEDERER, KURT: Ein Fall von pseudomembranöser Ösophagitis bei Influenza. Med. Klinik 1920, S. 1135. — LOBECK, ERICH: Über nekrotisierende Ösophagitis und Gastritis bei Bazillenruhr. Festschrift für M. B. SCHMIDT (Zentralbl. f. allg. Pathol. u. pathol. Anat. Bd. 33). 1923, S. 206. — LUBARSCH: Arb. a. d. pathol. Abteil. d. kgl. hyg. Inst. z. Posen 1901. — ORTH, J.: Charitéann. 1911, Bd. 35. — RÖSSLE: 2 Fälle von Ösophagusblutungen durch hämorrhagische Diathese. Münch. med. Wochenschr. S. 158. — ROKITANSKY: Lehrb. d. pathol. Anat. Wien 1855, 3. Aufl. — SIMMONDS: Über Streptokokkenösophagitis. Münch. med. Wochenschr. 1902, S. 634. — STEFFEN, A.: Krankheiten des Ösophagus. Jahrb. f. Kinderheilk. 1869, Bd. 2, S. 143. — STOERCK: Über Cholera. Beitr. z. pathol. Anat. u. z. allg. Pathol. 1916, Bd. 62, S. 121. — TAMERL, R.: Pemphigus des Ösophagus. Wien. klin. Wochenschr. 1904, S. 822. — WADSWORTH, W. S.: Post mortem Examinations. Philadelphia 1916. Saunders u. Co. — WAGNER: Arch. f. Heilk. 1873, Bd. 13.

Oesophagitis exfoliativa.

BIRCH-HIRSCHFELD: Lehrb. d. pathol. Anat. 1887, 3. Aufl. — KÖCHLIN, E.: Eine seltene Erkrankung des Ösophagus. Korrespbl. f. Schweiz. Ärzte 1914, S. 1111. — REICHMANN, N.: Oesophagitis exfoliativa. Dtsch. med. Wochenschr. 1890, S. 1014. — ROSENBERG: Oesophagitis dissecans superficialis. Zentralbl. f. allg. Pathol. u. pathol. Anat. 1892, S. 753. — SCLAVUNOS, G.: Über Oesophagitis dissecans superficialis usw. Virchows Arch. f. pathol. Anat. u. Physiol. 1893, Bd. 133, S. 250. — STRAUSS, H.: Über röhrenförmige Ausstoßung der Speiseröhrenschleimhaut usw. Berl. klin. Wochenschr. 1904, S. 30. — STREIT: Über einen Fall von Oesophagitis exfoliativa. Korrespbl. f. Schweiz. Ärzte 1915, S. 115.

Fistulae oesophageo-oesophageales.

CIECHANOWSKI, ST. u. GLINSKI, L. K.: Fistulae oesophageo-oesophageales congenitae. Virchows Arch. f. pathol. Anat. u. Physiol. 1910, Bd. 199, S. 420. — KATHE, H.: Partielle Verdoppelung der Speiseröhre. Virchows Arch. f. pathol. Anat. u. Physiol. 1907, Bd. 190, S. 78. — KAUFMANN, E.: Lehrb. d. spez. pathol. Anat. 1911, 6. Aufl. — KOPP, TH.: Beitrag zur Entstehungsweise der Ösophagusdivertikel. Arb. a. d. pathol. Inst. Tübingen 1911, Bd. 7, S. 291. — LOTZ, A.: Über die kongenitale Atresie der Speiseröhre. Inaug.-Diss. Gießen 1910. — STERNBERG, C.: Über die Ösophagitis phlegmonosa und fistulae oesophageo-oesophageales. Verhandl. d. dtsch. pathol. Ges. 1914, Bd. 17, S. 524.

Sprue.

JUSTI: Ref. bei VAN DER SCHEER, Die tropischen Aphthen, in Menses Handb. d. Tropenkrankh. 1914, 2. Aufl. Bd. 3. — DOLD, H. u. FISCHER, WALTHER: Anatomical findings in experimental Sprue. The China Medical Journ. März 1918.

Ulzera mit unklarer Ätiologie.

TILESTON, WILDER: Peptic ulcer of the oesophagus. Americ. Journ. of the med. sciences 1906, Vol. 132, p. 240. — ZUPPINGER, C.: Zur Kenntnis der nicht traumatischen Ösophagusperforationen im Kindesalter. Jahrb. f. Kinderheilk. 1903, Bd. 57, S. 444.

Scharlach.

BOAS: Ref. Dtsch. med. Wochenschr. 1905, Nr. 7. — EHRLICH, FRANZ: Ösophagusstenosen infolge von Scharlachdiphtherie. Heilung. Berl. klin. Wochenschr. 1898, S. 927. — FRAENKEL, EUGEN: Über nekrotisierende Entzündung der Speiseröhre und des Magens im Verlauf des Scharlach. Virchows Arch. f. pathol. Anat. u. Physiol. 1902, Bd. 167, S. 92 bis 116. — JAGODINSKI, F.: Ref. Pathologica 1913, S. 563. — KORACH: Ref. Münch. med. Wochenschr. 1902, S. 900. — LUBARSCH: Arb. a. d. pathol.-anat. Abt. d. kgl. hyg. Inst.

Posen 1901. — Oppikofer, E.: Ref. Münch. med. Wochenschr. 1911, S. 1691. — Preleitner, Karl: Ösophagusstriktur nach Scharlach. Wien. klin. Wochenschr. 1910, S. 680. — Schick, A. v.: Über nekrotisierende Entzündung des Ösophagus bei Scharlach. Inaug.-Diss. Basel 1907. — Simmonds: Über Streptokokkenösophagitis. Münch. med. Wochenschr. 1902, S. 634. — Sternberg, C.: Handb. d. Pathol. d. Kindesalters 1913, Bd. 2, 2. Zuberbühler, A. W.: Die Elektrolyse bei narbiger Verengerung des Ösophagus. Berl. klin. Wochenschr. 1908, S. 796.

Diphtherie.

Ceelen, W.: Zur Kenntnis der Ösophagusdiphtherie. Zeitschr. f. klin. Med. 1914, Bd. 80, S. 481. — Danielsen, W.: Postdiphtherische Speiseröhrenverengerungen. Bruns Beitr. z. klin. Chirurg. 1909, Bd. 63, S. 257. — Friedemann, U.: Ref. Berl. klin. Wochenschr. 1918, S. 885. — Gonin, W. H.: Schweiz. med. Wochenschr. 28. April 1923. — Jungnickel, H.: Ein seltener Fall von Ösophagusstriktur. Prag. med. Wochenschr. 1903, S. 489. — Killian: Ref. Münch. med. Wochenschr. 1911, S. 1692. — Preleitner, Karl: Zustandekommen, Pathologie und Therapie der Laugenverätzungen. Zeitschr. f. Heilk. 1907, Suppl-Bd. 28. — Reiche: zit bei Mohr: Handb. d. inn. Med. 1918, Bd. 3. — Röthler, G.: Diphtherie bei einem 6 Tage alten Säugling. Dtsch. med. Wochenschr. 1910, S. 1813. — Rolleston: Ref. Kongreßzentralbl. 1913, S. 294. — Rosenheim: Über Heilung eines Falles von Ösophagusstriktur nach Diphtherie. Berl. klin. Wochenschr. 1898, S. 496. — Spielberg, Joh.: Über einige Fälle von Ösophagusstrikturen usw. Inaug.-Diss. Basel 1907. — Sternberg: in Handb. d. Pathol. d. Kindesalters 1913, Bd. 2, S. 2. — Stupka: Die Diphtherie der Speiseröhre und ihre Folgezustände. Dtsch. Zeitschr. f. Chirurg. 1922, Bd. 170.

Tuberkulose.

Breus: Zit. bei Kraus-Ridder, Die Erkrankungen der Speiseröhre, in Nothnagels Handb. 1913, 2. Aufl. — Buss, O.: Zur Ätiologie der Ösophagusstrikturen. Dtsch. med. Wochenschr. 1895, S. 368. — Caselmann, W.: Sekundäre Ösophagustuberkulose im Anschluß an Tuberkulose des Larynx. Inaug.-Diss. Erlangen 1905. — Chiari, H.: Tuberkulose des Ösophagus nach Ätzung. Verhandl. d. dtsch. pathol. Ges. 1910, S. 189. — Cordua, Ar.: Ein Fall von krebsig tuberkulösem Geschwür des Ösophagus. Arb. a. d. Göttinger pathol. Inst. 1893, S. 147. — Curschmann, H.: Zur Diagnose und Tuberkulinbehandlung des tuberkulösen Ösophagusgeschwürs. Beitr. z. Klin. d. Tuberkul. 1917, Bd. 36, S. 313. — Dean und Gregg: Ref. Zentralbl. f. allg. Pathol. u. pathol. Anat. 1922, Bd. 33, S. 85. — Eiermann, Fr.: Über seltene Komplikationen tuberkulöser Wirbelkaries. Beitr. z. Klin. d. Tuberkul. 1919, Bd. 41, S. 269. — Evert, Hermann: Tuberkulose des Ösophagus. Inaug.-Diss. Berlin 1906. — Fischer, W.: Demonstration. Med. Ges. Rostock 1922. — Fraenkel, Eugen: Über seltenere Lokalisationen der Tuberkulose. Münch. med. Wochenschr. 1896, S. 27. — Glinski, L. K.: Die Labdrüsen im oberen Teile der menschlichen Speiseröhre. Extrait du bulletin de l'academie des sciences de Cracovie. Novembre 1903. — Glockner: Zit. bei Kraus-Ridder: Die Schwankungen der Speiseröhre. Nothnagels Handb. 1913, 2. Aufl. — Haerle, T.: Zur Frage der Beziehungen zwischen generalisierter Lymphknotentuberkulose und Hodgkinscher Krankheit. Frankfurt. Zeitschr. f. Pathol. 1912, Bd. 11, S. 345. — Hasselmann, H.: Über Tuberkulose des Ösophagus. Inaug.-Diss. München 1895. — Klestadt, W.: Arch. f. Ohren-, Nasen- u. Kehlkopfheilk. 1922, Bd. 109, S. 195. — Kümmell, Rich.: Beitrag zur Kenntnis der tuberkulösen Erkrankung des Ösophagus. Münch. med. Wochenschr. 1906, S. 453. — Mazzotti: Zit. bei Kraus-Ridder: Die Erkrankungen der Speiseröhre. Nothnagels Handb. 1913, 2. Aufl. — Nakamura, Nobu: Über die Zysten des Ösophagus und ihre Bedeutung. Zeitschr. f. angew. Anat. 1914, Bd. 1, S. 461. — Pepper u. Edsall: Tuberculous occlusion of the oesophagus with partial cancerous infiltration. Journ. Americ. of the med. sciences 1897, Vol. 114, p. 44. — Schneller, J.: Einwanderung von Askariden in Bronchus und Trachea durch eine Broncho-Ösophagealfistel. Münch. med. Wochenschr. 1918, S. 1247. — Schrötter, H. v.: Über eine seltene Form von Tuberkulose der Speiseröhre. Wien. klin. Wochenschr. 1907, S. 1135. — Starck, Hugo: Hämatogene Tuberkulose der Speiseröhre usw. Beitr. z. pathol. Anat. u. z. allg. Pathol. 1905, Suppl-Bd. 7, S. 723. — Sternberg: Handb. d. Pathol. d. Kindesalters 1913, Bd. 2, S. 2. — Stähelin-Burckhardt, A.: Über Tuberkulose des Ösophagus. Arch. f. Verdauungskrankh. 1910, Bd. 16, S. 484. — Trallero, Marcelo: Über das Verhalten der Muscularis mucosae der Magenschleimhautinseln in der Speiseröhre. Inaug.-Diss. Berlin 1913. — Zenker, Konrad: Karzinom und Tuberkulose im selben Organ. Dtsch. Arch. f. klin. Med. 1891, Bd. 47, S. 191. — Zuppinger, C.: Zur Kenntnis der nicht traumatischen Ösophagusperforationen im Kindesalter. Jahrb. f. Kinderheilk. 1903, Bd. 57, S. 444.

Lymphogranulomatose.

HEDINGER: Schweiz. med. Wochenschr. 1923, Nr. 35.

Syphilis.

BIRCH-HIRSCHFELD: Lehrb. d. pathol. Anat. 1876, 3. Aufl. — FACKELDEY: Über einen interessanten Fall von vermeintlichem Fremdkörper in der Speiseröhre eines Kindes von 1½ Jahren. Münch. med. Wochenschr. 1904, S. 1624. — GOTTSTEIN: Technik und Klinik der Ösophagoskopie. Mitt. a. d. Grenzgeb. d. Med. u. Chirurg. 1901, Bd. 8, S. 57. — GUISEZ: Zit. bei von HACKER: Handb. d. prakt. Chirurg. 4. Aufl. 2. Bd. — HAUSMANN, TH.: Ref. Kongreßzentralbl. 1913, Bd. 4. — HERXHEIMER, G.: in Lubarsch-Ostertags Ergebn. Bd. 11, S. 268. — JEFFERYS und MAXWELLS: The diseases of China. 1908. — KRASSNIG: Luetische Tracheo-Ösophagealfistel. Wien. klin. Wochenschr. 1920, S. 130. — LUBLINSKI, W.: Die syphilitischen Stenosen des Ösophagus. Berl. klin. Wochenschr. 1833, S. 361ff. — MC MAHON: Luetic obstruction of the oesophagus. Surg., gynecol. a. obstetr. August 1923, S. 141. — ORTH, J.: Lehrb. d. spez. pathol. Anat. 1887, Bd. 1, S. 682. — SCHMILINSKY: Ref. Münch. med. Wochenschr. 1911, S. 1476. — SCHÜTZE, ALB.: Zur Kenntnis der ösophago-trachealen Fistelbildungen. Charitéann. 1904, Bd. 28, S. 782. — STRAUSS, H.: Ref. Berl. klin. Wochenschr. 1920, S. 1172. — v. STUBENRAUCH: Ref. Münch. med. Wochenschr. 1901, S. 240. — TISSIER: Zit. in CORNEL-RANVIER: Manuel d'histologie pathologique 1912, 3. Aufl. Bd. 4. — VIRCHOW, R. (1): Die krankhaften Geschwülste. 1864, Bd. 2, S. 65. — DERSELBE (2): Über die Natur der konstitutionell-syphilitischen Affektionen. Virchows Arch. f. pathol. Anat. u. Physiol. 1858, Bd. 15, S. 217. — WEST: zit. bei KRAUS-RIDDER: in Nothnagels Handb. 1913, 2. Aufl. — WILE: Zit. Zentralbl. f. allg. Pathol. u. pathol. Anat. 1915.

Aktinomykose.

ABÉE, CONRAD: Drei Fälle von tödlich verlaufender Aktinomykose. Beitr. z. pathol. Anat. u. z. allg. Pathol. 1897, Bd. 22, S. 132. — GARDE, HENRI: De l'actinomycose oesophagienne. Thèse de Lyon 1896. — GOTTSTEIN, G.: Technik und Klinik der Ösophagoskopie. Mitt. a. d. Grenzgeb. d. Med. u. Chirurg. 1901, Bd. 8, S. 57. — MARCHAND: Ref. Berl. klin. Wochenschr. 1896, S. 91.

Chronische Entzündungen, Leukoplakie.

ASCHOFF, L.: Pathol. Anat. 1919, 4. Aufl. — BUCHER, R.: Beiträge zur Lehre vom Karzinom. Beitr. z. pathol. Anat. u. z. allg. Pathol. 1893, Bd. 14, S. 71. — FUZII: Ref. Pathologica 1913, S. 623. — GUISEZ (1): Ref. Kongreßzentralbl. 1912, Bd. 3. — DERSELBE (2): Ref. Journ. of the Americ. med. assoc. 1921, Vol. 77, S. 1137. — KNAUT, B.: Über die durch Speiseröhrenkrebs bedingten Perforationen der benachbarten Blutbahnen nebst einer Beobachtung von primärer Ösophagusdilatation und von Leukoplakia oesophagi. Inaug.-Diss. Berlin 1896. — LIÉBAULT: Ref. Kongreßzentralbl. 1913, Bd. 7, S. 49. — LINDEMANN, AUG.: Zur Pathologie der menschlichen Ösophagusschleimhaut. Virchows Arch. f. pathol. Anat. u. Physiol. 1908, Bd. 193, S. 258. — MIKULICZ, J. v.: Zur Pathologie und Therapie des Kardiospasmus. Dtsch. med. Wochenschr. 1904, S. 17. — MOHR, L.: in Handb. d. inn. Med., herausgeg. von STÄHELIN-MOHR. 1918, Bd. 3. — ORTH, J.: Bericht über das Leichenhaus des Charitékrankenhauses für das Jahr 1909. Charitéann. 1910, Bd. 34, S. 357.

Retentionszysten.

KÜHNE, F.: Kasuistische Beiträge zur pathologischen Histologie der Zystenbildungen. Virchows Arch. f. pathol. Anat. u. Physiol. 1899, Bd. 158, S. 351. — LANDOIS, F.: Über multiple Zysten des Ösophagus. Dtsch. Zeitschr. f. Chirurg. 1908, Bd. 94, S. 600. — NAKAMURA, N.: Über die Zysten des Ösophagus und ihre Bedeutung. Zeitschr. f. angew. Anat. 1914, Bd. 1, S. 461. — PETROW: Ref. Zentralbl. f. Chirurg. 1901, Nr. 39. — STÄHELIN-BURKHARDT, A.: Über eine mit Magenschleimhaut versehene Zyste des Ösophagus. Arch. f. Verdauungskrankh. 1910, Bd. 15, S. 584.

Verätzungen.

ACH, A.: Ösophagusstenosen und ihre Behandlung. Bruns Beitr. z. klin. Chirurg. 1910, Bd. 70, S. 371. — ASKANAZY in ASCHOFF: Pathol. Anatomie. 6. Aufl. 1922, Bd. 1. — BORNIKOEL: Über Verätzung der Speiseröhre durch Ätzlauge. Zeitschr. f. klin. Med. 1900, Bd. 41, S. 34. — CHIARI, H.: Tuberkulose des Ösophagus nach Ätzung. Verhandl. d. dtsch.

pathol. Ges. 1910, Bd. 14, S. 189. — EICHHORST: Über toxische desquamative Entzündungen der Speiseröhren- und Magenschleimhaut. Med. Klinik 1920, Nr. 18. — ERLACH: Ref. Klin. Wochenschr. 1922, S. 1582. — GESSELEWITZSCH: Ref. Dtsch. med. Wochenschr. 1914, S. 612. — GRAU, H.: Über Ausstoßung röhrenförmiger Ausgüsse aus Ösophagus und Magen nach Verätzung. Zeitschr. f. klin. Med. 1905, Bd. 57, S. 369. — HABERDA-HOFMANN: Lehrbuch der gerichtlichen Medizin. 10. Aufl. 1923, Bd. 2. — HORNEFFER, K.: Ein Fall von röhrenförmiger Abstoßung der Ösophagusschleimhaut nach Schwefelsäurevergiftung. Inaug.-Diss. Greifswald 1895. — JERUSALEM, M.: Ein Fall von Fistula oesophago-cervicalis. Wien. klin. Wochenschr. 1908, S. 1737. — IMHOFER: Ref. Berl. klin. Wochenschr. 1920, S. 500. — JOHANNESEN, A.: Über Laugenvergiftung bei Kindern. Jahrb. f. Kinderheilk. 1900, Bd. 51, S. 153. — KRAMSZTYK, J.: Über Vergiftung mit Natronlauge bei Kindern. Jahrb. f. Kinderheilk. 1902, Bd. 55, S. 580. — KÜTTNER, H.: Über häufigeres Vorkommen schwerer Speiseröhrenverätzungen während der Kriegszeit. Berl. klin. Wochenschr. 1918, S. 1089. — LESSER, A.: Atlas der gerichtlichen Med. Berlin 1883. — LIEBMANN, E.: Über die totale Ausstoßung der Speiseröhrenschleimhaut nach Verätzung. Med. Klinik 1914, S. 60. — MARX, A. M.: Ein Fall von akuter tödlicher Formalinvergiftung. Med. Klinik 1919, S. 925. — NEISSER, E.: Röhrenförmige Ausstoßung der Ösophagusschleimhaut im Verlaufe einer Salzsäurevergiftung. Berl. klin. Wochenschr. 1910, S. 15. — PRELEITNER, K.: Zustandekommen, Pathologie und Therapie der Laugenverätzungen usw. Zeitschr. f. Heilk. 1907, Suppl.-Bd. 28. — RIDDER, O.: Die Erkrankungen der Speiseröhre, in KRAUS-BRUGSCH: Spez. Pathol. u. Therap. Berlin 1914. — SCHALL: Die Veränderungen des Verdauungstraktus durch Ätzgifte. Beitr. z. pathol. Anat. u. z. allg. Pathol. 1908, Bd. 44, S. 458. — SCHMINCKE: Monatsschrift f. Kinderheilk. 1919, Bd. 16, S. 141. — SCHOMBURG, CHARLOTTE: Über narbige Ösophagusstrikturen und ihre Behandlung. Inaug.-Diss. Halle 1909. — STRAUSS, H.: Über röhrenförmige Ausstoßung der Speiseröhrenschleimhaut und stenosierende Pylorushypertrophie nach Salzsäurevergiftung. Berl. klin. Wochenschr. 1904, S. 30. — TORDAY, FR. v: Über narbige Speiseröhrenstrikturen nach Laugenvergiftung im Kindesalter. Jahrb. f. Kinderheilk. 1901, Bd. 53, S. 272. — WEISZ, I.: Beiträge zur Diagnostik und Therapie verschiedener Grade von Ösophagusverengerungen. Jahrb. f. Kinderheilk. 1879, Bd. 14, S. 249. — WINTER, WILH.: Ein Fall von röhrenförmiger Ausstoßung einer Ösophagusmembran nach Lysolvergiftung. Inaug.-Diss. Göttingen 1910.

Gutartige Geschwülste.

ALBERS, I. F. H.: Atlas d. pathol. Anat. Bonn 1842. — ANITSCHKOW: Zur Lehre der Fibromyome des Verdauungskanals. Über Myome des Ösophagus und der Kardia. Virchows Arch. f. pathol. Anat. u. Physiol. 1911, Bd. 205, S. 443. — BAUER, ERWIN: Zur Kasuistik der Ösophagusmyome. Virchows Arch. f. pathol. Anat. u. Physiol. 1917, Bd. 223, S. 34. — BAUER, FRITZ: Ref. Münch. med. Wochenschr. 1922, S. 1135. — BRYANT, J.: Ref. Zeitschr. f. Krebsforsch. Bd. 4, S. 490. — COATS: Zit. bei ILLIG. — CRUVEILHIER, J.: Anat. pathol. Paris, 1829—35. — FAHR, TH.: Gutartiger Tumor als Passagehindernis im Ösophagus. Klin. Wochenschr. 1923, S. 2347. — FÖLGER: Geschwülste bei Tieren. Ergebn. d. allg. Pathol. u. pathol. Anat. Bd. 18, S. 2, 1917. — FRANK, CAS.: Über Ösophagusmyome. Inaug.-Diss. München 1911. — FRATTIN: Zit. Lubarsch-Ostertags Ergebn. 1908, Bd. 12, S. 33. — GÖBEL, CARL: Über die Lipomatose des Hypopharynx. Dtsch. Zeitschr. f. Chirurg. 1904, Bd. 75, S. 196. — GRUNBERGER: Ref. Journ. of the Americ. med assoc. 1922. Vol. 79, p. 19, — ILLIG, WILH.: Die Myome des Ösophagus. Inaug.-Diss. Gießen 1894. — JOEST, E.: Spezielle pathologische Anatomie der Haustiere. Bd. 1. 1. Hälfte. Berlin: Schitz. 1919. — KÖRNER, OTTO: Über Dysphagie bei Erkrankungen von Bronchialdrüsen usw. Dtsch. Arch. f. klin. Med. 1885, Bd. 37, S. 281. — KÖRNER, O. E.: Über die nicht karzinomatösen Geschwülste des Ösophagus. Inaug.-Diss. Berlin 1884. — LOTTHEISSEN: Handb. d. prakt. Chirurg. von BRUNS, Bd. 2, 4. Aufl. — MAUCHER, OTTO: Die gutartigen Geschwülste des Ösophagus. Inaug.-Diss. Zürich 1900. — MILLER, JAMES: A large leiomyoma of the oesophagus. Journ. of pathol. 1913, Vol. 17, p. 278. — MILOVANOVIC, M.: Über Leiomyome des Ösophagus und der Kardia. Wien. klin. Wochenschr. 1914, S. 753. — PICHLER: Zit. bei FRANK. — REHER, H.: Beiträge zur Kasuistik der Ösophaguserkrankungen. Dtsch. Arch. f. klin. Med. 1885, Bd. 36, S. 454. — REITH, J. W.: Über 2 Fälle von primärem Sarkom des Ösophagus. Inaug.-Diss. Leipzig 1909. — ROSENHEIM, TH.: Über Spasmus und Atonie der Speiseröhre. Dtsch. med. Wochenschr. 1899, S. 740. — SCHIRMER, O.: Zur Entstehung der Ösophaguskarzinome. Arch. f. Verdauungskrankh. Bd. 31, S. 365. — SCHRIDDE: Ref. Klinik 1914, S. 262. — SIMMONDS: Fibromyom der Speiseröhre. Dtsch. med. Wochenschr. 1918, S. 648. — TSCHLENOW, S.: Über die Leiomyome des Ösophagus. Virchows Arch. f. pathol. Anat. u. Physiol. 1923, Bd. 242, S. 239. — WEIGERT: Ein Fall von Adenoma polyposum oesophagi. Virchows Arch. f. pathol. Anat. u. Physiol. 1876, Bd. 67, S. 516.

Mischgeschwülste.

GLINSKI (1): Ref. in Lubarsch-Ostertags Ergebn. 1907, Bd. 11, 2, S. 850. — DERSELBE (2): Über polypenförmige Mischgeschwülste des Ösophagus. Virchows Arch. f. pathol. Anat. u. Physiol. 1902, Bd. 167, S. 383. — KINOSHITA: Ref. Zentralbl. f. allg. Pathol. u. pathol. Anat. 1922, S. 434. — KÖRNER, O. W.: Über die nicht karzinomatösen Geschwülste des Ösophagus. Inaug.-Diss. Berlin 1884. — MINSKI, P. R.: Zur Entwicklungsgeschichte und Klinik der Polypen und polypenähnlichen Gewächse des Rachens und der Speiseröhre. Dtsch. Zeitschr. f. Chirurg. 1895, Bd. 41, S. 513. — WOLFENSBERGER, R.: Über ein Rhabdomyom der Speiseröhre. Beitr. z. pathol. Anat. u. z. allg. Pathol. 1894, Bd. 15, S. 491.

Melanome.

CARRARO, N.: Ref. Pathologica 1910, S. 611. — BAUR, EMIL: Ein Fall von primärem Melanom des Ösophagus. Arb. a. d. pathol. Inst. Tübingen 1906, Bd. 5, S. 343. — JOLIAT: cit. bei BERTHOLET: Arch. de méd. expér. 1911, Bd. 23.

Sarkome.

ALBRECHT: Ref. Wien. klin. Wochenschr. 1895, S. 332. — BERTHOLET: Du sarcome de l'oesophage. Arch. d. méd. expér. 1911, Tome 23. — BORRMANN: 2 polypöse Ösophagussarkome bei einem Individuum. Verhandl. d. dtsch. pathol. Ges. 1908, Bd. 12, S. 121. — DONATH, KURT: Beitrag zur Kenntnis der sarkomatösen Geschwülste der Speiseröhre. Virchows Arch. f. pathol. Anat. u. Physiol. 1908, Bd. 194, S. 446. — EICKEN, K. v.: Ein Sarkom der Speiseröhre. Dtsch. Zeitschr. f. Chirurg. 1902, Bd. 65, S. 380. — EWING: Neoplastic diseases. Philadelphia 1919. — FRANGENHEIM: Multiple Primärtumoren. Virchows Arch. f. pathol. Anat. u. Physiol. 1906, Bd. 184, S. 201. — GASTPAR, A.: Ein Fall von Ösophagussarkom. Zentralbl. f. allg. Pathol. u. pathol. Anat. 1900, Bd. 11, S. 81. — v. HACKER: Zur Kentnnis des Ösophagussarkoms. Mitt. a. d. Grenzgeb. d. Med. u. Chirurg. 1909, Bd. 19, S. 396. — HERXHEIMER, G.: Über das Karzinosarkom des Ösophagus. Zentralbl. f. allg. Pathol. u. pathol. Anat. 1918, S. 1. — HOFMANN, M.: Zur Klinik der polypösen Sarkome des Ösophagus. Beitr. z. klin. Chirurg. 1920, Bd. 120, S. 201. — KRAUS-RIDDER: Die Erkrankungen der Speiseröhre, in Nothnagels Handb. 1913, 2. Aufl. — KUNDRAT: Über Lympho-Sarkomatosis. Wien. klin. Wochenschr. 1893, S. 237. — LANGE: Ref. Münch. med. Wochenschr. 1904, S. 411. — v. NOTTHAFT: Mors subitanea durch Platzen einer varikösen Ösophagusvene. Münch. med. Wochenschr. 1895, S. 350. — REITH, J. W.: Über 2 Fälle von primärem Sarkom des Ösophagus. Inaug.-Diss. Leipzig 1909. — RIEKE: Über ein ausgedehntes Medullarsarkom des Ösophagus. Virchows Arch. f. pathol. Anat. u. Physiol. 1909, Bd. 198, S. 526. — SCHLAGENHAUFER, FR.: 2 Fälle von Lymphsarkom der bronchialen Lymphdrüsen mit sekundärer Lymphosarkomatose des Ösophagus. Virchows Arch. f. pathol. Anat. u. Physiol. 1901, Bd. 164, S. 147. — SCHMINCKE: Diskussionsbemerkung. Verhandl. d. dtsch. pathol. Ges. 1914, S. 363. — SOKOLOFF: Ref. in Lubarsch-Ostertags Ergebn. 1912, Bd. 12, S. 2. — SOKOLOV: Adenosarkom des Ösophagus, Ref. Pathologica 1912, S. 476. — STARCK, HUGO: Sarkome des Ösophagus. Virchows Arch. f. pathol. Anat. u. Physiol. 1900, Bd. 162, S. 256. — STEPHAN, B. H.: Zur Kasuistik der Dysphagie bei Kindern (Sarcoma oesophagi bei einem 4jährigen Knaben). Jahrb. f. Kinderheilk. 1889, Bd. 30. S. 354. — STERNBERG: Lubarsch-Ostertags Ergebn. 1903, Bd. 9, 2, S. 486. — WHITE: British Medical Journ. March 11. 1899.

Krebse.

Allgemeines. Statistik.

BÄLZ, H.: Über die Häufigkeit der bösartigen Geschwülste im Jenaer Sektionsmaterial. Zeitschr. f. Krebsforsch. 1923, Bd. 19, S. 282. — BEJACH: Beiträge zur Statistik des Karzinoms. Zeitschr. f. Krebsforsch. 1919, Bd. 16, S. 159. — BULLRICH: Zitiert bei B. FISCHER: Frankf. Zeitschr. f. Pathol. 1922, Bd. 27, S. 103. — CAESAR: Ref. Münch. med. Wochenschr. 1904, S. 944. — CALDERARA: A.: Beiträge zur Kenntnis der Kankroide. Virchows Arch. f. pathol. Anat. u. Physiol. 1910, Bd. 200, S. 181. — EWALD, C. A.: Die Speiseröhrenverengerungen. Med. Klinik 1912, S. 2017. — FELDNER, O.: Krebsstatistik nach den Sektionsprotokollen des pathologisch-anatomischen Instituts zu Göttingen. Inaug.-Diss. Göttingen 1908. — GERNERT, M.: Carcinoma oesophagi universale. Inaug.-Diss. Würzburg 1896. — GUISEZ: Ref. Zentralbl. f. allg. Pathol. u. pathol. Anat. 1920, S. 512. — v. HACKER: Über Resektion und Plastik am Halsabschnitte der Speiseröhre insbesondere bei Karzinom. Arch. f. klin. Chirurg. 1908, Bd. 87, S. 257. — HASHIMOTO: Zitiert bei BOMMER, Zeitschr f. Krebsforschung. 1922, Bd. 18, S. 303. — HEIMANN, G.: Die Verbreitung der Krebskrankheit. Arch. f. klin. Chirurg. 1898, Bd. 57. — JANOWITZ:

Über das Verhalten der malignen Tumoren des Verdauungstraktus während des Krieges. Zeitschr. f. Krebsforsch. 1921, Bd. 18, S. 34. — Jessen: Die Krebssterblichkeit in Basel. Schweiz. med. Wochenschr. 1920, S. 1064. — Ishibashi u. Takatsu: Statistische Untersuchungen von Karzinom. Verhandl. d. japan. pathol. Ges. 1915, S. 123. — Kaufmann, E.: Lehrb. d. spez. Pathol. 1911, 6. Aufl. — Kitain, H.: Zur Kenntnis der Häufigkeit und der Lokalisation von Krebsmetastasen mit besonderer Berücksichtigung ihrer histologischen Basis. Virchows Arch. f. pathol. u. Physiol. Bd. 238. S. 289. 1922. — Kolb: Zitiert bei Bommer, Zeitschr. f. Krebsforsch. 1922, Bd. 18, S. 303. — Kraus-Ridder: Die Erkrankungen der Speiseröhre, in Nothnagels Handb. 1913, 2. Aufl. — Lotheissen, G.: in Handb. d. prakt. Chirurg. 4. Aufl. Bd. 2. — Ludewig, Christof: Beiträge zur Statistik des Speiseröhrenkrebses. Inaug.-Diss. Göttingen 1905. — Marchand: Arbeiten aus dem pathol. Institut Leipzig 1906, Bd. 3. S. 49. — Mielicki, W. v.: Anatomisches und Kritisches zu 560 Obduktionen, bei denen sich bösartige Geschwülste fanden. Zeitschr. f. Krebsforsch. 1913, Bd. 13, S. 505. — Narath, A.: Beiträge zur Chirurgie des Ösophagus und des Larynx. Arch. f. klin. Chirurg. 1897, Bd. 55, S. 831. — Orth, J.: Charitéann. 1910, Bd. 34, S. 357ff. — Ridder, O.: Die Erkrankungen der Speiseröhre. Kraus-Brugschs spez. Pathol. u. Therap. inn. Krankh. Berlin 1914. — Sauerbruch, F. (1): Die Chirurgie des Brustteils der Speiseröhre. Bruns Beitr. z. klin. Chirurg. 1905, Bd. 46, S. 405. — Derselbe (2), in Wullstein-Wilms: Lehrb. d. Chirurg. 1918, 6. Aufl. — Schmorl: Ref. Münch. med. Wochenschr. 1922, S. 215. — Starlinger, Zur Kasuistik und Statistik der Ösophaguskarzinome. Arch. f. klin. Chirurg. 1922, Bd. 120, S. 562. — Struckmeyer: Inaug.-Diss. Göttingen 1920. — Zuppinger: Der Darmkrebs im Kindesalter. Wien. klin. Wochenschr. 1900, S. 389.

Pathologische Anatomie des Krebses.

Aschoff, L.: Pathol. Anat. 1919, 4. Aufl. — Bejach: Beiträge zur Statistik des Karzinoms. Zeitschr. f. Krebsforsch. Bd. 16, S. 159. — Borndrück, A.: Ein Fall von Ösophaguskarzinom mit Durchbruch in den linken Vorhof. Inaug.-Diss. Gießen 1886. — Borst, M.: Die Lehre von den Geschwülsten. Wiesbaden 1902. — Bucher, Rob.: Beiträge zur Lehre vom Karzinom. Beitr. z. pathol. Anat. u. z. allg. Pathol. 1893, Bd. 14, S. 71. — Borrmann: Die Beurteilung multipler Karzinome im Digestionstraktus. Beitr. z. pathol. Anat. u. z. allg. Pathol. 1910, Bd. 48, S. 576. — Calderara, A.: Beiträge zur Kenntnis der Kankroide. Virchows Arch. f. pathol. Anat. u. Physiol. 1910, Bd. 200, S. 181. — Ewald, C. A.: Die Speiseröhrenverengerungen. Med. Klinik 1912, S. 2017. — Ewing: Neoplastic diseases. Philadelphia 1919. — Fischer, B.: Niederrhein. Gesellsch. f. Natur- u. Heilk. 17. 11. 1902. — W. Fischer-Defoy u. Lubarsch, O.: Pathologie des Karzinoms, in Lubarsch-Ostertags Ergebn. 1906, Bd. 10. — Furer: Ein Beitrag zur Pathologie des Ösophaguskarzinoms. Inaug.-Diss. Zürich 1919. — Gottstein: Technik und Klinik der Ösophagoskopie. Mitt. a. d. Grenzgeb. d. Med. u. Chirurg. 1901, Bd. 8, S. 57. — Hanau: Zit. bei Bucher. — Heinlein: Ref. Münch. med. Wochenschr. 1914, S. 1315. — Hindenlang, C.: Carcinoma oesophagi mit Perforation in den linken Vorhof. Dtsch. med. Wochenschr. 1881, S. 105. — Hitzig, Th.: Über das Vorkommen und die Bedeutung der Pupillendifferenz beim Ösophaguskarzinom. Dtsch. med. Wochenschrift 1897, S. 577. — Jores, L.: Anatomische Grundlagen wichtiger Krankheiten. Berlin 1913. — Kaufmann, E.: Lehrb. d. spez. pathol. Anat. 1911, 6. Aufl. — Klemperer, G.: Ein Fall von Ösophaguskarzinom. Übergreifen auf das Herz. Dtsch. med. Wochenschr. 1889, S. 376. — Knaut, B.: Über die durch Speiseröhrenkrebs bedingten Perforationen usw. Inaug.-Diss. Berlin 1896. — Kraus-Ridder: Die Erkrankungen der Speiseröhre. Nothnagels Handb. 1913, 2. Aufl. — Kraushaar: Über die Ösophaguskarzinome mit Durchbruch in den linken Vorhof. Inaug.-Diss. Gießen 1893. — Leichtenstern, O.: Beiträge zur Pathologie des Ösophagus. Dtsch. med. Wochenschr. 1891, S. 489. — Mielicki, W. v.: Anatomisches und Kritisches zu 560 Obduktionen, bei denen sich bösartige Geschwülste fanden. Zeitschr. f. Krebsforsch. 1913, Bd. 13, S. 505. — Orth: Pathol.-anat. Diagnostik 1917, 8. Aufl. — Petri: Inaug.-Diss. Berlin 1868. — Reincke, J.: Fall einer mit einem Ösophaguskankroid kommunizierenden Lungenkaverne. Virchows Arch. f. pathol. Anat. u. Physiol. 1870, Bd. 51, S. 407. — Richter, J.: Ref. in Lubarsch-Ostertags Ergebn. 1905, Bd. 10. — Rosenfeld, Arthur: Beitrag zur Symptomatologie der Sympathikuslähmung. Münch. med. Wochenschr. 1904, S. 2039. — Rosenheim, Th.: Über Spasmus und Atonie der Speiseröhre. Dtsch. med. Wochenschr. 1899, S. 740. — Siegel-Debral: Ref. in Zeitschrift f. Krebsforsch. 1906, Bd. 4, S. 673. — Steiner, O.: Zur Kenntnis mehrfacher Krebsbildung. Med. Klin. 1922, S. 1249. — Tüngel: Mitteilungen aus dem allgemeinen Krankenhause in Hamburg. Virchows Arch. f. pathol. Anat. u. Physiol. 1859, Bd. 16, S. 356. — Walter, M.: Über das multiple Auftreten primärer bösartiger Neoplasmen. Arch. f. klin. Chirurg. 1896, Bd. 53, S. 1. — Wessel, Paul: Ein Fall von Ösophaguskarzinom mit Übergreifen auf den linken Vorhof. Metastase in der Dura mater. Inaug.-Diss. Königsberg 1891. — WIEBRECHT, K.: Über die Ektasien des Ösophagus. Inaug.-Diss. Göttingen 1897. — ZAHN: Über 2 Fälle von Perforation der Aorta bei Ösophaguskrebs. Virchows Arch. f. pathol. Anat. u. Physiol. 1889, Bd. 117.

Histologie des Krebses.

ASCHOFF: Pathol. Anat. 1919, 4. Aufl. — EPPINGER: Zit. bei KRAUS-RIDDER, in Nothnagels Handb. 1913, 2. Aufl. — FISCHER, OSKAR: Über einen Fall von primärem Carcinoma myxomatodes des Ösophagus. Prag. med. Wochenschr. 1899, S. 391. — FRANKE: Carcinoma cylindrocellulare gelatinosum oesophagi, ein Beitrag zur Lehre der Keimversprengung. Virchows Arch. f. pathol. Anat. u. Physiol. 1903, Bd. 174, S. 563. — FUJI, S.: Verhandl. d. japan. pathol. Ges. 1911. — GOTTSTEIN, G.: Technik und Klinik der Ösophagoskopie. Mitteil. a. d. Grenzgeb. d. inn. Med. u. Chirurg. 1901, Bd. 8, S. 57. — HORIUCHI: Ref. Pathologica 1912, S. 431. — KAREWSKI: zit. bei KRAUS-RIDDER. — KINSCHER: Zit. ebenda. — KAUFMANN: Lehrb. d. spez. pathol. Anat. 1911, 6. Aufl. — KRAUS-RIDDER: Die Erkrankungen der Speiseröhre, in Nothnagels Handb. 1913, 2. Aufl. — KNAUT, BERNHARD: Über die durch Speiseröhrenkrebs bedingten Perforationen der benachbarten Blutbahnen usw. Inaug.-Diss. Berlin 1896. — KROMPECHER, E.: Zur vergleichenden Histologie der Basaliome. Zeitschr. f. Krebsforsch. 1922, Bd. 19, S. 1. — LUBARSCH: Zit. bei K. SCHWALBE, Virchows Arch. f. pathol. Anat. u. Physiol. Bd. 179. — MEYER, WILH.: Ein Fall von Zylinderepithelzellkarzinom des Ösophagus. Inaug.-Diss. Tübingen 1903. — PARMENTIER u. CHABROL: Zit. Zentralbl. f. inn. Med. 1910, S. 829. — RAY: British Medical Journ. 28. 12. 1895. — RIBBERT, HUGO: Lehrb. d. allgem. Pathol. u. d. pathol. Anat. 1919, 6. Aufl. — WHITE, POWELL: British medical Journ. 11. 3. 1899.

Karzinosarkom.

DONATH, K.: Beitrag zur Kenntnis der sarkomatösen Geschwülste der Speiseröhre. Virchows Arch. f. pathol. Anat. u. Physiol. 1908, Bd. 194, S. 446. — FRANGENHEIM, PAUL: Multiple Primärtumoren. Virchows Arch. f. pathol. Anat. u. Physiol. 1906, Bd. 184, S. 201. — HEILMANN, P.: Über einen Mischtumor der Speiseröhre. Zentralbl. f. allg. Pathol. u. pathol. Anat. 1923, Bd. 33, S. 617. — HERXHEIMER, G. (1): Über das Karzinosarkom des Ösophagus. Zentralbl. f. allg. Pathol. u. pathol. Anat. 1918, Bd. 29, S. 1. — DERSELBE (2): Über das Carcinoma sarcomatodes und einen einschlägigen Fall des Ösophagus. Verhandl. d. dtsch. pathol. Ges. 1908, Bd. 12, S. 67. — DERSELBE (3): Das Carcinoma sarcomatodes. Beitr. z. pathol. Anat. u. z. allg. Pathol. 1908, Bd. 44, S. 150. — HERZOG, G.: Ein scheinbares Sarkokarzinom des Ösophagus. Verhandl. d. dtsch. pathol. Ges. 1914, Bd. 17, S. 346. — KOLB, C.: Über ein Karzinosarkom der Speiseröhre. Inaug.-Diss. Frankfurt 1920. — LANG, F. J.: Zur Kenntnis der Karzinosarkome des Ösophagus. Virchows Arch. f. pathol. Anat. u. Physiol. 1921, Bd. 234, S. 485. — LANGE: Primäres Ösophagussarkom. Münch. med. Wochenschr. 1904, S. 411. — REITH, J. W.: Über 2 Fälle von primärem Sarkom des Ösophagus. Inaug.-Diss. Leipzig 1909. — SCHMINCKE: Diskussionsbemerkung. Verhandl. d. dtsch. pathol. Ges. 1914, S. 363. — SOCIN, CH.: Karzinosarkom des Ösophagus. Ref. Berl. klin. Wochenschr. 1916, S. 265. — SOKOLOFF: Ref. in Lubarsch-Ostertags Ergebn. 1912, Bd. 12, S. 2. — SOKOLOV: Ref. Pathologica 1912, S. 476.

Metastasen.

BEJACH: Beiträge zur Statistik des Karzinoms. Zeitschr. f. Krebsforsch. 1919, Bd. 16, S. 159. — CALDERARA, A.: Beiträge zur Kenntnis der Kankroide. Virchows Arch. f. pathol. Anat. u. Physiol. 1910, Bd. 200, S. 181. — EWALD, C. A.: Über Strikturen der Speiseröhre usw. Zeitschr. f. klin. Med. 1892, Bd. 20, S. 534. — FURER: Ein Beitrag zur Pathologie des Ösophaguskarzinoms. Inaug.-Diss. Zürich 1919. — HELSLEY, G. J.: Ref. Journ. of the Americ. med. assoc. 1923, p. 1484. — MAC CALLUM, W. G.: Textbook of Pathology 1916. Philadelphia, Saunders. — MIELICKI, W. v.: Anatomisches und Kritisches zu 560 Obduktionen, bei denen sich bösartige Geschwülste fanden. Zeitschr. f. Krebsforsch. 1913, Bd. 13, S. 505. — MUSEHOLD, GERHARD: Über Ösophaguskarzinome mit Berücksichtigung eines besonderen Falles. Inaug.-Diss. Berlin 1919. — PETRI: Inaug.-Diss. Berlin 1868. — SAUERBRUCH, F.: Die Chirurgie des Brustteils der Speiseröhre. Bruns Beitr. z. klin. Chirurg. 1905, Bd. 46, S. 405. — SCHULTZE, W. H.: Med. Ges. Göttingen, 3. 7. 1914. — STRAUSS, MAX: Primärer latent verlaufender Speiseröhrenkrebs. Metastase am Schädeldach als Unfallfolge. Münch. med. Wochenschr. 1912, S. 366. — STRUCKMEYER: Inaug.-Diss. Göttingen 1920.

Folgezustände des Krebses. Komplikationen. Ätiologie.

ALBU, A.: Beiträge zur Kenntnis der sogenannten idiopathischen Ösophagusdilatation. Berl. klin. Wochenschr. 1917, S. 697. — ARNDT, WILH.: Zur Lehre von der Entstehung des Speiseröhrenkrebses. Inaug.-Diss. Kiel 1901. — BEJACH: Beiträge zur Statistik des Karzinoms. Zeitschr. f. Krebsforsch. 1919, Bd. 16, S. 159. — BUCHER, ROB.: Beiträge zur Lehre vom Karzinom. Beitr. z. pathol. Anat. u. z. allg. Pathol. 1893, Bd. 14, S. 71. — ERNST: Topographisch und histogenetisch eigenartiges Karzinom zwischen Speiseröhre und Luftröhre. Verhandl. d. dtsch. pathol. Ges. 1912, Bd. 15, S. 230. — FLEINER, WILH.: Neue Beiträge zur Pathologie des Magens. Münch. med. Wochenschr. 1919, S. 625. — FUZJI: Ref. Pathologica 1913, S. 623. — GRABOWSKI, PAUL V.: Ein Ösophaguskarzinom auf dysontogenetischer Basis. Beitr. z. pathol. Anat. u. z. allg. Pathol. 1913, Bd. 56, S. 266. — GRUND: Über Ösophagusdilatationen. Ref. Münch. med. Wochenschr. 1914, S. 1882. — GUISEZ: Ebenda. — HART, CARL: Perforation eines Speiseröhrenkrebses in ein syphilitisches Aortenaneurysma. Zeitschr. f. Krebsforsch. 1905, Bd. 3, S. 278. — HASHIMOTO: Zit. bei HERXHEIMER, in Lubarsch-Ostertags Ergebn. 1912, Bd. 16, 2. — HÜTTNER, C.: Über einen seltenen Fall von Ösophaguskarzinom in einem Pulsionsdivertikel. Inaug.-Diss. Leipzig 1900. — KAUFMANN: Lehrb. d. spez. Pathol. 1911, 6. Aufl. — KÖRNER, OTTO: Über Dysphagie bei Erkrankungen der Bronchialdrüsen nebst Bemerkungen über eine mechanische Ursache des Speiseröhrenkrebses. Dtsch. Arch. f. klin. Med. 1885, Bd. 37, S. 281. — KRAUSHAAR, E.: Über die Ösophaguskarzinom in den linken Vorhof. Inaug.-Diss. Gießen 1893. — LOTHEISSEN, G.: Handb. d. prakt. Chirurg. 4. Aufl. Bd. 2. — LUDEWIG, CHRISTOF: Beiträge zur Statistik des Speiseröhrenkrebses. Inaug.-Diss. Göttingen 1905. — MUSEHOLD, GERHARD: Über Ösophaguskarzinome mit Berücksichtigung eines besonderen Falles. Inaug.-Diss. Berlin 1919. — RITTER, CARL: Ein Beitrag zur Lehre von den Ösophagusdivertikeln. Dtsch. Arch. f. klin. Med. 1895, Bd. 55, S. 173. — SCHIRMER, O.: Zur Entstehung der Ösophaguskarzinome. Arch. f. Verdauungskrankh. Bd. 31, S. 365. — SCHWABE, E.: Ein Fall von Fistula oesophago-trachealis durch erweichte Karzinommetastasen. Med. Klin. 1921, Nr. 52. — SCHWALBE, K.: Über die Schafferschen Magenschleimhautinseln in der Speiseröhre. Virchows Arch. f. pathol. Anat. u. Physiol. 1905, Bd. 179, S. 60. — WOLF, PAUL: Beiträge zur Ätiologie des Ösophaguskarzinoms. Münch. med. Wochenschr. 1903, S. 771. — YAMAGIVA: Zit. bei HERXHEIMER, in Lubarsch-Ostertags Ergebn. 1912, Bd. 16, S. 2.

Sekundäre Tumoren im Ösophagus.

BEJACH: Beiträge zur Statistik des Karzinoms. Zeitschr. f. Krebsforsch. 1919, Bd. 16, S. 159. — HAUDEK, H.: Ref. Münch. med. Wochenschr. 1922, S. 950. — KAUFMANN, E.: Lehrb. d. spez. pathol. Anat. 1911, 6. Aufl. — MIELICKI, W. v.: Anatomisches und Kritisches zu 560 Obduktionen, bei denen sich bösartige Geschwülste fanden. Zeitschr. f. Krebsforsch. 1913, Bd. 13, S. 505. — SCHRIDDE, H.: Ref. Med. Klinik 1914, S. 262. — WALTER, M.: Über das multiple Auftreten primärer bösartiger Neoplasmen. Arch. f. klin. Chirurg. 1896, Bd. 53, S. 1. — WITTMAACK, K.: Über einen klinisch geheilten Fall von Ösophaguskarzinom. Münch. med. Wochenschr. 1919, S. 371.

C. Magen und Darm.

1. Mißbildungen.

Von

W. Koch-Berlin.

Mit 21 Abbildungen.

Entwicklungsgeschichte.

Der primitive Darm, welcher aus der flach ausgebreiteten Darmrinne hervorgeht, entwickelt sich nach BROMAN aus Entoderm und viszeralem Mesoderm zu einem zunächst am kranialen und kaudalen Ende geschlossenen Rohr, welches sich von der Dotterblase ablöst; nur die mittlere Partie bleibt ventralwärts zunächst noch mit der Dotterblase in Verbindung. Dieser Abschnitt entspricht dem Mitteldarm, während die kranialwärts gelegene Partie als Vorderdarm, das kaudalwärts vom Nabel gelegene Stück als Hinterdarm bezeichnet wird. Nach Durchbruch der Rachenhaut am oberen und der Kloakenmembran am unteren Ende des Darmes tritt das Darmrohr mit der Körperoberfläche im Bereiche der Mundbucht bzw. der Kloake in offene Verbindung. Die anfangs breite Öffnung zwischen Mitteldarm und Dotterblase verengt sich immer mehr, wobei der Mitteldarm im Verhältnis zu Vorder- und hinterdarm, die sich vor allem verlängern, an Ausdehnung erheblich zurückbleibt. Das Darmrohr ist zunächst zwischen einem dorsalen und ventralen Mesenterium ausgespannt, doch geht das ventrale Mesenterium vom Nabelstiel abwärts sehr schnell wieder zugrunde, so daß die ursprünglich paarige Körperhöhle eine gemeinsame wird.

Durch eine Verdickung des Mesoderms des Darmrohrs unterhalb der Lungenanlage wird an dem zunächst noch senkrecht verlaufenden Darmtraktus die primitive Magenanlage kenntlich. Durch vorauseilendes Wachstum des Ösophagus, durch die Anlage der quer sich einschiebenden Leber und durch eigenes vorauseilendes Wachstum der Magenanlage selbst macht diese einerseits eine Drehung in dem Sinne durch, daß die ursprünglich linke Seite der Magenblase sich nach vorn dreht, andererseits buchtet sich die Magenanlage im Sinne der späteren endgültigen Form immer mehr aus, und gleichzeitig geht eine Verschiebung des gesamten Magens in kaudaler Richtung vor sich, die wohl in der Abwärtsentwicklung der Leber mitbegründet ist. Dabei muß das Mesenterium des Magens folgen; es wächst (nach BRÄUNIG) in die Länge, bis es beutelförmig als großes Netz von der großen Kurvatur herunterhängt und die übrigen Därme bedeckt. Der Hohlraum des Netzes klafft noch bis zur Zeit der Geburt, und die aus vier Bauchfellblättern bestehenden Duplikaturen verkleben erst nachträglich.

Nach BROMAN ist jedoch das Omentum majus ein aktiv auftretendes, also auch durch aktives Wachstum sich verlängerndes Organ von lymphoidem Charakter, welches als wichtiges Schutzorgan anzusehen ist.

Da das Duodenum durch den einsprossenden Gallengang und den Ausführungsgang der ventralen Pankreasanlage eine gewisse Fixierung erleidet, hält sich das Duodenum und mit ihm der Pylorus des Magens in bestimmter Höhe, während die Kardia durch die Kaudalbewegung des Magens sich ihnen nähert. Dadurch kommt es zur Ausbildung der kleinen Kurvatur und durch Ausbuchtung des Magens an der großen Kurvatur zu der endgültigen charakteristischen Form.

Durch Zug des Ductus vitello-intestinalis wird der sich stark verlängernde Darm in eine ventralwärts gerichtete Darmschlinge ausgezogen, welche auch nach Abschnürung des Dotterganges als physiologischer Nabelbruch weit in das Nabelstrangzölom hineinreicht. Aus dem distalen Schenkel nahe der Schleifenkuppe geht durch Ausbuchtung der Wandung das Coecum hervor. Abwärts von diesem Bezirk liegt also der Dickdarm, während der gesamte oberhalb gelegene Abschnitt dem Dünndarm zuzurechnen ist. Die Stelle des Übergangs der Nabelschleife in das kranial gelegene Duodenum nahe der Wirbelsäule stellt die spätere Flexura duodeno-jejunalis vor, während der Übergang des unteren Schleifenschenkels nahe der Wirbelsäule am Beginn des Enddarms die spätere Flexura coli-lienalis anzeigt, von welcher Stelle ab das Colon descendens zu rechnen ist, wogegen der von hier aus noch in den Nabelbruch ziehende untere Schleifenschenkel das Colon transversum in sich schließt.

Der kraniale Schleifenschenkel bildet durch starkes Längenwachstum das Konvolut der Dünndarmschlingen, welches zunächst noch im Nabelbruch liegt, durch dessen Raumbeschränkung die Torsion der Schlingen vielleicht mitbedingt wird. Die Dünndarmschlingen treten erst später durch die relativ enge Nabelbruchöffnung, vielleicht durch Herabwachsen der Leber, in den Bauchraum zurück.

Die Nabelschleife hat dabei eine Drehung mit dem kranialen Schenkel nach rechts durchgemacht. Es schlägt sich der anale Schenkel allmählich ganz nach oben, so daß er über dem oralen Schenkel liegt, d. h. der Dickdarmabschnitt, welcher dem Colon transversum entspricht, und der zökale Abschnitt werden schräg nach rechts oben verlagert, so daß das Colon transversum aus der Milzgegend, wo das Colon descendens dorsal liegen bleibt, unter der Leber schräg nach rechts unten zieht. Diese Verlagerung soll möglicherweise mit der Torsion der Dünndarmschlingen im physiologischen Nabelbruchsack erklärt werden können. Nach VOGT ist jedoch das bogenförmige Herumwachsen des Duodenums um den Gefäßpankreasstiel und die dadurch bedingte Einwirkung auf das gemeinsame Mesenterium die Ursache der Kolonwanderung. Durch ungleichmäßiges Wachstum der verschiedenen Dickdarmabschnitte wird das Coecum gegen die rechte Bauchwand gestoßen, an welcher es bis zur Darmbeinschaufel zu seiner endgültigen Lage herabgleitet, und aus dem abschnittsweise sich verlängernden Dickdarm wird durch Anlagerung desselben an die rechte Bauchwandseite bis zur Leber hin das Colon ascendens, welches an der Flexura coli dextra in das Colon transversum übergeht. Auch der untere Teil des Colon descendens zeigt abschnittsweise stärkeres Längenwachstum unter Bildung des schleifenförmigen Colon sigmoideum (Abb. 1).

Die Länge der verschiedenen Darmabschnitte wechselt nach BROMAN während der Entwicklungsperiode erheblich, so daß der ursprünglich fast die halbe Darmlänge einnehmende Dickdarm zeitweilig bis auf $^1/_8$ der Darmlänge zurückgesetzt wird, dann aber durch erneutes Eigenwachstum wieder $^1/_6$ der Darmlänge erreicht. Für die Dickenzunahme des Dickdarms, der späterhin im Gegensatz

zu früheren Perioden den Dünndarm an Umfang übertrifft, soll weiterhin
nach Broman die Ansammlung des Mekoniums verantwortlich zu machen sein,
und gleichzeitig soll sich aus der Tatsache, daß die distale Partie des Blinddarms
durch eine klappenähnliche Schleimhautfalte vor dem Eintritt von Mekonium
bewahrt wird, das Stehenbleiben dieses Darmabschnittes und damit die Ausbildung der Appendix vermiformis erklärt werden können.

Das Rektum schließlich spaltet sich dorsal durch laterale Längsfalten von
der ventralen Partie der entodermalen Kloake ab. Diese lateralen Falten (Uro-
rektalfalten) verschmelzen von kranial nach kaudal zu dem sog. Septum urorectale und ziehen bis zur Kloakenplatte, welche die entodermale Kloake von
der ektodermalen zunächst abtrennt. Nach Einreißen der Kloakenmembran

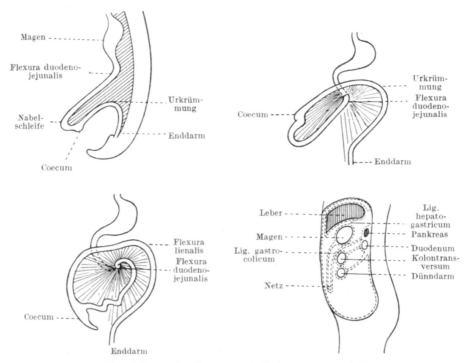

Abb. 1. Entwicklung des Darmes und Mesenteriums nach Bräunig.

treten dann die ektodermale Kloake, die als Aftergrube von der vorderen Uro-
genitalgrube sich absondert, und die entodermale Rektalanlage miteinander in
Verbindung. Nach v. Berenberg-Gossler gehen jedoch nicht nur das Rektum,
sondern ein bedeutend größerer Darmabschnitt, nämlich das untere Ileum,
Coecum und der gesamte Dickdarm aus der Kloake hervor.

Durch partielles Verwachsen der ursprünglich freien Mesenterien mit dem
Bauchfell der Bauchwand erhalten einzelne Darmabschnitte eine scheinbar
retroperitoneale oder teilweise retroperitoneale Lage. Das gilt für das Duodenum,
dessen kurzes dorsales Mesenterium an der hinteren Bauchwand verwächst wie
auch die Rückwand der Bursa omentalis im Bereiche der linken Nebenniere
und des Pankreasschwanzes. Ferner verwächst das Colon ascendens rechter-
seits, das Colon descendens linkerseits bis zum Sigmoideum mit der hinteren
Bauchwand. Die Ursache der Verwachsung soll nach Broman einerseits die

relative Unbeweglichkeit, andererseits der Druck von Nachbarorganen, für das Kolon besonders der Druck der sich heranbildenden Nieren sein.

Der kaudalste Abschnitt des Hinterdarms ist in allerfrühester Entwicklungsstufe als kleine Ausstülpung der entodermalen Kloake als Schwanzdarm zu erkennen, bleibt aber nur kurze Zeit bestehen und verfällt der Rückbildung. Bezüglich des Magen-Darmlumens ist noch zu erwähnen, daß die Kardia des Magens nach Ausstülpung des kranialen Teils der großen Kurvatur des Magens nachweisbar wird, daß die Pylorusanlage nach TANDLER sich zuerst als Epithelverdickung und später erst durch mesodermalen Sphinkter und noch später erst durch die Valvula pylori, ferner daß das Lumen des Duodenums nach TANDLER und FORSSNER vorübergehend durch entodermale Epithelwucherung völlig verschlossen wird. Auch im Jejunum und seltener auch in kaudaleren Darmabschnitten sollen solche physiologischen Epithelverschlüsse beobachtet werden. Die Valvula ileocoecalis wird im wesentlichen beim Längenwachstum des Darmes durch Einstülpung des Dünndarmes in das Coecum ausgebildet.

I. Fehlbildungen.

Völliges Fehlen des Magendarmschlauchs kommt nur bei den schwersten Mißbildungen zur Beobachtung, so z. B. bei dem Arkadius amorphus oder dem Holoacardius acormus. In der Mehrzahl der Fälle jedoch finden sich selbst beim Amorphus, fast regelmäßig aber beim Holoacardius acephalus und beim Hemiacardius mehr oder weniger große Abschnitte des Magendarmkanals ausgebildet. Der Magen, ohne charakteristische Form, mit oder ohne Verbindung mit der meist unterbrochenen Speiseröhre, vielfach analwärts blind endigend, ist verhältnismäßig häufig nachzuweisen. Noch häufiger finden sich irgendwelche Darmteile erhalten, und zwar besonders die unteren Abschnitte, selbst mit Ausdifferenzierung des Dünn- und Dickdarms, des Blinddarms und Wurmfortsatzes (Lit. HÜBENER, SCHATZ, SCHWALBE). Das in der Abbildung 2 wiedergegebene S-förmig gekrümmte, an den Polen blind endende Darmstück stammt von einem amorphen Akardier, bei dem ebenfalls ein Magen, nach unten blind endend, nach oben mit einem Ösophagusstumpf versehen, herauszupräparieren war. Nach Form und Lage entsprach das Darmrudiment dem Duodenum.

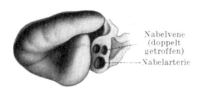

Abb. 2. Rudimentäres Darmstück bei einem Acardius amorphus im Nabelschnurbruch gelegen, wahrscheinlich dem Duodenum entsprechend. (Pathologisches Institut Freiburg. Bearbeitet von ANDERS).

Bruchstücke von Darmschlingen finden sich außer bei den erwähnten selbständigen ebenfalls bei den stärker reduzierten parasitären Doppelbildungen. Je nach der stärkeren Ausbildung des Rumpfteiles des Parasiten lassen sich mehr oder weniger lange Darmabschnitte als ausgebildet nachweisen, Dünndarm, Dickdarm, Blinddarm, Wurmfortsatz, vor allem, wenn die untere Körperhälfte mit Bauchraum den wesentlichen Teil des Parasiten ausmacht (Abb. 3). Wie bei allen Mißbildungen ist jedoch hervorzuheben, daß von etwaiger vollkommenerer Ausgestaltung der äußeren Körperformen nicht auf gleichzeitige bessere Entwicklung der inneren Organe zurückzuschließen ist.

Zusammenfassend kann über diese Defektbildungen gesagt werden, daß sie stets in großem Ausmaß zur Beobachtung kommen und nicht nur partielle

Unterbrechungen des Verdauungsschlauchs bedeuten, sondern daß sie meistens nur als unvollkommene Bruchstücke des Magen-Darmtraktus zu finden sind.

Abgesehen von diesen bei schweren Mißbildungen zu findenden Defekten sind echte Defekte des Magen-Darmkanals ein seltener Befund, sofern man von der großen Gruppe der Atresien und Stenosen absieht, die weiter unten besprochen werden sollen. Erwähnt werden müssen aber noch partielle Defekte, die den sonst wohlgebildeten Darmschlauch, nicht im Sinne einer Hemmungsbildung, sondern als atavistischen Rückbildungsvorgang betreffen. Es ist dabei wohl verständlich, daß dann nur ein ganz bestimmter Darmabschnitt, nämlich Blinddarm und Wurmfortsatz in Frage kommen. Angeborenes völliges Fehlen der Appendix wird mehrfach in der Literatur berichtet. Die Rückbildung be-

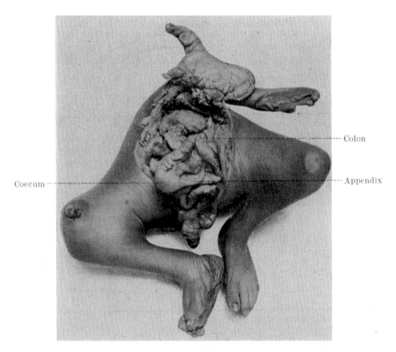

Abb. 3. Parasitärer Epigastrius, operativ entfernt. Darmkonvolut mit Coccum und Proc. vermiformis im unteren Abschnitt der Leibeshöhle. (Vgl. E. Schwalbe, Morphologie der Mißbildungen. I. 1 u. 2. S. 347).

trifft eigentlich aber nicht nur den Wurmfortsatz selbst, sondern, wenn auch nicht so ausgesprochen, ebenfalls den eigentlichen Blinddarm (Schridde, Lit.). Schridde kommt bei einem von ihm beobachteten Falle zu der Schlußfolgerung, daß auf Grund des Befundes an den Tänien des Coecums und der charakteristischen überzähligen Haustrenbildung der unterste Teil des Coecums ein Analogon des wurmförmigen Fortsatzes, der als solcher völlig fehlte, sein müsse. Schridde weist dabei auf den Zusammenhang zwischen Art der Nahrung und Größe des Blinddarmes hin, daß bei pflanzenfressenden Tieren das Organ am höchsten ausgebildet, bei Karnivoren sehr stark zurückgebildet ist, ja fehlen kann. Die Rückbildung kann eine allgemeine sein, d. h. zu gleichmäßiger Verkleinerung und mehr noch Verkürzung des Coecums führen, wie z. B. bei den Katzen, oder eine partielle, in dem sich der distale Abschnitt des Coecums besonders rückbildet, und zu der Ausbildung der eigentlichen Appendix führt.

Je nach dem Grade der Rückbildung können dabei bei kleinem Coecum lange Wurmfortsätze — bis zu 30 cm — oder kürzere — durchschnittlich 8—10 cm — zur Ausbildung gelangen, wobei weitere Verkürzungen bis auf 1—2 cm und weniger ebenfalls nicht so sehr selten sind, die schließlich zum völligen Mangel überleiten. Ist dagegen die Reduktion nicht partiell, sondern allgemein, wie bei Fleischfressern zustande gekommen, so unterbleibt überhaupt die Ausbildung des Wurmfortsatzes und an seiner Stelle ist, durch überzählige Haustrenbildung gekennzeichnet, der distale Abschnitt des Blinddarms dem Wurmfortsatz gleichzusetzen.

II. Überzahlbildungen.

Die zunächst zu erwähnenden Verdoppelungen des Darmkanals bei Mißbildungen vom Charakter der Doppelbildungen gehören streng genommen eigentlich nicht zu den echten Überzahlbildungen des Darmkanals, weil von der doppelten Darmanlage in der Regel nur ein zugehöriger Abschnitt auf den Individualteil anzurechnen ist. Sie sollen trotzdem hier kurz mit erwähnt werden, weil es sich immerhin um gewisse typische doppelte, meist partielle Ausbildungen des Darmkanals handelt, die für das Verständnis der inneren Organisation dieser besonderen Doppelmißbildungen lehrreich sind. In ähnlicher Weise, wie es vorher für die Parasiten schon erwähnt wurde, sind auch hier, je nach Bau der Doppelmißbildung und je nach Verdoppelung der mehr kranial, zentral oder distal gelegenen Körperabschnitte die entsprechenden Darmabschnitte in Zweizahl anzutreffen, wobei wiederum zu bemerken ist, daß die Entwicklung der äußeren Körperform nicht stets der höheren oder tieferen Aufspaltung des Magendarmschlauchs entspricht, wenn auch im ganzen ein Parallelgehen zu beobachten ist. Die Verhältnisse bei verschiedenen Typen der Doppelbildungen sind nach SCHWALBE etwa die folgenden:

Beim Kephalothorakopagus kann bei einheitlichem Ösophagus die Zweiteilung des Darmkanals im Magen beginnend sich derartig andeuten, daß der Magen von ballonartiger Form ist mit Bildung von großen Kurvaturen an den seitlichen Partien, daß die Verschmelzung der doppelten Magenanlage im Bereich der kleinen Kurvatur angenommen werden muß. Es folgt ein Duodenum und ein einheitlicher Darm bis zur Stelle des Ansatzes des Ductus omphalomesentericus, und von da ab ziehen getrennte Darmabschnitte als unteres Ileum, Coecum mit Appendix und Kolon bis zur Analöffnung (Abb. 4). Es sei gleich erwähnt, daß weitere Mißbildungen, wie Atresien des Anus, MECKELsche Divertikel usw. mit im Spiel sein können. Beim Thorakopagus kann der Darmkanal, je nach Ausdehnung der Verbindung der beiden Individualteile, völlig getrennt sein oder teilweise ein einheitliches Gebilde darstellen, so z. B., daß die getrennten Darmschläuche vom Duodenum ab zusammenstoßend sich in einen einheitlichen gemeinsamen Dünndarm fortsetzen, der bis zum Ursprung des Ductus omphalomesentericus führt, und von da an ziehen wieder getrennte Darmabschnitte weiter. Beim Ileoxiphopagus dagegen können Duodenum und Dünndarm noch bis zum Ansatz des Ductus omphalomesentericus getrennt bleiben, um erst dann gemeinsam bis zum Mastdarm zu ziehen. Der Ileothorakopagus dagegen zeigt unter Umständen bei getrennten Mägen Vereinigung der Duodena in der Mitte und von da an einheitlichen Darmkanal. Beim Pygopagus ist völlige Trennung des Darmkanals einschließlich der Enddärme, aber mit Ausbildung nur einer Afteröffnung beobachtet.

Richtige Verdoppelungen des Darmes bzw. des Magens sind sicher eine große Seltenheit. Die Scheidewand- oder Sanduhrformbildung, die Einschnürungen usw., die am Magen zur Beobachtung kommen, haben voraussichtlich mit echter doppelter Anlage des Magens bzw. mit doppeltem Verschluß der einfachen Magenrinne nichts zu tun, und es ist fraglich, ob überhaupt eine wirkliche Überzahlbildung am Magen schon beobachtet wurde. Es scheint, als wenn die Verdoppelung des Darmtraktus in der Hauptsache sich nur im analen Teil der primitiven Darmschleife, d. h. vom Gebiet des Ductus omphalomesentericus abwärts abspielt oder jedenfalls, bei der großen Seltenheit dieser Mißbildungen überhaupt, bisher einwandfrei auch nur in diesem Gebiet beobachtet wurde. Es sind dabei Trennungen des Darmschlauches bei einzelnen Individuen in verschiedensten Graden der Ausbildung in der Literatur erwähnt. Am häufigsten noch finden wir Angaben über in Zweizahl angelegte Wurmfortsätze. Es folgen Verdoppelungen des Coecums mit je einer Appendix, wobei die doppelte Ausbildung des Coecums oft nur angedeutet ist. Weiter kann das Kolon auf kurze Strecken doppelt ausgebildet sein, aber es wird auch erwähnt, daß der Dickdarm in ganzer Ausdehnung, mit doppelten Wurmfortsätzen beginnend, bis zum Anus aufgeteilt ist. Weiter ist zu erwähnen, daß bei richtiger Trennung solcher

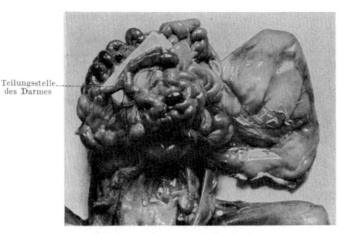

Teilungsstelle
des Darmes

Abb. 4. Duplicitas posterior (Dipygus) der Ziege. Bauchsitus: Verdoppelung des Darmes, ungefähr in der Mitte beginnend. (Unveröffentlichter Fall von Anders, Freiburg.)

Darmabschnitte jedes Darmrohr alle Schichten der Darmwand von Serosa bis Mukosa in voller Ausbildung aufweisen kann, oder daß einzelne mesenchymale Schichten, wie das Peritoneum, oder auch eine der Muskellagen, wie z. B. die longitudinale beide Darmrohre umschließen können. Die Kaliber der getrennten Darmabschnitte sind teils als annähernd gleichgroß angegeben, teils zeigen sie wesentliche Verschiedenheit der Lichtung, wobei besonders etwaige Kotstauungen in einem der Darmteile, der blind enden oder sonst in der Durchgängigkeit behindert sein kann, eine Rolle spielen. Die Entstehung dieser Verdoppelungen ist nur in einem Teil der Fälle mit einiger Sicherheit zu erklären gewesen. Es ist vor allem darauf Rücksicht zu nehmen, ob es sich bei diesen Überzahlbildungen wirklich um zwei parallelgehende echte Darmabschnitte oder um darmähnlich gebildete und ausgezogene Divertikel handelt. Hier verdienen natürlich eigentlich nur die Überzahlbildungen eine Erwähnung, bei welchen Divertikelbildung auszuschließen ist. Es ist nun von den Beobachtern solcher Mißbildungen hervorgehoben worden, daß man die Verdoppelungen besonders im Zusammenhang mit Körperspaltbildungen antrifft, die sich auf Bauch-, Blasen-, Darm-, Urogenital-, Becken- und noch weitergehende Spaltungen erstrecken. Das läßt schon den Gedanken naheliegen, daß auch die Doppelanlagen des

Darmes auf Störungen im Schluß der primitiven Darmrinne und auf nachträg-
lichen Verschluß der symmetrischen Darmanlagen für sich zurückzuführen sind.
v. BERENBERG-GOSSLER (a. a. O.) läßt seine Deutung der Vorgänge dahin aus-
klingen, daß er auf Grund von gleichzeitig bestehender Fistelbildung zwischen
Darm und Blase im Bereich des untersten Ileum dicht oberhalb des Coecum
und Verdoppelung der Wurmfortsätze und vielleicht auch des Coecums selbst
annimmt, daß der gesamte Darmabschnitt, welcher dem analen Teil der primitiven Darmschleife entspricht, aus der Kloake abzuleiten ist und daß Störungen
in der Entwicklung des Septum urogenitale und der KEIBELschen Urogenital-
falten zu Darmspaltungen und zu partieller Verdoppelung des Darmes durch
selbständigen Schluß von Teilen der primitiven Darmrinne führen. Diese Erklärung hat viel Wahrscheinlichkeit für sich, da, wie erwähnt, gerade die partiellen Verdoppelungen mit andern Körperspaltbildungen in der subumbilikalen
Körperhälfte gefunden werden. Was einzelne solcher Beispiele von Darmver-
doppelungen betrifft, so fand sich in einem von v. BERENBERG-GOSSLER (a. a. O.)
beschriebenen Falle eine weite Verbindung des untersten Ileums und des Coecums mit der Blase. Das Coecum hatte zwei Wurmfortsätze. Es bestand Blasenspalte. Der Dickdarm in Fortsetzung des Coecums endete blind und war zurückgeblieben. Die Analfurche war angedeutet. Im Falle KERMAUNER fistelte der
Dünndarm in die ektopische Blase und kurz unter der Kommunikation begann
der nach unten blind endigende Dickdarm. Es waren ebenfalls zwei Wurmfortsätze vorhanden. LÄWEN beschreibt einen Fall, bei dem die Darmspalten-
bildung sich durch Fisteln des Dünndarms oberhalb des Coecums nach außen
in die Bauchwand und zwei weitere Fisteln des beginnenden Kolons besonders
andeutete. Zwischen diesen fistelnden Dünn- und Dickdarmabschnitten lag
ein geteiltes Coecum mit je einem Appendix. Das Kolon endete blind, der Enddarm fehlte. Bei dem von GROHÉ (Lit.) veröffentlichten Fall war der gesamte
Dickdarm in ganzer Ausdehnung doppelt ausgebildet. Der eine Darm endete
mit Analöffnung, der andere in einer Vulvafistel. Auch hier bestanden am Coecum
zwei Wurmfortsätze. Beziehungen zur Blase bestanden nicht, dagegen ein
Uterus bicornis und eine Vagina duplex. Die von MÖLLER und CORDUA beschriebenen Fälle sind nicht so charakteristisch; bei dem MÖLLERschen Fall
bestand ein MECKELsches Divertikel, ferner 15 cm vom Anus beginnend bei
dem neugeborenen Kinde eine 13 cm lange blind endigende Verdoppelung des
Dickdarms. Vor dem Anus, in welchen das eine Darmende ausmündete, lag
eine zweite 3 cm lange blind endende Fistel, die mit dem sekundären Dickdarm
jedoch nicht ganz in Verbindung trat. Der Nebendarm lag zwischen der zirkulären und longitudinalen Schicht der Muskularis des Hauptdarmes. Der CORDUA-
sche Fall wies neben dem Dickdarm von 1,83 m Länge einen zweiten sack-
artigen Darm von 1,20 m Länge auf, der 63 cm unterhalb Ileozökalklappe ein-
mündete. Die Scheidewand zwischen den beiden Darmsäcken enthielt jedoch
nicht alle Teile einer doppelten Darmwand, so daß es fraglich ist, ob dieser
große darmähnliche Sack als echte Verdoppelung oder als ein sekundär erweitertes Divertikel anzusprechen ist.

Wenn nun auch Verdoppelungen der oralen Abschnitte der primitiven
Darmschleife theoretisch ebensowohl möglich sein könnten, falls die Darmrinne sich nicht ordnungsgemäß schließt, so scheint ein solcher Prozeß doch
kaum zur Beobachtung zu kommen. Es ist nicht unwahrscheinlich, daß die
Störungen im Verschluß der unteren Darmrinne letzten Endes mit Entwicklungsstörungen in Zusammenhang zu bringen sind, die sich im Bereiche des
Dotterblasenstiels und physiologischen Nabelbruchs abspielen und daß die
oberhalb des Dotterganges gelegenen Darmabschnitte dabei weniger beteiligt
sind. Jedenfalls liegen über echte Verdoppelungen von den höheren Dünndarm-

abschnitten keine sicheren Angaben vor. Fröhlich beschreibt zwar einen Fall
von Jejunum duplex. Er beobachtete einen intramesenterial gelegenen etwa
60 cm langen Paralleldarm, der 15 cm unterhalb der Grenze von Ileum und
Jejunum begann und sich zwischen den Mesenterialblättern neben dem Hauptdarm am Mesenterialansatz entlang zog und breit mit dem Hauptdarm in Verbindung stand. Trotz des verhältnismäßig hohen Abganges dieses Gebildes
ist es doch wahrscheinlicher, daß es sich dabei um ein Meckelsches Divertikel
gehandelt hat.

Welche Wandlungen die Länge des Darms in der Zeit der Entwicklung
durchmacht, ist im entwicklungsgeschichtlichen Teil schon erwähnt worden.
Es ist daher auch nicht auszuschließen, daß bei den Längenumformungen Zustände im gewissen Sinne erhalten bleiben können, die bestimmten Abschnitten
der Entwicklung entsprechen, zumal nach Bromann (l. c.) die Ansammlung
des Mekoniums eine große Rolle spielt. Sichere Einzelbeobachtungen darüber,
die natürlich ein großes Material umfassen müßten, liegen aber nicht vor. Dagegen ist über die außerordentlich wechselnde Darmlänge des postfötalen Alters,
besonders des höheren Alters, immer wieder berichtet worden. Es scheint jedoch,
als wenn die Verschiedenheiten, die vor allem den Dickdarm betreffen, im wesentlichen erworbene Zustände sind. Es gilt das besonders von den abnormen
Schlängelungen, Verlängerungen und Ausbuchtungen des Colon transversum und
besonders des Colon sigmoideum. v. Hansemann erwähnt insbesondere wiederum
den sog. Russendarm, bei welchem er Fälle von Verlängerungen des S-romanum
bis zu 80 cm und darüber beobachtete. Auch v. Hansemann hält diese Verlängerungen für eine funktionelle Anpassung des Darmes an die dargebotene
Nahrung, die bei den in Frage kommenden Völkerschaften schlackenreich ist
und wegen geringer Güte in großer Menge aufgenommen werden muß. Es ist
nach ihm die Darmlänge auch keine Rasseneigentümlichkeit, da sie bei den verschiedensten Rassen, die aber dieselben Nahrungsbedingungen hatten, gefunden
wurden. Die mannigfaltigsten Varianten dieser Darmverlängerungen und
Schlingenbildungen sind in dem Oberndorferschen Atlas im Bilde wiedergegeben.

Einen eigenartigen Befund von lokalem übermäßigen Wachstum des Darmes
beschreibt Pick. Es handelt sich um partiellen echten Riesenwuchs des Darmes
in Verbindung mit Neurofibromatose. Der Riesenwuchs des sektorenförmigen
Darmabschnittes — es handelt sich um einen Pferdedarm — wird nicht als
sekundär, etwa unter dem Einfluß der Nn. splanchnici, angesehen, sondern die
Neurofibromatose des Splanchnikus soll in gleichem Sinne wie die Riesenent-
wicklung des Darmes nebeneinander als Riesenwuchs zu deuten sein. Beides
zusammen sei der Ausdruck der Kontinuität der embryonalen Störung. Gewisse parallele Befunde für den Wurmfortsatz sind von Oberndorfer,
Schmincke und Schultz erhoben worden. Sie sollen nach Pick nur Gradunterschiede der gleichen embryonalen Störung darstellen, indem bei dem
Oberndorferschen Fall sich Riesenwuchs und Neurinomatose des Wurmfortsatzes mit Riesenwuchs der Nerven des zugehörigen Gekröses, in dem Schultz-
schen Fall Riesenwuchs und Neurinomatose der Nervengeflechte des Darm-
teiles ohne Riesenwuchs am Darm und in dem Schminckeschen Fall nur Neurinomatose der Nerven im Wurmfortsatz und im zugehörigen Gekröse, aber
ohne Riesenwuchs an Nerven und Darm, entwickelte.

Da dieser Riesenwuchs mit ausgesprochener Hypertrophie der Wandung einherging, sei hier noch ein anderer muskelhypertrophischer Prozeß angeführt,
der auf angeborene Störung zurückbezogen wird. Es handelt sich um die beim
Pylorospasmus der Säuglinge beschriebene angeborene Pylorusstenose. Die
knorpelharte Verdickung des Pylorusabschnittes, meist vergesellschaftet mit

starrem Pyloruskanal, die oft nur für Sonde eben durchgängige Lichtung sind
schon bei Neugeborenen ein so auffälliger Befund, daß der Erforschung der
Ursache dieses Zustandes vielfache Untersuchungen gewidmet wurden. CHIARI,
IBRAHIM, MAGNUS-ALSLEBEN, SIMMONDS, THOMSEN, PFAUNDLER, BALAN u. a.
kommen mehr oder weniger zu dem Schluß, daß es sich um rein muskuläre,
in anderen Fällen um schleimhäutige angeborene Verengerung des Pylorus
handele. SIMMONDS hält eine echte Hypertrophie der Pylorusmuskulatur auf angeborener Grundlage für vorliegend und glaubt, fötalen Spasmus für die sekundäre
Pylorus-Antrumhypertrophie verantwortlich machen zu müssen. Auch IBRAHIM
fand myomartige abnorme Verdickung der Ringmuskulatur, weniger der Längsmuskulatur, keine entzündlichen Veränderungen, daneben Bindegewebsvermehrung, Verdickung der Submukosa und der Mukosa bis zu polypösen Stadien.
Die Kerne der Muskelzellen waren auseinandergerückt, Kerne und Muskelzellen selbst vergrößert. Nach ihm kann der Krampf durch angeboren angelegte
Mißbildung in Gestalt muskulärer Hypertrophie hervorgerufen sein, oder die
Hypertrophie ist sekundär bei spastischen Zuständen, wobei auch Krampf
allein ohne Hypertrophie bestehen kann. Auch THOMSEN führt die Pylorushypertrophie auf funktionelle Aktion vor der Geburt zurück, da die Hypertrophie schon gleich nach der Geburt so stark ist, daß intrauterine Entstehung
angenommen werden muß. Er zieht daher primäre Entwicklungshyperplasie
als lokalen Gigantismus und sekundäre Hypertrophie durch vorhergehenden
Spasmus in Betracht. CHIARI hält eine aus angeborener Enge des Schleimhautrohres entstehende muskuläre Hypertrophie der Pars pylorica und eine rein muskuläre Hypertrophie ohne ursprüngliche Enge des Schleimhautrohres neben den
erworbenen Verengerungen für die Ursache. MAGNUS-ALSLEBEN hat den besonderen Befund erhoben, daß die BRUNNERschen Drüsen des Pförtners, tief in
die Muskulatur sich ausdehnend, mit Hyperplasie derselben zu umschriebenen
Tumoren, zu Adenomyomen führten, die, in Kirschsteingröße aus dem Pylorusring
hervorragend, diesen verengten. BALAN schließlich kommt zu dem Schluß, daß
eine nervöse Ätiologie in Frage zu ziehen sei. Der Spasmus soll nicht den eigentlichen Pylorusring, sondern den Pyloruskanal unter Freibleiben des eigentlichen
Pylorusringes betreffen und zu Hypertrophie der Muskulatur sowie besonders
auch des elastischen Gewebes in der Muscularis mucosae und Submukosa führen.
Die Möglichkeit, daß Veränderungen der Schleimhaut im Pyloruskanal mit
in Frage kommen und den Spasmus auslösen, oder daß, wie ASCHOFF erwähnt,
Sekretionsanomalien die Ursache des Krampfes sind, wird in Betracht gezogen
(s. a. MEINEL, MAIER, KROMPECHER, KOCH).

III. Erhaltenbleiben embryonaler Anlagen.

Für diese Art der Darmmißbildungen kommen drei Formen in Frage, und
zwar das Bestehenbleiben des Dotterganges, des physiologischen Nabelbruches und die Persistenz des Schwanzdarmes, bzw. des Canalis neurentericus.
Der in größerer oder kürzerer Form erhaltene Dotterblasengang ist als sog.
MECKELsches Divertikel ein verhältnismäßig häufiger Befund. Der Sitz dieses
Divertikels ist für gewöhnlich das untere Ileum, und je nach Alter des Individuums wird es beim Kinde wenige Zentimeter, beim Erwachsenen 50 cm, 1 bis
2 m, ja noch höher oberhalb der Ileozökalklappe angetroffen. Auch die Länge
des Divertikels kann außerordentlich schwanken. Während für gewöhnlich die
Länge desselben nur wenige Zentimeter beträgt, ja das ganze Divertikel nur
durch eine kuppenförmige Ausbuchtung des Darmes angedeutet sein kann.
gibt es andererseits Divertikel, welche 25 cm und mehr an Länge aufweisen
(Abb. 5). Der gewöhnliche Abgangsort ist gegenüber dem Mesenterialansatz

des Ileum, doch kommen da sicher vielfache Abweichungen vor. Die ursprünglich
rein entodermale Fortsetzung der Darmschleimhaut in den Dotterblasengang
kann bei den Divertikeln durch die mesenchymalen Darmwandanteile ergänzt

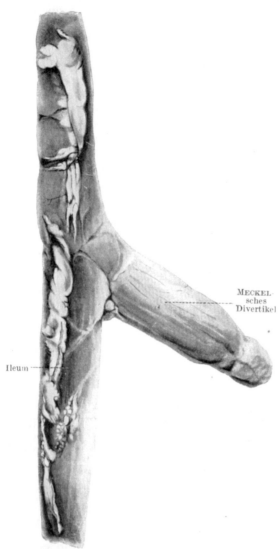

Ileum

Meckel-
sches
Divertikel

sein und ist es für gewöhnlich bei den frei am Darm
hängenden oder höchstens
bis zur Bauchwand reichenden Divertikelbildungen. Die
Persistenz kann sich aber
bis über die Bauchwand
hinaus, d. h. bis in die Nabelschnur erstrecken, und es
kann dabei zu enterokystom-
artigen Bildungen im Nabelgebiet kommen. Im Bereiche
des Nabels kann dabei die ursprünglich fortlaufende Verbindung vom Dotterblasen-
gang bzw. von dem Entero-
kystom durch Abschnürung
im Nabelring nach dem Darm
zu unterbrochen sein. Auch
das Abbinden der Nabel-
schnur nach der Geburt kann
die Unterbrechung herbei-
führen, wobei dann nach
Abfallen des Nabelschnur-
restes Fisteln vom Darm
nach außen durch den er-
haltenen Teil des Dotter-
blasenganges, des Meckel-
schen Divertikels, entstehen
können. Weitere Abarten
sind in dem Sinne zu er-
warten und beobachtet, daß
die physiologische Verödung
zwar am Abgange des Dotter-
blasenganges vom Darm eingetreten ist, dagegen nach
dem Nabelstrang zu inner-
halb der Bauchhöhle oder
außerhalb derselben oder
gerade innerhalb des Nabelringes ausgeblieben ist. Diese

Abb. 5. 8 cm langes Meckelsches Divertikel des
Dünndarms mit kuppenförmiger Abschnürung der
Divertikelspitze. (Sammlung der K. W.-Akademie,
Berlin).

erhalten gebliebenen Dotter-
gangsabschnitte können dann
weiterhin noch durch die
verödeten   strangförmigen
Abschnitte mit dem Darm in Verbindung stehen, oder die Verbindung kann
völlig unterbrochen sein, so daß die Gangteile scheinbar keine Beziehungen zum
Darm mehr haben, sondern, besonders wenn sie durch zystische Auftreibungen
und Anfüllung mit schleimigem Zysteninhalt besondere Form und Größe annehmen, die in nichts mehr an den Dotterblasengang erinnern, für selbständige

Geschwulst- bzw. Zystenbildungen gehalten werden. Die Berücksichtigung der Lage im Nabelgebiet, die mikroskopische Untersuchung der Zystenwandungen, unter Umständen der Nachweis von typischer Darmschleimhaut können jedoch die Entstehung der Gebilde leicht aufklären.

Hier ist mit einem Wort daran zu erinnern, daß das MECKELsche Divertikel eine verhältnismäßig häufige Ursache für Darmstörungen ist und nicht selten die Veranlassung für chirurgische Eingriffe bietet. Das frei in der Bauchhöhle endigende Divertikel kommt dabei weniger in Frage, da die Verbindung zwischen Divertikel und Darm für gewöhnlich eine breite zu sein pflegt und der Durchgang des Darminhaltes in den Blindsack des Divertikels und wieder heraus nicht gestört zu sein pflegt. Wenn allerdings am Abgang des Divertikels Verengerungen, die wohl meistens einer unvollkommenen physiologischen Atresie

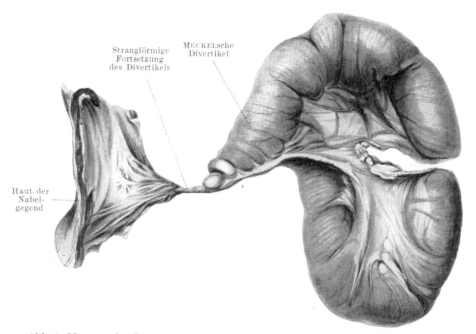

Abb. 6. MECKELsches Divertikel von 10 cm Länge, trichterförmig in Gefäßstrang auslaufend, der zum Nabel zieht. (Sammlung der K. W.-Akademie, Berlin).

entsprechen, bestehen, kann es zu Kotstauungen, zu umfangreichen Erweiterungen des peripheren Endes, zu Zerreißungen, geschwürigen Prozessen, Drehungen und dgl. kommen. Gefährlicher für den Träger der Mißbildungen sind die noch mit der Bauchwand verwachsenen Divertikel und hierbei noch weniger die bis zum Nabel hin als richtiger Darmteil ziehenden Divertikel als vielmehr diejenigen, bei denen ein Teil, meist der Endabschnitt zu einem bindegewebigen, oft nur sehr dünnen, aber sehr festen und langen Strang verödet ist (Abb. 6). Hier kommt es zu Verschlingungen der Darmabschnitte, zu Abschnürungen, zu Stieldrehungen um den Strang, zu Ileus und Darminfarkt. Es wird weiter beobachtet, daß der verödete Strangabschnitt des Divertikels sich zwar von seiner eigentlichen Ansatzstelle im Nabelgebiet gelöst hat, aber an anderen Stellen des Bauchraumes, an der Bauchwand, am Gekröse (Abb. 7), am Netz wieder verklebte und daß dann besonders gefährliche Schlingenbildungen für Inkarzeration von Darmteilen zu erwarten sind. Eine weitere Folge des erhaltenen Duktusrestes ist die, daß das Divertikel sich invaginieren kann, zu Darmverschlüssen und zu sekundärer Invagination größerer Darmabschnitte führt.

Auch als Bruchinhalt bei Leisten-, Schenkel- und Nabelbrüchen spielt das Divertikel eine Rolle, und es ist darauf hingewiesen worden, daß der frei beweglicke Darmanhang mit dem Hoden verkleben und beim Deszensus des Hodens mit nach abwärts gebracht werden könne. Außerdem sollen die MECKELschen Divertikel in ähnlicher Form wie der Wurmfortsatz an akuten phlegmonösen Prozessen erkranken und dieselben Komplikationen wie die Appendizitis zeigen können. Auch Durchbruch in die Blase ist dabei beobachtet worden. Daß in den Divertikeln tuberkulöse und typhöse Geschwüre ebenso wie im übrigen

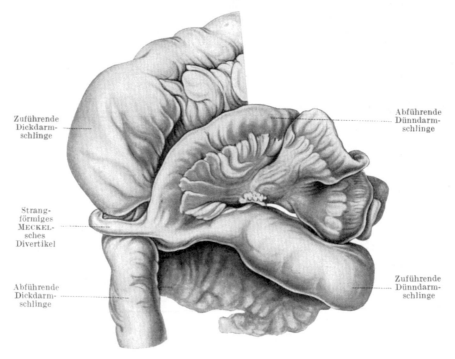

Abb. 7. Strangförmiges MECKELsches Divertikel um Dickdarm geschlungen und mit der Spitze am Mesenterium verwachsen. Strangulation des Dickdarms, Abknickung des Dünndarms. (Pathol. Institut Freiburg. Vgl. ASCHOFFS Lehrbuch, 5. Aufl., Fig. 578).

Darm zu finden sein werden, ist selbstverständlich; aber auch Geschwüre vom Charakter der runden Darmgeschwüre oder bei Anwesenheit von Magenschleimhaut im Divertikel (worauf weiter unten noch zurückzukommen ist), akute Magengeschwüre sind mehrfach beschrieben worden. In diesen entzündlichen Prozessen am Divertikel sind insofern weitere Komplikationsmöglichkeiten gegeben, als das bis dahin vielleicht freie Divertikel nach isolierter Erkrankung, die bis zur Serosa durchdringt, nunmehr Verklebungen mit dem seitlichen Bauchfell oder der Serosa der Därme eingehen kann, wodurch ähnlich wie bei den Folgen nach Appendizitis Gelegenheit zu Darmstrangulation gegeben wird. Auf die Anwesenheit von Askariden, Trichozephalen usw. in MECKELschen Divertikeln ist ebenfalls aufmerksam gemacht worden. Die Literatur über kasuistische Fälle von Beobachtungen über verschiedene Arten der MECKELschen Divertikel und die Komplikationen ist eine große. Eine Einteilung der verschiedenen Formen gibt ROTH. Eine neuere Einteilung ist von DUBS (ausführliche Literatur) aufgestellt worden. Er unterscheidet erstens Nabel-Dottergangs-Divertikel (wenn der Dottergang innerhalb der Bauchhöhle und bis zum Nabelring verschlossen ist, in dem Rest der Nabelschnur aber noch erhalten blieb). Zweitens das eigentliche MECKELsche Divertikel (wenn der Dottergang bis auf einen im Durchschnitt 9,5 cm langen Stumpf zurückgebildet ist, der mit dem Dünndarm in offener Verbindung steht und so als ein Divertikel desselben erscheint). Drittens die Enterokystome (ROTH) oder Dottergangszysten (wenn der Dottergang gegen den Nabel und gegen den Darm verschlossen und in seiner Mitte zystisch erweitert ist). Viertens, die Dottergangsfistel, auch weniger gut als offenes MECKELsches Divertikel bezeichnet (wenn der Dottergang in seiner ganzen Länge vom Darm bis zum Nabelring offen geblieben ist). Bei dieser letzten Form erwähnt ROTH noch die verschiedenen Varianten der Dottergangsfisteln, wie sie von BARTH dem Grade ihrer Ausbildung nach aufgeführt werden. Nach BARTH kann die tatsächliche Verbindung zwischen Darm- und Nabelgebiet in einer kaum bemerkbaren Fistelöffnung bestehen oder aber bei weiterer Öffnung der Fistel kann zunächst der Divertikelgang wulstförmig vorfallen, weiterhin das ganze Divertikel ausgestülpt werden und schließlich unter Bildung eines Spornes in dem herangezogenen Darmteil, von welchem das Divertikel ausgeht, ein Vorfall des Spornes in verschiedenen Graden sich hinzugesellen, wobei dann an Stelle des vorher einfachen Anus praeternaturalis ein doppelter mit Zugang in die zuführende und abführende Darmschlinge gefunden wird. Auf die Verwechslung der unscheinbaren Fisteln oder des gerade beginnenden Schleimhautvorfalls mit Nabelgranulomen wird mit Recht aufmerksam gemacht, da durch falsche operative Eingriffe, die für ein Granulom am Platze sein könnten, ernste Verwicklungen entstehen können. Die Feststellung, daß in den scheinbaren Granulomen sich eben ein Fistelgang findet, der mit dem Darm in Verbindung steht und Darminhalt oder Darmgase austreten läßt, ist daher von besonderer Wichtigkeit.

Auch der Nabelschnurbruch kann unter Umständen auf Bestehenbleiben einer frühembryonalen physiologischen Lagerung des Darmes zurückgeführt werden. Wie im entwicklungsgeschichtlichen Teil erwähnt, ist zu bestimmten Phasen embryonaler Entwicklung der Darm außerhalb der Leibeshöhle in das Nabelstrangzölom gelagert. Es spielt sich das etwa zwischen dem zweiten und dritten Monat der fötalen Entwicklung ab, wo alsdann der Darm in die Bauchhöhle zurücktritt. Während der Zeit des physiologischen Nabelbruches bildet sich nicht nur die primitive Darmschlinge mit dem Ductus omphalomesentericus im Bruchsack, sondern es entwickeln sich in ihm Dickdarm sowie der Dünndarm in seinen gesetzmäßigen Schlingenbildungen. Dieser Zustand kann bestehen bleiben, und es können Kinder mit Nabelschnurbrüchen geboren werden, bei denen man den Bruch nicht als erworben, sondern als das Ergebnis einer Hemmungsmißbildung, einer Persistenz anzusprechen hat. Diese Nabelschnurbrüche können je nach Inhalt bis faustgroß, ja kindskopfgroß sein und enthalten meistens Darmschlingen, entweder nur eine Dünndarmschlinge oder auch wohl nur ein MECKELsches Divertikel, in der Mehrzahl der Fälle aber größere Abschnitte der gesamten Dünndarmschlingen, ja auch Magen, Leber und selbst andere Organe können vorgelagert sein (Abb. 8 und 9). Warum die Darmschlingen nicht in den Körper zurückgekehrt sind, ist in den seltensten Fällen sicher zu entscheiden, zumal da die Ursache der physiologischen Reposition noch nicht bekannt ist. Nach BROMAN soll die Entwicklung der Leber nach unten entlang der vorderen Bauchwand und die gleichzeitige Entwicklung des Zwerchfells dafür verantwortlich gemacht werden, in dem der scharfe Leberrand gleichsam die Darmschlingen durch

keilförmiges Vordrängen dorsalwärts treibt. Es könnten somit Störungen
dieses Mechanismus die Ursache für das Erhaltenbleiben des Nabelschnur-
bruches abgeben. Nach BROMAN kommen noch andere Umstände in Frage,
so die ungenügende Abschnürung des Dotterblasenstiels, was in der Literatur
auch öfter angenommen wird (AHLFELDT, RINGEL, SPITZY, KNÖPFELMACHER)

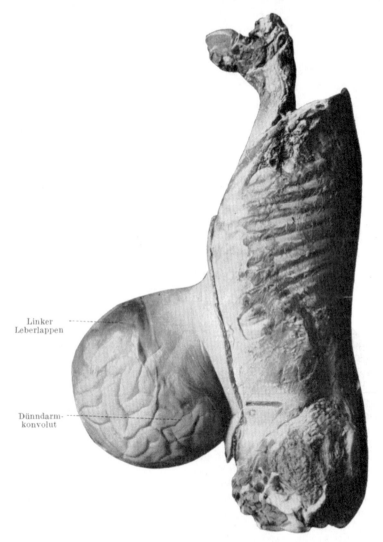

Abb. 8. Persistierender Nabelschnurbruch bei 2 Tage altem Kinde. Durch die Bruchhülle
schimmern verlagerte Dünndarmschlingen und die Leber. (Präparat des Pathol. Museums
der Charité, Berlin.)

und was insofern durch den anatomischen Befund unterstützt wird, als
man des öfter Verwachsungen von MECKELschen Divertikeln oder Strangbildungen am Sitz des Divertikels mit der Bruchsackwand bei solchen Nabelschnurbrüchen findet. Ferner nimmt BROMAN sekundäre Verwachsungen der
Bruchsackwand mit dem Bruchinhalt an oder zu schnell sich verkleinernde
physiologische Bruchpforte und schließlich wird noch in Erwägung gezogen,

daß noch intrauterin bei zu weit gebliebener physiologischer Bruchpforte der Inhalt sekundär wieder austritt, besonders, wenn im vierten bis fünften Monate der intraabdominelle Druck positive Werte erreicht. ASCHOFF kommt, jedenfalls für bestimmte Formen der Brüche, nämlich dann, wenn die Leber

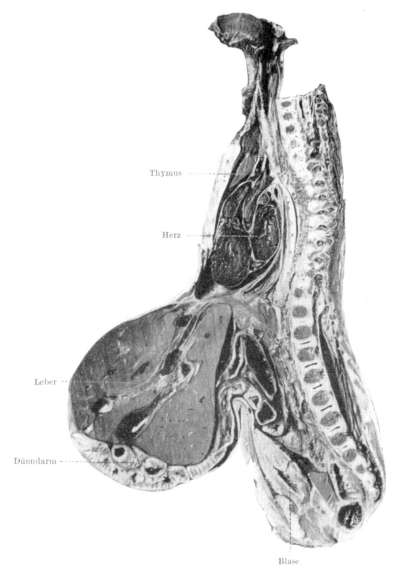

Abb. 9. Dasselbe Präparat, von der Schnittfläche gesehen, zeigt die völlige Verlagerung von Leber und Dünndarm in den Bruchsack.

mit in den Bruchsack verlagert ist, oder in selteneren Fällen sogar der einzigste Inhalt sein kann, zu anderen Schlußfolgerungen, indem er einen Vorfall der Leber in den Bruchsack ablehnt, sondern eine abnorme Anlage der Leber an Ort und Stelle im Bruchsack als das Primäre annimmt, wobei er sich besonders auf den besonderen Gefäßverlauf der Lebergefäße stützt. Die Verwachsungen der Leber mit der Bruchsackwand, die dabei des öfteren beobachtet werden, sollen nicht auf sog. fötale Peritonitis, sondern auf ungenügende Abspaltung zurückzuführen sein. Störung in der Bauchwandanlage sei deshalb die primäre Ursache, und für die Entwicklungsstörung könne einerseits Persistenz der Rückenkrümmung der Lendenwirbelsäule sowie das Ausbleiben der Nackenbeugung oder primäre Störung des Amnionschlusses verantwortlich gemacht werden. Die Nabelschnurbrüche stellen eine große Gefahr für das kindliche Leben dar, weil die zarte Bedeckung des Bruchinhaltes sehr leicht verletzlich ist und Infektionen der Bauchhöhle die Folge sind, so daß operative Beseitigung des Nabelschnurbruchs fast unbedingtes Erfordernis ist.

Schließlich wäre noch das Erhaltenbleiben des postanalen Darmabschnittes, des sog. Schwanzdarmes, zu erwähnen. Beim Menschen ist dieser Darmteil nur eine sehr flüchtige Ausstülpung der entodermalen Kloake. Offenbar steht aber dieser Darmteil mit einem andern frühembryonalen Gebilde, welches nur in den ersten Embryonalwochen beobachtet wird, dem Canalis neurentericus in Zusammenhang, welcher als unmittelbare Verbindung zwischen entodermaler Darmhöhle einerseits und Medullarkanal andererseits zum Urmund führt. Es sind nun vereinzelte Fälle beschrieben, wo sich in der Sakralgegend nach außen mündende und entweder mit dem Mastdarm in Verbindung stehende oder doch bis unmittelbar in seine Nachbarschaft führende Darmabschnitte fanden, welche histologisch als Dickdarm mit allen Wandschichten anzusprechen waren, und welche von den Beobachtern als erhaltener Enddarm bzw. als persistierender Canalis neurentericus aufgefaßt wurden. Marwedel beschreibt ein derartiges Präparat, welches von einem 13 Tage alten Kinde operativ gewonnen wurde. Der Darmteil mündete mit sakralem After mit walnußgroßem Schleimhautvorfall und ließ sich als Blindsack von 7 cm Länge bis an den Mastdarm heran verfolgen. Hanser beschreibt einen ähnlichen Fall bei einem 7 Wochen alten Kind, bei dem eine Art sakraler After sich zeigte und die Schleimhaut des hier mündenden Darmstückes pilzförmig vorgebuchtet war. Auch dieser blind endigende Darmteil vom Charakter des Dickdarms führte bis in die Nachbarschaft des Rektums. Da allerdings mikroskopisch gleichzeitig Gangbildungen gefunden wurden, die als Ösophagus- bzw. Bronchialanlagen gedeutet werden mußten, ist es nicht ganz sicher, ob für den Befund nicht auch ein angeborener Sakraltumor angenommen werden muß, und Hanser hebt deshalb ausdrücklich hervor, daß die Mißbildung nur dann als erhaltener Canalis neurentericus aufgefaßt werden könne, wenn man diesem auch die Fähigkeit einräume, sich zu Bronchialanlagen zu differenzieren, was Hanser auf Grund entwicklungsgeschichtlicher Überlegungen ablehnt.

IV. Lageabweichungen.

Trotz der scheinbaren wirren Anordnung der Darmschlingen in der Bauchhöhle besteht nicht nur ein gesetzmäßiger Typus der Lagerung, der sich durch bestimmte Drehung der Darmschlingen und ungleichmäßiges Wachstum der verschiedenen Abschnitte des Magen-Darmkanales herausbildet, sondern diese Anordnung hat selbst für die Knäuel der Dünndarmschlingen, wie Mall, Vogt und andere es betonen, seine bestimmten Normen, die man in ihren Grundzügen auch nach erworbenen Umlagerungen stets noch wieder erkennen kann. Daß krankhafte Vorgänge am Darm selbst und in der Umgebung des Darmes bzw. an den Bauchwänden zu den mannigfaltigsten Lageveränderungen führen können, versteht sich von selbst und soll hier nicht erörtert werden, sondern es sollen nur die Lageveränderungen Berücksichtigung finden, welche als

Mißbildungen letzten Endes aufzufassen sind. Diesen Lageabweichungen sind zuzurechnen die angeborenen Transpositionen der Bauchorgane, die Verlagerungen,
welche durch Mißbildungen der Umgebung, besonders die Hernien, bewirkt
werden und welche in Verschiebungen durch angeborene raumbeschränkende
Prozesse ihre Erklärung finden und schließlich die Lageabweichungen, welche
auf Störungen der physiologischen embryonalen Darmdrehung zurückzuführen
sind. In Betracht kämen auch noch die durch Verschlüsse und Verengungen
bedingten Verschiebungen in der Topographie des Magendarmschlauches;
sie werden jedoch bei der Besprechung dieser Veränderungen noch zu erwähnen sein.

Die völlige bis ins Einzelne durchgeführte Transposition der Magen-
darmschlingen ist im Situs viscerum transversus wiedergegeben. Wie die
Lungen, Milz und Leber, wie selbst die paarig angeordneten Organe, wie Hoden,
Eileiter, Eierstöcke, ja wie voraussichtlich auch sogar die Nerven, das Gefäßsystem seitenverkehrt im Spiegelbild angeordnet sind, finden wir auch den
Magendarmschlauch in umgekehrter Lagerung, d. h. die große Kurvatur des
Magens zeigt nach rechts, das Duodenum mit seiner Pankreaskurvatur nach
links, Blinddarm und Wurmfortsatz sind links gelagert und das Knäuel der
Dünndärme schiebt sich anstatt wie sonst nicht nach links oben, sondern nach
rechts oben (Abb. 10). Küchenmeister und Schwalbe sehen in dieser Umlagerung der Körperorgane nicht so sehr eine echte Mißbildung, sondern mehr
eine Bildungsvarietät. Da jedoch, wie wir weiter sehen werden, diese Organ-
umlagerung nicht stets eine allgemeine, sondern eine abgestuft partielle sein
kann und gerade bei den letzteren gleichzeitig die verschiedensten Einzelmiß-
bildungen anderer Organe bis zu schweren allgemeinen Mißbildungen vorkommen
können, wird die Grenze von Abnormität zu Mißbildung nur schwer zu ziehen
sein. Schwalbe hält als Ursache für den Situs inversus primäre Keimesvaria-
tionen, hält aber auch eine traumatische Entstehung, besonders auf Grund der
Speemannschen Versuche nicht für unmöglich.

Schwieriger in ihrer Entstehung zu erklären sind die Fälle von partiellem
Situs inversus, bei dem nur bestimmte Abschnitte des Magendarmschlauchs
neben Einzelverlagerungen der Organe umgelagert sind. Risel hat ein großes
Material zusammengestellt und geordnet. Soweit bei den partiellen Transpositionen der Magendarmschlauch in Frage kommt, unterscheidet er: angeblich
reine Transposition der Magenschleife allein — Retransposition der Magenschleife allein bei Situs transversus des Gesamtorganismus, zum Teil noch mit
Hemmungsbildungen am Herzen und in der Lage des Darmes — Transposition
der Magenschleife, Verschiebung der Leber ohne Transposition, Hemmungsbildungen in der Lage des Darmkanals und am Herzen — Retransposition der
Magenschleife bei Anlage des Gesamtorganismus im Sinne des Situs transversus,
unvollständiger Situs inversus der Leber, zum Teil daneben noch andere Hemmungsbildungen am Herzen, in der Lage des Darmes und an anderen Organen —
Transposition der Magenschleife und der Leber, zum Teil mit Hemmungsbildungen in der Lage des Darmes — Transposition der Magen und Nabelschleife mit Hemmungsbildungen in der Lage des Darmes, seitliche Verschiebung
der Leber ohne Transposition — angeblich vollständige Transposition der
Bauchorgane allein — reine Transposition der Nabelschleife bei Situs solitus,
Hemmungsbildungen in der Lage des Darmes — Retransposition der Nabel-
schleife bei Situs inversus, zum Teil mit Hemmungsbildungen in der Lage des
Darmes — unvollständige Drehung der Nabelschleife bei Situs transversus,
Mißbildungen am Herzen.

Aus dieser Zusammenstellung geht schon hervor, daß die Lageveränderungen
den Magen allein oder Magen und Darm zusammen betreffen können, daß auch

der Darm allein bei normaler Magenlagerung transponiert sein kann, ferner, daß durch Retransposition der Magenschleife bzw. der Darmschleife bei Situs

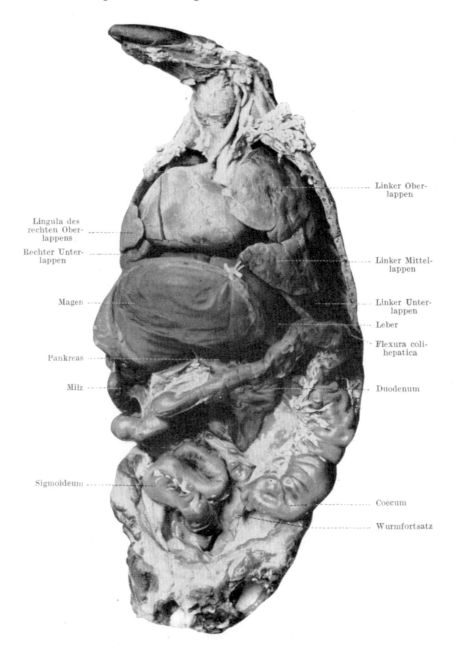

Abb. 10. Fall von Situs viscerum transversus mit Transposition aller Organe.
(Sammlung der K. W.-Akademie, Berlin.)

transversus der anderen Organe wieder andere Bilder zustande kommen können, daß bei partiellen Transpositionen des Magens auch scheinbare Transpositionen des Darmes vorliegen, die aber doch nicht als solche aufzufassen sind, sondern nur als Hemmungen in der Darmdrehung. Die Beteiligung der Leber ist eine häufige, wenn auch nicht ständige. Die Transposition der Magenschleife ist meistens mit der der Anhangsgebilde des Darmes, d. h. mit Transposition des Duodenums, des Pankreas und der Milz verbunden, kann aber auch diese letzteren Organe unberücksichtigt lassen. Auffallend häufig werden zugleich mit diesem partiellen Situs inversus Mißbildungen der Milz, tiefe Einkerbungen derselben, Zersplitterung in zahlreiche Einzel- und Nebenmilzen und schließlich völlige Agenesie der Milz mit ausgleichendem Eintreten von Lymphknotengruppen beobachtet. Ferner sind, und zwar besonders häufig bei Lebertranspositionen, die mit Darmtransposition vergesellschaftet sind, Mißbildungen des Herzens gleichzeitig zu sehen, die in Scheidewandlücken, in Störungen der Gefäßanlagen und in noch schwereren Mißbildungen bestehen. Auch das Gefäßsystem, besonders der Pfortader und der Vena cava inferior, ist auffallend häufig mitbeteiligt. Es fehlt alsdann das Herzende der unteren Hohlvene, so daß die Lebervenen selbständig in das Herz einmünden und eine Vena cardinalis als Vena azygos erhalten bleibt. Diese Gefäßabweichungen finden sich besonders, bei Transpositionen der Leber und der Magenschleife, weniger bei den Umlagerungen der Darmschleife, und gerade diese Fälle sind auch mit Mißbildungen am Herzen am häufigsten verknüpft. RISEL, der sich auch besonders noch auf die Untersuchungen von MARCHAND, LOCHTE, GEIPEL, TOLDT, MALL u. a. stützt, glaubt in dem Situs transversus partialis etwas anderes als wie im Situs transversus totalis sehen zu müssen und lehnt eine reine vollständige Transposition der Bauchorgane allein bei normaler Lage der Brustorgane ab, sondern er führt die verschiedenen Formen der Verlagerung der Baucheingeweide auf primäre abweichende, der Anlage des Gesamtorganismus entgegengesetzte Drehung der Magen- oder der Nabelschleife oder beider zurück, wobei die abnormen Drehungen dieser Darmteile auch sehr häufig eine Störung der regelrechten Drehung des übrigen Darmrohrs im Gefolge haben. Es ist unzweifelhaft, daß sich auf diese Weise die mannigfachsten Einzelbilder entwickeln können, die in der von RISEL zusammengestellten Kasuistik des Näheren beschrieben sind. Die Ursachen der falschen Drehungen der Magen- bzw. Darmschleife sind letzten Endes nicht geklärt. Sie sollen mit abnormen Rückbildungen der Omphalomesenterialvenen, mit anormaler Entwicklung der Pfortader, mit fehlender Schlingenbildung der Dottervenen um den Darm für den partiellen Situs inversus des Magens mit seinen Anhangsgebilden in Zusammenhang zu bringen sein, was wieder von anderen bestritten wird, weil gerade die Varietäten im Verlauf der Vena portae zu häufig auch sonst gefunden werden, so daß gerade der Pfortaderverlauf vielmehr sekundär beeinflußt sein soll. Störungen in der Anlage der Herzschleife oder der Leber, für welche die Variationen im Venengebiet mit größerer Berechtigung Transposition und verschiedene Ausbildung des linken oder rechten Leberlappens veranlassen, werden weiterhin besonders für die Umkehr der Magenschleife verantwortlich gemacht. Das Pankreas scheint in der Mehrzahl der Fälle nur sekundär beteiligt, ist aber vielfach mißbildet, zerteilt oder nur unvollständig angelegt. Auf die Milz ist schon vorher hingewiesen worden. Es steht somit die eigentliche Ursache des Situs inversus partialis noch in keiner Weise fest, doch ergibt sich nach allem, daß Störungen im Verlaufe der Gefäßbahnen, und zwar nicht nur der venösen, besonders der des Dotterkreislaufes, sondern der der arteriellen einschließlich des Herzens noch am ehesten zu diesen Lageabweichungen in Beziehung gebracht werden können und weiterer Beachtung wert sind.

Schon in der RISELschen Einteilung sind Hemmungsbildungen in der Lage des Darms mehrfach erwähnt worden. Diese Lageveränderungen spielen in der Literatur eine große Rolle, weil sie scheinbar mit der physiologischen Darmdrehung des embryonalen Darmes in Zusammenhang zu bringen und als Hemmungen dieser Darmbewegungen erklärt werden können. Vogt, der auch ausführliche Literatur gibt, führt die Darmdrehung letzten Endes auf die Wechselwirkung zwischen dem um den Gefäßpankreasstiel herumwachsenden Duodenum und der primären Kolonflexur zurück. Es kommt dabei die drehende Wirkung, die der Gefäßpankreasstiel erleidet, in Betracht, wenn das Duodenum bogenförmig um den Stiel herumwächst und sich die Flexura duodeno-jejunalis von rechts nach links unter dem Stiel hindurchschiebt, wobei das Mesenterium der primären Kolonflexur angespannt und die Darmschleife mitgedreht wird. Weiter kommt in Frage die zwangsläufige alternierende Schlingenbildung des Dünndarmes, die nach Vogt u. a. auch dadurch mitbedingt wird, daß der Dickdarm zu dieser Zeit im Wachstum zurückbleibt und der wachsende Dünndarm an dem gemeinsamen Gekröse nunmehr nur durch Schlingenbildung sich der Größe des vorhandenen gemeinsamen Mesenteriums anpassen kann. Wenn dann nach Rückkehr der Schlingen aus dem Nabelschnurbruchsack die Darmschlingen im Bauchraum ihren Platz beanspruchen, wandert unter dem Einfluß der Duodenumentwicklung der Dickdarmbogen über die Dünndarmschlingen nach oben und rechts, wobei nunmehr natürlich auch eigenes Wachstum des Kolonabschnittes einsetzt. Diese Dickdarmwanderung kann offenbar auf gewissen Phasen zum Stillstand kommen, d. h. zum Stillstand in bezug auf die Lage; dagegen weniger in bezug auf das fortschreitende Wachstum des Darms selbst. Da am Dickdarm zunächst die Milzflexur sich anheftet, dann allmählich der mehr orale Abschnitt schräg von links oben nach rechts unten zieht, bei weiterem Wachstum das Kolon sich bis zur Leber ausdehnt und die rechte Flexur bildet, weiterhin der Blinddarm sich abwärts schiebt, bis er seine endgültige Lage erreicht hat, können alle diese Stadien als Hemmungsmißbildungen im postfötalen Leben wiedergefunden werden. Der geringste Grad solcher Mißbildungen ist darin zu sehen, daß der aufsteigende Dickdarm mit Coecum nicht an der rückwärtigen Bauchwand mit seinem Gekröse verklebt, sondern mit einem freien Mesenterium commune beweglich bleibt. Das kann sich unter Umständen auch nur auf den zökalen Abschnitt erstrecken, andererseits großen Umfang annehmen bis über die rechte Kolonflexur hinaus. Die nächste Stufe ist etwa die, wo sich der Blinddarm nicht an der rechten Bauchseite heruntergeschoben hat, sondern hoch stehen geblieben ist, was deshalb auch als Hochstand des Coecums bezeichnet wird. Bei noch früherer Hemmung sieht man, daß Blinddarm und Aszendens schräg über die Dünndärme bis zur linken Flexur ziehen, wobei ein eigentlicher Querdarm überhaupt fehlt. In noch früheren Stadien liegen zwei Dickdarmschlingen nebeneinander auf- und absteigend linksseitig in der Bauchhöhle. Es kann aber überhaupt die Nabelschleifendrehung ausgeblieben sein, so daß der Dickdarm völlig hinter den Dünndärmen gelegen ist. Schließlich ist auch eine abnorme Drehung der Nabelschleife im entgegengesetzten Sinne mit entsprechender spiegelbildlicher Verlagerung des Kolons in Betracht zu ziehen. (Lit. Gerlach, Grönroos, Boenninghausen-Budberg, Hausmann, Koch, Reinbach, Richelmann, Farabeuf, Breunig, Sternberg, Berndt.) Berndt gibt eine Einteilung der möglichen Verschiedenheiten in folgendem Sinne: Ausbleiben der Drehung der Nabelschleife — Stillstand der Drehung nach 180° — völlige Drehung, aber mangelhafte Entwicklung des aufsteigenden Dickdarms — normale Drehung, aber Ausbleiben der Kolonfixierung; — Drehung in entgegengesetzter Richtung nicht ganz bis 180° — umgekehrte Drehung über 180° — entgegengesetzte völlige Drehung (Situs inversus). Hausmann teilt dagegen ein in Hemmungen, wobei Stillstand im Urzustande, Stillstand in Position der Nabelschleife und Stillstand in den Abschnitten der

Dickdarmwanderung besondere Formen bieten und zweitens in falsche Wachstumsrichtung, wobei entweder der aufsteigende Ast der Nabelschleife sich nicht
links, sondern rechts neben dem Duodenum einstellt, oder die Drehung der
Nabelschleife zwar nach rechts erfolgt, der Dickdarm aber statt vor dem Duodenum hinter demselben in die Höhe wandert.

Bei allen diesen Lageabweichungen ist weiter zu bedenken, daß, wie schon
erwähnt, die physiologische Darmdrehung zwar ausgeblieben sein kann oder auf
dem Marsche festgehalten wurde, daß aber im allgemeinen das Kolon seine
annähernd normale Länge erreicht. Es scheinen zwar auch im Wachstum gewisse
Störungen mit einhergehen zu können. Im allgemeinen aber macht sich die
veränderte Lage des Dickdarmes, bei der gewöhnlich die auf- und absteigenden
Schenkel nahe beieinanderliegen, durch mehrfache große Schlingenbildungen
oder Drehungen bemerkbar, wobei das frei bewegliche Gekröse wie beim Dünndarm besonders ergiebige Exkursionen gestattet. Es ist weiter in Betracht zu
ziehen, daß eben wegen der besonderen Verlaufsform des Dickdarms noch
erworbene Verlängerungen hinzukommen können und, schon durch das freie
Mesenterium bedingt, gerade in diesen Fällen die Gefahr der Darmverschlingung
eine große Rolle spielt. Die Ursachen aller dieser Hemmungen der Darmdrehung sind, da sie auf frühe embryonale Entwicklungsstufen zurückgehen,
schwer zu erörtern. Nach Vogt liegt der Angelpunkt in Ablenkung des
Duodenalwachstums, auf Grund der Mesenterialbeziehungen zwischen Duodenum
und primärer Kolonflexur, zumal, wenn das Dickdarmwachstum ungenügend
ist und der Drehung der ersten Jejunumschlinge Widerstand leistet. Auch die
Leber kann, vor allem auf das unter ihr vorbeiwandernde Coecum, einen
gewissen Einfluß ausüben. Jedenfalls ist auch nach Gerlach eine Rechtslagerung des Duodenums sehr häufig in Fällen solcher Lageabweichungen
zu erkennen.

Die gröbsten Lageveränderungen des Magendarmschlauchs finden sich bei
Mißbildungen der Umgebung, d. h. im wesentlichen bei den angeborenen Brüchen.
Da über die Pathologie der Hernien noch besonders berichtet wird, sollen hier
nur die wesentlichsten Verlagerungsmöglichkeiten kurz angeführt werden. Über
den persistierenden Nabelschnurbruch ist bereits gesprochen worden, und es
wurde auch erwähnt, daß der Bruch über das physiologische hinausgehen und
nächst dem Dünndarmkonvolut noch andere Eingeweide, wie Leber, Magen usw.
beherbergen kann, was schon von Aschoff, besonders für die Leberverlagerung,
auf primäre Bauchwandschwäche zurückgeführt wurde. Die Eventration kann
schließlich die gesamten Baucheingeweide umfassen, die mit ihrem Knäuel
in der Umhüllung der abnorm erweiterten und verkürzten Nabelschnur bis
an die Plazenta heranreichen. Es besteht alsdann völlige Bauchspalte, die
mit Brustkorb-, Becken- und Blasenspalte noch weiter verbunden sein kann.
In den Bereich der angeborenen Brüche sind nun nicht nur diejenigen einzubeziehen, bei welchen mangelhafter Verschluß von später getrennt sein sollenden
Höhlenabschnitten des Körpers die Ursache ist, sondern auch erhalten gebliebene
peritoneale Aussackungen, die eigentlich veröden sollten oder Öffnungen in
der Bauchwand, die sich physiologischerweise schließen müssen, können der
Sitz verlagerter Darmabschnitte sein, und in den Bereich der Mißbildung ist
auch noch hineinzurechnen, wenn die physiologischen Verschlüsse so mangelhaft oder nachgiebig sind, daß sekundär bei sonst in normalen Grenzen sich
haltenden Körperleistungen der Darm in diese vorgebildeten Gänge eintritt.
Das gilt z. B. für den Nabelbruch bei ungenügendem Verschluß des Nabelringes,
in welchen Darmschlingen oder Netz vorfallen können, es gilt für den offenbleibenden oder sich wieder öffnenden Processus vaginalis peritonei beim Leistenbruch, in welchen Darmschlingen, Netz, Blinddarm, Wurmfortsatz, letztere

beide besonders bei Mesenterium commune, Meckelsche Divertikel, das Ovarium usw. verlagert gefunden werden können. Selten sind die angeborenen Schenkelbrüche. Dagegen sind kleine Brüche, zuweilen multipel in Reihen angeordnet, in der vorderen Bauchwand zwischen Nabel und Proc. xiphoides im Bereich der Linea alba öfters beschrieben worden, die sich nicht stets an die Linea alba halten, sondern vielfach seitlich und häufiger nach links etwas abweichen. Der Inhalt dieser Brüche besteht zwar nicht immer aus Darmschlingen; Netz wird wohl am häufigsten in ihnen gefunden. Eine gewisse Erblichkeit als Zeichen, daß angeborene Störungen eine Rolle spielen, ist bei ihnen beobachtet worden (Klaussner), wie überhaupt gerade für die angeborenen Brüche und Spaltbildungen gewisse allgemein degenerative Zustände der Träger und Erblichkeit stets betont werden. Diesen Brüchen und sich anschließenden Darmverlagerungen nahestehend sind auch die seitlichen Bauchwandbrüche, bei denen mangelhafte Entwicklung der Bauchmuskeln, besonders der Mm. obliqui und transversi beschrieben wird, so daß nur Haut und Bauchfell den Bruchsack bilden (Steinhardt). Noch zu den äußeren Hernien hinzuzurechnen sind diejenigen, bei welchen es zu Verlagerungen der Darmschlingen bzw. des Magens in den Brustfellraum kommt. Zwar handelt es sich dabei nicht stets um richtige Hernien, sondern vielfach um Vorfälle bei mangelhaftem Verschluß des Foramen pleuro-peritoneale, besonders im Anschluß an Bildungsdefekte des primären dorsalen Zwerchfells. Außer Magen und Darm können noch die übrigen benachbarten Organe mitverlagert sein, wie Milz und seltener die Leber. Die Vorfälle oder falschen sog. Zwerchfellhernien sind die häufigeren und sitzen vorwiegend auf der linken Seite, was durch rechtsseitigen besseren Verschluß durch die Leberanlage und durch linksseitige leichter eintretende Störung des Verschlusses durch die Magenanlage, vielleicht auch durch die Herzschleife zu erklären versucht wird (Sternberg, Cailloud, Gruber). Daß bei diesen Darmektopien in den Brustfellraum Hypoplasien der gleichsinnig gelagerten Lunge und nebenbei rudimentäre Nebenlungen oberhalb bzw. auch unterhalb des Zwerchfelles gefunden werden, sei nebenbei bemerkt (Gruber). Die wahren Zwerchfellhernien sind mit peritonealem Bruchsack umgeben und stülpen sich zwischen den natürlichen Lücken der Zwerchfellwurzeln gegen den Brustraum zu. Sie sind sehr viel seltener als die falschen Zwerchfellhernien. Endlich ist noch zu berücksichtigen, daß die Verlagerung der Darmschlingen in den Brustraum in gewissem Sinne nur eine scheinbare sein kann, wenn nämlich bei angeborener Muskelschwäche des Zwerchfells ein abnormer Hochstand desselben gefunden wird. Die Verschiebungen der Baucheingeweide können dabei bis hoch in den Brustkorb, bis zur 3. Rippe und höher, erfolgen, ohne daß jedoch bei dieser Eventratio diaphragmatica richtige Vorfälle oder Hernien sich ausbilden (Lotze). Den äußeren Brüchen sind die inneren gegenüberzustellen, bei denen in Peritoneal- und Mesenterialtaschen Darmschlingen sich verfangen können, so daß sie unter Umständen zu merkwürdigen Lageabweichungen veranlaßt werden. Die hauptsächlichsten derartigen Hernien sind die im Bereiche der Fossa duodeno-jejunalis (Treitzsche Hernie), in der Fossa retrocoecalis, die Hernien durch das Mesokolon hindurch und die Hernien im Bereich der Bursa omentalis, bei welchen durch das Foramen Winslowii ganze Dünndarmknäuel in die Bursa einschlüpfen können (Aschoff).

Schließlich müssen der Vollzähligkeit wegen noch diejenigen Lageveränderungen wenigstens erwähnt werden, die durch Verschiebung und Verdrängung durch angeborene Geschwulst- oder Organmißbildungen zustande kommen. In Frage kommen vor allem die inkludierten Föten, die Teratome zwischen den Mesenterialblättern des Colon ascendens, transversum, der Flexur und im Netz mit entsprechender Verdrängung der benachbarten Magendarmabschnitte.

Auch die angeborenen Zystennieren, die Nierenmischgeschwülste und die retro-peritonealen Gewächse sind zu erwähnen (ASKANAZY).

Für die Lageveränderungen des Magens gelten im allgemeinen dieselben Be-dingungen wie für diejenigen des Darmes; ob die mehrfach erwähnte vertikale Einstellung des Magens mit abwärts gerichtetem Pylorusteil und geringer Linkswendung der großen Kurvatur tatsächlich ein Stehenbleiben des Magen-schlauches in embryonaler Stellung bedeutet, wie allgemein angenommen wird, ist wohl noch fraglich und kommt nur für Föten und allenfalls Säuglinge wohl noch in Frage. Die ähnliche Stellung des Magens im Erwachsenenalter ist wohl zum Teil erworben, zum Teil ein konstitutioneller Typus und nicht eine Hemmungsmißbildung, zumal es nicht leicht verständlich zu machen sein wird, wie die Magenschleife allein solche Hemmung ihrer Drehung ohne Einwirkung auf die folgenden Darmabschnitte aufweisen könnte.

V. Verengerungen (Stenosen) und Verschlüsse (Atresien).

Die Darmverschlüsse und Darmverengerungen, soweit sie als Mißbildungen anzusprechen sind, haben wegen der Schwierigkeit, sie in ihrem Entstehen zu deuten, stets die besondere Aufmerksamkeit aller Untersucher auf sich gelenkt. Sie sind auch von gewisser praktischer Bedeutung, weil sie, wenn auch nur in bescheidenem Anteil, in bezug auf etwaige operative Eingriffe klinische Be-deutung haben. In der Mehrzahl der Fälle allerdings sind sie mit Lebensfähig-keit unvereinbar. Die Darmstenosen und ihr vorgeschritteneres Stadium, die Darmatresien, haben im Magendarmkanal bestimmten typischen Sitz, der zahlenmäßig sich beweisen läßt und auf einigermaßen abgrenzbare Darmbezirke, wenigstens für bestimmte Formen der Verengerungen und Verschlüsse, be-schränkt ist. Als solche Stellen kommen in Frage: die Kardia, der Canalis pyloricus, der Pylorus selbst, dann vor allem das Duodenum bis einschließlich der Flexura duodeno-jejunalis, weiterhin der mittlere Dünndarm und wieder besonders das untere Ileumende, selten der Dickdarm und schließlich wieder besonders häufig der Enddarm. Die Verengerungen können nur angedeutet sein, können zu nur eben noch durchgängigen Kanalbildungen führen, und weiterhin kann es zu richtigen Atresien kommen, die wiederum nur an eng umschriebener Stelle in Form einer Haut sich andeuten oder als millimeter- bis viele zenti-meterlange feste Strangbildungen die noch lumenhaltigen Darmabschnitte an Stelle des früheren verbindenden Stückes in Zusammenhang halten, und schließ-lich kann überhaupt jede nachweisbare Gewebsbrücke zwischen den blind enden-den Darmabschnitten auf kurze oder längere Strecken völlig fehlen. Sie können weiterhin nur, und das ist wohl das häufigere, eine bestimmte Darmstelle be-fallen, können aber auch mehrfach auftreten. Die Erwähnung der Lieblings-stellen deutet schon an, daß es entwicklungsgeschichtlich bemerkenswerte Punkte sind, die hauptsächlich in Frage kommen. Das gilt ohne weiteres für den Enddarm, wo die verwickelte Abspaltung aus der Kloake und die Vereini-gung des ektodermalen und entodermalen analen Darmendes das Auftreten von Mißbildungen ebenso wie am oralen Ende des Darmschlauches verständ-lich machen. Ebenso einleuchtend ist es für die Verengerungen und Verschlüsse im Bereiche des Duodenums, dessen verwickelte Wachstumsrichtung, die ja auch für die ganze Darmdrehung von Wichtigkeit ist, zugleich mit der dort stattfindenden Einsprossung der großen Verdauungsdrüsengänge Lichtungs-störungen erklärlich machen kann. Und drittens ist bei den Stenosen und Atresien des unteren Ileum von vornherein an den entwicklungsgeschichtlich bedeutsamen Zeitabschnitt des physiologischen Nabelbruches und an die

Beziehungen zum Dotterblasenstiel zu denken. Nicht ohne weiteres mit solchen embryonalen Entwicklungsabschnitten in Zusammenhang zu bringen sind dagegen die vielfachen Unterbrechungen im Darmlumen oder die an atypischen Stellen lokalisierten.

Es sind für die Ursachen der Darmatresien und Stenosen die mannigfaltigsten Anschauungen angeführt. Wir verdanken wesentliche Fortschritte in der Erkenntnis der Vorgänge unter anderen CHIARI, THEREMIN, AHLFELD, FANCONI, KREUTER, CLOGG, CIECHANOWSKI und GLINSKI, KULIGA, TANDLER, FORSSNER, ANDERS, SEISSER u. a. Als Ursache für die Atresien und Stenosen werden mechanische, entzündliche, entwicklungsgeschichtliche Einflüsse oder Abweichungen im Gefäßverlauf angenommen (KREUTER). Bei den mechanischen käme dabei der Volvulus, die Intussuszeption, die Strangulation, die Mekoniumstauung sowie Kompression von außen in Frage. Bei den entzündlichen Ursachen wird auf die fötale Peritonitis und Enteritis hauptsächlich hingewiesen. Betreffs der entwicklungsgeschichtlichen Ursachen ist schon vorher besprochen worden, daß die Lieblingsstellen der Atresien und Stenosen auf die Vorgänge bei der embryonalen Entwicklung hindeuten. TANDLER hat dazu noch neue Gesichtspunkte aufgeworfen, die darauf hinausgehen, daß vorübergehende physiologische Epithelverschlüsse bestehen bleiben können und damit die Verengerungen ihre Erklärung finden. Die Verschlüsse durch abweichenden Gefäßverlauf werden größtenteils abgelehnt, spielen auf alle Fälle keine wesentliche Rolle.

Um die letzteren vorwegzunehmen, so ist es verständlich, daß ihnen keine größere Bedeutung zugemessen wird, zumal, wie CIECHANOWSKI und GLINSKI bemerken, die Stenosen schon in frühen Schwangerschaftsmonaten zu entstehen pflegen, wo die Gefäßausbildung und -differenzierung noch im Gange ist. FORSSNER bemerkt weiter hierzu, daß es kaum mit Anomalien der Gefäßentwicklung zu erklären wäre, wenn z. B. eine Verengung oder ein Verschluß sich nur auf das fehlende Epithel des Darmrohres bezieht, dagegen alle anderen Wandschichten des Darmes gut erhalten sind. Auch Thrombosen und Embolien der Gefäße sind wohl ohne weiteres in diesen frühen Entwicklungsperioden auszuschließen. Etwas anderes ist es vielleicht um die Dottergangsgefäße, die aber mehr im Zusammenhang mit den gesamten Entwicklungsvorgängen im Bereiche der Nabelschnur zu berücksichtigen sind. Die mechanischen Ursachen spielen sicher eine Rolle; dafür liegen unzweifelhafte kasuistische Belege vor. Einen embryonalen Volvulus in Betracht zu ziehen, ist nicht von vornherein abzulehnen, wenn man berücksichtigt, welche physiologischen Drehungen nicht nur das im Nabelschnurbruchsack liegende Dünndarmkonvolut, sondern auch der Dickdarm bei seiner Schleifenwanderung durchmacht. Ob allerdings die Drehung der Nabelschnur, wie auch behauptet wird, sich auf Dottergang und Darm noch fortsetzen und zu Verschlingungen Veranlassung geben kann, ist wohl mehr als fraglich, da zu der Zeit der Ausbildung der Drehung der Nabelschnur die Därme längst in die Bauchhöhle zurückgekehrt sind und der Darm sich vom Dotterblasenstiel gelöst hat. Auch ein Volvulus auf Grund eines embryonalen zu lange bestehenbleibenden Mesenterium commune anzunehmen, erscheint bei der geringen peristaltischen Kraft des embryonalen Darmes sehr gewagt. Ebenso wird die fötale Intussuszeption von der Mehrzahl der Autoren geleugnet, und dieser Vorgang der Darmeinschiebung wird als sekundärer Vorgang aufgefaßt. Ganz abzulehnen ist sie aber nicht, da z. B. in dem von CHIARI beschriebenen Falle der eingestülpte Darmteil gut erhalten war, während der übergestülpte Darmabschnitt Nekrose aufwies, während bei den Intussuszeptionen des extrauterinen Lebens immer erst der eingestülpte Darmteil nekrotisch zu werden pflegt. Es müssen also besondere, nicht sicher zu bestimmende Verhältnisse vorgelegen haben.

Der Befund von FANCONI, wo ein angeborener Ileus durch einen Strang stark eingedickten Mekoniums im untersten Ileum allein erklärt werden konnte, und Stauungsikterus in der Leber gleichzeitig vorhanden war, wird von ihm selbst nur unter Vorbehalt als mögliche Ursache für sich heranbildende Stenosen bzw. Atresien herangezogen.

Die fötale Bauchfell- und Darmentzündung sind offenbar in vielen Fällen Verlegenheitserklärungen. Ganz abgesehen davon, daß der einwandfreie Nachweis entzündlichen Zustandes des Bauchfells nur in den seltensten Fällen gebracht wird, muß es schon auffallend sein, daß die entzündlichen Veränderungen an Lieblingsstellen angreifen sollen und zu typischen Verschlüssen führen. Es ist daher vielmehr anzunehmen, daß die Mehrzahl aller peritonitischen Strangbildungen als sekundäre Vorgänge aufzufassen sind. Außerdem ist hinzuzufügen, daß bei zahlreichen Verengungen und Verschlüssen überhaupt jegliche peritonitischen Veränderungen fehlen und daß es doch sehr auffallen muß, wenn die Bauchfellentzündung nur so lokal angegriffen haben sollte, im übrigen aber wieder vollständig verschwunden wäre. Die fötale Enteritis wird von FANCONI im positiven Sinne bewertet, zumal er bei Atresien einige Rundzelleninfiltrate und eine Art entzündlichen Granulationsgewebes nachgewiesen haben will. Doch gibt er selbst zu, daß es sich auch um reparative sekundäre Prozesse habe handeln können. Die Beschreibungen sind aber trotzdem nicht durchaus beweisend, zumal die Verschlüsse durchaus membranösen Charakter hatten.

Die entwicklungsgeschichtlichen Verhältnisse führen im allgemeinen am ehesten zu befriedigenden Erklärungen. Schon bei der Besprechung der Persistenzen ist darauf hingewiesen worden, wie im Bereiche des Nabelringes Abschnürungen von außerhalb der Leibeshöhle liegen gebliebenen Darmschlingen erfolgen können, und in einer großen Zahl der in der Kasuistik wiedergegebenen Fälle von Darmatresien und Stenosen kehrt einheitlich die Beschreibung wieder, daß die verengten oder blind endigenden Darmabschnitte im Bereiche des Nabelgebietes lagen, daß von dem blinden Ende des oralen oder analen Darmabschnittes Stränge zum Nabel zogen oder daß außerhalb des Nabels, wie z. B. im Falle SEISSER, ein blind endigender Darmabschnitt gelegen war und nach der Bauchhöhle zu durch einen Strang mit dem Querdarm in Verbindung stand.

Der Ursachen für diese Abschnürungen und Drehungen im Gebiete des Nabelstranges sind viele. SEISSER glaubt eine zu dicke und unelastische Nabelschnurwand ursächlich in Frage ziehen zu können. Zu späte Ablösung des Dotterblasenstiels, Verwachsungen der Darmschlingen mit der Bruchsackwand kommen in Betracht und, wenn man bedenkt, daß außer bei den später noch zu erwähnenden Duodenalverschlüssen gerade das Ileum sehr häufig beteiligt und dieses auch der Sitz des MECKELschen Divertikels ist, so sind Beziehungen zum Ductus omphalomesentericus sicher häufig gegeben. Es muß da wieder daran erinnert werden, wie auch das freie Divertikel im Endabschnitt verödet sein oder doch noch strangförmige Fortsätze haben kann, wie diese an allen möglichen Stellen des Bauchraumes mit der Bauchwand, dem Gekröse, mit dem übrigen Darm verkleben und zu Abschnürungen führen können. Auch ist nicht abzuleugnen, daß bei Eintreten derartiger Verengungen an einer Stelle die dann einsetzende entzündliche Reaktion an anderen Stellen zu peritonealen Verklebungen, zu Verwachsungen von Bauchfellfalten oder mit dem Netz führen könnte.

Da die Zugwirkung des Nabelbruchs, der ungebührlich lange bestehen bleibt, oder die durch zu späte Lösung der Nabelschleife vom Dotterblasenstiel veranlaßt wird, für die Entstehung der Atresien am Enddarm mitverantwortlich gemacht wird, weil dadurch der entodermale und ektodermale unterste

Darmabschnitt sich gewissermaßen nicht genügend entgegenkommen, sollen die Verschlüsse in diesem Gebiet gleich hinzugefügt werden. Bleibt die Afterhaut verschlossen, so entsteht die Atresia ani. Oberhalb der Membran endet der Enddarm blind, das Aftergrübchen ist angedeutet, kann aber auch fehlen. Ist der ektodermale Darmabschnitt ausgebildet und die blinde Endigung des Enddarms wegen Nichteinreißens der Afterhaut bestehen geblieben, so ergibt sich die Atresia recti. Bei Verbindung von erhaltener Analmembran und Nichtausbildung des ektodermalen Mastdarmabschnittes entsteht die Atresia ani et recti.

Gewöhnlich versucht das Epithel der Aftergrube auf jede Weise mit dem Entoderm in Verbindung zu treten, und es bildet sich schon in sehr frühen Entwicklungsstufen ein Epithelstreifen zwischen ektodermaler und entodermaler Darmanlage aus, der den Darmenden als Leitband für die Vereinigung dient, die offenbar unter chemotaktischen Zellreizen vor sich geht (ANDERS, GIACOMINI). Es ist jedenfalls bemerkenswert, daß, wenn die Atresie nur eine geringfügige ist, so daß die en- und ektodermalen Darmabschnitte nahe beieinanderliegen, stets ein Aftergrübchen zum mindesten angelegt ist, daß aber, wenn der entodermale Abschnitt weiter entfernt von der Außenhaut schon blind endigt bzw. höher oben in die Kloake einmündet, offenbar auf Grund des fehlenden vom Entoderm ausgehenden Reizes auch die Ausbildung der ektodermalen Einstülpung ausbleibt und jegliche Andeutung auch von der Anlage eines Aftergrübchens fehlen kann. Es ergibt sich daraus für den Chirurgen, dem solche Fälle zur Operation zugewiesen werden, die wichtige Tatsache, daß er schon vorausbestimmen kann, ob eine operative Vereinigung überhaupt möglich sein wird, da bei Fehlen der ektodermalen Darmanlage entweder mit höher endendem, also schwerer erreichbarem Enddarm oder mit Einmündung desselben in eine Kloake zu rechnen ist (ANDERS). Im ganzen sind die unvollständigen bzw. ungenügenden Vereinigungen der Darmenden in Form von Verengungen häufiger als die völligen Verschlüsse, und es ergibt sich daraus, daß operative Eingriffe noch öfters von Erfolg sein können. Außer diesen mehr klassischen Atresien und Stenosen, die sich rein im Gebiete des Enddarmes abspielen, kommen aber noch vielfache verwickelte Mißbildungen in Beziehung zur embryonalen Kloake vor. Das gilt vor allem dann, wenn sich das Septum urorectale, welches Blase und Darm aus der gemeinsamen Kloake voneinander scheidet, mangelhaft entwickelt. Es kann so eine gemeinsame Kloake bestehen bleiben, wenn Aftergrube und Kloakengrube ebenfalls nicht getrennt wurden. Bei fehlender äußerer Darmendöffnung kann so der Enddarm in Fistelform in die Blase, in den Sinus urogenitalis (Pars membranacea urethrae), in die Vulva bzw. das Vestibulum vaginae einmünden (Atresia ani vesicalis, urethralis, vestibularis). Auch sekundäre Verbindungen des blind endenden Darmabschnittes mit dem Genitalrohr oder den vor der Blase gelegenen Harnwegen sind nach BROMAN entgegen den vorher erwähnten reinen Hemmungsmißbildungen möglich und als Atresien mit vaginalen, uterinen und ureterischen Fisteln bekannt. Alle diese Fisteln gehören nach ROTTER zu den inneren Fisteln, denen die äußeren Fisteln gegenüberstehen, bei denen bei tiefer herabreichendem Mastdarmblindsack an Stelle des normalen Afters eine fistelnde Öffnung im Bereiche des Dammes oder bei männlichem Geschlecht noch weiter nach vorne ziehend am Hodensack und bis an der Unterseite des Penis gefunden werden kann (perineale, skrotale Fisteln bei Atresia ani). Sie treten nicht mit der Harnröhre in Verbindung, auch wenn sie weit am Penis nach vorn ziehen. Bei weiblichen Kindern liegt die Fistelmündung seltener am Damm, häufiger dagegen im Scheidenvorhof in der Fossa navicularis. Sie sind aber von den vorher erwähnten Fisteln in die Kloake zu trennen (Abb. 11).

Ob die von AHLFELD gegebene Deutung, daß der Zug des Nabelbruchkonvo-
luts den Enddarm nicht tief genug herabtreten lasse, zu Recht besteht, ist wohl
in der Mehrzahl der Fälle recht zweifelhaft. Es liegen sicher mehr allgemein zu
beurteilende entwicklungsgeschichtliche Störungen des Fötus, Mangel an Ent-
wicklungskraft des Fötus (SPITZY), vielleicht auch Störungen allgemeiner Art
im höhergelegenen Darmschlauch vor. Jedenfalls sind bei solchen Mißbildungen
sehr oft vielfache andere Mißbildungen mit im Spiele, so die schon erwähnten
Kloakenmißbildungen, Blasenspalte, kümmerliche Entwicklung des Beckens

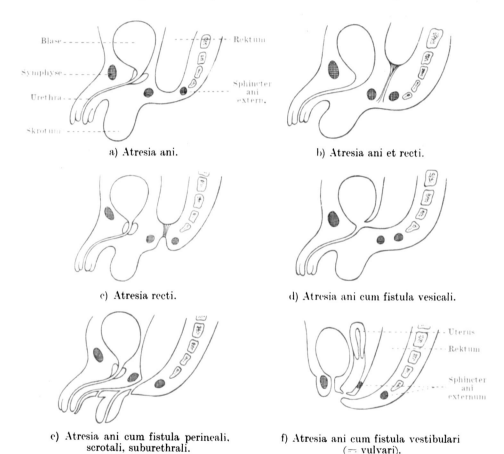

a) Atresia ani.   b) Atresia ani et recti.

c) Atresia recti.   d) Atresia ani cum fistula vesicali.

e) Atresia ani cum fistula perineali,   f) Atresia ani cum fistula vestibulari
   scrotali, suburethrali.   (= vulvari).

Abb. 11. Schema der Anal-Rektal-Atresien nach ROTTER (1901).

und dgl. Es ist auch nicht auszuschließen, daß die Füllung des Darmes mit
Mekonium für den Reiz des Enddarmes zum Wachsen mit in Anrechnung zu
setzen ist, wie BROMAN es annimmt, und auf welchen Reiz er auch den erhöhten
positiven Intraabdominaldruck zurückführt.

So könnte man vielleicht die Tatsache erklären, daß bei Darmspalte, wie
sie bei Bauchblasenspalte gefunden wird, und wo schon höhergelegene Darmabschnitte, meist solche aus der Gegend des Blinddarms, mit der Blase in Verbindung stehen, deshalb so gut wie regelmäßig ein blind endender Dickdarm
gefunden wird, weil das Mekonium schon vorher austrat und für den noch folgenden Darmabschnitt infolgedessen der Reiz zum Schlußwachstum fehlt.

Die typischen Darmverschlüsse und -verengerungen sitzen nun im Bereiche des Duodenums und, wie schon erwähnt, hat Tandler für deren Entstehen neue Gesichtspunkte aufgestellt. Es sollen beim menschlichen Embryo in den ersten Stadien der Entwicklung vorübergehend Epithelwucherungen auftreten, die die Lichtung des Duodenums einengen und schließlich vollständig verschließen. Nachträglich wird das Darmrohr durch Durchlöcherung (Vakuolisierung) der Epithelmassen wieder durchgängig, wobei Stadien zu beobachten sind, in denen man noch Epithelbrücken verschiedenster Form und Ausdehnung durch das Lumen ziehen sieht. Wenn in der Lösung dieser Epithelverschlüsse Hemmungen auftreten, sollen sie die Ursache für die Darmverengerungen und

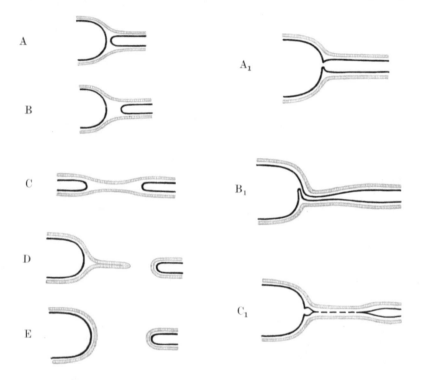

Abb. 12. Schemata; die Bildung zweier freier Darm-Blindenden aus einer Darmatresie zeigend (Fig. 298). Schema einer strangförmigen Darmstenose, die sich in Atresie umwandelt (Fig. 299). [Nach Hj. Forssner (1907)].

Verödungen abgeben. Neuere Untersuchungen haben diese Befunde bestätigt (Forssner, Kreuter, Anders, Broman) und es fragt sich, wie man sich das Zustandekommen solcher Atresien aus diesen Verschlüssen denken soll. Es wird so gedeutet, daß bei der Ausbildung des Mesenchyms dieses in die Epithelstränge einwächst und daß somit zunächst membranartige Durchtrennungen, bei größerer Ausdehnung Atresien auf weitere Strecken hin erfolgen. Für die verschiedenen Formen und für die Entstehungsweise der häutigen Scheidewände der strangförmigen Verschlüsse und der schließlich zu völliger Zusammenhangstrennung führenden Darmverschlüsse gibt Forssner lehrreiche schematische Abbildungen (Abb. 12). Forssner und Kreuter verallgemeinern nun die Entstehung der Darmstenosen und Atresien, die aus den sicher im Duodenum vorkommenden Epithelverschlüssen gefolgert werden, für den ganzen

Darmschlauch. Man könnte dabei wohl in erster Linie an die im Dünndarm, besonders in dem Abschnitt der Nabelschleife embryologisch gefundenen Epithelknospen und Epithelvakuolen denken (LEWIS, KEIBEL, ENGEL, zit. nach LAUCHE). Es ist jedoch bei der Entwicklung des normalen Embryo, wenigstens beim Menschen, die Epithelokklusion nur im Duodenum beobachtet worden und von den Autoren wird behauptet, daß das periphere Darmstück diese „Verschlüsse" jedenfalls nicht bis zu völligem Verschluß aufweist. Nach FORSSNER steht aber deshalb nichts der Annahme im Wege, daß die Epithelverschlüsse ausnahmsweise auch an anderen Stellen des Darmes gefunden werden können. Es muß somit noch offen bleiben, ob man tatsächlich auch die tiefer-

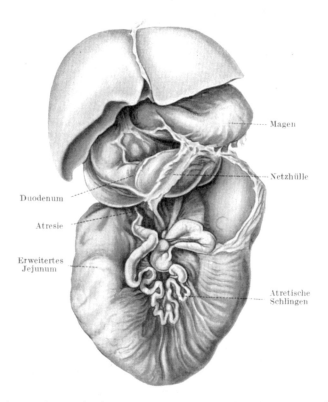

Abb. 13. Angeborene Atresie des Darms im oberen Jejunumdrittel bei einem 7 Tage alten Knaben, hochgradige Erweiterung des oberen Jejunums und Duodenums. Die distalen zusammengezogenen und atretischen, z. T. mekoniumhaltigen Dünndarmschlingen lagen in Netzhülle. (Patholog. Institut Freiburg. Sekt.Nr. 397/23.)

gelegenen Darmatresien und Stenosen hierher rechnen darf. Jedenfalls ist eine vollständige Verallgemeinerung nicht berechtigt, auch wenn die Erklärung für die Duodenalatresien und vielleicht für die des oberen Jejunum was Überzeugendes für sich hat. Daß aber auch schon im Duodenum andere Erklärungen zu beachten sind, geht aus den Erörterungen von ANDERS hervor, der, hauptsächlich auf Grund der VOGTschen Untersuchungen über die Duodenaldrehung auf die verschiedenartige Wachstumschronologie, auf das verschiedene Wachstumszeitmaß innerhalb der verschiedenen Abschnitte des Duodenums hinweist, wobei Wachstumskorrelationen eintreten können, die, besonders im Bereiche der sich verschiebenden und überkreuzenden großen Drüsengänge zu Umbau,

Verziehung und Verwerfung der Duodenalwand führen können, aus denen sich ebenfalls Duodenalverschlüsse entwickeln können. Weiterhin ist für die mit offenbarer Strangbildung des Bauchfells einhergehenden oder offensichtlich durch Fadenschlingen ausgezeichneten Darmatresien und für manche Formen multipler, an den verschiedensten Stellen des Darmes auftretender Atresien, besonders in den mittleren und zökalen Darmabschnitten, die Beziehung zum Ductus omphalomesentericus, zum Meckelschen Divertikel und zum Nabelschnurbruch nie außer acht zu lassen (Abb. 13). Zahlenmäßig sind die Verengerungen und Verschlüsse im ganzen immerhin noch seltene Befunde. Clogg erwähnt unter 11 000 Kindern 2, unter 150 000 Kindern 9 derartige Mißbildungen und führt nach Silbermann 24 Atresien des Duodenums gegenüber 30 Atresien und 3 Stenosen des Jejunoileums an. Bei weiteren Zahlenangaben läßt er von Gärtner unter 38 Fällen 20 Verschlüsse des Jejunoileums 16 denen des Duodenums und 2 des Kolons gegenüberstehen, während Braun 32,5% derartige Mißbildungen im Duodenum gegenüber 60,6% im Jejunoileum und 6,6% in den oberen Teilen des Dickdarms gefunden habe. Es stehen also scheinbar die Atresien und Stenosen des peripheren Darmes an Zahl denen im Duodenum, wo doch die physiologischen Verschlüsse gefunden werden, voran. Forssner und Tandler bemerkten demgegenüber, daß dabei die Längenverhältnisse der einzelnen Darmabschnitte nicht berücksichtigt seien und daß unter Bewertung dieser Maße das Bild ein anderes wird, so daß nach Forssner auf Zentimeterlänge berechnet für das Duodenum 6,6, für das Jejunoileum 0,4 und für den Dickdarm 0,38% Atresien sich errechnen, so daß das Duodenum 15mal häufiger betroffen ist, als der übrige Darm.

Für den Magen habe ich schon den Sitz möglicher Verschlüsse im Bereiche der Kardia und des Pylorus erwähnt. Sie sind an der Kardia selten. Ob sie zwischen Kardia und Pylorus überhaupt sicher beobachtet sind, ist fraglich; im Pylorusgebiet dagegen kommen sie häufiger vor und stehen einerseits wohl den Duodenalatresien nahe, sind andererseits mit der vorher besprochenen Pylorusstenose in Zusammenhang zu bringen.

VI. Lichtungsveränderungen.

Gegenüber den Stenosen und Atresien sind auch Erweiterungen des Darmes zu berücksichtigen, die mehr allgemeiner Natur sein können oder als umschriebene Aussackungen des Darmrohrs auftreten. Unter Umständen recht beträchtliche Erweiterungen finden sich oberhalb der angeborenen Verengerungen und Verschlüsse. Sie sind also, wenn auch auf angeborene Mißbildungen zurückzuführen, eigentlich doch sekundärer Natur. Sie können zu sehr umfangreichen Sackbildungen des Darmes führen, so daß z. B. das Duodenum oder Jejunum oberhalb solcher atretischer Darmabschnitte bis zu mehrfacher Größe des Magens sich aufbläht. Die Abbildung zeigt eine gleichsinnige hochgradige Erweiterung des Mastdarms oberhalb einer Atresia ani (Abb. 14). Diffuse Erweiterungen, die auf angeborene Anlage zurückgeführt werden, finden sich sonst vornehmlich nur am Dickdarm und hier im Bereiche des Colon sigmoideum. Es ist schon vorher auf die Längenvariationen dieses Darmabschnittes, auf die Schlingenbildung an dieser Stelle hingewiesen worden. Es muß ausdrücklich betont werden, daß die dabei zur Beobachtung kommenden Ausbuchtungen, die außerordentlich großen Umfang annehmen können, wohl in der Mehrzahl der Fälle erworbene Zustände sind, die auf Lähmung der Darmmuskulatur zurückzuführen sein würden. Es läßt sich aber andererseits wohl nicht ableugnen, daß auch angeborene Erweiterung im Sinne der Hirschsprungschen Krankheit in Betracht gezogen werden muß, da schon bei Neugeborenen die umfangreichsten Ausbuchtungen der Flexur gefunden werden, die mit gleich in den ersten Lebenstagen auftretender Stuhlverstopfung einhergehen. Es kommt hinzu, daß beim

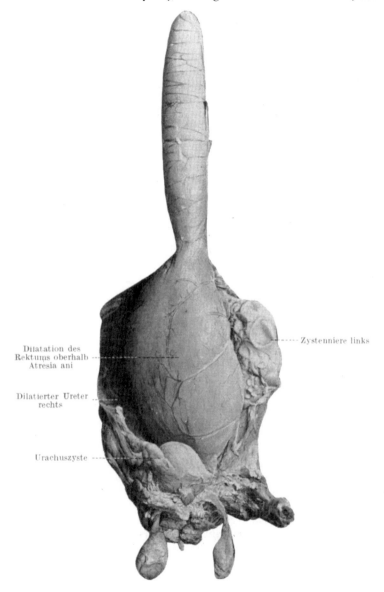

Dilatation des
Rektums oberhalb
Atresia ani

Dilatierter Ureter
rechts

Urachuszyste

Zystenniere links

Abb. 14. Hochgradige Erweiterung des Rektums bei Atresia ani bei 3 Tage altem Knaben, gleichzeitig bestand Erweiterung des Ureters rechts. Zystenniere links und Urachuszyste. (Präparat des Patholog. Museums der Charité, Berlin.)

Neugeborenen schon physiologisch das S Romanum verhältnismäßig lang und geschlängelt zu sein pflegt und daß, wenn auch die Erweiterung zunächst vielleicht nicht primär so ausgesprochen ist, diese sich doch auf Grund der angeborenen Größe und Schlängelung des S Romanum überraschend schnell einstellt, wobei ein ventilartiger Verschluß am Übergang der Sigmaschlinge in den Mastdarm eine Rolle zu spielen scheint. Neter und auch Heller kommen zwar zu der Schlußfolgerung, daß stets nur das Megakolon oder, wie Heller einschränkend es nennt, das Megasigmoideum congenitum in seiner Länge und Schlingenbildung und auch wohl abnormen Lagerung das Primäre und Angeborene sei, daß aber die Entwicklung des Hirschsprungschen Symptoms mit der Erweiterung stets nur als dadurch bedingt betrachtet werden müsse. Die Durchgangshindernisse in Gestalt von besonderen Schleimhautfalten oder durch Druck von Flexurschlingen auf das Rektum sind aber von anderen Untersuchern schon bei Föten und Neugeborenen gefunden worden, so daß man, wenigstens die Erweiterungen des Colon sigmoideum, wenn auch wiederum sekundär, noch in die fötale Entwicklungsperiode hineinverlegen muß (Konjetzni, Josselin de Jong und Muskens, zitiert nach Sternberg). Die tatsächlich primäre Erweiterung des S Romanum, vielleicht auf Grund angeborener Darmwandschwäche (Fütterer und Middeldorpf), ist daher nicht sicher bewiesen und wird auch nur schwer nachzuweisen sein. Diffuse Erweiterungen anderer Darmabschnitte auf angeborener Grundlage sind wohl noch fraglicher, allerdings gibt Torkel die Beschreibung einer übermäßigen Erweiterung eines großen Dünndarmabschnittes bei einem 2 Tage alten Kinde, welches unter Ileuserscheinungen starb und bei dem ein Weghindernis sich nicht gefunden haben soll. Der Dünndarm war 130 cm hinter der Plica duodenojejunalis beginnend, auf eine Strecke von fast 1 m bis auf 14 cm Umfang erweitert. Torkel hält diese Erweiterung für angeboren. Da aber Peritonitis bestand, der Dünndarm an zwei Stellen Knickungen und Infarzierungen aufwies und auch der Darminhalt unterhalb der Erweiterung zu festeren Kotballen zusammengeformt war, glaube ich, daß der Befund an diesem einen, von auswärts eingesandten Präparat nicht unbedingt beweisend dafür ist, daß solche primären Lichtungserweiterungen des Dünndarmes sicher vorkommen. Nur eine Stelle des Dünndarmes kann vergrößertes Lumen aufweisen und das ist diejenige, welche der Sitz der Meckelschen Divertikel ist, und es sollen die divertikelartigen Ausbuchtungen der Darmwand hier gleich mit in der Besprechung angeschlossen werden. Über die verschiedene Form und Länge, über die möglichen Abtrennungen und Unterbrechungen des Meckelschen Divertikels ist schon vorher gesprochen worden. Das Divertikel kann so niedrig und so diffus in die Darmwand übergehend sein, daß der Eindruck einer nur örtlichen Ausbuchtung bzw. gleichmäßigen Erweiterung des Dünndarmes hervorgerufen wird, ohne daß man von dem Bestehen eines eigentlichen Divertikels Eindruck bekommt. Ob es echte Divertikel, ähnlich den Meckelschen, die als Mißbildung aufzufassen sind, sonst überhaupt gibt, ist noch fraglich. An und für sich ist der Darmschlauch und besonders der Dickdarm in Sigmoideum und Rektum sehr häufig der Sitz von Divertikeln. Es handelt sich bei diesen, die in sehr großer Zahl (nach v. Hansemann wurden bis 400 gezählt) gefunden werden können, aber wohl sicher in der Mehrzahl um erworbene Bildungen, bei denen wieder echte und falsche Divertikel in dem Sinne unterschieden werden, daß bei ersteren die Muskelwand samt Schleimhaut ausgestülpt wird, während bei den falschen eigentlich nur die Schleimhaut durch die Muskelwandschichten vorfällt. Die Ursachen für diese erworbenen Divertikel sind in allgemeiner Erschlaffung und Atrophie der Darmwand bei konsumierenden Erkrankungen, bei den Traktionsdivertikeln in Zug an der Darmwand und bei den Pulsionsdivertikeln in Passagehinderung zu suchen (Edel). Den angeborenen Divertikeln noch am ehesten zuzurechnen sind diejenigen des Duodenum, wobei die Stelle des Eintritts des Ductus choledochus an der Papilla Vateri besonders bevorzugt ist. Gerade im Duodenum können die Divertikel auch in Mehrzahl vorkommen.

ROTH beschreibt die Divertikel ausschließlich als falsche, d. h. als Schleimhaut-divertikel und glaubt deshalb, daß sie doch als erworbene anzusprechen seien. Auch im obersten Dünndarm werden multiple Divertikelbildungen erwähnt. SCHMIDT beschreibt einen Fall, bei dem sich sechs echte Wanddivertikel im obersten Dünndarmabschnitt bis zu Taubeneigröße fanden; die negativen mikroskopischen Wandveränderungen lassen es ihm als das Wahrscheinlichste erscheinen, daß es sich um Vitia primae formationis gehandelt habe. Daß es zur Zeit der embryologischen Entwicklung mikroskopisch nachweisbare Divertikel-bildungen gibt, die aus den physiologisch im Duodenum bis zu „Verschlüssen" führenden Epithelwucherungen, im Dünndarm aus den Epithelknospen und -Vakuolen sich entwickeln, ist sicher gestellt, da die Epitheleinsenkungen bis in das Mesenchym der Muskularis eindringen. Daher werden auch die

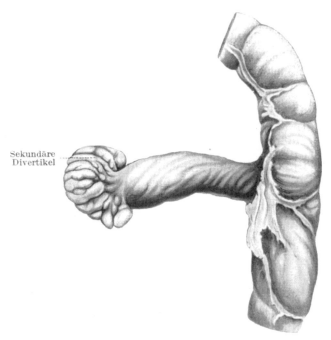

Sekundäre Divertikel

Abb. 15. Mehrfache divertikelartige Ausstülpungen an der Spitze eines MECKELschen Divertikels. (Patholog. Institut Freiburg.)

Divertikel des späteren Alters, vor allem die des Duodenums, zum Teil auf diese schon embryologisch beobachteten Divertikelanlagen zurückgeführt. LEWIS und THYNG, KEIBEL, zit. nach LAUCHE). Ein blinddarmähnliches Divertikel des Coecum beschreibt MOSER des näheren. Die Entstehungsursache des-selben ist schwer zu erklären. Das Divertikel bildete gewissermaßen eine handschuhfingerförmige Verlängerung des untersten Haustrum des Blinddarms und lag in einem Bruchsack, mit dem es jedoch nicht verwachsen war, so daß MOSER die Entstehung des Divertikels als Traktions- oder Pulsions-divertikel ablehnt. Ob es daher als eine sehr frühzeitige Mißbildung aus der Zeit der Lage des Blinddarms im Nabelschnurbruch anzusprechen ist, muß offen bleiben. Anscheinend sicher angeborene Divertikelbildung, und zwar am Wurmfortsatz, beschreibt HEDINGER, der bei einem neugeborenen Kinde am distalen Drittel des Proc. vermiformis Verlagerungen von Mukosaherden in die tiefergelegenen Wandschichten und zahlreiche Ausstülpungen des Lumens beobachtete. Das Kind, eine Frühgeburt, besaß einen Nabelbruch, in welchem der Dickdarm mitsamt dem Proc. vermiformis lag und wo der Processus mit Fäden am Bruchsack befestigt war. Hier ist also an der angeborenen Entstehung der Divertikel nicht zu zweifeln. Ähnliche Divertikelbildungen sind als sekundäre auch an Meckelschen Divertikeln zu beobachten, wie die Abbildung zeigt (Abb. 15). Eine eigenartige Entstehung soll andererseits ein großes Dickdarmdivertikel von 20 cm Länge gehabt haben, welches Grawitz bei einem 55jährigen Manne am Colon ascendens beobachtete. Das Divertikel mit allen Schichten der Darmwand bildete einen schleifenförmigen Nebenarm des Darmes und soll dadurch zustande gekommen sein, daß durch das Bestehen einer membranösen Atresie innerhalb dieses Darmabschnittes der Darmteil sich durch die vorschiebenden Ingesta zunächst ausgestülpt und dann durch zwei sekundäre Spontananastomosen durch die anliegenden Schlingenwandungen sich wieder durchgängig gemacht hatte.

Den Divertikeln nahe stehen manche als Enterokystome oder Darmzysten beschriebene, dem Darm an- oder eingelagerte zystische Gebilde, deren Entstehung verschiedenen Ursprungs sein kann (Roth). Roth führt die Enterokystome auf das Meckelsche Divertikel zurück, und es ist schon vorher erwähnt, daß das Meckelsche Divertikel an jeder Stelle, vom Darm bis in den Nabelschnurbruch hinein, abgeschnürt werden kann und so zu Darmzysten außerhalb des Nabels, innerhalb der Bauchhöhle, am Darm, aber ohne Verbindung mit ihm, und schließlich in der Darmwand, ja auch im Gekröse führen kann. Sicher sind ein größerer Prozentsatz der dem Darm anliegenden, vielleicht auch noch der in die Darmwand miteingeschlossenen und der selbst bis in die Mesenterialblätter reichenden Zysten mit dem Ductus omphalomesentericus in Zusammenhang zu bringen. Dafür spricht schon die so häufige Lage dieser Zysten im Bereiche des Ileums und bis in die Nähe des Coecums herab. Auch haben manche dieser Zysten noch direkte Verbindung mit dem Darm, wobei sie aber durch die Art ihres Abganges vom Darmlumen und die sekundäre Erweiterung der Zysten durch ventilartigen Verschluß vor dem Eintritt des Darminhaltes bewahrt werden können, bis zu Gänseeigröße sich entwickeln und meistens eigenen schleimigen Inhalt bilden (Buchwald und Jannicke). Der mikroskopische Befund läßt in der Regel die Zystenwand aus allen Schichten der gewöhnlichen Darmwand aufgebaut erkennen. Darmschleimhaut mit Lieberkühnschen Krypten, Zotten, oft sogar mit Drüsen in lebhafter Tätigkeit, die Schläuche gewuchert, lassen sich neben Muscularis mucosae, Ring- und Längsmuskulatur unterscheiden. In anderen Fällen wieder ist ein deutliches und vielfach sicher sekundäres Schwinden der drüsigen Elemente, ein atrophischer Zustand der Darmschleimhaut unverkennbar und auch die Muskelwandschichten des Darmes können nur unvollkommen erhalten sein, Aufsplitterung zeigen oder durch mehr bindegewebige Anteile ersetzt werden. Wenn die Mehrzahl dieser Zysten auf den Dottergang zurückgeführt werden (Hill, Runkel), so ist die Erklärung nur in dem Sinne zu denken, daß bei atypischen Lagerungen in bezug auf den normalen Abgang des Meckelschen Divertikels das Divertikel ursprünglich frei in der Bauchhöhle lag und sich dem Darm, nach oben oder unten geschlagen, anlegte, durch Dottergangsfäden mit ihm verklebte, bei der Drehung des Darmes auch zwischen die Mesenterialblätter gelangte, daß der eigentliche Stiel des Divertikels sich abschnürte und nun der Rest des Dotterganges sich zystenartig an der Darmwand weiter entwickelte. Dagegen wird man manche Zysten nicht nur ihrer Lage wegen, sondern auch auf Grund des geweblichen Baues nicht ohne weiteres mit dem Dottergang in Verbindung bringen können. Das gilt sicher für die Mehrzahl der mesenterialen Zysten, die meistens zwar dem Darm unmittelbar anliegen (Abb. 16), aber auch etwas entfernt von ihm im Mesenterium sitzen können. Diese Zysten können auch in der Schleimhaut, die sie auskleidet, eigentliche Darmdrüsen vermissen lassen und einschichtiges hohes Zylinderepithel oder Flimmerepithel tragen. In anderen Fällen finden sich Zysten mehr im Bereiche der Darmwand selbst, wo sie entweder mehr gegen das Lumen oder mehr gegen die Serosa vorspringen können, in ihren Wandschichten nicht alle Bestandteile der Darmwand aufzuweisen brauchen und den verschiedenartigsten Epithelbelag aufweisen können, der auch in Gestalt von adenomatösen Wucherungen, die aber an Darmschleimhaut erinnern, gefunden wurde. Mit diesen in der Darmwand sitzenden Zysten können ähnliche im Gekröse gelagerte, auch weit versprengte, z. B. der Speiseröhre anliegende Zysten, verbunden sein. HUETER glaubt, auf Grund der Durchsetzung der Darmwand mit den erwähnten drüsigen, von ihm als exzessiven gedeuteten, der Zyste zugehörigen Schlauchbildungen an eine Neubildung denken zu müssen und sieht eine angeborene Geschwulst in der Zyste. Wahrscheinlich handelt es sich aber doch bei allen diesen Fällen wohl nur um Abschnürung des Darmrohrs, um Mißbildungen, die nach dem histologischen Befund mancher derartiger Zysten auf frühembryonale Abtrennung vom Darmrohr zurückzuführen sein würden.

Es sei noch erwähnt, daß auch am Magen sichere Divertikelbildungen beobachtet sind. BROMAN bildet einen derartigen Befund bei einem menschlichen Embryo ab und führt die abnorme Form des Magens auf außergewöhnlich starke Entwicklung der Urniere zurück. SCHMIDT führt drei weitere Stellen aus der Literatur an, obwohl in diesen Fällen nicht sicher zu entscheiden ist, ob es sich nicht um erworbene Divertikelbildungen gehandelt hat.

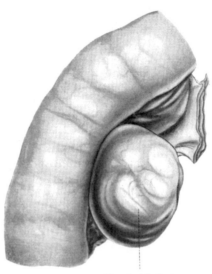

Mesenteriale Zyste

Abb. 16.   Intramesenteriales Divertikel, 40 cm unterhalb Flexura duodeno-jejunalis. (Pathologisches Institut Freiburg.)

VII. Ortsfremde Einlagerungen[1]).

Die eingehendere mikroskopische Untersuchung des Magendarmkanals in den letzten Jahren hat zu dem Ergebnis geführt, daß nicht nur Versprengungen von Organkeimen, die öfters ohne weiteres schon makroskopisch zu erkennen sind, sondern auch Heterotopien epithelialer Zellverbände gar nicht so selten sind. Es sollen im folgenden jedoch nur die ortsfremden Einlagerungen berücksichtigt werden, welche als örtliche Mißbildungen, als angeborene Gewebsverlagerungen anzusprechen sind. Die Kasuistik hat dabei besonders die versprengten Pankreasanlagen berücksichtigt und das ist natürlich, weil diese Nebenpankreasgewebsinseln im Bereiche des Magendarmschlauchs nicht nur

---

[1]) S. die später angeführte Auffassung von LAUCHE.

eine beträchtliche Größe erreichen können, sondern auch zu klinischen Verwicklungen geführt haben. Die Größe solcher Nebenpankreasbildungen schwankt
außerordentlich. Während sie in der Regel nur Gebilde von Kirschkern-, Bohnen-
oder allenfalls Zehnpfennigstückgröße darstellen (Abb. 17a und b), sind andererseits beträchtliche Nebenorgane beschrieben. Nauwerck schildert ein solches
von 9 cm Länge. Der Sitz dieser Nebenpankreasbildungen ist von der Magenwand, ja von der unteren Speiseröhre an bis durch den ganzen Dünndarm zu
verfolgen. Ob der Dickdarm sicher mitbeteiligt ist, erscheint noch fraglich.
Im allgemeinen finden sich die untersten Pankreaskeime bis zu der Stelle, wo
der Ductus omphalo-mesentericus seinen Abgang hatte, also im Bereich der

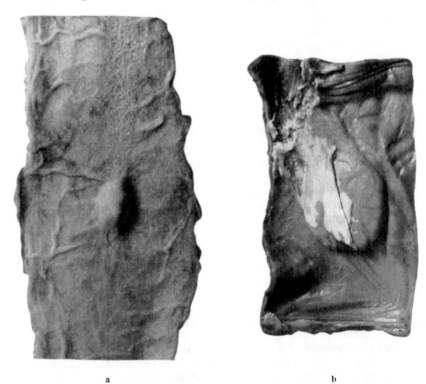

a   b

Abb. 17. Nebenpankreas von Kirschgröße unter der Schleimhaut des Ileums
und von Dreimarkstückgröße unter der Serosa des Duodenums.
(Sammlung der K. W.-Akademie, Berlin.)

kranialen primitiven Darmschleife. Auch die Reste des Ductus omphalomesentericus, das Meckelsche Divertikel sind öfters als Sitz angegeben und
damit im Zusammenhang ist auch wohl die Lage von den seltenen Pankreaskeimen in der Nabelgegend zu erklären. Mit erwähnt sei noch, daß auch
zwischen den Gekröseblättern das Nebenpankreas gefunden werden kann.
Diese akzessorischen Bildungen trifft man meistens in der Einzahl, aber auch
mehrfache Keime sind des öfteren beobachtet. An der Magen- und Darmwand
kann das Nebenpankreas submukös, intermuskulär und subserös gelagert sein.
      Es kann einen vollständigen Organcharakter mit Pankreasdrüsen, Langer-
hansschen Inseln und Ausführungsgängen besitzen, häufiger aber ist der Bau
nur eine unvollkommene Wiedergabe des Hauptorgans, indem die Inseln und
Drüsengänge fehlen, ja, es kann zu noch unvollkommener Ausgestaltung der

Pankreaskeime gekommen sein, indem gewissermaßen nur Ausführungsgänge, oft in adenomartiger wirrer Anordnung sich finden. Ferner werden häufig glatte Muskelfasern in dem Stroma des Pankreaskeims gefunden, Muskelfasern, die an Zahl bei weitem die spärliche Einsaat im normalen Pankreas übertreffen und myomartigen Charakter annehmen können (THOREL, GLINSKI, ZENKER, BEUTLER, ASKANAZY, JOSSEILN DE JONG, GRIEP, BROMAN, LAUCHE, WEISHAUPT, COHEN). Am Magen scheint die Pylorusgegend bevorzugt zu sein, wenn auch noch entfernter vom Pylorus das Nebenpankreas ebenfalls angetroffen wird. Besonders bei den pylorusnahen Pankreasgeschwülsten können klinische Erscheinungen mit Magenbeschwerden ähnlich denen bei Ulcus duodeni bzw. pylori auftreten (JOSSELIN DE JONG, THOREL). Am Duodenum kommt das Nebenpankreas unabhängig von etwaigen Mißbildungen des Hauptpankreas vorwiegend an der Vorderwand zur Beobachtung. Demnächst wird es am häufigsten wohl im Jejunum gefunden und auch das MECKELsche Divertikel ist, wie schon erwähnt, nicht so selten mit Nebenpankreasgewebe vergesellschaftet.

Die Frage der Entstehung dieser ortsfremden Pankreaskeime ist noch nicht eindeutig entschieden. Es stehen sich hauptsächlich zwei Anschauungen gegenüber. Nach der einen Auffassung sind diese überzähligen Pankreasanlagen tumorartige Mißbildungen in verschiedenen Differenzierungsgraden, die darauf zurückzuführen sein sollen, daß das Dünndarmentoderm das Vermögen besitzt, Darmdrüsen und Pankreasbildungen zu entwickeln und daß bei diesen Fehlbildungen Pankreasgewebe bis zum differenzierten rudimentären Organ an atypischen Stellen neben der normalen Anlage ausgebildet werden kann (ALBRECHT). Nach anderen Anschauungen soll es sich bei den versprengten Pankreaskeimen um phylogenetisch-atavistische Bildungen handeln. Es wird dabei darauf hingewiesen, daß bei niederen Tieren, so besonders bei Zyklostomen, Salamandern usw., nicht die beim Menschen übliche lokale Pankreasanlage, sondern mehrfache zerstreute Anlagen den ganzen Darm entlang ein physiologischer Befund sind (BROMANN, GLINSKI, BEUTLER). Die Pankreaskeime werden daher im Sinne von MATTHIAS als Progonome aufgefaßt, indem die kleinen Organbildungen atavistisch im phylogenetischen Ausbreitungsgebiet gefunden werden, wo bei der normalen ontogenetischen Entwicklung diese Organe nicht sich auszubilden pflegen. Nach BROMAN ist die Entwicklung der Bauchspeicheldrüse in der Phylogenese von der Mehrzahl bis zur Einzahl und nicht umgekehrt vor sich gegangen. Von ENGEL wird jedoch darauf hingewiesen, daß die phylogenetischen Ausbreitungsbezirke des Pankreas tatsächlich nicht mit dem Sitz der akzessorischen Pankreasanlagen übereinstimmen, so daß sie nicht als Progonome zu bezeichnen sind. Sie sollen sich vielmehr, wie auch andere ortsfremde Epitheleinlagerungen von den KEIBELschen Epithelknospen ableiten. Die ältere Anschauung, daß die versprengten Pankreaskeime durch die Entwicklung des sich schlängelnden Darmes mit nach abwärts verschoben seien, ist wohl ganz verlassen worden.

Der so mannigfaltige histologische Bau der versprengten Pankreasgeschwülstchen ist oben schon angedeutet worden. Nicht nur, daß von ganz dem Hauptorgan ähnlichen Strukturen (Abb. 18) bis zur rudimentären Ausbildung nur einzelner tubulärer Drüsen oder Bildungen, die überhaupt nur den Ausführungsgängen gleichgestellt werden können, alle Übergänge gefunden werden, kann auch die läppchenförmige Anordnung völlig fehlen. Die einzelnen Zellen können kleiner, sehr dunkel gekörnt und atypisch angeordnet sein, wobei das besonders geartete Zwischengewebe eine bedeutsame Rolle mitzuspielen scheint. Die Ausführungsgänge münden nur zum Teil in der Schleimhaut des Magendarmkanals. Oft verzweigen sie sich ungewöhnlich häufig, bilden wirre Drüsenknäuel und führen zu adenomartigem Aussehen, so daß man sie mit richtigen Adenombildungen der Magendarmschleimhautdrüsen fälschlich in Zusammenhang gebracht hat. Die Ausführungsgänge können zystisch erweitert sein, was aber nur zum Teil auf

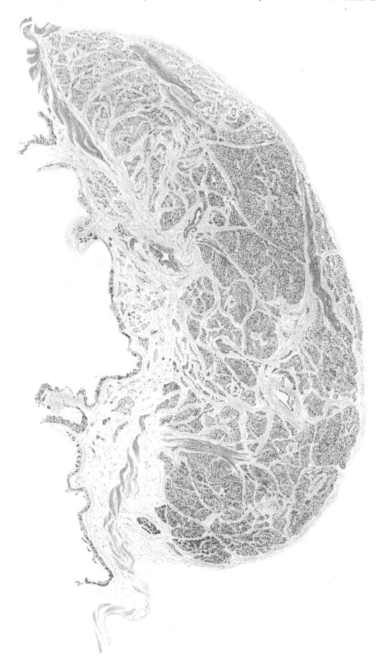

Abb. 18. Nebenpankreas in der Duodenalwand mit Ausführungsgängen und starken Balken glatter Muskulatur zwischen den Drüsenläppchen. (Lupenvergrößerung.)

erhöhten Innendruck durch Sekretstauung zurückzuführen, öfters, bei wohl-erhaltenem hohem Zylinderepithelbesatz, als aktive Wucherungserscheinung zu deuten ist. Das Mißverhältnis zwischen Zahl und Größe der Ausführungs-gänge und dem sezernierenden Parenchym kann besonders bemerkenswert sein. Eine irgendwie besonders geartete Zwischensubstanz innerhalb der pan-kreatischen Drüsenbildungen wird stets besonders betont. Es handelt sich dann um erhebliche Vermehrung des Bindegewebes einerseits und um massenhafte Ausbildung muskulärer Teile andererseits. Dieses wuchernde interstitielle Gewebe ist (primär oder sekundär?) von Einfluß auf die Gestaltung der Pankreas-läppchen. Da nun gerade die wirre Durchflechtung der Muskelzüge nicht nur das Pankreasgewebe stark durchsetzen und aufteilen kann, sondern auch zu besonderen myomartigen Knotenbildungen führt, die schließlich das Pankreas-gewebe völlig zurückdrängen, sind hier im Anschluß gleich die Myombildungen des Magendarmkanals mit anzuführen, soweit sie nicht in das Kapitel reiner Geschwulstbildung hineingehören. Allerdings ist dabei zu berücksichtigen, daß auch von den so viel häufigeren Uterusmyomen von zahlreichen Autoren angenommen wird, daß sie auf Wucherung angeborener, in der Entwicklung des Genitalschlauches angelegter Keime zurückzuführen sind und COHEN, der zwar einen Teil der Magendarmmyome auf Wucherung der Gefäßmuskulatur zurückführt, läßt sie zum größeren Teil ebenfalls aus lokalen versprengten Gewebskeimen, dem Nebenpankreas, hervorgehen.

So viel scheint mir jedenfalls sicher, daß ein großer Teil der Adenomyome des Magendarmkanals nichts anderes bedeutet als versprengte Pankreaskeime, in denen die Muskulatur das Übergewicht erhielt und das Pankreasgewebe völlig zurückdrängte oder daß doch beide auf dieselben, nur verschieden aus differenzierten Gewebskeime zurückzuführen sind. Alle Stadien sind derart in der Literatur beschrieben: Myome mit gut entwickeltem Pankreasgewebe, Myome mit Resten von Pankreasläppchen und Wucherung von Ausführungs-gängen, Myome, die nur mit Ausführungsgängen gleichzeitig gefunden wurden und Myome, in denen nur noch ganz vereinzelte Drüsenschläuche ein reines Adenomyom vortäuschten, wo aber doch vielleicht anzunehmen ist, daß es sich eben bei diesen Drüsenschläuchen noch um Reste von Pankreasausführungs-gängen handelte. Ob nun diejenigen Myome, die jegliche Drüsenschlauchbildung vermissen lassen, nichts anderes vorstellen als weitere Stufen mit fortschreiten-der Rückbildung des pankreatischen Gewebes oder ob sie als eigentliche Leio-myome aufzufassen sind, wird nur schwer zu entscheiden sein. Da, wo die musku-lösen Darmwandschichten keine Beziehung zum Myom haben, wird man am ehesten daran denken können, daß nichts anderes vorliegt, als ein letzten Endes mit Pankreasanlage in Verbindung zu bringendes Myom, in welchem das pankrea-tische Gewebe völlig zugrunde ging. In anderen Fällen aber wird ausdrücklich betont, daß die Myome auf besondere Geschwulstbildungen der zirkulären oder longitudinalen Darmwandschichten zurückzuführen waren.

Die Myome haben ihren Sitz am Magen und Dünndarm subserös, interstitiell und submukös. Sie ähneln darin also vollkommen dem Nebenpankreas. Aller-dings sind sie auch am Dickdarm beschrieben worden, wo das Nebenpankreas nicht gefunden wird. Ihre Größe kann außerordentlich schwanken. Von nur mikroskopisch nachweisbaren, meist zufällig gefundenen kleinsten Gebilden sind sie bis zu Hühnereigröße beobachtet worden (HANSEMANN, LUBARSCH, ANITSCHKOW, HIRSCHEL, TRAPPE, CARBONE). Der Magen ist auffallend häufig beteiligt, demnächst das Jejunoileum. Die Myome können dieselben regressiven Veränderungen aufweisen in Gestalt von hyaliner Entartung, fibröser Um-wandlung, Verkalkung, wie das auch sonst den Myomen eigentümlich ist. Her-vorzuheben ist ihr öfters divertikelartiges Hervorragen aus der Darmwand.

Abgesehen davon, daß auch Myome ebenso wie Nebenpankreas in dem wahren MECKELschen Divertikel gefunden werden, ist aber in der Mehrzahl der Fälle nicht anzunehmen, daß bei divertikelartiger Gestaltung des Darmwandmyoms dieses sich in einem an atypischer Stelle sitzenden (also nicht MECKELschen) Divertikel entwickelte, sondern die Myome (wie auch das Nebenpankreas)

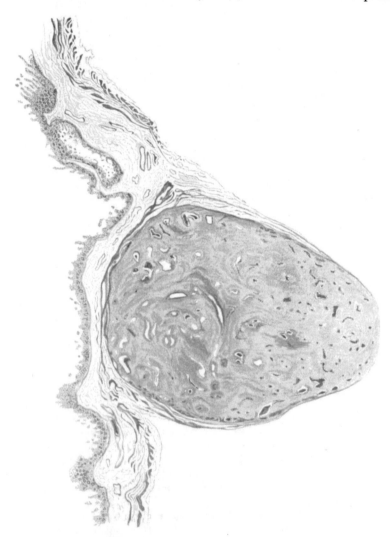

Abb. 19. Myomatöses Pseudodivertikel des Ileums. (Lupenvergrößerung.)

sind selbst die Veranlassung zur Divertikelbildung, indem sie bei ihrem Wachstum serosawärts die Wandschichten sämtlich oder zum Teil mit sich nehmen. In der Mehrzahl der Fälle besitzt daher die divertikelartige myomhaltige Ausbuchtung überhaupt keine Lichtung, oder es findet sich doch höchstens eine grübchenartige Einstülpung der Schleimhaut. Ich selbst beobachtete ein derartiges Myom (Abb. 19), das durchaus wie ein Divertikel aussah, gegenüber dem Mesenterialansatz sich 450 cm oberhalb der Ileocökalklappe, 110 cm unterhalb des

Duodenums, etwa 2—3 cm vorwölbte, aber sehr derb sich anfühlte. Mikroskopisch war es ein zwischen Längs- und Zirkulärschicht hauptsächlich von der letzteren abzuleitendes zellarmes Myom; von einem Lumen war nichts zu sehen, epitheliale Drüsenbildungen fehlten. Dagegen war die Gefäßentwicklung sehr reichlich, und die Gefäße waren für die kleine Geschwulst unverhältnismäßig stark, ließen sich in ihrer Muskelwandung auch in keiner Weise von der Myommuskulatur abgrenzen, so daß eine Ableitung des Myoms von der Gefäßwandmuskulatur sich nicht ohne weiteres ablehnen ließ. Daß diese Pseudodivertikel nichts mit dem MECKELschen Divertikel zu tun zu haben brauchen, geht übrigens schon daraus hervor, daß wie im Falle NAUWERCK Pankreasdivertikel und MECKEL-sches Divertikel, im Falle HIRSCHEL Myomdivertikel und MECKELsches Divertikel nebeneinander bestanden. Bei der letzteren Beobachtung war im übrigen das Myom ein ringförmiges, der Darmwand seitlich eingelagertes Gebilde und durch den Ring hindurch war der Darm in Form eines echten Divertikels ausgestülpt. Daß schließlich die in den Myomen gefundenen Drüsen-schläuche nicht stets als Reste etwaiger Nebenpankreaselemente aufzufassen sind, geht aus TRAPPES Beschreibungen hervor, der unmittelbaren Übergang der Darmschleimhautdrüsen in die Myomknoten hinein mit typischer Becher-zellbildung verfolgen konnte, und auch die vorerwähnte Divertikelbildung in dem ringförmigen Myom läßt die Entstehung solcher Darmdrüseneinschlüsse ohne weiteres verständlich erscheinen.

Schwierig als Mißbildung des Magendarmkanals abzugrenzen sind die reinen Epithelheterotopien, so häufig sie an und für sich auch beobachtet werden. LUBARSCH hat darauf bezügliche Untersuchungen angestellt und kommt zu dem Schluß, daß normalerweise nur geringfügige Verschiebungen an bestimmten Übergangsabschnitten des Magendarmkanals zu finden sind, so z. B. daß an der Kardia-Magengrenze Plattenepithel sich in den Magen hinein vorschiebt oder Magenschleimhaut bis in den Ösophagus verlagert ist. Die BRUNNERschen Drüsen reichen auch wohl über den Pylorusabschnitt hinaus bis in den eigentlichen Magen hinein. Auch gelegentliche Verlagerungen von LIEBERKÜHNschen Krypten bis in die Submukosa oder in die Lymphfollikel des Darmes hinein (ORTH, TORINUS, LÖHLEIN, ASCHOFF) sind bemerkenswert, da diese atavistischen Drüsenbildungen in etwa ein Drittel aller daraufhin untersuchten Därme vor-kommen sollen, vielleicht auch rasseneigentümliche Vermehrungen aufweisen (z. B. bei Kamerunnegern, Untersuchungen von BLÖDHORN) und von sekundär entstandenen tiefer tretenden Drüsenschläuchen abzugrenzen sind. Es sind daher die Drüsenwucherungen und Heterotopien auf entwicklungsgeschicht-licher Basis in normalen Därmen alles in allem genommen nach LUBARSCH ein seltener Befund, und die meisten derartigen Veränderungen sind als erworbene Bildungen zu betrachten, zumal man sie nicht nur im höheren Alter besonders häufig antrifft, sondern in der Regel auch Veränderungen frischer oder häufiger noch älterer entzündlicher Prozesse nachweisen kann. Das gilt besonders für den Magen. Am Darm scheint es dagegen besonders schnell und besonders leicht zu Epitheleinsenkungen auch schon bei frischen entzündlichen Prozessen zu kommen, da das Darmepithel offenbar eine sehr lebhafte Neigung hat, Gewebs-spalten drüsenähnlich auszukleiden (R. MEYER, zit. nach LÖHLEIN).

Was nun das Auftreten gewisser, auf Entwicklungsstörung zurückzuführender ortsfremder Schleimhautinseln betrifft, so ist der Befund von Magenschleimhaut-inseln im Ösophagus ein recht häufiger, der von Darmschleimhaut im Magen mit Ausnahme der Grenzabschnitte dagegen ein fraglicher, so häufig er als erworbener anzutreffen ist. Ob Magenschleimhaut im Darm (mit Ausnahme des MECKELschen Divertikels) überhaupt gefunden wird, ist ebenfalls fraglich. Nach SCHRIDDE wird im Ösophagus heteroplastisch nur Magenschleimhaut,

im Magen nur Darmschleimhaut gebildet, aber im Ösophagus z. B. findet sich
nie Darmschleimhaut, da in den betreffenden Organen nur das Gewebe auftreten
können soll, das in dem direkt angrenzenden Organabschnitt normalerweise
seinen Standort hat, so daß das ortsunterwertige Organmerkmal stets nur durch
das angrenzende ortsbeherrschende Gewebselement vertreten wird. Dabei
sollen die oralwärts gelegenen Darmabschnitte über die kaudalen als dominierend
zu betrachten sein. Wenn somit der embryonalen Magenepithelzelle die
Fähigkeit inne wohnt, sich sowohl zu Darm- wie zu Magenepithel zu entwickeln,
so soll die Ausbildung zur Magenzelle als ortsdominierend das Physiologische,
die Ausbildung nur bis zur Darmzelle das unterwertige Merkmal sein. Da somit
das Darmepithel dem Magenepithel nachwertig ist, kann es nach Schridde
im Darm nicht zur Ausbildung von Magenschleimhautinseln kommen.

Daß letzteres nur bis zu einem gewissen Grade stimmt, geht aus den sicheren
Befunden von Magenschleimhautinseln im Meckelschen Divertikel hervor,
wie sie von Hübschmann (Lit.) beschrieben wurden. Auch Büchner sah einen
einschlägigen Fall und führt ähnliche Befunde von Deetz und Müller an.
Sie fanden typisches Magenschleimhautgewebe, das entweder nur als Insel,
öfters am Übergang des Divertikels in den Darm, zu erkennen war oder auch
das ganze Divertikel auskleidete. Ob dem Meckelschen Divertikel als Rest
des Dotterganges besondere, in die früh embryonale Epoche zurückzuverlegende
prosoplastische Fähigkeiten innewohnen, die dem normalerweise vom Dottergang abgeschnürten Darm nicht mehr zukommen, ob das Sekret der Ver-
dauungsdrüsen, insbesondere der Galle, auf die Darmschleimhaut hemmend einwirkt und diese Hemmungen in den Divertikeln (auf rein mechanischem Wege,
wegen nicht Eindringens der Galle) ausschlaggebend ist, bedarf noch weiterer
Untersuchung. Bemerkenswert ist, daß solche Divertikel zu peptischer Geschwürsbildung neigen, die nach Büchner an der Grenze von Magen- und
Darmschleimhaut einzutreten pflegt, stets dem Darmabschnitt zugehört und
darauf zurückgeführt werden soll, daß der Darm (infolge fehlenden Sphinkter-
abschlusses wie an der Magengrenze) der unmittelbaren Einwirkung des Magensaftes unterliegt und die abschwächende Alkalisierung des Magensaftes vor der
Berührung der Dünndarmschleimhaut fehlt. Endlich steht der Schriddeschen
Auffassung noch ein Befund von Poindecker entgegen, der im Dünndarm
heterotope Magenschleimhaut fand. Da aber in seinem Falle die Magenschleimhaut die Oberfläche eines Polypen bekleidete, der als haselnußgroßer Tumor
zu Ileuserscheinungen geführt hatte, ist dieser vereinzelte Fall nicht eindeutig
genug, um ihn der Schriddeschen Theorie entgegen zu halten, so bemerkenswert an sich der Befund auch ist.

Mit einem Wort noch sollen gewisse geschwulstartige Bildungen angeführt
werden, die einzeln oder mehrfach im Dünndarm, aber auch im Wurmfortsatz
gefunden werden. Es handelt sich um diejenigen Neubildungen, welche mit
dem nicht sehr glücklichen Ausdruck „Karzinoide" bezeichnet werden. Die
Geschwülstchen haben etwa Hanfkorn- bis höchstens Nußgröße, zeigen sich
vielmals in mehreren Exemplaren und sitzen mit Vorliebe in der Submukosa
des Darmes (Abb. 20). Nach Oberndorfer liegen ihre Zellen in undifferenzierten
Verbänden mit Andeutung von Drüsenbildungen. Sie sind umschrieben, ohne
infiltratives Wachstum und machen an und für sich keine Metastasen, wachsen
auch langsam. Das Stroma der Geschwülstchen ist reich an glatten Muskelfasern
und die Tumoren nähern sich in Sitz (auch im Meckelschen Divertikel) und
Bau gewissermaßen den versprengten Pankreaskeimen, mit denen sie auch in
Zusammenhang gebracht werden (Saltykow, Schober). Der Befund der Tumoren
in der Appendix stimmt allerdings nicht damit überein. Saltykow, der die
Tumoren auch am Dickdarm und Mesenterium fand, glaubt das Nebenpankreas,

das Adenomyom und die karzinoiden Gewächse gemeinsam als organoide Geschwülste sämtlich auf versprengte Pankreaskeime zurückführen zu müssen, indem das Adenomyom die einfachste Form darstellt, wo nur das Kanalsystem

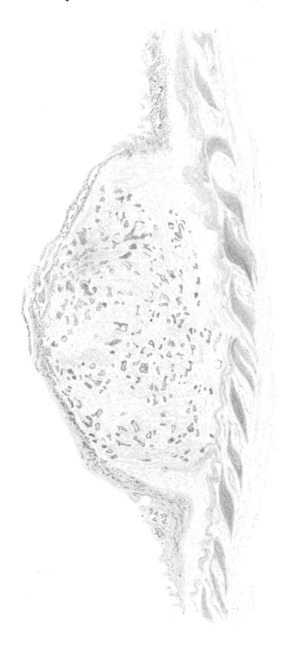

Abb. 20. Karzinoid des Dünndarms mit undifferenzierten Drüsenbildungen in myomartigem Stroma. (Präparat von Prof. OBERNDORFER.)

der Ausführungsgänge zur Ausbildung gelangt. Im Nebenpankreas differenzieren sich dagegen aus dem Gangkanalsystem azinöse Bildungen und schließlich sollen die karzinoiden Tumoren dem sonst im Pankreas erst später ausdifferenzierten Inselgewebe gleichzusetzen sein. Ob letzteres zutreffend ist, daß, wie Schober und Saltykow behaupten, die karzinoiden Tumoren tatsächlich mit ihren um Gefäße und Septen angeordneten epithelialen Zellen den Langer-hansschen Inseln gleichen und höher differenzierte Stadien darstellen oder aber, wie Albrecht und Oberndorfer meinen, eher weniger differenziert sind, muß noch offen bleiben. Jedenfalls ist aber wohl die Stellung der karzinoiden Tumoren dahin festzulegen, daß es sich nicht um karzinomatöse Geschwülste handelt (die sie vielleicht werden können), sondern um Geschwulstbildungen auf Grund örtlicher Gewebsmißbildungen ähnlich den Hautnävi (Aschoff).

Engel führt die Karzinoide allgemein auf die Keibelschen embryonalen Epithelknospen zurück, ,,die sich aus ihrem Verbande lösen und damit zu einem mehr oder weniger selbständigem Wachstum gelangen sollen". Sie werden demnach von ihm als Entwicklungsanomalien mit tumorartigem Charakter, als Choristome bezeichnet, denen echtes infiltratives Wachstum nicht eigentlich zuzusprechen ist, die aber zu echten Karzinomen werden können.

Mit dieser Anschauung würde sich zwar nicht in Einklang bringen lassen, daß die Karzinoide gerade im Wurmfortsatz häufiger beschrieben sind, während, wie Engel selbst anführt, die Epithelknospen nach Lewis nur im Bereiche des Dünndarms gefunden werden, und zwar hauptsächlich in dem Teile, der vorübergehend im Nabelstrange liegt. Die Karzinoide des Dickdarms (Wurmfortsatz) müssen daher, wenn sie auf diese Knospenbildungen nicht zurückgeführt werden können, eher im Sinne Aschoffs von örtlichen Gewebsmißbildungen sehr geringer Differenzierung abgeleitet werden.

Die gesamte Frage der hier besprochenen ortsfremden Einlagerungen des Magen-Darmkanals wird in einer Arbeit von Lauche[1]) zusammenfassend besprochen, die mir freundlichst im Korrekturbogen zur Einsicht überlassen wurde. Lauche gibt in kritischer Stellungnahme ein anschauliches Bild der erworbenen und angeborenen Heterotopien und führt nach dem Vorgang von Engel und Lewis die letzteren — die hier in Betracht kommen — durch ein übersichtliches Schema erläutert (Abb. 21), auf gemeinsame embryonale Epithelwucherungen, die sog. Epithelknospen, zurück. Die Heterotopien teilt er ein in:

A. Heterotopien auf erworbener Grundlage: 1. Regeneratorische Heterotopien, 2. hyperplasiogene Heterotopien.

B. Heterotopien auf angeborener Grundlage: 1. Atavistische Heterotopien, 2. dysontogenetische Heterotopien.

Die atavistischen Heterotopien beschränken sich nach Lauche vorwiegend auf die in die lymphatischen Apparate des Darmes durch die natürliche Lücke der Muscularis mucosae tiefertretenden Darmdrüsenverlagerungen Orths, die auch in der Tierentwicklungsreihe normalerweise gefunden werden. Im übrigen warnt Lauche, wohl mit Recht, vor dem Bestreben, in der Pathologie zu schnell die atavistische Ätiologie heranzuziehen, wozu der Progonombegriff von Matthias nur noch eher verleiten kann. Bei den dysontogenetischen Heterotopien unterscheidet Lauche stufenförmig als Organoide: die embryonalen Epithelknospen, die Adenomyome mit in den Darm mündenden Gängen, die intramuralen Adenome, die angeborenen Divertikel, die myomatösen Divertikel, die unvollkommen ausdifferenzierten akzessorischen Pankreasanlagen, das vollkommen ausdifferenzierte Pankreas (Nebenpankreas an der Spitze eines angeborenen Divertikels), als Chorista: die Adenomyome ohne Verbindung mit dem Darmlumen, die Zysten mit unvollkommen differenziertem Epithel,

---

¹) Lauche, A.: Die Heterotopien des ortsgehörigen Epithels im Bereiche des Verdauungskanals. Virch. Arch. Bd. 252, S. 39. 1924.

Zysten mit ausdifferenziertem Epithel, die Wucherungen aus Ausführungsgängen und Inseln und die reinen Inselwucherungen; schließlich sind die sog.
Karzinoide noch einzurechnen, die im Dünndarm als hochdifferenzierte Inselwucherungen, im Dickdarm (Wurmfortsatz) dagegen nur als Basalzellenwuche-
rung ohne Differenzierungstendenz zu finden sind.

Daß die „embryonalen Epithelknospen" durch häufigere Beobachtung
als gesicherter Befund zu betrachten sind, zeigt die LAUCHESche Zusammenstellung. Die Knospen haben die Fähigkeit, sich nach verschiedenen Richtungen
auszudifferenzieren, die von der Umwelt, in der das Epithel sich findet, von

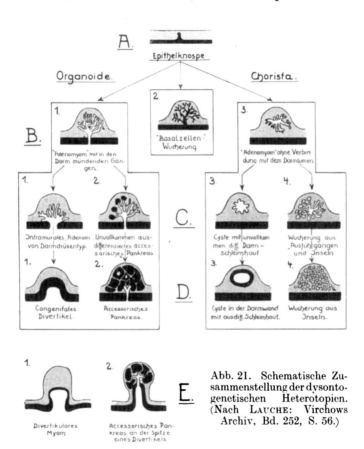

Abb. 21. Schematische Zu-
sammenstellung der dysontogenetischen   Heterotopien.
(Nach LAUCHE: Virchows
Archiv, Bd. 252, S. 56.)

räumlichen Verhältnissen sowie vom Zustand der Knospen selbst abhängig sind.
Die „Adenomyome mit in den Darm mündenden Gängen" sind lumenhaltige
Knospen niederer Differenzierung mit reichlich glatter Muskulatur. Die Drüsenbildungen dabei sind den Ausführungsgängen ähnlich. Gleichen die Drüsen dagegen
den Darmdrüsen, so ergeben sich die „intramuralen Adenome". Bei sehr weitem
Lumen der Knospe und Auskleidung der Lichtung mit Darmschleimhaut kommt
es zum „kongenitalen Divertikel und bei gleichzeitiger myomartiger Muskelwucherung zu den „myomatösen Divertikeln". Differenziert sich die Knospe
in Richtung des Pankreasgewebes, so ergibt sich das „unvollkommen oder
vollkommen ausdifferenzierte Nebenpankreas" (mit allen Übergängen und
Kombinationen mit Adenomyom). Nach LAUCHE sind gerade die akzessorischen

Pankreasanlagen in der Mehrzahl der Fälle dysontogenetische Heterotopien und nur zum kleineren Teil den Progonomen zuzurechnen, da vor allem der Sitz des Nebenpankreas im allgemeinen nicht dem phylogenetischen Ausbreitungsgebiet entspricht (Engel).

Die „Adenomyome ohne Verbindung mit dem Darmlumen" ähneln im Bau sehr denen, die mit dem Darm in Verbindung stehen. Die Abschnürung vom Darm soll auf Grund der muskulären Schichten nicht als sekundär zu betrachten sein. Auch die „Zystenbildungen mit unvollkommen oder völlig ausdifferenziertem Epithel" können, mit und ohne Muskelmantel, ohne Zusammenhang mit den andern Darmmuskelwandschichten sein und nur epitheliale Auskleidung oder richtig ausgebildetes Darmdrüsenepithel aufweisen. Ebenfalls als Chorista angesprochen werden die Differenzierungen der Epithelknospen in „Wucherungen aus Inseln und Ausführungsgängen" oder „aus Inseln" allein, wobei das Fehlen der Verbindung mit dem Darmlumen die nur teilweise Ausbildung des Pankreasorgans erklären könnte. Diese Chorista, besonders die reinen Inselwucherungen, sollen aber nach Lauche nur im Dünndarm vorkommen, da, wie erwähnt, nur das Dünndarmentoderm zu so weitgehender Differenzierung befähigt ist, während dem Dickdarm (Wurmfortsatz) diese Fähigkeit nicht zugesprochen werden kann. Dementsprechend ist die Lauchesche Auffassung der Karzinoide schon vorher erwähnt worden. Diese Annahme einer einheitlichen Entstehungsweise der erwähnten Epithelheterotopien des Verdauungskanals, wie sie von Lauche zugrunde gelegt wird, läßt sich meines Erachtens mit den vorher erwähnten Befunden der kasuistischen Literatur sehr wohl vereinigen, und die anscheinend so verschiedenartigen Gewebsmißbildungen des Magendarmkanals sehr viel leichter verständlich erscheinen.

Literatur.

Adam: Inkarzeration durch ein Meckelsches Divertikel. Biol. Abtlg. des ärztl. Vereins Hamburg. Münch. med. Wochenschr. 1903. S. 1444. — Ahlfeld (1): Zur Ätiologie der Darmdefekte und der Atresia ani. Arch. f. Gynäkol. Bd. 5, S. 230. 1873. — Ahlfeld (2): Die Mißbildungen des Menschen. Leipzig 1882. — Altuchoff, N.: Ungewöhnlich langer Wurmfortsatz, Positio mesenterica. Anat. Anz. Bd. 22, S. 206. 1903. — Albrecht: Diskussionsbemerkung zu Oberndorfer, betr. Dünndarmkarzinoide. Verhandl. d. dtsch. pathol. Ges. Bd. 40, S. 115. 1907. — Anders, H. E. (1): Entwicklungsmechanische Bemerkungen über Atresia ani. Arch. f. Entwicklungsmech. d. Organismen. Bd. 47, H. 1 u. 2. 1920. — Anders, H. E. (2): Über Kloakenmißbildungen. Virchows Arch. Bd. 229, H. 3. 1921. — Anders, H. E. (3): Über die Entstehung der kongenitalen Dünndarmatresien, besonders des Duodenums. Verhandl. d. dtsch. pathol. Ges. 19. Tagung in Göttingen vom 16. bis 18. April 1923. — Anitschkow, N. N.: Zur Lehre der Fibromyome des Verdauungskanals. Über Myome des Ösophagus und der Kardia. Virchows Arch. Bd. 205, S. 443. 1911. — Aschoff, L. (1): Lubarsch-Ostertag, Ergebnisse der Pathol. u. Anat. 2. Jahrg. 1895. IV. Progressive Ernährungsstörungen. Abschnitt II. Zysten. S. 520. — Aschoff, L. (2): Über das Verhältnis des Leber und des Zwerchfells zu den Nabelschnur- und Bauchbrüchen. Virchows Arch. Bd. 144, S. 511. 1896. — Aschoff, L. (3): Über die sog. Appendixkarzinome. Münch. med. Wochenschr. Jg. 1910, Nr. 36, S. 1914. — Aschoff, L. (4): Über den Engpaß des Magens. Jena: Fischer 1918. — Aschoff, L. (5): Lehrbuch der Pathologischen Anatomie. Jena: Fischer, 4. Aufl. 1923. 2. Bd. Spezieller Teil. — Askanazy, M.-Genf (1): Die Teratome nach ihrem Bau, ihrem Verlauf, ihrer Genese und im Vergleich zum experimentellen Teratoid (Referat). Verhandl. d. dtsch. pathol. Ges. Bd. 11, S. 39. 1907. — Askanazy, M.-Genf (2): Zur Pathogenese der Magenkrebse und über ihren gelegentlichen Ursprung aus angeborenen epithelialen Keimen in der Magenwand. Dtsch. med. Wochenschr. Nr. 1 u. 2. 1923. — Balan, N. P.: Über den sog. Pylorusspasmus beim Säugling. Arch. f. Kinderheilk. Bd. 74, S. 81. — Baginsky: Lehrbuch der Kinderkrankheiten. 1883. — Barth: Über die Inversion des offenen Meckelschen Divertikels und Komplikationen mit Darmprolaps. Dtsch. Zeitschr. f. Chirurg. Bd. 26, S. 193. 1887. — Bell, H. E.: Diverticule of the duodenum. Anat. record. Vol. 21. 1921. — Berblinger: Großes paariges Divertikel des Duodenums. Münch. med. Wochenschr. Jg. 65, Nr. 4, S. 113. 1918. — v. Berenberg-Gossler: Beiträge zur Entwicklungsgeschichte der kaudalen

Darmabschnitte und des Urogenitalsystems des Menschen auf teratologischer Grundlage. Anat. Hefte, 1. Abtlg. Bd. 49, H. 3, S. 615. 1913. — BERGLUND, H.: Zur Genese der kongenitalen Duodenalatresien. Svenska läkaresällskapets handl. Bd. 42. 1916. Ref. Zentralbl. f. allg. Pathol. u. pathol. Anat. Bd. 28. — BERNDT, FRITZ: Eine seltene Lageanomalie des Darmes. Med. Klinik. Jg. 6, S. 179. 1910. — BEST, L., GRUBER, G. B. und HÖFLING, TH.: Beiträge zur Frage der Bauchspaltenbildung. Virchows Arch. Bd. 236, S. 146. 1922. — BEUTLER, A.: Über blastomatöses Wuchern von Pankreaskeimen in der Magenwand. Virchows Arch. Bd. 232, S. 341. 1921. — BIRNBAUM: Klinik der Mißbildungen und kongenitalen Erkrankungen. Berlin: Julius Springer 1909. — BLAUEL: Zur Mechanik der Invaginatio ileocoecalis. Beitr. z. klin. Chirurg. Bd. 68, S. 106. — BLECHER: Volvulus des gesamten Dünndarms und aufsteigendem Dickdarms bei Mesenterium ileocoecale commune. Dtsch. Zeitschr. f. Chirurg. Bd. 98. 1909. — BLÖDHORN: Med. Inaug.-Diss. Marburg. 1920. — BOEMINGHAUS, H.: Über Dickdarmanomalie bei Situs transversus. Dtsch. Zeitschr. f. Chirurg. Bd. 155, S. 174. 1920. — BOENINGHAUSEN-BUDBERG, R. v.: Über den Dickdarm erwachsener Menschen und einiger Mammalien, welcher dem Dickdarm des 3. menschlichen Entwicklungsmonates ähnlich ist. Inaug.-Diss. Dorpat. 1901. — BONNAIRE: Geb.-Ges. Paris. 19. 3. 1908. Zentralbl. f. Gynäkol. 1908. S. 1152. — BONNET: Lehrbuch der Entwicklungsgeschichte. Berlin: Parcy 1907. — BORN, HERMANN: Ein seltener Fall von angeborener Atresie und Durchtrennung des Darmrohres mit entwicklungsgeschichtlich interessanten Verhältnissen am Peritoneum. Inaug.-Diss. Breslau 1887. Arch. f. Anat. u. Physiol., Anat. Abtlg. 1887. S. 216. — BRAUN, H.: Bruns Beitr. z. klin. Chirurg. Bd. 34. 1902. — BRÄUNIG, K.: Entwicklungsstörungen des Darmes als Ursache von Darmverschluß. Dtsch. Zeitschr. f. Chirurg. Bd. 176. 1922. — BRINDEAU und MONCANY: Geb.-Ges. Paris. 16. 3. 1905. Ref. Zentralbl. f. Gynäkol. 1905. S. 1387. — BROMAN, J.(1): Normale und abnormale Entwicklung des Menschen. Wiesbaden: J. F. Bergmann 1911. — BROMAN, J. (2): Über die Phylogenese der Bauchspeicheldrüse. Verhandl. d. Anat. Ges. 1913. — BUCHWALD, ALFRED (gemeinsam beobachtet mit Dr. JANNICKE, OTTO): Über Darmzysten (Enterokystome) als Ursache eines kompletten Darmverschlusses. Dtsch. med. Wochenschr. 1887. Nr. 40, S. 868. — BUCHWALD: Demonstration von multiplen angeborenen Atresien des Ileums. Ges. f. inn. Med. u. Kinderheilk. Dez. 1920. Ref. Dtsch. med. Wochenschr. 1921. Nr. 9. — BÜCHNER, FRANZ: Ein Fall von Ulcus perforans im Meckelschen Divertikel (zugleich ein Beitrag zur Pathogenese des chronischen Magengeschwürs). Beitr. z. pathol. Anat. u. z. allg. Pathol. 1924/25 (im Druck). — CAILLOUD, H.: Über einen rechtsseitigen kongenitalen Zwerchfelldefekt beim Erwachsenen. Inaug.-Diss. Straßburg 1915. — CALLENDER: Gastric glands in Meckels diverticulum. Americ. journ. of the med. sciences. Juli 1915. Ref. Zentralbl. f. allg. Pathol. u. pathol. Anat. Bd. 26, S. 625. 1916. — CARWADINE, TH.: Volvulus of Meckels diverticulum. Brit. med.-chirurg. journ. 1897. Vol. 11, p. 1637. — CARBONE, TITO: Über Adenomgewebe im Dünndarm. Beitr. z. pathol. Anat. u. z. allg. Pathol. Bd. 5, S. 219. 1889. — CHIARI (1): Über eine intrauterin entstandene und von Darmatresie gefolgte Intussuszeption des Ileums. Prager med. Wochenschr. 1888. — CHIARI (2): Ver. d. Ärzte Prags. 20. 2. 1903. Wien. klin. Wochenschr. 1903. Nr. 18. — CHIARI (3): Die Kenntnis der gutartigen Pylorushypertrophie. Virchows Arch. Bd. 213. 1913. — CIECHANOWSKI und GLINSKI: Zur Frage der kongenitalen Dünndarmatresie. Virchows Arch. Bd. 196. 1909. — CLARKE: Lancet 1899. Aug. 26. Zentralbl. f. Chirurg. 99, Nr. 43. — CLIVE-RIVIERE: Congenital hypertrophic stenosis of the pylorus. Lancet Vol. 2. 1902. — CLOGG, H. S.: Congenital intestinal Atresia. Lancet. 1904. p. 1770. — COHEN, FRIEDRICH: Beiträge zur Histologie und Histogenese der Myome des Uterus und des Magens. Virchows Arch. Bd. 158. S. 524. 1899. — CONCETTI, LUIGI: Über einige angeborene, bei Kindern die habituelle Verstopfung hervorrufende Mißbildungen des Kolons. Arch. f. Kinderheilk. Bd. 27, S. 319. 1899. — COOKAYNE, A. E.: Case of congenital defect of the duodenum, in which bile was found both above and below the absent portion. Proc. of the roy. soc. of med. Vol. 10, Nr. 8. 1917. Sect. dis. children. — CORDES: Arch. of pediatr. 1901. — CORDUA, E.: Ein Fall von monströsem Blindsack des Dickdarms. Inaug.-Diss. Göttingen. 1892. — CRAIG: Edinburgh med. journ. 1881. — DAVID: Darmverschluß und Peritonitis bei Kolondefekt. Geb.-Ges. Paris. 21. 3. 1907. Ref. Zentralbl. f. Gynäkol. 1907. S. 944. — DEETZ: Dtsch. Zeitschr. f. Chirurg. Bd. 88, S. 482. 1907. — DEIST, H.: Über eine seltsame Mißbildung des Dickdarms. Schmidts Jahrb. Bd. 331. 1920. — DELHOUGNE, F.: Über Pankreaskeime im Magen. Arch. f. klin. Chirurg. Bd. 129, H. 1/2, S. 116. 1924. — DIETRICH, PAUL: Über zwei seltenere, auf mangelhafte Involution des Ductus omphalomeseraicus zu beziehende Darmbefunde. Zeitschr. f. Heilk. Bd. 6, S. 277. 1885. — DUBS, J.: Zur Pathologie der persistierenden Ductus omphalo-entericus. Korresp.-Blatt f. Schweiz. Ärzte. Bd. 46, H. 45. 1916. — EDEL, MAX: Über erworbene Darmdivertikel. Virchows Arch. Bd. 138, S. 347. 1894. — EHLERS: Fall von wahrscheinlicher kongenitaler Hypertrophie der Ösophagusmuskulatur bei gleichzeitig bestehender kongenitaler hypertrophischer Pylorusstenose. Virchows Arch. 1907. — EICHHOFF, E.: Plattenepithel im Rektum. Bruns Beitr. z. klin. Chirurg.

Bd. 119, H. 2. Ref. Dtsch. med. Wochenschr. Nr. 31, S. 870. — Eiselsberg, v.: A case of Linitis plastica of the Stomach (Brinton). Surg., gynecol. a. obstetr. 1908. — Emanuel, J. G.: Congenital multiple occlusions of the small intestine. Lancet 1905. S. 440. — Engel, D. (1): Zur Genese der Darmkarzinoide. Zeitschr. f. angew. Anat. u. Konstitutionslehre. Bd. 7, S. 985. 1921. — Engel, D. (2): Sind die Karzinoide Progonoblastome? Virchows Arch. Bd. 244, S. 38. 1923. — Ernst, N. P.: Atresia intrapapillaris duodeni congenita. Hospitalstidende 1915. Nr. 43. Ref. Zentralbl. f. allgem. Pathol. u. pathol. Anat. Bd. 27. — Eunicke: Der Volvulus des aufsteigenden Dickdarms. Münch. med. Wochenschr. Nr. 51. 1915 und Dtsch. med. Wochenschr. 1917. Nr. 52. — Fanconi (1): Fünf Fälle von angeborenem Darmverschluß. Dissert. med. Zürich 1920. — Fanconi (2): Fünf Fälle von angeborenem Darmverschluß, Dünndarmatresien, Duodenalstenose, Meonicumstenose. Virchows Arch. Bd. 229, S. 206. 1921. — Farabeuf, M.: Arret d'évolution de l'intestine. Progr. méd. Tom. 13, 2. Ser. 2, p. 411. 1885. — Fawcett, F.: Two specimens, in which the vermiform. appendix was absent. Proc. Anat. Soc. Great Britain und Ireland. Journ. of anat. and physiol. London. Vol. 35. 1901. — Fechner, G.: Über Blindsackbildungen im Magen. Inaug.-Diss. Greifswald 1918. — Filimowski: Bull. akad. Krakau. April 1900. — Fischer: Dtsch. Zeitschr. f. Chirurg. 1891. — Fleischner, F.: Das Kardia nahe Magendivertikel. Klin. Wochenschr. 1924. Nr. 36, S. 1619. — Foges, A.: Ein Fall von Kutisanlage in der Rektalschleimhaut. Zentralbl. f. allg. Pathol. u. pathol. Anat. Bd. 29, H.23, S. 630. 1918. — Forssner: Die angeborenen Darm- und Ösophagusatresien. Anat. Heft. Bd. 34, H. 102. — Förster: Die Mißbildungen des Menschen. Jena 1865. — Fowler, Royale, H.: Persistent developmental anomalies of position of the large intestine with especial reference to the ascending colon and Coecum. Med. rec. Vol. 89, Nr. 9. 1916. — Fraenkel: Über Zysten im Darmkanal. Virchows Arch. Bd. 87, S. 281. 1882. — Frisch, F.: Zur Klinik der Röntgenologie der Dünndarmstenosen. Dtsch. med. Wochenschr. 1920. — Fröhlich, A.: Ein Fall von Jejunum duplex. Inaug.-Diss. Halle 1891. — Fuchsig: Dtsch. Zeitschr. f. Chirurg. Bd. 66, S. 364. — Fuhrmann, L.: Angeborene Duodenalatresie. Festschrift zur Feier des 10jährigen Bestehens der Akademie für praktische Medizin in Köln. Bonn 1915. — Funk, Brentano und Deroide: Haematemesis infolge Duodenalatresie. Geb.-Ges. Paris. 11. 11. 1907. Ref. Zentralbl. f. Gynäkol. 1908. S. 539. — Fütterer, G. und G. Middeldorpf: Ein Fall von großem kongenitalem Divertikel der Flexura sigmoides. Virchows Arch. Bd. 106, S. 555. 1886. — Gärtner: Jahrbuch für Kinderheilkunde. 1883. — Geipel, P.: Weitere Beiträge zum Situs transversus und zur Lehre von den Transpositionen der großen Gefäße des Herzens. Arch. f. Kinderheilk. Bd. 35, H. 1/2, S. 112; H. 3/4, S. 222. 1902. — Georgieff, A.: Long appendice caecal à disposition embryonaire. Bull. et mém. soc. de la anat. de Paris. Année 74, Tom. 1, Ser. 6, p. 571. 1899. — Gerlach, Werner: Zur Entwicklungsmechanik der Darmdrehung und ihrer Störungen. Zeitschr. f. Anat. u. Entwicklungsgesch. Bd. 66, H. 3/6, S. 580. 1922. — Gfeller: Beitrag zur Kenntnis der angeborenen Darmzysten. Dtsch. Zeitschr. f. Chirurg. Bd. 65. — Gidionsen, H.: Über die kongenitalen Stenosen und Atresien des Darms mit Ausschluß der Atresia ani et recti. Inaug.-Diss. Freiburg 1898. — Glaus: Kongenitale Darmdivertikel. Schweiz. med. Wochenschr. 1920. Nr. 45. — Glinski, L. K.: Zur Kenntnis des Nebenpankreas und verwandter Zustände. Virchows Arch. Bd. 164, S. 132. 1901. — Grawitz, Paul: Über den Bildungsmechanismus eines großen Dickdarmdivertikels. Virchows Arch. Bd. 68, S. 506. 1876. — Griep, Karl: Zur Kasuistik und Klinik des akzessorischen Pankreas in der Magengegend. Med. Klinik. 1920. H. 34, S. 877. — Grohé, B.: Duplicitas intestini crassi cum utero et vagina duplex. Dtsch. Zeitschr. f. Chirurg. Bd. 57, S. 425. 1900. — Grönroos: Über einen Fall von abnormer Lagerung des Darmkanals. Anat. Anz. Bd. 9, S. 89. 1894. — Gruber, G. B. (1): Über Nebenlungenbildung bei kongenitalem Zwerchfelldefekt. Beitr. z. pathol. Anat. u. z. allg. Pathol. Bd. 59, S. 491. 1914. — Gruber, G. B. (2): Beiträge zur Lehre vom kongenitalen Zwerchfelldefekt mit besonderer Berücksichtigung des rechtsgelegenen. Virchows Arch. Bd. 218. 1914. — Gysi, H.: Variationen und Anomalien in der Lage und dem Verlauf des Colon pelvinum. Arch. f. Anat. u. Physiol. 1914. Anat. Abtlg. H. 43, S. 157. — Hammesfahr, C.: Ein Fall von Entwicklungshemmungen des Darms. (Sinistroposition des Dickdarmes.) Zentralbl. f. Chirurg. 1923. Nr. 40, S. 1504. — Hansemann, David: Über die Entstehung falscher Darmdivertikel. Virchows Arch. Bd. 144, S. 400. 1896. — Hansemann, v. (1): Klinische Demonstration einer völligen Atresie des Duodenums. Berlin. vereinigte ärztl. Ges. 14. 7. 1915. Münch. med. Wochenschr. 1915. Nr. 30, S. 1017. Hansemann, v. (2): Über den sog. langen russischen Darm. Med. Klinik. 1917. Nr. 36. — Hanser, Robert: Sakrale überzählige Darmanlage mit Respirationstraktus. Studien zur Pathologie der Entwicklung. (Meyer-Schwalbe). Bd. 2, H. 1, S. 162. Jena: Fischer 1914. — Hartmann, H.: Quelques remarques sur le developpement et la torsion de l'intestin. Bull. et mém. de la soc. anat. de Paris. Année 64. 1889. — Hauke: Darmverschluß bei Meckelschem Divertikel nach Appendektomie. Dtsch. med. Wochenschr. Bd. 44, H. 32. 1918. — Hausmann (1): Beitrag zu den Lageanomalien des Darms. Zentralbl. f. Chirurg. 1900. — Hausmann (2): Ein Fall von chronischem Volvulus coeci. Zentralbl. f. Chirurg.

1900. — HAUSMANN (3): Die verschiedenen Formen des Coecum mobile. Mitt. a. d. Grenzgeb. d. Med. u. Chirurg. Bd. 26, H. 4. 1913. — HECKER, TH.: Zur Frage über kongenitale Darmokklusion. St. Petersburger med. Wochenschr. 1896. Nr. 45, S. 399. — HEDINGER: Kongenitale Divertikelbildung im Proc. vermiformis. Virchows Arch. Bd. 178, S. 25. 1904. — HELLER, ARNOLD: Über den Volvulus des Sigmoideum und die Hirschsprungsche Krankheit. Münch. med. Wochenschr. 1911. Nr. 20, S. 1059. — HESS: Dtsch. med. Wochenschr. 1897. — HERTZ, P.: Studien über die angeborene Pylorusstenose bei Säuglingen. Jahrb. f. Kinderheilk. Neue Folge. Bd. 84, H. 1. 1916. — HEYMANN, E.: Ulkus und Divertikel des Duodenums. Berl. klin. Wochenschr. 1917. Nr. 43. — HILL, TH.: Über Residuen des Dotterganges in der Darmwand. Inaug.-Diss. Gießen 1901. — HIRSCHEL: Über einen Fall von Darmmyom mit Divertikelbildung beim gleichzeitigen Vorhandensein eines Meckelschen Divertikels. Virchows Arch. Bd. 177, S. 167. 1904. — HIRSCHSPRUNG: Fälle einer angeborenen Pylorusstenose bei Säuglingen. Jahrb. f. Kinderheilk. 1888. — HOEHN, F. Jos.: Zwei Fälle von angeborener Atresie des Duodenums und Stenose der Ileocoecalklappe. Dissert. med. Würzburg 1919. — HUETER, C.: Beitrag zur Kenntnis der angeborenen Darmgeschwülste. Beitr. z. pathol. Anat. u. z. allg. Pathol. Bd. 19, S. 391. 1896. — HÜBNER, H.: Die Doppelbildungen der Menschen und der Tiere. Ergebn. d. allg. Pathol. u. path. Anat. d. Menschen u. d. Tiere. Jg. 15, Abtlg. 2. 1911. — HÜBSCHMANN: Spätperforation eines Meckelschen Divertikels nach Trauma. Münch. med. Wochenschr. 1913. Nr. 37, S. 2051. — IBRAHIM: Die angeborene Pylorusstenose im Säuglingsalter. Berlin: S. Karger 1905. — INGEBRISTEN (1): Ausgebliebene Rotation des Kolon, Coecum mobile, Ileus. Norsk magaz. f. laegevidenskaben. Bd. 75. 1914. — INGEBRISTEN (2): Unterbliebene Drehung des Kolon, Coecum mobile, Ileus. Dtsch. Zeitschr. f. Chirurg. Bd. 130, H. 3/4. S. 410. — JACH, EMIL: Über Duodenaldivertikel. Inaug.-Diss. Kiel 1900. — JEANNIN und CATHALA: Geb.-Ges. Paris. 18. 5. 1905. Ref. Zentralbl. f. Gynäkol. 1905. S. 1388. — JOSSELIN DE JONG: Über Magenstörungen infolge benigner Drüsenvergrößerungen im Gebiete des Pylorus. Virchows Arch. Bd. 223, S. 220. 1917. — JOSSELIN DE JONG und PLATENGA: Enkele beschonwingen over de aetiologie van het zoogenaamd megacolon congenitum. Nederlandsch tijdschr. v. geneesk. 1920. 18. Ref. Zentralbl. f. allg. Pathol. u. pathol. Anat. Bd. 31. — JOSSELIN DE JONG und MUSKENS (nach STERNBERG): Grenzgebiete der Medizin und Chirurgie. Bd. 21, S. 647. — KARPA: Virchows Arch. Bd. 182, H. 2. — KASPAR, F.: Ein Zylindrom des Meckelschen Divertikels. Dtsch. Zeitschr. f. Chirurg. Bd. 128, H. 5—6. Ref. Zentralbl. f. Pathol. u. pathol. Anatom. Bd. 26, S. 627. — KAUFMANN, E.: Lehrbuch der speziellen pathologischen Anatomie. Berlin: Reimer 1911. — KAUPE: Die Pförtnerenge im Säuglingsalter. Zentralbl. f. Grenzgeb. d. Med. u. Chirurg. 1909. — KEIBEL: Ist der angeborene Verschluß des Dünndarmes am Übergang in den Dickdarm eine Hemmungsbildung? Anat. Anz. Bd. 13, S. 389—391. 1897. — KEILMANN, K.: Pylorushypertrophie ohne Pylorusspasmus im Säuglings- und Kindesalter. Zeitschr. f. Kinderheilk. Bd. 37, H. 5/6, S. 349. 1924. — KERMAUNER, F. (1): Über Mißbildungen und Störungen des Körperschlusses. Arch. f. Gynäkol. Bd. 78. 1906. — KERMAUNER, F. (2): Über angeborenen Verschluß des Duodenums. Virchows Arch. Bd. 207. 1912. — KLAATSCH: Zur Morphologie der Mesenterialbildungen am Darmkanal der Wirbeltiere. Morphol. Jahrb. Bd. 18, S. 385 und 609 ff. — KLAUSSNER: Zur Kasuistik der angeborenen Hernien der Linea alba. Münch. med. Wochenschr. 1906. Nr. 42, S. 2057. — KLEINSCHMIDT (1): Med. Ges. Leipzig. Dtsch. med. Wochenschr. 1921. S. 1281. — KLEINSCHMIDT (2): Ein Fall von kongenitaler Dünndarmatresie. Ref. Dtsch. med. Wochenschr. 1920. Nr. 23. — KNÖPFELMACHER, W.: Krankheiten der Neugeborenen. Handb. d. Kinderheilk. (PFAUNDLER-SCHLOSSMANN). Bd. 1, 2. Aufl. Leipzig: Vogel 1910. — KOCH, E.: Über chronische Entzündung der pylorischen Magenwand als Grundlage der gutartigen Pylorushypertrophie des Erwachsenen. Frankf. Zeitschrift f. Pathol. Bd. 16, S. 179. 1915. — KOCH, WILHELM (1): Zur Entwicklungsgeschichte der Dickdarmbrüche, im besonderen der Brüche des Blinddarms und des aufsteigenden Dickdarms. Ein Versuch über Wesen und Ursache der Eingeweidebrüche überhaupt. Arb. a. d. Chirurg. Univ.-Klin. Dorpat. Leipzig 1899. S. 100. — KOCH, WILHELM (2): Wann entstehen und was bedeuten Eingeweidebrüche des Rumpfendes? Virchows Arch. Bd. 164, S. 1—21. 1902. — KOCH, WILHELM (3): Die angeborenen, ungewöhnlichen Lagen und Gestaltungen des menschlichen Darmes. II. Abhandl.: Arbeiten a. d. Chirurg. Univ.-Klin. Dorpat. H. 5. Dtsch. Zeitschr. f. Chirurg. Bd. 50, S. 51. — KOLLER, ARNOLD: Ein Fall von Situs viscerum inversus totalis und seine Deutung. Virchows Arch. Bd. 156. 1899. — KONJETZNY: Über normale Mesenterialbildung und ihre Beziehung zur Ätiologie des Darmverschlusses. Dtsch. Zeitschr. f. Chirurg. Bd. 97. 1909. — KREUTER, E. (1): Arch. f. klin. Chirurg. Bd. 73, H. 4. — KREUTER, E. (2): Die angeborenen Verengerungen, Verschließungen des Darmkanals im Lichte der Entwicklungsgeschichte. Habilitationsschrift Erlangen. 1905. — KIRCHNER: Berl. klin. Wochenschr. 1886. Nr. 27. — KRISTELLER: Monatsschrift f. Geburtsh. u. Gynäkol. Bd. 31, H. 5. — KROMPECHER: Zur Anatomie, Histologie und Pathogenese der gastrischen und gastrointestinalen Sklerostenose. Beitr. z. pathol. Anat. u. z. allg. Pathol. Bd. 44, S. 384. 1910. — KULIGA: Zur Genese der kongenitalen

Dünndarmstenosen und Atresien. Beitr. z. pathol. Anat. u. z. allg. Pathol. Bd. 33, S. 481. 1903. — Küchenmeister, Fr.: Die angeborene, vollständige, seitliche Verlagerung der Eingeweide des Menschen. Leipzig 1883. — Landau: Kongenitaler Darmverschluß infolge von Atresie des Ileums. Dtsch. med. Wochenschr. Bd. 46, H. 43. 1920. — Lannelongue: Angeborene Darmklappen an abnormen Stellen. Cpt. rend. des acad. et soc. med. I. 1884. — Lauche-Bonn (1): Die Heterotopien des ortsgehörigen Epithels im Bereich des Verdauungskanals. Zentralbl. f. allg. Pathol. u. pathol. Anat. Bd. 34, H. 19, S. 536. 1924. — Lauche-Bonn (2): Die Heretopien des ortsgehörigen Epithels im Bereich des Verdauungskanals. Virchows Arch. Bd. 252, S. 39. 1924. — Läwen, A.: Über einen Fall von kongenitaler Wirbel-, Bauch-, Blasen-, Genital- und Darmspalte mit Verdoppelung des Coecums und des Wurmfortsatzes. Beitr. z. pathol. Anat. u. z. allg. Pathol. Bd. 55, H. 3. 1913.— Lebram, P.: Das Diverticulum Meckelii und die von ihm ausgehenden pathologischen Störungen. Inaug.-Diss. Würzburg 1898. — Leischner (1): Kongenitale Stenose und Achsendrehung des Duodenums. Beitr. z. pathol. Anat. u. z. allg. Pathol. Bd. 67. 1920. — Leischner (2): Über kongenitale Stenose und Achsendrehung des Dünndarms. Beitr. z. pathol. Anat. u. z. allg. Pathol. Bd. 67, H. 1. 1920. — Leichtenstern: Ziemßens Handb. d. spez. Pathol. u. Ther. Bd. 13, Teil 2, S. 369. 1876. — Lemesie, M. O. und E. Kollisko: Fälle von unvollständiger Drehung der Nabelschleife. Anat. Hefte. Abtlg. I. Arb. a. d. anat. Inst. H. 151. — Letulle: Malformations duodenales, diverticules perivatériens. Presse méd. 1899. — Lilienfeld: Zur Kasvistik der angeborenen Mißbildungen des Dünndarms. Dtsch. Zeitschr. f. Chirurg. Bd. 62. 1902. — Linsmeyer, H.: 46 Duodenaldivertikel. Verhandl. d. dtsch. pathol. Ges. 1914. Ref. Zentralbl. f. allg. Pathol. u. pathol. Anat. Bd. 25. 1914. — Lissenko, W.: Das Wachstum und der Bau des Magens bei Kindern. Med. Doktordiss. St. Petersburg. 1899. S. 85. — Lochte: Beitrag zur Kenntnis des Situs transversus partialis und der angeborenen Dextrokardie. Beitr. z. pathol. Anat. u. z. allg. Pathol. Bd. 16, H. 2, S. 189/217. 1894. — Lockwood, C. B.: Über Abnormitäten des Coecum und Kolon mit Bezug auf die Entwicklung. Brit. med. journ. 23. Sept. 1883. — Löhlein, M.: Über die sog. follikuläre Ruhr. Veröffentlichungen aus der Kriegs- und Konstitutionspathologie. Bd. 3, H. 13. 1923. Jena: Fischer. — Lorenz: Ein Beitrag zu der Lehre von der Invagination. Dtsch. Zeitschr. f. Chirurg. Bd. 77. 1905. — Lotze, K.: Über Eventratio diaphragmatica. Dtsch. med. Wochenschr. 1906. Nr. 40, S. 1622. — Lubarsch (1): Ergebnisse der Pathologie und Anatomie (Lubarsch-Ostertag). Jg. 6, Abtlg. 3. 1899. Allgemeine Morphologie und Physiologie. Abschn. 2: Geschwülste. S. 952. — Lubarsch (2): Über heterotope Epithelwucherungen und Krebs. Verhandl. d. Dtsch. pathol. Ges. 1906. S. 208. — Magnus-Alsleben, E.: Adenomyom des Pylorus. Virchows Arch. Bd. 173, H. 1, S. 137. 1903. — Maier, Rudolf: Beiträge zur angeborenen Pylorusstenose. Virchows Arch. Bd. 102, S. 413. 1885. — Meinel, Arthur: Untersuchungen über die sog. gutartige Pylorushypertrophie und den Skirrhus des Magens. Beitr. z. pathol. Anat. u. z. allg. Pathol. 1902 und Virchows Arch. 1902. — Mall, Frankl.: Über die Entwicklung des menschlichen Darmes und seiner Lage beim Erwachsenen. Arch. f. Anat. u. Physiol. Anat. Abtlg. Suppl.-Bd. 1897. S. 403—434. — Marchand: Anatomische Beschreibung einiger Mißbildungen. Ahlfeldsche Berichte und Arbeiten aus der Geburtshilfl.-gynäkol. Klinik in Gießen. 1881—82. — Markwald: Ein Fall von Atresia oesophagi, duodeni, recti congenita. Münch. med. Wochenschr. Bd. 41, S. 265. — Mathias, E.: Die Abgrenzung einer neuen Gruppe von Geschwülsten. Berl. klin. Wochensch. 1920. Nr. 19, S. 444. — Matti: Über Darminvagination. Dtsch. Zeitschr. f. Chirurg. Bd. 110. 1911. — Meissner: Volvulus und Strangulationsileus. Bruns' Beitr. z. klin. Chirurg. Bd. 99, S. 265. — Merke, F.: Über zwei seltene Ursachen von Pyloruspasmus. Bruns' Beitr. z. klin. Chirurg. Bd. 130, H. 3, S. 541. 1914. — Merkens: Ein Beitrag zur Lehre vom Coecum mobile. Dtsch. med. Wochenschr. 1912. S. 848. — Meulengracht, E.: Ein teilweise mit Magenschleimhaut bekleidetes und den Sitz eines Ulcus pepticum bildendes Meckelsches Divertikel. Virchows Arch. Bd. 225, H. 2, S. 125—128. 1918. — Meusburger: Ein Fall von Duodenumatresie. Virchows Arch. Bd. 199. — Meyer, R.: Ergebnisse der allgemeinen Pathologie. Jg. 9, Abtlg. II (zit. nach Löhlein) — Möller, H.: Über einen Fall von doppeltem Enddarm. Frankf. Zeitschr. f. Pathol. Bd. 8, H. 1, S. 151. 1911. — Moser: Ein Fall von Coecumdivertikel im Bruchsack. Beitr. z. klin. Chirurg. Bd. 29, S. 308. — Müller, H. (1): Über Situs transversus part. Beitr. z. pathol. Anat. u. z. allg. Pathol. Bd. 51, H. 3, S. 632. — Müller, H. (2): Über das Ulcus pepticum (perforans) des persistierenden Dotterganges (Meckelsches Divertikel) und seine Verwandtschaft mit dem Ulcus ventriculi. Bruns' Beitr. z. klin. Chirurg. Bd. 115, S. 560. — Nauwerk, C. (1): Fall hypertrophischer Stenose des Pylorus. Dtsch. Arch. f. klin. Med. 1878. — Nauwerk, C. (2): Ein Nebenpankreas. Beitr. z. pathol. Anat. u. z. allg. Pathol. Bd. 12, S. 29. 1893. — Nauwerk, C. (3): Zur Kenntnis der Divertikel des Magens. Dtsch. med. Wochenschr. 1920. Nr. 46, H. 5. — Neter, Eugen: Zur Pathogenese der Hirschsprungschen Krankheit. Münch. med. Wochenschr. 1907. Nr. 37, S. 1817. — Oberndorfer (1): Über die kleinen „Dünndarmkarzinoide". Verhandl. d. dtsch. pathol. Ges. Bd. 40, S. 113. 1907. — Oberndorfer (2): Karzinoide

Tumoren des Dünndarms. Frankf. Zeitschr. f. Pathol. Bd. 1, S. 426. 1907. — OBERNDORFER (3): Ganglioneurome und Riesenwuchs der Appendix. Verhandl. d. dtsch. pathol. Ges. Jena. 1921. S. 148. — PFAUNDLER, M.: Notiz zu der Arbeit TORKELS: „Die sog. Pylorushypertrophie eine Entwicklungsstörung. Virchows Arch. Bd. 181. 1905. — PFAUNDLER, M. und SCHLOSSMANN: Handbuch der Kinderkrankheiten. 1909. — PICK, L. (1): Zur Einteilung und pathologischen Anatomie des partiellen Riesenwuchses, insbesondere über sein Vorkommen beim Säugetier. Beitr. z. pathol. Anat. u. z. allg. Pathol. Bd. 57, S. 1. 1913. — PICK, L. (2): Über Neurofibromatose und partiellem Riesenwuchs usw. Beitr. z. pathol. Anat. u. z. allg. Pathol. Bd. 71, H. 3, S. 560. — POINDECKER, H.: Über einen Fall heterotoper Magenschleimhaut im Dünndarm. Zentralbl. f. allgem. Pathol. u. pathol. Anat. Bd. 23, Nr. 11, S. 481. 1912. — PREISICH, K.: Angeborener doppelter Klappenverschluß des Duodenums. Jahrb. f. Kinderheilk. Bd. 57, H. 3. — PROSELL: Zur Kenntnis der anormalen Appendixlagen. Dtsch. Zeitschr. f. Chirurg. Bd. 130, H. 3/4. — PRZIBRAM: Teratologie und Teratogenese. Vorträge und Aufsätze über Entwicklungsmechanik der Organismen. H. 25. Berlin: Julius Springer 1920. — QUERVAIN, F. DE: Über Rechtslagerung des ganzen Dickdarms und partiellem Situs transversus. Arch. f. klin. Chirurg. Bd. 65, H. 2, S. 256. 1912. — RAINER, FR.: Vier Fälle von topographischen Anomalien des Darmes. Internat. Monatsschr. f. Anat. u. Physiol. Bd. 24. 1908. — RECKLINGHAUSEN, V.: Untersuchungen über die Spina bifida. Virchows Arch. Bd. 105. 1886. — REDWITZ, V. W.: Über kongenitale Darmatresien und Stenosen. Diss. med. München. 1917. — REINBACH: Kombination von kongenitalem, partiellem Defekt und Lageanomalie des Dickdarmes. Beitr. z. klin. Chirurg. Bd. 30, S. 110. 1901. — RICHELMANN: Über Situs viscerum inversus abdominalis. Dtsch. Zeitschr. f. klin. Chirurg. Bd. 74. 1904. — RINGEL: Zur Kasuistik der angeborenen Nabelschnurbrüche (Ectopia viscerum). Münch. med. Wochenschr. Nr. 34, S. 1679. 1907. — RISEL (1): Zwei Fälle von partiellem Situs inversus der Bauchorgane. Verhandl. d. dtsch. pathol. Ges. Bd. 13, S. 346. 1909. — RISEL (2): Die Literatur des partiellen Situs transversus der Bauchorgane. Zentralbl. f. allg. Pathol. u. pathol. Anat. Bd. 20, Nr. 15/16. 1909. — ROTH, M. (1): Über Divertikelbildung am Duodenum. Virchows Arch. Bd. 56, S. 197. 1872. — ROTH, M. (2): Über Mißbildungen im Bereiche des Ductus omphaloentericus. Virchows Arch. Bd. 86, S. 371—390. 1881. — ROTTER, J.: Die angeborenen Mißbildungen des Mastdarms und des Afters. Handb. d. prakt. Chirurg. Bd. 3, Teil 2. 1901. — RUNKEL, ALFRED: Über zystische Dottergangsgeschwülste. Diss. Marburg. 1897. — SALTYKOW, S.: Über die Genese der karzinoiden Tumoren sowie der Adenomyome des Darmes. Beitr. z. pathol. Anat. u. z. allg. Pathol. Bd. 54, S. 559. 1912. — SAUER, L. W.: Hypertrophic Pyloric Stenosis. Arch. of pediatr. Vol. 12, Nr. 3. 1914. — SAUERBECK, E.: Über Entwicklungshemmung des Mesenteriums und abnormale Lageverhältnisse, insbesondere des Dickdarms. Arch. f. klin. Chirurg. Bd. 89, H. 4. 1909. — SCHATZ, F. (1): Die Acardii und ihre Verwandten. Festschrift Rostock 1898. — SCHATZ, F. (2): Arch. f. Gynäkol. Bd. 92, H. 1. 1910. — SCHILDHAUS: Pseudomyxoma peritonei verursacht durch Reste des Ductus omphalo-mesentericus. Virchows Arch. Bd. 244. 1923. — SCHMIDT, ADOLF: Untersuchungen über das menschliche Magenepithel unter normalen und pathologischen Verhältnissen. Virchows Arch. Bd. 143, S. 477. 1896. — SCHMIDT, H. P.: Ein Beitrag zur Kasuistik der Divertikelbildung am Darmkanal. Inaug.-Diss. Greifswald. 1916. — SCHMINKE: Diffuse Neurinombildung in der Appendix. Verhandl. d. I. Tagung d. Südwestdeutsch. Pathologen in Mannheim, 1922. Ref. Zentralbl. f. allg. Pathol. u. pathol. Anat. Bd. 33, Nr. 1, S. 17. 1922. — SCHOBER, WILH.: Zur Auffassung der sog. Karzinoide der Appendix als Progonoblastome. Virchows Arch. Bd. 232, S. 325. 1921. — SCHRIDDE, H. (1): Über den angeborenen Mangel des Proc. vermiformis. Ein Beitrag zur Entwicklungsgeschichte des menschlichen Blinddarms. Virchows Arch. Bd. 177, H. 1. 1904. — SCHRIDDE (2): Die ortsfremden Epithelgewebe des Menschen. Samml. anatom. u. physiol. Vorträge u. Aufsätze. H. 6. Jena: Fischer 1909. — SCHULTZ, A.: Ganglioneuromatose des Wurmfortsatzes. Verhandl. d. nordostdtsch. Vereinig. d. dtsch. pathol. Ges. in Berlin. 1922. Ref. Zentralbl. f. allg. Pathol. u. pathol. Anat. Bd. 33, Nr. 7, S. 172. 1922. — SEISSER, FR.: Über einen seltenen Fall von partiellem Darmdefekt. Zentralbl. f. allg. Pathol. u. pathol. Anat. Bd. 33. 1923. — SCHWALBE: Die Morphologie der Mißbildungen des Menschen und der Tiere. Bd. 3. Jena: Fischer 1913. — SILBERMANN: Jahrb. f. Kinderheilk. Neue Folge. Bd. 18. — SIMMONDS, M.: Diskussion in der Biol. Abtlg. d. ärztl. Ver. Hamburg. Münch. med. Wochenschr. 1900. Nr. 5. — SIMONSEN, A.: Pylorusstenose bei Neugeborenen. Diss. Greifswald 1903. — SITTLER, P.: Kongenitale Nabelschnurhernie, Spontanheilung. Münch. med. Wochenschr. 1909. Nr. 7, S. 340. — SMUS, J.: Ein Fall von kongenitalen, multiplen Atresien des Tractus intestinalis bei einem neugeborenen Kinde. Diss. med. Zürich. 1918. — SOLIERI: Über Invagination des Darms in ileocoecalen Abschnitt im Zusammenhang mit dessen anatomischer Disposition. Dtsch. Zeitschr. f. Chirurg. Bd. 107. 1910. — SOUTER, C. H.: Case of congenital absense of continuity between the large and small intestines. Brit. med. journ. Vol. 2, p. 1512. 1904. — SPRENGEL: Eine angeborene Zyste der Darmwand als Ursache der Invagination. Verhandl. d. dtsch. Ges.

f. Chirurg. 29. Kongr. S. 537. — Spitzy, Hans: Handb. d. Kinderheilk. v. Pfaundler-Schloß-mann. Bd. 5. Leipzig: Vogel. Angeborene Erkrankungen: Die angeborenen Mißbildungen der unteren Körperhälfte. — Stangl, E.: Über die Entstehung der Bauchblasendarmspalten. Arch. f. klin. Chirurg. Bd. 73. 1905. — Steinhardt: Jahrb. f. Kinderheilk. Bd. 56, S. 220. — Stern: Pylorusstenose beim Säugling. Dtsch. med. Wochenschr. 1898. — Sternberg: Darmzysten und Peritoneum (Mißbildungen). Handb. d. allg. Pathol. u. pathol. Anat. d. Kindesalters v. Brüning-Schwalbe. Bd. 2, Abt. 1. Wiesbaden: J. F. Bergmann 1913. — Still: Cong. hypertrophy of the pylorus. Tr. of the path. soc. of London. 1899. — Stiller: Die asthenische Konstitutionskrankheit. Stuttgart. 1907. — Tanaka: Zwei Fälle hyper-troph. Pylorusstenose beim Säugling. Jahrb. f. Kinderheilk. 1912. — Tandler (1): Über Mesenterialvarietäten. Wien. klin. Wochenschr. Jg. 10, S. 212—216. 1897. — Tandler (2): Morphologisches Jahrbuch. Bd. 29. 1900. — Tandler (3): Über die Entwicklung des Duo-denums in früheren Embryonalstadien. Anat. Anz. Bd. 18, S. 42. — Theremin: Über kon-genitale Okklusion des Dünndarms. Dtsch. Zeitschr. f. Chirurg. Bd. 8. 1877. — Tilger: Stenosierende Pylorushypertrophie. Virchows Arch. 1893. — Toldt, C. (1): Die Darm-gekröse und Netze im gesetzmäßigen und gesetzwidrigen Zustande. Denkschriften der Kaiserl. Akad. d. Wissensch. Mathem.-naturwissenschaftl. Klasse. Wien, Bd. 56. S. 1. 1889. — Toldt (2): Die Formbildung des Blinddarms. Verhandl. d. anat. Ges. 8. Versamml. Straßburg. 1894. S. 219. — Toldt (3): Die Formbildung des menschlichen Blinddarms und die Valvula coli. Sitz.-Ber. d. Kaiserl. Akad. d. Wissensch. i. Wien. Bd. 103, S. 41. 1894. — Torinus: Die Grübchen der solitären Lymphknötchen im normalen Dickdarm und die Beteiligung der Noduli bei Dysenterie. Virchows Arch. Bd. 231, S. 290. 1921. — Torkel, K.: Angeborene hochgradige Erweiterung des Dünndarmes ohne Stenose. Dtsch. med. Wochenschr. 1905. Nr. 9, S. 344. — Trappe, Max: Über geschwulstartige Fehlbil-dungen von Niere, Milz, Haut und Darm. Frankf. Zeitschr. f. Pathol. Bd. 1, S. 109. 1907. — Veszprémi: Einige Fälle von angeborenem Darmverschluß. Beitr. z. pathol. Anat. u. z. allg. Pathol. Bd. 60. 1915. — Vogt, Walter (1): Morphologische und kausalanalytische Untersuchungen über die Lageentwicklung des menschlichen Darmes. Habilit.-Schr. Berlin: Julius Springer 1917. Zeitschr. f. angew. Anat. u. Konstitutionslehre. Bd. 2. Gasser-Festschrift. — Vogt, Walter (2): Zur Morphologie und Mechanik der Darmdrehung. Verhandl. d. anat. Ges. Jena. 1920. Anat. Anz. Bd. 53. (Erg.-Heft). 1920. — Voron: Lyon méd. 10. 4. 1904. Ref. Zentralbl. f. Gynäkol. 1905. S. 158. — Waldeyer, W.: Über eine ungewöhnliche Lage und Größe des Sigmoids. Jahresber. f. Anat. u. Entwicklungsgesch. Teil 3, S. 403. 1911. — Weishaupt, E.: Über Adenomyome und Pankreasgewebe im Magen und Dünndarm mit Beschreibung eines Falles von kongenitalem Duodenaladenomyom. Virchows Arch. Bd. 223. 1916. — Wesemann, K.: Zur Kasuistik des partiellen Situs inversus der Bauchorgane. Diss. Gießen 1912. — Wiederhofer: Jahrb. d. Kinderkrankh. A. R. Bd. 3. — Wohlgemuth: Ein Fall von doppeltem Darmverschluß durch Invagination kombiniert mit innerer Einklemmung. Dtsch. med. Wochenschr. 1920. Nr. 2. — Wright, Garnett: Congenital diverticulum of the colon. Proc. of the roy. soc. of med. Vol. 13, Nr. 6. 1920. — Wyss, Oskar: Über kongenitale Duodenalatresien. Beitr. z. klin. Chirurg. Bd. 26, S. 631—666. 1900. — Zander, R.: Versuch der Erklärung eines Falles von seltener Lageabweichung des Colons descendens und des Colons sigmoideums beim erwachsenen Menschen aus der Entwicklungsgeschichte des Darmes. Anat. Hefte. Abt. 1, H. 162. 1916. — Zenker, F. A.: Nebenpankreas in der Darmwand. Virchows Arch. Bd. 21, S. 369. 1861. — Zoege-Manteuffel, v.: Die Achsendrehung des Coecums. Verhandl. d. dtsch. Ges. f. Chirurg. 1898. — Zoltán von Bókay: Vorfall und Eversion einer Dünndarmpartie durch das offene Meckelsche Divertikulum. Jahrb. f. Kinderheilk. Bd. 94, S. 10. 1911.

2. Die Magenverätzungen.

Von

Hermann Merkel-München.

Mit 33 Abbildungen.

Einleitung: Postmortale Veränderungen des Mageninhalts und der Magenwand.

Unter Verätzungen des Magens sind in den folgenden Ausführungen nicht nur im strengsten Sinn die Veränderungen, die als wirkliche Verätzungen und Verschorfungen der Magenschleimhaut auf dem Sektionstisch beobachtet werden, zu verstehen, sondern unter weiterer Fassung des Begriffes werden alle diejenigen krankhaften Veränderungen, die durch Gifteinwirkung auf die Magenwand hervorgerufen werden, besprochen, insbesondere unter Berücksichtigung der Frage, ob und inwieweit sich aus den gefundenen pathologisch-anatomischen, makroskopischen und mikroskopischen Veränderungen Schlüsse auf die Art und die Menge des einwirkenden Giftes ziehen lassen.

„Gifte sind (nach KRATTER) jene unorganischen oder organischen, nicht organisierten Stoffe, die durch ihre chemische Wirkung schon in verhältnismäßig kleiner Gabe die Gesundheit vorübergehend oder dauernd schwer schädigen können oder das Leben zu zerstören vermögen... Die Wirkung der Ätzgifte speziell besteht entweder in richtiger Verätzung, d. h. Ertötung des Gewebes, mit dem sie in direkte Berührung kommen, oder mindestens in Erregung entzündlicher Veränderungen an der Stelle der Einwirkung."

Die Mehrzahl der Gifte wirkt per os einverleibt direkt vom Mageninhalt aus auf die Schleimhaut, einzelne Gifte können aber auch, wenn sie perkutan, subkutan oder intravenös dem Körper einverleibt werden, wieder auf dem Blutweg in die Magenschleimhaut gelangen, dort zur Ausscheidung kommen und dabei entweder gar keine örtlichen Veränderungen setzen, wie z. B. das Morphium und das Jod oder aber bei dieser Gelegenheit auch Schädigungen an der Ausscheidungsstelle in Form von Blutung, Entzündung oder Nekrose verursachen; letzteres gilt für das Arsen, auch vom Lysol glaubt KOCHMANN diese Wirkungsweise annehmen zu dürfen, KAUFMANN und KAPPESSER auch vom Sublimat.

Bei den per os einverleibten Giften ist außer den oberen Speisewegen — Zunge, Mund, Rachenhöhle und Speiseröhre — der Magenbefund wohl der wichtigste lokale Befund, wobei der Mageninhalt und das Verhalten der Magenwand Gegenstand der Beobachtung sind.

Wichtig ist für die Beurteilung dieser Befunde die Tatsache, daß sowohl der Mageninhalt wie die Magenwand erhebliche postmortale Veränderungen erleiden können. Gerade bei den Sektionen Vergifteter, bei denen vielfach die Leichen durch die Behörden zunächst beschlagnahmt werden und infolgedessen leider durch polizeiliche Erhebungen usw. der Zeitpunkt der Sektion oft unerwünscht weit hinausgeschoben wird, finden sich in störender Weise die postmortalen durch Diffusion, chemische Zersetzung, Autolyse und Fäulnisvorgänge bedingten Veränderungen des Magens und Mageninhalts, die unter Umständen das Bild des Befundes ganz wesentlich ändern und damit die Diagnose der Vergiftung und der Art des Giftes erheblich erschweren können.

Was den Mageninhalt betrifft, so sind postmortale Veränderungen quantitativer und qualitativer Art nach dem Tod überhaupt und speziell bei Vergiftungen in Betracht zu ziehen und deren Kenntnis daher von Wichtigkeit.

Bei der Frage, ob irgendwelche quantitative Veränderungen des Mageninhalts noch nach dem Tode zustande kommen können, sei an die Tatsache erinnert, die man besonders bei Spätsektionen und bei Sektionen exhumierter Leichen beobachten kann, daß nämlich durch postmortale Flüssigkeitsdiffusion durch die Magenwand hindurch eine erhebliche Verringerung und Eindickung des Mageninhalts eintreten kann; bei rein flüssigem Mageninhalt könnte auf diese Weise postmortal der Magen fast vollkommen leer werden. Sieht man von diesem Vorkommnis ab, so steht bei dieser Frage im Vordergrund das Verhalten des Pylorus in und nach dem Tod und die Möglichkeit, ob sich nach dem Tod noch peristaltische Vorgänge im Magen abspielen und noch eine teilweise Magenentleerung bewirken könnten. GRUBER und KRATZEISEN haben bei ihren Untersuchungen im Leichenmagen keine peristaltischen Wellen mehr erzeugen können, sondern durch thermische und mechanische Reize waren nur lokale Kontraktionen auszulösen, die für eine postmortale Magenentleerung nicht in Betracht kommen. KRATZEISEN hat allerdings bei heißer Flüssigkeitseinfüllung in den absterbenden überlebenden Magen ganz unregelmäßige Zusammenziehungen und Schrumpfungen erzeugen können.

Im Gegensatz zu LUSCHKA, JONNESCO, BECKEY, JOESSEL u. a., die eine Zusammenziehung des Magens durch die Totenstarre anzunehmen scheinen, glaubt ASCHOFF (Über den Engpaß des Magens, S. 24), daß die Totenstarre keine Kontraktionszustände am Magen schafft, sondern im Gegenteil in der Agone bestehenden Kontraktionszustand nur durch Fixierung erhält! Die Totenstarre kommt also bei ihrem Eintreten nicht in Betracht für die Möglichkeit einer postmortalen Magenentleerung. Was aber den Pylorusschluß anbetrifft, so hat GRUBER durch postmortale allerdings unmittelbar nach festgestelltem Tod vorgenommene Formolfüllung den Magen niemals sich verändern sehen, den Pylorusring stets geschlossen gefunden, so daß kein Formalin in das Duodenum gelangte (vgl. W. H. SCHULTZE, S. 515). Für spätere Stadien nach dem Tod aber kommt in Betracht, bei nach Lösung der Totenstarre des Magens, welch letztere freilich KRATZEISEN in Zweifel zieht, durch Gasentwicklung im Magen selbst oder im Querkolon eine Durchpressung rein flüssiger Bestandteile aus dem Magen in das Duodenum noch passiv durch den wieder durchgängig gewordenen Pylorus möglich sein könnte. Jedenfalls spricht die gerichtsärztliche Erfahrung entgegen den Ergebnissen von GRUBER und KRATZEISEN für die Möglichkeit eines postmortalen Überganges von flüssigem Mageninhalt wenigstens bis in das Duodenum.

So haben beispielsweise HABERDA und WACHHOLZ an frischen Kinderleichen Versuche gemacht, indem sie nach Ausspülen des Magens durch eine lateral am Hals angelegte Ösophagostomieöffnung flüssige Gifte eingeführt und deren postmortale Einwirkung studiert haben; dabei fanden sie unter anderem nach Eingießung von 8 ccm Nitrobenzol suspendiert in 20 ccm Wasser am vierten Tag bei der Sektion „... den Magen stark gefüllt, die wässerige Flüssigkeit in ihm mit reichlichen gelben stark lichtbrechenden Tröpfchen untermengt und bis auf 50 cm Tiefe in den Dünndarm herab verfolgbar".

Ich selbst halte den Eintritt einer Totenstarre sowohl beim Magen wie übrigens auch beim Dünndarm für eine sicher festgestellte (vgl. GERLACH, S. 278), aber natürlich ebenso wechselnde, vom jeweiligen Funktionszustand (Inhalt, Gasblähung usw.) und von der Beschaffenheit der Magenwand abhängige Erscheinung als wie vergleichsweise beim Herzen und bei der späteren Lösung derselben könnte wohl der von GRUBER festgestellte Pylorusschluß in Wegfall kommen.

Daß nach dem Tod noch im Sinne der fortschreitenden Verdauung qualitative Veränderungen des Mageninhalts vor sich gehen, so lange nämlich, bis die Wirkung der Verdauungssäfte erschöpft und die Säure durch die Fäulnis neutralisiert wurde, ist bekannt und unter anderem durch die Untersuchungen von FERRAI experimentell studiert (vgl. MERKEL, S. 943).

Der für verschiedene Gifte oft charakteristische und daher diagnostisch recht wichtige Geruch des Mageninhalts (Karbolsäure, Essigsäure, Lysol, Nitrobenzol, Blausäure, Alkohol usw.) kann schon durch Magenspülungen, Erbrechen usw. verringert sein, er kann sich auch noch postmortal, so durch chemische Zersetzungs- oder Fäulnisvorgänge, Ammoniakentwicklung usw., verändern oder verflüchtigen.

Das Hauptgift kann auch durch Beimengung oder gleichzeitige Einnahme einer anderen Substanz von stärkerer Geruchskraft verdrängt werden, wie z. B. bei einem Fall von interner Chloroformvergiftung durch gleichzeitig eingenommenen Kampfer (Schönhof). Hinsichtlich der Geruchswahrnehmungen sei an die interessante Mitteilung von Nippe erinnert, der festgestellt hat, daß sogar bei dem doch außerordentlich charakteristischen Lysolgeruch eine falsche Geruchsempfindung durch Autosuggestion vorkommen kann. Es handelte sich darum, daß bei einem scheinbaren Vergiftungsfall sowohl in dem Zimmer des kranken Kindes der typische Lysolgeruch von Zeugen empfunden worden ist, wie ebenso auch ein vorgefundener Eßlöffel nach Lysol gerochen haben soll. Die Untersuchung des Löffels verlief aber vollständig negativ und auch der makroskopische Sektionsbefund wie die chemische Untersuchung ergab für Lysolvergiftung keinen Anhaltspunkt. Gerade hinsichtlich der Geruchsempfindungen unterliegen die Menschen sehr leicht einer Autosuggestion und einer Beeinflussung durch andere.

Was den Mageninhalt betrifft, so findet sich Blut darin in seinen verschiedenen Farbenunterschieden (Hämoglobin, saures oder alkalisches Methämoglobin, Hämatin oder Hämochromogen) vielfach nach Giftaufnahme und als direkte Folge derselben; es kann aber auch durch Brechbewegungen erst sekundär, d. h. sub finem dem Mageninhalt beigemengt sein, ja es kann auch bei gerichtlichen und nicht mehr ganz frischen Leichen durch postmortale Bluttranssudation aus einer hochgradig hyperämischen Magenschleimhaut dem Mageninhalt ein ausgesprochen blutiger Charakter gegeben werden. (Dies gilt ja auch bekanntlich für die in der Tiefe des Beckens gelegenen Dünndarmschlingen, deren Wandung und deren Inhalt durch postmortale Blutsenkung und -transsudation ausgesprochen blutig werden kann!) Andersartige Verfärbungen durch bestimmte Gifte, wie z. B. Salpetersäure, Kupfer- und Chrompräparate, Scheele's und Schweinfurter Grün, Verfärbungen durch rote Sublimat- oder blaue Oxyzyanatpastillen, absichtlich gefärbte Laugen (Puppe, Atlas, Tafel 59), mit Malachitgrün gefärbter Arsenik (W. H. Schultze, S. 570) usw. sind diagnostisch von Wichtigkeit, doch können auch Täuschungen durch gallig gefärbten rückfließenden Duodenalinhalt ferner durch die verschiedenen Naturfarben einzelner Nahrungs- und Genußmittel (Rotwein, Weinbeeren, Rotkraut, Heidelbeeren usw.) hervorgerufen werden! (Haberda.)

Unter den postmortalen Veränderungen der Magenwand ist in erster Linie auf die an anderer Stelle des Handbuches schon gewürdigte Gastro- und Ösophagomalazie hinzuweisen, die freilich nur dem wenig Geübten diagnostische Schwierigkeiten gegenüber Vergiftungen bereiten könnte.

Bei den Leichenveränderungen der Speiseröhre kommt neben Erweichung durch den regurgitierten Magensaft zuweilen lamellöse Abhebung der oberflächlichen Schleimhautschichten zustande, die zur Verwechslung mit Verätzungen führen könnte; was aber die sog. Gastro- und Ösophagomalazie betrifft, so kommen dabei zwei Formen vor, nämlich die weiße Erweichung bei anämischer Magenschleimhaut und die schwarze oder braune Erweichung bei blutreicher Schleimhaut (Kundrat, Orth S. 698, Haberda); im letzteren Fall findet sich durch den stets außerordentlich sauren Mageninhalt eine Zersetzung des Hämoglobins zu Hämatin sowohl in der Magenwand wie auch im diffundierten Inhalt desselben. Bekanntlich kommt es bei diesen postmortalen Veränderungen, die bei Kindern, Säuglingen, Geisteskranken und an akuten Gehirnerkrankungen, Sepsis usw. verstorbenen Erwachsenen beobachtet werden, zu schmierig-zundriger Erweichung zuerst der Schleimhaut, dann auch der Submukosa und der Muskularis und damit nicht selten zu vollkommenen teils einfachen teils löcherigen Durchbrechungen der Magenfunduswand, der Kardia oder der Speiseröhre oberhalb des Zwerchfells, so daß der starksaure Mageninhalt unter der Zwerchfellkuppel oder in der linken Pleurahöhle gefunden wird und zumal an letzterer Stelle nicht selten zum Auftreten sicher postmortaler Pleuraekchymosen und Pleuraverätzungen führt. Im allgemeinen ist aber das Fehlen von intravitalen Reaktionserscheinungen entzündlicher Natur charakteristisch für diese Leichenvorkommnisse. Auch die mikroskopische Untersuchung kann in Zweifelsfällen sowohl an der Magenwand wie an den Berührungsstellen der Nachbarorgane, Milz, linker Leberlappen, Pankreas usw. durch das Fehlen entzündlicher Vorgänge für die postmortale Natur der durch den stark sauren Magensaft bedingten Ätzungs- und Erweichungsvorgänge sprechen, noch bedeutungsvoller (s. später S. 223) wäre das Vorhandensein von entzündlicher Reaktion für intravitale Vorgänge. Man hat nämlich nicht selten den Eindruck, daß diese zerstörenden Wirkungen des eigenen stets dann abnorm sauren Magensaftes an der Magenwand schon in der Agone wenigstens ihren Anfang nehmen und sich dann post mortem weiter auswirken.

Von diesen Vorgängen streng zu scheiden sind nun die diagnostisch sehr wichtigen, durch tatsächliche Ätzgiftwirkung vom Magenlumen aus bedingten Erscheinungen der Diffusion der Ätzgifte durch die Magenwand und der Perforation der letzteren — je nach ihrem Sitz — in die Bauch- oder in die Brusthöhle; beiden, gar nicht so selten bei Vergiftungen anzutreffenden Vorkommnissen ist gemeinschaftlich, daß sie zuweilen intravitale, aber sicher noch häufiger postmortale Erscheinungen darstellen. Nach den Studien von Strassmann und Kirstein, Haberda und Wachholz, Ipsen u. a. kommt die Diffusion des Ätzgiftes durch die Magenwand hindurch mit Wirkung auf die anliegenden Nachbarorgane am häufigsten bei Vergiftung mit konzentrierten Säuren vor, ist aber auch schon bei rapid verlaufenen Lysolvergiftungen (Haberda, Fall I, Puppe, Fall II) und bei konzentrierten Sublimatvergiftungen beobachtet worden; Ätzungsdefekte der inneren Magenwandschichten begünstigen sie natürlich, sind aber nicht die notwendige Voraussetzung für ihr Zustandekommen. Es findet sich unter solchen Umständen nicht nur der Bauchfellüberzug der Nachbarorgane wie gegerbt vor, sondern die Einwirkung erstreckt sich, wie sich beim Einschneiden in das Gewebe der letzteren zeigt, auch recht erheblich weit in die Substanz derselben hinein. Die Wirkungen sind am häufigsten an der äußeren Magenwand selbst, am Zwerchfell, d. h. der linken Zwerchfellkuppel, ferner am linken Leberlappen (Unterfläche!) und der Milz, in selteneren Fällen auch noch an der linken Niere und Nebenniere festzustellen, wobei nicht nur der Geruch und das charakteristische Aussehen (Verhärtung und Verschorfung oder Erweichung), sondern nicht selten auch die dem Ätzgift entsprechende saure oder alkalische Reaktion festzustellen ist!

Hinsichtlich der postmortalen Giftdiffusion haben besonders die Untersuchungen von Strassmann und Kirstein, Ipsen, Haberda und Wachholz sehr interessante Ergebnisse gezeitigt: Dieselben fanden nicht nur in beobachteten Vergiftungsfällen von Oxalsäure, Karbolsäure und Sublimat weitgehende postmortale Diffusion nach den Nachbarorganen zu, sondern sie haben auch an neugeborenen Kinderleichen, wie an Tieren, durch die oben erwähnte Einführung von Kupfervitriol, Sublimat, chlorsaurem Kalium, Nitrobenzol, Ferrozyankalium, Arsen usw. nach einigen Tagen bei der Sektion eine weitgehende Diffusion auf die Nachbarorgane der Bauchhöhle und in diese hinein feststellen können, und zwar soll die Diffusion in den ersten Tagen nach dem Tod oft noch vor dem Beginn der Fäulnis einsetzen und vielfach dem Gesetz der Schwere folgend sich ausbreiten (Füllungszustand des Magens! Seiten-, Rücken- oder Bauchlagerung der Leiche!). Die Untersuchungen der genannten Verfasser zeigen, daß man auch an die Möglichkeit einer postmortalen und agonalen Einführung von Gift bei der Sektion denken muß und dementsprechend auch in Zweifelsfällen die einzelnen Organe für die chemische Untersuchung getrennt aufheben und getrennt untersuchen soll. Auch Strassmann hat darauf hingewiesen, daß besonders beim Arsennachweis die Bewertung der chemischen Befunde dieser Tatsache Rechnung tragen muß! Bei weit gediehener Fäulnis kann die Differentialdiagnose, ob intravitale oder agonale bzw. postmortale Gifteinfuhr vorliegt, allein von dem Gesichtspunkt des chemischen Giftnachweises in den einzelnen Organen der Bauchhöhle aus oft nicht mehr gestellt werden (Haberda).

Die agonale und auch die postmortale Diffusion des Ätzgiftes führt dann evtl. erst sekundär zu einer Nekrotisierung der ganzen Magenwand; sowohl das Fehlen reaktiv-entzündlicher Prozesse am Bauchfellüberzug des Magens, wie auch die Überlegung, daß ein derartig vollkommen mortifizierter Magen bei forciertem Erbrechen unbedingt hätte zerreißen müssen, sprechen, wie das besonders mit Recht Ipsen bei einem Fall von Salpetersäurevergiftung ausführte, für die postmortale bis zur vollkommenen Nekrotisierung der Magenwand führende Weiterwirkung des Giftes. Neben Schwefel- und Salpetersäure ist es besonders die hochprozentige Karbolsäure, die solche großenteils postmortale Totalnekrosen der Magenwand hervorruft.

Untersuchungen von Ipsen, Haberda und Wachholz, ganz besonders aber von Harnack und Hildebrand, haben gerade die starke Einwirkung der Ätzgifte auf die abgestorbene Magenwand dargetan! Harnack und Hildebrandt haben die einzelnen

Ätzgifte (Phenol, Salpetersäure, Natronlauge, Zyankalium und Chlorzink) in verschiedener Konzentration toten Tieren (Katze und Hunden) in den Magen einverleibt und die Tiere dann 24 Stunden liegen lassen; dabei hat sich herausgestellt, daß die Einwirkungen auf die tote Magenwand außerordentlich stark waren, ja scheinbar viel stärker als gegenüber der lebenden Magenwand. Auch diese Beobachtungen zeigen, wie außerordentlich schwer im Falle intravitaler Vergiftungen die Ätzgifte noch post mortem weiter wirken können; die vitalen reaktiven Erscheinungen, welche HARNACK und HILDEBRANDT natürlich in all ihren Fällen vermißten, bilden eben zu gleicher Zeit auch einen relativen Schutz der lebenden Magenschleimhaut gegenüber den Ätzmitteln. Bemerkenswert ist auch noch aus ihrer Versuchsreihe, daß bei konzentrierter Salpetersäure der Magen vollständig zerfressen gefunden wurde und gleichzeitig linke Niere, Lunge und Leber angeätzt waren. Auch schon bei 10%iger Natronlaugeneinführung war der Magen vollkommen verändert und die Diffusion ging noch auf die linke Niere über, noch mehr bei 30%iger Natronlauge, bei der der Magen beim Herausnehmen einriß und wo gleichfalls die linke Niere verätzt erschien. Auch sei hier gleich darauf hingewiesen, daß postmortal eingeführte Zyankaliumlösung durch Diffusion eine vollkommen diffuse hellrote Färbung der Nachbarorgane erkennen ließ, ohne daß aber dabei Magenschleimhautveränderungen eingetreten waren.

Diese Untersuchungen der genannten Autoren sind für unsere Kenntnis von der postmortalen Weiterwirkung der Ätzgifte von großer Wichtigkeit.

Bekanntlich kommt es ja sowohl bei Laugen- wie auch bei den gewöhnlichen Säurevergiftungen, zumal bei starker Konzentration des Ätzgiftes, nicht selten zu postmortalem Durchbruch der verätzten Wand in die freie Bauchhöhle oder in den großen Netzbeutel oder aber im Bereich der Kardia in die linke Pleurahöhle. Daß gerade bei Oxalsäure und bei Schwefelsäure diese Perforation postmortal besonders häufig vorkommt (LESSER u. a.), sei vorweg bemerkt.

Neben LESSER haben HABERDA und WACHHOLZ, sowie auch PHOTAKIS auf die intravitale Diffusion der Ätzgifte durch die Magenwand hindurch aufmerksam gemacht und zwar besonders für die Säuren; der letztere begründet diese Diffusionswirkung mit dem starken osmotischen Druck zwischen der sauren Substanz und den alkalisch reagierenden Organen.

Für den postmortalen Eintritt einer Zerreißung wird auch hier gewöhnlich das Fehlen intravitaler Reaktionserscheinungen von seiten des Bauchfells bei der Sektion sprechen; trotzdem LESSER auf Grund eigener Beobachtungen am Sektionsmaterial und unter Bezugnahme auf Tierexperimente die Beweiskraft des Fehlens von Reaktionserscheinungen bestritten hat, dürfte immerhin im Zweifelsfall doch eine mikroskopische Untersuchung zur Entscheidung dieser Frage heranzuziehen sein und jedenfalls bewiese das Vorhandensein entzündlicher Bauchfellerscheinungen unter solchen Umständen den intravitalen Durchbruch.

LESSER hat u. a. diese Fragestellung nach der intravitalen oder postmortalen Entstehung derÄtzgiftdiffusionen wie der Perforationen experimentell studiert; er hat einem Hund 150 ccm 2%ige Schwefelsäure in den Magen eingeführt, nach ⁵/₄ Stunden starb der Hund, es fand sich Perforation des Magens und Verschorfung der Nachbarorgane, der Leber usw.; in einem zweiten Fall hat er 30 ccm unverdünnte Schwefelsäure eingeführt, wobei nach 3 Stunden der Tod eintrat, es fand sich gleichfalls eine Perforation, aber kaum eine Andeutung von Leberverschorfung oder Bauchfellätzung, trotzdem also hier eine unverdünnte Säure in Anwendung gekommen war im Gegensatz zum ersten Experiment! Dann hat LESSER Schwefelsäure in die Bauchhöhle von Hunden eingespritzt, ferner hat GEISSLER Salzsäure eingeführt und beide haben nach 30 Minuten die Tiere getötet; dabei fand sich noch keine peritoneale entzündliche Reaktion in der Bauchhöhle, trotz der einhalbstündigen Einwirkung auf das Bauchfell! Diese Befunde zeigen, wie schwierig die Beurteilung über das intravitale oder postmortale Auftreten von Perforationen auch beim Menschen auf Grund des makroskopischen und mikroskopischen Sektionsbefundes sein kann.

Ganz allgemein läßt sich sagen, daß Magen- und Ösophagusperforationen nach Aufnahme von Ätzgiften erfahrungsgemäß häufiger postmortal als intravital zustande kommen; für intravitale Entstehung wären nur positiv beweisend:

a) Die klinischen Erscheinungen der Perforations-Peritonitis,

b) die sichere peritonitische Reaktion beim Sektionsbefund, doch schließt das Fehlen von Peritonitis eine intravitale oder evtl. sub finem noch eingetretene Zerreißung nicht aus.

Aber sicher postmortal ist andererseits die Durchbrechung, wenn (nach LESSER):

a) Keine peritonitischen Erscheinungen vorliegen und

b) Anfressungen großer Nachbarorgane und Eröffnungen großer Gefäße oder des Herzens oder der Lungen vorhanden sind, welche mit dem Leben nicht verträglich wären.

Die beiden wichtigsten zu Perforationen führenden Ätzgifte Schwefelsäure und Salzsäure sind hinsichtlich der vorliegenden Frage folgendermaßen zu beurteilen (Geissler):

Bei Salzsäure, wo intravitale Perforation schon nach 8 Stunden bis 14 Tagen (Geissler), aber auch noch bis zu 8 Wochen nach der Vergiftung (Galtier) beobachtet wurde, treten postmortale Perforationen nur im Bereich bereits intravital vorgebildeter Verätzungen, Nekrosen oder Geschwüre ein, bei Schwefelsäure dagegen, und zwar in $50^0/_0$iger Lösung und darüber kann postmortal jede Stelle perforieren, ohne daß dabei durch Verätzung bereits präformierte Wandbestandteile bevorzugt würden.

I. Giftstatistik.

Nicht unwichtig auch für den pathologischen Anatomen scheint mir eine Zusammenstellung über die Häufigkeit der Vergiftungstodesfälle. Lesser hat in den Jahren 1876—1878 aus dem Berliner Material 432 Fälle zusammengestellt, darunter 134 durch Ätzgifte und hier wieder 114 durch Säuren verursachte. Die Häufigkeit der einzelnen Ätzgifte war damals: 78 Fälle Schwefelsäure, 19 Fälle Oxalsäure und oxalsaures Kalium, 8 Fälle Salzsäure, 7 Fälle Salpetersäure und Königswasser, 2 Fälle Karbolsäure. Sonst kamen in der gleichen Zeit 40 Vergiftungen durch Zyanverbindungen und gleichzeitig 155 Fälle (!) von Kohlenoxydvergiftungen zur Beobachtung. Hinsichtlich der Mortalität stellt Lesser fest: Bei Schwefelsäure $47^0/_0$, bei Phosphor $55^0/_0$, bei Oxalsäure und Kleesalz $58^0/_0$, bei Arsenik $75^0/_0$, bei Kohlenoxyd $77^0/_0$, bei Zyanverbindungen $95^0/_0$.

Geissler hat in neuerer Zeit 2811 Vergiftungsfälle zusammengestellt und unter diesen 370 durch Mineralsäuren = $13^0/_0$, und zwar Schwefelsäure 319 Fälle = $11,3^0/_0$, Salzsäure 29 Fälle = $1,0^0/_0$, Salpetersäure 22 Fälle = $0,7^0/_0$ der gesamten Vergiftungen.

Was die Laugenvergiftungen betrifft, so hat von Hacker 1876—1885 in Wiener Krankenhäusern 333 Fälle beobachtet, Johannessen in Christiania 1893—1898 bei Kindern allein 140 Laugenintoxikationen.

II. Sektionstechnik bei Vergiftungen.

Hinsichtlich der Sektionstechnik bei Vergiftungen überhaupt und besonders bei Ätzgiften ist zu bemerken, daß, wenn möglich der Zusammenhang der oberen Wege, d. h. Mund- und Rachenorgane samt Speiseröhre mit dem Magen und Duodenum (abgebunden!) gewahrt bleiben soll, um das beste Urteil über die Art, die Ausbreitung und die Intensität der Verätzung gewinnen zu können.

Oft ist ja bekanntlich die Speiseröhre am stärksten beteiligt, manchmal unter deutlicher Hauptschädigung der drei physiologischen Stenosen, oft ist sie aber auch ganz frei und erst Magen und Darm verätzt; auch die Beteiligung des Duodenums, das für viele Gifte eine bedeutend größere Empfindlichkeit besitzt als der Magen (Lesser), trotzdem doch das Gift beim Durchlaufen des Magens meist verdünnt und evtl. durch den Mageninhalt chemisch beeinflußt wird, ist sehr wechselnd. Ich empfehle immer im Gegensatz zu der allgemein üblichen Methode Virchows, bei welcher der Magen an der großen Kurvatur aufgeschnitten werden soll, entsprechend der Angabe von Zenker und Hauser, die Eröffnung in der Mitte der Vorderwand parallel zur großen Kurvatur, also bogenförmig von der Kardia bis zum Pylorus, da wir die Erfahrung gemacht haben, daß man dabei am leichtesten das Auslaufen des Mageninhalts, der doch für die Feststellung des Giftes und der Giftmenge von größter Bedeutung ist, verhindert, während bei der üblichen Eröffnung im Bereich der großen Kurvatur ohne vorher getroffene Vorsichtsmaßregeln, zumal bei überraschenden nicht vorher erwarteten Befunden, ein großer Teil des Mageninhalts verloren zu gehen pflegt; andererseits ist oft die große Kurvatur der

Sitz besonders schwerer Veränderungen bei Verätzungen und deren Erhaltung und genaue Besichtigung bei der Sektion daher recht wichtig.

Ich eröffne Rachen- und Speiseröhre an der Hinterwand, gehe aber, dicht vor der Kardia den Schnitt spiralig gestaltend, auf die vordere Magenwand über, um dann den Magen und Zwölffingerdarm in der bezeichneten Weise zu eröffnen.

Bei der Sektion vermutlich oder sicher Vergifteter ist von vorneherein auch mit der nötigen Umsicht zu verfahren, um den chemischen qualitativen und quantitativen Giftnachweis nicht zu beeinträchtigen; daher ist die Abspülung der Organe mit Wasser zu vermeiden, von vorneherein das Blut in besonderem Gefäß zu sammeln und im übrigen die für den Giftnachweis nötigen Organe in der Weise aufzubewahren, wie es das sog. „Regulativ" („Verfahren für die Untersuchung menschlicher Leichen.....") vorschreibt. Bei den rein lokal wirkenden Ätzgiften wie Säuren, Alkalien ist die sorgfältige Aufbewahrung der ganzen Speisewege — besonders wenn sie verätzt sind — d. h. Mund-, Rachenhöhle und Speiseröhre, ferner natürlich des Magens und Dünndarmes mindestens des Duodenums samt seinem Inhalt vorgeschrieben. Werden Gifte mit Fernwirkung vermutet, so sind die betr. Organe, in denen eine Ablagerung bzw. Ausscheidung zu erwarten ist, ebenfalls für die chemische Untersuchung zurückzulegen, so z. B. bei Quecksilber die Nieren und der Darmkanal, bei Phenol die Lungen usw. Auch der Blasenurin soll möglichst vollkommen gesammelt werden besonders bei Arsen-, Strychnin-, chlorsaurer Kalium-, Oxalsäure-, Phenolvergiftung usw.

III. Die Einwirkung der Ätzgifte auf die Magenschleimhaut und deren allgemeine Voraussetzungen.

Was die anatomische Einwirkung der ätzenden Gifte auf die Magenschleimhaut betrifft, so sind die verschiedenen Voraussetzungen für die Art und Lokalisation der Giftwirkungen kurz zu besprechen: Sie sind abhängig von der, wie wir wissen, ganz außerordentlich wechselnden Lage, Gestalt und Form des Magens, ferner auch von der Haltung des Körpers zur Zeit der Giftaufnahme und nach der Aufnahme des Giftes bis zum Tode und evtl. nach dem Tod bis zur Sektion (z. B. bei Erhängungsleichen!), wie das schon FILEHNE experimentell gezeigt hat. Wie verschieden der intravitale und postmortale Magensitus sein kann (Fäulnisgasblähung! Totenstarre!), wissen wir aus den Untersuchungen von SIMMONDS, GRUBER u. a. Ich erinnere ferner daran, daß bei Säuglingen und kleinen Kindern die Magenlage mehr horizontal ist (KRATZEISEN u. a.); je älter aber das Individuum wird, um so schräger wird die Magenstellung, um schließlich in ihrer Hauptachse fast senkrecht zu werden. Dies alles erklärt auch, daß in den verschiedenen Lebensaltern und bei der wechselnden individuellen Lage des Magens die Einwirkungsstellen der Ätzgifte ganz verschieden lokalisiert sein müssen.

Bei einem von uns an einem Säugling beobachteten Vergiftungsfall mit konzentrierter Lysollösung, bei dem die Kindesmutter das im Bett liegende Kind kurze Zeit nach der Vergiftung erwürgt hatte, war infolge der Horizontallagerung des Magens der letztere in ganzer Ausdehnung durch Lysol verätzt und nur die in der Rückenlage oben stehende Luftmagenblase hatte die Vorderwand des Magens vor der intravitalen und postmortalen verätzenden Lysolwirkung geschützt (s. Abb. 1 S. 226).

Auch ein besonders bemerkenswerter Fall von GEISSLER (Fall Nr. 47) zeigt die Abhängigkeit der Ätzungslokalisation von der Körperlage bei und nach der Giftaufnahme: hier hatte ein 19jähriges gravides Mädchen einen Eßlöffel voll HCl genommen, lag nach der Giftaufnahme auf dem Bauche und wurde auch von dem sie einliefernden Schutzmann in dieser Lagerung aufgefunden; demzufolge saß bei dem am 16. Tag erfolgten Tod die Perforation der Magenwand ganz ungewohnterweise an der Vorderwand des Magens!

Von großer Wichtigkeit für die primäre Lokalisation der Ätzwirkung ist natürlich der physiologische Weg, den die Speisen und besonders die Flüssigkeiten nehmen. Ich verweise in dieser Beziehung auf die älteren und neueren Untersuchungen über Funktion und Gestalt des Magens von WALDEYER, FORSELL, ASCHOFF, STIEVE, FLEINER, GRUBER, KRATZEISEN u. a. Besonders die Arbeiten der letzteren zeigen, selbst wenn man an der grundlegenden Vierteilung des Magens in Fornix, Korpus, Vestibulum pyloricum und Canalis pyloricus festhält, daß doch erhebliche Formverschiedenheiten, die offenbar zum Teil den verschiedenen Phasen der Magentätigkeit entsprechen, vorkommen; so wird auch die Ausbreitung und Lokalisation der Ätzwirkung in jedem Fall von der momentanen Lage, Größe und Gestaltung des Magens bei Aufnahme des Giftes abhängig sein. Ich verweise besonders auf die ,,Magenstraße‘‘, jenen Faltenweg längs der kleinen Kurvatur (WALDEYER, ASCHOFF usw.), der nicht nur die kleine Kurvatur allein, sondern auch je einen Streifen der vorderen und hinteren Magenwand, soweit er eben innerhalb der äußeren Grenzlängsfalte der Magenstraße gelegen ist, gleichzeitig mitumfaßt [K. H. BAUER (s. Abb. 2)].

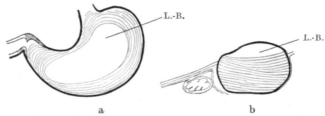

Abb. 1. Lysolvergiftung eines Säuglings (eigene Beobachtung). Freibleiben der vorderen, durch die Magenluftblase L.-B. geschützten Magenwand von der Verätzung durch Lysol (schematisch).
a Ansicht von oben im Leichensitus.   b Ansicht im Durchschnitt gedacht mit Querkolon und Netz.

Da diese Magenstraße nach WALDEYER und FORSELL eine natürliche Fortsetzung des Speiseröhrenlumens und als Einrichtung dient, die im Magen die Vorbewegung der Speisen längs der Magenstraße auch unter Umständen bei gefülltem Magen, wie das besonders O. COHNHEIM gezeigt hat, ermöglichen und erleichtern soll und andererseits bei kontrahiertem, also leeren Magen, das Ausgangslumen des Magens darstellt, von dem aus nachher die Erweiterung stattfindet, so sehen wir zuweilen, wie gerade diese ,,Magenstraße‘‘ als Sitz der Verätzungen bei Einführung flüssiger Ätzgifte in Betracht kommt. Wie STROMEYER auch feststellt, beobachtet man nicht selten sogar bei Vergiftungen mit kleinen Säuremengen nur längs der Magenstraße die Verätzungen und ganz charakteristisch ist es oft, wie gerade im Bereich der Magenstraße von der Kardia bis zum Pylorus die vorspringenden Längsfalten der Sitz der stärksten Verätzungen sind (SCHALL: Fall I und a).

Auch der Experimentaluntersuchungen von ROTH sei hier gedacht, der Höllensteinpartikel bis 0,3 g in Pillen bei Kaninchen eingeführt hat und gerade im Bereich der kleinen Kurvatur und der hinteren Magenwand als Effekt oberflächliche Trübung und Erosionen, in alten Fällen tiefere Verschwärungen feststellen konnte.

Es findet sich daher auch bei Ausheilungsvorgängen manchmal die Narbenbildung evident im Bereich der Magenstraße und der kleinen Kurvatur (MANNKOPF, HABERDA, BENNO LEWY u. a.).

So beschreibt MANNKOPF bei einem 24jährigen Mädchen, das infolge Vergiftung mit einem Schluck Vitriolöl (1 H_2SO_4: 4 Wasser) nach 8 Wochen gestorben war: an der Kardia besonders starke, blasse Narbenzüge, die sich von da in langen Streifen über die Schleimhaut besonders der hinteren, stark geröteten Magenwand ziehen, während die vordere Wand sich ziemlich normal, nur leicht gerötet zeigt. Über die kleine Kurvatur zieht sich eine fast kontinuierliche Narbe hin bis zum Pylorus; dieser ist so verengt, daß sich nur noch eine dicke Scherenbranche einführen läßt, zeigt an der Innenfläche stark narbige, fast glatte, nur stellenweise leicht netzförmige Beschaffenheit.... noch ein Teil des Duodenums scheint in diese Narbe mit hineingezogen zu sein.

Auch HABERDA hat im Spätstadium der Vergiftung eines 53jährigen Mannes (l. c. S. 743) 9 Wochen nach Salzsäurevergiftung an der Schleimhaut des Magens mehrere longitudinale schmale, entlang der kleinen Kurvatur von der Kardia bis zum

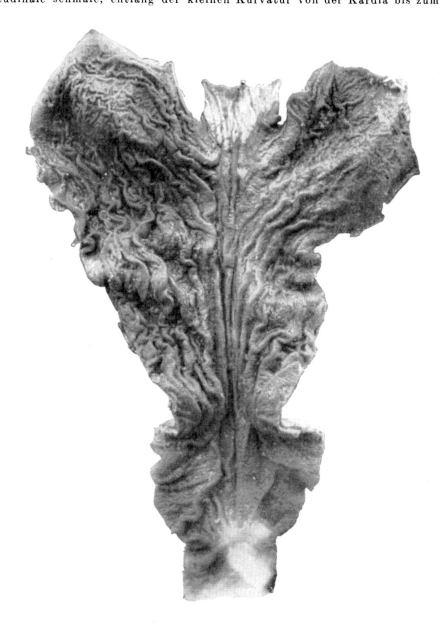

Abb. 2. Magen an der großen Kurvatur eröffnet, mit typischer Längsstraffung der Falten im Gebiet der sog. Magenstraße. (Nach ASCHOFF: Über den Engpaß des Magens. Jena: G. Fischer 1918.)

Pylorus hinziehende und dort mit einer Ausbreitung endigende, in Verheilung begriffene Substanzverluste gesehen, während sich im übrigen Magen mit Ausnahme einiger unbedeutender Narben im Fundus normale, im Duodenum aber wieder mit Narben durchzogene Schleimhaut vorfand.

Ähnlich sind später noch zu besprechende Befunde von LEWY ɒei Salpetersäurevergiftung. Es soll aber nicht behauptet werden, daß die ausschließliche
oder hauptsächliche Beteiligung der „Magenstraße" bei Verätzungen die Regel
wäre, das kann vielleicht für kleine und flüssige Giftmengen gelten, die in
einem zum Teil mit konsistenteren Massen schon gefüllten Magen kommen,
aber in anderen und nicht gerade seltenen Fällen beobachtet man ganz allgemein,
wie die den Faltenhöhen entsprechenden Verätzungsstreifen der
Magenschleimhaut von der Kardia anfangend an der kleinen Kurvatur und an
der Hinterwand entlang laufen, vielfach auch gerade die große Kurvatur noch
einbeziehen und dann im Bereich des Pylorustrichters sich zu flächenhafter Verätzung vereinigen (vgl. Abb. 6, Salzsäurevergiftung S. 249), wieder
in anderen Fällen sieht man eine ganz gleichmäßige fast totale Verätzung der ganzen Mageninnenfläche (s. Abb. 12, S. 271, Lysolverätzung). Sicher
wird eben durch die mit dem jeweiligen Füllungs- und Kontraktionszustand
zusammenhängende verschiedene Schnelligkeit des Ein- und Durch-
laufens von ätzender Flüssigkeit in und durch den Magen und evtl. durch die
„zum Canalis gastricus" geschlossene (FLEINER) Magenstraße, ferner besonders
durch den jeweiligen geschlossenen oder geöffneten Zustand des Pylorus in
jedem Fall die Ätzwirkung auf die Schleimhaut modifiziert, wobei natürlich
auch der augenblicklich mehr oder weniger reichlich vorhandene, schützende
Schleimüberzug der Magenwand sehr wichtig ist!

Für die lokale und allgemeine Giftwirkung ist überhaupt — worauf BOEHM
mit Recht hinweist — der jeweils normale oder pathologische Zustand der Schleimhaut des Magendarmschlauches von größter Bedeutung, wobei der krankhafte
Zustand entweder schon vorher bestand oder aber unter Umständen erst gerade
durch die Einfuhr des Giftes selbst, d. h. durch Ätzung usw. hervorgerufen wurde
und dem Körper so abnorme Einwirkungsstellen und Resorptionswege eröffnete.
MEYER. und STEINFELD (zitiert bei BOEHM) haben nachgewiesen, daß z. B.
Wismutsubnitrat und andere basische Wismutsalze bei unveränderter Schleimhaut kaum merklich aufgesaugt werden und infolgedessen stomachal ungiftig
sind, dagegen von der geschädigten, ihres Epithels beraubten Schleimhaut reichlicher in den Kreislauf übertreten und so Vergiftungen veranlassen. Andererseits
darf man wohl annehmen, daß die durch Ätzgifte erst erzeugten Verschorfungen
der Schleimhaut eine weitere Giftaufsaugung, z. B. des Sublimats, in deren
Bereich hintanhalten (KAUFMANN).

Während die überwiegende Mehrzahl der Giftstoffe im allgemeinen unmittelbar wirkt
und primär resorptionsfähig ist, können auch mitunter erst durch chemische Einwirkung der
Verdauungssäfte Gifte entstehen oder frei werden, z. B. wird aus Amygdalin, dem
Glykosid der bitteren Mandeln, erst bei Gegenwart von Emulsin durch hydrolytische Spal-
tung im Verdauungskanal die giftige Blausäure gebildet; durch schubweise sich wiederholende Spaltungsvorgänge entstehen hierbei dann auch klinisch bemerkenswerte Ver-
giftungsnachschübe. Dagegen wird Amygdalin, subkutan oder intravenös injiziert, im Tierkörper in nachweisbarem Grade nicht zersetzt (GRISSON zitiert bei BOEHM), sondern unverändert, ohne Vergiftungserscheinungen zu machen, im Harn wieder ausgeschieden!

Interessant ist — was den Pylorusverschluß betrifft — bei den Untersuchungen WALBAUMS, daß er beim Eingießen von absolutem Alkohol in
den Magen des nüchternen Hundes feststellen konnte, wie der Alkohol durch
den weiten Pylorus (!!) ungefähr $^3/_4$ m weit in den Dünndarm hineingeflossen
war und auch hier wie im Magen schon nach 10 Minuten eine lebhaft rote Färbung der Schleimhaut bewirkt hatte, auch bei konzentrierter Karbolsäure
fand er Gift und Giftwirkung schon auf eine größere Strecke im Dünndarm,
während in den übrigen Fällen WALBAUMS von andersartiger Gifteinführung
die Giftwirkung an letzterem meist infolge der festen Zusammenziehung des
Pförtners ihr Ende fand!

Deswegen, weil sich offenbar infolge der Reizwirkung des Giftes der Pförtner reflektorisch verschließt, sieht man außerordentlich häufig gerade in der Regio pylorica eine oft trichterförmig die Pylorusöffnung umkreisende flächenhafte ganz besonders starke Verätzungszone. Ich weise auf unsere beiden Abbildungen hin, von denen die eine (Abb. 6, S. 249) bei Salzsäurevergiftung von der Kardia an die streifige Faltenverätzung aufweist, während der ganze Pylorustrichter gleichmäßig flächenhaft schwer verätzt und verschorft ist. Korpuskulär aufgenommene Gifte, wie z. B. Arsen, das sich bekanntlich in Flüssigkeiten, zumal in solchen organischer Natur (Kaffee, Tee) schlecht löst und teilweise suspendiert bleibt oder einfach mit Wasser aufgenommene Giftsubstanzen, wie Sublimat- oder Oxyzyanatpastillen, verweilen gerne gerade im Pförtnermagen (FLEINER), d. h. an der tiefsten Stelle der Regio pylorica und verätzen dort dann bei ihrer langsamen Auflösung mit besonderer Kraft

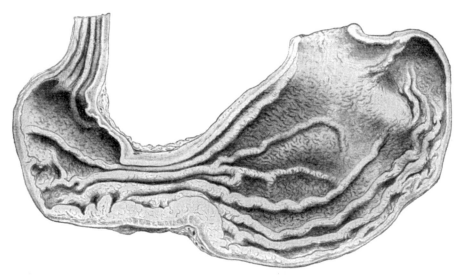

Abb. 3. Magen im Längsschnitt, deutliche Engpaßbildung zur Erklärung der zirkulären Verätzungen in der Magenmitte. (Nach ASCHOFF: Über den Engpaß des Magens. Jena 1918.)

die dortigen Schleimhautbezirke (s. Abb. 24, S. 291). So erklären sich auch noch die häufigen Spätfolgen der Pylorusstenosen nach Verätzungen (s. später).

In anderen, seltenen Fällen wieder macht sich der offenbar inkonstant vorhandene zirkuläre Isthmus ventriculi (ASCHOFF) bemerklich, vgl. Abb. 3, indem die Verätzungen gerade vor demselben besonders stark und ringförmig angeordnet sind — diese Erklärung gibt auch SCHELCHER für seinen eigenartigen Fall von interner Chloroformvergiftung. „Ungefähr in der Mitte zwischen großer und kleiner Krümmung findet sich gürtelförmig den Magen umkreisend eine stark ausgedehnte Verschorfung der Magenschleimhaut."

In zweiter Linie ist von größter Wichtigkeit für die Ätzwirkung beim Eintritt des Giftes in den Magen die dort schon vorhandene Art und Menge des Mageninhalts; wissen wir doch aus den Röntgenuntersuchungen am Lebenden, daß bei Füllung des Magens mit konsistenten Speisen neu hinzutretende Flüssigkeiten an diesen Massen vorbei zur kleinen Kurvatur und dem Pylorus zu geschoben werden (O. COHNHEIM, FLEINER u. a.), so daß also unter solchen Umständen trotz der bestehenden Magenfüllung schwere lokale Verätzungen entstehen können, während andererseits ein rein flüssiger

Mageninhalt zu rascher Verteilung und Verdünnung eines zugeführten löslichen Giftes und damit auch zu geringerer lokaler wie allgemeiner Ätzwirkung führen wird! Auch durch die chemische Beschaffenheit des Mageninhalts — ob alkalisch oder schwach bzw. stark sauer — wird die Ätzwirkung wesentlich beeinträchtigt je nach der Art des aufgenommenen Ätzgiftes und auch auf die therapeutisch getroffenen Maßnahmen nach Einverleibung des Giftes (Neutralisation, Magenspülungen usw.) sind die oft beobachteten verschiedengradigen Giftwirkungen bei den einzelnen klinischen und autoptischen Beobachtungen trotz der Gleichartigkeit des aufgenommenen Ätzgiftes zurückzuführen. Endlich spielt natürlich nicht die geringfügigste Rolle bei der Einwirkung auf die Magenschleimhaut die Art, die Konzentration und die Menge des Giftes, wie auch zuletzt das Vehikel, in welchem die Giftsubstanz aufgelöst oder suspendiert dem Magen zugeführt wird.

In letzterer Hinsicht erinnere ich nur an die bedeutend raschere Wirkung des Zyankaliums in saurer Lösung oder an den besonders schweren Vergiftungsfall, den Kaufmann in seinem Lehrbuch beschreibt, wobei ein 30jähriger Mann 8—10 g Sublimat in physioogischer Kochsalzlösung (!), zudem noch in den nüchternen Magen hineintrank und daher bereits nach 2 Stunden tot war!

IV. Die frischen Verätzungen.

Vorbemerkung: Die Differentialdiagnose der Verätzungen.

Treten wir nunmehr in die Besprechung der frischen Verätzungen ein und betrachten wir im allgemeinen die anatomischen Wirkungen von ätzenden Giften, Säuren, Alkalien und Schwermetallen auf die Magenwand, dann müssen wir zunächst darauf hinweisen, wie groß mitunter selbst am Sektionstisch noch die Schwierigkeit sein kann, die Differentialdiagnose zu stellen, ob in der Tat Ätzungen durch chemische Gifte vorliegen oder durch andere Ursachen bedingte kruppöse und diphtheritische Entzündungsprozesse [1]). Unter anderem zeigt uns der von E. Fränkel beschriebene Fall von nekrotisierender Entzündung der Speiseröhre und des Magens im Verlauf eines Scharlachs so recht die Schwierigkeit der Entscheidung, ob chemische Verätzung oder primärbakteriell bedingte Entzündung vorliegt. Auch Sternberg (S. 818 ff.) hat bei Diphtherie und Scharlachdiphtherie unter 151 Kindersektionen 3 mal wenigstens im Ösophagus absteigende spezifische Erkrankungsprozesse gefunden.

Ein vierjähriger Knabe, der, wie Fränkel berichtet, am 18. Januar 1902 mit einem typischen Scharlachexanthem erkrankt war und am 3. Februar starb, zeigte bei der Sektion gereinigte Geschwüre der Tonsillen, totale Nekrose und Abstoßung der Ösophagusschleimhaut, die gesamte Mageninnenwand total ulzeriert, von normaler Schleimhaut ist nur dicht unterhalb der Kardia an der Vorderwand ein kleiner Rest zu erkennen, sonst totaler Defekt, hier und da einzelne mißfarbige Massen noch der Magenwand anhaftend.

Histologisch fand sich eine ganz enorme Streptokokkenentwicklung in den phlegmonösen Prozessen.

Abgesehen von klinischen Erwägungen war für Fränkel das Freisein der Zunge und der hinteren Rachenwand ein Umstand der gegen die Annahme einer Verätzung sprach. „Diese eigentümliche Lokalisation des den ganzen Ösophagus mit Ausnahme einer seiner physiologischen engen Stellen, im Bereich des Ringknorpels, gleichmäßig betreffenden Nekrotisierungsprozesses, der in gleicher Weise über das gesamte Mageninnere ausgebreitet war und auch hier wieder eine Örtlichkeit verschonte, welche gerade bei Verätzungen mit Vorliebe hochgradig geschädigt zu werden pflegt, nämlich die Schleimhaut dicht am Mageneingang, zwang — wie Fränkel schreibt — dazu, die Vorstellung, daß wir es hier mit einem toxischen durch Verschlucken eines Ätzmittels bedingten Effekt an Speiseröhre und Magen zu tun hätten, aufzugeben. „Bei der mikroskopischen Untersuchung ergab sich, daß es

---

[1]) Über das sekundäre Auftreten von kruppöser Entzündung und von spezifischer bazillärer Diphtherie auf Ätzflächen des Verdauungskanals werden wir noch später zu berichten haben (s. S. 304).

sich um eine ganz reine Gewebsmortifikation handelte..., wobei sich in geradezu über-wältigender Weise in der erkrankten Magenwand Streptokokken angesiedelt"... hatten! Stellenweise waren sie vergesellschaftet mit Stäbchenbefunden.

Selbstverständlich kann der Migroorganismenbefund gar nicht von aus-schlaggebender differentialdiagnostischer Bedeutung sein; denn bekanntlich finden sich ja auch in chemisch-toxischen Ätzschorfen und deren Umgebung oft sekundär enorme Massen von Mikroorganismen, wie unter anderem eine interessante hierhergehörige Beobachtung von SIMMONDS beweist:

Hier war ein 18 jähriges Mädchen 5 Tage nach Selbstmordversuch mit Oxalsäure unter peritonitischen Erscheinungen verstorben; die Sektion ergab allgemeine, vom Magen aus-gehende fibrinös-eitrige Streptokokkenperitonitis, parenchymatöse Nephritis, Strepto-kokken im Blut, lebhafte Injektion der Speiseröhren- und Magenschleimhaut und auf letzterer an der großen Kurvatur eine etwa 8 cm breite Verschorfung mit ödematöser Schwellung der Umgebung, die sich beim Einschneiden als eine flächenhafte, bis zur kleinen Kurvatur sich hinziehende phlegmonös-eitrige Infiltration erwies und an manchen Stellen bis dicht an die Serosa heranreichte.

Die mikroskopische Untersuchung ergab, wie das auch in dem zitierten FRÄNKELschen Fall und auch sonst nicht selten bei genuiner Magenphlegmone (SIMMONDS, MERKEL u. a.) beobachtet wird, große Mengen von Streptokokken; es war also auf dem Boden einer ausgesprochenen Oxalsäureverätzung durch Infektion mit Streptokokken zu einer diffusen Magenphlegmone, fortgeleiteter Peritonitis und Streptokokkensepsis gekommen!

Aber auch bei nicht so schweren Fällen und im akuten Stadium kann die Diagnose Schwierigkeiten machen; denn nicht selten sind kruppöse Entzün-dungen besonders nach bloß nur oberflächlichen Verätzungen, insbesondere häufig findet man sie nach HABERDA (Lehrbuch S. 744) im Rachen und am Kehlkopfeingang bei Kindern, welche Laugenessenz getrunken haben; auch kruppöse Entzündung des Ösophagus und des Magens kommt nach solchen Vergiftungen vor und es kann sich auch noch, nachdem die verätzte Schleim-haut abgestoßen wurde, auf der bloßliegenden Muskularis ein kruppartiger Belag bilden. In anderen Beobachtungen wurden frische Verätzungen — auch wieder zumal bei Kindern — für Soor oder für Diphtherie gehalten, wie ein unter anderem von LESSER in seinem Atlas (I. Abt., Taf. IV, Text S. 25) mitgeteilter Fall beweist.

Hier handelte es sich um eine Laugenvergiftung bei einem 2 jährigen Kinde und der herbeigeholte Arzt sah die weißen Membranen in der Mund- und Rachenhöhle und stellte die Diagnose einer Diphtherie; das Kind starb am 12. Krankheitstage und zeigte die schwersten Verätzungen in der Mund - Rachenhöhle, sowie in der ganzen Speiseröhre, während sich im Magen bereits mehrfache kleinere und größere, zum Teil schon in Reinigung begriffene Ätzgeschwüre vorfanden. 'Auch sonst sind ähnliche eklatante Fehldiagnosen bekannt geworden.

Wir selbst hatten einmal einen ähnlich diagnostisch schwierigen, allerdings erst im späten Ausheilungsstadium zur Sektion gekommenen Fall beobachtet, den MAISSEL in einer Erlanger Dissertation bearbeitet hat. Das 10 jährige Mädchen hatte angeblich eine Diphtherieerkrankung und wurde deswegen ärztlich (mit Heilserum) behandelt; nach dem Ablauf der akuten Erscheinungen stellten sich Stenosensymptome in der Speise-röhre ein, die sich immer verschlimmerten und zu operativen Maßnahmen (Gastrostomie) zwangen. Bei der Sektion — 6 Monate später — fand ich eine totale narbige Stenose der Speiseröhre und der Kardia, die von mir im Gegensatz zu der klinischen Diagnose auf eine frühere Ätzung bezogen wurde; der Magen war frei. Schließlich stellte sich in der Tat heraus, daß das Kind versehentlich im Bäckereibetrieb seiner Pflegeeltern aus einer Flasche mit sog. Bretzellauge (unverdünnt: in 100 Teilen 45 g Natronlauge und 0,297 g Kochsalz) getrunken hatte, was dem Arzt und den Pflegeeltern zunächst unbekannt geblieben war, bis das Kind in der Klinik endlich selbst den letzteren davon erzählte.

Derartige Beobachtungen geben zu bedenken, ob sich nicht doch unter den als pseudomembranöse und phlegmonöse Gastritis (ORTH, WIDERHOFER und KUNDRAT, CAHN u. a.) beschriebenen Fällen solche durch nicht erkannte Laugen- oder Säurevergiftungen zustande gekommene Erkrankungen befinden könnten!

a) Allgemeines über die Wirkung der einzelnen Giftgruppen auf die Magenwand.

Wenden wir uns nun mehr zu den anatomischen Veränderungen, wie sie bei frischer Einwirkung der Ätzgifte beobachtet werden, so ist festzustellen, daß die hier in Betracht kommenden Stoffe mit ihren sehr verschiedenen Eigenschaften — Säuren, Basen, Salze, Halogene, Phenole usw. — in schwersten Fällen chemische Nekrosen erzeugen, gleichzusetzen der durch mechanische Zertrümmerung oder durch Einwirkung hoher Temperaturen bedingten Schädigung. Nach Boehm ist das Hauptgewicht auf das Absterben der Zellen zu legen und die chemische Nekrose ist als „Änderung des natürlichen kolloidalen Zustandes (Koagulation oder Verflüssigung) und der chemischen Zusammensetzung des Protoplasmas durch eine irreversible Reaktion" zu definieren. Die dabei sich abspielenden Vorgänge sind in erster Linie Konzentrationswirkungen; für jedes der Ätzgifte gibt es aber auch „einen Konzentrationsgrad, in welchem dasselbe nicht mehr nekrotisierend auf das Zellprotoplasma einwirkt, so daß dann — je nach der chemischen Eigenart des Agens — verschiedene andere, nicht zum Untergang der Zellen führende umkehrbare Reaktionen stattfinden und diesen entsprechende physiologische Wirkungen bedingen können" (Boehm, S. 215).

So sehen wir die verschiedensten pathologisch-anatomischen Veränderungen: Bilder von leicht katarrhalischen und katarrhalisch-hämorrhagischen Schwellungszuständen der Schleimhaut angefangen, mit oder ohne kleinere Exkoriationen oder Ulzerationen, bei denen besonders die Faltenhöhen von der Kardia bis zum Pylorus betroffen sein können bis zu flächenhaften hämorrhagischen Infiltrationen; oder aber es kommen Ätzungen, Ätzschorfbildungen, kruppöse oder diphtheritische Entzündungen entweder lokalisiert (bei leeren und kontrahierten Magen) auch wieder oft auf die Faltenhöhe beschränkt oder aber — bei gefülltem Magen — diffus große Schleimhautbezirke betreffend zur Beobachtung — in seltenen Fällen können ganz große Bezirke der Magenschleimhaut, oder dieselbe in ganzer Ausdehnung der chemischen Nekrose verfallen! — wir sehen sie bei den einzelnen Fällen in bunter Mannigfaltigkeit wechselnd, je nach der Art und Wirkungsweise, der Menge und Konzentration des Giftes einerseits, dem Blutgehalt der Schleimhaut und dem Füllungszustand des Magens andererseits.

Es sei hier gleich vorausgeschickt, daß es nach dem Urteil erfahrenster Autoren, wie Lesser, Strassmann und Haberda unmöglich ist, aus der Stärke und Ausdehnung der Korrosionen oder der entzündlichen Veränderungen des Magendarmkanals einen auch nur halbwegs sicheren Rückschluß auf die Akuität des einzelnen Falles, d. h. auf Menge und Konzentration des Giftes, zu ziehen, eine Erfahrung, die auch durch den Tierversuch immer wieder bestätigt wird (Lesser, Walbaum u. a.). Dazu kommt noch die außerordentliche Schwierigkeit für die Beurteilung solcher Fälle im Hinblick auf die postmortalen Veränderungen und auf die Abgrenzung gegenüber allen sekundär an die Giftwirkung sich anschließenden reaktiv entzündlichen Prozessen.

Daher sind die experimentellen Untersuchungen Walbaums an Hunden von ganz besonderer Bedeutung für unsere Kenntnisse von der primären, direkten Wirkungsweise jener von ihm in Anwendung gebrachten Gifte (Schwefelsäure, Salpetersäure, Salzsäure, absoluter Alkohol, Lysol, Karbolsäure und Sublimat), weil sie mit gewisser Vorsicht (cave: Tier — Mensch!) Vergleiche zu ziehen gestatten mit den bei menschlichem Sektionsmaterial vorgefundenen Veränderungen, wo leider so oft die postmortalen aber auch die sekundär entzündlichen Prozesse die Beurteilung der reinen Giftwirkung beeinträchtigen.

WALBAUM hat seinen etwas morphinisierten Hunden nach 24 stündiger Hungerperiode (!) in leichter Äthernarkose mittels Magensonde das Gift eingeführt, und zwar jeweils 150 bis 200 ccm und dann nach spontanem alsbaldigen Tod oder nach 10 Minuten später durch Chloroform herbeigeführtem Tod sofort die Sektion und die Konservierung des Materials angeschlossen. In seinen genau anatomisch und histologisch untersuchten Fällen sind also die Wirkungen der Gifte besonders rein, aber auch infolge der Hungerleere des Magens zweifellos besonders stark gewesen. Auch andere Forscher, wie EBSTEIN, LESSER, GEISSLER, STRASSMANN haben mit einzelnen Giften in geringerem Umfang ähnliche Tierexperimente ausgeführt. In anderer Modifikation hat SAITO die Einwirkung von Alkohol und Silbernitratlösung am lebenden Hundemagen studiert, indem er eine Blindsackbildung nach PAWLOWSCHER Methode vornahm und durch eine äußere Fistel die Blindsackwand mit Alkohol und Höllenstein reizte; er hat dabei an den Einwirkungsstellen direkt entzündliche Rötung beobachtet und mikroskopisch zahlreiche kleine ganz oberflächliche Nekrosen sowie vermehrten Schleimbelag feststellen können. Bemerkenswert war die eintretende Übersekretion eines aber prozentual abnorm niedrige Salzsäurewerte aufweisenden Magensaftes. Auch der zahlreichen anderen zur Erzeugung von Magengeschwüren (s. dieses Kapitel bei HAUSER) vorgenommenen Ätzungsversuche sei hier gedacht!

LESSER hat [die Differentialdiagnose bei Magenverätzungen einerseits durch Mineralsäuren und Alkalien und andererseits durch Sublimat und Karbolsäure besonders berücksichtigt und bei der ersteren Verätzungsgruppe die irritativen Prozesse und die das Bild beherrschenden Defekte in den Vordergrund gestellt, wobei evtl. totale Nekrosen der Magenwand zustande kommen; dagegen bestehen bei Sublimat und Karbolsäure (Geruch!) grauweiße und weiße, fast niemals über die Submukosa hinausgehende Verätzungen, evtl. mit blutiger Imbibition der Schorfe, aber niemals primäre Defekte, während dabei primäre entzündliche Irritationen nur ganz geringfügig auftreten.

STRASSMANN (3) hat LESSER gegenüber die Differentialdiagnose zwischen Säure- und Alkalivergiftung besonders betont: Bekanntlich besteht ein Grundunterschied in der Wirkungsweise der beiden Giftgruppen insoferne, als die Säuren mit ihrer Ätzwirkung eine Koagulationsnekrose als sog. graue Verätzung infolge der primären Eiweißfällung durch die Säure erzeugen, wobei die Schleimhaut insbesondere der epitheliale Überzug weiß, grau, trüb, starr, wie gekocht erscheint. Gesellt sich dazu noch eine stark wasserentziehende Eigenschaft, wie sie die Schwefelsäure und die hochprozentige Karbolsäure aufweist, so entsteht eine mehr oder weniger ausgesprochene starre Brüchigkeit der Schleimhaut, die sich bei Auseinanderziehung der kontrahierten Teile der Magenwand gelegentlich der Sektion durch das Auftreten von Rissen und Spalten, wie auch durch Abblättern der Schorfe, kennzeichnet. Eine gleich ätzende Kraft kommt der Schwefel-, Salz- und Salpetersäure zu, wie auch zum Teil organischen Säuren, so der Oxalsäure, aber, wie gesagt, besonders der Karbolsäure.

HABERDA weist hinsichtlich der Schwefelsäurewirkung auf folgendes Phänomen hin (S. 742): Träufelt man Schwefelsäure in konzentriertem Zustand auf eine Schleimhaut, so wird die getroffene Stelle aufgehellt und transparent, ähnlich wie dieses z. B. die Ätzlaugen tun und nur an den Rändern, wo die Säure durch den Wassergehalt des Gewebes verdünnt wird, bemerkt man graue und grauweiße Verätzungen. Begießt man aber nun die betroffene Stelle mit Wasser, so erscheint sofort das typische Verätzungsbild, da die von der konzentrierten Schwefelsäure gelösten Eiweißkörper durch den Wasserzusatz wieder ausgefällt werden.

Interessant sind hinsichtlich der allgemeinen Giftwirkung auf Speiseröhre, Magen, Zwölffingerdarm und Serosa die Feststellungen LESSERS, der darauf hinweist, daß ja in der Speiseröhre die Konzentration des Giftes am stärksten ist, im Magen schon geringer — vorausgesetzt, daß er nicht leer ist — und zwar durch den vorhandenen Speiseinhalt, den sezernierten Schleim und die austretende Blutflüssigkeit. Anderseits ist die Duodenalschleimhaut viel empfindlicher gegen Verätzungen als diejenige des Magens, wie LESSER experimentell beweisen konnte; das gilt für alle Ätzgifte.

Beispielsweise wirkt nach Lesser 10% Schwefelsäure auf die Magenschleimhaut erst nach längerer Einwirkung schwach ätzend, 5%ige Schwefelsäure im Magen erst nach längerer Einwirkung, eben erkennbar ätzend, dagegen auf die Darmschleimhaut sofort ätzend; $0,1\%$ige Schwefelsäure macht ebenfalls im Duodenum sofort Veränderungen — also eine aufgenommene 15%ige Schwefelsäurelösung wird bei dreifacher Verdünnung den Magen nicht mehr ätzen, während beim Duodenum die Grenze der Verätzung erst bei der 32fachen Verdünnung erreicht wird!

Es sind also sehr wohl Fälle denkbar und auch beobachtet, wo der Ösophagus und Magen noch frei ist von Veränderungen, aber das Duodenum deutlich verändert, daraus geht die hohe Bedeutung des Duodenalbefundes für die Diagnose der Ätzvergiftung hervor; doch ist auch wieder im Auge zu behalten, daß gar nicht selten bei den Verätzungen der Pylorus geschlossen ist bzw. sich reflektorisch zusammenzieht und das Duodenum überhaupt von dem Gift gar nicht erreicht wird.

Dieses eigenartige wechselnde Verhalten wurde auch von Lesser (S. 211) durch die Tatsache bestätigt, daß unter 26 schnell tödlichen Vergiftungen 18mal mehr oder weniger ausgedehnte Ätzung des Dünndarms und 5mal nur eine solche im Magen festgestellt wurde; auffallend oft sei der Anfang des Duodenums verschont von Veränderungen. Sehr bemerkenswert ist eine weitere eigene Beobachtung von Lesser: Diskontinuierliche Ätzgeschwüre im ganzen Dünndarm bis zur Ileocökalklappe und dazwischen keine oder nur schwankende Entzündungserscheinungen der Schleimhaut (Fall von Schwefelsäurevergiftung).

Was nun im Gegensatz zur Säurewirkung auf die Magenschleimhaut diejenige der Laugen betrifft, so sind sich die Autoren darüber einig, daß dieselben schon in geringer Konzentration — nach Strassmann (4) von 5% an tödlich — wirken können; $15—25\%$ige Lauge macht nach Lesser noch auf die Verdauungsschleimhäute des eben getöteten Hundes aufgetropft sofort Transparenz des Gewebes. Auch Strassmann (4) bezeichnet die Schorfe der Alkalien entsprechend der Wirkungsweise des Alkali auf Eiweiß (Bildung löslicher Alkalialbuminate) als weich, von seifenartigem Gefühl für die empfindlichen Fingerspitzen (Lesser), gequollen und transparent. Während Lesser angibt, er habe niemals eine spätere Trübung innerhalb der so erzeugten Ätzungen bemerkt (S. 224ff.), betont Strassmann, daß später, wenn die Alkaleszenz des Mageninhalts durch Spülungen oder durch Antidote (Säuren) abnimmt, eine Ausfällung der gelösten seifigen Alkalialbuminate eintritt, wonach sekundär trockene, trübe bräunliche Schorfe entstünden. Auch Haberda beschreibt eine solche nachträgliche Trübung und Umwandlung in das Bild der grauen Verätzung.

Bei all den Ätzgiften, welche die Eiweißkörper fällen, nimmt die Stärke der grauen Verätzung mit der Dauer der Einwirkung der Substanz bis zur Erschöpfung der Ätzkraft der letzteren zu; bei denjenigen aber, welche im Überschuß die ursprünglichen Eiweißfällungen wieder lösen (z. B. bei der Oxalsäure), kann durch längere Einwirkung eine mehr oder weniger starke Wiederaufhellung und selbst Transparenz des Gewebes erfolgen (Haberda). Im weiteren Verlauf kann es durch die überschüssige Ätzflüssigkeit zu einem Zerfall der gebildeten Ätzschorfe kommen, zumal bei Schwefelsäure, die (Lesser) durch die bekannte Auflösungsfähigkeit für Bindesubstanzen diesen Zerfall bedingt.

Wesentlich wird nun noch das allgemeine Bild der Ätzwirkung — gleichviel, ob Säuren- oder Laugenvergiftung — modifiziert durch die Veränderungen, welche das Blut und der Blutfarbstoff in der Magenwand und im Magenlumen erleiden, wobei 2 Gruppen der Ätzgifte zu unterscheiden sind, nämlich die einen, die das Blut einfach innerhalb der Magenschleimhautgefäße zur Gerinnung bringen und die anderen, die das Blut (mit oder ohne vorherige Gerinnung) auslaugen und den ausgelaugten Farbstoff in saures oder alkalisches Hämatin oder in Hämochromogen umwandeln, wobei das Hämochromogen mehr oder weniger leuchtend rot, das alkalische Hämatin braun bis dunkelbraun und das saure Hämatin braun bis braunschwarz, ja bis vollkommen schwarz erscheint. So kommen dann die vielfach irrtümlich als „verkohlt" bezeichneten Schorfe, die in erster Linie bei Schwefelsäure gefunden werden, zustande. Andererseits sieht man z. B. bei Zyankalivergiftung, wenn nicht durch Verunreinigung der Substanz das Alkali überwiegt, die hellrote bis braunrote Färbung des Zyanhämoglobins.

Vielfach ist als charakteristische klinische Erscheinung ein Frühsymptom nach der Ätzvergiftung besonders mit Mineralsäuren das Auftreten von blutigem Erbrechen. Die demselben zugrundeliegenden Blutungen in der Schleimhaut können besonders bei Schwefelsäure (HABERDA) außerordentlich stark sein, sie kommen als hämorrhagische Infiltrationen sowie als Schleimhauthämatome bis zu Walnußgröße und darüber zur Beobachtung und verschaffen dadurch der Magenwand ein eigenartig höckeriges Aussehen; vermutlich handelt es sich dabei um Arrosionsrupturen größerer Blutgefäße (HABERDA). Da die Abschmelzung der Schleimhautoberfläche durch die Mineralsäuren (besonders bei Schwefelsäure!) — wie erwähnt — oft eine sehr rasch eintretende ist, so ist dann auch entsprechend das Blutbrechen ein Frühsymptom. Andererseits hat LESSER gerade darauf hingewiesen, daß blutfreies Erbrechen bei Mineralsäuren nur dann im Anfangsstadium gefunden wird, wenn die Magenschleimhaut sofort in ganzer Ausdehnung nekrotisiert war, also keine hämorrhagische Infiltration mehr erfolgen konnte, da die Zirkulation in den Schleimhautgefäßen erloschen war (l. c. S. 215). Es spricht also nach LESSER die grünliche Färbung und die Blutfreiheit des Erbrochenen bald nach der Giftaufnahme für eine vermutlich viel stärkere Schädigung, d. h. für Totalnekrose der Schleimhaut als wie Erbrechen blutiger Massen alsbald nach der Vergiftung. Andererseits hat man schon sehr bald im Erbrochenen, z. B. bei Schwefelsäurevergiftung (WYSS) eine Unmenge Epithelien, später Gefäße, glatte Muskulatur von der Mukosa und Submukosa feststellen können, die offenbar sehr rasch, also sicher schon während des Lebens eingeschmolzen worden war.

Die sekundären Erscheinungen, die sich an die primäre, in kurzen Zügen jetzt geschilderte Verätzungswirkung anschließen, sind dann teils durch die Fortwirkung des Ätzgiftes selbst und teils durch die reaktiv entzündlichen Prozesse bedingt; nach STRASSMANN (4) kommt es bei der Säurevergiftung hauptsächlich noch zu einer Abschmelzung des größten Teils der Mukosa, die einen rein mechanischen Vorgang darstellt, indem die abgestorbenen Massen bei der Magenbewegung besonders beim forcierten Erbrechen oder durch die Verdauung abgelöst werden. Entzündlich sequestrierende oder demarkierende Vorgänge sieht man bei den starken Säurevergiftungen nicht, während im Gegensatz dazu bei der Alkalivergiftung die Ablösung der Ätzschorfe hauptsächlich durch demarkierende Entzündung erfolgt, wobei natürlich die eigentliche Abstoßung auch schließlich durch mechanische Kräfte zustande kommen kann; so treten bei den Alkalivergiftungen nicht selten tiefe Geschwüre, schwere, unter Umständen flächenhafte phlegmonöse Prozesse, evtl. mit sekundärem Durchbruch des Magens (SCHMAUSS) oder der Speiseröhre mit eitriger oder jauchiger Peritonitis, Pleuritis, Mediastinitis, Perikarditis usw. auf (KÖHLER u. a.).

GEISSLER hat sich bei seinen Studien über die Salzsäurevergiftung besonders mit den Vorgängen der Ätzung und der Nekrose- oder Ätzschorfbildung beschäftigt und versucht diese Begriffe auf Grund der makroskopischen und mikroskopischen Befunde folgendermaßen zu differenzieren:

Ätzung ist nach ihm die durch Koagulationsvorgänge bewirkte Trübung von Gewebselementen unter völliger Erhaltung ihrer Struktur. Makroskopisch macht sie weder eine Schwarzfärbung des Magens noch bewirkt sie eine Dickenzunahme der Wand. Die Schleimhaut wird grauweißlich verfärbt, ist jedoch leicht brüchig. Ein selbst vorsichtiges Ausbreiten des Magens läßt leicht Einrisse und Kontinuitätstrennungen in ihr entstehen, ferner blättert sie sich leicht von der Submukosa ab. Diese anfangs derbe Konsistenz läßt jedoch später nach; unter Erhaltung ihrer Normalstruktur erweichen verätzte Partien, was Lesser auf eine Verschieblichkeit der einzelnen Elemente gegeneinander zurückführt."

„...Die Nekrosen oder Ätzschorfe sind höhere Grade der Ätzwirkung. Wo eine höherkonzentrierte Säure eingewirkt hat oder die sonstigen Bedingungen zum Zustandekommen einer Gewebsschädigung günstiger waren, sind auch die Koagulationsvorgänge intensiver. Wenn nicht nur, wie bei der obengenannten Ätzung die empfindlichen Teile des Gewebes lädiert sind, sondern die affizierte Partie in toto, so kann diese in eine strukturlose bzw. kernarme bzw. kernlose Masse umgewandelt werden. Dies erklärt dann auch die selbst bei sorgsamster Behandlung nicht erreichte Färbbarkeit des befallenen Gewebsstückes (siehe später!). An sich sehen diese Koagulationsnekrosen ebenfalls wie die Ätzungen grauweiß, trüb und undurchsichtig aus, doch kann diese Farbe bis zum intensivsten Schwarz alle Übergänge zeigen, je nachdem Blut oder Galle bzw. deren umgewandelte Farbstoffe sich der Nekrose beimischen bzw. die nekrotischen Partien imprägnieren. Erst, wenn sekundär sich von diesen toten Gewebsteilen Partikel loslösen, meist mechanisch, entstehen Substanzverluste". Geissler betont besonders, daß eine unmittelbare primär zellzerstörende und Gewebsverlust machende Eigenschaft gerade der Salzsäure nicht innewohne (sc. im Gegensatz zur Schwefelsäure).

Die feineren histologischen Einzelheiten über die Einwirkung der Ätzgifte auf die Magenwand und besonders die Magenschleimhaut sind einem Studium um deswillen so schwer zugänglich, weil sozusagen die brutale Einwirkung dieser chemischen Ätzgifte bei gleichzeitiger mehr oder weniger starker Blutdurchtränkung das zarte Schleimhautgewebe oft so weitgehend und rasch zerstört und weil andererseits die Schwierigkeit der Abgrenzung der intravitalen und postmortalen Veränderungen, wie schon oben erwähnt, eine ganz erhebliche ist. So sind auch die Mehrzahl der einschlägigen Arbeiten, die sonst ein reiches kasuistisches Material der verschiedenartigsten Vergiftungen in sich schließen, hinsichtlich der Erforschung der feineren histologischen Vorgänge beim Menschen wenig ergiebig. Da unser Material, das großenteils gerichtliche Fälle betrifft, an dem gleichen Fehler der Spätsektionen krankt, so kann auch ich, dem bisher bekannten in dieser Beziehung nur wenig Neues beifügen. Insbesondere sind bis jetzt unsere Kenntnisse über die Einwirkung der Gifte auf die einzelnen Bestandteile der hochdifferenziert aufgebauten Magenschleimhaut, wie auch unser Wissen über die feineren Vorgänge bei der Abstoßung der Ätzschorfe der Schleimhaut und bei der Vernarbung relativ geringe.

Es sei hier kurz an die histologischen Untersuchungen über die normale Magenschleimhaut erinnert, deren Grundlagen von Kupffer, Heidenhain, Edinger u. a. gelegt worden sind und die neuerdings durch Untersuchungen am Rattenmagen von Unna und Wiesig eine Erweiterung erfahren haben. Für die Einwirkungen giftiger Substanzen ist von Interesse die Anschauung Kupffers, daß, was das Oberflächenepithel der Magenschleimhaut betrifft, eine jede Epithelzelle zur schleimbildenden Becherzelle werden kann und daß man häufig Zwischenstufen zwischen unveränderten und zwischen stark aufgeblähten Schleimhautdeckzellen beobachten kann. Daher findet man auch bei geringen Graden irritierender Wirkung von Ätzgiften eine ganz erhebliche Schleimproduktion und ausgedehnte Umwandlung des Oberflächenepithels in Becherzellen, besonders in den Fällen, in denen das Gift zu einer raschen Fixierung der Schleimhaut führt[1]. Was die tieferen Schleimhautschichten betrifft, so verhalten sich die Fundus- und Pylorusregionen ja bekanntlich histologisch vollkommen verschieden, indem die in der Norm eine saure Reaktion aufweisende Schleimhaut der Fundusregion außerordentlich reich an Belegzellen ist, während die Pylorusregion, die der Belegzellen entbehrt, eine alkalische Reaktion aufweist. Es scheinen nun aber nach den Beobachtungen von Kupffer hinsichtlich der Ausdehnung des Baues der Pylorusregion einerseits und der Fundusregion andererseits ganz erhebliche individuelle Schwankungen zu bestehen; so fand Kupffer am Untersuchungsmaterial von zwei Hingerichteten bei dem einen eine kleine Pylorus- und Übergangszone, bei dem zweiten der Delinquenten dagegen den Bau der Regio pylorica bis zur Mitte des Magens reichend (noch bei 14 cm Entfernung vom Pylorus!); außerdem stellte Kupffer fest, daß gerade bei diesen Mägen eine ganz außerordentlich starke Entwicklung des adenoiden Gewebes der ganzen bindegewebigen Submucosa und eine Fülle großer Lymphfollikel vorhanden war, die bis zur Höhe der Falten reichten — ein Vor-

---

[1] So bei Sublimat-, Karbolsäure- und Lysolvergiftung.

kommnis, wie es Kupfer bei einem Magen in ähnlicher Entwicklung noch nie gesehen hatte. Diese Beobachtungen sind wichtig für die Beurteilung der histologischen Befunde bei den Ätzungsveränderungen, weil die Stärke der entzündlichen Prozesse und besonders die Beteiligung der lymphatischen Elemente zweifellos von der Stärke des primär entwickelten adenoiden Gewebes abhängig ist!

Was die Haupt- und Belegzellen in der Fundusregion betrifft, so finden dieselben in einzelnen Arbeiten über Verätzungen insoferne Erwähnung, als dieselben zum Teil noch als erhalten angegeben werden, auch in den Fällen, in denen die oberflächliche Schleimhautschicht stark korrodiert ist.

Kupfer hat bekanntlich auch hier weitgehende individuelle Schwankungen festgestellt, insbesondere hat er darauf hingewiesen, daß die Belegzellen eines Magens unter gewissen Umständen, z. B. bei akuten mit Fieber einhergehenden Erkrankungen vollständig verschwinden können und hat in solchen Fällen eine Umwandlung der Fundusdrüsen in eine von den Hauptzellen abweichende Form (sog. Übergangszellen) festgestellt; weiter hat er gefunden, daß der Schwund der Belegzellen in der Gegend des Drüsengrundes beginnt und daß die Drüsen der Übergangsgegend die Belegzellen länger behalten.

Bekanntlich hatte die Heidenhainsche Schule in den Hauptzellen die Quelle des Pepsins und in den Belegzellen diejenige der Salzsäure erblickt. Kupfer hat nun in ähnlicher Weise wie vor ihm Edinger einen Übergang der Belegzellen in die Hauptzellen vorzufinden geglaubt, wobei beide Forscher besondere Übergangsformen feststellen konnten; trotzdem hält Kupfer an der Heidenhainschen Lehre von der besonderen Funktion jeder dieser beiden Zellarten noch fest. Die neueren Untersucher Unna und Wiesig scheinen die Hauptzellen nicht als die Bildner des Pepsins zu betrachten, sie haben — allerdings für den Rattenmagen — festgestellt, daß der Hauptinhalt der Hauptzellen (im Granoplasma) aus Zellalbumose bestünde (Zytose), welche normaliter den Schutz gegen den Magensaft zu bilden habe; daneben fänden sich noch bei Kalium permanganat-Färbung stark reduzierende Granula in den Hauptzellen von noch unbekannter Funktion. Im Gegensatz dazu enthielten die nur mit sauren Farben färbbaren Belegzellen kein Granoplasma (Zytose), aber allein Altmannsche Granula; vielleicht seien die Belegzellen die Quelle der Salzsäure, indem sie aus dem Kochsalz der Lymphe mit anderen Ferments Salzsäure frei machten mit anderen Worten: die Belegzellen seien Sekretionszellen. Unna und Wiesig identifizieren die gefundenen Zytosegranula mit dem Antipepsin Danilewskys: der Pepsin-Salzsäure-Magensaft soll in der obersten nur aus dicht gedrängten (mit Zytosegranula durchsetzten) Hauptzellen bestehenden Schleimhautschichte so stark abgeschwächt werden, daß er auf die tieferen Schichten der Schleimhaut nicht mehr wirken kann. Nach Unna und Wiesig sind die Zytosegranula — wie die Albumosen — im warmen Wasser (40 Grad) vollkommen löslich, in $1^0/_{00}$iger Salzsäure, Salpeter- und Schwefelsäure unlöslich, in $2-5^0/_0$iger Konzentration der genannten Säuren aber ebenso wie in schwacher Borsäure ($1^0/_0$) löslich, in stärkerer ($4^0/_0$) unlöslich; Kupferazetat und Kupfersulfat lösen die Zytosegranula, Trichloressigsäure, $80^0/_0$ Alkohol und Essigsäure aber nicht. Die genannten Autoren haben im Rattenmagen eine neue Art, die sog. Y-Zellen" beschrieben, d. h. eosinophile Zellen mit ringförmigen Kernen an der Basis der Salzsäure — abspaltenden Magendrüsenschläuche; sie sind darstellbar bei Giemsa- und May-Grünwald-Färbung mit roten Granula, bei polychromem Methylenblau, wo besonders deutlich die Ringform der Kerne aufträte, darstellbar ohne die Granula. Die letzteren sind im übrigen trypsinfest.

Wie erwähnt, beschreiben die einzelnen Autoren zum Teil, daß sie bei den Verätzungsbildern in der Tiefe der Magendrüsen die Belegzellen noch deutlich erhalten gefunden hätten trotz stärkerer Zerstörung der Oberfläche. Wie nun das Verhalten der Haupt- und Belegzellen bei leichten Ätzungen im Sinne der oben berührten Umwandlungsfrage ist, so scheint mir nicht nicht erforscht zu sein. Man begegnet ja aus den mehrfach dargelegten Gründen bei dem Verätzungsmaterial, wie es besonders die gerichtlichen Fälle darstellen, erheblichen Schwierigkeiten durch postmortale Veränderungen.

Ich weise hier noch auf Befunde von Kathe hin, der bei Lysolvergiftung in der Tiefe der Schleimhaut eigenartige gelbbraune Körnchen vorgefunden hat, die er schon in der ersten Veränderungszone in wechselnder Zahl sah, wobei er die ursprünglichen Epithelien des Halsteils der Drüsen und die in der gleichen Höhe liegenden Kapillaren dicht von ihnen besetzt fand; nach der Muscularis mucosae zu werden sie immer spärlicher und im Fundusteil der Drüsen, wo Unna und Wiesig gerade die genannten granulierten Y-Zellen besonders reichlich gefunden haben, hat Kathe diese Körnchen vermißt, daher ist es mir fraglich, ob sie irgend etwas mit den Y-Zellen zu tun haben.

Mikrochemisch gaben diese gelbbraunen Körnchen keine Eisenreaktion, bei Eisessig und $50^0/_0$iger Salzsäure wurden sie nicht verändert, durch $1^0/_0$ige Kalilauge aber gelöst; nach Kathe handelt es sich offenbar um Fällungsprodukte des Eiweißes durch das Lysol, doch gelang es ihm nicht, durch Einwirkung von reinem Lysol auf die bereits abgestorbene Magenschleimhaut unter dem Mikroskop ihr Auftreten zu erweisen. Ich habe diese Bildung bei Lysolvergiftung nicht gesehen, finde auch sonst keine Angaben darüber bei anderen Verfassern.

Anhangsweise sei auch kurz darauf hingewiesen, welche Wirkungen die **exzessiv hohen Temperaturen** sowohl von innen wie von außen auf **Magenschleimhaut und Magenwand hervorrufen**; nach Lesser kommt es zur direkten Abtötung des Gewebes unter Erhaltenbleiben der Formen und des Baues der Schleimhaut; die sekundär entzündlichen Prozesse umgeben dann in verschiedener Intensität die abgetöteten Bezirke.

Hauser hat an anderer Stelle dieses Handbuches (Bd. IV: Die peptischen Läsionen des Magens usw.; Kapitel: Die Bedeutung des Traumas und mechanischer Momente für die Entstehung des Ulkus) darauf hingewiesen, daß zahlreiche Kliniker die Entstehung von Ulzera auf zu heißen Genuß von Speisen und Getränken zurückführen und daß diese Annahme auch experimentell erhärtet ist; Decker sah bei Hunden **hämorrhagische Erosionen und Geschwüre** im Hundemagen entstehen nach mehrmaliger Einverleibung von 50⁰ heißem Brei. C. Sternberg erzeugte durch Eingießen von heißen Salzwasserlösungen und heißer Butter an Meerschweinchen neben ausgedehnten Verätzungen der oberen Schleimhautschicht auch kleine scharfrandige Ulzera, ähnlich hat auch Spaeth bei 55 bis 60⁰ heißen Wassereingießungen in seinen Versuchstieren Geschwürsbildungen gesehen.

Schwere Verbrühungen der Schlingwege kommen meist fahrlässig, aber auch vorsätzlich (eigene Beobachtung des Verfassers!) bei kleinen Kindern mit heißem Tee oder heißer Milch vor. Außer den lokalen Entzündungserscheinungen (Rötung, Ödem, Blasenbildung) können sie auch zu Entzündung der Luftwege und zu Aspirationspneumonien führen (Haberda).

Was die Flammenwirkung von außen her betrifft, so hat Werkgartner die Tatsache, daß hohe Hitzegrade bei Verbrennung des lebenden Gewebes dieses unter Erhaltenbleiben der Struktur momentan abtöten, dazu benützt, um bei einem gerichtlich sehr schwierig zu beurteilenden Fall von Auffindung einer erschossenen und total verbrannten Leiche, den Magen noch histologisch zu untersuchen. Der Magen war sehr stark geschrumpft, die Vorderwand des Pförtnerteils angekohlt, die Wand überall starr; er enthielt nur etwas gallige Flüssigkeit, seine Schleimhaut war gallig gefärbt, trocken. Die mikroskopische Untersuchung hat im Innern keine postmortalen Verdauungsbilder, d. h. Abschmelzung durch den Magensaft ergeben, sondern es fand sich die Magenschleimhaut stellenweise bis auf die oberste Zylinderdeckepithellage sehr gut erhalten, zumal die schleimgefüllten Becherzellen durch die Weigertfärbung noch ausgezeichnet dargestellt waren. In diesem Fall war es ausgeschlossen oder als ausgeschlossen zu erachten, daß die Leiche erst einige Tage nach Eintritt des Todes verbrannt worden war, sondern die Verbrennung konnte höchstens unmittelbar nach Eintritt des Todes durch Selbstmord zustande gekommen sein. Der Selbstmörder hatte sich offenbar in einem Strohhaufen den tödlichen Schuß beigebracht und durch die Pulverflamme des Revolvers zu gleicher Zeit den Strohhaufen in Brand gesetzt.

Spezieller Teil.

I. Spezielle Befunde bei den einzelnen Giften[1].

a) Anorganische und organische Säuren.

Als stärkste Ätzgifte wurden von jeher die Säuren erachtet, und zwar sowoh die anorganischen wie die organischen; an erster Stelle der anorganischen Säuren stehen die Mineralsäuren. Geissler stellt 370 Fälle von Mineralsäuren zusammen, darunter 319 Schwefelsäure-, 29 Salzsäure- und 22 Salpetersäurevergiftungen; es ist also der Hauptrepräsentant mit schwerster lokaler und Allgemeinwirkung die Schwefelsäure. Bei dieser letzteren kommen besonders in konzentrierter Lösung verschiedene Wirkungsfaktoren in Betracht, nämlich:

---

[1] Aschoff (1) trennte die Ätzgifte nach ihrer Wirkung in folgender Weise: 1. Die **fixierenden Gifte** (Sublimat, Phenol); 2. die **verbrennenden Gifte** (Schwefelsäure, Salzsäure, Salpetersäure); 3. die **erweichenden Gifte** (Alkalien, Lysol, Karbolineum); 4. die **schwächeren Ätzgifte** (Oxalsäure, Chromsäure und gewisse Stoffwechselgifte, so arsenige Säure, Phosphor). Die folgende Darstellung aber schließt sich der in den gerichtlichmedizinischen Lehr- und Handbüchern üblichen Einteilung an.

in erster Linie die hochgradig ei weißkoagulierende Fähigkeit, zweitens ihr starkes Wasserentziehungsvermögen, beruhend auf dem niedrigen Dampfdruck konzentrierter wäßriger Lösungen der Säure (BOEHM) und dazu kommt noch die Hitzewirkung bei der Berührung mit Wasser.

Es kommen erfahrungsgemäß bei Vergiftungen (meist Selbstmorden oder Zufallsvergiftungen) die verschiedensten Konzentrationen der Schwefelsäure vor: Das Oleum oder Vitriolöl ist die unreine sog. englische Schwefelsäure, wie sie bei der Schwefelsäureproduktion aus den Bleikammern kommt und etwa 91%ig ist, während die offizinelle reine konzentrierte Schwefelsäure 94—98% enthält, ferner die verschiedengradigsten Verdünnungen dieser beiden Ausgangssäuren.

Nach allgemeiner Erfahrung ist das Bild bei konzentrierter Schwefelsäurevergiftung des Menschen ein ganz klassisches: schon äußerlich fällt bei Eröffnung der Leibeshöhle die schiefergraue Farbe und die eigentümliche Verdickung der Magenwand auf, wobei die hochgradig gefüllten Blutgefäße der Außenwand teils eingedicktes schwärzliches Blut, teils trockene brüchige braunschwarze Blutzylinder enthalten (HABERDA). Es finden sich als Mageninhalt stark saure, geruchlose, meist braunschwarze bis reinschwarze teerartige Massen je nach der Menge der Ingesta und des beigemischten und veränderten Blutes; die Schleimhaut selbst zeigt derbe, schwarze, trockene und vielfach rissige Schorfe (KAUFMANN). Die ganze Magenwand ist oft stark verdickt, evtl. höckerig infolge ungleichmäßiger Dickenzunahme, die nach HABERDA durch umschriebene Wandhämatome aus zerrissenen Gefäßen zustande kommen kann. LESSER weist darauf hin, daß auch bei konzentrierter Schwefelsäure eigentlich zunächst keine Schwarzfärbung der Schleimhaut zustande käme (s. S. 203), sondern daß die Schleimhaut stark opak-grauweißlich sei, derber als gewöhnlich und außerordentlich brüchig, daß sie beim Auseinanderziehen der Magenfalten Risse und Sprünge erhalte und eine Abblätterung von der Submukosa eintreten könnte. Erst durch die Weiterwirkung der Säure und durch hämorrhagische Infiltration entstehen dann in der Mehrzahl der Fälle die Verdickungen und Blutinfiltrationen der Schleimhaut und damit die auffallende braune bis schwarzbraune Umwandlung. Die Fortwirkung auf die stark paralytisch erweiterten Magenwandgefäße führt dann auch zu einer ebensolchen Umwandlung des intravaskulären Blutes, zumal der Magenvenen, die als schwarze Streifen zu sehen sind. Die koagulierten Schleimhautstellen werden dann weiterhin durch die Säure verflüssigt und erweicht, nicht in gleichmäßiger flächenhafter Weise, sondern häufig unmittelbar aneinander angrenzend und abgeschmolzene wie nicht erweichte Bezirke miteinander abwechselnd. Diese diskontinuierliche Einschmelzung führt ebenso zu der höckerigen Oberfläche wie andererseits die muküsen und submukösen Blutungen (LESSER, HABERDA, S. 744).

WALBAUM hat auch bei 50%iger Schwefelsäure im Versuch den hungerleeren Hundemagen eng zusammengezogen, dickwandig mit brüchiger Wand vorgefunden, die Schleimhaut — schon 10 Minuten nach der Vergiftung — stellenweise von der Unterlage abgehoben, die Farbe dunkelgraubraun bis schwarz, manche Stellen direkt kohlschwarz, den Pylorusring geschlossen, nur wenig Gift ins Duodenum durchgelaufen, das letztere oberflächlich grauweißlich verätzend.

Auch LESSER sah im Tierversuch nach nur drei Minuten langer Einwirkung einer 50%igen Schwefelsäure (150 ccm) die Magenschleimhaut opak, grauweiß verschorft, aber nach 1½ stündiger Einwirkung die ganze oder einen großen Teil der Mageninnenfläche tiefbraun bis schwarz (die schon freiliegende Submukosa) oder hellbräunlich bis grünlich (entsprechend der freiliegenden Muskularis) verfärbt.

Daß aber auch bei Vergiftung mit stark konzentrierter Schwefelsäure nicht immer das bekannte Bild der gleichmäßigen schwarzbraunen Verschorfung (vgl. Atlas von RUMPEL und KAST, sowie LESSER) eintritt, zeigt folgender rapid verlaufener Fall (Abb. 4):

Dünnere Säuren bieten natürlich besonders davon abweichende Bilder; so rufen nach LESSER 15—20%ige Säuren mehr Entzündung wie direkte

Abtötung hervor, weshalb dann auch eine stärkere hämorrhagische Beschaffenheit entsteht; die schwachen Säuren töten nur das Epithel und nicht auch

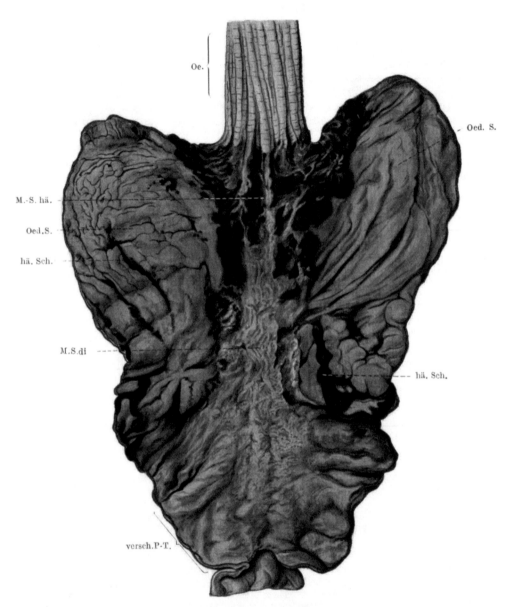

Abb. 4. 54jähr. ♀. Tod etwa 4 Stunden nach Trinken von „Oleum". (Sammlung des Pathologischen Instituts am Krankenhaus Friedrichshain, Berlin.) Selbstmord. Speiseröhre (Oe.) grauweiß verätzt. Die Magenstraße zum Teil hämorrhagisch verschorft (M.-S. hä.), zum Teil graugelb diphtheritisch (M.-S. di), große Teile der vorderen und hinteren Magenwand sind nicht verschorft, sondern nur graurötlich ödematös gequollen (Oed.-S.). Wie innerhalb der Magenstraße (M.-S.), so finden sich auch im Bereich der vorderen und der hinteren Magenwand tiefliegende hämorrhagisch-verschorfte Stellen (hä. Sch.), während sich die verschorfte kleine Kurvatur (M.-S. di) in den gleichfalls flächenhaft verschorften Pylorustrichter (versch. P.-T.) fortsetzt.

das Zwischengewebc ab, starke Säuren dagegen wirken auf Beides bis zum Absterben. Die hämorrhagische Infiltration stellt also in der Mehrzahl der Fälle nach LESSER etwas Sekundäres dar.

Bei verdünnter Schwefelsäure (15—20%ig) findet LESSER folgenden Entwicklungsgang: I. Hämorrhagische Entzündung und Infiltration; dann bei weiterem Vordringen der Säure II. Hämatinbildung, an den freiliegenden Stellen ausgesprochener als an den tieferen Partien; III. macht die nachträglich-vordringende Säure durch Koagulation, Erstarrung des Eiweißes und Bildung von Säurealbuminaten Konsistenzzunahme, auf welche aber IV. die Erweichung infolge der auflösenden Kraft der fortwirkenden Schwefelsäure erfolgt. Diese Erweichung kann sowohl die direkt nekrotischen Stellen (bei konzentrierten Säuren) wie die hämorrhagisch infiltrierten Partien betreffen, evtl. bis zur Perforation.

In den verdickten schwarzbraun verfärbten Teilen der Magenwand fehlt sehr häufig die Schleimhaut schon vollkommen; man glaubt freilich (LESSER) auf dem Durchschnitt die geradlinig nach unten abgegrenzte braunschwarze Mukosa zu sehen, aber die Schleimhaut fehlt bereits, wie die mikroskopische Untersuchung zeigt, und es liegt die Submukosa vor; die höckerige Beschaffenheit ist durch die ungleichmäßigen Abschmelzungsvorgänge und durch Blutinfiltrationen bedingt.

Wie schon erwähnt, erfolgt gerade bei weitgehender und rasch einsetzender Totalverschorfung der ganzen Magenschleimhaut, also beispielsweise bei leerem Magen und ziemlich konzentrierter Säure, keine primäre hämorrhagische Infiltration und damit auch zunächst blutfreies Erbrechen, da eben die Zirkulation in den Schleimhautgefäßen durch die rasch einsetzende Nekrose sofort erloschen ist, in anderen Fällen findet man aber (WYSS) im Erbrochenen schon sehr bald Unmengen von Epithel, später abgeschmolzene mortifizierte Schleimhautbestandteile, Gefäße, glatte Muskulatur von der Mukosa und Submukosa, sowie mehr und mehr Eiterkörperchen — Befunde, die eine sehr rasche intravitale Abschmelzung nach der Vergiftung beweisen.

Es sei nochmals auf die großen Unterschiede hingewiesen, die in jedem einzelnen Fall nicht ohne weiteres am Sektionstisch einen halbwegs sicheren Rückschluß auf die Menge und Konzentration des Giftes gestatten; hohe Konzentration bei vollem, besonders stark mit Flüssigkeit gefülltem Magen kann zu leichteren Veränderungen als wie bei leerem Magen geringere Konzentrationen, worauf oben schon hingewiesen wurde, so ist es auch erklärlich, daß (zitiert nach GEISLER) in zwei Fällen durch zwei und vier Gramm Schwefelsäure schon der Tod eintrat, bei einem jungen Mädchen infolge von 4 g schon nach 10 Stunden, während in einem anderen Fall die 15fache Dosis (KÖHLER) oder gar nach TAYLORS Beobachtung die Aufnahme von 90 g Schwefelsäure noch zunächst zur Heilung führten.

Gerade bei dieser am stärksten von allen Mineralsäuren wirkenden Säure tritt natürlich auch die rasche und energische Tiefenwirkung unter geeigneten Umständen (höhere Konzentration — leerer Magen) in Erscheinung einerseits durch die Neigung zu Durchbrüchen, die wohl in der Mehrzahl n a c h dem Tod, aber auch zuweilen sicher schon w ä h r e n d d e s L e b e n s zustande kommen (siehe oben S. 233) und andererseits findet sie in der Diffusion des Giftes durch die Magenwandung hindurch auf die Nachbarschaft ihren Ausdruck, wobei die Milz, die Zwerchfellkuppel, der linke Leberlappen die typischen Gerbungs- und Verhärtungserscheinungen sowie stark saure Reaktion aufweisen und auch intravaskuläre Gerinnungen und saure Hämatinbildung erkennen lassen.

Daß die Mehrzahl der Durchbrüche zweifellos erst postmortal erfolgt, wurde bereits erwähnt; in einem Präparat der Erlanger Sammlung, von einem 29jährigen jungen Menschen stammend, der sich mit konzentrierter Schwefelsäure vergiftet hatte, war — ein selteneres Ereignis — die braunschwarze und kohlschwarze Magenwand v o r n e oberhalb des Pylorus perforiert und eine beginnende Peritonitis bewies das intravitale Ereignis; daneben fand sich noch dicht unterhalb der Kardia im Fundusteil ein etwa handflächengroßes, unregelmäßig nach abwärts verlaufendes Geschwür und ein zweites etwa talergroßes sitzt in der kleinen Kurvatur an der hinteren Magenwand, wo die Serosa mit dem umgebenden Gewebe besonders mit dem Pankreas fest verwachsen ist.

In anderen Fällen reißt nicht selten die mortifizierte Magenwand an einer oder mehreren Stellen erst bei der Herausnahme entzwei. Neben der Diffusionswirkung auf die Nachbarorgane durch die Magenwand hindurch kann auch nach KAUFMANN gerade die Schwefelsäure innerhalb der Gefäße auf Netz, Milz und Leber fortwirken.

Daß eine vollständig scharfe Grenze zwischen den verätzten und den intakten Bauch-fellteilen und ein Fehlen vitaler entzündlicher Reaktion (makroskopisch und mikroskopisch) den intravitalen Eintritt der Perforation nicht ausschließt (Lesser), wurde oben bereits erwähnt. Bei späterer intravitaler Perforation nach Abstumpfung der Säure durch die Länge der Vergiftungsdauer oder infolge der Einverleibung eines Gegengiftes können am Bauchfell die Ätzerscheinungen weniger stark sein, dagegen die Entzündungsprozesse stärker ausgesprochen erscheinen.

Es ist bekannt, daß bei der Schwefelsäurevergiftung zuweilen schon ziem-lich frühzeitig, bei Horneffer am 7. Tag, bei Wyss am 10. Tag die total mortifi-zierte Speiseröhrenschleimhaut abgestoßen und entweder erbrochen oder mit dem Darm entleert werden kann, wobei sich histologisch in dem charak-teristischen röhrenförmigen Gebilde die Wandbestandteile noch nachweisen lassen; mehr oder weniger vollkommene Ablösungen und Ausstoßungen der Magenschleimhaut scheinen bei Schwefelsäure gleichfalls, wenn auch seltener zustande zu kommen[1]).

So wurde in einem von Köhler beschriebenen Fall am 8. Tag ein ca. 13 cm im Durch-messer betragender Schleimhautfetzen erbrochen; in einem von Lalboulbéne (angeführt bei Véber) mitgeteilten Fall hat der Patient in der zweiten Woche nach dem Schwefelsäure-verätzung unter schwersten Erstickungsanfällen sich selbst mit dem Finger in den Hals gelangt und sich eine schwärzliche Masse herausgezogen, welche nach vorsichtiger Entfaltung die ganze Magenschleimhaut und sogar noch den untersten Teil des Ösophagus darstellte, der röhrenförmig daran saß und eine Länge von 3 cm hatte. Nach 11 Wochen starb der Pat. an Inanition; bei der Sektion fehlte die Schleimhaut makroskopisch und mikroskopisch angeblich völlig!

Für die Diagnose der Vergiftung am Sektionstisch ist es wichtig, daß gerade die Schwefelsäure auch an der äußeren Haut, speziell an den Mundwinkeln und am Kinn, streifenförmig herabziehende, bei Vertrocknung lederartig er-scheinende Verätzungsspuren hinterläßt, die häufig die Diagnose makro-skopisch oder chemisch (Lackmuspapier!) zu stellen erlauben.

Dieses diagnostische Hilfsmittel, das bei Säurewirkung bis zu einer Konzentration von ca. 30% noch festzustellen ist, bei 20%iger Schwefelsäure aber fehlt (Bischoff), ist dann besonders wichtig, wenn — wie es in einigen Vergiftungsfällen (Schauenburg u. a.) beobachtet worden ist — im Magen keine Schwefelsäure mehr chemisch nachgewiesen werden konnte. In den letzteren Fällen kann auch noch der Nachweis der Säureflecken evtl. an den Kleidern des Vergifteten erbracht werden. Im Fall 204 wird z. B. von Lesser bemerkt, daß eine 70—90%ige Schwefelsäure in einer baumwollenen blauen Schürze schon in einer ½—1 Stunde ein Loch erzeugte. In einem anderen Fall sollte angeblich eine Vergiftung mit 20%iger Schwefelsäure stattgefunden haben, aber die aus dem Mund aus-fließende Säure erzeugte schon in wenigen Minuten in einem Kleidungsstück des betreffen-den Kindes ein Loch, woraus mit Sicherheit auf eine stärkere Konzentration geschlossen werden durfte!

Was die mikroskopischen Befunde bei der Schwefelsäurevergiftung betrifft, so sind hier bei konzentrierten Lösungen und bei Lösungen bis zu 50% die Veränderungen ganz außerordentlich starke; durch Walbaum wissen wir, daß schon bei etwa 10—15 Minuten dauernder Einwirkung einer 50%igen Lösung auf den leeren Magen das Schleimhautepithel zum Teil noch erhalten, wenn auch nur blaß färbbar ist, die Belegzellen beschreibt er als gut erhalten, aber die Hauptzellen oft zu feinkörnigen oder fädigem Detritus umgewandelt, in dem leidlich erhaltene oder mehr oder weniger verklumpte und verzerrte Kerne liegen — an anderen Stellen ist sogar das Schleimhautdeckepithel noch sehr gut erhalten, aber darunter merkwürdigerweise die Hauptzellen zerstört; stets findet sich bei Walbaum eine außergewöhnliche Erweiterung der Blutgefäße, aber im ganzen das Blut in denselben gut erhalten.

---

[1]) Die ausgebrochenen oder bei der Sektion etwa im Magen gefundenen Membranen müssen natürlich deshalb mikroskopisch untersucht werden, damit nicht abgestoßene fibrinöse Pseudomembranen oder nur membranartig geronnene Schleimmassen fälschlich für mortifizierte und abgestoßene Schleimhautteile gehalten werden (s. S. 276).

Auch in den Fällen, in welchen eine Totalnekrose bei konzentrierter Säure eintrat, fand LESSER ähnliche, nur dem Grade nach verschiedene Veränderungen:

Die Epithelien nach Form und Anordnung noch erhalten, stärker lichtbrechend als sonst, die Kerne schlecht oder mäßig färbbar, das interstitielle Gewebe feinkörnig durchsetzt. Die Gefäße nach der Submukosa zu stark gefüllt, die roten Blutkörperchen normal gestaltet, aber das Blut zum Teil bräunlich (saures Hämatin); an der Kardia fanden sich bei Abwesenheit von Speisemassen die stärksten Veränderungen. Bei geringer konzentrierten Lösungen (etwa 15—20%) treten die korosiven Veränderungen weniger hervor, die entzündlichen Prozesse dagegen stärker, dann ist wohl das Epithel trüb und abgestorben, aber im Bindegewebe nur hämorrhagische Infiltration und kleinzellige Durchsetzungen doch auch mehr oder weniger überlagert von Blutdurchtränkung, wobei das Blut die Färbung des sauren Hämatins aufweist; indessen sieht man auch in solchen Fällen neben derartig hämorrhagisch-entzündlichen Stellen direkt verätzte Partien.

Auch nach unseren eigenen mikroskopischen Beobachtungen kommt es bei längerer Einwirkung von Schwefelsäure mittlerer und höherer Konzentration zu ganz enormen Erweiterungen der Blutgefäße in der Mukosa und Submukosa, und zwar sowohl der Venen wie auch der präkapillären Gefäße und der Arteriolen, in denselben das ausgesprochene Bild der Stase, keine einzelnen Blutkörperchen mehr erkennbar. Im Gegensatz zu den Experimenten von WALBAUM handelt es sich bei dem menschlichen Sektionsmaterial in der Mehrzahl der Fälle um ein mindestens mehrstündiges Leben noch nach der Vergiftung, obwohl auch hier ab und zu — zumal bei konzentrierter Säure — schockartige plötzliche Todesfälle vorkommen. Entsprechend dem Versuch von LESSER am Hund, der schon nach $1^1/_2$ Stunden bei 50%iger Schwefelsäure die ganze Mageninnenfläche tiefbraun bis schwarz verändert fand, sieht man in den Fällen, in denen die Säuren noch länger eingewirkt haben oder noch konzentrierter waren, dann meistens histologisch überhaupt keine Einzelheiten mehr in der Mukosa; deren ganzes Gewebe, soweit es nicht schon abgeschmolzen ist, erweist sich auch mikroskopisch vollkommen schwarz oder braunschwarz. In den erweichten Bezirken, die gleichfalls von mehr oder weniger deutlichen Blutkörperchenmassen durchsetzt sind, finden sich manchmal noch längere Zeit nach Form und Gestalt erhaltene Blutgefäße, Muskelfasern usw., während offenbar durch die spezifische Einwirkung der Schwefelsäure die Bindegewebsfasern mehr oder minder aufgelöst und verschwunden sind. Was die vielfach festzustellende Stase in den maximal erweiterten Gefäßen anbetrifft, so glaubte BIRCH-HIRSCH-FELD, daß neben der direkten chemisch bedingten Ätznekrose auch gerade dadurch zirkulatorisch bewirkte Nekrosen zustande kämen, die er als „sekundäre Verschorfungen" bezeichnet.

Die von mir untersuchten Fälle hatten meist noch mehrere Stunden bis 5 Tage gelebt; in derartigen Fällen ist z. B. nach 15 Stunden die Schleimhaut des sehr eng zusammengezogenen Magens mikroskopisch durch sekundäre Erweichung und Auflösung fast überall vollkommen zerstört und die kleinen vorhandenen Reste diffus zellig infiltriert, aber auch diese Infiltrate schon wieder mortifiziert oder nur ungenügend färbbar, in der Submukosa die fast kavernomartig erweiterten venösen, präkapillären und arteriellen Gefäße in vollkommener Stase unter teilweise deutlicher Randstellung der Leukozyten. Am Pylorus reichte in diesem Fall die leukozytäre und lymphozytäre Infiltration von der zerstörten Mukosa aus schon vielfach vollkommen dissezierend durch die dicke Muskelschicht hindurch bis in die Serosa. Im Fundusteil, wo die oberflächliche Zerstörung noch nicht so stark war, fand sich zumal in der Tiefe zwischen den Falten noch kräftige Kernfärbung mit auffallend starker Protoplasmafärbung, starke Becherzellenbildung, die Zylinderzellen dabei offenbar infolge der Faltenschrumpfung und der Kontraktion der Magenwand hochgradig zusammengedrückt.

Bei einem anderen Vergiftungsfall beispielsweise (Selbstmord: 1 Likörglas konzentrierte Schwefelsäure mit Tod am 5. Tag), bei dem am Todestag unter deutlich klinischen Erscheinungen die Perforation dicht vor dem Pylorus im Bereich der großen Kurvatur eingetreten war, fand sich die Schleimhaut, soweit untersucht, total zerstört, an deren Stelle nur schlecht färbbare Eitermassen mit meist strukturlosen Blutmassen durchsetzt, zum Teil aber auch da noch erkennbare aber völlig nekrotische Gefäße; auch die ganze Submukosa und ebenso die ödematös aufgelockerte Muskelschichte flächenhaft zellig infiltriert, wobei neben offenbar histiogenen Wanderzellen auch reichlich Lymphozyten und zum Teil auch in wechselnder Menge Leukozyten zwischen den aufgesplitterten Muskelbündeln eingelagert waren. Nach der Durchbruchstelle zu war die phlegmonöse Infiltration besonders stark und ging direkt durch die Muskulatur bis in das seröse und subseröse Fettgewebe über, was zu lebhafter reaktiver Wucherung der Fettgewebszellen geführt hatte. An der Serosa fand man oft vollkommenes Erhaltensein und zum Teil erhebliche Wucherung kubischer und polygonaler Deckzellen.

Fast stets findet sich bei den tödlichen Schwefelsäurevergiftungen auch eine Mitbeteiligung des Duodenums, ja, es können, worauf LESSER hinweist, Fälle vorkommen, in denen bei starker Verdünnung der Säure — sei es schon bei der Aufnahme oder erst bei stark flüssigem Mageninhalt — der Magen frei von Verätzung ist, aber das Duodenum mehr oder weniger erheblich verändert erscheint, so daß also dem Duodenalbefund eine bedeutende diagnostische Wichtigkeit zukommt; andererseits ist aber zuweilen bei rasch verlaufenden Vergiftungen der Pylorus geschlossen gewesen und das Duodenum gar nicht von dem Gift erreicht worden!

LESSER hat unter 26 schnell tödlich verlaufenden Vergiftungen 18 mal mehr oder weniger ausgedehnte Ätzung des Dünndarms gesehen, 5 mal war nur der Magen verätzt, auffallend oft war der direkte Anfang des Duodenums von Veränderungen verschont und begannen die Verätzungen erst weiter abwärts; auch eine Beobachtung von LESSER ist bemerkenswert, weil dort diskontinuierliche Ätzgeschwüre im ganzen Dünndarm bis zur Ileocökalklappe vorhanden waren, dazwischen gar keine oder schwankende Entzündungserscheinungen bestanden.

Der Tod durch Schwefelsäurevergiftung wird — abgesehen von den Fällen mit Perforationsperitonitis — von einem Teil der Verfasser (CHRISTISONN, TAYLOR, HUSEMANN, SCHAUMBURG usw.) auf die Schwere der Schädigung des Verdauungsschlauches an und für sich zurückgeführt; TAYLOR und HUSEMANN meinen, es komme weniger die Dosis als der Konzentrationsgrad bei der Schwefelsäurevergiftung dabei in Betracht, dagegen sehen andere Autoren (SALKOWSKY und WALTER, LESSER u. a.) in der Alkaliverarmung des Organismus und besonders in der Alkalientziehung des Blutes das wichtigste Moment und auch bei konzentrierten Säuren ausschließlich die tödliche Ursache.

Bei Einführung größerer oder stark konzentrierter Säuremengen ebenso wie auch durch Würgen und Erbrechen der verschluckten Säure gelangt nicht selten ein Teil der Säure in die Atmungswege und kann so alsbald unter den Erscheinungen schwerster Dyspnoe zu tödlichem Glottisödem (BOLTENSTERN), nicht selten auch zu schweren pneumonischen Prozessen führen.

Stets findet sich aber auch bei Schwefelsäurevergiftung, zumal bei den tödlich verlaufenen akuten Fällen, eine sehr schwere chemisch-toxische Nephritis (FRÄNKEL und REICHE).

Hinsichtlich des chemischen Nachweises der Schwefelsäure aus den Leichenorganen ist daran zu erinnern, daß sich die Aufbewahrung der Organe in dem gewöhnlichen Äthylalkohol nicht empfiehlt, weil durch die Bildung von Äther-Schwefelsäuren die für den Schwefelsäurenachweis sonst sehr geeignete Barytreaktion versagt. Zur raschen Untersuchung bei der Sektion gehört eine möglichst frühzeitige Leichenöffnung; denn die mit der Fäulnis verbundene Ammoniakentwicklung verwandelt die Schwefelsäure zum Teil oder ganz in schwefelsaures Ammoniak! Bei frischen Fällen ist die starke Rötung des blauen Lackmuspapiers, sowie das Aufbrausen bei Zusatz von doppeltkohlensauren Alkalien zu prüfen, ferner gibt der wäßrige Auszug der abfiltrierte wäßrige Magenflüssigkeit mit wäßriger Baryumchlorid- oder Baryumnitratlösung Niederschläge, die in verdünnter Salz- oder Salpetersäure fast unlöslich sind. Essigsaure Bleioxydlösung ergibt mit dem Filtrat einen in Wasser schwer löslichen Niederschlag, welcher in kochender Salz- oder Salpetersäure löslich ist. Diese Untersuchungen dienen natürlich nur der raschen Orientierung im Anschluß an die Sektion!

Was die **Salzsäurevergiftung** anbetrifft, die auch nicht selten, sei es „roh" oder chemisch rein, in verschiedener Konzentration und in verschiedener Menge des Giftes zur Beobachtung kommt — die Säure findet ja vielfach Verwendung im Haushalt — so bietet sie makroskopisch und mikroskopisch ähnliche Befunde wie die Schwefelsäureverätzung.

GEISSLER, der 1909 aus der Literatur 64 Fälle von Salzsäureintoxikationen zusammengestellt hat, weist auf das starke Anschwellen dieser Vergiftungsart um die Jahrhundertwende hin. Es waren fast ausschließlich Selbstmordfälle und Verwechslungsvergiftungen; Mordversuche mit diesem Gift sind selten. FALK (zit. bei SCHUCHARTD, S. 104) hat unter 19 HCl-Vergiftungsfällen nur einen Mordfall verzeichnet.

Die rohe Salzsäure des Handels ist dunkel-zitronengelb, raucht stark an der Luft und kann mit Arsen, Antimon, Eisen und Kochsalz verunreinigt sein; sie macht in Dampfform eingeatmet Entzündung der Atmungsschleimhaut. Vergiftung durch Verwechslung sind wegen des stechenden Geruches recht selten. Die offizinelle Salzsäure ist 25%ig. Acidum hydrochloricum dilutum stellt nur eine $12,5\%$ige Lösung der ursprünglich gasförmigen Substanz HCl dar. In diagnostischer Beziehung haben LESSER, RICHTER, HUSEMANN u. a. gegenüber der Schwefelsäure darauf hingewiesen, daß bei Salzsäurevergiftung Hautverätzungen in der Regel fehlen; ja LESSER behauptet, daß selbst die stärkste käufliche Salzsäure (40%) keine Hautätzungen hervorriefe; GEISSLER dagegen hat dieses diagnostische Merkmal bestritten, er hat auch durch Zusammenstellungen aus der Literatur nachgewiesen, daß gar nicht so selten bei Erwachsenen, besonders häufig aber bei Jugendlichen, zumal bei Frauenspersonen, durch Salzsäure Lippen- und Hautverätzungen ähnlich wie bei Schwefelsäure beobachtet seien und hat er selbst durch Applikation von höchstprozentiger käuflicher Salzsäure Korrosionen an seiner Stirn und Wange erzeugt, aber nicht mehr durch 25%ige Salzsäure.

Die gleich nach Verschlucken der Salzsäure entstehenden Verätzungen der Mund-Rachenhöhle können täuschend ähnlich den bazillären diphtheritischen Affektionen erscheinen (nach CONST. PAUL bei SCHUCHARDT S. 104) und haben auch schon zu diagnostischen Fehlschlüssen geführt (HABERDA).

Die tödliche Gabe — unter 64 von GEISSLER zusammengestellten Fällen sind nur 13 genesen — ist bei Salzsäure meist größer als bei Schwefelsäure, bei Kindern sollen schon 2 g, sonst (GEISSLER) meist etwa 10 g tödlich sein, aber auch hier gilt das bei der Schwefelsäure Gesagte (vgl. GEISSLER, S. 92), daß nämlich bei verschiedenen Individuen die Wirkung eine ganz erheblich schwankende war: bei einem 15jährigen Mädchen tötete 1 Teelöffel konzentrierte Salzsäure nach 10 Stunden, bei einem kleinen Kind (TARDIEU) 2 g Salzsäure sofort (Befund: Verätzungen und 3 Schorfe), während bei einem 20jährigen Mädchen die Aufnahme von 20 g konzentrierte Salzsäure(!) nach 14tägigem Krankenlager zur Heilung führte; auch hier spielt eben die jeweilige Konzentration und der vorhandene Mageninhalt nach Menge und Beschaffenheit die wichtigste Rolle, ferner die rasch einsetzenden therapeutischen Maßnahmen (Aushebung, Spülung, Antidotdarreichung). Es kann zweifellos eine konzentrierte Säure während der Magenpassage durch evtl. vorhandenen reichlich dünnflüssigen Inhalt weitgehend neutralisiert werden und so eine geringere Wirkung ausüben; auch ist fraglich, inwieweit die individuelle Disposition eine Rolle spielt, auch ob z. B. ein durch chronischen Magenkatarrh oder andere pathologische Veränderungen in seiner Säureaufnahmefähigkeit beeinträchtigter Magen vorliegt.

Bei 10%iger Salzsäure konnte noch eine schwache Korrosion auf die Magenschleimhaut experimentell nachgewiesen werden (GEISSLER, S. 97), aber Verätzungen oder Entzündungen des Duodenums sind noch bei $0,5\%$, ja bei $0,1\%$ beobachtet worden, was wieder die erhöhte Empfindlichkeit des Duodenums im Gegensatz zum Magen (LESSER) beweist. Verdünnte Säuren erzeugen im Magen mehr exsudative Entzündungen und Blutungen im interstiellen Gewebe zum Teil mit erheblicher Verdickung der Magenwand, seltener und weniger eine Trübung oder Nekrose der oberflächlichsten Schleimhautschichten.

Was die pathologisch-anatomische Wirkung konzentrierter Salzsäure betrifft, so hat man (auch LESSER) keinen wesentlichen Unterschied gegenüber der Schwefelsäurewirkung nachweisen können, obwohl der ersteren die außerordentlich starke erhitzende und wasserentziehende Wirkung weniger zukommt. Im übrigen gilt auch hier das oben Gesagte, daß nämlich die Stärke der Magenveränderung durchaus nicht immer der Schwere der Vergiftung entspricht (GEISSLER), manchmal ist trotz schwerstem klinischen Verlauf bei konzentrierter Salzsäureeinnahme durch die Sektion keine schwerere Verätzung und Verschorfung, sondern nur starke hämorrhagische Infiltration in Form streifiger, den Schleimhautfalten entsprechender Anordnung oder es sind nur disseminierte Blutungen gefunden worden. Bei der Beobachtung von FORTUNET (GEISSLER, Fall 15) hatte beispielsweise bei einem 59jährigen Mann ein halbes Glas

Salzsäure nach 14 Stunden den Tod verursacht, dabei war im Magen nur starke Hyperämie und waren punktförmige bis linsengroße Blutungen festzustellen, nur an einer Stelle eine bis auf die Muskulatur der Magenwand reichende schwärzlich gefärbte Nekrose. Was die Krankheitsdauer anbetrifft, so wurden schon bei hohen Giftgaben stärkste und ausgebreiteste Nekrosen der Magenschleimhaut vorgefunden, trotzdem aber trat der Tod erst an Spätfolgen nach Wochen oder gar nach Monaten ein.

Über die biologische Wirkung der Salzsäure auf das lebende Muskelgewebe hat Geissler bei seinen Versuchen folgendes festgestellt: Wenn er bei seinen ösophagostomierten Tieren Salzsäure auf die freie Halsmuskulatur aufträufelte, so traten äußerst lebhafte fibrilläre Zuckungen auf, die noch fast $1/2$ Stunde nach dem Tod anhielten.

Aus der auch von Mannkopf festgestellten Erscheinung, daß schon die kleinsten Mengen der Säuren in den Muskeln Myosinausscheidung und Muskelstarre hervorrufen, könnte sich nach Geisslers Meinung vielleicht die bei einer Säurevergiftung sofort auffallende, von vielen Untersuchern hervorgehobene hochgradige Totenstarre erklären lassen.

Was die Wirkung der Salzsäure auf das Blut anbelangt, so erzeugt sie, in die Blutbahn eingespritzt, Gerinnung; es entstehen bis zu bleistiftdicke Rohre, prallgefüllt und von brüchiger Konsistenz — wenn auch weniger reichlich wie bei Schwefelsäurevergiftung —; auch sind in Vergiftungsfällen oft die Mesenterial- und Netzgefäße als dicke Stränge und die Venen blau stark gefüllt über die Schleimhautoberfläche vorragend gefunden worden, die Milzvene mitunter thrombosiert. Bei nicht völligem Stocken der Blutbewegung und namentlich bei hohen Salzsäuregaben wurde das Blut dickflüssig, oft kirschrot in der Umgebung des Magens wie auch im großen Kreislauf befunden.

Gerade bei der Salzsäurevergiftung haben die Autoren vielfach in dem Leichenblut eine saure Reaktion nachgewiesen, Geissler und Walter auch im Tierexperiment; indessen ist intra vitam eine saure Blutreaktion vollkommen ausgeschlossen wegen des innigen Zusammenhangs des Blutalkaligehaltes mit der Sauerstoffatmung. Auch hat Geissler experimentell gezeigt, daß nach der Salzsäurevergiftung noch beim Tod das Blut neutral reagiert, aber schon bei alsbaldiger Sektion ganz schwach sauer ist, ja nach mehreren Stunden die saure Reaktion noch ausgesprochener wird. Nach Mannkopfs Beobachtung (zitiert bei Geissler) ist aber nach 3 Tagen meist keine Säure mehr nachweisbar, sie verschwindet durch die Leichenzersetzung!

Auch Casper wollte das eigenartige lange Frischbleiben der Leichen von Salzsäurevergifteten vielleicht auf den Säuregehalt der Gewebe und des Blutes zurückführen und auf das Fehlen von Ammoniak, der durch die Säure eine Zeitlang neutralisiert werden sollte. In der Tat ist nun aber die saure Reaktion der Leichenorgane und des Blutes erst eine postmortale Erscheinung; Geissler meint trotzdem, der während des Lebens wegen seiner Geringfügigkeit noch nicht nachweisbare Azidismus könnte doch durch Intoxikation zum Tod führen, entweder durch Wirkung auf den Herzmuskel oder allgemein durch Alkalientziehung des Blutes und der Gewebssäfte und durch die tödlich wirkende Behinderung der Sauerstoffatmung, besonders der Sauerstoffbindung.

Wenn also auch die saure Reaktion des Leichenblutes bei der Säurevergiftung offenbar ein postmortales Ereignis darstellt, so scheint doch für den Eintritt des Todes die Alkalientziehung aus dem Blut und den Gewebssäften eine kausale Bedeutung zu haben; hinsichtlich der Salzsäure ist wenigstens Walter auf Grund seiner experimentellen Untersuchungen zu dem Ergebnis gekommen, daß der Tod der Tiere nach Salzsäureverabreichung einzig und allein durch Alkaliverarmung des Blutes bedingt sei; er hat nämlich nach Salzsäurevergiftung die bereits beginnenden Lähmungserscheinungen des Atem- und Kreislaufzentrums durch rasche intravenöse Einführung von Natriumkarbonatlösung (0,5 Natriumkarbonat in 5%iger Lösung) gehemmt und eine Restitutio ad integrum erzielen können. Dagegen hält auch er die bei verschiedenen Säurevergiftungen beobachtete saure Reaktion des Blutes für eine Leichenerscheinung!

In klinischer Hinsicht darf darauf hingewiesen werden, daß bei Salzsäurevergiftungen so rapid verlaufende, manchmal direkt und plötzlich zum Tod führende Vergiftungsfälle wie bei Schwefelsäure, Karbolsäure, Zyankalium usw. sehr selten sind.

In differentialdiagnostischer Beziehung sei daran erinnert, daß bei Salzsäureeinfuhr manchmal das Entweichen von weißen Dämpfen in der feuchten Ausatmungsluft beobachtet wird und daß dadurch stark entzündliche — katarrhalische oder kruppöse — Erscheinungen der Luftwege durch Salzsäuredämpfe auftreten können; die Farbe des Erbrochenen, ob blutig oder

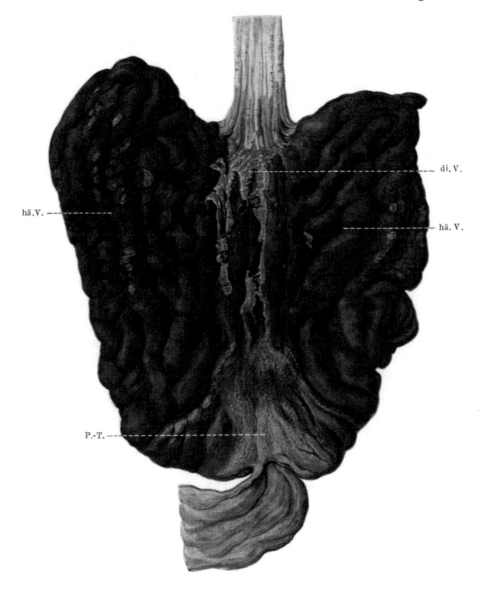

Abb. 5. 22jähr. ♀. Tod einige Stunden nach Selbstmordversuch durch Trinken von konzentrierter Salzsäure. (Sammlung des Pathologischen Instituts am Krankenhaus Friedrichshain, Berlin.) Speiseröhre weißlich verätzt, die ganze Innenfläche des Magens zeigt außerordentliche Verdickung der Wand infolge hochgradiger hämorrhagischer Verschorfung (hä. V.) der Schleimhaut; im Bereich der Magenstraße, das ist der kleinen Kurvatur, finden sich streifige diphtherische graurötliche Schorfe (di. V.), während der ganze Pylorustrichter (P.-T.) flächenhafte, dunkel graurote Verschorfung aufweist. Das Duodenum ist geschwollen, graurot ödematös.

gallig usw., scheint ganz ohne Bedeutung zu sein.＊Andererseits haben die Autoren hinsichtlich der konzentrierten Salzsäurewirkung darauf hingewiesen, daß die makroskopischen und mikroskopischen Veränderungen ähnlich, ja vollkommen übereinstimmend mit den Wirkungen der Schwefelsäurevergiftung sein können, wie auch umstehende Abbildung (Abb. 5) beweist.

Die histologischen Untersuchungen, die sich in erster Linie auch wieder auf die Tierexperimente Walbaums und auf die Untersuchungen von Geissler gründen, zeigen gleichfalls weitgehende Verätzungen in Form von sehr schlechter Färbbarkeit der sonst evtl. wohl noch vorhandenen Schleimhautbestandtei'e, besonders die Kerne lassen sich sehr schlecht darstellen, auch Hämatoxylin und Hämalaunfärbung haben nach mehrstündiger Einwirkung nur schlechte Ergebnisse, doch sind in frischen Fällen alle Zellen und die Drüsenstrukturen erhalten und in scharfen Umrissen zu sehen; auch Walbaum fand bei seinen vergifteten (freilich 10 Minuten nach der Vergiftung schon getöteten) Hungerhunden überall noch das Epithel vorhanden, die Kerne verklumpt, keine Struktur mehr, kein Kerngerüst und keine Kernkörperchen, die Haupt- und Belegzellen gut unterscheidbar, Bindegewebselemente und glatte Muskelfasern gut erhalten, die Kapillaren und Venen sehr weit und strotzend mit Blut gefüllt. Auffallenderweise gelingt die Eosinfärbung nicht wie gewöhnlich, sondern es findet sich eine eigenartige mehr kupferige nichtleuchtende Färbung des Blutes und der sonstigen Elemente; die roten Blutkörperchen sind vielfach nicht mehr einzeln erkennbar, in feiner oder gröber gekörnte gleichmäßige Massen umgewandelt. Auch in der Submukosa findet sich die außerordentliche Gefäßerweiterung in Form fast angiomartiger Hohlräume, Venen, Kapillaren und Arterien betreffend, der Gefäßinhalt wie in der Schleimhaut verändert, auch in den Lymphgefäßen viel homogener und feinkörniger Inhalt, das Submukosabindegewebe grobfaserig gequollen, in diesen Frühstadien findet man natürlich noch keine Entzündung. Die Muskularis zeigt ebenso auch wie die Serosa starke Gefäßerweiterung und eine schlechte Färbbarkeit der Muskelkerne.

Auch bei langsamer verlaufenden Fällen hat Geissler die Schleimhautbestandteile noch erhalten, aber getrübt (Eiweißkoagulation) vorgefunden; die Mukosa- und Submukosaschichten in ihrer Struktur, wie auch die einzelnen Zellen und Zellkomplexe in der Form unverändert. Haupt- und Belegzellen sind nicht mehr zu unterscheiden. Daran schließt sich eine zweite entweder hämorrhagisch infiltrierte Zone an oder es findet sich eine an Intensität schwankende, oft außerordentlich schwere entzündliche Reaktion durch Lymphozyten- und Leukozyteninfiltration, die entweder schon als Reaktionserscheinung aufzufassen ist oder bei etwas schwächerer Säureeinwirkung auch eine direkte Erscheinung darstellen kann; die Gewebstrübungen, wie in der ersten Zone, findet man auch in dem Bindegewebe und in der Muskulatur, soweit eben die chemische Wirkung der Säuren gegangen ist.

Auch bei Salzsäurevergiftung beobachtet man dann evtl. die Erweichung, d. h. die Auflösung der Bindegewebssubstanz unter Isolierung der einzelnen Gewebsbestandteile, welch letztere daher auch bei Salzsäurevergiftung im Erbrochenen mikroskopisch nachgewiesen werden können und endlich ist auch die Erweiterung der Gefäße und die Stase oder Koagulation innerhalb derselben in der Submukosa und auch in der Schleimhaut zwischen den Drüsenschläuchen außerordentlich hervortretend, so daß oft Bilder wie bei einem Injektionspräparat entstehen. Daneben aber finden sich auch bei der Salzsäurevergiftung sehr häufig verschiedengradige Schleimhautblutungen bis zu braunschwarz gefärbten schollingen Massen, zum Teil die Schleimhaut und deren histologischen Einzelbestandteile weitgehend zudeckend; auch in der Submukosa finden sich mehr oder weniger starke Blutungen, denen nicht selten offenbar durch die spezielle Affinität der Salzsäure zum Gewebswasser das Plasma entzogen ist, so daß oft klumpige homogene Herde entstehen, die dann auch bei Eosinfärbung mehr bräunlich bis stark braun (saures Hämatin!) erscheinen. In der Muskularis findet man aber (Geissler) seltener Blutungen wie in den inneren Magenwandschichten.

Ein sehr typisches Bild einer frischen Verätzung mit konzentrierter Salzsäure bietet die obige Abb. 6.

Der 40jährige Mann hatte sich mit konzentrierter Salzsäure (die Menge ist nicht bekannt) vergiftet und sich dann einen Schädelschuß beigebracht, der durch Zertrümmerung des rechten Schläfenlappens nach 12 Stunden den Tod herbeigeführt hatte. Der Fall ist deswegen so bemerkenswert, weil hier irgendwelche therapeutische Maßnahmen bis zum Tod nicht mehr getroffen werden konnten. Das Präparat, das ich der Liebenswürdigkeit des Herrn Kollegen Thorel in Nürnberg verdanke, ist etwas unterhalb der Mitte der Vorderwand aufgeschnitten; die Speiseröhre ist nur etwas graubräunlich gefärbt, dagegen findet sich der ganze stark gefaltete Magen von der Kardia bis zum Pylorus hin durchzogen von streifenförmigen Verätzungen von braunschwärzlicher Farbe, die besonders stark ausgesprochen und zum Teil konfluierend im Bereich der Magenstraße gelegen sind.

Zweifellos war der Magen bei der Giftaufnahme eng kontrahiert, so daß nur die bei der engen Magenlichtung frei liegenden Schleimhauthöhen der direkten Säurewirkung ausgesetzt waren. Lehrreich ist und für viele Fälle typisch, daß der ganze Pylorustrichter eine flächenhafte, aber weniger starke gelbbräunliche Verschorfung mit kleienförmiger, feinkörniger Veränderung der Oberfläche aufweist. An der Pylorusfalte selbst sind in der Vorderwand wieder einzelne tiefer verschorfte Falten vorhanden und dicht hinter dem

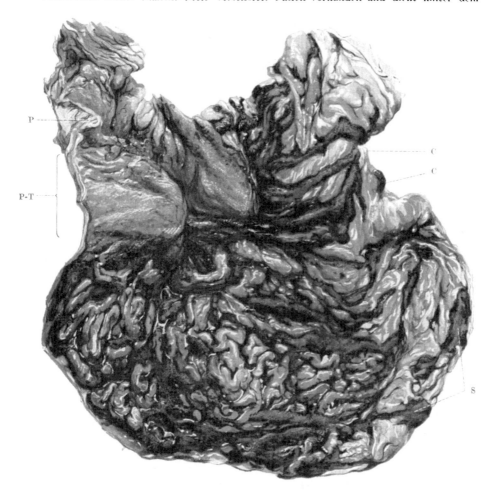

Abb. 6. Akute Salzsäurevergiftung (Präparat der Münchener Sammlung des gerichtl.-med. Instituts), Verätzung der Schleimhautfalten nicht nur im Gebiet der Magenstraße an der kleinen Kurvatur, sondern auch der hervorragenden Schleimhautfalten (S) an der großen Kurvatur und an der Hinterwand von der Kardia bis zum Pylorus; flächenhafte Verätzung des Pylorustrichters P-T (Fall von kombiniertem Selbstmord mit Gehirnschuß bald nach der Giftaufnahme. Tod 12 Stunden später. Keine Magenaushebung. Beobachtung von Thorel-Nürnberg). C Kardia, P Pylorusring.

Pylorus beginnen im Duodenum geringfügige, meist auch der Schleimhauthöhe entsprechende Verschorfungen der Falten. Die Serosa des Magens war sehr stark injiziert, zeigte aber keine Fibrinauflagerung. Der Magen war zur Zeit der Sektion schlaff, aber leer und die Schleimhaut, soweit nicht verätzt, von trüber grauer Farbe, auffallend starr und stark gewulstet, während der Befund der Verätzungsstreifen sicher dafür spricht, daß der Magen zur Zeit der Giftaufnahme sich zweifellos in leerem oder fast leerem Kontraktionszustand befunden haben dürfte! Der Unterschied gegenüber den verschorften Faltenkämmen trat besonders stark beim Auseinanderziehen der Magenschleimhaut in

Erscheinung und ist im Präparat noch viel deutlicher als in der schwarz-weißen Abbildung erkennbar.

In diesem Fall, wo also gar keine therapeutischen Gegenmaßnahmen getroffen worden waren, ergab die mikroskopische Untersuchung der Fundusschleimhaut an den nicht verätzten Partien schon ziemlich erhebliche Zellvermehrung im Zwischengewebe, starke Erweiterung der Kapillaren und der präkapillaren Gefäße, die Drüsenkörper zeigten starke Auflockerung und zum Teil eine Ablösung der Zellen von der Tunica propria, die Belegzellen waren in großer Menge noch nachweisbar, deutlich granuliert, die Hauptzellen vielfach zerfasert und abgelöst und im Zerfall begriffen; im Zwischengewebe besonders am Grunde der Magendrüsen bereits beginnende hämorrhagische Infiltration. Im Bereich der braunschwarzen Verätzungsschorfe auf der Faltenhöhe waren ganz ebenso wie bei der Schwefelsäure Einzelheiten nicht mehr erkennbar, vielfach flächenhafte hämorrhagische Durchtränkung der mächtig verdickten und an der Oberfläche zum Teil schon in Auffaserung und Abstoßung begriffenen Schleimhaut. In der Submukosa die Venen und die präkapillären Gefäße aufs stärkste erweitert, zum Teil mit homogenem schollingen Inhalt gefüllt, zum Teil auch beginnende Abscheidungsthromben, daneben ein hochgradiges interstitielles Ödem der ganzen Magenwand.

Tardieu hatte bei der Salzsäurevergiftung beschrieben, daß dabei dicke Pseudomembranen entstehen sollten, eine Anschauung, die schon Lesser als „falsch und unerfindlich" bezeichnet. In differentialdiagnostischer Beziehung wurde auch von verschiedenen Autoren darauf hingewiesen, daß bei Salzsäurevergiftungen im Gegensatz zur Schwefelsäure Totalnekrosen und Durchbrüche seltener seien bzw. ganz vermißt würden. Es kann aber keinem Zweifel unterliegen, daß auch die Salzsäure ganz erhebliche Korrosionswirkungen ausüben kann, und zwar sowohl auf die Magenwand selbst, wie es auch andererseits zu den schon bei der allgemeinen Besprechung erwähnten Säurediffusionen durch die Magenwand hindurch kommen kann.

Mit dem Vorkommen der Perforation bei Salzsäureverätzung hat sich Geissler eingehend auseinandergesetzt und stellt dieselbe im Gegensatz zu Lesser, Schuchardt, Birch-Hirschfeld u. a. als ein doch nicht so seltenes Ereignis auch bei Salzsäurevergiftung hin.

Lesser hat selbst (in der Tabelle von Geissler Nr. 28) bei der Vergiftung eines 28jährigen Hausdieners eine totale Magenwandzerreißung — wenigstens bei der Sektion — festgestellt, außerdem war das Pankreas total verätzt, die Milz zu $^3/_4$, die Unterfläche der ganzen Leber, die Oberfläche des linken Lappens bis zu beträchtlicher Tiefe, ferner die Vorderfläche der linken Niere und auch das Peritoneum parietale, Zwerchfell und die anliegenden Lungenflächen sowie die Hinterfläche des Herzens und der Aorta — alles schwerste Ätzerscheinungen, die ja freilich in ihrer Auswirkung sicher eine postmortale Steigerung erfahren haben (vgl. S. 222 u. 223). Fagerlund beschreibt bei einer nach 8 Tagen tödlich endenden Salzsäurevergiftung zwei runde trichterförmige Geschwüre im Magen, die schon vollkommen gereinigt waren und bis zur Serosa reichten!

Die Perforation tritt aber zuweilen schon innerhalb weniger Stunden (Orfila) oder aber innerhalb der ersten Tage auf; bei Geisslers eigenem Fall (Nr. 47) war, wie erwähnt, die Perforation bei dem 19jährigen Vergifteten offenbar infolge der Bauchlagerung an der vorderen Magenwand gelegen gewesen, der Tod erfolgte am 16. Tag nach der Vergiftung. In einem von Véber beschriebenen Fall (48jährige Frau trank $^1/_4$ Liter angeblich rohe Salzsäure) trat die Durchbrechung des verätzten Magenfundus kurz nach der Vergiftung schon offenbar bei der Magenspülung (!!) im Spital ein. Bei der Sektion wurde eine schon bis zu Handtellergröße erweiterte Öffnung und Kommunikation mit der Bursa omentalis, sowie flächenhafte weißlichgraue Verätzung des Peritoneums (Tod nach 18 Stunden) gefunden.

Orfila hat bei einem $3^1/_2$jährigen Mädchen schon 8 Stunden nach der Vergiftung mit 30 g Salzsäure bei der Sektion 3 Finger breit vom Pylorus entfernt sogar drei kleine Perforationen festgestellt; auch Bayerlein fand bei einem $2^1/_2$jährigen Kind nach 18 Stunden eine Magenperforation. Galtier hat bei einem noch 8 Wochen lang lebenden Salzsäurevergifteten mehrere Perforationen an der hinteren Magenwand vorgefunden, wobei Verwachsungen mit der Nachbarschaft vorhanden waren, offenbar mehrmals Schorfe abgestoßen wurden und erst durch allmähliche Tieferdringen des Prozesses der Widerstand der Magenwandmuskulatur überwunden worden war. Geissler hat bei 10 selbst beobachteten Salzsäurevergiftungen dreimal Durchbrüche (Speiseröhre einmal, Magen zweimal) feststellen können.

Im ganzen stellt GEISSLER unter 64 Fällen (davon 51 tödlich verlaufende) 7 Perforationsfälle zusammen, so daß also in der Tat die
früheren gegenteiligen Angaben der Autoren nicht zu Recht bestehen.

Bei konzentrierten Salzsäurevergiftungen werden, wie schon erwähnt, auch
nicht selten als Begleiterscheinungen durch gleichzeitige Einwirkung ein-
geatmeter Salzsäuredämpfe entstandene Entzündungsprozesse der Luftwege
(Tracheobronchitis und katarrhalische Pneumonie) beschrieben.

Was die Empfindlichkeit des Verdauungskanals für Salzsäure anbelangt, so soll im allgemeinen (!) die Magenschleimhaut größere Veränderungen
aufweisen als wie die Speiseröhre, noch empfindlicher aber ist das Duodenum,
während nach GEISSLER die höchste Empfindlichkeit gegen Salzsäurewirkung
die Milz und Leber besitzen sollen; HOFMANNS Meinung, daß die Veränderungen
des Darmes proportional der Entfernung vom Magen abnehmen, wird bestritten.
Wie überall bei diesen Ätzgiften, so sind auch hier die anatomischen Veränderungen von einer ganzen Reihe von Faktoren abhängig wie: Füllungsgrad und
-art des Magens (ob fest oder flüssig), Konzentration und Menge der Säure,
Menge des evtl. sofort ausgebrochenen Giftes, Intensität und Art der Gegenmittel, individuelle Disposition und akzidentelle Umstände — alle diese modi-
fizieren auch besonders bei der Salzsäurevergiftung die gefundenen anatomischen
Bilder. Ganz besonders eingehend hat sich mit den klinischen und anatomischen Befunden bei Salzsäurevergiftung GEISSLER unter kritischer Berücksichtigung der ganzen vorhandenen Literatur beschäftigt; seine Befunde weichen
zum Teil von den experimentellen Befunden WALBAUMS ab, da GEISSLER meist
längerdauernde Fälle beobachtet hat.

Als Komplikationen sind bei Salzsäurevergiftung phlegmonöse
auf die Umgebung übergehende Prozesse der Magenwand, ferner
Phlegmone und Verjauchungen des hinteren Mediastinum, seröse
und jauchige Pleuritiden, ferner auch beim Vorhandensein von
Ätzgeschwüren früher oder später Perforationen in die Bauchhöhle, Übergänge des Durchbruchherdes auf die Leber (Verwachsungen!) und Leberabszesse beschrieben, daneben lokale
Abszesse im Bauchfell (KÖHLER, GEISSLER u. a.).

Gerade bei der Salzsäurevergiftung sind daher auch Fälle von mehr oder
weniger umfangreicher Abhebung und Abstoßung der Schleimhaut und
Submukosa der Speiseröhre und des Magens beschrieben worden.

Während VISCARRO (zitiert bei SCHUCHARDT) und STRAUSS derartiges hinsichtlich des Ösophagus beobachteten, hat u. a. ZIEMKE eine solche flächenhafte
Abstoßung der Magenschleimhaut in einem Fall von Fruchtabtreibungs-
versuch beschrieben: die betreffende Person, die nur ein Schnapsglas konzentrierter Salzsäure zu sich nahm und nach 8 Tagen eine tote Frühgeburt im
8. Monat ausstieß, starb am 12. Tag und zeigte bei der Sektion im Magen
fast vollkommen gelöst den größten Teil der Magenschleimhaut,
d. h. ein 15 cm langes und 9—10 cm breites dünnes braunschwarzes Gewebsstück, das mikroskopisch unzählige braune Schollen veränderten Blutes (saures
Hämatin) aufwies, eine einfache Nekrose der Drüsenzellen und die Gefäße der
Submukosa prall mit schwarzbraunem Blut gefüllt erkennen ließ.

In dem von LIEBMANN beschriebenen besonders bemerkenswerten Fall hatte
die 40jährige Frau ein Wasserglas mit 37%iger Salzsäure getrunken, am 11. Tag
wurde ein 22 cm breites und 23 cm langes Schleimhautstück von 1—3 mm
Dicke im Stuhl ausgestoßen. Dasselbe war bis auf drei kleine rundliche
Löcher vollkommen unversehrt und wies am einen Ende deutliche Röhrenform
auf (Pylorus oder Kardiateil?). Mikroskopisch zeigte sich nekrotische Schleimhaut

und außen Muskelreste; in der Durchsicht erkennt man ein dunkelgefärbtes
Netz zahlreicher Gefäße. Wegen der Seltenheit des Befundes gebe ich einen
mir gütigst vom Verfasser zur Verfügung gestellten, etwas verkleinerten 'Ab-
druck dieses ausgestoßenen Stückes aus der Arbeit von LIEBMANN hier wieder

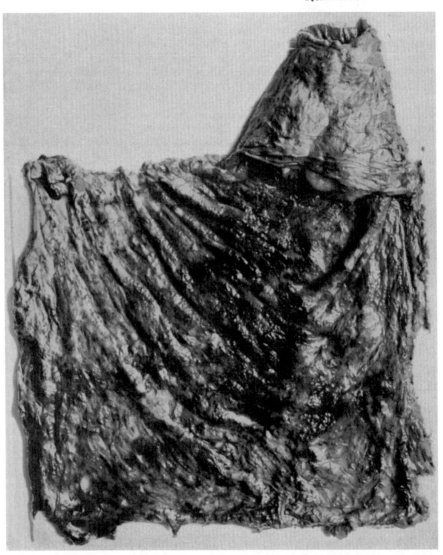

Abb. 7. Vollständige, am 11. Krankheitstag per rectum ausgestoßene Magenschleimhaut
samt Pylorustrichter nach Salzsäurevergiftung. Ausgang in Heilung, Gastroenterostomie! (Beobachtung von LIEBMANN: Münch. med. Wochenschr. 1917. Nr. 40.)

(Abb. 7). Die Patientin genaß merkwürdigerweise; doch waren zweimal
Gastroenterostomien wegen der narbig-kallösen Pylorusstenose notwendig, die
bei der Operation (SAUERBRUCH) fast den Eindruck eines skirrhösen Karzinoms
hervorrief!

Auch BIRCH-HIRSCHFELD macht schon darauf aufmerksam, daß die von der Salzsäure nekrotisierten Epithelschichten häufiger in Zusammenhang in Form häutiger Fetzen losgestoßen werden; desgleichen hat RIEGNER bei Salzsäure-verätzung nach 14 Tagen ein abgestoßenes, 13 cm im Durchmesser betragendes Schleimhautstück ausbrechen sehen und andere Fälle mehr.

Die Spätfolgen in Form von Stenosenbildungen (s. später) im Ösophagus und im Magen oder durch chronisch-entzündliche Verwachsungs-vorgänge in der Umgebung des letzteren sind bei Salzsäurevergiftung auch um deswillen häufiger, weil im Gegensatz zur Schwefelsäurevergiftung die ersten Wirkungen dieses Giftes öfter glücklich überstanden werden.

LOENING und NENTWIG haben u. a. solche schon verhältnismäßig frühzeitig auftretende Pylorusstenosen beschrieben; im letzteren Fall waren infolge der ersten schon 3 Wochen nach der Vergiftung nötig werdenden Gastroenterostomie zunächst die Beschwerden be-hoben, dann aber machten neue durch Schrumpfung bedingte Vernarbungsvorgänge eine nochmalige Gastrojejunostomie mit Ausgang in Heilung notwendig.

In einem von KÖHLER beschriebenen Fall fanden sich im Gegensatz dazu 50 Tage nach der Vergiftung noch tiefe Geschwüre im Ösophagus und teilweise vernarbte Ring-geschwüre am Pylorus; infolge des Fortschreitens der phlegmonösen Entzündung von der Speiseröhre aus auf die Nachbarorgane war jauchige Phlegmone des hinteren Mittel-fells, Abszeßbildung im Zwerchfell und doppelseitige Pleuritis entstanden.

Hinsichtlich der Diagnosenstellung am Sektionstisch sei schließlich noch auf zweierlei hingewiesen: erstens findet sich stets bei der akut tödlichen Salzsäurevergiftung auch eine Nephritis; GEISSLER hat sogar schon einige Stunden nach experimenteller Vergiftung im Urin der Versuchstiere Eiweiß gefunden und konnte auch histologisch den Nachweis der Nierenschädigung erbringen; sie trägt nach seiner Angabe in den akuten Fällen mehr entzündlichen Charakter, während bei längerem klinischen Verlauf mehr Verfettungsprozesse festzustellen sind, die dann auch in der Leber und im Herzmuskel nicht ver-mißt werden (RICHTER u. a.). Was zweitens die zur Erhärtung der pathologisch-anatomischen Diagnose vorzunehmende chemische Untersuchung betrifft, so muß auch bei akuten Fällen nicht unbedingt im Magen noch freie Salzsäure vorhanden sein; nämlich dann nicht, wenn Gegengifte gegeben wurden (Magnesia usta, kohlensaure Alkalien, Kalkwasser usw.) oder auch wenn bei älteren Leichen die eingeführte Salzsäure an das durch Fäulnis entstandene Ammoniak ge-bunden ist. Andererseits kann auch der vom Chemiker im Magen erwiesene vermehrte Salzsäuregehalt von pathologisch vermehrter Säureproduktion in-folge krankhafter Magenfunktion herrühren und es muß nicht unbedingt die Säure von außen eingeführt sein!

Abgesehen davon, daß Salzsäure beim Zusammenkommen mit Ammoniakdämpfen weiße Nebel (Chlorammonium) bildet, zeichnet sie sich vor allem durch den weißen käsigen Niederschlag aus, welchen sie mit einer Lösung von Argentum nitricum gibt, wobei die Salz-säure vorher möglichst von organischen Stoffen befreit werden muß — auch Chloride geben allerdings die gleiche Reaktion; das gebildete Chlorsilber löst sich in Ammoniak, wird aber durch Zusatz von Salpetersäure wieder ausgeschieden.

Die Salpetersäurevergiftung führt zu ganz ähnlichen Veränderungen und Folgeerscheinungen wie die eben besprochenen anderen Mineralsäuren. Im allgemeinen sind Salpetersäureverätzungen als Selbstmorde, Zufallsvergiftungen oder Morde (SCHUCHARDT, HABERDA, S. 769) bei uns viel seltener (s. S. 224), aber in Finnland hat FAGERLUND unter 18 Mineralsäurevergiftungen 6 Fälle angeführt. Neben der mehr oder weniger konzentrierten Salpetersäure-lösung kommen die gewerblich verwendeten Substanzen Scheidewasser (40—50%ige Salpetersäure) und Königswasser (1 Teil Salpetersäure zu 4 Teilen Salzsäure) und sonstige Verdünnungen der HNO_3 in Betracht. Auch die Salpetersäure zeigt die ausgesprochene Wirkung der Oxydation und der Koagulationsnekrose auf das lebende Eiweiß.

Die zu technischen Zwecken verwendete rötlich gefärbte „Rauchende Salpetersäure" enthält meist auch in wechselnder Menge salpetrige Säure; die gleichzeitig eingeatmeten Dämpfe der letzteren erzeugen dann auch gar nicht selten beim Trinksuizid schwere entzündliche Erscheinungen an den Respirationsorganen, nämlich Glottisödem, lebhafte Injektion und Ekchymosierung der Kehlkopf- und Trachealschleimhaut usw. (BIRCH-HIRSCHFELD) und beim Hineingelangen der Nitrosedämpfe bis in das Lungengewebe auch die schwersten Formen des Lungenödems (PAUL, RISEL u. a.).

Besonders diagnostisch bemerkenswert und spezifisch ist aber die sog. Xanthoproteïnreaktion, d. h. es tritt bei Einwirkung von konzentrierter Salpetersäure auf das Zelleiweiß eine Gelbfärbung ein, die sich zumal in der Mund- und Speiseröhrenschleimhaut geltend macht, während die Magenschleimhaut an den geätzten Stellen mehr gelb bis gelbbraun gefärbt erscheinen kann; auch die Ätzschorfe an Haut [1]) und Lippen — OTTO (zit. bei GEISSLER) beschreibt beispielsweise bei Scheidewasservergiftung eines 1jährigen Kindes Verätzungen von braungelber Farbe um Mund, Lippe, Kinn bis zum Nacken — sind gelb gefärbt, desgleichen evtl. auch der schleimige Inhalt der Mundhöhle und der Luftwege.

Wichtig ist, daß diese Xanthoproteïnreaktion nur im Bereich der konzentrierten Einwirkungsstellen gefunden wird, im Gegensatz dazu ist bei der Vergiftung mit Chromsäure und Chromsäurepräparaten sowie mit Eisenchloridlösung die ähnlich erscheinende Schleimhautverfärbung überall da zu finden, wohin überhaupt diese Flüssigkeiten gekommen sind. Auch Imbition verschorfter Schleimhautpartien mit rückgeflossener Galle aus dem Duodenum (WUNSCHHEIM) kann irrtümlich zur Diagnose einer Salpetersäurevergiftung führen!

Nach FAGERLUND ist die Xanthoproteïnreaktion bis zu einer Konzentration von 33% an den Schleimhäuten vorhanden, im Dünndarm rasch verschwindend. — Auch nach BIRCH-HIRSCHFELD und LESSER sind bei 33%iger Salpetersäure die am entferntesten gelegenen geätzten Darmteile schon lila (SCHUCHARDT), schmutzig grau oder grau verfärbt, im Magen die oberen korrodierten Schleimhautschichten gelb, die unteren grau, dagegen erstreckt sich im Ösophagus bei intensiver Ätzung die Xanthoproteïnreaktion durch die ganze Dicke der Wand.

Bei Verdünnungen der Säure bis zu 10—15%, wo also die Gelbfärbung fehlt, treten ähnlich wie bei Einwirkung schwacher Schwefelsäure und Salzsäure weniger Korrosionen als entzündliche Veränderungen (hämorrhagische und zellig-ödematöse Infiltrationen) auf. An der Stelle dieser hämorrhagisch infiltrierten Stellen entstehen dann auch Substanzverluste durch Abschmelzung.

WALBAUM hat wieder durch Einführung von konzentrierter Salpetersäure in den hungerleeren Hundemagen und Tötung nach 10 Minuten folgenden Befund festgestellt: Die Magenserosa dunkelgrau-braun mit deutlicher, fast schwarzer Gefäßzeichnung. Die Innenfläche ebenso wie bei anderen Säurevergiftungen von dunkelgraubrauner Farbe mit unregelmäßig gestalteten diffus in die Umgebung übergehenden schmutziggelben Flecken. Die Darmschleimhaut war auf $^3/_4$ m Entfernung von dem engkontrahierten Pylorus noch verätzt, brüchig und (im Gegensatz zu dem Magenbefund!) zitronengelb verfärbt; den Widerspruch, der im letzteren Befund liegt, kann man sich vielleicht dadurch erklären, daß WALBAUM sein Versuchstier sobald getötet und seziert hat, während bei dem menschlichen Vergiftungsmaterial die Einwirkung meist viel länger dauert. Histologisch fand WALBAUM analoge Veränderungen wie bei Salzsäure und Schwefelsäure.

In differentialdiagnostischer Beziehung macht LESSER darauf aufmerksam, daß wohl die Schwefelsäure- und Salzsäureschorfe brüchiger sind wie die Salpetersäureätzungen, zunächst soll bei konzentrierter Salpetersäure keine Abschmelzung und kein Substanzverlust der Oberfläche eintreten; bei verdünnter Salpetersäurelösung dagegen werden die entzündeten und hämorrhagisch infiltrierten Teile in wenig Stunden verdaut, so daß tiefe Defekte wie bei Schwefelsäure entstehen. 15%ige Salpetersäure wirkt auf Blut nur bräunend (saures

---

[1]) Die gelben Hautflecken lassen sich weder mit Wasser noch mit Ammoniak entfernen; durch Benetzung mit Schwefelammonium aber, dem etwas Ätzkali zugesetzt ist, läßt sich die hierdurch aus der abgestorbenen Hautpartie entstandene seifige Masse durch Abreiben leicht entfernen. Im Brandhof der Ätzstelle sind Arterien und Venen thrombosiert (SCHUCHARDT).

Hämatin); es ist also bei Vergiftung mit schwächer konzentrierter Säure, wo die Xanthoproteïnreaktion fehlt, eine autoptische Differentialdiagnose gegenüber der Schwefelsäure nicht möglich.

IPSEN hat einen nach drei Stunden tödlichen Verlauf bei Vergiftung mit rauchender Salpetersäure gesehen und eingehend beschrieben.

Hier waren bei der 55jährigen Patientin, die ein Fläschchen voll rauchender Salpetersäure getrunken haben soll, die Flecken in den Kleidern und in der Wäsche rasch als Salpetersäure nachzuweisen. Wie bei der Schwefelsäure erwähnt, ist der Nachweis von solchen Säurespuren an der Umgebung des Vergifteten mitunter leichter zu erbringen, als wie selbst im Magen; auch BUCHNER zit. bei SCHUCHARDT hat einen solchen Fall von Salpetersäurevergiftung bei einem 3 Monate alten Knaben beschrieben, der nach 25 Stunden starb, ohne daß man im Magen noch die Salpetersäure nachweisen konnte, während dieser chemische Nachweis im Erbrochenen und im Abwischtuch glückte.

Der Fall von IPSEN zeigte die typische grüngelbe Xantho-Proteïnreaktion der ganzen oberen Speisewege, den Magen sehr stark kontrahiert, die Wandung sehr brüchig und beim Herausnehmen vor dem Einreißen nur mit Mühe zu bewahren, die Schleimhaut braungelb, fast überall in Form einer bröckeligen Masse umgewandelt und abgehoben. Sie bildet mit dem braunen Blutkoagula den stark sauer reagierenden Mageninhalt (freie Salpetersäure). Auch der Anfangsteil des Duodenums gleich brüchig wie der Magen. Perforation der Speiseröhre dicht über die Kardia in die linke Pleurahöhle [(!) postmortal?] und dort 235 ccm einer trüb flockigen sauren Flüssigkeit mit stechendem Geruch. Auch im Herzen und seinen Blutgefäßen die Blutmassen geronnen, aber in der Farbe ganz verschieden, in den Herzhöhlen nämlich dunkelschwarz, in den Kranzgefäßen dagegen braun gefärbt; überall die Salpetersäurereaktion positiv. Bei der Sektion, die 19 Stunden nach dem Tod vorgenommen wurde, fand sich eine hochgradige zweifellos postmortale Weiterwirkung der Salpetersäure durch die Magenwand und auf die benachbarten Bauchorgane, die in selten ausgesprochener Weise weithin die Spuren der Säure aufwiesen. In der Aorta ascendens und descendens Ausgüsse von braunschwarzen Blutmassen (Salpetersäure +), ferner auch das hintere Mediastinum, die beiden Nebennieren und die oberen Nierenpole verätzt und sauer, die Mesenterialblutgefäße, die obere und untere Hohlvene, ja auch noch die Venae iliacae und femorales mit lockeren geronnenen dunkel-kirschroten Blutmassen gefüllt.

IPSEN äußert sich eingehend über die wichtige Frage der Differentialdiagnose, was intravitale und was postmortale Salpetersäurewirkung wäre. Während zweifellos die Ösophagusperforation wahrscheinlich durch das schwere Erbrechen der Vergifteten während des Lebens zustande kam und vermutlich zu einer rascheren, den Tod beschleunigenden Aufnahme der Salpetersäure aus der Pleurahöhle in den Körper hineinführte, muß die weitgehende Säurediffusion durch die Magenwand hindurch auf die Bauchhöhlenorgane als sicher postmortal erachtet werden. Bei dem schweren Erbrechen der Vergifteten hätte, wie IPSEN meines Erachtens vollkommen mit Recht annimmt, eine so hochgradig mortifizierte und brüchige Magenwand nicht mehr standgehalten, sondern wäre intravital rupturiert! Zum Beweis der postmortalen Säurewirkung hat auch IPSEN einer Neugeborenenkindsleiche 10 ccm konzentrierte Salpetersäure in den Magen eingeführt und nach 24stündiger Horizontallagerung ganz ebenso säurehaltige braune Blutmassen in den Lungengefäßen, der Aorta, den Herzhöhlen, der Magenwand und dessen Umgebung feststellen können, sowie auch die Diffusion auf Leber, Pankreas, Milz, Nieren und Nebennieren. Wie GEISSLER, so hält auch IPSEN die saure Reaktion der Körpersäfte bei Säurevergiftungen für eine postmortale Erscheinung, zumal er nachweisen konnte, daß in den peripheren Körperarterien das Blut trotz der enormen aufgenommenen Säuremenge immer noch alkalisch war.

STRASSMANN hat auch einen Selbstmordfall von Salpetersäure untersucht, bei dem der 32jährige Mann am 6. Tag nach der Vergiftung erst starb; angeblich sollte er Salzsäure aufgenommen haben, aber die chemische Untersuchung ergab Salpetersäure, wobei die Vermutung naheliegt, daß es sich um eine Königswasservergiftung (HCl und HNO$_3$) gehandelt hat.

Bei der Sektion war die Speiseröhre von eitrigen Massen belegt, auch im Kehlkopf und in der Luftröhre schleimig-eitrige Massen, daneben eine rechtsseitige Katarrhalpneumonie mit fibrinöser Pleuritis und als Zufallsbefund noch ein Gliom im Stirnhirn. Der leere Magen zeigte durchgehends gelbgrüne Färbung, wie auch der unterste Abschnitt der Speiseröhrenwand hellgelb gefärbt erschien, in der linken Magenhälfte war die Schleimhaut zum Teil höckerig, mit schwarzgrünen Erhebungen, die Duodenalwand nicht verdickt.

Die chemische Untersuchung der verätzten Magenwand ergab keinen positiven Ausfall der bekannten Schwefelsäure-Diphenylaminprobe auf Nitrate; dagegen eine positive Reaktion nach Zerstörung mit erwärmter Schwefelsäure und Überschichtung von

Ferrosulfatlösung, wobei an der Grenzschichte ein schwarzer Ring, d. h. eine Stickoxyd-ferrosulfatverbindung entstand, was die Anwesenheit von Nitraten beweist.

Wie BIRCH-HIRSCHFELD angibt, wurden in mehreren Fällen von Salpeter-säure im Dünndarm, zuweilen auch im Dickdarm, Verschorfungen und dysenterie-artige Veränderungen (WUNDERLICH) gefunden; auch sei darauf hingewiesen, daß bei subakuter Salpetersäurevergiftung[1]) gleichzeitig fettige Entartung in der Leber, im Herzmuskel und stets auch wie bei Schwefelsäure und Salzsäure-vergiftung schwere Koagulationsnekrose der Niere im Bereich der Tubuli contorti zustande kommt.

Die mikroskopische Untersuchung der durch Salpetersäure verätzten Magenwand ergibt nach den genannten Untersuchern folgendes Bild:

WALBAUM berichtet, daß die Veränderungen bei konzentrierter Salpetersäureverätzung, wie er sie bei hungerleeren Hundemagen ausgeführt hat, im mikroskopischen Bild voll-ständig denen bei den übrigen Mineralsäuren, besonders Schwefelsäure und Salzsäure, glichen, da ja auch ihr eine enorme eiweißkoagulierende und oxydierende Wirkung zukommt. IPSEN, der in seinen nach 3 Stunden (!) tödlich verlaufenden Fall eine völlige chemische Magen-wandnekrose fand, schreibt, daß er aus technischen Gründen infolge der Totalzerstörung der Wand und der brüchigen Beschaffenheit des Materials vollkommene Übersichtsbilder durch die Magenwand überhaupt nicht erhalten konnte; die Schleimhaut war stets zu einem krümeligen Detritus zerfallen, die Blutgefäße der so veränderten Schleimhaut waren vollgepfropft und ebenso die Drüsenschläuche mit geronnenen Massen vollkommen aus-gegossen, außerdem umfängliche Mengen von vielgestaltigen verkohlten Blutkörperchen und braunem körnigen Pigment sichtbar, das Magenepithel eigenartig glänzend und körnig, die Kerne zum Teil durch das getrübte Protoplasma vollständig verdeckt, die Zellgrenzen verwaschen und undeutlich, die Epithelzellen in unförmige schollenartige Massen umgebildet. Ist der Tod erst später eingetreten, wie in dem STRASSMANNschen Fall am 6. Tag, so ist die Schleimhaut zum größten Teil weggeschmolzen und nur noch vereinzelte Drüsenreste an ihrer Form erkennbar, alles mit bräunlich verfärbten Blutmassen durchsetzt, auch in den strotzend gefüllten Gefäßen nur amorphe braunschollige Massen. Bemerkenswert waren bei STRASSMANN trotz der sechstägigen Krankheitsdauer die geringfügigen Ent-zündungserscheinungen innerhalb der Magenwand.

Während die Mehrzahl der Vergiftungsfälle mit rauchender Salpetersäure binnen weniger Tage tödlich endete, hat MANNER (zitiert bei VÉBER) 18 Tage (!) nach Salpetersäurevergiftung ein unregelmäßiges, 8:15 cm messendes fetziges Stück der Magenschleimhaut entleeren sehen. Auch hat LEWY einen Fall bei einem 23jährigen Mann beschrieben, der nach dem Genuß von $^1/_{16}$ Liter ge-nannter Säure noch $9^1/_2$ Wochen lebte und erst unter den Erscheinungen der Speiseröhren- und Magenverengerung an Erschöpfung zugrunde ging (s. später S. 311) und endlich hat CHIARI bei einem 52jährigen Mann nach Selbstmord-versuch mit roher $= 56^0/_0$ Salpetersäure (!) zunächst Heilung eintreten sehen, konnte aber bei dem 6 Monate später an Lungentuberkulose erfolgten Tod die narbigen Ausheilungsvorgänge feststellen (s. S. 305). Die eingetretene Pylorus-stenose hatte im letzteren Fall 4 Monate nach der Vergiftung durch Gastroenter-ostomie behoben werden müssen!

Ein kurzer Hinweis auf die selteneren durch **Chromsäure** und **Chromsäure-präparate** bedingten Magenverätzungen soll hier auch Platz finden.

Nach RÖSSLE ist das giftigste von den Chromsäurepräparaten die reine Chromsäure, von der dieser Autor einen Vergiftungsfall beschrieben. Weniger giftig wirkt das Kalium trichromat und bichromat, sowie das neutrale Kaliumchromat. Dem letzteren schließt sich dann das Ammoniumbichromat an und am geringsten ist die Giftigkeit des schwefelsauren Chromsesquioxyds und des Chromchlorürs; während das Chromgrün (grünes Chromoxydhydrat) vollkommen ungiftig sein soll, sind durch VON LINSTOW (zit. bei SCHUCHARDT, S. 109) zwei Fälle von tödlicher Chromgelbvergiftung (chromsaures Bleioxyd!) bei Kindern beschrieben worden.

---

[1]) Wie sie gelegentlich mit wechselndem Erfolg — zumal in Rußland — zu Abtreibungs-zwecken ausgeführt wird (HABERDA, Lit.).

Außer den genannten Substanzen, von denen am häufigsten Vergiftungen mit **Kalium-bichromat** beschrieben sind (sogar ein Giftmord ist von MITA mitgeteilt), finden sich in der Literatur auch Vergiftungen mit chemischen Flüssigkeiten, bei denen die Chromsäure einen bedeutenden Anteil ausmacht; es sind das die Fälle von Vergiftung durch die sog. **Induktionsflüssigkeit**, d. h. die Füllungsflüssigkeit von Elementen für Induktions-apparate. Nach VON BAEYER besteht dieselbe aus: 30 Teilen Kaliumbichromat, 4 Teilen Quecksilbersulfat, 40 Teilen Schwefelsäure und 400 Teilen Wasser. In dieser Flüssigkeit findet hauptsächlich eine Umsetzung statt nach der Formel $KCrO_4 + H_2SO_4 = 2KHSO_4 + 2CrO_3 + H_2O$. Die Giftwirkung beruht nach VON BAEYER in erster Linie auf der hoch-giftigen Chromsäure, die sich bildet, ferner auf der freien Schwefelsäure und auf dem Queck-silbersulfat. Es handelt sich also bei derartigen Vergiftungsfällen dann um eine Kom-binationswirkung.

REISCHER und GLESINGER, denen wir die neueste Arbeit über Chromsäurever-giftung mit umfassender Literaturangabe (frühere Literatur bei SCHUCHARDT und bei STRASSMANN, Lehrbuch S. 482) verdanken, haben 64 Vergiftungsfälle zusammengestellt, von denen 39 nach 40 Minuten bis 10 Tagen tödlich endeten. In ihrer eigenen Beobachtung starb der junge Selbstmörder, der 2—3 g Kalium-bichromat geschluckt hatte, nach 50 Stunden.

Der einzige Fall von **reiner Chromsäurevergiftung** ist eine von RÖSSLE beschriebene und anatomisch genau untersuchte Beobachtung bei Selbstmord einer 74 jährigen Greisin:

Die Frau trank etwa 100 g 50%iger Chromsäure, die sie angeblich als Wanzentinktur in einer Apotheke gekauft hatte, offenbar mit künstlichem Selterswasser gemischt. Sie wurde tot aufgefunden und bei der Sektion ergab sich eine grüne und rötliche Färbung von Zunge, Mund und Speiseröhre, die letztere in ein starres verätztes Rohr umgewandelt, auch der Magen, der offenbar bei der Aufnahme des Giftes vollständig leer war, erschien in allen Dimensionen geschrumpft, wurstförmig und lederhart, die Schleimhaut mattgrün, fein gefeldert. Das Duodenum zeigt im oberen Teil noch Grünfärbung und Schleimhaut-härtung; es ist stark mit Speisebrei gefüllt, während der Magen nur wenig dünne, rötlich braune Flüssigkeit enthält.

Eine besondere Schilderung widmet RÖSSLE dem mikroskopischen Befund, der das vollkommene Bild einer intravitalen Härtung und Fixierung aufweist. Aus der histologi-schen Technik ist uns die vorzügliche Fixierungsfähigkeit, aber die mangelhafte Kernfärb-barkeit bei der Verwendung der MÜLLERschen Flüssigkeit bekannt. Ganz das gleiche beobachtet auch RÖSSLE: Tadellose Härtung und Fixierung des Epithels bis in die obersten Höhen der Schleimhaut, die sonst immer postmortal zerfallen sind, aber vollkommene Färbungsunmöglichkeit der Kerne; nur durch sechsstündige Vorbehandlung mit Salz-säurespiritus war einigermaßen eine etwas bessere Färbung der Kerne mit Hämatoxylin zu erzielen, obwohl dieselben auch ohne Färbung ganz scharf im basalen Zellteil bei dichterem Protoplasma sichtbar waren, während die Oberfläche der Drüsenepithelien helles Proto-plasma aufwies. Becherzellenbildung fand RÖSSLE nur im Pylorusbereich. An der letzteren Stelle waren ebenfalls die Drüsen an der Oberfläche in der Palisadenform vorzüglich er-halten, aber die Wände der tiefergelegenen gewundenen Pylorusdrüsengänge waren ganz geschrumpft und zerfallen, stellten oft kernlose Massen dar und vakuolär durchlöcherte Epithelien, welche die Drüsenschläuche innen füllten; also: oben rasche Abtötung und Fixierung durch die Chromsäure, in der Tiefe, wo die Zellen nicht schnell abgetötet und fixiert wurden, ein Untergang durch Degenerationsprozesse. Auch die Kerne der Muskularis waren nur schlecht zu sehen, die elastischen Fasern und die Bindegewebsfibrillen der Sub-mukosa stark gequollen. RÖSSLE meint, daß die Chromsäure in lebendes Gewebe rasch eindringt, dagegen langsam in totes; sie erzeugt wenig Schrumpfung und bildet offenbar Chromeiweißverbindungen im Gewebe. Als einen besonderen Befund glaubt RÖSSLE eine eigenartige Form intravaskulärer Niederschläge ansprechen zu müssen: in den kleinen Gefäßen vollkommen verstopfende Massen, in den größeren bilden sie mit der Konvexität gegen die eindringende Säure gerichtete Halbbögen, wobei feinkörnige Ausfällungen ent-stehen, die durch die WEIGERTsche Fibrinfärbung zum Teil als blaue Krümel und Fäserchen darstellbar sind, während sonst eine Fibrinausscheidung nicht zu erweisen ist. Diese Bil-dungen glaubt RÖSSLE als charakteristisch für die Chromsäureeinwirkung ansprechen zu müssen, doch bemerke ich hier gleich, daß ich sie selbst in einem Fall von Vergiftung mit Induktionsflüssigkeit nicht gesehen habe, dagegen wohl bei einer Beobachtung von Lysol-verätzung (siehe später). Als zweite merkwürdige Beobachtung registriert RÖSSLE infolge der Chromsäureverätzung eine Darstellbarkeit der Muskelnervenendfibrillen scheinbar bis zur Muskelendplatte hin und der Sarkolemmhüllen, die bei einfacher Hämatoxylin-Eosinfärbung sichtbar werden. Über die letztere Beobachtung habe ich weder selbst Er-fahrung, noch finde ich Hinweise darauf in der Literatur.

Von Baeyer hat, wie erwähnt, eine tödlich verlaufende Verwechslungsvergiftung mit der obengenannten Induktionsflüssigkeit beobachtet, bei dem die sämtlichen Konstituentien (Chromsäure, Schwefelsäure und Quecksilbersulfat) jedes in einer bereits fast tödlichen Gabe eingenommen worden waren. Auch Baeyer sah eine gelbe bis graugelbe Farbe der Magenschleimhaut, die Blutgefäße der Schleimhaut als Wülste deutlich hervortretend und bis in die kleinsten Verzweigungen ausgefüllt. An einigen Stellen von der Größe eines silbernen Zwanzigpfennigstücks war die Schleimhaut im Pförtnerteil mit abziehbaren grauweißen Membranen bedeckt, im übrigen die ganze Schleimhaut trüb und geschwollen. Auch im Duodenum braunschwarze Schorfe und Defekte.

Die Beobachtungen von Berka, Mita, Reischer und Glesinger ließen die Magenschleimhaut nur im allgemeinen geschwollen und sehr hyperämisch erscheinen, nach Berka oberflächlich braunrot imbibiert, doch war in seinem Fall, bei dem die 22jährige Selbstmörderin eigenartigerweise 20—35 g Kaliumbichromat in Feigen eingehüllt zu sich genommen hatte, durch Magenspülungen mit Sodalösung behandelt worden (Tod nach 12 Stunden), was möglicherweise den Schleimhautbefund erklärt. Ulzerationen fanden sich makroskopisch in keinem der genannten Fälle dieser Kaliumbichromatvergiftungen, jedoch berichten beide als histologischen Befund: Quellung des Oberflächenepithels, die meisten Kerne zerfallen, statt der obersten Epithellage eine Schicht von Erythrozyten und Leukozyten (Reischer und Glesinger), auch Berka findet erhebliche kleinzellige Infiltration und kapilläre Blutungen. Reischer und Glesinger haben außerdem degenerative Leberverfettung und Herzmuskelverfettung, ferner Glomerulonephritis neben älteren Nierenveränderungen, festgestellt. Sie hatten Gelegenheit, ihre Leiche 12 Stunden nach dem Tod zu sezieren, so daß die Befunde zumal auch im Magen wohl nicht beanstandet werden können. Bei Rössle fehlen Hinweise auf Leber- und Herzmuskelverfettungen, wie sie im übrigen auch in seinem Vergiftungsfall Mita berichtet. Der letztere fand die Magenwand stellenweise wie verdickt, hart anzufühlen, in ihrer ganzen Ausdehnung ödematös geschwollen und im Bereich der großen Kurvatur an beiden Magenenden talergroße Schleimhautblutungen.

Was die Giftmenge anbetrifft, so hatte in dem von Reischer und Glesinger beschriebenen Fall der Selbstmörder 2—3 g von dem Kal. bichromat.-Salz geschluckt und hatte schon ¹/₂ Stunde später unter heftigen Schmerzen schleimig gelblich erbrochen [1]), 48 Stunden nach der Vergiftung trat der Tod ein; im Fall von Berka kamen von den 20 bis 35 g Kaliumbichromat sicher nur geringe Bruchteile zur Lösung und Resorption, weshalb auch der Tod erst nach 12 Stunden eintrat. Die größte Menge hatte zweifellos die Greisin in dem von Rössle berichteten Fall zu sich genommen; der von Mita beschriebene Giftmord (der einzige!) ist dadurch bemerkenswert, daß die Frau das Gift in einer Einnehmoblate 8 Uhr abends erhielt und unter schweren gastrointestinalen und Kollapserscheinungen morgens früh um 4 Uhr verstarb; es ist der letztere der einzige Fall, wo von Ätzungsflecken in der Umgebung des Mundes und am linken Handteller berichtet wird — offenbar durch Berührung mit dem Erbrochenen. Der Sektionsbefund ist bei Mita durch das flüssige dunkle Blut und durch die große Neigung zu Ekchymosen auf der Adventitia der Aorta im Herzbeutel und Epikard usw. bemerkenswert.

In dem von Maschka veröffentlichten Vergiftungsfall hatte die 25jähr. Frau in selbstmörderischer Absicht auf einmal ein etwa haselnußgroßes Stück chromsauren Kaliums verschluckt, war unter mehrmaligem Erbrechen, blutigen Durchfällen und heftigen Leibschmerzen erkrankt und nach 14 Stunden unter schwerstem Kollaps gestorben; auch hier fand Maschka bei der Sektion die Schleimhaut der Unterlippe etwas geschwellt, dunkel gerötet, das Epithel teilweise abgelöst — vielleicht von dem Erbrochenen verätzt! — ; das Blut dunkel, sehr dickflüssig besonders im rechten Herzen, im Magen über einen Liter einer braunen schokoladeähnlichen, alkalisch reagierenden Flüssigkeit. Die Schleimhaut des Magens erschien an mehreren scharf umgrenzten Stellen namentlich in der Nähe von Kardia und Pylorus im Umfange eines Talerstückes und darüber dunkel gerötet geschwellt, stellenweise blutig suffundiert, das Epithel war hier und da abgelöst, die übrige Schleimhaut zeigte bei sonst normaler Beschaffenheit eine hellgelblich-braune Färbung, auch der ganze Dünn- und Dickdarm vom Duodenum an bis zur Flexura sigmoidea mit blutigem, teils dünnflüssigem, teils teerartigem Inhalt angefüllt, die Schleimhaut geschwellt, dunkelrot gefärbt mit zahlreichen oberflächlichen linsen- bis erbsengroßen Substanzverlusten besetzt.

Wie E. Pelikan gezeigt hat (zit. bei Schuchardt), rufen bei Hunden und Kaninchen — also bei Karnivoren wie bei Herbivoren — schon geringe stomachal einverleibte Mengen (0,06—0,36 g) von doppeltchromsaurem Kalium neben starken Reiz- und Entzündungserscheinungen des Magendarmkanals nach der Resorption schwere allgemeine Störungen (Nephritis haemorrhagica!) hervor und wirken tödlich.

---

[1]) In einem von Fagerlund kurz beschriebenen Vergiftungsfall mit Kaliumbichromat fanden sich im Erbrochenen sogar noch eine Menge erbsengroßer rotgelber Kristalle!

Als diagnostisches Hilfsmittel bei Vergiftungen mit chromsauren Verbindungen kann, wie erwähnt, die rote oder gelbe Farbe des Erbrochenen und — am Sektionstisch — auch des Mageninhaltes, soweit er nicht durch Spülungen entfernt wurde, dienen. (Haben die Chromsalze bereits eine Zersetzung erfahren, so kann man statt dessen nach SCHUCHARDTs Angabe eventuell die grüne Farbe der entstandenen Chromoxydverbindung bemerken.) Ebenso wie auch die schwere Nephritis, die bei Chromsäurevergiftungen regelmäßig beobachtet wird und auch bekanntlich experimentell (THOREL u. a.) studiert wurde, von diagnostischer Bedeutung ist.

Hinsichtlich der Giftwirkung auf das Gewebe meint im Gegensatz zu RÖSSLE VON BAEYER, daß die Chromsäure rasch ins Gewebe eindringt, er empfiehlt daher als Gegengift nicht Neutralisationsmittel, sondern das wenig giftige Natriumsulfit, das in Gegenwart von Magensäure sofort schweflige Säure bilde, die dann wie die Chromsäure schnell das Gewebe durchsetze — (ob auch das verätzte Gebiet, scheint mir mindestens fraglich) und im Gewebe die Chromsäure zu den 100 mal weniger giftigen schwefelsauren Chrom reduziere.

Die von RÖSSLE gemachten Angaben hinsichtlich des guten Erhaltenseins der Schleimhautstruktur bei mangelhafter Kernfärbbarkeit kann ich aus eigener Erfahrung bestätigen:

In dem von uns in Erlangen beobachteten Fall hatte ein 16 jähriger Kaufmannslehrling ebenfalls Induktionsflüssigkeit in selbstmörderischer Absicht getrunken und starb 10 Tage nach der Vergiftung unter den Erscheinungen einer schweren Nephritis; bei der Sektion fand ich (am Tag des Todes) im Magen eine schleimig-blutige, etwas ammoniakalisch riechende Flüssigkeit, die Magenwand aufgelockert, blau- bis schwarzrot injiziert, zum Teil ausgesprochen hämorrhagisch mit fest anhaftendem Schleim, keine Geschwürsdefekte und keine Verschorfungen. Eigentümlicherweise findet sich im Magen, soweit untersucht, nur eine hochgradige mangelhafte Färbbarkeit der Kerne (wie bei Fixierung mit reiner MÜLLERscher Flüssigkeit), dabei aber die Schleimhaut vollkommen erhalten, stark glasiges Protoplasma mit nicht sehr reichlicher Becherzellenbildung in der Magenmitte; die Schleimhaut- und Submukosagefäße enorm ausgespritzt, der Inhalt läßt zum Teil noch vorzüglich erhaltene rote Blutkörperchen erkennen, zum Teil findet sich entsprechend einer schweren Stase eine vollkommene Umwandlung in homogene scharlachrote Massen. In der Tiefe zwischen den Falten ist die Schleimhaut besonders gut erhalten; hier stärkere Becherzellenbildung sowohl an den freiliegenden Stellen wie in der Tiefe der Falten. In dem Zwischengewebe zwischen den Drüsenepithelschläuchen keine sehr erhebliche Entzündung. Bilder der eigenartigen Gerinnung, wie sie RÖSSLE beschrieben hat, konnte ich nicht finden. Die Submukosa war stark ödematös und ebenfalls die Blutgefäße stark erweitert. Außerdem fand sich ein hochgradiges Nierenödem, zum Teil noch Epithelnekrose, großenteils aber das Epithel entweder noch erhalten oder schon wieder regeneriert, vereinzelte Mitosen; zum Teil hyaline Zylinder, zum Teil Blutzylinder, die Glomeruli nicht verändert. Im Lungengewebe ausgedehnte Blutungen ohne Entzündungsprozesse. Auffallend war die mangelhafte Kernfärbbarkeit und die glänzende Beschaffenheit des Zwischengewebes wie im Magen so auch in den Lungen und in den Nieren trotz Formolfixierung des Leichenmaterials.

Von den organischen Säuren erwähne ich nunmehr die wichtige **Oxalsäure.**

Neben der Wirkung einer lokalen Ätzung in den oberen Speisewegen und im obersten Dünndarm — auffallenderweise wieder weniger im Magen — besitzt dieselbe bekanntlich eine hohe Allgemeingiftigkeit, die nach BOEHM zweifellos damit zusammenhängt, daß sie im Stoffwechsel entweder gar nicht oder doch nur in beschränktem Maße und nur sehr langsam verbrennlich ist. KOBERT und KÜSSNER haben unter 16 Vergiftungsfällen nur sechsmal Genesung verzeichnet; HARNACK fand $57^0/_0$ Mortalität.

Sowohl die Oxalsäure selbst wie alle ihre löslichen Salze: Sauerkleesalz, neutrales oxalsaures Kalium, übersaures oxalsaures Kalium, sowie auch die neutralen und sauren Natrium- und Ammoniumoxalate sind giftig. Bekanntlich kommt das saure Kalisalz auch in Gemüsearten (Rhabarber, Spinat, Sauerampfer) vor; weit verbreitet ist auch das Kalziumoxalat. Das Blut Vergifteter ist toxisch, z. B. sterben an Vergifteten angesetzte Blutegel. Der Nachweis der Ausscheidung durch den Harn ist klinisch-diagnostisch wichtig. Ähnlichkeit bietet das klinische Krankheitsbild bei Oxalsäure mit der Arsenikvergiftung, in beiden Fällen finden wir klinisch rasches Sinken des Blutdruckes, fast völliges Fehlen der Diurese. Die Ausscheidung der Oxalsäure im Harn dauert oft 2—3 Wochen lang an!

Es sollen 11—15⁰/₀ der aufgenommenen Giftmasse im Harn wieder gefunden werden; sowohl in den Nieren, wie im Darm, wird die Oxalsäure in Form des Kalziumoxalat ausgeschieden. In den Nieren verbindet sich die ausgeschiedene Oxalsäure mit dem normaliter zur Ausscheidung bestimmten Kalk zu oxalsaurem Kalk. LESSER fand bei einer vergifteten Graviden auch in den Nieren des fast ausgetragenen Kindes die Kristalle vor!

Oxalsäure und Sauerkleesalz haben (LESSER) eine stark erweichende und klärende Wirkung; in der Speiseröhre und im Darm sind häufig deutliche Ätzungserscheinungen von weißer oder schmutziggrau opaker Beschaffenheit vorhanden mit Verdichtung der Wand. Die Darmwand ist manchmal in ganzer Dicke verätzt. Das Fehlen von Magen-Darmveränderungen heben andererseits bei ihren experimentellen Vergiftungen KOBERT und KÜSSNER besonders hervor!

Auch KRÜGER hat bei 8 Vergiftungsfällen keinen auffallenden Magenbefund erhoben, RICHTER hat oft nur weiche, weiße Schorfe, selten braune Färbung (Blutaustritte und Hämatinbildung) gesehen, ferner hat LESSER bei 27 Oxalsäurevergiftungen 24mal die Speiseröhre, 20mal den Darm, aber nur 4mal den Magen verschorft gefunden; er beschreibt sonst die Magenschleimhaut makroskopisch als auffallend durchscheinend, hyperämisch, geschwollen mit vermehrter Schleimabsonderung und ödematöser Infiltration zuweilen punktförmige bis linsengroße und größere Blutungen auf der Höhe der Schleimhautfalten, mitunter hat er aber auch die Magenschleimhaut nur ganz geringfügig verändert, dreimal sogar anämisch gefunden.

Der Sektionsbefund erleidet dagegen post mortem mitunter eine weitgehende Veränderung durch Erweichung und Quellung auch der noch vorher unveränderten Schleimhautabschnitte und sekundäre bräunliche Verfärbung durch den Mageninhalt; manchmal findet sich schon 24 Stunden nach dem Tod die Schleimhaut vollständig verdaut und abgeschwemmt, wobei dann die gallertig erscheinende Submukosa mit ihren, derbe schwärzliche Gerinnsel enthaltenden Gefäßen freiliegt.

Die mehrfach beschriebenen Magenperforationen treten dabei stets postmortal auf; denn Oxalsäure und deren Salze erzeugen fast nie unmittel- oder mittelbare Nekrosen der Magenwand, wirken aber unter Umständen postmortal durch die Magenwand bis auf den Peritonealüberzug, der in solchen Fällen Auflagerungen ähnlich wie Leuzin und Thyrosin auf Magen, Leber oder Pankreas in Form von multiplen schwachen Trübungen aufweisen kann, mitunter ist die äußere Magenwand wie auch Leber und Milz getrübt und lederartig verändert (LESSER).

Für die Diagnose ist wichtig — nach der Erfahrung von uns selbst, HULST u. a. aber nicht in allen Fällen nachzuweisen — die Auflagerung von oxalsaurem Kalk auf der Magen- und Dünndarmschleimhaut; mikroskopisch feststellbar am frischen Präparat bei Abblendung als stark lichtbrechende, zum Teil kristallinische, zum Teil amorphe Massen, die ersteren als rhombische Säulen bald vereinzelt, bald in Gruppen vereinigt oder als spitze Nadeln oder wetzsteinförmige Gebilde, deren Ränder oft wie ausgebrochen erscheinen, auch sind Doppelkugeln nicht selten, während Briefkuvertform der Kristalle nur wenig beobachtet wird; Kalilaugenzusatz bringt die Kristallbildungen, ohne sie zu lösen, deutlich zum Vorschein, auch Essigsäure und verdünnte Salzsäure löst sie nicht, dagegen aber konzentrierte Salzsäure (BIRCH-HIRSCHFELD).

Es ist sehr bemerkenswert, daß auch nach Vergiftung mit Oxalsäure und oxalsaurem Kalium niemals deren Kristalle im Magen gefunden werden, auch nicht bei experimenteller Einführung in den leeren Magen, sondern stets (LESSER) eine große Menge der Kalziumoxalatkristalle; es findet also offenbar eine rasche Lösung der Gifte und dann eine sekundäre Ausfällung des Kalziumsalzes zumal auf den hämorrhagischen Stellen statt. Ob der Kalk dabei aus dem stark sezernierenden Schleim oder aus dem evtl. in das Magenlumen übertretenden Blut herrührt, ist unentschieden.

Bei eigenen Beobachtungen haben wir nur hämorrhagische Schwellung und Entzündung mit starker Schleimbildung, aber keine schwereren Prozesse, gesehen, während LESSER (auch RICHTER) bei schwerster Vergiftung grauweißliche Ätzungen in der Regio pylorica vorfand, einen scharfen Gegensatz bildend gegenüber der übrigen Mageninnenfläche, die — offenbar postmortal — gallertig erweicht war. Diese Korrosionen gingen bei Giftaufnahme von 15 g in etwa $1/2$ l Wasser durch die ganze Dicke der Schleimhaut; LOEWY will sogar in seiner Beobachtung schon 4 Wochen nach der Kleesalzvergiftung eine erhebliche Pylorusstenose gefunden haben (?? Ref.).

Die erwähnte Auffindung der Kalziumoxalatkristalle auf der Magenschleimhaut, ferner, wenn auch seltener, in den Gefäßen der Mukosa und Submukosa, ganz besonders aber die konstante Ablagerung der durch Hämatoxylin nicht färbbaren (im Gegensatz zur Sublimatniere!) oxalsauren Kalkkristalle in den Nieren im Bereich der Tubuli contorti und recti sind von großer diagnostischer Wichtigkeit, sie können schon zwischen Mark und Rinde als weißliche Zone mit bloßem Auge und bei Lupenbetrachtung erkennbar

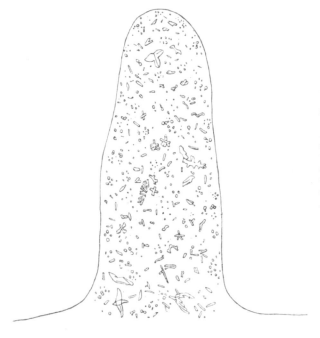

sein. Wie KOBERT und KÜSSNER feststellten, treten bei experimenteller Vergiftung schon nach 15 Minuten diese Oxalatinfarkte in den Nieren auf, wobei die Nierenepithelien nicht nekrotisch erscheinen, also durch die Ausscheidung und Ablagerung nicht wesentlich geschädigt werden. In den Gefäßen und in den Glomeruli fehlen die Kristalle stets (RAVEN). Indessen soll nach KRÜGER nicht durch die mechanische Verstopfung der Kanälchen mit Kristallen die klinisch zu beobachtende Anurie bedingt sein, sondern

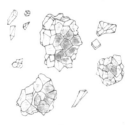

a.   b.

Abb. 8a. Ab- und Einlagerung von Kalziumoxalatkristallen in einer Duodenalzotte. b. Freie Kalziumoxalatkristalle isoliert. (Nach LESSER: Atlas der Ger.-Med. I. Abt.)

die letztere sei verursacht durch die für Oxalsäure charakteristische Schädigung des Gefäßapparates. Im Harn wird die Oxalsäure meist als oxalsaures Natron (Briefkuvertform und Sphäroide) und als Kalziumoxalat nachgewiesen.

Unter den von KRÜGER mitgeteilten Fällen, bei denen in der Mehrzahl in den Nieren die typischen Kristalle vielfach auch in Rosettenform, teils im Lumen der Harnkanälchen, teils innerhalb der Epithelzellen gefunden worden sind (Abb. 9), befindet sich einer, der noch 7 Tage die Vergiftung mit 100 g überlebt hatte. Auch in diesem Fall hat KRÜGER direkte Verätzungen in der Magenschleimhaut nicht gefunden, dagegen ausgedehnte Ablagerungen der Kalziumoxalatkristalle in den Tubuli contorti der beiden Nieren; aber auch hier konnte keine direkte Epithelschädigung festgestellt werden, nicht einmal dann, wenn die Kristallrosetten direkt in den Harnkanälchenzellen eingelagert waren.

Auch im Tierversuch haben SCHULTZE (wie KRÜGER berichtet), ferner KOBERT und KÜSSNER bei subakuter Vergiftung die Hauptablagerungsstelle in der Niere, und zwar meist in den Tubuli contorti, seltener in den Schleifenschenkeln festgestellt, auch hier ohne daß eine Schädigung des Epithels vorhanden war.

KRÜGER weist besonders darauf hin, daß man bei Untersuchungen von Nierenschnitten, die in 1%iger Natronlauge eingelegt sind, im Polarisationsapparat die Kristalle am besten zur Darstellung bringen kann.

Daß auch bei der Oxalsäurevergiftung wie bei den anderen Giften die Menge des aufgenommenen Giftes nicht im direkten Verhältnis zu der Akuität des Prozesses zu stehen braucht, ergibt sich aus der Gegenüberstellung des Falles V von KRÜGER und unseren Beobachtungen.

In jenem Fall KRÜGERS lebte der 19jährige Bursche, der 100 g Kleesalz genommen hatte, noch 7 Tage und starb unter Anurie, während in einem unserer Fälle das 18jährige Mädchen etwa 15 g nachts um 12½ Uhr zu sich nahm und bereits um 1 Uhr 50 Minuten unter schwersten Kollaps starb. Die Speiseröhre war weiß verändert bis zur Kardia, im Magen fanden sich 200 ccm dunkelbraunen dünnflüssigen Inhalts mit Blutbeimengungen, wobei die ganze Schleimhaut enorme Faltenbildung, Schwellung und disseminierte nadelstichgroße Blutungen aufwies ohne Ablagerung von Giftsubstanzen. Die mikroskopische Untersuchung ließ bei uns nur eine enorme Hyperämie der Mukosa und Submukosa erkennen, stellenweise Nekrose und Auffaserung (Sektion 14 Stunden nach dem Tod!) der Oberfläche, während die tieferen Mukosateile vollkommen normalen Befund aufwiesen, eine mächtige Entwicklung der deutlich erkennbaren Belegzellen, die zum Teil vakuolär erschienen, zeigten und außerdem wies die Schleimhaut eine hochgradige Durchsetzung mit eosinophilgekörnten Leukozyten auf (!). Entzündliche Prozesse wurden von mir fast vollkommen vermißt — offenbar, weil der Verlauf zu rapid gewesen war.

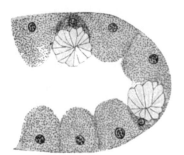 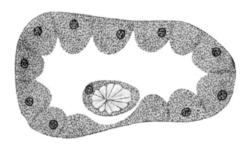

Abb. 9. Ablagerung und Einlagerung von Kalzium-Oxalatkristallen in die Epithelien der Tubuli contorti der Nieren bei experimenteller Oxalsäurevergiftung. (Nach KRÜGER: VIRCHOWS Arch. Bd. 215.)

Auch in den von KOBERT und KÜSSNER zusammengestellten Vergiftungsfällen erfolgte der Tod (10 Fälle) zum Teil schon nach 10—15 Minuten, zum Teil nach wenigen Stunden, nur je einmal nach 3 bzw. nach 7 Tagen!

Für den Beweis einer Oxalsäurevergiftung ist der quantitative chemische Nachweis Voraussetzung.

Nicht so selten, wie es noch in den älteren Hand- und Lehrbüchern beschrieben ist, kommt die **Essigsäurevergiftung** zur Beobachtung zumal, seitdem im freien Handel die hochkonzentrierte sog. Essigessenz[1] zu kaufen ist.

Die Bestimmung, daß diese Essigessenz für den Haushalt nur in Originalflaschen abgegeben werden darf, aus denen durch eine besondere Vorrichtung im Flaschenhals die Säure nur in Tropfenquantitäten herausgeschüttet werden kann, hat zwar zu einer Verminderung der Vergiftungen geführt, indessen haben wir mehrfach Fälle gesehen, bei denen durch das tropfenförmige Einflößen doch noch solche Vergiftungen zustande gekommen sind und zu gleicher Zeit führt diese Art der Beibringung dann auch (zumal bei Kindern) besonders leicht zu Verätzungen am Mund und in der Umgebung desselben.

Die diagnostisch wichtigen Verätzungen am Gesicht und an den Schleimhäuten der Mund- und Rachenhöhle sind zunächst weißlich verfärbt, ja sogar (MARCINOWSKI, CURSCHMANN) schneeweiß, an der äußeren Haut kann es auch zu Blasenbildung kommen. Nach der Eintrocknung erscheinen die Ätzstellen an der Leiche oft braun oder braungelb.

---

[1] STUMPF hat 1898 den ersten Fall von tödlicher Essigessenzvergiftung beschrieben.

SCHUCHHARDT konnte 1882 nur von sechs akuten Vergiftungen berichten; 1908 wurden schon auf Veranlassung von BLEIBTREU 230 Vergiftungsfälle — davon 132 tödlich endend — gesammelt. FRANZ hat innerhalb von 20 Jahren 256 Vergiftungsfälle mit Essigsäure bzw. Essigessenz zusammengestellt [1]), die durch eigenes oder fremdes Verschulden entstanden sind, davon 239 innere Vergiftungen, 64 Fälle sind wahrscheinlich Selbstmordfälle.

In einem unserer Fälle hatte eine Mutter ihrem Kind aus dieser sog. Patentflasche Essigsäure in den Mund geschüttet und sich dann nachher selbst zu vergiften versucht. Während sie selbst mit dem Leben davonkam, starb das Kind an flächenhaften Verätzungen der Larynx- und Pharynxschleimhaut sowie an sekundärer katarrhalischer Pneumonie, wie denn überhaupt auch nach der Literatur bei kleinen Kindern schon wenige Tropfen Essigessenz den Tod herbeiführen können. In diesen Fällen beobachtet man meist, daß die Todesursache in erster Linie durch Veränderungen des Tractus respiratorius bedingt ist und nicht durch Magenverätzungen; auch SILBERMANN, HOFMANN und HABERDA beschreiben derartige Vergiftungen bei Kindern (SCHIBKOW).

Nach der Zusammenstellung von SCHIBKOW bzw. SSERBILATJEW kamen unter 29 Sektionen von Essigsäurevergiftungen 15 Fälle von akuter katarrhalischer Pneumonie zur Beobachtung, 2mal Lungengangrän, 2mal serofibrinöse Pleuritis, 2mal Pneumothorax, 15mal Nephritis, 8 Fälle von Glottisödem. 18mal fand sich parenchymatöse und 7mal fettige Degeneration des Herzmuskels, 1mal eitrige Mediastinitis und 3mal gangränöse Pharyngitis, 8mal Nekrose oder Gangrän der Speiseröhre. Nur in 4 Fällen wurde eine akute gangränös hämorrhagische Gastritis festgestellt, während noch 2mal eine Nekrose des Duodenums beobachtet wurde.

Die am Magen erhobenen Befunde wechseln nach der Angabe der einzelnen Autoren ganz außerordentlich; der Inhalt des Magens ist zum Teil als dickflüssig teerartig und stark aromatisch sauer riechend beschrieben. SILBERMANN fand bei Tod schon 2 Stunden nach der Vergiftung (!) die Magenwand beträchtlich verdickt und reichlich von braunschwarzem Blut (saures Hämatin) durchtränkt, die Innenwand des Magens schwarz verschorft, an zahlreichen Stellen namentlich an der Oberfläche der Falten der Schleimhaut beraubt, die noch vorhandenen Schleimhautteile gequollen und von der Unterlage leicht abstreifbar. In einem 2. Fall von SILBERMANN, der erst nach 7 Tagen (selten!) tödlich endete, fehlte die Schleimhaut an den Längsfalten ebenfalls gänzlich, wo noch vorhanden, zeigte sich eine breiige Beschaffenheit und ließ sie sich leicht abstreifen, daneben waren noch unterhalb der Kardia und in der Pylorusgegend lokale rostbraune Verschorfungen. In einem 3. bei einem 2jährigen Kind schon nach 24 Stunden tödlich endenden Vergiftungsfall fand sich nur unterhalb der Kardia ein fest anhaftender graublauer Schorf, wie auch ich in dem oben angegebenen Fall eigener Beobachtung nur dicht unterhalb der Kardia einen ganz umschriebenen graubraunen diphtheritischen Ätzschorf bei sonst normalem Magenbefund feststellen konnte. Eine Essigessenzvergiftung in der Sammlung des pathologischen Instituts München zeigt dagegen neben einer vollständigen schmutzig-grauweißen Verätzung der ganzen Speiseröhre eine vollkommen gleichmäßige graubraune Verschorfung der ganzen Schleimhaut des sehr großen Magens [2]). (Klinische Notizen sind über diesen Fall nicht zu erhalten gewesen.)

Ein anderes Bild bietet der mir von Herrn Kollegen Prof. Dr. PICK zur Verfügung gestellte Fall (Abb. 10).

Aus diesen verschiedenen Befunden ergibt sich also auch wieder wie bei den anderen Säurevergiftungen ein ganz wechselndes Bild, so daß die Differentialdiagnose gegenüber den anderen Verätzungen aus dem anatomischen Befund

---

[1]) Auch Umschläge mit konzentrierter essigsaurer Tonerde haben schon (ESAU) zu Nekrose der Fingerspitzen geführt, also ähnlich wie bei Karbolwasserverbänden!

[2]) SCHIBKOW ist der einzige Autor, der bei der Sektion einer Essigessenzvergiftung eine Magenperforation (postmortal?) festgestellt haben will!

allein nur schwer zu bringen sein dürfte, wenn nicht der ausgesprochene aromatische Geruch der Essigsäure vorhanden ist. SCHÄFFER u. a. weisen darauf hin, daß auch flächenhafte und dicke Blutinfiltrationen bei Essigsäurevergiftung vorkommen und daß die Schleimhautgefäße prall ausgestopft sein können mit rotbraunen geronnenen Massen.

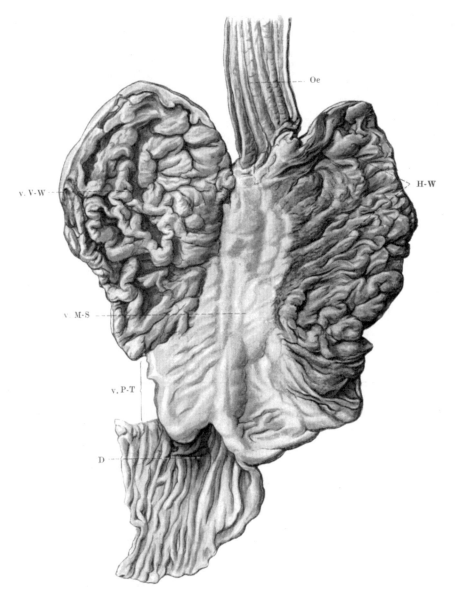

Abb. 10. 21 jähr. ♂. Selbstmord durch Trinken eines Schluckes von etwa 90%iger Essigsäure. Tod nach 60 Stunden. Die Magenstraße (v. M-S) ist einschließlich des Pylorustrichters (v. P-T) flächenhaft verätzt; die Hinterwand (H-W) ist nur wenig oberflächlich verschorft, in der Vorderwand sind einzelne jetzt tief liegend erscheinende streifenförmige Verätzungen sichtbar (v. V-W), während das Duodenum (D) nicht verätzt erscheint. (Oe) Oesophagus. (Sammlung des Pathologischen Instituts am Krankenhaus Friedrichshain-Berlin.)

In Spätsektionsfällen, wie bei der Beobachtung von BRANDT (Sektion 4 Tage nach dem Tod!) kann unter Umständen trotz ausgedehnter Verätzungen der Zungenwurzel des Kehlkopfeingangs und der Speiseröhre der Mageninhalt durch Leichenfäulnis schon wieder vollkommen alkalisch reagieren.

Anatomisch und toxikologisch bemerkenswert ist auch ein von ROMEICK beschriebener Fall: der 70 jährige Mann hatte etwa 40 ccm Essigessenz versehentlich statt Schnaps zu sich genommen und starb nach 24 Stunden. Die Sektion ergab in dem mäßig geblähten Magen drei Eßlöffel einer dicken schokoladenfarbigen Flüssigkeit mit stark saurer Reaktion, aber ohne besonderen Geruch; „an der Kardia ein dreimarkstückgroßer schwärzlich verschorfter Bezirk und ein fünfmarkstückgroßer ebensolcher Bezirk im Magengrund oberhalb des Pförtners." Die Speiseröhre zeigte nur dicht oberhalb der Kardia einen 2 cm breiten Verschorfungsring, was offenbar darin seine Erklärung findet, daß der Mann die Essigessenz wie einen Schnaps hinuntergestürzt hatte — wohl in den nüchternen Magen, jedoch ohne eine Verätzung der Mund- und Rachenhöhle und des Kehlkopfeingangs zu zeigen. Trotzdem er nachher noch etwas Milchsuppe und zwei Flaschen Braunbier getrunken hatte (!), fanden sich doch die genannten schweren lokalisierten Verätzungen der Magenschleimhaut.

Experimentell hat SCHEPPEL die Essigessenzwirkung studiert, indem er das Gift einerseits durch eine Ösophagotomie in den Magen einführte, andererseits auch — wie HEINE — verdünnte Essigsäure in die Vena femoralis einspritzte. Er fand in dem Magen der Versuchstiere Epithelnekrose, starke Aufquellung und Verdickung des Submukosabindegewebes, Blutinfiltration der Magenwand (Bildung von saurem Hämatin). Beim menschlichen Material haben SCHIBKOW und SCHÄFFER zum Teil noch die Epithelschicht erhalten gefunden, aber die Form der einzelnen Epithelien nicht mehr erkennbar, in körnige Massen zusammengeballt, untermischt mit roten und weißen Blutkörperchen, die Magendrüsen, kaum mehr in groben Umrissen erkennbar; das Bindegewebe und die Muskelfasern hochgradig gequollen, in den Blutgefäßen nur wenig Fibrinfäden. Die Blutkörperchen fand SCHÄFFER stark geschrumpft und abgeblaßt, erhebliche Hämolyse, aber keine Methämoglobinbildung. Der alkalische Leichenurin enthielt Hämoglobin, in den Nieren waren Epithelnekrosen und in den Sammelröhren Hämoglobinzylinder nachweisbar.

Nach SCHIBKOW und KIONKA ist die Essigsäure ein Blutgift, das sowohl lipoidlösend wie eiweißfällend wirkt; beim Eindringen in die Blutgefäße erzeugt es Hämolyse und Thrombosen (HEINE, SCHEPPEL), welch letzteren SCHIBKOW eine besondere Bedeutung beimißt. Nochmals sei darauf hingewiesen, daß in vielen Fällen besonders bei Kindern, aber auch bei Erwachsenen der Tod an Erkrankungen des Respirationsapparates erfolgt und daß der Magenbefund negativ oder ganz geringfügig sein kann.

SCHIBKOW hat 4 Wochen nach einer Essigessenzvergiftung bei einem schließlich durch Schußverletzung endenden Selbstmörder als Endausgang der Vergiftung eine flach und flächenartig vernarbte Magenschleimhaut feststellen können, von der er keine histologische Beschreibung gibt.

Nach STRASSMANNS Mitteilung (Lehrbuch S. 483) haben AIGRE und PLANCHON die tödliche Vergiftung eines Säuglings durch 2 Teelöffel von Liquor plumbi subacetici gesehen. Die Sektion ergab eine auf die große Kurvatur beschränkte Erweichung der Magenwände, entsprechend der auch sonst bei längerer Säurewirkung gefundenen, ferner im Mageninhalt Essigsäure in größerer Menge, aber nur Spuren von Blei, weshalb die Autoren wohl eine alsbaldige Zersetzung der Substanz mit intensiver Essigsäurewirkung annehmen, während die Hauptmasse des Bleis durch den Darm entleert worden zu sein scheint.

Der chemische Nachweis ist sehr schwierig oder unmöglich bei geringer Dosis, da Essigsäure erstlich im gesunden Organismus vorkommen kann und zweitens nach der Vergiftung rasch und vollkommen wieder verschwindet, weshalb also der negative Befund bei anatomischen Verätzungsbildern für eine flüchtige organische Säure, d. h. also für Anwesenheit von Essigsäure oder Ameisensäure spräche. — Für den chemischen Nachweis wird einem Destillat des Magens bzw. Mageninhalts Eisenchlorid beigefügt, wonach evtl. eine tiefweinrote Färbung von essigsaurem Eisenoxyd eintritt.

Auch konz. Zitronensäure kann Verätzungen der Schlingwege und des Magens erzeugen (KORNFELD, KIONKA bei WACHHOLZ S. 844).

Daß auch **Ameisensäure** imstande ist, im Magen schwere Ätzungen zu erzeugen, beweist ein eigenartiger tödlich verlaufender Unfall, den LUTZ beschreibt.

Einem 35jährigen Arbeiter war im Fabrikbetrieb eine Ladung von konzentrierter Ameisensäure unter Druck ins Gesicht gespritzt und der Tod 6 Stunden nach dem Unfall eingetreten. Bei der Sektion fand sich eine schwere Verätzung der Mundrachenhöhle, der Speiseröhre, sowie des Magen- und Dünndarms und endlich auch der Luftwege. Der Magen wies einen stark säuerlich aromatischen Geruch auf, die Wand war schwarz fetzig, der Schleimhaut bar und mikroskopisch waren auch nur einige kleine Reste von Schleimhaut erhalten; die Submukosa, das Zwischengewebe der Muskularis und der Subserosa ganz durchblutet, nekrotisch, die Gefäße stark gefüllt, die roten Blutkörperchen zum Teil erhalten, zum Teil in Stase. Nach LUTZ sind also die Veränderungen ähnlich schwer, wie bei Mineralsäuren, nämlich schwere Verschorfung, Blutungen und partielle Umwandlung des Blutes in Hämatin, am Ort der direkten Einwirkung Koagulationsnekrose.

Eine große Rolle spielen ferner unter den organischen Säuren die Vergiftungen durch **Karbolsäure** und deren verwandte Präparate; bei diesen wird die Diagnose am Sektionstisch in der Mehrzahl der Fälle schon durch den penetranten Geruch der Leiche und der inneren Organe gestellt werden können, abgesehen davon könnte an sich das rein anatomische Bild der Karbolsäureverätzung von einer schweren konzentrierten Sublimatvergiftung z. B. kaum unterschieden werden (LESSER). Karbolsäure wirkt koagulierend auf Blut, Eiweiß und Leimsubstanz, ferner wasserentziehend, die Schleimhaut also härtend und fixierend.

Karbolsäure verliert merkwürdigerweise ihre Ätzwirkung, wenn ihr Kampfer zugesetzt wird; andererseits sind auch tödliche Vergiftungen nach äußerer Anwendung von Karbolsäure und Phenolpräparaten vorgekommen (HABERDA, Lit. S. 777)[1]); was die Karbolsäure selbst anbetrifft, so soll die tödliche innere Gabe nach HABERDA bei 6—7 g liegen; in einem Fall von GOLDENBERG hat ein Bauer ein Schnapsglas voll konzentrierte Karbolsäure, also etwa 30 ccm, getrunken, ist aber am Leben geblieben (flüssiger Mageninhalt, Erbrechen, Magenausspülung)! — Kinder sind wiederum sehr empfindlich gegen Karbolsäure und deren Derivate.

Bei Vergiftung mit konzentrierter Karbolsäure findet sich daher eine weiße Verätzung der Schleimhäute der Schlingorgane und des Magens; bei reiner und nur in Wasser gelöster Karbolsäure entstehen stets helle Schorfe, da die Karbolsäure das Hämoglobin nicht in gelöstes Hämatin verwandelt. Das intravaskulär geronnene Blut ist hellrot und schimmert dann durch die größeren Gefäße in der Schleimhaut hindurch, während die Epithelschichte weiß ist; die letztere wird durch die spezifische Wirkung dieser Säure intravital gehärtet und fixiert. Die oft weiße oder grauweiße zuweilen fast silberweiß erscheinende stark verdickte Schleimhaut ist hart und beim Versuch des Auseinanderziehens brüchig; ein sehr schönes Beispiel dafür bildet ASCHOFF im Band 2 seines Lehrbuches Abb. 518 (Aufl. III) ab.

Auch die hier wiedergegebene Abbildung eines Falles (Abb. 11) zeigt die Eigenart der derben weißen Schorfe bei dieser Vergiftung.

Bei Anwendung der sog. rohen Karbolsäure, einer bekanntlich dunklen, teerartig syrupösen Flüssigkeit, sind die Schorfe mehr graubraun und der Mageninhalt schwärzlich; trotzdem ist die Diagnose durch den spezifischen Geruch leicht zu stellen, während dies aus dem rein anatomischen Bild allein hier z. B. gegenüber der Schwefelsäure nicht möglich wäre.

[1]) Bekanntlich wirkt die Karbolsäure auch bei äußerer Anwendung (HABERDA, Lit.) bei absichtlichen oder zufälligen Verätzungen, Karbolumschlägen usw. unter Umständen schwer lokal und auch allgemein toxisch. Nach der neueren Anschauung handelt es sich bei den Hautnekrosen um eine direkte Gefäßlähmung, die zu Stase und zu Gewebsnekrose in der äußeren Haut führt. Eine Beobachtung von W. R. M. TURTLE and T. DOLAN ist um deswillen interessant, weil hier durch Zerbrechen einer Flasche mit konzentrierter Karbolsäure bei einem 30jährigen jungen Mann ausgedehnte Hautverätzungen der linken Seite des Beins und des Skrotums entstanden sind und der Tod unter bronchitischen Erscheinungen, Erbrechen, Leibschmerzen und Bewußtlosigkeit, sowie zum Schluß unter den Erscheinungen der Anurie eintrat. Vom Sektionsbefund werden nur die äußeren Hautverbrennungen 3. Grades und die schwere Nephritis hervorgehoben. Die Frage einer evtl. Ausscheidung der Karbolsäure durch die Magenschleimhaut wird von den Autoren nicht diskutiert.

In fast allen Fällen finden sich bei den Phenolvergiftungen mit konzentrierten Lösungen (bei Karbolsäure, Lysol und Karbolineum usw.) **Lippenund Kinnverätzung** evtl. ebenfalls mit dem typischen Geruch an diesen Stellen.

Die experimentellen Untersuchungen von WALBAUM, der Acid. carb. liquidactum in den leeren Hundemagen einführte, ergaben ebenfalls eine fast schneeweiße, stark gefaltete

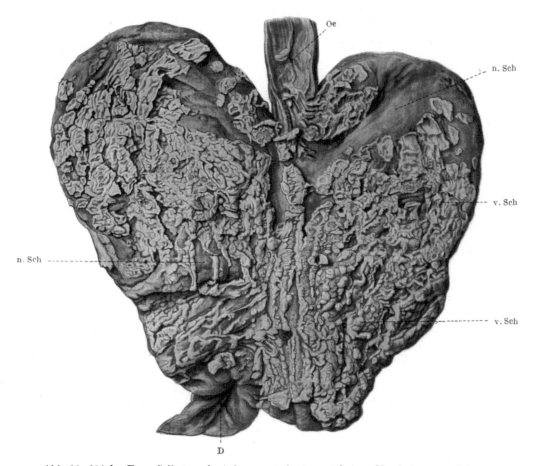

Abb. 11. 21 jähr. Frau. Selbstmord mit **konzentrierter wäßriger Karbolsäure**. Schon die Speiseröhre (Oe) zeigt die derben weißen Schorfe, besonders ausgebreitet aber die Magenschleimhaut, die fast in ihrer Totalität weiß bis gelblichweiß (Imbibition mit Gallenfarbstoff) dick und derb verschorft ist (v. Sch), während nach dem Auseinanderziehen die nicht verschorften Teile der Mageninnenwand Rötung und Ödem aufweisen (n Sch). (D) Duodenum ist nicht mehr verschorft. Der Tod der Vergifteten erfolgte nach wenigen Stunden. (Sammlung des Pathologischen Instituts am Krankenhaus Friedrichshain-Berlin.)

lederartig harte Schleimhaut, die Submukosa auf dem Durchschnitt schleimig graurot, von Blutungen durchsetzt, die Muskularis stark zusammengezogen, sonst nicht verändert. Trotz des Spasmus des Pförtners hatte sich die Karbolsäure in erheblichem Maße bis in den Dünndarm ergossen, dessen Schleimhaut gleichfalls weiß verätzt erschien. Der mikroskopische Befund ergab (WALBAUM) die Magenwand zum Teil vollkommen gut erhalten, intravital fixiert, nur das Deckepithel streckenweise stark verändert; es erscheint zum Teil wie schleimig zusammengeflossen und teilweise abgeschwemmt, weshalb der Eingang in die Magengrübchen vielfach frei zutage liegt. Die Neigung zur Erweichung und Zusammenfließung der Zellelemente findet sich noch in den Zellen der Magengrübchen.

Durch ausgelaugten Blutfarbstoff ist die Schleimhaut in gelblichem Tone gefärbt und dunkler; Blutaustritte fehlen; Blut- und Lymphgefäße sind stark erweitert.

Gerade bei der Karbolsäurevergiftung beobachtet man auch nicht selten und besonders stark die oben schon beschriebene Diffusion durch die Magenwand hindurch auf und in die Nachbarorgane mit lederartiger Veränderung der Berührungsflächen der letzteren — zumal bei Spätsektionen!

So fand sich in einem von Haberda und Wachholz beschriebenen Fall (21 Monate altes Kind trinkt unverwahrt stehende ,,Wanzentinktur") bei der Sektion 40 Stunden nach dem Tod ein nach Karbolsäure riechendes doppelseitiges Pleuratranssudat, der linke Unterlappen weißgrau gefärbt, wie gekocht mit starkem Karbolsäuregeruch, in geringerem Grad die rechte Lunge, auch die dem Magen anliegenden Teile der Leber und Milz wie gekocht erscheinend.

Die mikroskopische Untersuchung der Schleimhaut beim Menschen ergab bei Langerhans (Tod 4 Tage nach der Vergiftung) in den Labdrüsen Fettmetamorphose. Die oberste verätzte Partie, in deren Bereich Struktur und Kerne noch deutlich erkennbar, aber in der Zeichnung verwischt sind, und daher auch nicht scharf gefärbt werden können, setzt sich oft mit scharfer, fast geradliniger Grenze gegen die unteren Abschnitte ab, welche mit Blut strotzend gefüllte Gefäße und Blutaustritte in der Mukosa und Submukosa aufweisen. Starke Schleimmassen finden sich bei der Karbolsäure wie bei der Lysolvergiftung und setzen sich noch hinein in die Drüsenöffnungen fort, wobei zum Teil das Epithel noch erhalten ist, zum Teil aber wie durch die Schleimsekretion abgeschwemmt erscheint.

Auch nach Schall, in dessen Beobachtung der Tod schon 3 Stunden nach der Vergiftung mit Acid. carbolicum liquefactum eintrat, war eine vollständige Verätzung des eng zusammengezogenen Magens vorhanden und nur beim Auseinanderziehen der verätzten Falten war in der Tiefe unveränderte weiche Schleimhaut vorhanden. Auch er findet auf der Schleimhautoberfläche eine dünne Schleimschicht, die oberflächliche Epithelschicht im Zustand vermehrter Schleimproduktion ausgezeichnet fixiert, die Grenzen der Epithelien besonders basalwärts stark mit Eosin und Fuchsin färbbar, während die basalwärts stehenden Epithelkerne auf großen Strecken keine Kernfärbung mehr annehmen, desgleichen auch die oberflächlichen Bindegewebszellen. Die Mukosakapillaren oben erweitert mit homogenen, eosingefärbten Massen gefüllt (Stase). Die Zone der schlechten Färbbarkeit reicht meist bis hinab zur Zone des Drüsenhalses, teilweise noch tiefer, aber nirgend wo bis zur Muscularis mucosae. Die weniger verätzten tiefen Schleimhautfalten zeigen normale Färbbarkeit der Epithelien, aber die roten Blutkörperchen auch homogen und stark eosinfärbbar. Die Grenze der nekrotischen nach der unveränderten Schleimhaut zu ist sehr scharf, hier sind Mitosen zu sehen und die Kapillaren hier wie dort mächtig gefüllt.

Ebenso wie bei Vergiftungen mit konzentrierten Mineralsäuren, besonders Schwefelsäure, hat man auch bei konzentrierter Karbolsäure schockartige Todesfälle beobachtet mit den anatomischen Befunden einer flächenhaften Verätzung der Speisewege und des Magens, andererseits doch auch schon bei rasch verlaufenden Vergiftungsfällen tiefgreifende Verätzungen festgestellt.

Friedberg z. B. sah einen 23jährigen Mann nach versehentlicher Einnahme eines Eßlöffels von konzentrierter Karbolsäure und Glyzerin (zu gleichen Teilen) nach 20 Min. sterben, fand aber bereits bei der Sektion zahlreiche an den Rändern erweichte Substanzverluste in der Magenschleimhaut, zum Teil sogar die ganze Schleimhaut durchdringend; hier modifizierte vielleicht dies in etwa 45%iger Konzentration wirkende Phenol in Gemeinschaft mit dem Glyzerin das anatomische Bild.

Aber auch mit verdünnten Karbollösungen wurden (u. a. von Langerhans) Vergiftungsfälle beschrieben, bei denen neben den für Karbolsäure nicht so typischen bräunlichen bis braunschwärzlichen Verätzungen der Magenschleimhaut im Vordergrund des anatomischen Bildes katarrhalische, katarrhalisch-eitrige und kruppöse Entzündungen der oberen Luftwege sowie fibrinöse und katarrhalisch-bronchopneumonische Herde in den Lungen festgestellt werden konnten. Daß diese letztgenannten Lungenprozesse, die auch bei Lysolvergiftungen häufig vorkommen, heute übereinstimmend auf die Ausscheidung der Phenole durch die Respirationsorgane zurückgeführt werden, wurde bereits früher erwähnt.

Die Ausscheidung erfolgt außerdem durch die Nieren, wobei eine typische parenchymatös-tubuläre Nephritis entsteht, außerdem finden sich Ekchymosen in der Pleura, dem Epi- und Endokard (Reizleitungssystem), ebenso wie auch angeblich bei subkutaner und sonstiger Applikation Schleimhautekchymosen im Magen vorkommen, die BUCHACKER samt und sonders auf die Blutumwandlung (alkalische Hämatinbildung) zurückführt. BUCHACKER und KOCHMANN glauben auch an eine Ausscheidung der Phenole im Magen und im Darmkanal, besonders im Dickdarm. Andererseits ist von BLUMENTHAL darauf hingewiesen worden, daß zunächst Lysol ein direktes Zellgift darstellt, dann aber auch nach der Aufnahme schwerste Wirkung auf das Zentralnervensystem besitzt (Krämpfe, Koma, Benommenheit).

Die Tatsache der Ausscheidung der Phenole durch die Nieren, zum Teil mit Schwefelsäure gepaart (Phenylschwefelsäure ist im Vergleich zum reinen Phenol nach BAUMANN kaum giftig — es handelt sich also sicher um einen Entgiftungs- vorgang des Organismus) kann bei der Sektion durch Untersuchung des Urins die Diagnose sichern. Infolge dieser Umwandlung des Phenols bei der Resorption in die geruchlosen phenylschwefelsauren Salze kann freilich bei subakuten Ver- giftungen der Karbolgeruch der Organe mehr oder weniger fehlen, d. h. ver- schwunden sein; kocht man aber den Leichenharn mit einer Mineralsäure, so tritt der Geruch wieder auf (HABERDA).

Der Phenolharn, der oft, aber durchaus nicht immer und dann meist erst beim Stehen an der atmosphärischen Luft die charakteristisch dunkle, olivgrüne Färbung an- nimmt, wird nach KAMINER und BAUMGARTEN durch Zusatz von Salzsäure oder Schwefel- säure blau; mit Zusatz von Natronlauge rot.

Das Magenfiltrat zeigt bei Anwesenheit von Phenol bei Zusatz von Eisenchlorid eine graublaue Farbe, bei Zufügung von Bromwasser einen gelblichen Niederschlag und beim Erwärmen mit dem sog. MILLONschen Reagens entsteht ein roter Niederschlag.

Auch Vergiftungen mit Phenolabkömmlingen werden häufig beobachtet — in der Mehrzahl der Fälle als Selbstmorde —; dabei spielt die Hauptrolle das leicht erhältliche Lysol, aber auch andere Präparate werden zu Vergiftungen benützt.

Lysol selbst, das sich hinsichtlich seiner Giftigkeit zu Karbolsäure verhält wie 1:8 (KOBERT), ist ein Gemenge von Alkaliverbindungen der höheren Phenole mit Fett- und Harzseifen. Liquor cresoli saponatus ist ursprünglich eine Mischung aus gleichen Teilen von Rohkresolen und Kaliseife und wird auch als Lysolersatz im Handel geführt. Bei dem hohen Preis der Kaliseifen hat in den Kriegsjahren und danach der vorschrifts- mäßige Liquor cresoli saponatus allmählich eine andere Zusammensetzung angenommen, indem vielfach die Kaliseife ganz oder fast ganz weggelassen wurde, so daß das Präparat nur ätzend durch seinen erheblichen Kresolgehalt wirkt. Trikresol ist ein Ge- menge von Ortho-, Meta- und Parakresol. Es ist eine farblose, der Karbolsäure ähnlich riechende Flüssigkeit; ähnlich ist auch das Solutol, welches 60% Kresol enthält und auch das Solveol (27% Kresol). Eine besondere Stellung beansprucht das Lysoform; dasselbe ist ein Formalinpräparat, eine gelbliche mit Wasser und Alkohol klar mischbare Flüssigkeit, die Formaldehyd und Seife enthält, also mit Lysol gar nichts zu tun hat.

Bei Mischung von Lysol und Alkohol bleibt die Ätzwirkung aus, aber die giftige Resorptionswirkung besteht weiter.

Die Wirkung des Lysols auf das lebende Zellprotoplasma hat MAAS durch subkutane Injektionsversuche an Tieren studiert: er fand bei konzentrierter Lysollösung das Gewebe völlig abgetötet und verschorft, die Eiweißkörper geronnen, bei 10%iger Lösung geringere Ätzwirkung, starke Hyperämie und Schwellung, bei 2%iger Lösung gar keine ätzende Wirkung mehr — offenbar ist der Mensch noch empfindlicher gegen Lysol als wie die Ver- suchstiere.

Nach HABERDA ergibt unverdünntes Lysol eine neutrale Reaktion, in alkoholischer Lösung mit Phenolphthalein keine Rötung; bei Zusatz von destilliertem Wasser wird ein Teil der neutralen Seifen zerlegt und Alkali wird frei, so daß also eine alkalische Reaktion entsteht und die zerlegte Seife quellend auf das Gewebe wie verdünnte Kali- oder Natron- lauge wirkt. Während in konzentriertes Lysol gelegte Organstückchen hart und braun werden und stark zusammenschrumpfen, werden sie in verdünnter Lysollösung aufquellend, zäh und glasig. Hühnereiweiß koaguliert bei Zusatz von konzentriertem Lysol, in der Hitze koaguliertes Hühnereiweiß quillt bei Einwirkung von verdünnter Lysollösung gallertig auf wie bei Laugen; auch zeigt reines Blut bei Zusatz von konzentriertem Lysol eine Um- wandlung in eine starre braunrote Masse, während es bei Zusatz von verdünntem Lysol in Überschuß zu einer braunroten Flüssigkeit wird, die aus Oxyhämoglobin, Methämoglobin und alkalischem Hämatin besteht.

Je nach der Konzentration des Lysols kann also auch die Wirkung auf die lebende Schleimhaut verschieden sein!

Nach BLUMENTHAL äußert das Lysol auch nach der Resorption schwerste Wirkung auf das Zentralnervensystem (Krämpfe, Koma). Daß das Lysol besonders in konzentrierter Lösung schwere Gift- und Ätzwirkungen verursacht, ist bekannt; aber auch hier sind oft die gleichen Dosen nicht von entsprechender Einwirkung; Kinder sind wieder besonders giftempfindlich.

RAEDE hat ein 10 Monate altes Kind nach Aufnahme eines Kinderlöffels voll Lysol sterben sehen, ebenso HABERDA nach gewaltsamer Einflößung von Lysol bei einem $2^1/_2$jähr. Mädchen (hier hat die Mutter noch viele Hunderte gewöhnlicher Phosphorzündhölzer in einer Lysolflüssigkeit aufgeschwemmt und diese letztere dann dem Kind eingeflößt). Andererseits sah FRIEDEBERG bei einem 1 Jahre alten Kind nach dem Genuß von 10 g Lysol und DREW bei einem 4 jährigen Knaben nach 25 g Lysol noch Genesung eintreten!! In einem von uns beobachteten Fall hat die Mutter dem Kind einige Löffel von konzentriertem Lysol eingeflößt und dann das Neugeborene durch Erwürgen getötet, so daß hier nur eine ganz starke, aber kurze Einwirkung mit schwerer Magenverätzung (s. oben Abb. 1a und b) stattfand. TAUSCH sah hingegen bei Aufnahme von 100 ccm reinem Lysol bei einem 74 jähr. Mann am dritten Tag den Tod an ausgedehnter Pneumonie eintreten, wobei trotz der großen Dosis keine gröberen Ätzeffekte zustande gekommen waren usf.

In diagnostischer Beziehung ist es wichtig, daß Orthokresol auf die Haut gebracht in wenigen Sekunden einen weißen Ätzschorf unter Umständen mit Blasenbildung erzeugt, ebenso an den Lippen und an der Zunge — Erscheinungen, die schon einmal nach einer Mitteilung von HABERDA (Lehrbuch, S. 779) fälschlicherweise als Diphtherie angesprochen wurden, doch war die bakteriologische Untersuchung negativ gewesen. Bemerkenswert ist, daß auch nach subkutaner Einspritzung im Tierversuch (KOCHMANN) zum Teil eine Ausscheidung des Lysols auf der Magenschleimhautoberfläche erfolgen soll und dort evtl. kleinere Ulzerationen verursacht; ebenso wie Orthokresol ätzt auch konzentriertes Lysol das Gesicht und die Schleimhäute, z. B. die Lippen, ganz erheblich.

Mit Ausnahme der einzigen Beobachtung von TAUSCH, wo 100 ccm Lysol angeblich keine gröberen Ätzeffekte erzeugten, finden alle Beobachter übereinstimmend die schwersten Ätzveränderungen der Magenschleimhaut bei Lysolvergiftung: Von oberflächlichen Auflagerungen bis zu schweren diphtherischen grauweißen bis graubraunen Verätzungen, ja mitunter werden auch nicht nur im Ösophagus Abstoßung der Schleimhaut in großen braunen lederartigen Fetzen beschrieben, sondern auch auf der Magenschleimhaut werden (SCHALL) zähe flächenhafte graue bis graubraune Membranen[1]) beobachtet, die in Streifen auf den wulstigen Längsfalten aufgelagert von der Kardia an über die kleine Kurvatur (Magenstraße) nach dem Pylorus zu verlaufen oder in anderen Fällen wieder, wie in dem von HERXHEIMER (in dessen Grundriß. X. Aufl. Abb. 525, S. 516) abgebildeten Fall kommt es zu einer vollständigen und gleichmäßigen Verätzung der ganzen Magenschleimhautinnenfläche.

Meist ist die verätzte Magenschleimhaut infolge der Koagulation derb, seltener, wenn infolge der geschilderten Zerlegung (HABERDA) des verdünnten Lysols die alkalische Seifenwirkung zur Wirkung kommt, ist dieselbe aufgelockert. Die hier wiedergegebene hochgradige Lysolverätzung des ganzen Magens zeigt die Ätzwirkung von konzentriertem Lysol auf einen vermutlich völlig leeren Magen (Abb. 12).

Die schwersten und rapid verlaufenden Fälle hat PUPPE bei einem 46 jährigen und einem 22 jährigen Mann gesehen, die beide ungefähr $^1/_2$ Lysolflasche ausgetrunken hatten und tot aufgefunden wurden. In beiden Fällen bestanden schwere Lippen- und Mundverätzungen,

---

[1]) Man muß sich (vgl. S. 276) durch genaue evtl. mikroskopische Untersuchung davon überzeugen, ob es sich um wirkliche exsudativ-entzündliche Prozesse auf und innerhalb der Schleimhaut handelt und um Abstoßung der nekrotischen Schleimhaut, oder ob nicht nur derbe membranartige Schleimausfällungen vorliegen. Diese Unterscheidung ist nicht immer in den diesbezüglichen mitgeteilten Beobachtungen berücksichtigt worden!

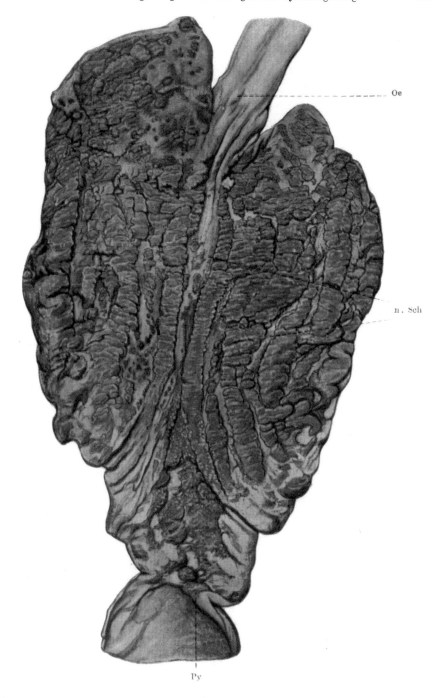

Abb. 12. 65jährige Witwe. Tod einige Stunden nach Trinken von konzentriertem Lysol. Selbstmordversuch wegen inoperablem Uteruskrebs. Speiseröhre (Oe) an der Kardia ist frei, sonst fast die ganze Innenfläche des Magens graugelb, teils streifig, teils zusammenfließend verschorft, dazwischen liegen — beim Auseinanderziehen deutlich sichtbar werdend — die graurötlichen etwas ödematösen Täler der Schleimhautfalten (n. Sch). Die Verschorfung nimmt nach dem Pylorus (Py) zu etwas an Stärke ab. (Sammlung des Pathologischen Instituts am Krankenhaus Friedrichshain-Berlin.)

ferner hochgradige grauweiße (Fall 1) oder flächenhaft hellgraue (Fall 2) Ätzschorfe, in einem
Fall das Duodenum noch auf 10 cm Entfernung vollkommen verätzt und in diesem Fall
auch postmortale Lysoldiffusion auf die linke Niere, das Pankreas, die Milz und den dem
Magen angelagerten Teil der Leber übergreifend. Im ersten Fall (46jähr. ♂) fanden sich
Ätzungen noch im Duodenum und oberen Jejunum, aber weiterhin noch bis 1,10 m jenseits
des Pylorus Schleimhautblutungen. In beiden Fällen war im Mageninhalt noch reichlich
Lysol nachzuweisen; alkalische Reaktion. BUCHACKER hat bei Vergiftung mit 250 ccm
Lysolersatz eine diphtherische vom Cökum nach dem Rektum zu an Stärke ständig

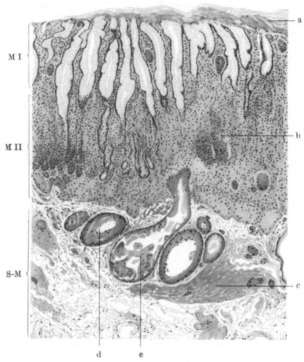

Abb. 13. Lysolvergiftung (Sammlungspräparat des ger.-med. Instituts München),
Einflößung von reinem Lysol, nachträgliche Erwürgung des Kindes. Schnitt aus der Mitte
des Magens im Bereich der stark verätzten Schleimhaut. Hämatoxylin-Eosinfärbung,
Paraffinschnitt (von diesem Fall stammt die schematische Abbildung 1a und b). Schleimhaut tadellos fixiert mit geronnenen Schleimmassen (a); M I Gebiet der Magengrübchen mit
stark vermehrter Becherzellenbildung; M II tiefere Schleimhautschichte mit Einwirkung
des Lysols in Form von Homogenisierung der Drüsenkörper und -fundi (b) unter Ver-
wischung der feinen Struktur, keine Haupt- und Belegzellen mehr unterscheidbar. In der
stark ödematös verbreiterten Submukosa (S-M) finden sich feinfädige und grobschollige
(c) Fibrinmassen, die stark erweiterten Venen und Präkapillaren (d, e) zeigen eigenartige
Gerinnungsvorgänge. Noch keine zellige Entzündung der Mukosa und Submukosa.

zunehmende Entzündung vorgefunden, weshalb er glaubt, daß im Dickdarm die Kresole
zur Ausscheidung kommen. Dadurch, daß infolge der Ausscheidung eine vollständige Schleimhautnekrose zustande kommt, müsse der Kalk, der schon in der Regel bis zu 90% durch
den Dickdarm ausgeschieden wird, an seiner Ausscheidung verhindert sein und daher fände
sich in seiner Beobachtung in der nekrotischen Schleimhaut und Submukosa des Dickdarms Kalk in freien Körnchen und größeren Drusen in großer Menge vor.

Dieser Fall von BUCHACKER ist — soweit ich sehe — der einzige, bei welchem
sogar noch eine Dickdarmdiphtherie bei innerer Phenolvergiftung
beobachtet worden ist.

Über die mikroskopischen Befunde bei Lysolvergiftung geben hauptsächlich die Untersuchungen von WALBAUM, SCHALL, KATHE und HABERDA Auskunft und auch unsere mehrfachen Beobachtungen decken sich mit ihrer Beschreibung. KATHE hat 2 Fälle genau untersucht und die von ihm erhobenen Befunde folgendermaßen zusammengefaßt:

Im ersten Fall handelt es sich um eine 18jährige Gravida, die 120—150 ccm reines Lysol getrunken hatte und nach 24 Stunden gestorben war. Im zweiten Fall war ein 70jähriger Mann durch Selbstmord (Menge unbekannt) unter Benommenheit erkrankt, an der Spülflüssigkeit wurde die Diagnose gestellt und nach $1^{1}/_{2}$ Stunden trat der Tod ein. In beiden Fällen fanden sich an der äußeren Haut schon die Verätzungen, zum Teil auch am Kehlkopfeingang. Die Mageninhaltsmassen stark nach Lysol riechend, braunschwarz, im einen Fall (zweite Beobachtung) die Magenschleimhaut schwer verändert, die Schleimhautfalten in beiden Fällen besonders auf der Höhe braunschwarz verschorft. Auch hier findet sich in der inneren Zone die Schleimhaut zum Teil schmutzig rotbraun bis über die Mitte der Drüsenkörper der Magenschleimhaut hinabreichend, völliger Kernschwund, d. h. die Kerne keine Farbe mehr annehmend, allein die Struktur vollkommen erhalten, zum Teil aber körnig schollige Massen übrigbleibend. Offenbar fixierte die hochprozentige Lysollösung das ganze Gewebe der Schleimhaut unter Erhaltung der Strukturen, aber ohne die Ermöglichung einer Kernfärbung. Daran schließt sich als zweite Zone nach abwärts eine diffuse Leukozytendurchsetzung zwischen den Drüsenkörpern an, das Drüsenepithel ist aber vollkommen nekrotisch. Die Submukosa endlich zeigt sehr erweiterte Gefäße mit zahlreichen Leukozyten, der letztere Befund auch im Bindegewebe der Submukosa. In dem erstbeschriebenen Fall erwähnt KATHE die zahlreichen eigenartigen gelbbraunen Körnchen, die in der ganzen verätzten Schleimhaut mit besonderer Anhäufung um die Kapillaren herum festzustellen sind

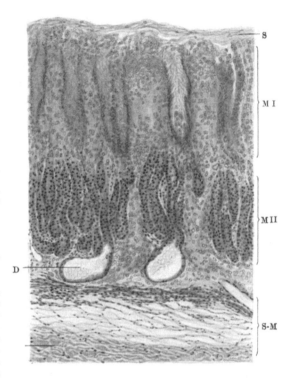

Abb. 14. Lysolvergiftung (der gleiche Fall wie Abb. 13). Paraffineinbettung, Hämatoxylin-Eosinfärbung. Erklärung im Text. S geronnene Schleimmassen auf der durch die Lysolwirkung fixierten Schleimhaut. M I der vollkommen homogenisierte und in der Struktur verwischte obere Bezirk der Magendrüsengrübchen. M II die basalen besser erhaltenen und bestimmter gefärbten Schleimhautteile. D zystisch erweiterte Drüsenfunde. S M die etwas ödematös aufgelockerte Submukosa.

und nach dem Grund der Drüsen zu allmählich vollständig verschwinden; eine Deutung dieser Befunde war KATHE nicht möglich (s. S. 237).

Vielfach findet sich, wie auch wir und SCHALL feststellen konnten, der Schleimhaut aufgelagert eine dicke Schleimschichte, teilweise blutdurchtränkt mit abgestoßenen Epithellamellen und einzelnen Epithelzellen. Die Unmöglichkeit einer scharfen Kernfärbung der Epithelzellen und des Zwischengewebes trotz erhaltener Struktur ist in frischen Fällen meist festzustellen, ebenso an vielen Stellen des Fundus die starke Schleimbildung des Oberflächenepithels, wobei der protoplasmatische Anteil stark basal gedrängt ist, während der periphere Teil der Zellen ohne Grenzen in den umgebenden Schleim übergeht, doch sind zwischen den Epithelzellen die Grenzen sehr deutlich. In der nekrotischen Zone an der Oberfläche sind die Kapillaren sehr stark gefüllt, ihr Inhalt nur noch in Form von Blutkörperchenschatten erkennbar; nach unten zu sind die Gefäße auch stark gefüllt, daneben ausgedehnte Blutung im ganzen Zwischengewebe. Kathe fand schon nach 24 Stunden in der zweiten Zone der Schleimhaut eine erhebliche Leukozytenansammlung, in der zweiten Beobachtung, die nach 1¹/₂ Stunden zum Tod führte, treten ebenso wie in der gleichfalls nach 2 Stunden tödlich endenden Beobachtung von Schall die Entzündungsreaktionen noch recht wenig hervor. Schall beschreibt eine sehr starke Füllung der Blut- und Lymphgefäße in der Submukosa und ein starkes Ödem des Zwischengewebes, so daß die Bindegewebsfasern außerordentlich gequollen und geschlängelt erscheinen.

Unser oben erwähnter Fall, bei dem der Säugling, nachdem ihm die Mutter Lysol eingeflößt hatte, dann noch durch Erwürgen umgebracht worden war, zeigt, wie unsere beiden wiedergegebenen Abbildungen dartun, an verschiedenen Stellen abweichende Bilder: in der einen Abbildung (Abb. 13) sind teilweise die langgestreckten Magendrüsen im Fundusteil noch ausgezeichnet erhalten, zeigen bis weit herunter hochgradige Becherzellbildung mit stark basalgedrängten Kernen und starker Schleimbildung nach der Oberfläche zu. Im Bereich der Drüsenkörper jedoch fehlt größtenteils vollkommen die feine Strukturierung;

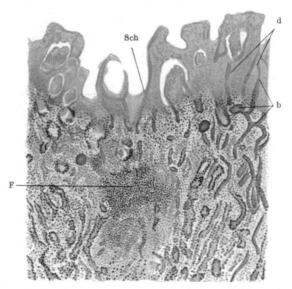

Abb. 15. Akute Lysolverätzung (Präparat-Sammlung Friedrichshain). Leitz Ok. 2, Obj. 3. Tubuslänge 150. Sch total nekrotisierte Schleimhautoberfläche (Ätzschorf), in derselben einzelne total nekrotisierte und thrombosierte Kapillaren d, an der Grenze nach der nicht verätzten Schleimhaut und innerhalb der letzteren erweiterte Kapillaren b. Die Mukosa stärker zellig infiltriert, bei F ein entzündlich aufgelockerter Lymphfollikel.

man sieht nur einzelne bis zum Grund der Drüsen vollkommen verfolgbare Drüsenkörper, in der Mehrzahl zeigen sich jedoch die Drüsenkörper nicht in der gewohnten Weise differenziert und in Haupt- und Belegzellen unterscheidbar, sondern es fehlen die normalen Strukturen vollkommen. Da hier der Tod so rasch eingetreten ist, konnte es auch gar nicht zu einer reaktiven Entzündung kommen, nur an ganz wenigen Stellen, so z. B. in der linken Hälfte der Abb. 13 findet sich etwas beginnende zellige Infiltration. In dieser Abbildung sieht man auch deutlich die starke Veränderung am Gefäßapparat, die Venen und die präkapillären Gefäße der Submukosa sind hochgradig erweitert und ihr Inhalt eigenartig verändert: es findet sich nämlich in der peripheren Zone des Gefäßlumens eine ganz ausgesprochen homogene Gerinnungszone, die die kleineren Gefäße ganz ausfüllt, in den größeren aber ringförmig angeordnet ist. Sowohl in dieser Zone selbst, wie auch an der Grenze nach innen zu, findet sich eine Anhäufung von kleineren und größeren, offenbar im Zerfall begriffenen Kernen, die vielfach bis zu kleinen Krümeln zerfallen sind; wahrscheinlich handelt es sich hier um Endothelzellen, in der Mehrzahl aber um Leukozyten; stellenweise finden sich diese homogenen Gerinnungsmassen in Form von Klumpen und Balken auch bis ins Zentrum der Gefäßlichtungen hineinreichend und dann auch von den Kernzerfallsmassen durchsetzt. Die vorgefundenen Bilder erinnern vielfach an die von Rössle beschriebenen Befunde bei Chromsäurevergiftung (s. S. 257). Trotz des raschen

Verlaufes sind doch schon abgeschiedene meist homogene Fibrin-Massen in der gequollenen Submukosa, wie die Abbildung zeigt, festzustellen.

Ein etwas anderes Bild bietet die Abb. 14 des gleichen Falles: Hier fehlt fast vollkommen die zu vermehrter Schleimbildung führende Umbildung der Magengrübchen, sondern die ganze obere Zone ist schon vollkommen homogenisiert; bei Hämatoxylin-Eosinfärbung zeigt sich eine weitgehende verwaschene Beschaffenheit der oberen mit geronnenem Schleim (S) bedeckten Schicht, wobei gleichzeitig wie in dem anderen Präparat (Abb. 13) durch die Eosinfärbung keine leuchtend rote Darstellung, sondern mehr eine stumpfe graurote Färbung zu erzielen ist. Diese Homogenisierung, die mit einer vollständigen Strukturverwischung verbunden ist, hört dann etwa in der Mitte auf und dann setzen sich nach unten zu die Drüsenkörper fort, wobei dieselben eine bedeutend

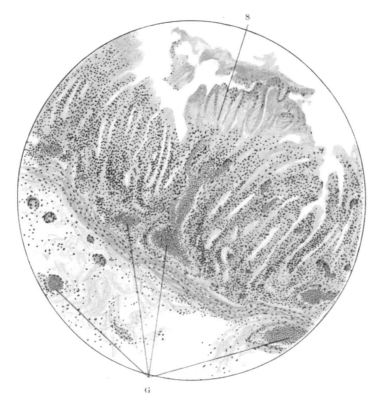

Abb. 16. Akute Lysolverätzung. (Präparat aus der Sammlung Friedrichshain.) Leitz Ok. 2. Obj. 3. Tubuslänge 150. Die oberste Schleimhautschichte ist zum Teil noch im fixierten Zustand (S) erhalten, zum Teil schon abgestoßen. Sonst die Mukosa stärker entzündlich zellig infiltriert, die kapillären und präkapillären Gefäße (G) der Schleimhaut und Submukosa in hochgradiger Stase. Die Submukosa zellig ödematös verbreitert.

besser erhaltene Kernfärbung besitzen. Bemerkenswert ist in der Abb. 14, wie an zwei Stellen offenbar infolge zufällig tieferer Einwirkung des Lysols innerhalb der Mukosa auch der untere Teil der Drüsenkörper homogenisiert ist, die Kerne größer und verwaschen erscheinen und eine Unterscheidung in Drüsenkörper, Haupt- und Belegzellen nicht mehr möglich ist. An zwei Stellen in der Abbildung ist ersichtlich, wie in der Tiefe der Drüsenkörper offenbar infolge der Nekrotisierung und Homogenisierung der oberen Teile eine Erweiterung und eine Umbildung in kleine Zysten (D) Platz greift. In den letzteren Präparaten ist die wäßrige Durchtränkung der Submukosa (S-M) nur angedeutet im Gegensatz zu dem ersten Bild. Eine entzündliche Reaktion fehlt, wie gesagt, in diesem rasch verlaufenden Falle so gut wie vollkommen.

Auch WALBAUM hat bei einer experimentellen Vergiftung mit Liquor cresoli saponatus beim hungerleeren Hundemagen eine stark gewulstete Schleimhaut von trübgrauroter

Fundusschleimhaut und trübweißlicher Pylorusschleimhaut festgestellt, die Oberfläche
war etwas schmierig, nicht starr, der Zwölffingerdarm noch nicht verätzt. Auch hier bei
nur etwa 10 Minuten langer Einwirkung war die Schleimhaut mikroskopisch tadellos fixiert,
hin und wieder die Zellgrenzen etwas verschwommen und das Zellprotoplasma besonders
an den Fundusdrüsen leicht homogenisiert. Die Belegzellen der Fundusdrüsen enthalten
Vakuolen, die Blutgefäße und Kapillaren sind eng, der Blutinhalt vielfach homogen verschmolzen. Von den breiten Muskelfasern beschreibt WALBAUM Veränderungen, nämlich
eine auffallende korkzieherartige Gestaltsumwandlung der Kerne. Wir haben in unserem
obenerwähnten Fall auch eigenartige Kernanordnungen in der Muskularis feststellen können,
insoferne, als dieselben vielfach eng zusammengerückt und ganz reihenförmig gelagert erschienen mit eigenartigen gewundenen, etwa auch korkzieherähnlich gestalteten Kernen.
Ich bin geneigt, diese Bilder auf spastische Kontraktionsvorgänge zurückzuführen. Besonders schlechte Färbbarkeit der Muskulariskerne habe ich nicht beobachtet.

Die beiden wiedergegebenen Abb. 15 und 16 sind etwas ältere Stadien
einer Lysoleinwirkung, daher treten bei ihnen schon die entzündlichen Erscheinungen in der Schleimhaut und Unterschleimhaut stärker in den Vordergrund,
zumal bei Abb. 15.

In der Mehrzahl der Fälle ist makroskopisch das Charakteristische die braune
Schleimhautverfärbung, und je nach der Konzentration entweder die Verdichtung, d. h. Verschorfung oder die Quellung und die seifenartige Beschaffenheit für den tastenden Finger, abgesehen von dem charakteristischen Geruch.
Während im Ösophagus[1]) und an der Kardia noch die Schleimhaut vielfach
oberflächlich verätzt und in braunen lederartigen Fetzen abgehoben ist, findet
man in der Magenschleimhaut nach dem Pylorus zu allmählich abnehmende
bräunliche Verfärbung, manchmal auch (ALBRECHT) noch membranöse und
diphtherische Auflagerungen. Abstoßungen der Oberflächenschleimhaut habe
ich selbst nicht gesehen, wenigstens nicht im Magen, doch besitzt die pathologische Sammlung des Nürnberger Krankenhauses, die ich durchzusehen
Gelegenheit hatte, ein Präparat mit derartig scheinbar vollständig abge-
hobener Magenschleimhaut.

Nr. 117/19. Die 45jährige Frauenperson hatte sich mit konzentriertem Lysol selbst
vergiftet und starb nach $10^3/_4$ Stunden. An dem Sammlungspräparat, an dem noch jetzt
der durchdringende Lysolgeruch deutlich nachweisbar ist, findet sich im Innern die fast ganz
abgehobene Magenschleimhaut als zusammengerollte Membran vor: Im Sektionsprotokoll
heißt es (Dr. THOREL): „Magen groß und geräumig, die Magenwand derartig derb sich
anfühlend, nach Eröffnung des Magens starker Geruch nach Lysol. Die Schleimhaut zeigt
sich in ganzer Ausdehnung abgelöst und verätzt, sie liegt in Form unregelmäßig zusammen-
gefalteter und aufgerollter trüber grauweißlicher Membranen, frei im Mageninnern und
steht nur an einzelnen Stellen noch locker in Verbindung mit der Magenwand. Die Muskelschichte der Magenwand liegt infolgedessen fast überall unbedeckt frei zutage und besitzt
einen graubraunen Farbton; am Pylorus hört die Verätzung ziemlich scharf auf, auch im
Darm ist eine solche nicht nachweisbar."

Bei dem raschen Verlauf war eine Abstoßung der nekrotischen Schleimhaut durch eine
dissezierende und demarkierende eitrige Entzündung doch wohl sehr auffallend, andererseits ist an der Art des Giftes nicht zu zweifeln, es müßte denn angenommen werden, daß
hier eine Kombinationsvergiftung von Lysol und einer Säure vorgelegen haben könnte.

Ich hatte nun durch das Entgegenkommen des Herrn Kollegen THOREL die Möglichkeit, von diesem interessanten Präparat sowohl die abgestoßenen Membranen wie auch die
darunter freiliegende Magenwand histologisch zu untersuchen und fand dabei, daß in der Tat
bei der makroskopischen Beurteilung des Sektionsbefundes ein Irrtum unterlaufen war:
die abgestoßenen oder in Ablösung begriffenen Membranen waren meist flächenhaft geronnene Schleimmassen, zum Teil etwas mit Fibrin durchsetzt und nur stellenweise daran haftend
die oberflächlichen Schleimhautbestandteile, aber die darunter liegende Magenwand zeigte
die durch Lysoleinwirkung verätzte, d. h. fixiert erhaltene Schleimhaut noch im Zusammenhang mit der Submukosa und Muskularis stehend! Der Fall ist sehr lehrreich und beweist
die Notwendigkeit der mikroskopischen Nachprüfung der anatomischen Befunde von Abstoßung der Magenschleimhaut bei Verätzungen.

---

[1]) Auch bei Lysoleinflößung hat man im Rachen schon graue Membranen gesehen, die
zunächst für Diphtherie gehalten worden waren (HABERDA, S. 779).

Fast bei allen Phenolvergiftungen bestehen, wie erwähnt, gleichzeitig mehr oder weniger bronchopneumonische Veränderungen, die in verschiedener Weise gedeutet worden sind; während man früher und zumal bei Mordversuchen an kleinen Kindern angenommen hatte, daß versehentlich in die Luftwege hineingeratenes Lysol usw. die Erkrankung der letzteren verursacht habe — eine Anschauung, die noch HÖCHSTETTER teilt und die HABERDA durch Tierversuch zu beweisen suchte, hat man späterhin erkannt, daß die sämtlichen Phenole auch nach stomachaler Einverleibung durch die Lungen ausgeschieden werden und auf diesem Wege die Erkrankungen der Lunge und der Bronchien zustande kommen (WACHHOLZ, HABERDA).

Anhangsweise sei auf die Vergiftungen mit Kreolin, Karbolineum und mit Kreosot noch hingewiesen. Bei Karbolineum-Vergiftung ($15-20^0/_0$ Phenol + Teeröl) hat SCHALL nach 18 Stunden den Tod eintreten sehen und fand bei dem 34jähr. Mann neben dunkelgrünbräunlicher lederartiger Ösophagusverätzung im Magen den penetranten Phenolgeruch, die Schleimhaut stark geschwollen, faltig, dunkelgrün-bräunlich verfärbt, an der Oberfläche reichlich zähe Schleimmassen. Auch FLATTEN sah in seinem Fall das klinische und anatomische Bild im allgemeinen wie Karbolsäurevergiftung.

Mikroskopisch fand SCHALL Nekrose der Schleimhautoberfläche, das Oberflächenepithel durchgehend fehlend, die oberen Mukosaschichten trüb, undurchsichtig und dicht, nur verwaschene Färbung der Kerne, zum Teil schon Abstoßung der Nekrosen; an der Grenzschicht von verätzter und normaler Schleimhaut starke Kapillarfüllung, reichlich Blutungen und starke, entzündliche Zellinfiltration, also: keine ausgesprochen fixierende Wirkung, aber starke irritative Prozesse.

Bei Kreosotvergiftungen, wie sie THORLING, FRAENKEL (Ref.) und früher schon LESSER beschrieben haben, fanden die Autoren keine richtigen Ätzwirkungen an der Magenschleimhaut, sondern nur eine geringfügige entzündliche Rötung.

b) Alkalien.

Bei den Vergiftungen durch Laugen kommen verschiedene Substanzen in Betracht, die ebenfalls verschiedenartige Wirkungen — besonders was die Stärke betrifft — ausüben.

Als Laugenessenz wird eine ziemlich konzentrierte Natronlauge bezeichnet, die technisch Verwendung findet, ferner Laugenstein, d. h. festes Ätznatron, das dann in wäßriger Auflösung als Putzmittel im Haushalt benützt wird und von dem wir auch eine tödliche Vergiftung (siehe Abb. 18) gesehen haben; ferner in verschiedener Konzentration Kalilauge. Auch mit dem sog. Eau de Javelle (unterchlorigsaurem Kalium und Natrium) sind zahlreiche Vergiftungen vorgekommen. FALK erwähnt 27 solcher Fälle, worunter 5 Selbstmorde und 2 Giftmorde waren, während den Rest Zufallsvergiftungen darstellen. Außerdem sind Vergiftungen durch die ätzend wirkende Soda (Natr. carbonicum) des Haushaltes beobachtet, wie auch ferner Hirschhornsalz (Ammonium carbonicum) und Pottasche (Kalium bicarbonat) Ätzwirkungen entfaltet; des weiteren wäre noch der Vergiftungen durch wäßrige Ammoniaklösungen zu gedenken, die auch mitunter (OLBRYCHT, LESSER) zum Tod führen, während die meisten derartigen Fälle offenbar in Heilung ausgegangen sind. Endlich sei daran erinnert, daß auch bei Zyankaliumvergiftung infolge der mehr oder weniger starken Verunreinigung bzw. Zersetzung des Präparates das vorhandene Kaliumcausticum wie auch die Pottasche laugenartige Ätzwirkungen im oberen Verdauungspräparat erzeugen kann.

Besonders häufig sind die durch Versehen oder fremde Fahrlässigkeit bedingten Laugenverätzungen bei Kindern; so hat JOHANNESSEN in Christiania z. B. innerhalb von 6 Jahren 140 Laugenvergiftungen bei Kindern gesehen!

Nach BOEHM haben von den Alkalien nur Natronlauge und Kalilauge eine stärkere Ätzwirkung, die man zum Teil auf die Wirkung der Hydroxylionen beziehen müsse: sie töten und zersetzen das Protoplasma unter Quellung und Verflüssigung; wäßriges Ammoniak leitet dagegen die Elektrizität sehr schwach und ist daher auch in hoher Konzentration ein verhältnismäßig schwaches Ätzmittel, bei dessen örtlicher Wirkung die Erscheinungen der Reizung und Entzündung überwiegen (s. Abb. 20).

Daß nach Johannessen schon eine $1/2-1^0/_0$ige Laugenlösung ätzende Wirkung entfaltet und daß Strassmann bei $5^0/_0$iger Laugenlösung Vergiftete schon sterben sah, wurde bereits hervorgehoben.

Ist die getrunkene Laugenmenge nur gering gewesen oder sofort wieder ausgebrochen worden, so sind zuweilen nur die oberen Speisewege verätzt und der Magen fast ganz frei oder nur an der Kardia verätzt. Im allgemeinen erzeugen die Laugen auch in der Schleimhaut der Speiseröhre, des Magens und des Dünndarms sofort und primär Aufquellungen mit transparenter Umwandlung, indem sich gequollene weiche Alkali-Albuminate bilden; nach Strassmanns und Haberdas Auffassung kann es aber wohl später wieder zur Ausfällung der gelösten Alkalialbuminate kommen, so daß dann trockene, trübe und bräunliche Schorfe entstehen, wenn sich das getrunkene Alkali in seiner Wirkung erschöpft hat oder durch therapeutische Maßnahmen neutralisiert wurde.

Auch Casper-Liman (Fall 228) schildert allerdings die verschorften Partien der Magenmukosa hart und braun, wie Strassmann im zweiten Stadium.

Für die Diagnose der Laugenvergiftung ist aber neben der stark alkalischen Reaktion die eigenartige gequollene glitschiggallertige Beschaffenheit der Schleimhaut charakteristisch, ebenso wie die Braunfärbung durch Bildung von alkalischem Hämatin.

Unter der Einwirkung konzentrierter Laugen findet die Aufquellung der Schleimhaut unter Umständen bis zu einer breiigen Masse statt, wobei schließlich eine mehr oder weniger vollkommene Auflösung eintritt; bei verlängertem Verlauf der Laugenätzung und Vergiftung werden mitunter die nekrotischen Teile — ähnlich wie bei den Säureätzungen beschrieben — in Form größerer oder kleinerer Fetzen abgestoßen und entweder im Magen bei der Sektion vorgefunden (Rosenfeld) oder nach oben bzw. unten entleert.

In dem von Rosenfeld beschriebenen nach 9 Tagen tödlich endenden Fall von Laugenverätzung bei einem $4^1/_2$jährigen Knaben fanden sich im Magen 2 umfängliche nekrotische Gewebsfetzen, von denen der eine als der größte Teil des sequestrierten und in den Magen gelangten Schleimhautrohres des Ösophagus, der andere als etwa die Hälfte der Mucosa ventriculi sich erwies. Entsprechend fanden sich sowohl in der Speiseröhre wie auch im Magen große Schleimhautdefekte, wobei die bloßliegende Muskularis und Submukosa stellenweise bereits deutliche Granulationswucherungen aufzuweisen schien.

So entstehen dann u. U. lokalisierte, völlig gereinigte Geschwüre mit scharfen Rändern, die sich — wenigstens in frischen Fällen — noch durch die stärkere allgemeine katarrhalische Schleimhautschwellung sowie durch die hämorrhagisch hyperämischen Ränder als Ätzgeschwüre kennzeichnen und vom Ulcus simplex ventriculi unterscheiden lassen!

Die nebenstehende Abb. 17 zeigt eine derartige Beobachtung von Lesser; hier hatte das zweijährige Kind Natronlauge getrunken — angeblich nur einen Teelöffel voll — und hatte sofort darauf gebrochen. In diesem Fall war am 5. Tag die ärztliche Diagnose infolge einer irreführenden Angabe der Mutter auf „Rachendiphtherie" gestellt worden; am 12. Tag erfolgte der Tod. — Auch in dem von Hadenfeldt mitgeteilten Vergiftungsfall, bei dem ein $6^3/_4$jähriger Knabe „einen guten Schluck" Fußbodenlauge getrunken hat, worauf bald blutig-schwärzliches Erbrechen erfolgte, entwickelte sich ein schweres Ulkus der Regio pylorica.

Im Gegensatz zu den Säurewirkungen finden sich im allgemeinen bei Laugenverätzungen keine Schleimhautverhärtungen, keine Brüchigkeit; selbst vollständig nekrotische Teile der Magenwand lassen sich bei der Sektion auf der Submukosa und Muskularis hin- und herbewegen, ohne daß Zusammenhangstrennungen in der Schleimhaut oder in den tieferen Schichten entstünden, selbst nach 24 Stunden hat man keine solchen primären Substanzverluste gesehen, wie sie bei den Säurevergiftungen schon nach wenigen Minuten beobachtet werden! Die Farbe der korrodierten und der hämorrhagischen Abschnitte ist oft rötlichbraun — bei den korrodierten Stellen durch Imbibition mit dem blutigen Mageninhalt, bei den hämorrhagischen Abschnitten durch Umbildung des Blutfarbstoffes in alkalisches Hämatin, wobei mikroskopisch die roten Blutkörperchen unverändert erscheinen können, während man bei der Sektion die Magenwandgefäße mit bräunlichen, oft schmierigen Massen gefüllt findet.

WALBAUM sah beim Eingießen von 15%iger Natronlauge in den hungerleeren Hundemagen den Exitus sofort spontan ohne jeden Todeskampf eintreten und fand den nicht verkleinerten und außen dunkelbraunroten Magen, gefüllt mit blutiger Flüssigkeit, die Wand verdickt, weich, leicht zerreißlich von dunkel-burgunderroter Farbe, die gewulstete Schleimhaut
gallertig sich anfühlend und mit einer zähen dicken Schleimlage bedeckt, ins Duodenum
war der Inhalt noch nicht gedrungen. SCHALL hat bei einer nach 8 Stunden zum Tod (150 ccm,
20%ige Natronlauge) führenden Natronlaugenvergiftung des Menschen blutig gefärbten
flockigen Mageninhalt gefunden, die sehr faltige Schleimhaut stark braunrot, zwischen
den einzelnen Falten hellere Färbung, hier und da rauhe verdickte nekrotische Schleimhautstellen, auf dem Durchschnitt die Schleimhaut dunkelrotbraun, der gleiche Befund auch
in dem unteren Teil der Speiseröhre. Unterhalb der Kardia ein größerer Geschwürsdefekt mit scharf abgegrenzten Rändern. E. MÜLLER sah bei tödlicher Verätzung mit

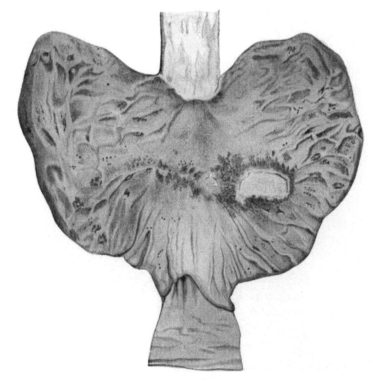

Abb. 17. Verätzung mit Natronlauge (Seifenstein) bei einem etwa zweijährigen Kind, zwei
größere und verschiedene kleinere, zum Teil schon gereinigte Ätzgeschwüre mit stark hyper-
ämischem Hof; diffuse katarrhalische Gastritis mit zahlreichen Ekchymosen. Weiße
Verschorfungen der Speiseröhrenschleimhaut, gereinigte Rachen- und Zungengeschwüre,
Tod nach 12 Tagen. (Nach LESSER. Atlas der Ger.-Med., 1. Abt.)

Natronlauge am 5. Tag Erbrechen großer gallertiger, weicher Schleimhautfetzen bis zur
Handtellergröße, die sich mikroskopisch als nekrotische Speiseröhrenwand erwiesen; der
Tod trat am 26. Tag ein und es wurde bei der Sektion ein perforiertes dreimarkstück-
großes Geschwür an der Mitte der großen Kurvatur und auf die Hinterwand übergreifend
gefunden, wobei die Geschwürsumgebung mit dem Mesokolon verklebt war; es hat also
in diesem Fall wie auch in einer anderen Beobachtung von BRANDES sicher ein Durchbruch
während des Lebens stattgefunden, beim letzteren Autor im Bereich der Kardia am Zwerch-
felldurchtritt mit Perforationsperitonitis, LESSER dagegen hat keine Defekte gesehen.
    In einem von uns sezierten Fall hat das 1¾jährige Knäblein durch die Fahrlässigkeit
seiner Mutter aufgelöste Laugensteinflüssigkeit, die zum Bodenscheuern diente, getrunken und ist nach 18 Stunden gestorben; auch hier fand sich wie in den anderen Beobachtungen der Literatur bräunliche alkalisch reagierende Verätzungen an den Lippen
und vom Mundwinkel heruntergeflossen, membranöse Entzündungen der Zunge und des

Gaumens sowie katarrhalische Laryngopharyngitis. Wie die Speiseröhre membranös verätzt war, so auch die Magenschleimhaut im Fundusteil in streifiger Anordnung verschorft mit braunroter alkalischer Hämatinbildung, daneben stellten wir schwere katarrhalisch eitrige Bronchitis und disseminierte bronchopneumonische Herde in beiden Lungenlappen mit beginnender fibrinöser Pleuritis (! nach 18 Stunden!) sowie Ödem der Lungen fest.

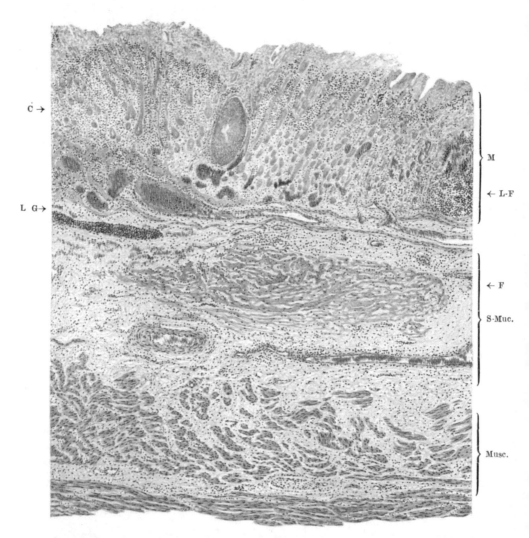

Abb. 18. Ätzvergiftung durch Trinken von Laugensteinlösung eines 1³/₄jährigen Kindes durch Fahrlässigkeit der Mutter. Tod nach 18 Stunden. Eigene Beobachtung. Ger. Sekt. Nr. 205/1922. Präparat der Sammlung des gerichtl.-med. Instituts München. Paraffineinbettung, Hämatoxylin-Eosinfärbung. Erklärung im Text.

Die mikroskopischen Befunde an den laugenverätzten Stellen zeigen folgende weitgehende Schädigungen der Schleimhaut:

Walbaum hat infolge der Alkaliwirkung über die technische Schwierigkeit bei der Einbettung und der Schnittanfertigung der Magenschleimhaut geklagt, so daß die Magenwand vollkommen glashart erschien, sowohl bei der Alkohol- wie bei der Formol-Müllerfixierung. In seinem ganz frischen Fall findet er eine normale Färbbarkeit durch Kern- und Protoplasmafarben, das interstitielle Gewebe der ganzen Magenwand vollkommen homogenisiert, strukturlos, glasig, die Blutgefäße engst zusammengezogen, die Arterien ganz leer, in den Venen nur wenig homogenes hellgelbbraunes Blut, keine erweiterten Kapillaren. Das Deckepithel fast überall verflüssigt und abgeschwemmt (bei der Sektion?), zum Teil schollige Schleimmassen mit Kernresteinschlüssen an seiner Stelle. Wo erhalten, da ist es in den basalen Teilen dunkler gefärbt wie in den oberen plasmatischen Abschnitten, die Kerne zum Teil gut, zum Teil gequollen, aber mit erhaltener Kernstruktur; die oberste Schleimhautschichte durch ausgelaugten Blutfarbstoff hellbraun gefärbt, daneben körniges braunes Pigment. Die Drüsenschicht zeigt neben der Homogenisierung des Drüsengewebes auch das Protoplasma der Drüsenschläuch stark aufgehellt, die Haupt- und Belegzellen noch unterscheidbar, erstere zum Teil schaumig strukturiert und in bizarren Formen, die Belegzellen meist normal; oft ist die Basis der Drüsen tadellos erhalten, was deutlich die von oben nach unten abnehmende Einwirkung des Laugengiftes dartut; die Quellung des Zwischengewebes geht durch die ganze Magenwand und findet sich auch noch in der Muskularis. Auch SCHALL beschreibt die Auflösung und Aufquellung des Protoplasmas in den weniger veränderten Teilen neben Erhaltenbleiben der Zell- und Kernelemente, dagegen an den Stellen stärkerer Einwirkung eine Quellung und Homogenisierung des Gewebes mit bereits stärkeren entzündlichen Prozessen und Gefäßthrombosen.

In dem oben angeführten nach 18 Stunden zum Tod führenden Fall eines Kindes haben wir selbst, wie die Abb. 18 ergibt, ein hochgradiges zellig-wäßriges Ödem der ganzen Magenwandschichten im Bereich der Verschorfungen feststellen können. Die dicke Schleimhaut (M) zeigt zum Teil an der Oberfläche strukturlose, meist nur schattenhaft erkennbare Bestandteile, daran anschließend bereits eine flächenhafte Zone zelliger Infiltration an verschiedenen Stellen mit wechselnder Tiefe; die Drüsenschicht läßt ebenfalls in dem gequollenen Zwischengewebe die Drüsenkörper nur noch in ihrer Gesamtstruktur, aber nicht in Einzelheiten erkennen; auch die Lymphknötchen (L-F und bei C in der Mitte) sind hochgradig geschwollen, aufgelockert und teils mehr, teils weniger nekrotisiert (oben in der Mitte). In der Schleimhaut M_1 und der Submukosa finden sich zum Teil maximal erweiterte Venen mit Thrombenbildung, zum Teil aber auch die Venen und präkapillären Gefäße enger; das letztere gilt besonders für die Arterien, die Lymphgefäße (L-G) dagegen vollgepfropft mit gut färbbaren Lymphozyten. Wie die Abbildung zeigt, erstreckt sich das schwere zellige Ödem durch die ganze Submukosa (S-Muc) und Muskularis (Musc. nur zum Teil dargestellt in Abb. 18) hindurch bis zur Serosa. Die Fibrinfärbung ist ziemlich negativ mit Ausnahme der vereinzelten Venenthromben, wo sich homogene, schollige Massen finden; aber auch die Einlagerungen in der Submukosa zeigen dabei zum Teil eine leicht bläuliche Färbung; sie sind im Hämatoxylin-Eosinpräparat in Form homogener scholliger (F), zum Teil feinkörniger Massen sichtbar; die roten Blutkörperchen sind in der Mehrzahl deutlich vorhanden, leuchtend rot gefärbt, auch finden sich sehr zahlreich die gelappten und mehrkernigen eosinophilen Leukozyten. In anderen nicht direkt verschorften Teilen ist das Oberflächenepithel postmortal abgestoßen, die Magendrüsen in starker Lockerung begriffen, die Belegzellen noch gleichfalls stark vortretend, manchmal etwas vakuolisiert; an der Grenze nach der Muscularis mucosae zu stärkere Ansammlung meist lymphozytärer Gebilde. An einzelnen untersuchten Stellen war schon eine flächenhafte phlegmonöse Eiterzelleninfiltration in den oberen Schichten der Submukosa und an der Mukosagrenze nachweisbar mit starker Bakterienentwicklung. Im Duodenum des gleichen Falles fand sich eine außerordentliche Lymphfollikelentwicklung und Schwellung bei gleichzeitiger hochgradiger Hyperämie der Schleimhaut mit starker Schleimproduktion und Epithelabstoßung. Es sei hinzugefügt, daß auch im Bereich der Gesichtshautverätzungen am Mund und Kinn histologisch starke Entzündung und Ausschwitzung zellig seröser und zellig fibrinöser Massen bestand.

In seltenen Fällen kann es auch bei schwerer Laugenvergiftung, d. h. bei fortdauernd hohem Alkaligehalt des Mageninhalts schon primär zur Erweichung und zur Durchbrechung der Magenwand kommen (BRANDES, E. MÜLLER, SANDBERG) — ganz ähnlich wie bei Säurevergiftung, ebenso auch zur Weiterwirkung des Alkali durch die Magenwand hindurch auf die Nachbarorgane, besonders auf Leber und Milz.

In einem von PRELEITNER (Beob. 6) mitgeteilten Fall mit Spätperforation zeigte das 3jährige im 2. Monat nach der Laugenessenzvergiftung verstorbene Kind neben röhrenförmiger Narbenstenose der Speiseröhre in der Mitte der Magenhinterwand und dicht an der kleinen Kurvatur gelegenes rundes perforierendes Geschwür mit sehr steilen Rändern, während der Geschwürsgrund von dem fest anhaftenden Pankreas gebildet war — also fast wie ein Ulcus chronicum ventriculi aussah.

Abb. 19 zeigt ebenfalls eine ausgedehnte Verätzung der Speiseröhre und des Magens durch Natronlauge (Tod nach 23 Tagen); es findet sich bereits infolge narbiger Verengung an der Kardia (K) eine flaschenförmige Erweiterung der Speiseröhre (Oe) in der Hinter-

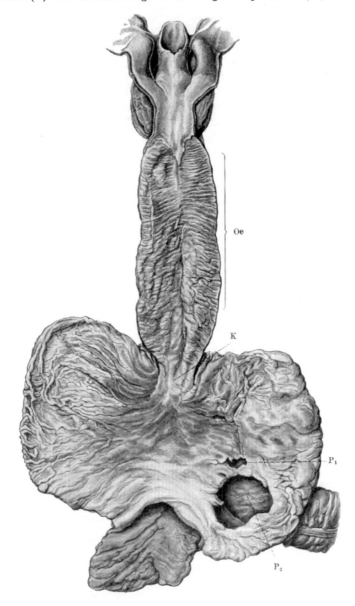

Abb. 19. Selbstmordversuch durch Trinken von Natronlauge. 27 jähriger Mann. Tod am 24. Tag. (Sammlung des Pathologischen Instituts am Krankenhaus Friedrichshain-Berlin.)

wand des Magens zwei durchgebrochene Geschwüre (P_1 und P_2), wobei im Grund des letzteren das angelötete Querkolon zu sehen ist. (Sammlung des Pathologischen Instituts am Krankenhaus Friedrichshain-Berlin.)

Dieser Fall gehört gleichfalls zu den Spättodesfällen bei Laugenverätzung.

Auch Kirste sah eine Spätperforation (bei scheinbar völligem Wohlbefinden bis dahin) sechs Wochen nach Trinken von Sodalösung bei einem $3^1/_2$jähr. Kind und fand bei der Sektion zwei linsengroße durchgebrochene Geschwüre an der Hinterwand der Pylorusgegend.

Salmiakgeist, Hirschhornsalz (Ammonium carbonicum), Soda (Natrium carbonicum) und Pottasche (Kalium carbonicum) haben auch schon zu Vergiftungen geführt; bei letzterer fand Lesser zuweilen eigentümliche grüne bis schwarze Verfärbung der nekrotischen Schleimhautabschnitte ähnlich wie bei Schwefelsäure, welch letztere Tatsache besonders wichtig sein kann; auch Spättodesfälle durch Verätzungsstenose sind bei Pottaschevergiftung beobachtet worden (bei Schuchardt, S. 146).

Kuhlmay hat besonders auf die Ähnlichkeit der Laugenvergiftungen mit den Wirkungen der Zyankaliumvergiftung hingewiesen:

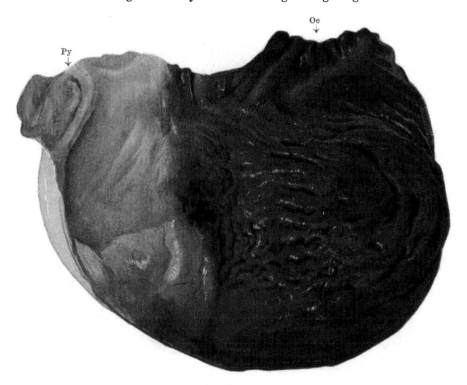

Abb. 20. Akute Vergiftung mit Zyankaliumlösung. 20jähriger Mann (Ger. med. Sammlung München). Enorme Aufquellung der blutroten Schleimhaut mit Transparenz der Faltenkämme mit Ausnahme der Regio pylorica und der Pylorusfalte (Py). Auch die Speiseröhre (Oe) ist dunkelrot verfärbt und gequollen. In der Magenhinterwand noch umschriebene Blutungen.

Auch bei der letzteren kommt unter Umständen die seifenartig schlüpfrige Beschaffenheit der alkalisch reagierenden Schleimhaut zur Beobachtung, daneben außer dem Geruch nach Blausäure noch evtl. derjenige nach Ammoniak und nach Heringslake (Trimethylamin) wie bei Ätzlaugenvergiftung (Hofmann). Die Blausäure an sich wirkt nur reizend, aber nicht ätzend, dagegen das evtl. stark alkalische Zyankalium stark reizend und gleichzeitig ätzend, hier ist von wesentlicher Bedeutung für die zu erwartenden Befunde die Beschaffenheit des zur Vergiftung verwendeten Präparates.

Wird nämlich ziemlich reines Zyankalium verwendet, so findet sich nur leichte Quellung der Schleimhaut sowie hell- bis dunkelrote Verfärbung mit starker zäher Schleimproduktion, zumal im Fundus, so daß dann, zumal sofern der Blausäuregeruch bei der Sektion übersehen wird, unter Umständen die Zyankaliumvergiftung anatomisch verkannt werden kann, wenn die chemische

Untersuchung unterbleibt (HABERDA); auch in den Fällen, in denen das Zyankalium in stark sauren Flüssigkeiten (saurer Wein, Zitronenlimonade usw.)
genommen oder beigebracht wurde, fehlt die durch das Alkali sonst bedingte
quellende Wirkung.

Je mehr aber das verwendete Zyankaliumpräparat zersetzt ist und Alkali
enthält (Ammoniak, kohlensaures Kalium), um so mehr tritt die charakteristische
laugenähnliche Wirkung neben dem Blausäuregeruch in Erscheinung: die Schleimhaut stark gequollen bis zur Durchsichtigkeit, zumal auf der Höhe der Faltenkämme, blutrot bis braunrot ja schwarzbraun verfärbt mit zähem ebenfalls

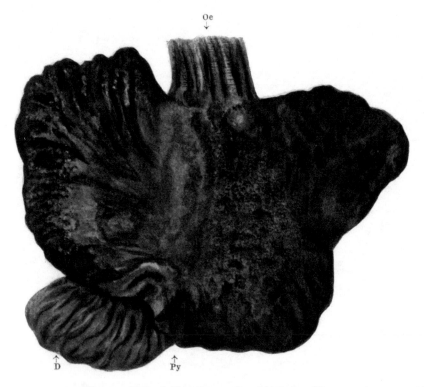

Abb. 21. Akut tödlich verlaufende Vergiftung eines 34jährigen Mannes mit sog. „äthe-
rischem Bittermandelöl" (Pathol. Sammlung des Krankenhauses am Friedrichshain
Berlin S. 29. X. 1895) d. h. durch blausäurehaltiges Benzaldehydzyanhydrin, vielleicht
mit einer Säure untermischt (?). Speiseröhre (Oe), wie der ganze Magen bis zum Pylorus
(Py) und in das Duodenum (D) hinein zeigen gewaltige durch aufgelagerte ausgefällte
Schleimmassen mißfarbig erscheinende hyperämisch-hämorrhagische Schwellung der
Schleimhaut (Verätzung??).

blutigrotem bis braunrotem Schleim bedeckt. Auch im Rachen zeigt sich dann
auch schon wie im Magen die hochgradige Aufquellung und Rötung der Schleimhäute mit stark alkalischer Reaktion (!) des zähen aufgelagerten Schleims.

Bei reiner Zyankaliumvergiftung fanden wir im histologischen Bild
der Magenschleimhaut neben hochgradiger Hyperämie, Erweiterung der Schleimhautgefäße, vermehrte Schleimbildung und geringfügige Blutaustritte vor.

Die beigefügten Abbildungen Nr. 20 und 21 zeigen verschiedene Befunde
bei Vergiftung mit Blausäurepräparate. Abb. 20 bietet eine sehr ausgesprochen
typische Einwirkungsform dar.

Einen ganz anderen schwereren anatomischen Verätzungsbefund stellt Abb. 21 dar; hier soll die Vergiftung durch sog. ätherisches Bittermandelöl erfolgt sein, offenbar war das Präparat nicht nur stark blausäurehaltig (reines ätherisches Bittermandelöl = Benzaldehyd ist blausäurefrei, dagegen enthält z. B. bei der Darstellung aus einer Bittermandelemulsion der erste Teil des Destillats meist erhebliche Mengen von Blausäure), sondern möglicherweise auch noch erheblich verunreinigt.

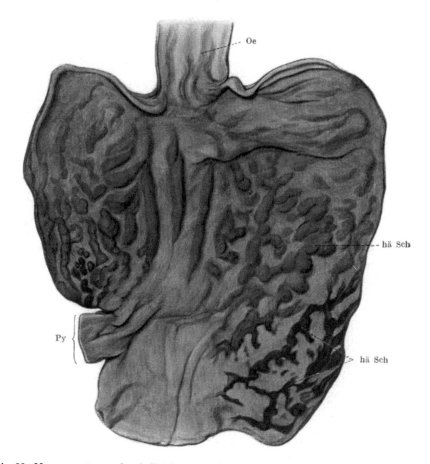

Abb. 22. Magenverätzung durch Trinken von Salmiakgeist (Liquor ammonii caustici). 40jähriger Mann. Tod einige Stunden nach Aufnahme des Giftes. Die Speiseröhre (Oe) ist frei, d. h. nur etwas gequollen, die ganze Magenschleimhaut aber stark gequollen, wie sich das auch noch deutlich in der Abbildung zeigt, die stark geschwollenen, zum Teil hell-, zum Teil dunkelbraunen Schleimhautfalten (häSch) sind blutig durchtränkt, das Blut offenbar in alkalisches Hämatin umgewandelt. Der Pylorusring (Py) ist nicht verändert. (Sammlung des Pathologischen Instituts am Krankenhaus Friedrichshain-Berlin.)

HABERDA hat auch (Lehrb. S. 842) eine Beobachtung von kombinierter tödlicher Vergiftung durch Phenol mit gelbem Blutlaugensalz beschrieben, wobei offenbar „die Gegenwart von Phenolen die Abspaltung geringer Mengen von Blausäure (aus dem Blutlaugensalz) im sauren Magensaft begünstigt hat". Zyankalium enthält auch unter Umständen gelbes Blutlaugensalz, welch letzteres für sich allein gilt ungiftig gilt, obgleich mehrfach schon (HABERDA) bei gleichzeitigem Genuß desselben mit Säuren Vergiftungserscheinungen beobachtet worden sind.

Daß bei Zyankaliumvergiftung die evtl. vorhandene und erhebliche Aufquellung der Magenschleimhaut und die blutige Imbibition derselben auch post mortem eintritt oder sich dann wenigstens noch erheblich steigert, konnte experimentell durch Einbringung von Zyankaliumlösung in Leichenmägen bewiesen werden (HABERDA, LESSER).

·Für die Diagnose der Zyankaliumvergiftung an der Leiche wird besonders auf den im Rachenraum des Sekanten mit Kratzgefühl verbundenen Geruch nach Bittermandeln hingewiesen, was bekanntlich auch für das Gehirn gilt. Derselbe tritt mitunter aber nicht immer in besonderer Reinheit bei Eröffnung der Schädelhöhle auf; er wird im Mageninhalt leicht übersehen. Nach eigener Erfahrung ist derselbe am leichtesten festzustellen, wenn man den Mageninhalt in ein größeres Becherglas einfüllt und ihn unter Abschluß mit einer Glasplatte stehen läßt. Bei der Geruchskontrolle im weiteren Verlauf der Sektion ist der eigenartige Geruch nach Lüftung der Glasplatte oft außerordentlich deutlich. Die Totenflecke sind mitunter hellrot, sie treten nach längerem Liegen der Leiche besonders deutlich auf!

Zum chemischen Nachweis am Sektionstisch genügt zunächst die sehr empfindliche SCHÖNBEINsche Guajakprobe, deren negativer Ausfall wenigstens Blausäurevergiftung vom Magen aus ausschließt. Man bedient sich dazu einer verdünnten Kupfervitriollösung (0,1 : 100 dest. Wasser) und einer frisch bereiteten alkoholischen Guajaktinktur (0,3 Harz : 10.0 Alkohol 96% eine Stunde lang einwirkend). Zur Ausführung der Reaktion tränkt man einen längeren Filtrierpapierstreifen mit den beiden Lösungen und hängt ihn in das mit Glasplatte verschlossene Glas, das Mageninhalt oder Schleim enthält, wobei schon eine Spur von Blausäuredampf das Papier bläut (HABERDA).

Vielfach wird mit Blausäure- bzw. mit Zyankalivergiftung wegen des ähnlichen, aber viel stärkeren Bittermandelgeruches die Nitrobenzolvergiftung verwechselt (sog. unechtes Bittermandelöl oder Mirbanöl), das chemisch durchaus davon verschieden ist, da es ein Benzolderivat darstellt; es findet u. a. als Abortivum Verwendung. Bei frischen Fällen ist der Geruch ungemein charakteristisch und aufdringlich; desgleichen die Methämoglobinbildung im Blut und in den Organen durch Braunfärbung erkennbar.

In den untersuchten Fällen — es waren Selbstvergiftungen Schwangerer — fand ich die Magen- und Duodenalschleimhaut bräunlich-rot hyperämisch geschwollen, stark schleimbedeckt, nicht verätzt, entsprechend mikroskopisch nur starkes Ödem und Hyperämie der Schleimhaut und starke Schleimproduktion (Becherzellenbildung!), Ätzungen kamen nicht vor. Der Tod erfolgte durch Methämoglobinbildung, die Totenflecken sind blaugrau. Die Sterblichkeit ist natürlich bei Nitrobenzolvergiftung eine bedeutend geringere wie bei Blausäurepräparaten!

Die Ammoniakvergiftungen, soweit sie in seltenen Fällen (HABERDA, KANDERS u. a.) zum Tode geführt haben, zeigen nur starke Auflockerung, Schwellung und hochgradige Schleimabsonderung der Magenschleimhaut, hier und da Ekchymosen, aber keine Erosionen und keine Geschwürsbildungen. Bei kleinen Kindern (LESSER, S. 89) können auch Ätzstreifen am Kinn auftreten, ferner findet man bei Ammoniakvergiftung nicht selten durch gleichzeitige Einatmung bedingtes Glottisödem sowie katarrhalisch entzündliche, ja pseudomembranöse Entzündungen der Luftwege.

Wegen der Seltenheit der Beobachtung füge ich auch eine Abbildung eines solchen Falles von tödlicher Salmiakgeistvergiftung aus dem Krankenhaus am Friedrichshain bei (Abb. 22).

Auch hier war dem Sektionsbericht zufolge der Kehlkopf und die Speiseröhre stark ödematös geschwollen, die Schleimhäute leicht angeätzt.

Es sei schließlich auch noch der Verätzungen durch Schmierseifen gedacht (grüne oder schwarze Kaliseifen!), wie sie von LANGER, MOST u. a. mit tödlichem Ausgang beobachtet worden sind. LANGER fand im Magen gelbgrüne Schorfe, die Verätzungen der Magenschleimhaut waren streifen- und herzförmig, besonders am Mageneingang angeordnet gefunden.

Besonders muß nochmals darauf hingewiesen werden, daß sich gerade an Laugenvergiftungen geringerer oder stärkerer Konzentration neben und nach den direkten Ätzwirkungen eitrige phlegmonös-entzündliche Prozesse anschließen, die einerseits zu sekundären Durchbrüchen der Magenwand führen, andererseits aber auch langsam auf das Bauchfell oder nach oben zu auf die Ösophaguswand (BRANDES) und auf die Brusthöhle (Pleura und Perikard) übergreifen können. Gerade weil die Laugenvergiftungen auch bei geringerer

Konzentration des Giftes so häufig zu demarkierenden eitrig-phlegmonösen Prozessen innerhalb der Magen- oder Speiseröhrenwand selbst führen, ist deren Endprognose stets zweifelhaft zu stellen; denn sie ziehen ja bekanntlich recht oft durch Narbenbildung bedingte schwere ring- oder röhrenförmige Stenosen des Ösophagus oder des Magens oder der beiden nach sich mit allen den Folgeerscheinungen, auf die noch später einzugehen sein wird!

c) Lokalätzende Schwermetalle.

Wir schließen an die Laugenverätzungen sogleich die Einwirkungen ein zelner Salze der Schwermetalle an, von denen viele z. B. Sublimat, Eisenchlorid, Zinkchlorid häufig (BOEHM, S. 218) durch hydrolytische Dissoziationen örtliche Säurewirkungen hervorrufen, außerdem sollen bei ihrer Wirkung die kolloidalen Metallalbuminate entstehen, welch letztere Reaktion wahrscheinlich bei der Ätzwirkung durch die Metallsalze eine wesentliche Rolle spielt.

Wir wollen zuerst die wichtigsten Quecksilbersalze erwähnen: Sublimatvergiftungen sind bekanntlich als Zufallsvergiftung, Selbstmorde, Abtreibungsversuche häufig, seltener als Morde beobachtet; auch Vergiftungen mit Hydrargyrum oxycyanatum haben sich in den letzten Jahrzehnten stark gehäuft [CURSCHMANN, KAPPESSER, VON JACKSCH u. a.].

Sublimat wird zum Teil in Lösungen aufgenommen, zum Teil auch in Substanz, dabei nur selten in Form des bekannten trockenen und weißen schweren Pulvers (eigene Beobachtung bei einem Aushilfsdiener des Erlanger pathol. Instituts), häufiger dagegen in Form der ANGERERschen Sublimatpastillen, entsprechend verwendet wie die bläulichen Oxyzyanatpastillen. Sublimat ist nach BOEHM als solches lipoidlöslich, es ist aber zweifelhaft, ob es als solches die Zellen des Magendarmkanals passiert, da es im Darminhalt als Eiweißverbindung zugegen ist. Bei Sublimatätzung wirkt (KOBERT, KAUFMANN, BOEHM) neben der Quecksilberalbuminatverbindung vermutlich auch noch die Salzsäure.

Die von KAUFMANN und SILBERMANN vertretene Anschauung über die Wirksamkeit des Sublimats durch das Auftreten intravitaler Gefäßthrombosen mit sekundärer Nekrose, wurde durch die Untersuchungen von FALKENBERG, MARCHAND, SCHALL u. a. bestritten. Gerade die giftigen Quecksilbersalze wirken, abgesehen von stomachaler Einverleibung sowohl von der äußeren Haut aus (RÖSSLE u. a.), wie auch durch Resorption vom Urogenitalapparat aus, wie ganz besonders auch nach subkutaner und intramuskulärer Einspritzung; in all diesen Fällen wird das Gift, abgesehen von den Nieren, auch durch die Blutgefäße auf der Oberfläche der Schleimhäute ausgeschieden und führt dadurch zu sekundären Erkrankungen am Ort der Ausscheidung: Mund-Rachenhöhle, Dünn- und Dickdarm (MARCHAND, GRAWITZ, HANS SCHÄFER, Lit. u. a.), ja sogar in der Scheide.

Daß konzentrierte Sublimatlösung wie ebensolche Karbolsäurelösung ganz das gleiche anatomische Verätzungsbild setzen können und sich evtl. nur durch den charakteristischen Karbolgeruch voneinander trennen lassen, wurde bereits von LESSER hervorgehoben.

Die anatomischen Bilder der Magenveränderung bei Sublimatvergiftung sind außerordentlich wechselnd; sie stehen auch wieder nicht in unmittelbarem Abhängigkeitsverhältnis zur Giftdosis und der Krankheitsdauer; die örtlichen Wirkungen sind, wie die nachfolgende Tabelle zeigt, durchaus nicht direkt in Beziehung zu setzen zu der Größe der Giftgabe und der Art der Aufnahme des Lösungsmittels usw., es spielt neben dem jeweiligen Füllungszustand (quantitaiv und qualitativ) des Magens zweifellos die größte Rolle die Art und die Raschheit der vorgenommenen therapeutischen Maßnahmen (Magenspülungen usw.) wie auch die individuelle Disposition.

Hinsichtlich der Mitbeteiligung des Darmkanals glauben einzelne Autoren, daß sie im indirekten Verhältnis zur Schwere der Nierenerkrankung stünde, d. h. je schwerer die Niere geschädigt und damit die Ausscheidung des Sublimats aus dem Körper gehindert ist, um so stärker soll die ersetzende Ausscheidung durch den Dünn- und Dickdarm und damit die Ätzwirkungen in denselben sein.

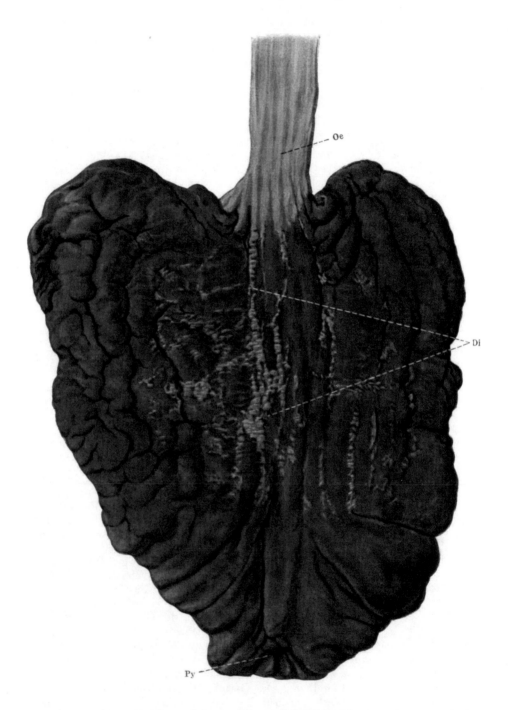

Abb. 23. 25jähriges Mädchen. Selbstmord mit 17 g Sublimat (!!) in Substanz. Tod nach 9—10 Stunden. Die Speiseröhre ist derb weißlichrötlich (Oe). Di die Schorfe der Längsfalten in der Magenstraße und in deren Umgebung, Py der nicht verschorfte Pförtnerteil und Anfang des ebenfalls hämorrhagisch verfärbten Duodenums. (Sammlung des Pathologischen Instituts am Krankenhaus Friedrichshain-Berlin.)

Tabelle über einige aus der Literatur ausgewählte Sublimatvergiftungsfälle hinsichtlich der dabei gefundenen Magenveränderungen.

Autor	Menge und Art der Giftaufnahme	Magenbefunde	Tod nach
KAUFMANN 30 jähr. ♂	8—10 g Sublimat, gelöst in 0,9% Kochsalzlösung	Ganz gleichmäßiger schleimig-krümeliger Belag von dunkelbraunem Aussehen	2 Std
SCHALL Fall 1. 24 jähr. ♀	2,5 g in Lösung (nachher Ertränkungsversuch)	Magenschleimhaut enorm geschwollen und stark fältige Längswülste mit schmutziggrauer Verfärbung, auf der Höhe der Falten graubraun	20 Std.
SCHÄFER Fall 4. 23 jähr. ♀	4 Sublimatpastillen à 1,0 in einem Glas Wasser gelöst (?)	Magenschleimhaut zeigt geringe Schwellung und fleckige Rötung, sonst ohne Besonderheiten	28 Std.
LESSER 27 jähriger ♂	Sublimat (Menge?) in Milch	Partielle Ätzung der Magenschleimhaut mit Defekten, mit kleinen Blutungen in deren Umgebung; im Fundus eine die ganze Magenwand durchdringende Nekrose	30 Std.
SCHÄFER Fall 5. 18 jähr. ♀	4 Sublimatpastillen à 1,0 in Wasser gelöst. ¼ Stde. später bereits Magenspülung	Geschwür an der großen Kurvatur 6 cm vor dem Pylorus, kreisrund, 2 cm im Durchmesser	6 Tage
KAPPESSER Fall 1. 34 jähr. ♂	10 g Sublimat in Wasser gelöst	Fundusschleimhaut bis zu 2 cm verdickt und in schmutzigrostfarbige bis braunschwarze verschorfte Massen umgewandelt; dazwischen Schleimhaut mit kleinen Blutungen	6 Tage
SCHÄFER Fall 2. 23 jähr. Gravida	25 g (!) Sublimat in Wasser gelöst	3:2 cm großer Schorf; in der Mitte der großen Kurvatur ein 3 cm betragender Defekt	7 Tage
SCHÄFER Fall 1. 37 jähr. ♂	2 Sublimatpastillen à 1,0 g in Wasser gelöst	Ekchymosen, kein Geschwür	7 Tage
KAPPESSER Fall 2. 21 jähr. ♀	1 Schluck 2%ige Sublimatlösung	Magenschleimhaut stark gequollen und gerötet, mit zähen Schleim bedeckt	7 Tage
FAGERLUND Fall 3. 2 jähr. ♂	1 Eßlöffel konzentrierte (6½%?) Sublimatlösung (≈ etwa 1 g?)	Schleimhaut stark injiziert, ekchymosiert, in der Gegend des Pylorus 2 runde trichterförmige bis zur Serosa vordringende Geschwüre	8 Tage
SCHALL Fall 2. 18 jähr. Gravida	6 Sublimatpastillen à 0,5 (gelöst? in Wasser)	Schwerste Verschorfungen der Fundushinterwand mit Phlegmone daselbst. Pylorus ziemlich frei	9½ Tage
STRASSMANN 18 jähr. Gravida (Lehrb. S. 482)	10 g Sublimat in einem Glas Wasser gelöst	Teils diffuse, teils inselförmige Rötung und Schwellung der Magenschleimhaut, eine Anzahl von Geschwüren, teils gereinigt, teils noch mit schwärzlich gangränösen Schorfen bedeckt	11 Tage
KAPPESSER Fall 3. 35 jährige ♀	Einige (?) Sublimatpastillen	Magenschleimhaut geschwollen, punktförmige Blutungen, sonst ohne Besonderheiten	13 Tage
SCHALL Fall 3. 19 jähr. Gravida	1 Angererpastille, 0,5 g. in einem Glas Wasser	Magenschleimhaut glatt, blaßgrau; nur in der Nähe des Fundus etwas stärkere Rötung	22 Tage

Was das anatomische Bild der Magenveränderungen betrifft, so findet sich in allen akut verlaufenden Fällen der oralen Aufnahme giftiger Queck-silberpräparate mindestens eine akut katarrhalische ödematöse Schleimhaut-schwellung mit zum Teil außergewöhnlicher Hyperämie, evtl. mit kleinen Ekchymosen und fleckigen Blutungen, in anderen·Fällen umschriebene oder diffuse Verschorfungen und diphtheritische Entzündungen oft außerordentlich schwer, seltener Geschwürsdefekte (vgl. umstehende Tabelle!).

Die schwersten Fälle von flächenhafter Sublimatverätzung sah WALBAUM experimentell bei der Einführung konzentrierter wäßriger Lösung (150—200 ccm einer 6,5%igen Sublimat-lösung), wobei der hungerleere Magen des Hundes dickwandig, starr, die Schleimhaut fast von schneeweißer Farbe erschien, wenig gefaltet und hart, dabei der Pylorus fest geschlossen. Auch in der menschlichen Pathologie hat man bei konzentrierten wäßrigen und alkoholi-schen Sublimatlösungen solche allerschwerste flächenhafte Verätzungen besonders auf der Schleimhauthöhe gefunden und zumal an der hinteren Magenwand (SCHALL, Fall 2), manch-mal ganz entsprechend dem Tierversuch WALBAUMS. In anderen Beobachtungen finden sich mehr streifig diphtheritische Verschorfungen von schmutzig rostfarbiger bis braunschwarzer Farbe auch wieder auf der Höhe der meist enorm hyperämischen Schleimhautfalten und endlich sehen wir Fälle, bei denen es durch rein lokalisierte Giftwirkung zur Bildung von Geschwüren gekommen ist; die letzteren Fälle sind nicht immer solche, in denen das Gift in Substanz aufgenommen wurde, wie offenbar bei einem nachher zu besprechenden Fall eigener Beobachtung, sondern es können solche Geschwürsprozesse auch bei Einfuhr von gelöstem Sublimat zustande kommen.

Wie die beigegebene Tabelle (S. 289) zeigt, fand LESSER bei Verabreichung von Subli-mat in Milch schon nach 30 Stunden Schleimhautdefekte, andere Forscher, wie FAGER-LUND, SCHÄFER usw. sahen größere und kleinere, zum Teil bis zur Serosa vordringende (FAGERLUND, Fall 3), ja sogar zum Durchbruch führende Geschwüre (ORTH, S. 751 bei einem 9jährigen Knaben) 6, 7 und 8 Tage nach Aufnahme des Giftes. Die Geschwürsprozesse sitzen wieder mit Vorliebe in der Regio pylorica und im Bereich der großen Kurvatur. SCHÄFER fand in dem einen Fall (Nr. 2, 23jähriges Mädchen) gleichzeitig noch neben einem umschriebenen 3:2 cm großen Schorf ein bereits ausgebildetes Geschwür in der Mitte der großen Kurvatur; direkt trichterförmig ähnlich den akuten und chronischen Magen-geschwüren beschreibt FAGERLUND (Fall 3) 2 Geschwüre in der Pylorusgegend 8 Tage nach der Aufnahme von einem Eßlöffel konzentrierter Sublimatlösung u. s. f.

Als Beispiel einer hochgradigen diffusen Einwirkung auf die ganze Magen-innenfläche diene Abb. 23; hier zeigen sich im Bereich einzelner Schleim-hautfaltenkämme sowohl im Bereich der Magenstraße wie auch auf den Nach-barfalten der Vorder- und Hinterwand zarte diphtherische Verschorfungen (Di), während das übrige Innere des Magens eine ganz übermäßige hyperämisch-hämorrhagische Schwellung der Schleimhaut aufweist. Der Pylorus (Py) und seine Umgebung ist nicht verschorft.

Eine Durchsicht der Tabelle, worin ich eine Anzahl von Literaturangaben zusammengestellt habe, in welchen sich sowohl die Giftmenge wie die anato-mischen Magenbefunde und die Krankheitsdauer genau angegeben vorfanden, zeigt, daß die aufgenommenen Giftdosen von 0,5 g bis zu 25 g schwankten, während die Krankheitsdauer von 2 Stunden (Fall KAUFMANN 8—10 g Sublimat in 0,9%iger Kochsalzlösung von einem 30jährigen Mann getrunken) bis zu 22 Tagen (Fall 3 SCHALL, Aufnahme einer einzigen Angererpastille = 0,5 g in einem Glas Wasser) sich erstreckte; nicht immer entspricht den größten Gift-dosen, wie das oben schon angedeutet wurde, der rascheste Verlauf und das schwerste anatomische Verätzungsbild.

In einer unserer Beobachtungen, die ich für besonders bemerkenswert halte und daher auch im anatomischen Magenbefund wiedergegeben habe (Abb. 24), hatte ein 54jähriger Mann 4 Sublimatpastillen in Wasser zu sich genommen und war nach 5 Tagen unter vollkommener Anurie verstorben.

Bei der Sektion 24 Stunden nach dem Tod fand ich den Magenüberzug nicht verändert, glatt und spiegelnd auch im Bereich des Pylorustrichters, als Inhalt ungefähr 350 ccm wäßriger braunroter mißfarbiger Flüssigkeit, die Schleimhaut im allgemeinen stark auf-gelockert, schon etwas mißfarbig, graugelb. Im Fundusteil finden sich an der Hinterwand ganz vereinzelte streifenförmige gelbliche Schleimhautverschorfungen (Di Sch); dicht vor dem Pförtner dagegen wird eine fast handtellergroße rundliche, makroskopisch gegen die umgebende Schleimhaut scharf sich absetzende braunschwarze und scheinbar vollkommen verschorfte Partie (V-Sch) festgestellt, in deren Bereich eine Verschieblichkeit des Schorfes gegenüber der Unterlage nicht mehr festzustellen ist; sie greift von der Hinterwand über die große Kurvatur noch erheblich auf die vordere Magenwand über. Der Pförtner selbst (Py) erweist sich stark zusammengezogen, undurchgängig, beim Aufschneiden die Schleim-

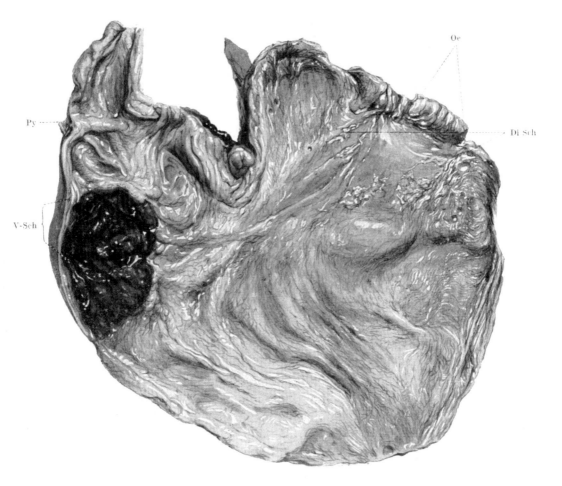

Abb. 24. Akute Vergiftung mit 4 Sublimatpastillen (Tod nach 5 Tagen). Eigene Beobachtung (Präparat der Sammlung des gerichtl.-med. Instituts München). Handtellergroße Verätzung und braunschwarze Verschorfung (V-Sch) an der großen Kurvatur dicht vor dem Pylorus (Py). Geringfügige streifige diphtherische Verschorfungen (Di Sch) an der Hinterwand des Fundusteiles. (Oe) Oesophagus. 54jähriger Mann, gerichtliche Sektion 20. Juli 1921.

haut nicht verändert, der Muskelring sehr dick. Im Zwölffingerdarm der gleiche übelriechende braunrote mißfarbige Inhalt, jedoch keine Verätzungen der Schleimhaut; im untersten Dünn- und Dickdarm dysenterieartige Veränderungen, außerdem die typischen Sublimatnieren.

Vermutlich hatten sich hier an der tiefsten Stelle des Magens vor dem Pylorus noch nicht gelöste Pastillenteile angelagert und bei der Lösung des Giftes durch lokale Ätzwirkung die Verschorfung hervorgerufen. Es muß auf der anderen

Seite aber darauf hingewiesen werden, daß eigentümlicherweise so ganz lokalisierte Schorfbildungen offenbar auch beim Einnehmen von vollkommen aufgelöster Giftsubstanz zustande kommen können, so (siehe Tabelle) im Fall 2 und Fall 5 von Schäfer und im Fall 3 von Fagerlund.

In der aufgestellten Tabelle findet sich nur einmal, und zwar bei der Beobachtung von Schall (Fall 2, 18jährige Gravida, die 6 Sublimatpastillen, a 0,5 g zu sich genommen hatte) neben schwersten Verschorfungen der Fundushinterwand flächenhafte phlegmonöse Prozesse.

Hier war die Magenschleimhaut stark geschwollen, hat eine eigentümlich rötlichgrüne, zum Teil auch mehr gelbliche Farbe. An der Hinterwand im Fundus finden sich ausgedehntere, noch ziemlich festhaftende, stark mit Gallenfarbstoff durchtränkte, offenbar nekrotische Stellen, die zum Teil eine langgestreckte Gestalt haben, den nekrotischen Schleimhautfalten entsprechen und auf größere Strecken bereits losgelöst sind. In der hier freiliegenden Submukosa findet sich eine dicke grünlichgelbe eitrige Infiltration. Die ganze Magenschleimhaut ist von einer gelblichen zähen dicken Schleimschicht bedeckt; der oberste Teil des Fundus in der Umgebung dieser verschiedenen nekrotischen Massen ist sehr stark gerötet. Auch in der Mitte der großen Kurvatur finden sich diese abgehobenen und intensiv gelb gefärbten nekrotischen Schleimhautfalten. Die Stellen ihres früheren Sitzes werden bezeichnet durch grünlichgelbe eiterähnliche Streifen, zwischen denen intensiv dunkelrote Streifen verlaufen."... (Leider fehlt eine mikroskopische Untersuchung der so veränderten Magenwand.)
Derartige sekundär phlegmonöse Prozesse, wie sie hier $9^1/_2$ Tage nach einer schweren Vergiftung zustande gekommen sind, scheinen bei Sublimatvergiftung etwas recht Seltenes zu sein.

Der Tod an Quecksilbervergiftung erfolgt bekanntlich meist unter den Erscheinungen der Niereninsuffizienz, seltener durch Peritonitis vom Magen oder von der schwer destruktiven Dickdarmentzündung aus!

Der mikroskopische Befund ergibt in den schwersten Fällen allgemeiner weißlicher bis grauweißer und schmutziggrauer Schleimhautverschorfung eine vielfach geradezu ideale Fixierung der ganzen Magenschleimhaut von der Oberfläche her, wie das besonders schön Walbaum in seinem Tierversuch festgestellt und wie es Schall in seiner Arbeit abgebildet hat; daneben sind außerordentlich erweiterte und gefüllte Magenschleimhautgefäße bis zu einer gewissen Tiefe reichend zu sehen, dann folgt eine Zone in hämorrhagischer Veränderung, die wahrscheinlich durch Diffusionswirkung des Sublimats nach der Tiefe zu verursacht ist. Schon bei 24stündiger Einwirkung hat Schall eine erhebliche Leukozytose in den Gefäßen und im Zwischengewebe verbunden mit starkem Ödem festgestellt, sowie Erscheinungen des Kernzerfalls und in der Submukosa sekundäre Gefäßthrombosen und Ödem.

In unserem abgebildeten und schon oben erwähnten Fall (Abb. 24) ergab die mikroskopische Untersuchung folgendes Bild:

Die Schleimhaut im Fundus zeigt fast vollkommene Abtötung, die Struktur ist wohl noch erhalten, aber keine Färbbarkeit festzustellen; das Zwischengewebe der Schleimhaut ödematös nach der Muskularis zu, die Venen und die präkapillären Gefäße übermäßig gefüllt ohne Vermehrung der Leukozyten, auch in der Submukosa die Venen riesig gefüllt. Entzündliche Infiltration ist nicht festzustellen, dagegen findet sich da und dort in der oberflächlichsten Schleimhautschicht und an der Oberfläche der nekrotischen Schleimhaut ein Fibrinfasergeflecht. Besonders bemerkenswert ist der handtellergroße schwarzbraune Schorf: An der Grenze desselben ist die Schleimhaut zum Teil abgestorben und vollständig kernlos, aber in ihrer Struktur erhalten, zum Teil färben sich die tiefergelegenen Drüsen und auch die Pylorusdrüsen noch ziemlich gut; die Submukosa wieder stark ödematös. In den Submukosagefäßen beginnt an der Schorfgrenze eine Nekrose der Gefäßwand, sowohl der Venen wie der Arterien unter starker Erweiterung der Lichtung, sobald sie in der Umgebung des Schorfes in dessen Bereich eintreten, dabei findet sich Durchsetzung der Wand und des perivaskulären Gewebes mit teils unveränderten Eiterkörperchen, teils zerfallenen Leukozytenkernen, im Lumen der Gefäße zum Teil erhebliche Leukozytenansammlung und feinfaserige Fibrinausscheidung.

Im Bereich des Schorfes (s. Abb. 24, V-Sch) selbst ist die Schleimhaut vollständig verschwunden, es findet sich nur die ausschließlich durch schollige und netzförmige Fibrinablagerung um das 3—4fache verdickte Submukosa. Das mächtige Fibrinlager, das zum Teil mit Blut durchsetzt (daher braunschwarz!) ist, zeigt teils grobbalkige, teils feinfaserige Beschaffenheit, es erstreckt sich nach der Seite zu noch ein Stück weit in die benachbarte Submukosa hinein, wo dieselbe auch noch von nekrotisierter, aber noch im Zusammenhang mit der Submukosa stehender Schleimhaut überkleidet ist. Wo noch Gefäße sichtbar sind, sind dieselben thrombosiert und nekrotisiert; nach der Muskularis zu beginnt allmählich eine stärkere Leukozyteneinlagerung teils flächenhaft, teils zwischen den Fibrinbalken und -netzen, sowohl die Fibrinabscheidung wie die eitrige Infiltration setzt sich noch fort bis hinein in die angrenzenden Teile der Muskelwand, die selbst auch beginnende Nekrose aufweisen. In dem intermuskulären Bindegewebe erstreckt sich das Ödem und in geringerem Grad auch die Leukozyteneinlagerung bis an die Serosa heran. Die oberflächlichen Teile des Schorfes zeigen eine hochgradige sekundäre Bakterieninvasion; stellenweise findet man auch dicke blutige Durchsetzung der oberflächlichen Schorfschichten und klumpige zerstörte Blut- und Blutpigmentmassen daselbst.

An der Grenze des Schorfes, die makroskopisch viel schärfer ist als im mikroskopischen Bild, findet sich noch keine Spur einer demarkierenden Entzündung, d. h. einer Granulationsgewebswucherung, offenbar weil der Vergiftete schon am 5. Tag an seiner schweren Allgemeinerkrankung und insbesondere an der sehr schweren Nierenschädigung zugrunde ging; auch in dem oben angeführten Fall 2 von SCHÄFER (mit der außerordentlichen Giftgabe von 25 g) fand sich beim Tod am 7. Tag in der Mitte der großen Kurvatur — also offenbar an der tiefsten Stelle (Isthmus?) — noch ein 3:2 cm großer Schorf. In anderen Fällen sind Schorfe schon abgestoßen gefunden worden, so z. B. bei FAGERLUND am 8. Tag, wo alsdann 2 runde trichterförmige Geschwüre vorhanden waren, die bis zur Serosa reichten und offenbar schon gereinigt waren; auch diese fanden sich im Pylorusteil lokalisiert, obwohl der Selbstmörder einen Eßlöffel voll konzentrierter Sublimatlösung zu sich genommen hatte. Auch in dem von STRASSMANN berichteten Fall (10 g Sublimat in einem Glas Wasser gelöst) fanden sich neben Verätzungen mit schwärzlich gangränösen Schorfen schon eine Anzahl von gereinigten Geschwüren; hier war der Tod am 11. Tag erfolgt und es handelte sich, wie nicht selten in solchen Vergiftungsfällen, um eine jugendlich schwangere Person.

Nicht unwichtig ist gerade für gerichtliche Fälle von Abtreibungen und Abtreibungsversuchen mit Sublimat, daß nach den Erfahrungen von GOLA, MIRTO und STRASSMANN (1) (SCHMIDTMANN: Lehrbuch Bd. 1, S. 856) das Sublimat intrauterin auch auf den Fötus übergeht; es würde also der positive Quecksilbernachweis im Fötus dartun, daß das Sublimat vor dem Abortus und nicht nach demselben — etwa bei therapeutischer Nachbehandlung — zur Anwendung gekommen ist, doch wäre der negative Befund nicht beweisend.

Was das Quecksilberoxyzyanat betrifft, so wirkt dasselbe nach CURSCHMANN weniger lokal ätzend auf Haut und Schleimhäute ein, entfaltet aber eine viel stärkere resorptive Giftigkeit als wie das Sublimat. Auch bei Oxyzyanatvergiftung ist baldiges Erbrechen blutiger oft bläulicher Massen und Magenschleimhautfetzen beobachtet worden.

Zum Schluß sei noch darauf hingewiesen, daß in der Literatur eine größere Anzahl von schwersten tödlichen Quecksilbervergiftungen beobachtet wurden, die durch medikamentöse Aufnahme von dem eigentlich unlöslichen und in therapeutischen Gaben ungiftigem Kalomel zustande gekommen sind (DÜRCK); offenbar kann Kalomel im Magendarmkanal unter bestimmten im jeweiligen Fall nicht immer bekannten Umständen zu Sublimat umgebildet werden und dann giftig wirken (WACHHOLZ).

In dem von DÜRCK berichteten Fall hatte das 8jährige Mädchen 4 Kalomelpulver à 0,08 g nacheinander genommen und war unter den schwersten Erscheinungen einer Quecksilbervergiftung und einer diffusen eitrigen Bauchfellentzündung verstorben. Neben einer ausgedehnten bandförmigen Verschorfung des unteren Ösophagus fand sich als Ausgangspunkt der Peritonitis eine hochgradige Schwellung und partielle Nekrose der Magenwand, die sogar zu einem postmortalen Durchbruch in die Bauchhöhle geführt hatte. Wie in der Mehrzahl der Fälle, so fand sich auch hier eine schwere diphtherische Quecksilberdysenterie im Dünndarm und ganz besonders im Dickdarm (oberen Dickdarm), sowie die typische Quecksilbernephrose (ausgedehnte Nekrose mit Verkalkung von Harnkanälchenepithelien), die, wenn sie auch nicht absolut pathognomonisch für Quecksilbervergiftung ist (Albert Heinecke), so doch neben dem sonstigen Befund mit großer Wahrscheinlichkeit die Diagnose stellen läßt. Die chemische Untersuchung des Magen- und Dünndarminhalts ergab durch Darstellung des Quecksilberjodids den Nachweis des Quecksilbers im Magen und Darminhalt. Ob in dem Dürckschen Fall der vier Tage vor dem Tod des Kindes durch einen Kuchengenuß entstandene Magendarmkatarrh die chemische Umwandlung des Kalomel in Sublimat bewirkt hat, bleibt unentschieden.

Solche tödliche Quecksilbervergiftungen durch Kalomeleinnahme sind auch mehrfach von anderen Forschern und auch einmal von uns gesehen worden.

Einen merkwürdigen Vergiftungsfall bei gleichzeitiger Aufnahme von Jodkalium und Kalomel beschrieb Klieneberger.

Derselbe sah einen 67jährigen Mann, der mehrfach Jodkalium und einmal 0,3 g Kalomel per os bekommen hatte, unter schwerfieberhaften Krankheitserscheinungen, die aber nicht dem Bild der Quecksilbervergiftung entsprachen (keine schwere Nephritis, keine Stomatitis, keine Darmstörungen!), sterben; bei der Sektion fand sich eine schwere, teils diffuse, teils lokal abszedierende Gastritis, die möglicherweise aus Verätzungen hervorgegangen sein konnte. Da offenbar weder die typische Quecksilbernephritis noch irgendwelche Darmveränderungen gefunden wurden, so trage auch ich gleich dem Forscher Bedenken, das anatomische Bild als Wirkung des evtl. im Körper gebildeten Quecksilberkaliumjodids zu erklären.

Daß sich andererseits aber unter gewissen Umständen Sublimat in eine ungiftige Verbindung umwandeln kann, zeigt ein eigenartiger von Möbius beschriebener Selbstmordversuch mit 3 g Sublimat und trotzdem erfolgten Ausgang in Heilung.

Die betreffende Frauensperson hatte 3 Sublimatpastillen zu 1 g in etwa $1/2$ l kalten Wassers in einem Aluminiumtopf zur Lösung gebracht; 10 Minuten später nahm sie von dieser Lösung einen Mund voll, schluckte einen Teil davon hinunter, während sie sehr wenig davon wieder ausspie; sie erhielt dann reichlich Milch als Gegenmittel, erbrach 20 Minuten später mehrmals, wobei die Milch durch das Eosin rosa gefärbt war. Der herbeigeholte Arzt stellte fest, daß der im Topf noch befindliche Giftrest etwa 300 ccm betrug. Die klinischen Erscheinungen bestanden am nächsten Tag nur in geringen Leibschmerzen, dreimaligen dunkelbraunen breiigen Stuhlabgang, der Urin war ständig eiweißfrei! Zweifellos war in diesem Fall, wie ergänzend Dr. Mann mitteilte, die Sublimatlösung in dem Aluminiumtopf in ungiftiges Quecksilberamalgam unter Zersetzung des Sublimats umgewandelt worden. so daß nach 10 Minuten in der Lösung nur noch Spuren von Sublimat (oder gar keines mehr) vorhanden waren!

Hinsichtlich der Giftwirkungen anderer ätzender Metallsalze sei nochmals an die Versuche von Roth (1) mit Argentum nitricum in Pillenform eingeführt erinnert, wobei in den Kaninchenmägen ganz entsprechend den chronischen Magengeschwüren des Menschen sich verhaltende Geschwürsprozesse (terassenförmiger Abfall, fehlende Heilungsneigung usw.) entstanden!

Ein kurzer Hinweis auf Ätzwirkungen bei der Arsenvergiftung soll auch nicht unterlassen werden, wenngleich das Auftreten von Magenverätzungen dabei ganz inkonstant ist.

Harvay (angeführt bei Schumburg) hat unter 197 Arsenvergiftungen 150mal einfache Entzündung, 10mal Geschwürsbildung und 2mal die Schleimhaut brandig zerfallen angetroffen. Taylor führt 3 Fälle von Durchbruch bei Arsenvergiftung an und Vezin hat dabei Perforation im Duodenum gesehen.

Frühere Untersucher wie Seidl, Lesser, Dittrich u. a. zählten die arsenige Säure zu den direkten Ätzgiften; nach den neueren Anschauungen über die Arsenwirkung (Heffter, Straub, Boehm und Untersberger, sowie Pistorius u. a.) aber handelt es sich nicht um eine primäre Ätzwirkung, sondern um die Einwirkung auf den Gefäß- und Gefäßnervenapparat, indem es zur Gefäßlähmung, Stase und Plasmaaustritt und sekundärer Nekrose des

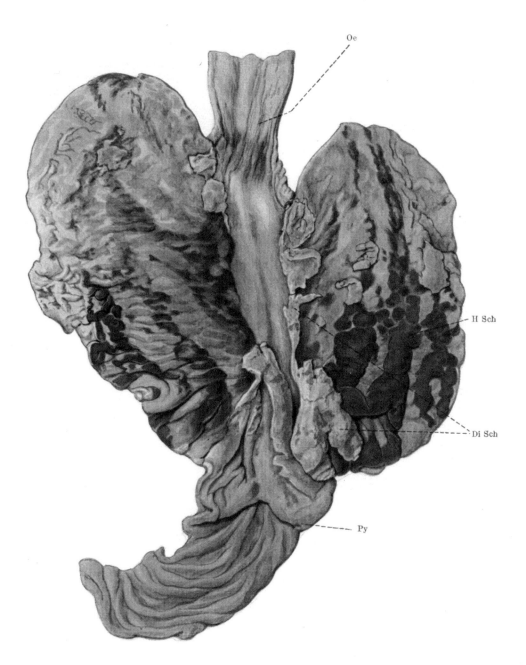

Abb. 25. Hochgradige Magenverätzung bei Selbstmord eines 45jährigen Mannes. Aufnahme von 4 g arsenige Säure, Tod nach etwa 8 Stunden. Der Ösophagus (Oe) zeigt keine Ver- ätzung, dagegen findet sich die ganze Magenschleimhaut ganz außerordentlich schwer verändert; sie ist im allgemeinen geschwollen, zum Teil ist sie im Bereich der verdickten Längsfalten (H Sch) ausgesprochen hämorrhagisch infiltriert, zum Teil verlaufen von der Kardia zum Pylorus dicke membranöse alleinstehende oder zusammenfließende Beläge (Di Sch). Sowohl der Pylorus (Py) wie auch das Duodenum sind aber in diesem schon etwa 8 Stunden nach der Giftaufnahme zum Tode führenden Fall nicht „verätzt". (Sammlung des Pathologischen Instituts am Krankenhaus Friedrichshain-Berlin.)

Gewebes kommt. LIEBERMANN hat bei seinen Vergiftungsversuchen mit Arsen 12mal Gerinnselbildungen in den verschiedensten Gefäßprovinzen beobachtet. SCHUMBURG fand bei Arsenvergiftung stets die Magenschleimhaut nur gerötet, entweder in ganzer Ausdehnung bei gleichzeitiger Lockerung und Schwellung der Schleimhaut und Submukosa oder aber nur teilweise in Form von Punkten und Strichen, die meist an der großen Kurvatur im Fundus oder an der hinteren Magenwand — jeweils auf der Höhe der Falten — zu finden waren, und zwar

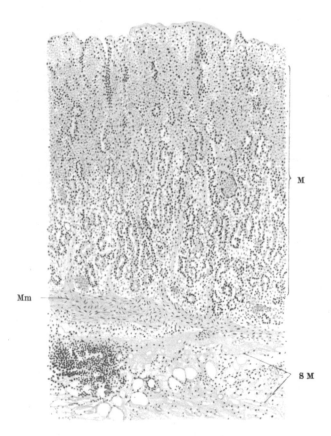

Abb. 26. Aus Präparat Abb. 23. Leitz Ok. 1, Obj. 3, Tubuslänge 150 mm. (Formolfixierung. Paraffinschnitt. Hämatoxylin-Eosin.) Die ganze stark verdickte Schleimhaut (M) ist hämorrhagisch infiltriert von der Muscularis mucosae (Mm) nach der Schleimhautoberfläche an Stärke zunehmend bis in den obersten Schichten überhaupt keine spezifischen Schleimhautbestandteile mehr festzustellen sind, das in das Zwischengewebe ausgetretene Blut ist noch vollkommen gut erhalten, die Schleimhautgefäße bis hinauf außerordentlich erweitert. Die ganze Submukosa (SM) zeigt diffuses Ödém.

angeblich sowohl bei Vergiftung vom Munde aus wie auch bei andersartiger Beibringung, z. B. subkutan infolge sekundärer Ausscheidung durch die Magenschleimhaut. Auch PISTORIUS fand experimentell nur Abschuppung des Magenepithels, nie Geschwüre, nur einmal fettige Degeneration; er hatte arsenige Säure in wäßriger Lösung teils subkutan, teils intravenös[1]) und teils in den

---

[1]) WÄTJEN hat langsame intravenöse Infusionen von wäßriger arseniger Säure bei Hunden vorgenommen (5 Tiere starben bei der ersten, 2 bei der zweiten nach 11 Tagen

Magen der Versuchstiere eingebracht und immer die gleichen Befunde erhoben; im Dünndarm fand er bei stomachaler Einverleibung pseudomembranöse Auflagerungen, wie sie auch LESSER so typisch abbildet (Atlas, Abt. I, Tafel 14). HEILBORN hat bei Arsenvergiftung das Blut der Magenwandvenen angeblich schokoladefarbig (Methämoglobinbildung) vorgefunden aber nur bei stark saurem Magensaft.

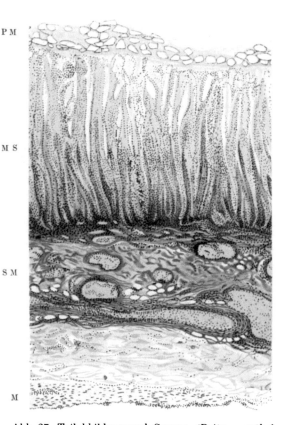

Auch ROTH (2) hat bei Einführung einer konzentrierten wäßrigen arsenigen Säure niemals ätzende Wirkungen beobachtet, wie sie bei schwachen oder verdünnten Mineralsäuren konstant sind, dagegen hat er bei experimenteller Vergiftung durch Einführung von Giftsubstanz einen echt entzündlichen Zustand des Magens, d. h. katarrhalische, hämorrhagisch-kruppöse oder diphtherische Veränderungen nachweisen können, allerdings war auch unter diesen Umständen der Magen manchmal frei und erst das Duodenum erkrankt.

Einen derartigen seltenen Fall einer teils hämorrhagischen teils membranös-diphtherischen Magenverätzung durch 4 g arsenige Säure kann ich auch mit der Abb. 25 anführen.

Daß es sich bei diesem Fall im Bereich der hämorrhagisch geschwollenen Partien um eine schwere blutige Infiltration handelt, zeigt die mikroskopische Abbildung aus einem Präparat der bezeichneten Stellen (Abb. 26).

Abb. 27. Teilabbildung nach SCHALL. (Beitr. z. pathol. Anat. u. z. allg. Pathol. Bd. 44) Schnitt durch die hämorrhagisch geschwellte Magenschleimhaut (MS) mit der aufgelagerten fibrinösen Pseudomembran (PM), welche in zahllosen (jetzt leeren) Lücken die Kristalle der arsenigen Säure einschloß. Die ganze Submukosa außerordentlich hyperämisch und serös durchtränkt. Die Muskularis (M) ist nur in ihrer innersten Lage wiedergegeben.

Es ist nach dem jetzigen Stand unserer Kenntnisse aber sicher, daß nur dann, wenn Arsen in Substanz und in größerer Menge eingenommen worden ist, durch die lokale Wirkung des im sauren Magensaft sich nur langsam auflösenden Giftes Prozesse bis zu den schwersten diphtheritischen Verschorfungen

vorgenommenen Einverleibung) und die histologischen Organveränderungen dabei studiert; von Magenveränderungen erwähnt er nichts, dagegen berichtet er über nekrobiotische Prozesse in den Gaumenmandeln, den Lymphknötchen der Milz, verschiedener regionärer Lymphknoten und des lymphatischen Apparates des Magen-Darmkanals. Degenerative Leberveränderungen fehlten am Parenchym, andererseits zeigten die Kupferschen Sternzellen sowohl Erythrophagozytose wie auch Kernzerfall und auch sonst ergab sich eine deutliche Beeinflussung des retikulo-endothelialen Apparates.

und zu sekundären Ätzgeschwüren entstehen können, wie dies u. a. die Beobachtungen von ROTH und SCHALL gezeigt haben.

SCHALL hat z. B. auch echte Pseudomembranen in einem, 11 Stunden nach Arsensubstanz-
aufnahme tödlich endenden Fall vorgefunden; mikroskopisch charakterisiert durch direkte
Mortifikation der Oberflächenepithelien und Abscheidung von Fibrin in dichter Durchflechtung mit den nekrotischen Massen. In der Pseudomembran fand SCHALL große
Massen von Arsenkristallen, die die Pseudomembran und die Schleimschichte durchsetzten. Als direkte Wirkung des Giftes wurden die Kapillaren in der Tiefe der Mukosa
strotzend gefüllt gefunden und zahlreiche Blutungen, die aber nirgends nach der Oberfläche zu durchbrachen; Submukosaödem und mäßige Vermehrung der Lymphozyten
und Leukozyten auch innerhalb der Blutgefäße (aber ohne Randstellung), sowie Hyperämie
der Muskularis und der Serosa vervollständigte das Bild.

Zur Diagnose am Sektionstisch [1]) sei darauf hingewiesen, daß bei Arsen-
substanzaufnahme durch die der Schleimhaut aufgelagerten zähen Schleimballen oft rote Flecken und kleine Geschwüre
bedeckt sein können und in den Schleimballen
finden sich dann mikroskopisch die Kristalle
der arsenigen Säure in der typischen okta-
edrischen Form (s. Abb. 28).

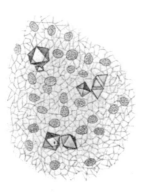

Man hüte sich übrigens bei dieser Feststellung besonders bei älteren und ausgegrabenen Leichen vor der Verwechslung mit Leuzin- und Thyrosinkristallen,
ferner hat ORFILA auf eigenartige, glänzende, offenbar
aus Eiweiß bestehende Körner hingewiesen, die
sich unter gewissen Umständen im Magendarmkanal
Vergifteter vorfinden sollen, die aber nicht beweisend
für Arsen sind.

Ich füge noch endlich einen Selbstmordfall von
akuter Vergiftung mit einem Arsenpräparat
(mit Schweinfurtergrün = arsenigsaures +
essigsaures Kupfer) bei, der sowohl im Bereich
der Magenstraße (MSt) wie auch der Vorder-
und Hinterwand flächenhafte hämorrhagisch geschwollene Schleimhautteile aufweist (Abb. 29).
Manchmal findet man im Erbrochenen und auch
noch bei der Sektion in den Schleimauflagerungen
die charakteristischen grünen Giftpartikel vor!

Abb. 28. Typische Arsenik-
kristalle in Oktaederform aus
einer kruppösen Dünndarmauf-
lagerung [frisches Präparat
(Tod nach 20 Stunden)]. (Nach
LESSER. Atlas der gerichtl. Med.
1. Abt.)

Nach HOFMANN, MAYERHOFER und MEIXNER sind auch vielfach schon bei Vergiftung mit Bariumsalzen, besonders Bariumkarbonat und dem besonders
leicht löslichen und gefährliche Chlorbarium, diese im Magen und Dünndarm
gefundenen Salze bei der Sektion für Arsen gehalten worden; diese Präparate
verursachen aber keine Magenverätzungen. Endlich haben noch SEYDEL,
SCHUMBURG und BUCHNER darauf aufmerksam gemacht, daß offenbar als
Produkt der Fäulnis bei exhumierten Arsenleichen Schwefelarsen auch auf
der Serosa von Magen- und Darmwand als feines gelbes Pulver niedergeschlagen
gefunden werden kann.

Eine weitere Vergiftungsart, bei der allerdings noch weniger regelmäßig
Magenveränderungen vorkommen, ist die Phosphorvergiftung, der überhaupt
heutzutage eine größere praktische Bedeutung nicht mehr zukommt, weil die
giftigen Phosphorzündhölzer nicht mehr hergestellt werden; andererseits sind

---

[1]) VIRCHOW hat bereits, was den Dünndarmbefund anbetrifft, auf die vollkommene
Übereinstimmung des anatomischen Bildes bei der Arsenvergiftung mit demjenigen bei
der asiatischen Cholera hingewiesen — das gilt auch heute noch.

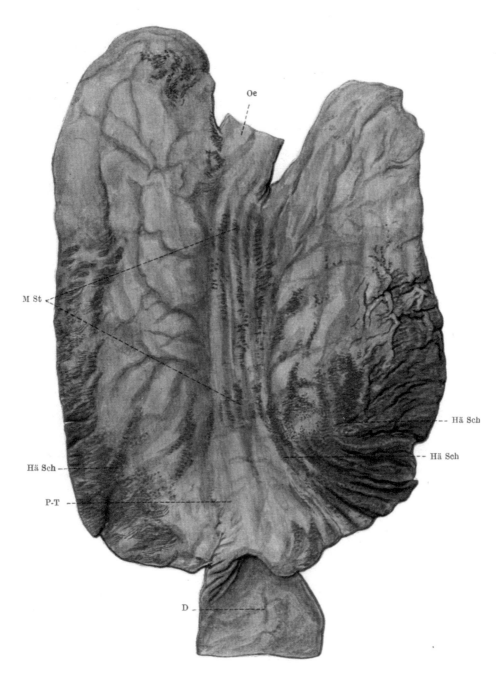

Abb. 29. Schweinfurtergrünvergiftung. Hämorrhagisch streifige Verätzung (HäSch) im Pylorusabschnitt der Vorder- und Hinterwand wie auch im Bereich der Magenstraße (MSt), der Pförtnertrichter (P-T) selbst ist frei, das Duodenum (D) leicht entzündlich gerötet. Suizid. 60jähr. Frau. Tod etwa nach 4 Stunden. (Sammlung des Pathologischen Instituts am Krankenhaus Friedrichshain-Berlin.)

aber Zufallsvergiftungen oder Morde durch Phosphorlatwerge und -pillen
(Rattengifte) auch sehr selten — im Feld wurden erstere mehrfach beobachtet.

Nach der übereinstimmenden Schilderung der Beobachter zeigt bei innerlicher Phosphorvergiftung die Magenschleimhaut ebenfalls eine mehr oder weniger hochgradige fettige Ent-

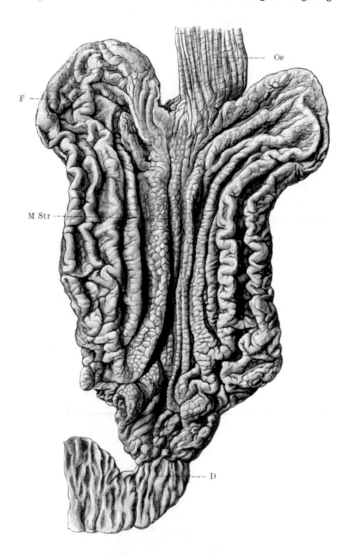

Abb. 30. Fast totale Magenverätzung durch Chlorzinklösung. 39 jähr. Frau. Selbstmord.
Tod nach 7 Stunden. Oe Speiseröhre, F Magenfundus weniger verätzt, am stärksten
die kleine Kurvatur (MStr) einschließlich des Pylorustrichters. Das Duodenum (D)
wieder frei. (Sammlung des Pathologischen Instituts am Krankenhaus Friedrichshain-
Berlin.)

artung, wie sie in den parenchymatösen Organen neben der Neigung zu Blutungen als kon-
stanteste Erscheinung beobachtet wird (Leber, Niere, aber auch Herz- und Körpermusku-
latur). Die Schleimhaut des Magen erscheint dabei schon makroskopisch getrübt und manchmal fast milchig oder gelblich weiß. Besonders verfettet seien dabei die Magendrüsen der
Fundusregion.

Von anderen ätzenden Metallsalzen sei an die Verätzung durch Chlorzink erinnert, über die MATZDORF 1910 eine umfassende Zusammenstellung
von 40 Fällen gegeben hat.

Bei Chlorzinkvergiftungen, die zum Teil bei medizininaler Anwendung, zum Teil aber
als Selbstmordversuche, selten (HABERDA: Lehrbuch S. 773) als Morde oder Mordversuche
zustande kommen, und die ganz besonders häufig in England zur Beobachtung kommen
(VÉBER), bilden sich selbst bei 50%iger Lösung niemals äußere Ätzschorfe an Lippen usw.,
dagegen an den Schleimhäuten des Verdauungskanals alle Stadien der Entzündung von
Hyperämie bis zur Schorfbildung; es fehlt jedoch eine pathognomonische Beschaffenheit
der Ätzschorfe, stets findet sich bei Chlorzinkverätzung Nephritis. KOREWSKY fand 7 Wochen
nach Vergiftung mit 50 g Chlorzinklösung Spätperforation des Magens im Fundus
neben der Kardia und diffuse Peritonitis; übrigens war der Magen sonst schon stark narbig
geschrumpft.

Auch hier bin ich durch die Freundlichkeit des Herrn Kollegen PICK in der
Lage das seltene Magenbild einer derartigen schweren rasch zum Tode führenden
Chlorzinkverätzung zu bringen. Speiseröhre (Oe) und der größte Teil der Magen-
wand (F und MStr) waren fast weiß und wie gegerbt befunden! (Abb. 30.)

Die experimentellen Untersuchungen von MATZDORF an Kaninchen mit 5—25%iger
Lösung ergaben im Magendarmkanal teils grauweiße, teils hämorrhagisch infiltrierte derbe
Ätzschorfe, nie direkte Erweichungen oder Ablösungen der Ätzschorfe.

HARNACK und HILDEBRANDT haben bei einer Katze sofort nach dem Tod 3 g Chlorzinklösung in den Magen eingeführt und nach 24 Stunden nicht nur völlige Verätzung der
Magenschleimhaut sowie der Dünndarmmukosa und Starre der Magenschleimhautfalten
festgestellt, sondern auch eine Diffusionsverätzung der linken Leberlappens, was also die
starke Weiterwirkung des Chlorzinks auch auf die abgestorbene Magenschleimhaut beweist.

Einige wenige Fälle von Kupfersulfatvergiftung sind beobachtet; teils
handelt es sich (REICHMANN und BAUMANN) um Aufnahme kristallinischer
Substanz, wobei Erbrechen blauer Massen beobachtet wurde (MASCHKA), teils
wurde eine Lösung von Kupfersulfat getrunken (WACHHOLZ):

In beiden Fällen kommt es zu sehr starker Verätzung; WACHHOLZ beschreibt die Magenschleimhaut trocken, wie gekocht und brüchig, ebenso diejenige des Duodenums, während
in dem Fall von REICHMANN und BAUMANN infolge der Anlagerung der Kristalle die Verätzung lokal an der Grenze von Fundus und Antrum pyloricum lag. Ob die von BAUMANN
bzw. RÖSSLE festgestellten hellroten Totenflecke etwas Spezifisches sind (basisches Kupfer-
parhämoglobin ist hellrot), läßt sich nicht beurteilen. Die Verätzungen selbst beschreibt
BAUMANN mikroskopisch als vollkommene Nekrosen, innerhalb welcher nur einzelne Drüsenschläuche noch erhalten, d. h. kernhaltig gefunden werden. Er fand, da der Tod erst nach
30 Stunden eintrat, schon in der Submukosa eine demarkierende entzündliche Grenzzone.

Auch bei Salpetervergiftungen, von denen einzelne Fälle beobachtet worden sind,
fand man klinisch Magenschmerzen, Erbrechen blutiger Massen, Leibschmerzen und blutige
Durchfälle und bei der Sektion akute katarrhalische und hämorrhagische
Gastritis mit umschriebenen Ätzungen, ebenso auch im Duodenum. In einem von
LESSER mitgeteilten Fall wurden statt Bittersalz 3 Eßlöffel Kalisalpeter genommen und
es starb die 46jährige Frauenperson nach 12 Stunden.

Mangan, mehr bekannt durch seine zerebralen Wirkungen bei chronischer Vergiftung,
wirkt auch akut in der Form des KMnO4 in wäßriger Lösung heftig ätzend im Pharynx
und Larynx wie auch auf die Magenschleimhaut. SIEGEL (Lit.) sah unlängst bei Selbstmord
(5 g in Wasser gelöst, Tod nach 50 Std.) schwere Magenwandphlegmone neben Nieren-,
Leber- und Herzmuskelentartung.

d) Sonstige schwächere Ätzgifte.

Neuerdings haben Vergiftungen mit Barium- und Fluorverbindungen
die Aufmerksamkeit erregt; bei den giftigen Bariumpräparaten (Chlorbarium
und Bariumkarbonat) sind die klinischen Erscheinungen sehr ähnlich denjenigen der Fluor- und auch der Arsenvergiftung.

WOLFF beschreibt bei Bariumvergiftung nur Hyperämie und Blutaustritte in den
verschiedensten Organen, besonders in den Schleimhäuten des Magendarmkanals, während
KRAFFT, SEIDEL, MAYRHOFER und MEIXNER eigenartige körnige oder „gelblich-weißliche
kesselsteinartige Beläge" auf der Magenschleimhaut festgestellt haben. Die Verwechslung
mit Arsenvergiftung liegt beim Sektionsbefund nahe; MAYRHOFER und MEIXNER haben den

gleichen Magenbefund erhoben aber besonders auf die differentialdiagnostische Wichtig-keit des leeren und spastisch zusammengezogenen Darmkanals hingewiesen im Gegensatz zur Arsenvergiftung, bei der der Darm mit dünnflüssigem grauschleimigem Inhalt schwappend gefüllt ist; außerdem beobachteten sie, daß die Magenserosa hochgradig klebrig trocken erschien. (Rattengifte z. B. Antimyon enthalten reichlich Bariumkarbonat!) Die Wirkung der giftigen Bariumsalze beruht in einer spastischen Zusammenziehung der glatten Muskulatur des Magendarmkanals und auch des Gefäßapparates, im klinischen Bild treten neben den gastrointestinalen Erscheinungen die hochgradige Schwäche, Muskel-krämpfe und Muskellähmungen in den Vordergrund.

Bei Fluorverbindungen hat nach Birch-Hirschfeld (Lehrbuch) King nach 35 Minuten durch 15 g Fluorwasserstoffsäure den Tod eintreten sehen und fand im Magen schwärzliche Verfärbung der Schleimhaut. Der dabei erhobene Befund von sauer reagierendem Blut im Herzen dürfte wohl ebenfalls (siehe oben bei Salzsäure!) auf postmortale Wirkung zurückzuführen sein. Kockel und Zimmermann haben aber in 3 Fällen nur geringe Magen-verätzungen und nur mikroskopisch kleinste Blutungen sowie vereinzelte leukozytäre Infiltrate festgestellt, auch Herwart Fischer sah kürzlich bei Fluornatriumvergiftung nur geringe uncharakteristische Entzündungserscheinungen im Magen mit kleinen Ober-flächendefekten.

Dagegen glaubt neuerdings Rästrup (Literatur), der eine Familienvergiftung bei 5 Personen mit 2 Todesfällen mitteilt, als „scharf charakterisierte Erscheinungen" hämor-rhagisch - katarrhalische Entzündung des Magens und Dünndarms bei Vergiftungen mit Fluorpräparaten ansprechen zu dürfen, ähnlich wie auch Krausse (l. c.). Der im Magen bei akuter Vergiftung gefundene Inhalt stellt sich als eine mehr oder minder blutigrote bis schokoladenfarbige Flüssigkeit von saurer Reaktion dar. Die Vergiftungen kamen zustande teils durch Verwechslungen von Kochsalz mit Natriumfluorid, oder aber durch absichtliche oder zufällige Vergiftung mit fluorhaltigen (mitunter auch gleichzeitig arsenhaltigen) Ratten- und Mäusevertilgungspräparaten: Orwin, Erun, Plagin, Rawasol, Mausex usw. Auch das in den Brauerei- und Brennereibetrieben als Desinfektionsmittel verwendete Montanin (28—30% freie Kieselwasserstoffsäure enthaltende Flüssigkeit) hat schon mehrfach zu Vergiftungen geführt (Kratter, Krausse, Rosner, Späth).

Nach Rästrup wird der qualitative Fluornachweis leicht in der Weise geführt, daß man Teile der betreffenden Leichenorgane fein zerschneidet, vorsichtig röstet, zerreibt und in einem Bleitiegel das Pulver mit einigen Kubikzentimeter konzentrierter Schwefelsäure versetzt; die dabei aufsteigenden stark stechenden und Husten erzeugenden Dämpfe läßt man auf eine über den Tiegel gelegte Glasplatte einwirken, die man in dünner Schichte mit Wachs überzogen hat, in welch letztere man mit einem Hornstift Zeichen oder Buchstaben bis auf das Glas eingeritzt hat. Die Flußsäuredämpfe ätzen dann an diesen freiliegenden Stellen die Glasplatte, was sich nach Entfernen der Wachsschicht sehr deut-lich zeigt.

Während im allgemeinen bei den innerlichen Vergiftungen durch chlorsaures Kalium im Vordergrund des anatomischen Bildes die charakteristische Methämoglobinbildung steht, haben Grünfelder und Sudeck, ebenso wie auch Brouardel und l'Hote säureähnliche Ätzeffekte und Sudeck 5 ziemlich frische Geschwüre der Magenschleimhaut festgestellt. Grünfelder fand sogar 12 bis pfennigstückgroße Geschwürsdefekte im Magen; es bleibe dahingestellt, ob eine direkte Ätzwirkung vorliegt, oder ob infolge der Blutveränderung lokale Kreislaufstörungen zur Geschwürsbildung führen.

Als besonders seltene Beobachtungen führe ich Magenverätzungen durch den ver-sehentlichen Genuß von Sprengstoffen an, wie solche Meixner und Mayrhofer mit-teilten: Verzehren von einer nach Wurstart in Pergament eingehüllten Sprenggelatine-patrone — schwere gastrointestinale Erscheinungen — Tod nach 6 Stunden. Die Toten-flecke waren grauviolett, die Magenoberfläche blaßrot, die Magenwand weich gequollen, im Grund rötlich graubraun, im Pförtnerteil mehr graurot. Andererseits hat Reach 2 Fälle von angeblicher Chedditvergiftung beschrieben, wobei die Leute das Sprengstoff-pulver für Polenta hielten und sich davon eine Suppe kochten; sie starben nach 3 Tagen unter den Erscheinungen der Methämoglobin- und Hämatinbildung. Da Cheddit aus Nitro-naphthalin, chlorsaurem Kalium und Rizinusöl besteht, so wird wahrscheinlich die zweitgenannte Substanz die tödliche Wirkung hervorgebracht haben.

Bei akuten Alkoholvergiftungen, wie sie sowohl experimentell (Wal-baum, Ebstein, Strauss, Sternberg usw.) als auch in menschlichen Ver-giftungsfällen (Lesser u. a.) zur Beobachtung kamen, finden sich nur die Er-scheinungen einer erheblichen akuten katarrhalisch hämorrhagischen Gastritis.

Z. T. konnte Sternberg (1) mit 96% Alkohol bei Meerschweinchen flächenhafte Ver-schorfungen und typische terrassenförmig abfallende mit strahligen Narben ausheilende tiefe Geschwüre erzeugen! Dagegen hat Walbaum in seinem Tierversuch die ganze

Schleimhaut mit ablösbaren geronnenen Schleimbelägen versehen (keine entzündlichen Pseudomembranen!) gefunden und den absoluten Alkohol noch $^3/_4$ m weit durch den Pylorus hindurch im Dünndarm nachgewiesen, auch hier katarrhalische Entzündung erzeugend. Im mikroskopischen Präparat fand WALBAUM ebenso wie auch EBSTEIN die Schleimhaut erhalten, insbesondere auch im Fundusteil die Hauptzellen gut hell und farblos, die Belegzellen zum Teil vakuolär. Es ließ sich außerdem eine übermäßige Hyperämie in der Schleimhaut und Submukosa und in letzterer auch die Neigung zur Bildung weißer oder gemischter Thromben feststellen. Die Anordnung der verschiedenen Tierversuche entspricht ja kaum jemals den praktischen Vergiftungsfällen beim Menschen!

In diagnostischer Beziehung ist bemerkenswert, daß LESSER bei ganz akuter Alkoholvergiftung durch unsinnigen Bier- und Kognakgenuß bei der Sektion keinen Geruch nach Alkohol mehr feststellen konnte, sondern einen zwiebelähnlichen Geruch nach Merkaptan. Nach BOEHM (S. 227) verbrennt Äthylalkohol nach mäßiger Zufuhr im menschlichen Körper zu etwa 90% der eingeführten Menge, während der Rest großenteils unverändert zur Ausscheidung gelangt.

Mehrere Beobachtungen von innerlicher Chloroformvergiftung berechtigen zu dem Hinweis auf die bei dieser Vergiftungsart auftretenden Magenveränderungen, sowohl die klinischen Beobachtungen von SCHELCHER, SCHÖNHOF, LESSER, HIRSCH, ROTH, STERNBERG u. a., wie auch die experimentellen Untersuchungen von SCHÖNHOF und STERNBERG haben gezeigt, daß an Stärke schwankende Verätzungen und Entzündungen der Speisewege bei innerer Chloroformvergiftung vorkommen können.

In dem ganz merkwürdigen Fall von SCHELCHER waren so schwere Verätzungen der Magenschleimhaut, ja auch der Submukosa und Muskularis, vorhanden, daß sicher die Vermutung berechtigt ist, es könnte sich um eine gleichzeitige Vergiftung von Chloroform und Salzsäure gehandelt haben; bemerkenswert ist, daß sich ungefähr in der Mitte zwischen großer und kleiner Kurvatur gürtelförmig den Magen umkreisend (Isthmus von ASCHOFF und GRUBER?) eine stark ausgedehnte Verschorfung der Magenschleimhaut vorfand, die Schorfe waren flache, derb sich anfühlende Wülste, deren Oberfläche teils schmutzig graugelb, teils dunkelrot erschien. Dementsprechend ergab die mikroskopische Untersuchung bis in die Muskularis hineinreichende Schleimhautnekrose, auch die Arterienwände teilweise in Nekrose begriffen mit Leukozyten durchsetzt und mit Thrombenbildung (viel Fibrin) auch in den Venen Wandnekrose und fibrinreiche Thrombosen und an Stelle der zerstörten Schleimhaut da und dort ein Fibrinnetzwerk. Als sonstigen Befund ergab sich (Tod 5 Tage nach der Vergiftung!) ein rechtsseitiges Empyem, doppelseitige hämorrhagisch-bronchopneumonische Herde in den Unterlappen und Nekrosen der Rachenschleimhaut, also ein ganz außerordentlich schwerer Befund, wie ihn die anderen Fälle nicht in dieser Form aufweisen! Zur Unterstützung der Diagnose sei noch auf die starke fettige Entartung des Herzens, der Leber und der Nieren bei akuter und subakuter Chloroformvergiftung hingewiesen, die sich fast stets vorfand.

SCHÖNHOF hat an Kaninchen und Hunden nach mehrtägiger Hungerperiode die innere Einwirkung von Chloroform allein, sowie von Gemischen von Chloroform-Kampferöl und Chloroform-Alcohol absol. studiert; er fand fast stets in wechselndem Grade entzündliche Prozesse, mitunter bis zum Grund der Magendrüsen reichende Nekrose, besonders schwer waren die Verfettungsvorgänge bei Chloroform-Kampferölvergiftung. — Auch HIRSCH hat nach dem Genuß von 40 g reinem Chloroform Tod nach 7 Tagen, schwerste Verätzungen im Magen und auch im Jejunum festgestellt; gerade auch die Untersuchungen SCHÖNHOFS zeigen uns die Wichtigkeit des jeweiligen Magenfüllungszustandes im Hinblick auf die örtliche Wirkung.

Die innerlichen Vergiftungen durch Benzol (BUCHMANN, HETZER), Benzin (JAFFÉ) und Benzinersatz (FRAGMUTH, CURTIUS) zeigen übereinstimmend, daß hierbei keine Ätzwirkungen beobachtet werden, nur der Fall von HETZER macht hier scheinbar eine Ausnahme.

Nach HETZER hat ein 41jähriger Mann versehentlich einige Schluck Benzol getrunken, erkrankt an akuter Gastritis, angeblich ohne Verätzung der Mund-Rachenwege, muß aber 3 Wochen später wegen absoluter Pylorusstenose gastroenterostomiert werden, bei welcher Operation die Magenwand 1 cm dick und wulstig verändert erschien. Nach JAFFÉS Beobachtungen und Versuchen kommt es bei langsamer Resorption von Benzin vom Magen aus zu degenerativen Prozessen in Leber und Niere und hämorrhagischer Lungenentzündung, dagegen bei rascher Aufsaugung zu schweren Lungenblutungen. Das Vorkommen von Geschwürsprozessen ist also nicht erklärt. — FREIMUTH hat auf den großen Unterschied der Wirkungen einerseits des Benzins und Benzols und andererseits des

Benzinoforms hingewiesen, da die ersten Präparate chlorfrei sind, während das letztgenannte Präparat Tetrachlormethan darstellt; daher auch die ganz verschiedene Wirkung bei der Vergiftung!

Einige wenige Mitteilungen über akute Formalinvergiftung zeigen, daß weder die Fragen der Ätzwirkung desselben, noch diejenige der Giftigkeit für den Gesamtorganismus geklärt sind.

In einer Beobachtung von Lange soll der 34jährige Mann 10 Minuten nach Genuß einer konzentrierten Formalinlösung gestorben sein, aber Poenaru-Caplescu haben einen Kranken beobachtet, der versehentlich einen Eßlöffel einer 40%igen Formalinlösung zu sich nahm, außer etwas Magenkrämpfen und Erbrechen aber keine irgendwelchen Nachteile davontrug. Marx dagegen wieder sah schwere Leberentartung, Ekchymosen an Pleura und Epikard und fleckweise Nekrose der Harnkanälchenepithelien; er erwähnt keine Magenveränderungen; Levison fand dagegen bei Vergiftung mit 40%iger Lösung die Magenschleimhaut schokoladebraun und lederartig verändert, während Schaps bei einem 7 Monate alten Kind als angebliche Folgen einer subakuten Formalinvergiftung massenhafte Dünndarmgeschwüre (!?) beobachtet haben will. Die mitgeteilten Befunde sind also durchaus nicht geeignet, ein einheitliches anatomisches Bild zu geben.

Im Fall von Lange war ganz ähnlich wie bei akuter Sublimatvergiftung nirgends Abätzung oder Verschorfung sondern eine nur vorzügliche Fixierung der Schleimhaut und eine gewaltige Blutüberfüllung der Schleimhautgefäße festzustellen. Den von ihm gefundenen auffallenden Reichtum an eosinophilen Leukozyten, den wir allerdings auch bei anderen Verätzungen feststellen konnten, erklärt Lange als eine spezifische Wirkung und verweist auf die Untersuchungen von Fischer, der bei Einspritzung von Formalin ebenfalls eine starke Eosinophilie feststellen konnte. Der Zwiespalt zwischen der Beobachtung von Lange und derjenigen von Marx zumal hinsichtlich des mikroskopischen Befundes kann zunächst nicht erklärt werden. Lange glaubt, daß der Tod bei akuter Formalinvergiftung rasch durch Atmungslähmung infolge unmittelbarer Einwirkung auf die Medulla oblongata zustande käme. Nachdem aber von etwa 15 Vergiftungsfällen der Literatur nur 4 tödlich endeten, dürfte diese Anschauung in dieser allgemeinen Form jedenfalls nicht richtig sein.

II. Ausheilungs- und Vernarbungsvorgänge und deren Folgen nach Magenverätzungen.

Die Sterblichkeit der Verätzungsvergiftungen ist bekanntlich eine recht große; bei der Schwefelsäure z. B. nach Litten 39%, nach Boehm sogar 68,2%, aber auch bei den Alkalien (mit Ausnahme des Ammoniak) fand Keller 14,3%, von Hacker 26,4% und Lewin sogar 60% und unter den Schwermetallsalzen steht wieder an erster Stelle das Quecksilber, besonders das Sublimat; da viele von den verätzten und scheinbar genesenden nach kurzer Zeit das Krankenhaus verlassen und zum Teil erst später, ohne wieder in ärztliche Behandlung zu treten, an den Spätfolgen sterben, so ist sicher die Gesamtsterblichkeit größer, als wie es allgemein in den klinischen Statistiken angegeben ist.

Bevor wir zu den sog. genesenden Fällen übergehen, sei darauf hingewiesen, daß sich zuweilen noch bei frischen Speiseröhren- und Magenverätzungen bemerkenswerte Sekundärveränderungen vorfinden, von denen hier besonders die sekundären kruppösen, diphtheritischen und tuberkulösen Prozesse genannt seien.

Preleitner beschreibt bei einem 4jährigen Kind, das 2 Wochen nach Laugenessenzverätzung starb, die Etablierung einer akuten Diphtherie an allen verätzten Stellen auch des Ösophagus und des Magens (Fall 7, S. 70): „Die Schleimhaut des weichen Gaumens, des Rachens und der ganzen Speiseröhre bis zum Magenmund hinab ist mit einer festhaftenden, 1—2 mm dicken Faserstoffmembran bekleidet, welche im Rachen teilweise weich und zerfallen, in der Speiseröhre starr und trocken ist. Auch der Kehlkopfeingang ist durch die Schwellung seiner Faserstoffbekleidung verengt, der Kehlkopf und die obere Hälfte der Luftröhre mit einer trockenen haftenden gelblichweißen Faserstoffmembran ausgekleidet. Die Schleimhaut darunter, sowie des unteren Teils der Luftröhre und ihrer Äste gerötet und etwas geschwellt. Beim Abziehen der Faserstoffmembran zeigt sich, daß die Schleimhaut größtenteils fehlt und die Membranen der Muskulatur aufliegen. Der Magen in der üblichen Weise aufgeschnitten, zeigt eine stark verschwollene und gerötete Schleimhaut und längs seines kleinen Bogens vom Magenmund beginnen einen Substanzverlust, welcher 2,5 cm vor der Magenpforte scharfrandig endet und in dessen Grunde die etwas verdichtete graue Muskulatur des Magens vorliegt...." Ob es sich hier um eine spezifisch bazilläre Diphtherie gehandelt hat, ist allerdings nicht ersichtlich. In einem von ROSENFELD beschriebenen Fall, wo das Kind offenbar durch Hausinfektion 3 Tage vor dem Tod klinisch an Scharlach erkrankt war, fanden sich ebenfalls auf Mund-, Rachen- und Speiseröhrenschleimhaut grauweiße gangränöse Massen (Tod am 10. Tag); auch hier ist die Ätiologie nicht klar, dagegen berichtet HABERDA (Bd. 2, S. 745) von einer eigenen Beobachtung typischer bazillärer Diphtherie, die sich durch Klinikinfektion bei Ätzvergiftung im Bereich der Ätzflächen entwickelt hatte — offenbar handelt es sich hier um ein ähnliches Vorkommnis, wie es in den letzten Kriegsjahren besonders in Heimatlazaretten an äußeren Wunden fast epidemieartig beobachtet worden ist.

In mehr chronisch verlaufenden Fällen wurde ferner eine sekundäre Aufpfropfung von Tuberkulose auf Verätzungsstellen und Verätzungsgeschwüren — allerdings in erster Linie auch der Speiseröhrenschleimhaut — festgestellt.

CHIARI sah als Spätfolge bei einer Salpetersäurevergiftung eine derartige sekundäre Tuberkulose im Ösophagus neben reinen Vernarbungsprozessen, die darin ihre Erklärung findet, daß der Selbstmörder an Lungentuberkulose litt und an dieser sowohl wie auch an Inanition infolge schwerer Pylorusstenose starb; BREUS und ZEMANN haben ähnliche Befunde bei Kalilaugenverätzung und EVERT bei Salzsäureverätzung im Ösophagus festgestellt, indessen sind allerdings — soweit ich sehe — im Magen derartige Beobachtungen bis jetzt noch nicht erhoben worden.

Ein gewisser Bruchteil jener Ätzvergifteten, welcher die akuten Vergiftungsschädigungen, sei es durch eigenes individuelles Glück, sei es durch rasches Einsetzen therapeutischer Maßnahmen oder durch sonstige günstige Umstände überlebt, kann dann doch an den Folgeerscheinungen, und zwar evtl. an Spätdurchbrüchen tiefer Ätzungsgeschwüre (z. B. KIRSTE, GEISSLER, Fall 47) oder aber früher oder später an den entzündlichen und oft eitrig-phlegmonösen Begleitprozessen sterben, die letztere zuweilen nach schwachen Säurevergiftungen oder noch häufiger nach Laugenätzungen einsetzen und die vom Magen aus auf die Nachbarorgane, das Bauchfell, auf Leber, Pankreas und Milz oder — von der Kardia aus — auf die benachbarte linke Pleurahöhle (Mediastinum, Pleura oder Perikard) übergehen können (z. B. Fall KÖHLER). Eine andere kleine Genesungsgruppe durch Ätzung Vergifteter geht in „sogenannte" Heilung aus, was offenbar selbst dann noch möglich sein kann, wenn der größte Teil oder scheinbar die ganze Magenschleimhaut (LIEBMANN) zur Abstoßung gelangt war. In dieser letztgenannten Gruppe der Genesungsfälle besteht aber immer noch bekanntlich die große Gefahr schwerer, oft gerade durch die Verheilungs- und Vernarbungsvorgänge bedingten Ernährungsstörungen, sei es durch Beeinträchtigung der Resorption und Magensaftabsonderung oder sei es rein mechanisch durch Verengerungen oder Verschlüsse.

In derartigen Fällen, die noch wochen- und monatelang leben können, beobachtet man zuweilen Bilder von Vernarbungs- und Ausheilungsvorgängen, welche ganz die gleichen, ja vielfach noch schwereren anatomischen und klinischen Folgezustände aufweisen können, wie die Ausheilungs- und Vernarbungsprozesse der größeren akuten oder chronischen Magengeschwüre.

Es sei hier auch nochmals an die schwierige Differentialdiagnose bei der Sektion solcher verheilender oder vernarbter Spätfälle erinnert; hat doch STERNEBRG unter 151 Kindersektionen bei Diphtherie und Scharlachdiphtherie dreimal absteigende spezifische Prozesse im Ösophagus gesehen und erwähnt er, daß bei solchen „Erkrankungen nach Abstoßungen der Membranen tiefgreifende Geschwüre zurückbleiben, die unter Narbenbildung ausheilen und zu Strikturen führen können (l. c. S. 818)".

Wir müssen uns nun mit der Frage beschäftigen, wie die Ausheilungsvorgänge bei den verschiedenen Formen der früher beschriebenen Ätzungsvorgänge sich abspielen:

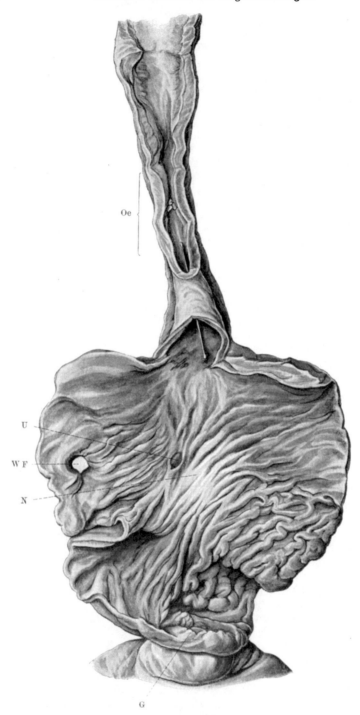

Abb. 31. Spätfolge nach Salzsäurevergiftung. Mai 1919 Vergiftung. Tod am 21. II. 1923. Oe der röhrenförmig verengte Ösophagus. WF Witzelsche Fistel am 24. VI. 1919 angelegt. G Gastroenterostomie (14. II. 1923). U Ätzgeschwür an der Hinterwand. N flache Narbe daneben aus einer flächenhaften Verätzung hervorgegangen. (Aus dem Museum des Pathol. Institutes der Universität Berlin.)

Die bei den leichten Verätzungen eintretenden kleinen hämorrhagischen Erosionen oder nur auf die oberflächlichen Schleimhautschichten beschränkten Ätzungsdefekte heilen offenbar rasch aus; hier kann es, wie das auch Hauser an anderer Stelle dieses Bandes: (Die peptischen Läsionen des Magens usw....) beschreibt, zur Bildung kleiner flacher, weißlicher rundlicher oder streifiger Trübungen und Verdickungen der Schleimhaut kommen, ohne das Bild der strahligen Narben zu bieten, wobei auch die Verschieblichkeit der Schleimhaut an diesen Stellen erhalten bleibt. Die Ausheilung geschieht in derartigen Fällen durch Verdauung oder mechanische Abstoßung jener kleinen chemisch mortifizierten oder hämorrhagisch durchsetzten Stellen bei gleichzeitiger Wucherung des interglandulären gefäßreichen lockeren Bindegewebes durch Epithelneubildung — sei es in Form der Überschiebung von Seite des benachbarten Oberflächenepithels aus oder sei

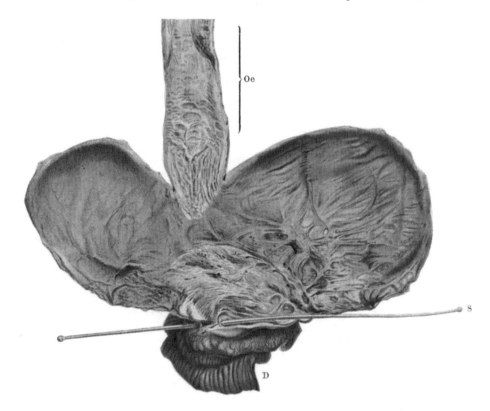

Abb. 32. Tod 3 Monate nach Verätzung mit Schwefelsäure. Netzartig narbige Schleimhautveränderung der Speiseröhre (Oe) und des ganzen Magens, zumal der großen Kurvatur, der Hinterwand und der ganzen Regio pylorica. Der narbig verengte Pylorus nurmehr für eine Sonde (S) durchgängig. Das Duodenum (D) ist frei von Verätzungsnarben. (Aus Atlas pathologisch-anatomischer Tafeln von Kast, Fränkel und Rumpel, Abb. Tafel Nr. 26).

es unter Mitwirkung, d. h. Neubildung der im Defekt noch als Stümpfe erhalten gebliebenen Magendrüsen und Magengrübchenfundi — sie spielen zweifellos eine wichtige Rolle, von ihnen kann offenbar auch eine Neubildung der Haupt- und Belegzellen ausgehen. Bennecke beschreibt regenerative Vorgänge in der Magenschleimhaut bereits 10 Tage nach einer Salzsäurevergiftung. Andererseits scheint mir sehr wichtig die Tatsache, daß eben, solange noch Teile der Mukosa erhalten sind, auch damit die chemisch-physiologischen Abwehr- und Neutralisationsvorgänge gegenüber dem von oben her einwirkenden Magensaft in Funktion treten und wie in der Norm dessen verdauende Einwirkung und damit die Vergrößerung des gesetzten Defektes hintanhalten (siehe oben S. 237). Haben aber die Defekte durch primäre Ätzung oder sekundären Verdauungszerfall die ganze Schleimhaut durchsetzt, die Submukosa und die Muscularis mucosae erreicht, dann bieten sich zweifellos auch für die Heilung dieser Ätzgeschwüre größere Schwierigkeiten und sie geschieht, wenn sie zustande kommt, analog der Ausheilung des Ulcus simplex durch Bildung strahliger Narben, wie das auch Hauser hervorhebt (s. u.).

Puppe hat in seinem Atlas der ger. Medizin (II. Teil, Abb. 112) einen derartigen sehr lehrreichen Fall abgebildet, wo die talergroße ausgesprochen strahlige Ulkusnarbe im Pylorusteil der Hinterwand des Magens saß und von einer Laugenverätzung herrührte, die sich der 14 jähr. Knabe drei Jahre vor seinem Tode zugezogen hatte; außerdem fand sich auch noch eine umschriebene röhrenförmige Stenose der Speiseröhre im unteren Drittel.

Ich bringe hier in Abb. 31 als weiteren Beitrag zu dieser Frage den Magen eines 11 jähr. Mädchens, die im Mai 1919 Salzsäure getrunken hatte und am 21. II. 1923 starb; wegen der eingetretenen Ösophagusstenose mußte schon am 24. VI. 1919 eine Witzelsche Fistel (W.-F.) angelegt werden, doch ergab sich Mitte Februar 1923 auch noch die Notwendigkeit einer Gastroenterostomieoperation (G.-E.). Bei der Operation fand sich neben der starken röhrenförmigen Speiseröhrenverengerung im Bereich der Magenstraße eine flache ältere glatte Narbe und daneben noch ein längliches älteres Ätzgeschwür.

Ein Kardinalunterschied bei dem endgültigen Ausheilungsbild besteht aber in der Mehrzahl der Fälle in der Gestaltung der Narben, indem eben bei den Verätzungsnarben meist nicht die für das ausgeheilte Ulcus simplex mehr oder weniger typischen rundlich-strahligen Narben entstehen, sondern entsprechend der Verätzung mit ihrer besonderen Lokalisation auf den Längsund Querfaltenwülsten der Schleimhaut kommt es auch in solchen Fällen zu ganz charakteristischen oft über die ganze Innenfläche des Magens hinziehenden strichförmigen und netzartig untereinander verbundenen Narbenbildungen, wie sie z. B. Lesser in seinem Atlas, erste Lieferung, Tafel 5, Abb. 2 bei einem Fall von Schwefelsäurevergiftung (Tod nach 10 Wochen) in Verbindung mit zwei tiefen Ätzungsgeschwüren sehr charakteristisch wiedergibt.

Aber auch die folgende verkleinerte Abbildung aus dem Hamburger pathol.-anat. Atlas zeigt diese schweren netzförmig angeordneten Vernarbungsprozesse im Spätstadium (3 Monate) nach Schwefelsäureverätzung in außerordentlich typischer Weise. Die Speiseröhre ist nicht nur in ein erweitertes stark narbiges Rohr umgewandelt, sondern die ganze Mageninnenfläche ist größtenteils mit Ausnahme der Vorderwand des Fundus in eine von abgeplätteten netz- und geflechtartig angeordneten Bindegewebszügen durchzogene Narbenfläche umgewandelt; der Pförtner, in dessen Umgebung sich die Vernarbungsprozesse so oft ganz besonders lokalisiert haben, ist eben noch für eine mittelstarke Sonde durchgängig gefunden worden (Abb. 32).

Abgesehen davon finden sich aber auch manchmal Narbenbildungen, die mehr flache und flächenartige Anordnung zeigen, wie sie in obiger Abb. 31 bei N erkennbar ist.

Schibkow z. B. hat einen durch Selbstschuß verstorbenen Menschen seziert, der sich 4 Wochen vorher mit Essigsäure zu vergiften versucht hatte und der dann bei der Sektion diese flachen und flächenartig vernarbten Prozesse in seiner Magenschleimhaut darbot. Derartige Mägen, in denen normal sezernierende Schleimhaut ganz oder größtenteils fehlt, können dann, wie das von Tabora gezeigt hat, das klinische Bild der „Achylia gastrica" darbieten: nach Genuß von Schwefelsäure zeigte der 48 jährige Patient die typischen Erscheinungen der Pylorusstenose, dabei konnte im Magensaft niemals freie Salzsäure nachgewiesen werden und das Filtrat des Magensaftes vermochte keine Eiweißflocke zu verdauen! Der Patient starb an Inanition und die Sektion ergab als Verätzungsfolge das fast vollkommene Fehlen der Magenschleimhaut.

Neben solchen Bildern finden sich aber auch nach akuten Verätzungen schwerer Art, und zwar nicht nur bei Säuren, sondern auch bei Sublimatvergiftung und bei Laugenverätzung wirkliche, zum Teil trichterförmig gestaltete Geschwüre, die bei der Sektion schon gereinigt sind, weit in die Magenwand unter Umständen bis zur Serosa (Fagerlund) reichen und dann zweifellos auch — für sich betrachtet — im frischen Bild wie auch im späteren Verlauf weitgehende Ähnlichkeit mit dem gewöhnlichen runden Magengeschwür bieten können (PRELEITNER u. a.).

„In allen solchen Fällen — schreibt HAUSER (a. a. O.) — umschriebener und nicht sogleich zur Perforation führender Verschorfung der Magenwand kann ein längerdauernder Geschwürsprozeß sich entwickeln, welcher schließlich unter Hinterlassung unregelmäßiger oder strahliger Narben, bei Sitz am Pylorus mit schwerer Stenosenbildung zur Heilung oder aber erst später zur Perforation gelangen kann. Es läßt sich nicht bestreiten, daß in solchen Fällen das Geschwür sowohl wie die Narbe oder die narbige Stenose eine so große Ähnlichkeit mit einem typischen chronischen Ulcus simplex bzw. mit den aus einem solchen hervorgegangenen Narbenzuständen gewinnen kann, daß die Entscheidung über die Herkunft solcher Veränderungen ohne genaue Feststellung der Krankengeschichte schwer zu treffen ist...."

Ein derartiges rundes chronisches Ätzgeschwür nach Laugenessenzvergiftung in der Mitte der Magenhinterwand bei einem 3jährigen Mädchen beschreibt PRELEITNER (Fall 6), wobei das angelötete Pankreas den Geschwürsgrund bildete und eine Arrosionsblutung aus letzterem erfolgt war. Pyloruswärts endete das Ätzgeschwür mit einer 1 cm langen linearen Narbe und ebenso schloß sich kardialwärts eine solche Narbe an!

Die oben wiedergegebene Beobachtung (Abb. 18) von LESSER zeigt uns auch im Bild noch 10 Wochen nach der Laugenverätzung solche umschriebene Ätzungsgeschwüre, von denen das eine große unterhalb der Kardia sitzt, während ein zweites, etwas kleineres ovales, im Pylorustrichter seinen Sitz hat, die beiden Geschwüre liegen so ziemlich im Bereich der Magenstraße; zwischen denselben ist die Schleimhaut noch verhältnismäßig gut erhalten, zeigt aber durch das Auftreten zahlreicher kleinster Zystchen (s. später) innerhalb der Schleimhaut, daß sich doch auch hier Entzündungs- und Vernarbungsvorgänge abgespielt haben müssen.

Einige kurze Hinweise darauf, daß bei den verschiedenen Ätzgiften schon innerhalb kurzer Zeit solche umschriebene Geschwürsbildungen von erheblicher Tiefe eintreten können, seien hier beigefügt: ORFILA: $3^1/_2$jähriges Mädchen, vergiftet durch 30 g Salzsäure; 8 Stunden nach der Vergiftung dreifingerbreit vom Pylorus entfernt bereits 3 kleine Geschwüre. FAGERLUND beschreibt bei Quecksilbervergiftung am 8. Tag schon 2 runde trichterförmige Geschwüre, die vollständig gereinigt waren und bis zur Serosa reichten. SCHÄFFER, Fall 5, nach Sublimatvergiftung bei Tod am 6. Tag: ein kreisrundes 2 cm im Durchmesser betragendes Geschwür an der großen Kurvatur, 6 cm vor dem Pylorus. Endlich hat auch SCHÄFER im Fall 2 neben einer umschriebenen 2:3 cm großen Verschorfung in der Mitte der großen Kurvatur einen 3 cm betragenden Geschwürsdefekt festgestellt und andere Fälle mehr; zum Teil können von solchen Ätzungsgeschwüren aus noch Spätperforationen (so bei GALTIER nach 8, bei KIRSTE nach 6 Wochen) zustande kommen. Es sei auch nochmals daran erinnert, daß ROTH bei seinen Vergiftungen durch Höllensteinpartikel, wie STERNBERG bei seinen Alkoholversuchen (l. c.) Geschwüre in den Kaninchen- bzw. Meerschweinchenmägen entstehen sah, die keine Neigung zur Aushailung zeigten.

In den sehr seltenen Fällen (DELORE et ARNAUD, zit. bei W. H. SCHULTZE), in welchen umschriebene Ätzgeschwüre in der Mitte des Magens an der Hinterwand oder an der großen Kurvatur und mehr senkrecht zur Magenachse lokalisiert sind, kann es auch zur Bildung von Sanduhrmägen kommen, wie sie nach größeren, ovalen und nierenförmig gestalteten einfachen chronischen Magengeschwüren nicht so selten sind; Beobachtungen von KLEIN und von VÉBER (beidemale nach Salpetersäurevergiftung) zeigen solche seltene Befunde. Häufiger dagegen sind lokalisierte Ätzgeschwüre sowohl bei Laugen wie bei Säuren gerade im Pylorustrichter vorzufinden und daher kommt es als Endausgang von Ätzvergiftungen so außerordentlich oft zu narbigen Pylorusstenosen (nach STRAUSS in $16^0/_0$ der Säurevergiftungsfälle), die nach DELORE et ARNAUD (zitiert bei W. H. SCHULTZE) auch noch nach Jahren auftreten bzw. dann erst durch die sekundäre Narbenschrumpfung der chronisch gewordenen Ätzgeschwüre schwere klinische Erscheinungen verursachen können.

Solche Ätzungsstenosen können selbstredend zu den gleichen schweren Retentions-
erscheinungen und Gastrektasien führen wie beim einfachen Ulcus simplex
des Pylorusrings.

So hat HADENFELDT bei einem 6³/₄ jährigen Knaben, der versehentlich nur einen ,,guten
Schluck" Lauge getrunken hatte, schon nach 4 Wochen eine fast vollkommen obturierende
Pylorusstenose gefunden, durch die eine gewaltige Erweiterung des Magens zustande
gekommen war, der 5 l Inhalt in sich schloß! (Heilung durch Gastrojeunostomie.)

Bei ausgedehnten Verätzungen sowohl durch Säuren wie durch Laugen, Metallsalze usw., werden nun die geschilderten, teils flächenhaften, teils netzförmigen
Vernarbungsprozesse in Gemeinschaft mit evtl. nicht völlig verheilenden aber
starke Narbenkontraktionen bedingenden lokalen Ätzgeschwüren oft zu ganz
enormen Gestaltsveränderungen und besonders zu hochgradigen Verkleinerungen führen, zum sog. ,,Schrumpfmagen".

Schon, wenn der Tod sich nach der Verätzung im Verlauf von wenigen Wochen
einstellt, finden sich solche in Entwicklung begriffene Schrumpfungs- und
Vernarbungsvorgänge vor: Die Beobachtung von Wyss soll hier als Beispiel
einer derartigen Schrumpfmagenbildung angeführt werden.

Wyss beschreibt einen solchen Fall, wo nach Vitriolvergiftung am 10. Tag der
größte Teil der Speiseröhrenschleimhaut als 34 cm langer Schlauch erbrochen worden war
und an Inanition 8 Wochen später der Tod eintrat, folgendermaßen: Der Magen ist minutiös
klein, durch vielfache brücken- und bandartige Bindegewebsadhärenzen mit dem Pankreas
und der Leber verwachsen, er ist zu einem 12 cm langen, unten 2 cm, in der Mitte und oben
2,5 cm breiten katzendarmähnlichen Gebilde verkleinert, welches nach oben von der Kardia
noch einen kleinen 2 cm langen Fundus hat und unmittelbar nach unten von diesem mehrfache Quereinschnürungen besitzt; die Dicke beträgt an der kleinen Kurvatur 5 mm,
in der Mitte und weiter nach oben 3 mm. Das Lumen ist so eng, daß im oberen ²/₃
kaum der kleine Finger mit der Spitze eingeführt werden kann. Innen mit dünner
Schichte Eiter bedeckt, zeigt die Schleimhaut netzförmig erscheinende weiße narbige
Stränge und dazwischenliegendes blaßrötliches Gewebe, nirgends normales Schleimhautgewebe. An 2 ringförmigen Stellen der großen Kurvatur finden sich noch tiefe trichterförmige Geschwüre. Der Fundus ist fingerhutgroß, hier ist die Innenfläche glatter
wie im übrigen Magen, zum Teil stark injiziert. Hier treten zahlreiche punktförmig durch-
scheinende Bläschen über die Oberfläche leicht hervor; die Pylorusgegend ist mit Leber,
Netz und Zwerchfell usw. verwachsen....

Die mikroskopischen Befunde zeigten an solchen vernarbten Stellen oft nur noch
Muskularis, auf welcher dann eine Art von Granulationsgewebe aufgelagert ist, nirgends
Spuren einer Schleimhaut oder der Muscularis mucosae. An solchen Stellen finden sich —
auch auf Flächenschnitten (Wyss) — nirgends Andeutungen von Drüsenquerschnitten,
sondern nur netzförmig durcheinander verflochtene und sich miteinander vereinigende Bindegewebsbündel und glatte Muskelfasern, die zellige Infiltrationsnester in sich einschließen.

An anderen Stellen wieder, wo die primären oder sekundären Zerfallsprozesse nicht so
tiefgreifend waren, bildet sich noch eine epitheliale Überkleidung; dort finden sich auch die
makroskopisch als Bläschen erscheinenden Zystenbildungen (s. später).

Die Befunde lassen im allgemeinen nirgends einen Wiederersatz der einmal zerstörten Drüsen erkennen; es besteht überhaupt keine Wucherung der epithelialen Elemente, wenigstens konnte weder Wyss noch Lewy nach 8 bzw. 9¹/₂ Wochen solche Befunde erheben.

Interessant sind die schon makroskopisch erkennbaren Bildungen von
kleineren und größeren Zystchen, die von LESSER (l. c.) und Wyss bei ausgeheilten Schwefelsäureverätzungen und von Lewy nach Salpetersäurevergiftung
beschrieben werden; auch SIMMONDS hat sie in 2 Fällen von Salzsäurevergiftung
beobachtet.

Nach seiner persönlichen Mitteilung betrafen die beiden Fälle von SIMMONDS
18—20 jährige Mädchen und es saßen die zystischen Bildungen, wie in den
Fällen von Wyss und Lewy, in den oberflächlichen Schichten der Schleimhaut zwischen den noch zum Teil erhaltenen Drüsen; sie waren ausgekleidet
mit Epithel.

Bei LESSER und in der Beobachtung von LEWY sind diese kleinen Zystchen
in besonders großer Anzahl vorgefunden worden. LEWY besonders weist darauf

hin, daß sie an den nicht geätzten Teilen des Magens vollkommen fehlen und daß sie am reichlichsten in der Umgebung der Narben auftreten, so daß sie zweifellos als Folge der Ätzung anzusehen sind und sich da gebildet haben, wo diese nur oberflächlich wirkte und die Schleimhaut nicht ganz zerstört hat, sondern sie nur in ihrer oberen Lage anätzte und in Entzündung versetzte; auch LESSER fand die Zysten am reichlichsten an den Rändern der geätzten Partien.

LEWY beschreibt ausführlich die verschiedenen Grade der Ätzwirkung bzw. deren Abheilung.

An den Stellen der geringsten Ätzwirkung ist diese sonst normale Schleimhaut nur beträchtlich dünner als im gesunden Teil und ihr Bindegewebe reichlicher als normal, man sieht an den geätzten Teilen nichts mehr von der sonst normalen Oberflächengestaltung, die Drüsenschichte wird außerordentlich dünn, die Drüsen werden regellos

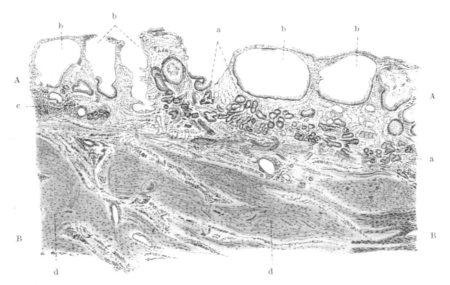

Abb. 33. Schnitt aus der Grenze des Vernarbungsprozesses bei Schrumpfmagen. $10^1/_2$ Wochen nach Salpetersäurevergiftung. A Mukosa. B Submukosa. a Rudimentäre verschmälerte, stark fibrös veränderte Drüsenschicht, darüber b die epithelial ausgekleideten zystischen Hohlräume meist offenbar aus Ausführungsgängen hervorgegangen; c einige Reste rundzelliger Herde innerhalb der Schleimhaut; d mächtige derbfibröse Bindegewebszüge innerhalb der Submukosa. Die Muskularis ist im Schnitt nicht mehr mit wiedergegeben, sie zeigte eine mäßige Zunahme des intermuskulären Bindegewebes. (Aus der Mitteilung von BENNO LEWY: Beitr. z. pathol. Anat. u. z. allg. Pathol. Bd. 1, S. 203, Tafel 5, Abb. 1.)

durcheinander gewürfelt und die Längsrichtung der Tubuli verläuft nicht mehr senkrecht zur Schleimhautoberfläche, sondern parallel zu derselben, was offenbar durch eine narbige Verziehung der Schleimhaut zustande gekommen ist, dabei sind die Drüsen durch reichliches vielkerniges Gewebe von einander getrennt, bedeutend vermindert, ihre Ausführungsgänge stellenweise erweitert. Statt der Muscularis mucosae findet sich eine Schicht ziemlich derben faserigen Bindegewebes, dessen Züge der Magenoberfläche parallel verlaufen und noch stark zellig durchsetzt sind.

In der Zone, in der die Zysten dicht aneinander gelagert sind und die in der Abb. 33 aus der Arbeit von LEWY wiedergegeben ist, ist die verschmälerte Drüsenschicht (Aa) von einer einfachen Schicht jener beschriebenen epithelial ausgekleideten Zystchen überlagert. Die Zystchen sind von verschiedener Größe und sind offenbar durch Verschluß der Ausmündungsgänge entstanden. Die unter den Zysten gelegenen Drüsenreste (a) sind meistens in Gruppen gelagert und durch zelligfibröses Gewebe — zum Teil unter Einstreuung größerer Entzündungsherdchen — getrennt; statt der Muscularis mucosae und dem lockeren submukösen Bindegewebe findet sich dichtes gewuchertes Bindegewebe.

An den am stärksten geätzten Partien der kleinen Kurvatur fand LEWY überhaupt keine Drüsen mehr und an ihrer Stelle ein bis zu 0,2 mm breite Schichte von Granulationsgewebe, unter welcher eine Zone derben narbigen Bindegewebes lagert. Diese Bindegewebsbündel, meist parallel zur Magenoberfläche verlaufend, senden zum Teil rechtwinklig nach oben umbiegend strahlige Ausläufer in die Granulationsschicht hinein, senkrecht zur Magenoberfläche. Nirgends ist in den bis jetzt geschilderten Bezirken die dicke Muskelwand des Magens verändert.

In der Pylorusregion beschreibt LEWY die Schleimhaut mit all ihren normalen Bestandteilen, wenn auch sehr rarifiziert. Die Schleimhaut ist stark verdünnt (etwa 0,2 mm), das submuköse Bindegewebe ganz beträchtlich vermehrt und von derber Beschaffenheit; die Muskularis ist 4 mm dick und zeigt nichts Abnormes.

Zusammenfassend findet LEWY in den vernarbten Teilen teils eine so gut wie vollständige Vernichtung der Mukosa, teils eine mehr oder weniger beträchtliche Rarefikation und Verkürzung der Drüsen mit zystischer Entartung der Ausführungsgänge und außerdem eine Verdichtung des unter der Mukosa gelegenen Bindegewebes; die tiefer gelegenen Schichten sind von der Säurewirkung hier frei geblieben. Einen Wiederersatz zerstörter Drüsen vermißt LEWY ebenso, wie überhaupt eine Wucherung der epithelialen Elemente, wie sie HAUSER u. a. in Magennarben beschrieben haben.

Andererseits wurden solche Zystenbildungen, wie sie WYSS, LEWY, LESSER und SIMMONDS in Ätzungsnarben der Magenschleimhaut beobachtet haben, auch von HAUSER (l. c. Bd. IV dieses Handb.) neuerdings und schon früher in einfachen Ulkusnarben beschrieben, wobei die epithelial ausgekleideten Zystchen bis zu 0,4 mm im Durchmesser betrugen.

Auch SCHALL hat ähnliche Bildungen bei Sublimatvergiftung (Fall 3) im Kolon neben den in Reinigung begriffenen Geschwüren festgestellt.

Von anderen Besonderheiten bei der Ausheilung von Ätzungsprozessen hat HEINEMANN pilzförmige Hervorragungen bei einem Fall von Scheidewasservergiftung beschrieben; offenbar handelt es sich hier um lokalisierte reaktive Schleimhautwucherungen, wie man sie zuweilen auch ähnlich nach Dickdarmdysenterie neben den vernarbten und vernarbenden Geschwüren sehen kann.

Zum Schluß sollen auch noch die seltenen Fälle von Karzinomentwicklung auf Grund alter Verätzungsnarben der Verdauungswege Erwähnung finden, wie sie analog nicht selten in Brand- und Verätzungsnarben der äußeren Haut beobachtet sind. Von solchen Fällen berichtet ZIEMSSEN und NAUMANN, ferner TELEKY, letzterer bei einem 22jährigen Mann, der mit 2 Jahren (!) eine Laugenverätzung überstanden hatte. GHON (bei PRELEITNER) endlich hat bei einem 13jährigen Kind, das etwa 1 Jahr vorher eine Laugenverätzung durchgemacht hatte, bei der Sektion noch eine schwere Gastritis und Perigastritis gesehen, sowie ein Ulkus an der kleinen Kurvatur, an dessen Rand ein typisches Karzinom entstanden war.

Literatur.

ASCHOFF, L.: Über den Engpaß des Magens. Jena: Gustav Fischer 1918. — DERSELBE: Lehrbuch der Pathologischen Anatomie für Studierende und Ärzte. Jena: Gustav Fischer. — BAEYER, HANS VON: Über einen Fall von Chromsäurevergiftung. Münch. med. Wochenschrift 1901. S. 1245. — BAUMANN, W.: Pathologisch-anatomische Untersuchungen bei einem Fall von Kupfersulfatvergiftung. Inaug.-Diss. Jena 1912. — BERKA: Vergiftung mit Kaliumbichromat. Münch. med. Wochenschr. 1903. Nr. 16. — BIRCH-HIRSCHFELD: Lehrbuch der pathol. Anatomie 10. Abschnitt, 4. Kapitel. — BLEIBTREU: Über die Gefahren der Verwendung von sog. Essigessenz. Münch. med. Wochenschr. 1908. Nr. 3, S. 1987. — BLUMENTHAL: Über Lysolvergiftung. Dtsch. med. Wochenschr. 1906. S. 937 und 1283. — BOEHM, RUDOLF: Die chemischen Krankheitsursachen in Handb. d. allg. Pathol. von KREHL und MARCHAND. Bd. 1, S. 215ff. 1908. — BÖHM und UNTERBERGER: Über die Wirkung der arsenigen Säure auf den Blutkreislauf und den Darmtraktus. Inaug.-Diss. Dorpat 1873 und Arch. f. exp. Pathol. u. Pharmakol. 1874. II. — BOLTENSTERN: Therapeutische Monatshefte 1902. Nr. 16, S. 541. — BRANDES: Ein

Beitrag zur Kenntnis der Laugenvergiftungen. Inaug.-Diss. München 1898 (Lit.). — BRANDT: Ein Todesfall infolge Vergiftung mit Essigessenz. Ärztl. Sachverst.-Zeit. 1902. Nr. 13, S. 272. — BUCHACKER: Über die Vergiftung mit Lysolersatz. Inaug.-Diss. Gießen 1920. Nr. 1916. — BUCHMANN: Zur Frage der akuten Benzolvergiftung. Berl. klin. Wochenschr. 1911. Nr. 21. — CAHN: Ein Fall von Gastritis diphtheritica bei Rachendiphtherie mit akuter gelber Leberatrophie. Dtsch. Arch. f. klin. Med. Bd. 34, 1883. — COHNHEIM, O.: Beobachtungen über Magenverdauung. Münch. med. Wochenschr. 1907. Nr. 52. — CURSCHMANN (1): Ärztl. Sachverst.-Zeit. 1902. Nr. 11. — DERSELBE (2): Über tödliche Vergiftung mit Hydrarg. oxycyanat. Vereinsbericht. Münch. med. Wochenschr. 1913. S. 2761. — CURTIUS: Vergiftung mit Benzinersatz. Zeitschr. f. Med.-Beamte 1921. S. 144. — EBSTEIN: Über die Veränderungen, welche die Magenschleimhaut durch Einverleibung von Alkohol und Phosphor in den Magen erleidet. VIRCHOWS Arch. f. pathol. Anat. u. Physiol. Bd. 55, 1872. — ESAU: Ärztl. Sachverständigenzeitung. Jg. 1913. — FAGERLUND: Vergiftung in Finnland in den Jahren 1880—1893. Vierteljahrsschr. f. gerichtl. Med. u. öff. Sanitätsw. 3. Folge. Bd. 8, Suppl. 1894. Festschrift für E. VON HOFMANN. — FALKENBERG: Über die angebliche Bedeutung intravaskulärer Gerinnungen als Todesursache bei Vergiftungen durch Anilin, chlorsaure Salze und Sublimat. VIRCHOWS Arch. f. pathol. Anat. u. Physiol. Bd. 123, S. 567. — FILEHNE, W.: Über die Entstehung der pathologisch-anatomischen Veränderungen des Magens bei Arsenikvergiftung und über die chemische Theorie der Arsenikwirkung. VIRCHOWS Arch. f. pathol. Anat. u. Physiol. Bd. 83, 1881. — FLATTEN: Vergiftung durch Karbolineum. Vierteljahrsschr. f. gerichtl. Med. u. öff. Sanitätsw. 7. Folge, Bd. 3, S. 316. 1894. — FLEINER: Neue Beiträge zur Pathologie des Magens. Münch. med. Wochenschr. 1919. Nr. 22. — FRAENKEL, EUGEN: Über nekrotisierende Entzündung der Speiseröhre und des Magens im Verlauf des Scharlachs und über sog. akute infektiöse Phlegmone des Rachens. VIRCHOWS Arch. f. pathol. Anat. u. Physiol. Bd. 167, 1902. — FRÄNKEL und REICHE: Über Nierenveränderungen nach Schwefelsäurevergiftung. VIRCHOWS Arch. f. pathol. Anat. u. Physiol. Bd. 131, 1893. — FRANZ: Kritische Betrachtung der bisher veröffentlichten Fälle von Gesundheitsschädigung durch Essigessenz. Friedr. Blätter f. gerichtl. Med. Jg. 61, 1910. — FRIEDBERG, H.: Ein Fall von tödlicher akuter Vergiftung durch Karbolsäure. VIRCHOWS Arch. f. pathol. Anat. u. Physiol. Bd. 83, 1881. — GEISSLER: Die Vergiftung mit Salzsäure. Vierteljahrsschr. f. gerichtl. Med. u. öff. Sanitätsw. Bd. 37, 1909. — GERLACH, WERNER: Postmortale Form- und Lageveränderungen mit besonderer Berücksichtigung der Totenstarre. LUBARSCH-OSTERTAGS Ergebn. Jg. 20, Abt. 2. — GRUBER, GEORG B.: Über Form und Lage des Magens. Verh. der dtsch. pathol. Ges. in Jena 1921. — GRÜNFELDER, B.: Magengeschwüre durch Kali chloricum-Vergiftung. Inaug.-Diss. München 1911. — HABERDA (1): Über Vergiftung durch Lysol. Wien. klin. Wochenschr. 1895. Nr. 16/17. — DERSELBE (2): Lehrbuch der Gerichtlichen Medizin. (v. HOFMANNs Lehrbuch. X. Aufl. 1923. 2. Bd.) — HABERDA und WACHHOLZ: Zur Lehre von der Diffusion der Gifte menschlicher Leichen. Zeitschr. f. Medizinalbeamte 1893. Nr. 16. — HADENFELDT: Über totale Pylorusstenose nach Laugenverätzung. Münch. med. Wochenschr. 1900. Nr. 7, S. 216. — HARNACK: In EBSTEIN-SCHWALBE, Handb. d. prakt. Med. Bd. 4. — HEINE: Mitteilung zweier Todesfälle nach Einspritzung von Liquor Villati mit experimentellen Untersuchungen über die Einwirkung von Essigsäure auf das zirkulierende Blut. VIRCHOWS Arch. f. pathol. Anat. u. Physiol. Bd. 41, S. 24. — HÖCHSTETTER, FR.: Ein Fall von Lysolvergiftung. Inaug.-Diss. München 1910. — HOFMANN, E. VON: Befund von gelbem Schwefelarsenik im Verdauungstrakte nach Vergiftung mit weißem Arsenik. Wien. med. Wochenschr. 1886. Nr. 10—12. — HOFMANN: Wien. klin. Wochenschr. 1876. Nr. 45 u. 46. — HORNEFFER: Ein Fall von röhrenförmiger Abstoßung der Ösophagusschleimhaut nach Schwefelsäurevergiftung. VIRCHOWS Arch. f. pathol. Anat. u. Physiol. Bd. 144, S. 405. 1896. — JAFFÉ: Über Benzinvergiftungen nach Sektionsergebnissen und Tierversuchen. Münch. med. Wochenschr. 1914. Nr. 4. — JAKSCH, R. VON: Dtsch. med. Wochenschr. Nr. 17, 1901. Vereinsbeilage S. 135 (Oxyzyanatvergiftung). — JOHANNESSEN: Über Laugenvergiftung bei Kindern. Zeitschr. f. Kinderheilk. Bd. 51, S. 153. 3. Folge. 1900. — IPSEN: Ein Fall von HNO$_3$-Vergiftung. Vierteljahrsschr. f. gerichtl. Med. u. öff. Sanitätsw. N. F. Bd. 6, 1893. — KAPPESSER, ERNST: Über drei Fälle von Sublimatvergiftung. Inaug.-Diss. Gießen 1912. — KAREWSKY: Über einen Fall von Chlorzinkvergiftung (mit Bemerkungen zur Jejunotomie). Berl. klin. Wochenschr. 1896. S. 1112 und Münch. med. Wochenschr. 1896. S. 1090. — KATHE (1): Zur Kenntnis des anatomischen Befundes bei der Lysolvergiftung. VIRCHOWS Arch. f. pathol. Anat. u. Physiol. Bd. 185, 1906. — DERSELBE (2): Über einige anatomische Veränderungen bei Lysolvergiftung. Zentralbl. f. allg. Pathol. u. pathol. Anat. Bd. 18, S. 210. 1907. — KIRSTE: Magenperforation nach Sodaverätzung. Münch. med. Wochenschr. 1901. S. 82. (Vereinsbericht.) — KLEIN: Sanduhrmagen nach Salpetersäureverätzung. Wien. klin. Rundschau 1900. — KLIENEBERGER: Ein Beitrag zur Ätiologie der Gastritis phlegmonosa. Münch. med. Wochenschr. 1903. S. 1338. — KOBERT und KÜSSNER: Die experimentellen Wirkungen der Oxalsäure. VIRCHOWS Arch. f. pathol. Anat. u. Physiol.

Bd. 78, S. 209. — KOCKEL und ZIMMERMANN: Über Vergiftung mit Fluorverbindungen. Münch. med. Wochenschr. 1920. S. 777. — KÖHLER: Über Vergiftung durch Salzsäure. Inaug.-Diss. Berlin 1873. — KRAFFT, K.: Bariumvergiftung und Nachweis in den Leichenteilen. Zeitschr. f. Untersuch. d. Nahrungs- u. Genußmittel Bd. 42, H. 2, 1922. — KRATTER (1): Erfahrungen über einige wichtige Gifte und deren Nachweis. GROSS' Arch. f. Kriminalanthrop. Bd. 14, S. 245. — DERSELBE (2): Lehrbuch der Gerichtlichen Medizin. II. Aufl. — KRAUSSE: Vergiftungen mit Montanin. Zentralbl. f. Gewerbehyg. Juli 1921. — KUHLMEY: Blausäure- und Zyankaliumvergiftung in gerichtlich-medizinischer Beziehung. Vierteljahrsschr. f. gerichtl. Med. u. öff. Sanitätsw. Bd. 15, 3. Folge, 1898. — KUPFER: Epithel und Drüsen des menschlichen ¸Magens. Festschrift des Ärztlichen Vereins München zur Feier seines 50jährigen Jubiläums. München 1883. — LANGE: Über die akute Formalinvergiftung. Inaug.-Diss. München 1917. — LANGER: Schwere Verätzung durch Schmierseife. Münch. med. Wochenschr. 1901. Nr. 15. — LESSER, ADOLF (1): Die anatomischen Veränderungen des Verdauungskanals durch Ätzgifte. VIRCHOWS Arch. f. pathol. Anat. u. Physiol. Bd. 83, S. 493. — DERSELBE (2): Über die Verteilung einiger Gifte im menschlichen Körper. Vierteljahrsschr. f. gerichtl. Med. u. öff. Sanitätsw. Bd. 15 u. 16, 3. Folge, 1898. — DERSELBE (3): Atlas der Gerichtlichen Medizin. — LEWY, BENNO: Beiträge zur pathologischen Anatomie des Magens. Beitr. z. pathol. Anat. u. z. allg. Pathol. Bd. 1, S. 203. — LIEBMANN: Med. Klinik 1914. Nr. 2 und Münch. med. Wochenschr. 1917. Nr. 40. — LINCK: Beiträge zur Kenntnis der Lysolvergiftung. Arbeiten aus der pathologisch-anatomischen Abteilung des k. hyg. Instituts zu Posen Nr. 11, Wiesbaden 1901. — LOENING: Zur Kasuistik der HCl-Vergiftung. Münch. med. Wochenschr. 1913. Nr. 15, S. 838. — LOEWY: Über einen Fall von Pylorusstenose nach Oxalsäurevergiftung usw. Inaug.-Diss. Berlin 1896. — LUTZ: Zur Kenntnis der Ameisensäurevergiftung. Vierteljahrsschr. f. ger. Med. 3. Folge. Bd. 46. H. 2. — MAISEL, KARL: Über einen (Vereinsbericht) Fall von hochgradigster Stenosierung des Ösophagus mit vollkommenem Verschluß am unteren Abschnitt nach Laugenverätzung. Inaug.-Diss. Erlangen 1913. — MARCHAND (1): Nachtrag zur Arbeit von FALKENBERG. VIRCHOWS Arch. f. pathol. Anat. u. Physiol. Bd. 123, S. 587. — DERSELBE (2): Beitr. z. pathol. Anat. u. z. allg. Pathol. Bd. 45. 1909. Nachwort zur Arbeit von HEINECKE. — MARCINOWSKI: Ärztl. Sachverst.-Zeit. Jg. 1902. S. 139. — MARX: Akute Formalinvergiftung. Ref.: Münch. med. Wochenschr. 1919. S. 672. — MATZDORF: Die Chlorzinkvergiftung vom gerichtsärztlichen Standpunkt. Vierteljahrsschr. f. gerichtl. Med. u. öff. Sanitätsw. Bd.. 39, S. 26. 1910. — MAYRHOFER und MEIXNER: Ein Fall von Vergiftung mit kohlensaurem Barium. Wien. klin. Wochenschr. 1919. S. 1068. — MERKEL, H. (1): Über Mageninhalt und Todeszeit. Dtsch. Zeitschr. f. d. ges. gerichtl. Med. Bd. 1, H. 6, 1922. — DERSELBE (2): Über den seltenen Fall einer akuten diffusen Magenphlegmone als Komplikation eines Ulcus ventriculi chronicum. Zentralbl. f. inn. Medizin. 1905. Nr. 10. — MOST: Über Vergiftung mit Schmierseife. Dtsch. med. Wochenschr. 1903. Nr. 8. — MÜLLER, ERNST: Die anatomischen Folgen nach Laugenvergiftung insbesondere nach Laugenverätzung der Magenwand. Inaug.-Diss. Leipzig 1911. — MÜLLER-HESS: Toxikologisches. Jahreskurse für ärztl. Fortbildung 1924. Septemberheft. — MÜLLER, RUD. VIKTOR: Über ungewöhnliche Fälle von Sublimatvergiftung. Inaug.-Diss. Leipzig 1908. — MÜLLER und BEHRENDS: Über Lysolvergiftung. Münch. med. Wochenschr. 1909. S. 48. — MYGGE: VIRCHOW-HIRSCH' Jahresberichte I. S. 424. 1881. — NENTWIG: Über frühzeitige Pylorusstenose nach Selbstmordversuch mit Salzsäure. Münch. med. Wochenschr. 1913. Nr. 15. S. 838. Vereinsbericht. — NIPPE: Ein bemerkenswerter Fall von Geruchsfalschwahrnehmung. Allg. Zeitschr. f. Psychiatrie u. psych.-gerichtl. Med. Bd. 78, S. 393. 1922. — OLBRYCHT: Ein Fall von Selbstvergiftung durch Ammoniak. Zeitschr. f. Medizinalbeamte 1916. Nr. 23. — ORTH: Lehrbuch der speziellen pathologischen Anatomie Bd. 1, 1887. — PAUL, TH.: Münch. med. Wochenschr. 1917. S. 167. — POENARU-CAPLESCU: Über akute Formalinvergiftung. (Rumän. Lit.) Ref.: Münch. med. Wochenschr. 1909. S. 2439. — PHOTAKIS: Über die vitale Diffusion von Säuren und Alkalien. Vierteljahrsschr. f. gerichtl. Med. u. öff. Sanitätsw. Bd. 50, S. 239. 1915. — PISTORIUS: Beiträge zur Pathologie der akuten Arsenikvergiftung. Arch. f. exp. Pathol. u. Pharmakol. Bd. 16, S. 189. — PRELEITNER: Zustandekommen, Pathologie und Therapie der Laugenverätzungen und ein Vorschlag zu deren Verhütung. Zeitschr. f. Heilk. Bd. 28 (Neue Folge Bd. 8), Jg. 1907. Supplementheft. — PUPPE (1): Über Lysolvergiftung. Dtsch. med. Wochenschr. 1906. Nr. 11. — DERSELBE (2): Handatlas der gerichtl. Medizin. Lehmanns Verlag. — RAESTRUP: Über Fluorvergiftungen (Lit.). Dtsch. Zeitschr. f. gerichtl. Med. Bd. 5, H. 4. 1925. — RAVEN: Über Kleesalzvergiftung. Mitt. a. d. Hamburg. Staatskrankenanstalten. Bd. 10, H. 14. 1910. — REICHMANN, VON: Kurze Mitteilung über eine akute Schwefelsäure- und Kupfersulfatvergiftung mit besonderer Berücksichtigung des Blutbefundes. Münch. med. Wochenschr. 1913. S. 181 (vgl. Inaug.-Diss. Jena von BAUMANN). — RICHTER, M.: Gerichtsärztliche Diagnostik und Technik. Leipzig 1905. — RIEGNER: Dtsch. med. Wochenschr. 1893. S. 372. — ROMEICK: Tödliche Vergiftung mit Essigessenz. Zeitschr. f. Med.-Beamte. 1910. S. 9. — ROSENFELD: Vergiftung mit Laugenstein. Inaug.-Diss. München 1889. — ROSNER: Tödliche Montaninvergiftung. Wien. klin. Wochenschr. 1908. Nr. 20, S. 760. — ROTH, M. (1): Experimentelles über die Entstehung des runden Magengeschwürs. VIRCHOWS Arch. f. pathol. Anat. u. Physiol. Bd. 45, 1869. — DERSELBE (2): Notiz über die sog. korrosive Gastritis bei akuter Phosphor- und Arsenikvergiftung. VIRCHOWS Arch. f. pathol. Anat. u. Physiol. Bd. 45, 1869. — SANDBERG: Laugenvergiftung mit Magenperforation. SCHMIDTS Jahrbücher Bd. 194, S. 249. — SCHÄFER, HANS: Kasuistische Beiträge zur Kenntnis der Sublimatvergiftung. (Lit.). Inaug.-Diss. Breslau 1910. — SCHÄFFER: Sektionsbefund bei Vergiftung mit sog. Frankfurter Essigessenz (80%iger Essigsäure). Ärztl. Sachverst.-Zeit. 1902. Nr. 11 u. 12. — SCHELCHER: Über Vergiftung durch Trinken chloroformhaltiger Flüssigkeit. Vierteljahrsschr. f. gerichtl. Med. Bd. 60, S. 175. 1920. — SCHIBKOW, A.: Zur Lehre von der Vergiftung mit Essigsäure oder deren Essenz. Vierteljahrsschr. f. gerichtl. Med. u. öff. Sanitätsw. Bd. 55, 3. Folge, 1918. — SCHMAUSS-HERXHEIMER: Grundriß der pathologischen Anatomie. — SCHMIEDEBERG und HANS MEYER: Zeitschr. f. physiol. Chem. Bd. 3, S. 422. 1879. — SCHÖNHOF: Über interne Chloroformvergiftung. Beitr. z. pathol. Anat. u. z. allg. Pathol. Bd. 58, S. 130. 1914. — SCHUCHHARDT: Vergiftungen im Handbuch der gerichtlichen Medizin von MASCHKA. Bd. 2, 1882. — SCHULTZE, W. H.: Die Pathologie des Magens. LUBARSCH-OSTERTAGS Ergebn. Jg. 20, Abt. 1, 1922. — SCHUMBURG: Über Arsenikvergiftung in gerichtsärztlicher Beziehung. Vierteljahrsschr. f. gerichtl. Med. u. öff. Sanitätsw. Bd. 6, 3. Folge. 1893. — SEIDEL (1): Arsenikvergiftungen im Handbuch der gerichtlichen Medizin von MASCHKA. Bd. 2, 1882. — DERSELBE (2): Zweiter Fall von tödlicher Vergiftung mit kohlensaurem Barium. Vierteljahrsschr. f. gerichtl. Med. u. öff. Sanitätsw. Bd. 27, S. 213. Suppl. 1877. — SIEGEL: Über die akute Kaliumpermanganatvergiftung. Münch. med. Wochenschr. 1925. S. 259. — SILBERMANN: Zur Kasuistik der Essigsäurevergiftung. Zeitschr. f. Medizinalbeamte 1911. S. 113 u. ff. — SIMMONDS: Über Gastritis phlegmonosa bei Oxalsäurevergiftung. Münch. med. Wochenschr. 1903. S. 1445. — STERNBERG, C. (1): Über experimentelle Erzeugung von Magengeschwüren bei Meerschweinchen. Zeitschr. f. Heilk. Bd. 28, Suppl.-Heft. 1907. — DERSELBE (2): Darmsystem und Peritoneum im Handbuch der allg. Pathologie und der pathol. Anatomie des Kindesalters von BRÜNINGS und SCHWALBE Bd. 2, 1. Abt. — STERNBERG und JAFFÉ: Kriegspathologische Erfahrungen. VIRCHOWS Arch. f. pathol. Anat. u. Physiol. Bd. 231, S. 429. 1921. — STRASSMANN, F. (1): Durchgang des Sublimats durch den Plazentarkreislauf. Arch. f. Physiol. 1901. Supplementband. — DERSELBE (2): Selbstmord durch Trinken von Salpetersäure. Zeitschr. f. Medizinalbeamte 1922. S. 559. — DERSELBE (3): Berl. klin. Wochenschr. 1888. S. 364. — DERSELBE: (4): Lehrbuch der Gerichtlichen Medizin. — STRASSMANN und KIRSTEIN: Über Diffusion von Giften an der Leiche. VIRCHOWS Arch. f. pathol. Anat. u. Physiol. Bd. 136, 1894. — STRAUSS, H.: Über röhrenförmige Ausstoßung der Speiseröhrenschleimhaut und stenosierende Pylorushypertrophie nach Salzsäureverätzung. Berl. klin. Wochenschr. 1904. Nr. 2, S. 30. — STROMEYER: Die Pathogenese des Ulcus ventriculi, zugleich ein Beitrag zur Frage nach den Beziehungen zwischen Ulkus und Karzinom. Beitr. z. pathol. Anat. u. z. allg. Pathol. Bd. 54, 1912. — STUMPF: Über tödlich verlaufene Essigessenzvergiftung (1. Fall). Münch. med. Wochenschr. 1898. Nr. 22. — TABORA: Magenkrankheiten in NOTHNAGELS Sammelwerk. 1896. — TAUSCH: Zwei Fälle von Lysolvergiftung. Berl. klin. Wochenschr. 1902. Nr. 34. — THOREL: Pathologisch-anatomische Beobachtungen über Heilungsvorgänge bei Nephritis. Dtsch. Arch. f. klin. Med. Bd. 77, 1903. — UNNA und WISSIG: Neue Untersuchungen über den Bau der Magenschleimhaut. VIRCHOWS Arch. f. pathol. Anat. u. Physiol. Bd. 231. S. 519. 1921. — VÉBER: Klinisches über Magenverätzung. Inaug.-Diss. Straßburg 1913. — VIRCHOW (1): Choleraähnlicher Befund bei Arsenikvergiftung. VIRCHOWS Arch. f. pathol. Anat. u. Physiol. Bd. 47, 1869. — DERSELBE (2): Über Gastroadenitis phosphorica. VIRCHOWS Arch. f. pathol. Anat. u. Physiol. Bd. 31, S. 399. — VOSS: Über Laugenvergiftung. Inaug.-Diss. Berlin 1892. — WACHHOLZ: Tod durch Vergiftung. SCHMIDTMANNS Handbuch der Gerichtlichen Medizin. IX. Aufl. Bd. 1, 1905. — WÄTJEN (1): Beitrag zur Histologie der akuten Arsenvergiftung. Zentralbl. f. allg. Pathol. u. pathol. Anat. Bd. 33. S. 13. 1922. — DERSELBE (2): Über experimentelle, toxische Schädigungen des lymphatischen Gewebes durch Arsen. VIRCHOWS Arch. Bd. 256, H. 1. 1925. — WALBAUM: Über die Einwirkung konzentrierter Ätzgifte auf die Magenwand. Vierteljahrsschr. f. gerichtl. Med. u. öff. Sanitätsw. Bd. 32, 3. Folge, 1906. — WALTER: Untersuchung über die Wirkung der Säuren auf den tierischen Organismus. Arch. f. exp. Pathol. u. Pharmakologie Bd. 7, 1877. — WIDERHOFER-KUNDRAT: GERHARDTS Handb. d. Kinderkrankh. Bd. 4, S. 2. — WOLFF: Über die Wirkung der Bariumsalze auf den menschlichen Organismus. Dtsch. Zeitschr. f. d. ges. gerichtl. Med. Bd. 1, S. 522. 1922. — WUNSCHHEIM: Prager med. Wochenschr. 1891. Nr. 52. — WYSS: Beiträge zur Kasuistik der Intoxikationen. Arch. f. Heilk. Bd. 10, H. 2, S. 184ff. — ZIEMKE: Vergiftung durch Salzsäure. Münch. med. Wochenschr. 1905. S. 1172 und Vierteljahrsschr. f. gerichtl. Med. u. öff. Sanitätsw. Bd. 39, Suppl. 1. 1910.

3. Die Kreislaufstörungen des Magen-Darmkanals.

Von

W. Fischer-Rostock.

Mit 9 Abbildungen.

I. Anämie.

Bei allgemeiner Anämie, etwa nach schweren Blutungen, bei Blutkrankheiten usw., finden wir selbstverständlich auch im Magen die Anämie stark ausgesprochen. Die Serosa ist ganz blaß, noch mehr aber die Magenschleimhaut, die dann häufig einen etwas schmutziggrauen Farbton bekommt.

Der Blutgehalt im Magen ist bei der Leiche auch einigermaßen abhängig von der Füllung des Magens, von seinem etwaigen Gasgehalt und von dem Zustand der Starre.

Eine auf den Magen beschränkte Anämie sieht man wohl kaum je; ist eine solche anscheinend vorhanden, so ergibt die nähere Untersuchung häufig, daß sie gar nicht so erheblich ist und die eigenartige Blässe vielmehr durch degenerative Prozesse der Schleimhaut vorgetäuscht wird. Auch atrophische Prozesse der Schleimhaut können eine Anämie vortäuschen, und bisweilen auch Resorptionszustände, besonders bei stärkerer Fettresorption.

Am Darm ist bei allgemeiner Anämie die Blässe des Darmes oft besonders charakteristisch. Die Füllung des Darmes, sein Kontraktionszustand, vor allem aber auch der Gasgehalt, beeinflussen den Blutgehalt dieses Organs in erheblichem Maße. Ferner spielt eine große Rolle die Lage der Darmschlingen, denn es ist selbstverständlich, daß die in den tiefsten Teilen der Bauchhöhle, zumal im kleinen Becken liegenden Schlingen auch bei einer schweren Anämie infolge der Hypostase des Blutes in der Leiche immer noch blutreicher sind als die Schlingen im oberen Teil der Bauchhöhle. Im Dickdarm sind die Unterschiede in der Gefäßfüllung im allgemeinen nur gering. Eine auffallende Blässe der Dünndarmschlingen sieht man (worauf ORTH schon seinerzeit aufmerksam gemacht hat) recht häufig bei kleinen Kindern am Darm, und zwar bei Affektionen entzündlicher Natur, wo man doch gerade im Gegenteil eine Hyperämie erwarten sollte: nämlich bei Enteritiden (Sommerdiarrhöen usw.). Während des Lebens hat hier sicher eine gewisse Hyperämie bestanden; aber es ist wohl möglich, daß durch Leichenveränderungen (z. B. postmortale starke Kontraktionen) die Blutverteilung geändert wird.

II. Hyperämie.

Aktive arterielle Hyperämie ist im allgemeinen an der Leiche nur in viel geringerem Maße zu erkennen als während des Lebens und bisweilen überhaupt nicht mehr mit Sicherheit festzustellen. Immerhin gibt es mancherlei Prozesse, bei denen die aktive Hyperämie auch an der Leiche noch sehr schön zu erkennen ist. Man sieht sie z. B. am Magen sehr schön bei vielen Fällen von schwerer Gastritis und Gastroenteritis etwa bakteriellen Ursprungs, bei Vergiftungen mit nicht sehr konzentrierten Ätzmitteln u. ä. Nicht immer ist diese Hyperämie am ganzen Magen so ausgesprochen, sondern tritt im Pylorusabschnitt und im Antrum pyloricum häufig noch wesentlich deutlicher hervor als im Fundus. Auf die großen Schwankungen im Kaliber der Gefäße in Ulkusmägen, mit bauchigen, sackförmigen, retortenartigen Ausbuchtungen, hat Duschl hingewiesen. Es besteht hier offenbar, wie ja für die Haut durch O. Müller und Heimberger nachgewiesen ist, eine neurotisch bedingte Hyperämie. Die Schleimhaut hat bei dieser arteriellen Hyperämie eine gleichmäßige rosarote Färbung. Ganz ähnliche Prozesse sind es, die auch am Darm zu einer ausgesprochenen arteriellen Hyperämie führen, die auch noch an der Leiche zu erkennen ist. Nur ist im Darm die Hyperämie selten auf den ganzen Darm beschränkt, vielmehr ein Abschnitt, etwa der Dünndarm, stärker betroffen als der andere. Auch ist die Schleimhaut im betroffenen Darmteil nicht immer ganz gleichmäßig gerötet, sondern bestimmte Gebilde der Schleimhaut können besonders hyperämisch sein, etwa die Kuppen der Schleimhautfalten oder auch die Follikel, häufig auch die allernächste Umgebung der Lymphknötchen. Besonders schön sieht man arterielle Hyperämie des Darmes bei Enteritis, wie sie etwa durch Bakterien

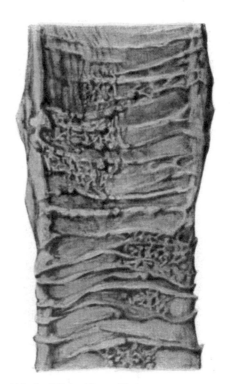

Abb. 1. 50jähr. Frau. Chylusretention und Chylangieektasien des Jejunums. (Aortitis productiva, Granularatrophie der Niere, Stauungszirrhose der Leber.) (Präparat des pathologischen Instituts Berlin, Geh. Rat Lubarsch.)

der Paratyphusgruppen hervorgerufen wird (Aschoff). In geringerer Ausdehnung sieht man arterielle Hyperämie im unteren Ileum, z. B. bisweilen bei Fällen von bakterieller Ruhr. Das beste Beispiel für arterielle Hyperämie bietet aber, wie schon von vielen Untersuchern immer wieder erwähnt, der Choleradarm (vorausgesetzt, daß es sich noch um frische Leichen handelt). Hier ist der Darm, zumal der Dünndarm, hellrosa bis intensiv rot gefärbt, und neben dieser Rötung sieht man auch nicht selten noch umschriebene, oder mehr diffuse Blutungen. Mikroskopisch fällt in die Augen die erhebliche Gefäßfüllung der Zotten und oft findet sich noch ein mäßiges Ödem der Darmwand, auch diapedetische Blutungen im Stroma der Zotten (Störk). An der Serosa ist eine akute Hyperämie eigentlich immer sehr schön ausgesprochen auch an der Leiche

noch zu erkennen: so in den Fällen von ganz frischer Peritonitis, wo durch
die Füllung aller Kapillaren und kleinen Arterien sich das Bild der sog. Gefäßinjektion ergibt, und insbesondere treten hier allemal die in der Längsrichtung
der Darmschlingen verlaufenden Gefäßchen besonders schön hervor.

Die Stauungshyperämie ist an der Leiche immer deutlich zu erkennen.
Beim Magen fällt schon, ehe man das Organ aufschneidet, die dunkle bis ins
Violette spielende Färbung auf und die mehr oder weniger starke Füllung der
venösen Gefäße. Bei Betrachtung von der Schleimhautseite her imponiert die
Hyperämie des Magens oft noch mehr, die Schleimhaut ist erheblich saftig,
erscheint leicht verdickt und rot bis
dunkelviolett gefärbt. Die Farbe tritt
noch besser hervor, wenn der in diesem
Falle oft sehr reichlich vorhandene
Schleim von der Schleimhaut weg-
gespült ist. Die Hyperämie ist fast
immer ganz gleichmäßig über alle
Abschnitte des Magens verbreitet.
Abgesehen von der dunkleren Färbung der genannten Schleimhaut sind
sehr häufig noch kleinere und größere,
meist gut umschriebene Hämorrhagien in ihr sichtbar. Ist schon
längere Zeit nach dem Tode verstrichen, so tritt die rote Färbung
nicht mehr so schön hervor und
weicht schmutzigen, mehr ins braune
spielenden Farbtönen infolge der
Einwirkung des Magensaftes auf das
Blut.

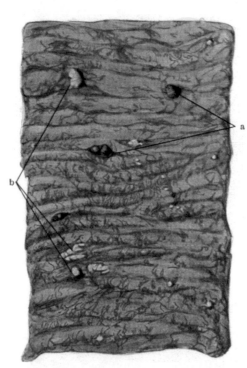

Abb. 2. 74jähr. Mann. Varizen und Chylangiek-
tasien des Dünndarms. (Fall von primärem
Leberkrebs.) (Präparate des pathologischen
Instituts Berlin, Geh. Rat Lubarsch.)

Am Darm ist bei der Stauungs-
hyperämie die Stauung sehr oft noch
viel hochgradiger als am Magen, die
Farbe noch dunkler, noch mehr ins
bräunlichrote oder schwärzlichrote
spielend. Bei langbestehender venöser
Hyperämie ist sehr häufig auch noch
ein bräunlicher Farbton infolge von
Bildung von Blutpigment u. a. beigemischt. Auch in der Serosa ist die
pralle Füllung der Gefäße und die

dadurch bedingte dunkle Färbung sehr deutlich. In der Muskularis tritt sie
etwas weniger hervor, während in der Submukosa wiederum die pralle Füllung
der Gefäße aufs deutlichste zu erkennen ist.

Venöse Stauungen im Magen- und Darmkanal kommen unter den verschiedensten Umständen vor. In mäßigem Grade bei den Zuständen allgemeiner
venöser Stauung im Körper, wie etwa bei Klappenfehlern, oder auch bei hochgradiger Kyphoskoliose u. ä. Noch deutlicher vielfach bei all den Prozessen,
die zu einer Stauung des Pfortaderkreislaufes führen: ganz besonders
charakteristisch bei der Leberzirrhose. Mehr umschriebene Hyperämie ist am
Magen in erheblichem Grade selten, viel häufiger am Darm. Denn hier kommen
alle die Prozesse in Frage, durch die die Zirkulation in umschriebenen Darm-
partien beeinträchtigt wird, wie etwa häufig bei innerer oder äußerer Einklemmung von Darmschlingen, bei Achsendrehung, bei Invagination, seltener

und meist nicht so hochgradig bei Kompressionen durch Tumoren u. ä. Ferner
können in Frage kommen Verlegungen von Darmgefäßen durch Thrombose u. ä.,
worauf nachher noch einzugehen sein wird. Eigenartig ist auch die oft erhebliche
venöse Hyperämie im Darm, die bisweilen nach intensiver Röntgenbestrahlung
auftritt. Die feineren Veränderungen dabei müssen noch genauer studiert
werden; experimentelle Untersuchungen liegen z. B. von KELLER vor.

Hier sind ferner zu erwähnen die Stauungen des Chylus, der Lymphstauung im Darme. Bisweilen ist der pathologische Anatom in der Lage, die
sämtlichen Chylusgefäße des Dünndarmes in der Leiche wie an einem gelungenen
Injektionspräparat zu erblicken, wenn nämlich die Sektion gerade zu einer
Zeit vorgenommen wird, wo sich die Chylusgefäße — etwa einige Stunden

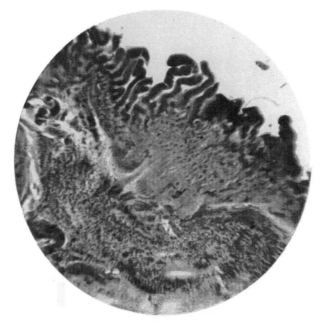

Abb. 3. Ausgedehnte Chylusgefäßfüllung der Schleimhaut und Unterschleimhaut bei
Stauungszirrhose der Leber. Übermitteltes Präparat von Geh. Rat LUBARSCH.
(Scharlach-Hämatoxylinfärbung Agfa-Farbenphotographie.)

nach einer fettreichen Mahlzeit — vollgestopft finden. Sie stellen sich dann
in der Darmserosa als feine mit trübweißlichem Inhalt angefüllte Gefäßchen
dar, die büschelförmig und reiserartig angeordnet über die Darmserosa weg
zu der ersten Etappe von Lymphknoten im Mesenterium ziehen. Die Füllung
dieser Gefäße pflegt in diesen Fällen allenthalben ziemlich gleichmäßig zu sein.
Öfter findet man nur eine Füllung der Zotten oder Zottenspitzen, ähnlich
wie bei der der Zottenpseudomelanose, nur daß die feinen Strichelchen auf der
Höhe der Falten und zwischen ihnen statt schwärzlich weißlich aussehen.
Unter dem Mikroskop sieht man dann freilich oft, daß die Anfüllung mit Fetten
nicht auf die Zotten beschränkt ist, sondern auch auf die submukösen Lymphgefäße und -spalten übergeht und auch in den Zellen sich findet (s. Abb. 4 und 5).
Sehr scharf grenzt sich dann oft das zytogene Bindegewebe als fettfrei ab,
während die Zotten und vor allem die Submukosa ungemein reichliche Ablagerung
von fettigen Stoffen in Zellen und Gewebsspalten enthält, die Muskulatur der
Schleimhaut aber mehr gleichmäßig fettig durchtränkt ist (Abb. 4 und 5).

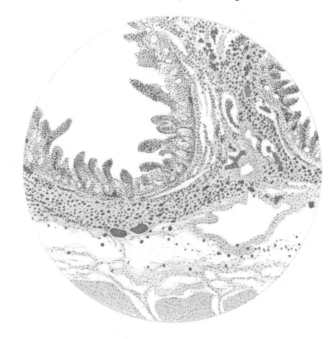

Abb. 4. Chylusgefäßfüllung und Zotten. Submukosa. (Zeiß A. Ok. 2. Sudan-Hämalaun).
(Präparat d. pathol. Instituts Berlin. Geh. Rat Lubarsch.)

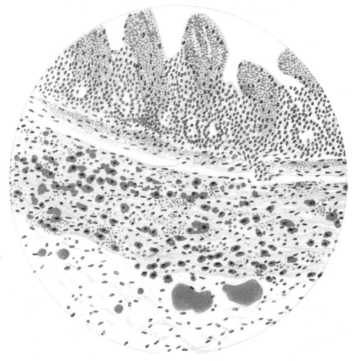

Abb. 5. Präparat der Abb. 4. (Bei Zeiß D. Ok. 3.)

Eine eigentliche Stauung des Chylus in den Lymphbahnen ist nun in der Regel auf mechanische Einflüsse zurückzuführen. Am häufigsten haben wir da irgendwelche krankhaften Veränderungen an den mesenterialen Lymphknoten, die zu einer Verlegung der Bahn führen, wie etwa am häufigsten bei tuberkulösen Prozessen; gelegentlich bei krebsigen Wucherungen, und dann, oft sehr hochgradig, bei den Infektionen mit Filaria Bancrofti, wo dann auch ein Ascites chylosus sich einzustellen pflegt. Bei tuberkulösen Erkrankungen der Gekröselymphknoten ist die Chylusstauung, wenn vorhanden, meist nicht gleichmäßig in den ganzen Dünndarmschlingen, vielmehr häufig etwa auf das Ileum beschränkt. Es kommt ferner hinzu, daß dann auch in den Chylusgefäßen selbst häufig noch tuberkulöse Veränderungen sind, die dann zu knötchenförmiger Erweiterung führen können, auch kann stellenweise das Bild der reinen Chylusstauung durch Übergreifen des tuberkulösen Prozesses auf die Nachbarschaft der Gefäße verwischt werden. Ein Fall von besonders großartiger auf einzelne Jejunumschlingen beschränkten Chylusgefäßerkrankungen, bei denen förmlich polsterartige, milchig-fettige Verdickungen der Schleimhaut sich fanden, beobachtete vor kurzem Geh.-Rat LUBARSCH (mündl. Mitteilung) in einem Fall von chronisch-fibro-hyaliner Tuberkulose der retroperitonealen und Gekröselymphknoten (S. N. 617. 25), wo geradezu taschen- und zystenartige Erweiterungen selbst der feinsten intertubulären Lymphgefäße gefunden wurden.

Eine sehr erhebliche Chylusstauung im Dünndarm hat JONES in atrophischen Dünndärmen in 2 Fällen von SPRUE beschrieben. In einigen Fällen, die ich selbst obduzierte, habe ich das nicht gefunden, glaube auch nicht, daß diese Chylusstauung Ursache, vielmehr Folge der Affektion ist. Umschriebene Stauung in den Chylusgefäßen der Schleimhaut ist gar nicht selten, wird aber meist übersehen. Man findet sie häufig bei älteren Leuten, worauf schon THOREL, neuerdings auch STAEMMLER hingewiesen hat. Bei dieser Chylusstauung in der Schleimhaut ist zu unterscheiden zwischen einfachen, eigentlichen Stauungen, und andererseits zwischen varikösen Erweiterungen dieser Bahnen, die tatsächlich eine geschwulstartige, lymphangiomatöse Bildung darstellen, wie sich insbesondere aus den Wucherungsprozessen der Endothelien ergibt. Die einfache Stauung wäre bei älteren Individuen nach THOREL häufig auf eine senile Darmatrophie und deren Einwirkung auf die Muskulatur des Darmes (Beeinträchtigung der Kontraktion des Darmes), zurückzuführen, wozu dann allerdings auch noch örtliche, zunächst noch unbekannte Verhältnisse kommen werden. Nähere histologische Untersuchungen darüber liegen nicht vor; auch sind die Verhältnisse nicht leicht zu beurteilen, weil bei der Gewebsfixation fast immer Kunstprodukte auftreten (vgl. BRAUS).

Dann ist noch der Zirkulationsstörung zu gedenken, die am Magen und am Darmkanal infolge von atherosklerotischen Veränderungen der Arterien entstehen. Die Atherosklerose der Magengefäße ist häufiger, als gemeinhin angenommen wird und spielt zweifellos beim Entstehen von manchen ulzerösen Prozessen, Atrophien, und wohl auch von manchen als Gastritis chronica bezeichneten Veränderungen eine gewisse Rolle. An den Magenarterien kann eine Atherosklerose auftreten, ohne daß an den übrigen Arterien des Körpers wesentliche Veränderungen aufzufinden wären (siehe die Mitteilungen von BUDAY, HAMBURGER). Derartig sklerosierte Gefäße werden leichter durch ulzerative Prozesse eröffnet werden; der Befund kleiner Arrosionsaneurysmen am Magen ist bisweilen beschrieben worden (BUDAY, LEWIN). Es ist ferner darauf hinzuweisen, daß sklerotische Veränderungen der Magenarterien — und dasselbe gilt auch für die Darmgefäße — zu den sog. Gefäßkrisen führen können und manche Blutungen, deren Quelle nicht ohne weiteres aufzudecken ist, sind veranlaßt durch solche atherosklerotischen Veränderungen. Bei stärkeren atherosklerotischen

Prozessen entsteht dann leicht auf dem Boden dieser Gefäßveränderungen Thrombose, mit all den Veränderungen, die nachher noch genauer zu beschreiben sind, oder es führt die Sklerose, selten, zu so erheblicher Verengerung, daß die Wirkung die gleiche ist wie bei völligem Gefäßverschluß.

III. Blutungen.

Die Blutungen im Magendarmkanal sind von großer, auch klinischer und diagnostischer Bedeutung. Die allerverschiedensten Umstände können solche Blutungen veranlassen. Bald ist die Blutung ein klinisches Symptom eines im Magen oder Darmkanal lokalisierten Prozesses, bald nur ein Teilsymptom einer allgemeinen Affektion des Organismus. Der Nachweis der Blutungen ist für den pathologischen Anatom nicht immer ganz leicht. Bei frischen Blutungen und bei größeren Blutungen ergibt sich die pathologisch-anatomische Diagnose ja allerdings von selbst, aber der Nachweis, an welchen Stellen die Quelle der Blutung zu suchen ist, ist auch bei erheblichen und selbst tödlichen Blutungen oft sehr schwierig, ja nicht selten unmöglich.

Das anatomische Bild der Blutungen im Magen- und Darmkanal ist verhältnismäßig einförmig. Praktisch unterscheidet man am besten zwischen kleinen punktförmigen miliaren, fast immer multiplen Blutungen, und größeren solitären.

Die kleinen miliaren, submiliaren, flohstichartigen Blutungen finden wir vorzugsweise im Magen und hier vor allem im Fundus des Magens und in der Kardia, schon weniger in der Pylorusgegend. Sie sind besonders deutlich auf der Höhe der Falten, oft in kleinen Reihen angeordnet. Die schöne rote Farbe des Blutes wird in der Leiche allerdings rasch in eine schmutzigere, bräunlichere oder auch bräunlichschwarze Farbe übergehen infolge der Einwirkung des Magensaftes. Als weitere Veränderungen entstehen hieraus dann die sog. hämorrhagischen Erosionen und kleinen Geschwürsbildungen. Die Ursache solcher kleinerer Schleimhautblutungen im Magen — und dasselbe gilt größtenteils auch für den Darm —, ist äußerst mannigfach. Mechanische Verhältnisse spielen dabei sicher eine Rolle: darauf weist beim Magen ja schon eine Anordnung der Blutungen in Reihen und Streifen auf der Höhe der Falten hin. Kommt es irgendwie zu einer Überfüllung des Venennetzes in der Mukosa, so kann es leicht vorkommen, daß der Abfluß des angestauten Blutes nicht rasch genug erfolgen kann und dann kleinste Gefäße zerreißen. Dies passiert z. B. beim Brechakt. In anderen Fällen entstehen diese kleinen Blutungen aber auf ganz andere Weise. Es spielen hier nämlich vasomotorische Einflüsse eine große Rolle, wie schon lange bekannt ist. Besonders häufig sieht man solche Blutungen bei Affektionen des Zentralnervensystems, worauf insbesondere Beneke hingewiesen hat. Auch experimentell hat man sie bei Tieren hervorrufen können. Hier handelt es sich um diapedetische Blutungen, die überhaupt im Magen- und Darmkanal nach Bier eine noch wesentlich größere Rolle als in anderen Körperabschnitten spielen sollen. Oft aber liegen die Verhältnisse so, daß wir lediglich nach dem anatomischen Befund kein sicheres Urteil über die Entstehungen der Blutungen abgeben können: ob rein mechanische Verhältnisse, ob vasomotorische Einflüsse, ob vielleicht toxische Gefäßschädigungen usw. vorliegen (wie so häufig bei den Fällen von kleinen Schleimhautbildungen im Magen und Darm nach Laparotomien); ob hier ein Erbrechen, ob direkte Narkosefolge, ob toxische Gefäßschädigungen etwa bei Peritonitis, ob Thromben, retrograde Embolien vorliegen (siehe unten), ist im einzelnen Falle manchmal unmöglich zu unterscheiden. Die Fälle, wo eine Gefäßverstopfung die Ursache von Magenblutungen abgibt, sind wohl nicht so häufig, wie vielleicht aus dem Umfang der darüber handelnden Literatur geschlossen werden kann. Für embolische Verlegungen von Gefäßen können in Frage kommen Embolien von Thromben (etwa bei Endokarditis), Fettembolien (SCHRIDDE). Verlegung venöser Gefäße ist wesentlich häufiger und es handelt sich dabei in der Regel um thrombotische Verlegungen und ferner noch um retrograde Embolien, die zumal nach Ansicht von Chirurgen eine erhebliche Rolle spielen sollen. Nach Operationen in der Bauchhöhle, zumal nach Netzunterbindungen (besonders bei Frauen), bisweilen nach Appendizitisoperationen, ferner nach Milzexstirpationen will man das häufig gesehen haben, ebenso nach Nierenoperationen (vgl. die Arbeiten von FRIEDRICH, EISELSBERG, PAYR, VON FRANQUÉ, FEDOROFF, HOFFMANN, HAGEMANN und vielen anderen). Für die Darmblutungen, die nach Nierenoperationen (nach FEDOROFF in $2,5^0/_0$) auftreten, wird eine aufsteigende Thrombose von kleinen Mesenterialvenen, die mit Nierenvenen anastomosieren, angenommen (WALCKER, FEDOROFF). Aber es ist doch recht fraglich, ob diese retrograde Embolie tatsächlich eine so große Rolle spielt, wie angegeben wird[1]). Die experimentellen Versuche an Kaninchen usw. haben allerdings den Nachweis geliefert, daß solche retrograde Embolien möglich sind. In den meisten Fällen liegen aber auch noch eine ganze Reihe anderer Möglichkeiten vor, wie oben angedeutet.

Die Quelle von Blutungen, selbst von hochgradigen, ja tödlichen, kann, wie oben erwähnt, bisweilen ungemein schwer aufzufinden sein, trotz sorgfältigster Untersuchung bei der Sektion. Derartige Fälle sind wohl jedem erfahrenen pathologischen Anatom schon zu Gesicht gekommen. Häufig hat es sich dann um sog. parenchymatöse Blutungen gehandelt, wie sie bisweilen bei sehr schweren Allgemeinerkrankungen, Infektionen, Bluterkrankungen, ferner in Ulkusmägen mit ihren eigenartig veränderten Gefäßen (s. o.) (DUSCHL) vorkommen. Des Näheren haben z. B. KUTTNER, SINGER, FRITSCHE, KONJETZNY auf solche Fälle hingewiesen. Selbstverständlich muß man es sich zur Regel machen, genauestens nach makroskopisch nachweisbaren Gefäßrupturen zu suchen, und wo man die Blutungsstelle von der Schleimhautseite aus mit bloßem Auge nicht erkennt, ist es erforderlich, einen Versuch zu machen mit Injektionen von Flüssigkeit in die Gefäße, wodurch dann sehr häufig eine zunächst übersehene Blutungsstelle deutlich wird. Doch bleiben auch dann immer noch Fälle, bei denen die Quelle der tödlichen Blutung trotz aller Sorgfalt

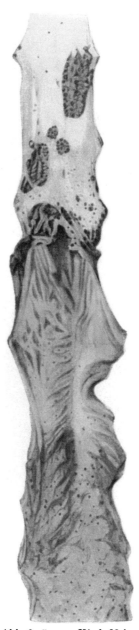

Abb. 6. 5 mon. Kind. Mehrfache Blutungen im Dünn- und Dickdarm. (Patholog. Museum Berlin.)

---

[1]) Vergleiche auch die Ansichten RICKERS, der die mechanische Entstehung (nach der Theorie HEYMANNs) ablehnt.

bei der Untersuchung nicht aufgefunden wird. White berichtet über 29 (!) derartige Fälle, besonders bei jungen Frauen (siehe bei Deaver).

Von Affektionen, die zu manchmal recht ausgedehnten miliaren Blutungen im Magen und im Darm führen können, seien noch einige seltenere genannt:

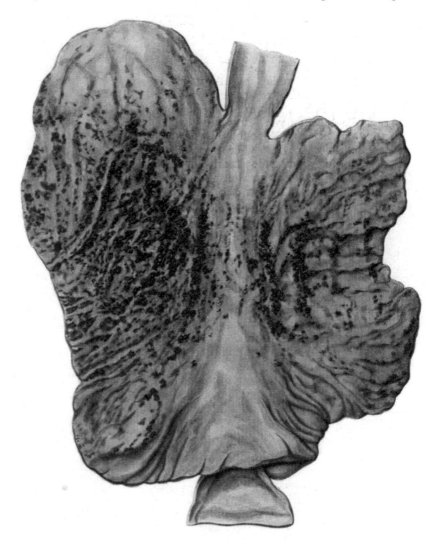

Abb. 7. 25jähr. Frau. Magen bei Morbus maculosus Werlhofii. (Sammlung des Patholog. Instituts am Krankenhaus Friedrichshain-Berlin.)

Amyloidentartung (Beckert), Skorbut (Aschoff-Koch), Polyzythämie (Singer), tropische Malaria (Seyfahrt, Furuichi, eigene Beobachtung); Basedowsche Krankheit (Raymond), Nitritvergiftung (eigene Beobachtung, Löschke); auch bei Lyssa sind kleinere Blutungen im Magen ganz gewöhnlich (vgl. Joest, bei Tieren; ich sah einen sehr typischen derartigen Fall mit multiplen Schleimhautblutungen im Fundus des Magens bei einem 30jährigen Manne). Dann wären noch zu erwähnen Vergiftungen, wie bisweilen Phosphorvergiftung (hier öfters um kleinste Geschwürchen herum Blutungen), ferner Arsenvergiftung, die auch zu größeren, mehr flächenhaften Blutungen führen kann.

Besonders zu besprechen sind die Blutungen im Magen und Darmtraktus, die man bei Neugeborenen findet. Der Name Melaena faßt das Krankheitsbild zusammen, bei dem diese Blutungen im Vordergrund stehen. Die Regel ist, daß diese Blutungen am 2. Tag nach der Geburt auftreten. Recht verschiedenartige Prozesse sind als Ursache angeschuldigt worden. In der Regel hängen diese Blutungen zusammen mit Veränderungen, die irgendwie durch die Geburt selbst gesetzt sind: wie von PREUSCHEN gezeigt hat, ist die Melaena sehr häufig da, wo auch anderweitig, nämlich im Gehirn, Blutungen gefunden werden. Wir hätten dann also die gleichen Erscheinungen wie bei den von BENEKE genauer studierten sog. Stigmata des Magens. Man findet bei der Melaena als Quelle der Magenblutung sehr häufig kleine Erosionen. Aber nicht nur im Magen, sondern nicht ganz selten auch im unteren Ösophagus und dann viel häufiger (fast doppelt so oft wie im Magen) im Duodenum sind Blutungen, Erosionen und selbst kleine Geschwürchen — eines, oder nicht ganz so oft zwei bis drei — bei Melaena gefunden worden. In einem Teil der Fälle hat man septische Prozesse (kleine Kokkenembolien) als Ursache der Blutungen und Erosionsbildungen im Magen angesprochen. In einem ganz erheblichen Teile der Fälle (bei BAISCH sogar in 13 von 14 Fällen!) aber finden wir bei Melaena keine eigentlichen Erosionen oder gar Geschwüre, sondern nur eben die Blutungen in der Schleimhaut und weder Andauungen, noch histologisch gröbere oder feinere Veränderungen, die die Entstehung dieser Blutungen genauer feststellen ließen (so z. B. in 2 Fällen, die SCHÖPPLER untersuchte). Es muß sich hier offenbar um diapedetische Blutungen handeln. Es darf darauf hingewiesen werden, daß bei Frühgeburten die Neigung zu diapedetischen Blutungen im Magen- und Darmkanal ebenfalls sehr ausgesprochen ist (vgl. YLPPÖ). Wenn von manchen Autoren (so z. B. LANDAU, KUNDRAT, VON FRANQUÉ, SCHÖPPLER u. a.) die Änderung der Zirkulationsverhältnisse nach der Abnabelung für die Entstehung der Melaena verantwortlich gemacht wird, so ist mit BAISCH doch dabei dann noch zu erklären, warum denn die Melaena dann nicht viel häufiger (nicht bloß etwa bei 1000 Neugeborenen einmal!) auftritt.

Größere Blutungen im Magen- und Darmkanal haben ihre Quelle sehr häufig in geschwürigen Prozessen verschiedenster Art. In Frage kommen im Magen vor allem das runde Magengeschwür und dann ulzerierte Geschwülste, vor allem das Karzinom, im Darm neben den Ulcera peptica des Duodenums vor allem typhöse und dysenterische Geschwüre, seltener schon tuberkulöse. Dann urämische, septische Geschwüre, bisweilen auch Dehnungsgeschwüre und in seltenen Fällen, wie z. B. SINGER anführt, auch einmal Tabes, Lues (vgl. ein Fall von MÜLLEDER) Hämophilie, Blutkrankheiten usw. Ich habe Gelegenheit gehabt, zwei in diese letztgenannte Gruppe gehörige Fälle zu untersuchen. Hier handelte es sich um Blutungen in Fällen von Myeloblastenleukämie, und zwar aus zerfallenden leukämischen Wucherungen im Magen- und Darmkanal. In dem einen Falle beherrschte das Symptom der Blutung aus dem Magendarmkanal das klinische Bild vollkommen (klinische Diagnose: WERLHOFsche Krankheit). Auch unzählige Prozesse anderer Art, wie akute und chronische Gastritis (mit oder ohne Superazidität) können einmal zu stärkeren Blutungen führen. Dann wären zu erwähnen die seltenen Fälle vikariierender menstrueller Blutungen im Magen und Darm — unter den Organen mit vikariierenden menstruellen Blutungen steht der Magen an 7., der Darm an 11. Stelle (ROTH) —.

Blutungen aus Varizen des Magens und Darmes sind, entsprechend dem seltenen Befund dieser Gebilde im Darmtrakt, selten. Immerhin sind eine ganze Reihe derartiger Fälle mitgeteilt, sogar von tödlichen Blutungen aus solchen

Varizen (z. B. von STADELMANN, HIRSCHFELD, KAUFMANN usw.). Bei hochgradiger Stauung im Pfortaderkreislauf, wie vor allem bei Leberzirrhose, sind die varikös erweiterten Venen im obersten Magenabschnitt auch bisweilen die Quelle profuser und tödlicher Blutungen gewesen (vgl. SAXER, HELLER, SACHS usw.). Allerdings ist die Quelle tödlicher Blutungen aus varikösen Venen bei Leberzirrhose viel häufiger im unteren Ösophagusabschnitt zu suchen. Dann sind zu nennen die manchmal sehr profusen Blutungen aus Hämorrhoiden. Selten kommt es auch zu tödlichen Blutungen aus Aneurysmen von Magenarterien (z. B. in einem Falle von SACHS). HANSER berichtet über Verblutung aus einem Aneurysma spurium des Magens (wahrscheinlich traumatisch entstanden), STADELMANN über ein arrodiertes Aneurysma im Jejunum.

Größere flächenhafte Blutungen im Magen- und Darmkanal sind viel seltener und meist traumatisch entstanden: so besonders bei Quetschungen des Unterleibes. Die Blutung ist in der Regel subserös am ausgedehntesten, schon viel seltener in der Submukosa. In einem Teil der Fälle handelt es sich dabei um Gegenstoßwirkung. Wichtig ist, daß an der Stelle der Blutungen sich bisweilen Geschwüre entwickeln können, wie dies z. B. BORST bei Kriegsverletzungen gesehen hat, wo sich Kontusionsgeschwüre der Magen- und Darmschleimhaut entwickelten. Bei Rumpfkompressionen, dann bei Verlagerungen des Magens in die Brusthöhle infolge von Zwerchfellrupturen — auch in einem Fall von echter Zwerchfellhernie, den ich beobachten konnte — können ausgedehnte Magenblutungen vorkommen (vgl. LEUPOLD).

Von großer Wichtigkeit sind im Darm die Zirkulationsstörungen, die durch Verlegung von Gefäßen hervorgerufen werden. Die Folgen solcher Gefäßverschlüsse sind nun recht verschieden, je nach dem Gefäß, um das es sich handelt. Bei der Eigenart der Kollateralen — sowohl der arteriellen wie der venösen — ist es von ausschlaggebender Bedeutung, ob eine Verlegung eines Hauptastes oder kleinerer Äste, besonders jenseits der Arkaden, vorliegt; ferner, ob gleichzeitig große und kleine Gefäße verlegt sind, und ferner, ob dieser Verschluß ganz allmählich oder plötzlich erfolgt. Denn je nachdem wird sich ein genügender Kollateralkreislauf ausbilden können oder nicht. Im ganzen kann man sagen, daß demgemäß eine Verlegung von Gefäßen durch Thromben nicht immer so bedenkliche Folgen haben muß wie etwa ein embolischer Gefäßverschluß, weil doch manchmal Thrombose ganz allmählich einsetzt und zur Ausbildung von Kollateralen Zeit bleibt.

Zunächst sollen die Verlegungen von Venen besprochen werden. In Frage kommt hier fast ausschließlich nur die Thrombose von Venen mit ihren Folgen, ganz selten einmal ein chirurgischer Eingriff (Unterbindung). Solche Thrombosen von Darmgefäßen sind häufig und entstehen aus den verschiedensten Ursachen. Man rechnet, daß die thrombotische Verlegung von Darmgefäßen um ein geringes häufiger ist als die embolische Verlegung der Darmarterien: in einer größeren Zusammenstellung von Fällen der Literatur und eigenen Beobachtungen finde ich auf 146 Fälle von Thrombose der Venen 132 Fälle von Verlegung der Arterien. Ursächlich kommen für die Entstehung der Thrombose in Frage mechanische Faktoren: z. B. Behinderung des Blutabflusses bei innerer oder äußerer Einklemmung, bei Volvulus u. ä. Aber neben den mechanischen Momenten spielen in diesem Falle auch leicht noch toxisch-infektiöse mit. BUCURA hält die Graviditätstoxikose für manche Mesenterialgefäßverschlüsse verantwortlich. Über Pfortaderthrombose im Wochenbett berichtet auch LINZENMEIER. Dann kommen in Frage Zirkulationsstörungen nach Bauchoperationen, septische Prozesse, besonders auch phlegmonöse Prozesse im Darm, die von hier aus auf die Venen übergreifen. Die Folge ist im letzten Falle dann in der Regel nicht einfache Thrombose, sondern Thrombophlebitis:

so häufig bei Appendizitis (vgl. POLYA). Das durchschnittliche Alter für die Verlegung der Vene ist 45 Jahren (BRADY).

Bei den bis jetzt genannten Fällen handelt es sich um Thrombosen, die vom Darm aus nach dem Mesenterium zu aufsteigen, sog. radikuläre Thrombose. Bei der Natur der Prozesse, die zu solchen radikulären Thrombosen führen, ist recht häufig ein größerer Darmabschnitt betroffen und es können dann gerade die kleinsten Venen insgesamt verlegt werden. Die Thrombose kann von hier aus nun aufsteigend auch zu einer Thrombose des Hauptstammes der Vene führen, ja selbst bis in die Pfortader hinein sich fortsetzen. In allen diesen Fällen ist die Wahrscheinlichkeit, daß ein Kollateralkreislauf sich ausbilden kann, geringer als in den anderen Fällen, wo es sich um eine absteigende Thrombose, also etwa vom Pfortaderhauptstamm aus retrograd auf die Mesenterialvene übergreifend, handelt.

Für die absteigende Thrombose kommt als Quelle in Frage vorwiegend die Thrombose des Hauptstammes der Pfortader, wie solche z. B. nach Infektionskrankheiten, bei syphilitischen Prozessen, nach Traumen, bei Tumoreinwucherungen in die Vene (wie ich das z. B. in einem Falle von primärem Leberkrebs sah) hervorgerufen wird (vgl. die ausführliche Arbeit von GRUBER).

Aufsteigende und absteigende Thrombosen können sich auch kombinieren und es ist nicht immer ganz leicht, bei ausgebildeten Thrombosen die Genese klarzustellen. Thrombotische Verlegung von Darm- und Mesenterialvenen findet sich ungleich viel häufiger im Gebiete der Vena mesenterica superior als in dem der inferior. Die Vena inferior hat eben auch ausgedehnte Kollateralen, die zum System der unteren Hohlvene gehören. Es kommt wohl noch hinzu (ein Umstand, dessen REICH Erwähnung tut), daß bei der üblichen Sektionstechnik gerade Thrombosen in ihrem Bereich etwas leichter übersehen werden. Aber es ist kein Zweifel, daß die Thrombosen im Bereich der Vena inferior recht selten sind (vgl. z. B. ein Fall von BRADY). Es ist auch bemerkenswert, daß man trotz so häufiger thrombotischer Prozesse im Bereich der Hämorrhoidalvenen doch gar nie ein Übergreifen dieses Prozesses auf das Gebiet der Vena mesenterica inferior beobachtet.

Ist bei thrombotischem Verschluß der Vene ein Ausgleich durch Kollateralen möglich, so ist in dem Bereich der thrombosierten Gefäße immer eine erhebliche venöse Hyperämie des Darmes bemerkbar und, da es sich ja um chronische Prozesse handelt, sehr häufig eine gewisse Verdickung der Darmwand, unter Umständen nicht unerhebliches Ödem, durch welches die venöse Hyperämie sogar verdeckt werden kann. Wir haben dies z. B. sehr deutlich in einem Fall gesehen, wo der Hauptstamm der Pfortader und der Hauptstamm der Vena mesenterica superior und inferior völlig verlegt war, aber die Verlegung ganz allmählich eingetreten war und ein Kollateralkreislauf sich ausgebildet hatte. Hier wurde bei der Sektion im Dünndarm zunächst von einer Hyperämie überhaupt nichts bemerkt. Einige Fälle von Thrombose der Vena mes. superior ohne Darmaffektion teilt BRADY mit. Für gewöhnlich aber ist ein solcher Ausgleich durch Kollateralen nicht möglich. Dann entsteht ein ganz anderes Bild: nämlich das Bild des hämorrhagischen Infarkts oder der hämorrhagischen Gangrän. Makroskopisch sieht man in solchen Fällen die verlegten Venen als prall gefüllte, von außen dunkel schwärzlichrot erscheinende Stränge, die sich durch ihre dunkle Farbe immer noch gut von dem doch stark venös-hyperämischen Darmteil abheben. Das zugehörige Mesenterium ist verdickt, oft erheblich ödematös, dann eigenartig steif, wenig beweglich, die Serosa von kleineren und größeren Blutungen durchsetzt. Die betroffenen Darmabschnitte sind in der Regel ohne weiteres von den gesunden Schlingen der Umgebung leicht zu unterscheiden. Die ganze Schlinge erscheint mehr oder weniger hyperämisch,

dunkelrot, oft dunkelschwarzrot, vollkommen hämorrhagisch infarziert. Sie
ist häufig erweitert und prall mit Flüssigkeit angefüllt. Die Grenze gegen die
gesunden Darmteile ist fast ebenso häufig ganz scharf gezogen, wie es vorkommt, daß sie unscharf allmählich in das gesunde übergeht. Bisweilen sieht
man auch jenseits der Grenze inmitten gesunder Abschnitte noch kleinere
infarzierte Partien.

Im Bereich der venösen Stauung pflegt der Darm aufgetrieben zu sein, oft
sehr hochgradig. Er ist in der Regel mit Gas und mit reichlichen Mengen blutiger
Flüssigkeit angefüllt. Die peritoneale Serosa ist, solange der Prozeß noch ganz
frisch ist, noch spiegelnd und glatt, aber schon von kleinen Blutungen durchsetzt. Dauert der Prozeß aber auch nur etwas länger, so verliert sich der
spiegelnde Glanz, es treten feine fibrinös-eitrige Beläge auf. Falls die hämorrhagische Infarzierung der Darmwand nicht so hochgradig ist, so sieht man wohl
auch einen mehr braunroten Farbton an den betroffenen Schlingen, besonders
auch, wenn die Verstopfung schon etwas länger zurückliegt. Neben der blutigen
Durchtränkung der Wandschichten ist auch eine erhebliche ödematöse Durchtränkung der Darmwand, am meisten in der Submukosa, zu finden. Auch die
Subserosa kann sehr stark ödematös sein und in hochgradigen Fällen kann durch
Ödem und Blutung die Subserosa sogar stellenweise blasig abgehoben werden.

Durch das Ödem in der Schleimhaut kommt es zum Verstreichen der Falten,
die zunächst samtartig dunkelrot aussehen. Bald aber beginnt die Oberfläche
der Schleimhaut abzusterben: jetzt wird die Farbe trübe, es bilden sich fibrinöse
Auflagerungen, erst fleck- und strichweise, dann ganz diffus, und parallel damit
gehen auch in den übrigen Darmschichten Veränderungen vor sich. Fand man
zunächst eine hochgradige Hyperämie der Schleimhautgefäße, kleine Blutungen
im Stroma der Zotten, Ödem der Submukosa, Quellung der bindegewebigen
Fasern, so kommt es nun bald, erst strichweise, später mehr diffus zu ausgedehnten Blutungen, und zwar zwischen die Zotten hinein, weniger ins Zotten-
stroma, dann aber auch in die Submukosa und Subserosa, weniger in die straffe
Muskularis. Die oberste Schicht der Schleimhaut, die nun nekrotisch ist, wird
nun allmählich abgestoßen. Zunächst sieht man in der Tiefe der Krypten noch
verhältnismäßig gut färbbare Epithelien; bald aber sind diese und dann gleich
auch die Gewebszellen in den übrigen Wandschichten, vor allem in der Submukosa und Muskularis, nur sehr schwer färbbar, vor allem auch die Blutzellen.
Es erweist sich ferner, daß auch Bakterien in die Wandschichten eindringen.
Exsudative Veränderung, vor allem Austritt von neutrophilen Leukozyten, ist
noch verhältnismäßig geringfügig, die nekrotisierenden Prozesse überwiegen.
Nur in der Submukosa pflegt es bald zu stärkeren exsudativen Prozessen zu
kommen. Nur selten kommt es zu ganz hochgradigen nekrotisierenden und
gangränösen Prozessen, weil eben meistens der Tod schon früher eintritt. Eingehende Beschreibungen der mikroskopischen Veränderungen bei hämorrhagischem Gangrän finden wir vor allem in der Arbeit von Pommer.

Durch die Venenverlegung ist es also zu einem hämorrhagischem Infarkt
oder einer hämorrhagischen Gangrän gekommen, denn die Gangrän muß die
notwendige Folge einer Infarzierung des Darmes sein. Der Prozeß führt un-
ausbleiblich zu Peritonitis und zu Darmlähmungen und falls nicht eingegriffen
wird, zum Tod. Fast immer erfolgt der Tod, noch ehe es infolge der Gangrän
etwa zu einer Perforation des Darmes käme. Ganz selten sind multiple Perforationen (vgl. Prutz). Im zugehörigen Mesenterium finden sich abgesehen
von Ödem und Hämorrhagien auch entzündliche Veränderungen der Lymphknoten, die dabei in mäßigem Grade anzuschwellen pflegen. Zu einer eigentlichen Vereiterung kommt es fast niemals (einen Fall von derartigen Vereiterungen beschreibt Garmsen).

Handelt es sich nur um Thrombose einer kleineren Vene, so kann die hämorrhagische Infarzierung mitunter auf einen ganz kleinen Darmabschnitt beschränkt bleiben, und schließlich lediglich umschriebene Geschwüre der Mukosa und Submukosa zur Folge haben. Solche Geschwüre können sogar heilen und

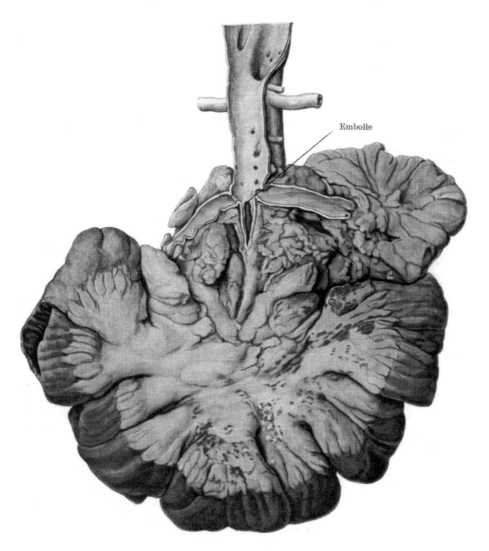

Abb. 8. Hämorrhagischer Darminfarkt bei Embolie der Art. mesenterica. (Sammlung des Pathologischen Instituts am Krankenhaus Friedrichshain-Berlin.)

Narbenstenosen herbeiführen. Man hat es wenigstens bisweilen bei Tierexperimenten gesehen und aus Analogie der embolischen Verschlüsse kleinster Gefäße auch als beim Menschen vorkommend geschlossen. Hierher gehört wohl ein Fall von DECKART: bei einer 47jährigen Frau führte eine Thrombose der Vena ileocolica zu einem ringförmigen Geschwür im untersten Ileum (gleichzeitig bestand allerdings Endarteriitis anderer Zweige der Arteria mesenterica superior).

Die Verlegung arterieller Darmgefäße ist fast ebenso häufig wie der Verschluß von Venen und die Folgen sind im großen und ganzen dieselben.

Ganz selten wird beobachtet, daß eine (offenbar sehr langsam erfolgte) Thrombose der oberen Mesenterialarterien außer kleinen Blutungen keine weiteren Darmveränderungen gemacht hat (2 Fälle von Brady bei 45- und 80-jährigen Männern).

Bei diesen Verlegungen handelt es sich entweder um embolische, dann also plötzlich auftretende Verschlüsse der Arterie; oder aber um thrombotische Verschlüsse. In manchen Sektionsfällen ist es allerdings kaum möglich, zu entscheiden, ob embolischer oder thrombotischer Verschluß vorliegt. Die gleichen Folgen, wie beim thrombotischen und embolischen Arterienverschluß, können entstehen durch chirurgische Eingriffe (Unterbindungen); ferner auch nach Abreißungen des Darmes von seinem Mesenterium. Die embolischen Verlegungen sind häufiger als die thrombotischen. Sie betreffen in überwiegender Anzahl aller Fälle die Arteria mesenterica superior: auf 74 Fälle von Embolie dieser Arterie kamen nur 8 von Embolie der Arteria mesenterica inferior; zweimal waren beide Arterien gleichzeitig verlegt. Die Quelle dieser Embolie ist ziemlich gleich häufig eine Thrombo-Endokarditis, ein Herzthrombus oder ein atheromatöser Prozeß der Aorta.

Für die thrombotische Verlegung der oberen Mes.-Arterie ist fast ausnahmslos die Ursache eine Atherosklerose der Gefäße. Dürck berichtet über Kompressionsthrombose der Art. mes. sup. durch Lymphogranulomatose.

Das Durchschnittsalter bei den Fällen von Verschluß der Arterie ist 58 Jahre. Die embolischen Verlegungen findet man häufiger bei etwas jüngeren, die thrombotischen bei etwas älteren Menschen. Der älteste Patient, von dem uns berichtet wird, hatte ein Alter von 93 Jahren; bei Kindern ist die Embolie selten (z. B. Embolie der Art. colica dextra bei einem 11jährigen Knaben (Bruns).

Wird die Arteria mesenterica superior verlegt, so ist die häufigste Folge, wie bei Verlegungen der Venen, ein hämorrhagischer Infarkt des Darmes. Anämischer Infarkt oder anämische Gangrän kommt nur ausnahmsweise zustande.

Die experimentellen Untersuchungen zur Klärung dieser Frage bei verschiedenen Tierarten haben vielfach zu recht verschiedenen Resultaten geführt, was zum Teil auf die verschiedene Technik und die Verschiedenheit der zum Experiment benützten Tierarten zurückzuführen ist. Die Ergebnisse, die man bei Unterbindung der Arterie im Experiment hat, dürfen nicht ohne weiteres auf die Verhältnisse bei Embolie einer Arterie beim Menschen übertragen werden. Für den Menschen kann soviel als Regel gelten: Bei Verlegung der Arteria mesenterica superior, sei es durch Thrombose oder durch Embolie, tritt als Folge hämorrhagischer Infarkt des Darmes ein, und zwar entsprechend dem Versorgungsgebiet der Arterie, Infarkt des Jejunums, Ileums, Coecums und Colon ascendens, evtl. auch noch der rechten Hälfte des Querkolons. Ein anämischer Infarkt und anämische Gangrän kommen nur sehr selten zustande, nämlich dann, wenn bei dem Verschluß der Arterie vor allem kleinere Äste verschlossen sind. Die Theorie Sprengels, daß Verschluß der Arterie und Vene anämische Gangrän, Verschluß der Arterie oder Vene hämorrhagischen Infarkt machen, ist in dieser Fassung nicht haltbar. Niederstein hatte auseinandergesetzt, daß beim Verschluß der Arterie oder der Vene am Hauptstamm hämorrhagischer Infarkt entstehe, der bei venösem Verschluß stärker sei als bei arteriellem; daß anämischer Infarkt entstehe bei embolischem Verschluß und gleichzeitiger Thrombose (weil dadurch die Kollateralen abgeschlossen seien). Hämorrhagische Gangrän entstehe durch Embolie und venöse Thrombose. Marek hat diese Folgerungen zum Teil durch eigene Experimente widerlegt. Nach ihm macht vollständige Verlegung des arteriellen Zuflusses anämische Gangrän, Verlegung von Arterien oder Venen bei ungenügendem Kollateralkreislauf aber hämorrhagischen Infarkt.

Beim Menschen ist jedenfalls die Regel, daß hämorrhagischer Infarkt auftritt, und zwar erklärt man die Entstehung der Hämorrhagien durch eine arterielle Hyperämie in den nicht vollkommen verlegten Kollateralen. Manches ist jedoch in der Entstehung dieses hämorrhagischen Infarktes uns noch nicht ganz klar übersehbar. Es spielt wohl eine gewisse Rolle, wie BIER es will, daß der Darm kein Blutgefühl hat, es spielt ferner sicher mit die Kontraktion der betroffenen Darmteile, mindestens ihrer Ränder. Es kommt ferner sehr in Frage, daß durch eine Embolie Verhältnisse geschaffen werden, die nun ihrerseits einen Stillstand des Blutes auch in den Venen begünstigen und so bei Embolie häufig auch eine Thrombose in den feineren Venen des Mesenteriums eintritt. Welche von diesen Faktoren im einzelnen Falle ausschlaggebend sind, ist nicht immer klar zu übersehen. Eingehendere Untersuchungen über experimentelle Verlegung von Darmgefäßen, Unterbindungen, Embolisierung usw. sind neuerdings von Bolognesi angestellt worden.

Bei Verschluß kleinster Arterien wird man am ehesten noch einen reinen anämischen Infarkt erwarten dürfen. Da es sich aber beim Arterienverschluß, sowohl durch Embolie wie durch Thrombose, in der Mehrzahl aller Fälle um größere Arterien handelt, so ist eben in der Regel auch die Möglichkeit eines Kollateralkreislaufes gegeben, und damit auch die Wahrscheinlichkeit, daß aus dem anämischen Infarkt ein hämorrhagischer wird. Selten hat man beobachtet, daß bei ausgedehnter Infarzierung des Darmes an den Randpartien ein hämorrhagischer, in den zentralen Abschnitten ein anämischer Infarkt bestand. INGEBRIGTSEN berichtet z. B. über multiple Emboli der Arteria mesenterica superior bei einem 24jährigen Manne; hier bildeten sich sowohl hämorrhagische wie anämische Infarkte im Dünndarm. Die Folge des Arterienverschlusses ist also in der Regel Infarzierung des Darmes, Lähmung dieses betroffenen Darmabschnittes und Peritonitis. Nur in seltenen Fällen, bei thrombotischem Verschluß der Arterien z. B. sind die Folgen nicht so schlimm, wenn eben bei langsamer Verlegung die Ausbildung eines genügenden Kollateralkreislaufs möglich war. Zwei solcher Fälle teilt wiederum INGEBRIGTSEN mit. Es wurde hier eine Thrombose der Arteria mesenterica superior bei der Sektion als ganz zufälliger Befund erhoben. Bei einem 46jährigen Manne hatte eine vollständig obturierende Thrombose der luisch veränderten Arterie lediglich zu leichter Hyperämie des Dünndarms geführt. Im zweiten Falle, bei einem 48jährigen, machte ein 3 cm langer obturierender Thrombus keinerlei Symptome. Hier war ein Kollateralkreislauf durch die fast bleistiftdicke Arteria pancreatoduodenalis hergestellt. Ferner berichtet BRADY über Fälle von thrombotischem Verschluß ohne Darminfarkt. Verlegung kleinster Arterien führt wohl auch — wie man aus Analogie der Erfahrungen bei Tierexperimenten schließt — zur Bildung ganz umschriebener Geschwüre, die dann, weil sie nur Mukosa und Submukosa betreffen, auch ausheilen können, allerdings aber auch zur Bildung von Narbenstenosen führen können. Immerhin sind das ungewöhnliche Ereignisse (vgl. THOREL) und die Regel ist, wie auch SCHLOFFER anführt, daß große embolische Nekrosen zur Perforation führen. Handelt es sich nur um embolische Verschlüsse allerkleinster Gefäße, so kann sich das Bild der akuten embolischen Enteritis ergeben, mit Hämorrhagien, Nekrosen, submukösem Ödem usw. (vgl. OBERNDORFER, HART). Aber hier handelt es sich wohl ausnahmslos um septische Emboli. Bei Verlegung kleiner subseröser Darmarterien durch multiple Emboli bei Freisein der Mesenterica superior sah MICHAELIS zahlreiche punktförmige Hämorrhagien im Dünndarm, hämorrhagische Nekrose gegenüber dem Mesenterialansatz; mikroskopisch Infiltrate in Submukosa, selbst in der Ringmuskelschicht Blutungen.

Ist die Arteria mesenterica superior verschlossen, so haben wir, entsprechend ihrem Versorgungsbereich, Infarkt, vorzugsweise des Dünndarms. Dabei bleibt in der Regel das oberste Jejunum frei davon, da es außer der Mesenterica superior noch von der Pancreato-duodenalis superior versorgt wird. Nur ganz ausnahmsweise versorgt die Mesenterica superior allein das alleroberste Jejunum; in einem solchen Falle wurde bei Verlegung ein Infarkt bis zur Plica duodeno-jejunalis beobachtet. Vom Dünndarm selbst ist das Ileum etwas häufiger befallen als das Jejunum, und im Ileum besonders die untere Hälfte etwas häufiger als die obere. Verlegung des ganzen Stammes, die dann Infarkt von Dünndarm und Anfangsteil des Dickdarms nach sich zieht, ist schon wesentlich seltener. Beteiligung des Dickdarms wird ziemlich genau in $1/4$ aller Fälle notiert, ausschließliche Infarzierung des Dickdarmes sehr selten. Vom Dickdarm sind dann betroffen Coecum, Colon ascendens und (wechselnd) auch noch die rechte Hälfte des Querkolons.

In einigen Fällen ist angegeben, daß bei Infarzierung des Dickdarmes die Appendix davon nicht betroffen gewesen sei. Dies kann nur so erklärt werden, daß hier alte entzündliche Verwachsungen in der Umgebung der Appendix bestanden haben und auf diese Weise eine gewisse Gefäßversorgung der Appendix auch noch auf anderem Wege, als von Ästen der Arteria mesenterica superior erfolgte.

Es ist die Regel, daß sich bei Gefäßverschluß nur ein Infarkt, in wechselnd großer Ausdehnung, je nach der Größe des verlegten Gefäßes, ausbildet. Seltener sind multiple Infarkte, wenn eben mehrere kleinere Gefäße, gleichzeitig oder in verschiedenen Etappen, verstopft sind, wie etwa in einem von Firket beschriebenen Fall.

Anders sind die Verhältnisse bei Verlegung der Arteria mesenterica inferior. Ihr Verschluß ist wesentlich seltener als der der superior und die Folgen eines Verschlusses können sogar ganz unbeträchtlich sein, weil hier viel günstigere Kollateralen vorhanden sind. Nach Orth sollte der Verschluß dieser Arterien überhaupt keinen Infarkt machen, sondern nur kleine Blutungen. Das war z. B. beobachtet in einem bei Litten erwähnten Falle, wo bei einer 51 jährigen Frau lediglich eine Rötung des Dickdarmes mit kleineren und größeren blutigen Suffusionen, aber weder Infarkt, noch Gangrän auftrat. Indes nicht immer ist der Ausgang so günstig und es sind einige Fälle bekannt, wo bei Verschluß der Arteria mesenterica inferior Infarkt und Gangrän des Dickdarmes auftrat. Nach Merkel haben nur 6 Fälle von Verschluß dieser Arterie überhaupt Folgen gehabt. Merkel selbst berichtet über den ganz seltenen Fall von thrombischem Verschluß beider Mesenterialarterien bei einer 63 jährigen Frau. Hier war die Verlegung ganz allmählich erfolgt und entsprechend hatte klinisch auch schon monatelang das Bild einer Dysperistaltik bestanden. Die Veränderungen waren am Dünndarm am schwersten, am Dickdarm fand sich nur Hyperämie der Mukosa, aber keine Nekrose. In einem Falle Gerhardts trat Infarkt des ganzen Dickdarms ein; aber hier war auch noch ein größerer Ast der Mesenterica superior verlegt.

Den ganz ungewöhnlichen Fall einer Thrombose der Arteria haemorrhoidalis superior (die zur Arteria mesenterica inferior gehört) teilt Adenot mit. Hier führte die Thrombose der hochgradig sklerotischen Arterie bei einer 93 jährigen Frau zur Gangrän des S. romanum und Peritonitis.

Erweiterungen der Venen im Magendarmkanal spielen, abgesehen von den noch eingehender zu besprechenden Hämorrhoiden, keine große Rolle.

Kleinste Erweiterungen der Venen, Phlebektasien, werden häufig angetroffen im oberen Teil des Magens, bisweilen auch im Darm. Mit allgemeiner venöser Stauung haben diese verhältnismäßig geringfügigen Erweiterungen der Venen gar nichts zu tun, vielmehr ist wohl in den meisten Fällen hier an eine angeborene Gefäßveränderung zu denken. Dasselbe gilt auch für manche Fälle von stärkeren Erweiterungen, von Varizen. Eigentliche größere Varizen im Magen kommen recht selten vor, bisweilen können sie Anlaß zu profusen und sogar tödlichen Blutungen geben. Über größere Abschnitte des Darmes verbreitete Phlebektasien sind bisweilen gesehen worden, z. B. beschrieb BENEKE variköse Erweiterungen der Schleimhautvenen, und zwar im gesamten Darmkanal vom Mund bis zum Rektum bei einem 52 jährigen Mann; MÖLLER sah bei einem 47 jährigen Mann im ganzen Verdauungstraktus, besonders im Dünndarm, Varizen, deren größte Knoten im Dickdarm bis erbsengroß wurden; ferner bei einem 46 jährigen Mann stecknadelkopf- bis erbsengroße Phlebektasien im Dünndarm, bei einem 54 jährigen im Kolon in der Subserosa zum Teil gestielte. Ähnliche Beobachtungen sind mitgeteilt von KUSNETZOWSKI und von HOLTERDORF. Meistens wurde eine angeborene Anomalie der Gefäßwände angenommen. Die größeren Varizen sind entschieden selten und geben auch einmal Anlaß zu Blutungen; während die vorher genannten, diffus verteilten kleinen immer nur als Nebenbefund festgestellt worden sind und keine klinischen Symptome veranlaßt hatten. Im oberen Rektum sind Varizen auch bisweilen gefunden worden (z. B. von STADELMANN, von TORIKADA).

Einer besonderen Besprechung bedürfen nun die als Hämorrhoiden bezeichneten Venenerweiterungen im unteren Abschnitte des Rektums. Über die normale Anatomie der hier in Frage kommenden Venen ist folgendes vorauszuschicken: diese Venen gehören 1. zum Gebiet der Vena haemorrhoidalis superior, also zum Pfortadersystem, und 2. zum Gebiet der

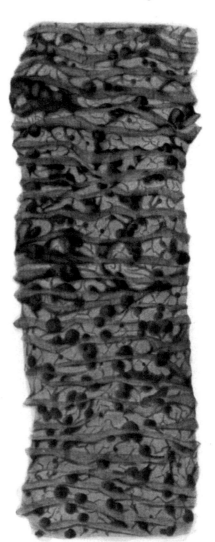

Abb. 9. 45 jähr. Mann. Varizen des Dünndarms. (Patholog. Museum Berlin.)

Vena haemorrhoidalis inferior, also zum Gebiet der unteren Hohlvene. Beide Gefäßgebiete haben zahlreiche Anastomosen miteinander. Die klappenlose obere Hämorrhoidalvene verläuft neben der Arterie an der Hinterwand und bezieht das Blut aus feinsten in der Schleimhaut angeordneten kleinen Venen, die bald zu einem sehr verzweigten Geflecht zusammenfließen. Aus diesem entwickeln sich größere Stämme, die die Muskulatur durchbohren und nun an

der Außenseite des Darmes wieder weite Netze bilden, ehe sie sich zu
größeren Stämmen und schließlich zur Haemorrhoidalis superior vereinen.
Diese Venennetze in der Schleimhaut bilden nun lakunäre Erweiterungen, die
sog. Glomera haemorrhoidalia. Sie fehlen bei Neugeborenen, beim Erwachsenen
werden sie nie vermißt. Diese Erweiterungen können verschiedene Größen
haben. Übersteigt die Größe etwa die eines Hirsekornes nicht, so pflegt man
sie wohl noch als physiologisch anzusehen, während größere Erweiterungen
dann schon als Hämorrhoiden angesprochen werden.

Die Venen der Haemorrhoidalis inferior beginnen in einem engmaschigen
Netz in der Schleimhaut dicht oberhalb des Afters und ziehen teils um den äußeren
Schließmuskel oben und unten herum, teils durchbrechen sie ihn in feinen Stämmchen. An der Außenseite des Muskels sammeln sie sich dann wieder zu Stämmchen, die dann weiterhin zur Haemorrhoidalis inferior werden. Die Vena haemorrhoidalis media bezieht vom Rektum nur wenige Ästchen aus der Ampulla
recti und spielt für die Hämorrhoiden kaum eine Rolle. Die obere und untere
Hohlvene haben sehr ausgedehnte Kommunikation in der Schleimhaut, und
zwar im Bereich der sog. Columnae rectales.

Die als Hämorrhoiden bezeichneten Venenerweiterungen in der Schleimhaut des unteren Rektums werden von Chirurgen, je nach ihrer Lage zum Schließmuskel, als innere oder äußere Hämorrhoiden unterschieden. Wie schon erwähnt, haben anatomische Untersuchungen (z. B. von Rydygier und von
Quénu) gezeigt, daß die Erweiterungen der Venen beim Neugeborenen noch
nicht vorhanden sind, auch fand Rydygier bei 24 Neugeborenen hier weder
Gefäßsprossen noch Neubildungen von Gefäßen. Indes werden ausnahmsweise auch einmal bei Neugeborenen und bei kleinen Kindern schon richtige
Hämorrhoiden beobachtet — so hat z. B. Harttung einen derartigen Fall bei
einem 10tägigen Kinde beobachtet, ferner Reinbach u. a. — Die Angabe von
Tuixans, daß bei Kindern in 50% Hämorrhoiden vorkommen, ist jedenfalls
nach dem gewöhnlichen klinischen Sprachgebrauch nicht zutreffend. Dagegen hat im anatomischen Sinne nach Rydygier allerdings jeder Erwachsene
Hämorrhoiden, oder, wie Torikada es aussprach, findet man bei allen Erwachsenen Gebilde, die qualitativ von Hämorrhoiden nicht zu unterscheiden
sind. Bei einer gewissen Größe dieser erweiterten Venen — wozu dann mit der
Zeit fast unvermeidlich auch noch sekundäre Veränderungen sich gesellen
— sprechen wir dann von Hämorrhoidalknoten. Diese sind nun also nichts
anderes als erweiterte Venen, Varizen der Schleimhaut, des unteren Rektums und
Anus, und sind stecknadelkopf- bis erbsengroß oder noch größer. Sie finden sich
in der Zona haemorrhoidalis, die sich vom oberen Rand der Falten, der Columnae
rectales bis zum Anus, zum Übergang in die äußere Haut, erstreckt. Die erweiterten Venen bilden größere und kleinere Knoten, die sich auch zu einer
Art von Kranz in der Schleimhaut anordnen können, wobei die Größe der einzelnen Knoten recht verschieden sein kann. Der einzelne Knoten ist ein mehr
oder weniger kugelrundes Gebilde, oft ist seine Oberfläche auch etwas unregelmäßiger, mehr maulbeerartig oder es schließen sich dicht zusammenliegende
Knoten nahe zu einem größeren Knoten zusammen. Die Knoten wölben die
Haut mehr oder weniger vor; größere sind oft gestielt (besonders äußere Knoten);
die inneren im ganzen breitbasiger. Nach oben hin ist die Begrenzung der Hämorrhoidalzone oft nicht so ganz scharf wie nach unten hin. Im ganzen Gebiet
der Hämorrhoiden ist die Schleimhaut überhaupt sehr blutreich. Eine genauere mikroskopische Untersuchung der Hämorrhoidalknoten ergibt, daß es
sich um varikös erweiterte Venen handelt, deren Lumina recht verschieden-
gestaltig sein können. Beim Durchschnitt durch einen Knoten findet man in
der Regel ein System nebeneinanderliegender größerer und kleinerer mit Blut

gefüllter Hohlräume, die teils kreisförmig, teils oval, länglich, biskuitförmig usw. sind. Das kommt zum Teil davon, daß die erweiterten Venen auch stark geschlängelt sind, zum Teil aber auch durch umschriebene Veränderungen in den Wandungen der Venen. Neben den erweiterten Venen, deren Wand in der Regel zunächst verhältnismäßig dünn ist, finden sich oft auch kollabierte Venen, deren Wand erheblich verdickt sein kann (TORIKADA). Die Wandveränderungen an den Venen betreffen alle drei Schichten. In der Intima sieht man oftmals umschriebene stärkere Proliferation und richtige Endophlebitis. Degenerative Prozesse sind etwas ganz gewöhnliches, besonders auch hyaline Umwandlung. Die elastischen Fasern sind gut nachweisbar, an Menge bei den stärker veränderten Venen in der Regel verringert und dafür die bindegewebigen Fasern vermehrt. Man findet kurz gesagt bei den Hämorrhoiden alle die Befunde vor, die man auch sonst bei Phlebektasien und Varizen findet. Es kommt hinzu, daß sich, und zwar offenbar sekundär, sehr häufig entzündliche Veränderungen an den Gefäßen und in ihrer Umgebung und thrombotische Prozesse ausbilden; ferner, daß es häufig zu makroskopisch oder nur mikroskopisch nachweisbaren Zerreißungen dieser erweiterten Gefäße kommt. Dadurch kann nun das Bild recht kompliziert werden, und das erklärt es auch, warum über die Deutung der Hämorrhoiden und ihrer Pathogenese soviel gestritten wurde.

Die Ansicht, die Hämorrhoiden seien alle Angiome, also als echte Geschwülste aufzufassen, ist besonders von REINBACH vertreten worden und hat seinerzeit manche Zustimmung gefunden. Heute indes wird diese Auffassung, und mit Recht, abgelehnt. Die eingehenden histologischen Untersuchungen verschiedener Forscher, insbesondere auch von TORIKADA, führen unzweifelhaft zur Ablehnung der REINBACHschen Deutung. Es wäre auch recht auffallend, daß die Hämorrhoiden, wenn es echte Geschwülste wären, dann schließlich doch immer einigermaßen stationär bleiben und nicht unbegrenzt weiterwuchern; es wäre auch schwer verständlich, warum sich diese Geschwülste dann auf eine so schmal begrenzte und durch anatomische Eigenheiten wohlcharakterisierte Zone beschränken sollten. Vielmehr sind alle die Tatsachen, die wir über die Hämorrhoiden kennen, recht wohl vereinbar mit der Deutung, daß es sich bei den Hämorrhoiden um eine variköse Erweiterung in einem anatomisch und funktionell dazu besonders disponierten Bezirke handelt. Für diese Erweiterungen sind ätiologisch in erster Linie mechanische Verhältnisse verantwortlich zu machen. Wie des Näheren besonders von SCHMINCKE und SZUMAN ausgeführt ist, spielt hier der Druck der Kotsäule im Rektum sicher eine wichtige Rolle. Habituelle Obstipation begünstigt ferner die Entstehung der Hämorrhoiden. Die so vielfach angeschuldigte „sitzende Lebensweise" ist wohl nur indirekt verantwortlich zu machen. Man hat ferner auch chemische Momente (Druck der Fäkalmasse auf die Mukosa des Rektums) angeschuldigt (z. B. v. LENHOSSEK). Sie spielen vielleicht auch eine Rolle, kommen aber wohl noch mehr für entzündliche Veränderungen im Hämorrhoidalgebiet in Frage. Dauernde Stauung im Pfortaderkreislauf dagegen ist nach sorgfältigen Untersuchungen jedenfalls keine Voraussetzung für das Zustandekommen von Hämorrhoiden. Ob konstitutionelle Momente eine Rolle spielen, müßte noch genauer erforscht werden. Geographisch scheinen in der Häufigkeit der Hämorrhoiden große Verschiedenheiten zu bestehen. In manchen Gebieten sieht man Hämorrhoiden sehr viel häufiger als in anderen, was allerdings recht verschiedene Ursachen haben kann.

Bei Tieren sind Hämorrhoiden recht selten, wenn schon einige wenige Fälle bei Tieren mitgeteilt sind (siehe bei JOEST). Bei den Haustieren, wie Katze, Hund, Schwein z. B. ist der anatomische Bau der Hämorrhoidalgefäße und der Hämorrhoidalzone ganz derselbe wie beim Menschen. Wenn nun bei Tieren trotzdem Hämorrhoiden eine Ausnahme darstellen, beim Menschen dagegen so häufig sind, so ist wohl auch an den Einfluß des aufrechten Ganges für die Entstehung dieser Gebilde zu denken.

Ganz außerordentlich selten ist es, daß sich aus Hämorrhoiden bösartige Geschwülste entwickeln. Schlesinger hat einen Fall mitgeteilt, wo sich bei einem 71jährigen Patienten ein Blutgefäßendotheliom auf dem Boden von Hämorrhoiden entwickelt; es handelt sich um 5 kranzförmig angeordnete breitstielige, hasel- bis walnußgroße Knoten. Über die Beziehungen der Mastdarmknoten zu Hämorrhoiden sind die Ansichten sehr geteilt (vgl. die Angaben von Zinner).

Literatur.

Adelheim, R.: Beiträge zur pathologischen Anatomie und Pathogenese der Kampfgasvergiftung. Virchows Arch. f. pathol. Anat. u. Physiol. Bd. 240, 1923. — Adenot: Ref. in Zentralbl. f. allg. Pathol. u. pathol. Anat. Bd. 1, S. 772. — Altmann, R.: Ein Fall ausgedehnter hämorrhagischer Infarzierung des Darmes durch thrombo-embolische Prozesse in der Arteria mesaraica superior. Virchows Arch. f. pathol. Anat. u. Physiol. Bd. 117, S. 206. 1889. — Aschoff, L.: Pathologische Anatomie. 6. Aufl. 1923. — Aschoff-Koch: Skorbut. Jena: E. Fischer 1919. — Baisch: Artikel: Melaena neonatorum in: Winckels Handbuch der Geburtshilfe. Bd. 3, 3. 1907. — Bardy, H.: Ref. Zentralbl. f. allg. Pathol. u. pathol. Anat. Bd. 22, S. 76. 1911. — Beckert, G.: Ausgedehnte isolierte Amyloidentartung der Magenwand bei skorbutähnlicher allgemeiner Erkrankung. Frankf. Zeitschr. f. Pathol. Bd. 20, S. 1. 1917. — Beneke, R.: Über die hämorrhagischen Erosionen des Magens. Verhandl. d. dtsch. pathol. Ges. Bd. 12, S. 284. 1908. — Bennecke, H.: Über kavernöse Phlebektasien des Verdauungstraktus. Virchows Arch. f. pathol. Anat. u. Physiol. Bd. 184, S. 171. 1906. — Berger, Cl.: Über Magenerosionen. Münch. med. Wochenschr. 1907. S. 1116. — Berntsen, A.: Ref. Zentralbl. f. Chirurg. 1917. S. 1045. — Bier, A. (1): Über einige wenig oder gar nicht beachtete Grundfragen der Ernährung. Münch. med. Wochenschr. 1923. Nr. 4. — Derselbe (2): Die Entstehung des Kollateralkreislaufes. Virchows Arch. f. pathol. Anat. u. Physiol. Bd. 147 u. 153. — Bolognesi, G.: Der Verschluß der Mesenterialgefäße. Virchows Arch. f. pathol. Anat. u. Physiol. Bd. 203, S. 213. 1911. — Borst: In Schjernings Handbuch der Erfahrungen im Weltkriege. Bd. 8. 1921. — Braus, H.: Anatomie der Menschen. 2. Bd. Berlin: Jul. Springer 1924. — Brady, L. (1): Mesenteric vascular occlusion. Ref. The Journ. of the Americ. med. assoc. Vol. 80, p. 722. 1923. — Derselbe (2): Mesenteric vascular occlusion. Arch. of surgery. Vol. 6, p. 151. 1923. — Britnew: Ref. in Zentralbl. f. Chirurg. 1914. S. 706. — Bruns: Über Embolie der Art. mes. sup. und ihrer Äste. Dtsch. Zeitschr. f. Chirurg. Bd. 181, S. 390. 1923. — Bucura: Zur Frage des puerperalen Mesenterialgefäßverschlusses. Ref. Klin. Wochenschrift 1923. S. 944; ferner Arch. f. Gynäkol. Bd. 119, S. 275. 1923. — Buday, K.: Über die Sklerose der Magenarterien. Beitr. z. pathol. Anat. u. z. allg. Pathol. Bd. 44, S. 327. 1908. — Deaver, E.: Ref. Zentralbl. f. Chirurg. 1914. S. 1007. — Deckart, P.: Über Thrombose und Embolie der Mesenterialgefäße. Mitt. a. d. Grenzbeg. d. Med. u. Chirurg. Bd. 5, S. 511. 1900. — Djorup, F.: Untersuchungen über die feinere topographische Verteilung der Arterien in den verschiedensten Schichten des menschlichen Magens. Zeitschr. f. Anat. u. Entwicklungsgesch. Bd. 64, S. 279. 1922. — Dürck: H.: Lymphogranulomatose und Unfall. Dtsch. med. Wochenschr. 1923. S. 775. — Duschl, L.: Anatomische Untersuchungen an Ulkusmägen. Dtsch. Zeitschr. f. Chir. Bd. 187, S. 55. 1924. — Eichhorst: Melaena in Eulenburgs Realenzyklopädie. 4. Aufl. 1910. — v. Eiselberg: Über Magen- und Duodenalblutungen nach Operationen. Arch. f. klin. Chirurg. Bd. 59, S. 837. 1899. — Faber, J.: Die Embolie der Arteria mesenterica superior. Dtsch. Arch. f. klin. Med. Bd. 16, S. 527. 1875. — Fedoroff: Ref. Zentralbl. f. Chirurg. 1914. S. 1419. — Firket und Malvoz: Thromboses des branches de l'artère mésentérique supérieure. Arch. de méd. exp. T. 3, p. 615. 1891. — von Franqué: Über tödliche Affektionen der Magen- und Darmschleimhaut nach Laparotomie usw. Beitr. z. Geburtsh. Bd. 10, S. 187. 1906. — Friedrich: Zur chirurgischen Pathologie von Netz und Mesenterium. Arch. f. klin. Chirurg. Bd. 61, S. 998. 1900. — von Friedrich, L.: Verblutungen in den Magen bei Lungenentzündung. Berl. klin. Wochenschr. 1920. S. 898. — Fritsche, R.: Über tödliche primäre parenchymatöse Magenblutungen. Berl. klin. Wochenschr. 1919. Nr. 32. — Furuichi: Ref. Zentralbl. f. allg. Pathol. u. pathol. Anat. Bd. 32, S. 74. 1921. — Garmsen, E.: Ein Fall von hämorrhagischer Infarzierung des Dünndarms nach Thrombose der Pfortader. Diss. Kiel 1895. — Gerhardt, D.: Über geschwürige Prozesse im Magen. Virchows Arch. f. pathol. Anat. u. Physiol. Bd. 127, S. 85. 1892. — Grawitz, E.: Fall von Embolie der Arteria mesaraica superior. Virchows Arch. f. pathol. Anat. u. Physiol. Bd. 110, S. 434. 1887. — Gruber, G. B. (1): Beiträge zur Pathologie der dauernden Pfortaderverstopfung. Dtsch. Arch. f. klin. Med. Bd. 122, S. 319. 1917. — DERSELBE (2): Zur Kasuistik der Pfortaderthrombose. Mitt. a. d. Grenzgeb. d. Med. u. Chirurg. Bd. 25, S. 734. 1913. — GUNKEL: Pathologisch-Anatomisches und Klinisches zur Lehre von den Hämorrhoiden. Dtsch. med. Wochenschr. 1901. Nr. 27. — HAGEMANN, R.: Beitrag zur Entstehung der sog. Stigmata haemorrhagica ventriculi. Diss. Freiburg 1909. — HAMBURGER, W.: Beitrag zur Atherosklerose der Magenarterien. Dtsch. Arch. f. klin. Med. Bd. 97, S. 49. 1909. — HANSER, R.: Verblutung aus einem Aneurysma spurium der Arteria gastrica sin. usw. Frankf. Zeitschr. f. Pathol. Bd. 22, S. 327. 1920. — HART, C.: Über die akute embolische Enteritis. Arch. f. Verdauungskrankh. Bd. 19, S. 147. 1913. — HARTTUNG, H.: Hämorrhoidalknoten bei Neugeborenen. Dtsch. Zeitschr. f. Chirurg. Bd. 131, 1914. — HIRSCHFELD, H.: Ein Fall von tödlicher Magenblutung infolge miliaren Aneurysmas einer Magenschleimhautarterie. Berl. klin. Wochenschr. 1904. S. 584. — HOFFMANN, K.: Studien über die Folgen von Netzabbindungen und -Alterationen auf Leber und Magen. Diss. Leipzig 1900. — HOLTERDORF, A.: Über multiple kavernöse Phlebektasien des Darmes. Diss. Bonn 1911. — JATROU, ST.: Über die arterielle Versorgung des Magens und ihre Beziehung zum Ulcus ventriculi. Dtsch. Zeitschr. f. Chirurg. Bd. 159, S. 196. 1920. — JEDLICKA: Ref. Zentralbl. f. Chirurg. 1916. S. 821. — JENCKEL: Ref. Münch. med. Wochenschr. 1916. S. 536. — INGEBRIGTSEN, R. (1): Thrombose der Mesenterialgefäße. Zentralbl. f. allg. Pathol. u. pathol. Anat. Bd. 1915. S. 313. — DERSELBE (2): Ref. Münch. med. Wochenschr. 1915. S. 985. — JOEST, E.: Spez. pathol. Anatomie der Haustiere. Berlin: R. Schütz 1919 und folg. — JONES, D.: Is lymphatic obstruction a factor in sprue. The Lancet. 6. September 1924. — KAUFMANN, E. (1): Lehrbuch der spez. pathol. Anatomie. 7. Aufl. 1922. — DERSELBE (2): Über den Verschluß der Arteria mesenterica superior durch Embolie. VIRCHOWS Arch. f. pathol. Anat. u. Physiol. Bd. 116, S. 353 1889. — KELLER, E.: Die Wirkung intensiver Röntgenbestrahlung auf den Darm. Zeitschr. f. exp. Pathol. u. Therap. Bd. 22, S. 284. 1921. — KIRSCHNER, M.: Zur Frage der Entstehung von Hämorrhoidalblutungen. Berl. klin. Wochenschr. 1913. S. 2234. — KOBAYASHI, M.: Über exp. Erzeugung von peptischen Erosionen. Frankf. Zeitschr. f. Pathol. Bd. 3, S. 566. 1909. — KÖSTER, H.: Zur Kasuistik der Thrombose und Embolie der großen Bauchgefäße. Dtsch. med. Wochenschr. 1898. S. 325. — KROMPECHER, E.: Zur Anatomie, Histologie und Pathogenese der gastrischen und gastrointestinalen Sklerostenosen. Beitr. z. pathol. Anat. u. z. allg. Pathol. Bd. 49, S. 384. 1910. — KUSNETZKOWSKI: Ref. Zentralbl. f. allg. Pathol. u. pathol. Anat. Bd. 33, S. 278. 1923. — KUTTNER, L.: Zur diagnostischen Bedeutung okkulter Magen- und Darmblutungen. Med. Klin. 1910. S. 621. — LEOTTA: Ref. Zentralbl. f. Chirurg. 1913. S. 801. — LEUPOLD, E.: Zur Kenntnis der Stauungsblutungen nach Rumpfkompressionen. Frankf. Zeitschr. f. Pathol. Bd. 21, S. 258. 1918. — LIEBLEIN, V.: Über Magen- und Darmblutungen nach Milzexstirpationen. Mitt. a. d. Grenzgeb. d. Med. u. Chirurg. Bd. 17, S. 431. 1907. — LINZENMEIER: Ein Fall von Pfortaderthrombose im Wochenbett. Monatsschr. f. Geburtshilfe u. Gynäkol. Bd. 67, S. 59. 1924. — LITTEN, M.: Über die Folgen des Verschlusses der Arteria mesaraica superior. VIRCHOWS Arch. f. pathol. Anat. u. Physiol. Bd. 63, S. 289. 1875. — LÖSCHCKE: Beitrag zur Histologie und Pathogenese der Nitritvergiftungen. Beitr. z. pathol. Anat. u. z. allg. Pathol. Bd. 49, S. 457. 1910. — MARCHAND: In KREHL-MARCHANDS Handbuch der Allgemeinen Pathologie Bd. 2, S. 1. 1912. — MAREK: Über die Folgen des Verschlusses der Gekrösearterien. Dtsch. Zeitschr. f. Chirurg. Bd. 90, S. 174. 1907. — MATTHES, M.: Über anämische und hämorrhagische Darminfarkte. Med. Klin. 1906. S. 397. — MERKEL, H.: Über Verschluß der Mesenterialarterien und dessen Folgen. Münch. med. Wochenschr. 1911. S. 2604. — MICHAELIS, W.: Zur Kasuistik der Embolien der Darmarterien. VIRCHOWS Arch. f. pathol. Anat. u. Physiol. Bd. 156, S. 181. 1899. — MÖLLER, P.: Über multiple Phlebektasien im Darmtraktus. VIRCHOWS Arch. f. pathol. Anat. u. Physiol. Bd. 223, S. 10. 1917. — MÜLLEDER, A.: Zur Ätiologie, Diagnostik und Therapie bei akuten Blutungen des Magens und Duodenums. Arch. f. klin. Chir. Bd. 124, S. 60. 1923. — MÜLLER, OTFRIED und HERMANN HEIMBERGER: Über die Entstehung des runden Magengeschwürs. Dtsch. Zeitschr. f. Chirurg. Bd. 187, S. 33. 1924. — NIEDERSETIN: Die Zirkulationsstörungen im Mesenterialgebiet. Dtsch. Zeitschr. f. Chirurg. Bd. 85. 1906 und Bd. 98. 1909. — OBERNDORFER: Die akute embolische Enteritis. Verhandl. d. dtsch. pathol. Ges. Bd. 14, S. 159. 1910. — ORTH: Lehrbuch der spez. pathol. Anatomie. 1887. — PAYR (1): Über Thrombose von Netz- und Mesenterialvenen während der Ausführung von Bauchhöhlenoperationen. Zentralbl. f. Chirurg. 1904. Nr. 27, S. 59. — DERSELBE (2): Experimente über Magenveränderungen als Folge von Thrombose und Embolie im Pfortadergebiete. Zentralbl. f. Chirurg. 1907. Nr. 31, S. 55. — PEDENKO: Ref. Zentralbl. f. Chirurg. 1914. S. 706. — PFEIFFER: Fall von postoperativer Thrombose der Arteria mesenterica superior. Zentralbl. f. Gynäkol. 1917. S. 230. — POLYA, E.: Thrombophlebitis mesaraica. Dtsch. med. Wochenschr. 1905. S. 257. — POMMER, G.: Zur Kenntnis der anatomischen und mikroskopischen Befunde bei Darminfarzierung. VIRCHOWS Arch. f. pathol. Anat. u. Physiol. Bd. 200, S. 522. 1910. — VON PREUSCHEN: Die Läsion der Zentralorgane als Ursache der Melaena neonatorum.

Zentralbl. f. Gynäkol. 1894. S. 201. — Prutz, W.: Mitteilungen über Ileus. Arch. f. klin. Chirurg. Bd. 60, S. 323. 1900. — Quénu: Ref. Zentralbl. f. allg. Pathol. u. pathol. Anat. 1893. S. 799 und 1904. S. 176. — Raymond und Rouquier: Ref. Kongreßzentralbl. f. inn. med. Bd. 13, S. 282. 1920. — Reich, A. (1): Embolie und Thrombose der Mesenterialgefäße. Ergebn. d. Chirurg. u. Orthop. Bd. 7, S. 515. 1913. — Derselbe (2): Beitrag zur Chirurgie der mesenterialen Gefäßverschlüsse und Darminfarkte. Beitr. z. klin. Chirurg. Bd. 87, S. 317. 1913. — Reichard: 3 Fälle von tödlicher parenchymatöser Magenblutung. Dtsch. med. Wochenschr. 1900. S. 327. — Reinbach, G.: Hämorrhoiden im Kindesalter. Mitt. a. d. Grenzgeb. d. Med. u. Chirurg. Bd. 12, S. 272. 1903. — Reitzenstein, A.: Ileus infolge von Thrombose der Vena mesenterica. Münch. med. Wochenschr. 1903. S. 257. — Ricker, G.: Über die hämorrhagische Infarzierung des Nierenlagers und andere kapilläre Diapedesisblutungen größeren Umfanges an und in der Bauchhöhle. Beitr. z. pathol. Anat. u. z. allg. Pathol. Bd. 50, S. 579. 1911. — Ricker, G.: Pathologie als Naturwissenschaft. Berlin: Jul. Springer 1924. — Rössle, R.: in Schjernings Handbuch der Erfahrungen im Weltkrieg. Bd. 8. 1921. — Roth, A.: Über vikariierende Menstruationen. Monatsschr. f. Geburtsh. u. Gynäkol. Bd. 51, S. 41. 1920. — von Ruediger-Rydygier, Anton R.: Beitrag zur pathologisch-anatomischen Untersuchung der Hämorrhoiden. Dtsch. Zeitschr. f. Chirurg. Bd. 91, S. 491. 1908. — von Rundstedt: Über Melaena vera neonatorum. Arch. f. Gynäkol. Bd. 89, S. 105. 1909. — Rupp (1): Ref. Münch. med. Wochenschr. 1914. S. 561. — Derselbe (2): Zur Klinik und Diagnose des mesenteriellen Gefäßverschlusses. Dtsch. med. Wochenschr. 1915. S. 163. — Sachs, R.: Zur Kasuistik der Gefäßerkrankungen. Dtsch. med. Wochenschr. 1892. S. 443. — Schiassi: Ref. in Kongreßzentralbl. f. inn. Med. Bd. 13, S. 514. 1920. — Schlesinger, E.: Blutgefäßendotheliom, entstanden auf dem Boden von Hämorrhoiden. Virchows Arch. f. pathol. Anat. u. Physiol. Bd. 180, S. 515. 1905. — Schloffer, H. (1): Über traumatische Darmverengerungen. Mitt. a. d. Grenzgeb. d. Med. u. Chirurg. Bd. 7, S. 1. 1901. — Derselbe (2): Über Darmstrikturen nach Unterbrechung der mesenterialen Blutzufuhr. Mitt. a. d. Grenzgeb. d. Med. u. Chirurg. Bd. 14, S. 251. 1905. — Schmincke, A.: Über die Entstehung der Hämorrhoiden. Münch. med. Wochenschr. 1914. S. 1769. — Schöppler, H.: Über Melaena neonatorum. Zentralbl. f. allg. Pathol. u. pathol. Anat. Bd. 21, S. 289. 1910. — Seyfarth: Erfahrungen über tropische Malaria. Dtsch. Arch. f. klin. Med. Bd. 134, S. 298. 1920. — Silberberg, O.: Beitrag zur Lehre von den Hämorrhoiden. Beitr. z. klin. Chirurg. Bd. 61, S. 317. 1909. — Singer, G. (1): Über seltenere Formen von gastrointestinaler Blutung. Med. Klin. 1912. S. 893. — Derselbe (2): Hypertonische Magen- und Darmblutung. Münch. med. Wochenschrift 1919. S. 1165. — v. Sohlern: Über Darmblutungen. Med. Klin. 1920. S. 753. — Sprengel: Zur Pathologie der Zirkulationsstörungen im Gebiet der Mesenterialgefäße. Arch. f. klin. Chirurg. Bd. 67, S. 587. 1902. — Stadelmann, E.: Über seltene Formen von Blutungen im Tractus gastrointestinalis. Berl. klin. Wochenschr. 1913. S. 825. — Staemmler: Die Neubildungen des Darmes. Neue Deutsche Chirurgie. Bd. 33a. 1924. — Stieda: Beitrag zur Thrombose der Mesenterialarterien. Münch. med. Wochenschr. 1911. S. 542. Störck, O.: Cholera, in Handbuch der ärztlichen Erfahrungen im Weltkriege. Bd 8, 1921. — Szuman, St.: Beitrag zur Lehre von den Hämorrhoiden. Dtsch. Zeitschr. f. Chirurg. Bd. 132, S. 209. 1915. — Talke, L.: Über Embolie und Thrombose der Mesenterialgefäße. Beitr. z. klin. Chirurg. Bd. 38, S. 743. 1903. — Thorel, C.: Pathologie der Kreislauforgane. Lubarsch-Ostertags Ergebn. Bd. 5, 1898 und Bd. 9, 1, S. 950. — Torikada, R.: Über das Wesen der Hämorrhoiden. Dtsch. Zeitschr. f. Chirurg. Bd. 97, S. 354. 1908. — Trotter: Ref. Zentralbl. f. Chirurg. 1914. S. 707. — Tuixans: Ref. Zentralbl. f. Chirurg. 1911. S. 1558. — Walcker: Beitrag zur chirurgischen Anatomie des Pfortadersystems. Dtsch. Zeitschr. f. Chirurg. Bd. 168, S. 354. 1922. — Walcker, F.: Von den Darmblutungen nach Nierenoperationen usw. Dtsch. Zeitschr. f. Chirurg. Bd. 187, S. 312. 1924. — Westhoff: Zitiert bei Garmsen. — Wilms: Zur Frage der Gefäßverletzungen der Radix mesenterii. Münch. med. Wochenschr. 1901. S. 1277. — v. Winiwarter, J.: Über Magen-Darmblutungen nach Operationen. Arch. f. klin. Chirurg. Bd. 95, S. 161. 1911. — Zesas, D.: Die Thrombose und Embolie der Mesenterialgefäße. Zentralbl. f. d. Grenzgeb. Bd. 13, S. 321. 1910. — Zinner, A.: Über den Mastdarmkrebs. Arch. f. klin. Med. Bd. 90, S. 933. 1909.

4. Die peptischen Schädigungen des Magens, des Duodenums und der Speiseröhre und das peptische postoperative Jejunalgeschwür.

Von

G. Hauser-Erlangen.

Mit 116 Abbildungen.

Unter den peptischen Schädigungen in engerem Sinn fassen wir diejenigen Gewebsverluste und Geschwürsbildungen zusammen, welche durch Verdauung der geschädigten Schleimhaut oder auch tieferer Schichten der genannten Organe entstehen und bei welchen diese Schädigung, wenigstens in der Regel, nicht durch ein von außen wirkendes Trauma, wie Verätzung oder mechanische Verletzungen, sondern durch innerhalb der Magen- bzw. Darmwand selbst wirkende Ursachen zustande kommt. Es sind daher die hierher gehörigen Vorgänge in gewissem Sinn durch die Ursprünglichkeit ihrer Entstehung gekennzeichnet. Dabei kann aber nicht geleugnet werden, daß gelegentlich auch traumatische Schädigungen oder Gewebsverluste der Magen- bzw. Duodenal- oder Speiseröhrenwand in ihrem weiteren Verlauf zu Veränderungen führen können, welche schließlich von einem peptischen Geschwür in dem hier erörterten Sinn anatomisch kaum zu unterscheiden sind.

Die Ursachen für die eigentlichen sogen. peptischen Schädigungen sind nicht einheitlich. Es läßt sich aber mit Bestimmtheit behaupten, daß im allgemeinen örtliche Kreislaufstörungen in der Wand der genannten Organe als unmittelbare Ursache die bedeutendste Rolle spielen. Über die Art, wie diese Kreislaufstörungen in der Regel zustande kommen, gehen allerdings die Meinungen weit auseinander. Tatsächlich läßt sich auch nicht bestreiten, daß deren Ursachen sehr verschiedene sein können.

Noch mannigfaltiger als die Ursache der peptischen Schädigungen des Magens und des Duodenums ist ihr anatomisches Bild und ihr Verlauf. Wir können 2 Hauptformen unterscheiden: die Erosion und das Ulkus. Die Mannigfaltigkeit des letzteren ist eine besonders große. Diese Verschiedenheit in dem anatomischen Verhalten findet auch ihren Ausdruck in einer weitgehenden Verschiedenheit der pathologischen Bedeutung und des klinischen Krankheitsbildes der hier zu besprechenden Veränderungen. Bald begegnen wir ihnen nur als deutlichen Begleiterscheinungen und Folgezuständen irgendeiner anderen Krankheit, bald machen sie den Eindruck eines mehr selbständigen Vorganges. —

Auch bei einigen Haustieren, namentlich bei Kälbern, werden dem menschlichen Ulkus ähnliche Geschwüre beobachtet. In seltenen Fällen findet man solche auch beim erwachsenen Rind und bei Schweinen, auch vom Pferd (Joest, Siedamkrotzky) sind einzelne Fälle beschrieben worden. Sehr selten scheinen die peptischen Geschwüre beim Hund vorzukommen, nur Joest hat einen Fall von chronischem Duodenalgeschwür bei einem solchen gesehen und Lebert (1) hat bei einem Hund, welcher eine Endokarditis mit fibrinösen Auflagerungen hatte, ein offenbar embolisches Geschwür des Magens beobachtet. Häufiger findet man kleinere Erosionen und kleine, oberflächliche Geschwüre beim Kaninchen. Alle diese bei Tieren vorkommenden Geschwüre unterscheiden sich jedoch im allgemeinen von den peptischen Schädigungen des Menschen sehr wesentlich nicht nur durch ihren Verlauf, sondern vor allem auch durch ihre Ätiologie, oft auch durch ihr anatomisches Verhalten. —

A. Die hämorrhagische Erosion.
(Erosion hémorrhagique Cruveilhier.)

a) Begriff der hämorrhagischen Erosion — Stigmata (Beneke).

Der Begriff der hämorrhagischen Erosion wurde von Cruveilhier aufgestellt. Er verstand darunter auf die Schleimhaut beschränkte, meistens linsenförmige, mehr oder weniger ansehnliche, leicht erhabene Blutungen, welche einen Gewebsverlust (Erosion) der Schleimhaut zur Folge haben: „Taches lenticulaires, plus ou moins considérables" ... „ces taches sont légè-

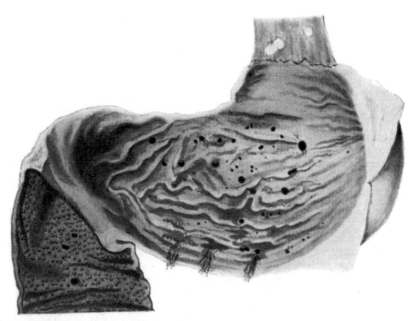

Abb. 1. Hämorrhagische Erosionen des Magens und des Duodenums. (Nach Cruveilhier, Anat. Patholog. du Corps Humain, Tome II, livr. 31, pl. 1, fig. 1.)

rement proéminentes, formées par une lentille de sang dense, noir de suie foncée, adhérent, dont l'ablation laisse à découvert une érosion très superficielle". Wenn Beneke (1) meint, Cruveilhier habe als hämorrhagische Erosionen nur punktförmige Geschwüre bezeichnet, so ist das ein Irrtum. Cruveilhier (5) hat von dieser häufigsten Form der hämorrhagischen Erosion in seinem bekannten Atlas eine vortreffliche Abbildung gegeben, welche in Abb. 1 in verkleinertem

Maßstab wiedergegeben ist. Er hat aber noch eine zweite Form der hämorrhagischen Erosion beschrieben und abgebildet (Abb. 2), welche sich durch ihre bedeutendere Größe, unregelmäßige Form und fast landkartenförmige Ausbreitung auf der Schleimhaut auszeichnet.

Ausdrücklich sagt CRUVEILHIER: ,,Je ne pense pas que ce soit par les follicules que débutent les érosions ou ulcérations hémorrhagiques; il est plus probable que c'est par le réseau capillaire de la muqueuse.''

An diesem Begriff der Erosion als eines hämorrhagischen auf die Schleimhaut beschränkten Infarktes haben die meisten Autoren, wie namentlich ROKITANSKY (2), KUNDRAT (1), ORTH, E. KAUFMANN, RIBBERT (2) und SCHMAUS-HERXHEIMER in ihren Lehrbüchern festgehalten. Insbesondere grenzte KUNDRAT (1) den Begriff der Erosion scharf gegen das Ulkus ab:

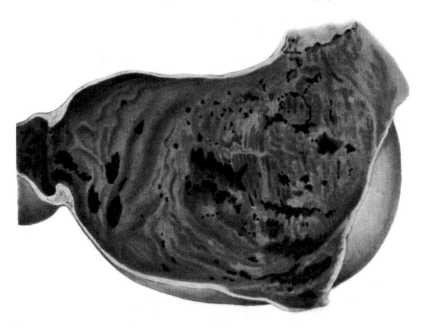

Abb. 2. Unregelmäßig gestaltete, landkartenförmig ausgebreitete hämorrhagische Erosionen der Magenschleimhaut. (Nach CRUVEILHIER, l. c. pl. 1, fig. 2.)

,,Während die Erosion nur einen Teil oder die ganze Schleimhautschicht betrifft, sehen wir beim rezenten Geschwür den Prozeß tiefer greifen bis in die Submukosa — ja am Darm zum mindesten, selbst bis in die Muskularis.'' Auch ASKANAZY (7) betont, daß es bei der Begriffsbestimmung der Erosion ausschließlich auf die Ausdehnung in die Tiefe ankomme, in dem Sinn, daß die Erosion sich auf die Schleimhaut beschränke, während das Geschwür in die tieferen Schichten eindringe. LANGERHANS (2) hob auch die Unterschiede beider Vorgänge hinsichtlich ihrer Entstehungsweise, ihres Sitzes und ihrer Form, welche bei den Erosionen oft eine sehr unregelmäßige ist, hervor und WILLIGK wies darauf hin, daß der Erosion und dem Ulkus eine verschiedene Ursache zugrunde liegen müßte. In letzter Zeit haben auch GRUBER und KRATZEISEN (1) sich klar und bestimmt in dem ursprünglichen Sinn über den Erosionsbegriff geäußert.

In diese klare und nicht mißverständliche Bestimmung des Erosionsbegriffes wurde später von einzelnen Autoren Verwirrung hineingetragen. So bezeichnete

Ziegler die Erosion als die kleinste Form des Magengeschwüres und er scheint die größeren Erosionen überhaupt zu dem Ulkus gerechnet zu haben. Aschoff (3) und Michaud haben sich in sehr bestimmter Weise dahin ausgesprochen, daß als hämorrhagische Erosionen nur die kleinen, eben noch sichtbaren bis höchstens hirsekorngroßen oberflächlichen hämorrhagischen Infarkte bzw. Substanzverluste zu betrachten seien, während die größeren und tiefergehenden, aber doch noch auf die Schleimhaut beschränkten Blutungen nach Aschoff das Anfangsstadium des akuten Ulcus simplex Cruv. bilden sollen.

Der gleichen Auffassung hat sich Schütz (3, 4) angeschlossen: „Im ersten Stadium — oberflächliches Geschwür — handelt es sich um eine bloß auf die Schleimhaut des Magens beschränkte Geschwürsbildung; sie kennzeichnet sich makroskopisch durch die Flachheit des Substanzverlustes und seine Scharfrandigkeit „wie mit dem Messer ausgeschnitten" — Baillie — „wie mit dem Locheisen ausgeschlagen" — Rokitansky." — Hierzu ist übrigens zu bemerken, daß weder Baillie noch Rokitansky diese bekannten treffenden Vergleiche auf die Erosion, sondern vielmehr auf das typische Ulkus, ja Rokitansky (2) sogar auf das bereits d u r c h g e b r o c h e n e Geschwür bezogen haben. In der gleichen Weise wie Schütz äußern sich Faulhaber und andere klinische Autoren, welche die Erosion als das U l c u s s u p e r f i c i a l e und das eigentliche Geschwür als das U l c u s p r o f u n d u m bezeichnen. (S. Nachtrag S. 751.)

F ü r e i n e d e r a r t i g e V e r s c h i e b u n g d e s u r s p r ü n g l i c h e n E r o s i o n s b e g r i f f e s f e h l t n u n t a t s ä c h l i c h n i c h t n u r j e d e B e g r ü n d u n g , s o n d e r n s i e i s t a u c h a u s g r u n d s ä t z l i c h e n u n d p r a k t i s c h e n E r w ä g u n g e n n i c h t z w e c k m ä ß i g . Denn wenn es auch theoretisch richtig ist, daß Erosion und Geschwür pathogenetisch nicht zu trennen sind und daß auch die kleinste Erosion, wie Virchow bereits bemerkte, eigentlich ein „Ulcus oder Ulculculum" darstellt, so unterscheiden sich doch beide durch den grundverschiedenen Heilungsverlauf, durch ihre klinische Bedeutung und wohl in vielen Fällen auch ätiologisch in einer Weise, daß eine Unterscheidung beider im ursprünglichen Sinn entschieden gerechtfertigt erscheint. Keinesfalls ist es zulässig, den Ausdruck hämorrhagische Erosion nur auf die kleinsten, eben noch sichtbaren, bis höchstens hirsekorngroßen Schleimhautinfarkte, bzw. Gewebsverluste anzuwenden, welche Cruveilhier (3) gar nicht zu den hämorrhagischen Erosionen rechnete, sondern aus entzündlichen follikulären Blutungen ableitete. „J'ai rencontré des estomacs dont la surface interne était criblée d'érosions superficielles, dont le siège était évidemment dans les follicules." Tatsächlich stellt ein großer Teil dieser kleinsten, oft nur punktförmigen Blutungen überhaupt nur Ekchymosen dar, welche, da sie keinen Gewebsverlust bedingen, mit der Erosion gar nichts zu tun haben. Will man aber die kleinsten, wirklich zu einem Gewebsverlust führenden, etwa stecknadelkopfgroßen hämorrhagischen Schleimhautinfarkte durchaus mit einem besonderen Namen belegen, so mag man sie mit Beneke als S t i g m a t a bezeichnen, worunter dann also nur eine durch besondere Kleinheit ausgezeichnete Form der Erosion zu verstehen wäre. Wie wenig maßgebend jedoch die Größe des Umfanges für den Begriff der Erosion sowohl, als auch den des Geschwürs ist, geht daraus hervor, daß, wie später gezeigt werden wird, selbst kaum stecknadelkopfgroße frische peptische Defekte die sämtlichen Magenschichten durchsetzen und zu akuter Perforationsperitonitis führen können. Beneke (1) freilich hat den Ausdruck „Stigmata ventriculi" für die hämorrhagische Erosion Cruveilhiers überhaupt vorgeschlagen, und zwar deshalb, weil nach seiner Meinung die „kleinen Magengeschwürchen" (Erosionen) „weder regelmäßig aus Blutungen hervorgehen noch zu solchen zu führen brauchen, so daß der Name „hämorrhagische Erosion zu eng begrenzt erscheint." Wenn Hart (4) meint, Beneke habe als Stigmata nur die isch ämischen Erosionen bezeichnet und es sei sein Verdienst, daß er damit die hämorrhagischen Erosionen von diesen abgetrennt habe, so entspricht dies keineswegs der tatsächlichen Auffassung BENEKES.

Eine solche Verdrängung der Bezeichnung „hämorrhagische Erosion" ist ebenso unbegründet als unzulässig. Denn selbst wenn auch die Anschauung BENEKES, daß die Erosionen der Magenschleimhaut nicht alle aus Blutungen hervorgehen oder mit solchen verbunden sind, richtig ist, so besteht doch keine Veranlassung die alte Bezeichnung Erosion, welche ganz allgemein im Gebrauch steht und nichts bedeutet, als einen oberflächlichen geschwürigen Gewebsverlust, für die hier behandelten Veränderungen der Magenschleimhaut fallen zu lassen. Es entspricht nicht nur der Gepflogenheit einen von einem Autor gegebenen Namen nicht unnötigerweise durch einen anderen zu ersetzen, sondern es ist wohl auch zweckmäßiger, den Namen Erosion als allgemeine Bezeichnung für solche oberflächliche Gewebsverluste der Magenschleimhaut beizubehalten und, wenn dieselben aus einer Blutung hervorgegangen bzw. mit einer solchen verbunden sind, sie mit CRUVEILHIER als hämorrhagische, andernfalls aber als anämische oder ischämische Erosionen zu bezeichnen, ähnlich, wie man auch von einem hämorrhagischen und einem anämischen Infarkt anderer Organe zu sprechen pflegt. Aus allen diesen Gründen ist es ebenso gerechtfertigt als zweckmäßig auch die kleinsten, auf die Schleimhaut sich beschränkenden durch eine Kreislaufsstörung und eine dadurch bedingte umschriebene Nekrose zustande gekommenen Gewebsverluste der Schleimhaut als Erosionen zu bezeichnen. --

b) Anatomisches Verhalten der hämorrhagischen Erosion.

Die charakteristischen hämorrhagischen Erosionen stellen im ersten Stadium in der Regel stecknadelkopf- bis gut linsengroße, meistens runde oder rundliche, gewöhnlich leicht, manchmal auch stark erhabene, fast knopfförmig vorspringende, zum Teil nur ganz oberflächliche, zum Teil aber die ganze Schleimhaut bis auf die Muscularis mucosae durchsetzende, schwarzrot oder schwarzbraun gefärbte hämorrhagische Verschorfungen der Schleimhaut dar. Selten erreichen die runden Erosionen eine bedeutendere Größe, doch kommen auch solche von 10—15 mm im Durchmesser vor (E. KAUFMANN, KOSSINSKY), ja KIRSCH und SCHLEGEL erwähnen solche von Zweimarkstückgröße, MORIN eine Erosion von der Größe eines 3 Centimes-Stückes und TONNÉ hat sogar eine fünffrankenstückgroße Erosion beschrieben. Auch kleinste, kaum stecknadelkopfgroße hämorrhagische Erosionen werden oft beobachtet. Die größeren Erosionen sind häufig unregelmäßiger gestaltet, namentlich sieht man nicht selten solche von streifenförmiger Gestalt. Diese sind gewöhnlich schmal, doch können sie auch breitere, manchmal netzförmig unter einander verbundene Bänder bilden. Nicht selten läßt sich deutlich erkennen, daß solche streifen- oder bandförmigen Erosionen durch Zusammenfließen einzelner, in dichten Reihen gelagerter Erosionen entstanden sind. Auch dreieckige und unregelmäßig zackig begrenzte Erosionen werden beobachtet.

Die Ränder der gereinigten hämorrhagischen Erosionen sind scharf, nur bei den größeren, unregelmäßig gestalteten stellenweise weniger scharf. Oft sind die Infarkte von einem hellen Hof umsäumt, welcher dadurch zustande kommt, daß in dem Randteil, wo der oft kegelförmig gestaltete Infarkt die geringste Tiefe hat, der hämorrhagische Schorf zuerst der Verdauung verfällt. Der Grund der gereinigten Defekte ist glatt, das freiliegende Gewebe kann scheinbar unverändert sein, so daß kleinere, seichte Erosionen nur bei seitlich auffallendem Licht und entsprechender Haltung deutlich zu erkennen sind; oder das Gewebe erscheint etwas gelockert, öfters auch oberflächlich getrübt. Die völlig gereinigte hämorrhagische Erosion läßt sich von der ischämischen, wenigstens makroskopisch, nicht unterscheiden.

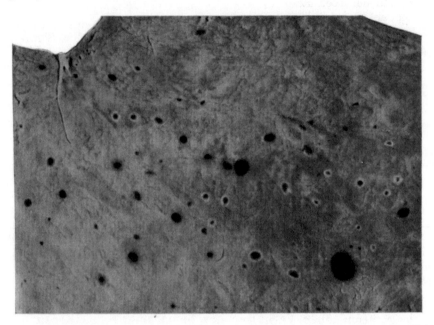

Abb. 3. Hämorrhagische Erosionen des Magens bei Phlegmone des Beckenzellgewebes. Zahlreiche Erosionen zeigen infolge der beginnenden Verdauung des Schorfes einen deutlichen hellen Hof. (Nach einem Präparat des Erlanger pathol. Inst.)

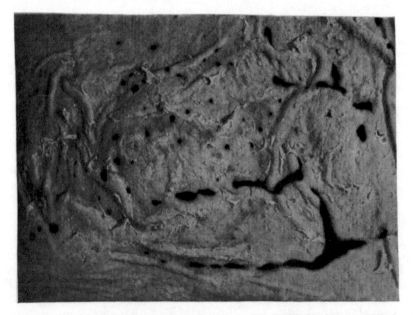

Abb. 4. Streifenförmige und runde hämorrhagische Erosionen der Magenschleimhaut. (Nach einem Präparat des Erlanger pathol. Inst.)

Meistens ist aber der Grund ganz oder teilweise noch mit dunkelbraunen oder schwärzlichen steifen, schorfähnlichen oder mehr lockeren, aber festsitzenden Massen bedeckt, seltener erscheint er frisch hämorrhagisch infiltriert; häufig findet man nur noch Reste der schorfähnlichen Masse, welche sich mitunter auch nur auf kleinere oder größere Abschnitte des Randes der Erosion erstrecken können. Oft sind den Erosionen auch kleinere rot oder schwärzlich gefärbte lockere Kruor-Gerinnsel oder frisches Blut aufgelagert, von welchen aus, wenn die Erosion mit Schleim bedeckt ist, sich blutige Streifen in diesen hinein erstrecken können. —

c) Mehrfaches Auftreten und Sitz der hämorrhagischen Erosionen.

Die hämorrhagischen Erosionen des Magens finden sich seltener nur vereinzelt, meistens zahlreicher, in manchen Fällen besonders die kleineren in ungeheurer Anzahl, so daß die Magenschleimhaut geradezu ein dicht gesprenkeltes Aussehen erhalten kann.

So konnte LAINÉ bei einem an Lungentuberkulose verstorbenen jungen Mann allein in der Regio cardiaca 590 punktförmige Hämorrhagien finden, dazu eine Menge kleiner runder, zum Teil mit hämorrhagischen Schorfen bedeckter Defekte an der vorderen Wand nahe beim Pylorus.

KOSSINSKY fand mehrfaches Vorkommen bzw. mehr als 2 Erosionen in 88,7% der Fälle von Magenerosionen, dagegen 1—2 Erosionen nur in 11,3%. STACHELHAUSEN und KIRSCH verzeichnen nur in 72,2 bzw. 70% der Fälle ein mehrfaches bis zahlreiches Vorkommen der Magenerosionen. Auch von ihnen wurden nur in wenigen Fällen Erosionen im Duodenum angegeben. Auch in der Speiseröhre können die hämorrhagischen Erosionen in größerer Zahl vorhanden sein, manchmal gleichzeitig mit tieferen Geschwüren.

Die Angaben über den Sitz der Erosionen lauten ebenfalls recht verschieden. Während man nach ROKITANSKY nicht selten den Magen, „mit Ausnahme des Blindsackes dicht mit ihnen übersät, rot — oder von den anhängenden entfärbten Blutgerinnseln braun gefleckt findet", geben die meisten neueren Autoren, wie E. KAUFMANN und ASCHOFF (3) an, daß gerade die kleineren, punktförmigen Erosionen den Fundus und die Regio cardiaca bevorzugen.

GREISS hebt ausdrücklich hervor, daß in sämtlichen von ihm in seiner Statistik verzeichneten Fällen von Erosionen diese ausschließlich im Fundus und an der großen Kurvatur gelegen waren.

Dagegen sagt KUNDRAT (1) in Übereinstimmung mit ROKITANSKY (2), daß die Erosionen am dichtesten im Pylorusteil, zerstreut oder in Längsreihen auf den Faltenhöhen angetroffen werden. Ebenso bezeichnet GLUZINSKI die Pylorusgegend als den häufigsten Sitz der typischen Erosionen. Auch BERGER und ENGELMANN haben Fälle beschrieben, in welchen ebenfalls hauptsächlich die Pars pylorica Sitz der Erosionen war.

Im Duodenum finden sich die Erosionen gleich dem Geschwür hauptsächlich im oberen Querstück, in der Speiseröhre fast ausschließlich in deren unterem Abschnitt, doch können sie sich auch, oft in Reihen angeordnet, weiter nach oben erstrecken, wie z. B. in einem von CANTIERI beschriebenen und abgebildeten Fall.

Nach den Beobachtungen am Erlanger pathologischen Institut (KOSSINSKY) besteht kein wesentlicher Unterschied zwischen der Lokalisation im Fundus und in der Pars pylorica. Auch LANGERHANS (2) vermochte einen solchen Unterschied nicht festzustellen. Allgemein wird angegeben, daß die Erosionen sich hauptsächlich auf der Höhe der Schleimhautfalten des kontrahierten Magens finden und hier oft dichte Reihen bilden. Namentlich könne man diese Lokalisierung an den streifenförmigen und netzförmig zusammenfließenden Erosionen beobachten. ENGELMANN konnte sich allerdings in seinen Fällen nicht davon überzeugen, daß die Erosionen sich stets auf der Höhe der Schleimhautfalten finden und tatsächlich läßt die Abb. 4 deutlich erkennen, daß auch die als Faltenerosionen bezeichneten streifenförmigen Erosionen keineswegs immer auf der Höhe der Falten ihren Sitz haben. (S. Nachtrag S. 751.)

d) Verhalten der Magenschleimhaut bei der hämorrhagischen Erosion.

In der Regel trifft man die Erosionen nicht bei sonst intakter Magenschleimhaut an. ROKITANSKY (2) sagt: „Immer erscheint ferner die Schleimhaut in ihrer ganzen Ausdehnung in einem Zustande von frischem oder veraltetem Katarrh und Blennorrhöe, in der nächsten Umgebung der Erosionen öfters in der Art geschwellt, daß sie einen wallartigen Randwulst um selbe bildet.“ Tatsächlich geht auch aus den Schilderungen der später beschriebenen Fälle hervor, daß die Schleimhaut wenigstens bei den kleineren Erosionen sehr oft akute oder chronisch entzündliche Veränderungen aufweist, indem sie geschwellt oder warzig oder schiefrig pigmentiert und oft mit einer Schicht zähen, fest anhaftenden glasigen, grauen oder gelblichen Schleimes bedeckt erscheint. Daß aber, namentlich bei den größeren Erosionen oft auch Fälle vorkommen, in welchen solche starke Veränderungen fehlen oder überhaupt keine wesentlichen, makroskopisch wahrnehmbaren Veränderungen zu erkennen sind, davon konnte ich mich selbst überzeugen. Nur selten sind die hämorrhagischen Erosionen mit Blutungen auch in die Magenhöhle verbunden. Doch zeigt oft bei gleichzeitiger Gastritis die die Schleimhaut bedeckende Schleimschicht Beimengungen von Blut in der Form von meistens braunen oder auch roten Punkten, Streifen oder selbst kleineren Klümpchen. Diese blutigen Beimengungen lassen in ihrer Lagerung deutlich die Erosionen als Quelle der Blutung erkennen. In einzelnen Fällen ist der ganze flüssige Mageninhalt mit schmutzig rotem oder bräunlich verfärbtem Blut vermengt oder der ganze Magen ist angefüllt mit sehr reichlichen dunkelbraunen, kaffeesatzähnlichen Massen oder auch mit frischerem Blut und Kruor. —

e) Mikroskopisches Verhalten der hämorrhagischen Erosion.

Bei der mikroskopischen Untersuchung zeigen die hämorrhagischen Erosionen vollkommen das Bild eines kleinen hämorrhagischen Infarktes, welcher je nach der Ausdehnung des Herdes bald nur auf die oberen Teile der Schleimhaut sich beschränkt, bald die ganze Schleimhaut durchsetzt. Die Blutung kann sich selbst bis in die Submukosa hinein erstrecken. Die kleinen Infarkte haben gewöhnlich die Form eines ziemlich flachen Keils,

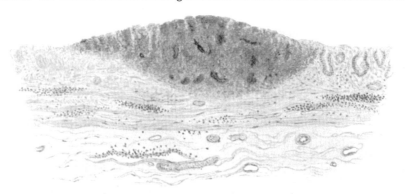

Abb. 5. Hämorrhagische Erosion des Magens. Die Schleimhaut im Bereich des bis zur M. mucosae reichenden Infarktes nekrotisch und ihre Struktur völlig verwischt, nur die thrombosierten Gefäße noch deutlich zu erkennen. Die angrenzende Schleimhaut atrophisch, in der M. mucosae Lymphozytenherde (Folge des chron. Magenkatarrhs). In der Submukosa an einer Vene beginnende Auswanderung von Leukozyten.

dessen Spitze nach der Tiefe gerichtet ist und dessen Achse, wie man sich an Serienschnitten überzeugen kann, oft mit einem aus der Submukosa aufsteigenden bzw. in die Schleimhaut eintretenden Schleimhautgefäßchen zusammenfällt. Doch kommen nicht selten auch hämorrhagische Herde von mehr unregelmäßiger Begrenzung vor. Das ganze Gewebe innerhalb des Infarktes ist nekrotisch und dicht hämorrhagisch infiltriert. Meistens reicht die hämorrhagische Infiltration etwas über die Peripherie des nekrotischen Bezirkes hinaus. Je nach dem Alter der Herde zeigt sich die Struktur der Schleimhaut bei fehlender Färbbarkeit der Kerne noch völlig erhalten, oder mehr oder weniger verwischt, wobei die Epithelien der Drüsen in kernlose Schollen umgewandelt erscheinen und auch die roten Blutkörperchen regressive Veränderungen zeigen. Entzündliche Veränderungen in der Umgebung der hämorrhagischen Herde fehlen, wenigstens in den Anfangsstadien, vollständig, sofern es sich nicht um durch Kokkenembolie bedingte Erosionen handelt oder chronischer Magenkatarrh besteht.

Auf das Verhalten der Gefäße innerhalb der Herde und in dem angrenzenden Gewebe ist später näher einzugehen.

In völliger Übereinstimmung mit dem anatomischen Bild kann man auch bei der mikroskopischen Untersuchung alle Übergänge von den geschilderten kleinen hämorrhagischen Herden bis zu den gereinigten Erosionen feststellen.

Mit vollem Recht hat daher CRUVEILHIER (5), welcher die hier geschilderte Form der Erosion zuerst ausführlich beschrieben und abgebildet hat, diese als hämorrhagische Erosion bezeichnet.

Nicht zu verwechseln mit den hämorrhagischen Erosionen bzw. den miliaren hämorrhagischen Infarkten der Schleimhaut sind die nicht selten und gewiß oft gleichzeitig vorkommenden einfachen Ekchymosen. Bei ihnen handelt es sich zunächst nur um kleine Blutaustritte in die Schleimhaut ohne tiefere Schädigung des Schleimhautgewebes oder des Drüsenepithels, so daß also die Bedingungen für eine Verdauung des kleinen hämorrhagisch infiltrierten Bezirkes und damit für die Entstehung einer Erosion fehlen. Vor allem die Ekchymosen sind es daher, welche, im Gegensatz zu den miliaren Infarkten, eine rein blutrote Färbung zeigen, wenn auch die letzteren, so lange sie noch ganz frisch sind oder durch Eröffnung von Gefäßchen frisch durchblutet sind, ebenfalls eine blutrote Färbung besitzen können. Die Entscheidung, ob es sich bei dem einzelnen miliaren hämorrhagischen Herdchen um einen miliaren Infarkt (hämorrhagische Erosion) oder nur um eine einfache Ekchymose handelt, könnte oft nur durch das Mikroskop getroffen werden.

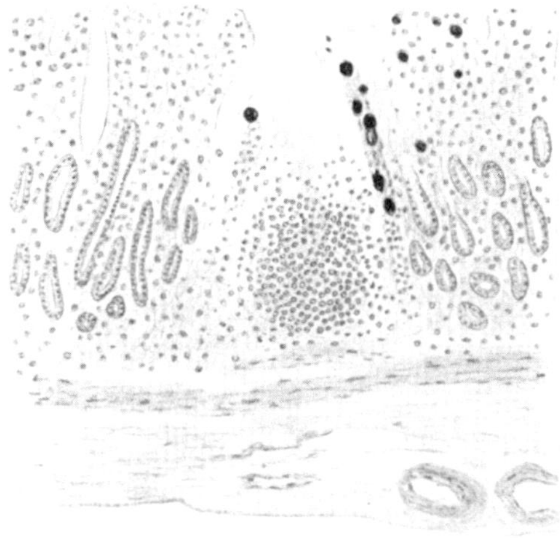

Eine hämorrhagische Erosion liegt jedenfalls nur dann vor, wenn die hämorrhagische Infiltration des Gewebes auch mit Nekrose des letzteren verbunden ist.

Abb. 6. Anämischer Infarkt der Magenschleimhaut des Kaninchens bei experimenteller Fettembolie. (Fall SCHRIDDE, nach ASCHOFF, Pathologische Anatomie. Bd. 2, Fig. 512, 1921.)

Eine Entstehung von Erosionen aus einfachen Ekchymosen ist nicht erwiesen.

Auch die kleinen follikularen Geschwürchen CRUVEILHIERS, welche in manchen Fällen von chronischem Magenkatarrh beobachtet werden, sind makroskopisch von kleinsten gereinigten Erosionen kaum zu unterscheiden. Mikroskopisch sind sie daran zu erkennen, daß in der Regel in dem Randteil des Geschwürchens noch Reste des Lymphknötchens die Lücke saumartig umgeben und daß, meistens in ziemlich regelmäßigen Zwischenräumen, in der angrenzenden Schleimhaut vergrößerte, in ihrem Umfang dem Defekt entsprechende Follikel reichlich anzutreffen sind. —

Es kann allerdings die Möglichkeit nicht bestritten werden, daß neben den charakteristischen hämorrhagischen Erosionen auch solche vorkommen, welche aus einer einfachen, nicht hämorrhagischen Nekrose der Magenschleimhaut hervorgegangen sind. Denn es werden auch Fälle beobachtet, in welchen sich selbst sehr zahlreiche Erosionen der Magenschleimhaut finden, an welchen weder makroskopisch noch mikroskopisch eine hämorrhagische Infiltration sich erkennen läßt, auch konnten solche Erosionen scheinbar nichthämorrhagischen Ursprungs von SCHRIDDE und KOBAYASHI experimentell erzeugt werden. Es läßt sich aber nicht immer mit Sicherheit ausschließen, daß in solchen

Fällen eben überall bereits eine völlige Verdauung des hämorrhagischen Schorfes stattgefunden hatte. Für eine solche Annahme sprechen, wie Orth mit Recht hervorhebt, nicht nur die Verteilung und der Sitz auch solcher Erosionen, sondern vor allem auch die „gar nicht so seltenen Fälle, wo man alle möglichen Entwicklungsstadien nebeneinander sieht." Nach Hayashi (2) findet man bei experimenteller Tabak- und Nikotinvergiftung die hämorrhagischen Erosionen hauptsächlich im Fundusgebiet und an der großen Kurvatur, während die anämischen Erosionen vornehmlich im Antrum und an der kleinen Kurvatur angetroffen werden. —

f) Heilungsvorgänge bei der hämorrhagischen Erosion.

Über die bei den Erosionen sich vollziehenden Heilungsvorgänge und über die anatomische und histologische Beschaffenheit völlig abgeheilter Erosionen läßt sich bis jetzt kein auf direkter Beobachtung begründetes und abgeschlossenes Bild entwerfen. Da die Erosionen oft erst in den letzten Tagen des Lebens oder noch kürzer vor dem Tod auftreten, so kann man in solchen Fällen wohl nicht selten alle Entwicklungsstadien von der hämorrhagischen oder anämischen Nekrose bis zu der völlig gereinigten Erosion und vielleicht die ersten, die Heilung einleitenden Reaktionserscheinungen, aber keine weiter vorgeschrittenen Heilungsvorgänge oder vollends völlig abgeheilte Erosionen beobachten.

Gewiß gibt es genug Fälle, in welchen die Erosionen im Verlauf einer erst später tödlich endenden Krankheit wiederholt in kleineren oder größeren Zwischenräumen auftreten, so daß sich wohl auch die Gelegenheit bieten würde, die Heilungsvorgänge am Leichenmaterial bis zu ihrem Abschluß zu verfolgen. Solche Beobachtungen liegen aber bis jetzt für den Menschen nur in sehr geringem Umfang vor, indem fast alle an menschlichem Material über Magennarben angestellten Untersuchungen sich nur auf die Heilung follikulärer Geschwüre oder auf tiefere Substanzverluste der Magenwand beziehen. Wenn Schütz annimmt, ich habe die sternförmige Magennarbe auf einen einfachen nur auf die Schleimhaut beschränkten Defekt bzw. auf eine Erosion zurückgeführt, so ist das ein Irrtum. Diese kann vielmehr nach meinen Untersuchungen nur bei der Vernarbung eines mindestens bis in die Submukosa reichenden Ulkus zustande kommen.

Es ist zweifellos, daß zwischen den Heilungsvorgängen der eigentlichen, nur auf die Schleimhaut, ja in der Regel nur auf deren obere Schichten sich beschränkenden Erosionen und denjenigen der tiefergreifenden Substanzverluste der Magenwand grundsätzliche Unterschiede bestehen, welche ja gerade hauptsächlich die Unterscheidung zwischen Erosion und dem eigentlichen Geschwür rechtfertigen.

Alle tieferen Substanzverluste heilen, wie bei der Besprechung des Ulkus geschildet werden wird, mit mehr oder weniger festhaftenden, in der Regel strahligen Narben, während die gewöhnlichen, bis linsengroßen Erosionen, zumal die oberflächlichen, wie schon Rokitansky hervorgehoben hat, makroskopisch keinerlei oder kaum wahrnehmbare Veränderungen hinterlassen. Aber auch die größeren, übrigens sehr seltenen Erosionen können, so lange die Submukosa unbeteiligt bleibt, keine strahligen, unverschieblichen Narben bilden.

Wenn man aus dem Tierversuch auf die Verhältnisse beim Menschen schließen darf, so kann der Heilungsverlauf von Erosionen nur kurze Zeit in Anspruch nehmen. Konnten doch Griffini und Vassale bei Hunden nach Abtragung der ganzen Schleimhaut in einem Umfang von 2—3 cm schon nach 10—15 Tagen nicht einmal die Stelle mehr auffinden, an welcher der operative Eingriff erfolgt war.

Auch bei den Erosionen werden die Heilungsvorgänge durch eine entzündliche Reaktion des nach Verdauung des hämorrhagischen Schorfes freiliegenden Gewebes eingeleitet, welche zunächst in einer leukozytären Infiltration ihren Ausdruck findet. Auch in den Lichtungen der noch erhaltenen Drüsenreste, sowie der an die Erosion angrenzenden Drüsen findet man Leukozyten und besonders bei tiefen, bis auf den Grund der Schleimhaut reichenden Erosionen kann man auch noch in der Submukosa, namentlich in der Umgebung von Gefäßen, Leukozytenanhäufungen wahrnehmen.

Freilich darf man nicht außer acht lassen, daß die Erosionen sehr oft sich in einer Schleimhaut entwickeln, welche an sich schon im Zustand von chronischer Entzündung sich befindet. Man wird also die leukozytäre Infiltration in der Umgebung der Erosion nur dann als eine frische reaktive Entzündungserscheinung auffassen dürfen, wenn sie wesentlich stärker entwickelt ist, als in der übrigen Schleimhaut und namentlich nicht nur Lymphozyten, sondern auch Leukozyten reichlicher vorhanden sind.

Vermutlich findet bei den kleineren Erosionen sehr bald eine Überhäutung des Gewebsverlustes statt, indem das in Wucherung geratene Drüsenepithel die Oberfläche überzieht. In welchem Maß dabei eine Regeneration der ganz oder zum Teil zerstörten Drüsen stattfindet, läßt sich nicht mit Sicherheit sagen. Nach den bei der Vernarbung auch kleinerer Magengeschwüre gemachten Beobachtungen ist es aber nicht wahrscheinlich, daß eine so weitgehende Wiederherstellung der Drüsen- bzw. der Schleimhaut stattfindet, wie sie von GRIFFINI und VASSALE selbst bei größeren experimentell erzeugten Schleimhautdefekten beim Hund gesehen worden ist. Nach den Untersuchungen PILLIETS wird allerdings in manchen Fällen, in welchen nur spärliche frische Erosionen vorhanden sind, der Gewebsverlust durch ein fortschreitendes regeneratives Wachstum sowohl der stehengebliebenen Drüsenreste, als auch des interglandulären Bindegewebes allmählich ausgefüllt, wobei die Drüsen knäuelförmige Gruppen bilden, sich ihr Epithel in zylindrische Schleimzellen verwandelt und die Überhäutung des Defektes bewirkt. Meistens kommt es jedoch nach PILLIET (1, 2) auch bei der Erosion zu einer erheblicheren entzündlichen zelligen Infiltration am Rand und im Grund des Defektes, wobei die Drüsenreste auseinander gedrängt werden und völlig verschwinden können. Es kann dabei zu einer Sklerosierung in den unteren Schichten kommen, indem die zurückgebliebenen Drüsenteile, deren Epithel in gleicher Weise verändert ist, von zirrhotischem Gewebe umgeben werden und zum Teil der Atrophie verfallen können. Auch in diesem Stadium kann noch eine Eröffnung von Gefäßen und die Entwicklung von Aneurysmen stattfinden. Die Schilderung PILLIETS scheint sich übrigens auf zum Teil bis in die Submukosa erstreckende Defekte, also auf akute Geschwüre zu beziehen.

D. GERHARDT hat auch an größeren Erosionen nur eine ähnliche atypische Wucherung der angrenzenden Schleimhautdrüsen beobachtet, wie sie sie für das Ulkus und die sternförmige Magennarbe beschrieben habe. Auch die Drüsenreste im Grund der Erosionen zeigten mitunter solche Veränderungen.

Bei größeren, die Schleimhaut in ihrer ganzen Dicke durchsetzenden Erosionen sah D. GERHARDT eine Einrollung der angrenzenden Schleimhaut, so daß diese einen Teil des Grundes der Erosion bedeckte, wie es ganz ähnlich von GRIFFINI und VASSALE bei ihren experimentellen Untersuchungen beobachtet wurde; in andern Fällen zeigten sich aber auch im Gegenteil die angrenzenden Drüsenschläuche vom Grund der Erosion abgewandt. Es ist wohl möglich, daß die Einrollung der angrenzenden Schleimhaut, wenn dabei keine tieferen Buchten gebildet werden, den Heilungsvorgang beschleunigt, indem hierdurch der Erosionsgrund gegen die Einwirkung des Magensaftes geschützt wird.

Es ist wahrscheinlich, daß eine Erosion, wenigstens eine solche von etwas größerem Umfang, infolge der mangelhaften Regeneration eine dauernde kleine seichte Vertiefung, aber jedenfalls keine strahlige, festhaftende Narbe in der Schleimhaut hinterläßt. GERHARDT beobachtete an der noch bestehenden Erosion eine dem Schleimhautdefekt entsprechende wellenförmige Einsenkung auch der Muscularis mucosae und spricht daher die Vermutung aus, daß die Erosion die Anlage zu einer vermehrten Wulstung der Schleimhaut, bzw. zur Verdoppelung der Längsfalten veranlasse und er bringt damit die Tatsache in Verbindung, daß die Drüsen in der Furche zwischen zwei ausgesprochenen Längsfalten häufig niedriger sind als auf der Höhe derselben.

Es muß aber dahin gestellt bleiben, ob letztere Erscheinung wirklich auf vorausgegangene Erosionen zurückzuführen ist. Jedenfalls könnten nur sehr große, streifenförmige oder in dichten Reihen gestellte Erosionen eine solche Veränderung bewirken. Sehr wahrscheinlich sind dagegen die von verschiedenen Untersuchern |ASCHOFF (3), E. KAUFMANN| erwähnten flachen, etwas eingesunkenen, weißlichen, nicht strahligen Schleimhautnarben aus Erosionen hervorgegangen.

Da bei der frischen hämorrhagischen Erosion die hämorrhagische Durchsetzung in der Regel über den der Nekrose verfallenen Bezirk noch eine kurze Strecke in das angrenzende lebende Gewebe hinein sich erstreckt, so kann es wohl zu einer leichten Pigmentierung der Erosionsnarbe kommen. Notwendig ist dies aber jedenfalls nicht, da die hämorrhagische Infiltration des angrenzenden Gewebes oft nur eine sehr geringe ist. Die aus der hämorrhagischen Erosion hervorgegangene Narbe kann daher jedenfalls das gleiche Bild bieten wie eine abgeheilte anämische Erosion.

Eine Unterscheidung abgeheilter Erosionen von abgeheilten traumatischen, durch mechanische Einflüsse oder Ätzwirkung entstandenen kleineren, auf die Schleimhaut beschränkten Defekten dürfte, zumal an gewöhnlichem, in der Regel erst viele Stunden nach dem Tod gewonnenen Leichenmaterial auf große Schwierigkeiten stoßen. Ebenso ist es wahrscheinlich, daß follikulare Geschwüre ähnliche Veränderungen wie die Erosionen hinterlassen können.

Die von Sachs und A. Schmidt (1) sowohl in pathologisch veränderten als auch in normalen Mägen häufig anzutreffenden kleinen Inseln von Drüsenschläuchen mit darmepithelähnlichen Zellen, welche Ad. Schmidt als kleinste „Narben" betrachtet, haben mit der typischen Erosion jedenfalls nichts zu tun und es ist fraglich, ob es sich hier überhaupt um Narben handelt. —

Die Frage, ob aus einer Erosion ein chronisches Magengeschwür entstehen kann, soll später erörtert werden. —

g) Vorkommen der hämorrhagischen Erosion.

In den verschiedenen Zusammenstellungen über die Häufigkeit und das Vorkommen von peptischen Schädigungen im Magen und Duodenum, sowie in der Speiseröhre sind meistens die Erosionen überhaupt nicht berücksichtigt oder mit dem Ulkus zusammengeworfen, so daß sich, wenn nicht die Leichendiagnosen des der Statistik zugrunde liegenden Materials mitveröffentlicht sind, kein Anhaltspunkt für die Häufigkeit der hämorrhagischen Erosionen aus diesen Zusammenstellungen gewinnen läßt. Einzelne Fälle von hämorrhagischen Erosionen der Speiseröhre wurden von Kraus, Spiegelberg, Cantieri und E. Kaufmann beschrieben.

Kossinsky, welcher das Ulkus und die Erosion in seinen ebenso vielseitigen, als gründlichen statistischen Untersuchungen des beiläufig 5000 Sektionen umfassenden Erlanger Leichenmaterials der Jahre 1895—1910 getrennt behandelt hat, konnte das Vorkommen von hämorrhagischen Erosionen in etwa 1,1% der Fälle feststellen. Weitaus am häufigsten fanden sich die Erosionen im Magen. Nur in 4 Fällen (= 0,08%) wurden sie auch im Duodenum angetroffen. Greiss fand unter 1246 Leichen in 31 Fällen (= 2,49%) hämorrhagische Erosionen des Magens.

Es seien aus der Zusammenstellung Grubers (1) von verschiedenen Statistiken noch folgende Zahlen angeführt:

Tabelle 1. Häufigkeit der Erosionen.

	Zahl der Sektionen	Erosionen
Gluzinski (Browicz, Krakau)	11.298	0,5 %
Stachelhausen (Birch-Hirschfeld, Dresden)	2878	0,7 „
Kirsch (Albrecht, Oberndorfer, Schmaus, München)	3412	0,93 „
Eppinger (Prag)	7633	1,05 „
Gruber (Straßburg)	4208	1,11 „
Wrany	839	1,2 „
Willigk ⎫ (Prag)	4547	1,8 „
Jaksch ⎬	2330	3,2 „
Dittrich ⎭	1812	3,5 „

Wie aus dieser Tabelle ersichtlich ist, sind die Unterschiede in der Häufigkeit der Erosionen in den verschiedenen Statistiken sehr große. Auffallend sind die Höchstziffern von 3,2 und 3,5% bei Jaksch und Dittrich. Dittrichs Name bürgt aber für die Zuverlässigkeit dieser Zahlen.

Zwischen den beiden Geschlechtern scheint, soweit dies aus den wenigen Statistiken, welche darüber Angaben enthalten, zu ersehen ist, kein wesentlicher Unterschied in dem Vorkommen der hämorrhagischen Erosion zu bestehen. KOSSINSKY fand sie bei 1,12 $^0/_0$ der männlichen und bei 1,17$^0/_0$ der weiblichen Leichen. DIETRICH konnte unter 8534 Leichen beim männlichen Geschlecht in 48 (Magen 47, Duodenum 1) und beim weiblichen Geschlecht in 49 (Magen 48, Duodenum 1) Fällen Erosionen verzeichnet finden. Da die Zahl der männlichen und weiblichen Leichen in der Statistik DIETRICHs nicht ausgeschieden ist, läßt sich ein genaues prozentuales Verhältnis zwischen den beiden Geschlechtern nicht berechnen. —

Das Vorkommen der hämorrhagischen Erosionen in den verschiedenen Altersstufen bedarf ebenfalls noch eingehender statistischer Untersuchungen. Nach DIETRICH würde das Kindesalter von 1—10 Jahren am stärksten beteiligt sein, doch läßt sich, da die Zahl der Kindersektionen nicht angegeben ist, auch hier keine der Wirklichkeit entsprechende Verhältniszahl gewinnen. Nach KOSSINSKY, welcher seiner Berechnung die Zahl der von jedem einzelnen Lebensjahrzehnt sezierten Leichen zugrunde gelegt hat, trifft dies, wie aus der folgenden Tabelle zu ersehen ist, nicht zu.

Tabelle 2.
Vorkommen der Erosionen bei beiden Geschlechtern und in den verschiedenen Altersstufen.

Alters-stufen	Männl. Geschlecht		Weibl. Geschlecht		Beide Geschlechter zusammen	
	Zahl der Sektionen	Zahl der Fälle	Zahl der Sektionen	Zahl der Fälle	Zahl der Sektionen	Zahl der Fälle
—10	405	1 = 0,24	311	1 = 0,32	716	2 = 0,28 } 0,52
11—20	149	2 = 1,34	105	1 = 0,95	254	3 = 1,18
21—30	341	1 = 0,29	224	2 = 0,89	565	3 = 0,53
31—40	460	7 = 1,52	306	6 = 1,96	766	13 = 1,69
41—50	515	6 = 1,16	341	4 = 1,17	656	10 = 1,17
51—60	442	9 = 2,04	330	3 = 0,91	772	12 = 1,55 } 1,25%
61—70	359	4 = 1,11	297	3 = 1,01	856	7 = 1,07
71—80	158	—	168	2 = 1,19	326	2 = 0,61
81—90	27	2 = 7,40	40	1 = 2,50	67	3 = 4,74

h) Vorkommen bei verschiedenen Krankheiten.

Die Erosionen werden, wie schon ROKITANSKY hervorhebt, „im Gefolge und der Gesellschaft der verschiedenartigsten akuten und chronischen Krankheiten" beobachtet. Nicht sehr selten findet man sie bei chronischem Magenkatarrh, besonders bei Gastritis alcoholica, bei Chlorose, sowie bei einer Reihe von Vergiftungen (durch Arsenik, Phosphor, Kalium chloricum, Bleiverbindungen, Sublimat, Kohlenoxyd und andere Gifte); ferner bei verschiedenen Gehirnerkrankungen, bei Urämie und Eklampsie, bei schweren Verbrennungen und nach anderen Traumen. Auch nach Erfrierungen und bei Fettembolie werden Erosionen gefunden, ebenso bei degenerativen Veränderungen des Gefäßsystems (fettiger Degeneration, Atherosklerose, Amyloid) und bei Fettembolie. Auch bei allgemeiner Stauung und bei lokaler Stauung im Pfortaderkreislauf, wie bei Leberzirrhose und Pfortaderthrombose kommen typische Erosionen vor, doch werden bei Stauungen häufiger nur einfache Ekchymosen angetroffen. Nach GLUZINSKI fänden sich jedoch die typischen Erosionen hauptsächlich bei lokalen und allgemeinen Stauungszuständen. Besonders häufig aber werden typische Erosionen bei verschiedenen Infektionskrankheiten, wie bei schwerer Pneumonie, bei Scharlach, manchen

Formen der Tuberkulose usw., vor allem aber bei den an Eiterung und Wundinfektion sich anschließenden septischen Prozessen beobachtet.

Aus der statistischen Zusammenstellung Benekes ergäbe sich allerdings, daß von 165 Fällen, in welchen ausschließlich typische Erosionen bei der Sektion sich vorfanden, 54,5% nicht septisch und nur 45,5% septisch waren. Rechnet man zu diesen Fällen noch diejenigen, in welchen neben den typischen Erosionen gleichzeitig einfache Ekchymosen gefunden wurden, so würde sich das Prozentverhältnis noch mehr zugunsten der nicht septischen Fälle verschieben, indem dann von 185 Fällen von typischen Erosionen und Ekchymosen nur 42,7% als septisch zu bezeichnen wären. Allein Beneke (1) hat bei seiner Statistik den Begriff der Sepsis wohl zu eng gefaßt, indem er offenbar nur die durch die gewöhnlichen Eitererreger (Staphylokokken und Streptokokken) verursachten Allgemeininfektionen, alle Fälle von anderen Infektionskrankheiten, wie Typhus, Pneumonie, Scharlach usw. aber nicht zu den septischen Erkrankungen rechnete. Es läßt sich jedoch nicht bestreiten, daß septische Zustände, d. h. auf einem Übertritt der Infektionserreger in den Kreislauf beruhende Erscheinungen auch dann häufig vorkommen, wenn bei der Sektion das allerdings sinnenfälligste anatomische Merkmal der Sepsis, der septische Milztumor fehlt. Bei Infektionskrankheiten wie Pneumonie, Scharlach usw. können daher Erosionen und Ekchymosen der Magenschleimhaut ebenso wie solche an den serösen Häuten sehr wohl, auch wenn sie ohne Milzschwellung auftreten, auf Sepsis in weiterem Sinn beruhen. Wurden doch gerade bei Pneumonie von Dieulafoy (1, 2) sogar sehr schwere Fälle von typischen Erosionen der Magenschleimhaut beobachtet, in welchen diese durch die Ansiedelung von Pneumoniekokken verursacht waren. Die Statistik Benekes gibt also hinsichtlich der Häufigkeit der Erosionen bei septischen Zuständen kein richtiges Bild. Selbst wenn man nur für einen Bruchteil der der Benekeschen Zusammenstellung mit zugrunde liegenden Fälle von Infektionskrankheiten septische Zustände in dem hier erörterten Sinn annehmen wollte, so würde hierdurch schon eine derartige Verschiebung in dem Prozentverhältnis der septischen und nichtseptischen Fälle eintreten müssen, daß ganz gewiß reichlich über 50% auch der Benekeschen Fälle von typischen Erosionen mit Sepsis kombiniert gewesen wären. —

i) Die Blutung bei der hämorrhagischen Erosion.

Bei allen den aufgeführten Krankheiten, in deren Gefolgschaft wir die Erosionen auftreten sehen, steht das Grundleiden im Vordergrund der Erscheinungen, während die Erosionen in der Regel während des Lebens gar keine bestimmten Krankheitserscheinungen auslösen, daher auch am Krankenbett nicht diagnostiziert werden können und erst bei der Sektion als unwesentlicher Nebenbefund entdeckt werden. Freilich sind auch Fälle keineswegs so selten, in welchen im Verlauf einer der genannten Krankheiten mehr oder weniger schwere Magenblutungen beobachtet werden, als deren Quelle auf Grund des Sektionsbefundes tödlich verlaufener Fälle neben frischen Geschwüren vielleicht auch Erosionen in Betracht kommen.

So hat A. Fränkel (1) einen Fall beschrieben, welcher ein 27jähriges anämisches Mädchen betrifft, das nach mehrmaligem Blutbrechen im Kollaps gestorben ist. Schon einige Jahre vor dieser tödlichen Erkrankung war bei dem Mädchen Blutbrechen aufgetreten. Bei der Sektion fanden sich an der Magenschleimhaut zahlreiche kleine, oberflächliche Erosionen. Größere Defekte waren nicht vorhanden, auch keine Narben, welche auf die früher überstandenen Magenblutungen hätten bezogen werden können.

In einem von Harttung beschriebenen Fall handelt es sich um ein 18jähriges chlorotisches Mädchen, welches nach wiederholtem Blutbrechen an Erschöpfung gestorben war. Bei der Sektion konnten nur eine oberflächliche Erosion und hier und da oberflächliche Substanzverluste im Ileum gefunden werden.

Typisch ist auch ein von Pilliet und Deny mitgeteilter Fall, in welchem ein 58jähriger Geisteskranker (früherer Alkoholiker) an heftigem Blutbrechen und blutigen Stühlen erkrankt und schon nach wenigen Tagen gestorben war. Bei der Sektion waren Magen und Duodenum mit geronnenen Blutmassen angefüllt, ferner fand sich eine chronische Gastritis und Duodenitis mit sehr zahlreichen hämorrhagischen Erosionen im Duodenum und einigen solchen in der Pars pylorica des Magens.

Einen ähnlichen Fall hat auch Ferrand (2) beobachtet. Auf einen von Langerhans (2) mitgeteilten ähnlichen Fall wird später einzugehen sein, da es sich in diesem um eine schwere Blutung aus tieferen, bis auf die Submukosa reichenden Gewebsverlusten der Magenwand handelte.

Allein während des Lebens läßt sich in solchen Fällen in der Regel nicht entscheiden, ob diese Blutungen wirklich von Erosionen oder akuten Geschwüren herrühren, oder ob es sich nicht um sogen. parenchymatöse Magenblutungen handelt, wie sie bei allgemeiner hämorrhagischer Diathese, bei vikariierenden menstruellen und anderen neuropathischen Butungen, bei schwerer Stauung im Pfortadergebiet, auch im Anschluß an Laparotomien, ganz besonders aber bei Cholämie und bei schwerer Sepsis vorkommen und welche, wie z. B. die beiden Fälle FRITSCHEs zeigen, einen tödlichen Verlauf nehmen können, ohne daß im Magen irgendwelche anatomischen Veränderungen als Quelle der Blutung zu finden wären. —

k) Besondere Krankheitsbilder bei der hämorrhagischen Erosion.

1. EINHORNsche Krankheit. — Gastritis ulcerosa (NAUWERCK). — Gastritis exfolians (PARISER). — Gastritis anachlorydrica (SANSONI).

EINHORN (1) hat nun zuerst auf Grund einer größeren Anzahl von ihm klinisch beobachteter Fälle ein besonderes Krankheitsbild beschrieben, welches er auf die Anwesenheit, bzw. wiederholte Entstehung hämorrhagischer Erosionen zurückführen zu müssen glaubt. Die Kranken klagen sogleich oder kurze Zeit nach dem Essen über Magenschmerzen, welche 1—2 Stunden anhalten. Im Verlauf der Krankheit, welche sich auf eine längere Reihe von Jahren erstrecken kann und mit Abmagerung und zunehmender Schwäche verbunden ist, werden schmerzfreie Zwischenzeiten beobachtet. Das Verhalten des Magensaftes war in den einzelnen Fällen ein sehr verschiedenes. Meistens bestand Subazidität, in fast einem Drittel der Fälle war der HCl-Gehalt ein normaler, in einigen Fällen konnte auch eine Vermehrung der HCl nachgewiesen werden. In etwa $1/4$ der Fälle war reichliche Schleimabsonderung vorhanden. Die Blutung ist eine sehr geringe und wird überhaupt nur bei der Magenausspülung beobachtet, bei welcher das Spülwasser nur schwach rot gefärbt erscheint. Das charakteristischste Anzeichen, auf welches EINHORN die Diagnose „hämorrhagische Erosionen" begründet, ist das dauernde Vorkommen vereinzelter kleiner, einige Millimeter bis 1 cm großer hellroter Schleimhautstückchen in der Spülflüssigkeit. EINHORN hat ein solches Schleimhautstückchen, an welchem sich einige stecknadelkopfgroße dunkel rotbraun gefärbte Ekchymosen befanden, mikroskopisch untersucht. Nach der von ihm gegebenen Beschreibung und der dieser beigefügten Abbildung enthielt das Schleimhautstückchen wohl erhaltene Magendrüsen, in deren tadellos erhaltenem Epithel auch die Kerne völlig erhalten waren. Im interglandulären Gewebe sieht man Anhäufungen von roten Blutkörperchen (Abb. 7). EINHORN (1) ist der Ansicht, daß sich diese Schleimhautstückchen schon vor der Spülung teilweise abgelöst hätten und nicht etwa durch die Sonde abgerissen worden wären.

Ähnliche Fälle EINHORNscher Krankheit wurden dann auch von anderen amerikanischen Ärzten und von MINTZ beobachtet.

Ferner hat PARISER ein klinisches Krankheitsbild entworfen, welches sich mit dem von EINHORN beschriebenen vollkommen deckt. Nach PARISER soll für die Schmerzen gegenüber denen bei Ulkus es besonders charakteristisch sein, daß sie nicht von einem Punkt ausgehen, sondern über den ganzen Magen ausgedehnt sind, keine Rückenschmerzen bestehen und daß ferner Druck und Veränderung der Körperlage ohne Einfluß auf den Schmerz sind. Häufig bestehe Brechreiz. doch kein wirkliches Erbrechen. Der Magensaft war in den von PARISER beobachteten Fällen 5mal normal, nur in 1 Fall war der HCl-Gehalt vermindert, die Schleimabsonderung in allen Fällen von Anfang an oder im weiteren Verlauf der Krankheit vermehrt. Als das wichtigste und diagnostisch bedeutsamste Symptom hebt auch PARISER das ständige Vorkommen meistens vereinzelter (1—4), seltener zahlreicherer knapp linsengroßer oder kleinerer Schleimhautstückchen in dem in der Regel schwach rot gefärbten Spülwasser hervor. Mikroskopisch soll man eine mäßige Proliferation und meistens rote Blutkörperchen im interglandulären Gewebe dieser Schleimhautstückchen beobachten.

Auch PARISER (1) hatte zuerst das geschilderte Krankheitsbild als eine Krankheit sui generis aufgefaßt. Später bestritt er (2) jedoch diese von EINHORN begründete Auffassung und erklärte, wie auch HEMMETER (1), den ganzen Symptomenkomplex nur als eine besondere Komplikation oder Form des chronischen Magenkatarrhs, für welche er die Bezeichnung Gastritis chronica exfolians in Vorschlag brachte und welche er für gleich erachtet mit der von NAUWERCK (2) beschriebenen Gastritis chronica ulcerosa.

Auch FUNKE führt die hämorrhagischen Erosionen auf entzündliche Veränderung der Magenschleimhaut zurück und spricht von einer Gastritis haemorrhagica bzw. erosiva.

Mit Recht wendet sich MINTZ (1) gegen die Bezeichnung Gastritis chronica exfolians der EINHORNschen Krankheit, indem es nicht angängig sei von einem chronischen Katarrh zu sprechen, wenn keine Schleimabsonderung vorhanden und die Säureausscheidung bald normal, bald eine übernormale sei. Gleichwohl möchte MINTZ daran festhalten, daß das von EINHORN (1) beschriebene Krankheitsbild tatsächlich einer besonderen Krankheit entspreche.

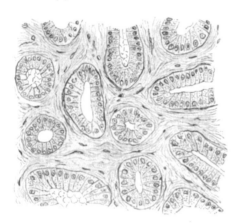

Abb. 7. Flächenschnitt eines im Spülwasser gefundenen Schleimhautstückchens des Magens. (Nach M. EINHORN: Berl. klin. Wochenschr. 1895. S. 458, Fig. 2.)

Es kann gar keinem Zweifel unterliegen, daß die von EINHORN und PARISER bei ihren Kranken im Spülwasser beobachteten Schleimhautstückchen nicht von Erosionen herrühren können. Denn nach der übereinstimmenden Beschreibung beider Autoren bestanden diese Schleimhautstückchen aus völlig unversehrtem Gewebe, es konnte bei der mikroskopischen Untersuchung keine Spur von Gewebsnekrose festgestellt werden. Die Nekrose der Schleimhaut gehört aber mit zu dem Begriff der hier in Betracht kommenden Erosion, mag es sich um eine hämorrhagische oder eine anämische Erosion handeln; denn ohne vorausgegangene Nekrose kommt diese Form der Erosion überhaupt nicht zustande. Der dabei entstehende Schorf erfährt unter der Einwirkung des Magensaftes in kürzester Zeit tiefgreifende Veränderungen, insbesondere werden die Zellkerne sehr schnell zerstört. Selbst die verschorfte Schleimhaut wird in der Regel nicht in Fetzen abgestoßen, sondern haftet vielmehr fest und wird an Ort und Stelle weggedaut. Die spontane Abstoßung unversehrter Schleimhaut ist vollends eine Unmöglichkeit. Es ist daher ganz unzweifelhaft, daß die von EINHORN und PARISER im Magenspülwasser ihrer Kranken beobachteten Schleimhautstückchen bei der Sondierung von der unversehrten Innenfläche des Magens mechanisch losgerissen wurden. In ähnlichem Sinn haben sich auch ALBU und WESTENHÖFFER ausgesprochen. Das ständige Auftreten der Schleimhautstückchen im Spülwasser der Kranken kann vielleicht in der Weise erklärt werden, daß bei Einführung der Sonde eine stärkere Magenkontraktion ausgelöst und dadurch ein festeres Anliegen der Magenwand an die vordringende Sonde bedingt wurde. Auch wäre es vielleicht denkbar, daß in solchen Fällen die erkrankte Magenschleimhaut gegen mechanische Einwirkungen empfindlicher ist und daher an ihr leichter Verletzungen mit Losreißung von Schleimhautstückchen zustande kommen. Diese Annahme wird auch von HEMMETER gegenüber der EINHORNschen Krankheit vertreten.

Tatsächlich haben KORCYNSKI und JAWORSKI (1) schon im Jahre 1886 solche kleine mit leichter Blutung verbundene Schleimhautablösungen bei der Magenspülung, namentlich in Fällen von schleimigem Magenkatarrh beobachtet. Ja selbst bei gesunden Mägen kommen leichte Verletzungen der Magenschleimhaut mit Losreißung kleiner Schleimhautstückchen bei Einführung der Magensonde nicht so selten vor. LEUBE hat zuerst diese Beobachtung mitgeteilt. Seitdem sind zahlreiche solche Fälle beschrieben worden, auf welche bei der Besprechung des Ulcus chronicum noch näher einzugehen sein wird.

Selbstverständlich kann das von EINHORN (1) und PARISER (1, 2) geschilderte Krankheitsbild auch in keinerlei Beziehung zu der von NAUWERCK (2) beschriebenen Gastritis ulcerosa gebracht werden. Denn in den von NAUWERCK beschriebenen Fällen handelt es sich um multiple teils typische, teils atypische Erosionen und Geschwüre, welche aber nach NAUWERCKs eigener Ansicht alle aus anämischen oder hämorrhagischen Nekrosen der Schleimhaut, bzw. auch der tieferen Magenschichten hervorgegangen waren. Welche pathologisch-anatomischen Veränderungen der sogenannten EINHORNschen Krankheit zugrunde liegen, läßt sich überhaupt nicht feststellen, da bis jetzt kein Sektionsbefund solcher Fälle bekannt geworden ist. Ebenso entbehrt die von SANSONI beschriebene Gastritis ulcerosa chronica anachlorhydrica, welche nach diesem Autor ebenfalls mit dem Auftreten von Schleimhautstückchen im Spülwasser verbunden sein und auf der Anwesenheit von hämorrhagischen Erosionen beruhen soll, jeder pathologisch-anatomischen Grundlage.

Wahrscheinlich handelt es sich in den meisten dieser von EINHORN, PARISER, SANSONI und anderen beobachteten Fälle von Auftreten kleiner Schleimhautstückchen im Magenspülwasser um Fälle von chronischem Magenkatarrh mit starker Auflockerung der Schleimhaut. Auch in den von SANSONI beschriebenen Fällen war das die Schleimhautstückchen enthaltende Spülwasser regelmäßig reichlich mit Katarrhflocken untermengt. —

2. Exulceratio simplex (DIEULAFOY).

Dagegen ist allerdings das von DIEULAFOY (1) als Exulceratio simplex bezeichnete Krankheitsbild, wenigstens zum Teil, wahrscheinlich mit plötzlichem Auftreten hämorrhagischer Erosionen der Magenschleimhaut verbunden.

DIEULAFOY schildert dasselbe folgendermaßen: „Au point de vue clinique il s'agit le plus souvent d'un individu jeune, n'ayant eu antérieurement ni troubles gastriques ni troubles dyspeptiques, vierge en apparence de toute lésion stomacale, et qui est pris à l'improviste de vestiges, d'état nauséeux, de pesanteurs stomacales et vomit à flot du sang liquide ou en caillots, mélangé ou non à des aliments. Ces hématémèses se répétant, il s'ensuit une anémie extrême, et le nombre des hématies peut tomber à 1200000 et au dessous. Le processus qui aboutit à l'exulceration a toutes les allures d'un processus aigu; il détruit la muqueuse, y compris la muscularis mucosae et il entame une des artérioles soujacentes. A quelques exceptions près, le processus pathogénique de ces ulcérations aigues (nécrose hémorrhagique) est le résultat d'une toxi-infection.‟

Ein typisches Beispiel von dieser Exulceratio simplex bilden nach DIEULAFOY (1) die bereits erwähnten Fälle von Erosionen der Magenschleimhaut, welche bei schweren, namentlich mit Allgemeininfektion verbundenen Pneumonien beobachtet werden und sich durch abundantes Erbrechen kaffeesatzähnlich veränderten Blutes kennzeichnen.

In einem von DIEULAFOY (1) mitgeteilten Fall trat am 12. Krankheitstag innerhalb weniger Stunden wiederholt so heftiges Bluterbrechen auf, daß der Kranke bei der dritten Blutung starb. Bei der Sektion fand sich die Magenschleimhaut ganz übersät mit typischen stecknadelkopfgroßen hämorrhagischen Erosionen. Ein Ulkus war nicht vorhanden. Bei der mikroskopischen Untersuchung zeigte sich, daß die Erosionen die ganze Schleimhaut bis zur Muscularis mucosae durchsetzten.

NITKA hat einen ebenfalls hierher gehörigen Fall beschrieben, welcher in dem Abschnitt über die Bedeutung der Embolie für die Entstehung des Magengeschwüres ausführlich behandelt werden soll. Auch A. FRÄNKEL (3) hat einen ähnlichen Fall beobachtet.

Ganz ähnliche schwere scheinbare Erosionsblutungen beobachtete DIEULAFOY (2) auch im Anschluß an Appendizitis und an Brucheinklemmung. Die

Blutungen können dabei außerordentlich heftig sein, so daß solche Fälle, wenn sie mit Ikterus verbunden sind, an den Vomito negro bei Gelbfieber erinnern. Dieulafoy bezeichnete daher die im Anschluß an Appendizitis auftretenden Erosionsblutungen als Vomito negro appendiculaire. Auch bei ihnen fanden sich bei der Sektion Erosionen der Magenschleimhaut, in einem Fall mit Annagung einer kleinen, unter der Musc. mucosae sich hinziehenden Arterie. Hält man an dem oben erörterten Begriff der Erosion fest, so wäre allerdings ein solcher Fall nicht mehr als Erosion, sondern, da der Prozeß auf das Gebiet der Submukosa übergegriffen hat, als akutes Ulkus zu betrachten.

Später hat dann Berger 2 Fälle von akuten Erosionsblutungen mit tödlichem Verlauf beschrieben, welche er zu dem von Dieulafoy als Exulceratio ventriculi simplex bezeichneten Krankheitsbild rechnet, wobei er dieses gegenüber der chronisch verlaufenden sogen. Einhornschen Krankheit scharf abgrenzt: „Im Gegensatz zur Einhornschen Krankheit verläuft das als Exulceratio ventriculi simplex bezeichnete Leiden ganz akut. Bei anscheinend ganz gesunden Individuen, die vorher nie über Magenbeschwerden geklagt haben, treten plötzlich aus voller Gesundheit profuse und öfters wiederkehrende Magenblutungen auf. Zuweilen tritt während der Hämatemese Temperaturerhöhung ein."

Der eine der von Berger beschriebenen Fälle betrifft eine 51jährige Trinkerin. Sie hatte an beiden Unterschenkeln zahlreiche schmerzhafte Varizen, litt aber niemals an Magenbeschwerden, auch nicht während der Blutungen, welche bei scheinbar völligem Wohlbefinden auftraten. „Am 13. II. 1905 erbrach sie ohne jede Veranlassung plötzlich Blut, ebenso am 14. und 16. II. und an den folgenden Tagen. Sie lag nur tageweise zu Bett, aß und trank wie gewöhnlich und war immer vollkommen beschwerdefrei, abgesehen von allgemeiner Mattigkeit. Der Appetit war gut, der Stuhlgang regelmäßig." Bei der Aufnahme ins Krankenhaus am 21. II. zeigte die kräftige und gut genährte Frau ein schwer anämisches Aussehen. Druckempfindlichkeit im Bereich des Abdomens war nirgends vorhanden, auch die Magengegend war völlig frei. Auch sonst war keinerlei Organbefund zu erheben. Die Temperatur betrug 37,5. Noch am gleichen Tage erfolgte eine einmalige Stuhlentleerung von 150 ccm reinen Blutes. Am 25. II. starb Patientin plötzlich unter den Erscheinungen der Lungenembolie.

Bei der Sektion fand sich eine Embolie der A. pulmonalis. Herz, Leber, Milz und Nieren waren normal. „Die Magenschleimhaut zeigte im Bereiche des Fundus 6 bis bohnengroße. ganz oberflächliche Substanzverluste, deren Umgebung zum Teil blutig imbibiert erschien. Kein Ulkus, keine Narben, keine Arrosion sichtbarer Gefäße. Keine Venenektasien, weder im Magen noch in der Speiseröhre. Im Darmkanal waren Ulzerationen nicht nachzuweisen, der ganze Darmkanal war mit weichem, breiigen Teerstuhl (chemische Blutprobe +) angefüllt."

Der zweite von Berger beschriebene Fall zeigte einen ganz ähnlichen Verlauf. Es handelte sich um eine 59jährige Frau, welche ebenfalls zuvor nie krank war und niemals an Magenbeschwerden gelitten hatte, wahrscheinlich aber ebenfalls Trinkerin war. Es war bei scheinbar voller Gesundheit plötzlich sehr reichliches Blutbrechen aufgetreten, welches sich nach 10 Tagen wiederholte. Bei der Aufnahme ins Krankenhaus betrug die Temperatur 38°. Druckschmerz war nirgends vorhanden, namentlich war die Magengegend völlig schmerzfrei. Es bestand hochgradige Anämie. Noch am Abend wurden 200 ccm reinen Blutes erbrochen. Nach 4 Tagen abermals Blutbrechen (300 ccm). In den folgenden Tagen traten auch Netzhautblutungen auf. Am 20. Tag nach Auftreten der ersten Blutung erfolgte der Tod unter den Erscheinungen der Herzschwäche.

Bei der Sektion fand sich: „Nephritis chronica interstitialis, Hypertrophia ventriculi sinistra cordis, Arteriosclerosis aortae, Anaemia gravis. Die Schleimhaut des Magens war grau, stellenweise durch Bismutauflagerungen schwärzlich verfärbt. Im Bereich des Fundus, besonders im Bereich der Regio pylorica sieht man eine Anzahl größerer und kleiner, großenteils mit einer Bismutschicht bedeckter, ganz oberflächlicher Substanzverluste, die zum Teil ganz unregelmäßig begrenzt, zum Teil mehr länglich rund oder kreisrund, aber nie streifenförmig erscheinen. Ihre Größe schwankt von der Ausdehnung einer Bohne bis zur Größe von 8 cm in der Länge und 3 cm in der Breite." Ein arrodiertes Gefäß war nicht zu finden. Nur an einer unterhalb der Kardia gelegenen Erosion fand sich eine hämorrhagische Infiltration des Gewebes. Größere und kleinere ganz oberflächliche Gewebsverluste fanden sich auch im ganzen oberen Drittel des Dünndarmes. Leber normal. Weder im Magen noch in der Speiseröhre erweiterte Venen.

Ähnliche Fälle von teils schweren, teils leichteren Magenblutungen haben Nitzsche, Sick und namentlich Payr (2) auch im Anschluß an akute Appendizitis beobachtet. Nach Payr gibt es eine ganze Anzahl von Appendizitisfällen, in welchen sich trotz anscheinend leichten Verlaufes bald früher, bald später Krankheitserscheinungen von seiten des Magens nämlich Krampfzustände, Schmerzen, Superazidität, Stenoseerscheinungen einstellen, insbesondere aber einmalige größere, oder mehrmals sich wiederholende kleine Magenblutungen auftreten. Bei der Mehrzahl der von ihm beobachteten Fälle konnte PAYR bei der Operation durch Autopsie in vivo sich überzeugen, daß diese Blutungen von frischen Erosionen oder tiefer greifenden, akut entstandenen Geschwüren ihren Ausgang genommen hatten. Auf diese nach Appendizitis auftretenden Erosionen und Geschwüre wird später auch ausführlich zurückzukommen sein. —

3. Einteilung der Erosionen.

Auf Grund seiner Untersuchungen gibt BERGER für die Magenerosionen folgende Einteilung:

1. a) Erosionen der Magenschleimhaut infolge von Kreislaufstörungen.

   b) Erosionen der Magenschleimhaut infolge des Einwirkens bakterieller oder toxischer Schädlichkeiten.

2. Erosionen der Magenschleimhaut als selbständiges klinisches Krankheitsbild.

   a) Die EINHORNsche Krankheit.

   b) Die Exulceratio ventriculi simplex (DIEULAFOY).

Mit dieser Einteilung ist jedoch nichts anzufangen, da ihr kein einheitliches Prinzip zugrunde liegt. Denn für die erste Gruppe sind pathogenetische, bzw. ätiologische Gesichtspunkte maßgebend, während die zweite Gruppe auf rein symptomatischer Grundlage beruht. Auch umfaßt der von DIEULAFOY (1) aufgestellte Begriff der Exulceratio simplex gerade solche Fälle, welchen eine infektiös-toxische Ursache zugrunde liegt, so daß sie also unter 1 b einzureihen wären, während doch BERGER selbst das von DIEULAFOY zuerst geschilderte und als Exulceratio simplex bezeichnete Krankheitsbild zur zweiten Gruppe rechnet und hier der sogen. EINHORNschen Krankheit gegenüberstellt. Auch zählt er seine eigenen Fälle tatsächlich zur Exulceratio simplex, obwohl er für ihre Entstehung im Gegensatz zu den Fällen DIEULAFOYS rein toxische Einflüsse (Alkoholismus) für wahrscheinlich hält.

Übrigens ist die Bezeichnung Exulceratio simplex für die hier in Betracht kommenden Fälle von Magenblutungen überhaupt nicht zweckmäßig, da es sich eben doch um Erosionsblutungen handeln soll, der Ausdruck Exulzeratio aber Geschwürsbildung bedeutet und daher mindestens keine Abgrenzung der Erosion gegenüber dem Ulkus in sich schließt.

Will man daher Erosionsblutungen, wie sie DIEULAFOY (1) und BERGER beschrieben haben, überhaupt einen besonderen Namen geben, so dürfte es richtiger sein, sie mit ENGELMANN als akute Erosionen zu bezeichnen oder besser als akute Erosionsblutungen. Denn es handelt sich hier doch nur um das klinische Krankheitsbild, die akute Blutung und die Erosion als solche hat stets eine akute Entwicklung, gleichviel ob sie zu einer stärkeren Blutung führt oder nicht. Auch ENGELMANN konstruiert für seine „akuten Erosionen" ein besonderes Krankheitsbild, für welches er folgende Hauptsymptome angibt: „Akuter Anfang und Blutbrechen; dasselbe wiederholt sich; geringe Schmerzen; kein Druckpunkt. Lang andauernde Blutstühle. Fortschreitender Verfall. Verschlechterung des Blutbildes bis zur perniziösen Veränderung. Exitus in spätestens 3 Wochen."

Von den 3 von ENGELMANN beobachteten Fällen entspricht der erste vollkommen den oben angeführten Fällen HARTTUNGS und A. FRÄNKELS. Er betraf ebenfalls ein seit dem 14. Lebensjahr schwer chlorotisches junges Mädchen, welches schon seit $1\frac{1}{2}$ Jahren über unbestimmte, diffus brennende, mitunter krampfartige Magenschmerzen, unabhängig von den Mahlzeiten, klagte. Am Tag vor der Aufnahme ins Krankenhaus erbrach Patientin plötzlich $\frac{1}{2}$ Waschbecken voll Blut und wurde für längere Zeit ohnmächtig. Es bestand nirgends Druckempfindlichkeit, kein BOASscher Druckpunkt. Nach 2 Tagen wurden wieder 250 ccm Blut erbrochen. Nach weiteren 6 Tagen erfolgte ein Teerstuhl mit stark positiver Blutprobe, welcher sich an den beiden folgenden Tagen wiederholte. 4 Tage danach trat unter den

Erscheinungen äußerster Anämie und zunehmender Schwäche der Tod ein. Bei der Sektion ergab sich neben allgemeiner hochgradiger Anämie und fettiger Degeneration des Herzens folgender Magenbefund: „An der vorderen Wand sieht man im Pylorusteil auf rechteckigem Bezirk von 10:9 cm Größe auf mameloniertem Grunde zahlreiche scharfrandige, stecknadelkopf- bis hanfkorngroße Erosionen, die sich teils bis auf den Grund der Mukosa erstrecken, teils dieselbe nicht völlig durchdringen. Auf der gegenüberliegenden Wand nahe dem Pylorus ist die Schleimhaut durch ihr fest anhaftende Wismutmassen grauschwärzlich gefärbt. Im Fundus findet sich an der Vorderwand nahe der Kardia eine sehr hochgradige Injektion feiner und feinster Venen, wodurch die Schleimhaut ein rotgeflecktes Aussehen erhält. Dieser Bezirk, der sich nach unten hin verjüngt, ist ungefähr handtellergroß. Keine Geschwüre, keine Narben."

Die dritte Beobachtung Engelmanns betraf ein 3 Wochen altes Kind, welches an einer Thrombose der linken Nierenvene, fettiger Degeneration des Herzens und partieller Lungenatelektase gelitten und nach Einlauf einen blutigen Stuhl entleert hatte. Bei der Sektion fand sich außer den angegebenen Veränderungen die ganze Magenschleimhaut übersät mit zahlreichen, stecknadelkopf- bis hanfkorngroßen, scharfrandigen, ganz flachen Defekten, besonders dicht im Fundus und an der großen Kurvatur.

Im zweiten Fall handelte es sich um eine sogen. postoperative Magenblutung bei einer wegen doppelseitigen Ovarialtumors laparotomierten und 2 Tage nach der Operation verstorbenen 24jährigen Patientin. Während des Lebens wurde keine Blutung beobachtet. Bei der Sektion fand sich aber eine größere Blutmenge im Magen und im Darm, in ersterem außerdem zahlreiche flache, scharfrandige Defekte bis zur Größe eines Linsenumfanges, besonders im Fundus und in der großen Kurvatur, in geringerer Zahl auch an der vorderen und hinteren Wand. —

4. Die postoperativen Magen- (und Darm-)blutungen.

Diese postoperativen Magen- (und Darm)-blutungen, welche besonders nach Laparotomien, namentlich mit Resektionen des Netzes, nach Herniotomien und Entfernung des Processus vermiformis, aber auch nach äußeren Operationen vorkommen, beanspruchen nicht nur ein hervorragendes klinisches, sondern auch ebenso großes pathologisch-anatomisches Interesse, da sie für die Pathogenese und Ätiologie der peptischen Schädigungen des Magens und des Duodenums überhaupt von Bedeutung sind. Ausdrücklich muß bemerkt werden, daß die typischen postoperativen Magen- und Darmblutungen mit den bei septischen Zuständen nicht selten auftretenden ähnlichen Erosionsblutungen und parenchymatösen Blutungen nichts zu tun haben, ihnen vielmehr andere Ursachen zugrunde liegen müssen.

Bereits im Jahr 1867 hat Billroth einen Fall mitgeteilt, in welchem am 4. oder 5. Tag nach einer Kropfoperation schwarze, blutige Stühle auftraten. Bei der Sektion fanden sich im Duodenum unmittelbar hinter dem Pylorus neben einem bis auf die Serosa reichenden Ulkus auch 3 kleine, rißartige, auf die Schleimhaut beschränkte Erosionen, deren Grund mit schwärzlichem Blut bedeckt war. Da jedoch gleichzeitig eine septische Milz vorhanden war und hohes Fieber bestanden hatte, so ist es nicht ausgeschlossen, daß in diesem Fall die erwähnten peptischen Schädigungen weniger durch die Operation als solche, als vielmehr, wie auch Billroth selbst angenommen hat, durch die Sepsis verursacht worden sind.

Auch der 1870 von Axel Key beschriebene Fall, in welchem bei einer 2 Tage nach erfolgter Herniotomie verstorbenen Frau frische Geschwüre und Erosionen des Magens in verschiedenen Stadien der Entwicklung gefunden wurden, erscheint zweifelhaft, da derselbe mit Peritonitis verbunden war.

Dagegen handelt es sich bei dem im gleichen Jahr von Rindfleisch mitgeteilten, bereits 1865 beobachteten Fall jedenfalls um eine typische postoperative Magenblutung, die nicht mit Sepsis kompliziert war. Er betraf einen mit einem eingeklemmten Leistenbruch behafteten Mann, bei welchem nach vergeblichen Reponierungsversuchen ebenfalls die Herniotomie gemacht worden war. Nach verhältnismäßigem Wohlbefinden stellte sich schon am 2. Tag nach der Operation blutigschwarzer Stuhl ein. An den folgenden Tagen erfolgte Erbrechen von galligem, später blutig gestreiften Wasser, welches bis zum Tod (5. Tag nach der Operation) anhielt. Bei der Sektion fanden sich im Magen neben einem typischen frischen Ulkus auch mehrere hämorrhagische Schleimhautinfarkte (Erosionen) verschiedener Größe.

Auch Fickl (1895) und Ullmann (1897) haben Fälle mitgeteilt, in welchen nach Herniotomie schwere Darmblutungen sich eingestellt hatten und Kehr hat 1898 vier Fälle beobachtet, in welchen nach Gallenblasenoperationen teils heftiges Erbrechen blutiger, rotbrauner

Massen, teils blutige Stühle aufgetreten waren. Von Interesse ist es, daß die Blutungen in den von den genannten Autoren beobachteten Fällen teils schon am Tag der Operation, meistens aber erst später, zwischen dem 6. und 16. Tag nach der Operation erfolgt waren. Da in keinem der von FICKL, ULLMANN und KEHR mitgeteilten Fälle, welche größtenteils in Genesung übergingen, ein Sektionsbefund vorliegt, so läßt sich leider nicht entscheiden, ob die während des Lebens beobachteten Blutungen mit Erosionen bzw. akuten peptischen, tieferen Schädigungen verbunden waren, oder ob es sich nicht um parenchymatöse Blutungen handelte. So fanden sich in einem von KÖNIG (1) mitgeteilten Fall, in welchem nach Operation eines retroperitonealen Fibro-Lipoms wiederholtes Blutbrechen erfolgt war, bei der Sektion weder Veränderungen des Magens noch des Duodenums, so daß es sich also nur um eine parenchymatöse Blutung handeln konnte.

Es hat dann besonders v. EISELSBERG (3) auf dem Kongreß der deutschen Gesellschaft für Chirurgie im Jahr 1899 über diese postoperativen Magen- und Duodenalblutungen berichtet und derartige von ihm selbst im Anschluß an größere Operationen beobachtete Fälle mitgeteilt. Es handelte sich ebenfalls hauptsächlich um Bruchoperationen, welche zum Teil mit stärkeren Netzresektionen verbunden waren, nur 2 Fälle betrafen Rektumkarzinome. Fünfmal von den 7 Fällen erfolgte Blutbrechen, bzw. Erbrechen kaffeesatzähnlicher Massen vom 1.—7. Tag nach der Operation, in zwei Fällen konnte zwar klinisch keine Blutung beobachtet werden, aber bei der Sektion fanden sich zahlreiche Hämorrhagien, bzw. frische Geschwüre der Magenschleimhaut. Drei Fälle waren in Genesung ausgegangen. Besonders charakteristisch ist der 6. Fall, in welchem es sich um einen Leistenbruch mit Netztorsion handelte. Am Tag nach erfolgter Herniotomie erbrach Patient $^3/_4$ l kaffeesatzartiger Massen und schon 38 Stunden nach der Operation trat der Tod ein. Die Sektion ergab folgenden Befund: ,,Der Stiel des abgedrehten Netztumors war nur $1^1/_2$ cm breit. Die Mesenterialvenen erschienen mit flüssigem Blut gefüllt. Das Netz enthielt am Durchschnitt thrombierte Venen. An den Dünndarmen war außer leichter Rötung und fibrinösen Auflagerungen nichts Abnormes sichtbar. In der Magenschleimhaut fand sich dicht vor dem Pylorus eine 1 cm große und mehrere kleinere Ulzerationen mit bräunlich gefleckten Grund. Ein etwa 12—13 mm langes Geschwür lag im Duodenum dicht jenseits der Pylorusklappe. Weiter fanden sich auch im Magen an der kleinen Kurvatur 6 größere und einige kleinere Geschwüre, welche die Schleimhaut durchdrangen und bis $1^1/_2$ cm lang waren. Der Grund der Geschwüre war von schwärzlich-bräunlich-hämorrhagischem Belag bedeckt. Außerdem noch zerstreute kleinere und kleinste Erosionen an der vorderen Magenwand.''

Nachdem v. EISELSBERG (3) die Aufmerksamkeit auf die postoperativen Magen- und Darmblutungen als eine besonders wichtige, namentlich bei Netzoperationen nicht selten auftretende Erscheinung hingelenkt hatte, wurde in den folgenden Jahren von zahlreichen Autoren, insbesondere Chirurgen eine große Zahl ähnlicher Beobachtungen mitgeteilt, so daß BUSSE im Jahr 1905 bereits über 96 veröffentlichte Fälle, wovon 14 von ihm selbst beobachtet worden sind, berichten konnte. Im gleichen Jahr sah auch E. PAYR 7 Fälle. Von den von BUSSE zusammengestellten Fällen betreffen 28 Herniotomien, 20 Appendizitisoperationen, 13 Laparotomien wegen Erkrankung der weiblichen Genitalien, 11 Gallenblasenoperationen, 8 Operationen an der Harnblase und den Nieren, je 5 Darmoperationen und Probelaparotomien, 3 Operationen an Hals und Kopf, 2 die Exstirpation retroperitonealer Tumoren und 1 die Operation eines Leberechinokokkus.

Der Eintritt des Blutbrechens, bzw. der Blutentleerungen erfolgte meistens schon in den ersten 3 Tagen nach der Operation, und zwar 28mal am ersten, 22mal am 2. und 10mal am 3. Tag, 23mal vom 4.—8. Tag. Aber auch vom 9.—20. Tag wurden noch 12mal Blutungen beobachtet und in einem Fall stellte sich eine solche selbst noch am 28. Tag nach der Operation ein. Meistens erfolgte die Blutung mehrere Male (bis zu 12mal), seltener nur 1mal, am häufigsten 2mal.

Die Prognose der postoperativen Magen- und Darmblutungen ist nach der Zusammenstellung BUSSES eine sehr ernste. Von den 96 Fällen verliefen 53 = 55% tödlich und PURVES gibt für seine Fälle sogar eine Sterblichkeit von 72,5% an! —

Allen den geschilderten sogen. Erosionsblutungen, nämlich den postoperativen Magen- und Darmblutungen, sowie der Exulceratio simplex DIEULAFOYS und BERGERS und den akuten Erosionen ENGELMANNS, welche von den letzteren Autoren als eine klinisch selbständige Krankheit, eine Krankheit sui generis betrachtet werden, ist gemeinsam, daß sie nicht selbständig, sondern, wie die Erosionen überhaupt, stets nur im Gefolge anderer Krankheiten, wie insbesondere Chlorose, Alkoholismus, septischer Zustände bei Infektionskrankheiten (z. B. Pneumonie), Appendizitis, Brucheinklemmung oder im Anschluß an Herniotomien oder andere größere Operationen, namentlich der Bauchhöhle mit Resektionen des Netzes auftreten und daß somit ihre Ätiologie in den einzelnen Fällen eine sehr verschiedene sein kann. Von einer selbständigen Krankheit, wie z. B. etwa der Abdominaltyphus oder eine katarrhalische Entzündung der Magenschleimhaut sie darstellen, kann daher keine Rede sein. Es handelt sich vielmehr ähnlich wie bei dem typischen Ulkus um eine — wie Roessle sie bezeichnet — sog. zweite Krankheit, welche nur eine Teilerscheinung eines anderen Grundleidens bildet, bzw. auf dessen Boden sich entwickelt oder aber durch operative Eingriffe an ganz anderer Stelle ausgelöst wird. —

1) Erosion und parenchymatöse Blutung.

Übrigens läßt sich in allen den Fällen, in welchen im Magen bei der Sektion nicht Geschwüre mit angenagten Gefäßen, sondern nur einfache Erosionen gefunden wurden, nicht einmal mit Bestimmtheit feststellen, daß die während des Lebens beobachteten Blutungen, bzw. die bei der Sektion im Magen- und Darmkanal angetroffenen Blutergüsse tatsächlich aus den Erosionen überhaupt erfolgt sind. Die Möglichkeit, daß es sich in allen diesen Fällen nur um ein Zusammentreffen von sog. parenchymatösen Blutungen mit gleichzeitiger Entwicklung von Erosionen handelt, läßt sich, wie bereits erwähnt wurde, nicht von der Hand weisen. Ja es ist in vielen Fällen, in welchen nur vereinzelte kleinere frische Erosionen oder hämorrhagische Schleimhautschorfe bei der Sektion gefunden wurden, während intra vitam profuse Magenblutungen beobachtet worden waren, sogar höchst unwahrscheinlich, daß diese wirklich aus den Erosionen erfolgt wären, nachdem schwerste parenchymatöse Magenblutungen ohne irgendwelche makroskopisch wahrnehmbaren Veränderungen der Magenschleimhaut keineswegs allzu selten vorkommen. Diesem Gedanken hat auch Ewald (5) Ausdruck gegeben.

Sehr lehrreich ist in dieser Hinsicht folgender von Winslow mitgeteilter Fall: Eine 65jährige Frau wurde wegen einer Nabelhernie unter Resektion eines kleinen Netzstückes operiert. Am 3. Abend nach der Operation stellte sich Erbrechen dunkler Flüssigkeit in kleinen Mengen ein. Um Mitternacht wurde plötzlich eine enorme Menge dunklen Blutes erbrochen. Nach 15 Minuten trat der Tod ein. Bei der Sektion fand sich eine große Menge geronnenen dunklen Blutes im Magen und im Dünndarm. An der Schleimhaut fand sich keinerlei Läsion. —

Ähnliche Fälle wurden von Robson und Moryniham, Reichard, Moser, Purves Kuttner (4), Konjetzny (4) und anderen beschrieben. Wahrscheinlich ist auch ein von Ferrand mitgeteilter Fall in dieser Weise zu deuten. Ob in dem Fall Konjetznys die Blutung tatsächlich, wie Konjetzny annimmt, durch die vorhanden gewesene chronische Gastritis bedingt war, ist nicht sehr wahrscheinlich, da sonst bei der außerordentlichen Häufigkeit chronischer Gastritis auch solche parenchymatöse Blutungen noch viel häufiger bei ihr beobachtet werden müßten. — Aber auch in Fällen, wie den von Charlot mitgeteilten, in welchen während des Lebens im Anschluß an Appendizitisoperation wiederholte heftige Magenblutungen stattgefunden hatten, bei der Sektion aber in dem einen Fall nur zahlreiche Blutpünktchen, im anderen neben 100 g Blut nur 2 große rote Flecken auf der Magenschleimhaut gefunden wurden, kann man unmöglich in diesen Veränderungen der Magenschleimhaut die Quelle der profusen Blutungen erblicken wollen. Das gleiche gilt für einen von Guyot und Charlot beschriebenen Fall von plötzlicher tödlicher postoperativer Magenblutung bei einem 14jährigen Knaben, welcher am 6. Tag nach Beginn einer Appendizitis operiert worden und noch am gleichen Tag gestorben war. Bei der Sektion zeigte sich der Magen von schwarzem Blut ausgedehnt, in der Schleimhaut fanden sich nur Ekchymosen. —

Für die Anschauung, daß nicht nur bei den postoperativen Magen- und Darmblutungen, sondern bei den sogen. „Erosionsblutungen" überhaupt die Erosionen selbst eine sehr untergeordnete Rolle spielen und vielleicht die meisten dieser Blutungen tatsächlich nur parenchymatöse Blutungen darstellen, spricht ferner auch die Tatsache, daß nicht selten selbst zahlreichere und größere Erosionen und hämorrhagische Schleimhautschorfe namentlich der Magenschleimhaut bei der Sektion in Fällen festgestellt werden, in welchen weder während des Lebens eine Magenblutung oder blutiger Stuhl beobachtet wurden, noch blutiger Inhalt im Magen oder im Darm bei der Sektion nachgewiesen werden konnten.

SCHLEGEL konnte unter 87 Fällen von Erosionen des Magens, welche er aus dem Erlanger Sektionsmaterial der Jahrgänge 1886—1913 unter gleichzeitiger Berücksichtigung der Krankengeschichten zusammengestellt hat, nur 10 Fälle = 11,5$\%$ mit stärkeren Blutmengen oder kaffeesatzähnlichem Inhalt im Magen oder im Darm verzeichnet finden. In 3 weiteren Fällen fand sich nur ein Blutgerinnsel oder blutiger Schleim, so daß also im ganzen nur in 15,3$\%$ der Fälle in der Leiche eine Blutung nachzuweisen war. Von diesen 13 Fällen war nur bei 2 auch klinisch Erbrechen kaffeesatzähnlicher Massen beobachtet worden und in 1 Fall hatte zwar ebenfalls blutiges Erbrechen stattgefunden, bei der Sektion konnten aber wohl mehrfache Erosionen, jedoch kein blutiger Inhalt des Magens oder des Darms gefunden werden. Auffallend ist auch, daß unter den 13 Fällen nur 2 mal größere Erosionen bis zur Größe eines Zweipfennigstückes gefunden wurden, während in den übrigen Fällen es sich um kleinere Erosionen handelte und in einem Fall, in welchem auch klinisch Magenblutung und Erbrechen kaffeesatzähnlicher Massen beobachtet worden war, nur kleinste Erosionen der Magenschleimhaut vorhanden waren. Andererseits konnte in einer ganzen Anzahl von Fällen mit größeren (in einem Fall selbst markstückgroßen!) hämorrhagischen Erosionen kein Blut, weder im Magen noch im Darm, gefunden werden.

Die Ansicht KUNDRATS, daß den Erosionen überhaupt keine große Bedeutung zukomme, da sie selten und nur geringe Blutungen veranlassen, überdies meistens erst in der Agone entstehen, mag vielleicht zu weit gehen, doch ist die pathologische Bedeutung der Erosionen der Schleimhaut des Magens und des Darms für das Zustandekommen von schweren Blutungen noch keineswegs geklärt. Will man aber gleichwohl in den geschilderten Fällen die Erosionen für die Blutung verantwortlich machen, so handelt es sich bei diesen Erosionsblutungen aus den dargelegten Gründen doch keinesfalls um eine Krankheit sui generis, sondern nur um eine Begleiterscheinung oder die Folgen eines anderen pathologischen Vorganges. Auch dürfte es in den meisten Fällen ganz unmöglich sein, während des Lebens zu entscheiden, ob eine Magenblutung aus einer Erosion oder aus einem akut entstandenen frischen Geschwür entstanden ist, sofern man an den oben erörterten Begriffen der Erosion und des Geschwüres, deren Trennung freilich an sich keine natürliche ist, festhalten will (siehe Nachtrag S. 752).

Die Pathogenese und die Ätiologie der Erosionen soll in dem folgenden Kapitel über das Ulcus rotundum besprochen werden, da sie den beiden Prozessen großenteils gemeinsam sind. —

B. Das Ulcus simplex s. rotundum (CRUVEILHIER).

a) Pathologisch-anatomischer und klinischer Begriff.

Bei dem einfachen oder runden Geschwür des Magens, des Duodenums und der Speiseröhre handelt es sich in pathogenetischer Hinsicht um den gleichen Prozeß wie bei der Erosion. Wie diese verdankt auch das typische Ulkus seine Entstehung einer örtlichen Kreislaufstörung in der Magenwand, welche zunächst einen hämorrhagischen Infarkt, in einem Teil der Fälle vielleicht auch nur eine einfache Nekrose, bzw. einen anämischen Infarkt zur Folge hat, woran sich dann nach Verdauung des abgestorbenen Bezirkes in dem dadurch entstandenen Defekt die Geschwürsbildung anschließt. Während aber bei der Erosion der Vorgang auf die Schleimhaut beschränkt bleibt, sehr häufig selbst nur einen Teil derselben betrifft, greift er beim Geschwür, dem „Ulkus", mindestens bis auf die Submukosa über, ja er kann primär sofort sich auf die sämtlichen Schichten der Magenwand bis zur Durchbrechung derselben erstrecken. Übrigens ist es oft schwer eine hämorrhagische Erosion mit anhaftendem Schorf von einem im gleichen Stadium befindlichen Ulkus mit Sicherheit ohne genaue Untersuchung zu unterscheiden. Besonders gilt dies, wie auch Gruber hervorhebt, für das Duodenum, wo wegen der Beschaffenheit der Schleimhautfalten die rein makroskopische Beurteilung kleinerer Geschwüre überhaupt Schwierigkeiten bieten und bei der mikroskopischen Untersuchung scheinbarer einfacher Erosionen sich zeigen kann, daß der hämorrhagische Infarkt tatsächlich bis in die Submukosa sich erstreckt. Jedenfalls ist es für die Beurteilung an der Leiche erforderlich die Erosion einzuschneiden, um zu erkennen, ob die Infarktbildung sich auf die Schleimhaut beschränkt, oder weiter in die Tiefe reicht. Infolge der Gleichartigkeit beider Prozesse ist es auch nicht zu verwundern, daß man in einzelnen Fällen frische Geschwüre, bzw. tiefere Defekte gleichzeitig mit Erosionen antrifft. Wenn man gleichwohl das Ulkus von der Erosion unterscheidet, so beruht dies, wie dies bereits bei Besprechung der Erosion erwähnt wurde, lediglich auf der Verschiedenheit des Verlaufes, der pathologischen, bzw. klinischen Bedeutung und der oft auch verschiedenen Ätiologie, welche dem Ulkus und der Erosion zukommen. Die Trennung der oberflächlichen Erosion von dem tiefer greifenden Geschwür erscheint aber dennoch als eine willkürliche, zumal wenigstens große Erosionen schließlich vielleicht in ein Ulkus übergehen können. Auf diese Frage wird bei der Besprechung der Pathogenese des Ulkus noch näher einzugehen sein.

Dieulafoy (1) hat auch frische Defekte, welche die ganze Schleimhaut samt der Muscularis mucosae durchsetzen, mit dem besonderen Namen Exulceratio simplex bezeichnet. Es handelt sich dabei im allgemeinen um ganz frische runde, manchmal elliptische, selten sternförmige Defekte von oft größerer Ausdehnung. Dieulafoy selbst hat solche von der Größe eines 50 Centimesstückes bis zu der eines Fünffrankenstückes beobachtet und Michaud hat einen solchen Defekt von der Größe eines Zweifrankenstückes beschrieben. Da an diesen „Exulzerationen" wiederholt auch Reste eines hämorrhagischen Schorfes gefunden wurden, so kann es keinem Zweifel unterliegen, daß auch diese Form der „Exulceratio simplex" aus einem hämorrhagischen Infarkt der Schleimhaut sich entwickelt und sie nichts anderes darstellt als einen eben nur bis zur obersten Schicht der Submukosa reichenden frischen Infarktdefekt oder ein sog. „akutes Geschwür" (ulcération simple aigue). Von einfachen Erosionen, welche, wie im ersten Abschnitt gezeigt wurde, in gleicher Weise eine bedeutende Größe erreichen können, sind derartige Infarkte, bzw. Infarktdefekte ebenfalls oft nur durch die mikroskopische Untersuchung zu unterscheiden, da mit bloßem Auge sich schwer feststellen läßt, ob die Muscularis mucosae mit in den Bereich des Prozesses hereinbezogen oder noch erhalten ist. —

Beobachtungen über einzelne Krankheitsfälle von rundem Magengeschwür reichen bis auf Galenus und Celsus zurück. Einer anatomischen Schilderung des Geschwüres begegnen wir jedoch erst in der Literatur des 16. Jahrhunderts. Marcellus Donatus (1550) fand bei einem Geschwür des Pylorus „die innere Haut wie ausgefressen" (tunicam interiorem exesam). Bekannt ist auch ein von Grassius (1696) beschriebener Fall, in welchem bei einem chronischen Magengeschwür der Geschwürsgrund von der Milz gebildet und der Tod ebenfalls infolge von Perforationsperitonitis eingetreten war. Littré (1704) fand in einem Fall von tödlicher Magenblutung als Quelle der Blutung ein rundes, 5 mm im Durchmesser haltendes Magengeschwür in der Nähe des Pylorus. Auch Morgagni (1) hat offenbar durchgebrochene Magengeschwüre gesehen, wie z. B. bei den in Lit. III. cp. 29. Nr. 14 beschriebenen Fall es sich kaum um etwas anderes gehandelt haben konnte. Auch der Sanduhrmagen wurde von Morgagni beobachtet und von ihm als „Ventriculus quasi duplex" bezeichnet. Kade hat als erster eine charakteristische strahlenförmige Ulkusnarbe an der kleinen Kurvatur beschrieben.

Während es sich bei allen diesen pathologisch-anatomischen Mitteilungen ebenfalls stets nur um Einzelbeobachtungen handelte, finden wir zuerst bei Baillie (1798) eine kurze allgemeine, durch sehr gute Abbildungen erläuterte Charakteristik dieses Geschwüres. Baillie hebt besonders den so charakteristischen scharfen Rand des Geschwüres hervor, indem er sagt, es scheine „als wenn kurze Zeit vorher ein Stück Magen mit dem Messer ausgeschnitten worden wäre". Eine ausgezeichnete zusammenfassende Schilderung des Magengeschwüres hat kurz danach auf Grund der damaligen Kenntnisse Voigtel (1804) in seinem Handbuch der pathologischen Anatomie gegeben. Auch er hebt den scharfen Rand des Geschwüres hervor und schildert außerdem in anschaulicher Weise die Perforation, die Narbe, den Sanduhrmagen und die bei manchen Geschwüren vorhandenen Verwachsungen. Später (1825) hat BROUSSARD eine eingehende Schilderung des Ulcus duodeni gegeben.

CRUVEILHIER (2) hat dann zuerst in dieser Art von Magengeschwüren eine besondere Krankheitsform erkannt, von welcher er in seiner bekannten Anatomie pathologique du corps humain etc. (Paris, T. I, 1829—1835) nicht nur eine grundlegende, durch hervorragend schöne und lehrreiche Abbildungen illustrierte Schilderung der anatomischen Verhältnisse gegeben, sondern auch ein klares Krankheitsbild mit Vorschlägen für die Therapie entworfen hat. CRUVEILHIER war allerdings noch der Ansicht, daß dieses Geschwür zum Teil aus Erosionen hervorgehe, zum Teil aber auch durch eine Verschwärung der Schleimhautfollikel entstehen könne: ,,C'est probablement par des érosions ou des ulcérations folliculeuses que débutent les ulcères chroniques de l'estomac.'' Lediglich das äußere Ansehen und der eigenartige klinische Verlauf des Geschwüres hatten ihn veranlaßt, diese Geschwürsform von den anderen Geschwürsprozessen des Magens abzutrennen. Von CRUVEILHIER erhielt das Geschwür die Bezeichnung ,,Ulcus ventriculi chronicum simplex s. rotundum, das einfache, chronische oder runde Magengeschwür.''

Erst ROKITANSKY (2) (1842), welcher eine für alle Zeiten klassische Beschreibung des hier zu behandelnden Geschwüres, sowohl hinsichtlich seines anatomischen Verhaltens als auch seines klinischen Verlaufes gegeben hat, kam zu der Erkenntnis, daß dieses Geschwür sich auch in pathogenetischer Hinsicht von den übrigen Geschwürsprozessen im Magen unterscheidet, indem es ,,aus einer akuten umschriebenen roten Erweichung, oder einer umschriebenen Ertötung der Schleimhaut zu Schorf'' entstehe. Wegen seiner Neigung zur Perforation schlug ROKITANSKY vor, das Geschwür ,,perforierendes Magengeschwür'' zu benennen. VIRCHOW schloß sich auf Grund seiner Untersuchungen über Zirkulationsstörungen, insbesondere über Thrombose und Embolie, der Ansicht ROKITANSKYs über die Entstehung des Ulcus simplex an. Er nahm an, daß es aus einem hämorrhagischen Infarkt der Schleimhaut, bzw. der Magenwand mit anschließender Verdauung desselben durch den Magensaft hervorgehe und bezeichnete es daher als das ,,korrosive Magengeschwür''. Da dasselbe tatsächlich durch Verdauung des nekrotischen Schorfes und die weitere Einwirkung des Magensaftes auf den so entstandenen Defekt zustande kommt, wurde es von QUINCKE auch als peptisches Magengeschwür oder Ulcus e digestione benannt. —

Alle diese Bezeichnungen sind jedoch nicht vollkommen zutreffend, wenigstens nicht für jeden Fall, oder sie enthalten keine scharfe Abgrenzung des Begriffes gegenüber anderen Geschwüren. Vor allem sind die hierher zu rechnenden Geschwüre keineswegs alle chronisch. Ihre Entstehung ist stets eine akute und in nicht seltenen Fällen ist auch der ganze Verlauf ein akuter, indem in kürzester Zeit der Durchbruch und damit der tödliche Ausgang erfolgen kann. Freilich könnte man sagen, daß es in solchen Fällen zu einer wirklichen Geschwürsbildung, welche die Entwicklung entzündlicher Vorgänge voraussetzt, überhaupt gar nicht komme. In sehr vielen Fällen gelangt aber auch das akut entstandene Geschwür in so kurzer Zeit zur Heilung, daß man auch in solchen Fällen unmöglich von einem chronischen Geschwür sprechen kann. Nur ein Teil, allerdings kein geringer, ist es, bei welchem der Verlauf wirklich ein chronischer ist, wobei das Geschwür allmählich sogar derartig sich verändern kann, daß hauptsächlich aus mechanischen Gründen überhaupt eine Heilung nicht mehr möglich ist. Auch ist das Geschwür nicht immer rund, wenn auch allerdings eine unregelmäßige Form bei der primären Anlage eine seltene Ausnahme bildet. Ebenso schließt auch der Ausdruck ,,korrosives'' oder ,,peptisches'' Geschwür nicht das Wesentliche dieser Geschwüre in sich. Denn ein etwa durch chemische oder thermische Einwirkung nekrotisch gewordener Bezirk der Magenwand wird in ähnlicher Weise verdaut und der so entstandene Defekt kann ebenfalls in einen chronischen Geschwürsprozeß übergehen, welcher wohl in seinem weiteren Verlauf und seinen Folgeerscheinungen sich ganz ähnlich verhalten kann wie das eigentliche Ulkus CRUVEILHIERs, aber dennoch pathogenetisch und ätiologisch mit diesem nichts zu tun hat. Die von ROKITANSKY vorgeschlagene Bezeichnung Ulcus perforans ist vollends, sofern man dabei an die vollständige Durchbrechung der Magenwand denkt, trotz des nicht seltenen Vorkommens eines solchen Ausganges, doch nur für einen Bruchteil der Geschwüre zutreffend. Am zweckmäßigsten ist es daher, diese Geschwürsform, wie Cruveilhier (2) selbst es im Text seiner Abhandlung bereits getan hat, einfach als Ulcus simplex — ohne Beifügung der Epitheta „chronicum und rotundum", oder vielleicht als „Infarktgeschwüre" zu bezeichnen, denn darüber, daß diese besondere Art von Geschwüren aus einer Kreislaufstörung bzw. aus einer in den meisten Fällen mit einer Blutung verbundenen, umschriebenen Nekrose der Magenwand hervorgeht, sind wohl alle Autoren einig. Die Bezeichnung chronicum wäre nur dann noch beizufügen, wenn es sich eben tatsächlich um einen chronischen Fall handelt, wie die Bezeichnung rotundum nur dann in Betracht kommen kann, wenn das Geschwür wirklich auch eine wenigstens annähernd runde Form besitzt. Die Bezeichnungen Ulcus simplex oder Infarktgeschwür haben jedenfalls den Vorteil, daß durch sie diese Geschwürsform gegenüber anderen, etwa durch Verätzung oder Verletzungen oder andere äußere Schädlichkeiten entstandenen Geschwüren scharf abgegrenzt wird. Denn tatsächlich handelt es sich hier um eine besondere Geschwürsform, welche sich von anderen entzündlichen Geschwürsprozessen, wie ebenfalls Cruveilhier bereits hervorgehoben hat, vor allem durch ihre scheinbare Ursprünglichkeit auszeichnet und unter allen Umständen einer örtlichen Kreislaufstörung ihre Entstehung verdankt, sich übrigens im allgemeinen allerdings sehr oft auch durch eine weit schlechtere Heilungsneigung von den durch traumatische Einwirkungen entstandenen Geschwüren unterscheidet.

Damit deckt sich auch der klinische Begriff dieser besonderen Geschwürsform. Wenn der Kliniker ein Ulcus ventriculi diagnostiziert, so denkt er an dieses Geschwür, welches von Cruveilhier (3) und Rokitansky (2) in so unübertrefflicher Weise anatomisch und klinisch gekennzeichnet worden ist, nicht aber an ein Geschwür, welches vielleicht durch eine Säureverätzung oder irgendeine sonstige Verletzung entstanden sein könnte.

So klar umschrieben aber auch der pathologisch-anatomische Begriff des Ulcus ventriculi simplex Cruveilhiers ist und obgleich der Kliniker bei der Diagnose Ulkus kein anderes Geschwür im Auge hat und somit der klinische Begriff sich mit jenem deckt, so gibt es dennoch kaum einen zweiten Krankheitsprozeß, dessen klinische Diagnose solche Schwierigkeiten bietet als gerade diese Geschwürsform.

Anfallsweise auftretende und nach der Wirbelsäule und der Nabelgegend ausstrahlende Schmerzen nach dem Essen, besonders nach schwerer verdaulichen Speisen, Druckempfindlichkeit, Blutbrechen und blutige Stühle, Superazidität des Magensaftes stellen wohl, wenn sie zusammentreffen, im Einzelfall ein sehr charakteristisches Krankheitsbild dar. Allein alle diese Erscheinungen können einerseits für sich allein als auch zusammen auch bei anderen Magenerkrankungen vorkommen, andererseits aber auch bei selbst größeren, namentlich chronischen Magengeschwüren vollkommen fehlen. Denn das Ulcus ventriculi simplex, besonders das chronische, kann auch, so heftige und schwere Erscheinungen es gewiß in der Mehrzahl der Fälle macht, selbst völlig latent verlaufen, so daß es in manchen Fällen erst als zufälliger Nebenbefund bei der Sektion entdeckt wird. Das wichtigste Anzeichen ist zweifellos die Magenblutung, obgleich diese nach Leube in nicht ganz $1/3$ der Fälle eintritt. Nach Penzoldt ist „ohne den sicheren Nachweis einer ausgesprochenen Magenblutung bei Ausschluß eines Karzinoms die Diagnose eines Magengeschwüres nur eine Wahrscheinlichkeitsdiagnose. Alle anderen Erscheinungen wie Schmerz, Erbrechen, Perazidität usw. sind vieldeutig." Da aber auch eine scheinbare Magenblutung in der Mehrzahl der Fälle anamnestisch nicht mit voller Sicherheit als solche erkannt werden kann, so ist nach Penzoldt „die exakte Diagnose des Magengeschwüres in einer großen Zahl von Fällen für schwierig, bzw. für unmöglich zu erklären, wenn auch bei sorgfältiger klinischer Beobachtung es gelingt in vielen Fällen die Diagnose mit Wahrscheinlichkeit zu stellen."

In neuerer Zeit hat allerdings die klinische Erkennung des Ulcus ventriculi und duodeni durch die Fortschritte auf dem Gebiete der Röntgenuntersuchung eine so bedeutende Förderung erfahren, daß in vielen Fällen wenigstens das chronische Geschwür tatsächlich klar erkannt werden kann.

Auch der Kliniker unterscheidet zwischen akutem oder subakutem und chronischem Geschwür. Ja Lebert (6) hat mit Rücksicht auf die außerordentliche Mannigfaltigkeit des

Verlaufes 10 verschiedene Formen aufgestellt, während CRAEMER zugleich unter Berücksichtigung der durch den verschiedenen Sitz bedingten Besonderheiten 6 verschiedene Typen unterscheidet. Auf diese Verhältnisse wird bei der Besprechung des Sitzes, des Verlaufes, der Heilungsvorgänge und Folgezustände noch näher einzugehen sein. —

b) Häufigkeit und Verbreitung des Magen- und Duodenalgeschwüres. Beteiligung der beiden Geschlechter.

Bei der Unsicherheit der klinischen Diagnose können sich nur an der Leiche angestellte statistische Untersuchungen für die Beurteilung der Häufigkeit des Ulcus ventriculi et duodeni gewinnen lassen. Aber selbst hier stimmen die von den verschiedenen Autoren gefundenen Zahlen keineswegs überein, sondern gehen vielmehr oft sehr weit auseinander. Auch scheint die Häufigkeit des Ulcus simplex in den verschiedenen Ländern außerordentlich verschieden zu sein.

Nach RÜTIMEYER (1) ergibt sich aus den Durchschnittszahlen der pathologisch-anatomischen Statistik für die verschiedenen Länder die folgende Tabelle.

Tabelle 3.
Häufigkeit des Ulcus ventriculi in verschiedenen Ländern
nach RÜTIMEYER.

Rußland	0,8%
Schweiz	2,6 ,,
Österreich (Böhmen u. Polen)	4,0 ,,
Deutschland	5,0 ,,
England	5,0 ,,
Dänemark	16,7 ,,
Nord-Amerika	1,3 ,,

Eine sehr hohe Zahl von Magengeschwüren und Narben von solchen, nämlich 14,79% bei 526 Sektionen, konnte auch YAMAGIWA feststellen, während dagegen JUKAWA für Osaka nur 5%, für Kioto 3,29 und für Tokio vollends nicht ganz 2% finden konnten. Sehr selten scheint das Ulcus simplex nach RÜTIMEYER bei Negern und in Südchina, sowie auch in manchen Teilen Brasiliens vorzukommen.

Ebenso hat G. B. GRUBER (1) sich die Mühe genommen alle bis zum Jahr 1911 erschienenen Statistiken von verschiedenen Ländern (nahezu 40 an der Zahl) hinsichtlich der Häufigkeit des Magen- und Duodenalgeschwüres sowie der Erosionen im allgemeinen in einer übersichtlichen Tabelle zusammenzustellen. Es hat selbstverständlich keinen Zweck diese Statistiken hier alle einzeln aufzuführen. GRUBER selbst bezeichnet das Ergebnis seiner Zusammenstellung als wenig befriedigend. Doch glaubt er aus ihr mit Bestimmtheit entnehmen zu können, daß aus der pathologisch-anatomischen Statistik sich kein sicherer Anhaltspunkt dafür gewinnen lasse, daß die Häufigkeit des Magengeschwüres, bzw. der peptischen Schädigungen überhaupt in den verschiedenen Ländern und an verschiedenen Orten wirklich eine wesentlich verschiedene sei, insbesondere nicht, wie RÜTIMEYER annahm, vom Norden nach dem Süden abnehme. Zu dem gleichen Ergebnis gelangte übrigens auch KAYSER auf Grund einer klinisch-statistischen Untersuchung. Die oft außerordentlich großen Unterschiede, welche zwischen den einzelnen Statistiken bestehen, beruhen vielmehr nach GRUBER und HART sehr wahrscheinlich teils auf Zufall, teils auf mangelhafter Beobachtung, Unzulänglichkeit des Materials und anderen Fehlerquellen.

Um zu zeigen, welche ungeheuren Unterschiede die einzelnen Statistiken aufweisen, seien folgende Zahlen angeführt: Den niedrigsten Ziffern begegnen wir bei den englischen und amerikanischen Autoren. So fand STAWELL in Shrewsbury in England unter 7700 Sektionen nur in 1,2% Magengeschwüre und HOWARD gibt für 872 im pathologischen

Institut zu Montreal sezierte Leichen vollends nur 0,69% und für 2223 Sektionen in Baltimore 0,85% der Fälle für Magengeschwüre und Magennarben an.

Der Däne Dahlerup will dagegen unter 200 Sektionen bei 13% Magengeschwüre und Magennarben und Grünfeld (1) in Kopenhagen unter 1150 Leichen in 11% Geschwüre und Narben des Magens und in 0,35% Duodenalgeschwüre beobachtet haben. Greiss und Cohn fanden in Kiel das Ulcus simplex bei 8,32, bzw. 6,05% der Sektionen, Paus in Christiania unter 3000 Sektionen Magengeschwüre in 2,8, Duodenalgeschwüre in 0,7%. Allein die Statistik Dahlerups stützt sich auf ein viel zu geringes Material und die Untersuchungen Grünfelds erstrecken sich nur auf die Altersstufen von über 50 Jahren, in welchen das Ulkus in der Leiche wesentlich häufiger gefunden wird als in den vorhergehenden Lebensjahrzehnten.

Aber auch die Zahlen der auf ein umfangreicheres Material sich stützenden statistischen Untersuchungen zeigen die größten Unterschiede, und zwar, was für die Beurteilung dieser statistischen Untersuchungen besonders wichtig ist, auch dann, wenn solche wiederholt an den gleichen Anstalten vorgenommen worden sind. So wurden z. B. unter Virchow in Berlin von Plange (1857) Magengeschwüre und Narben in 7%, Duodenalgeschwüre in 1,3%, von Steiner (1858—1865) Magengeschwüre und Narben in 3,24, Duodenalgeschwüre und Narben in 0,36%, von Wollmann (1866—1867) Magengeschwüre allein in 2,3, Magengeschwüre und Narben im gleichen Fall in 1,2, Duodenalgeschwüre in 0,4% und von Berthold (1868—1882) Magengeschwüre und Narben in 2,7, Duodenalgeschwüre in 0,18% der Fälle festgestellt.

Und in München fanden unter Bollinger Nolte bei 3500 Sektionen nur in etwa 1,23% Geschwüre und Narben im Magen, Scheuermann in 1,44 und Schädel in 1,38%, Stoll in 2,16%, Schmidtgall in 3%. Dagegen konnte Kirsch bei 3412 von Oberndorfer, Albrecht und Schmaus persönlich vorgenommenen oder geprüften Sektionen Magengeschwüre und Magennarben allein in 5,16%, Duodenalgeschwüre und Narben in 0,88%, Geschwüre und Narben im Magen und im Duodenum zusammen also in 6,04% der Fälle verzeichnet finden [1]. Ähnliche Schwankungen zeigen nach Rütimeyer auch verschiedene Statistiken des pathologischen Instituts zu Basel. — Noch größere Unterschiede zeigen die am Prager pathologischen Institut aufgestellten statistischen Tabellen. Während v. Jaksch (1839 bis 1842) Magengeschwüre und Magennarben in 4,5%, Duodenalgeschwüre in 0,3%, Dittrich (1844—1846) Magengeschwüre und Narben in 7,4%, Willigk (1850—1855) vollends in 9% und Duodenalgeschwüre in 0,1% der Leichen feststellen konnten, fanden Wrany (1866 bis 1867) Geschwüre und Narben im Magen nur mehr in 0,72% und Duodenalgeschwüre in 0,12%, Eppinger (1858—1871) Magengeschwüre und Magennarben in 1,47 und Duodenalgeschwüre in 0,08%.

Es erscheint allerdings sehr wahrscheinlich, daß derartige gewaltige Unterschiede in den Ziffern der statistischen Untersuchungen über die Häufigkeit des Ulcus ventriculi et duodeni, wie auch Oberndorfer, Gruber und Hart mit vollem Recht betont haben, zum großen Teil auf die oben erwähnten Fehlerquellen zurückzuführen sind, zumal besonders die einfache sternförmige Magennarbe von einem unerfahrenen Sekanten sehr leicht übersehen wird und noch mehr die Narbe im Duodenum. Man muß Hart in der Tat zustimmen, wenn er sagt, daß es weniger auf große Zahlen ankommt und fortfährt: „Worauf es ankommt bei einem erforderlichen Mindestmaß von Beobachtungen, ist, daß diese Beobachtungen gleich sorgfältig nach einheitlichen Gesichtspunkten von einer und derselben Person gemacht und verwertet worden sind." Daß aber auch bei sachkundiger und sorgfältiger Untersuchung der Leichen doch recht erhebliche Schwankungen am gleichen Ort vorkommen können, zeigen die statistischen Untersuchungen Kossinskys, welche dieser an dem 4987 Sektionen umfassenden Sektionsmaterial der Jahrgänge 1895—1910 des Erlanger pathologischen Instituts angestellt hat. Dieses ganze Material wurde größtenteils von mir persönlich oder meinem damaligen Assistenten Professor Merkel seziert oder kontrolliert, so daß es jedenfalls ausgeschlossen ist, daß in einer größeren Anzahl der Fälle etwa vorhandene Narben oder vollends Geschwüre der Beobachtung hätten entgehen können. Gleichwohl schwanken die Zahlen sowohl für das Ulcus ventriculi als auch duodeni in den einzelnen Jahrgängen sehr bedeutend und die für die angeführte Periode festgestellte Gesamtzahl beträgt für die Magengeschwüre und Magennarben 3,88, für Geschwüre und Narben im Duodenum 0,4%, für Magen und Narben im Magen und Duodenum zusammen also nur 4,48%, das sind 1,56% weniger als Kirsch für das Münchener Leichenmaterial angegeben hat.

Ganz besonders beweisen aber die von Gruber (1) selbst an dem 4208 Sektionen umfassenden Sektionsmaterial der Jahrgänge 1906—1910 am pathologischen Institut in Straßburg angestellten statistischen Untersuchungen, daß selbst bei Beurteilung der allergrößten

---

[1] Oberndorfer verzeichnet für die Jahre 1901—1908 unter 3412 Sektionen 239 Fälle = 7%.

Differenzen Vorsicht geboten ist und für die Erklärung niedriger Prozentziffern nicht ohne weiteres der Zufall oder die oben erwähnten Fehlerquellen als ausreichend erachtet werden können. Es muß dies namentlich der von HART (3) ausgesprochenen Meinung gegenüber betont werden, nach welcher die niedrigen Ziffern anderer Autoren alle auf ungenügender Beobachtung beruhen sollten. HART selbst fand bei Erwachsenen Geschwüre und Narben im Magen bei 7,13, im Duodenum bei 4,66% der Leichen, also im Verhältnis von 1,5 : 1,0 und auf alle Lebensdezennien berechnet im Verhältnis von 1,4 : 1. Das in Straßburg von GRUBER untersuchte Material erstreckt sich ebenfalls nicht nur über alle Lebensjahrzehnte, sondern muß auch als ein absolut zuverlässiges anerkannt werden, da, wie GRUBER selbst ausdrücklich hervorhebt „alle Organbefunde nahezu durchwegs vor Abschluß der Protokollierung dem Direktor des Instituts (also CHIARI!) vorgelegen hatten". Gleichwohl konnte GRUBER unter diesem Material Magengeschwüre und Narben nur in 1,66%, d. i. 3.5% weniger oder nicht ganz $1/3$, dagegen Duodenalgeschwüre und Narben in 1,07%, d. i. 0.19% oder 1,2 mal mehr als in München verzeichnet finden. Auch die Statistik von KIRSCH, welchen das von ALBRECHT, OBERNDORFER, SCHMAUS persönlich sezierte oder kontrollierte Leichenmaterial zugrunde liegt, dürften wohl ebenfalls keine erheblichen, auf mangelhafte Beobachtung beruhenden Irrtümer enthalten.

Vor allem aber ist an der Straßburger Statistik GRUBERS ganz besonders auffallend die verhältnismäßig ungewöhnlich große Häufigkeit der Geschwüre und Narben im Duodenum, welche wenig hinter den Geschwüren und Narben im Magen zurückbleibt (1 : 1,55)! In sämtlichen übrigen von GRUBER zusammengestellten Statistiken, abgesehen von den amerikanischen und englischen übertrifft dagegen ausnahmslos die Zahl der gefundenen Geschwüre und Narben im Magen die Zahl derjenigen im Duodenum mindestens um das Doppelte, meistens aber ganz bedeutend um das Mehrfache.

Die folgende Tabelle gibt einen Überblick über die von einer größeren Anzahl von Autoren auf Grund statistischer Leichenuntersuchungen festgestellte Häufigkeit von Geschwüren und Narben im Magen im Verhältnis zu solchen im Duodenum.

Tabelle 4.
Häufigkeit des Ulcus ventriculi im Verhältnis zum Ulcus duodeni.

HOLZWEISSIG, Kiel	0,99:1	PLANGE, Berlin 5,38:1
MUSA, Kiel	1,1 :1	KIRSCH, München 5,86:1
HART, Kiel	1,40:1	WRANY, Prag 6,00:1
GRUBER, Straßburg	1,55:1	NAUWERCK, Chemnitz 8,00:1
POLYA, Budapest	1,6 :1	WOLLMANN, Berlin 8,50:1
GRUBER, Mainz	1,84:1	RÜTIMEYER, Bern 8,50:1
DITTRICH, Prag	2,10:1	STEINER, Berlin 9,00:1
KOSSINSKY, Erlangen	2.50:1	PAUS, Christiana 9,00:1
DIETRICH, Hamburg-Eppendorf	2,75:1	SCHEEL, Kopenhagen 11,30:1
MÜLLER, W., Jena	3,40:1	STARCKE, Jena 13,00:1
GRUBER, München	4,10:1	BERTHOLD, Berlin 15,00:1
GLUZINSKI, Wien	4,15:1	v. JAKSCH, Prag 15,00:1
RÜTIMEYER. Basel	4,15:1	EPPINGER, Prag 48.10:1
WOLOWELSKY, Berlin	5,30:1	WILLIGK, Prag 90,00:1

Mag man daher auch zugeben, daß aus der bisherigen pathologisch-anatomischen Statistik sich ebensowenig absolut stichhaltige Anhaltspunkte für die Verschiedenheit in der geographischen Ausbreitung des Ulcus ventriculi et duodeni ergeben, wie aus der klinischen Statistik, so sprechen doch gerade die besonders in München und Straßburg gewonnenen Ziffern eher für als gegen eine solche Verschiedenheit und namentlich die von KOSSINSKY für Erlangen aufgestellte Statistik zeigt, daß das Vorkommen des Prozesses auch in zeitlicher Hinsicht Schwankungen unterworfen ist.

Auf solche zeitliche Schwankungen führt auch SCHÖNBERG die Unterschiede zurück, welche er bei seinen statistischen Untersuchungen am pathologischen Institut in Basel feststellen konnte, wo in den ersten Jahren vor 1912 eine auffällige Zunahme der Fälle von Magen- und Duodenalgeschwüren und Narben zu beobachten war.

Ebenso fällt es schwer, die ungeheuren Unterschiede zwischen den Angaben der englischen und amerikanischen Ärzte und denjenigen der mitteleuropäischen Länder hinsichtlich der Häufigkeit des Duodenalgeschwüres im Verhältnis zum

Ulcus ventriculi einfach auf ungenügende Beobachtung, falsche Diagnosenstellung [v. Bergmann (2)] und andere Fehlerquellen zurückführen zu wollen. Denn es sind keineswegs nur klinische Statistiken, sondern wie bereits erwähnt, auch Untersuchungen an der Leiche, welche die größten Unterschiede aufweisen.

Will doch Wreight bei 3000 Sektionen das Duodenalgeschwür zweimal so oft angetroffen haben als das Magengeschwür und auch Codman und Friedenwald geben an, daß das Ulkus unterhalb des Pylorus, also im Duodenum, viel häufiger vorkomme als oberhalb desselben, d. h. im Magen. Wenn auch die auf rein klinischer, bzw. operativer Beobachtung beruhenden Zahlen von Mayo Robson, welcher behauptet, daß 61% aller Ulzera auf das Duodenum und nur 31% auf den Magen allein, 8% auf beide Organe gleichzeitig entfallen, sicher ein falsches Bild von der Wirklichkeit gibt, so ist es immerhin auffallend, daß nicht nur am pathologischen Institut in Straßburg eine den offenen Magengeschwüren (49) nur wenig nachstehende Zahl (42) von Duodenalgeschwüren gefunden wurde, sondern daß auch die Zahl der operativ behandelten Fälle von Duodenalgeschwüren in Deutschland immerhin in der Zunahme begriffen zu sein scheint. So berichtet z. B. Kümmell, daß in den Eppendorfer Krankenhäusern die Zahlen der operierten Magen- und Duodenalgeschwüre sich 1911 wie 191:16, im Jahre 1913 dagegen wie 11:30 verhielten. — Zu einem ganz ähnlichen Ergebnis gelangte Schütz, welcher unter 137 Fällen das Verhältnis der Magengeschwüre zu den Duodenalgeschwüren wie 1:2 feststellen konnte. Noch häufiger wurde das Duodenalgeschwür in neuester Zeit in der Klinik v. Eiselsbergs in Wien beobachtet. Nach Ortner entfielen von 125 wegen Ulcus pepticum seit November 1920 bis Anfang September 1921 operierten Fällen 61 auf Magen- und 53 auf Duodenalgeschwüre, 11 auf Magen- und Duodenalgeschwüre zugleich. Allerdings dürfte eine derartige ungeheure Verschiebung des Häufigkeitsverhältnisses zugunsten des Ulcus duodeni in den deutschen Krankenhäusern keine allgemeine Erscheinung sein, indem z. B. an der Leipziger chirurgischen Klinik nach dem Bericht Dünkelohs von 1913 auf 200 Magengeschwüre nur 52 Duodenalgeschwüre kamen. Nach Angaben von Hartmann und Lecene aus dem Jahr 1914 soll dagegen in Frankreich auf 10 Magengeschwüre nur 1 Duodenalgeschwür kommen.

Die in der Literatur enthaltenen Angaben über das Vorkommen und die Häufigkeit des Duodenalgeschwüres überhaupt und sein Verhältnis zum Magengeschwür zeigen also noch weit größere Unterschiede als die Angaben über das Vorkommen des Magengeschwüres allein und es sind daher in den verschiedenen Ländern noch weitere einwandfreie statistische Untersuchungen an der Leiche und am Operationstisch erforderlich, um Klarheit über die Häufigkeit des Ulcus simplex im Magen und im Duodenum überhaupt, sowie über das Vorkommen des Prozesses in den verschiedenen Ländern und über zeitliche Schwankungen zu gewinnen. —

Auch die an der Leiche gewonnenen statistischen Befunde über die Beteiligung der beiden Geschlechter an dem Ulcus ventriculi sind nicht einheitlich. So lassen sich aus den statistischen Untersuchungen nachfolgender Autoren für die Häufigkeit des Ulcus ventriculi beim männlichen und weiblichen Geschlecht die in untenstehender Tabelle angegebenen Verhältniszahlen berechnen:

Tabelle 5.
Häufigkeitsverhältnis des Ulcus ventriculi bei beiden Geschlechtern.

	M. W.		M. W.
Brinkmann, Kiel	1:3,8	Berthold	1:1,6
Cohn, Kiel	1:3,8	Stoll, Zürich	1:1,4
Scheuermann, München	1:3,6	Steiner, Berlin	1:1,4
Willigk, Prag	1:3,5	Kirsch, München	1:1,2
Schneider, München	1:1,25	Schädel, München	1:1,2
Nolte, München	1:2,3	Dietrich, Hamburg-Eppendorf	1:0,9
Greiss, Kiel	1:2,9	Starcke, Jena	1:0,7
Kossinsky, Erlangen	1:1,7		

Man findet auch unter diesen Zahlen die größten Extreme. Während Brinckmann und Cohn für Kiel das Ulkus, bzw. Narben von solchem im Magen beim weiblichen Geschlecht fast viermal so oft feststellen als beim Mann, fand Starcke für Jena sogar eine nicht unwesentlich stärkere Beteiligung des männlichen Geschlechtes. In Japan soll nach YUKAWA das Magengeschwür beim männlichen Geschlecht vollends doppelt so oft angetroffen werden als beim weiblichen Geschlecht. Dabei zeigen sich in den einzelnen Statistiken nicht unerhebliche Unterschiede auch für Leichenmaterial gleicher Herkunft. So fanden NOLTE und SCHNEIDER für München das Verhältnis zwischen männlichem und weiblichem Geschlecht wie 1:2,3, bzw. 2,5; KIRSCH und SCHÄDEL dagegen nur wie 1:1,2. Ein ähnliches Verhältnis dürfte wohl auch HART annehmen, nach welchem das Ulcus ventriculi etwas häufiger bei Frauen als bei Männern vorkommt.

Ähnliche Ergebnisse zeigen auch die klinischen Statistiken. NASSAUER, dessen Untersuchungen sich auf 35 000 Krankenkassenversicherte beziehen, fand die klinischen Erscheinungen eines Ulkus in 1,06% der Fälle mit annähernd gleichmäßiger Beteiligung beider Geschlechter.

Worauf diese großen Unterschiede hinsichtlich der Häufigkeit des Ulcus ventriculi bei den beiden Geschlechtern in den verschiedenen Statistiken zurückzuführen sind, darüber läßt sich nichts Bestimmtes aussagen, doch ist es wahrscheinlich, daß dabei, wie auch bei den anderen Statistiken, irgendwelche Fehlerquellen in Betracht kommen können. —

Im Gegensatz zu dem Ulcus ventriculi weisen übereinstimmend fast alle statistischen Untersuchungen darauf hin, daß das Geschwür im Duodenum wesentlich häufiger beim männlichen, als beim weiblichen Geschlecht gefunden wird. Es lassen sich hierfür aus pathologisch-anatomischen Statistiken folgende Verhältniszahlen berechnen:

Tabelle 6.
Häufigkeitsverhältnis des Duodenalgeschwürs bei beiden Geschlechtern.

	M. W.		M. W.
ALLONCLE	1:0,05	KRUG	1:0,45
KRAUSS	1:0,10	TRIER	1:0,50
KOSSINSKY	1:0,36	BERTHOLD	1:0,64
CHVOSTEK	1:0,39	GRUBER	1:0,68
DIETRICH	1:0,40	KIRSCH	1:0,78

Wenn auch die einzelnen hier angeführten Zahlen die allergrößten Unterschiede aufweisen, so lassen sie doch alle ein wesentliches Überwiegen des männlichen Geschlechtes erkennen und es ergibt sich aus ihnen ein mehr als doppelt so häufiges (1:0,44) Vorkommen des Vorgangs bei Männern als bei Frauen. EGGLY fand schon im Säuglingsalter ein Überwiegen des männlichen Geschlechts im Verhältnis von 9:4.

Auch GRUBER hatte für das Mainzer Sektionsmaterial das bedeutende Überwiegen des männlichen Geschlechtes gezeigt, obgleich er daraus keine allgemeingültigen Schlüsse ziehen möchte. Nur HART und HOLZWEISSIG (3) haben in neuerer Zeit an dem Leichenmaterial in Kiel festgestellt, daß das Duodenalgeschwür bei beiden Geschlechtern nahezu gleich häufig vorkommt und PETRIVALSKY will sogar ein Überwiegen des weiblichen Geschlechtes (32 Männer auf 39 Frauen) beobachtet haben. In auffallendstem Gegensatz stehen aber die Angaben ORATORS, nach welchen 124 in der v. EISELSBERGschen Klinik wegen Ulcus duodeni operierten Männern nur 14 Frauen gegenüberstehen. Auch nach PAYR (8) findet sich das Duodenalgeschwür beim Manne mindestens 4mal so häufig als beim weiblichen Geschlecht. —

c) Sitz des Magen- und Duodenalgeschwüres.
Mehrfaches Vorkommen.

Eine sehr weitgehende Übereinstimmung finden wir ferner in den Angaben über den Sitz des Ulcus simplex im Magen und im Duodenum. BRINTON kam in seiner viel angeführten statistischen Tabelle, welche sich auf 205 Fälle von Ulcus ventriculi erstreckt, zu folgendem Ergebnis:

Tabelle 7. Häufigkeit des Sitzes des Ulcus ventriculi nach Brinton[1]).

Kleine Kurvatur	55	25,73%	
Hintere Wand	86 + 13 = 99	45,41%	} 186 = 85,32%
Pars pylorica	32	14,68%	
Vordere Wand	10 + 13 = 23	10,55%	
Regio cardiaca	4	1,83%	
Große Kurvatur	5	2,29%	} 32 = 14,68%
Fundus	—	—	
(Vordere u. hintere Wand)	(13)	—	

Mit diesen Zahlen stimmen auch die Ergebnisse späterer statistischer Untersuchungen im wesentlichen überein, wie aus der folgenden Tabelle, in welcher mehrere derselben, soweit sie sich auf den Sitz des Vorganges (Geschwüre und Narben) im Magen beziehen, zusammengestellt sind. Wenn auch die für die einzelnen Stellen, namentlich die kleine Kurvatur, die hintere Wand und die Pars pylorica angegebenen Zahlen oft sehr erhebliche Unterschiede zeigen, so ist doch aus dieser Zusammenstellung in geradezu auffallender Übereinstimmung mit den Angaben Brintons klar zu erkennen, daß gerade diese drei genannten Stellen, die kleine Kurvatur, die hintere Wand und der Pylorus-Teil des Magens, als entschiedene Bevorzugungsstellen des Ulcus ventriculi simplex zu bezeichnen sind. Dazu ist allerdings zu bemerken, daß die Geschwüre der kleinen Kurvatur in der Regel nicht unmittelbar an dieser selbst, sondern eigentlich an der hinteren Wand sitzen, aber bis zur kleinen Kurvatur heranreichen oder, bei größerem Umfang, selbst über diese hinaus auf die vordere Wand übergreifen. Die großen Unterschiede, welche die einzelnen Statistiken hinsichtlich der Örtlichkeit des Prozesses an der kleinen Kurvatur, der hinteren Wand und dem Pylorus tatsächlich aufweisen, dürften übrigens hauptsächlich darauf beruhen, daß man ein an die kleine Kurvatur angrenzendes oder in der Pars pylorica gelegenes Geschwür der hinteren Magenwand ebensogut zur kleinen Kurvatur, bzw. der Pars pylorica rechnen kann, als zur hinteren Magenwand. Man ersieht aus dieser Zusammenstellung, welche im wesentlichen auch mit den Angaben anderer Autoren, wie Rütimeyers, Stolls usw. völlig übereinstimmen, daß das Ulcus simplex im Magen an der kleinen Kurvatur, in der Pars pylorica und an der vorderen Magenwand durchschnittlich über 4mal so oft vorkommt, als an der Kardia, dem Fundus, der großen Kurvatur und der hinteren Magenwand, auf welche zusammen kaum 20% aller Geschwüre und Narben entfallen. Am seltensten ist der Sitz im Fundus mit beiläufig 4 2%, an der großen Kurvatur mit 4,5% und an der Kardia mit 5,5% aller Fälle, im Gegensatz zu den Erosionen, bei welchen nach der Zusammenstellung Kossinskys die große Kurvatur an zweiter, der Fundus an dritter Stelle stehen. Es mag wohl sein, daß in den Statistiken anderer Autoren zwischen Geschwür und Erosion nicht immer in dem hier gemeinten Sinn unterschieden worden ist und daher manche als Geschwüre verzeichneten Defekte oder hämorrhagischen Infarkte tatsächlich nur Erosionen waren. Die Zahl der an den erwähnten Stellen vorkommenden Geschwüre hätte dann noch eine weitere Einschränkung zu erfahren. Daß aber an diesen Stellen, insbesondere auch im Fundus und an der großen Kurvatur auch wirkliche, über die Schleimhaut hinaus in die Tiefe greifende Geschwüre vorkommen, wird nicht nur durch die Beobachtung selbst größerer,

---

[1]) Zur Feststellung der Zahl der bei den 205 Fällen beobachteten Geschwüre an der vorderen und hinteren Wand allein muß die für das gleichzeitige Vorkommen von Geschwüren an der vorderen und hinteren Wand angegebene Zahl sowohl bei den Geschwüren an der vorderen Wand als auch bei denen an der hinteren Wand hinzugerechnet werden.

chronischer Geschwüre, sondern namentlich auch der charakteristischen strahligen Narben bewiesen. So führt Kossinsky, welcher in seiner statistischen Tabelle offene Geschwüre und Narben getrennt hat, für den Fundus 4 und für die große Kurvatur 6 Narben an und auch bei Berthold finden sich 5 Narben im Fundus und eine solche an der großen Kurvatur erwähnt. — In der Mehrzahl der Fälle wird das Ulcus simplex im Magen nur einzeln angetroffen, doch wird auch ein mehrfaches Vorkommen von Geschwüren und Narben oder beiden zugleich sehr häufig beobachtet.

So konnten Steiner in $51,8\%$, Scheuermann in $45,8\%$ Berthold und Kossinsky in 43%, Schneider und Kirsch in etwa 31%, Greiss in $26,6\%$, v. Haberer in 26%, Kalima in etwa 25%, Rokitansky (1) in $21,5\%$, Brinton in 21%, Gruber (3) in 20% ein mehrfaches Vorkommen von Geschwüren und Narben im Magen allein feststellen.

Seltener ist eine Verbindung von Magen- und Duodenalgeschwüren und Narben. Moynihan (6) fand sie in 25%, Petriwalsky in 19%, Mayo (1) in 12% der Fälle. Bei Gruber (3) findet sie sich in beiläufig 10% und bei Wolowelsky in $5,8\%$ der Fälle von Ulcus ventriculi, während aus den Tabellen Kossinskys nur $2,8\%$ und denen Bertholds und Kirschs sich nur 2,1, bzw. 1% berechnen lassen. Sehr selten ist das gleichzeitige Vorkommen von Magengeschwür und Ulcus rotundum der Speiseröhre. Gruber (3) fand es bei $0,8\%$ der Fälle von Ulcus ventriculi, in einem Fall beobachtete er neben einem Magengeschwür gleichzeitig ein Geschwür im Duodenum und ein solches im Ösophagus.

Bei mehrfachem Auftreten des Prozesses handelt es sich meistens um 2—3 Geschwüre oder Narben, bzw. Geschwüre und Narben zugleich, doch wird auch das Vorkommen zahlreicherer Geschwüre beobachtet.

So findet sich bei Stachelhausen 1 Fall mit 5 und einer mit 6 Narben erwähnt und Kirsch führt 3 Fälle mit je 6 und einen Fall mit 7 Geschwüren, Wolowelsky einen solchen mit 15 Geschwüren an. Affleck fand in einem Fall von Ulkus mit tödlicher Blutung 25 Geschwüre verschiedener Größe und v. Redwitz teilte einen Fall mit, in welchem sich neben einem markstückgroßen, nicht penetrierenden Geschwür der kleinen Kurvatur teils in dessen Umgebung, teils an der vorderen Wand 26 kleine Geschwüre und 2 flächenhafte Schleimhautdefekte vorfanden. Berthold vollends berichtet über einen Fall, in welchem 34 Geschwüre im Magen gefunden wurden. In dem Sektionsbericht dieses Falles war nach Berthold ausdrücklich betont, daß es sich nicht etwa nur um hämorrhagische Erosionen, sondern um „tiefe, korrosive Magengeschwüre" gehandelt habe. Und in einem von Lange beschriebenen Fall fanden sich neben einem durchgebrochenen Ulkus so zahlreiche, über den ganzen Magen verbreitete Narben und teils flache (Erosionen), teils bis zur Muskularis reichende, loch- und trichterförmige Geschwüre, daß die Zählung von Lange aufgegeben wurde. Weitaus in den meisten Fällen von mehrfachen Geschwüren des Magens handelt es sich um die akute Form des Prozesses.

Die bevorzugten Stellen sind auch bei mehrfachem Vorkommen des Ulcus simplex im Magen die gleichen. Aus den Statistiken Bertholds, Grubers, Scheuermanns, Schneiders und Wolowelskys, welche genauere Angaben über den Sitz der einzelnen Geschwüre und Narben bei mehrfachem Auftreten enthalten, ergeben sich als häufigste Verbindungen kleine Kurvatur und Pylorus, sowie kleine Kurvatur und hintere Wand, an zweiter Stelle stehen die Verbindungen Pylorus und hintere Wand, kleine Kurvatur und Kardia, kleine Kurvatur und vordere Wand und vordere und hintere Wand; es folgen dann noch einzelne Fälle mit den Verbindungen Pylorus und vordere Wand, Pylorus und große Kurvatur, hintere Wand und große Kurvatur, sowie kleine und große Kurvatur. Gruber erwähnt auch 6 Fälle von gleichzeitigem Vorkommen von Geschwüren im Fundus und an der großen Kurvatur, doch ist nicht sicher zu ersehen, ob es sich hier nicht zum Teil um Erosionen handelte. —

Im Duodenum findet sich das Ulcus simplex nach den Untersuchungen aller Autoren weitaus am häufigsten in der Pars horizontalis, auf welche nach Gruber etwa 83% aller Geschwüre und Narben entfallen, während die übrigen Fälle den absteigenden Teil betreffen. Und zwar gilt dies, wie Flesch gezeigt hat, auch für das bei der Melaena neonatorum und bei Säuglingen vorkommende Duodenalgeschwür. Nach Payr (8) sind etwa 90% aller Duodenalgeschwüre in nächster Nähe des Pylorus gelegen.

24*

Tabelle 8. Häufigkeit des Sitzes des Ulcus ventriculi

	Berthold Berlin 1883		Gruber München		Kirsch München 1910		Kossinsky Erlangen 1913	
Zahl der Geschwüre und Narben	373[1])		326		150		200	
Kl. Kurvatur	178=47,72%		147=45,09%		70=46,7 %		54=27,00%	
Hintere Wand	60=16,09	293 = 78,75%	14= 4,29	259 = 79,44%	6= 4,0	132 = 88%	46=23,00	161 = 80,5%
Pars pylorica	55=14,75		98=30,06		56=37,33		61=30,50	
Vordere Wand	43=11,53		5= 1,53		—		4= 2,00	
Kardia	17= 4,56	80 = 21,45%	21= 6,44	67 = 20,56%	7= 4,67 %	18 = 22 %	16= 8.00	39 = 19,5 %
Gr. Kurvatur	8= 2,14		19= 5,82		3= 2,0		13= 6,50	
Fundus	12= 3,24		22= 6,56		8= 5,33		6= 3,00	
Mehrfache Geschwüre u. Narben mit verschiedenem Sitz, auf die einzelnen Ziffern 1—7 verrechnet.								

[1]) In dieser und den folgenden Tabellen sind auch die von Berthold eingeklammerten genommen.

Damit stimmen auch die Angaben von Krauss, Krug, Oppenheimer, Kossinsky, Collin, Hart (3) u. a. überein. Collin fand unter 262 Fällen den oberen horizontalen Abschnitt sogar in 92%, den absteigenden und den unteren Abschnitt nur in 5,4, bzw. 2,6% als den Sitz des Prozesses. Merkwürdig ist, daß Rokitansky (2) trotz der Größe des Wiener Sektionsmaterials das Ulcus simplex im Duodenum überhaupt nur in dessen oberem horizontalen Abschnitt finden konnte.

Leider fehlen in fast allen früheren Statistiken genauere Mitteilungen über den Sitz der Geschwüre und Narben hinsichtlich ihrer Verteilung auf die Darmwand. Nur die statistische Tabelle Collins zeichnet sich auch in dieser Beziehung durch größte Exaktheit aus, weshalb sie hier wiedergegeben sei:

Tabelle 9. Sitz des Duodenalgeschwürs nach Collin.

Selon la proximité de la region pylorique		Par rapport aux parois	
Portion nitle 4 cent. (242 cas)	2 fois à cheval sur le pylore 4 — à entament le — 74 — à tangent au — 162 — de 2 c. à 4 c. du —	68 fois paroi antérieure 3 — — antéro-supérieure 39 — — postérieure 6 — — postéro-super. 2 — — — -infér. 10 — bord supérieur 1 — bord inférieur 123 — non indiqué	
Portion descendante, 10 cent. 1/2 (14 cas)	1 fois à cheval sur la limite des deux premières portions 1 — à 5 c. du pylore 1 — à 7 c. — 1 — à 10 c. -- 8 — de 12 à 14 c. — 2 — ?	5 fois paroi interne 2 — — postérieure 1 — — externe 7 — — ?	
Portion pré-aortique, 9 cent. 1/2 (3 cas)	1 fois à 19 c. 5 du pylore 2 — à ? —	1 fois paroi antéro-supérieure 2 — — ?	
Portion ascendante, 7 cent. (3 cas)	2 fois à 27 c. du pylore 1 — à 31 c. —	2 fois paroi antéro-supérieure 1 — — postéro-supérieure.	

auf Grund verschiedener neuerer Statistiken.

Nolte München 1883		Scheuermann München 1896		Schneider München 1906		Wolowelsky Basel 1906		
42		100		98		124		1413
22=52,38 % 2= 4,76 13=30,95	37 = 88,1 %	48=48 % 9= 9,0 29=29,0	86 = 86,0 %	30=30,61 % 15=15,30 26=26,53	71 = 72,44 %	38=30,64 % 31=25,00 21=16,93	90 = 72,58 %	587=41,54% 183=12,95 359=25,47	1129 = 79,19%
3= 7,14 1= 2,38 1= 2,38 −	5 = 11,9 %	6= 6,0 2= 2,0 4= 4,0 2= 2,0	14 = 14,0 %	15=15,30 6= 6,12 3= 3,06 3= 3,06	27 = 27,56%	6= 4,84 8= 6,45 13=10,48 7= 5,64	34 = 27,42 %	82= 5.80 % 78=5,52 64= 4,53 60=4,24	284 = 20,81%

Fälle mit unbestimmter Zahl von Geschwüren und Narben einfach berechnet mit auf-

Dieser Tabelle entsprechen im wesentlichen auch die Angaben von KRAUSS, KRUG, MOROT und TEILLAIS überein. Auch nach den reichen Erfahrungen MOYNIHANS sitzt das Ulcus duodeni am häufigsten an der vorderen Wand etwa $1/2''$ unterhalb des Pylorus. ROVSING fand unter 109 dicht am Pylorus gelegenen Geschwüren den Sitz 8 mal an der oberen, 10 mal an der hinteren und 85 mal an der vorderen Wand. In 1 Fall ritt es auf dem Pylorus. Auch nach ORATOR findet sich das chronische Duodenalgeschwür etwas häufiger an der Vorderwand. Nach OPPENHEIMER wäre dagegen die hintere Wand etwas häufiger (18:16) befallen. Zu einem ähnlichen Ergebnis war auch NAUWERCK gelangt, welcher unter 24 Geschwüren zehnmal den Sitz an der vorderen Wand feststellen konnte.

Nach den Angaben GRUBERS scheint ebenfalls die hintere Wand bevorzugt zu sein, Unter 72 Geschwürsfällen betrafen nahezu 75% die hintere Wand der Pars horizontalis, wobei GRUBER allerdings auch die mehr nach oben oder nach unten gelegenen Geschwüre mit zu den Geschwüren der hinteren Wand rechnete. Damit stimmen auch die Erfahrungen am Erlanger Material und namentlich die Untersuchungen HARTS überein.

HART (3) wendet sich auf Grund seiner selten sorgfältigen Untersuchungen mit aller Schärfe gegen die alte Lehre, daß das Duodenalgeschwür seinen Sitz hauptsächlich an der vorderen Wand habe. Nach ihm kommt dieses vielmehr in weit überwiegender Mehrzahl an der Hinterwand vor und nur zu einem verhältnismäßig kleinen Bruchteil an der Vorderwand. Es ist aber von Wichtigkeit, daß bei diesen Angaben über die Bevorzugung der hinteren Wand die Narben mit inbegriffen sind, während die älteren Statistiken der pathologischen Anatomen, ebenso alle Statistiken der Chirurgen sich fast ausschließlich auf das offene und wohl meistens chronische Geschwür beziehen, da eben die bis dahin ungeahnte und erst von HART festgestellte Häufigkeit der Narbe noch nicht bekannt war. Diese Tatsache ist, wie später gezeigt werden soll, für die Beurteilung der Bedeutung gewisser mechanischer Einflüsse sowohl für die erste Entstehung als auch für das Chronischwerden des Duodenalgeschwüres von großer Bedeutung. Klinisch kommt zweifellos das Geschwür der vorderen Wand weit häufiger zur Beobachtung als das der hinteren Wand. MELCHIOR sagt: „Jedenfalls läßt also der Vergleich zwischen den chirurgischen und pathologisch anatomischen Statistiken erkennen, daß das autoptisch doch nicht so überaus seltene Geschwür der hinteren Duodenalwand seitens der chirurgisch-klinischen Beobachtung fast völlig ausfällt.'' Meistens sitzt das Geschwür der oberen Querstückes dicht oder doch nur in ganz geringer Entfernung hinter dem Pylorus. Die unmittelbar am Pylorus gelegenen Geschwüre können vielleicht auf diesen selbst übergreifen, doch dürfte es sich in solchen Fällen meistens umgekehrt um eine Fortsetzung eines Pylorusgeschwüres auf das Duodenum handeln, was nicht so sehr selten beobachtet wird. —

Hinsichtlich des mehrfachen Vorkommens des Duodenalgeschwüres zeigen die einzelnen Statistiken weitgehende Unterschiede, wie aus folgender Zusammenstellung der Angaben mehrerer Autoren zu ersehen ist.

HART (3) fand bei seinen Untersuchungen über das Duodenalgeschwür in 20%, BRUNNER (3) bei durchgebrochenem Duodenalgeschwür in 25,5 %, PETRIVALSKY (1) in 27% und GRUBER bei seinen früheren Untersuchungen sogar in 48% zwei oder mehr Geschwüre. Drei

Tabelle 10. Mehrfaches Vorkommen des Duodenalgeschwüres.

Gesamtzahl der Fälle	2 Geschwüre	3—4 Geschwüre	Mehr als 4 Geschwüre
Kossinsky 27	25,9%	3,7%	11,1% (1 Fall mit 8 Geschwüren)
Chvostek 58	17,2	10,4	5,2
Collin 233	11,2	3,0	2,1
Oppenheimer 118 . . .	10,7	1,8	10,7 (mehr als 3)
Nauwerck 29	10,3	6,9	—
Berthold 30	10,0	3,3	3,3 (1 Fall mit 6 Geschwüren)
Kirsch 52	1,9	9,5	—

und vier Geschwüre waren nicht selten, in einem Fall fand Gruber sechs, in einem anderen acht frisch entstandene Geschwüre. Für das Mainzer Sektionsmaterial berechnet er 27% der Fälle, wozu noch 23% kommen, in welchen neben Duodenalgeschwüren gleichzeitig solche im Magen gefunden wurden. Auch Hart konnte wiederholt bis zu 5 Geschwüren gleichzeitig finden. Die Geschwüre liegen bei mehrfachem Auftreten bald weiter voneinander entfernt, bald dicht nebeneinander und können dann zusammenfließen und unregelmäßige Formen bilden. Ebenso lassen sich verschiedene Stadien der Entwicklung beobachten, auch das Nebeneinander von Geschwüren und Narben oder mehrfache Narben allein. Meistens gehören nach Hart die mehrfachen Geschwüre der hinteren Wand an. Nicht selten liegen bei mehrfachen Geschwüren diese einander gerade gegenüber, was nach Chvostek auf einer symmetrischen Anordnung der kleinen Gefäßstämmchen der Duodenalwand beruht.

Die Vermutung liegt nahe, daß die großen Unterschiede in den Zahlen auch der oben stehenden Tabelle auf Verschiedenheit in der Sorgfalt beruhen, mit welcher die Untersuchung des Duodenums jeweilig vorgenommen worden ist. —

d) Vorkommen des Ulcus simplex der Speiseröhre.

Während das Ulcus simplex im Magen und im Duodenum verhältnismäßig häufig beobachtet wird, gehört sein Vorkommen in der Speiseröhre zu den großen Seltenheiten. Wohl finden sich bereits in der älteren Literatur einzelne Fälle mitgeteilt, welche vielleicht als peptische Infarktgeschwüre aufzufassen sind, wie z. B. ein von Albers in den Erläuterungen zu seinem Atlas der pathologischen Anatomie 1839 beschriebenes Geschwür. Auch Cruveilhier (6) erwähnt das Vorkommen des Ulcus chron. simplex in der Speiseröhre und Rokitansky erklärt in der 2. Auflage seines Lehrbuches 1861 mit Bestimmtheit, daß ein dem perforierenden Magengeschwür gleiches Geschwür im untersten Teil des Ösophagus als höchst seltene Erscheinung beobachtet werde. Allein die anatomische Diagnose des peptischen Ösophagusgeschwüres ist aus verschiedenen Gründen schwieriger als die des gleichen Vorganges im Magen oder im Duodenum. Die Geschwüre sind in ihrer Form oft nicht so charakteristisch gestaltet wie die Magen- und Duodenalgeschwüre, auch kommen in der Speiseröhre andere Geschwüre vor, welche wohl eine Ähnlichkeit besonders mit unregelmäßiger gestalteten peptischen Geschwüren haben können. Dies gilt namentlich für die Krebsgeschwüre der Speiseröhre, bei welchen nicht so selten die Ränder ganz flach und scharfrandig sein können und selbst auf dem Durchschnitt jede krebsige Infiltration zu fehlen scheint, so daß die krebsige Natur des Geschwüres erst durch die mikroskopische Untersuchung zu erkennen ist. Dazu kommt, daß das Karzinom der Speiseröhre in der Gegend der Bifurkation und im untersten Abschnitt des Ösophagus, also gerade da, wo auch die peptischen Geschwüre gefunden werden, hauptsächlich seinen Sitz zu haben pflegt. Auch tuberkulöse Geschwüre können ohne mikroskopische Untersuchung nicht immer erkannt werden und schließlich kommen auch durch Verletzungen entstandene Geschwüre oder Narben in Betracht. Zenker hatte daher bei der unzulänglichen Beweiskraft der in der älteren Literatur beschriebenen Fälle mit Recht das Vorkommen des Ulcus simplex im Ösophagus überhaupt bestritten, in der Annahme, daß es sich bei allen diesen Fällen mit großer Wahrscheinlichkeit hauptsächlich um Krebsgeschwüre gehandelt habe.

PART hat 1857 zuerst einen Fall mitgeteilt, in welchem vielleicht ein nicht krebsiges, in der Gegend der Bifurkation gelegenes Ösophagusgeschwür in den rechten Bronchus durchgebrochen war. Die histologische Untersuchung soll nur eine entzündliche Infiltration des Gewebes ergeben haben, Krebszellen fehlten angeblich. QUINCKE (1) hat dann 1879 2 Fälle von Geschwüren und einen solchen von einer Narbe der Speiseröhre beschrieben, welche, da durch die mikroskopische Untersuchung nirgends Krebselemente nachzuweisen waren, wohl ebenfalls als dem Ulcus simplex des Magens gleiche Veränderungen betrachtet werden können, wenn auch in dem 1. Fall das große von der Kardia bis zur Bifurkation reichende Geschwür keinerlei anatomische Ähnlichkeit mit einem typischen Ulcus simplex besaß und ein sicherer Beweis dafür, daß die im 3. Fall im Magen und im Ösophagus vorhandenen Narben nicht doch auf eine Verletzung oder Berstungsrisse der Schleimhaut zurückzuführen waren, nicht vorliegt. Auch der 1882 von COHN beschriebene Fall, in welchem nach der mikroskopischen Untersuchung gleichfalls Karzinom ausgeschlossen war, betrifft ein völlig atypisches, von der Kardia sich 8 cm weit nach oben erstreckendes und die Speiseröhre in ihrem ganzen Umfang umfassendes Geschwür, während es sich in einem 4. von QUINCKE mitgeteilten Fall um ein großes kallöses Geschwür der kleinen Kurvatur mit Übergreifen auf den Ösophagus handelt. Weitere Fälle, in welchen durch die mikroskopische Untersuchung jedenfalls der nicht krebsige Charakter der Geschwüre nachgewiesen wurde, sind dann von ZAHN, DEBOVE (2), CHIARI (4), SABEL, HUWALD, EVERSMANN, KRAUS, SPIEGELBERG (Erosionen), A. FRÄNKEL, GLOCKNER, GOTTSTEIN, TILESTON, K. MEYER, WINKLER und zuletzt von CANTIERI und KAPPIS beschrieben worden. Die von ORLOWSKI, CHRZANOWSKI, SPIEGELBERG, K. MEYER und H. MÜLLER beschriebenen Fälle betreffen 5 bzw. 6 Tage alte Kinder, welche unter den Erscheinungen der Melaena neonatorum gestorben waren. Auch die Geschwüre der angeführten Fälle sind zum Teil, wie z. B. die von CHIARI (4) und GLOCKNER beschriebenen in höchstem Grad atypisch, doch waren im Fall CHIARIS im Geschwürsgrund noch Fetzen hämorrhagischen Schorfes nachzuweisen.

HUWALD, A. FRAENKEL (2), CANTIERI, C. G. WATSON (1) haben Fälle mitgeteilt, in welchen sich richtige runde Geschwüre von der typischen Gestalt des Ulcus simplex ventriculi vorfanden, so daß an dem tatsächlichen Vorkommen dieses Prozesses auch im Ösophagus nicht mehr gezweifelt werden kann, zumal von SPIEGELBERG, KRAUS u. a. auch typische hämorrha?ische Erosionen, zum Teil in Verbindung mit tieferen Geschwüren beobachtet worden sind. Auch ist es für die Beurteilung dieser Ösophagusgeschwüre nicht ohne Bedeutung, daß in vielen Fällen gleichzeitig typische Infarktgeschwüre oder Narben von solchen im Magen und Duodenum vorhanden waren und daß auch nach dem Verlauf der Krankheit jedenfalls ein Karzinom oder vielleicht ein Verätzungsgeschwür ausgeschlossen erschien.

DEBOVE hat zuerst das peptische Ösophagusgeschwür mit Ausgang in narbige Stenose klinisch festgestellt und in einem der von ihm beobachteten Fälle den Charakter der Veränderungen auch durch die mikroskopische Untersuchung bestätigt.

CANTIERI hat in seiner Arbeit über das einfache peptische Ösophagusgeschwür (1910) 62 Fälle aus der Literatur zusammengestellt, zu welchen noch die 6 von ihm selbst beschriebenen und mehrere von ihm übersehene Fälle hinzuzurechnen sind. Aus der Zusammenstellung CANTIERIS haben jedoch alle Fälle aus der älteren Literatur wegen ungenügender Beschreibung von vornherein als unsicher auszuscheiden und das gleiche gilt aus den oben angeführten Gründen auch für viele Fälle aus der neueren Literatur, in welchen keine mikroskopische Untersuchung der Geschwüre vorgenommen worden ist. Es verbleiben dann im ganzen kaum 30 sichere, durch die mikroskopische Untersuchung bestätigte Fälle von peptischen Geschwüren und Narben des Ösophagus, welche von den oben angeführten Autoren beschrieben worden sind. Es ist jedoch auf Grund der klinischen Beobachtung und des Sektionsbefundes sehr wahrscheinlich, daß in vielen auch der nicht mikroskopisch untersuchten Fälle tatsächlich ein wirkliche peptische Geschwüre vorgelegen haben, wie namentlich in den von DEBOVE (1, 2), ROBERTSON (2), HENOCH (5 Tage altes Kind!), JANEWAY (einjähriger Knabe!), VULPIAN, MACKENZIE (1), LINDEMANN, CARSTENS, ZALESKI, MÉSNARD und FÉRONELLE, A. FRÄNKEL (Fall 2), EWALD (3), ORTMANN (1, 2), HÖDLMOSER, E. KAUFMANN und HELLMANN beschriebenen Fällen, in welchen zum Teil gleichzeitig Geschwüre oder Narben auch im Magen, bzw. Duodenum angetroffen wurden. Auch ein von KAISER und 3 der von RÖSCHMANN (HELLER Kiel) beschriebene Fälle, welche in der Zusammenstellung CANTIERIS fehlen, sind hierher zu rechnen. Erwähnt sei noch, daß auch in verschiedenen Statistiken über das Ulcus simplex Fälle von Ösophagusgeschwüren oder Narben sich aufgezählt finden. So führt BERTHOLD in seiner Tabelle über den Sitz des Ulkus 10 Geschwüre und 3 Narben des Ösophagus an, ebenso sind in den Statistiken Grubers und Kirschs einige Fälle enthalten. Vassmer berichtet über 3 Fälle von Melaena neonatorum, bei welchen peptische Geschwüre der Speiseröhre gefunden wurden.

Aus diesen Zahlen ergibt sich ohne weiteres die große Seltenheit des einfachen Infarktgeschwüres des Ösophagus, nicht nur im Verhältnis zum Vorkommen des gleichen Prozesses im Magen und Duodenum, sondern überhaupt. Gruber konnte unter 4208 Sektionen nur in 0,16 % der Leichen peptische Geschwüre der Speiseröhre verzeichnet finden. Meistens ist nur 1 Geschwür vorhanden, doch werden auch mehrfache kleinere Geschwüre beobachtet. Wie das Duodenalgeschwür, so findet sich auch das peptische Ösophagusgeschwür weit häufiger beim männlichen als beim weiblichen Geschlecht. Nach der alle, auch die zweifelhaften Fälle umfassenden Zusammenstellung Cantieris würden 68,8 % der Geschwüre und Narben der Speiseröhre auf das männliche und nur 31,2 % auf das weibliche Geschlecht entfallen. An diesem Zahlenverhältnis wird auch wenig geändert, wenn man nur diejenigen Fälle berücksichtigt, in welchen eine mikroskopische Untersuchung stattgefunden hat, indem von diesen 23 Fällen 16 dem männlichen und nur 7 dem weiblichen Geschlecht angehören.

Der Sitz des peptischen Ösophagusgeschwüres ist in den meisten Fällen im unteren Abschnitt der Speiseröhre, in der Regel nahe der Kardia. —

I. Das frische peptische Geschwür.

a) Begriff und anatomisches Verhalten.

1. Form des frischen Magengeschwürs.

Wie bei der hämorrhagischen Erosion finden wir auch beim Geschwür im ersten Stadium einen umschriebenen hämorrhagischen Infarkt der Magenwand, welcher sich aber nicht wie bei dieser auf die Schleimhaut beschränkt, sondern vielmehr sich mindestens mehr oder weniger tief in die Submukosa, in manchen Fällen selbst sogleich bis auf die Serosa erstrecken kann und in der Regel stärker über die Oberfläche hervortritt. Nur in den seltensten Fällen wird jedoch dieses Stadium noch in völlig unversehrtem Zustand in der Leiche angetroffen. Meistens ist der hämorrhagische Schorf schon vollständig abgestoßen, bzw. verdaut, so daß der Defekt bereits völlig gereinigt erscheint, oder es haften, zumal bei größerem Umfang des Prozesses, doch nur mehr oder weniger große, oft aber auch nur ganz kleine Reste des Schorfes an dem sich entwickelnden Ulkus. Tripier, Grisolle, Sidney, Lyell und ich selbst haben solche Fälle beschrieben. Nicht selten erscheint der Schorf, in gleicher Weise, wie dies für die Erosion geschildert wurde, von einem schmalen Graben umgeben, welcher, wenn die Verdauung hier bereits den Schorf in seiner ganzen Dicke ergriffen und das angrenzende, nicht hämorrhagisch infiltrierte Gewebe erreicht hat, von hellerer Färbung sein kann (Abb. 9, 10, 85). Die Schorfe zeigen die gleiche Beschaffenheit wie bei der Erosion, nur daß die verschorften Teile der Submukosa oft lockerer sind, so daß sie unter dem Wasserstrahl ähnlich wie brandiges Gewebe flottierende Fasern erkennen lassen. In seltenen Fällen, besonders bei größeren Infarkten, mag es auch, wie Marchand bemerkt, innerhalb des Infarktgebietes und vielleicht auch im weiteren Bereich des gestörten Kreislaufes und der hämorrhagischen Infiltration zu richtigen malazischen Veränderungen kommen (Abb. 16, S 387). In solchen Fällen ist es dann schwer oder unmöglich zu entscheiden, wie weit diese Veränderungen noch während des vollen Lebens oder in der Agone, oder aber erst nach dem Tod entstanden sind. Eine entzündliche Infiltration der Ränder würde

jedenfalls auch in solchen Fällen mit Sicherheit für eine Entstehung noch während
des vollen Lebens sprechen. Bei der mikroskopischen Untersuchung zeigt sich, daß
der Bluterguß, ähnlich wie bei hämorrhagischen Infarkten anderer Organe, sich
oft eine kleine Strecke weit über den nekrotischen Bezirk hinaus ausdehnen kann.
Ob die tieferen peptischen Defekte, ähnlich wie bei den Erosionen, auch aus
anämischen Nekrosen sich entwickeln, ist fraglich, jedenfalls nicht sicher erwiesen. Die verschorfte Stelle hat in der Regel die Größe etwa eines Pfennigstückes,
doch kommen ebenso sehr große hämorrhagische Infarkte, bzw. frische peptische
Defekte vor. Diese großen Infarkte können auch, wie Präparate der Erlanger
Sammlung zeigen, durch Zusammenfließen mehrerer kleinerer Infarkte entstehen, was an der rosettenförmigen Gestalt zu erkennen ist. So findet sich bei

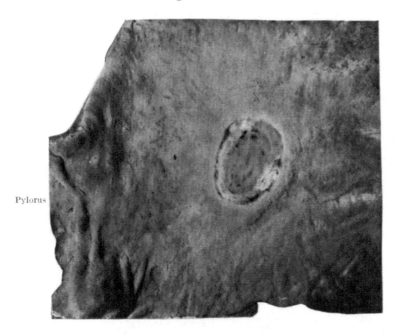

Abb. 8. Subakuter, wahrscheinlich embolischer, bis in die Muskularis reichender peptischer
Defekt der hinteren Magenwand. Die Submukosa liegt an allen Stellen des Geschwürs-
randes fast in gleicher Breite frei. 65 jährige Frau mit schwerer Atherosklerose der Aorta.
Gleichzeitig fanden sich frische Infarkte in den Nieren. (Nach einem Präparat der
Sammlung des Erlanger patholog. Instituts.)

einem dieser Präparate ein großer, stark erhabener, frischer hämorrhagischer
Infarkt von durchschnittlich etwa 3 cm im Durchmesser, welcher nach seiner
lappigen Begrenzung deutlich aus mindestens 6—7 zusammengeflossenen
Einzelinfarkten hervorgegangen ist. (S. Nachtrag S. 752.) Die Ansicht, daß
im Magen und Duodenum wegen der Art ihrer Gefäßversorgung die Entstehung
größerer Infarkte überhaupt nicht möglich wäre, ist daher als irrtümlich zu
bezeichnen. Aber auch selbst nur stecknadelkopfgroße Defekte können, wie
der von K. Wagner beschriebene Fall von Melaena neonatorum lehrt, die
sämtlichen Magenschichten durchsetzen und in die Bauchhöhle durchbrechen.
Die Ansicht Askanazys (7), daß das Ulkus im Gegensatz zur Erosion stets
auch einen breiteren Defekt darstellen müsse, ist daher nicht zutreffend.

Ein sehr lehrreicher ähnlicher, wenn auch nicht mit Durchbruch verbundener Fall wie
der Wagners, wurde am Erlanger pathologischen Institut gelegentlich der von Crämer und

mit vor dem Krieg eingeleiteten Sammelforschung von Chiari mitgeteilt. Bei einem in Gesichtslage geborenen und 2¹/₂ Tage nach der Geburt unter Krämpfen und den Erscheinungen der Melaena verstorbenen Mädchen zeigte sich der Magen bei der Sektion prall mit dunklem Blut gefüllt. Über die Schleimhaut zerstreut, aber namentlich in der Pars pylorica, fanden sich zahlreiche bis hanfkorngroße, glattrandige frische Defekte, welche zum Teil bis zur Serosa reichten.

Die Form des Defektes ist meistens kurz-oval, wobei der längere Durchmesser in der Regel quer oder schräg zur Magenachse gestellt ist; letzteres ist namentlich dann der Fall, wenn das Geschwür eine mehr gestreckt ovale Gestalt besitzt. Auch völlig kreisrunde Geschwüre werden beobachtet. Seltener findet man im Stadium des hämorrhagischen Infarktes, bzw. der ersten Anlage des Defektes unregelmäßige Formen. Nicht sehr selten ist die ovale Form mit leichter Verkürzung des Querdurchmessers in der oberen oder unteren Hälfte

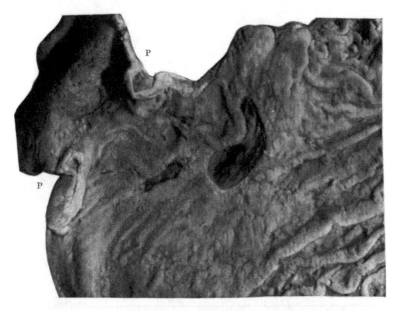

Abb. 9. Nierenförmiger bis zur Muskularis reichender hämorrhagischer Infarkt des Magens mit beginnender Auflockerung des Schorfes. Pyloruswärts ein kleinerer, ebenfalls bis zur Muskularis reichender frischer peptischer Defekt mit kleinen Schorfresten. P—P Pylorus. (Nach einem Präparat des Erlanger patholog. Instituts.)

des Defektes verbunden. Auch eine nierenförmige Begrenzung, welche man namentlich bei alten chronischen Geschwüren häufig beobachten kann, kann schon im ersten Entwicklungsstadium angetroffen werden. Abb. 9 stellt eine solche Geschwürsanlage mit noch größtenteils anhaftendem hämorrhagischem Schorf dar. Auffallend sind die ebenfalls nicht sehr seltenen mehr oder weniger dreieckigen Formen, welche ein völlig regelmäßiges Dreieck bilden können. (Abb. 10). — (S. Nachtrag S. 752.)

Außerdem kommen noch ganz unregelmäßig gestaltete, zackig begrenzte Formen vor; die meisten dieser unregelmäßigen Formen dürften durch Zusammenfließen zweier oder selbst einiger Defekte entstehen. Auch langgestreckte, schmale Geschwüre werden in sehr seltenen Fällen beobachtet. Doch ist es bei solchen Geschwüren nicht leicht zu entscheiden, ob es sich nicht um Geschwüre handelt, welchen traumatische Ursachen zugrunde liegen oder aus Berstungsrissen hervorgegangen sind. Ebenso sind ringförmige Geschwüre selten, doch kommen solche sowohl am Pylorus als auch an der Kardia vor.

Der Rand des gereinigten Defektes ist wenigstens bei den runden und ovalen Formen nicht nur in der Schleimhaut, sondern auch in den tieferen Schichten, namentlich in der Muskularis und in Fällen von Durchbruch auch in der Serosa ein vollkommen scharfer, worauf, wie oben gezeigt wurde, bereits ältere Untersucher (BAILLIE 1798, VOIGTEL 1804) hingewiesen haben. CRUVEILHIER (2) spricht von ,,bords coupés à pic" und ROKITANSKY (2) sagt in seiner plastischen Schilderung des Magengeschwüres: ,,Im exquisiten Falle findet sich an einer Stelle des Pylorusmagens ein kreisrundes Loch von 3'''—6''' Durchmesser mit scharfem

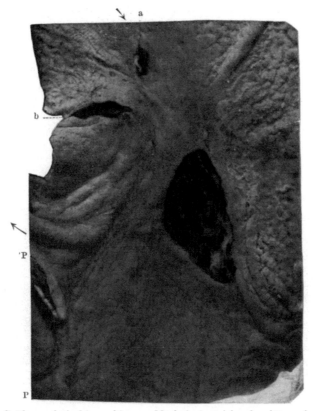

Abb. 10. Größerer dreieckiger, bis zur Muskularis reichender hämorrhagischer Infarkt des Magens mit teilweiser Verdauung des Schorfes. a und b kleinere, unregelmäßig gestaltete, ebenfalls bis zur Muskularis reichende hämorrhagische Infarkte, von welchen a an der kleinen Kurvatur, b an der vorderen Magenwand gelegen ist. Auf der Pylorusfalte (P—P) ein langgestreckter fast völlig gereinigter frischer peptischer Defekt. Die 3 Pfeile zeigen den Verlauf der kleinen Kurvatur. (Nach einem Präparat des Erlanger patholog. Instituts.)

Peritonealrand, als wäre ein rundes Stück der Magenwand mittels eines scharfen Locheisens herausgeschlagen." Dieser Vergleich trifft aber in vollkommener Weise doch nur für Geschwüre, bzw. Defekte mit auch in den tieferen Magenschichten steil angelegten Rändern zu. Eine derartige Beschaffenheit des Randes kommt besonders • bei sehr kleinen Geschwüren nicht selten vor; man kann bei solchen in einzelnen Fällen beobachten, daß der Rand im ganzen Umfang des Defektes bis zur Serosa nahezu senkrecht abfällt. Meistens aber ist, wie auch ROKITANSKY hervorhebt, der Defekt (entsprechend der Form des ursprünglichen Infarktes) an den inneren Schichten der

Magenwand ein größerer: „Von innen angesehen zeigt sich der Substanzverlust auf den inneren Hautschichten des Magens und insbesondere auf der Schleimhaut beträchtlicher, so daß die Ränder des Loches von der inneren Magenwand nach der äußeren hin zugeschärft erscheinen." (ROKITANSKY.) Je tiefer der Defekt ist, um so vollkommener kommt dieses charakteristische Verhalten desselben schon bei Geschwüren gewöhnlicher Größe zum Ausdruck. In breiteren ringförmigen Zonen liegen die einzelnen Magenschichten frei, wodurch ein schräges Abfallen des Randes bis auf den Grund des Defektes zustandekommt und dieser die Gestalt eines Trichters erhält. In den seltensten Fällen ist jedoch die Anlage eine gleichmäßig konzentrische, vielmehr zeigen die von den einzelnen Schichten der Magenwand gebildeten Ringe in der Regel eine mehr oder weniger stark ausgeprägte exzentrische Anordnung, so daß ein schiefer

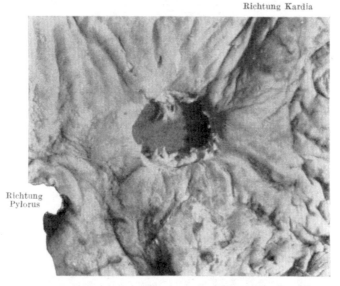

Abb. 11. Die ganze Magenwand in großem Umfang durchsetzendes subchronisches Geschwür der hinteren Magenwand mit überall senkrecht abfallendem Rand, welcher in der Tiefe mit Fetzen des subserösen Fettgewebes besetzt ist. Das Geschwür war mit dem Mesocolon transversum leicht verwachsen. (Nach einem Präparat des Erlanger pathologischen Instituts.)

Trichter gebildet wird, indem auf der einen Seite der Rand des Defektes sanft in breiteren Zonen nach dem Grund abfällt, während die gegenüberliegende Seite mehr oder weniger steil, nicht selten fast senkrecht, in seltenen Fällen selbst überhängend ist und die ringförmigen Zonen der freiliegenden Magenschichten hier entsprechend schmäler sind (Abb. 12 u. 13). Dabei kann die Achse dieses schiefen Trichters von Anfang an in ganz verschiedener Richtung verlaufen. Die Schleimhaut ist an dieser steilen Seite des Randes schon bei dem frischen gereinigten Defekt, bzw. frischen Geschwür oft ganz leicht eingerollt. Es ist klar, daß man die Trichterform des Defektes nicht bei allen Geschwüren in gleichem Grad ausgeprägt findet. Am vollkommensten ist sie bei kleineren und mittelgroßen, bis auf die Serosa reichenden Geschwüren entwickelt. Bei weniger in die Tiefe gehenden und besonders auch bei größeren Defekten können die betreffenden Magenschichten, wie die innere oder äußere Schicht der Muskularis, in größerer Ausdehnung frei liegen und es erscheint dann der Geschwürsgrund flach, es fehlt die Spitze des Trichters, der Defekt wird nur von dem basalen Abschnitt eines solchen gebildet.

Die Ansicht BLOCHS, daß die schiefe Trichterform des Ulkus tatsächlich gar nicht der wirklichen Form des Geschwüres entspreche, sondern erst durch die Dehnung der Magenwand zustandekomme, während im zusammengezogenen Magen stets ein senkrechter Trichter bestehe, ist sicher unrichtig, ganz abgesehen davon, daß doch auch der lebende Magen sich je nach seiner Füllung bald in gedehntem, bald in zusammengezogenen Zustand befindet. Ganz unverständlich ist vollends die Behauptung NICOLAYSENS, daß bei vorhandener Trichterform die erste Stufe stets in gleicher Tiefe mit der Muskulatur oder weit ab im Bindegewebe außerhalb des Magens liege und daß daher die in verschiedenen Lehrbüchern enthaltenen Abbildungen, nach welchen die einzelnen Stufen von der Musc. mucosae, der Submukosa, der Muskularis usw. gebildet werden, „ganz und gar irreführend" seien.

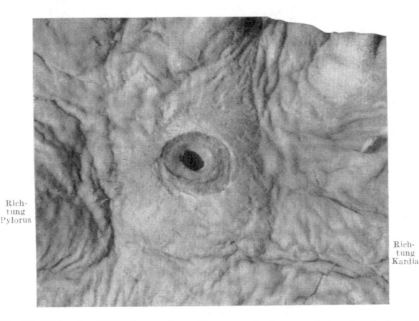

Abb. 12. Nahe der Mitte der vorderen Magenwand gelegenes akutes durchgebrochenes Geschwür von der Gestalt eines schiefen Trichters. Der steilere Anstieg des Defektes ist pyloruswärts gelegen. Hierzu auch Abb. 47. (Nach einem Präparat des Erlanger pathologischen Instituts.)

Ebensowenig dürfte es namentlich bei frischen Defekten und jüngeren Geschwüren den tatsächlichen Verhältnissen entsprechen, wenn ORATOR sagt: „Ich konnte also nicht feststellen, was in den pathologischen Lehrbüchern gelehrt wird, daß der Defekt der Mukosa größer sei, als der der Submukosa, dieser wieder größer als der Muskeldefekt, der Serosadefekt endlich am kleinsten — kurz die Trichterform, sondern das Geschwür durchsetzt senkrecht die Magenwand. Nur bei tiefen kallösen Ulzera fand ich mit bestimmter Regelmäßigkeit Abweichungen von dieser senkrechten zylindrischen Geschwürsform, indem eine stärkere Ausbuchtung und Vertiefung des Geschwürskraters schräg gegen den Pylorus zu zu erkennen war." —

Wie wollte man leugnen, daß bei den in den Abbildungen 12, 13, 14, 16 und 104 dargestellten akuten Geschwüren und dem chronischen Geschwür der Abb. 25 der Defekt in der Serosa, d. h. die Durchbruchsöffnung nicht, zum Teil selbst um ein Vielfaches, kleiner sei als der Defekt in der Schleimhaut und den übrigen Schichten der Magenwand! Es ist ganz und gar unmöglich, daß solche Bilder, wie ORATOR auf Grund von Aufhängeversuchen annimmt, durch eine mechanische Verschiebung der Magenschichten infolge bestimmter Lagerung des Magens oder Erschlaffung der Magenwand nach dem Tod zustande kommen könnten und während des Lebens eine zylindrische Form gehabt haben sollten, also, wie ORATOR meint, als eine Leichenveränderung des Geschwüres gedeutet werden könnten. Das gleiche

gilt aber auch für den akuten peptischen Defekt der Abb. 8, wo der Defekt in der Submukosa nach allen Seiten hin einen 5—6 mm kleineren Durchmesser hat als der in der
Schleimhaut und die Submukosa überall in einer fast gleichbreiten Zone von 2—3 mm freiliegt, ebenso aber auch für das chronische Geschwür der Abb. 28, wo das Pankreas fast genau
in der Mitte des Geschwüres in einer Ausdehnung von 5—6 mm frei liegt, während der
Durchmesser des fast kreisrunden Geschwüres in der Schleimhaut beiläufig 22 mm beträgt!
— Gewiß können, besonders bei frischeren Geschwüren, bei welchen die Schleimhaut
und die Submukosa viel verschieblicher sind, als bei den chronischen kallösen Geschwüren
mit schwieliger Verdickung der Submukosa, im Bereich des Geschwürsrandes, durch die
Lagerung und durch Zerrung des Magens bedingte wesentliche Formveränderungen im Sinn

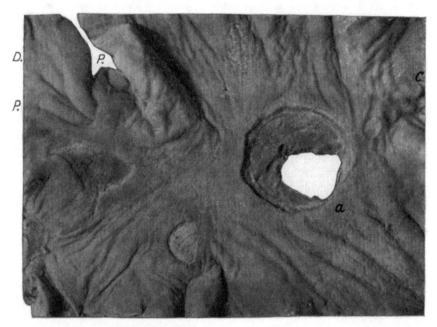

Abb. 13. Akute peptische Geschwüre der hinteren Magenwand. Im Grund des großen
runden, an die kleine Kurvatur grenzenden perforierten Geschwüres ist eine größere Arterie
schlitzförmig eröffnet, die freiliegenden Schichten der Muskularis erscheinen leicht zerklüftet. Der steile Anstieg (a) liegt zwischen Fundus und großer Kurvatur, der sanfte Anstieg
ist gegen den Pylorus und die kleine Kurvatur gerichtet. Dicht am Pylorus ein unregelmäßig
dreieckiges und in der Mitte zwischen beiden und etwas näher an der großen
Kurvatur ein kleineres, annähernd ovales Geschwür. Auch diese beiden Geschwüre reichen
bis zur Muskularis. Der Rand des letzteren ist an der pylorischen Seite leicht unterminiert.
C Kardia, P—P Pylorusfalte, D Duodenum. — Junges Mädchen. (Nahe dem unteren Winkel
des dreieckigen Geschwüres ein klaffender Schnitt, welcher zur Entnahme eines kleinen
Stückchens zum Zweck der mikroskopischen Untersuchung angelegt wurde.) (G. Hauser:
Münch. med. Wochenschr. 1910, S. 1209. Anmerkung.) (Etwas verkleinert, nach einem
Präparat des Erlanger pathologischen Instituts.)

Orators entstehen, und zwar besonders bei unmittelbar an der kleinen Kurvatur gelegenen
Geschwüren, wo durch Aufklappen des Magens die Ränder auseinander gezerrt werden;
auch wird an dem erschlafften Magen der Durchmesser des gleichen Geschwüres ein wesentlich größerer sein können, als am zusammengezogenen Magen — alles Tatsachen, welche aber
selbstverständlich auch den pathologischen Anatomen nicht entgangen sind. Solche durch
Dehnung bedingte Formveränderungen und Vergrößerungen des Durchmessers sind aber
auch am Leichenmagen sicher ausgeschlossen, wenn die Sektionen schon wenige Stunden
oder noch kürzer nach dem Tod ausgeführt wurden.
    Übrigens zeigen auch von den schematischen Skizzen, welche Orator von den ver-
schiedenen Geschwürsformen gezeichnet hat, die Bilder a und b eine typische Trichterform.
Bei den anderen dieser Zeichnungen sind aber die Muskularis am Geschwürsrand anscheinend

stets breite Bindegewebsmassen vorgelagert. Ein solches Verhalten des Geschwürsrandes entspricht nicht den tatsächlichen Verhältnissen, wie sie gewöhnlich auch beim chronischen, kallösen Geschwür gefunden werden. Vielmehr tritt, wie geschildert wurde und wie es in den Abb. 17, 19, 22, 25, 26, 28, 29, 31, 41, 44, 64 und 65 dieser Abhandlung klar und einwandfrei zu erkennen ist, der freie Rand des Muskularisdefektes auch beim chronischen Ulkus unmittelbar an den Geschwürsrand heran, oder ist höchstens von einem ganz dünnen Lager entzündlichen Granulationsgewebes bedeckt, wenn auch die Faserzüge der Muskularis durch chronisch-entzündliche Bindegewebswucherung mehr oder weniger auseinandergedrängt erscheinen. Berücksichtigt man diese Tatsache, welche wohl auch für die von ORATOR untersuchten Fälle ihre Gültigkeit haben dürfte, so kommt man bei der Betrachtung seiner schematischen Zeichnungen der verschiedenen Geschwürsformen zu einem ganz anderen Ergebnis, indem dann auch bei den Bildern c, f, g, h und k der Defekt in der Schleimhaut sich größer darstellt als in der Muskularis, so daß höchstens zwei Geschwürsformen übrig blieben, bei welchen der Defekt in diesen beiden Schichten annähernd die gleiche Größe hat. (Siehe S. 421 und Nachtrag S. 753.)

Es ist ferner zu bedenken, daß die Untersuchungen ORATORS sich alle auf Geschwüre des kontrahierten Leermagens beziehen. Während des Lebens ist aber der Füllungszustand des Magens ein ganz verschiedener, es wechselt der Leermagen mit dem gefüllten Magen ab. Wollte man es daher gelten lassen, daß die Trichterform des Geschwüres lediglich durch die auch mit der postmortalen Erschlaffung verbundene Dehnung des Magens bedingt sei, so würde dennoch diese Trichterform unter allen Umständen auch einer Lebensform des Geschwüres, und zwar der bei gefülltem, bzw. gedehntem Magen entsprechen. Darauf könnte es dann auch beruhen, daß der pathologische Anatom an der Leiche, bei welcher sehr oft der Magen ebenfalls mehr oder weniger durch Speisebrei und Gase ausgedehnt erscheint, die Trichterform des Geschwüres meistens nicht vermißt, und zwar auch dann nicht, wenn die Sektion ganz kurz nach dem Tod ausgeführt wird.

CRUVEILHIER, ROKITANSKI, VIRCHOW, ORTH, ZIEGLER, E. KAUFMANN u. a. sind doch auch als unbedingt zuverlässige Beobachter anzuerkennen und sie alle haben, wie auch die jüngeren Untersucher, die ausgesprochene Trichterform als die Regel für das Magengeschwür hervorgehoben. Um sich von dem tatsächlichen Vorhandensein dieser Form des Magengeschwüres zu überzeugen, genügt auch ein Blick auf die angeführten Abbildungen dieser Abhandlung. Richtig ist, daß die Muscularis mucosae makroskopisch meistens nicht als besondere Stufe zu erkennen ist und daß, wie erwähnt, nicht selten auch Defekte, bzw. Geschwüre mit allseitig völlig steil abfallenden Rändern beobachtet werden. ORATOR gibt allerdings selbst zu, daß das von ihm geschilderte Verhalten sich nur auf Operationsmaterial beziehe und er läßt es dahingestellt, ob man auf Grund des Leichenmaterials nicht doch zu anderen Ergebnissen kommen könne. —

Das hier geschilderte Verhalten zeigen im allgemeinen auch die unregelmäßig geformten Geschwürsanlagen. Dabei erscheinen bei eckig und zackig begrenzten Geschwüren die einzelnen Winkel des Schleimhautdefektes in der Regel schon in der Submukosa mehr abgerundet und ausgeglichen. --

2. Form des frischen Duodenalgeschwüres und des postoperativen Jejunalgeschwüres.

Die frischen peptischen Defekte und Geschwüre des Duodenums sind wohl vielfach dem Ulcus ventriculi in ihrer Form durchaus ähnlich, doch bestehen im allgemeinen gewisse Verschiedenheiten, welche besonders PAYR (8) scharf hervorgehoben hat. Namentlich sind sie durchschnittlich kleiner und erreichen im Verhältnis zum Organ weit seltener eine so bedeutende Größe wie das Ulkus des Magens.

Auch kommen hier unregelmäßige Formen noch häufiger vor und es läßt sich wegen der Art der Schleimhautfaltung die Form kleinerer Geschwüre nicht immer so leicht beurteilen. Diese erscheinen nicht selten scheinbar zackig begrenzt, namentlich gilt dies für die noch mit hämorrhagischem Schorf bedeckten frischen Geschwüre. Nicht selten sitzen kleine, flache Geschwüre, bzw. Defekte, besonders der vorderen Wand, auch auf der Höhe der Falten, sind oft von schlitzförmiger Gestalt und können nur einfachen Schleimhautrissen gleichen. Die mittelgroßen und größeren Geschwüre der hinteren Wand sind wie im Magen ebenfalls meistens rund oder oval und quergestellt, selten dreieckig

oder fast viereckig. Oft fällt der Geschwürsrand überall vollkommen senkrecht ab, der treppenförmige Abfall mit schiefer Trichterachse wird, wie
auch Gruber angibt, weit seltener als beim Ulcus ventriculi gefunden. Der
Verlauf der Trichterachse zeigt auch beim Ulcus duodeni keine Gesetz-
mäßigkeit, wenn sie auch häufig nach dem Pylorus zu gerichtet ist. Die Ränder
sind meistens scharf, oft im ganzen Umfang mehr oder weniger unterminiert. —

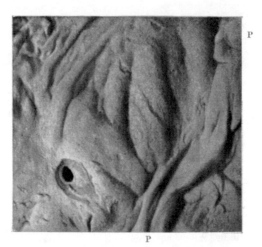

Abb. 14. Akutes perforiertes Geschwür der hinteren Wand des Duodenums von der Gestalt
eines schiefen Trichters. Der steile Anstieg ist duodenalwärts gelegen. P—P Pylorusfalte.
(Nach einem Präparat des Erlanger pathol. Instituts.)

Sehr selten findet man primäre peptische Geschwüre des Jejunums,
wie solche von Holzweissig (4) beschrieben worden sind. —

Die nach Gastroenterostomie auftretenden postoperativen Jejunalgeschwüre sind wie das Ulcus ventriculi meistens rund und scharfrandig und
durchsetzen oft in steilem Abfall die ganze Darmwand. Eine terrassenförmige
Anlage wird selten beobachtet. —

3. Beschaffenheit des Grundes des akuten Defektes und des akuten Geschwüres.

Die in dem Grund des frischen gereinigten Defektes freiliegenden Schichten
der Magenwand lassen beim akuten Ulkus makroskopisch keinerlei Veränderungen erkennen, insbesondere lassen sich die Faserbündel der Muskularis deutlich
unterscheiden und zeigen normale Färbung und keinerlei Trübung, nur erscheinen
sie an der Oberfläche manchmal etwas zerklüftet. Auch an der Submukosa und
dem interstitiellen Bindegewebe der Muskularis finden sich in der Regel keine
Veränderungen, namentlich weder Verdichtungen noch Verdickungen. Auch die
Serosa erscheint, selbst bei akut durchgebrochenen Geschwüren unverändert, an
der Außenfläche glatt und ohne Trübung, jedoch in der Regel stärker injiziert,
seltener findet sich ein Fibrinbelag im Bereich der Geschwürs-, bzw. in der
Umgebung der Durchbruchsöffnung. Die entzündliche Injektion der Serosa kann
eine so starke sein, daß Hacker sie als „flammende Röte" bezeichnete.
Nach König ist sie ähnlich wie bei einer „hochrot entzündeten Appendix"
oder bei einer akut entzündeten Gallenblase und kann sich weit in die Umgebung des Geschwüres erstrecken. In solchen Fällen findet man auch oft
eine akute entzündliche Schwellung der benachbarten Lymphknoten. Doch hat

auch KÖNIG in einer größeren Anzahl frischer und akut durchgebrochener Geschwüre frische entzündliche Erscheinungen vermißt. Nicht selten ragen aus

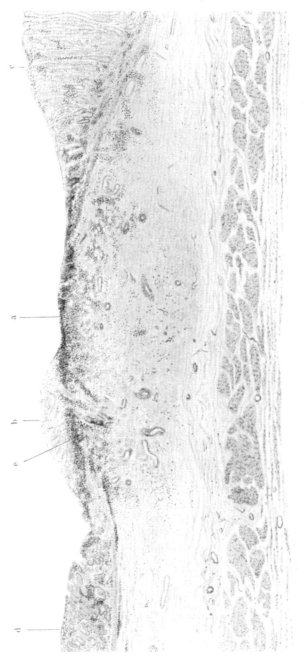

Abb. 15. Hämorrhagischer Infarkt der Magenschleimhaut und Submukosa. a Entzündliche Infiltrationszone an der Grenze des nekrotischen Schorfes b, welcher rechts bereits verdaut ist, c normale Schleimhaut, d Grenzbezirke einer angrenzenden Narbe, e atherosklerotisch verändertes und thrombosiertes Arterienstämmchen. (G. HAUSER: Das chronische Magengeschwür usw. Taf. 1, Abb. 1. 1883.)

der Tiefe des Geschwürsgrundes thrombosierte oder wohl auch klaffende kurze Gefäßstümpfe hervor, seltener liegen, wie in Abb. 13, größere Arterienäste, welche angenagt sein können, eine Strecke weit frei.

Auch bei der mikroskopischen Untersuchung des frischen gereinigten Defektes findet man meistens noch keine besonderen, zumal keine wesentlichen entzündlichen Veränderungen. An einem senkrechten Schnitt erkennt man, wie die innerste Schicht von einer ganz schmalen nekrotischen Zone gebildet wird, welche etwas trübe und fein-körnig erscheint. Unter dieser schmalen nekrotischen Zone kann man, namentlich wenn der Geschwürsgrund von der Submukosa gebildet wird, oft noch mehr oder weniger zahlreiche wohl erhaltene oder in Rückbildung begriffene rote Blutkörperchen finden, welche sich auch noch eine Strecke weit unter die Schleimhaut des Geschwürsrandes fortsetzen können. Farblose Blutkörperchen sind zunächst nur spärlich vorhanden, entzündliche Wucherungs-erscheinungen fehlen anfangs vollständig. Bald jedoch, manchmal selbst bei noch anhaften-den Schorfresten, kommt es zu einer entzündlichen zelligen Infiltration und weiterhin zur Entwicklung einer dünnen Schicht von einem ziemlich kernreichen und von Leukozyten stärker durchsetzten Granulationsgewebe, in welchem auch die Neubildung von Kapillaren einen ziemlich hohen Grad erreichen kann. Dagegen sind die vorhandenen Gefäße namentlich in der Submukosa etwas erweitert. Die entzündliche Infiltrationszone reicht im ganzen Bereich des Geschwüres eine Strecke weit in die einzelnen Wandschichten unter den Geschwürsrand. In der an sie angrenzenden Zone des Geschwürsgrundes ist das Bindegewebe ebenfalls noch etwas kernreicher und die Kerne erscheinen oft deutlich vergrößert.

Bei tiefer greifenden Defekten kann es auch zu einer fibrinösen Infiltration der Subserosa kommen, auch können an der Außenfläche der Serosa Auflagerungen mitunter gefunden werden. —

Mit der Entwicklung dieser entzündlichen Vorgänge hat sich der aus dem Infarkt hervorgegangene Defekt in das einfache akute Geschwür um-gewandelt, welches, wenn keine Komplikationen eintreten, in der Regel unter Bildung einer einfachen sternförmigen Narbe in kurzer Zeit zur Heilung gelangt. Dieser Vorgang der Vernarbung soll in einem besonderen Abschnitt über die Vernarbungsvorgänge beim Ulkus überhaupt ausführlich behandelt werden. —

b) Beurteilung des akuten Charakters der geschilderten Geschwürs-form und ihre Beziehungen zum akuten Geschwür des Klinikers und zur einfachen sternförmigen Narbe.

Die hier geschilderte Geschwürsform scheint von Aschoff, wohl haupt-sächlich wegen des treppenförmigen Abfalls des Geschwürsrandes, bereits zu der chronischen Form des Ulcus simplex gerechnet zu werden, wenn er auch zugibt, daß in Ausnahmefällen Verstopfungen kleinster, nicht weiter anastomo-sierender Arterienäste zu umschriebenen, dann meist Schleimhaut und Musku-laris betreffenden Nekroseherden führen können, welche wohl die Ursache der akuten perforierenden Magengeschwüre sind. Dagegen hat Aschoff, wie bereits bei der Besprechung der Erosion erwähnt wurde, die aus den größeren hämorrhagischen Schleimhautinfarkten entstandenen Erosionen als akute Geschwüre bezeichnet. Abgesehen davon, daß letztere Auffassung sich mit dem allgemein üblichen Begriff der Erosion nicht vereinbaren läßt, entspricht die erstere Ansicht, daß es sich bei der geschilderten Geschwürsform stets bereits um chronische Geschwüre handle, durchaus nicht der Wirk-lichkeit.

Ganz besonders beweisend für den akuten Charakter dieser Geschwürsform sind nicht nur die zum Teil noch mit Resten des hämorrhagischen Infarktes behafteten Defekte, sondern nament-lich auch die Fälle von gleichzeitigem Durchbruch zweier völlig gleichartiger und in völlig gleichem Entwicklungsstadium befind-licher Geschwüre. Denn abgesehen davon, daß auch in diesen Fällen alle entzündlichen Veränderungen an den Defekten oder Geschwüren fehlen, kann man doch schwerlich annehmen, daß bei zwei chronischen Geschwüren, von welchen vielleicht das eine an der vorderen, das andere an der hinteren Wand sitzt, das Fortschreiten des korrosiven Prozesses derartig gleichen Schritt hält, daß nun die beiden Geschwüre ausgerechnet am gleichen Tag, ja vielleicht zur gleichen Stunde zum Durchbruch gelangen. Dagegen findet ein solches Ereignis, wie es tatsächlich vorkommt, bei gleichzeitiger entsprechend tiefer primärer Infarktanlage eine durchaus selbstverständliche Erklärung. Daß solche, die ganze Magenwand durchsetzenden Infarkte, und zwar selbst solche von größter Ausdehnung, welche in kürzester Zeit zu umfangreichem Durchbruch führen, vorkommen, beweist in einwandfreier Weise auch der von mir früher mitgeteilte, in Abb. 16 hier abgebildete Fall.

Derselbe betrifft eine 63jährige Frau, welche wegen Magenkarzinoms in Behandlung stand und welche, als eine Magenspülung vorgenommen werden sollte, ganz plötzlich unter den Erscheinungen einer Magenperforation erkrankte. Nachdem sich eine starke Auftreibung des Bauches eingestellt hatte, trat unter zunehmendem Verfall schon nach $13\frac{1}{2}$ Stunden der Tod ein. Bei der Sektion fand sich neben einem flachen Karzinom der Pars pylorica „in der Mitte der kleinen Kurvatur an der hinteren Wand, nur wenig auf die vordere Magenwand übergreifend, ein fast kreisrunder $5\frac{1}{2}$ cm im Durchmesser haltender, scharf-

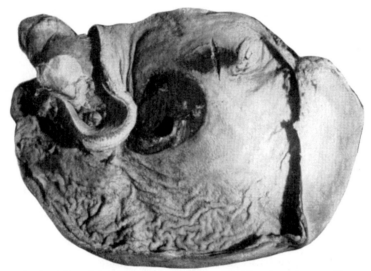

Abb. 16. Großer nierenförmiger akuter peptischer Defekt der hinteren Magenwand mit erweichten Schorfmassen und Durchbruch in die Bauchhöhle. Neben der Kardia ein unregelmäßig gestalteter, langgestreckter hämorrhagischer Infarkt. (Der quergestellte Spalt entspricht der Entnahme eines Stückchens zur mikroskopischen Untersuchung.) 63jährige Frau. Tod an Peritonitis $13\frac{1}{2}$ Stunden nach dem Durchbruch. (Nach einem Präparat der Sammlung des Erlanger pathol. Instituts.) (Münch. med. Wochenschr. 1910. S. 1209.)

randiger, wie mit dem Locheisen ausgeschlagener Defekt, dessen Grund von dunkelschmutzigbraun verfärbtem, völlig mazeriertem, lockerem Gewebe gebildet wird. Im Grund des Defektes exzentrisch und pyloruswärts gelagert eine annähernd ovale, fast 2 cm lange und 12 mm breite, in die Bauchhöhle führende Durchbruchsöffnung. Der Geschwürsrand der der Kardia zugewandten Seite ist flach, treppenförmig, sonst steil abfallend, leicht unterbuchtet. Von diesem Geschwür nur durch eine 5 mm breite Schleimhautbrücke getrennt eine spitzovale, scharf begrenzte, $3\frac{1}{2}$ cm lange und bis $1\frac{1}{2}$ cm breite, dunkelbraun verfärbte und verschorfte Stelle, welche sich bis zur Kardia hin erstreckt; am unteren Rand der Schorf zum Teil bereits abgestoßen, die Submukosa freiliegend. Auf dem Durchschnitt erkennt man, daß der ganze Schorf, obwohl seine Oberfläche in gleicher Höhe mit der Oberfläche der angrenzenden Schleimhaut gelegen ist, den oberen Schichten der Submukosa angehört; die Schleimhaut fehlt im ganzen Bereich desselben vollständig; die Ränder der angrenzenden Schleimhaut überall scharf, ganz leicht überhängend.‟

Außerdem fand sich noch ein wahrscheinlich ebenfalls frisches peptisches Geschwür im Bereich des Karzinoms und neben verschiedenen Veränderungen in anderen Organen eine diffuse Peritonitis mit außerordentliche Hyperämie des ganzen Bauchfells infolge von Austritt reichlichen Mageninhaltes in die Bauchhöhle.

Von Wichtigkeit ist es, daß bei der mikroskopischen Untersuchung der Rand des großen perforierten frischen Defektes eine dichte entzündliche Infiltration mit farblosen Blutkörperchen, welche sich in abnehmender Stärke bis zu 1 cm weit in die Schichten der Magenwand herein erstreckte, festzustellen war. Auch unter dem noch haftenden Schorf des benachbarten hämorrhagischen Infarktes fand sich eine breite leukozytäre Infiltrationszone mit thrombosierten Gefäßstämmchen und reichlichen Mengen zerfallener roter Blutkörperchen. Das Infiltrat erstreckt sich hier nur wenig unter die Schleimhaut. Diese und die Muscularis mucosae schneiden am Rand des Geschwüres scharf ab und die Kernfärbung ist bis zum äußersten Rand gut erhalten.

Von Bedeutung ist es, daß auch in diesem Fall der treppenförmige Abfall des großen durchgebrochenen Geschwüres und die Unterminierung des gegenüberliegenden Randes schon bei dem ganz frischen Defekt völlig ausgebildet waren, und zwar genau in der entgegengesetzten Richtung, als es nach der später zu besprechenden Theorie Aschoffs von der Entstehung der schiefen Trichterform hätte der Fall sein müssen. —

Mit großer Wahrscheinlichkeit liegt die geschilderte akute Geschwürsform, und zwar in der am häufigsten vorkommenden Größe von beiläufig einem Fünfpfennigstück und mit einer vielleicht nur die Submukosa freilegenden oder bis in die Muskularis reichenden Tiefe, einer großen Zahl von Ulkusfällen zugrunde, welche bei der inneren Behandlung in 4—5 Wochen zu einer dauernden Heilung gelangen und bei welchen insbesondere vor den fast plötzlich aufgetretenen Ulkuserscheinungen keinerlei wesentlichen Beschwerden von seiten des Magens bestanden haben. Solche Fälle klinisch dennoch als chronische zu erklären liegt mit Rücksicht auf die an der Leiche gewonnenen Erfahrungen keine Berechtigung vor. Chronisch kann wohl das Grundleiden sein, welches zur Entstehung des Ulkus führte; dieses selbst ist aber, sofern es frühzeitig zur Heilung kommt, als ein akuter Vorgang zu bezeichnen. Die Zahl dieser Fälle ist nach den klinischen statistischen Untersuchungen immerhin keine geringe, wobei freilich bei der Bewertung dieser Angaben die Unsicherheit in der Diagnose, namentlich vor der Einführung der Röntgenuntersuchung, nicht außer acht gelassen werden darf.

So hatten z. B. von 170 Fällen [1] Haydns 43, das sind 25,3% bei der Aufnahme in die Klinik erst seit einigen Tagen oder Wochen über Beschwerden zu klagen gehabt. Es dürfte aber schwerlich der Wirklichkeit entsprechen, wenn man, wie es allerdings meistens zu geschehen scheint, annehmen wollte, daß das erste Auftreten von Magenbeschwerden, auch wenn diese nach der Anamnese weiter zurückliegen und späterhin selbst einen chronischen Charakter angenommen haben, stets mit dem Auftreten des Ulkus zusammenfallen müsse. Abgesehen von der Unsicherheit solcher anamnestischer Angaben im allgemeinen und für die Ulkusdiagnose im besonderen, können doch alle Erscheinungen, vielleicht mit Ausnahme der Blutung, lange vorher bestanden haben, bevor das Ulkus sich entwickelte. Denn das Ulkus simplex ist trotz seiner scheinbaren Ursprünglichkeit kein selbständiges Leiden. Es entwickelt sich, wie die Erosion, im Anschluß an andere, innerhalb oder außerhalb des Magens gelegene krankhafte Zustände, welche für sich allein, auch ohne das Hinzutreten eines Ulkus, solche Erscheinungen zeitigen können, so daß oder dem Ulkus lange Zeit wie als Vorläufer vorausgehen können. Man wird daher nicht fehlgehen, wenn man annimmt, daß bei einem vielleicht nicht unerheblichen Teil der Kranken, welche auf Grund der Anamnese schon seit längerer Zeit über Magenbeschwerden klagen, das Ulkus dennoch erst vor kürzerer Zeit entstanden ist. Jedenfalls muß man annehmen, daß, sofern nicht durch den Sitz besondere Komplikationen bedingt sind, den in 4—5 Wochen oder in noch kürzerer Zeit zur Heilung gelangenden Fällen auch die der Heilung am meisten zugängliche Geschwürsform zugrunde liegt. Das ist aber das hier besprochene akute Geschwür. Größere akute Geschwüre oder Geschwüre, welche wirklich schon längere Zeit bestehen, daher chronischentzündlich verändert sind und bereits einen mehr oder weniger torpiden Charakter angenommen haben, gehören gewiß zu denjenigen klinischen Fällen, welche bis zur völligen Vernarbung einer längeren Behandlungsdauer bedürfen. Ebensowenig dürften die von Aschoff bereits als Geschwüre bezeichneten größeren Erosionen unter den bei der gewöhnlichen Behandlungsdauer heilenden Fällen häufiger zu finden sein. Denn die lediglich auf die Schleimhaut beschränkten Defekte heilen durch einfache Überhäutung und haben, wie man

---

[1] In der Arbeit sind 170 Fälle zusammengestellt, von welchen aber für die Beurteilung des Heilerfolges 15 wegen frühzeitigen Abbruches der Behandlung auszuscheiden waren.

auch wohl aus der ohne jede Störung verlaufenden Heilung traumatischer Schleimhautdefekte nicht nur etwa beim Tier, sondern auch beim Menschen entnehmen kann, an
sich eine so starke Neigung zur Heilung, daß sie schwerlich einer 4—5 Wochen dauernden
Behandlung zu ihrer Heilung bedürfen. Auch sind die größeren Erosionen etwa von der
Größe eines Fünfpfennigstückes und darüber im Verhältnis zum Ulkus so selten, daß sie
jedenfalls nur einen sehr geringen Bruchteil der zur klinischen Behandlung kommenden
akuten Ulkusfälle ausmachen könnten. Klinisch rezidivierende Fälle stehen dieser Auffassung nicht entgegen. Bei ihnen war entweder keine wirklich solide Vernarbung erzielt
worden, oder es handelt sich um die nachträgliche Entwicklung neuer Geschwüre, was ja,
wie das mehrfache Vorkommen von Geschwüren und Narben an der Leiche zeigt, keineswegs
zu den seltenen Erscheinungen gehört. Innerhalb der gebildeten Narbe selbst dürfte es nur
bei solchen größeren Umfanges zu erneuter Geschwürsbildung kommen, für die einfache
sternförmige Narbe dürfte dies nach den Erfahrungen an der Leiche ausgeschlossen sein.
So konnte GRÜNFELD(1) unter 130 Magennarben nur in 5 größeren Narben kleine unregelmäßige Defekte wahrnehmen, von welchen er jedoch nicht ganz sicher ist, ob es sich
wirklich um frische neue Geschwüre oder vielmehr um Reste des alten Geschwüres
handelte. - - (Siehe Nachtrag S. 752.)

II. Das chronische Magengeschwür.

a) Klinischer Begriff. Altersstatik.

Vom Kliniker werden alle diejenigen Fälle von Magen- und Duodenal-
geschwür als chronisch bezeichnet, bei welchen trotz strengster Behandlung
kein Verschwinden der wichtigsten Krankheitserscheinungen, sondern nur eine
Besserung oder nicht einmal diese erzielt wird. Dazu kommt aber noch eine
Zahl der geheilten Fälle, da in den klinischen Statistiken auch solche Fälle zum
Ulcus chronicum gerechnet werden, in welchen die Kranken zwar geheilt wurden,
die für das Bestehen eines Ulkus sprechenden Anzeichen aber bereits längere
Zeit vor Einleitung der Behandlung bestanden haben. Auch die rezidivieren-
den Fälle werden vom Kliniker meistens als chronische angesehen.

Daß es sich in den Fällen zweiter Art trotzdem mit großer Wahrscheinlichkeit
bei einem nicht unerheblichen Teil um akute Geschwüre handelte, wurde im
vorhergehenden Abschnitt erörtert, auch wurde darauf hingewiesen, daß
mindestens für einen Teil der rezidivierenden Fälle auf Grund der Erfahrungen
an der Leiche die Entwicklung neuer Geschwüre anzunehmen ist.

Wenn somit von den intern behandelten Fällen zweifellos eine große Zahl
auf das akute Geschwür entfällt, so bleibt doch immer noch eine bedeutende
Anzahl von Fällen — durchschnittlich wohl mindestens etwa 30% — übrig,
welche ebenso bestimmt der auch vom anatomischen Standpunkt aus als
chronisch zu bezeichnenden Form des Ulcus simplex entsprechen. Vor allem
sind auch alle röntgenologisch festgestellten Geschwüre hierher zu rechnen,
wozu dann noch fast alle operierten Fälle kommen. —

In den pathologisch-anatomischen Statistiken ist leider nirgends
eine Scheidung zwischen der akuten und chronischen Form zu finden. Genauere
Angaben für die einzelnen Fälle dieser Statistiken fehlen vollständig oder die
Angaben sind doch viel zu unbestimmt, als daß man aus ihnen, mit Ausnahme
der ganz großen Geschwüre, auch nur annähernd auf den Charakter des Geschwüres schließen könnte.

Gleichwohl geht sowohl aus der klinischen Erfahrung als auch aus der
Beobachtung an der Leiche mit Sicherheit hervor, daß das chronische Geschwür
keineswegs eine seltene Erscheinung ist und daß die Ansicht KUNDRATS, es sei
dasselbe „die größte Seltenheit", entschieden nicht zu Recht besteht. Nicht einmal für die penetrierenden Geschwüre, deren chronischer Charakter doch ganz
unzweifelhaft ist, trifft diese Bezeichnung zu.

Das tiefgreifende chronische Geschwür scheint nach der klinischen Erfahrung mehr dem **späteren Alter** anzugehören und beim weiblichen Geschlecht häufiger gefunden zu werden als beim männlichen. Nach Schütz (3, 4) wäre das Verhältnis etwa wie 60:39 und Schwarz, Brenner und v. Haberer (1) sind zu ähnlichen Ergebnissen gekommen. Sehr selten wird das kallöse Geschwür im Kindesalter angetroffen.

So wurde nach Eröss im Pester Armenkinderspital im Lauf von 42 Jahren unter 17745 klinisch behandelten Kranken nur ein einziger Fall von chronischem Magengeschwür beobachtet, welcher vom genannten Verfasser beschrieben wurde. Es handelte sich um ein 12 jähriges Mädchen, welches seit einem Jahr über Magenschmerzen klagte und in seinem Ernährungszustand immer mehr heruntergekommen war. Bei der Sektion des an akuter Miliartuberkulose verstorbenen Kindes zeigte sich an der hinteren Wand ein kreisrundes, $2^1/_2$ cm messendes Geschwür mit aufgeworfenen, aber nicht narbigen Rändern, welches in die Bursa omentalis durchgebrochen war. Daneben fanden sich noch 2 runde, scharfrandige, linsen- bzw. kreuzergroße frische, bis in die Submukosa reichende Defekte mit dünnem braunem Belag (hämorrhagische Schorfreste). Noch größeres Interesse beansprucht ein schon früher von Reimer mitgeteilter Fall, welcher ein $3^1/_2$ Jahre altes Mädchen betrifft. Das Kind soll schon seit dem 1. Lebensjahr an Verdauungsstörungen gelitten haben, zeigte Spuren abgelaufener Rachitis und ebenfalls einen schlechten Ernährungszustand. Nachdem sich in den letzten Lebenstagen heftige Schmerzen im Epigastrium, Blutbrechen und Auftreibung des Leibes eingestellt hatten, starb das Kind an einer Perforationsperitonitis. Bei der Sektion fand sich in der Nähe des Pylorus an der hinteren Wand ein an der kleinen Kurvatur gelegenes kreisrundes, 4 cm messendes, penetrierendes Geschwür mit aufgeworfenen, blutig durchtränkten Rändern, dessen schmutzig speckig aussehender Grund vom Pankreas gebildet wurde. Weitere Fälle sind von Donné, Rufz, Gunz, v. Chvostek (2), Rehn beschrieben worden. Von Interesse ist der Fall Chvosteks. Derselbe betraf einen 18 jährigen jungen Mann, welcher im Alter von 4 Jahren bei strengem Winter nur mit einem Hemd bekleidet in den Wald gelaufen und dann in halb erfrorenem Zustand aufgefunden wurde. Im Anschluß daran soll sich bei dem zuvor stets gesund gewesenen Kind ein schweres Magenleiden entwickelt haben, welches schließlich zum Tod führte. Bei der Sektion fand sich an der Kardia ein rundes, 3 cm messendes und $^1/_2$ cm tiefes Geschwür mit steil abfallenden Rändern, dessen Grund vom linken Leberlappen gebildet wurde. Außerdem war noch ein chronisches, $2^1/_2$ cm messendes Geschwür, welches mit dem Pankreaskopf verwachsen war, in der Nähe des Pylorus gelegen. In dem von Donné mitgeteilten Fall fand sich bei einem dreijährigen Mädchen nur eine typische strahlige Narbe.

Auch Askanazy (7) hat ein operiertes Ulkus von chronischem Charakter untersucht, welches von einem 3 Monate alten Kind stammte.

Ferner hat Bechthold einen Fall von penetrierendem Geschwür, dessen Grund von der Milz gebildet wurde, bei einem 5 jährigen Mädchen beobachtet, doch ist es nicht ganz sicher, ob es sich hier wirklich um ein peptisches Ulkus in engerem Sinn gehandelt hat. Auch bei dem von Theile beschriebenen Fall, welcher ein fast die ganze Pars pylorica umfassendes Geschwür bei einem zweijährigen Kind betrifft, erscheint es auf Grund des histologischen Befundes fraglich, ob wirklich ein typisches Ulcus simplex chronicum vorgelegen hat. Das Geschwür hatte sich anscheinend im Anschluß an eine Grippe entwickelt und bei der mikroskopischen Untersuchung des Geschwüres fanden sich stärkere entzündliche Veränderungen und leukozytäre Infiltration auch der Umgebung. Noch zweifelhafter sind die beiden ebenfalls von Theile mitgeteilten Fälle von einem chronischen Magengeschwür bei einem 13 jährigen Mädchen und einem chronischem Duodenalgeschwür bei einem 15 jährigen Knaben. Denn in beiden Fällen fehlt eine anatomische Besichtigung des Geschwüres. Die Diagnose des chronischen Charakters stützt sich lediglich auf die Krankengeschichte, welche selbstverständlich nicht als beweisend gelten kann, zumal die ersten auf Ulkus angeblich hinweisenden Krankheitserscheinungen nur 4, bzw. 3 Monate zurückgelegen hatten. —

b) Anatomisches Verhalten des chronischen Magengeschwürs.

Die entzündliche Bindegewebswucherung. Anatomisch ist das chronische Magengeschwür gegenüber dem akuten zunächst charakterisiert durch eine **chronisch entzündliche Bindegewebswucherung**, welche die nur reparativen Zwecken dienende Entwicklung von Granulations- bzw. Narbengewebe bei der einfachen Heilung des akuten Infarktdefektes mehr oder weniger stark, oft in höchstem Grad überschreitet, so daß dadurch ein förmlicher Tumor, der „Ulkustumor" gebildet werden kann. Es ist aber, da die Zeit, innerhalb deren das akute Geschwür zur Vernarbung gelangt, selbst bei gleicher Größe desselben doch gewissen Schwankungen unterworfen sein wird, wohl selbstverständlich, daß eine völlig scharfe Grenze zwischen dem in Vernarbung begriffenen akuten und dem bereits als chronisch anzusprechenden Geschwür sich schwer ziehen läßt, so leicht es auch ist ein Geschwür mit ausgesprochen chronisch-entzündlichen Veränderungen als chronisches Geschwür zu erkennen. Bei diesem ist die chronisch-produktive Entzündung von völlig torpidem Charakter, sie reicht oft tief in den Geschwürsgrund hinein, bis in die Serosa und greift unter Umständen noch über diese hinaus auf der Magenwand anliegende Organe über, während sie sich gleichzeitig in der Submukosa weit unter den Rand des Geschwüres erstrecken und zu einer kallösen Verdickung des Geschwürsrandes führen kann (Ulcus callosum, BRENNER).

In älteren, typischen Fällen kann die entzündliche Wucherung des submukösen und subserösen Bindegewebes so mächtig werden, daß

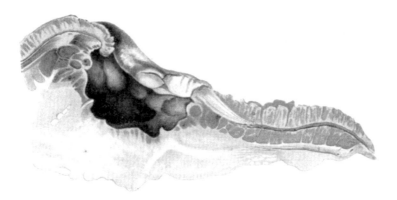

Abb. 17. Ulkusschwiele bei Ulcus callosum. (Nach PAYR: Arch. f. klin. Chirurg. Bd. 93, S. 455, Abb. 8.)

sie im Ulkusgebiet eine Dicke von 3—4 cm erreicht. Auch kann sie sich nach PAYR vom Geschwürsrand aus bei größeren Geschwüren bis auf $^2/_3$ des Magenumfanges erstrecken, so daß sie bei den sattelförmigen Geschwüren der kleinen Kurvatur an der vorderen und hinteren Magenwand bis nahe zur großen Kurvatur reichen kann. Die Magenwand ist im Bereich des Geschwüres starr, manchmal fast knorpelhart, auf dem Durchschnitt blaß graugelblich oder weißlich, äußerst gefäß- und blutarm, die Muskularis von weißlichen streifigen Zügen des gewucherten interstitiellen Bindegewebes durchsetzt, durch welches ihre Muskelbündel oft weit auseinandergedrängt werden. In manchen Fällen erscheint die Magenwand auch in der weiteren Umgebung des Geschwüres steifer, wie chronisch-entzündlich ödematös. Die ödematöse Schwellung des Geschwürsrandes kann auch bei Geschwüren mit schwächerer entzündlicher Bindegewebswucherung so stark sein, daß dadurch ein Ulcus callosum vorgetäuscht wird, wodurch nach SCHÜTZ auf dem Röntgenschirm das Bild einer HAUDECKschen Nische entstehen kann. Da diese entzündlich-ödematöse Schwellung auch anfallsweise auftreten kann, so kann auch das Bild der HAUDECKschen Nische ein wechselndes sein. Der Geschwürsgrund ist meistens glatt, ebenfalls blaß graugelblich oder blaßgrau und läßt makroskopisch meistens keine deutlichen Auflagerungen erkennen. Der Geschwürsrand kann wie beim akuten Geschwür völlig scharf sein, doch ist namentlich bei den kallösen Geschwüren die Schleimhaut oft überhängend wie eingerollt, bei den Geschwüren mit schiefer Trichterachse besonders an der Steilseite, bei Geschwüren mit allseitig steilem Abfall in ganzem Umfang, wodurch der Eingang des Geschwüres eine Einengung erfahren kann. —

Verhalten der Schleimhaut und der übrigen Magenschichten. — Verhalten der benachbarten Lymphknoten. Die angrenzende Schleimhaut zeigt ein sehr wechselndes Verhalten. Nicht selten ist sie scheinbar unverändert, ohne besondere Injektion und nicht verdickt, nur am Geschwürsrand selbst weniger oder fast gar nicht verschieblich. Oft ist jedoch die Schleimhaut des Geschwürsrandes stärker injiziert, deutlich verdickt, mitunter fast wie markig infiltriert, uneben und von warzigem Ansehen.

Diese Veränderungen der Schleimhaut können sich mehr auf die nächste Umgebung des Geschwüres beschränken, nicht selten aber, namentlich in der Pars pylorica, auch von bedeutender Ausdehnung sein. Häufiger als beim akuten Geschwür zeigt beim chronischen Ulkus die ganze Magenschleimhaut chronisch-entzündliche Veränderungen, welche vollkommen den verschiedenen Formen des chronischen Katarrhs entsprechen. In vielen Fällen ist die Schleimhaut infolge von Schrumpfung des Geschwürsgrundes auf mehr oder weniger weite Entfernung hin von allen Seiten strahlig herangezogen. Manchmal sind bei kleineren Geschwüren auch nur die an dem Geschwür vorbeiziehenden Längsfalten beiderseits an den Rand des Geschwüres leicht herangezerrt, eine Erscheinung, welche vielleicht weniger auf narbiger Schrumpfung, als auf einer spastischen Kontraktion der Muskularis beruht. Eine solche kann wohl auch für solche Fälle in Betracht kommen, in welchen ganz kleine Geschwüre mit nur geringem Umfang des Narbengewebes eine strahlige Heranziehung der Schleimhaut auf große Entfernung hin zeigen. Daß aber auch kleine, zumal tiefgreifende Geschwüre bei ihrer Vernarbung lediglich durch Narbenzug eine sehr weitreichende strahlige Heranziehung der Schleimhaut bewirken können, zeigt die Abb. 25, welche einem völlig erschlafften Magen entstammt. Nach Orator kommen auch Geschwüre vor, bei welchen nur auf der einen Hälfte die Schleimhaut strahlig herangezogen erscheint, während an der gegenüberliegenden Seite nur die benachbarte Längsfalte herangezerrt ist.

Bei tieferen, namentlich die Muskularis durchsetzenden und den penetrierenden Geschwüren findet man außen fast regelmäßig eine weißliche Trübung oder stärkere sehnige Verdickung der Serosa, oft auch eine stärkere entzündliche Injektion mit reichlicher Neubildung von Gefäßen, „die flammende Röte" Hackers, welche bei Sitz des Geschwüres an der kleinen Kurvatur auch auf das Ligamentum hepato-gastricum übergreifen kann. Da das schwielige, entzündlich gewucherte Gewebe des Geschwürsgrundes und seiner Umgebung selbst sehr gefäßarm ist, ist Payr der Ansicht, daß diese Gefäßneubildung, welche man am stärksten bei penetrierenden Geschwüren entwickelt findet, von den angelöteten Organen aus erfolgt.

Fr. König (3) hebt ausdrücklich hervor, daß diese entzündliche Rötung der Serosa in der Umgebung des Geschwüres keineswegs ein regelmäßiger Befund ist, sondern sowohl beim frischen als auch beim chronischen Geschwür fehlen kann. Auch findet man sie unabhängig von einer Perforation. König führt sie auf einen entzündlichen Reizzustand der ganzen Magenwand in der Umgebung des Ulkus zurück und vergleicht den Zustand mit der hochroten saftigen Schwellung der chronisch veränderten und dazu subakut entzündeten Gallenblase.

Von Wichtigkeit ist es, daß beim Ulcus callosum fast stets auch eine auf entzündlicher Hyperplasie beruhende Vergrößerung der regionären

Lymphknoten zu beobachten ist. Nach PAYR verrät eine auffallende Anhäufung geschwellter Lymphknoten oft unmittelbar den Sitz des Ulkus, ihre Anordnung gelegentlich sogar die Ausdehnung desselben. So finden sich bei den

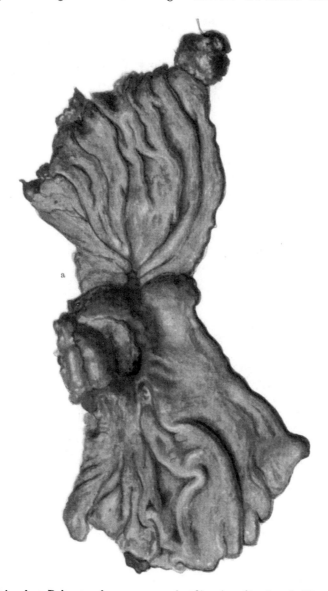

Abb. 18. Nahe dem Pylorus gelegenes, unregelmäßig nierenförmiges kallöses Geschwür mit stark gewulsteten Schleimhauträndern. In der Richtung gegen die große Kurvatur der Rand unterbuchtet. Bei a nahe der kleinen Kurvatur eine Narbe mit strahliger Heranziehung der Schleimhaut. Die Form des Geschwüres entspricht vollkommen dem in Abb. 9 abgebildeten nierenförmigen hämorrhagischen Infarkt. (Operationspräparat aus der PAYRschen Klinik.)

Geschwüren der kleinen Kurvatur und der hinteren Magenwand die Lymphknotenschwellungen hauptsächlich im kleinen Netz, bei letzteren gelegentlich auch im Ligamentum gastro-colicum. Doch kann bei diesen Geschwüren, wenn sie ausschließlich auf die hintere Magenwand beschränkt sind, manchmal auch jede Lymphknotenschwellung fehlen. Bei den Ulkustumoren des Pylorus sind nach Payr (6) annähernd in gleichem Maße die Drüsen des kleinen und großen Netzes beteiligt. Die gegen die Mesokolonplatte andrängenden Geschwüre und diejenigen, bei welchen das Pankreas im Geschwürsgrund freiliegt und gleichzeitig eine Verklebung mit der Mesokolonplatte besteht, bedingen die Lymphknotenschwellung in dieser.

Die angeführten topographischen Verhältnisse der das Ulcus callosum begleitenden entzündlichen Lymphknotenschwellungen sind deshalb von Bedeutung, weil sie die gleiche Anordnung zeigen wie bei ähnlich gelagerten Magenkarzinomen und weil nicht nur eine krebsige Entartung des Ulkus vorkommt, sondern auch die Differentialdiagnose zwischen dem kallösen Ulkus und einem primären Karzinom für die makroskopische Betrachtung oft Schwierigkeiten bietet.

Die entzündliche Hyperplasie der meistens ziemlich blutreichen Lymphknoten kann einen sehr erheblichen Grad erreichen. Payr (6) beobachtete mehrmals im kleinen Netz solche bis zu Walnußgröße und von ziemlich derber Beschaffenheit, obgleich in den betreffenden Fällen durch die histologische Untersuchung der nichtkrebsige Charakter des herausgeschnittenen Ulkus festgestellt worden war. Auch König (4) hat auf diese Lymphknotenschwellung hingewiesen und betrachtet sie als den Ausdruck einer bestehenden frischen Entzündung. Gewöhnlich unterscheiden sie sich von krebsigen Lymphdrüsen durch ihre Weichheit und ihre graurote Färbung. —

Form des chronischen Geschwüres. — Trichterachse. Im allgemeinen scheint bei dem chronisch gewordenen Geschwür auch im weiteren Verlauf die ursprüngliche Form des Infarktdefektes erhalten zu bleiben, so daß wir also beim chronischen Geschwür die gleichen Formen antreffen können wie beim akuten. Dafür spricht nicht nur die meistens runde oder kurz ovale Form auch des akuten Defektes, sondern vor allem auch das übereinstimmende Vorkommen von dreieckigen und anderen unregelmäßigen Formen sowohl beim akuten als auch beim chronischen Geschwür. In geradezu auffälliger Weise kommt diese Übereinstimmung in den Abbildungen 9 und 18, sowie 10 und 21 zur Anschauung. Am häufigsten sind auch beim chronischen Geschwür runde oder mehr ovale Formen, die größeren chronischen Geschwüre sind meistens von mehr nierenförmiger Gestalt; dreieckige oder unregelmäßig geformte, deutlich durch Zusammenfließen einzelner Geschwüre entstandene Formen oder zirkuläre Geschwüre sind auch beim chronischen Geschwür selten. —

Insbesondere kann sich auch die Trichterform, wie sie im akuten Stadium angelegt war, erhalten. Auch nach v. Redwitz stellt das an der hinteren Magenwand nahe der kleinen Kurvatur gelegene Geschwür in der Regel „trichterförmige Löcher" von verschiedener Größe dar. Nur bei stark kallösen Geschwüren ist oft die Trichterform, bzw. ein terrassenförmiger Bau des Geschwüres nicht zu erkennen. „Das Ulkus gleicht", wie Payr sich ausdrückt, „einer tiefen Grube, einem Loch, das sich in die Schwiele in der Magenwand oder bei penetrierendem Geschwür inmitten eines Ulkustumors in das betreffende Nachbarorgan hineingefressen hat." Da aber einerseits auch kallöse Geschwüre mit deutlicher Terrassenbildung vorkommen, andererseits schon der primäre Defekt völlig steil abfallende Ränder besitzen kann, so ist es wohl möglich, daß solche kallöse Geschwüre ohne Terrassenbildung nicht etwa auf einer späteren Umwandlung ihrer Form beruhen, sondern eben aus Geschwüren hervorgegangen sind, welche schon bei ihrer primären Anlage die Trichterform vermissen ließen (vgl. Abb. 11, S. 380).

Nach Stromeyer, Aschoff (3, 4), K. H. Bauer (1, 2) verläuft die Trichterachse beim chronischen Geschwür fast in allen Fällen in der Richtung der Kardia-

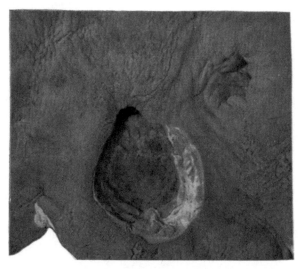

Abb. 19. Annähernd rundes chronisches Geschwür der hinteren Magenwand mit starker entzündlicher Bindegewebswucherung im Geschwürsrand. Das Geschwür erstreckt sich bis zur kleinen Kurvatur, wo der Rand tief unterbuchtet ist. Der schräge Abfall des Geschwürsrandes liegt zwischen Kardia und großer Kurvatur. Der Geschwürsgrund wird von Fettgewebe und nach unten zu vom Pankreas gebildet. Nahe dem kardialen Rand ist ein kleines Arterienästchen schlitzförmig eröffnet. Rechts oben Kardia. (Nach einem Präparat des Erlanger pathologischen Instituts.)

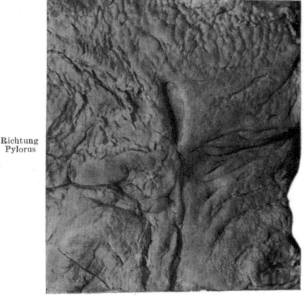

Abb. 20. Nierenförmiges chronisches, bis an die kleine Kurvatur reichendes, 4 mm tiefes Geschwür der hinteren Magenwand. Der kardiale Rand schräg ansteigend, die Schleimhaut hier nirgends überhängend, gegen die kleine Kurvatur die Schleimhaut etwas verstrichen. Der pylorische Rand ist steil, 3 mm tief unterbuchtet, ebenso der untere Winkel des Geschwüres leicht unterbuchtet. Submukosa schwielig verdickt. Die Magenwand im Bereich des Geschwüres mit dem Pankreas verwachsen. (Nach einem Präparat des Erlanger pathologischen Instituts.)

Pylorus-Linie in der Weise, daß der steile Abfall des Geschwürstrichters sich an der kardialen, der treppenförmige Anstieg an der pylorischen Seite befindet. v. Redwitz fand in den meisten Fällen, nicht in allen, seines Operationsmaterials „die Seele des Trichters in einem zur kleinen Kurvatur des Magens gegen den Pylorus zu offenen, spitzen Winkel" verlaufend, also offenbar mehr gegen die kleine Kurvatur gerichtet. In beiläufig 23% der Fälle war jedoch dieses Verhalten nur angedeutet und in 3 Fällen war dasselbe ein geradezu entgegengesetztes, so daß der treppenförmige Anstieg also an der kardialen Seite sich

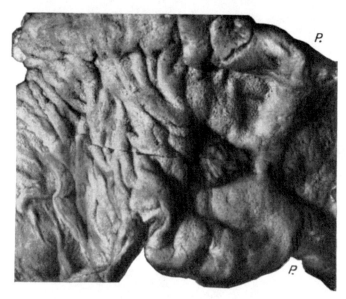

Abb. 21. Chronisches kallöses Duodenalgeschwür von annähernd dreieckiger Gestalt, dessen Grund von schwielig verändertem Fettgewebe gebildet wird. Der Geschwürsrand fällt, wie auch Abb. 22 zeigt, an der pylorischen Seite steil ab, ist aber nicht unterbuchtet, während er an der gegenüberliegenden Seite tief unterbuchtet und überhängend ist. P—P Pylorusring. (Nach einem Präparat des Erlanger pathologischen Instituts.)

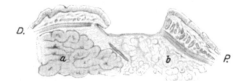

Abb. 22. Durchschnitt des in Abb. 21 abgebildeten Duodenalgeschwüres. D Duodenum, P Pylorus, a Pankreas, b Fettgewebe.

befand. Orator vollends konnte unter 125 Resektionspräparaten, welche alle sogleich nach der Operation unaufgeschnitten in Härtungsflüssigkeit fixiert worden waren, nur ein einziges Mal das von Stromeyer angegebene Verhalten des Geschwüres finden und später beobachtete er neben vielen anderen ebenfalls nur zweimal eine typische Stromeyerform und einmal einen kardiawärts gelegenen treppenförmigen Anstieg. Ebenso zeigt das Ulkusmaterial des Erlanger pathologischen Instituts, welches fast ausschließlich von Leichen stammt, auch für das chronische Geschwür die gleiche Mannigfaltigkeit im Verlauf der Trichterachse wie für das akute Geschwür, namentlich konnte, wie dies z. B. in den Abbildungen 19, 20, 25, 26, 27 und 46 zu erkennen ist, sehr oft, und zwar auch bei nicht mit stärkeren Verwachsungen oder mit besonderen Formveränderungen des Magens verbundenen Fällen, dieses entgegengesetzte Verhalten im Verlauf der Trichterachse, bzw. im Verhalten des Geschwürsrandes beobachtet werden. Auch das teils von Operationen, teils von Sektionen stammende Material, welches dem Erlanger pathologischen Institut auf Grund der von CRÄMER und mir angeregten Sammelforschung über das Ulkus von verschiedenen Seiten noch vor dem Krieg zugeschickt worden war, zeigte hinsichtlich des Verlaufes der Trichterachse die nämlichen Verhältnisse. Nur bei wenig mehr als 31% der Geschwüre verlief die Trichterachse in der von ASCHOFF und STROMEYER als charakteristisch erklärten

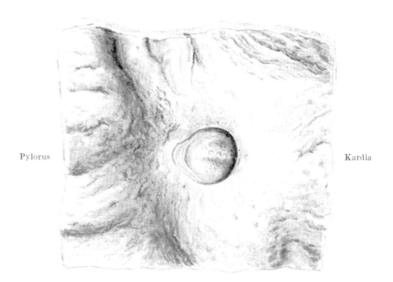

Pylorus   Kardia

Abb. 23. An der kleinen Kurvatur 5 cm oberhalb des Pylorus gelegenes chronisches rundes Geschwür. Der kardiale Rand steil und überhängend, der pylorische schräg ansteigend. Der Geschwürsgrund narbig, weißlich gefärbt, zum Teil von der Serosa gebildet. (Nach STROMEYER: Beitr. z. pathol. Anat. u. z. allg. Pathol. Bd. 54, S. 31, 1912. Abb. 11.)

Weise, während bei 37% die schiefe Trichterform überhaupt nicht ausgeprägt und bei weiteren 31% ein völlig entgegengesetzter Verlauf zu erkennen war. Vor kurzem konnte übrigens auch OSHIKAWA bei seinen unter Leitung ASCHOFFS angestellten Untersuchungen ein verschiedenes Verhalten im Verlauf der Trichterachse beobachten, wenn auch am häufigsten der steile und stärker unterminierte Rand bei seinem Material an der kardialen Seite anzutreffen war. —

c) Wachstum des Geschwüres. — Bevorzugungsstellen. — Mehrfache chronische Geschwüre.

Während so die Form des ursprünglichen Infarktdefektes offenbar auch bei dem chronischen Geschwür im allgemeinen beibehalten wird, findet im weiteren Verlauf sehr oft eine sowohl den Umfang betreffende als auch in die Tiefe gehende Vergrößerung des Geschwüres statt, welche in nicht seltenen Fällen ungeheure Dimensionen erreichen kann. Solche Geschwüre können dann die sämtlichen Magenschichten durchsetzen, so daß der Geschwürsgrund in größter

Ausdehnung von den angelöteten Nachbarorganen gebildet wird. Gerade diese Geschwüre, welche nach Schwarz als penetrierende Magengeschwüre bezeichnet werden, zeigen am deutlichsten das fortschreitende Wachstum des chronischen Geschwüres. Denn es ist klar, daß solche gewaltige Zerstörungen der Magenwand ohne das Zustandekommen irgendwelcher akuter Durchbruchserscheinungen nur dadurch entstehen können, daß eben vorher mit der Zerstörung der Magenwand in gleichem Maß Schritt haltende chronisch-entzündliche Verwachsungen dieser mit den anliegenden Organen sich entwickeln. In neuerer Zeit wurde übrigens das fortschreitende Wachstum von Magengeschwüren auch durch wiederholte röntgenologische Untersuchungen festgestellt. Die Entwicklung dieser großen Magengeschwüre nimmt oft einen sehr langen Zeitraum in Anspruch, doch können auch die größten Geschwüre, wie ein Fall Cruveilhiers (l. c. t. I. livr. 20, p. 3, pl. 5, Abb. 1) zu zeigen scheint, schon innerhalb eines Jahres zustande kommen. Sichere Anhaltspunkte, welches Alter solche Geschwüre haben, sind freilich nur selten gegeben, da in der Regel in den einzelnen Fällen keine bestimmt zuverlässigen Angaben über den Beginn des Leidens vorliegen. Wenn Nissen meint, man könne aus der Stärke der kallösen Wucherung auf die Dauer des Leidens schließen, so ist dies nur insofern richtig, als ein Geschwür mit stark kallösem Rand und daher starker Nischenbildung jedenfalls ein chronisches ist, ob es aber 2 oder 20 Jahre bestanden hat, läßt sich aus der Stärke des Kallus nicht entnehmen, zumal bei penetrierenden Geschwüren von zweifellos jahrelanger Dauer die kallöse Verdickung des Randes auch eine verhältnismäßig schwache sein kann. Können doch selbst sehr große Geschwüre einen zufälligen Sektionsbefund bilden, also offenbar, wenigstens bei indolenten Personen, nahezu latent verlaufen. Übrigens bildet eine so bedeutende, stetig fortschreitende Vergrößerung des Magengeschwüres keineswegs die Regel. Jedenfalls begegnet man auch nicht sehr selten verhältnismäßig kleinen, kraterförmigen, sehr tiefen Geschwüren, welche nach der mächtigen chronisch-entzündlichen Bindegewebsentwicklung in ihrer Umgebung und nicht selten auch nach den klinischen Erscheinungen zu schließen schon jahrelang bestanden haben müssen und einen ziemlich stationären Charakter angenommen haben. Von nicht geringem Einfluß auf die weitere Entwicklung des Geschwüres scheint der Sitz desselben zu sein, welcher im späteren Verlauf auch auf die Form des Geschwüres, jedoch weniger im Sinn Aschoffs, gestaltend wirken kann und namentlich die sich anschließenden sekundären Veränderungen zum Teil veranlaßt. Hierauf wird bei Besprechung der Pathogenese des chronischen Geschwüres noch näher einzugehen sein. —

Die Bevorzugungsstellen sind für das chronische Magen- und Duodenalgeschwür völlig die gleichen wie für das akute Geschwür. —

Meistens findet sich nur ein chronisches Geschwür, namentlich das kallöse Geschwür wird fast nur in der Einzahl angetroffen. Doch kommen auch mehrfache chronische Geschwüre vor. Payr konnte unter 30 Fällen zweimal je 2 kallöse Geschwüre beobachten, einmal fand sich neben einem solchen gleichzeitig ein einfaches Geschwür. Sick will in 12% der Fälle mehrfache kallöse Geschwüre des Magens beobachtet haben. Auch unter dem Material des Erlanger pathologischen Instituts finden sich solche Fälle, darunter auch ein Fall, in welchem je ein kallöses Geschwür an der Kardia und am Pylorus und ein zweiter, in welchem außer einem kallösen Geschwür der Pars pylorica auch ein größeres kallöses Geschwür des Duodenums vorhanden ist. Ferner führt Kossinsky aus den Sektionsprotokollen zwei Fälle an. v. Redwitz konnte unter einem Material von 260 Fällen nur zwölfmal (4,6%) in den Krankengeschichten mehrfache Geschwüre verzeichnet finden, von welchen

aber nur 5 wirklich chronische Geschwüre betrafen. Einmal bestanden 2 penetrierende Geschwüre, von welchen eines in die Leber, das andere in das Pankreas
vorgedrungen waren; in 2 anderen Fällen handelt es sich um je 2 in das Pankreas
durchgebrochene Geschwüre. In einem weiteren Fall fanden sich ein penetrierendes Geschwür der kleinen Kurvatur und gleichzeitig ein tiefes kallöses
Duodenalgeschwür. Ferner wurden in einem Fall neben 2 chronischen Geschwüren
des Magens 2 a k u t e Geschwüre beobachtet. Auch unter den von v. REDWITZ
selbst histologisch untersuchten Fällen fand sich in einem neben einem
chronischen, tiefgreifenden Geschwür der kleinen Kurvatur ein mehr pyloruswärts

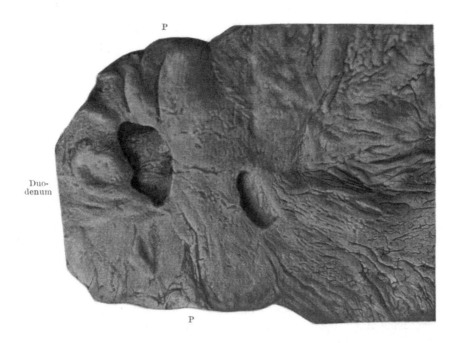

Abb. 24. Tiefe kallöse Geschwüre an der hinteren Wand der Pars pylorica und am Beginn
des Duodenums, deren Grund von schwielig verändertem Fettgewebe gebildet wird. Bei
dem Magengeschwür ist der kardiale Rand ganz leicht schräg abfallend, die Schleimhaut
kaum 1 mm überhängend, der pylorische Rand dagegen ist 3 mm tief unterbuchtet. Bei
dem Duodenalgeschwür verhalten sich die Ränder umgekehrt. Hier ist der proximale
Rand bis zu 9 mm, der distale Rand bis zu 7 mm unterbuchtet, die Schleimhaut überall
überhängend. P—P = Pylorus, D = Duodenum. (Nach einem Präparat des Erlanger
pathologischen Instituts.)

gelegener akuter Geschwürsdefekt. Außerdem hat v. REDWITZ zuweilen kleine
hämorrhagische Erosionen und akute Geschwürsbildungen als Nebenbefund
in dem operativ gewonnenen Ulkusmaterial feststellen können. Ähnliche
Befunde wurden auch von KONJETZNY und anderen erhoben.

Einen besonders interessanten Fall hat NICOLAYSEN mitgeteilt. Es handelte sich um
einen 50jährigen Mann, welcher schon seit 30 Jahren Erscheinungen von Magengeschwür
gehabt hatte und später nach wenigen Tagen an Blutbrechen gestorben war. Bei der Sektion
fanden sich 4 zweimarkstückgroße, zusammenhängende chronische Geschwüre an der
kleinen Kurvatur mit Übergreifen auf die vordere und hintere Magenwand. Außerdem waren
über den ganzen Magen zerstreut, unzählige, oberflächliche, kleine Geschwüre von Hanf-
korn- bis Groschengröße mit zerfetzten Rändern, doch ohne hämorrhagischen Grund
vorhanden. —

d) Das einfache, nicht penetrierende chronische Geschwür des Magens und Duodenums.

Wir haben bei dem chronischen Magen- und Duodenalgeschwür nicht nur aus anatomischen, sondern auch aus klinischen Gründen zwei Formen, nämlich das einfache, nicht penetrierende und das penetrierende Geschwür in dem erörterten Sinn zu unterscheiden.

1. Anatomisches Verhalten des einfachen chronischen Magengeschwüres.

Das einfache nicht penetrierende chronische Geschwür (Ulcus simplex chronicum) gehört meistens der runden oder ovalen Form an und ist in der Regel von mittlerer Größe, etwa 1—3 cm im Durchmesser. Die von den Chirurgen operierten Geschwüre haben nach den Untersuchungen Orators, welche sich auf einige 100 Fälle der v. Eiselsbergschen Klinik erstrecken, meistens nur eine Größe von 4—20 mm im Durchmesser. Doch fanden sich auch solche von 25—30 mm und ein Geschwür besaß einen Durchmesser von 50 mm. Äußerst selten sind nicht penetrierende Geschwüre von noch größerem Umfang. Budd hat ein solches beschrieben. In dem mächtig ausgedehnten, bis zur Symphyse reichenden Magen fand sich ein quer über der kleinen Kurvatur in der Mitte zwischen beiden Ostien gelegenes, den Magen fast umfassendes $2^1/_2$ Zoll im Durchmesser haltendes Geschwür mit scharfem, vorne abgeschnittenem, nicht verhärtetem Rand, welches „alle Magenhäute bis auf den Peritonealüberzug durchbrochen hatte". Der Magen war an seiner hinteren Fläche mit dem Colon transversum und dem Omentum verwachsen. Selten reicht das nicht penetrierende Geschwür nur bis auf die Muskularis, so daß dann die Trichterform wenig zum Ausdruck kommt. Geschwürsgrund und Geschwürsrand zeigen die für das chronische Geschwür im allgemeinen charakteristischen Eigenschaften, doch ist bei den flachen und weniger tiefen Geschwüren meistens keine wesentliche Verdickung des Schleimhautrandes wahrzunehmen. Wallartig aufgeworfene und kallöse Ränder größerer flacher Geschwüre deuten auf krebsigen Charakter hin, sei es, daß es sich um primäres Karzinom oder um ein krebsig entartetes Ulkus handelt, namentlich gilt dies für die Geschwüre des Corpus ventriculi. Nur in der Pars pylorica zeigen auch die flacheren Geschwüre nicht selten einen stärker gewulsteten Rand. Greift das Geschwür tiefer in die Muskularis hinein, so ist die Trichterform oft in ausgesprochener und in gleicher Weise, wie bei dem akuten Geschwür ausgebildet. Bei diesen tieferen Geschwüren kann es zu einer stärkeren, selbst kallösen Verdickung des Randes kommen (Ulcus callosum Brenner). Nicht selten ist auch die Schleimhaut des Randes selbst stärker verdickt und besonders an der steilen Seite etwas überhängend, doch kann sich eine Unterminierung, ähnlich wie beim akuten Geschwür, auch an anderen Stellen finden. Selten zeigt die Schleimhaut eine deutliche radiäre Faltung, als Zeichen im Gange befindlicher Vernarbung. In solchen Fällen erscheint der Geschwürsgrund stets deutlich schwielig und auf dem senkrechten Durchschnitt zeigen sich die Submukosa und das interstitielle Bindegewebe der Muskularis, sowie die Subserosa in der geschilderten Weise verdickt, besonders bei den kallösen Geschwüren oft mächtig gewuchert. Die Dicke der Submukosa und Serosa kann mehr als 1 cm erreichen. Bei tieferen, die Muskularis durchsetzenden Geschwüren findet man daher außen fast regelmäßig mindestens eine weißliche Trübung und sehnige Verdickung der Serosa, oft auch stärkere Injektion mit Neubildung von Gefäßen, Veränderungen, welche bei Sitz an der kleinen Kurvatur auf das Ligamentum hepato-gastricum übergreifen und sehr oft gleichzeitig mit einer Ver-

wachsung der hinteren Magenwand mit dem Pankreas und Mesocolon transversum verbunden sind. Letztere findet sich um so häufiger, je
mehr das Geschwür der hinteren Magenwand angehört.

BORSZEKY hat 2 Fälle von nicht penetrierenden, an der großen Kurvatur der Pars
pylorica gelegenen Geschwüren beobachtet, in welchen die den Geschwürsgrund bildende
Serosa anscheinend nicht nur nicht verdickt, sondern im Gegenteil verdünnt und divertikelartig ausgestülpt war. In beiden Fällen hatte die Vorbuchtung der nur leicht geröteten
Serosa die Größe eines kleinen Apfels und bei der Einstülpung der vorgebuchteten Stelle
fühlte man eine wallartige Verdickung des Geschwürsrandes. Verwachsungen fehlten vollständig. Bei der Art der Operation (Übernähung des zurückgestülpten Divertikels) konnte
eine Besichtigung der Geschwüre leider nicht stattfinden. Auch PETREN und EDLING
haben einen Fall von divertikelförmiger Ausstülpung des Geschwürsgrundes eines Magen-

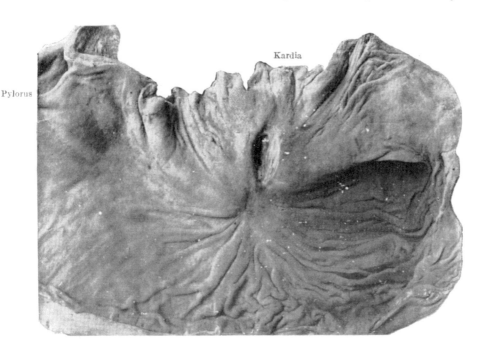

Abb. 25. Nahe der Kardia an der kleinen Kurvatur gelegenes chronisches Geschwür von
ovaler Form ohne Verwachsung der Magenwand. Der Geschwürsrand ist mäßig schwielig
verdickt, pyloruswärts steil und tief unterbuchtet, gegen Kardia und Fundus sanft ansteigend. Etwas unterhalb der Mitte, exzentrisch und pyloruswärts eine kleine in die freie
Bauchhöhle führende Durchbruchsöffnung. Unterhalb des Geschwüres eine Narbe mit
strahlig herangezogenen Schleimhautfalten. (Nach einem Präparat des Erlanger pathol.
Instituts.)

geschwüres beschrieben. Das bis zur Serosa reichende Geschwür hatte seinen Sitz an der
kleinen Kurvatur. Auf dem R-Schirm zeigte sich in diesem Fall eine deutliche dem Divertikel entsprechende und durch das Andrängen des Mageninhaltes erzeugte Nischenbildung.
Die divertikelförmige Ausstülpung des Geschwürsgrundes wurde durch die Sektion bestätigt. Die Möglichkeit, daß es sich in diesen Fällen um sekundäre Geschwürsbildung
in aus anderen Ursachen entstandenen Pulsionsdivertikeln handelte, läßt sich bei der
ungenügenden Untersuchung dieser Fälle nicht entscheiden. Auch ein ähnlicher von KLEINE
beschriebener Fall erscheint zweifelhaft, ebenso der Fall KOLACZEKS, in welchem ein hühnereigroßes Divertikel mit ulzerierter Höhlung in breiter Ausdehnung mit der vorderen Bauchwand, dem vorderen Zwerchfellabschnitt und dem Pankreas verwachsen war. Die Höhle des
Divertikels, welches von KOLACZEK als Traktionsdivertikel gedeutet wurde, war etwa walnußgroß und die Muskulatur desselben war auf seiner Kuppe nicht etwa verdünnt, sondern
im Gegenteil bis zu 1 cm verdickt.

Es kommen aber bei dem nicht penetrierenden Geschwür nicht selten auch kleinere kraterförmige Geschwüre, oft von sehr geringem Umfang, aber von sehr beträchtlicher Tiefe und sehr steilen kallösen Rändern vor. Ja auch napfförmige Geschwüre werden beobachtet, bei welchen die Eingangsöffnung von geringerem Umfang ist als der Grund und welche sich in der Tiefe buchtig erweitern können. Nicht selten fehlt ein terrassenförmiger Abfall des Randes vollständig. Diesen Geschwüren begegnet man vor allem hart vor dem Pylorus oder innerhalb des Pylorusringes selbst, dann auch an der kleinen Kurvatur, seltener an der Kardia. Besonders im Pylorusring erreichen sie, ohne die Magenwand zu durchbrechen, eine außerordentliche Tiefe, selbst bis zu 3 cm, da hier nicht nur die Submukosa infolge der entzündlichen Wucherung eine starke Verdickung erfährt, sondern oft auch eine mächtige Hypertrophie des muskulösen Ringes sich einzustellen pflegt. Gerade in solchen Fällen ist die Schleimhaut des Geschwürsrandes allseitig überhängend und unterbuchtet, so daß man den Umfang des Defektes erst bei genauerer Untersuchung richtig erkennt. Auch die Schleimhaut erscheint oft hypertrophisch und warzig verdickt. Diese Geschwüre können an allen Stellen des Pylorus auch auf seiner duodenalen Seite sitzen, am häufigsten aber finden sie sich an seiner hinteren Wand. Ähnlich verhalten sich solche kraterförmigen Geschwüre an der Kardia, wo sie an deren innerem Rand, übergreifend auf die kleine Kurvatur, zu sitzen pflegen. Eine so bedeutende Tiefe, wie am Pylorus, erreichen jedoch die kraterförmigen, nicht penetrierenden Geschwüre an der Kardia meistens nicht, da hier die starken Muskellager fehlen. An anderen Stellen des Magens findet man diese Geschwürsform weit seltener, am ehesten noch an der kleinen Kurvatur, doch nirgends von solcher Tiefe wie am Pylorusring. Ähnliche Geschwüre sind es auch, welche bei der Operation am Lebenden oft nicht aufzufinden sind. Selbst bei der später vorgenommenen Sektion gelang es nach Mikulicz in manchen Fällen nur mit größter Mühe das Geschwür zur Ansicht zu bringen. Solche Fälle sind von v. Eiselsberg (1), Hirsch (2) und Weir-Foote beschrieben worden. —

Merkwürdig ist es, daß im Röntgenbild das nicht penetrierende Ulcus ventriculi simplex, welches hier eine konisch oder einfach buckelig vorspringende sog. Nische des Magenlumens bildet, stets seinen Sitz an der kleinen Kurvatur zu haben scheint, auch wenn es der hinteren Magenwand angehört. Es wird auf diese Erscheinung, welche in gleicher Weise beim Ulcus penetrans beobachtet wird, bei der Besprechung dieses letzteren zurückzukommen sein. —

2. Das nicht penetrierende chronische Duodenalgeschwür.

Bei dem nicht penetrierenden Geschwür des Duodenums, welches im allgemeinen an Umfang hinter dem Magengeschwür zurückbleibt, scheint eine so mächtige entzündliche Bindegewebswucherung wie beim Ulcus ventriculi nicht, oder doch nur sehr selten beobachtet zu werden, oft ist dieselbe auffallend gering. Doch findet man auch hier, namentlich nahe am Pylorus Geschwüre mit verdickten Rändern und bei der mikroskopischen Untersuchung ist die entzündliche Wucherung stets deutlich zu erkennen. —

e) Das penetrierende Geschwür.

1. Entstehung des penetrierenden Geschwüres.

Das penetrierende Geschwür ist weit häufiger als das nicht penetrierende chronische Geschwür und geht jedenfalls in den meisten Fällen ganz allmählich und unmerklich aus dem chronischen nicht penetrierenden hervor, indem durch die ätzende Wirkung des Magensaftes Schicht um Schicht der Magenwand zerstört wird, der drohende Durchbruch in die Bauchhöhle aber deshalb ausbleibt, weil durch Fortpflanzung des entzündlichen Reizes auf die Serosa und die dadurch erzeugte leichte fibrinöse Entzündung mit folgender Organisation es zuvor zu einer festen Verwachsung der Magenwand mit den anliegenden Organen kommt. In anderen Fällen mag vielleicht das penetrierende Geschwür auch dadurch zustande kommen, daß der akute Infarktdefekt sofort bis auf die Serosa reicht und hier eine nur sehr kleine Verschorfung, bzw. Durchbruchsöffnung erzeugt, welche zu klein ist um einen Austritt von gröberem Mageninhalt zu ermöglichen, aber doch eine heftige, zu alsbaldiger Verklebung und folgender Verwachsung des anliegenden Organes führende umschriebene Entzündung auslösen wird. In gleicher Weise könnte sich bei einem bereits chronisch gewordenen, nichtpenetrierenden Ulkus der Vorgang der Durchbrechung der letzten Schicht der Magenwand gestalten [gedeckte Perforation, SCHNITZLER (3)]. —

2. Die penetrierenden Geschwüre der kleinen Kurvatur.

Der Grund und der ganze Bau des penetrierenden Geschwüres sind je nach dem Sitz desselben sehr verschieden. Der Rand dieser Geschwüre ist, wie auch SCHWARZ hervorhebt, stets mehr oder weniger kallös. Die an der kleinen Kurvatur gelegenen Geschwüre liegen meistens im mittleren Drittel desselben. Sie bleiben selten auf diese beschränkt. Wir beobachten dies nur bei den verhältnismäßig kleineren Geschwüren, welche jedenfalls die Größe eines Markstückes nicht überschreiten. In diesen Fällen wird der Geschwürsgrund von dem schwielig verhärteten Gewebe des Ligamentum hepato-gastricum gebildet, welches sich in eine ganz starre, derbe schwielige Platte verwandeln kann. Stets sieht man in solchen Fällen, wie die entzündliche Verdickung und weißliche Trübung des serösen Magenüberzuges auf das Ligamentum sich fortsetzt und nicht selten ist damit gleichzeitig eine mehr oder weniger starke Schrumpfung desselben verbunden, wodurch die kleine Kurvatur eine Verkürzung und Abknickung erfahren kann und gleichzeitig der ganze Magen gegen die Leber und das Zwerchfell heraufgezerrt und angeheftet wird. (Schneckenförmige Einrollung der kleinen Kurvatur, vgl. Abb. 27, S. 405.)

Meistens aber greifen die penetrierenden Geschwüre der kleinen Kurvatur eine Strecke weit auf die hintere, oder auf die hintere und vordere Magenwand zugleich, seltener auf letztere allein über, ausnahmslos gilt dies für etwas größere Geschwüre. Dann wird der Geschwürsgrund zum Teil vom Pankreas gebildet. Welcher Teil des Pankreas hierbei beteiligt ist, hängt, abgesehen von dem Abschnitt der kleinen Kurvatur, an welchem das Geschwür gelegen ist, ganz von der Form und Lagerung des Magens ab. Namentlich in Fällen von stärkerem Tiefstand des Magens, in welchen zwischen Leber und der kleinen Kurvatur ein großer Abschnitt des Pankreas nur von dem mehr oder weniger gedehnten Ligamentum hepato-gastricum bedeckt, freiliegt, kann je nach dem Sitz des Geschwüres selbst nur dessen oberer oder unterer Rand mit in das Geschwür einbezogen sein, während bei normaler Lagerung des Magens der an der Bildung des Geschwürsgrundes beteiligte Abschnitt näher dem oberen Rand gelegen ist oder überhaupt nur diesem angehört. —

3. Die penetrierenden Geschwüre der hinteren Magenwand.

Die kleineren und mittelgroßen penetrierenden Geschwüre der hinteren Magenwand liegen meistens ungefähr in der Mitte und näher der kleinen als der großen Kurvatur. Häufig liegen sie auch in der Pars pylorica und können bis an den Pylorus heranreichen. Seltener sind sie mehr gegen die Kardia zu gelagert oder näher an der großen Kurvatur, auf welche sie dann in seltenen Fällen, namentlich bei den nahe am Pylorus gelegenen Geschwüren übergreifen können. Solche Geschwüre dringen in das Mesocolon transversum vor, wobei, wie Payr hervorhebt, durch Übergreifen auch auf das hintere Blatt desselben die großen für die Ernährung des Querkolons wichtigen Gefäße (A. und V. colica media) in den Geschwürsprozeß mit hineinbezogen werden. Auch die penetrierenden Geschwüre der hinteren Wand, bei welchen der Geschwürsgrund zum Teil vom Pankreas gebildet wird, können nur einen geringen Durchmesser besitzen, doch sind sie oft größer und können selbst die Größe eines Handtellers und darüber erreichen.

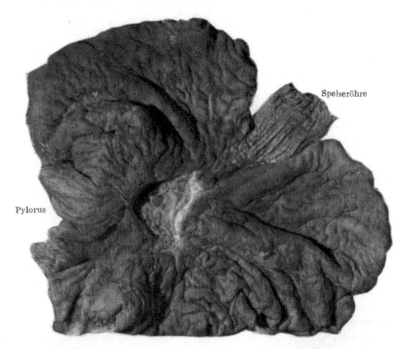

Speiseröhre

Pylorus

Abb. 26. Penetrierendes kallöses Geschwür der hinteren Magenwand, dessen Grund vom Pankreas gebildet wird. Im Geschwürsgrund ein über hanfkorngroßes geborstenes Aneurysma. Nach der kardialen Seite und dem Fundus fällt der schwielig verdickte Geschwürsrand sanft ab, während er an der pylorischen Seite tief unterbuchtet und die Schleimhaut überhängend ist. Die kleine Kurvatur durch narbige Schrumpfung verkürzt. (Nach einem Präparat des Erlanger pathologischen Instituts.)

Während die kleineren Geschwüre mehr rund oder leicht oval sind, sind die größeren Geschwüre, welche stets bis an die kleine Kurvatur heranreichen oder über diese hinausgreifen können, meistens oval oder nierenförmig, wobei der längere Durchmesser quer zur Magenachse verläuft. Bei diesen großen penetrierenden Geschwüren der hinteren Wand kann im Geschwürsgrund das Pankreas in großer Ausdehnung und in seiner ganzen Breite freiliegen, woran, obwohl das Pankreasgewebe im allgemeinen sich sehr widerstandsfähig zeigt, nicht nur die Oberfläche des Pankreas, sondern auch tiefere Schichten desselben beteiligt sein können. Stets befindet sich auch das freiliegende Pankreasgewebe im Zustand chronischer produktiver Entzündung, wenn auch die dasselbe bedeckende Schicht vom nekrotischen und entzündlich neugebildeten Gewebe so dünn sein kann, daß im Geschwürsgrund das Organgewebe fast unverändert freizuliegen scheint. Die graugelblich oder etwas rötlich gefärbten Pankreasläppchen ragen dann, von weißlichen Zügen von Narbengewebe umgeben, als flache Buckel über die Oberfläche hervor. Oft ist aber diese Schicht so stark, daß das Pankreasgewebe nur wenig durchscheint oder überhaupt völlig verdeckt ist. Der sonst mehr höckerige Geschwürsgrund erscheint dann mehr geglättet und weißlichgrau gefärbt. Oft sieht man im Geschwürsgrund stärkere Gefäßäste freiliegen oder Stümpfe von solchen, in seltenen Fällen auch kleinere Aneurysmen über die Oberfläche hervorragen. Beim Einschneiden zeigt das Pankreasgewebe eine oft weit in die Tiefe gehende Verdickung und Verdichtung des interstitiellen Bindegewebes. Hat das Geschwür die kleine Kurvatur erreicht oder über-schritten, so schließt sich hier im Geschwürsgrund eine Zone oft ganz schwieligen Narbengewebes an, welches von entzündlichen Adhäsionen und besonders auch von dem Gewebe des chronisch-entzündlich verdickten Ligamentum hepato-gastricum gebildet wird, welches an in das schwielige Gewebe eingeschlossenen Fettläppchen oft leicht zu erkennen ist. —

4. Übergreifen des penetrierenden Geschwüres auf die vordere Magenwand.

Greifen penetrierende Geschwüre der kleinen Kurvatur oder hinteren Magen-wand weiter auf die vordere Magenwand über, so kann die untere Fläche des linken Leberlappens mit dem Magen verwachsen und nach Durchbrechung der Magenwand ebenfalls einen Teil des Geschwürsgrundes bilden. Man beob-achtet dies vor allem bei den großen penetrierenden Geschwüren, welche sich weiter auf die hintere und vordere Magenwand zugleich erstrecken. Man ist

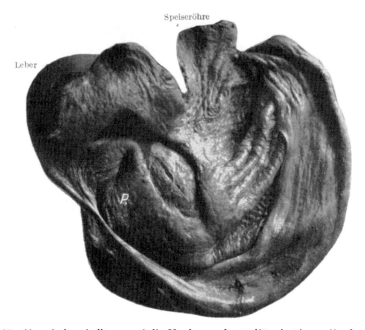

Abb. 27. Chronisches, kallöses, auf die Vorderwand sattelförmig übergreifendes Geschwür der hinteren Magenwand, dessen Grund vom Pankreas, an der vorderen Wand vom linken Leberlappen gebildet wird. Das Geschwür zeigt an der kleinen Kurvatur eine stärkere Einschnürung und ist daher wahrscheinlich durch Zusammenfließen von zwei an der vorderen und hinteren Wand gelegenen Einzelgeschwüren entstanden. Schneckenförmige Einrollung der kleinen Kurvatur durch narbige Schrumpfung, sekundäre Fundusbildung der Pars pylorica. P Pylorus. (Nach einem Präparat des Erlanger pathol. Instituts.)

in Fällen, in welchen die Ausbreitung des Geschwüres an der vorderen und hinteren Magenwand annähernd einen gleich großen Umfang zeigt, zu der Annahme berechtigt, daß dasselbe seinen Ausgang von der kleinen Kurvatur genommen und von hier aus bei seinem Wachstum sich gleichmäßig auf die beiden Magenwände ausgedehnt hat. War der ursprüngliche Sitz des Geschwüres an der hinteren Wand und hat von dieser über die kleine Kurvatur hinweg auf die vordere Wand übergegriffen, was bei größeren penetrierenden Geschwüren der hinteren Magenwand gar nicht selten beobachtet wird, so ist der an der vorderen Magenwand gelegene Teil des Geschwüres kleiner als der an der hinteren

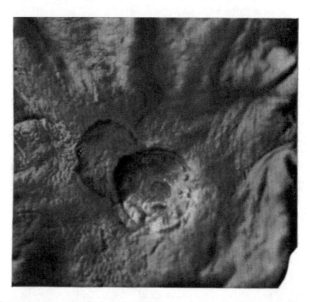

Abb. 28. Zwei fast kreisrunde chronische Magengeschwüre der hinteren Magenwand, deren Kreise sich schneiden. Das ältere Geschwür (rechts) hat sämtliche Magenschichten durchsetzt. Der Geschwürsgrund wird pyloruswärts von schwielig verändertem Fettgewebe, in der Mitte vom Pankreas gebildet. In dem Bogen Kardia-Fundus fällt der Geschwürsrand treppenförmig ab, das submuköse, subseröse und interstitielle Bindegewebe der Muskularis stark schwielig verdickt; der gegenüberliegende Geschwürsrand steil. Bei dem kleineren, jüngeren Geschwür wird der Grund von der Muskularis gebildet, welche nach der mikroskopischen Untersuchung von einer dünnen Granulationsschicht bedeckt und in ihren oberen Schichten entzündlich infiltriert ist; das interstitielle Bindegewebe der Muskularis zeigte sich hier nur wenig vermehrt. Der dieses Geschwür gegen das ältere Geschwür abgrenzende halbmondförmige Wulst wird von dem freien Rand der aufwärtsgekrümmten Muskularis gebildet. Die angrenzende Schleimhaut leicht warzig verdickt. (Nach einem Präparat der Sammlung des Erlanger pathol. Instituts.)

Wand. Doch mag auch ein unregelmäßiges Wachstum des Geschwüres vorkommen.

Auch ist es zweifellos, daß diese großen Geschwüre der hinteren Magenwand durch Zusammenfließen einzelner gleichzeitig oder bald nacheinander entstandener Geschwüre entstehen können. Denn gerade an der hinteren Wand beobachtet man nicht sehr selten 2 oder 3 einfache Geschwüre oder Narben in geringen Entfernungen. Nehmen solche Geschwüre einen chronischen Charakter an, so müssen sie bald zusammenfließen. In ähnlicher Weise werden auch Geschwüre, welche über die kleine Kurvatur hinweg auch auf die vordere Magenwand sich erstrecken, aus ursprünglich getrennten Geschwüren der vorderen und hinteren

Wand hervorgehen können. In der Regel zeigen dann solche Geschwüre in der Gegend der kleinen Kurvatur eine mehr oder weniger starke Einschnürung, welche selbst nur eine schmale Verbindungsbrücke darstellen kann.

Es ist klar, daß bei diesen Geschwüren, welche fast stets nierenförmig oder ohrförmig gestaltet sind, der linke Leberlappen in um so größerer Ausdehnung in den Geschwürsprozeß hereinbezogen werden und den Geschwürsgrund mitbilden muß, je näher sie an den Pylorus heranrücken. Die freigelegte Leber erscheint durch eine das chronisch-entzündlich verdickte Ligamentum hepato-gastricum einschließende Zone von entzündlich neugebildetem, oft ganz

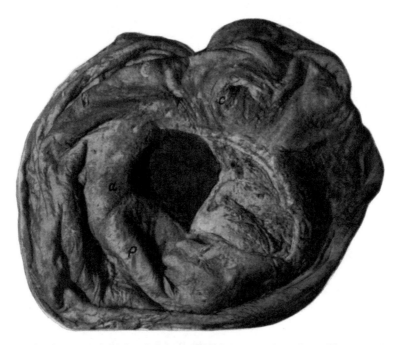

Abb. 29. Großes penetrierendes Geschwür der hinteren und vorderen Magenwand, dessen Grund in großer Ausdehnung vom Pankreas und dem linken Leberlappen gebildet wird. Am Pankreas, nahe dem kardialen Geschwürsrand, 2 geborstene, fast hanfkorngroße Aneurysmen und eine eröffnete Arterie. Der Geschwürsrand an der kardialen Seite und gegen den Fundus schräg abfallend, der Schleimhautrand verstrichen, an die verflachte Strecke schließt sich an der vorderen Wand allmählich eine Unterbuchtung des Geschwürsrandes an, welche bis zum Pylorus reicht und hier eine Tiefe von fast 5 mm erreicht. Die Schleimhaut in diesem ganzen Bereich leicht eingerollt. Nur gegen die große Kurvatur erscheint der Geschwürs-rand ziemlich steil, aber die Schleimhaut nirgends überhängend. Bei a schließt sich an das Geschwür eine 2¹/₂ cm lange Narbe an. c Cardia, P Pylorus. (Nach einem Präparat des Erlanger pathologischen Instituts.)

schwartigem Bindegewebe von dem im Geschwürsgrunde freiliegenden Pankreas getrennt. Diese Geschwüre können ganz ungeheure Dimensionen erreichen und es zählen zu ihnen die größten Magengeschwüre, welche überhaupt beob-achtet worden sind. So nimmt das bereits oben erwähnte von CRUVEILHIER be-schriebene Geschwür (S. 398), welches nach abwärts auch noch auf die große Kur-vatur und das hier angelötete Kolon übergegriffen hatte, so daß auch dieses an der Bildung des Geschwürsgrundes beteiligt war, einen Flächenraum von $5 \times 2^{1}/_{2}$ Pariser Zoll = 14 3 × 7.2 cm ein.

Bei dem hohen Interesse, welches die Krankengeschichte dieses Falles sowohl patho-logisch-anatomisch als auch in klinischer Hinsicht bietet, sei diese hier im Auszug kurz angeführt. Es handelte sich um einen 36jährigen Journalisten, welcher, nachdem er zuvor stets gesund gewesen war, 1832 an Cholera erkrankte. Die Erholung war eine unvollständige, so daß er bald infolge allgemeiner Schwäche seinen Beruf aufgeben mußte. Die Verdauung war seitdem stets träge und mit Beschwerden verbunden; oft Gefühl von Völle und Aufblähung, kein Erbrechen. Im April 1833 Aufnahme ins Krankenhaus. Dumpfer Schmerz und Gefühl von Klopfen im Epigastrium, völliger Appetitmangel, Verstopfung; blasses gedunsenes Gesicht, kein Fieber. Im Mai wurden mehrere Tage hintereinander schwarze, geronnene Blutmassen erbrochen, zugleich erfolgten blutige Stühle. Epigastrium gespannt und druckempfindlich. Unter rapider Abmagerung trat noch im gleichen Monat der Tod ein.

Auch Sternberg berichtet über ein Geschwür einer 65jährigen Frau, dessen Grund vom Pankreas und dem linken Leberlappen gebildet wurde und dessen Durchmesser 16 × 10 cm betrug.

Ja es werden Geschwüre in der Literatur angeführt, welche fast über den ganzen Magen sich erstreckten. So erwähnt Brinkmann ein Geschwür, welches von der Kardia bis zum Pylorus reichte. Da jedoch jede Beschreibung fehlt,

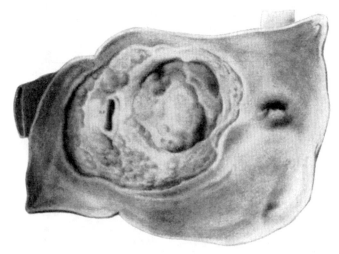

Abb. 30. Mächtiges penetrierendes auf beide Magenwände sich erstreckendes und den Pylorus umfassendes chronisches Geschwür. (Nach Cruveilhier, T. I, Livr. 20, pl. 5, fig. 2.)

so bleibt es fraglich, ob hier wirklich ein unter den Begriff des Ulcus simplex fallendes Geschwür vorgelegen hatte. —

Während bei dem bedeutend widerstandsfähigeren Pankreas der Geschwürsprozeß nur wenig in die Tiefe greift, bildet sich in dem freigelegten Leberlappen nicht selten eine tiefe und umfangreiche Aushöhlung, in welcher das Lebergewebe sich in gleicher Weise im Zustand chronischer Entzündung befindet, mit langsam fortschreitender Nekrose der obersten Schichten der Geschwürsoberfläche. Diese ist hier meistens ziemlich glatt und kann ebenfalls von einer dünnen Schicht von Granulations- und Narbengewebe, wie z. B. in dem von Cruveilhier beschriebenen Fall (Abb. 30) überkleidet sein.

In sehr seltenen Fällen ist bei den auf die vordere Magenwand übergreifenden, penetrierenden Geschwüren die vordere Bauchwand mit dem Magen verwachsen und an der Bildung des Geschwürsgrundes beteiligt. L. Pick (1) hat einen Fall beschrieben, in welchem ein solches Geschwür das Zwerchfell durchbrochen und bis zur Brustmuskulatur und den Rippenknorpeln vorgedrungen war. Auf solche Fälle wird bei Besprechung der Magenfisteln näher einzugehen sein. —

5. Verkürzung der kleinen Kurvatur. Sanduhrformen. Unterbuchtung des Pyloruswulstes. Vordringen in das Lig. hepato-gastricum, das Colon transversum, das Netz und nach der vorderen Bauchwand.

Nicht selten ist auch bei diesen großen Geschwüren durch teilweise narbige Schrumpfung eine oft starke Verkürzung der kleinen Kurvatur eingetreten, so daß der Pylorus der Kardia beträchtlich genähert sein kann (Abb. 26, S. 404, 27 S. 405, 29, S. 407). In solchen Fällen kann dann die Pars pylorica an der großen Kurvatur so stark ausgebuchtet werden, daß sie förmlich das Aussehen eines zweiten Fundus erhält (Abb. 27). Auch kann sich leichte Sanduhrform des Magens damit verbinden, doch ist diese häufiger nur eine funktionelle, d. h. dadurch bedingt, daß der Magen sich krampfhaft gegen das Geschwür hin zusammenzieht (s. den Abschnitt über den Sanduhrmagen).

Reichen diese großen Geschwüre bis unmittelbar an den Pylorus heran, so können die oberen Lagen des Pyloruswulstes, offenbar ebenfalls durch das Andrängen des Mageninhaltes und die Aufstauung des Magensaftes, eingebuchtet und unterhöhlt und schließlich selbst in breiterer Ausdehnung gegen das Duodenum durchbrochen werden, so daß dadurch eine den äußersten Rand

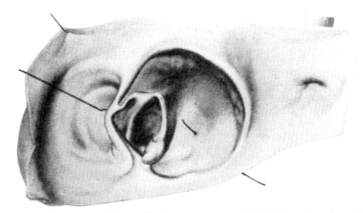

Abb. 31. Erklärung im Text. (Nach CRUVEILHIER, T. I, Livr. 20, pl. 6, fig. 2.)

des Geschwüres überspannende Brücke gebildet wird, welche Muskelzüge enthält und durch Umwachsung allseitig von Schleimhaut umhüllt sein kann.

CRUVEILLIER (I. Livr. 20, pl. 6, Abb. 1 u. 2) hat zwei derartige Fälle abgebildet, von welchen einer in Abb. 32 wiedergegeben ist. Einen ähnlichen Befund mit fast völliger Vernarbung des Geschwüres scheint Brinkmann beschrieben zu haben. Es bestand in diesem Falle eine 4 1/2 cm lange und 1 1/2 cm breite Schleimhautbrücke, welche das Magenlumen von vorne oben nach hinten unten quer durchsetzte. Die Schilderung ist jedoch nicht ganz klar, auch gibt die beigefügte Abbildung keinen befriedigenden Aufschluß über die Art der Entstehung. —

Die oben geschilderten kleineren kraterförmigen, hauptsächlich am Pylorus und an der Kardia vorkommenden chronischen Geschwüre gehen ebenfalls häufig in penetrierende über. Je nach ihrer Lage dringen sie tief in das Ligamentum hepato-gastricum ein, welches besonders in der Umgebung der an der Kardia gelegenen Geschwüre in dicke schwartige Massen sich verwandeln und sich mit Verwachsungen des linken Leberlappens und des Zwerchfells verbinden kann. Die an der großen Kurvatur gelegenen Geschwüre des Pylorus dringen. gleich an anderen Stellen der großen Kurvatur gelegenen Geschwüren, in das angelötete und schwielig verdickte Mesocolon transversum oder in Teile des Netzes oder in die Wand des Colon transversum vor. Sehr selten tritt, wie überhaupt bei den Geschwüren der vorderen Magenwand, auch bei den vorne gelegenen Pylorusgeschwüren vor dem Durchbruch eine Verwachsung mit der Bauchwand ein, so daß dann deren innere Schichten mit den Grund des Geschwüres bilden. Besonders bei diesen kleineren penetrierenden Geschwüren können in den den Geschwürsgrund bildenden schwieligen Bindegewebsmassen sich Höhlen entwickeln, welche den Defekt in der Magenwand an Umfang übertreffen, während der Zugang zu diesem durch Einrollung der verdickten gefalteten Schleimhaut oft noch stärker verengt erscheint, als bei den nicht penetrierenden derartigen Geschwüren. Solche Geschwüre mögen es hauptsächlich sein, bei welchen auf dem Röntgenbild die Nische vom

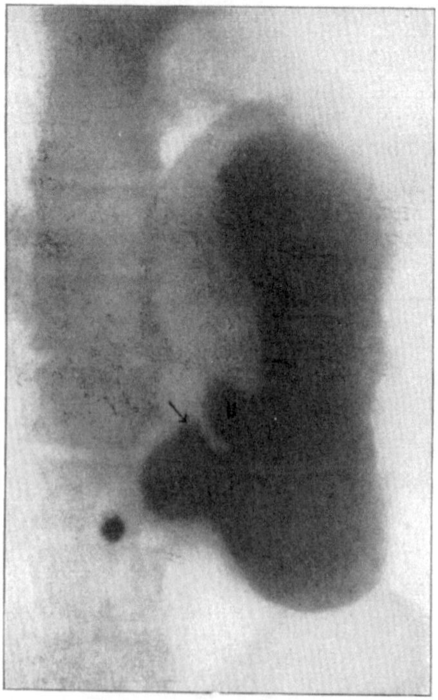

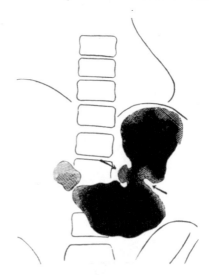

Abb. 32. Geschwür der hinteren Magenwand, welches, wie die Operation zeigte, nach dem linken Leberlappen und dem Pankreas vorgedrungen und bei welchem durch perigastritische Verwachsungen und Schrumpfung eine schneckenförmige Einkrümmung des Pylorus zustande gekommen war. (Nach Stierlin, Klin. Röntgendiagnostik des Verdauungskanals, Abb. 130.)

Abb. 33. Ein ebenfalls in die Leber und das Pankreas penetrierendes Geschwür mit spastischer Einziehung der großen Kurvatur (spastischer Sanduhrmagen). Die beiden Sanduhrsäcke sind durch narbige Prozesse an der kleinen Kurvatur und im Lig. hepato-gastro duodenale spitzwinklig gegeneinander geknickt. (Nach Stierlin, l. c. Abb. 148.)

Mageninnern völlig abgetrennt oder nur durch einen engen Kanal mit diesem verbunden zu sein scheint. Denn bei den großen penetrierenden Geschwüren, wie sie oben geschildert wurden, ist der Eingang zu der außerhalb der Magenwand gebildeten Höhle viel zu umfangreich, als daß sie für solche Bilder in Betracht kommen könnten. Solchen Geschwüren entsprechen vielmehr Röntgenbilder, wie sie z. B. in den Abb. 33 und 34 dargestellt sind. —

Die Haudecksche Nische.

Die auf Grund des Röntgenbildes begründete Ansicht Haudecks und Faulhabers, daß das Ulcus penetrans stets eine eigene, mit dem Magen durch eine „enge Kommunikation" verbundene Höhle (Haudecksche Nische) bilde, während das Ulcus callosum nur eine Ausbuchtung der Magenwand darstelle, entspricht nicht den an der Leiche festgestellten Tatsachen. Gerade die großen penetrierenden Geschwüre, deren Zugang zu der außerhalb des Magens gelegenen, zum Teil vielleicht vom Pankreas und dem linken Leberlappen begrenzten Höhle einen Durchmesser von mehreren Zentimetern besitzen kann und welche ein etwa den Abb. 33 und 34 entsprechendes Röntgenbild liefern, haben nicht selten stärkste kallöse Ränder, während andererseits ein kallöser Rand auch bei nicht penetrierenden Geschwüren, wie dies oben ausführlich besonders für den Pylorus geschildert wurde, beobachtet wird. Bei der großen Bedeutung, welche die kallöse Entartung des Geschwürsrandes für die Heilung und wahrscheinlich auch für spätere Krebsentwicklung zukommt, ist dies von Wichtigkeit.

In manchen Fällen wird nach SCHÜTZ (5) wohl beim Kranken die HAUDECKsche Nische am Röntgenbild beobachtet, bei der Sektion aber vermißt. Vielleicht war in solchen Fällen während des Lebens nur eine starke entzündlich-ödematöse Schwellung des Geschwürsrandes vorhanden. Auch soll das Bild der Nischenbildung nach BRAUN, HITZENBERGER und SAXL durch spastische Zustände des Magens bedingt werden können.

Bereits oben wurde darauf hingewiesen, daß nicht nur einfache penetrierende kallöse, auf die vordere oder hintere Magenwand übergreifende Geschwüre der kleinen Kurvatur, sondern auch die großen penetrierenden Geschwüre, deren Grund vom linken Leberlappen und dem Pankreas gebildet wird, auf dem Röntgenbild genau und nur an der kleinen Kurvatur zu sitzen scheinen. DE QUERVAIN hat diese mit den tatsächlichen Verhältnissen scheinbar in Widerspruch stehende Erscheinung damit zu erklären versucht, daß ein Geschwür in der Umgebung der kleinen Kurvatur, welches mit der Leber und dem Pankreas verwachsen und damit an der hinteren Bauchwand festgeheftet sei, gewissermaßen zum „Fixpunkt" für den Magen werde und so den Halt, welchen der Magen normalerweise am Ligamentum hepato-gastricum habe, ersetze. Letzteres werde infolgedessen etwas ausgezogen und der Magen kippe der Schwere folgend, je nach der Lage des Geschwüres, etwas nach vorne oder hinten um, so daß die kleine Kurvatur etwas nach vorne oder etwas nach hinten zu liegen komme und das Geschwür sich an die Stelle derselben lege. — Dieser Erklärung ist jedoch entgegenzuhalten, daß sowohl bei den nichtpenetrierenden als auch bei den penetrierenden kallösen Geschwüren, welche von der hinteren Wand über die kleine Kurvatur hinweggreifen, wie überhaupt bei den kallösen Geschwüren der kleinen Kurvatur, das Ligamentum hepato-gastricum in der Umgebung des Geschwüres infolge der chronischen Entzündung oft nicht nur nicht gedehnt, sondern weithin verdickt und, wie die kleine Kurvatur selbst, geschrumpft und verkürzt sein kann. Eine exakte Erklärung der erwähnten auffallenden Erscheinung wird nur durch ein Zusammenarbeiten des Klinikers mit dem pathologischen Anatomen möglich sein. Jedenfalls ist zu berücksichtigen, daß nicht nur alle Geschwüre der kleinen Kurvatur selbst, sondern auch alle diese überschreitenden der hinteren Magenwand sich mehr oder weniger tief in das Ligamentum hepato-gastricum hinein erstrecken können und daß ferner ein Tiefstand des Magens mit Verschiebung der topographischen Verhältnisse zwischen diesem und dem Pankreas sehr wohl schon vor der Geschwürsentwicklung bestanden haben kann. In diesem Fall wird auch ein kleines, an der kleinen Kurvatur zur Entwicklung gelangendes, penetrierendes Geschwür sofort auch auf das Pankreas übergreifen können, ohne sich vorher weiter auf die hintere Wand auszudehnen. —

6. Die penetrierenden Geschwüre des Fundus, die zirkulären und die auf das Duodenum übergreifenden penetrierenden Magengeschwüre.

Sehr selten sind penetrierende Geschwüre des Fundus, bei welchen die Milz den Geschwürsgrund bildet, wie in einem von FINSTERER und GLÄSSNER mitgeteilten Fall. H. MERKEL hat einen Fall beschrieben, in welchem der obere Pol der linken Niere mit Nebenniere an der Bildung des Geschwürsgrundes beteiligt war. Das weiche Gewebe der Milz setzt in der Regel der verdauenden Wirkung des Magensaftes nur sehr geringen Widerstand entgegen, so daß es leicht zu schneller fortschreitendem, jauchigem Zerfall oder Vereiterung mit bald anschließendem Durchbruch kommen kann. —

Die an der Kardia befindlichen Geschwüre liegen nicht selten hart an der Grenze zwischen Magen- und Speiseröhre, auf welche sie auch übergreifen können, so daß es schwer sein kann zu entscheiden, ob es sich um ein primäres Geschwür des Magens oder der Speiseröhre handelt. Solche Grenzgeschwüre wurden von Quincke (2), Ewersmann, Krokiewicz (3), Zaleski, Roeschmann und A. Fraenkel (2) beschrieben. —

Auch die penetrierenden zirkulären Geschwüre sind selten. Die am Pylorus gelegenen können bis an den Pylorusring heranreichende, breite völlige Gürtelgeschwüre darstellen. Solche Geschwüre sind von Cruveilhier, Wirtgen, Gemund beschrieben worden. Ein völlig zirkuläres, teilweise vernarbtes Geschwür der Magenmitte, welches einen Sanduhrmagen bedingte, wurde von Rokitansky beobachtet. Auch Kossinsky führt zwei Fälle von zirkulären Geschwüren des Pylorus an, von welchen das eine mit Stenose desselben verbunden war (Kossinsky, Nr. 34 und 151). Der Pyloruswulst kann das Geschwür wie eine steile Mauer begrenzen, die Schleimhaut dabei unterbuchtet sein. Der Geschwürsrand kann aber auch pyloruswärts flach sein und das Geschwür auf die Pylorusfalte übergreifen. Im Grund dieser Geschwüre liegt der vordere Abschnitt des Pankreas frei. Eine totale Zerstörung der Magenwand in ihrem ganzen Umfang wird bei den zirkulären Geschwüren am Pylorus wohl nicht beobachtet, so daß ein Teil des Geschwürsgrundes stets noch von Schichten der Magenwand gebildet wird[1]). Die zirkulären penetrierenden Geschwüre der Kardia dagegen können auf eine breite Strecke den kardialen Teil des Magens und den in der Bauchhöhle gelegenen Abschnitt des Ösophagus, ja selbst über diesen hinaus sich ausdehnen, so daß die Speiseröhre unmittelbar in eine große Geschwürshöhle einmündet und in manchen Fällen, in welchen die Wand in ihrem ganzen Umfang völlig zerstört ist, eigentlich eine völlige Zusammenhangstrennung zwischen Magen und Speiseröhre eingetreten ist. An der Bildung der Wand der Geschwürshöhle können auch der linke Leberlappen und das Zwerchfell beteiligt sein. Solche Geschwüre sind unter anderen von Johannsen beschrieben worden, auch wurden am Erlanger pathologischen Institut ähnliche Fälle beobachtet.

Der Rand, bzw. die Wände dieser großen zirkulären Geschwüre zeigen ein ebenso verschiedenes Verhalten, wie die am Pylorus gelegenen. Man kann eine tiefe Unterbuchtung in der Richtung gegen die kleine Kurvatur beobachten, wobei das Geschwür hier tief in das schwartig verdickte Gewebe des Ligamentum hepato-gastricum hineinreicht; es kann aber magenwärts nach der einen oder anderen Richtung hin auch ein treppenförmiger Abfall des Geschwürsrandes angetroffen werden. —

Selten können auch Magengeschwüre der Pars pylorica, welche den Pylorus überschreiten, in größerer Ausdehnung auf das Duodenum übergreifen. Auch diese Geschwüre können in penetrierende übergehen. —

7. Beschaffenheit des Geschwürsrandes beim penetrierenden Geschwür. Aufwärtskrümmung der Muskularis.

Bei den tiefen penetrierenden Geschwüren, wie sie ganz besonders die bis auf das Pankreas und die Leber reichenden darstellen, findet man häufig eine mehr oder weniger starke kallöse Verdickung des Geschwürsrandes. Nach Schütz (3, 4) gehören überhaupt alle penetrierenden Geschwüre dem Ulcus callosum an. Die Submukosa ist in solchen Fällen in der Umgebung des Geschwüres oft mächtig verdickt, fast schwielig verdichtet und kann an Dicke bis

---

[1]) Vor dem Pylorus gelegene gürtelförmige Geschwüre sind auch nach Einwirkung stumpfer Gewalt auf die Bauchwand beobachtet worden.

über 1 cm erreichen. Auf dem senkrechten Durchschnitt zeigt sich die **Muskularis**, deren interstitielles Bindegewebe ebenfalls stark entzündlich verdickt
ist und breite weißliche Züge bildet, zum **Geschwürsboden herauf gekrümmt**, nicht selten so stark, daß sie am steilen Rand von der oft etwas
überhängenden Schleimhaut überdeckt wird. Auch das oft mächtig gewucherte
subseröse Bindegewebe kann sich in breiten Lagen in den Geschwürsboden
hereinschieben. Die **Schleimhaut** ist ebenfalls mehr oder weniger stark, nicht
selten warzig verdickt, oft fast in ganzem Umfang des Geschwüres **eingerollt**
und **unterbuchtet**. Besonders tief ist diese Unterbuchtung im Bereich der
freigelegten Leber, namentlich an der vorderen Wand in der Richtung gegen
Pylorus und großer Kurvatur, wo sich bis einige Zentimeter tiefe höhlenförmige
Nischen bilden können, welche jedenfalls durch das Andrängen des Mageninhaltes
zustande kommen. In anderen Fällen ist der Geschwürsrand gegen die Kardia

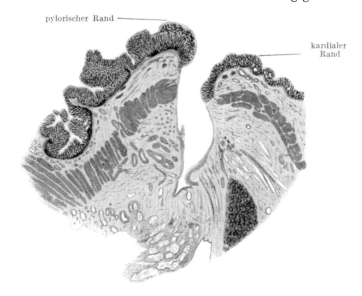

Abb. 34. Längsschnitt durch ein Ulcus callosum. Verhalten der Muskulatur zum Geschwürsrand. (Nach v. REDWITZ, BRUNS Beitr. z. klin. Chirurg. Bd. 122, S. 491. Abb. 3a.)

oder den Fundus hin steiler und weniger unterbuchtet, während in der Richtung
Pylorus — große Kurvatur ein breiter treppenförmiger Anstieg erfolgt. Man
findet aber auch das umgekehrte Verhältnis, indem der **stufenförmige Abfall
des Geschwürsrandes an der kardialen Seite** gelegen ist (Abb. 26,
S. 404, 27, S. 405, 29, S. 407). Auch kann ein terrassenförmiger Abfall des
Randes überhaupt fehlen. —

8. Das penetrierende Duodenalgeschwür.

Die **penetrierenden Geschwüre des Duodenums** allein sind keine
.seltene Erscheinung, ja nach ROVSING sollen sie häufiger sein als das penetrierende Magengeschwür. Bei dem häufigen Sitz an der hinteren Wand, sei
es im horizontalen oder absteigenden Teil, ist es vornehmlich das **Pankreas**,
welches mit der Duodenalwand verwächst und den Geschwürsgrund mitbildet.
In gleicher Weise können bei entsprechendem Sitz die **Leber** und die
Gallenblase nach vorausgegangener Verwachsung in den Geschwürsprozeß

mit hereinbezogen werden. Die Größe der penetrierenden Geschwüre ist auch im Duodenum eine sehr verschiedene. Neben sehr kleinen von unter 1 cm Durchmesser kommen Geschwüre von größtem Umfang vor, welche zu beiden Seiten über die hintere Duodenalwand hinausgreifend sich auf die Seitenwände ausdehnen. Die Geschwürsränder des penetrierenden Duodenalgeschwüres verhalten sich hinsichtlich der Lage des treppenförmigen und des steilen Abfalles, sofern dieses Verhältnis überhaupt ausgebildet ist, in gleicher Weise wie bei dem Magen- und Duodenalgeschwür überhaupt, indem ersterer bald darm-, bald pyloruswärts sich befindet. Nach Gruber (3) pflegt im allgemeinen der steile Rand darmwärts gelegen zu sein. Eine kallöse Verdickung des Geschwürsrandes wird selten angetroffen. Doch kommt sie vor und kann einen

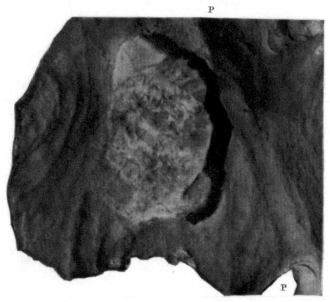

Abb. 35. Mächtiges, über die hintere Wand des Duodenum hinausgreifendes, dicht am Pylorus gelegenes annähernd rechteckiges kallöses Geschwür, dessen Grund von schwielig verändertem Fettgewebe und dem Pankreas gebildet wird. Die gewulsteten Ränder sind an allen Seiten des Geschwüres stark unterbuchtet, am stärksten an der pylorischen. P—P Pylorusring. (Nach einem Präparat des Erlanger pathologischen Instituts.)

sehr hohen Grad erreichen, so daß ein richtiger Ulkustumor gebildet werden kann. Solche Fälle wurden von Hoffmann, zum Busch, Garré und Ledderhose beobachtet. In dem Fall Lederhoses gehörte der Tumor dem unteren Querstück an, während es sich in den Fällen Siegels und Garrés um Geschwüre der Pars descendens gehandelt hat. Gruber fand unter 43 Duodenalgeschwüren nur 3 mit hochgradig, 25 mit nur wenig schwielig verdickten Rändern und 15 akute Geschwüre.

In der Sammlung des Erlanger pathologischen Institutes befindet sich ein oberhalb der Papille gelegenes Duodenalgeschwür, dessen magenwärts gelegener steiler Rand bei starker schwieliger Verdickung der Submukosa 1½ cm hoch und 8 mm tief unterbuchtet ist, während der gegenüberliegende Rand darmwärts sanft treppenförmig ansteigt.

Die Unterminierung der Schleimhaut des penetrierenden Duodenalgeschwüres ist oft eine sehr bedeutende und kann selbst bei ausgebildeter Trichterform an verschiedenen Stellen, oft auch in ganzem Umfang vorhanden sein.

Eine stärkere Verdickung der Schleimhaut dagegen wird auch bei dem penetrierenden Duodenalgeschwür nicht beobachtet. —

Das penetrierende Duodenalgeschwür zeigt nicht so charakteristische röntgenologische Bilder wie das Magengeschwür. Es äußert sich mehr in im Röntgenbild zu beobachtenden Funktionsstörungen, welchen vorwiegend klinisch-diagnostisches Interesse zukommt. Die so charakteristische HAUDECKsche Nische findet sich dagegen viel seltener als beim chronischen Ulcus ventriculi; doch läßt sich auch hier oft eine Zurückhaltung der Füllmasse in der außerhalb des Duodenums gelegenen Höhle des Ulcus penetrans feststellen. —

K. SCHWARZ hat einige Fälle von penetrierenden Jejunalgeschwüren beobachtet, welche sich in der Nahtstelle entwickelt hatten und von welchen eines in den linken Musculus rectus durchgebrochen war. —

f) Histologisches Verhalten des chronischen peptischen Geschwürs.

1. Geschwürsgrund.

Entsprechend dem anatomischen Verhalten steht auch bei dem histologischen Befund des chronischen Geschwüres die reichliche, ja oft massige Bildung von Narbengewebe in einem auffallenden Gegensatz zu der oft außerordentlich geringen Entwicklung von Granulationsgewebe im Geschwürsgrund. Meistens wird die Oberfläche desselben von einer nur ganz dünnen, höchstens 1—2 mm dicken Schicht von nekrotischem Gewebe gebildet, welche nach den Untersuchungen ASKANAZYS (6) von einer noch dünneren Exsudatschicht bedeckt sein kann.

Dieses Exsudat entspricht der dem Geschwürsgrund mitunter aufgelagerten trüben, grauen oder bräunlichen Masse und wird hauptsächlich von oft in ein weitmaschiges Fibrinnetz eingeschlossenen farblosen Blutkörperchen (Leukozyten) gebildet, welchen rote Blutkörperchen, manchmal auch vereinzelte Plasmazellen und eosinophile Zellen, sowie fibrinoide, von der nekrotischen Zone stammende Schollen beigemengt sind. Gelegentlich findet man auch Schleim und abgestoßene Epithelien, welche vom Geschwürsrand auf den Geschwürsboden gelangt sind. Die geschilderte Exsudatschicht fehlt übrigens, wie auch von andern Autoren, wie ORTH, E. KAUFMANN und ASCHOFF (3) hervorgehoben wird und wie man sich auch bei schonendster Untersuchung überzeugen kann, sehr häufig und ASKANAZY (6) selbst sagt, daß sie oft nur an einzelnen Stellen vorhanden ist. Die nekrotische Zone zeigt einen fibrinoiden Charakter und besteht ähnlich, wie bei diphtherischer Entzündung, aus glänzenden hyalinen, ein dichtes Flechtwerk bildenden Bälkchen, welche den fibrinoid umgewandelten Bindegewebsfasern entsprechen. Auch nekrotische Nerven und Gefäße beteiligen sich an dem Aufbau dieser Zone, auch ist sie namentlich in ihren oberen Schichten stets reichlich von zum Teil in Zerfall begriffenen Leukozyten durchsetzt. An einzelnen Stellen können sich auch umschriebene, abszeßähnliche Anhäufungen der Leukozyten mit Erweichung der fibrinoiden Bälkchen finden, sowie in Abstoßung begriffene, von einem Leukozytenwall umfaßte Stückchen der Fibrinoidschicht. So gewinnt man also den Eindruck einer fortwährenden Einschmelzung der nekrotischen Zone unter gleichzeitigem Fortschreiten dieser selbst in die Tiefe. Nach OSHIKAWA pflegt die nekrotische Schicht an den am stärksten unterbuchteten Stellen, also vor allem am steilen Rand des Geschwüres, und zwar infolge der hier stattfindenden Aufstauung von Speiseteilen und Magensaft, ihre größte Dicke zu zeigen, wodurch ein ungleichmäßiges Fortschreiten des Geschwüres, namentlich auch in die Tiefe, zum Ausdruck kommt. OSHIKAWA glaubt damit das Zustandekommen der schiefen Trichterform der Geschwüre und der Richtung der Trichterachse erklären zu können. Doch gibt er selbst zu, daß das Verhalten der nekrotischen Schicht in dieser Hinsicht schwankend ist und ihre stärkste Entwicklung an verschiedenen Stellen, insbesondere nicht nur etwa an der kardialen, sondern auch umgekehrt an der pylorischen Seite oder auch an der basalen Fläche des Geschwürsgrundes sich finden kann. Diese Verschiedenheit in der Lokalisierung der größten Dicke der nekrotischen Zone dürfte nach OSHIKAWA auf die wechselnde Körperhaltung zurückzuführen sein, welche eine stärkere Ansammlung von Magensaft bald an dieser, bald an jener Stelle des Geschwüres bedingen könne. Man wird aber wohl auch daran denken müssen, daß sekundäre Ansiedelungen von Migroorganismen und andere Schädlichkeiten, welche an wechselnden Stellen auf den Rand und Grund des Geschwüres einwirken, hierbei eine Rolle spielen können. Selbstverständlich läßt sich jedoch nicht bestreiten, daß an allen Stellen des Geschwüres, an welchen eine Aufstauung von Magensaft stattfindet, eine stärkere Zerstörung der oberen Schichten des Geschwürsbodens eintreten muß. In gleichem Maße wird aber an solchen

Stellen eine diese Zerstörung mehr oder weniger ausgleichende, ja den durch die Nekrose
bedingten Gewebsverlust sogar übertreffende, reaktive entzündliche Bindegewebswucherung
einsetzen. Nur so ist es überhaupt denkbar, daß selbst stark unterbuchtete kallöse Geschwüre
viele Jahre bestehen können ohne merklich an Umfang zuzunehmen oder durchzubrechen,

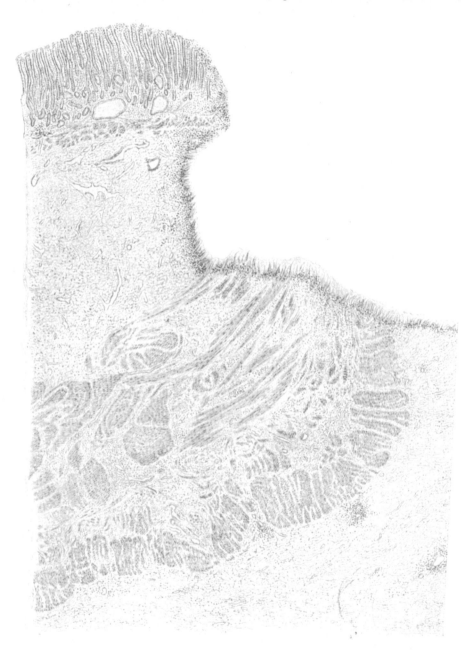

Abb. 36. Rand eines großen kallösen, penetrierenden Magengeschwüres. Die Muskularis
in charakteristischer Weise nach aufwärts gekrümmt und von dem schwieligen Geschwürsgrund völlig scharf abgegrenzt. Die Submukosa und das interstitielle Bindegewebe der
Muskularis stark entzündlich gewuchert. (Nach G. Hauser, l. c. Taf. 4, Abb. 52.)

während der Ulkustumor an Mächtigkeit stetig zunimmt. KIRCH und STAHNKE konnten sowohl die Exsudatschicht, wie auch die nekrotische Zone in allen von ihnen untersuchten Fällen beobachten, dagegen fand sie NISSEN (1) nur in 82⁰/₀ seiner Fälle mit anderen Erscheinungen akuter Entzündung des Geschwürsgrundes. (S. Nachtrag S. 753.)

An die nekrotische Schicht kann sich eine Granulationszone anschließen, nicht selten fehlt jedoch eine solche vollständig. PERMAN unterscheidet daher zwei Formen des chronischen Geschwüres, eine solche mit und eine ohne Granulationszone. Sie ist von sehr verschiedener Stärke und kann kaum einen Millimeter betragen, in seltenen Fällen aber auch eine Dicke von selbst mehreren Millimetern erreichen. Sie ist dann am gefärbten Präparat schon makroskopisch als mehr oder weniger breite, dunkler gefärbte Zone zu erkennen, welche manchmal keine überall gleichmäßige Entwicklung, an einzelnen Stellen selbst eine Unterbrechung zeigen kann. Auch der Reichtum dieser Granulationszone an neugebildeten Gefäßen ist ein wechselnder. Bei stärkerer Entwicklung der Zone kann man nicht selten auch eine reichliche Neubildung von Kapillaren beobachten, während bei schwacher Entwicklung sowohl neugebildete und sprossende Gefäße als auch junge Bindegewebszellen nur verhältnismäßig spärlich vorhanden sind. Die Behauptung OSHIKAWAS, daß die Granulationsschicht in allen Fällen sehr gefäßreich und hyperämisch sei, ist keineswegs zutreffend. Außer Fibroblasten, Plasmazellen, zahlreichen Leukozyten und Lymphozyten finden sich auch in der Granulationsschicht, wie auch von v. REDWITZ, ASKANAZY und NICOLAYSEN hervorgehoben wird, oft reichlich eosinophile Zellen. NICOLAYSEN konnte sie unter 36 Magengeschwüren 28 mal beobachten, und zwar waren es die polymorphkernigen Leukozyten, welche die eosinophilen Granulationen aufwiesen, seltener spindelförmige Bindegewebszellen. KIRCH und STAHNKE, welche in allen Fällen von chronischem und subchronischem Ulkus sowohl die Exsudatschicht als auch die fibrinoide Zone, wenn auch nicht immer in stärkerer Ausbildung nachweisen konnten, bestätigen ebenfalls das häufige Vorkommen von Fibroblasten mit basophilem Protoplasma, sowie von basophil granulierten Leukozyten, d. h. von Mastzellen in der Granulationsschicht und noch mehr in der Narbenzone. Namentlich in letzterer fanden sie sich regelmäßig und oft in größter Menge, weit bis in die von Narbenzügen durchsetzte Muskularis sich erstreckend. In einem von NICOLAYSEN beschriebenen Fall bestand die zellige Infiltration auffälligerweise fast ausschließlich aus Myeloblasten und Myelozyten. Das Präparat entstammte einem an akuter myelogener Leukämie verstorbenen Mann. —

2. Gefäßveränderungen. Lymphgefäße.

Die Granulationsschicht geht ohne Unterbrechung in die Zone des Narbengewebes über. Dieses ist besonders in seinen tieferen Lagen dicht, derbfaserig und kann, wie bereits geschildert wurde, eine ungeheure Mächtigkeit erreichen. Nach der Angabe aller Untersucher zeichnet es sich durch seine Armut an Kernen, namentlich aber an Gefäßen aus. Auf diese Gefäßarmut des kallösen Geschwüres hat besonders auch KELLING hingewiesen. Nur nahe der Granulationszone findet man Fibroblasten und junge Bindegewebszellen, in den tieferen Lagen und in der seitlich angrenzenden Muskulatur auch zerstreute Mastzellen. Lymphozyten und Plasmazellen, welche da und dort, namentlich in dem äußeren Bezirk der Narbenzone in der Nachbarschaft von Gefäßen, umschriebene, follikelähnliche kleine Herde oder mehr streifenförmige Einlagerungen in den Gewebsspalten bilden. Fibrinausscheidung vermochte ich bei dem chronischen Ulkus in den tieferen Lagen des Geschwürsgrundes nicht zu finden, auch nicht in der verdickten Subserosa.

So sehen wir, wie im Grund des chronischen Geschwüres fortdauernd chronisch entzündliche Vorgänge vor allem produktiver Art und reparativen Charakters sich abspielen, welche sich dadurch auszeichnen, daß das sich stetig neu bildende Granulationsgewebe durch die auf den Geschwürsgrund einwirkenden Schädlichkeiten immer wieder von neuem zerstört und so die Heilung verhindert wird. Auf diese Verhältnisse habe ich bereits in meiner ersten Abhandlung über das chronische Magengeschwür (s. S. 44) mit den Worten hingewiesen: „auf der einen Seite wird an der Oberfläche fortwährend Gewebe ertötet werden, auf der anderen Seite wird durch andauernde Entzündung immer wieder Bindegewebsneubildung

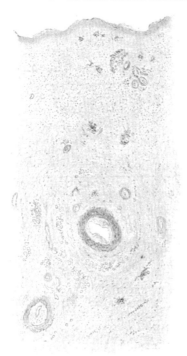

erfolgen. Solange sich diese beiden Vorgänge die Wage halten, bleibt der Zustand des Geschwüres stationär, sobald aber der erstere überwiegt, wird es notgedrungen zu tiefer greifenden Zerstörungen kommen..." Askanazy (7) ist daher im Irrtum, wenn er meint, er sei der erste gewesen, welcher mit der alten Lehre von der Reaktionslosigkeit des chronischen Magengeschwüres gebrochen habe. Übrigens kann man ähnliche Vorgänge auch bei anderen chronischen Geschwüren beobachten, wenn auch die Ursachen andere sind.

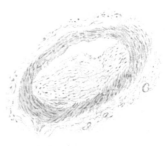

a   b

Abb. 37. Endarteriitis obliterans in dem schwieligen Gewebe des Grundes eines kallösen penetrierenden Magengeschwüres. In Abb. a sieht man in der Tiefe des kernarmen schwieligen Gewebes 2 Arterienquerschnitte mit stark verdickter Intima. Abb. b Schrägschnitt durch eine Arterie aus dem Geschwürsgrund des gleichen Falles. Die gewucherte Intima ist etwas kernreicher, das Lumen bis auf einen schmalen Spalt eingeengt. (Nach einem Präparat des Erlanger pathologischen Instituts.)

. Diese gleichen Veränderungen finden sich auch in der Submukosa, dem interstitiellen Bindegewebe der Muskularis und in der Subserosa am Rand des Geschwüres und können besonders bei großen kallösen Geschwüren einen hohen Grad erreichen und sich bis zu 2 cm weit in die Umgebung erstrecken.

Von besonderer Wichtigkeit sind die bei allen älteren Geschwüren, namentlich dem penetrierenden Ulcus callosum, in der Narbenzone anzutreffenden Gefäßveränderungen. Abgesehen von entzündlichen Infiltrationen der Gefäßwand von nahe der Oberfläche gelegenen Arterienstämmchen, thrombosierten Arterien und Venen, ist es namentlich eine oft die höchsten Grade erreichende Endarteriitis obliterans, welche größtes Interesse beansprucht. Man findet die Wandungen der oft nur in spärlicher Zahl vorhandenen Arterienstämmchen, besonders der größeren, verdickt, vor allem die Intima, welche gleichzeitig hyaline Entartung aufweist und so mächtig sein kann, daß die Gefäßlichtung aufs äußerste eingeengt wird. Nicht selten begegnet man auch völlig verschlossenen Arterienästen. PAYR (6) hat versucht, an resezierten Ulzera die Gefäße mit einer röntgenologisch darstellbaren Masse zu füllen und dabei, wie Abb. 41 zeigt gefunden, daß die größeren Äste weit vor dem Ulkusrand aufzuhören scheinen.

Diese schweren Veränderungen der Arterien erstrecken sich auf den ganzen Bereich des Geschwürsgrundes und können hier die größte Ausdehnung erreichen. So konnte NICOLAYSEN in 5 Fällen überhaupt keine normalen Gefäße in der Ulkuszone mehr finden. v. REDWITZ (2) vermißte die Veränderungen unter 70 Fällen nur einmal. Doch scheinen sie fast stets auf den Bereich des Ulkus beschränkt zu bleiben, so daß sie offenbar als sekundär

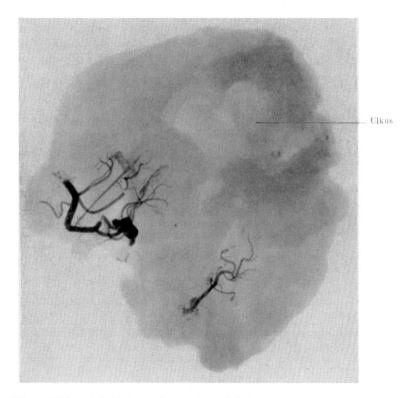

Abb. 38. Röntgenbild nach Injektion einiger größerer Gefäßstämme mit Wismutvaselinpaste bei Ulcus callosum. (Nach PAYR, Arch. f. klin. Chir. Bd. 93, Abb. 10.)

zu betrachten sind. Es handelt sich hier um die gleiche Erscheinung, wie sie auch bei anderen chronischen Geschwürsprozessen, namentlich auch in der Umgebung von manchen Krebsgeschwüren beobachtet werden kann. Nur selten findet sich diese Veränderung der Arterien auch noch eine Strecke weit in der angrenzenden von entzündlicher Bindegewebswucherung freien Magenwand. Sie können aber nach PAYR gelegentlich auch die größten Arterien des Magens betreffen, wie z. B. die Art. gastrica dextra und sin. bei Geschwüren an der kleinen Kurvatur und v. REDWITZ fand sie in einem Fall im Bereich des ganzen Magensegmentes. Auch die Wandungen der oft stark erweiterten Venen zeigen sich gewöhnlich verdickt. Auf die häufig zu beobachtende Thrombenbildung sowohl in Venen als auch in Arterien wird bei der Besprechung der Pathogenese ausführlicher zurückzukommen sein.

v. REDWITZ fand in manchen Fällen auch eine auffallende Veränderung der Lymphspalten im Geschwürsgrund. Sie waren oft stark erweitert, die Endothelien auffallend dick und geschwollen. In einzelnen Fällen beobachtete er auch Komplexe von reihenweise angeordneten oder in Häufchen gruppierten dunklen Zellen mit bläschenförmigem Kern, welche oft dem Lauf der Gefäße folgten und Ähnlichkeit mit Epithelien hatten. Diese

Veränderungen an den Lymphgefäßen konnten auch von Kirch und Stahnke in einzelnen Fällen beobachtet werden. —

3. Veränderungen der Nerven.

Von Bedeutung sind auch die Veränderungen der im Geschwürsgrund befindlichen Nerven. Eppinger hat wohl zuerst das Verhalten der Nerven im Geschwürsgrund und dessen Umgebung bei dem chronischen Ulkus eingehender untersucht. In verschiedenen Fällen, namentlich bei Geschwüren der Pars pylorica und der hinteren Magenwand, konnte er Veränderungen an den Nerven feststellen. Askanazy (6), welcher das Verhalten der Nerven beim chronischen Ulcus ventriculi erneut genau untersucht hat, fand, daß fast stets mit der Unterbrechung der Muskularis im Geschwürsgrund auch der bereits in der Subserosa beginnende Plexus myogastricus unterbrochen ist. Manchmal hört er schon kurz vor dem Muskelende auf, oft steigt er mit ihm fast senkrecht gegen den Schleimhautrand auf, manchmal reicht er aber bis in die Narbenzone hinein. Die Lymphscheiden des gangliösen Apparates sind am Rand des Geschwüres erweitert, das sie umgebende Bindegewebe ist oft vermehrt, vielfach durch Mastzellen, Lymphozyten und Plasmazellen, meistens jedoch nur mäßig, infiltriert.

Noch auffallender sind die Veränderungen der in das Narbengewebe des Geschwürsgrundes einstrahlenden und zur Oberfläche ziehenden Nerven. Loeper fand sklerotische Veränderungen der Nervenfasern mit Atrophie, welche er auch in Beziehung zu den Vagusstörungen brachte. Nach Askanazy fehlen in der Regel an den Nerven die Ganglienzellen, auch zeigen sie reichere Bindegewebsentwicklung. In Gefrierschnitten lassen sich zahlreiche Fasern ohne Markscheide nachweisen, doch ist auch die Zahl der noch markhaltigen Fasern eine ziemlich große. Meistens finden sich in dem Narbengewebe mehrere Nervenzweige, welche oft in Begleitung von Arterien senkrecht zur Granulationszone aufsteigen und sich gelegentlich bis in die diphtheroide Schicht verfolgen lassen. Man kann beobachten, wie der nekrotische Stumpf solcher Nerven aus dem Geschwürsgrund wie freipräpariert herausragen kann, und es können solche Nervenstümpfe geradezu mit verödeten Arterien verwechselt werden. Im Bereich des Narbengewebes sowohl wie am Geschwürsboden finden sich im Verlauf der Nerven richtige neuritische und perineuritische Veränderungen. Die Nerven erscheinen ödematös aufgelockert und verbreitet, ihre Lymphräume unter dem Perineurium sind erweitert und enthalten Leukozyten oder andere Wanderzellen. Die Zellen des Peri- und Endoneurium können Schwellung und Basophilie im Protoplasma zeigen, auch können die Nerven von leukozytären Infiltraten umfaßt sein. Auch Regenerationserscheinungen werden beobachtet und in 3 Fällen fand Askanazy die Bildung von richtigen Narbenneuromen von 1,6—4 mm Durchmesser und bis zu 50 Nervenfasern im Querschnitt. Auch Stoerk hat ein solches Narbenneurom in einem Fall von chronischem Magengeschwür beschrieben und Abadil, Labachelle und Arriot konnten in einem nach HCl-Vergiftung entstandenen, 2 Monate alten Magengeschwür eine Hypertrophie des Plexus myogastricus, sowie eine auffallende diffuse Wucherung von Nervenfasern beobachten. Im Gegensatz zu Askanazy vermochte Orator (1) unter 170 untersuchten Fällen von Magengeschwür fast niemals Veränderungen am intramuralen Nervenapparat zu finden. Dagegen fand er auffallenderweise solche häufig beim Ulcus pepticum jejuni. (S. Nachtrag S. 753.)

Ganz ähnliche Veränderungen der Nerven, wie sie Askanazy beschrieben hat, wurden schon vorher von Perman an den Nerven des Ulkusbodens festgestellt und vor kurzem von v. Redwitz, Nicolaysen, Kirch und Stahnke bestätigt, von den erstgenannten Autoren jedoch nur in einzelnen Fällen. Nur selten fanden diese Autoren eine wirklich Neuritis, häufiger wurden perineuritische Veränderungen beobachtet und stets waren neben den krankhaft veränderten auch normale Nerven zu finden. Auch B. Fischer hat perineuritische Veränderungen im Grund chronischer Magengeschwüre gesehen. —

4. Verhalten der Muskularis.

In sehr charakteristischer Weise zeigt sich auch im mikroskopischen Bild die von mir bereits in meiner ersten Bearbeitung des chronischen Magengeschwüres geschilderte und neuerdings von v. Redwitz und Orator wieder eingehend behandelte Aufwärtskrümmung der Muskularis am Rand penetrierender Geschwüre. Sie ist stets gegen das schwielige Narbengewebe des Geschwürsgrundes scharf abgegrenzt. Mündet sie in diesen selbst ein, so erscheint sie kurz vor der Oberfläche oft wie gelockert, indem die einzelnen Faserzüge von gewuchertem Bindegewebe aufgespalten und auseinandergedrängt

werden. Nicht selten steigt sie aber fast völlig geschlossen bis zu der hier ebenfalls durch Wucherung des Zwischenbindegewebes aufgesplitterten Muscularis
mucosae herauf, mit welcher sie derartig verschmelzen kann, daß sie von der
überhängenden Schleimhaut zum Teil bedeckt wird. Dieses Verhalten kann
die Muskularis meistens an allen Stellen des Geschwürsrandes zeigen, doch
pflegt es an der Steilseite in der Regel am typischsten ausgebildet zu sein.
(S. Nachtrag S. 753.)

Stets ist das Zwischenbindegewebe der Muskularis in der Umgebung des
Geschwüres entzündlich gewuchert, jedoch meistens nur mäßig oder wenig kernreich und
zellig infiltriert. Das gleiche gilt für die Submukosa. ASKANAZY (7) konnte in den an das
Geschwür angrenzenden Teilen der Muskularis auch eine reiche Neubildung elastischer Fasern
beobachten.

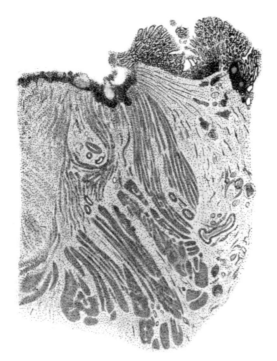

Abb. 39. Typisches Einstrahlen der Muskularis gegen den Geschwürsrand bei penetrierendem Ulcus callosum. (Nach v. REDWITZ, l. c. S. 492, Abb. 5.)

5. Schleimhaut des Geschwürsrandes. Atypische Drüsenwucherung.

Die das chronische Geschwür begrenzende Schleimhaut erscheint, auch
wenn die übrige Schleimhaut des Magens makroskopisch keine wesentlichen
Veränderungen erkennen läßt, mehr oder weniger stark entzündlich zellig in-
filtriert, und zwar kann sich die aus Leukozyten und Lymphozyten bestehende
Infiltration einige Zentimeter weit erstrecken. Bei stärkerer entzündlicher
Veränderung finden sich oft auch neugebildete Lymphknötchen in der
Umgebung des Geschwüres. Bei gleichzeitig vorhandener allgemeiner Gastritis
unterscheiden sich die entzündlichen Veränderungen am Geschwürsrand in der
Regel durch stärkere Entwicklung von denen der übrigen Schleimhaut.

Von besonderem Interesse ist die bei älteren kallösen Geschwüren sehr
häufig zu beobachtende atypische Wucherung der Schleimhautdrüsen
in der Umgebung des Geschwürsrandes, welche von mir zuerst (1883) ausführlich geschildert und später von verschiedenen Unter-uchern bestätigt worden ist.

Neuerdings konnte Kalima diese Drüsenveränderungen in der Umgebung des Geschwürsrandes in etwas mehr als $1/4$ der von ihm untersuchten Geschwüre feststellen, und zwar meistens herdförmig, in einigen Fällen in flächenhafter Ausbreitung in einiger Entfernung vom Geschwürsrand. Heyrowsky fand sie in 14,2% der Fälle. Die Schleimhaut kann in solchen Fällen auf eine Strecke von mehr als 1 cm verdickt sein, eine warzige Oberfläche und auf dem Durchschnitt fast markiges Ansehen haben. Bei der mikroskopischen Untersuchung erscheinen die Drüsen nicht nur verlängert, sondern zeigen oft auch stärkere Sprossenbildung und unregelmäßige Verzweigung und an einzelnen Stellen zystische Erweiterungen. Manchmal sieht man auch einzelne Drüsenschläuche die Muscularis mucosae durchbrechen und in der Submukosa unter Bildung weiterer Sprossen sich verzweigen. Das Epithel dieser gewucherten Drüsen ist stets zylindrisch oder kubisch, dichtstehend und besonders bei Karminfärbung durch dunklere Färbung des Kernes und des Protoplasmas (Waldeyersche Karminfärbung) und dichtere Struktur des letzteren ausgezeichnet. Diese charakteristischen Veränderungen der Drüsen und ihres Epithels finden sich in gleicher Weise entwickelt, gleichviel, ob das Geschwür in der Regio pylorica oder in dem mit Labdrüsen versehenen Teil des Magens sich befindet. In letzterem Fall sind die Labdrüsen völlig umgebaut und an Stelle der spezifischen Labzellen findet man ausschließlich das geschilderte, undifferenzierte Epithel, bei welchem in der Regel, auch wenn das Geschwür in der Pars pylorica sitzt, keinerlei Schleimproduktion zu erkennen ist, wenn auch nicht selten den Becherzellen des Dickdarms ähnliche Zellen unter ihnen gefunden werden. Jedoch werden keine eigentlichen Darmepithelien gebildet, wie dies auch von Boeckelmann und J. E. Schmidt für die bei chronischem Ulkus zu beobachtenden Veränderungen des Oberflächen- und Grübchenepithels hervorgehoben wird. Von einer Umwandlung des Magenepithels in Darmepithel zu sprechen, wie es von Kalima und verschiedenen anderen Autoren geschieht, oder derartig veränderte Drüsen überhaupt als Darmdrüsen anzusprechen, wie P. F. Müller es tat, halte ich jedenfalls für unrichtig. Ebenso unhaltbar ist die Ansicht Oshikawas, daß das Magengeschwür sich stets innerhalb des Bereiches von mit „Isthmusdrüsen" versehenen Schleimhautstellen entwickle, und daß daher die auch am Rand von Korpusgeschwüren anzutreffenden veränderten Drüsen als die übrig gebliebenen Reste von Isthmusschleimhautinseln gedeutet werden könnten. Es handelt sich vielmehr um Veränderungen, welche mit den Eigenschaften normalen Darmepithels oder Isthmusdrüsenepithels nichts zu tun haben und als durchaus atypisch zu bezeichnen sind. Denn das Magenepithel ist nicht nur morphologisch-funktionell, sondern auch entwicklungsgeschichtlich vom Darmepithel ganz verschieden und kann sich daher auch nicht in Darmepithel verwandeln. Es ist deshalb richtiger, wie Ad. Schmidt es tut, nur von darmepithelähnlichen Zellen zu sprechen. Auch Moszkowicz, welcher diese Epithelveränderungen in letzter Zeit sehr eingehend untersucht hat, ist zu dem Ergebnis gekommen, daß es sich dabei, wie überhaupt bei den sog. Darminseln der Magenschleimhaut, nicht etwa, wie bei den Pankreasinseln, um eine Art von Mißbildung handelt, sondern daß diese Veränderungen auf einer pathologischen Umwandlung des ursprünglichen Magenepithels, einer indirekten Metaplasie im Sinn Schriddes beruhen, welche als eine während der Regeneration sich vollziehende Anpassungserscheinung zu betrachten sei. Das Epithel der atypisch gewucherten Drüsen ist sehr wahrscheinlich vom Deckepithel des Magens abzuleiten, während die spezifischen Belegzellen zugrunde gehen. Auch Lenk erblickt in diesen Schleimhautinseln den Ausdruck regeneratorischer Vorgänge, welche vom Grübchenepithel ausgehen und durch eine Atrophie der spezifischen Drüsen bedingt sein sollen. Übrigens gibt Oshikawa selbst zu, daß es wahrscheinlicher sei, daß alle diese Veränderungen doch erst die Folgen der Geschwürbildung seien und daß sie auf sekundärer atypischer Drüsenwucherung beruhen. (S. Nachtrag S. 753.)

Die atypische Drüsenwucherung kann einen so hohen Grad erreichen, daß man im Sinn ORTHS, in Übereinstimmung mit der von mir vertretenen Auffassung, von einer „präkanzerösen" Veränderung sprechen kann. In neuerer Zeit hat KONJETZNY diese atypischen Drüsenwucherungen in den Rändern chronischer Magengeschwüre besonders anschaulich geschildert. Er beobachtete solche Wucherungen von fast adenomähnlichem Charakter, welche eine wulstige Verdickung der Schleimhaut bedingten. Die Wucherungen werden in solchen Fällen nach der Schilderung KONJETZNYS von dichtliegenden, zum Teil engen, zum Teil erweiterten vielfach dichotomisch und unregelmäßig verzweigten oder korkzieherförmig gewundenen Drüsenschläuchen gebildet, welche in mehr oder weniger großer Ausdehnung die Muscularis mucosae durchbrechen und manchmal vom Rand her

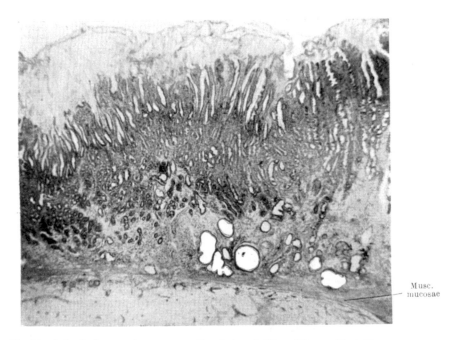

Musc.
mucosae

Abb. 40. Atypische Drüsenwucherungen am Rand eines kallösen Ulkus. (Nach KONJETZNY, Habilitationsschrift. S. 505, Abb. 37.)

auf weitere Strecken, jedoch ohne stärkeres Tiefenwachstum auch in den Geschwürsgrund eindringen. KONJETZNY (1, 2) konnte ebenfalls eine hochgradige atypische Beschaffenheit des Epithels der gewucherten Drüsenschläuche feststellen, selbst Mehrschichtung des Epithels konnte er beobachten. In einzelnen Fällen fanden sich in den Wucherungen auch schleimiger Inhalt und kleine schleimige Extravasate im Granulationsgewebe. Sehr starke adenomähnliche Wucherungen von flächenhafter Ausbreitung in den tieferen Schichten der Schleimhaut und mit Durchbruch in die Submukosa fand HAYEM in dem stark verdickten Rand eines kraterförmigen, an der vorderen Magenwand, in der Nähe der Kardia gelegenen Geschwüres. Er bezeichnete diese Wucherungen, welche in Karzinom übergingen, wegen ihrer Ähnlichkeit mit BRUNNERschen Drüsen als Polyadénome à type Brunneri. KONJETZNY (2) hat einen ähnlichen Fall, ebenfalls mit Übergang in Krebs beschrieben.

In einzelnen Fällen kann man an flachen Stellen des Geschwürsrandes auch beobachten. daß niedriges zylindrisches oder kubisches Epithel sich eine kleine Strecke weit auf die Oberfläche des Geschwürsgrundes hineingeschoben und diesen überhäutet hat. ASKANAZY (7) sah in einem Fall mit jungem Epithel bekleidete Fibrinbalken mitten im Geschwürsgrund. —

6. Veränderungen der den Geschwürsgrund bildenden Organe beim penetrierenden Geschwür.

Die im Geschwürsgrund angelöteten Organe zeigen ebenfalls stets eine sehr starke entzündliche Wucherung des Zwischenbindegewebes, so daß im Pankreas die Drüsenläppchen weit auseinander gedrängt, von dem wuchernden Bindegewebe durchsetzt werden und teilweise durch Atrophie zugrunde gehen. Auch atypische Wucherung der Drüsenkanälchen, ähnlich wie der Gallengänge in der Leber, kann man beobachten. v. Redwitz (2) fand in dem zwischen dem Geschwürsboden und den noch deutlich erkennbaren Pankreasläppchen gelegenen schwieligen Gewebe auch zystisch erweiterte Drüsenschläuche und solide Epithelzapfen, deren Herkunft sich nicht mit Sicherheit bestimmen ließ, welche aber nach v. Redwitz wahrscheinlich als abgeschnürte und versprengte Pankreasteilchen aufzufassen sind. Vielleicht handelt es sich hier um die gleichen Erscheinungen, welche Konjetzny beobachtet hat, von diesem aber in überzeugender Weise auf eine atypische Wucherung des Epithels der Magendrüsen zurückgeführt wurden. —

7. Histologie des chronischen Duodenalgeschwürs.

Auch beim chronischen Duodenalgeschwür kann man im Geschwürsgrund die gleichen Zonen unterscheiden, wie beim chronischen Geschwür des Magens. Entsprechend der großen Seltenheit kallöser Geschwüre des Duodenums, wie stärkerer chronisch-entzündlicher Veränderungen beim Duodenalgeschwür überhaupt, vermißt man auch bei der mikroskopischen Untersuchung in der Regel jene starken entzündlichen Neubildungsvorgänge, welche das chronische Ulcus ventriculi auszeichnen. Auch die Endarteriitis obliterans findet sich weit seltener. Nicolaysen beobachtete sie nur in 2 von 9 Fällen. Veränderungen an den Nerven fehlten in den vom genannten Autor untersuchten Fällen vollständig, nur in einem Fall fand sich eine unbedeutende Perineuritis. Auch die Veränderungen der Schleimhaut beschränken sich nur auf eine stärkere zellige Infiltration, insbesondere scheint auch die beim chronischen Magengeschwür so häufig beobachtete atypische Drüsenwucherung nur selten vorzukommen und nur einen geringen Grad zu erreichen. (S. Nachtrag S. 753.) —

III. Das peptische Geschwür der Speiseröhre.

a) Sitz des Geschwüres.

Weitaus die meisten peptischen Geschwüre der Speiseröhre, nämlich über 90 %, finden sich in deren unterem Drittel. Dazu ist noch zu bemerken, daß in den wenigen Fällen, in welchen das Geschwür in der Gegend der Bifurkation, in der Mitte oder im ersten Drittel seinen Sitz hatte, mit Ausnahme des von Part beschriebenen Falles, keine histologische Untersuchung vorgenommen worden war, so daß es sehr zweifelhaft ist, ob in diesen Fällen es sich wirklich um peptische Geschwüre gehandelt hat. Denn gerade an der Stelle der Bifurkation kommen nicht nur Karzinome, sondern auch Durchbrüche entzündlich veränderter Drüsen und ulzerierte Traktionsdivertikel in Betracht. In etwa 17 % der Fälle war an der Geschwürsbildung auch die Regio cardiaca des Magens beteiligt, so daß bei einzelnen Fällen die Möglichkeit vorliegt, daß zuerst ein Magengeschwür sich entwickelt hatte, welches erst bei seinem weiteren Wachstum auch auf den Ösophagus sich ausdehnte, wie z. B. wohl mit Sicherheit in einem von Quincke beschriebenen Fall, in welchem das Geschwür in der Regio cardiaca eine 4—6 cm breite, ringförmige Zone mit einem langen zungenförmigen Ausläufer entlang der kleinen Kurvatur einnahm, während es sich auf die Ösophaguswand nur $1^{1}/_{2}$ cm weit erstreckte. Meistens sitzen die Geschwüre jedoch oberhalb der Kardia, durch eine mehr oder weniger breite Zone normaler Schleimhaut von ihr getrennt, oder sie reichen bis unmittelbar an die Kardia heran, welche dann in der Regel eine scharfe Grenze bildet.

In einem von E. KAUFMANN beobachteten Fall fand sich bei einem 79jährigen Mann ein mächtiges, gürtelförmiges, offenbar frisches Geschwür, welches fingerbreit unter der Kardia endete, handbreit im Ösophagus nach oben reichte und dessen Ränder eine scharfe Zickzacklinie bildeten.

Die verschiedenen Seiten der Speiseröhrenwand scheinen, soweit aus den meistens ungenauen Angaben sich überhaupt ein Schluß ziehen läßt, fast gleichmäßig beteiligt zu sein, am seltensten ist vielleicht der Sitz an der linken Wand. —

b) Anatomisches Verhalten.

Typische runde oder kurz ovale Geschwüre, wie sie im Magen als die häufigste Form beobachtet werden, scheinen im Ösophagus seltener zu sein.

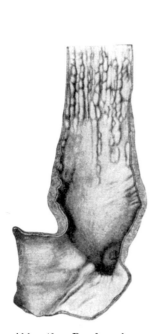 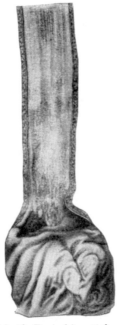 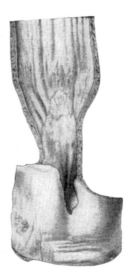

| Abb. 41. Rundes chronisches Geschwür an der vorderen Wand der Speiseröhre vor der Kardia. Mann, 72 Jahre. (CANTIERI, Abb. 5.) | Abb. 42. Dreieckiges tiefes, chronisches Geschwür der Speiseröhre vor der Kardia einer 22jährigen Frau bei gleichzeitigem Duodenalgeschwür. (CANTIERI, Abb. 4.) | Abb. 43. Ovales, auf den Magen übergreifendes, chronisches Geschwür der Speiseröhre eines 44jährigen Mannes bei gleichzeitigem Duodenalgeschwür. (CANTIERI, Abb. 1.) |

Meistens sind die Geschwüre mehr langgestreckt, in der Längsrichtung des Ösophagus verlaufend, oder von mehr unregelmäßiger Gestalt. Dies gilt besonders für die größeren Geschwüre, welche die Speiseröhre oft gürtelförmig umfassen und eine ungeheure Ausdehnung erreichen können, so daß sie sich von der Kardia bis zur Gegend der Bifurkation erstrecken. Solche Geschwüre können zackig begrenzt sein, längere zungen- und streifenförmige Ausläufer besitzen, zwischen welchen noch normale Schleimhaut sich befindet. Die Ränder der Geschwüre sind scharf, namentlich die Ränder der kleineren runden oder ovalen Geschwüre verhalten sich nach der Schilderung der Autoren vollkommen wie beim Ulcus simplex des Magens. Bei älteren und größeren Geschwüren sind die Ränder wie beim Ulcus callosum mehr oder weniger schwielig verdickt, nicht selten zum Teil unterbuchtet, auch ist bei den großen, weit nach oben reichenden Geschwüren der obere Rand nicht selten abgeflacht, während der untere Rand, namentlich wenn er von der Kardia gebildet wird, oft steiler, mehr gewulstet und buchtig erscheint. Die Schleimhaut in der Umgebung des Geschwüres zeigt gewöhnlich keine besonderen Veränderungen, oder sie ist stärker injiziert, oft auch verdickt, seltener mit warziger Oberfläche.

Der Geschwürsgrund ist bei den kleineren runden oder ovalen Geschwüren, wie beim Ulcus ventriculi, trichterförmig und kann wie bei diesem die ganze Wand der Speiseröhre durchsetzen. Der Trichter scheint jedoch bei den runden Geschwüren kein schiefer zu sein, wie es beim Magen- und Duodenalgeschwür

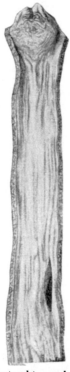 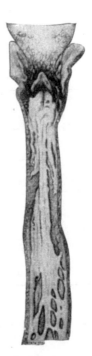

Abb. 44. Gestreckt ovales perforiertes peptisches Geschwür der Speiseröhre einer 51jähr. Frau. (Cantieri, Abb. 3.)

Abb. 45. Mehrfache, bis zum Pharynx reichende, teils streifenförmige, angeblich peptische Geschwüre der Speiseröhre eines 5jährigen Knaben. (Cantieri, Abb. 2.)

so häufig beobachtet wird, sondern mehr senkrecht in die Tiefe zu gehen; oft ist er wohl überhaupt nicht ausgebildet, wenigstens wird von keinem der Autoren ein einseitiger treppenförmiger Abfall des Geschwürsgrundes erwähnt. Bei den größeren Geschwüren ist der Geschwürsgrund oft sehr uneben und an verschiedenen Stellen von verschiedener Tiefe, was vielleicht dadurch sich erklärt, daß diese großen Geschwüre durch Zusammenfließen einiger oder mehrerer einzelner Geschwüre entstehen. Nicht selten ist der Geschwürsgrund zerklüftet und da und dort mit braun oder schwarz verfärbten hämorrhagischen, zum Teil wie erweichten Schorfresten oder Blutgerinnseln bedeckt. Bei älteren Geschwüren kann er ganz oder teilweise von schwielig verändertem Gewebe gebildet werden. Nicht selten finden sich in ihm auch thrombosierte oder eröffnete Gefäße

(Venen), welche die Quelle der während des Lebens beobachteten Blutungen darstellen. In einem von REHER beschriebenen Fall, in welchem freilich leider keine mikroskopische Untersuchung vorgenommen wurde, war der Geschwürsgrund zum Teil von der angelöteten Leber gebildet. Die Zerstörung der Speiseröhrenwand kann eine so umfangreiche und tiefgehende sein, daß ähnlich wie bei den Geschwüren der Kardia eine völlige Trennung der Speiseröhre vom Magen zustande kommt. Es findet sich dann oberhalb des Zwerchfells eine große buchtige Höhle, deren Wand von den angrenzenden Organen gebildet wird. Greifen solche Geschwüre auch auf den Magen über, so kann es im Einzelfall unmöglich sein zu entscheiden, ob es sich um ein primäres Geschwür der Speiseröhre oder um ein solches der Regio cardiaca des Magens handelt. Auch läßt sich bei derartigen völlig atypischen Geschwüren auf Grund ihres anatomischen Verhaltens nicht ausschließen, ob sie nicht aus einem Verätzungsgeschwür oder vielleicht infolge einer Verletzung durch einen Fremdkörper entstanden sind. —

Das histologische Bild des peptischen Speiseröhrengeschwüres bietet wenig Charakteristisches. Allgemein wird eine einfache zellig entzündliche Infiltration der Ränder und des Geschwürsgrundes angegeben, bei frischen Geschwüren auch eine mehr oder weniger starke hämorrhagische Infiltration des Gewebes. Die oberen Schichten des Geschwürsgrundes erscheinen, wie dies oft schon makroskopisch zu erkennen ist, nekrotisch. Pathologisch veränderte Arterien wurden bei den peptischen Geschwüren der Speiseröhre nicht beschrieben, wohl aber in einzelnen Fällen varikös erweiterte Venen. Bei den chronischen Geschwüren mit kallösen Rändern findet sich die gleiche Bindegewebswucherung wie beim Ulcus callosum des Magens. Über das topographische Verhalten der Muskularis bei den chronischen penetrierenden Geschwüren des Ösophagus finden sich in der Literatur keine Angaben, ebensowenig über das Verhalten des Epithels an den Geschwürsrändern.

A. FRÄNKEL (2) fand in einem Fall von stenosierendem, peptischen Geschwür des untersten Abschnittes der Speiseröhre im Bereich des Geschwürsrandes mit zylindrischem und kubischem Epithel ausgekleidete, schleimbildende Drüsen, welche im Plattenepithel mündeten und zum Teil zystisch entartet waren. —

IV. Die Vernarbung des Magen- und Duodenalgeschwürs und die sich anschließenden Veränderungen.

a) Anatomische und klinische Heilung des Ulcus ventriculi.[1]

Aus dem Ulcus ventriculi hervorgegangene Magennarben, welche einem vollkommenen Abschluß, bzw. einer Heilung des Geschwürsprozesses entsprechen, werden, wie oben gezeigt wurde, teils neben noch gleichzeitig bestehenden frischen oder älteren Geschwüren, teils auch für sich allein, bei Sektionen nicht selten angetroffen. Die verhältnismäßige Häufigkeit der Vernarbung des Ulcus ventriculi berechnet sich an der Leiche einerseits aus der Zahl der beobachteten Geschwüre (unter Ausschluß der Erosionen!) und Narben zusammen, andererseits aus der Zahl der Narben allein.

Selbstverständlich ist es, wenn man eine richtige Vorstellung von dem Verhältnis der offenen Geschwüre zu den Narben erhalten will, auch erforderlich in Fällen mit zwei oder mehr Geschwüren und Narben diese für die Berechnung der Gesamtzahl einzeln in Rechnung zu setzen. In den meisten Statistiken ist darauf leider keine Rücksicht genommen, auch sind in den einzelnen Fällen von mehrfachen Geschwüren und Narben in der Regel nur unbestimmte Angaben wie „mehrere" oder „zahlreiche" zu finden. Immerhin lassen sich auch aus solchen unbestimmten Angaben wenigstens schätzungsweise der Wirklichkeit nahe kommende Werte berechnen.

Unter Zugrundelegung dieser Art der Berechnung ergeben sich an der Leiche für die Häufigkeit der Vernarbung des Ulcus simplex (Cruveilhier) bei den beiden Geschlechtern zusammen die in folgender Tabelle aus verschiedenen Statistiken gewonnenen Zahlen:

Tabelle 11.
Häufigkeit der Vernarbung des Ulcus simplex ventriculi.

		Prozentsatz der Narben im Verhältnis zur Zahl der Geschwüre und Narben zusammen.	
München ⎰	Schmidt	34 %	
	Kirsch	35 %	von Albrecht, Oberndorfer und Schmaus
	Scheuermann	36 %	nachgeprüft.
Basel	Wolowelsky	37 %	
Erlangen	Kossinsky	47 %	von Hauser und Merkel nachgeprüft.
Berlin	Berthold	57 %	
Kiel ⎰	Greiss	76 %	
	Brinkmann	78 %	von Heller nachgeprüft.
	Cohn	86 %	
Dresden	Stachelhausen	81 %	von Birch-Hirschfeld nachgeprüft.
	Durchschnitt	56,7 %	

Diese Zahlen zeigen wie außerordentlich häufig das Ulcus ventriculi simplex zur Spontanheilung gelangt. Wurden doch von Birch-Hirschfeld mehr als 4mal und in Kiel sogar 3,2—6,3mal mehr Narben als offene Geschwüre in der Leiche gefunden! Allerdings handelt es sich hier mit geringen Ausnahmen nur um die einfache sternförmige Narbe, wie sie aus dem mittelgroßen und höchstens bis in die Muskularis reichenden Defekt hervorgeht. Auffallend ist der gewaltige Unterschied der Narbenziffern in den Statistiken verschiedener Orte. Da gerade bei den größten Unterschieden, wie sie in den Statistiken von München, Kiel und Dresden zum Ausdruck gelangen, stärkere Fehlerquellen ausgeschlossen sind, so müssen für diese Unterschiede Gründe besonderer Art vorliegen, auf welche später zurückzukommen sein wird.

Die Angaben über die klinischen Heilerfolge, bei welchen für die vorliegende Frage nur die innere Behandlung in Betracht kommen kann, zeigen ebenso große Verschiedenheiten wie die Befunde an der Leiche. Leube, welchem wir bekanntlich die erste rationelle und heute noch nach ihm benannte Ulkus-Kur verdanken, zählte unter 556 Fällen 74% Heilungen. Bamberger verzeichnet 70%. Weniger günstige Ergebnisse finden wir bei Wirsing mit 59,3%, bei Schulz mit 53,5 und bei Grenough und Joslin mit 40%; ähnlich berichtet Haydn über das Ergebnis an der Erlanger Klinik (Penzoldt), wo von 170, bzw. 155 Ulkuskranken 75 = 49,6% geheilt entlassen wurden. Besonders wertvoll sind die Angaben von Wirsing, Schulz und Greenough und Joslin, da diese durch Versendung von Fragebogen die Dauer der Heilung nach der Entlassung aus dem Krankenhaus auf längere Zeit zurück verfolgt haben. Gleichwohl läßt sich aus den bisher vorliegenden klinischen Statistiken über Heilerfolge beim Ulcus ventriculi, wie im vorigen Abschnitt gezeigt wurde, nur schätzungsweise beurteilen, in wie vielen Fällen eine wirkliche Heilung, bzw. eine vollständige Vernarbung des Geschwüres erzielt wurde und inwieweit sich die angenommenen Heilungen auf akute oder bereits chronisch gewordene Geschwüre beziehen. Es wäre nun von besonderer Wichtigkeit die an der Leiche für die Häufigkeit der Vernarbung des Ulkus gewonnenen Zahlen mit den Heilerfolgen der inneren Behandlung zu vergleichen. Solche vergleichende Nebeneinanderstellungen klinisch und pathologisch-anatomisch festgestellter Heilungen hätten jedoch bei den großen Schwankungen sowohl der klinischen als auch der pathologisch-anatomischen Angaben nur dann einen Wert, wenn beide vom gleichen Ort und dem gleichen Zeitraum stammen. Wegen Mangel an zuverlässigen und brauchbaren Statistiken lassen sich nun leider derartige vergleichende Untersuchungen nur für einige wenige Orte ermöglichen. In folgender Tabelle sind die pathologisch-anatomisch festgestellten Vernarbungen und die klinischen Heilungen für Berlin, Erlangen, Kiel zusammengestellt.

Tabelle 12.
Vergleichende Übersicht über pathologisch-anatomische und klinische
Heilung des Ulcus ventriculi.

	Pathologisch-ana-tomische Heilungen	Klinische Heilungen		
		geheilt	gebessert	ungeheilt
Berlin (BERTOLD) . .	51,3 %	60,9	30,9	— KÖHLER
Erlangen (KOSSINSKY) .	47 %	52,4	34,3	12,0 HAYDN
Kiel	76—86 %	67,5 %	26 %	2,1 % BLUMENSATH

So klein auch diese Zusammenstellung ist, so scheint sie doch darauf hinzuweisen, daß die Unterschiede in den klinischen und pathologisch-anatomischen Heilungsziffern an verschiedenen Orten annähernd parallel gehen. Allerdings darf nicht außer acht gelassen werden, daß von den am Sektionstisch gefundenen Narben wahrscheinlich eine große Zahl von latent verlaufenen oder wenigstens ärztlich nicht behandelten Fällen stammt. Andererseits darf aber wohl auch in Rechnung gestellt werden, daß bei der Unsicherheit der klinischen Ulkusdiagnose auch manchem der klinisch behandelten Fälle überhaupt kein Ulkus zugrunde lag. Jedenfalls geht aus den klinischen Zahlen in Verbindung mit dem Befund an der Leiche hervor, daß das Ulcus ventriculi simplex doch durchschnittlich in etwa der Hälfte der Fälle zu wirklicher Heilung, d. h. zur völligen Vernarbung gelangt. Wie weit diese Heilungen rein spontan erfolgten, bzw. schließlich auch ohne interne Behandlung eingetreten wären und wie weit sie ausschließlich als Erfolge der Therapie zu betrachten sind, läßt sich bei dem nicht seltenen Vorkommen von Narben als zufälligem Sektionsbefund nicht beurteilen, doch kann es, wie auch aus später zu erwähnenden experimentellen Untersuchungen hervorgeht, keinem Zweifel unterliegen, daß der Vernarbungsprozeß des Ulcus ventriculi bei rationeller Behandlung mindestens in hohem Maß gefördert wird. Die Worte CRAEMERS am Schluß seiner Vorlesungen über das runde Magengeschwür ,,die Ätiologie des Ulcus ventriculi ist nahezu unbekannt, die Diagnose in der Mehrzahl der Fälle zweifelhaft, die Dauererfolge der internen und chirurgischen Behandlung geradezu beschämend", sind daher auch in ihrem letzten Satz vielleicht doch etwas zu pessimistisch gefaßt. —

b) Die Vernarbuug des Magengeschwüres bei den beiden Geschlechtern.

Während nun, wie S. 368 gezeigt wurde, das Ulcus simplex im Magen beim weiblichen Geschlecht im allgemeinen zwar häufiger beobachtet wird als beim männlichen, so zeigen insbesondere die pathologisch-anatomischen Statistiken doch sehr weitgehende Unterschiede, ja STARKE (Jena) fand sogar eine stärkere Beteiligung des männlichen Geschlechtes.

Dagegen scheinen alle pathologisch-anatomischen Statistiken, soweit in ihnen diese Frage überhaupt berücksichtigt ist, darin übereinzustimmen, daß

Tabelle 13.
Pathologisch-anatomische Statistik über Vernarbung des Ulcus ventriculi
beim männlichen und weiblichen Geschlecht.

	Männliches Ge-schlecht			Weibliches Ge-schlecht			Verhältnis der Vernar-bung zwischen männ-lichem und weiblichem Geschlecht
	Ge-schwüre	Narben	Narben in %	Ge-schwüre	Narben	Narben in %	
KIRSCH, München . . .	102	25	20	76	50	40	1 : 2
KOSSINSKY, Erlangen . .	72	29	28,7	51	54	51	1 : 1,8
GREISS, Kiel	32	45	58,4	21	157	88	1 : 1,5
COHN, Kiel	66	119	64	62	398	87	1 : 1,4
BERTHOLD, Berlin [1] . .	98	80	42,7	106	135	56	1 : 1,6
	370	298	44,6	316	794	71,5	1 : 1,7

[1] In dieser Tabelle sind sämtliche von BERTHOLD verzeichneten Geschwüre und Narben eingerechnet.

bei dem weiblichen Geschlecht für den Prozeß im Magen eine auffallend stärkere Neigung zur Vernarbung besteht. Leider lassen sich die meisten statistischen Untersuchungen auch in dieser Hinsicht nicht verwerten, da die Geschlechter in der Regel nicht getrennt behandelt sind. Die umstehende Tabelle ist daher klein, zeigt aber dennoch in sehr klarer Weise dieses Verhalten des weiblichen Geschlechtes.

Nach Grünfeld (1) fanden sich in den späteren Lebensjahren fast 5 mal so viel Narben beim weiblichen als beim männlichen Geschlecht. Seine Statistik gibt jedoch kein klares Bild, da sie sich bei den Männern auf das Alter jenseits des 50., bei den Frauen erst jenseits des 60. Lebensjahres bezieht.

Die klinischen Heilerfolge (bei interner Behandlung) stimmen übrigens mit dieser am Sektionstisch gewonnenen Erfahrung, wie die folgende Tabelle zeigt, vollkommen überein:

Tabelle 14.
Klinische Statistik über Vernarbung des Ulcus ventriculi beim männlichen und weiblichen Geschlecht.

	Männliche Kranke			Weibliche Kranke		
	geheilt	gebessert	ungeheilt	geheilt	gebessert	ungeheilt
Blumenrath, Berlin . .	57,5 %	31,9 %	6,4 %	70 %	25,4 %	1 %
Danziger, Würzburg . .	26,9 %	55,7 %	7,7 %	41 %	51 %	5 %
Haydn, Erlangen . . .	43,9 %	36,8 %	10,5 %	58,1 %	34,8 %	3,5 %

Diese Ziffern lassen deutlich erkennen, wie das Prozentverhältnis der ungeheilten Fälle beim weiblichen Geschlecht bedeutend niedriger, das der geheilten dagegen wesentlich höher ist und wie die Zahl der letzteren durch Verminderung der nur gebesserten Fälle zunimmt. —

c) Einfluß des Sitzes des Geschwüres auf die Vernarbung.

Von großem Einfluß auf die Vernarbung ist, wie aus verschiedenen Statistiken hervorgeht, offenbar auch der Sitz des Geschwüres im Magen. Leider geben aber auch hierüber nur wenige Statistiken Aufschluß, da Narben und Geschwüre überhaupt nicht getrennt behandelt oder die Angaben hinsichtlich des Sitzes ungenau sind.

Aus den statistischen Angaben von Kossinsky, Berthold, Cohn und Greiss läßt sich folgende Tabelle gewinnen.

Tabelle 15. Sitz der Magennarben.

	Kossinsky			Berthold			Cohn			Greiss			Zusammen		
	Geschwüre	Narben	Narben %	Geschwüre	Narben	Narben %	Geschwüre	Narben	Narben %	Geschwüre	Narben	Narben %	Geschwüre	Narben	Narben %
Kleine Kurvatur .⎫ Hintere Wand . .⎭	38	62	62	80	158	66	101	504	83	44	175	80	263	899	77
Pars pylorica. .⎫ Pylorus . . .⎭	45	16	26	40	15	27	11	4	27	8	20	71	104	55	35
Vordere Wand . .	3	1	25	24	19	44	6	—	—	1	—	—	34	20	37
Große Kurvatur .	7	6	46	4	4	50	—	—	—	—	—	—	11	10	48
Fundus.	2	4	67	6	6	50	—	6	100	—	—	—	8	16	67
Kardia	12	4	25	7	10	59	—	3	100	—	7	100	19	24	56

In dieser Tabelle kommt trotz der für einzelne Regionen zum Teil weitgehenden Verschiedenheit der für die Vernarbung berechneten Prozentzahlen doch eine sehr auffallende Übereinstimmung darin zum Ausdruck, daß das Ulcus simplex der kleinen Kurvatur und der hinteren Magenwand verhältnismäßig am häufigsten, das der Pars pylorica und des

Pylorus am schwersten zur Heilung gelangt. Kossinsky und Berthold haben das Prozentverhältnis der Vernarbung für die kleine Kurvatur und die hintere Wand getrennt berechnet. Nach Kossinsky kommt die Vernarbung an der kleinen Kurvatur in 54%, an der hinteren Wand in 72%, nach Berthold in 66% bzw. 67% der Fälle vor. Wesentliche Unterschiede sind also hier nicht vorhanden. Kossinsky, welcher in seinen statistischen Tabellen unter allen Autoren auch den Sitz der Geschwüre und Narben am genauesten berücksichtigte, konnte auch für die Pars pylorica und den Pylorus selbst für beide Geschlechter zusammen nur einen sehr geringen Unterschied (27% für die Pars pylorica und 26% für den Pylorus) feststellen.

Dagegen ergab sich nach Kossinsky, wie aus der folgenden Tabelle ersichtlich ist, ein sehr erheblicher Unterschied für die Häufigkeit der Vernarbung am Pylorus selbst zwischen den beiden Geschlechtern:

Tabelle 16.
Vernarbung des Pylorusgeschwüres beim männlichen und weiblichen Geschlecht.

	männliches Geschlecht			weibliches Geschlecht		
	Ge-schwüre	Narben	Narben %	Ge-schwüre	Narben	Narben %
Pars pylorica	11	4	26	8	3	27
Pylorus	18	2	10	8	7	47

Die Vernarbung des Geschwüres am Pylorus wird demnach an der Leiche beim weiblichen Geschlecht fast fünfmal so häufig beobachtet als beim männlichen.

Im übrigen entspricht, wie aus der folgenden, auf Grund der statistischen Angaben von Kossinsky, Berthold, Cohn und Greiss zusammengestellten Tabelle ersichtlich ist, das häufigere Vorkommen der Vernarbung beim weiblichen Geschlecht an den verschiedenen Stellen des Magens im allgemeinen der beim Weib überhaupt zu beobachtenden stärkeren Neigung zur Vernarbung. Nur an der großen Kurvatur scheinen nach dieser Tabelle die Geschwüre auffallenderweise beim Mann leichter zur Heilung zu gelangen als beim Weib; doch ist die Zahl der in der Tabelle verzeichneten Geschwüre und Narben an der großen Kurvatur nicht groß genug, um ein sicheres Urteil zu gestatten.

Tabelle 17.
Vernarbung des Ulcus simplex an den verschiedenen Stellen des Magens beim männlichen und weiblichen Geschlecht.

	Männliches Geschlecht			Weibliches Geschlecht			Verhältnis der Vernarbung zwischen männlichem und weiblichem Geschlecht
	Ge-schwüre	Narben	% der Vernarbung	Ge-schwüre	Narben	% der Vernarbung	
Kleine Kurvatur und hintere Wand	152	231	60	120	668	85	1:1,4
Pars pylorica und Pylorus	65	24	27	39	33	46	1:1,7
Vordere Wand	15	5	25	19	15	44	1:1,8
Große Kurvatur . . .	3	4	57	8	6	43	1:0,7
Fundus	4	4	50	4	12	75	1:1,5
Kardia	8	7	47	4	19	83	1:1,8

d) Die strahlige, sternförmige Narbe und die lineare Narbe.

Die häufigste anatomische Form der Ulkusnarbe ist die einfache „strahlige, sternförmige Narbe" [Rokitansky (2)], wie sie von Kade zuerst beschrieben worden ist. Grünfeld fand die sternförmige Magennarbe unter 130 Fällen 87mal, d. i. in etwa 67%. Diese einfache sternförmige Narbe ist in der Regel von geringer Größe. Die eigentliche Narbe erstreckt sich auf einen meistens nur 10—15 mm messenden oder noch kleineren, selten größeren rundlichen Bezirk, innerhalb dessen die Schleimhaut flach, etwas eingesunken und meistens glatter und deutlich weißlich durchscheinend ist. Die angrenzende Schleimhaut ist mehr oder weniger in Falten gelegt, welche in strahliger Anordnung zur Narbe hinziehen und sich bei kleinen Narben 1—2 cm, bei größeren oft auf weite Strecken hin verfolgen lassen. Diese Beschaffenheit der Narbe läßt sich in allen ihren Eigenschaften jedoch nur bei guter Erhaltung der Magenschleimhaut vollkommen erkennen. Bei stärkerer Leichenveränderung desselben und namentlich gleichzeitig erschlaffter Magenwand mit geglätteter Schleimhaut sind die strahlig herangezogenen Falten und die Vertiefung des narbigen Bezirkes oft weniger deutlich, dagegen scheint in diesem Fall das weißliche Narbengewebe, ebenfalls oft in leicht strahliger Begrenzung, besonders deut-

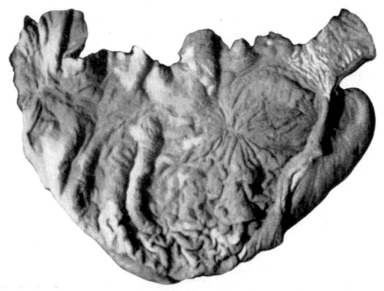

Abb. 46. Größere sternförmige Narbe der hinteren Magenwand mit strahliger Heranziehung der Schleimhaut. Die Falten der Magenstraße nicht ausgebildet. (Nach einem Präparat des Erlanger pathologischen Instituts.)

lich durch die Schleimhaut hindurch. Außer diesen gewöhnlichen sternförmigen Narben finden sich nicht sehr selten auch lineare Narben, welche eine Länge von einigen bis mehreren Zentimetern erreichen, in seltenen Fällen fast den ganzen Magen umfassen können und fast stets quer zur Magenachse verlaufen; manchmal beobachtet man auch Narben von unregelmäßiger Gestalt. Grünfeld fand solche in 8,5% der Fälle. Große lineare Narben können übrigens auch traumatischen Ursprungs sein; namentlich sind es die nicht quer zur Magenachse verlaufenden linearen Narben, welche auf Verletzungen beruhen können. Auf die kleineren rundlichen, flachen Narben ohne strahlige Heranziehung der Schleimhaut, wie sie sich durch einfache Überhäutung größerer Erosionen entwickeln, wurde bereits bei der Besprechung dieser letzteren hingewiesen.

Die Schleimhaut ist im Bereich der linearen Narbe stets, in dem der sternförmigen meistens völlig unverschieblich, mit der Unterlage fest verwachsen, doch ist auch manchmal eine leichte Verschieblichkeit bei der letzteren noch erhalten geblieben.

Sowohl die Mehrzahl der gewöhnlichen, einfachen sternförmigen Narben als auch ein Teil der linearen Narben zeichnen sich ferner dadurch aus, daß der peritoneale Überzug des Magens an der Stelle der Narbe keinerlei Veränderungen oder doch nur eine meistens leichte Trübung und Verdickung erkennen läßt, daß aber namentlich entzündliche Verwachsungen meistens vollkommen fehlen.

Grünfeld fand unter 124 Narben bei 72,6% an der Serosa eine deutliche weißliche, sternförmige Trübung, in den anderen Fällen überhaupt keine Veränderung oder nur eine leichte Verdickung. —

Der zur sternförmigen, strahligen Narbe führende Heilungsvorgang des Ulcus ventriculi wird, wie bereits oben gezeigt wurde, dadurch eingeleitet, daß nicht selten noch vor Ablösung, bzw. völliger Verdauung des hämorrhagischen Schorfes sich an der Grenze des abgestorbenen Gewebes eine entzündliche Demarkationslinie entwickelt, welche sich in der ganzen Peripherie einige Millimeter weit unter die Schleimhaut hin fortsetzt, ebenso in die Tiefe sich mehr oder weniger weit erstreckt und bald zur Entwicklung eines ziemlich kernreichen, jedoch gewöhnlich nur mäßig gefäßreichen Granulationsgewebes führt. Während nun zwar an der Oberfläche diese Granulationsschicht durch den Einfluß des Magensaftes stets wieder der Nekrose verfällt, so kommt es doch bei ausreichender Blutzufuhr und sonst günstigen Bedingungen von der Tiefe und der Peripherie her zur Bildung jungen Narbengewebes, welches nicht nur den ganzen Geschwürsgrund ausfüllt, sondern auch eine kleine Strecke weit unter die Schleimhaut des Geschwürsrandes sich fortsetzt. Besonders leicht wird die Entwicklung dieses Granulationsgewebes und der Übergang in junges Narbengewebe sich dann vollziehen, wenn bei der Entstehung des hämorrhagischen Infarktes ein Teil der Submukosa erhalten geblieben ist, während bei den auf die tieferen Magenschichten übergreifenden, oft auch die ganze Muskularis durchsetzenden Geschwüren von dem spärlicheren und weniger gefäßreichen Bindegewebe der Muskularis oder der Serosa aus die Vernarbungsvorgänge einen langsameren Verlauf nehmen.

Das in der Tiefe sich bildende junge Bindegewebe hat wie jedes junge Narbengewebe eine große Neigung zur Schrumpfung, wodurch vom Geschwürsgrund aus auf die ganze Umgebung ein zentripetaler Zug erfolgt und unter stetiger Verkleinerung der Geschwürsfläche die Schleimhautränder von allen Seiten herangezogen und einander genähert werden, bis schließlich der Defekt unter der dadurch bedingten Bildung einer sternförmigen Narbe völlig geschlossen ist. Die strahlenförmige Heranziehung der Schleimhaut wird dabei um so stärker werden, je umfangreicher und tiefer der Defekt ist, doch ist es für das Zustandekommen der sternförmigen Narbe nicht notwendig, daß dieser auch auf die Muskularis selbst übergegriffen hat.

Während dieses Vorganges schiebt sich wohl auch vom Geschwürsrand her wucherndes Epithel auf die granulierende Fläche vor, doch scheint eine solche Überhäutung der Geschwürsfläche, wenigstens in der Regel, für die Schließung des Defektes nur von geringer Bedeutung zu sein. —

Mag nun das Geschwür auf die Mukosa und Submukosa sich beschränken oder tiefer in die Muskularis eingegriffen und diese vielleicht durchsetzt haben, so muß es an der Stelle der Narbe doch fast stets zu einer festen Verwachsung der durch den Narbenzug herangezerrten Schleimhaut mit den tieferen Schichten kommen. Nur bei mehr oberflächlichen, die Submukosa nicht in ihrer ganzen Dicke durchsetzenden, kleineren Defekten kann vielleicht ein leichter Grad von Verschieblichkeit der Schleimhaut erhalten bleiben, da hier nicht die ganze Submukosa in schwieliges Narbengewebe verwandelt zu werden braucht und das Zwischenbindegewebe der Muskularis an der Bildung des Narbengewebes sich nicht beteiligt. Aber schon bei tiefer in die Submukosa reichenden Geschwüren, oder vollends bei solchen, deren Grund von der sonst unversehrten Muskularis gebildet wird, erfolgt eine so starke, mit dem den Geschwürsgrund ausfüllenden Granulationsgewebe verschmelzende Bindegewebswucherung, daß hierdurch eine

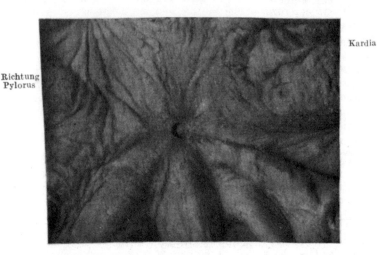

Abb. 47. Ungefähr in der Mitte der ninteren Magenwand gelegenes, in Vernarbung begriffenes, einfaches rundes Geschwür mit starker strahliger Heranziehung der Schleimhaut. An der kardialen Seite ist der Anstieg des Geschwürsgrundes ein sanfter, der Rand nicht unterbuchtet, während an der pylorischen Seite der Rand steil erscheint. (Diesem Geschwür fast gerade gegenüber befand sich an der vorderen Magenwand das in Abb. 12, S. 381 abgebildete akute perforierte Geschwür). (Nach einem Präparat des Erlanger pathologischen Instituts.)

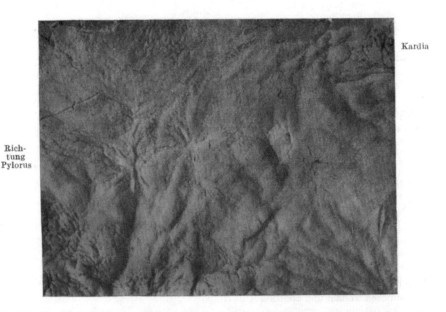

Abb. 48. Zwei in der Magenstraße gelegene einfache sternförmige Magennarben, rechts davon ein in Heilung begriffenes Geschwür mit beginnender strahliger Heranziehung des Geschwürsrandes. (Nach einem Präparat des Erlanger pathologischen Instituts.)

vollkommene Unverschieblichkeit der sich entwickelnden Narbe zustande kommen muß. Ob vielleicht durch teilweise spätere Rückbildung des Narbengewebes die Verschieblichkeit der Schleimhaut bis zu einem gewissen Grad wieder hergestellt werden kann, erscheint zweifelhaft und ist jedenfalls nicht erwiesen. Durch die Wucherung des Zwischenbindegewebes der Muskularis werden deren Faserzüge oft weit auseinander gedrängt und besonders bei der Vernarbung tiefer greifender Geschwüre erleiden diese Züge und Bündel von Muskelfasern mannigfaltige Verzerrungen und Verlagerungen, auch können sie teilweise in dem Narbengewebe völlig untergehen und durch dieses ersetzt werden. —

e) Histologisches Verhalten der einfachen Ulkusnarbe.

Die bisher geschilderten Vorgänge, bzw. Veränderungen lassen sich an einem durch die Narbe gelegten senkrechten Schnitt bereits makroskopisch erkennen. Die in der Narbe wahrzunehmenden mikroskopischen Veränderungen, namentlich das Verhalten der Schleimhaut, wurden, wie der Vernarbungsvorgang des Magengeschwüres überhaupt, von mir zuerst im Jahre 1883 sehr eingehend geschildert. Die damals von mir erhobenen Befunde sind folgende:

In dem Grenzgebiet der Narbe sind sämtliche Magenschichten wohl erhalten und voneinander normal getrennt. Man sieht in der Schleimhaut nichts Besonderes, als höchstens einige zystisch entartete, mit Zylinderepithel ausgekleidete Drüsen und nicht selten zwischen den einzelnen Drüsenschläuchen scholliges Pigment eingelagert, auch in der Muscularis mucosae findet sich bisweilen eine Einlagerung von ganz feinkörnigem Blutpigment. In der Submukosa findet man nicht selten kleine verödete Gefäßstämmchen, atheromatös entartete kleine Arterien, oder varikös erweiterte Venen, während die Muskularis ganz normal erscheint.

Nähert man sich der Narbe, so sieht man eine allmähliche Verdichtung des submukösen Zellgewebes, welches, je näher man an die Narbe kommt, um so dichter wird, dafür aber eine um so dünnere Lage zwischen Muscularis mucosae und Muskularis bildet, so daß erstere samt der über ihr gelegenen Schleimhaut mehr und mehr zur Muskularis herabgezogen erscheint. Ebenso nimmt die Muskularis selbst hier allmählich an Dicke beträchtlich ab, insbesondere die obere Schicht; die einzelnen Bündel haben nicht mehr die normale Anordnung, sie sind von derben Bindegewebszügen durchsetzt und sehen wie verschoben und verlagert aus; die ganze Muskularis erscheint durch das fibröse Gewebe nach oben hin verzogen, so daß sie auch ihrerseits allmählich der Muscularis mucosae näher rückt.

Endlich tritt eine völlige Verschmelzung der Muscularis mucosae mit den noch vorhandenen Resten der Muskularis ein, und je mehr man sich dem Zentrum der Narbe nähert, um so inniger wird diese Verschmelzung, um so vorherrschender das derbe Bindegewebe, welches in dichten Lagen die Muskelzüge, sowohl der Muscularis mucosae als auch der Muskularis selbst, durchsetzt, sie weit auseinanderschiebt und aus ihrer ursprünglichen Lage verdrängt, so daß man oft nicht entscheiden kann, welcher von den beiden Muskelhäuten die vorliegende Gruppe von Muskelfasern ursprünglich angehörte. Auch in die mit der Narbe verwachsene Schleimhaut ziehen sich zahlreiche Bindegewebszüge herein.

Man sieht in der Narbe, zumal in ihren unteren Schichten, nur wenige Gefäßlumina auf dem Durchschnitt; sie scheint wie alles Narbengewebe, wenigstens in späterer Zeit, ziemlich gefäßarm zu sein. Sehr reichlich sieht man oft auch hier teils scholliges, teils feinkörniges Pigment im Gewebe verteilt.

Die im Umkreis der Narbe gelegene Zone der verdickten Submukosa hat durchschnittlich eine Breite von 3—4 mm; der Bezirk der völligen Verschmelzung sämtlicher Magenschichten hat einen Durchmesser von 1—2 cm und darüber, je nach der Größe des vorausgegangenen Substanzverlustes.

Schon in der ersterwähnten Strecke, wo noch eine vollkommene Trennung sämtlicher Magenschichten vorhanden ist, jedoch die Verdichtung der Submukosa bereits begonnen hat, erscheinen die Drüsen alle in ihrer Lage wie verzerrt, und zwar meist in der Weise, daß ihr Ausführungsgang näher der Narbe gelegen ist. Dabei zeigen sie einen vielfach gewundenen Verlauf und besitzen zahlreiche Ausbuchtungen und sprossenförmige Ausläufer und Verzweigungen, welche sich nach den verschiedensten Richtungen hin erstrecken; manche dieser Ausläufer sind zu größeren zystischen Hohlräumen umgewandelt, andere wieder bilden große traubige Pakete. Schon hier findet man häufig Stellen, wo sich einzelne Drüsenschläuche zwischen die Muskelzüge der Muscularis mucosae hineinschieben, dieselben durchsetzen und dann unter ihr, im submukösen Zellgewebe, sich vielfach traubig verzweigen und ausbreiten können.

Je mehr man sich nun in den eigentlichen Bezirk der Narbe begibt, um so wunderbarer werden die Formen der Drüsenschläuche, um so reicher ihre mannigfaltigen Verzweigungen

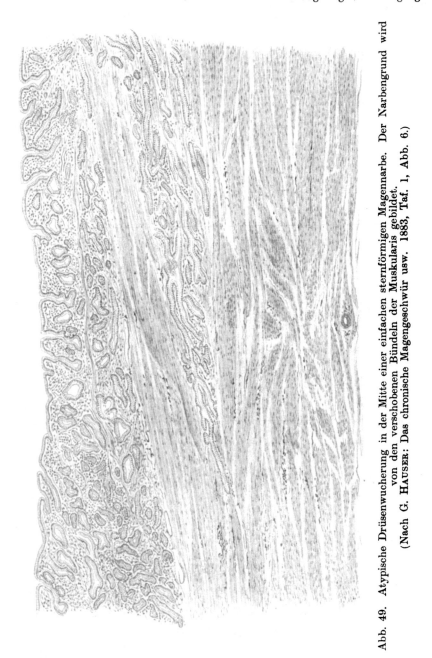

Abb. 49. Atypische Drüsenwucherung in der Mitte einer einfachen sternförmigen Magennarbe. Der Narbengrund wird von den verschobenen Bündeln der Muskularis gebildet. (Nach G. Hauser: Das chronische Magengeschwür usw. 1883, Taf. 1, Abb. 6.)

und Ausläufer, um so unregelmäßiger und chaotischer ihr Verlauf und ihre Ausbreitung, um so häufiger finden sich oft zu großen zystischen Hohlräumen entartete Ausbuchtungen bis zu einem Durchmesser von 0,4 mm. Die Drüsen schieben sich hier tief in die Muskularis herein, den Spalträumen der diese durchsetzenden Bindegewebszüge folgend.

Alle diese in der geschilderten Weise veränderten Drüsenschläuche haben auch in ihrer epithelialen Auskleidung eine tiefe Veränderung erlitten. Auch an Stellen, wo sonst Labdrüsen sich befinden, findet man nirgends mehr Labzellen, sondern ausschließlich kubisches Epithel mit Übergangsformen zu ausgesprochenem Zylinderepithel von verschiedener Höhe.

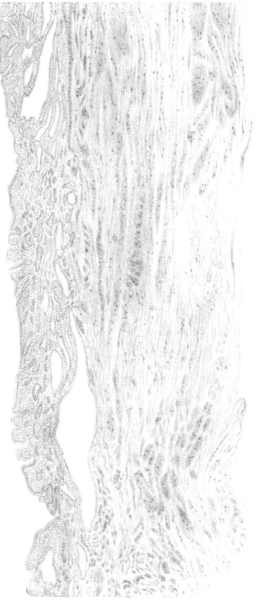

Abb. 50. Atypische Drüsenwucherung mit zystischer Erweiterung der Drüsen aus der Mitte einer Sanduhrmagennarbe. Der Narbengrund wird größtenteils von Narbengewebe gebildet, in welchem sich zerstreute Reste der Muskularis befinden. (Nach G. Hauser: l. c. Taf. 2, Abb. 8.)

Diese Zellen haben meist einen ziemlich grob granulierten Zelleib und einen großen, eiförmigen oder runden, fast stets grundständigen Kern; bisweilen nehmen die Kerne fast die ganze Zelle ein.

Dieses kubische Epithel findet sich vorzüglich in den schmäleren Verzweigungen und Ausläufern der Drüsenschläuche, während die weiteren, zumal aber die größeren Ausbuchtungen und zystischen Hohlräume von einem oft eine enorme Höhe erreichenden Zylinderepithel ausgekleidet sind. Die Zellen erreichen, besonders in den stark bauchig aufgetriebenen Drüsen oft eine beträchtliche Höhe; sie sind dann meistens gegen das eine Ende hin etwas verjüngt und auch im ganzen schmäler, so daß ihre Länge den Breitendurchmesser nicht selten um das Sechsfache übertrifft. Der Leib dieser Zellen hat ein feinkörniges Protoplasma, der Kern ist oval, oft ziemlich lang gestreckt, stets grundständig. Nicht selten sieht man solche Zylinderzellen mit 2 Kernen, welche entweder noch dicht aneinanderliegen oder schon deutlich getrennt sind. Ebenfalls sehr hohes Zylinderepithel findet sich in den erweiterten Drüsenausführungsgängen im Gebiet der Narbe.

Die Kerne des Zylinderepithels nehmen bei Karminfärbung eine sehr dunkle Färbung an; je mehr sich die Form der kubischen nähert, um so schwächer färbt sich der Kern, immerhin tritt auch bei diesen noch recht dunkle Färbung ein. Nicht selten werden auch Mitosen angetroffen, manchmal in ziemlich reichlicher Zahl.

In den sehr stark zystisch entarteten Drüsenabschnitten befindet sich im Innern oft eine gleichmäßig feinkörnige, mitunter fast homogene Masse mit zahlreichen abgestoßenen, teils noch wohl erhaltenen, teils im Zerfall begriffenen Zellen. Solche Drüsen zeigen dann meistens ein sehr stark abgeplattetes Zylinderepithel, doch trifft man gar nicht selten auch ganz enorme Hohlräume an, welche von einem sehr hohen Zylinderepithel ausgekleidet sind.

Selbst die am meisten in die Tiefe vorgedrungenen Drüsenschläuche scheinen einer Art von Membrana propria nicht zu entbehren, wenn sie von verhältnismäßig lockerem Bindegewebe umgeben sind; an den in sehr dichtes Gewebe eingeschlossenen Schläuchen ist aber eine selbständige Membrana propria nicht mehr zu erkennen. —

In dieser Weise verhalten sich, wie ich mich auch bei späteren Untersuchungen wiederholt überzeugen konnte, und wie es auch von anderen Autoren, wie Johannsen, Lünnemann, Stiénon, Löwenstein u. a. wiederholt bestätigt worden ist, die einzelnen Magenschichten bei der gewöhnlichen strahligen, sternförmigen Narbe des einfachen Magengeschwüres. Ausdrücklich sei bemerkt, daß nennenswerte regenerative Vorgänge in der Muskularis, wie sie von Busachi und Ritschl bei ihren experimentellen Untersuchungen über die Heilung von künstlich angelegten, bis in die Muskulatur reichenden Defekten der Magenwand beschrieben wurden, bei der Vernarbung des Ulcus ventriculi des Menschen, wenigstens in der Regel, nicht vorkommen. Auch Hitzenberger und Askanazy vermochten eine Regeneration von Muskelfasern nicht mit Sicherheit festzustellen, wenn auch letzterer Bilder fand, welche vielleicht für Neubildung von solchen sprechen könnten. In noch weit höherem Grad fanden sich alle die geschilderten Veränderungen ausgesprochen in der vorzüglich konservierten Narbe eines Sanduhrmagens, dessen ausführliche Beschreibung ebenfalls in der erwähnten Monographie über das Ulcus ventriculi von mir mitgeteilt ist.

Auch die jüngsten Untersuchungen Hitzenbergers stimmen mit der hier gegebenen Schilderung der Ulkusnarbe im wesentlichen völlig überein, bringen aber zugleich wichtige Ergänzungen unserer bisherigen Kenntnisse. Insbesondere fand er, daß bei der Entwicklung der Narbe die Bindegewebsneubildung mit einer so starken Vermehrung der elastischen Elemente der Magenwand, namentlich der Submukosa und Muscularis propria, verbunden ist, daß schließlich die fertige Narbe eines die Muskularis durchsetzenden Defektes hauptsächlich von elastischem Gewebe gebildet wird, welches imstande ist, eine Ausbuchtung der Magenwand im Bereich der Narbe zu verhindern. Auch Hitzenberger konnte in den meisten Fällen eine Verdünnung der Muscularis propria gegen die Narbe hin beobachten und innerhalb der Narbe selbst einzelne, wie abgesprengte und scheinbar zusammenhanglose Muskelbündel. Seltener grenzt sich die benachbarte Muskularis im mikroskopischen Bild stumpf konisch und scharf gegen das Narbengewebe ab, wobei die Muskelschicht in die Narbenelastika sich wie in Muskel in seine Sehne fortsetzte. Die M. mucosae erschien in der Regel durch Einlagerung von Bindegewebe und elastischen Elementen aufgesplittert. Die Schleimhaut verhält sich nach Hitzenberger in den verschiedenen Fällen nicht gleich. Die geschilderte atypische Drüsenwucherung konnte er unter 14 Fällen nur 8mal finden, während sie in den übrigen Fällen völlig fehlte, ohne daß das sonstige Bild einen Grund für dieses verschiedene Verhalten hätte erkennen lassen. Am stärksten zeigten sich die Veränderungen der Drüsen stets in den Randpartien der Narbe. Hitzenberger vermutet, daß dies vielleicht mit der auch von ihm bestätigten Gefäßarmut der zentralen Teile der Narbe zusammenhänge. Eine Neubildung von Lymphknötchen konnte im Bereich der Narbe niemals beobachtet werden.

Die nach einem seichten Geschwür, das zwar die M. mucosae durchbrochen, die Muscularis propria aber unversehrt gelassen hatte, entstandenen Narben zeigen, abgesehen von dieser, in den übrigen Magenschichten den gleichen Bau. Ebenso finden sich in den Narbenstrahlen, offenbar als die Folge einer Fernwirkung bei dem Vernarbungsvorgang, die gleichen Veränderungen wie in der Narbe selbst, jedoch in wesentlich geringerem Grad und mit der Entfernung von dieser sich allmählich verlierend.

Nach neueren Untersuchungen NICOLAYSENS, welchen 8 teils bei Operationen, teils bei Sektionen gewonnene Ulkusnarben des Magens und 2 Narben des Duodenums zugrunde liegen, könnte bei größeren Defekten (Größe der Narbe die eines 50-Pfennigstückes) die Heilung außer durch die Zusammenziehung der Muscularis mucosae, bzw. Heranziehung der Schleimhaut auch durch wirkliche Neubildung der Schleimhaut erfolgen. In solchen Fällen fehlen in der Narbe nur die Muskularis und Muscularis mucosae, während die neugebildete Schleimhaut unmittelbar das den Defekt ausfüllende schwielige Narbengewebe bedeckt. In 2 Fällen war die Narbe teilweise nur von einer einfachen, spärliche Grübchen und keine Drüsen enthaltenden Schicht von Zylinderepithel überzogen. Nur hier und da sah man Drüsengruppen, die wie BRUNNERsche Drüsen gebaut und denen der umgebenden Schleimhaut ähnlich waren.

In 4 Fällen fanden sich überall Grübchen und Drüsen, wenn auch die Schleimhaut von ungleicher Dicke war und die Drüsen mehr oder weniger dicht lagen. In allen diesen Fällen enthielten die Drüsen nur eine Art von Zellen, welche an die Hauptzellen erinnern. In einem Fall enthielt die neugebildete Schleimhaut auch Drüsen mit Haupt- und Belegzellen und in einem weiteren Fall, in welchem jedoch auch die Muscularis mucosae erhalten geblieben war, zeigte die Schleimhaut völlig normales Verhalten.

Auch NICOLAYSEN konnte in allen übrigen Narben, ähnlich wie an den Geschwürsrändern, nur eine atypische Drüsenwucherung von „infiltrierendem" Charakter beobachten.

Im wesentlichen stimmen also auch diese Untersuchungen mit der von mir gegebenen Schilderung überein, denn die die Narbe bedeckende Schleimhaut zeigte auch bei den von NICOLAYSEN beschriebenen wirklichen Narben nur in 1 Fall neben dem indifferenten Epithel auch Hauptzellen in den das Narbengewebe bedeckenden Drüsen. Es geht aber aus der kurzen Schilderung nicht klar hervor, ob es sich in diesem Fall um wirklich neugebildete Drüsen oder um solche der durch den Narbenzug herangezerrten alten Schleimhaut handelte.

Jedenfalls ist es auch nicht zutreffend, daß in der sternförmigen Narbe stets eine völlige Unterbrechung der Muskularis durch Narbengewebe vorzuliegen braucht, wie bei einem Blick auf die Abbildungen 49 und 50 ohne weiteres sich erkennen läßt. Nicht einmal bei einem Sanduhrmagen braucht eine solche Unterbrechung der Muskularis vorhanden zu sein und es geht daraus hervor, daß nicht nur dieser, sondern gewiß noch mehr die sternförmige Narbe auch aus Defekten hervorgehen kann, welche die Muskularis nicht vollkommen oder wenigstens nicht in einem bis zur Tiefe reichenden größeren Durchmesser durchsetzen, und daß bei der Vernarbung jedenfalls auch eine stärkere Heranziehung der durchbrochenen Muskelschichten selbst durch das schrumpfende Narbengewebe erfolgen kann.

Daß der zuletzt angeführte Befund NICOLAYSENS, bei welchem eine die Submukosa und die Muskularis durchsetzende Schwiele von normaler Schleimhaut mit erhaltener Muscularis mucosae bedeckt war, wirklich auf ein typisches akutes Ulkus zurückzuführen sei, läßt sich schwer verstehen. Denn man kann sich nicht vorstellen, daß die auch im Geschwürsrand einsetzende produktive Entzündung die Muscularis mucosae und die Schleimhaut derartig unberührt lassen sollte, daß bei der narbigen Schließung des Defektes die von allen Seiten herangezerrten Schleimhautränder, ähnlich wie etwa bei einer Naht, in völlig unverändertem Zustand sich so aneinanderlegen, daß weder an ihr selbst, noch auch an der Muscularis mucosae irgendwelche Veränderungen zu erkennen sind. Es ist daher wahrscheinlich, daß die von NICOLAYSEN als Ulkusnarbe aufgefaßte submuköse Schwiele anderen Ursprunges ist.

Sehr selten kommt es in dem schwieligen Narbengewebe zur Ablagerung von Kalksalzen. Einen solchen Fall hat JOHANNSEN beschrieben. Es handelte sich um eine ungefähr in der Mitte der kleinen Kurvatur gelegenen, etwas vertiefte, leicht strahlige, rundliche Narbe mit geringer Verdickung der Serosa. Im Zentrum befand sich ein weißgelber, kaum erbsengroßer, derberer Fleck mit etwas zackigen, scharf begrenzten Rändern. Die bedeckende Schleimhaut überragte ein wenig die Oberfläche der angrenzenden Narbenschleimhaut. Da eine nähere Untersuchung fehlt, ist es jedoch fraglich, ob hier wirklich eine sternförmige Ulkusnarbe vorlag. —

f) Sternförmige Magennarbe und Erosion. Bedeutung der Muscularis mucosae bei peptischen Defekten. Heilung von Verletzungen.

Es kann nun keinem Zweifel unterliegen, daß diese gewöhnliche sternförmige, strahlige Magennarbe, welche die weitaus häufigste Form von Ulkusnarben darstellt, auch der am häufigsten vorkommenden und am häufigsten zur Heilung gelangenden

Form des einfachen Magengeschwüres (Ulcus simplex Cruv.) entsprechen muß. Diese Form ist aber das akute runde Magengeschwür in dem im vorigen Abschnitt erörterten Sinn, welches wahrscheinlich bei der sog. Ulkuskur in einigen Wochen zur Heilung kommt und welches auch anatomisch die weitaus häufigste Form des Magengeschwüres ist. Und zwar muß die gewöhnliche sternförmige Narbe, entsprechend den Größenverhältnissen dieser Geschwürsform und nach ihrem ganzen anatomischen und histologischen Verhalten, in der Regel aus mindestens bis zur Muskularis, oft aber auch in diese tiefer hineinreichenden Geschwüren von dem durchschnittlichen Umfang etwa eines Fünf- bis Zehnpfennigstückes hervorgehen. Die Entwicklung einer solchen Narbe aus einem auf die Schleimhaut, vollends nur auf deren oberen Schichten beschränkten Defekt, d. h. aus einer Erosion, ist völlig ausgeschlossen. Wenn man in den verschiedenen Lehrbüchern liest, daß ein flaches Ulkus sich mit Epithel bekleiden und zuweilen ganz ausglätten oder nur einen glatten, flachen rundlichen Defekt hinterlassen kann (E. Kaufmann), oder daß bei der Vernarbung eines Ulkus später nur noch ganz flache, oft nur eben sichtbare, heller gefärbte narbige Stellen zurückbleiben (Aschoff), so kann es sich hier nur um Narben handeln, welche aus größeren Erosionen oder aus auf die Schleimhaut beschränkten traumatischen Defekten, aber nicht aus Geschwüren im eigentlichen Sinn hervorgegangen sind. Daher kommt es auch, daß solche flache, nicht strahlige, etwas größere Narben weit seltener sind als die strahlige, sternförmige Ulkusnarbe, indem eben die größeren Erosionen selbst eine seltenere Erscheinung sind. Grünfeld fand solche flache, einer fibrösen Platte gleichende, rundliche Narben in etwa 5,4% aller Narben. Diese Zahl erscheint außerordentlich hoch und dürfte dadurch begründet sein, daß Grünfeld überhaupt nur ganz besonders deutliche und ausgesprochene Narben in seine Statistik aufgenommen hat. Der Erosionsdefekt kann, wie in dem Kapitel über die Erosion gezeigt wurde, durch einfache Überhäutung heilen, mit Erhaltung mehr oder weniger großer Drüsenabschnitte oder bloßer Stümpfe von solchen. Vielleicht mag dabei auch eine teilweise Regeneration der Drüsen in ähnlicher Weise zustande kommen, wie sie von Poggi und dann von Griffini und Vassale und Tixier bei künstlich erzeugten Defekten am Hundemagen beschrieben worden ist. Ist aber durch den hämorrhagischen Infarkt auch die Muscularis mucosae mit einem Teil der Submukosa der Nekrose verfallen und damit im Gegensatz zu der Erosion eine zusammenhängende, flächenhafte Entblößung des Gewebes von Epithel eingetreten, so ist eine einfache Überhäutung des Defektes ausgeschlossen.

Die hohe Bedeutung, welche einer unversehrten Muscularis mucosae bei den Heilungsvorgängen der peptischen Defekte zukommt und im wesentlichen den großen Unterschied in der Heilung einer auf die Schleimhaut beschränkten Erosion und eines bis in die Submukosa reichenden Defektes bedingt, wird auch von Moszkowicz in sehr klarer und anschaulicher Weise hervorgehoben. Er fand, daß die M. mucosae des menschlichen Magens aus sich durchflechtenden Fasern zusammengesetzt ist, was für ihre Wirkung entscheidend ist. Trifft die Muscularis mucosae irgendein Reiz, wie z. B. bei Berührung mit einem spitzen Körper, so entsteht, wie Exner (1) am Magen von Tieren zeigen konnte, eine Delle, da die Schleimhaut durch die Kontraktion der in verschiedener Richtung verlaufenden Muskelfasern von allen Seiten herangezogen wird. Mit Recht nimmt Moszkowicz an, daß dasselbe geschehen werde, wenn die Schleimhaut verletzt wird, bzw. einen Defekt erleidet. Durch die starke Zusammenziehung der M. mucosae müßte letzterer stark verkleinert oder ganz zum Verschwinden gebracht werden. Werde aber die M. mucosae selbst verletzt, dann wirke ihre nach allen Richtungen gleich gerichtete Elastizität zum Nachteil. Die kleinste Verletzung werde nach allen Richtungen auseinandergezerrt, ein Schleimhautdefekt müßte dadurch wesentlich vergrößert werden. Diese Überlegung ist zweifellos richtig. Abgesehen davon, daß die unversehrte M. mucosae dem tieferen Eindringen des Magensaftes jedenfalls einen stärkeren Widerstand leistet, als die locker gefügte Submukosa, wird sie durch die infolge ihrer Zusammenziehung eintretende Verkleinerung des Defektes sehr wesentlich dessen rasche Überhäutung fördern. Liegt dagegen die Submukosa frei und ist damit die Wirkung der Muscularis mucosae in das Gegenteil verwandelt, so kann eine Verkleinerung des Defektes, bzw. eine Annäherung seiner Ränder nur noch durch den konzentrischen Zug des im Grund des Defektes sich bildenden Narbengewebes erfolgen. Hier muß es also stets zur Bildung von Granulationsgewebe kommen, dessen oberste Schicht aber durch den einwirkenden Magensaft fortwährend derartig geschädigt wird, daß sie keinen geeigneten Boden mehr für das Haften des Epithels bietet. Nur bei ganz kleinen Defekten, bei welchen die Schleimhautränder sich derartig aneinanderlegen, daß dadurch die granulierende Fläche des kleinen Geschwüres wirklich völlig abgedeckt wird, wäre es vielleicht denkbar, daß frühzeitig eine völlige Überhäutung stattfindet und wegen der nur geringfügigen Entwicklung von Granulations- bzw. schrumpfendem Narbengewebe die Bildung einer deutlich sichtbaren strahligen Narbe unterbleibt. Erreicht aber der primäre in die tieferen Schichten reichende Herd, wie es wohl meistens der Fall ist, einen Durchmesser von 1 cm und mehr, so wird er stets bei seiner Heilung eine strahlige, sternförmige Narbe hinterlassen. Denn die Schließung des Defektes kann nur durch die Schrumpfung des jungen Narbengewebes zustande kommen, durch welche der Geschwürsgrund sich mehr und mehr verkleinert, bis schließlich durch Verschmelzung der herangezerrten Schleimhautränder der Defekt völlig gedeckt wird. Dabei mag es allerdings auch vorkommen, daß wohl ein letzter kleiner Rest des Defektes einfach überhäutet wird. Damit verbindet sich, wie aus der obigen eingehenden Schilderung der sternförmigen Narbe hervorgeht, eine so starke Verzerrung und Dehnung der Schleimhaut, daß die einzelnen Drüsen weit auseinandergezogen werden und im Bereich der Narbe oft einen völlig horizontalen Verlauf erhalten können. Ganz besonders klar zeigte sich dieses Verhältnis bei dem von mir untersuchten Sanduhrmagen, wo an 2 cm langen durch die Narbe verlaufenden Schnitten durchschnittlich nur noch unter 100 Drüsenausführungsgänge gezählt werden konnten, während die Zahl derselben an der angrenzenden normalen Schleimhaut entnommenen Schnitten über 200 betrug. Dabei erfolgt eine feste Verschmelzung der herangezerrten Schleimhaut, bzw. deren Muscularis mucosae mit der Unterlage und die Muscularis mucosae selbst wird durch das wuchernde Bindegewebe aufgesplittert oder kann, wie auch Teile der Muskularis, völlig in dem Narbengewebe untergehen. Diese Heranzerrung der Schleimhaut, ohne Überhäutung des Geschwürsgrundes durch eine von der Peripherie her über ihn sich hinschiebende Epitheldecke, kann man schon makroskopisch an in der Vernarbung begriffenen Geschwüren beobachten. Die durch den Narbenzug in konzentrische Falten gelegte und herangezogene Schleimhaut schneidet hier in scharfer Linie gegen den Geschwürsgrund ab und kann sogar manchmal, namentlich bei älteren Geschwüren, noch eine leichte Unterminierung erkennen lassen. (S. Abb. 47 u. 48 S. 434.)

Ansätze zu einer Überhäutung des Geschwürsgrundes werden auch bei chronischen Geschwüren, jedoch nur in seltenen Fällen und stets nur in ganz unvollkommener Weise, beobachtet. So sah KONJETZNY in einzelnen Fällen den Geschwürsgrund vom Rand her, jedoch meistens nur in geringer Ausdehnung, mit kubischen, zum Teil unregelmäßig geschichteten Zellen bedeckt, welche hier und da sproßenähnliche Verdickungen zeigten, während in der Tiefe an solchen Stellen oft mit mehrschichtigem kubischem Epithel ausgekleidete zystische Gebilde, mitunter mit kurzen, unregelmäßigen Sprossungen sich vorfanden. Ferner sah ASKANAZY kleine Epithelinseln der Exsudatschicht eines chronischen Magengeschwürs aufgelagert. Bei den sehr zahlreichen Geschwüren, welche ich gelegentlich der noch vor dem Krieg vorgenommenen Sammelforschung untersucht habe, konnte ein solcher Befund nicht in einem einzigen Fall festgestellt werden. — **Fast niemals kommt es also beim Ulkus des Menschen zu einer wahren und vollkommenen Regeneration der Magenschleimhaut bzw.** der Schleimhautdrüsen, wie dies namentlich nach den Untersuchungen von GRIFFINI und VASSALE beim Hund der Fall zu sein scheint. Fast stets finden wir in den Ulkusnarben nur eine, oft sehr bedeutende, atypische Drüsenwucherung, welche wohl theoretisch zum Teil auch als ein regenerativer Vorgang zu betrachten ist, aber nur zu ganz unvollkommenen Drüsenbildungen führt, welche aus einem indifferenten, der ursprünglichen physiologischen Leistung nicht mehr entsprechenden Epithel bestehen. Gerade das histologische Verhalten der Ulkusnarbe lehrt uns, wie unzulässig es ist, aus solchen Tierversuchen am Tier auf die Verhältnisse beim Ulcus ventriculi des Menschen sichere Schlüsse zu ziehen. Es mag vielleicht sein, daß auch beim Menschen durch einfache Abtragung der Schleimhaut hergestellte Defekte in ähnlicher Weise wie beim Tier heilen würden. Doch ist darüber nichts Näheres bekannt. Wir wissen nur, daß etwa mit der Magensonde erzeugte, selbst größere Verletzungen, wie z. B. in dem CRAEMERschen Fall, ohne jede Störung heilen. Allein eine Untersuchung der nach solchen Verletzungen hinterbliebenen Narben hat beim Menschen meines Wissens bis jetzt nicht stattgefunden. Denn die bei Operationen entstehenden Narben, bei welchen eine Vereinigung von Schnitträndern durch die Naht stattgefunden hatte, können hier selbstverständlich nicht in Betracht kommen. Die Heilungsbedingungen und der Verlauf der Heilung bei einem durch einen hämorrhagischen Infarkt der Magenwand entstandenen Defekt sind jedenfalls, wie schon die klinische Erfahrung lehrt, offenbar ganz andere als dies bei dem traumatischen Defekt der Magenschleimhaut der Fall ist. —

g) Vernarbung chronischer Geschwüre. Entstehung linearer Narben.

Zweifellos können auch chronische, vielleicht schon seit langer Zeit bestehende Geschwüre, wie ebenfalls die klinische Erfahrung lehrt, schließlich unter Bildung einer strahligen Narbe zur Heilung kommen. Berichtet doch LEUBE, daß selbst Geschwüre, welche 10 Jahre und länger bestanden hatten, schließlich doch noch zur Heilung gelangten. Solche chronische Geschwüre werden jedoch nur dann vernarben können, wenn sie **keine zu bedeutende Größe** erreicht haben und der **Geschwürsrand keine zu starke kallöse** Umwandlung erfahren hat. Die aus älteren Geschwüren hervorgegangenen Narben zeigen in der Regel eine mächtigere Entwicklung des Narbengewebes und eine noch stärkere Faltung der oft verdickten oder warzig veränderten Schleimhaut, sowie eine sehnige Trübung oder auch Verwachsungen der Serosa. **Sehr große chronische Geschwüre jedoch, bei welchen, wie oben gezeigt wurde, der Geschwürsgrund in der Regel von einem angelöteten Organ gebildet wird, können schon aus rein mechanischen Gründen unter Umständen überhaupt nicht mehr zur Heilung gelangen.** Das starre Gewebe des im Geschwürsgrund oft in großer Ausdehnung freiliegenden Pankreas oder der Leber vermag dem Narbenzug des in den tieferen Lagen des Geschwürsgrundes und des in der angrenzenden Magenwand befindlichen jungen Narbengewebes nicht in dem Maß zu folgen, daß dadurch die zur Deckung des Defektes erforderliche Annäherung der Geschwürsränder stattfinden könnte. Dabei wird in solchen Fällen die Unterbuchtung der meistens kallös entarteten Ränder immer stärker, so daß, wie im vorigen Kapitel geschildert wurde, ganz tiefe Höhlen unter der überhängenden Schleimhaut gebildet werden, in welchen der Speisebrei sich aufstaut und der Magensaft daher fast ununterbrochen seinen schädigenden Einfluß auf das Gewebe des Geschwürsgrundes geltend macht. Es genügt aber, wie übrigens auch die Erfahrung z. B. bei Hautgeschwüren lehrt, eine kallöse Beschaffenheit des Geschwürsrandes allein schon um die Heilung eines Magengeschwüres außerordentlich zu erschweren oder überhaupt unmöglich zu machen. Daher sehen wir, daß unter Umständen auch kleine

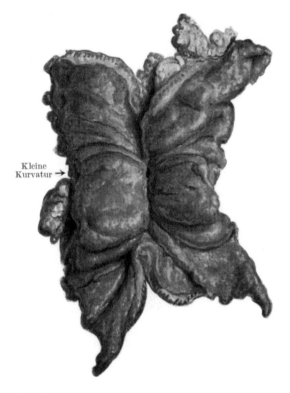

Kleine Kurvatur →

Abb. 51. Fast über die ganze hintere Magenwand von der kleinen zur großen Kurvatur sich erstreckende lineare Narbe mit tiefer sanduhrförmiger Einschnürung beider Kurvaturen. An der kleinen Kurvatur ein kleines durchgebrochenes Geschwür. (Hierzu auch Abb. 53.) (Der Magen ist an der großen Kurvatur aufgeschnitten.) (Operationspräparat aus der PAYRschen Klinik.)

nicht penetrierende Geschwüre mit kallösen und unterbuchteten Rändern einen völlig chronischen Charakter annehmen und nicht mehr zur Vernarbung gelangen. —

Während die runden oder annähernd runden Geschwüre mittlerer Größe unter Bildung einer mehr oder weniger regelmäßigen sternförmigen, strahligen Narbe heilen, kommt bei den mehr gestreckt ovalen oder nierenförmigen, namentlich größeren Geschwüren eine lineare Narbe zustande, welche entsprechend der Lagerung des ursprünglichen Geschwüres quer zur Magenachse verläuft. Eine andere Verlaufsrichtung wird nur sehr selten beobachtet. GRÜNFELD (1) konnte unter 130 Narben 20 von linearer Form beobachten, deren längste eine Ausdehnung von 8 cm hatte. Meistens finden sich die quer verlaufenden linearen Narben ungefähr in der Mitte der hinteren Magenwand, selten nahe am Pylorus. Sie können sich über die ganze hintere Magenwand von der kleinen bis zur großen Kurvatur erstrecken, ja auch auf die vordere Wand noch übergreifen, in seltenen Fällen fast den ganzen Magen ringförmig umfassen. Auch bei größter Ausdehnung können solche lineare Narben eine ganz gleichmäßige Beschaffenheit zeigen, so daß sie offenbar aus einem einzigen großen ovalen oder nierenförmigen Geschwür sich entwickelt haben müssen. Manchmal aber ist, wie z. B. in dem von mir genau untersuchten Fall, deutlich zu erkennen, daß die Narbe durch Zusammenfließen mehrerer dicht untereinander gelagerter, kleinerer Geschwüre bzw. Narben entstanden ist, welche sowohl gleichzeitig, als auch in kürzeren oder längeren Zwischenräumen sich entwickelt haben können. —

h) Der Sanduhrmagen.

1. Anatomischer Sanduhrmagen.

Gerade diese linearen, an der hinteren Magenwand, selten an der vorderen Wand gelegenen oder fast zirkulären Narben sind es, welche, wenn sie bis in die tieferen Schichten der Muskularis sich erstrecken, zu schweren Verunstaltungen des Magens, zur anatomischen Form des schon von Morgagni erwähnten sog. Sanduhr- oder Zwerchsackmagens (segmentierter Magen Wölfler) führen, während die unter Bildung der sternförmigen Narbe zur Abheilung gelangenden kleineren und mittelgroßen Geschwüre keinerlei allgemeine Formveränderungen des Magens zu hinterlassen brauchen. Doch können auch sehr große runde oder annähernd runde Geschwüre, welche umfangreichere sternförmige Narben mit oft weithin ausstrahlenden, starken Schleimhautfalten bilden, bei ihrer Abheilung eine so bedeutende Schrumpfung der Magenwand auch in querer Richtung bedingen, daß ebenfalls eine mehr oder weniger starke, ja oft hochgradige sanduhrförmige Einschnürung des Magens zustande kommt.

Bei dem auf geschlossener Narbenbildung beruhenden Sanduhrmagen kann im Bereich der in solchen Fällen meistens kurzen stenosierten Stelle die Magenwand, wie z. B. auch in dem Fall Lünnemanns, erheblich verdünnt und die Muskularis größtenteils oder fast ganz durch Narbengewebe ersetzt sein. Lünnemann konnte in seinem Fall auch die gleiche hochgradige, atypische Drüsenwucherung nachweisen, wie sie von mir beschrieben wurde.

Der durch narbige Schrumpfung bewirkte Sanduhrmagen kann einen so hohen Grad erreichen, daß der Magen förmlich in zwei nur durch einen engen, unter Umständen kaum mehr für einen Bleistift, selbst nur für einen Federkiel durchgängigen, schmalen Kanal verbundene Abschnitte geteilt erscheint, von welchen jeder fast den Eindruck eines besonderen, selbständigen Magens macht. Grünfeld fand den Sitz der Einschnürung am häufigsten etwa 10—15 cm vom Pylorus entfernt, nur einmal in der Magenmitte. Doch ist zu bedenken, daß der vor der Einschnürung gelegene Magenabschnitt, also der kardiale Teil des Sanduhrmagens, infolge der Stenosenwirkung eine sekundäre Erweiterung erfahren kann. Fälle mit größerem kardialem Teil wurden von Ciarrecchi, Steffen, Oedmann und Schmidt-Monnard beschrieben. Sehr selten ist die Einschnürung mehr kardiawärts gelegen. Der Sanduhrmagen kann völlig frei sein, ohne irgendwelche Verwachsungen mit der Umgebung, wenn auch die Serosa im Bereich der narbigen Einschnürung eine mehr oder weniger starke Trübung und schwielige Verdickung zu zeigen pflegt. Gerade der auf reiner, geschlossener Narbenbildung beruhende Sanduhrmagen zeichnet sich dadurch aus, daß die beiden Abschnitte einer ziemlich gleichmäßigen Trichterform entsprechen, die große und kleine Kurvatur also in annähernd gleichem Maße gegen die narbige Stelle herangezogen und gegen einander genähert sind, so daß der Verbindungskanal der beiden Säcke ungefähr in der Magenachse gelegen ist.

Man kann diese Form wohl auch bei noch bestehenden offenen, chronischen kallösen an der hinteren Magenwand gelegenen Geschwüren mit stärkerer narbiger Schrumpfung, welche am häufigsten dem anatomischen Sanduhrmagen zugrundeliegen, antreffen, doch findet man in solchen Fällen in der Regel keine so außerordentlich starke Enge des Verbindungskanals wie bei der völlig geschlossenen Narbe.

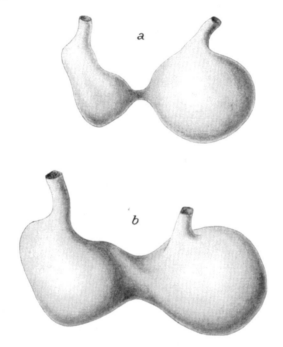

Abb. 52. a Sanduhrmagen mit stärkster Einschnürung der Magenmitte. Der obere Abschnitt stark erweitert. b Sanduhrmagen mit mäßiger Einschnürung. (Beide Abbildungen nach v. EISELBERG: Arch. f. klin. Chirurg. Bd. 59, S. 825. 1889.)

Am klarsten läßt sich die Form des trichterförmigen Sanduhrmagens im Füllungszustand im Röntgenbild erkennen.

Die Abbildungen 55 und 56, welche ebenfalls beide dem STIERLINschen Werk entnommen sind, zeigen echte Sanduhrmägen bei noch bestehenden Geschwüren, wie an den HAUDECKschen Divertikeln zu erkennen ist. Während bei Abb. 55 beide Abschnitte sich im Füllungszustand befinden, ist bei Abb. 56 (Aufnahme 3 Stunden nach Einführung des Baryumbreies) der obere Abschnitt bereits zum Teil geleert, der untere noch in Füllung begriffen. Das Ulkusdivertikel (HAUDECKsche Nische) ist bei diesem Bild wesentlich kleiner, als bei Abb. 55, offenbar infolge bedeutend stärkerer narbiger Schrumpfung, welcher auch ein engerer Verbindungskanal entspricht. Die wirkliche Weite des letzteren läßt sich·übrigens in genauer Weise nur an dem anatomischen Präparat beurteilen, da während des Lebens auch Kontraktionszustände der in der Narbe noch vorhandenen Muskelzüge in Betracht kommen können. Auf diesen für die klinische Beurteilung des Sanduhrmagens sehr wichtigen Umstand wird auch von STIERLIN (1) ausdrücklich hingewiesen.

Sitzt ein Geschwür der hinteren Magenwand nahe der kleinen Kurvatur bei gleichzeitiger Verlötung der hinteren Magenwand etwa mit dem Pankreas, so kann bei stärkerer Schrumpfung ebenfalls eine Art Sanduhr-magen sich entwickeln. In diesem Fall wird jedoch, da die kleine Kurvatur dem Narbenzug nicht folgen kann, nur die große Kurvatur eingezogen und der kleinen Kurvatur genähert. Namentlich sind es die von der kleinen Kurvatur auf die vordere und hintere Magenwand übergreifenden, sattelförmigen Geschwüre, welche bei narbiger Schrumpfung eine starke Einziehung der großen Kurvatur bewirken können. Der Verbindungskanal befindet sich dann an der kleinen Kurvatur, in der Gegend der normalen sog. Magenrinne, der WAL-DEYERschen Magenstraße, welche durch das Geschwür fast völlig unterbrochen und deren Falten bei größeren Geschwüren hier ganz zerstört sein können.

Sehr selten finden sich Sanduhrmägen mit Heranziehung der kleinen gegen die große Kurvatur. Sie können durch narbige Schrumpfung an dieser gelegener Geschwüre sich entwickeln.

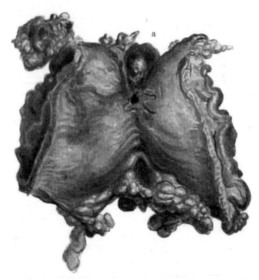

Abb. 53. Außenseite des in Abb. 51 abgebildeten Präparates. Starke Injektion der Serosa (flammende Röte), an der kleinen Kurvatur eine hanfkorngroße Perforationsöffnung, oberhalb derselben (a) ein stark injizierter und geschwellter Lymphknoten.

Nach K. H. BAUER (3) soll in allen Fällen von anatomischem Sanduhr-magen der Kanal der Magenstraße das oft nur bleistiftdicke Verbindungsstück zwischen den beiden Magenabschnitten darstellen. Die Magenstraße selbst soll auch dann nicht den Ausgangspunkt der narbigen Schrumpfung bilden, wenn das zum Sanduhrmagen führende Geschwür in der Magenstraße selbst seinen Sitz hat. Diese Anschauung bedarf noch einer weiteren Prüfung und ist für diejenige Form des Sanduhrmagens, welche durch größere auf die vordere und hintere Magenwand sich erstreckende Geschwüre der kleinen Kurvatur bedingt wird, kaum zutreffend. —

Auch durch entzündliche strangförmige Verwachsungen, welche besonders von der Leber über den Magen hinwegziehen, oder durch Teile des entzündlich verwachsenen Netzes können Einschnürungen des Magens ent-stehen, welche meistens etwas näher dem Pylorus gelegen sind und besonders bei starker Füllung und Blähung des Magens ebenfalls eine sanduhrförmige Form des Magens bedingen können. PERTHES hat z. B. einen solchen Fall mit-geteilt.

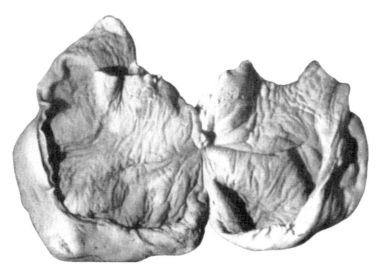

Abb. 54. Durch einfache sternförmige Narbe der hinteren Magenwand bedingter anatomischer Sanduhrmagen mit narbiger Einziehung beider Kurvaturen. (Nach einem Präparat des Erlanger pathologischen Instituts.)

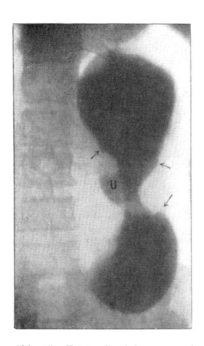

Abb. 55. Echter Sanduhrmagen mit Ulkusdivertikel. Aufnahme im Liegen. U Ulkusdivertikel (Haudecksche Nische). Pfeile = perigastritische Divertikel. -- Operiert. (Nach Stierlin: l. c. Abb. 141.)

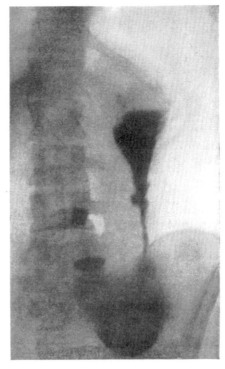

Abb. 56. Abfließen des Mageninhaltes vom oberen in den unteren Abschnitt eines Sanduhrmagens. (Nach Stierlin: l. c. Abb. 145.)

Eine ähnliche Erscheinung, jedoch in wesentlich geringerem Grad, läßt sich auch bei ausgedehnter flächenhafter Verwachsung der hinteren Magenwand infolge von Geschwürsbildung mit dem Pankreas beobachten.

Bei allen diesen verschiedenen Formen des Sanduhrmagens kann der zwischen den beiden Abschnitten bestehende Verbindungskanal noch dadurch eine weitere bedeutende Verengerung erfahren, daß der obere oder untere Abschnitt des Magens eine Achsendrehung erfährt, wobei die hintere Fläche des betreffenden Teiles nach unten und vorne, die große Kurvatur also nach oben gerückt wird.

Eine solche Achsendrehung des unteren Abschnittes des einfachen, durch narbige Einschnürung bedingten Sanduhrmagens wurde von verschiedenen Autoren wie Langerhans (1), Mazzotti, Wölfler, Birch-Hirschfeld, Saake, Doyen u. a., beobachtet. Die Fälle hatten alle einen tödlichen Verlauf. In dem Fall von Langerhans war es dabei zu einem völligen Verschluß des Duodenums mit den klinischen Erscheinungen der inneren Ein-

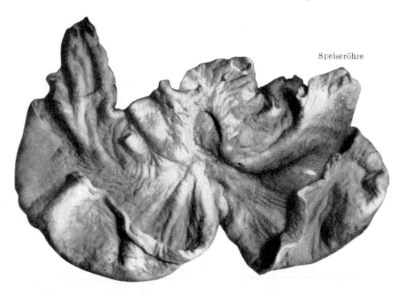

Speiseröhre

Abb. 57. Anatomischer Sanduhrmagen, bedingt durch ein an die kleine Kurvatur heranreichendes chronisches Geschwür, dessen Grund vom Pankreas gebildet wird. (Nach einem Präparat des Erlanger pathologischen Instituts.)

klemmung gekommen. Ähnlich verhielt sich ein von Reinecke mitgeteilter Fall, in welchem der untere Abschnitt eines Sanduhrmagens sich um 180° gedreht hatte, so daß ein völliger Verschluß des Verbindungskanals zustande gekommen war. An der eingeschnürten Stelle fand sich ein etwa markstückgroßes, tiefes, von der vorderen Wand über die große Kurvatur sich erstreckendes Geschwür. Der an der kleinen Kurvatur gelegene Verbindungskanal war kaum für einen dünnen Taschenbleistift durchgängig. Auch in dem Fall Birch-Hirschfelds war ein völliger Verschluß des Verbindungskanals der beiden Magenhälften eingetreten. Und Rieder beschrieb einen Fall von Achsendrehung des Pylorusteiles eines einfachen Sanduhrmagens, bei welchem dieser eine ampullenähnliche Form angenommen hatte und geradezu den Eindruck eines großen unterhalb des oberen Abschnittes gelegenen Divertikels machte.

Solche Achsendrehungen des Sanduhrmagens scheinen jedoch selten zu sein, wie überhaupt nach den klinischen und röntgenologischen Beobachtungen, sowie nach den statistischen Ergebnissen der Sanduhrmagen, wenn keine Komplikationen vorliegen, in der Regel offenbar lange Zeit nicht mit stärkeren Funktionsstörungen verbunden ist. Vor allem pflegt der obere Abschnitt ohne Hemmung seinen Inhalt in den unteren zu entleeren.

Nur bei hochgradiger organischer Stenose des Verbindungskanals und bei starker und steiler Heranziehung der kleinen gegen die große Kurvatur bildet diese ein Hindernis für die Entleerung des oberen Abschnittes, welcher dann auch eine bedeutende Erweiterung und eine stärkere Hypertrophie der Muskularis zeigen kann. So besaß in dem von LÜNNEMANN beschriebenen Fall die Ringmuskulatur des kardialen Abschnittes eine Stärke von 2—2,5 mm, während die des pylorischen Teiles eine solche von nur 1—1,5 mm hatte. Der pyloruswärts gelegene Abschnitt kann dabei, wie es auch bei stärkeren Stenosen des Darmkanals beobachtet wird, unterhalb der Stenose eine Atrophie (Inaktivitätsatrophie) annehmen.

WÖLFLER und LANGERHANS (1) haben solche Fälle von Sanduhrmagen mit Atrophie und gleichzeitiger Erschlaffung des pylorischen Abschnittes beschrieben. Das umgekehrte Verhältnis fand sich in einem Fall SAAKES, in welchem die Wand des pylorischen Teiles hypertrophisch erschien und REMBOLD beobachtete einen Fall, in welchem eine Erschlaffung und Atrophie des ausgedehnten kardialen Abschnittes eingetreten war, während ebenfalls der pylorische Teil sich hypertrophisch zeigte.

Am unteren Abschnitt wurde, wenn nicht gleichzeitig eine narbige Pylorusstenose vorlag, eine raschere Entleerung im Verhältnis zur Norm beobachtet, so daß man von einer Insuffizienz des Pylorus beim Sanduhrmagen spricht. RIEDER nimmt an, daß diese schnellere Entleerung in manchen Fällen auf eine reflektorische Hemmung der Pylorustätigkeit zurückzuführen ist, bedingt durch eine Mitbeteiligung der kleinen Kurvatur am Krankheitsvorgang. Bei gleichzeitig vorhandener Pylorusstenose kommt es selbstverständlich auch zu einer Erweiterung des unteren Abschnittes des Sanduhrmagens. Den hier geschilderten Formen des Sanduhrmagens liegen anatomische Veränderungen zugrunde und man faßt sie daher zusammen unter dem Begriff des anatomischen Sanduhrmagens. —

2. Der anatomisch-spastische Sanduhrmagen.

Es wurde aber bereits darauf hingewiesen, daß der bei der beschriebenen Form oft zu beobachtende hohe Grad der Einschnürung nicht immer ausschließlich durch die narbige Schrumpfung bedingt ist, sondern daß die Enge des zwischen den beiden Abschnitten bestehenden Verbindungskanals durch Kontraktionszustände eine weitere Steigerung erfahren kann. Nach STIERLIN entspricht dieser anatomisch-spastische Sanduhrmagen der häufigsten Form des klinisch, bzw. im Röntgenbild beobachteten Sanduhrmagens, während rein anatomische Formen eher Ausnahmen bilden. Vor allem findet sich der anatomisch-spastische Sanduhrmagen bei narbig geschrumpften kallösen Geschwüren der hinteren Magenwand und bei solchen mit Anheftung dieser am Pankreas.

3. Der spastische Sanduhrmagen.

Es wird ferner beim Ulkus sehr häufig auch ein rein spastischer Sanduhrmagen, und zwar nicht nur klinisch, sondern auch an der Leiche beobachtet. Dieser rein spastische Sanduhrmagen beruht auf einer starken Einziehung der dem Geschwür gegenüberliegenden Magenwand, so daß man im Röntgenbild aus der Form und Lage der Einschnürung auf den Sitz des Geschwüres schließen kann. Diese rein spastische Einschnürung unterscheidet sich, wie auf allen Röntgenaufnahmen zu sehen und auch in Abb. 58 sehr deutlich zu erkennen ist, von der gleichmäßig trichterförmig verlaufenden Einschnürung des anatomischen Sanduhrmagens durch ihre Tiefe und Steilheit. Sie stellt eine schmale, tiefe Furche [„wie durch Bindfaden entstanden" SCHMIEDEN (3)] dar, welche fast ausnahmslos, entsprechend dem Sitz des Geschwüres, von der großen gegen die kleine Kurvatur sich erstreckt. Wenn man auch in solchen Fällen bei der Operation oft gleichzeitig einen leichten Grad von narbiger Schrumpfung beobachten kann, so ist doch die geschilderte tiefe und schmale Furche ausschließlich durch spastische Kontraktion der Magenwand hervorgerufen. Die rein spastische Form des Sanduhrmagens kann nach einer Beobachtung Nonnenbruchs auch bei kleineren Geschwüren, welche im Röntgen-

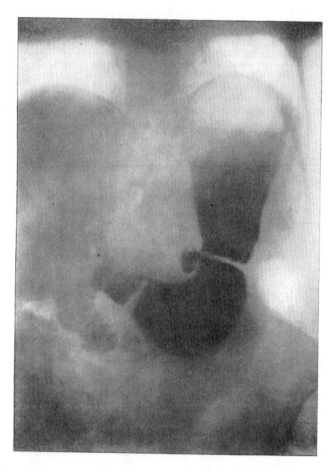

Abb. 58. Anatomisch-spastischer Sanduhrmagen bei Ulcus callosum.
(Nach Stierlin: Klin. Röntgendiagnostik des Verdauungskanals, Abb. 147a.)

bild keine Nischenbildung erkennen lassen, vorkommen. Oft bildet sie eine nach der Nahrungsaufnahme auftretende, bald vorübergehende Erscheinung. Sie kann aber auch in einen Dauerzustand übergehen und so eine anhaltende funktionelle Stenose erzeugen, wie z. B. Perthes und Nonnenbruch solche Fälle beobachtet haben. Von Wichtigkeit ist es, daß auch bei Ulcus duodeni ein spastischer Sanduhrmagen beobachtet wird. Nach de Quervain soll ein solcher sogar häufig sein. Auch an der Leiche kann man eine solche Einziehung der großen Kurvatur bei einem an der kleinen Kurvatur gelegenen Ulkus beobachten, jedoch lange nicht in dem hohen Grad wie im Röntgenbild des Lebenden. --

Eine durch rein spastische Zustände bedingte Sanduhrform des offenen Magens wird übrigens auch ohne Ulkus nicht nur klinisch, sondern ebenfalls auch an der Leiche beobachtet. STIERLIN fand sie im Röntgenbild in einer Reihe von Fällen auch bei vorhandenen Narben und namentlich kann sie auch bei verschiedenen nervösen Störungen, wie Hysterie, Neurasthenie, Tabes, auch bei Vergiftungen vorkommen. In der Leiche bildet eine sanduhrähnliche Einschnürung des Magens nicht sehr selten einen zufälligen Sektionsbefund, manchmal kann dieselbe so ausgesprochen sein, daß man überrascht ist bei Eröffnung und genauer Untersuchung des Magens ein durchaus normales Verhalten der Magenwand anzutreffen. Abb. 59, welche der Schrift SIMMONDS (3) über die Form und Lage des Magens entnommen ist, stellt einen besonders charakteristischen Fall eines solchen „Pseudosanduhrmagens" dar.

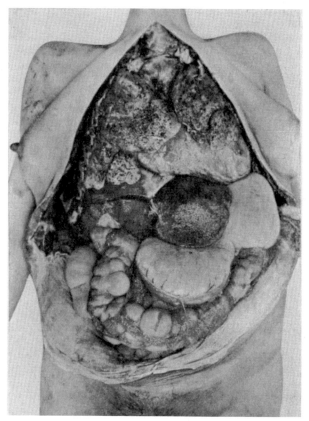

Abb. 59. Spastischer Sanduhrmagen (Pseudosanduhrmagen einer 43 jährigen Frau.
(Nach SIMMONDS: Über die Form und Lage des Magens. 1907. Taf. 12, Abb. 47.)

BECKEY fand diesen spastischen Sanduhrmagen, welcher von ihm als physiologischer Sanduhrmagen benannt wird, unter einer großen Anzahl von Leichen normal. Die Stelle der Einschnürung ist in den verschiedenen Fällen nicht immer die gleiche und kann auch ziemlich nahe dem Fundus liegen. Nach RIEDER soll sie aber beim Lebenden im Einzelfall bei der röntgenologischen Untersuchung sich beständig und stets an der gleichen Stelle zeigen, weshalb er sie als Dauerform der peristaltischen Kontraktion, als „stehende Welle", bezeichnet. In allen Fällen ging die Kontraktion wie beim Ulkus von der großen Kurvatur aus, ohne sich an der kleinen Kurvatur bemerkbar zu machen.

Merkwürdig ist auch ein von SALOMON mitgeteilter Fall, in welchem ein hysterisches Mädchen durch willkürliches Anhalten des Zwerchfells in tiefster Inspirationsstellung eine mächtige Aufblähung des Magens mit ausgesprochener Sanduhrform im Röntgenbild erzeugen konnte, ohne daß irgendwelche anatomische Veränderungen nachzuweisen gewesen wären. —

4. Vorkommen des anatomischen Sanduhrmagens.

Der anatomische Sanduhrmagen, von welchem bereits Morgagni („Ventriculus quasi duplex" l. c. ep. XXVI. 31 und an anderen Stellen) Fälle aus der älteren Literatur anführt, ist selten. Wenn Friedrich behauptet, daß unter je 4 Ulkuskranken je eine anatomische Sanduhrstenose beobachtet werde, so kann dies nur darauf beruhen, daß nicht nur ganz geringfügige narbige Einschnürungen schon zum Sanduhrmagen gerechnet, sondern wahrscheinlich auch funktionelle Sanduhrmägen falsch gedeutet wurden.

Das gleiche muß für die Angaben Grünfelds (1) angenommen werden, welcher unter 124 Fällen von Magennarben eine mehr oder weniger ausgesprochene Sanduhrform des Magens in nicht weniger als 30 Fällen, das ist in 30,6%, festgestellt haben will.

So berechnet z. B. Burk nur 7,5%, eine Zahl, welche zwar nach folgender Tabelle[1]) die an der Leiche gewonnene Durchschnittszahl ebenfalls noch um das Doppelte übertrifft, jedoch genau mit dem von Kossinsky gefundenen Prozentverhältnis übereinstimmt.

Tabelle 18. Häufigkeit des anatomischen Sanduhrmagens.

	Narben und Geschwüre zusammen	Zahl der Sanduhrmägen %	Sanduhrmagen bei Narben	Sanduhrmagen bei Geschwüren	Sanduhrmagen bei Geschwüren und Narben	Männliches Geschlecht	Weibliches Geschlecht
Berthold . .	294	11 = 3,7	?	?	?	1	10
Cohn	295	10 = 3,4	7	1	2	—	10
Greiss	138	6 = 4,1	6	—	—	—	6
Kirsch	239	5 = 2,1	5	—	—	—	5
Kossinsky . .	213	15 = 7,5	6	9	—	6	9
Schneider . .	228	4 = 1,8	2	2	—	—	4
Wolowelsky .	139	7 = 5	?	?	?	?	?

In hohem Grad auffallend ist das durch alle statistischen Untersuchungen übereinstimmend festgestellte vorwiegende Vorkommen des Sanduhrmagens beim weiblichen Geschlecht. Nach obiger Tabelle entfallen von den 51 verzeichneten Fällen 86,3% auf Frauen und nur 13,7% auf Männer. Diese Zahlen entsprechen fast genau den Angaben von Finsterer (2), welcher unter 55 Fällen von anatomischen Sanduhrmagen 48 Frauen = 87,3% und 7 Männer = 12,7% gefunden hat.

Die von Schomerus berechneten Verhältniszahlen, nach welchen von 154 Fällen 128 = 85% auf das weibliche und 26 = 17% auf das männliche Geschlecht entfallen, sind für die Frage nicht verwertbar, da die kurzen Angaben aus den Krankengeschichten sehr oft nicht erkennen lassen, wodurch die Sanduhrform des Magens bedingt war und welche Form des Sanduhrmagens überhaupt vorgelegen hatte, ferner auch mit Karzinom verbundene Fälle und solche nach vorausgegangener Verätzung mit aufgezählt sind.

Da auch Fälle von angeborenem Sanduhrmagen, namentlich von englischen Autoren beobachtet worden sind und nicht nur Meckel jeden Sanduhrmagen für angeboren hielt, sondern auch Barnabo die Behauptung aufgestellt hat, daß von den von 1719—1903 in der Literatur beschriebenen Sanduhrmägen nur 143 = 60,9% erworbene und 61 Fälle (31 bleiben unaufgeklärt) = 25,9% als auf phylogenetischer Grundlage beruhende Mißbildungen zu deuten seien, ist es von Wichtigkeit festzustellen, in welcher Weise der anatomische

---

[1]) Die Zahlen für die Geschwüre und Narben wurden aus den Tabellen der einzelnen Autoren in der S. 427 angegebenen Weise berechnet.

Sanduhrmagen sich auf die verschiedenen Altersklassen verteilt, bzw. wie oft er in denselben beobachtet wird.

Leider sind in den meisten Statistiken über das Magengeschwür die überhaupt sezierten Leichen nicht nach den verschiedenen Lebensaltern ausgeschieden oder es ist dies in verschiedener Weise geschehen, indem z. B. in den Kieler Statistiken als erste Stufe das Alter bis zum 15. Lebensjahr und als zweite vom 16. bis zum 20. angenommen werden, während sonst, was weit zweckmäßiger ist, eine durchgehende gleichmäßige Einteilung in Jahrzehnten gegeben ist. Dadurch wird die Berechnung, wie oft bei den Sektionen in den einzelnen Lebensdezennien ein Sanduhrmagen angetroffen wird, teils unmöglich gemacht, teils sehr erschwert. Wenn man nun für die bereits wiederholt angeführten Statistiken von BERTHOLD, KIRSCH und SCHNEIDER, welche die Verteilung der überhaupt sezierten Leichen auf die verschiedenen Lebensalter ebenfalls nicht berücksichtigt haben, die Zahl der unter 20 Jahre alten Personen unter Zugrundelegung der aus den Statistiken von COHN, GREISS und KOSSINSKY für diese Lebensperiode sich ergebenden Durchschnittszahl berechnet, so läßt sich die folgende Tabelle aufstellen, in welcher die so berechneten Zahlen in Klammer gesetzt sind:

Tabelle 19.

Vorkommen des anatomischen Sanduhrmagens in den verschiedenen Altersstufen auf Grund der pathologisch-anatomischen Statistik.

	Gesamtzahl der Sektionen	bis 20 J.		21—30 J.		31—40 J.		41—50 J.		51—60 J.		61—70 J.		71—80 J.		81—90 J.		Gesamtzahl der Sanduhrmägen
		Sektionen	Sanduhrmagen	Sektionen	Sanduhrmagen	Sektionen	Sanduhrmagen	Sektionen	Sanduhrmagen	Sektionen	Sanduhrmagen	Sektionen	Sanduhrmagen	Sektionen	Sanduhrmagen	Sektionen	Sanduhrmagen	
BERTHOLD¹)	9633	(3200)	—	?	?	?	?	?	?	?	?	?	?	?	?	?	—	11
COHN²) . .	4466	2393	—	420	1	475	1	494	1	370	2	307	2	231	1	83	2	10
GREISS . .	1627	697	—	215	2	206	2	159	1	148	—	108	—	79	1	15	—	6
KIRSCH . .	3412	(1100)	—	?	1	?	—	?	1	?	—	?	2	?	1	?	—	5
KOSSINSKY.	4978	970	—	565	2	766	3	856	—	772	1	656	3	326	6	67	—	15
SCHNEIDER.	4535	(1500)	—	?	1	?	1	?	—	?	1	?	—	?	—	?	1	4

Aus dieser Zusammenstellung ist zu ersehen, daß die meisten Sanduhrmägen in der Leiche erst jenseits des 40. Lebensjahres angetroffen werden und daß unter rund 10000 Leichen von unter 20 Jahre alten Personen nicht ein einziger Fall beobachtet worden ist, während COHN, GREISS und KOSSINSKY zusammen unter nur 1200 Leichen des 3. Lebensjahrzehnts allein bereits 5 Fälle von Sanduhrmagen verzeichnen.

Zu einem ähnlichen Ergebnis gelangt man bei einer Zusammenstellung der von FINSTERER (2) und RIEDER mitgeteilten Fälle.

Tabelle 20.

Vorkommen des anatomischen Sanduhrmagens auf Grund der klinischen Statistik.

	10		11—20		21—30		31—40		41—50		51—60		61—70	
	m.	w.	m.	w.	m.	w.	m.	w.	m.	w.	m.	w.	m.	w.
FINSTERER .	—	—	1	1	1	5	2	16	2	15	1	8	—	3
RIEDER. . .	—	—	—	—	—	7	—	8	—	2	—	2	—	—
	—	—	1	1	1	12	2	24	2	17	1	10	—	3

Es entfallen nach dieser Tabelle von 74 Sanduhrmägen nur $2 = 2,7\%$ auf das Alter zwischen 11 und 20 Jahren, alle übrigen jenseits dieses Zeitabschnitts, und zwar vor allem, nämlich über 83%, in das Alter vom 31.—60. Lebensjahr. —

¹) BERTHOLD gibt nur an, daß Sanduhrmagen bei 1 Mann und 10 Frauen beobachtet wurde.

²) Bei der Gesamtzahl der Sektionen sind die ohne Altersangabe weggelassen.

5. Der angeborene Sanduhrmagen.

Die in den Tabellen 19 und 20 für das Vorkommen des Sanduhrmagens in den verschiedenen Lebensaltern festgestellten Zahlenverhältnisse lassen die Annahme Barnabos, daß der Sanduhrmagen
in fast 26% der Fälle angeboren sei, völlig ausgeschlossen erscheinen, sie beweisen vielmehr, daß der angeborene Sanduhrmagen eine sehr seltene Erscheinung sein muß, da er sonst unbedingt bei den unter 20 Jahren stehenden Leichen häufiger angetroffen werden
müßte. Es kann daher keinem Zweifel unterliegen, daß der Sanduhrmagen weitaus in den meisten Fällen erworben wird, und zwar
erst jenseits des 20. Lebensjahres.

Daran ändert auch die Beobachtung nichts, daß beim Sanduhrmagen das erste Auftreten von mehr oder weniger ausgesprochenen Ulkussymptomen, wie ungewöhnlichen
Schmerzen, häufigem, aber selten blutigem Erbrechen und sonstigen Magenbeschwerden
nach der Anamnese nicht selten scheinbar bis in die früheste Jugendzeit zurückgelegen ist.
Denn abgesehen davon, daß solche Beschwerden überhaupt weder auf einem Ulkus noch auf
einem Sanduhrmagen begründet zu sein brauchen, kommt doch tatsächlich auch das Ulkus
bereits in den beiden ersten Lebensjahrzehnten, namentlich im Alter von 15—20 Jahren,
keineswegs selten vor, so daß also sehr wohl in diesem Alter die Grundlage für einen sich
später entwickelnden Sanduhrmagen entstehen kann[1]). Auch das außerordentliche Überwiegen
des weiblichen Geschlechtes beim Sanduhrmagen bleibt bei der Annahme einer angeborenen
Anlage völlig unerklärt. Übrigens weist auch der Sitz der Einschnürung, welche ganz den
vom Ulkus bevorzugten Stellen entspricht, auf den Zusammenhang des Sanduhrmagens
mit dem Ulkus hin. Auf diese Tatsache hat auch v. Hacker aufmerksam gemacht. —

Ebenso unrichtig ist es jedoch, das Vorkommen eines angeborenen Sanduhrmagens, wie Moynihan (1) und Leriche es tun, überhaupt leugnen zu wollen.
So sind unzweifelhafte Fälle von angeborenem Sanduhrmagen von Sandifort
und Mya beschrieben worden. Ersterer fand einen solchen bei einem Fötus,
Mya bei einem 52 Tage alten Kind, welches vom ersten Lebenstag an an Erbrechen gelitten hatte. Gleichzeitig fand sich in diesem Fall eine Stenose
des Pylorus mit einer entzündlichen Verwachsung mit der Kardia und einer
Stenose des Colon transversum. Auch Wullstein berichtet über 2 Mägen
von Föten, an welchen sich leichte Einschnürungen zeigten. Er ist der Meinung,
daß in Fällen, bei denen es zur Bildung eines ausgesprochenen Isthmus komme,
oder wo der Magen durch mehrere Einziehungen eine segmentierte Form erhalten habe, es sich um eine Druckwirkung von seiten der Nachbarorgane, z. B.
des Pankreas, der Art. coeliaca, splenica und phrenica handle, welche schon
in den ersten Wochen des Fötallebens, d. h. zu der Zeit, wo der Magen noch mit
seiner großen Kurvatur diesen Teilen fest anliegt, entstände. Aber auch bei
Erwachsenen wurden von englischen und amerikanischen Untersuchern zahlreiche
Fälle von angeborenem Sanduhrmagen beschrieben, welche bis zum Jahr 1895
von Hirsch (1), welcher selbst einen Fall mitgeteilt hat, zusammengestellt sind.

Hirsch (1) will 22 Fälle von wirklich angeborenem Sanduhrmagen in der Literatur
gefunden haben, welche aber, wie übrigens Hirschs eigener Fall, nicht alle einer strengen
Kritik standzuhalten vermögen. Nach der Statistik Perrets wären 34,4%, nach der Watsons
26,7% der beschriebenen Fälle als angeborene Sanduhrmägen zu betrachten. Als sichere
Fälle dürften wohl die von Baker, Carrington und Saake mitgeteilten zu betrachten
sein, da sich bei ihnen an der Stelle der Stenose, welche in einem Fall Carringtons eine
Länge von ½—1 Zoll besaß, keinerlei Veränderungen weder an der Schleimhaut noch
an der Serosa gefunden haben sollen. Auch mehrere von Williams besprochene Fälle
und ein von Finsterer beschriebener Fall dürften hierher zu rechnen sein. Wie vorsichtig
aber solche Angaben zu beurteilen sind, lehrt am besten gerade der von Hirsch selbst
beschriebene Fall. Hirsch meint, daß bei seinem Sanduhrmagen von einer irgendwie

---

[1]) Fried hat einen Fall von Sanduhrmagen bei einem 61jährigen Mann beschrieben,
welcher wahrscheinlich auf ein im 9. Lebensjahr erlittenes Trauma zurückzuführen war
(S. 672).

erheblichen Narbenbildung gar nicht die Rede sein könne. Tatsächlich ist aber die Schleimhaut gegen die verengte Stelle überall in strahligen Falten herangezogen und es fehlen nach seiner Schilderung, sowie nach der beigefügten Abbildung, im Bereich der Stenose nicht nur die Muscularis mucosae und die Submukosa vollständig, indem die verflachte, drüsenarme und verzerrte Schleimhaut direkt mit der Muskularis verwachsen ist, sondern es zeigt letztere nach der Abbildung auch eine ganz unregelmäßige Anordnung und Verwerfung ihrer Faserzüge. Auch die atypische Epithel- und Drüsenwucherung scheint innerhalb der angelöteten Schleimhaut nicht zu fehlen, da auch von abgeschnürten Drüsenschläuchen und haufenweise zwischen schmalen Bindegewebszügen gelagerten Epithelien in der Beschreibung die Rede ist. Es handelt sich hier also um ein Bild, welches im wesentlichen ganz mit dem von mir für die sternförmige Ulkusnarbe geschilderten übereinstimmt und sowohl von mir als auch namentlich von LÜNNEMANN für die Narbe des Sanduhrmagens festgestellt worden ist. Es erscheint daher auf Grund dieses Befundes mindestens sehr fraglich, ob es sich in dem von HIRSCH beschriebenen Falle wirklich um einen angeborenen Sanduhrmagen handelt. Die 67jährige Frau hatte übrigens auch erst seit ihrem 16. Lebensjahr über Magenbeschwerden zu klagen, welche erst mit dem 40. Jahr einen stärkeren Grad erreicht hatten. Ebenso können die Fälle von JAGO, PLEACOK, GREENFIELD, GOLDSCHMIDT, SAUNDBY, FLAMMER, v. EISELSBERG u. a. nicht mit voller Bestimmtheit als angeboren bezeichnet werden.

WILLIAMS stellte für den angeborenen Sanduhrmagen folgende Unterscheidungsmerkmale auf: die Stenose sei sehr eng und meistens ausgedehnter, auch liege sie in der Magenmitte, oft etwas näher der Kardia, während die des erworbenen Sanduhrmagens in der Regel in der Mitte der Pars pylorica gelegen sein soll. Im Bereich der Stenose selbst zeige die Schleimhaut, wie die Magenwand überhaupt, keinerlei pathologischen Veränderungen, namentlich sei die Innenfläche völlig glatt und die Serosa ohne entzündliche Verdickung. Diesen Merkmalen kann jedoch für die Auseinanderhaltung der beiden Formen nur zum Teil entscheidende Bedeutung beigelegt werden. Denn auch der erworbene Sanduhrmagen sitzt häufig in der Magenmitte, wie auch umgekehrt der angeborene näher dem Pylorus gelegen sein kann. Auch kann er einen so hohen Grad erreichen, daß die verengte Stelle kaum mehr für einen Bleistift durchgängig ist. Eine wirklich völlig unversehrte Magenwand ohne jegliche Veränderung der Schleimhaut und ohne Narbenbildung in den tieferen Schichten dürfte allerdings für den angeborenen Sanduhrmagen fast beweisend sein, obwohl es vielleicht nicht unmöglich ist, daß im frühen Kindesalter entstandene Geschwürsnarben in dem wachsenden Magen bis zum Abschluß der Wachstumsperiode weitgehende ausgleichende Veränderungen und Rückbildungen erfahren können.

Andererseits können aber auch innerhalb der Stenose selbst gelegene Narben oder Geschwüre nicht als eine den angeborenen Sanduhrmagen unbedingt ausschließende Erscheinung betrachtet werden. Man findet beim Sanduhrmagen überhaupt außer den Veränderungen an der verengten Stelle selbst, besonders vor derselben, an und nahe der kleinen Kurvatur, nicht selten kleinere Geschwüre oder Narben und es ist nicht einzusehen, weshalb bei einem angeborenen Sanduhrmagen solche sekundäre Geschwüre und die sich darin anschließenden Narben nicht auch innerhalb der Enge selbst sich sollten entwickeln können. Die Forderung VEYRESSATs, daß der angeborene Sanduhrmagen weder von Verätzung des Magens noch auch von Geschwüren usw. begleitet sein darf, ist daher jedenfalls zu weitgehend, denn die mechanischen oder sonstigen Bedingungen für das Zustandekommen von kleinen Geschwüren sind jedenfalls für den angeborenen Sanduhrmagen die gleichen wie für den erworbenen und dürften, soweit mechanische Einflüsse in Betracht kommen, lediglich von dem Grad der Stenose abhängig sein.

Von Wichtigkeit für die Entscheidung, welche Bedeutung den bei einem Sanduhrmagen angetroffenen Geschwüren für die Entstehung desselben zukommt, wird es sein, ob die Beschaffenheit dieser Geschwüre und Narben

ausreicht, um damit den Grad der vorhandenen Stenose zu erklären. Denn es ist
klar, daß ein kleines, unbedeutendes Ulkus oder eine kleine einfache sternförmige
Narbe innerhalb der verengten Stelle nur die Bedeutung sekundärer Erscheinungen haben können, während die beim erworbenen Sanduhrmagen häufig
anzutreffenden, chronischen kallösen Geschwüre mit narbiger Schrumpfung
des Grundes oder umfangreiche, vielleicht völlig zirkuläre Narben auch die
stärkste Stenose leicht verständlich machen.

Einen sicheren Anhaltspunkt für den angeborenen Sanduhrmagen bilden gleichzeitig vorhandene Anomalien in der Anlage der
Muskulatur, wie sie von Saake in einem Fall beschrieben worden sind. Er
fand an dem Sanduhrmagen einer älteren Frau mit nur $^3/_4$ cm weitem Verbindungskanal zwei abnorme Muskelbündel an der hinteren Wand, von welchen das
eine von der rechten Wand der Speiseröhre schräg nach abwärts zur Stelle der
Stenose zog und hier in die Pars pylorica überging, während das zweite an dieser
selbst seinen Ursprung zu nehmen schien, schräg nach rechts und aufwärts
zog um sich im Ligamentum hepato-gastricum und hepato-duodenale zu
verlieren.

Das Vorkommen des angeborenen Sanduhrmagens ist somit
einwandfrei festgestellt, jedoch dürfte er, im Gegensatz zu der Annahme
der englischen und amerikanischen Autoren zu den seltensten Erscheinungen gehören und nur einen fast verschwindenden Bruchteil
der klinisch und pathologisch-anatomisch zur Beobachtung
gelangenden Sanduhrmägen bilden. Und zwar kann er als ein Folgezustand von fötaler Peritonitis (Mya), vielleicht auch, wie Carrington
annimmt, von dem Ulcus simplex entsprechenden Vorgängen während des
Fötallebens sich entwickeln, oder aber, wie der Fall Saakes beweist, in welchem
sich Muskelbündel in das Ligamentum hepato-gastricum erstrecken, eine
eigentliche Mißbildung im engeren Sinne darstellen.

Eine solche Mißbildung unter Hinweis auf den Magen von Wiederkäuern und Nage-
tieren, wie z. B. Rokitansky (2), Carrington, Williams, Wullstein und andere Autoren
es getan haben, in atavistischem Sinn erklären zu wollen, ist jedoch verfehlt. Denn der
mehrkammerige Magen der genannten Tiergruppen bedeutet doch eine spätere und hoch-
verwickelte Anpassungsform innerhalb ganz anderer, dem Menschen und diesem ähnlichen
Tieren völlig fremder Entwicklungsreihen! — Die Ähnlichkeit des Sanduhrmagens mit den
Mägen dieser Tiere ist tatsächlich nur eine äußerliche und ganz oberflächliche ohne jede
Analogie in den einzelnen Abschnitten. Eher könnte man, wenigstens bei einem Teil der
Sanduhrmägen, wie Williams es tut, an einen Zusammenhang mit den sog. physio-
logischen Engen des Magens denken, von welchen eine in der Mitte, eine zweite an der
Grenze der Pars pylorica und eine dritte in der Nähe der Kardia gelegen ist. —

6. Sanduhrmagen und Leberschnürfurche.

Die Behauptung Rasmussens, daß der Sanduhrmagen auf einer Fortsetzung der Leberschnürfurche beruhe, würde das so sehr überwiegende
Vorkommen desselben beim weiblichen Geschlecht ausgezeichnet erklären,
da der menschliche Magen meistens eine senkrechte Stellung einnimmt (Vertikal-
magen) und daher eine Verlängerung der Leberschnürfurche tatsächlich den
Magen gerade an der Stelle kreuzt, wo auch die Einschnürung des Sanduhrmagens am häufigsten zu finden ist. Die dadurch zustande kommende Magenschnürfurche, welche durch den Druck des einwärts geschnürten Rippenbogens
erzeugt wird, soll nach Rasmussen für sich allein, ohne den Narbenzug eines
Ulkus die Sanduhrform des Magens erzeugen können, ein Gedanke, welchem
übrigens schon Morgagni (Epistola 30, p. 5, 7, 8) Ausdruck gegeben hat.
Der Theorie Rasmussens, so beachtenswert sie ist, kann jedoch für die

Entstehung des Sanduhrmagens kaum die gedachte Bedeutung zukommen, da der Sanduhrmagen auch ohne das Vorhandensein einer Leber- bzw. Magenschnürfurche angetroffen wird. WILLIAMS hat gegen die Ansicht RASMUSSENS wohl mit Recht auch eingewendet, daß diese sich mit der Seltenheit des Sanduhrmagens schwer vereinbaren lasse. Immerhin ist es auffallend, daß der Sanduhrmagen, wie oben gezeigt wurde, in der weit überwiegenden Mehrzahl der Fälle beim weiblichen Geschlecht beobachtet wird. WULLSTEIN hat über einen Fall von Sanduhrmagen berichtet, in welchem die Sanduhrform wohl mit Sicherheit durch Korsettschnürung entstanden war. Auf die Bedeutung der Magenschnürfurche für die Entstehung des Ulkus wird bei der Besprechung der Pathogenese dieses nochmals zurückzukommen sein. —

i) Die Stenose des Pylorus und der Kardia.

1. Die anatomische Pylorusstenose.

Von noch weit größerer pathologischer und klinischer Bedeutung als der Sanduhrmagen ist die Stenose des Pylorus, da sie, wenn man von den geringfügigen Formen des Sanduhrmagens absieht, häufiger ist als dieser und jedenfalls viel häufiger zu schweren Funktionsstörungen führt und damit Anlaß zum operativen Eingriff bietet. Die statistischen Angaben der pathologischen Anatomen und der Kliniker weisen hier allerdings die größten Unterschiede auf. So berichtet H. HOFFMANN, daß von 184 im Allgemeinen Krankenhaus Hamburg-Eppendorf ausgeführten Ulkusoperationen 106 = 57,6% wegen Pylorusstenose vorgenommen wurden und nach LÖHR betrugen die an der Kieler Klinik von 1899—1911 wegen Ulcus callosum und Ulcus simplex oder Ulkusnarben und Adhäsionen am Pylorus ausgeführten Operationen 77% aller Ulkusoperationen, während auf den Sanduhrmagen nur 3,7% entfielen. Allerdings ist nicht anzunehmen, daß es sich in allen diesen operierten Fällen um eine durch Narbenzug oder sonstige Veränderungen bedingte wirkliche anatomische Stenose handelte, denn gerade die am Pylorus oder unmittelbar vor ihm sitzenden Geschwüre erzeugen, gleichviel welcher Beschaffenheit sie sind, mehr als ein an irgendeiner andern Stelle des Magens gelegenes Geschwür einen Krampf der Pylorusmuskulatur, so daß also für die operativen Fälle auch die funktionelle Stenose in Rechnung zu setzen ist. Darauf mag auch vor allem der große Unterschied zurückzuführen sein, welcher zwischen den klinischen und pathologisch-anatomischen Statistiken hinsichtlich der Häufigkeit der Pylorusstenose besteht. Leider ist in den meisten pathologisch-anatomischen Statistiken das Vorhandensein einer Stenose überhaupt nicht berücksichtigt, ja oft nicht einmal eine Scheidung der am Pylorus selbst gelegenen von den Geschwüren und Narben der Pars pylorica im ganzen vorgenommen. Bestimmte Angaben über das Vorhandensein einer Stenose finden sich unter den wiederholt angeführten Statistiken nur bei WOLOWELSKY, BERTHOLD, SCHNEIDER und KOSSINSKY, und zwar konnten SCHNEIDER und WOLOWELSKY in 2,2%, BERTHOLD in 3,4% und KOSSINSKY in 6,1% der Fälle von Geschwüren und Narben des Magens eine Stenose des Pylorus verzeichnet finden. Die genauesten Angaben enthält wieder die Statistik KOSSINSKYS, nach welcher von den angeführten 13 Stenosen 10 = 77% durch Geschwüre und nur 3 = 23% durch Narben bedingt waren und in gleichem Prozentverhältnis die Fälle von Pylorusstenose sich auf das männliche (77%) und weibliche Geschlecht (23%) verteilen. Die Pylorusstenose käme demnach beim Manne bedeutend häufiger vor als beim weiblichen Geschlecht, was übrigens auch mit der statistischen Tatsache übereinstimmt, daß am Pylorus und in der Pars pylorica überhaupt der Geschwürsprozeß in allen seinen Entwicklungsstadien beim Mann häufiger angetroffen wird als beim Weib. Auch nach Ploenies findet sich das Ulkus am Pylorus beim Mann $3^1/_2$mal so oft als beim weiblichen Geschlecht. Das von Kossinsky festgestellte Verhältnis zwischen Ulkus- und Narbenstenose stimmt scheinbar nicht immer mit den klinischen statistischen Angaben überein. So handelte es sich nach Löhr in 129 operierten Fällen mit Sitz des Prozesses am Pylorus in 47 = 36,5 $^0/_0$ um Ulcus callosum, in 39 = 30,2 $^0/_0$ um Ulcus simplex (= einfaches, nicht kallöses Geschwür) und in 43 = 33,3 $^0/_0$ um Narben. Es dürfte dieser scheinbare Widerspruch aber gewiß nur dadurch begründet sein, daß in der Löhrschen Statistik keine Scheidung zwischen Pylorus selbst und Pars pylorica vorgenommen ist. Denn die Tabelle 15, S. 430 läßt deutlich erkennen, daß am Pylorus und in der Pars pylorica zusammen allerdings das offene Geschwür bedeutend häufiger (104:55) sich findet als die Narbe, ja es stimmt dieses Verhältnis, nach welchem 35 $^0/_0$ auf Narben entfallen, fast genau mit der von Löhr angegebenen Zahl (33,3 $^0/_0$) überein.

Die anatomische Stenose am Pylorus selbst dürfte daher tatsächlich am häufigsten durch das noch offene Geschwür, weniger durch die Narbe bedingt sein. Und zwar kann für die anatomische Stenose nur das Ulcus callosum, wie es oben ausführlich geschildert wurde, in Betracht kommen, wobei selbstverständlich auch ein unmittelbar vor dem Pylorus gelegenes Geschwür eine anatomische Stenose erzeugen kann. Am Pylorus selbst sind es namentlich jene kleinen, kraterförmigen, oft in überhängenden, dicken Schleimhautfalten fast verdeckten, tiefen Geschwüre, welche eine Stenose verursachen.

Das gewöhnliche, nicht kallöse Geschwür, auf welches in der Löhrschen Statistik 30,2 $^0/_0$ entfallen, kann erst im Stadium der Vernarbung eine anatomische Stenose bedingen, während die funktionelle sich wahrscheinlich sofort mit der Entstehung des Geschwüres einstellen wird.

Auch bei dem kallösen Geschwür wird die Stenose durch die narbige Schrumpfung des Geschwürsgrundes, aber ebenso sehr durch die chronisch-entzündliche Verdickung der Submukosa und die interstitielle entzündliche Bindegewebswucherung der Muskularis bedingt, auch die Verdickung der Mukosa kann sich daran beteiligen. Dazu kommt noch die sich einstellende Hypertrophie der Muskelschichten. Der Pylorus, bzw. die Pars pylorica wird auf diese Weise, ähnlich wie auch bei kallösen Geschwüren an anderen Stellen des Magens, zu einem richtigen Ulkustumor umgewandelt, an welchem die oft mächtig verdickte Magenwand sich auch durch besondere Starrheit auszeichnet, so daß manchmal große Ähnlichkeit mit einem Skirrhus entsteht.

Die aus der Vernarbung des akuten Geschwüres hervorgegangene Stenose dagegen läßt einen solchen Ulkustumor vermissen. Auch hier findet man wohl eine Hypertrophie des Pylorusringes, als eine Teilerscheinung der Hypertrophie der Muskularis überhaupt. Aber es fehlt in ausgesprochenen Fällen die chronisch-entzündliche Wucherung der Submukosa und des interstitiellen Bindegewebes fast gänzlich. Anstatt des kallösen Geschwüres mit seinen verdickten Rändern findet man eine mehr oder weniger umfangreiche, manchmal fast ringförmige Narbe, vom Charakter der sternförmigen Ulkusnarbe, nach welcher von der Pars pylorica her die Schleimhaut in trichterförmig zusammenlaufenden Falten herangezerrt ist. Häufig ist auch außen an der getrübten Serosa eine leichte narbige Einziehung zu erkennen.

Friedrich fand unter 17 Fällen von narbiger Pylorus-Stenose den Sitz der Narbe 6mal an der vordern, 4mal an der hintern Fläche und 3mal am untern Rand; 4mal war die Narbe ringförmig.

In beiden Fällen, sowohl bei der durch das kallöse Geschwür als auch der durch die einfache Narbe bedingten Stenose kann diese einen äußerst hohen

Grad erreichen, so daß der starrwandig gewordene Pylorus schließlich kaum mehr für einen Federkiel durchgängig ist. —

Durch perigastritische Verwachsungen kann eine durch ein Geschwür oder eine Narbe erzeugte Pylorusstenose noch verstärkt werden, es kann aber eine solche auch durch perigastritische Verwachsungen allein durch Einschnürung oder Abknickung des Pylorus zustande kommen.

So hat FRIEDRICH einen Fall mitgeteilt, in welchem ein über die Vorderfläche des Pylorus hinziehender Narbenstrang die Stenose verursacht hatte und v. HACKER (2) hat einen Fall beobachtet, in welchem die Stenose durch eine Abknickung des Pylorus infolge von Verwachsungen mit der entzündlich geschrumpften, Steine enthaltenden Gallenblase bedingt war. —

Als Folgezustand der Pylorusstenose beobachtet man stets eine mehr oder weniger hochgradige Erweiterung des Magens mit oft sehr beträchtlicher Hypertrophie seiner muskulösen Schichten. Die Erweiterung kann eine so gewaltige sein, daß er 6 und mehr Liter zu fassen vermag und bis zur Symphyse herabreicht.

Nicht selten verbindet sich mit der allgemeinen Erweiterung eine Ausbuchtung der großen Kurvatur unmittelbar vor dem Pylorus, welche so stark sein kann, daß sie fast sackartige Gestalt annimmt und man von der Bildung eines zweiten Fundus spricht. In einzelnen Fällen wurden bei Pylorusstenose auch umschriebene Pulsionsdivertikel der Magenwand beobachtet. KLEINE fand in 2 Fällen solche Divertikel an der großen Kurvatur in der Nähe des durch ein Ulkus verengten Pylorus. In dem einen Fall erschien die Muskularis im Bereich des Divertikels hypertrophisch, im andern atrophisch. In einem 3. Fall fand sich kardiawärts vor einem großen Geschwür ein kugelförmiges, 7 cm tiefes Divertikel. Es ist fraglich, ob diese Divertikelbildungen auf die Ulkusstenose zurückzuführen sind. Denn solche Pulsionsdivertikel des Magens werden auch ohne Anwesenheit eines Ulkus beobachtet und in einem von GRASSBERGER beschriebenen Fall, in welchem wohl auch eine Pylorusstenose vorhanden war, aber gleichzeitig vielfache Divertikel des Darms gefunden wurden, ist es wohl naheliegend, daß es sich hier bei dem Magendivertikel um eine entsprechende Bildung handelte, als wie bei den Darmdivertikeln. Sehr selten erfolgt die Erweiterung des Magens mehr nach links und gegen das Zwerchfell hin. Solche Fälle wurden von RIEGEL und ROSENSTEIN beschrieben.

In den Fällen starker Erweiterung ist die Magenmuskulatur scheinbar verdünnt und tatsächlich kann auch infolge der anhaltenden Stauung des Mageninhaltes allmählich wieder ein Schwund und eine Dehnung der zuvor hypertrophisch gewordenen Muskularis sich einstellen. Gleichwohl ist aber bei so außerordentlicher Ausdehnung die Gesamtmasse der Muskulatur doch stets eine größere als die des normalen Magens. Die Schleimhaut des hypertrophischen und erweiterten Magens läßt in allen Fällen in mehr oder weniger hohem Grad die Zeichen des chronischen Magenkatarrhs erkennen. Manchmal findet man selbst bei stärkeren Erweiterungen die Form des hypertrophischen Katarrhs, mit teilweise warziger Beschaffenheit der verdickten Schleimhaut. (Siehe Nachtrag S. 754.)

Meistens begegnet man jedoch bei starker Erweiterung der atrophischen Form, wobei die Atrophie der Schleimhaut offenbar durch die im Magen herrschende Spannung und die Dehnung begünstigt wird. Auch FRICKER konnte bei Ulkusstenosen häufig eine chronisch-entzündliche Atrophie der Schleimhaut des Magens feststellen. In seltenen Fällen kann die Erweiterung des Magens bei Pylorusstenose auch fehlen. HAYEM (5) hat über solche Fälle berichtet, in welchen vielleicht gastritische Verwachsungen die Dehnung des Magens verhindert haben. —

Die angeborene Pylorusstenose, deren Wesen noch nicht geklärt, wahrscheinlich aber als eine Mißbildung zu deuten ist, kann nicht Gegenstand dieses Abschnittes sein. —

2. Die funktionelle Pylorusstenose.

Von Wichtigkeit ist es, daß auch bei funktioneller Pylorusstenose, wie sie bei Geschwüren vor dem Pylorus ohne besondere Verengerung der Pars pylorica oder selbst bei Geschwüren des Duodenums oder an anderen Stellen des Magens, wie namentlich an der kleinen Kurvatur sich einstellen kann, eine Erweiterung des Magens mit Hypertrophie seiner Wand beobachtet wird. Man ist manchmal erstaunt bei der Sektion eine starke Magenerweiterung zu finden in Fällen, wo von einer durch das vorhandene Ulkus oder eine Narbe verursachte Stenose keine Rede sein kann. Allerdings ist in solchen Fällen nicht immer die Frage leicht zu entscheiden, ob nicht die Magenerweiterung, welche ja auch aus andern Ursachen sich entwickeln kann, schon vor Entstehung eines mit Pylorusspasmus verbundenen Ulkus bestanden hat. Die pathologische Bedeutung der im Anschluß an Ulkus oder Pylorusstenose sich anschließenden Magenerweiterung wird noch dadurch erhöht, daß sie nach PETRÉN auch nach Entlastung des Magens durch die Gastroenterostomie mindestens jahrelang unverändert bestehen bleibt oder überhaupt nicht mehr zurückgebildet wird. —

3. Die Stenose der Kardia.

Wesentlich seltener als die Pylorusstenose ist die Stenose der Kardia, was schon dem selteneren Vorkommen des Ulkus an dieser Stelle entspricht. Es scheint aber das Ulkus an der Kardia überhaupt seltener zur Stenose zu führen, denn in den verschiedenen pathologisch-anatomischen Statistiken finden sich bei den für die Kardia verzeichneten Geschwüren und Narben nirgends Angaben, daß diese mit einer Stenose verbunden waren. Auch die klinischen Statistiken enthalten über die Stenose der Kardia keine näheren Angaben. Es scheint dieselbe häufiger durch ein Ulcus callosum als durch eine Narbe bedingt zu werden. Und zwar sind es besonders die an das penetrierende Geschwür sich anschließenden perigastritischen Verwachsungen und schwartigen Verdickungen des Ligamentum hepato-gastricum, welche eine Verengerung der Kardia verursachen und dazu beitragen können, sie in einen starren Ring zu verwandeln. Auch an der Kardia wird eine funktionelle Stenose beobachtet (Kardiospasmus). Wie die Pylorusstenose die Erweiterung des Magens und Hypertrophie seiner Muskulatur zur Folge hat, so führt die Kardiastenose zur exzentrischen Hypertrophie der Speiseröhre. —

V. Die Vernarbung des Duodenalgeschwüres.

a) Häufigkeit, Sitz und anatomisches Verhalten der Ulkusnarbe im Duodenum.

Im Gegensatz zum Ulcus ventriculi schien nach der bisherigen Annahme das Geschwür des Duodenums außerordentlich viel seltener zur Heilung zu gelangen. Hat doch v. HANSEMANN das Vorkommen wirklich völlig vernarbter Duodenalgeschwüre überhaupt bestritten, obgleich bereits von KRAUSS, W. MÜLLER und CHVOSTEK Ulkusnarben im Duodenum beobachtet worden waren. Wenn nun auch diese Ansicht unrichtig ist, so wurde doch die Ulkusnarbe nach fast allen bisherigen Statistiken, wie die folgende Tabelle zeigt, tatsächlich im Duodenum unverhältnismäßig seltener gefunden, als im Magen.

Nach WOLOWELSKY, welcher die Fälle nicht für die beiden Geschlechter getrennt aufgeführt hat, kamen auf 22 offene Duodenalgeschwüre 2 Narben = 8,3%.

Nach der in Tab. 21 gegebenen Zusammenstellung würde also, wie eine Vergleichung mit Tab. 11 (S. 428) ergibt, das Ulkus im Magen anscheinend durchschnittlich 11,6 mal so häufig vernarben, als im Duodenum und das Duodenalgeschwür beim männlichen Geschlecht etwa doppelt so häufig zur Vernarbung gelangen als beim weiblichen. Man muß jedoch auf Grund neuerer Untersuchungen,

Tabelle 21.
Häufigkeit der Ulkusnarbe im Duodenum bei beiden Geschlechtern
nach älteren Statistiken[1]).

	Männliches Geschlecht			Weibliches Geschlecht			Beide Geschlechter zusammen		
	Geschwüre	Narben	% der Vernarbungen	Geschwüre	Narben	% der Vernarbungen	Geschwüre	Narben	% der Vernarbungen
BERTHOLD . .	22	—	—	7	1	14,3	29	1	3,3
GRUBER . . .	121	8	6,2	72	1	1,4	193	9	4,5
KIRSCH	29	3	9,4	18	1	5,3	47	4	7,8
KOSSINSKY . .	21	1	4,5	6	—	—	27	1	3,6
	193	12	5,9	103	3	2,8	296	15	4,8

namentlich HARTS (3, 4), entschieden zugeben, daß die bisher angenommene große Seltenheit des Befundes von Ulkusnarben im Duodenum nur eine scheinbare ist und darauf beruht, daß ebenso, wie oft kleine Geschwüre, auch Narben im Duodenum wegen der besonderen Beschaffenheit der Schleimhaut leichter übersehen werden. Nach WEIL sitzen die meisten Narben an der hinteren Wand des oberen Querstückes, teils nahe dem oberen, teils nahe dem unteren Rand. Nur selten finden sie sich an der Vorderwand. Von den Narben der hinteren Wand sollen 80—90% von klinisch nicht beobachteten Geschwüren stammen.

Auch im Duodenum heilt das Ulcus simplex meistens unter Bildung einer sternförmigen Narbe. Nach WEIL zeigt die Schleimhaut meistens keine wesentliche Anheftung an die Muskularis. Es kommen jedoch auch im Duodenum ähnlich wie im Magen, Narben mit unverschieblicher Schleimhaut vor. Nicht selten ist die Narbe leicht vertieft, die zur Narbe ziehenden Schleimhautfalten sind meistens nicht sehr auffallend, doch wurde auch stärkere Faltenbildung beobachtet. Es ist aber wegen der Faltung der Duodenalschleimhaut weit schwieriger als im Magen zu beurteilen, ob im Einzelfalle es sich tatsächlich um eine bereits völlig geschlossene Narbe handelt. Auch GRUBER (3) gibt an, daß er manchmal, als er glaubte ein vernarbtes, geheiltes Ulkus, eine Narbe mit zentraler, strahliger Einziehung, vor sich zu haben, bei der mikroskopischen Untersuchung ein chronisches Ulkus fand, das zentral noch nicht vernarbt war, wenn auch gewisse Anzeichen am Rand, in der Muskulatur usw. auf eine Neigung zur Heilung hindeuteten. GRUBER ist der Ansicht, daß solche Befunde an älteren Geschwüren vielleicht in der Weise zu erklären sind, daß die Heilung des Duodenalgeschwüres mitunter in Perioden erfolgt, d. h. daß ein zur Heilung neigendes Geschwür durch wiederholte Einwirkung der geschwürsbildenden Schädlichkeiten nicht zur Ruhe kommen kann. Dieser Auffassung entsprach in einem von GRUBER (3) untersuchten Fall auch der mikroskopische Befund: „Man sah über den Geschwürsboden eine einfache Lage kubischen, bis zylindrischen Epithels hinwegziehen, die aber in einem Geschwürswinkel durch eine ganz frische Blutung zerschmettert war. Die Blutung war aus einem kleinen Bezirk von Granulationsgewebe heraus erfolgt, das unter dem Boden der jungen, noch nicht beruhigten Narbe nahe dem Geschwürswinkel noch zu erkennen war." Auch nach HART entsprechen solche zum Teil vernarbte, zum Teil im Fortschreiten begriffene Geschwüre vielleicht jenen Fällen von Duodenalgeschwüren, in deren Verlauf periodische Schwankungen beobachtet werden.

Auffallend ist es, daß selbst zum Teil in den Kieler Statistiken, welchen großenteils ein von HELLER persönlich geprüftes Leichenmaterial zugrunde liegt und in welchen die

---

[1]) Berechnung wie bei Tab. 11 (S. 428).

Zahl der für den Magen verzeichneten Ulkusnarben alle anderen Statistiken weit übertrifft, die Zahl der aufgeführten Duodenalnarben gleichwohl eine ebenso niedrige ist, wie in den anderen Statistiken. — Dagegen fand Krug unter einem 53 Fälle von Geschwüren und Narben des Duodenums enthaltenden Leichenmaterial des gleichen Instituts 30 Narben und 25 Geschwüre, also ein Überwiegen der Narben gegenüber den Geschwüren. Und Chvostek (1), welcher die Vernarbung des Duodenalgeschwüres und insbesondere auch die sternförmige Duodenalnarbe zuerst beschrieben hat, konnte unter 8 von ihm beschriebenen Fällen von Ulkus und Narben des Duodenums letztere in 4 Fällen beobachten.

Mit diesen Angaben Krugs und Chvosteks stimmen auch die Untersuchungen Harts überein, welcher, auf die Zahl der Sektionen berechnet, unter 77 Fällen von Geschwüren und Narben 35 Geschwüre und 42 Narben und bei Zählung der einzelnen Geschwüre und Narben 39 Geschwüre und 45 Narben feststellen konnte. Danach würde also das Duodenalgeschwür, ähnlich wie das Ulcus ventriculi, in mehr als der Hälfte der Fälle, beiläufig in 53,5 %$ zur Heilung gelangen, und zwar bei den beiden Geschlechtern ungefähr in gleichem Verhältnis. Zu dem nämlichen Ergebnis kamen Musa und Holzweissig (3), welche die statistischen Untersuchungen Harts (3, 4) an weiteren Jahrgängen des gleichen Materials fortsetzten. Das Duodenalgeschwür kommt nach Hart in jugendlichen Jahren bei Männern etwa ebenso häufig vor wie bei Weibern und wird bei beiden Geschlechtern im 4. Lebensjahrzehnt seltener, welchem Verhältnis auch der Narbenbefund entspricht. Jenseits des 40. Lebensjahres tritt das Geschwür aber bei Männern häufiger auf als beim weiblichen Geschlecht, dementsprechend werden dann auch bei den Männern mehr Narben gefunden. Bei beiden Geschlechtern geht also stets mit häufigster Geschwürsbildung auch die häufigste Narbenbildung einher, so daß demnach „in jedem Lebensabschnitt mehr als die Hälfte der gerade entstehenden Duodenalgeschwüre eine ganz offenbare Neigung zu schneller Verheilung besitzt." —

b) Das Narbendivertikel des Duodenums.

Von Interesse, wenn auch nicht von besonderer praktischer Bedeutung, sind die im Anschluß an die Vernarbung des Duodenalgeschwüres sich nicht selten bildenden Divertikel. Entsprechend dem häufigsten Sitz des Geschwüres finden sie sich an der hinteren Wand, seltener mehr seitlich, am oberen Ast des Duodenums dicht hinter dem Pylorus. Gruber hat bei einer an der Vorderwand gelegenen Narbe solche Taschenbildungen nach oben und unten hin beobachtet. Nach Hart, welcher diese Divertikel besonders ausführlich geschildert hat, kommen sie fast stets in der Zweizahl vor, doch ist dann eines von ihnen, namentlich bei seitlichem Sitz, oft weniger deutlich entwickelt. Linsmayer fand auch in einzelnen Fällen 3 Divertikel, welche um 2 Narben gruppiert waren. Von den häufiger vorkommenden angeborenen Divertikeln unterscheiden sie sich durch ihre bedeutend geringere Tiefe, indem sie nur flache runde, muldenförmige Ausbuchtungen oder Taschen darstellen, namentlich die seitlich gelegenen Divertikel sind oft so flach, daß sie schwer zu erkennen sind. Sie sind mit völlig glatter Schleimhaut ausgekleidet, dagegen befindet sich stets zwischen ihnen eine strahlige Narbe, von welchen sich feine Falten auf die Ränder der Buchten erstrecken. Bei stärkerer Entwicklung der strahligen Narbe und dieser Faltenbildung, welcher eine tiefere Ausprägung der Taschen entspricht, kommt es zu einer leichten sanduhrförmigen Verengerung des Duodenums, jedoch niemals mit erheblicher Stenosenbildung. Solche Divertikel sind in einzelnen Fällen bereits von Fleischmann, Perry und Shaw, Moynihan (6), Harley, Jach und Linsmayer beschrieben worden, auch von Payr (8) und Nicolaysen wurden solche beobachtet. Linsmayer ließ es, da ihm jüngere Stadien nicht zur Verfügung standen, dahingestellt, ob sie durch eine Ausstülpung der durch frische entzündliche Veränderungen in ihrer Widerstandskraft geschwächten Darmwand zustande kommen, also etwa im Sinn von Perry und Shaw, welche diese Divertikel als durch Ausbuchtung des Geschwürsgrundes entstandene Pulsionsdivertikel betrachten, oder aber auf eine umschriebene Ausweitung der Darmwand zwischen narbig veränderten und daher unnachgiebig gewordenen Stellen des Darmrohres zurückzuführen sind. Diese letztere Annahme entspricht vollkommen der von Hart vertretenen, zweifellos richtigen Auffassung. Nach Hart (3) entsteht diese Form der Duodenaldivertikel infolge einer durch den Narbenzug bedingten Längsraffung der Duodenalwand, so daß die Falten sich quer stellen und sich seichte Taschen oder Nischen zwischen ihnen bilden. Der aus dem Magen sich entleerende Speisebrei prallt gegen die Rückwand des Duodenums, wo die Taschen und Nischen ihren Sitz haben, vielleicht infolge eines zu überwindenden Pylorospasmus mit erhöhter Kraft an, wodurch die Buchten immer mehr erweitert werden und sich schließlich zu wahren Pulsionsdivertikeln entwickeln. Fast stets werden diese Divertikel paarig angetroffen, zu beiden Seiten einer Narbe oder eines in Vernarbung begriffenen Geschwüres. Bei der mikroskopischen Untersuchung lassen sich alle Schichten der Darmwand nachweisen, höchstens findet man eine Atrophie der BRUNNERschen Drüsen und eine Verdünnung der Muskularis.

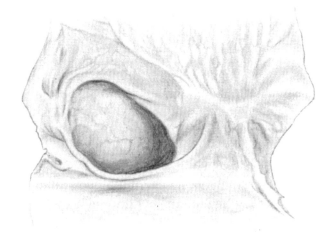

Abb. 60. Ulkusnarbe des Duodenums mit angrenzendem Narbendivertikel. Deutliche strahlige Narbe einen Querfinger breit unter dem Pylorus etwas seitlich an der Hinterwand, zu beiden Seiten Ausbuchtungen, deren flachere, seitlich rechts gelegene, durchschnitten ist. (Nach HART: Mitt. a. d. Grenzgeb. d. Med. u. Chirurg. Bd. 31, S. 317, 1919. Abb. 1.)

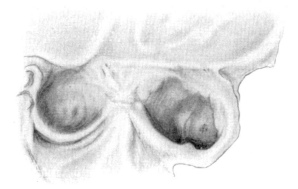

Abb. 61. Strahlige Narbe unter dem Pylorus mit tiefen Ausbuchtungen der Wand zu beiden Seiten. Sanduhrduodenum. Es fanden sich in dem Fall gleichzeitig ein perforiertes Geschwür und eine Narbe im Magen. (Nach HART: l. c. Abb. 2.)

Auch MOYNIHAN (6) und WILKIE haben eine ähnliche, offenbar auf Raffung der Duodenalwand beruhende Faltenbildung in der nächsten Umgebung vernarbender Geschwüre beschrieben. GRUBER ist der Ansicht, daß in Fällen, in welchen die Querfaltung des Duodenums schon bald hinter dem Pylorus beginnt, sich bei Vernarbung eines Geschwüres die Taschenbildung ganz besonders deutlich macht, während HART auf die Verkürzung der am meisten betroffenen Längsfalte diese Taschenbildung zurückführt. CHAOUL und STIERLIN haben solche Ulkus- bzw. Narbendivertikel auch am Röntgenschirm beobachtet.

Dagegen hat Gruber einen Fall mitgeteilt, in welchem es sich anscheinend um ein durch Schrumpfung entzündlicher Verwachsungen entstandenes Traktions-Pulsionsdivertikel handelt (Mitt. a. d. Grenzgeb. d. Med. u. Chirurg. Bd. 25, Fall 41 u. S. 522). In dem angeführten Fall war die „Ulkusstelle divertikelartig ausgestülpt". Es sollen nach den Beobachtungen Grubers aber auch solche durch Verwachsungen verursachte Divertikel vorkommen, in deren Grund eine strahlige Narbe angetroffen wird. Und Heymann hat einen Fall beschrieben, in welchem sich ein solches Divertikel zwar wie in den Fällen Harts neben der Narbe befand, welches aber außen durch Verwachsungen verlötet war und daher von Heymann ebenfalls als Traktionsdivertikel gedeutet wurde. Hart ist jedoch dieser Auffassung wohl mit Recht entgegengetreten, indem er annimmt, daß es sich jedenfalls um die gleiche Art von Divertikelbildung handelte wie in den von ihm selbst beschriebenen Fällen. Auch das erwähnte von Gruber mitgeteilte Divertikel will Hart nicht als Traktionsdivertikel gelten lassen und bezweifelt, daß Geschwüre bzw. Narben im Divertikel selbst gefunden werden. Ein solcher Zweifel erscheint jedoch bei einem so scharfen Beobachter, wie Gruber es ist, doch nicht wohl berechtigt und es läßt sich die Möglichkeit wohl kaum bestreiten, daß in der von Gruber gedachten Weise auch einmal ein richtiges Traktionsdivertikel im Anschluß an ein Duodenalgeschwür entstehen könne. Ein typisches durch perigastritische Verwachsungen bedingtes Traktionsdivertikel der vorderen Duodenalwand wurde vor kurzem auch von Holzweissig mitgeteilt. — Unklar hinsichtlich seiner Entstehung ist ein von Pilcher (2) beschriebener Fall, in welchem bei einem 17jährigen jungen Mann an der Übergangsstelle von dem oberen Querstück in den absteigenden Teil ein etwa 180 ccm fassender von entzündlich-fibrösem Gewebe gebildeter Sack gefunden wurde. Es ist kaum anzunehmen, daß es sich hier etwa um die divertikelartige Ausstülpung des schwieligen Grundes eines Duodenalgeschwüres gehandelt habe, jedenfalls ist trotz des ungewöhnlichen Sitzes nicht auszuschließen, daß ein wahres Divertikel vorgelegen hatte. —

c) Die Stenose des Duodenums.

Auch größere, die ganze Duodenalwand durchsetzende Duodenalgeschwüre können in seltenen Fällen nach Verwachsung mit benachbarten Organen zur Heilung gelangen. Sie vollzieht sich in gleicher Weise wie bei ähnlichen Magengeschwüren, indem der Rand der Muskularis eine Einrollung erfährt und der Geschwürsgrund sich mit Granulationsgewebe bzw. Narbengewebe füllt, durch dessen Schrumpfung der Defekt unter Bildung einer mehr oder weniger umfangreichen Narbe geschlossen wird.

Solche Narben können dann zu einer schweren Stenose des Duodenums führen. Gruber konnte in 5%, Collin in 10,5% der Fälle eine anatomische Stenose des Duodenums feststellen, welche, entsprechend dem gewöhnlichen Sitz des Geschwüres, meistens im oberen Querstück nahe dem Pylorus ihren Sitz hat. Auch mehrfache narbige Einschnürungen werden beobachtet. Durch die Operation waren schon früher solche Fälle von hochsitzender Duodenalstenose von Rydygier, Lange (1), Bier (1), Doyen (1) und anderen festgestellt worden, welche aber klinisch für Pylorusstenosen gehalten worden waren. Sehr selten ist die tiefergelegene „infrapapilläre" Duodenalstenose. Solche Fälle sind von Boas, Bier (1) und Redwidzow mitgeteilt worden. Auch Collin führt in seiner Statistik zwei Fälle tiefsitzender Duodenalstenose an. Wolowelsky führt einen Fall an, in welchem eine narbige Striktur des Duodenums die Todesursache geworden war.

Wie am Pylorus, so kann auch im Duodenum das kallöse Geschwür selbst durch narbige Schrumpfung des Geschwürsgrundes eine Stenose bedingen.

Hierher ist wohl ein von Hart (3) beschriebener Fall zu zählen, welcher einen 37jährigen Mann betraf, der viele Jahre an Beschwerden gelitten hatte. Bei der Sektion zeigte sich das Duodenum gerade noch für einen Bleistift durchgängig und dicht hinter dem Pylorus fand sich ein fast vernarbtes, kaum noch als solches erkennbares Geschwür. Die Wandung war geschrumpft, schwielig verdickt, das angrenzende Pankreas verhärtet. Dabei war es zu einer sehr auffälligen Verkürzung des Duodenums gekommen, so daß die Papille viel näher an den Pylorus herangerückt war. Magenerweiterung war nicht vorhanden, wohl aber eine gewaltige Hypertrophie der Muskularis der Pars praepylorica und des Pylorus selbst und chronischer Magenkatarrh mit starker Faltung der Schleimhaut. Sonst sah auch Hart nur leichtere Narbenstenosen, welche jedenfalls zu erheblichen Störungen keinen Anlaß geben konnten.

In seltenen Fällen, besonders wenn mehrere größere stärker geschrumpfte Narben nahe beieinander liegen, kann auch beim Duodenum eine richtige sanduhrförmige Einschnürung entstehen. Ein solcher Fall wurde von MAYO beschrieben und abgebildet, später hat auch MOYNIHAN ähnliche Fälle beobachtet, von welchen ein von ihm ebenfalls abgebildeter gleichzeitig mit einem Sanduhrmagen verbunden war.

Ebenso kann durch perigastritische und duodenale Verwachsungen eine Drosselung oder Abknickung bzw. Stenose der Pars horizontalis duodeni zustande kommen (exogene Stenose nach LADEVÈZE). —

Der oberhalb der Stenose gelegene Abschnitt des Duodenums kann eine so mächtige Erweiterung erfahren, daß er den Eindruck eines förmlichen Nebenmagens machen kann. Bei normal funktionierendem Pylorus bildet dieser in solchen Fällen eine tiefe Einschnürung zwischen dem erweiterten Duodenalabschnitt und dem Magen, während bei Insuffizienz des Pylorus ersterer scheinbar ohne Grenze in den Magen übergeht und mit diesem einen einzigen weiten Sack darstellen kann. —

Schon bei Besprechung der Pylorusstenose wurde darauf hingewiesen, daß es sich bei den vom Kliniker beobachteten Fällen jedenfalls oft nur um eine funktionelle Stenose handeln könne.

Das gleiche gilt wahrscheinlich auch für die Duodenalstenose, obgleich nach MELCHIOR die anatomische Stenose des Duodenums verhältnismäßig ebenso häufig vorkommen soll, wie die des Pylorus. Tatsächlich konnte BIER unter 23 Fällen von chronischem Ulcus duodeni in 9 = 39,1% eine deutliche Stenose erkennen. Es fragt sich nur, ob hier nicht eine krampfhafte Zusammenziehung des Duodenums im Bereich des Ulkus eine ähnliche Rolle spielt, wie dies auch beim Magengeschwür der Fall ist. Tatsächlich kann nach WEIL bei Narben des Duodenums, auch wenn sie nicht auf den Pylorus übergreifen, eine Hypertrophie des Pförtnerringes beobachtet werden, deren Zustandekommen nur durch reflektorische Reize erklärt werden kann. Jedenfalls scheint der vom Duodenalgeschwür reflektorisch ausgelöste Pylorospasmus — wie auch HART betont — von weit größerer Bedeutung zu sein, als die anatomische Duodenalstenose. Denn er kann nicht nur für sich allein zu stärkster Hypertrophie und Dilatation des Magens führen, sondern in gleicher Weise wie eine anatomische Pylorusstenose zur Todesursache werden.

Im Anschluß an die durch Narben, kallöse Geschwüre oder Verwachsungen verursachten Einschnürungen des oberen Abschnittes des Duodenums kann es in gleicher Weise wie bei der Pylorusstenose nicht nur zur Hypertrophie sondern auch zur Erweiterung des Magens, ja selbst der Speiseröhre, kommen.

Auffälligerweise scheint jedoch selbst bei hochgradiger Duodenalstenose, wie auch BIER (1) hervorhebt, oft nur eine geringfügige Magenerweiterung vorhanden zu sein, oder eine solche ganz zu fehlen. BIER ist der Meinung, daß dies wohl darauf zurückzuführen sei, daß der im Magen verflüssigte Speisebrei auch sehr enge Stenosen des Duodenums leicht passieren könne. Damit läßt sich jedoch nicht vereinbaren, daß bei solchen Stenosen, wie der erwähnte Fall BRENNERS, namentlich aber die Stenosen des Pylorus selbst zeigen, auch gewaltige Magenerweiterungen vorkommen können. Man wird daher wohl mit v. BERGMANN annehmen müssen, daß bei der Stenose zunächst eine Überkompensation in der Magenperistaltik und damit eine so starke Hypertrophie der Magenmuskulatur zustande kommt, daß das Hindernis selbst Jahre hindurch überwunden werden kann. Erst wenn Versagung der Muskulatur eintritt, wird auch die Erweiterung des Magens folgen. Bei den äußerst selten vorkommenden Ulkus- oder Narbenstenosen unterhalb der Papille kommt es nur zu einer Erweiterung des

Duodenums, nicht selten verbunden mit Rückstauung von Galle und Pankreassaft in den Magen. —

In einzelnen Fällen, in welchen das Duodenalgeschwür bzw. die Narbe an der Papille oder in deren Nähe gelegen ist, kann es durch die narbige Schrumpfung zu einer Verengerung oder fast völligem Verschluß der gemeinsamen Mündung des Ductus choledochus und pancreaticus mit ihren weiteren Folgen kommen.

Solche Fälle haben Heyfelder, Krauss und Förster beschrieben. In letzterem Fall, welcher gleichzeitig mit eiteriger Entzündung der Gallengänge, des Pankreasganges und der Gallenblase verbunden war, befand sich die Narbe gerade an der Einmündungsstelle der beiden getrennt mündenden Gänge. Rings um ihre Mündungen erhoben sich als kolbige Wülste kleine polypöse Wucherungen. Im Umkreis war die Schleimhaut eine Strecke weit vertieft, glatt, ohne Falten und Zotten, wie derbes weißes Narbengewebe aussehend. Nach dieser Stelle hin waren die Falten des Duodenums strahlig zusammengezogen und die Lichtung etwas verengt. Die Mündung der Gänge war wohl für eine Sonde leicht durchgängig, es bestand aber eine Stenose der Gänge selbst. Gleich hinter der Wand des Duodenums, innerhalb deren die Stenose sich befand, waren der Ductus pancreaticus bis zu Kleinfingerdicke, der Ductus choledochus bis zur Stärke des Dünndarmlumens erweitert. In dem von Krauss mitgeteilten Fall waren die Mündung des Ductus pancreaticus völlig verschlossen, sein Lumen stark erweitert, das Pankreas atrophisch. Sieben ähnliche Fälle hat Collin angeführt. Weitere Fälle wurden später auch von Fenwick (1), Mackenzie (2), Duplant, Kehr (3) und anderen mitgeteilt. [Über weitere Kasuistik und Folgezustände in solchen Fällen siehe bei Melchior (1).] —

d) Histologisches Verhalten der Duodenalnarbe.

Das histologische Verhalten der Duodenalnarbe ist nach den Untersuchungen Holzweissigs im wesentlichen das gleiche wie bei der sternförmigen Magennarbe. Auch bei der Vernarbung des Duodenalgeschwüres wird die Schleimhaut durch die Schrumpfung des überall mit der Umgebung innig verschmolzenen Narbengewebes allmählich von allen Seiten herangezogen, wodurch ebenfalls eine strahlige Narbe gebildet wird. Die Muscularis mucosae ist innerhalb der Narbe völlig verschwunden, am Rand durch eindringendes Narbengewebe aufgesplittert und ihre Fasern verlieren sich dann allmählich in dem schwieligen Narbengewebe. Nach Holzweissig kommt es aber in einzelnen Fällen auch zur Neubildung von Muskelfasern, welche selbst zu myomartigen Bildungen führen können. Das kernarme schwielige Narbengewebe der Submukosa reicht oft tief in die Muskularis hinein, deren Faserzüge derartig auseinandergedrängt und verdrängt werden, daß dadurch eine Unterbrechung der Muskularis zustande kommt und eine Verdünnung der Darmwand, manchmal auch eine narbige Einziehung von Serosa entsteht. Wie bei der Magennarbe, so erfahren auch hier durch die strahlige Heranziehung der Schleimhaut die Drüsen eine mehr oder weniger starke Verzerrung, doch sind die Wucherungserscheinungen an ihnen weit weniger ausgeprägt als bei der Magennarbe. Man findet nur leichte Ausbuchtungen und Verzweigungen der Drüsen, auch wird eine Wucherung in die Tiefe und ein Eindringen in noch erhaltene Muskularis vermißt. Bei tiefgreifenden Narben wird ein Vordringen der Drüsen bis zur Serosa nur dadurch vorgetäuscht, daß die Muskularis völlig fehlt. Die Ansicht Codmans, daß bei der Vernarbung des Duodenalgeschwüres eine völlige Wiederherstellung der Schleimhaut eintreten könne, dürfte der Wirklichkeit nicht entsprechen. — Die Untersuchungen Holzweissigs wurden von Weil im wesentlichen bestätigt. —

VI. Die Vernarbung des Speiseröhrengeschwüres.

Die Vernarbung des peptischen Speiseröhrengeschwüres findet sich weit seltener als die des Magen- und Duodenalgeschwüres. Wohl ist bei verschiedenen

Fällen eine teilweise Vernarbung des Geschwüres angegeben oder es fanden sich neben einem offenen Geschwür auch einzelne Narben. So fand QUINCKE in einem seiner Fälle oberhalb eines größeren Geschwüres kleinere streifige Narben. Nur in 3 Fällen, also in beiläufig nur 4%, wurden lediglich vollkommen geschlossene Narben angetroffen. Sie fanden sich alle im untern Abschnitt der Speiseröhre und bildeten $1/2$—1 cm breite ringförmige Strikturen [QUINCKE (3), DEBOVE (1, 2), A. FRÄNKEL (2)]. Von dem schwieligen, weißlichen Narbenring erstreckten sich nach oben und unten strahlige Ausläufer, welche in dem Fall QUINCKES zum Teil in den Magen hereinreichten. Die Muskularis kann in solchen Fällen, wie die mikroskopische Untersuchung zeigt, völlig zerstört und durch schwieliges Narbengewebe ersetzt sein (QUINCKE). Oberhalb der narbigen Striktur zeigt sich die Speiseröhre erweitert und ihre Muskularis hypertrophisch. In einem von DEBOVE beschriebenen Fall fand sich außer der Narbe im Ösophagus gleichzeitig ein perforiertes Geschwür im Magen. —

VII. Die Blutung.

a) Vorkommen und Grade der Blutung.

Die Blutung gehört im Verlauf des Ulcus simplex, mag es sich um die akute oder die chronische Form handeln, zu den wichtigsten Erscheinungen und ist, wie bereits im 1. Abschnitt erwähnt wurde, auch für die klinische Diagnose von größter Bedeutung. Sie tritt in der Form des Blutbrechens und blutiger Stühle (Melaena), aber auch in der Form sog. okkulter Magenblutungen auf. Für Blutbrechen findet man die höchste Ziffer bei FENWICK, welcher in 75% der Fälle es beobachtet hat. Nach EWALD kommt es in 55,7%, nach FLEINER und DANZIGER in 50, bzw. 51,7%, nach BRINTON in 42%, nach LEUBE und GERHARDT in 46—47%, nach BLUMENSAATH in 49% der Fälle vor. Dagegen geben L. MÜLLER nur 28,3%, RÖSLER 16—20 und LEBERT vollends nur 12% an, so daß man durchschnittlich das Auftreten von Blutbrechen beim Ulcus ventriculi wohl auf etwa 40% der Fälle berechnen darf. Nach RÜTIMEYER scheint die Blutung bei dem weiblichen Geschlecht häufiger aufzutreten als beim männlichen. Bei letzterem konnte er einmaliges Blutbrechen in 8, wiederholtes in 23 Fällen beobachten, bei Frauen dagegen einmaliges in 38 und wiederholtes in 52 Fällen. Es dürfte diese Erscheinung mit Wahrscheinlichkeit durch eine reflektorische Beeinflussung der Blutzirkulation im Magen durch die Menses bedingt sein. Denn KUTTNER (1) konnte die Tatsache feststellen, ,,daß zuweilen auch beim Ulcus ventriculi das Blutbrechen in regelmäßigen Intervallen wiederkehrt und festhaltend an den Zeitraum der ausbleibenden Menstruation mit ziemlicher Genauigkeit in vierwöchentlichen Pausen auftritt''. Freilich ist im Einzelfall, zumal bei der Schwierigkeit der Ulkusdiagnose, wohl nicht immer leicht zu entscheiden, ob die bei einer Ulkuskranken während der Menses auftretende Blutung wirklich vom Geschwür ausgeht, oder ob es sich nicht um eine sog. vikariierende, parenchymatöse Blutung aus der Magenschleimhaut handelt, wie solche auch ohne Anwesenheit eines Ulkus besonders bei chlorotischen Mädchen und bei dauernd oder vorübergehend amenorrhoischen Frauen, sowie im Klimakterium beobachtet werden.

Nicht so selten ist das Erbrechen von Blut das erste Symptom einer schon seit längerer Zeit bestehenden Ulkuserkrankung. Jedenfalls ist es zweifellos, daß Magengeschwüre völlig latent verlaufen oder, auch wenn sie ausgesprochene Erscheinungen machen, doch eine gewaltige Größe erreichen können, bis es zum Blutbrechen kommt. Ein lehrreiches Beispiel hierfür ist das S. 407 angeführte, von CRUVEILHIER beschriebene enorme Geschwür, bei welchem erst nach der

Aufnahme des Kranken ins Krankenhaus zum erstenmal Blutbrechen sich einstellte. Nach Payr sollen überhaupt die großen kallösen, penetrierenden Geschwüre wegen der relativen Gefäßarmut ihrer Ränder und des Geschwürsgrundes oft in geringerem Grad zu Blutungen neigen als kleinere Geschwüre von weniger chronischem Charakter. Daß gleichwohl gerade auch von solchen kallösen Geschwüren die schwersten Blutungen ausgehen können, wird auch von Payr (5) hervorgehoben. Auch kann es keinem Zweifel unterliegen, daß, wenn man die große Zahl der latent verlaufenden, erst auf dem Sektionstisch zur Beobachtung gelangenden Geschwüre und Narben mit in Rechnung stellt, sich das Verhältnis hinsichtlich stärkerer Blutungen sehr wesentlich zugunsten der chronischen und kallösen Geschwüre verschiebt. Übrigens sind gerade die Ränder der kallösen Geschwüre, wie oben gezeigt wurde, oft sehr reich an erweiterten Venenästchen besonders in der Submukosa. Im allgemeinen tritt das Blutbrechen nach Rütimeyer (2) häufiger im Verlauf oder am Schluß einer mehr oder weniger langen Krankheitsdauer ein, welcher selbstverständlich auch nur das Vorhandensein von Geschwüren von ausgesprochen chronischem Charakter auch im anatomischen Sinn entsprechen kann, sofern es sich nicht um Fälle mit immer wieder von neuem sich bildenden Geschwüren handelt. So konnte Rütimeyer bei einer Frau im Verlauf von 21 Jahren 23mal Rückfälle mit Blutbrechen beobachten. Aber auch innerhalb der gleichen Krankheitsperiode kann Blutbrechen in kurzen Zwischenräumen sich wiederholen, wie z. B. in einem ebenfalls von Rütimeyer (2) mitgeteilten Fall, in welchem bei einem ulkuskranken Mann binnen 10 Tagen siebenmal profuses Blutbrechen aufgetreten war. Florand hat über einen Fall berichtet, welcher durch Magenblutung und Durchbruch des Geschwüres zum Tod geführt hatte, ohne daß überhaupt Ulkuserscheinungen vorausgegangen waren. Der Kranke hatte nur über präkordiale und prästernale Schmerzen geklagt. —

Die Menge des erbrochenen Blutes, welches bald mehr arteriellen, bald venösen Charakter zeigen oder auch fast schwarz gefärbt sein kann, ist eine wechselnde, weshalb v. Mikulicz (1) diese Blutungen in das Leben bedrohende Massenblutungen und in sich häufiger wiederholende kleinere Blutungen eingeteilt hat. Bei den schweren Massenblutungen können 1—3 Liter Blut erbrochen werden, dabei tritt, wie die an eine solche Blutung sich häufig anschließenden Teerstühle beweisen, oft noch ein erheblicher Teil des ergossenen Blutes in den Darm über. Solche Blutungen können tödlich verlaufen. Die Angaben über die Häufigkeit des unmittelbaren Verblutungstodes lauten nach den einzelnen klinischen Statistiken verschieden. Nach Payr erfolgt er in 5—6%, nach Brinton, Gerhardt und Reitzenstein in 3—5%, nach L. Müller in 10%, nach Leube, Ewald und Rütimeyer jedoch in nicht ganz 1 bzw. 1,2%. Mit Einrechnung der durch wiederholte Blutungen erfolgten Todesfälle führen nach Leube 3—5% der Ulkusfälle zum Verblutungstod.

Auch die pathologisch-anatomischen Statistiken weisen große Unterschiede auf. So fanden Brinkmann in nicht ganz 1%, Berthold, Kirsch und Schneider in 1,7—1,8%, Wolowelsky in 3,4% und Scheuermann in 9,3% unter ihrem Material den Verblutungstod verzeichnet. Es ist auffallend, wie auch hier die niedrigsten und höchsten Ziffern der klinischen und pathologisch-anatomischen Statistiken sich nahezu auf der gleichen Höhe bewegen.

Bei der Sektion der tödlich verlaufenen Fälle findet man in der Regel den ganzen Magen ausgedehnt und mit einem mächtigen, einen vollständigen Abguß seiner Lichtung darstellenden Blutgerinnsel ausgefüllt, welches oft im ganzen herausgehoben werden kann. Waren noch Speisen im Magen vorhanden, so findet man diese in der Regel von der geronnenen Blutmasse getrennt in eine Nische derselben eingebettet, aber nicht mit ihr vermengt. Nicht selten ist aber der Magen mit flüssigem, oft teerartig gefärbtem oder nur teilweise geronnenem Blut gefüllt. Ähnlich verhält sich der Bluterguß im Darm, wo sich das Blutgerinnsel, an welchem alle Falten des Jejunums deutlich ausgeprägt sind, fast über den ganzen Dünndarm erstrecken kann. In den unteren Abschnitten des Dünndarms und im Dickdarm ist das Blut in der Regel flüssig, im Dickdarm meistens teerfarben, zum Teil lockere, formlose Gerinnsel bildend. In sehr seltenen Fällen, in welchen die Blutung gleichzeitig mit Durchbruch des Ulkus einhergegangen ist, kann sich das Blut zum Teil in die Bauchhöhle ergießen. —

b) Quelle der Blutung beim Ulcus ventriculi.

Als Quelle der Blutung findet man in der Regel im Grund des Geschwüres freiliegende, eröffnete, größere Arterienästchen von 1—2 mm und mehr im Durchmesser. Es fanden KOSSINSKY in 8,1%, WOLOWELSKY in 10%, SCHNEIDER und SCHEUERMANN in beiläufig 11% ihrer Fälle Freilegung und Annagung größerer Gefäße. Entsprechend der Häufigkeit des Sitzes des Geschwüres kommen vor allem die A. coronaria superior dextra und sinistra, die A. coronaria inf. dextra (gastro-epiploica) mit der A. pylorica und für den Fundus die A. coronaria inf. sin. in Betracht. Bei penetrierenden Geschwüren sind es hauptsächlich Arterien des Pankreas, die A. gastro-duodenalis und Äste, seltener der Stamm der A. lienalis, welche die Quelle der Blutung bilden. Auch die Eröffnung der A. hepatica und coeliaca wurden beobachtet. Die Gefäße können im Geschwürsgrund eine Strecke, selbst 1—2 cm weit freiliegen (S. 382, Abb. 13) und nicht sehr selten beobachtet man an ihnen die Bildung von bis hanfkorngroßen Aneurysmen, welche knopfförmig in den Geschwürsgrund hereinragen und zur Berstung gelangen (S. 404, Abb. 26).

Die Öffnung ist von sehr verschiedener Größe, rund, oval oder schlitzförmig, so daß das Gefäßlumen eine mehr oder weniger lange, offene Rinne bilden kann. Liegt das Gefäß eine längere Strecke frei, so kann man auch eine doppelte Perforation finden. Oft sind es aber nur offene kurze Stümpfe, welche schräg oder senkrecht über den Geschwürsgrund hervorragen, manchmal auch kleinere geborstene Aneurysmen. Namentlich bei den großen penetrierenden Geschwüren, bei welchen das Pankreas den Geschwürsgrund bildet, werden solche nicht sehr selten beobachtet. Die Perforationsöffnung ist oft völlig frei und klaffend, oft aber auch durch lockere Gerinnsel verstopft. Nicht sehr selten, und zwar selbst bei tödlichen Blutungen, kann die Öffnung auch so klein sein, daß sie schwer zu finden ist und leicht übersehen werden kann. Namentlich trifft dies für kleinere Geschwüre zu, in welchen oft auch nur kleinere Arterienästchen freiliegen und kleine Stümpfe fast nur wie feinste, wenig hervorragende, hellere Körnchen erscheinen.

So berichtet JOHANNSEN über ein erbsengroßes Geschwür an der kleinen Kurvatur, in dessen Mitte nur 2 punktförmige, weißliche, von feinen Gefäßen gebildete Hervorragungen zu erkennen waren, wovon die eine ein offenes Lumen zeigte. Und E. KAUFMANN teilte einen Fall mit, wo sich im Grund eines flachen, kaum linsengroßen Defektes der Magenwand eine feinste Öffnung in einem Zweig der Coronaria superior sinistra fand, aus welchem sich das 19jährige Mädchen innerhalb von 4 Tagen verblutet hatte. Ganz ähnliche Fälle wurden von STEVEN und TIEGEL beschrieben. In dem einen von TIEGEL (1) mitgeteilten Fall fand sich in der Mitte und etwas unterhalb der kleinen Kurvatur ein kaum linsengroßes frisches Geschwür, in welchem ein kleines eröffnetes Gefäß freilag, welches sich bei der mikroskopischen Untersuchung als ein Arterienästchen erwies. Besonders interessant ist TIEGELS zweiter Fall, welcher einen 22jährigen Kaufmann betrifft. Derselbe hatte niemals irgendwelche Ulkuserscheinungen. Eines Tages fühlte er sich unwohl, weshalb er spazieren ging. Mittags wiederholte sich dieser Zustand, worauf plötzlich Blutbrechen mit folgender Bewußtlosigkeit sich einstellte. Am andern Morgen trat eine so mächtige Blutung auf, daß der Kranke das Blut im Strom in mehreren Schüben mindestens 2 Liter aus nüchternem Magen erbrach. Am nächsten Morgen abermals heftiges Blutbrechen, um 11 Uhr plötzlich noch tiefere Blässe des schon äußerst anämischen Kranken und schneller Tod. Bei der von HERXHEIMER ausgeführten Sektion zeigte sich als Quelle dieser tödlichen Blutung an der kleinen Kurvatur, etwa 5 cm vom Pylorus entfernt, ein rundes, frisches, flaches Geschwür von kaum 3 mm Durchmesser mit glatten, nicht erhabenen Rändern, in dessen Mitte sich eine deutlich erkennbare, aber für eine gewöhnliche Sonde nicht durchgängige, von einem über den Geschwürsgrund leicht hervorragenden Rand umgebene Öffnung befand. Bei der mikroskopischen Untersuchung erwies sich diese Stelle als ein angenagtes Gefäß. Auch der dritte von Tiegel mitgeteilte Fall (Sektion von Weigert ausgeführt) bot ein ähnliches Bild. Einen besonders lehrreichen Fall hat auch Simmonds (2) beobachtet. Bei einem 24 jährigen Mädchen, welches in den letzten Jahren dreimal an Blutbrechen erkrankt war, hatte sich wieder eine heftige, 10 Tage anhaltende Magenblutung eingestellt. Vier Tage nach dem Stillstand dieser Blutung erlag das Mädchen einer Pneumonie. Bei der Sektion fanden sich im Magen entsprechend den früheren Anfällen 3 feine strahlige Narben und an der hinteren Magenwand nahe der großen Kurvatur ein ganz flaches nur 2 mm messendes Geschwürchen, in dessen Mitte eine eröffnete kleine Arterie freilag. Ähnliche Fälle wurden auch am Erlanger pathologischen Institut beobachtet. In einem von Wagner beschriebenen Fall fand sich neben zahlreichen anämischen Erosionen als anscheinende Quelle der tödlichen Blutung ein stecknadelkopfgroßes durchgebrochenes Geschwür, durch dessen Perforationsöffnung sich auch große Blutmassen in die Bauchhöhle ergossen hatten. Es ist jedoch nicht auszuschließen, daß es sich in diesem Fall um eine Kombination von Erosionen und Geschwürsbildung mit parenchymatöser Blutung handelte.

In solchen Fällen mit kleinster, schwer oder überhaupt ohne weiteres nicht auffindbarer Blutungsquelle ist es nach E. Kaufmann am zweckmäßigsten nach Unterbindung der Aorta unterhalb des Tripus Halleri in diese unter mäßigem Druck Wasser einlaufen zu lassen. Dadurch werden etwa die Öffnung verlegende Gerinnsel ausgeschwemmt und selbst allerfeinste Öffnungen durch das ausfließende Wasser erkennbar. Manchmal gelingt es auch durch Zusammenpressen des Geschwürsgrundes Blut aus dem angenagten Gefäß zu pressen. Bei rinnenförmiger Durchbruchsöffnung oder völliger Zerstörung eines im Geschwürsgrund freiliegenden Gefäßabschnittes kann das Blut bzw. das eingespritzte Wasser aus den beiden Stümpfen abfließen, da sowohl die Arterien als auch die Venen des Magens vielfach untereinander durch Anastomosen verbunden sind. Auch größere Aneurysmen sind an den Magenarterien beobachtet worden, jedoch ohne Beziehungen zu dem peptischen Geschwürsprozeß. —

Seltener als angenagte Arterien bilden eröffnete Venen der Magenwand oder bei penetrierenden Geschwüren solche der angelöteten Organe, wobei ganz besonders auch die Vena lienalis in Betracht kommt, die Quelle der Blutung.

So hat Schlikker einen Fall von tödlicher Blutung aus der Vena lienalis mitgeteilt und auch Finsterer und Glässner haben einen Fall beobachtet, in welchem die Milzvene angenagt war. Chiari (3) hat einen Fall beschrieben, in welchem, innerhalb eines nur hanfkorngroßen Geschwüres durch Annagung einer submukösen Vene eine tödliche Blutung eingetreten war. Interessant ist auch ein von H. Merkel (1) mitgeteilter Fall, in welchem ein mächtiges Geschwür, dessen Grund hauptsächlich von der angelöteten Milz, dem Pankreas, dem Duodenum und dem Kolon gebildet wurde, die linke Vena renalis unmittelbar an ihrer Mündung in die Vena cava eröffnet und dadurch der Verblutungstod herbeigeführt war. Goepfert hat einen Fall beobachtet, in welchem ein Ast der Vena coronaria eröffnet war.

Manchmal findet man auch zwei oder selbst mehr Gefäße zugleich eröffnet. Besonders merkwürdig ist ein von Johannsen beschriebener Fall, in welchem nicht weniger als 6 Venenäste offen waren. Es handelte sich um ein in der Mitte der kleinen Kurvatur gelegenes 3 cm im Durchmesser haltendes, kreisrundes Geschwür mit wenig verdickten Rändern und von genau konzentrisch terrassenförmiger Anlage. Am Rande der in der Mitte liegenden Durchbruchsöffnung fand sich außen an der Serosa ein Kranz ungemein weiter Venen, welche an 5 Stellen weit eröffnet waren. Eine sechste Öffnung fand sich an einem 5 mm weit frei vorragenden Ast. Einen ähnlichen Fall hat bereits Andral beschrieben. Es sind dies Fälle, in welchen sich das Blut zum großen Teil in die Bauchhöhle ergießt.

Auch Letulle beschrieb Fälle, in welchen Magengeschwüre in stark varikös erweiterte Venen der Magenwand eingebrochen waren. Ferner hat H. Bennecke solche Fälle beobachtet und Stadelmann hat solche mitgeteilt, in welchen aus den eröffneten Varizen der Verblutungstod erfolgt war. In einem der von Stadelmann veröffentlichten Fälle, welcher einen 55 jährigen Mann betraf, hatten die Varizen förmlich kavernöse Räume in der Submukosa gebildet. Rowland beschrieb einen Fall, in welchem bei einem 10 jährigen Knaben nahe der Kardia ein Konvolut von mächtig erweiterten Venen einen nahe der Kardia gelegenen hühnereigroßen Tumor bildete. Interessant ist die in einigen Fällen bei völlig normaler Leber und Fehlen jeglicher Stauung beobachtete ausgedehnte mächtige variköse Entartung der submukösen Venen im Bereich der V. gastro-epiploica, welche sich entlang der großen Kurvatur erstrecken und auch auf das Netz übergreifen kann. Cronier, Lancaster und Boldemann haben solche Fälle beschrieben. In dem einen Fall Bolde-

MANNS fanden sich im Fundus mehrere bis haselnußgroße Varizen. Die Berstung der Varizen war jedoch in diesen Fällen ohne Geschwürsbildung erfolgt. —

Bei der Entstehung des akuten Geschwüres können die Gefäße, deren der Nekrose verfallenen Zweige im Bereiche des Infarktgebietes gelegen sind, mit der Verdauung dieses unter der Einwirkung des Magensaftes sofort eröffnet werden, so daß also schon ganz im Anfang der Erkrankung eine unter Umständen sehr starke Blutung sich einstellen kann.

So beschrieb KOLOMENKIN einen Fall, in welchem aus einem postoperativen, frischen, tiefen Geschwür schon am 6. Tag der Verblutungstod erfolgte und in einem von v. EISELS-BERG mitgeteilten Fall war bei einem frischen Duodenalgeschwür am 9. Tag der Verblutungs-tod eingetreten. Auch bei der sog. Exulceratio simplex DIEULAFOYS, bei welcher es sich doch nur um bis in die Submukosa reichende akute Defekte, bzw. Geschwüre handelt, ist nicht selten der akute Verblutungstod beobachtet worden. Solche Fälle wurden z. B. von CAUSSADE, TUFFIER und DEPLATS und AUGIER und in Verbindung mit chronischer Gastritis von PÉHU, LÉPINE et BRET, LAMBOTTE u. a. mitgeteilt[1].

Freilich läßt sich wohl in vielen solcher Fälle schwer entscheiden, ob nicht parenchymatöse Blutungen bei dem Verblutungstod mitgewirkt haben. Jedenfalls ist aber die Annahme, daß eine ohne vorausgegangene Ulkussymptome auftretende Magenblutung beweise, daß vor dieser mehr oder weniger lange Zeit ein Magengeschwür bereits latent bestanden haben müsse, sicher nicht unbedingt, ja vielleicht nur in wenigen Fällen zutreffend. —

Bei dem chronischen Geschwür gehen der Eröffnung der Gefäße jedenfalls stets entzündliche Veränderungen der Gefäßwand voraus, welche einerseits die Widerstandskraft der Wand gegen den Innendruck schwächen, andererseits aber auch das Zustandekommen einer Thrombose, ganz besonders in den Venen begünstigen. Daher kommt es, daß man in der Leiche die größten, chronischen kallösen Geschwüre antreffen kann und im Geschwürsgrund Stümpfe selbst ansehnlicher verödeter Arterien findet, ohne daß während des Lebens jemals eine stärkere Blutung beobachtet worden wäre, und daß ferner das Blut-brechen oft plötzlich nach heftigen Bewegungen, stärkeren plötzlichen An-strengungen, Traumen oder stärkeren seelischen Erregungen sich einstellt. Denn die Eröffnung erfolgt offenbar ebenso sehr durch Berstung als durch von außen einsetzende Zerstörung der schwer veränderten, schließlich wohl zum Teil abgetöteten Gefäßwand durch den Magensaft. Es erklärt sich daraus auch, daß die Blutung weit häufiger aus Arterien als aus Venen erfolgt, indem bei letzteren unter den gegebenen Bedingungen leichter und frühzeitig eine Throm-bose mit nachfolgender Organisation zustande kommt. Es liegen die Verhältnisse für die Blutung bei dem Ulcus ventriculi simplex ganz ähnlich wie etwa bei den Lungenblutungen bei Lungentuberkulose.

Bei dem chronischen penetrierenden Magengeschwür können zweifellos auch schwere parenchymatöse Blutungen aus den angelöteten Or-ganen eintreten. Besonders können solche aus dem bisweilen den Geschwürs-grund bildenden linken Leberlappen oder der Milz erfolgen (NÖLLE). Selbst-verständlich können auch größere Gefäße in diesen blutreichen Organen angenagt werden.

Übrigens führen selbst profuse Magenblutungen keineswegs immer zu Blutbrechen, indem das aus dem angenagten Gefäß austretende Blut in den Darm abfließen kann. Es kann daher vorkommen, daß man bei der Sektion den Magen und den Darm in der oben geschilderten Weise mit Blut angefüllt findet, ohne daß während des Lebens Blutbrechen beobachtet worden wäre.

---

[1] Weitere Literatur über tödliche Magenblutungen bei Ulcus ventriculi siehe bei SAVARIAUD.

Der mächtige Bluterguß im Magen dürfte in solchen Fällen auf eine Anhäufung des Blutes in der Agone begründet sein. Führen diese Fälle nicht schnell zum Verblutungstod, so kann während des Lebens die Blutung noch durch das Auftreten von Teerstühlen erkannt werden. —

Außer dem Blutbrechen werden bei dem Magengeschwür in sehr vielen Fällen auch sog. okkulte **Blutungen** beobachtet, welche auf geringfügigen Blutungen beruhen, wobei das Blut sich mit dem Mageninhalt vermengt und mit diesem in den Darm gelangt. Solche Blutungen, auf welche zuerst Kuttner aufmerksam gemacht hat und deren große Bedeutung als unterstützendes Symptom für die klinische Diagnose des Magen- und Duodenalgeschwüres, wie von Geschwürsprozessen im Verdauungsschlauchs überhaupt, von zahlreichen Untersuchern bestätigt worden ist, lassen sich nur durch eine chemische Untersuchung des Stuhles nachweisen. Näher auf diese okkulten Blutungen einzugehen kann nicht die Aufgabe der vorliegenden Besprechung sein. —

c) Die Blutung beim Duodenalgeschwür.

Bei dem **Duodenalgeschwür** scheinen nach den Angaben der Literatur die profusen Blutungen weniger häufig vorzukommen, wie bei dem Geschwür des Magens. Nach Krauss werden solche in 28,5%, nach Oppenheimer in etwa 30% der Fälle beobachtet. Namentlich kommt es weniger häufig zum Blutbrechen, da in vielen Fällen das ganze ergossene Blut in den Darm abfließt. Die Blutungen beim Duodenalgeschwür können ebenfalls äußerst schwere sein und scheinen verhältnismäßig noch häufiger zum **Verblutungstod** zu führen als die Blutungen beim Ulcus ventriculi. Krauss konnte unter 69 Fällen von Duodenalgeschwüren den Verblutungstod 15mal = 21,7% und Oppenheimer in über 100 Fällen in beiläufig 13,6% feststellen.

Nach Melchior soll jedoch hinsichtlich des Auftretens schwerer Blutungen kein so großer Unterschied zwischen dem Magen- und Duodenalgeschwür bestehen und Hart erkennt einen solchen überhaupt nicht an und hält die profuse tödliche Blutung beim Duodenalgeschwür sogar für selten. Er konnte im Grund von Duodenalgeschwüren auch seltener freiliegende Gefäße finden als bei Magengeschwüren.

Die Blutung erfolgt, wie auch Melchior und Hart hervorheben, fast ausschließlich aus Geschwüren der hinteren Duodenalwand. So befand sich unter 31 von Perry und Shaw zusammengestellten Fällen das Geschwür 30mal an der hinteren Wand, und zwar war 18mal der Geschwürsgrund vom Pankreas gebildet, einmal war gleichzeitig ein Geschwür an der vorderen Wand vorhanden. Nur einmal war eine tödliche Blutung aus einem Geschwür der vorderen Wand erfolgt. Nach Melchior, Hart und Gruber (9) sollen besonders die mehr nach unten gelegenen Geschwüre der hinteren Wand, welche zum Pankreas in Beziehung stehen, zur Blutung Veranlassung geben.

Als **Quelle der Blutung** kommen auch hier Arterien und Venen in Betracht und zwar wurde die Annagung bei allen Gefäßen beobachtet, welche in entsprechender örtlicher Beziehung zum Duodenum stehen. Vor allem sind es die A. pancreatico-duodenalis sup. und inf., sowie die A. gastro-duodenalis, seltener die A. coronaria inf. dextra (gastro-epipl. dextra). Fälle letzterer Art sind von Barrier, Libermann und Bodinier mitgeteilt worden.

Rovsing hat einen Fall mitgeteilt, in welchem der Verblutungstod aus einem nur stecknadelkopfgroßen Geschwürchen, in dessen Grund eine eröffnete blutende Arterie freilag, erfolgt war. Von Broussard und Gruber wurde eine Annagung der A. hepatica beobachtet und Geniaz und Rosenbach haben auch Fälle von Duodenalgeschwür mit Eröffnung der A. lienalis mitgeteilt. Stich, Nauwerck (3) und Grünfeld (2) haben Fälle tiefsitzender Geschwüre beschrieben, in welchen das Geschwür in die Aorta durchgebrochen war, und Rayer und Habershon u. a. haben Fälle mitgeteilt, in welchen der Verblutungstod durch Eröffnung der Pfortader eingetreten war. Warfvinge beschrieb einen Fall mit Durchbruch eines Geschwüres des unteren horizontalen Abschnittes in die Vena mesenterica superior und in einem tödlich verlaufenen Fall GRUBERS fand sich die Eröffnung einer Pylorusvene. GRUBER weist darauf hin, daß gerade die kurzen gedrungenen, an der Grenze zwischen Pylorus und Duodenum gelegenen Venenstämmchen bei Stauungszuständen so mächtig erweitert sein können, daß es erklärlich erscheint, wenn gelegentlich selbst aus sonst so kleinen Venen der Verblutungstod erfolgt.

Eine geringere Rolle spielen bei dem Duodenalgeschwür die parenchymatösen Blutungen aus angelöteten und in das Geschwür hereinbezogenen Organen, da für solche nur die Leber in Betracht kommt und diese nur in seltenen Fällen den Geschwürsgrund mitbildet. Denn das bei den chronischen Duodenalgeschwüren nicht selten freiliegende Pankreas ist zu wenig gefäßreich, als daß von ihm schwere parenchymatöse Blutungen erfolgen könnten. SOMMERFELD hat einen Fall mitgeteilt, in welchem bei einem Geschwür der vorderen Duodenalwand die Blutung aus der im Geschwürsgrund angelöteten Leber erfolgt war.

Den sog. okkulten Blutungen kommt für das Duodenalgeschwür selbstverständlich die gleiche Bedeutung zu wie für das Ulcus ventriculi. —

Auch beim peptischen Geschwür des Ösophagus wird die Blutung in mehr als der Hälfte der Fälle beobachtet. Wie bei dem Magen- und Duodenalgeschwür tritt sie sowohl beim akuten, als auch bei dem chronischen Geschwür auf und kann bei letzterem sich Jahre hindurch wiederholen. Tödliche Blutungen sollen in 4% der Fälle vorkommen, doch sind bei Berechnung dieser Zahl auch diejenigen Fälle mit einbezogen, bei welchen der Charakter des angeblich peptischen Geschwüres nicht mit Sicherheit festgestellt ist. Die Quelle der Blutungen scheinen häufiger Venen als Arterien zu bilden. In 4 Fällen war die tödliche Blutung aus der angenagten Aorta erfolgt. —

VIII. Der Durchbruch des Magengeschwüres und andere Folgen.

Im Sinn des Praktikers bedeutet der Durchbruch eines Magen- oder Duodenalgeschwüres den akuten Durchbruch in die freie Bauchhöhle, welcher meistens von den schwersten klinischen Erscheinungen des plötzlichen Schocks begleitet ist und infolge des Austretens von Mageninhalt mindestens eine zunächst umschriebene, wenn nicht sogleich allgemeine Peritonitis zur Folge hat. Es sind nicht nur schon seit längerer Zeit bestehende chronische Geschwüre, bei welchen schließlich der Durchbruch erfolgt, sondern es können auch, wie bereits bei der anatomischen Schilderung des akuten Geschwüres dargelegt wurde, ganz frische aus dem hämorrhagischen Infarkt hervorgegangene Defekte, bzw. Geschwüre sofort oder in kürzester Zeit, jedenfalls bevor chronisch-entzündliche Veränderungen sich an dem Geschwür entwickelt haben, zum Durchbruch gelangen. (Siehe Nachtrag S. 754.) Und zwar können, wie der Fall WAGNERs zeigt, selbst kleinste, nur stecknadelkopfgroße akute Defekte durchbrechen.

Wie die Blutung, so wird auch der Durchbruch des Ulkus oft durch einen äußeren Anlaß, wie heftige, namentlich mit stärkerem Anziehen der Bauchmuskulatur verbundenen Körperbewegung, auch durch Erschütterung und durch Einwirkung äußerer Traumen hervorgerufen. Vielleicht ist darauf zum Teil die von FR. BRUNNER verzeichnete Tatsache zurückzuführen, daß in England die meisten Ulkusperforationen in den Monaten Oktober bis März, und zwar vorwiegend bei jugendlichen Personen des weiblichen Geschlechts vorkommen, also zu einer Zeit, wo meistens Tanzvergnügungen und dem Wintersport gehuldigt wird. Damit würde auch übereinstimmen, daß in England, wo der Sport noch eifriger betrieben wird, der Durchbruch zehnmal so oft beobachtet wird, als in Deutschland. —

a) Begriff, Häufigkeit und Sitz des akuten Durchbruchs des Ulcus ventriculi.

Auch hinsichtlich der Häufigkeit des Durchbruchs des Ulcus ventriculi und duodeni gehen die Angaben der einzelnen Statistiken, wie die folgenden Tabellen zeigen, weit auseinander.

Tabelle 22.
Häufigkeit des akuten Durchbruchs des Magengeschwürs nach der pathologisch-anatomischen Statistik.

Schneider (München 1895—99)	21,08%
Nolte (München 1876—83)	14 %
Scheuermann (München 1883—94)	14 %
Kossinsky (Erlangen)	13,3%
Brinton (London)	13 %
Gruber (Straßburg)	12,2%
Rütimeyer (Bern)	10,5%
Greiss (Kiel)	5,1%
Cohn (Kiel)	4,4%
Brinkmann (Kiel)	4,1%
Gruber (München)	3 %
Schirmer (Kiel)	2,7%
Stachelhausen (Dresden)	2,4%

Nach dieser Tabelle zeigen nicht nur die Statistiken verschiedener Orte, sondern selbst die des gleichen Ortes, welchen also annähernd das gleiche Material, nur verschiedener Jahrgänge, zugrundeliegt, die größten Unterschiede. Besonders auffallend ist es, daß Schneider für München 21%, Gruber dagegen nur 3% feststellen konnte. Auch in Kiel fand Greiss mit 5,1% fast doppelt so viele Durchbrüche als Schirmer mit nur 2,7%.

Es ergibt sich aus dieser Zusammenstellung von Sektionsbefunden, daß das Ulcus ventriculi durchschnittlich in beiläufig 10% der Fälle (Geschwüre und Narben zusammen!) zum akuten Durchbruch gelangt.

Damit stimmen auch die Angaben Payrs überein, nach welchen in 10—13% der klinisch erkannten Magengeschwüre der Durchbruch in die freie Bauchhöhle beobachtet wird. Dieses Prozentverhältnis bezieht sich jedoch nur auf die Fälle mit offenem Ulkus überhaupt. Stellt man auch die in den einzelnen Fällen gefundenen mehrfachen Geschwüre und Narben in Rechnung, so sind es kaum 5—7% aller Magengeschwüre, welche zum Durchbruch in die freie Bauchhöhle führen. —

Die in den Statistiken enthaltenen Angaben über die verschiedene Häufigkeit des Durchbruchs des Magengeschwüres bei den beiden Geschlechtern sind fast alle unbrauchbar, da meistens das Verhältnis zwischen den beiden Geschlechtern aus den absoluten Zahlen der bei dem männlichen und weiblichen Geschlecht verzeichneten Durchbrüche berechnet ist, während selbstverständlich nur die relativen, auf Grund der zur Beobachtung gelangten Geschwüre und Narben für die beiden Geschlechter getrennt berechneten Zahlen ein der Wirklichkeit entsprechendes Bild zu geben vermögen.

So entfallen bei Verwendung der absoluten Zahlen nach einer Zusammenstellung Fr. Brunners von 341 Fällen von zur Operation gelangten perforierten Magengeschwüren 68 auf Männer, 273 auf Frauen, was einem Verhältnis von 1:4 entspricht.

Berechnet man dagegen aus den pathologisch-anatomischen Statistiken von Brinkmann, Cohn, Greiss, Kossinsky, Schirmer, Schneider und Stachelhausen für die beiden Geschlechter die Verhältniszahlen, so ergibt sich die folgende Tabelle.

Nach Tabelle 23 kommt also der akute Durchbruch des Magengeschwüres beim weiblichen Geschlecht tatsächlich nur 1,8mal so häufig zustande als beim männlichen und wenn man anstatt der

Tabelle 23.
Häufigkeitsverhältnis des perforierten Magengeschwürs bei beiden Geschlechtern.

	Männliches Geschlecht			Weibliches Geschlecht			M.:W. %
	Zahl der Fälle	Zahl der Per-forationen	%	Zahl der Fälle	Zahl der Per-forationen	%	
BRINKMANN (Kiel). . . .	249	7	2,8	510	24	4,7	1:1,7
COHN (Kiel)	87	2	2,3	208	11	5,3	1:2.3
GREISS (Kiel)	45	4	8,9	91	3	3,3	1:0,37
KOSSINSKY (Erlangen) . .	58	3	5,2	47	11	23,4	1:4,5
SCHIRMER (Kiel)	290	3	1,0	372	15	4,0	1:4
SCHNEIDER (München) . .	34	4	11,8	42	12	28,6	1:2,3
STACHELHAUSEN (Dresden)	131	4	3,1	223	5	2,2	1:0,7
	894	27	3	1493	81	5,4	1,8

Zahl der Fälle in der auf S. 427 angegebenen Weise die Zahl der bei den Sektionen überhaupt gefundenen Geschwüre und Narben in Rechnung stellt, so gestaltet sich das Verhältnis etwa wie 2,5:3,8 oder wie 1:1,5. Auffallend sind auch in dieser Tabelle die großen in den einzelnen Statistiken auftretenden Unterschiede selbst an den gleichen Orten.

So findet man bei SCHIRMER für Kiel das Verhältnis zwischen dem männlichen und weiblichen Geschlecht wie 1:4, während nach GREISS sogar die Perforationsfälle beim männlichen die beim weiblichen Geschlecht prozentual um das 2,7fache übertreffen! Übrigens überwiegt auch bei STACHELHAUSEN (Dresden) das männliche Geschlecht selbst um das Dreifache. Nach BRUNNER soll in England der Durchbruch des Magengeschwüres fast nur bei jugendlichen Personen des weiblichen Geschlechts (Dienstmädchen, Ladenfräulein) beobachtet werden.

Aus diesen statistischen Untersuchungen geht hervor, daß die Frage von dem Häufigkeitsverhältnis des Durchbruches des Magengeschwüres bei den beiden Geschlechtern noch keineswegs geklärt ist und daß es zur Entscheidung dieser Frage noch weiterer gründlicher Untersuchungen auf Grund eines möglichst umfangreichen Materiales bedarf. Doch läßt sich wohl schon aus der obigen Zusammenstellung der Schluß ziehen, daß die gewöhnliche Annahme, der Durchbruch des Magengeschwüres komme beim weiblichen Geschlecht etwa 4mal so oft vor als beim männlichen über die Wirklichkeit weit hinausgeht. —

Weit sicherer sind unsere Kenntnisse hinsichtlich des Sitzes des akuten Durchbruches sowohl beim Magengeschwür als auch dem Geschwür des Duodenums. Besonders wertvoll ist wegen der genauen Angaben über den Sitz die folgende von FR. BRUNNER auf Grund von 320 operierten Fällen gegebene Zusammenstellung:

Tabelle 24.
Klinische Statistik über den Sitz des Durchbruches bei Ulcus ventriculi (nach FR. BRUNNER).

An der vorderen Wand	—	—	278
in der Nähe des Pylorus.	—	75	—
und zwar an kleiner Kurvatur [1])	24	—	—
an großer Kurvatur	3	—	—
unbestimmt an welcher Kurvatur.	59	—	—
in der Mitte zwischen Kardia und Pylorus	—	23	—
an kleiner Kurvatur	12	—	—
an großer Kurvatur	2	—	—
nicht angegeben.	9	—	—

[1]) Die drei für die kleine Kurvatur angegebenen Zahlen sollten die Summe 75 geben, es muß daher bei den Zahlen 24, 3, 59 ein Irrtum vorliegen.

```
in der Nähe der Kardia . . . . . . . . . . . . . . . . . .  —   122    —
        an kleiner Kurvatur . . . . . . . . . . . . . . . .  55   —      —
        an großer Kurvatur . . . . . . . . . . . . . . . .    5   —      —
        nicht angegeben . . . . . . . . . . . . . . . . . .  62   —      —
nicht angegeben ob in Nähe von Kardia oder Pylorus . . .  —    27     —
        an kleiner Kurvatur . . . . . . . . . . . . . . .   22   —      —
        an großer Kurvatur . . . . . . . . . . . . . . . .   5   —      —
an vorderer Wand ohne nähere Angaben . . . . . . . . .  —    31     —
an der hinteren Wand . . . . . . . . . . . . . . . . . . . . . .  —   —    42
        nahe Pylorus . . . . . . . . . . . . . . . . . . . .  —    7      —
        nahe Kardia . . . . . . . . . . . . . . . . . . . .   —    14     —
        nahe kleiner Kurvatur . . . . . . . . . . . . . . .  —    9      —
        nahe großer Kurvatur . . . . . . . . . . . . . . .  —    1      —
        nicht bestimmt . . . . . . . . . . . . . . . . . .  —    11     —
```

In den pathologisch-anatomischen Statistiken ist fast nirgends der Sitz des Durchbruches des Geschwüres berücksichtigt. Nähere Angaben finden sich bei SCHNEIDER und KOSSINSKY, welche in der folgenden Tabelle zusammengestellt sind.

Tabelle 25.

Pathologisch-anatomische Statistik über den Sitz des Durchbruches bei Ulcus ventriculi.

	Vordere Wand		Kleine Kurvatur		Pylorus hinten		Pylorus vorne		Hintere Wand		Große Kurvatur	
	m.	w.	m.	w.	m.	w.	m.	w.	m.	w.	m.	w.
Schneider . .	1	6	1	5	1	1	1	—	—	—	—	—
Kossinsky . . .	—	5[1])	1	1	1	1	—	1	1	2	—	1
	1	11	2	6	2	2	1	1	1	2	—	1

Diese Tabelle stimmt mit den Angaben BRUNNERs darin vollkommen überein, daß der Durchbruch weit häufiger an der vorderen Wand und kleinen Kurvatur als an der hinteren Wand oder irgend einer anderen Stelle (nach BRUNNER im Verhältnis von 7:1, nach dieser Tabelle 4:1) vorkommt, eine Tatsache, welche um so auffallender ist, als nur etwa 5% aller Magengeschwüre ihren Sitz an der vorderen Wand haben. Die Tabelle zeigt ferner, daß die Durchbrüche an der vorderen Wand und der kleinen Kurvatur beim weiblichen Geschlecht die Durchbrüche beim Mann an Zahl bedeutend übertreffen, während an den übrigen Stellen die Unterschiede zwischen den beiden Geschlechtern nicht in solchem Maß in die Augen fallen oder überhaupt keine bestehen.

Freilich sind die Zahlen dieser Tabelle zu klein, um in letzterer Hinsicht ein völlig klares Bild zu gewähren. Aus der BRUNNERschen Tabelle geht auch hervor, daß sich die Durchbrüche häufiger in der Nähe der Kardia als in der des Pylorus befinden. Welche Rolle der Zufall bei kleinen Zahlen spielt, ist daraus zu ersehen, daß bei BRUNNER von den 5 am Pylorus selbst festgestellten Durchbrüchen nur 1 auf einen Mann fällt, während von den 6 Pylorusperforationen SCHNEIDERS und KOSSINSKYS 3 dem männlichen und 3 dem weiblichen Geschlecht angehören.

Das außerordentlich starke Überwiegen des Durchbruches der an der vorderen Magenwand gelegenen Geschwüre, trotzdem an sich weit häufigeren Vorkommen des Ulkus an der hinteren Wand, erklärt sich leicht aus der geringeren Bewegung bzw. den geringeren Lageveränderungen, welche die hintere Wand bei Wechsel der Körperstellung und bei der Entleerung des Magens erfährt, sowie aus den topographisch-anatomischen Verhältnissen, welche leichter eine zur Verwachsung führende entzündliche Verklebung der Serosa insbesondere mit dem Mesocolon transversum und dem Pankreas vor dem Durchbruch oder in unmittelbarem Anschluß an denselben ermöglichen. —

---

[1]) Davon 2 nahe der kleinen Kurvatur.

b) Anatomisches Verhalten der Durchbruchsöffnung.

Die Form der Durchbruchsöffnung ist, wie bereits bei der anatomischen Schilderung des Magengeschwüres bemerkt ist, meistens eine runde oder ovale und zeichnet sich, wie alle älteren Untersucher schon hervorgehoben haben, besonders durch ihren scharfen Rand aus. Sehr selten ist dieser fransig oder zerrissen, auch wird eine mehr schlitzförmige Perforationsöffnung äußerst selten beobachtet, und zwar in der Regel nur bei chronischen kallösen Geschwüren, deren Grund von einem angelöteten Organ, wie der Leber oder dem Pankreas gebildet wird. Selbst bei unregelmäßig geformten, mit der Umgebung aber nicht verwachsenen Geschwüren pflegt die Durchbruchsöffnung rund oder rundlich zu sein, doch können hier auch in die Länge gestreckte Öffnungen zustande kommen.

BRUNNER führt in seiner Zusammenstellung 10 Fälle mit schlitzförmiger Perforationsöffnung an, ferner einen von JOHNSTON und PARSONS beschriebenen Fall, in welchem bei Pylorusstenose der Magen durch die querverlaufende Perforationsöffnung vom Pylorus wie abgerissen erschien. —

Die Größe der Öffnung ist großen Schwankungen unterworfen. FR. BRUNNER fand bei seiner Zusammenstellung in 102 Fällen einen Durchmesser von 1 cm und darüber, in 91 Fällen einen solchen unter 10 mm. Nur in 1 Fall hatte das Loch in der Magenwand einen Durchmesser von 3 cm und in 2 Fällen war angegeben, daß man sogar „bequem 2 Finger" in die Perforationsöffnung einführen konnte. SCHNEIDER führt einen Fall an, in welchem ein chronisches kallöses Ulkus der vorderen Magenwand mit handtellergroßer Öffnung durchgebrochen war. Die verdickte Schleimhaut der Umgebung war strahlig. Daß Perforationen von bedeutendem Umfang auch in unmittelbarem Anschluß an den akut entstandenen Defekt zustande kommen können, zeigen die in den Abbildungen 13, S. 382 und 16, S. 387 abgebildeten Fälle, wo in dem einen das runde Loch in der Serosa einen Durchmesser von 2 cm, in dem andern bei ovaler Form einen solchen von 19 × 12 mm besitzt. (Siehe auch Nachtrag S. 754.)

Die Perforationsöffnung kann aber auch bei größeren Geschwüren so klein sein, daß sie nur für eine feine Sonde durchgängig ist. Sie kann dann, auch wenn sie nicht in bindegewebigen Verwachsungen versteckt liegt oder durch fibrinöse Auflagerungen bedeckt ist, nur schwer aufzufinden sein, namentlich dann, wenn die kleine Öffnung einem die Wand vielleicht schräg durchsetzenden engen Kanal entspricht.

Ähnliche Fälle sind von DENT, WHEELER und SCHLOFFER beschrieben worden. In dem Fall SCHLOFFERS war an dem kallösen Geschwür überhaupt keine Öffnung in der Magenwand zu finden, obwohl in der Bauchhöhle ein trübes Exsudat vorhanden war.

Findet man bei zwar noch geschlossener Magenwand, aber doch bereits verschorfter Serosa nicht nur einen fibrinösen Belag in der Umgebung der verschorften Stelle, sondern auch bereits eine geringe Menge flüssigen Exsudates in der Bauchhöhle, so ist dies wohl erklärlich. Denn man kann die gleiche Erscheinung z. B. bei Lungenabszessen beobachten, wenn sie an die Pleura heranreichen und eine Verschorfung dieser eingetreten ist. Für die frühzeitige Entwicklung eines Exsudates noch vor vollendetem Durchbruch ist jedenfalls der Grad der Virulenz des Mageninhaltes von Bedeutung. Wandern durch die verschorfte Serosa gasbildende Bakterien, so ist es wohl möglich, daß nach Infektion der Bauchhöhle sich hier auch Gas entwickelt. In dieser Weise ist wohl zweifellos ein von BARKER mitgeteilter Fall zu erklären, in welchem bei Eröffnung der Bauchhöhle sich Gas im Strom entleerte, obwohl der prall mit Gas gefüllte Magen, auf dessen vorderer Wand sich ein Fibringerinnsel fand, völlig geschlossen war und auch auf Druck kein Gas entweichen ließ und in

welchem bei der Sektion in der Nähe der Kardia ein großes Ulkus mit freiliegender, aber nicht perforierter, glatter Serosa gefunden wurde. —
Die Serosa kann in der Umgebung des Durchbruches, namentlich bei perforierten akuten Geschwüren, völlig normal erscheinen, nicht selten zeigt sie aber auch einen zarten fibrinösen Belag. Ein solcher kann auch dann vorhanden sein, wenn, wie es häufig bei chronischen Geschwüren der Fall ist, die Serosa sehnig getrübt und verdickt oder mit bindegewebigen Verwachsungen bedeckt ist. In letzterem Fall kann die Öffnung durch diese derartig verdeckt sein, daß man sie erst bei Betrachtung des Ulkus von innen auffindet.

Selten beobachtet man eine stärkere Gefäßfüllung oder eine hämorrhagische Infiltration der Ränder, wie z. B. in den von Andral (2) und von Johannsen beschriebenen, bereits im Abschnitt über die Blutung erwähnten Fällen. Sehr selten findet auch eine Ausstülpung des Schleimhautrandes statt, doch kann eine solche bei sehr steilen, aber nicht zu hohen Geschwürsrändern mit überhängender Schleimhaut oder bei sehr schiefer Trichterachse, bei welcher die Durchbruchsöffnung unter die eine Seite des Geschwürsrandes fällt, vorkommen. Die Lage der Durchbruchsöffnung innerhalb des Geschwürsgrundes richtet sich, abgesehen von den unregelmäßigen Formen, im allgemeinen nach der Form des Geschwürstrichters und ist daher meistens exzentrisch gelegen. Bei den kallösen Geschwüren mit Bildung des Geschwürsgrundes durch ein angelötetes Organ befindet sich die Perforationsöffnung fast stets an oder nahe der Grenze zwischen der Magenwand und dem betreffenden Organ, ebenfalls in der Regel an der tiefsten Stelle des Geschwüres, nahe dem steilen Abschnitt des Geschwürsrandes. Bei Anlötung des linken Leberlappens kann in seltenen Fällen dieser selbst allmählich von dem Geschwür völlig durchsetzt und durchbrochen werden (Birch-Hirschfeld). Da meistens schon längere Zeit bestehende Geschwüre zum Durchbruch gelangen, ist die Magenwand in der Umgebung der Durchbruchsöffnung, entsprechend den anatomischen Verhältnissen des chronischen Geschwüres, oft in größerem Umfang mehr oder weniger starr und verdickt. —

c) Häufigkeit des Durchbruches beim akuten und chronischen Magengeschwür. Mehrfacher Durchbruch.

Über die Frage, wie häufig ein Durchbruch des akuten Magengeschwüres erfolgt, gibt leider keine der zahlreichen Statistiken einen sicheren Anhaltspunkt. Unter den 320 von Fr. Brunner zusammengestellten Fällen von perforiertem Magengeschwür ist nur 10mal bemerkt, daß die Ränder weich und ohne Verhärtung gewesen seien, während in 81 Fällen ausdrücklich letztere erwähnt ist. Bei den übrigen 229 Fällen fehlt jedoch jede Angabe über die Beschaffenheit des Geschwürsrandes. Jedenfalls dürfte aber der Durchbruch des chronischen und subchronischen Geschwüres nicht nur absolut, sondern auch relativ häufiger vorkommen als der des akuten, da der hämorrhagische Infarkt bzw. primäre Defekt nur in seltenen Fällen die ganze Magenwand durchsetzt.

Löhr gibt allerdings an, daß unter 22 von Helfrich in der Kieler Klinik wegen Ulkusperforation operierten Fällen nur 5 der kallösen Geschwürsform und 13 dem Ulcus simplex bzw. nicht kallösen angehörten. Dreimal lag die Perforation in einer Narbe und einmal war der Sitz unbestimmt.

Sehr selten sind Magengeschwüre mit zwei oder mehr Durchbruchsöffnungen. Am ehesten werden solche bei Geschwüren beobachtet, welche durch Zusammenfließen zweier ursprünglich getrennter Geschwüre entstanden sind. So erwähnt Fr. Brunner zwei sattelförmig auf der kleinen Kurvatur reitende Geschwüre mit je 2 einander gegenüberliegenden Perforationen

(A. Barker und Pearce Gould). Gerade solche Geschwüre gehen aber nicht selten durch Vereinigung eines an der hinteren und eines an der vorderen Wand gelegenen Geschwüres hervor. In einem von Tubby mitgeteilten Fall fanden sich in einem durchgebrochenen Geschwür dicht neben der Perforationsöffnung noch 3 weitere, anscheinend kurz vor dem Durchbruch stehende Stellen.

Nicht sehr selten wird dagegen, entsprechend dem häufigen Vorkommen zweier oder mehrerer Magengeschwüre, der gleichzeitige oder, wie es nach Operationen vorkommen kann, der kurz aufeinander folgende Durchbruch von zwei getrennten Geschwüren beobachtet.

Ein solcher Fall von gleichzeitigem Durchbruch zweier nahe nebeneinander gelegener, offenbar akut entstandener Geschwüre der hinteren Magenwand ist in Abb. 107 dargestellt. Fr. Brunner führt eine Reihe von Fällen an, in welchen bei der Sektion je ein perforiertes Geschwür an der vorderen und hinteren Magenwand, und zwar in symmetrischer Lage gefunden wurden. Nach Fr. Brunner fanden sich bei 120 Sektionen wegen Ulkusdurchbruches operierter Fälle in 39 Fällen, das ist in 32% gleichzeitig mehrfache nicht durchgebrochene Magengeschwüre vor, wobei oft das neben dem durchgebrochenen Ulkus vorhandene Geschwür im Grunde bereits bis auf die Serosa reichte. —

d) Die Folgen des Durchbruches — die verschiedenen Formen der Perforationsperitonitis.

Die Folgen der Perforation werden bestimmt vor allem durch den Sitz des Geschwüres, die Größe der Perforationsöffnung, den Füllungszustand des Magens und das Stadium der Verdauung zur Zeit des Durchbruches, sowie den Grad der Virulenz und die Menge des austretenden Mageninhaltes. Kommt es zur Bildung eines eiterigen Exsudates, so werden in diesem fast stets Streptokokken, meistens zusammen mit B. coli gefunden. In einem von Ghon untersuchten Fall enthielt der Eiter den Pneumococcus lanceolatus, welcher nach der Ansicht Ghons von der Mund- oder Nasenhöhle in den Magen gelangt war. Zahlreiche Untersuchungen haben jedoch gezeigt, daß der normale saure Magensaft zwar nicht imstande ist selbst säureempfindliche Bakterien, wie z. B. die Choleraspirillen, abzutöten, daß er aber doch stark hemmend auf ihre Entwicklung wirkt und wohl auch einen abschwächenden Einfluß auf ihre Virulenz auszuüben vermag. Nur so ist es zu erklären, daß Warren den Inhalt der Bauchhöhle nach Ulkusperforation nach 15 und C. Brunner selbst noch nach 19 bzw. 29 Stunden bei dem Kulturverfahren steril fanden, obwohl durch die mikroskopische Untersuchung die Eitererreger nachzuweisen waren. Aus diesem Grund kommt es namentlich bei kleiner Durchbruchsöffnung, welche das Ausfließen nur geringer Mengen von Mageninhalt ermöglicht, nicht selten vor, daß im Anschluß an den Durchbruch sich alsbald eine fibrinöse Entzündung in der Umgebung der entstandenen Öffnung entwickelt, durch welche zunächst eine Verklebung mit anliegenden Organen und damit eine Deckung des Defektes in der Magenwand zustande kommt.

Denn man hat tatsächlich in Fällen von chronischem Magengeschwür sowohl in der Umgebung des Geschwüres als auch in weiterer Entfernung von ihm schon wiederholt kleine fibröse Knötchen an der Serosa gefunden, welche bei der mikroskopischen Untersuchung sich als um kleinste Speiseteilchen gebildete Fremdkörpertuberkel erwiesen.

Solche Knötchen wurden zuerst von Hanau beschrieben. Ferner hat Brandes einen Fall von spontan geheiltem, durchgebrochenem Magengeschwür mitgeteilt, in welchem eine Abkapselung der festen Teilchen des ausgetretenen Mageninhaltes in der Form miliarer Knötchen stattgefunden hatte. Auch Hart hat solche wiederholt von Chirurgen, welche dieselben bei Ulkusoperationen gewonnen hatten, zur Untersuchung erhalten und in ihnen ebenfalls teils noch deutliche Speiseteilchen, teils ältere hyaline und mehr oder weniger organisierte Fibrinmassen gefunden. Einmal fand er diese Serosaknötchen in einem Fall von verlötetem Magengeschwür auch im Ligamentum gastro-colicum, Lig. gastro-hepaticum und an der Unterfläche des linken Leberlappens.

Nach Fr. Brunner kommt es nach dem Austritt von Flüssigkeit aus dem Magen sehr schnell, jedenfalls schon in den ersten Stunden, zu einer fibrinösen Ausschwitzung des Bauchfells. Bei der Operation eines perforierten Ulkus konnte er auf den freigelegten Darmschlingen, welche durch den ausgeflossenen Mageninhalt verunreinigt waren, ,,unter seinen Augen" die fibrinösen Beläge sich bilden sehen.

Besonders günstig für einen solchen Verlauf, welcher schließlich zu einer Verwachsung der Magenwand mit dem verklebten Organ und damit zu einer Spontanheilung der Perforation führen kann, ist aus den oben angegebenen Gründen der Sitz des Geschwüres an der hinteren Magenwand und es ist zweifellos, daß ein Teil der penetrierenden Magengeschwüre auf diese Weise entsteht.

Die Annahme Schnitzlers jedoch, daß jeder Ulkusdurchbruch zunächst in die freie Bauchhöhle erfolge und daher allen penetrierenden Geschwüren, bei welchen der Geschwürsgrund durch ein angelötetes Organ, wie Leber, Pankreas Netz usw. gebildet wird, der von ihm als ,,gedeckte Perforation" bezeichnete Vorgang vorausgehe, entspricht gewiß nicht den tatsächlichen Verhältnissen. Dagegen spricht schon die klinische Beobachtung, indem in den meisten Fällen von penetrierendem Ulkus die Krankengeschichte keinen Anhaltspunkt dafür liefert, daß jemals die Erscheinungen einer ,,wenn auch ganz rapid vorübergehenden Perforationsperitonitis leichtester Art" aufgetreten wären. Die Ansicht Schnitzlers, daß bei dem Ulcus ventriculi deshalb ohne vorausgegangenen Durchbruch keine entzündliche Verwachsung erfolgen könne, weil es weder auf toxischer noch auf infektiöser Grundlage beruhe, ist ebenfalls unrichtig. Denn trotz dieses Charakters des Ulcus ventriculi kann man, wie oben gezeigt wurde, sowohl beim akuten wie bei dem chronischen Geschwür oft eine nicht unerhebliche Leukozyteninfiltration, sowie leichte Fibrinausscheidung, also exsudativ-entzündliche Vorgänge im Geschwürsgrund beobachten. Auch wurde schon wiederholt bei noch nicht durchgebrochenen, aber bereits bis auf die Serosa reichenden Geschwüren ein fibrinöser Belag an dieser festgestellt, wie z. B. auch in dem oben erwähnten Fall Barkers.

Es kann daher wohl keinem Zweifel unterliegen, daß es auch beim Magengeschwür, noch bevor es zum völligen Durchbruch der Magenwand kommt, ähnlich wie bei anderen Geschwüren im Verlauf des Verdauungskanals, insbesondere auch der Gallenblase, durch Vermittlung einer umschriebenen fibrinösen Entzündung sich eine Verwachsung mit der Umgebung einstellen kann und auf diese Weise, wie bereits in dem Abschnitt über das penetrierende Geschwür kurz dargelegt wurde, ein großer Teil der penetrierenden Geschwüre sich entwickelt, indem erst dann die Magenwand, bzw. die Serosa vollends zerstört wird und das Geschwür nunmehr auf das fest angelötete Organ übergreift. Immerhin ist aber die Frage, in welchem Umfang der gedeckte Durchbruch im Sinn Schnitzlers bei der Entstehung des penetrierenden Magengeschwüres eine Rolle spielt, noch keineswegs geklärt und bedarf noch eingehender Untersuchungen, vor allem an tiefgreifenden aber noch nicht durchgebrochenen Geschwüren.

Wenn auch schon im Anschluß an kleine und kleinste Durchbrüche sich schwere eiterige Peritonitis entwickeln kann, so wächst diese Gefahr noch selbstverständlich mit der Größe der Durchbruchsöffnung. Bei größerem Umfang derselben können sich große Mengen des Mageninhaltes in die Bauchhöhle ergießen und sehr schnell unter den schwersten klinischen Erscheinungen zur eiterigen Peritonitis führen. Und zwar findet nach Federmann bei dem Durchbruch eines Magengeschwüres in die freie Bauchhöhle fast nie eine Abkapselung des eiterigen Exsudates statt. Nur die Perforationen an der hinteren

Seite des Magens sollen zuweilen zu einer örtlichen Peritonitis führen. Die Gefahr einer allgemeinen Infektion des ganzen Bauchfells ist besonders groß bei Durchbruch der an der vorderen Wand gelegenen Geschwüre, da hier der Mageninhalt, namentlich wenn das Querkolon eine nach abwärts hängende Schlinge bildet, sogleich über das Ligamentum gastro-colicum und das Netz bis in das kleine Becken gelangen kann. Bei normaler Lagerung des Colon transversum kann dieses allerdings, besonders bei stärkerer Blähung und festem Anliegen an der vorderen Bauchwand, dem ausfließenden Mageninhalt sich wie ein Damm vorlegen. Jener breitet sich dann wohl oberhalb des Querkolon nach beiden Seiten hin aus, kann aber, wenn rasch eine Verklebung des Querkolons eintritt, auf den oberen Bauchraum beschränkt bleiben. Der austretende Mageninhalt verbreitet sich in diesem Fall hauptsächlich zwischen dem Magen und der Leber, bei Sitz der Perforation in der Nähe der Kardia in dem diese umgebenden Raum, wodurch ein linksseitiger subphrenischer eiteriger Erguß zustande kommt. Stets besteht aber auch in solchen Fällen die Gefahr, daß durch Lösung der lockeren fibrinösen Verklebungen die Magenflüssigkeit entlang dem Colon ascendens oder descendens in das Becken herabfließt. Letzterer Weg kann nach MILES auch schon von der austretenden Magenflüssigkeit genommen werden, wenn die Durchbruchsstelle nahe dem Pylorus ihren Sitz hat. Günstiger liegen die Verhältnisse, selbst bei größeren Durchbrüchen, bei Sitz an der hinteren Magenwand, da in solchen Fällen der Mageninhalt in den kleinen Bauchfellsack sich ergießt und durch frühzeitige Verklebung des Foramen Winslowi völlig abgekapselt werden kann. Eine auf einen kleineren Raum beschränkte Abkapselung kann namentlich auch dann eintreten, wenn schon vor der Perforation in der Umgebung des Geschwüres ausgedehntere Verwachsungen vorhanden waren.

Die Beschaffenheit des Exsudates ist je nach der Menge und Virulenz des ausgetretenen Mageninhaltes und nach der seit der Perforation verflossenen Zeit eine verschiedene. Anfangs pflegt dasselbe trüb-serös oder eiterig-serofibrinös zu sein und besitzt infolge Vermengung mit dem ausgetretenen Mageninhalt fast stets einen mehr oder weniger sauren Geruch. Selten ist Blut oder Galle beigemengt. Meistens finden sich auch größere Mengen freien Gases in der Bauchhöhle, welche eine starke Auftreibung des Bauches bedingen können. Sehr bald nimmt jedoch das Exsudat einen rein eiterigen, bzw. eiterig-fibrinösen, nicht selten jauchig-eiterigen Charakter an.

Hat auch eine örtliche Beschränkung des eiterigen Ergusses, zumeist durch fibrinöse Verklebung und später durch Verwachsungen stattgefunden, so droht doch stets wieder der Durchbruch in die freie Bauchhöhle und damit die Gefahr der allgemeinen tödlichen Peritonitis. Kommen doch nach SCHNITZLER kaum 5% der Perforationsperitonitiden zur Heilung, und zwar tritt nach Zusammenstellungen von CHOPPIN und LEBLANC bei mehr als der Hälfte der Fälle schon innerhalb der ersten 24 Stunden der Tod ein, was großenteils auch durch die schwere Schockwirkung bedingt wird. (Siehe Nachtrag S. 754.) —

e) Die Magenfisteln.

1. Durchbruch des Geschwüres und der Abszesse in benachbarte Organe.

Auch ein Durchbruch der subphrenischen Abszesse in die Pleurahöhle kann erfolgen.

ROKITANSKY (1), SANGALLI, SICHERER, SIEBERT, GÜNZBURG, STARCKE, HEUBNER, SÄNGER, TILLMANNS, ROSER, WARFWINGE OCH WALLIS, v. KOGERER, STRÜMPELL, LIERMANN, RABÉ u. REY u. a. haben solche Fälle beobachtet.

Meistens erfolgt der Durchbruch des Abszesses in die linke Pleurahöhle, was nach HILGENREINER dadurch bedingt ist, daß das Zwerchfell auf der rechten

Seite durch die anliegende Leber gedeckt ist und daß die häufiger vorkommenden Geschwüre der Pars pylorica überhaupt weniger zum Durchbruch neigen, als die an anderen Stellen des Magens gelegenen Geschwüre. Namentlich seien es daher die Geschwüre des Fundus, bzw. der von diesen ausgehenden subphrenischen Abszesse, welche in den Brustraum durchbrechen, wenn auch die absolute Zahl der in den Brustraum erfolgenden Perforationen, wegen des häufigeren Sitzes des Geschwüres an der kleinen Kurvatur, Geschwüre an dieser Stelle betrifft. Doch wird auch ein Durchbruch in die rechte Pleurahöhle beobachtet, wie z. B. die Fälle von FAUST, GRÜNEISEN und LOEB zeigen. Erfolgt der Durchbruch in die rechte Pleurahöhle, so schiebt sich der Eiter zwischen vorderer Bauchwand und dem Zwerchfell auf der einen und dem linken Leberlappen auf der anderen Seite nach oben und erstreckt sich nach MAYDL bis zum Ligamentum suspensorium hepatis.

Wenn auch bei diesen Durchbrüchen in die Pleurahöhle es sich in der Regel nicht um einen direkten Durchbruch des Geschwüres in den Brustraum handelt, sondern vielmehr um den Durchbruch eines im Anschluß an die Magenperforation entstandenen subphrenischen Abszesses, so kommt es aber doch oft vor der Perforation der ganzen Magenwand zu einer Verwachsung des Magens mit dem Zwerchfell, so daß also zunächst ein richtiges penetrierendes Geschwür entsteht, dessen Grund vom Zwerchfell gebildet wird. Auf diese Weise kann das Geschwür ohne Zwischenlagerung eines subphrenischen Abszesses direkt in den Brustraum bzw. die Pleurahöhle durchbrechen und eine Magenpleurafistel zustande kommen.

Die Durchbruchsöffnung kann einen sehr bedeutenden Umfang erreichen. In einem von GÜNZBURG beschriebenen Fall hatte sie die Größe einer Flachhand und die obere Hälfte des Magens, sowie die Milz waren durch die Öffnung in die Pleurahöhle, in welcher sich bei der Sektion außerdem 2 Pfund einer braunen Flüssigkeit befanden, eingetreten. Meistens beträgt jedoch der Umfang der Durchbruchsöffnung nicht mehr als 1—2 cm.

Stets entwickelt sich sowohl bei der direkten als auch bei der indirekten Perforation in die Pleurahöhle eine jauchig eiterige Pleuritis oder ein Pyopneumothorax. SICHERER und MÜLLER haben in solchen Fällen auch Askariden in der Pleurahöhle gefunden. In einem von v. JAKSCH mitgeteilten Fall war nach dem Durchbruch in die Pleurahöhle plötzlicher Erstickungstod eingetreten.

In seltenen Fällen kann die Perforation in die Pleurahöhle auch mit einem Durchbruch in die Lunge sich verbinden, wodurch Magen-Lungenfisteln auch von längerer Dauer entstehen können. Derartige Fälle sind von ROKITANSKY (2), GÜNZBURG, HABERSHON (2), HUGHES, AUFRECHT (2), JULIUSBURGER, BRISTOWE, NOIR, FAUST, LIERMANN, GRÜNEISEN, TH. WAGNER und LOEB beschrieben worden. Direkt vom Magen in die Lunge penetrierende Geschwüre kommen dabei wesentlich seltener vor.

Nur in dem von ROKITANSKY (2) erwähnten und in einem zweiten von GÜNZBURG und einem von GRÜNEISEN beschriebenen Fall, sowie in dem Falle JULIUSBURGERS und wahrscheinlich auch in dem LOEBschen Fall scheint es sich um solche direkte Durchbrüche in die Lunge gehandelt zu haben. In dem Fall GÜNZBURGS war die Basis der linken Lunge im Umfang einer Flachhand mit dem Rand eines Zwerchfelloches von gleicher Größe verwachsen. Das große Loch im Zwerchfell führte unmittelbar in den Fundus, welcher in gleicher Weise mit dem Zwerchfell verwachsen war. In dem von JULIUSBURGER mitgeteilten Fall fand sich eine viergroschengroße Perforationsöffnung an der hinteren Wand der Pars pylorica, welche in eine in der rechten Brusthälfte sich erstreckende, mit brauner Jauche und Luft gefüllte faustgroße Höhle führte, in deren Grund mehrere Stümpfe von Bronchien des mit dem Zwerchfell und der Pleura verwachsenen und zum Teil geschwürig zerfallenen Unterlappens der rechten Lunge zu erkennen waren. Der Kranke war erst 12 Wochen nach dem Durchbruch des Geschwüres in die Lunge gestorben und hatte gelegentlich nicht verdaute Speisen, wie z. B. Nudeln ausgehustet. In dem LOEBschen Fall, in welchem die sichere Diagnose Magen-Lungenfistel nur klinisch festgestellt wurde, bestand diese bereits seit 12 Jahren. Auch dieser Kranke bekam besonders nach den Mahlzeiten oft heftige Hustenanfälle, bei welchen er sauren Mageninhalt, Apfelkerne, Stücke von Rüben usw. aushustete. In den letzten 2 Jahren war der Auswurf stinkend geworden.

In den meisten anderen Fällen waren subphrenische Abszesse entweder unmittelbar in die Lunge oder zunächst in die Pleurahöhle durchgebrochen, worauf dann erst sekundär das im Anschluß an diese Perforation entstandene pleuritische Exsudat in die Lunge durchbrach und so die Verbindung mit dem Magen herstellte.

In dem von AUFRECHT (2) mitgeteilten Fall war zwar ein penetrierendes Geschwür in die Pleurahöhle durchgebrochen, der Durchbruch in die Lunge wurde aber auch in diesem Fall offenbar erst durch ein abgekapseltes pleuritisches Exsudat vermittelt.

Noch weit seltener sind Durchbrüche des Ulcus ventriculi in den Herzbeutel und das Herz.

Ein Durchbruch in den Herzbeutel wurde von COLLINWOOD (2), MURCHISON, HALLIN, SÄXINGER, ROSENSTEIN, GUTTMANN, MOIZARD, CÉRENVILLE und C. FENWICK (2) beobachtet. Auch von BRINTON (2) wird der Durchbruch in den Herzbeutel erwähnt. In dem Fall HALLINS handelt es sich um den Durchbruch eines abgekapselten subphrenischen Abszesses. In allen anderen Fällen waren feste Verwachsungen des Magens mit dem Zwerchfell vorhanden, so daß man von dem perforierten Geschwür direkt in den Herzbeutel gelangte. Wahrscheinlich betrafen die meisten dieser Fälle richtige penetrierende Geschwüre, welche, soweit dies aus den Beschreibungen zu entnehmen ist, teils nahe der Kardia an der kleinen Kurvatur, teils im Fundus ihren Sitz hatten. Es ist jedoch möglich, daß in einzelnen Fällen, in welchen größere Massen schwieligen Bindegewebes an der Verwachsungsstelle vorhanden waren, ein Durchbruch in die Bauchhöhle vorausgegangen war. Nicht in allen Fällen hatte sich im Anschluß an die Perforation eine wahre fibrinöse oder eiterige Perikarditis entwickelt. So spricht CÉRENVILLE nur von einem Pneumoperikard und auch in dem Fall SÄXINGERS scheint der Herzbeutel nur durch Luft stark gebläht gewesen zu sein.

Von großem Interesse sind die von OSER, CHIARI, BRENNER (1), FINNY, BRÜNNICHE, TYLECOTE und L. SALMONY beschriebenen Fälle von Durchbruch in das Herz selbst. Ausnahmslos handelt es sich in diesen Fällen um penetrierende Geschwüre, welche bis in den linken Ventrikel vorgedrungen waren. Die Geschwüre saßen an der kleinen Kurvatur nahe der Kardia, nur in den Fällen FINNYS und TYLECOTES an der vorderen Magenwand.

In einem von FABER mitgeteilten Fall war ein Geschwür der kleinen Kurvatur, welche mit dem Zwerchfell verwachsen war, in das Mediastinum durchgebrochen, woran sich ein Emphysem des Mediastinums und der äußeren Haut anschloß. Auch in einem von EWALD (4) beschriebenen Fall war ein subphrenischer Abszeß in das Mediastinum durchgebrochen. Hier hatte sich ebenfalls ein Emphysem sowohl des Mediastinums als auch der Haut entwickelt, welches durch Ansammlung brennbarer Gase im Gewebe bedingt war. Ähnliche Beobachtungen machten POENSGEN und KORACH in Fällen, in welchen die nach Perforation eines Ulkus entstandenen Bauchhöhlenabszesse in das retroperitoneale Zellgewebe eingebrochen waren.

PAYR sah den Durchbruch eines penetrierenden Geschwüres in die hintere Rektusscheide. In einer Anzahl von Fällen wurde auch ein Durchbruch des chronischen Magengeschwüres in den Dickdarm beobachtet. Meistens waren es penetrierende Geschwüre vom Pylorus und an der großen Kurvatur, welche in das Colon transversum durchgebrochen waren.

ABERCROMBIE, LEVINSTEIN, DITTRICH (3), HABERSHON (2), STARCKE, GILBERT, QUINCKE (4), UNRUH, ELSNER (2), CRAEMER (1), M. GROSS und PORT u. REIZENSTEIN haben solche Fälle beschrieben und auch von BRINTON und MURCHISON werden durch Durchbruch von einfachem Magengeschwür entstandene Magen-Kolon-Fisteln angeführt.

In den bereits erwähnten Fällen STARCKES und HABERSHONS handelte es sich um subphrenische Abszesse mit gleichzeitiger Perforation in die Pleurahöhle. Auch in dem von DITTRICH (3) beschriebenen Fall hatte nicht die direkte Perforation eines penetrierenden Geschwüres stattgefunden, vielmehr führten von dem Grund eines größeren am Pylorus gelegenen Geschwüres mehrere Perforationsöffnungen in eine vom Magen, der Leber, der Milz und dem Kolon begrenzter Abszeßhöhle, von welcher man durch eine silbergroschengroße

Öffnung in das Kolon gelangte. Auch in dem von Craemer (1) mitgeteilten Fall handelt es sich um den Durchbruch eines subphrenischen Abszesses. Nachdem bei dem Kranken, welcher schon längere Zeit an Ulkus litt, eine große Menge Eiter mit dem Stuhl abgegangen war, erholte sich derselbe. Doch starb er nach 2 Jahren, nachdem zuvor noch die Gastroenterostomie gemacht worden war. Bei der Sektion fanden sich an der Stelle des Abszesses nur noch perigastritische Verwachsungen. In dem von Levinstein beschriebenen Fall hatte das unmittelbar in das angelötete Kolon führende Loch den Umfang eines Handtellers. In dem von Gilbert mitgeteilten ähnlichen Fall hatte die Durchbruchsöffnung vollends einen Durchmesser von 12 cm erreicht. Unruh gibt an, daß in seinem Fall das Kolon an der hinteren Magenwand, und zwar an der kleinen Kurvatur, nahe der Kardia, in spitzem Winkel mit dem Magen verwachsen war. Nach der von ihm seiner Mitteilung beigefügten Skizze hätte jedoch das in das Kolon durchgebrochene Geschwür weit näher der großen Kurvatur und nahe dem Fundus gesessen.

Die Magen-Kolon-Fistel kann unter den Erscheinungen der Lienterie längere Zeit bestehen. So gibt Levinstein an, daß in seinem Fall der Kranke trotz der vorhandenen Fistel noch ein ganzes Jahr gelebt habe, und Senator hat einen allerdings nur auf Grund der klinischen Erscheinungen als Magen-Kolon-Fistel festgestellten Fall ohne Operation zur Heilung kommen sehen. Auch Murchison hat über einen ähnlichen Fall berichtet. Wie sehr man sich jedoch in solchen Fällen trotz der die Diagnose „Magen-Kolon-Fistel" scheinbar unbedingt sicher stellenden Erscheinungen, in dieser Diagnose täuschen kann, lehrt folgender von Treves mitgeteilte Fall: Bei einer 20jährigen polnischen Jüdin, welche an Koterbrechen und Auftreibung des Bauches litt und bei welcher ein Ölklysma, bzw. ein Liter mit Methylenblau gefärbtes Wasser nach wenigen Minuten unverändert per os entleert wurde, war eine Magenkolonfistel diagnostiziert und deshalb operiert worden. Bei der Laparotomie fand sich aber nicht die geringste Veränderung in der Bauchhöhle. Dieselbe Patientin war bereits zweimal wenige Monate vorher in einem deutschen Hospital mit der Diagnose Ileus aus unbekannter Ursache, das zweite Mal mit der Diagnose Magenkolonfistel operiert. Wahrscheinlich handelte es sich um nervöse Antiperistaltik bei einer Hysterischen. Weitere solche Fälle wurden von Weber aus der Literatur zusammengestellt.

Zu erwähnen ist noch, daß auch nach Gastroenterostomie Magenkolonfisteln entstehen können.

J. Kaufmann (1) hat einen Fall beschrieben, in welchem sich etwa 2 Jahre nach erfolgter Operation eine Magen-Kolon-Jejunumfistel entwickelt hatte, während dagegen die operativ angelegte Gastroenteroanastomose sich vollständig geschlossen hatte. Ähnliche Fälle haben auch Assmann, Port und Reizenstein mitgeteilt. In einem von Pinner beschriebenen Fall hatte sich eine große Jejunum-Kolonfistel anscheinend erst 10 Jahre nach einer wegen Ulcus ventriculi ausgeführten Gastroenterostomia retrocolica entwickelt. Bei der Sektion fanden sich mehrere peptische Geschwüre im Jejunum, von welchen das größte in das Kolon durchgebrochen war. Auch Schwarz hat nach Gastroenterostomie Jejunum-Kolonfisteln entstehen sehen. —

Die nach Durchbruch eines Magengeschwüres entstandenen abgekapselten Bauchhöhlenabszesse können auch zurück in den Magen durchbrechen oder durch die offen gebliebene Durchbruchsöffnung mit der Magenhöhle in Verbindung bleiben, wodurch Magenbauchhöhlenfisteln, d. h. in allseitig durch perigastritische Verwachsungen abgeschlossene Höhlen führende Magenfisteln zustande kommen. Namentlich in der älteren Literatur finden sich Beschreibungen solcher Fälle, wie die von Delpech, Lombard, Graves, Mohr, v. Jacksch, Oppolzer (1) und Lebert (2). Später wurden solche von Neft, Nowack, Birch-Hirschfeld, Craemer (1) u. a. beobachtet. Die anatomischen und topographischen Verhältnisse dieser Abszesse, welche auch längere Zeit bestehen können, ist eine sehr mannigfaltige, auf deren ausführliche Schilderung hier nicht näher eingegangen werden kann. In seltenen Fällen kann es auch nach Entleerung des Eiters durch den Magen unter Schrumpfung der Abszeßhöhle zur Heilung kommen. —

In einzelnen Fällen wurden auch Magenduodenalfisteln beobachtet. Sie können dadurch zustande kommen, daß bei Knickung der kleinen Kurvatur infolge narbiger Schrumpfung (schneckenförmiger Einrollung) der aufsteigende pylorische Teil derselben und der Anfangsteil des Duodenums in dem von der kleinen Kurvatur gebildeten Winkel mit dem absteigenden Teil der kleinen

Kurvatur verwachsen und ein an dieser Stelle gelegenes präpylorisches Geschwür in das Duodenum durchbricht. Der noch erhaltene Pylorusring stellt dann eine Brücke dar, welche über das Geschwür hinwegzieht, so daß ein ähnliches Bild entsteht, wie wenn ein unmittelbar vor dem Pylorus gelegenes Geschwür den Pyloruswulst gegen das Duodenum hin durchbrochen hat. Die Pars pylorica kann dabei, wie überhaupt bei solchen Abknickungen der kleinen Kurvatur und wie bereits geschildert wurde, eine bedeutende Ausdehnung erfahren, so daß dann förmlich ein zweiter Fundus (cul de sac) gebildet wird.

Derartige Fälle von Magenduodenalfisteln wurden von MOHR, DITTRICH, THIERFELDER und OEDMAN OCH BLISE beschrieben. Meistens saß das Geschwür an der hinteren Wand nahe dem Pylorus oder auch mehr gegen die Mitte hin. In dem Fall DITTRICHS war dasselbe gleichzeitig bis auf das Pankreas vorgedrungen, während in dem Fall OEDMANS der Ductus pancreaticus durch zwei Fistelgänge mit dem Ulkus verbunden war.

Liegt in solchen Fällen die Knickung der kleinen Kurvatur in größerer Entfernung vom Pylorus, so könnte ein an der Knickungsstelle gelegenes Geschwür des Magenkörpers in die Pars pylorica und umgekehrt durchbrechen, also eine sog. Magen-Magenfistel entstehen.

THIERFELDER hat die Ansicht vertreten, daß es sich in den beiden früher besprochenen Fällen CRUVEILHIERS (S. 409) um solche Fistulae gastro-gastricae und nicht um eine Unterminierung des Pylorusringes gehandelt habe. Wahrscheinlich dürfte auch der von FR. SCHMIDT beschriebene Fall von säulenartiger Narbenkontraktion der Magenwand in dieser Weise zu deuten sein.

Ferner sind auch Fälle von spontan entstandener Gastro-Jejunalfistel bei Ulcus ventriculi bekannt geworden.

In einem von KELLING mitgeteilten Fall hatten sich nach der Operation einer krebsigen Magen-Kolonfistel zwei fistulöse Verbindungen mit dem Dünndarm hergestellt und in dem interessanten von SCHULTZ beschriebenen Fall war bei einer hochgradigen Pylorusstenose ein in deren nächster Nähe gelegenes Ulkus in eine von dieser Stelle mit der Pars pylorica verwachsene Dünndarmschlinge durchgebrochen. Auch BRINTON (2) erwähnt Fälle von Magen-Kolonfistel nach Ulcus ventriculi.

Interessant ist auch ein von KEHR beschriebener Fall, in welchem ein am Pylorus gelegenes Geschwür in die Gallenblase durchgebrochen war. Auch RINDFLEISCH hat einen ähnlichen Fall mitgeteilt. Nach HILGENREINER soll auch ein Durchbruch von nach Perforation von Magengeschwüren entstandenen Bauchhöhlenabszessen in das Nierenbecken beobachtet worden sein. —

2. Die äußere Magenfistel.

Von Wichtigkeit endlich ist wegen ihres im Verhältnis zu den bisher besprochenen, im Anschluß an chronisches Ulkus entstehenden Fisteln die äußere Magenfistel, welche man entsprechend ihrem Sitz in Magen-Bauchwand- und in Magen-Brustwandfisteln einteilen kann.

HILGENREINER erwähnt, einschließlich der in der Zusammenstellung MIDDELDORFS enthaltenen Fälle beiläufig 20 Mitteilungen über äußere Magenfisteln, zu welchen jedoch noch weitere Fälle aus der älteren und neueren Literatur hinzukommen. Unter anderem haben VAN SWIETEN, BEAUGRAND, v. GRÜNEWALDT und v. SCHRÖDER, ROBERTSON, BINEAUX, JOHANNSEN, KRONHEIMER, PICK, v. CACKOVIC, WICKERHAUSER, SCHWARZ, ROSENBERG, E. KAUFMANN und v. PATEL und LERICHE [1]) solche Fälle beschrieben.

Es handelt sich dabei teils um indirekte Fisteln, indem durch den Durchbruch eines Ulkus entstandene abgekapselte Bauchhöhlenabszesse nach außen durchbrachen, oder um penetrierende Geschwüre, bei welchen vor dem Durchbruch eine feste Verwachsung der Magenwand mit der vorderen Bauchwand eingetreten war und welche dann schließlich diese unter Bildung einer direkten Fistel durchbrochen haben. Am häufigsten haben diese äußeren Fisteln

---

[1]) Weitere Literaturangaben über innere und äußere Fistelbildung bei Ulcus ventriculi sind in der klinischen Fachliteratur nachzulesen (PICK, TILLMANNS).

ihren Sitz in der Nabelgegend, dem linken Hypochondrium und dem Epigastrium, doch kann der Durchbruch auch in einem Interkostalraum erfolgen. Die Fistelöffnung ist bei dem Ulcus ventriculi meistens klein und rundlich, oft nur von der Größe eines Stecknadelkopfes, in ihrer Umgebung die Haut entzündlich verdickt und von dem ausfließendem Magensaft verätzt.

In dem von Johannsen beschriebenen derartigen Fall, welcher ein 30jähriges Dienstmädchen betraf, war der stark verkleinerte Magen darmartig in die Länge gezogen und in der Mitte bis zu einem Durchmesser von 4 cm eingeschnürt. An dieser Stelle erschien die vordere Wand dicht an der kleinen Kurvatur unmittelbar am linken Rippenrand mit der Bauchwand, sowie mit einem Teil des nach oben geschlagenen großen Netzes fest verwachsen. Entsprechend dieser Verwachsungsstelle fand sich ein eiförmiges, $2^1/_2$ cm langes und $1^1/_2$ cm breites, kallöses penetrierendes, in eine tiefe, stark ausgebuchtete Höhle führendes Geschwür. Diese Höhle, deren Boden von der schwieligen äußeren Haut gebildet wurde, mündete mit einer runden, 1 cm breiten, glatten Fistelöffnung nach außen. Die in derben, wulstigen Falten, strahlenförmig nach dem Geschwürsrand herangezogene Schleimhaut schlug sich stark nach außen auf die Seitenwände dieser Höhle um und an der linken Seitenwand war die stark angenagte rauhe Fläche einer Rippe zu fühlen.

In dem Fall E. Kaufmanns führte die Magenfistel bei einer 59jährigen Frau durch einen Nabelbruch nach außen. Durch eine ganz ungewöhnliche Größe der Fistelöffnung in der Bauchwand ist ein von Key und Bergmann beschriebener Fall ausgezeichnet. Derselbe betraf eine junge Frau, bei welcher, nachdem die Kranke einige Jahre an gastrischen Beschwerden, saurem Aufstoßen und Erbrechen gelitten hatte, im 27. Lebensjahr der Durchbruch eines Magengeschwüres unter dem linken Rippenbogen erfolgt war. Die Fistelöffnung hatte damals eine Länge von 3,5 cm bei einer Breite von 1,25 cm. Unter ärztlicher Behandlung verkleinerte sich die Fistel und schloß sich allmählich fast vollständig, brach aber dann wieder auf und erreichte schließlich nach mehreren Jahren eine Länge von 8 cm und eine Breite von 4 cm. Der Magen war von der Fistel bis zum Pylorus entlang zusammengezogen, die Magenwand in dem ganzen Umfang der Öffnung mit der Bauchwand fest verwachsen. Die Schleimhaut zeigte keine besonderen Veränderungen.

In einzelnen Fällen hat man auch bei der Fistelbildung eine Anätzung des Processus ensiformis beobachtet. —

3. Die Heilung der Magenfisteln.

Die Fisteln können lange Zeit bestehen. In einem Fall hatte eine solche 35 Jahre bestanden. Auch wurde nicht selten Spontanheilung beobachtet. Nach Patel und Leriche sollen die hochsitzenden Fisteln leichter zur Heilung gelangen, während die mehr gegen den Fundus gelegenen eine ungünstige Prognose bieten.

Die spontan geheilte Fistel kann aber auch wieder aufbrechen, wie z. B. in dem von Robertson beschriebenen Fall, in welchem bei einer 36jährigen Frau sich eine Ulkusfistel gebildet hatte. Nach einem Bestand von beiläufig 3 Monaten hatte sich dieselbe unter einem Verband völlig geschlossen, brach aber nach etwa einem Jahr wieder auf. Sie vernarbte abermals, doch erfolgte nun ein erneuter Wiederaufbruch schon nach 3 Monaten, um dann dauernd bestehen zu bleiben. Die äußere Öffnung in der Bauchwand war nach 3 Jahren oval und hatte ungefähr die Größe eines Daumengliedes. Sie hatte ihren Sitz $2^1/_2''$ von der Linea alba und $3^1/_2''$ vom Nabel, nahe am Knorpel der 8. linken Rippe und es hatte den Anschein, daß das Geschwür die vordere Magenwand nicht weit von der großen Kurvatur und etwa $4''$ von der Kardia durchbohrt hatte. In dem von Bineaux beschriebenen Fall war die ebenfalls spontan geheilte Fistel erst nach 3 Jahren wieder aufgebrochen.

Nach Schwarz können auch die nach Gastroenterostomie entstehenden Jejunalgeschwüre sich in die vordere Bauchwand einfressen. —

f) Die phlegmonöse Entzündung der Magenwand bei Ulcus ventriculi.

Als seltene Komplikation des peptischen Magengeschwüres ist auch eine phlegmonöse Entzündung der Magenwand beobachtet worden. Glaeser, Lennander, Lengemann, Hueter und H. Merkel (2) haben solche Fälle mitgeteilt. Die eiterige Infiltration und Einschmelzung der Submukosa kann dabei eine große Ausdehnung erreichen, wie z. B. im Fall MERKELS, bei welchem die Wand des ganzen Magens infiltriert erschien und eine Dicke bis über 10 mm zeigte. Dieser Fall ist auch deshalb von Interesse, weil er mit einer Leukämie verbunden war und das entzündliche Infiltrat, dem Blutbefund entsprechend, großenteils von großkernigen einkernigen Leukozyten gebildet wurde. Bei der mikroskopischen Untersuchung konnten in dem Infiltrat reichliche Mengen von Streptokokken nachgewiesen werden. Vielleicht ist auch ein von POLLAG beschriebener Fall, bei welchem ebenfalls eine Leukämie bestand und in der Umgebung eines durchgebrochenen Magengeschwüres eine ausgebreitete lymphatische Infiltration der Magenwand gefunden wurde, in gleicher Weise zu deuten. —

IX. Der Durchbruch des Duodenal- und des Speiseröhrengeschwüres.

a) Häufigkeit und Sitz des Durchbruches des Duodenalgeschwüres.

Der Durchbruch des Duodenalgeschwüres kommt, wie aus der folgenden Zusammenstellung ersichtlich ist nach den übereinstimmenden Angaben aller früheren Statistiken verhältnismäßig viel häufiger vor als der Durchbruch des Ulcus ventriculi.

Tabelle 26.

Pathologisch-anatomische Statistik über die Häufigkeit des Durchbruches des Duodenalgeschwüres.

	Zahl der Fälle	Zahl der Perforationen	%
COLLIN (Paris)	262	181	69,0
CHVOSTEK (Wien)	63	27	42,8
DIETRICH (Charlottenburg)	35	7	20,0
BERTHOLD (Berlin)	20	8	40,0
OPPENHEIMER (Würzburg)	118	38	32,2
KOSSINSKY (Erlangen)	27	8	29,6
GRUBER (Straßburg)	49	10	20,0
GRUBER (München)	86	13	15,0
NAUWERCK (Chemnitz)	29	9	31,0
KRUG (Kiel)	53	5	9,4
ROSENBACH (SIMMONDS)	56	21	37,5
	798	327	41,13

Da das Magengeschwür durchschnittlich nur in höchstens 10—13% der Fälle zur Perforation gelangt, so würde nach der aus obiger Zusammenstellung sich ergebenden Durchschnittsziffer von etwa 41% das Duodenalgeschwür etwa 3—4mal so häufig in die freie Bauchhöhle durchbrechen als das Ulcus ventriculi. Trotz der vermeintlichen Seltenheit der Narben im Duodenum erfährt dieses Verhältnis, wenn man die mehrfachen Geschwüre und die Narben mit in Rechnung stellt, eine ähnliche Verschiebung wie bei der Perforation des Magengeschwüres, indem tatsächlich von den im Duodenum sich entwickelnden Geschwüren höchstens beiläufig nur 20% zum Durchbruch gelangen. An dem Verhältnis zwischen der Perforation des Magen- und Duodenalgeschwüres würde dadurch jedoch wenig geändert; auch dann würde das Duodenalgeschwür fast 3—4mal so oft in die Bauchhöhle durchbrechen als das Ulcus ventriculi. Dieses Verhältnis entspricht auch ungefähr den früheren Angaben GRUBERs, nach welchen an Durchbruch von nicht duodenalem peptischem Ulkus 5,6%, von duodenalem Ulkus dagegen 17,0% der Fälle tödlich enden. Nach den Untersuchungen HARTS würden jedoch wegen des viel häufigeren

Vorkommens von einen zufälligen Sektionsbefund darstellenden Narben tatsächlich nur 10% der Duodenalgeschwüre zum Durchbruch gelangen, also eine
Zahl, welche im Verhältnis ungefähr der des Magengeschwüres entspricht. In
gleichem Sinn spricht neuerdings auch Gruber (9) sich aus. Dabei ist jedoch
zu berücksichtigen, daß eine sehr bedeutende Zahl der bei Sektionen erhobenen
Befunde sich auf Narben und Geschwüre des Duodenums beziehen, welche
klinisch nicht festgestellt waren. So waren nach Gruber in München nur 10%,
in Mainz 11% der Fälle der Geschwüre und Narben des Duodenums klinisch
festgestellt oder anamnestisch bekannt.

Es ist aber wohl selbstverständlich, daß es dem Kliniker ähnlich, wie etwa
bei der Lungentuberkulose, zunächst darauf ankommt zu wissen, welche Prognose das klinisch erkannte Duodenalgeschwür bietet. Nach einer
Sammelforschung Melchiors sollen nun von diesen klinisch festgestellten
Duodenalgeschwüren 25% in die freie Bauchhöhle durchbrechen, also ein ganz
außerordentlich viel höherer Prozentsatz als beim Magengeschwür. Eine solche
Feststellung ist von größter Bedeutung. Theoretisch mag es gewiß richtig
sein, daß, wie Hart (3) auf Grund seiner Untersuchungsergebnisse mit Recht
behauptet, die Prognose des Ulcus duodeni nicht schlechter als die
des Ulcus ventriculi ist. Aber für die Praxis sind auf Grund der klinischen
Erfahrung jedenfalls alle klinisch erkannten Fälle von offenem Duodenalgeschwür noch ernster anzusehen, als klinisch festgestellte Fälle des Ulcus
ventriculi, gerade so, wie alle, selbst im Anfangstadium klinisch erkannten Fälle
von Lungentuberkulose stets noch als sehr ernste Erkrankungen zu betrachten sind, obgleich uns die Erfahrung an der Leiche gelehrt hat, daß auch
die Lungentuberkulose tatsächlich in den meisten Fällen ausheilt.

Es kann wohl keinem Zweifel unterliegen, daß die so wesentlich stärkere
Neigung des klinisch erkannten Duodenalgeschwüres zur Perforation darauf zurückzuführen ist, daß es seinen Sitz sehr
oft an Stellen hat, welche wegen der örtlichen anatomischen
Verhältnisse aus den gleichen Gründen wie bei Geschwüren der
vorderen Magenwand die Verlötung mit angrenzenden Organen
erschweren. Denn das offene Duodenalgeschwür sitzt, wie insbesondere
die Statistik Collins (S. 372) und die Erfahrung der Chirurgen lehrt, doch recht
häufig an der vorderen Wand, jedenfalls viel häufiger als das Ulcus ventriculi.
Wenn auch die pathologisch-anatomische Statistik gezeigt hat, daß das Geschwür der hinteren Duodenalwand entschieden häufiger ist als das der vorderen
Wand, so entfallen doch selbst nach den Beobachtungen Harts unter Einbe-
ziehung der Narben etwa 10% der Geschwüre des oberen Querstückes, wo das
Geschwür weitaus am häufigsten vorkommt, auf die vordere Wand, während
durchschnittlich nicht viel mehr als 6% der Geschwüre und Narben des Magens an
der vorderen Magenwand ihren Sitz haben. Gruber fand aber 43,8% der offenen
Duodenalgeschwüre an der vorderen Wand, nach Collin hatten von 129 offenen
Geschwüren des oberen Querstückes 71 = 55% ihren Sitz an der vorderen
Wand und nach Rovsing vollends von 109 dicht hinter dem Pylorus gelegenen
Geschwüren 85 = 78,6%. Auch Orator hat das häufigere Vorkommen des
chronischen Duodenalgeschwüres an der vorderen Wand erst vor kurzem wieder
hervorgehoben. Von den perforierten Geschwüren selbst aber sitzen nach
Rovsing 51,7% (15 von 29) mitten auf der Vorderseite des oberen Querstückes. Und von 15 Fällen Oppenheimers fand sich der Durchbruch 11mal
= 73,3% an der vorderen, 3mal an der hinteren und nur 1mal an der oberen
Wand. Nach Krauss sitzt die Durchbruchsöffnung am häufigsten an der nach
rechts gekehrten Wand des oberen Querstückes. Übrigens können, wie Gruber (9)
einen solchen Fall beobachtet hat, auch hochsitzende Geschwüre der hinteren

Wand die Darmwand schief nach vorn durchsetzen und schließlich an der vorderen Wand zum Durchbruch gelangen.

Ob bei der großen Neigung des an der Vorderwand gelegenen Duodenal-geschwüres zum Durchbruch im Verhältnis zum Ulcus ventriculi auch die schwächere Wand des Duodenums und der Drüsenreichtum der Submukosa eine Rolle spielen, wie KUNDRAT und BORSZÉKY annehmen, möge dahingestellt bleiben. Jedenfalls kommt diesem Umstand eine wesentlich geringere Bedeutung zu als den örtlichen Verhältnissen und namentlich auch der von JATROU, HOF-MANN u. NATHER, REEVES und BERLET festgestellten schlechteren Gefäßver-sorgung dieses Gebietes, worauf später noch ausführlich einzugehen sein wird.

Die außerordentlich überwiegende Beteiligung des oberen Querstückes am akuten Durchbruch des Duodenalgeschwüres, welche vollkommen dem überaus häufigen Sitz des Geschwüres in diesem Abschnitt des Duodenums entspricht, kommt in der folgenden Tabelle schlagend zum Ausdruck.

Tabelle 27. Sitz des Durchbruches des Duodenalgeschwüres.

	Oberes Querstück	Absteigender Teil	Unteres Querstück
BERTHOLD	7	1	—
COLLIN	175	3	3
KRAUSS.	38	4	1
OPPENHEIMER	48	4	—
SCHNEIDER	6	—	1
	274	12	5

Auffallend ist es, daß der Durchbruch des Duodenalgeschwüres beim männlichen Geschlecht nicht nur entsprechend dem häufigeren Vorkommen bei diesem häufiger beobachtet wird, sondern an sich beim männlichen Geschlecht auch eine stärkere Neigung zum Durchbruch zu bestehen scheint.

Die statistischen Angaben der Untersucher zeigen allerdings große Unterschiede, indem die Perforation, auf die Zahl der für die einzelnen Geschlechter verzeichneten Fälle berechnet, z. B. bei BERTHOLD und SCHNEIDER beim weiblichen Geschlecht sogar bedeutend über-wiegt. Allein diesen Statistiken liegt ein so geringes Material zugrunde (bei SCHNEIDER nur 12 Fälle!), daß das Ergebnis im Hinblick auf umfangreichere Zusammenstellungen als ein zufälliges angesehen werden muß. Aus den von KOSSINSKY, GRUBER und KRUG verzeichneten Fällen erhält man folgendes Ergebnis.

Tabelle 28.
Der Durchbruch des Duodenalgeschwüres beim männlichen und weiblichen Geschlecht.

	Männliches Geschlecht			Weibliches Geschlecht		
	Zahl der Fälle	Zahl der Perforation	%	Zahl der Fälle	Zahl der Perforation	%
KOSSINSKY	21	7	33,3	6	1	16,6
KRUG	34	5	14,7	19	—	—
GRUBER	90	15	16,7	47	4	8,5
	145	27	18,6	72	5	6,9

Danach würde also das Duodenalgeschwür, unabhängig von seinem häufigeren Vorkommen, beim männlichen Geschlecht 2,7mal so häufig zum Durchbruch gelangen als beim weiblichen Geschlecht. Nach DARRAS wäre das Verhältnis sogar 5:1 und nach SHERREN 8:1. Auch nach den Untersuchungen HARTS scheint der Durchbruch bei Männern häufiger zu sein als bei Frauen. Da der Sitz des Geschwüres für beide Geschlechter der gleiche ist, läßt sich diese Erscheinung schwer erklären, doch ist es wahrscheinlich, daß beim Mann häufiger Gelegenheitsursachen, wie insbesondere schwere körperliche Leistungen den Durchbruch veranlassen.

Wie beim Ulcus ventriculi, so wird auch beim Duodenalgeschwür in seltenen Fällen die gleichzeitige Perforation von 2 Geschwüren beobachtet, wobei die beiden Geschwüre mit dem Sitz an der vorderen und hinteren Wand einander gegenüberliegen können. Häufig, nach Krauss und Brunner in etwa $1/3$ der Fälle, wird neben dem perforierten Geschwür, ähnlich wie im Magen, auch im Duodenum mehrfache Geschwürsbildung beobachtet. —

b) Die anatomischen Verhältnisse beim Durchbruch des akuten und chronischen Duodenalgeschwüres. Durchbruch in benachbarte Organe und das retroperitoneale Zellgewebe.

Die anatomischen Verhältnisse des durchgebrochenen Duodenalgeschwüres stimmen im allgemeinen mit denen beim Ulcus ventriculi überein. Auch beim Duodenalgeschwür kommen neben kleinsten Perforationsöffnungen solche von großem Umfang vor. Meunier beschrieb einen Fall, in welchem die Durchbruchsöffnung fast den ganzen Umfang des Duodenums einnahm, so daß der Zusammenhang bis auf eine schmale Brücke getrennt war. Die Ränder der Öffnung sind jedoch weit seltener stärker verdickt, da der Durchbruch, wie gezeigt wurde, weitaus überwiegend bei Geschwüren an der vorderen Wand erfolgt, die kallösen Geschwüre aber größtenteils an der hinteren Wand ihren Sitz haben. Chaoul und Stierlin haben auch den gedeckten Durchbruch beobachtet. Wenn auch nach der klinischen Erfahrung der Durchbruch des Duodenalgeschwüres durchschnittlich vielleicht zu einem späteren Zeitpunkt seines Bestehens zu erfolgen scheint als der des Magengeschwüres, so kommen doch, wie bereits in dem Abschnitt über das akute peptische Geschwür erwähnt wurde, gerade im Duodenum nicht selten offenbar ganz akut entstandene Geschwüre in kürzester Zeit zum Durchbruch. Namentlich sind es die nach Verbrennungen entstandenen Duodenalgeschwüre, welche schon in wenigen Tagen zur akuten Perforationsperitonitis führen können.

Krauss führt mehrere solche Fälle aus der Literatur an, von welchen ein von Henry Lee und Mayer, sowie ein von Curling beobachteter Fall besonders lehrreich sind. Der erstere betraf ein 19jähriges Mädchen, bei welchem der Tod nach ausgedehnter Verbrennung der Beine und Schultern am 10. Tage an Perforationsperitonitis erfolgt war. Bei der Sektion fand sich in der Pars descendens ein zirkelförmiges, bohnengroßes, alle Darmhäute durchbohrendes Geschwür. Im Fall Curlings (2) handelte es sich um ein 14jähriges Mädchen, bei welchem ebenfalls 10 Tage nach der Verbrennung eine Perforationsperitonitis sich einstellte, welche nach weiteren 2 Tagen zum Tod führte. Bei der Sektion fand sich im oberen Querstück des Duodenums eine schillinggroße Perforationsöffnung mit glatten Rändern. Ähnliche Fälle finden sich in der Zusammenstellung Oppenheimers angeführt, auch wurden solche von anderen Autoren beobachtet.

Auch Oppenheimer erwähnt 2 ebenfalls von Curling und Mayer mitgeteilte Fälle, in welchen nach der Verbrennung sich akut penetrierende, auf das Pankreas reichende Geschwüre mit Annagung der A. pancreatico-duodenalis gebildet hatten. Beide betrafen Mädchen im Alter von $6^1/_2$ und 7 Jahren und führten am 10. bzw. 8. Tage zum Tod, der eine unter Blutbrechen, der andere durch Peritonitis. In den Fällen 6 und 7 der Kraussschen Zusammenstellung sind in gleicher Weise nach Verbrennung penetrierende Geschwüre entstanden, deren Grund vom Pankreas gebildet war. Da der Kopf des Pankreas innig mit der medialen Wand des absteigenden Abschnittes des Duodenums verbunden ist, so braucht es sich in allen diesen Fällen nicht zunächst um gedeckte Perforationen im Sinn Schnitzlers gehandelt zu haben, sondern es konnte sogleich das penetrierende Geschwür zustande kommen.

Jedenfalls gelten für die Entstehung des chronischen penetrierenden Duodenalgeschwüres im allgemeinen die gleichen Gesichtspunkte wie für das penetrierende Magengeschwür. Es ist wahrscheinlich, daß an Stellen, wo die Duodenalwand freiliegt, es schon vor dem Durchbruch eines hier gelegenen

Geschwüres zur fibrinösen Verklebung mit dem anliegenden Organ, wie etwa der Leber oder dem oberen Rand des Pankreas und im Anschluß daran zur Verwachsung kommt.

In diesem Sinn könnte Fall 73 von KRAUSS gedeutet werden, in welchem bei einem nahe vor der Perforation stehenden Duodenalgeschwür außen am verdünnten Peritoneum bereits „einige zarte Adhäsionen" vorhanden waren.

Die meisten penetrierenden Duodenalgeschwüre von chronischem Charakter, welche keineswegs selten sind, sitzen übrigens an der hinteren Wand, wo das Pankreas schon normalerweise mit der Duodenalwand innig verbunden ist. In der Regel zeigt dabei das Pankreas die gleichen anatomischen Veränderungen wie beim penetrierenden Ulcus ventriculi. Doch sind auch Fälle beobachtet, in welchen es zur Höhlen- und Abszeßbildung in dem den Geschwürsgrund bildenden Pankreas gekommen war. Solche Fälle sind von WUNDERLICH, NAUWERCK und PERRY und SHAW beschrieben worden. Selten wird eine Anlötung der Leber beobachtet. Derartige Fälle sind von BEALE, RAYER, CLARK, PFUHL, HERZFELDER, WALLMANN, SOMMERFELD, GRUBER und DIETRICH mitgeteilt worden.

Nicht so sehr selten wird auch bei dem chronischen Geschwür ein Durchbruch in die Gallenblase beobachtet, wodurch Duodenal-Gallenblasenfisteln entstehen können. Doch ist es in diesen Fällen in der Regel sehr schwer zu beurteilen, ob nicht umgekehrt ein Durchbruch der Gallenblase in das Duodenum stattgefunden hat, wie es gar nicht selten im Verlauf einer eiterigen Entzündung der Gallenblase bei Steinbildung beobachtet wird. Die Entstehung der an einer geschrumpften Gallenblase angehefteten Traktionsdivertikel des Duodenums dürfte wohl in allen Fällen in diesem Sinn zu deuten sein.

Sichere Fälle von Durchbruch eines Duodenalgeschwüres in die Gallenblase finden sich bei GRUBER (3). Besonders klar ist ein Fall (61), in welchem ein pfennigstückgroßes Ulkus oberhalb der Papille die ganze Darmwand durchfressen und die Wand der angelöteten Gallenblase ebenfalls bereits zum Teil zerstört hatte. Auch LONG, H. HOFFMANN und CASTIAUX haben ähnliche Fälle mitgeteilt. In dem Fall HOFFMANNs war im Anschluß an den Durchbruch ein Leberabszeß entstanden, welcher das Peritoneum parietale durchbrach, sich in die Ileocökalgegend senkte und in das Coecum perforierte.

Sehr selten wird ein Durchbruch in den Magen oder das Kolon beobachtet. Bei einer fistulösen Verbindung mit dem Magen ist jedoch ebenfalls die Möglichkeit einer umgekehrten Entstehung zu berücksichtigen.

DUDENSING hat in der Narbe eines Duodenalgeschwüres eine in den Ductus pancreaticus führende Fistel beobachtet und GRUBER (3, Fall 105) führt einen Fall an, in welchem ein 5-pfennigstückgroßes, dicht am Pylorus gelegenes Duodenalgeschwür in den großen Netzbeutel durchgebrochen war.

Bei Geschwüren an der hinteren Wand des oberen Querstückes und des absteigenden Astes kann auch ein unmittelbarer Durchbruch in das retroperitoneale Zellgewebe und in die Muskulatur des Rumpfes erfolgen, ähnlich wie bei Geschwüren des Dickdarms, wo dieser des peritonealen Überzuges entbehrt. In solchen Fällen kann es zu ausgedehnten phlegmonösen Entzündungen und chronischen Eiterungen kommen, welche zum Durchbruch nach außen führen können.

So hat FÖRSTER einen sehr merkwürdigen derartigen Fall beschrieben, in welchem ein an der hinteren Wand des oberen Querstückes gelegenes Geschwür in das retroperitoneale Zellgewebe durchgebrochen war und hier eine Jauchehöhle gebildet hatte. Die jauchigeiterige Infiltration erstreckte sich entlang den großen Gefäßen bis zum Hals herauf. GROSS teilte einen Fall mit, in welchem sich zwischen der 7. und 8. Rippe eine nach außen führende Fistel entwickelt hatte, aus welcher Getränke und Speiseteile ausflossen. Ferner führt KRAUSS einen Fall an, in welchem die Eiterung sich bis unter das rechte Schulterblatt ausdehnte, wo sich dann ein Abszeß mit blutigem, stinkendem Eiter entleerte. Auch hier bildete sich außerdem noch zwischen der 7. und 8. Rippe ein weiterer Abszeß, welcher Eiter

von der gleichen Beschaffenheit und nach den genossenen Speisen riechende Masse entleerte. „Die Kranke hatte die Empfindung, als ob die Getränke nach dem Rücken und nach
der rechten Achsel flössen, Wasser und Milch kamen 5 Minuten, nachdem sie verschluckt
waren, letztere geronnen, aus der zuletzt entstandenen Öffnung heraus." Bei der Sektion
fand sich ein perforiertes Duodenalgeschwür, welches mit der erwähnten Fistel in Verbindung
stand. Auch Perry und Shaw haben einen ähnlichen Fall mitgeteilt, in welchem es zu
mehrfacher Abszeßbildung in der rechten Fossa iliaca, in der linken Leistengegend und in
der Lumbalgegend gekommen war und R. Wagner hat einen Fall beschrieben, in welchem
die retroperitoneale Eiterung zu einem neben der Wirbelsäule nach abwärts verlaufenden
und in der rechten Leistengegend mündenden Fistelgang geführt hatte. Auch in einem
von Fenwick (3) beschriebenen Fall hatte sich ein bis in die rechte Leistengegend reichender
retroperitonealer Abszeß gebildet. Ferner wurde auch im Anschluß an Operationen am
Duodenum und namentlich an den Gallenwegen die Entwicklung von Geschwüren an der
hinteren Duodenalwand mit Durchbruch in das retroperitoneale Bindegewebe und daran sich
anschließender äußerer Fistelbildung beobachtet. So wurden solche Fälle von Lilienthal,
Merk, v. Cackovic, Kehr, Graham und Mayo mitgeteilt. (Weitere Kasuistik über
retroperitoneale Abszesse siehe bei Melchior.) —

c) Sitz des Exsudates. Der subphrenische Pyopneumothorax bei Durchbruch des Duodenalgeschwüres.

Die bei der Perforation eines Duodenalgeschwüres in die freie Bauchhöhle
sich ergießende Flüssigkeit nimmt nach übereinstimmenden klinischen
Beobachtungen von Schwartz, G. M. Smith, Lennader u. a., sowie nach Versuchen F. J. Smiths an der Leiche, stets ihren Weg entlang der oberen Rinne
des Mesocolon transversum, zwischen Kolon und unterer Leberfläche, nach
rechts in die Gegend der rechten Niere und von da entlang der äußeren Seite
des Colon descendens in die rechte Fossa iliaca. Da gerade hier in der Regel eine
stärkere Ansammlung der Flüssigkeit stattfindet, kommt es an dieser Stelle
oft auch zur Entwicklung stärkerer Exsudate, wodurch leicht die klinischen
Erscheinungen einer Appendizitis vorgetäuscht werden können.

Doch kann, wenn die Menge des ausgetretenen Darminhaltes nicht zu groß
war, in gleicher Weise wie bei Durchbruch eines Magengeschwüres, die ergossene
Flüssigkeit durch rasch sich einstellende fibrinöse Verklebung oberhalb des
Colon transversum zurückgehalten werden. Es entwickelt sich dann ein rechtsseitiger Abszeß, welcher gewöhnlich von der Leber, der vorderen Bauchwand,
dem Darm und der Gegend der rechten Niere begrenzt wird; doch können
namentlich bei buchtiger Gestaltung des Abszesses auch andere Organe an der
Wandbildung beteiligt sein. Da die Leber mit dem darüberliegenden Zwerchfell durch den eiterigen Erguß mehr oder weniger nach oben gedrängt wird
und mit diesem fast stets auch eine Gasansammlung verbunden ist, so entsteht ein sog. subphrenischer Pyopneumothorax (v. Leyden), indem das
Exsudat und die Gasansammlung weit in den Brustraum hineinreichen können.
In den meisten Fällen ist jedoch diese Bezeichnung streng genommen unrichtig,
da das Zwerchfell, wie oben erwähnt, an der Begrenzung des Abszesses gar nicht
teilnimmt. Nur in seltenen Fällen findet auch eine Eiteransammlung zwischen
Zwerchfell und Leber statt. Immerhin mag man auch in ersterem Fall insofern
von einem subphrenischen Pyopneumothorax sprechen, als er im Gegensatz
zu dem eigentlichen Pneumothorax nicht oberhalb des Zwerchfells, sondern
unter allen Umständen unter ihm, d. h. im Bauchraum gelegen ist, die Eiter-
höhle aber gleichwohl in den Brustraum hineinragt. Sehr selten scheint es
bei Durchbruch eines Duodenalgeschwüres, sofern nicht allgemeine Peritonitis
sich einstellt, auch zur Infektion der linken Seite der Bauchhöhle zu
kommen. Melchior (1) vermochte in seiner umfassenden Arbeit über das Ulcus
duodeni bis zum Jahre 1911 keinen einzigen Fall von linksseitigem Sitz des
Eiterherdes nach Perforation eines Duodenalgeschwüres in der Literatur zu
finden.

Doch hat Frerichs tatsächlich einen Fall mitgeteilt, in welchem sich hinter dem Magen ein durch einen Fistelgang mit einem perforierten Geschwür des oberen Duodenalastes verbundener, abgekapselter, eingedickter Eiterherd befand. Später haben dann auch Codman, Rolleston und Box Fälle von linksseitigem subphrenischem Abszeß nach Durchbruch eines Duodenalgeschwüres mitgeteilt.

Das nach Durchbruch eines Duodenalgeschwüres sich bildende Exsudat zeigt im allgemeinen die gleiche Beschaffenheit wie nach dem Durchbruch eines Magengeschwüres. Doch ist ihm weit häufiger Galle beigemengt, auch pflegt die Gasbildung eine stärkere zu sein. Auch Askariden wurden in dem Exsudat gefunden (Krauss).

Wie beim Ulcus ventriculi, so wird auch bei dem Durchbruch eines Duodenalgeschwüres die Beschränkung der eiterigen Entzündung auf den rechten subphrenischen Raum erleichtert, wenn dieser schon vorher durch bindegewebige Verwachsungen des Duodenums mit anliegenden Organen mehr oder weniger gegen die übrige Bauchhöhle abgegrenzt war. Doch kann auch in solchen Fällen nach zunächst erfolgter Abkapselung wieder ein Durchbruch des Eiters stattfinden. Der Durchbruch eines nach Perforation eines Duodenalgeschwüres entstandenen Abszesses in die Pleurahöhle oder in die Lunge scheint nicht beobachtet zu sein. Er wird offenbar durch die in den meisten Fällen dem Zwerchfell vorgelagerte Leber verhindert. Dagegen sind wenige Fälle beschrieben worden, in welchen der abgekapselte Abszeß der Bauchhöhle durch die Bauchdecken unter Bildung einer äußeren Fistel sich nach außen entleerte.

So hatte sich z. B. in einem von Bucquoy beschriebenen Fall eine Fistelöffnung in der Nabelgegend gebildet. Auch ein von Luneau beschriebener Fall sei erwähnt, in welchem sich im Lauf des Leidens zunächst kleine Abszesse in den Bauchdecken entwickelten, bis schließlich ein Durchbruch des Bauchhöhlenabszesses in der Gegend der Gallenblase erfolgte. —

d) Der Durchbruch des Speiseröhrengeschwüres.

Mindestens ebenso häufig wie der Durchbruch des Duodenalgeschwüres scheint der Durchbruch des peptischen Ösophagusgeschwüres zu sein. Nach der auch die zweifelhaften Fälle umfassenden Zusammenstellung Cantieris kommt sie in etwa 50% der Fälle vor. Aber wenn man auch nur diejenigen Fälle berücksichtigt, in welchen der Charakter des Geschwüres durch die mikroskopische Untersuchung geprüft worden war oder doch das anatomische Verhalten des Geschwürs, sowie Lebensalter und Krankheitsverlauf eine andere Geschwürsform ausgeschlossen erscheinen ließen, so finden wir die Perforation mit tödlichem Ausgang immer noch bei beiläufig 40% der Fälle verzeichnet.

In 36 Fällen, in welchen genauere Angaben über die Perforation vorliegen, erfolgte diese in folgende Organe:

Tabelle 29. Perforation des Ösophagusgeschwüres in verschiedene Organe.

Lunge	3	beide Pleurahöhlen	1
r. Lunge und Pleura	1	Mediastinum	8
r. Lunge und Mediastinum	1	Perikard	1
r. Bronchus	2	Aorta	4
l. Bronchus	1	Cavum retroepiploicum	2
l. Bronchus und Trachea	1	Bauchhöhle	3
Trachea	2	Leber	1
Pleura	5		

Aus dieser Übersicht ergibt sich, daß das peptische Ösophagusgeschwür fast immer in die Brustorgane durchbricht, und zwar am häufigsten in die Lunge selbst und in die Luftwege oder in die Pleurahöhle. Der Durchbruch in die Bauchhöhle erfolgt fast nur in Fällen, in welchen das Geschwür auch auf den Magen übergegriffen hat.

Die Folgen der Perforation sind stets schwere, zum Tod führende, jauchig-eiterige Entzündungen der betroffenen Organe, bei Durchbruch in die Aorta schneller Verblutungstod. —

X. Die chronisch-entzündlichen Veränderungen des Peritoneums und die entzündlichen Verwachsungen beim chronischen Magen- und Duodenalgeschwür.

Bei den durch das Ulcus simplex bedingten, chronisch-entzündlichen Veränderungen am Peritoneum haben wir verschiedene Formen zu unterscheiden. Oft handelt es sich lediglich um sehnige Trübungen oder mehr oder weniger starke, mitunter selbst schwartige Verdickungen der Serosa an der dem Sitz des Ulkus oder der Narbe genau entsprechenden Stelle, welche nicht selten mit einer narbigen, grubenförmigen Einziehung oder auch, wie beim Sanduhr-magen, mit einer stärkeren Schrumpfung der Magenwand verbunden sind. Besonders starke Verdickungen und starke Schrumpfung beobachtet man nicht selten bei den unmittelbar an der kleinen Kurvatur gelegenen kallösen Geschwüren, wenn diese auf das Ligamentum hepato-gastricum übergegriffen haben. Es stellt sich in solchen Fällen oft eine bedeutende Verkürzung der kleinen Kurvatur ein, wodurch der Pylorus nach oben gezogen und der Kardia genähert wird. Die Verkürzung kann so stark sein, daß der Magen die Gestalt eines V erhält. Schmieden und Härtel bezeichneten diese narbige Verunstaltung als „schneckenförmige Einrollung" des Pylorus. Es kann dabei auch ohne das Bestehen von Verwachsungen durch Hochzerrung zu einer völligen Knickung des Duodenums oder des Pylorus selbst kommen, wodurch schwere Hindernisse für die Entleerung des Magens und im Anschluß daran eine Erweiterung desselben sich einstellen können. Besonders besteht diese Gefahr aber dann, wenn, wie es meistens der Fall ist, gleichzeitig eine feste Verwachsung des hochgezerrten Pylorus etwa mit der unteren Fläche des linken Leberlappens vorhanden ist. Bei sehr starker Schrumpfung der kleinen Kurvatur kann dabei der Pylorus völlig nach links verlagert werden. Nach Haudeck (2) ist die „hohe Linkslage des Pylorus" bei diesen Zuständen ein typischer Befund.

Neben diesen chronisch-entzündlichen Veränderungen am Peritoneum finden sich nicht nur bei offenen kallösen Geschwüren, sondern oft auch bei umfangreicheren Narben, welche aus die ganze Magenwand durchsetzenden Geschwüren hervorgegangen sind, feste, nicht selten schwartige Verlötungen mit angrenzenden Organen. Die folgende aus verschiedenen statistischen Arbeiten zusammengestellte Tabelle gibt einen Überblick über das Häufigkeits-verhältnis, in welchem eine Verwachsung der in Betracht kommenden Organe angetroffen wird. Es ist jedoch zu bemerken, daß bei allen diesen statistischen Untersuchungen meistens keinerlei Angaben über die Art der Verwachsungen gegeben sind, so daß meistens nicht zu ersehen ist, ob es sich in den einzelnen Fällen um flächenhafte, unmittelbare Verlötungen der angrenzenden Organe mit der Magenwand oder um strang-, band- oder netzförmige Verwachsungen handelt.

Aus der Zusammenstellung geht, selbst wenn es sich in einem Teil der Fälle nur um strang- oder netzförmige Verwachsungen handelte, doch mit großer Übereinstimmung aller Untersucher hervor, daß weitaus am häufigsten eine Verlötung des Magens mit dem Pankreas und in zweiter Linie mit der Leber zu beobachten ist. Dazu kommt noch, daß in mehreren Fällen von Verwachsungen mit der Gallenblase, dem Duodenum, dem Kolon und der

Tabelle 30.
Häufigkeitsverhältnis der Verwachsung mit den angrenzenden Organen.

	Pankreas	Pankreas und Leber	Leber	Gallenblase	Duodenum	Kolon	Milz	Bauchwand	Netz	Mesokolon	Mesenterium	Sonstige Umgebung ohne nähere Angaben	Zwerchfell
BERTHOLD	5	—	10	—	1 (u. Pankreas)	2 (u. Pankreas u. kl. Netz)	2 (1 mit Pankreas)	—	—	2 (Pankreas u. Kolon)	1	—	1 (u. Leber)
KOSSINSKY . . .	16	4	5	4	—	2	1	2	—	—	—	5	—
SCHEUERMANN . .	5	5	1	1	—	—	—	—	3	2	—	—	—
SCHNEIDER . . .	12	—	4	1	—	—	—	—	—	—	—	—	—
WOLOWELSKY . .	3	—	2	—	—	—	1	—	1	1	—	—	—
	41	9	22	6	1	4	4	2	4	5	1	5	1
	72					33							

Milz gleichzeitig solche auch mit der Leber bzw. dem Pankreas vorhanden waren, so daß also die Verwachsung mit der Leber und dem Pankreas mehr als doppelt so oft beobachtet wird als mit allen anderen in Betracht kommenden Organen zusammen. Diese außerordentlich vorwiegende Beteiligung des Pankreas und der Leber erklärt sich ohne weiteres aus den örtlichen Beziehungen dieser Organe zur hinteren Magenwand, bzw. zur kleinen Kurvatur und der Pars pylorica, wo die meisten penetrierenden Geschwüre ihren Sitz haben. Denn tatsächlich begegnet man der Verwachsung der genannten Organe fast ausnahmslos in Verbindung mit penetrierenden Geschwüren, wobei es sich um eine flächenhafte Verlötung derselben mit der Magenwand handelt und das angelötete Organ sich an der Bildung des Geschwürsgrundes beteiligt. Die Art, wie diese Verlötung zustande kommt und welche Rolle dabei vielleicht die sog. gedeckte Perforation SCHNITZLERS spielt, wurde im vorigen Abschnitt ausführlich erörtert. Sehr selten findet man bei Geschwüren der vorderen Magenwand eine Verwachsung dieser mit der Bauchwand. Fast stets ist in solchen Fällen das große Netz mit in die Verwachsungsstelle hereinbezogen. Auch beim Ulkustumor der Pars pylorica ist häufig das Netz an den Verwachsungen beteiligt.

Außer diesen flächenhaften Verwachsungen begegnet man aber oft gleichzeitig, oder auch für sich allein, zelligen oder strangförmigen bindegewebigen Verwachsungen des Magens mit seiner Umgebung. Sie finden sich manchmal in größerer Ausdehnung, so daß namentlich die Gegend des Pylorus mit dem oberen Querstück des Duodenums und der linke Leberlappen, auch die Gallenblase in bindegewebige teils lockere, teils derbe Verwachsungen wie eingehüllt erscheinen. Nicht selten kommen gleichzeitig solche zellige oder selbst flächenhafte Verwachsungen auch entfernt von dem Sitz des Geschwüres zwischen Leber und Zwerchfell, dem Fundus und der Milz oder auch an anderen Stellen der Bauchhöhle vor.

Es ist klar, daß diese aus Strängen, Bändern und zelligen Maschen bestehenden Adhäsionen, ebenso aber auch flächenhafte, vom Sitz des Geschwüres weiter entfernte Verwachsungen nur aus der Organisation eines fibrinösen Exsudates hervorgegangen sein können, sei es, daß es sich um einfache, umschriebene, fibrinöse Entzündungen oder um die Abkapselung umschriebener Eiterherde durch fibrinöse Entzündung in deren Umgebung handelte.

Für erstere Entstehungsart kommen wahrscheinlich vor allem solche Fälle in Betracht, in welchen bei kleiner Perforationsöffnung nur eine geringe Menge eines sterilen oder doch wenig virulenten Mageninhaltes in die Bauchhöhle austrat. Es läßt sich aber auch die Möglichkeit nicht von der Hand weisen, daß, wie in dem im vorigen Abschnitt erwähnten Fall Barkers, bei bis auf die Serosa reichenden Geschwüren auch ohne Durchbruch eine fibrinöse Entzündung in der Umgebung des Geschwüres zustande kommt, welche unter Umständen nicht nur zu einer flächenhaften Verlötung mit einem anliegenden Organ, sondern auch zur Entwicklung zelliger Verwachsungen führen kann.

Bei der Abkapselung umschriebener eiteriger Exsudate kann, wie der im vorigen Abschnitt ausführlich mitgeteilte Fall eines durchgebrochenen Duodenalgeschwüres (Frerichs) zeigt, der Eiter, ähnlich wie auch an anderen Stellen der Bauchhöhle, teils verfetten, teils zu einer käseähnlichen Masse eindicken, welche von bindegewebigen Massen eingeschlossen wird. Schließlich kann jedenfalls auch eine völlige Aufsaugung des Exsudates zustande kommen, so daß nur stärkere derbe Verwachsungen zurückbleiben. In dieser Weise dürften namentlich Fälle zu beurteilen sein, in welchen strangförmige, derbere Verwachsungen im kleinen Bauchfellsack angetroffen werden, wie z. B. ein von Berthold angeführter Fall, in welchem die Magenwand durch derbe strangförmige Bindegewebsmassen mit der Wirbelsäule verwachsen war.

Nicht zu übersehen ist, daß die vom Sitz des Geschwüres entfernter gelegenen zelligen Verwachsungen, wie namentlich zwischen Leber und Zwerchfell, in der Gegend der Gallenblase oder in der Umgebung der Milz usw., auch als Folgezustände von Peritonitiden anderen Ursprungs, insbesondere nach vorausgegangenen Entzündungen des Processus vermiformis, der Gallenblase oder der weiblichen Genitalien beobachtet werden und daß auch fibrinöse Entzündungen der Pleura durch das Zwerchfell hindurch namentlich auf die Leber und die Milz, auch auf den Magen übergreifen und so zu Verwachsungen dieser Organe führen können.

Von Bedeutung ist auch die Beobachtung Payrs, daß gelegentlich durch reichliche Adhäsionen oder kallöse Massen mit der Nachbarschaft verlötete Geschwüre der Ausgangspunkt einer schweren, prognostisch ungünstigen Peritonitis werden. Da in solchen Fällen auch bei der Sektion nicht die kleinste tatsächliche Lücke in der Magenwand gefunden wurde, so nimmt Payr an, daß ähnlich, wie bei der Gastritis phlegmonosa, die Eingangspforte für die Infektionserreger, welche unzweifelhaft vorhanden gewesen sein mußte, später nicht mehr aufzufinden war. Möglicherweise handelt es sich hier um Rezidive, welche, ähnlich wie bei der Appendizitis, von in den Verwachsungen eingeschlossenen Infektionserregern ihren Ursprung nehmen. —

Daß auch die geschilderten zelligen und strangförmigen Verwachsungen durch Abknickungen oder Einschnürung zu schweren Funktionsstörungen in der Entleerung, bzw. Fortbewegung des Magen- und Darminhaltes führen können, bedarf keiner weiteren Erörterung. Payr (6) hat einen Fall von Ulcus callosum mit mächtiger Geschwulstbildung am Pylorus gesehen, bei welchem ein fast $1^{1}/_{2}$ m langer Abschnitt des Dünndarms durch mannigfaltige, spitzwinklige Knickungen mit dem Ulkustumor verwachsen und schwerstens verändert erschien, so daß die Pylorusstenose gleichzeitig mit einer Stenose des Dünndarms verbunden war. Schon bei der Besprechung des Sanduhrmagens wurde darauf hingewiesen, daß auch dieser durch solche strangförmige Verwachsungen hervorgerufen werden kann. In dem bereits erwähnten Fall von Frerichs waren durch die entzündlichen Bindegewebsmassen, welche sich vom Duodenum bis zu dem hinter dem Magen gelegenen abgekapselten Eiterherd erstreckten eine Stenose des Ductus choledochus und eine völlige

Abschnürung der Pfortader zustande gekommen. Letztere enthielt einen geschichteten, im Innern ebenfalls käseähnlich zerfallenen Thrombus, welcher tief bis in die Leberäste hineinreichte.

In letzter Zeit hat FINSTERER (3) einen Fall von chronischem Duodenalgeschwür mitgeteilt, in welchem das Ligamentum hepato-duodenale mit in die Ulkusschwiele hereinbezogen war, wodurch eine Kompression der Pfortader mit anschließendem mächtigem Aszites bewirkt wurde. Der Fall wurde durch Operation geheilt.

Die Bedeutung der entzündlichen Verwachsungen für die Lokalisierung von Eiterherden im Anschluß an Perforationen von Magen- und Duodenal geschwüren wurde im vorigen Abschnitt ausführlich erörtert. —

XI. Die krebsige Entartung des chronischen Magen- und Duodenalgeschwüres.

a) Sichere bisher beschriebene Fälle.

CRUVEILHIER (4) hat bereits die Ansicht vertreten, daß bei bestimmter Disposition eine krebsige Umwandlung des Magengeschwüres stattfinden könne. Auch DITTRICH (3) und ROKITANSKY (2) haben auf ein Zusammentreffen von Ulkus und Karzinom hingewiesen, ohne jedoch das Ulkus in eine ursächliche Beziehung zum Karzinom zu bringen. Dagegen sprach die klinische Erfahrung in vielen Fällen mit Entschiedenheit für einen solchen Zusammenhang. Es handelte sich dabei um Fälle, in welchen oft eine Reihe von Jahren alle für das chronische Magengeschwür charakteristischen klinischen Erscheinungen bestanden, welche aber schließlich, wie dann auch durch die Sektion bestätigt wurde, mit Krebs endeten. LEBERT (6) beschrieb in seinem Handbuch über die Krankheiten des Magens 8 solcher Fälle von Magenkarzinom, in welchen schon jahrelang vor dem Tod die untrüglichen Zeichen eines Ulkus bestanden hatten.

Von pathologisch-anatomischer Seite konnte bestätigt werden, daß in vielen Fällen das Magenkarzinom eine auffallende Ähnlichkeit namentlich mit den großen an der hinteren Magenwand gelegenen Geschwüren, deren Grund vom Pankreas gebildet wird, besitzt. Jedoch erst 1883 wurde von mir in einem solchen Fall durch die histologische Untersuchung auch der Beweis erbracht, daß das Karzinom sich tatsächlich erst sekundär in den Rändern des Geschwüres entwickelt haben mußte. Dieser Beweis stützte sich auf die unvollkommene krebsige Infiltration des Geschwürsgrundes und vor allem auch auf das für das Ulcus callosum charakteristische Verhalten der Muskularis im Bereich des Geschwürsrandes, welche sich hier, wie oben geschildert wurde, in scharfer Abgrenzung gegen das derbe Bindegewebe des Geschwürsgrundes unter Annäherung an die Schleimhaut nach oben krümmt.

In der Folgezeit wurden dann zahlreiche Fälle von verschiedenen Forschern veröffentlicht, in welchen auf Grund der anatomischen und histologischen Untersuchung das Karzinom im Anschluß an ein chronisches Magengeschwür sich entwickelt haben sollte. Es kann jedoch nicht geleugnet werden, daß sehr viele dieser Untersuchungen den Anforderungen einer strengen Kritik nicht entsprachen. Noch mehr gilt dies für die Angaben mancher Chirurgen, welche lediglich auf Grund der äußeren anatomischen Ähnlichkeit von operierten kallösen Magengeschwüren mit gewissen Formen des Magenkarzinoms einen ursächlichen Zusammenhang zwischen Ulkus und Karzinom angenommen hatten.

Gleichwohl wurden aber auch zahlreiche Fälle veröffentlicht, in welchen nicht nur nach der Krankengeschichte, sondern vor allem nach dem anatomischen und histologischen Verhalten des krebsigen Geschwüres es gar keinem Zweifel unterliegen kann, daß es sich hier nur um sekundäre Krebsentwicklung in den Rändern eines chronischen Magengeschwüres handeln konnte. Solche sicheren Fälle wurden namentlich von Fütterer (1, 2), Garthaus, Versé, Oettinger, Duplant, Audistère, v. Bomhard, v. Haberer (2) und von Kirch

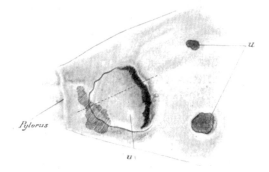

Abb. 62. Krebsig entartetes Ulkus und Geschwüre. Die schraffierte Stelle neben dem großen Geschwür entspricht dem Bezirk der krebsigen Entartung. (Nach Konjetzny: Die Geschwülste des Magens. Deutsche Chirurgie. 1921. Abb. 36.)

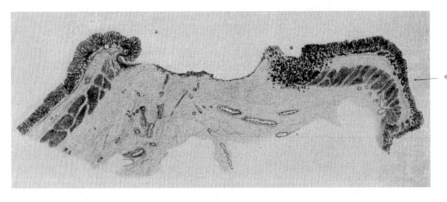

Abb. 63. Schnitt durch das Ulkus der vorigen Abbildung. Bei * krebsige Entartung des Geschwürsrandes mit in die Tiefe dringender krebsiger Wucherung (l. c. Abb. 37.)

und Stahnke mitgeteilt. Einen besonders klaren Fall hat, wie die Abb. 62, 63 und 64 zeigen, Konjetzny abgebildet.

Auch von Stromeyer und mir selbst wurden weitere einwandfreie Fälle mitgeteilt, von welchen wegen seiner großen Bedeutung für die vorliegende Frage die Abbildung des von mir beschriebenen Falles hier ebenfalls wiedergegeben werden soll.

Der Fall Stromeyers betrifft ein $1/2$ cm vor dem Pylorus an der kleinen Kurvatur gelegenes 2 cm langes und 1,5 cm breites ziemlich tiefes Ulkus mit verdickten Rändern. Von dem Präparat, welches der Würzburger chirurgischen Klinik angehört, wurden ein vom kardialen zum pylorischen Rand durch die Mitte des Geschwüres geführter Längsschnitt und ein aus dem der Vorderwand des Magens zugekehrten Rand entnommener Schnitt mikroskopisch untersucht. Die charakteristische Aufwärtsbiegung der Muskularis war besonders am steilen Rand deutlich zu erkennen. Der größtenteils von der entzündlich verdickten Serosa gebildete Geschwürsgrund erwies sich völlig frei von krebsiger

Wucherungen. Dagegen fand sich an verschiedenen Stellen des seitlichen und pyloruswärts gelegenen Teiles des Geschwürsrandes eine ausgesprochene krebsige Entartung der Schleimhautdrüsen mit Übergang in Carcinoma solidum.

In dem einen der von mir selbst später mitgeteilten Fälle handelte es sich ebenfalls um ein dicht vor dem Pylorus gelegenes ovales, 4 cm langes und 2 cm breites, bis auf die entzündlich verdickte Subserosa reichendes Geschwür mit ziemlich gewulsteten Schleimhauträndern. Auch hier zeigte sich bei der mikroskopischen Untersuchung der Geschwürsgrund völlig frei von krebsigen Wucherungen, während an verschiedenen Stellen des Geschwürsrandes nicht nur eine krebsige Entartung der Schleimhautdrüsen, sondern auch ein Einbruch derselben in die Submukosa zu beobachten war. Besonders schön war in diesem Fall die Aufwärtskrümmung der Muskularis zu sehen, welche auf dem mikroskopischen Schnitt (Abb. 65, m) förmlich wie ein Stumpf in den Geschwürsgrund hineinragt.

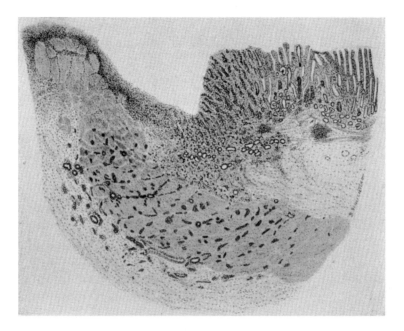

Abb. 64. Die krebsig entartete Stelle des gleichen Präparates bei stärkerer Vergrößerung.
(Nach KONJETZNY: l. c. Abb. 38.)

Ähnliche Beispiele von zweifellos sekundärer Krebsentwicklung in den Rändern eines chronischen Magengeschwüres ließen sich in Anzahl aus der Literatur anführen. Und zwar sind es hauptsächlich ältere kallöse Geschwüre verschiedener Größe, an welchen die krebsige Entartung beobachtet wurde. —

b) Anatomische Merkmale des Ulkuskarzinoms. Peptisches Geschwür in primärem Karzinom.

Man findet in Fällen von sogenanntem Ulkuskarzinom in der Regel eine stärkere markige Verdickung und warzige Beschaffenheit der Schleimhaut, welche sich nur auf einzelne Stellen des Geschwürsrandes beschränken kann, oder aber diesen in größerer Ausdehnung, seltener vollkommen umfaßt und eine von der übrigen Schleimhaut deutlich zu unterscheidende, bis zu einem Zentimeter und darüber breite Zone darstellt. Manchmal findet man auch in geringer Entfernung vom Geschwürsgrund die erwähnten

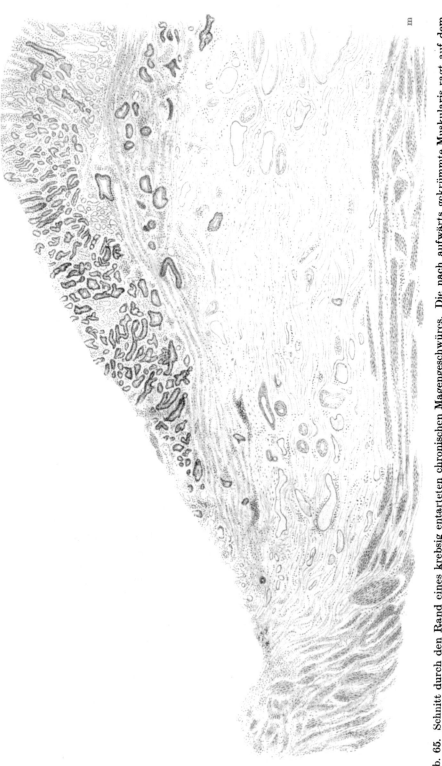

Abb. 65. Schnitt durch den Rand eines krebsig entarteten chronischen Magengeschwüres. Die nach aufwärts gekrümmte Muskularis ragt auf dem Durchschnitt wie ein Stumpf in den Geschwürsgrund hervor. (Nach G. Hauser: Virchows Arch. f. pathol. Anat. u. Physiol. Bd. 141, S. 485. 1895. Taf. 16.)

Veränderungen. Meistens läßt sich jedoch durch die makroskopische Betrachtung allein nicht entscheiden, ob es sich wirklich um eine krebsige Umwandlung der Schleimhaut handelt, zumal durchaus ähnliche Veränderungen auch auf einfacher atypischer Drüsenwucherung beruhen können. Nur wenn eine markige Infiltration auch der tieferen Magenschichten, bzw. der Submukosa gleichzeitig vorhanden ist, kann schon makroskopisch der krebsige Charakter der Veränderung erkannt werden. In solchen Fällen hat aber die krebsige Infiltration in der Regel bereits so weit auch auf den Geschwürsgrund übergegriffen, daß es meistens überhaupt nicht mehr sicher zu sagen ist, ob es sich nicht um ein primäres, einem Ulcus callosum nur sehr ähnliches Krebsgeschwür handelt.

In neuerer Zeit haben besonders PAYR, KÜTTNER, v. HABERER (2) und PEYSER und ich selbst mit Recht wieder die große Schwierigkeit der Unterscheidung zwischen Ulcus callosum, Ulkuskarzinom und manchen primären Krebsgeschwüren hervorgehoben und gezeigt, wie sowohl die klinische Beobachtung als auch die rein anatomische Betrachtung oft zu schweren Irrtümern führen können.

Vor kurzem hat dann PAYR (9) auf Grund reicher Erfahrung und scharfer Beobachtung alle die Unterschiede, welche zwischen Ulcus callosum und diesem ähnlichen Krebsgeschwüren bestehen und welche nicht nur für die Operation von Bedeutung, sondern auch vom pathologisch-anatomischen Standpunkt aus von großem Interesse sind, in präziser Form nochmals zusammengefaßt. Diese Unterschiede sind folgende: Beim Karzinom findet sich statt der starken arteriellen Hyperämie mehr eine auf venöser Stauung beruhende düstere Färbung der Serosa. Ferner erscheinen bei nicht bis an die Serosa vordringendem Pyloruskrebs die Längsmuskelschichten durch den den Pförtnerschlauch dehnenden Tumor auseinandergedrängt und sind als deutliche parallelfaserige Bänderung an der Magenoberfläche zu sehen. Der Ulkustumor ist in der Regel weniger scharf abgegrenzt als der krebsige Tumor. Mit dem Ulkustumor ist oft eine narbige Schrumpfung mit Verunstaltung des Magens und bei penetrierenden Geschwüren mit faltiger Heranziehung desselben gegen das angelötete Organ verbunden, was bei primärem Karzinom nicht der Fall ist; auch ist das Ulkus oft mit mehreren Organen verwachsen, das Karzinom dagegen nur mit einem verklebt. Das kleine Netz kann beim Ulcus callosum eine dicke, oft fast knorpelharte, schwielige Platte bilden und bei dem penetrierenden Geschwür kann auch das große Netz unter faltiger Heranziehung sich an dem Verschluß des Geschwüres beteiligen. Ebenso findet man beim Ulkus gelegentlich die Mesokolonplatte in breiter Ausdehnung flächenhaft mit dem Magen verlötet, aber nicht, wie es oft beim Krebs zu sehen ist, in ihren beiden Blättern durch einen Geschwulstzapfen fest vernietet. Charakteristisch für Karzinom sind auch weißliche Knötchen und weißlich infiltrierte Lymphgefäßnetze an der Serosa. Die benachbarten Lymphknoten sind beim Ulkus weicher als beim Krebs, auch finden sich die am stärksten geschwollenen Drüsen in nächster Nähe des Ulkus, während beim Karzinom oft auch entfernt noch große Drüsen anzutreffen sind. Besonderes Interesse verdient eine Erscheinung, welche von PAYR als das „Klebesymptom" bezeichnet worden ist. Bei Geschwüren mit tiefer glatter Ulkusnische bleibt nämlich, wenn man die gesunde lebende Magenwand von der Gegenseite her mit der Fingerspitze in das Geschwür hineindrückt, die Schleimhaut im Geschwürsnapf bis zur nächsten Muskelkontraktion haften. Beim Krebsgeschwür mit seinem unregelmäßig zerklüfteten und flacheren Krater gibt es diese Erscheinung nur ganz ausnahmsweise. —

Die Frage, ob im Einzelfall wirklich ein Ulkus mit sekundärer krebsiger Entartung vorliegt, läßt sich jedoch in den meisten

Fällen nur durch die mikroskopische Untersuchung feststellen. Und zwar genügt es nicht, wenn sich diese Untersuchung etwa nur auf eine oder zwei Stellen des Geschwürsrandes beschränkt, sondern sie muß sich unter Umständen auf den ganzen Geschwürsrand erstrecken, da es, wie die Erfahrung gezeigt hat, nur ganz kleine Stellen sein können, an welchen die krebsige Entartung zunächst eingetreten ist. (Siehe Nachtrag S. 755.)

Die folgenden Eigenschaften sind es, welche zwar einzeln für sich allein nur auf eine mehr oder weniger große Wahrscheinlichkeit hinweisen, in ihrer Gesamtheit aber mit Sicherheit beweisen, daß ein bestehendes Magenkarzinom sekundär aus einem einfachen Ulkus hervorgegangen ist:

1. Die anatomische Übereinstimmung des Geschwüres mit der typischen Form des chronischen Magengeschwüres, bzw. des Ulcus callosum, insbesondere also eine kreisrunde oder ovale Begrenzung mit scharfem, regelmäßigem, nicht ausgezacktem Rand und eine trichterförmige Gestalt des Geschwüres mit schräger Achse, ferner bei tieferen penetrierenden Geschwüren die auf dem senkrechten Durchschnitt schon makroskopisch deutlich erkennbare Aufwärtskrümmung der Muskularis gegen die Schleimhaut und ihre scharfe Abgrenzung gegen das schwielige Gewebe des Geschwürsgrundes.

2. Das Fehlen der krebsigen Infiltration im Geschwürsgrund, bzw. ihre Beschränkung auf den Rand des Geschwüres. —

Orator (3) hebt noch folgende Kennzeichen für das Ulkuskarzinom hervor: a) die Reste des Geschwürstumors (Kallus-Massen) und die typische Narbe in der M. propria; b) narbige Veränderungen der Submukosa, Subserosa und der Muskulatur auch weitab vom Geschwürssitz; c) die Schleimhautverhältnisse des Ulkusmagens bleiben lange erhalten.

Ferner findet sich nach Orator (3) bei Ulkuskarzinomen die hypertrophische Form einer auf die Pars pylorica beschränkten Gastritis, während bei originärem Karzinom allgemeine Gastritis, und zwar meistens die atrophische Form angetroffen wird.

Zunächst spricht schon die charakteristische schiefe Trichterform des Geschwüres für ein primäres einfaches Ulkus mit sekundärer krebsiger Entartung, und zwar auch dann, wenn das Geschwür mitten in einem umfangreichen Karzinom mit flacher Ausbreitung gelegen und selbst der Geschwürsgrund völlig krebsig infiltriert ist. Denn die charakteristische typische Trichterform des Ulcus simplex ist, wie später ausführlich begründet werden wird, vor allem durch die Form der normalen Gefäßbezirke der Magenwand bedingt. Durch die krebsige Umwandlung der Magenwand erfahren aber auch diese Gefäßbezirke eine so weitgehende Veränderung, daß die Entstehung eines peptischen Geschwüres von typischer Form in dem krebsig infiltrierten Gewebe in den meisten Fällen wohl überhaupt kaum mehr möglich ist. Doch ist ein sicheres Unterscheidungsmerkmal damit natürlich nicht gegeben.

Es soll auch keineswegs geleugnet werden, daß auch innerhalb eines bestehenden Karzinoms ein peptisches Geschwür sich entwickeln kann.

Ich selbst habe einen solchen Fall beschrieben, in welchem nicht nur typische, frische peptische Geschwüre neben einem bereits bestehenden Karzinom vorhanden waren, sondern auch im Bereich des letzteren es offenbar aus der gleichen Ursache zur Bildung frischer nekrotischer Bezirke gekommen war. Es handelte sich um ein innerhalb eines skirrhösen

Karzinoms der Pars pylorica gelegenes, $2^1/_2$ cm langes und bis zu 1 cm breites, ziemlich unregelmäßig gestaltetes, flaches Geschwür, dessen Grund die skirrhös veränderte Muskularis bildete. Die oberste Zone der letzteren war nekrotisch und in den Winkeln des Geschwürsrandes befanden sich noch deutliche Reste eines hämorrhagischen Schorfes.

Mit einem typischen Ulkus hatte dieses Geschwür keine Ähnlichkeit, doch kommen ähnlich gestaltete nichtkrebsige Geschwüre, wie oben gezeigt wurde, nicht so selten vor und es ist von Interesse, daß in diesem Fall selbst außerhalb des krebsigen Bezirkes neben einem typischen, frischen, perforierten Ulcus rotundum auch noch ein ähnlich geformtes, annähernd dreieckiges, frisches Geschwür mit noch fast völlig erhaltenem hämorrhagischem Schorf vorhanden war (Abb. 16).

Es ist klar, daß man ein inmitten einer krebsigen Infiltration gelegenes Geschwür nur dann mit Sicherheit als ein sekundär entstandenes Ulcus pepticum im Sinn CRUVEILHIERS zu erklären berechtigt ist, wenn dasselbe noch unverkennbare Merkmale frischer Entstehung, also mindestens deutliche Reste eines hämorrhagischen Schorfes trägt. Ist der letzte Rest des hämorrhagischen Schorfes zerstört, so ist ein solches Geschwür von einer einfachen krebsigen Ulzeration, selbst bei größter Ähnlichkeit der Form mit einem Ulcus simplex, nicht mit Sicherheit zu unterscheiden. Zeigt aber das Geschwür die Eigenschaften eines Ulcus callosum von der Gestalt eines schiefen Trichters, so ist aus den oben angeführten Gründen eher mit der Möglichkeit zu rechnen, daß es sich um ein sekundär krebsig entartetes chronisches Magengeschwür handelt. Keinesfalls kann man in einem solchen Fall mit Sicherheit behaupten, daß ein sekundäres Ulcus pepticum in einem primären Karzinom sich entwickelt hat.

Der Einwand AD. SCHMIDTS, daß man inmitten einer umfangreicheren krebsigen Infiltration gelegene markstückgroße oder auch größere Geschwüre von der Form des Ulcus simplex deshalb nicht gut als sekundär krebsig entartete Geschwüre auffassen könne, weil es schwer sei sich vorzustellen, wie eine so ausgedehnte krebsige Infiltration in der Umgebung eines Ulcus simplex, welches zu seiner Entstehung wahrscheinlich nur 1 bis 2 Tage oder noch kürzere Zeit brauche, ebenfalls in so kurzer Zeit sich entwickeln solle, ist, wie ich bereits an anderer Stelle bemerkt habe, schwer zu verstehen. Denn es ist doch selbstverständlich, daß für die krebsige Entartung nur das chronische Geschwür in Betracht kommen kann, auch hat wohl noch niemand eine so unsinnige Behauptung aufgestellt, daß aus einem akuten Ulkus über Nacht sich ein Krebs entwickelt habe. —

Bereits in meiner Monographie über das chronische Magengeschwür habe ich darauf hingewiesen, daß die für das Ulcus callosum charakteristische Aufwärtskrümmung der Muskularis und ihre scharfe Abgrenzung gegen das Gewebe des Geschwürsgrundes nur bei einer verhältnismäßig frei beweglichen Muskularis zustande kommen kann, wie sie wohl bei der Entstehung eines penetrierenden Geschwüres gegeben ist, aber nicht bei der Entwicklung eines Krebsgeschwüres, welcher stets die krebsige Infiltration und damit die Umwandlung auch der Muskularis in eine starre Gewebsmasse vorausgeht, unter Auseinanderdrängung und Aufsplitterung ihrer Faserzüge. In ähnlichem Sinn hat auch ORATOR (3) sich ausgesprochen.

Überaus lehrreich ist in dieser Hinsicht ein von KONJETZNY (1, 2) beobachteter und abgebildeter Fall von Magenkarzinom, in welchem übrigens auch die Krankengeschichte gegen die Annahme eines vorausgegangenen Ulkus sprach. Bei der Operation fand sich nahe dem Pylorus ein zehnpfennigstückgroßes Krebsgeschwür, welches, wie Abb. 66 zeigt, eine große Ähnlichkeit mit einem einfachen Ulcus callosum hatte.

Trotz dieser Ähnlichkeit ließ sich jedoch auf dem senkrechten Durchschnitt des Geschwüres (Abb. 67) an dem Verhalten der Muskularis ohne weiteres erkennen, daß es sich nur um ein primäres Krebsgeschwür handeln konnte. Man sieht hier, daß die für das penetrierende Ulcus callosum charakteristische Aufwärtskrümmung der Muskularis und ihre scharfe Abgrenzung gegen das Gewebe des Geschwürsgrundes völlig fehlen. Die

Muskularis verliert sich vielmehr unter Aufsplitterung ihrer Faserzüge ganz allmählich und ohne jede Aufwärtskrümmung in dem starren krebsig infiltrierten Gewebe.

Der Fall zeigt gleichzeitig, daß die von Fütterer für das Ulkuskarzinom als charakteristisch bezeichnete „Fischhakenform" des in der Längsachse senkrecht durchschnittenen Geschwüres, welche beim Ulcus callosum aus dessen terrassenförmigem Bau sich ergibt, nicht immer von maßgebender Bedeutung für die Beurteilung der Frage ist, ob es sich im einzelnen Fall tatsächlich um ein krebsig entartetes Ulkus handelt. Denn auch in Abb. 67 ist diese Fisch-

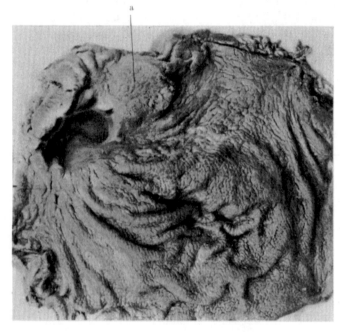

Abb. 66. Ulcus pept. in einem Karzinom der kleinen Kurvatur. a noch nicht ulzerierter größter Teil des Karzinoms. (Nach Konjetzny: l. c. Abb. 47.)

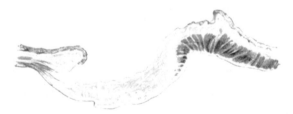

Abb. 67. Längsschnitt durch das Ulkus in Abb. 64. (Nach Konjetzny: l. c. Abb. 48.)

hakenform deutlich zu erkennen, obwohl zweifellos ein primäres Krebsgeschwür vorliegt.

Nach den Untersuchungen und Abbildungen Stromeyers hat es allerdings den Anschein, als ob auch bei primären penetrierenden Krebsgeschwüren des Magens eine solche Aufwärtskrümmung der Mukularis und scharfe Abgrenzung derselben gegen das Gewebe des Geschwürsgrundes vorkommen könnte. Stromeyer schließt aus der Art der Ausbreitung der krebsigen Infiltration, daß in den von ihm mitgeteilten Fällen trotz ihrer Ähnlichkeit mit einem Ulcus callosum es sich doch unbedingt um primäre Krebsgeschwüre handeln müßte, da sich nicht nur der ganze Geschwürsgrund von den krebsigen Wucherungen durchsetzt zeigte, sondern diese auch in der Mitte des Geschwürsgrundes am

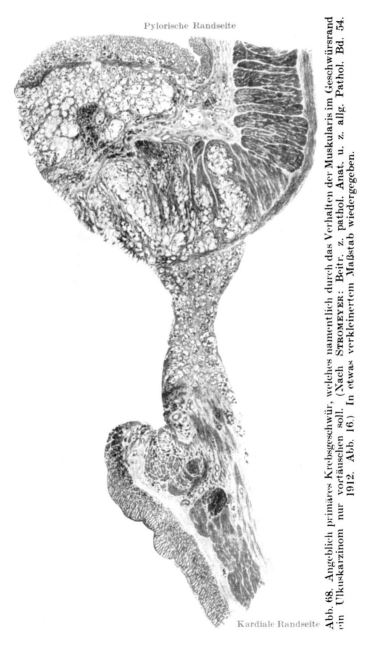

Pylorische Randseite

Kardiale Randseite

Abb. 68. Angeblich primäres Krebsgeschwür, welches namentlich durch das Verhalten der Muskularis im Geschwürsrand ein Ulkuskarzinom nur vortäuschen soll. (Nach STROMEYER: Beitr. z. pathol. Anat. u. z. allg. Pathol. Bd. 54. 1912. Abb. 16.) In etwas verkleinertem Maßstab wiedergegeben.

weitesten in die Tiefe vorgedrungen waren, während man bei primärem Ulkus die stärkere Ausbreitung der krebsigen Infiltration doch in dem weniger derben Gewebe der Peripherie des Geschwürsrandes hätte erwarten müssen. Es ist

aber nicht zu übersehen, daß bei einer krebsigen Entartung des Geschwürsrandes eines einfachen Ulcus callosum an verschiedenen
und einander gegenüberliegenden Stellen die krebsige Infiltration des Grundes von 2 Seiten her erfolgen und die krebsigen
Wucherungen sich in diesem einander entgegenwachsen können,
so daß von jeder Seite her nur die Hälfte der den Geschwürsgrund betragenden
Wegstrecke zurückzulegen ist um bereits eine völlige Durchwachsung des
Geschwürsgrundes zu erreichen und daß ferner in der Tiefe des Geschwürsgrundes
das diesen bildende derbe entzündliche Bindegewebe wieder an lockeres Bindegewebe angrenzen kann, welches einem schnelleren Vordringen der Krebszellen
weniger Widerstand leistet.

Prüft man von diesen Gesichtspunkten aus z. B. den Fall I von STROMEYER, dessen
Abbildung auf Seite 505 (Abb. 68) in etwas verkleinerter Form wiedergegeben ist, so
findet man, daß die krebsige Wucherung auf der im Bild rechts gelegenen pylorischen
Seite in der Submukosa mindestens etwa 6 cm (nach dem Originalbild), in der Muskularis
fast 5 cm vorgedrungen ist, während auf der kardialen Seite sie in der Submukosa kaum
1 cm und in der Muskularis sich etwa 3 cm weit ausgebreitet hat. Dabei beträgt der
Durchmesser des ganzen Geschwürsgrundes nur etwa 4 cm. Bedenkt man noch, daß
ein Teil des Geschwürsgrundes sehr wohl von der kardialen Seite her infiltriert werden
konnte, so ergibt sich, daß auf der pylorischen Seite die krebsige Wucherung in der
Peripherie des Geschwüres mehr als doppelt so weit sich ausgebreitet hat als innerhalb
des Geschwürsgrundes.

Die Frage, ob in diesem Fall es sich trotz der völligen krebsigen Infiltration des Geschwürsgrundes nicht dennoch um ein krebsig entartetes Ulcus callosum handelt, läßt
sich daher aus den von STROMEYER angeführten Gründen keineswegs mit solcher Bestimmtheit verneinen, wie es von ihm geschehen ist. Jedenfalls müßte man bei einer solchen
Annahme voraussetzen, daß die Geschwürsbildung in der primären krebsigen Infiltration
ganz in der Peripherie derselben begonnen habe, was allen Erfahrungen über die Entstehung
des Krebsgeschwüres widerspricht.

In letzter Zeit hat auch PEYSER behauptet, daß die geschilderte Aufwärtskrümmung
der Muskularis für das penetrierende Ulkus nicht charakteristisch sei, sondern auch bei
primären Krebsgeschwüren vorkomme. Er stützt sich dabei auf einen von ihm untersuchten
Fall, in welchem nach seiner Ansicht in einer von einem primären Krebs der Gallenblase
ausgegangenen Metastase der Magenwand sich sekundär ein peptisches Geschwür entwickelt
und das ganze Karzinom bis auf eine schmale, ringförmige, krebsig infiltrierte Zone in der
Submukosa zerstört hätte. PEYSER erblickt in diesem Fall gleichzeitig einen Beweis für die
Annahme, daß in einem primären Krebsherd des Magens sekundär ein typisches peptisches
Ulkus entstehen könne, so daß dann ein solches Karzinom von einem typischen Ulcus
callosum makroskopisch nicht zu unterscheiden sei. Er begründet seine Deutung des Falles
damit, daß zwischen der submukösen krebsigen Infiltration des Geschwürsrandes und der
Schleimhaut keinerlei Zusammenhang bestand, diese vielmehr überall normale Verhältnisse
zeigte, ferner damit, daß man bei primärem Ulkus eine multizentrische Anlage des Krebses
in dem Geschwürsrand hätte annehmen müssen. — Dieser letztere Einwand ist nun in
keiner Weise stichhaltig. Denn gerade bei der krebsigen Entartung des Ulkus kann diese,
wie auch der Fall STROMEYERS zeigt, ebenso wie die atypische Drüsenwucherung, an verschiedenen Stellen des Geschwürsrandes einsetzen und stets wird bei schwieliger
Beschaffenheit des Geschwürsgrundes die krebsige Infiltration, dem geringeren Widerstand
folgend, sich hauptsächlich in der Submukosa des Geschwürsrandes, und zwar nicht nur
zentrifugal, sondern auch zirkulär ausbreiten, so daß zunächst eine zirkuläre krebsige
Infiltration des Geschwüres entstehen muß, welche nur wenig auf das dichte und derbe
Narbengewebe des Geschwürsgrundes übergreift. Daher ist es auch nicht angängig den
Ausgangspunkt der krebsigen Wucherung in solchen Fällen in der Weise berechnen zu
wollen, daß man, wie PEYSER es tut, einfach die Mitte der auf den Geschwürsrand und
den Geschwürsgrund ausgebreiteten krebsigen Infiltration bestimmt und diese dann für
den Ausgangspunkt der krebsigen Wucherung erklärt. Wird nun frühzeitig durch ein
stärkeres Fortschreiten des peptischen Geschwürsprozesses die schmale krebsig entartete
Schleimhautzone zerstört, so muß, da die krebsige Infiltration in der Submukosa aus dem
erwähnten Grund eine stärkere Ausbreitung hat, ein Bild entstehen, wie es dem PEYSER-
schen Fall zugrunde gelegen hat.

Es ist daher viel wahrscheinlicher, daß es sich in dem PEYSERschen Fall dennoch um
ein richtiges Ulkuskarzinom gehandelt hat, jedenfalls ist die gegenteilige Annahme nicht
bewiesen und damit auch nicht die Behauptung, daß die Aufwärtskrümmung der Muskularis
auch bei dem primären Krebsgeschwür zu finden sei. —

Es ist ferner zu berücksichtigen, daß wenn einmal der Grund eines kleineren oder mittelgroßen Ulcus callosum bei krebsiger Entartung in der geschilderten Weise von den krebsigen Wucherungen vollständig durchsetzt ist, bei dem fortschreitenden Zerfall des krebsig infiltrierten Gewebes

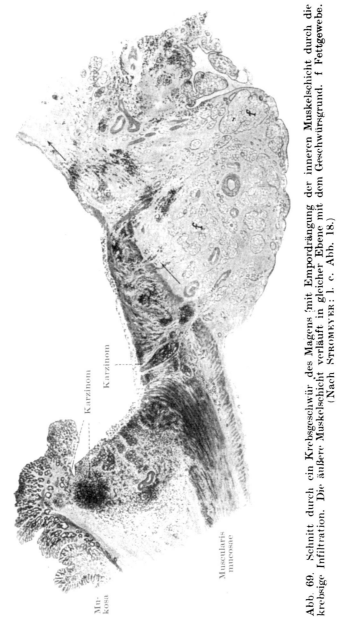

Abb. 69. Schnitt durch ein Krebsgeschwür des Magens {mit Empordrängung der inneren Muskelschicht durch die krebsige Infiltration. Die äußere Muskelschicht verläuft in gleicher Ebene mit dem Geschwürsgrund. f Fettgewebe. (Nach STROMEYER: l. c. Abb. 18.)

und der damit einhergehenden weiteren Ausdehnung des Geschwüres in die Breite und in die Tiefe der ursprüngliche Bau des Geschwüres, insbesondere das Verhalten der Muskularis sich derartig verändern kann, daß eine sichere Entscheidung über die

Entstehung des Geschwüres überhaupt nicht mehr möglich ist.
Ja ein kleineres Ulcus callosum, wie es z. B. in Abb. 20 abgebildet ist, muß
sehr bald von dem fortschreitenden Krebsgeschwür förmlich aufgezehrt werden,
so daß schließlich das Geschwür vollkommen die Eigenschaften eines gewöhnlichen primären Krebsgeschwüres trägt. Andererseits können bei einem primären
Krebsgeschwür Bilder entstehen, welche, wie z. B. der in der Abbildung 69
wiedergegebene 3. Fall Stromeyers zeigt, in dem Verhalten der Muskularis am
Geschwürsrand bei oberflächlicher Betrachtung eine große Ähnlichkeit mit
der charakteristischen Aufwärtskrümmung der Muskularis des typischen Ulcus
callosum erkennen lassen. Es kommt diese Ähnlichkeit dadurch zustande,
daß sich am Rand des Geschwüres zwischen die beiden Schichten der Muskularis eine breite krebsige Infiltration und in Verbindung damit entzündliche
Bindegewebsmassen einschieben, wodurch die innere Schicht der Muskularis
nach oben abgedrängt wird und daher nach aufwärts gekrümmt erscheint.
Von dem typischen Verhalten der nach aufwärts gekrümmten Muskularis des
Ulcus callosum unterscheidet sich aber dieser Befund dadurch, daß bei diesem
alle Schichten völlig parallel und gleichmäßig verschoben sind.

Eine Aufwärtskrümmung der unteren Schicht der Muskularis zum Geschwürsgrund
fehlt in dem Bild vollständig, diese verläuft vielmehr völlig in gleicher Ebene mit dem
Boden des Geschwüres, was bei richtiger Lagerung des Schnittes noch deutlicher zu erkennen
ist. Man vergleiche damit das in Abb. 40 abgebildete Ulcus callosum, wo die untere Schicht
der Muskularis nicht nur steil zum Geschwürsgrund ansteigt, sondern sogar, den rechten
Winkel überschreitend, leicht eingerollt erscheint.

Vielleicht kann jedoch ein solches Bild, wie es Abb. 68 darstellt, auch im
weiteren Verlauf eines Ulkuskarzinoms zustande kommen, wenn erst einmal
die charakteristische Zone des Ulcus callosum in der krebsigen Geschwürsbildung, völlig aufgegangen ist. Für die makroskopische Beurteilung der Frage
ob es sich im gegebenen Falle um ein Ulkuskarzinom oder um ein primäres Krebsgeschwür handelt, sei auch noch bemerkt, daß bei letzterem, wie besonders auch
Payr hervorgehoben hat, entzündliche Verwachsungen, selbst wenn die
krebsige Infiltration bis in die Subserosa vorgeschritten ist, in der
Regel zu fehlen scheinen, während solche beim Ulcus callosum in den
meisten Fällen, beim penetrierenden Ulkus stets vorhanden sind.
Doch bedarf dieses Verhältnis noch weiterer Untersuchungen, um für die Beurteilung
der Frage auch nur mit annähernder Sicherheit als Anhaltspunkt dienen zu können.

Das Fehlen der krebsigen Infiltration in dem Geschwürsgrund, bzw. ihre Beschränkung auf den Rand des Geschwüres
ist das bedeutsamste und sicherste Merkmal für Ulkuskarzinom.
Die krebsige Entartung der Schleimhaut des Geschwürsrandes kann den
ganzen Geschwürsrand umfassen, meistens erstreckt sie sich jedoch nur auf
einzelne Stellen desselben, manchmal ist es überhaupt nur ein einziger, wenig
umfangreicher Bezirk, an welchem die krebsige Entartung zu finden ist. Nach
meiner Erfahrung entsprechen die Veränderungen in der Regel dem Carcinoma
adenomatosum simplex, nicht der skirrhösen Form des Krebses, wie Konjetzny
annimmt. Auch das Carcinoma solidum ist selten. Die krebsige Entartung
ist, wie in dem angeführten Fall Stromeyers, selten auf die Schleimhaut
beschränkt, vielmehr findet sich fast immer ein Durchbruch der krebsig
entarteten Drüsen mindestens in die Submukosa, meistens aber ist die
krebsige Infiltration bis in die Muskularis, gewöhnlich auch eine kleine Strecke
in die Umgebung des Geschwürsgrundes vorgedrungen. Es kann aber letzterer
auch vollkommen frei sein. Meistens reicht die krebsige Entartung bis unmittelbar an den Geschwürsrand heran und zeigt hier den höchsten Grad der Entwicklung, während sie gegen die Peripherie allmählich abnimmt. Nicht selten
findet man aber auch einige oder mehrere Millimeter entfernt vom Geschwürs-

rand erst die krebsige Entartung, während unmittelbar an diesem die Schleimhaut nur einfache atypische Drüsenwucherung zeigt.

Es ist klar, daß ein solches Verhalten der krebsigen Wucherung im Bereich des Geschwürsrandes bei fehlender, oder doch nur ganz beschränkter krebsiger Infiltration der äußersten Peripherie des Geschwürsgrundes gar keine andere Deutung zuläßt, als daß es sich eben in solchen Fällen um eine sekundäre Krebsentwicklung in dem Rand eines chronischen Magengeschwüres handelt, namentlich dann, wenn die krebsige Schleimhautentartung an mehreren und einander gegenüberliegenden Stellen anzutreffen ist. Denn die Annahme, daß in einem derartigen Fall sich genau in der Mitte eines schon vorhanden gewesenen Karzinoms sekundär ein Ulkus, bzw. ein hämorrhagischer Infarkt gebildet habe, durch welchen das ganze Karzinom, ausgerechnet mit Ausnahme einer schmalen geschlossenen oder auch mehrfach unterbrochenen ringförmigen Zone der Nekrose anheimfiel, ist so gezwungen und unwahrscheinlich, daß sie kaum ernst genommen werden kann. Namentlich gilt dies für größere kallöse Geschwüre mit krebsiger Entartung ihres Randes, für welche bei einer solchen Auffassung auch die Entwicklung eines hämorrhagischen Infarktes von größtem Umfang mit genau zentraler Lage innerhalb des Karzinoms vorauszusetzen wäre. Vollends unmöglich erscheint eine solche Annahme bei penetrierenden Geschwüren, deren ganz oder größtenteils krebsfreier Grund etwa von dem angelöteten Pankreas gebildet wird. — Wenn es, wie oben gezeigt wurde, auch durchaus richtig ist, daß innerhalb einer krebsigen Infiltration der Magenwand peptische Geschwüre sich entwickeln können, so werden doch dadurch weder solche topographische Verhältnisse zwischen dem peptischen Geschwür und den zurückgebliebenen Karzinomresten geschaffen, wie sie für das Ulkuskarzinom charakteristisch sind, noch ist es wahrscheinlich, daß gleichzeitig die in der Tiefe befindlichen Wucherungen des Karzinoms derartig bis auf den letzten Rest mit in den Infarkt, bzw. die Nekrose hereinbezogen werden, daß nach dessen Auflösung und Abstoßung der ganze Geschwürsgrund wirklich frei von krebsigen Wucherungen erscheint! — Es werden wahrscheinlich immer Reste der krebsigen Wucherung in der Tiefe zurückbleiben oder es wird doch nur ganz ausnahmsweise zu einer wirklich vollständigen Zerstörung der zentralen Teile des Karzinoms bis in die tiefsten Schichten hinein kommen.

ZIEGLER behauptete allerdings, daß es Fälle gebe, in welchen unter völliger Glättung des Geschwürsgrundes ein so vollständiger Zerfall des Krebsgewebes eingetreten sein soll, daß selbst die mikroskopische Untersuchung nirgends mehr Krebszellenherde nachzuweisen vermöge, so daß der krebsige Charakter des Geschwüres nur aus den gleichzeitig vorhandenen Metastasen zu erkennen sei. Es muß jedoch die Frage, ob es sich in diesen Fällen eben nicht um sekundär krebsig entartete chronische Magengeschwüre handelte, um so mehr offen gelassen werden, als eine genaue Schilderung dieser Fälle nicht vorliegt. (Siehe Nachtrag S. 755.)

Ähnlich liegen die Verhältnisse, wie schon die klinische Erfahrung lehrt, bei der Einschmelzung eines Karzinoms durch eiterige Entzündung.

Höchstens bei ganz kleinen, noch wenig in die Tiefe vorgedrungenen Karzinomen könnte es dadurch zu einer Ausstoßung der krebsigen Wucherung in einer Weise kommen, daß der Geschwürsgrund zunächst frei von Krebsgewebe erscheint. Einen solchen Fall hat VERSÉ beschrieben. Es handelte sich um ein nur 11 mm im Durchmesser haltendes primäres Karzinom der kleinen Kurvatur, in dessen Mitte ein 4 mm breiter und $1^{1}/_{2}$ mm dicker Abszeß in der Submukosa sich befand. In der Peripherie desselben fand sich eine fortschreitende krebsige Infiltration, unterhalb des Abszesses war aber kein Krebsgewebe mehr zurückgeblieben. Die Schlußfolgerung VERSÉS, daß in diesem Fall, wenn das Leben länger bestanden hätte, das Bild eines Ulkuskarzinoms mit krebsfreiem Geschwürsgrund entstanden wäre und daß daher der Fall zeige, wie vorsichtig man bei der Annahme einer karzinomatösen Veränderung eines einfachen Ulcus ventriculi unter Umständen sein müsse, scheint mir gerade für diesen Fall jedoch nicht zuzutreffen. Wenn auch unmittelbar nach der Entleerung des Abszesses der Grund des entstandenen Geschwüres frei von krebsiger Infiltration erschien, so mußten doch diesem Geschwür zunächst alle Eigenschaften des chronischen Magen-geschwüres, bei welchem allein die krebsige Entartung beobachtet wird, völlig fehlen. Im weiteren Verlauf dürfte aber der nur 4 mm messende Geschwürsgrund sehr bald von dem von allen Seiten eindringenden Krebs so vollständig infiltriert gewesen sein, daß der Gedanke an ein krebsig entartetes Ulkus überhaupt nicht mehr hätte aufkommen können.

Schwieriger können sich die Verhältnisse für die Beurteilung gestalten, wenn ein peptisches Geschwür sich in solcher Nähe des Randes eines bereits vorhandenen Karzinoms entwickelt, daß es entweder sogleich auf die Randzone der krebsigen Infiltration übergreift oder doch dieser so nahe liegt, daß es bei der weiteren Ausbreitung des Karzinoms notwendig in den Bereich desselben hineinbezogen werden muß. Handelt es sich in einem solchen Fall um die Verbindung eines ausgedehnten Karzinoms mit einem kleineren oder mittelgroßen Ulkus und ist der Grund des peptischen Geschwüres ganz oder wenigstens großenteils frei von krebsigen Wucherungen, so kann es wohl keinem Zweifel unterliegen, daß ein primäres Karzinom vorliegt und das Ulkus erst später entstanden ist. Denn ein vom Schleimhautrand eines chronischen Ulkus ausgehendes Karzinom dürfte sich doch schwerlich in so einseitiger Weise nur nach einer Richtung hin auf eine größere Strecke ausbreiten, ohne auch den Geschwürsgrund in die fortschreitende Infiltration vollständig hereinzubeziehen, ja über diesen selbst noch hinauszugreifen, wenn auch das derbe Bindegewebe des Geschwürsgrundes dem Vordringen der krebsigen Infiltration allerdings weniger günstig ist, als das angrenzende Gewebe. Ist das Karzinom, in dessen nächster Nähe das peptische Geschwür sich entwickelt hat, aber selbst nur von geringem Umfang, so kann die Entscheidung der Frage, ob das Karzinom oder das Geschwür zuerst vorhanden war, schwieriger sein. Einen Anhaltspunkt gewährt jedoch der tiefste Punkt der krebsigen Infiltration, welcher bei primärem Karzinom, da er im allgemeinen in der Mitte des Karzinoms sich zu befinden pflegt, in mehr oder weniger großer Entfernung vom Rand des Ulkus liegen, während im umgekehrten Falle die krebsige Wucherung am Rand des Ulkus selbst am weitesten in die Tiefe gedrungen sein wird.

Einen sehr lehrreichen hierher gehörigen Fall hat Fleiner(3) beschrieben: Anscheinend hatte ein primäres Karzinom des Pankreaskopfes auf den Magen übergegriffen und war dann den Lymphbahnen folgend zu einem an der hinteren Magenwand gelegenen Ulkus vorgedrungen, welches zunächst den Eindruck eines krebsig entarteten Magengeschwüres erweckt hatte.

Übrigens ist die einfache Verbindung von Karzinom und peptischem Geschwür, d. h. ein unabhängiges Vorkommen der beiden Vorgänge nebeneinander, eine keineswegs häufige Erscheinung, ja nach dem Erlanger Material scheint sie recht selten zu sein. Auch ist zu berücksichtigen, daß die penetrierenden, auf das Pankreas und andere Organe übergreifenden Magenkarzinome ebenfalls verhältnismäßig selten sind und fast stets der medullären Form angehören, während bei dem krebsig entarteten chronischen Magengeschwür das Carcinoma simplex und der Skirrhus vorherrschen. —

Geringere Schwierigkeiten bietet die Beurteilung eines aus einer größeren Ulkusnarbe hervorgegangenen Karzinoms, sofern nicht bereits die ganze Narbe in der krebsigen Infiltration bzw. Geschwürsbildung aufgegangen ist. Findet man im Verlauf einer linearen Narbe, wie sie z. B. beim Sanduhrmagen beobachtet wird, eine krebsige Stelle, so kann es sich zweifellos nur um eine spätere krebsige Entartung der Narbe handeln. Die Annahme Finsterers freilich, daß jeder karzinomatöse Sanduhrmagen sich aus einem alten Ulkus-bzw. einem Narbensanduhrmagen entwickelt habe, dürfte nicht zutreffend sein, da auch in einem Karzinom Schrumpfungsprozesse vorkommen können. Es ist aber, wie ich ebenfalls an anderer Stelle bereits betont habe, ganz ausgeschlossen, daß innerhalb eines primären Karzinoms ein über dieses hinausreichendes peptisches Geschwür sich entwickeln und dann sowohl innerhalb des krebsig infiltrierten Bezirkes als auch über diesen hinaus eine lineare Narbe zustande kommen könnte, ganz abgesehen davon, daß innerhalb eines krebsig infiltrierten Schleimhautbezirkes die spontane Vernarbung eines einmal gebildeten Geschwüres unter Bildung einer strahligen Narbe von der Form der charakteristischen Ulkusnarbe, gleichviel auf welche Weise das Geschwür entstanden ist, wohl überhaupt nicht vorkommt.

Daher kann es sich auch in dem von DAHMEN mitgeteilten Fall, in welchem sich in der Mitte einer kreisrunden, pigmentierten, strahligen Narbe des Magens einer 58jährigen Frau eine kleine geschwürige Stelle befand, während gleichzeitig die Leber von großen Krebsknoten durchsetzt war, ganz gewiß nicht, wie DAHMEN annimmt, um „den Überrest eines fast vollständig abgeheilten Krebses", sondern nur um ein sekundäres Narbenkarzinom mit beginnender Geschwürsbildung gehandelt haben.

Einen sehr klaren Fall von sekundärer krebsiger Entartung einer Ulkusnarbe, welcher eine andere Deutung gar nicht zuläßt, hat JOHANNSEN beschrieben. Die Beschreibung des Falles (Nr. 33) lautet: „Der Magen außerordentlich klein, besonders an der kleinen Kurvatur geschrumpft, deren Länge kaum 5 cm beträgt, dabei stark verdickt und unnachgiebig. Eben unter der Curvatura minor an der hinteren Wand eine kleine rundliche eingesunkene Narbe, von derselben aus quer über die kleine Kurvatur auf die vordere Wand eine stark vertiefte 6 cm lange und eine gleiche 2 cm lange nach der entgegengesetzten Seite verlaufende lineare Narbe; die letztere führt 3 kurze Ausläufer. Die Umgebung der Narbe ist stark verdickt und ihre Schleimhaut sehnig. Am unteren Ende der ersten linearen Narbe ragt eine etwa markstückgroße gelbweiße mit knolligen Wucherungen aus der Schleimhaut hervor, eine ähnliche noch größere am Ende der zweiten linearen Narbe. Die mittlere Partie der letzteren Fläche ist des Epithels beraubt und diese Ulzerationsstelle von unregelmäßig höckeriger Oberfläche. Pylorus und Kardia sind stark eingeengt."

Obwohl eine histologische Beschreibung fehlt, so kann es doch keinem Zweifel unterliegen, daß es sich hier um zwei voneinander getrennte, selbständige Krebsherde handelte, welche beide innerhalb der geschilderten Narben sich entwickelt hatten.

Auch in dem Fall 34 JOHANNSENS, in welchem eine typische sternförmige Narbe inmitten einer umschriebenen krebsigen Infiltration gelegen hatte, dürfte es sich bestimmt um ein sekundäres Narbenkarzinom handeln. Mit Recht hebt JOHANNSEN auch für diesen Fall hervor, daß die gleichmäßige Anordnung des karzinomatös entarteten Magenabschnitts um die Narbe mit Sicherheit auf die sekundäre Krebsentwicklung hindeutet und daß es kaum denkbar wäre, daß auf einem Krebs ein einmal entstandenes Geschwür unter Hinterlassung so charakteristischer Narben ausheilen könnte. —

Aus dieser Darlegung geht hervor, daß doch wohl in der Mehrzahl der Fälle unter kritischer Berücksichtigung aller in Betracht kommenden Merkmale das anatomische und mikroskopische Verhalten eines sog. Ulkuskarzinoms oder eines Narbenkarzinoms, sofern nur die krebsige Infiltration nicht schon zu weit vorgeschritten ist, genügend zuverlässige Anhaltspunkte für die Beurteilung geben, ob es sich im gegebenen Fall tatsächlich um ein Ulkuskarzinom, d. h. um die sekundäre krebsige Entartung eines chronischen Magengeschwüres oder vielmehr nur um sekundäre Entwicklung eines peptischen Geschwüres im Bereich eines schon vorher vorhanden gewesenen Karzinoms handelt. Erweisen sich die von OTTFRIED MÜLLER (s. S. 613) erhobenen Befunde über eigentümliche Gefäßverhältnisse in der Magenwand von Ulkusfällen für richtig, so wäre damit vielleicht ein neuer wichtiger Anhaltspunkt für die Diagnose des Ulkuskarzinoms gegeben. Denn diese Gefäßanomalien finden sich nach den Untersuchungen O. MÜLLERs nur bei Ulkus, nicht bei Karzinom. Man wird daher bei künftigen Untersuchungen über Ulkuskarzinom diese Verhältnisse zu berücksichtigen haben.

Selbstverständlich kann die Diagnose Ulkuskarzinom auch nur dann gestellt werden, wenn die Drüsenwucherung im Rand des Geschwüres einen wirklich krebsigen Charakter angenommen hat. Dabei darf nicht vergessen werden, daß die beim Ulcus callosum häufig zu beobachtenden atypischen Drüsenwucherungen, wie in dem dieses behandelnden Abschnitt gezeigt wurde, einen außerordentlich hohen Grad erreichen und selbst in den Geschwürsgrund eine kleine Strecke weit eindringen können. Die Differentialdiagnose hat sich hier auf die allgemeinen Merkmale zu stützen, welche für die Unterscheidung zwischen einfacher atypischer und krebsiger Epithelwucherung überhaupt maßgebend sind. Während bei ersterer die morphologischen Veränderungen des Epithels nur geringe sind, vielmehr das spezifisch differenzierte Drüsenepithel nur durch einfaches kubisches oder zylindrisches Epithel ersetzt scheint und die ganze Wucherung nicht den Eindruck einer schrankenlos fortschreitenden Infiltration macht, sondern nur lokal beschränkt ist, zeichnet sich die krebsige Wucherung auch beim Ulkuskarzinom durch stärkere Formveränderungen der Drüsenzellen, Auftreten zahlreicherer, oft unregelmäßiger Mitosen und das ausgesprochen fortschreitende infiltrierende Wachstum aus. Es muß aber zugegeben werden, daß es auch hier Grenzfälle gibt, bei welchen die Entscheidung, ob es sich noch um einfache atypische Epithelwucherung, sogenannte präkanzeröse Veränderungen (Orth) oder bereits um Karzinom handelt, schwierig ist. — (Siehe Nachtrag S. 755.)

c) Bedeutung der Krankengeschichte für die Beurteilung des Ulkuskarzinoms.

Wesentlich unterstützt wird die anatomische und histologische Diagnose des Ulkuskarzinoms, wenn gleichzeitig die Krankengeschichte, verbunden mit einem abnorm hohen Säuregehalt, auf ein seit Jahren bestehendes chronisches Magengeschwür hinweist und bei der Operation oder Sektion eine krebsige Infiltration des Geschwürsrandes vom Charakter des Carcinoma simplex, wie es meistens der Fall ist, gefunden wird. Denn wenn vielleicht auch der Skirrhus des Magens ein auf einige Jahre sich erstreckendes Leiden sein mag, so gilt dies keinesfalls von den übrigen Krebsformen, dem Carcinoma simplex, medullare und gelatinosum.

Nach einer von Lebert aus 103 Fällen zusammengestellten Statistik ergibt sich für die Krankheitsdauer des Magenkarzinoms im allgemeinen folgende Tabelle:

Tabelle 31. Krankheitsdauer des Magenkarzinoms.

Dauer der Krankheit nach Monaten	Zahl der Fälle	%	
unter 3	5	4	
3—6	10	17	
6—9	21	19	83 %
9—12	26	23	
12—18	22	20	
18—24	10	9	17 %
24—48	9	8	

Aus dieser Tabelle geht hervor, daß die meisten Fälle, nämlich 83% des Magenkarzinoms spätestens in 1½ Jahren nach Auftreten der ersten Krankheitserscheinungen zum Tod führen, bei nur 9% eine Krankheitsdauer bis zu 2 Jahren und bei 8% eine solche bis zu 4 Jahren beobachtet wird. Damit stimmen auch die Angaben in den klinischen Lehrbüchern überein, nach welchen die durchschnittliche Krankheitsdauer des nicht operierten Magenkarzinoms auf etwa 2 Jahre berechnet wird. Die seltenen Fälle, in welchen die Dauer eine längere ist, gehören ausnahmslos der skirrhösen Form an oder es handelt sich nach der klinischen und pathologisch-anatomischen Erfahrung, wie Strümpell in seinem Lehrbuch sich äußert, um Ulkuskarzinome, bei welchen die Symptome des einfachen Geschwüres „allmählich oder auch nach einer scheinbar krankheitsfreien Periode in die Erscheinungen des Karzinoms übergehen".

Nach Audistère soll allerdings der Verlauf des Ulkuskarzinoms, namentlich wegen der bei ihm vorhandenen Durchbruchsgefahr, im allgemeinen ein schnellerer sein, als bei dem primären Magenkarzinom, eine Ansicht, welche jedoch von erfahrenen englischen Ärzten, wie Mayo-Robson u. a. nicht geteilt wird.

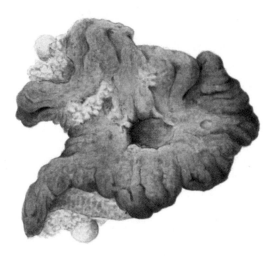

Abb. 70. Resezierte Pars pylorica des Magens mit krebsig entartetem chronischem Magengeschwür. Die blaßgraugelblichen warzigen Erhabenheiten, welche teils unmittelbar am Geschwürsrand, teils in dessen nächster Umgebung, besonders gegen den Pylorus hin gelegen sind, ließen bei der mikroskopischen Untersuchung krebsige Entartung der Schleimhautdrüsen erkennen; die von ihnen ausgehende krebsige Infiltration erstreckt sich vom Geschwürsrand aus hauptsächlich auf die nach oben und gegen den Pylorus zu gelegenen Bezirke. Der Geschwürsgrund erwies sich großenteils frei von krebsiger Wucherung, ebenso der nach unten und nach rechts gelegene Teil des Geschwürsrandes, sowie die daran angrenzenden Teile der Magenwand. Rechts von dem Geschwür eine flache, einfache Erosion. Beiderseits von dem aufgeschnittenen Pylorus je eine krebsig infiltrierte Lymphdrüse. (Nach G. Hauser: Das Zylinderepithelkarzinom des Magens und des Dickdarms, 1890, Taf. 12, Abb. 25.)

Besonders charakteristisch und lehrreich ist ein von v. Leube beobachteter Fall, welcher von mir selbst genau histologisch untersucht und in meiner Monographie über das Zylinderepithelkarzinom des Magens und des Dickdarms ausführlich geschildert und abgebildet worden ist. Wegen seiner Bedeutung, welche auch diesem Fall für die Frage von der krebsigen Entartung des chronischen Magengeschwüres zukommt, sei er hier kurz angeführt und die jener Arbeit beigefügte Abbildung wiedergegeben.

Es handelte sich um eine 55 Jahre alte Frau, welche schon in ihrer Jugend öfters leidend war. Im 45. Lebensjahr (1875) machte sie eine Schwangerschaft durch, während welcher sie an heftigem Erbrechen litt und nur Milch vertragen konnte. Der Verlauf des Wochenbettes war ein guter, aber schon 14 Tage nach der Entbindung setzte das Erbrechen von neuem ein, besonders trat es nach stärkeren Mahlzeiten auf; 1882 wurde Blut erbrochen, mehrmals auch Blut im Stuhl beobachtet. Eine Karlsbader Kur war ohne Erfolg. Bereits Mitte 1883 wurde in der linken Seite des Abdomens ein kleiner Tumor gefühlt, welcher auch bei der 1885 erfolgten Aufnahme in die Erlanger Klinik festgestellt werden konnte. Am 8. II. wurde die Resektion des Pylorus vorgenommen, am 11. II. erfolgte der Tod an Peritonitis.

An dem resezierten Stück der Pars pylorica (Abb. 70) fand sich $1^1/_2$ cm vom Pylorus entfernt ein 1 cm breites und $1^1/_2$ cm langes, ovales, sehr tiefes, bis auf die Muskularis reichendes Geschwür mit scharfem, stark gewulstetem Rand und von deutlicher Trichterform. Der gegen den Pylorus zu gelegene Teil des Geschwürsrandes fällt steil ab und ist leicht unterbuchtet, während an der kardialen Seite der Rand sanfter ansteigt und die Submukosa eine Strecke weit freiliegt. Der Geschwürsgrund ist glatt, die angrenzende Schleimhaut verdickt. von leicht warzigem Ansehen und in dicken, wulstigen Falten gegen das Geschwür strahlig herangezogen. Besonders an der Pylorusseite des Geschwürsrandes und von hier bis zum Pylorus sich erstreckend gewahrt man blaßgraugelbliche, unregelmäßige Erhabenheiten in der Schleimhaut. Etwa 1 cm vom kardialen Geschwürsrand entfernt befindet sich eine kleine Erosion. Auf dem Durchschnitt erschien die Submukosa des Geschwürsrandes leicht verdickt, teils sehnig derb, teils wie markig infiltriert, die Muskularis bis zu 12 mm verdickt und von weißlichen Zügen durchsetzt. An der Außenseite finden sich dicht am Pylorus einige in Fettläppchen eingehüllte krebsige Lymphknoten.

Die mikroskopische Untersuchung ergab ein größtenteils markiges Adenokarzinom mit Übergang in Carcinoma solidum.

Nicht nur die Krankengeschichte dieses Falles, sondern auch der anatomische Charakter des Geschwüres, welcher vollständig dem eines Ulcus callosum entspricht, lassen schon die Annahme gerechtfertigt erscheinen, daß es sich hier um ein sekundär krebsig entartetes chronisches Magengeschwür handelt. Vollends bewiesen wird aber diese Annahme dadurch, daß bei der mikroskopischen Untersuchung der Geschwürsgrund kardiawärts sich völlig frei von krebsigen Wucherungen zeigte und daß die krebsige Drüsenwucherung der Schleimhaut nicht den ganzen Geschwürsrand umfaßte, sondern sich an der pylorischen Seite, wo sie am stärksten war, nur auf die blaßgraugelblichen höckerigen Erhabenheiten beschränkte, während sie an der gegenüberliegenden kardialen Seite nur in geringem Umfang zu finden und hier nur bis in die Submukosa vorgedrungen war. Auch der größtenteils medulläre Charakter des Karzinoms, welcher einer schnell wachsenden Form entspricht, ist gänzlich unvereinbar mit der Annahme, daß das Karzinom mit seiner geringen Ausbreitung älter sei, als das alle Zeichen eines chronischen Ulcus callosum tragende Geschwür. —

Neuerdings hat auch H. FINSTERER 3 Fälle von Ulkuskarzinom des Magens mitgeteilt, bei welchen nicht nur die histologische Untersuchung, sondern auch die Krankengeschichte mit Bestimmtheit auf eine sekundäre krebsige Entartung des Geschwüres hinweisen. Besonderes Interesse verdient der Fall 3, in welchem bei einem 51jährigen Mann schon seit 12 Jahren die typischen Erscheinungen eines Ulkus bestanden hatten. Bei der Operation fand sich scheinbar ein einfaches Ulcus callosum der kleinen Kurvatur, bei welchem auch durch die mikroskopische Untersuchung zunächst kein Karzinom festgestellt werden konnte. Als das zurückgelegte Präparat später von MOSKOWICZ für andere Zwecke abermals genau untersucht wurde, fand sich an einer Stelle des Geschwüres ausgesprochene Krebsentwicklung.

Außerdem führt FINSTERER noch 3 weitere Fälle von Ulkuskarzinom an, in welchen seit mehr als 10 Jahren Ulkuserscheinungen bestanden hatten. (Siehe Nachtrag S. 755.)

Von Interesse ist, daß SCHMINCKE (1) die krebsige Entartung eines chronischen Magengeschwüres bei einem sechzehnjährigen Knaben beschrieben hat, während für gewöhnlich das Ulkuskarzinom, wie das Karzinom überhaupt, in späteren Lebensjahren beobachtet wird.

So sehr die klinische Beobachtung, daß einem bei der Sektion festgestellten Ulkuskarzinom anscheinend jahrelang die Erscheinungen eines einfachen Ulkus, insbesondere auch die für das Ulkus charakteristischen Blutungen bei vorhandener Vermehrung der HCl vorausgegangen sind, die Diagnose Ulkuskarzinom unterstützt, so genügt diese Feststellung doch in der Regel nicht, um weiter als zu einer Wahrscheinlichkeitsdiagnose zu kommen, welche erst durch die anatomische und mikroskopische Untersuchung des Sektions- bzw. Operationsobjektes ihre sichere Bestätigung finden kann.

Wie vorsichtig man in der klinischen Diagnose sein muß, zeigt in lehrreicher Weise ein von KONJETZNY (5) mitgeteilter Fall. Es handelte sich um eine 50jährige Frau, welche bereits vom 24.—28. Lebensjahr öfter an Magenbeschwerden litt. Mit 36 Jahren stellten sich nach einer beschwerdefreien Pause wiederum für kurze Zeit Magenbeschwerden ein, diesmal auch mit Erbrechen (jedoch ohne Blutung) und Aufstoßen. Darauf wieder schmerzfreie Pause. Seit 4 Jahren bestanden wieder andauernde Magenbeschwerden, von wechselnder Stärke, einmal war Blutbrechen aufgetreten. Bei der Aufnahme in die Klinik betrug der Gesamtsäuregehalt 20, der Gehalt an freier HCl 8; im Ausgeheberten konnte jedesmal

Blut nachgewiesen werden, auch war im Stuhl ständig Blut chemisch gefunden worden. Weder bei der Operation noch bei der später erfolgten Sektion konnten ein Ulkus oder eine Ulkusnarbe nachgewiesen werden, vielmehr fand sich ein ausgesprochen papilläres Karzinom, welches multizentrisch aus einer chronischen polypösen Gastritis hervorgegangen war! — Freilich darf man nicht vergessen, daß solche Fälle von krebsiger Polyposis des Magens recht selten sind und daß daher immerhin eine Krankengeschichte, wie sie dem mitgeteilten Fall zugrunde liegt, in der Regel mit größter Wahrscheinlichkeit auf einem Ulkuskarzinom beruhen wird. —

d) Häufigkeit des Ulkuskarzinoms.

Außerordentlich widersprechend lauten die Angaben der verschiedenen Autoren über die Häufigkeit der krebsigen Entartung des chronischen Magengeschwüres, bzw. des Ulkuskarzinoms. Und zwar bestehen diese Widersprüche nicht nur zwischen den Statistiken der Pathologen und Kliniker, sondern es zeigen die klinischen und pathologisch-anatomischen statistischen Untersuchungen auch unter sich die größten Unterschiede.

Auffallend ist es, daß, ähnlich wie bei den Magennarben, die auf Grund des Kieler Sektionsmaterials gewonnenen Statistiken einen besonders hohen Prozentsatz an Ulkuskarzinomen aufweisen. So konnte GENZKEN in 13,3%, SÖNNICHSEN in 14,1%, TIEMANN in 14,7% und KLAUSA vollends in 26,7% der Fälle von Magenkarzinom die Entstehung desselben aus einem Ulkus oder einer Narbe verzeichnet finden. Wie unzuverlässig und irreführend diese Zahlen sind, geht jedoch daraus hervor, daß diese statistischen Untersuchungen sich trotz der großen Unterschiede ganz unverständlicherweise zum Teil auf die gleichen Zeitabschnitte beziehen. So umfaßt die Statistik TIEMANNs mit 14,7% die Jahrgänge 1887—1899, die KLAUSAs mit 26,7% die Jahrgänge 1891—1900, also größtenteils das gleiche Material! Und die Statistik SÖNNICHSENs mit 14,1% bezieht sich auf die Jahrgänge 1873—1891, während DANIELSEN mit 6,1% ebenfalls zum größten Teil das gleiche Material, nämlich die Protokolle der Jahre 1873—1886 bearbeitet hat! Es ist klar, daß daher diesen Zahlen keinerlei Wert zukommen kann, zumal auch die Diagnose in den einzelnen Fällen lediglich durch den Vermerk im Sektionsprotokoll begründet ist. Ähnlich hohe Ziffern zeigt übrigens auch die Statistik HABERFELDs mit 19% Ulkuskarzinomen unter 662 Fällen von Magenkarzinom, während HAEBERLIN nur in 7% und REDLICH, dessen Statistik 5 Jahrgänge des Berliner Städtischen Krankenhauses am Urban umfaßt, nur in 5% der Fälle Ulkus- bzw. Narbenkarzinome feststellen konnte. Eine ähnliche Ziffer, nämlich 5,6% hat auch BORST bestätigt bei genauer Prüfung von 159 bei der Sektion gefundenen Magenkarzinomen. Ebenso verzeichnet RIECHELMANN in seiner auf 288 Fällen sich erstreckenden Statistik 5% Ulkuskarzinome.

Noch weit größere Unterschiede zeigen die von den Klinikern gemachten Angaben, welche sich auf bei Operationen gewonnenes Material beziehen.

Während KÜTTNER, welcher anfangs in etwa 40% der Fälle eine krebsige Entartung angenommen hatte, später unter 30 Fällen von operierten Magenkrebsen und Magengeschwüren nur mehr einen einzigen Fall von Ulkuskarzinom gesehen und R. SCHMIDT sogar den Ausspruch getan hat: „Wer ein Magen- oder Duodenalgeschwür hat, bekommt kein Magen- oder Duodenumkarzinom" (!), sollen nach MATTI von 97 auf der KOCHERschen Klinik von 1881—1901 resezierten Magenkarzinomen 16,5% aus einem chronischen Magengeschwür hervorgegangen sein. Nach PAYR sollen 26% der von ihm operierten Magenkarzinome diese Entstehung gehabt haben und WILSON und MAC CARTY vollends wollen auf Grund der anatomischen und mikroskopischen Untersuchung in 71% der Fälle diese Entwicklung beobachtet haben! Mit Recht wird diese Ziffer unter scharfer Kritik der tatsächlich überaus oberflächlichen Untersuchungen dieser beiden Autoren abgelehnt. Doch ist es auffallend, daß auch GRAHAM in 54% der auf der MAYOschen Klinik behandelten Fälle, bei welchen auf Grund der Krankengeschichte, des HCl-Gehaltes des Magensaftes und anderer Erscheinungen die klinische Diagnose auf Ulkuskarzinom gestellt worden war und welche 60% aller Fälle betrafen, diese Diagnose durch die mikroskopische Untersuchung bestätigen zu können glaubte. Auch FÜTTERER, welcher übrigens, wie bereits erwähnt, unter seinem Material mehrere Fälle von Ulkuskarzinom beschrieben hat, nimmt an, daß die meisten Magenkarzinome, namentlich des Pylorus, aus einem chronischen Magengeschwür hervorgehen. Nach ORATORS (3), auf ein etwa 10 Jahrgänge der v. EISELSBERGschen Klinik umfassendes Material sich erstreckenden Untersuchungen verfallen von den chronischen Geschwüren der Pars pylorica (kleine Kurvatur) 2%, von den selteneren präpylorischen Geschwüren dagegen 30% der krebsigen Entartung. Das weitaus überwiegende Vorkommen des Ulkuskarzinoms in der Pars pylorica erklärt sich nach Orator (2, 3) aus der besonderen plastischen Fähigkeit der Pylorusschleimhaut, welche schon am Rand chronischer Geschwüre durch die atypische Drüsenwucherung zum Ausdruck kommt.

Diese wenigen Angaben mögen genügen, um zu zeigen, wie außerordentlich weit die Meinungen hinsichtlich der Häufigkeit der krebsigen Entartung des Ulcus ventriculi und der ursächlichen Bedeutung des letzteren für das Magenkarzinom auseinandergehen. Eine sehr sorgfältige kritische Zusammenstellung der gesamten einschlägigen Literatur findet sich in der großen Arbeit von Anschütz und Konjetzny „Über die Geschwülste des Magens", auf welche, da eine noch ausführlichere Behandlung dieser Frage über den Rahmen der hier gegebenen Darstellung hinausgeht, verwiesen sei.

Nach den eigenen Angaben dieser beiden Verfasser soll in 3,3—6,9% der durch Gastro-Enterostomie operierten Ulkusfälle später Karzinom auftreten, und zwar innerhalb der ersten 2 Jahre nach der Operation in 2,5—4,9% der Fälle, noch später als nach 2 Jahren nur noch in 1,1—3,4%. Nur diese letzteren Fälle können nach Anschütz und Konjetzny als einigermaßen sichere Fälle von Carcinoma ex ulcere chronico angesehen werden. Tritt das Karzinom schon innerhalb der ersten 2 Jahre nach der Gastro-Enterostomie auf, so soll es schon bei der Operation vorhanden gewesen sein.

Selbstverständlich kann eine solche Auffassung nicht maßgebend sein für das tatsächliche Häufigkeitsverhältnis der krebsigen Entartung des chronischen Magengeschwüres. Denn erstens wird man nicht gut bestreiten können, daß ein Karzinom in den Rändern eines Magengeschwüres bereits innerhalb der ersten zwei Jahre nach der Operation sich entwickeln kann und es durchaus nicht schon bei der Operation vorhanden gewesen zu sein braucht. Übrigens konnte es sich doch auch in Fällen, in welchen der krebsige Charakter wirklich schon bei der Operation vorhanden war, sehr wohl schon damals um ein Ulkuskarzinom gehandelt haben. Und zweitens bezieht sich diese Beobachtung überhaupt nur auf die durch Gastro-Enterostomie behandelten, nicht aber auf die resezierten Fälle, von welchen ohne die Resektion vielleicht auch noch ein Teil krebsig entartet wäre.

Die Annahme, daß nur in 1,1—3,4% der Fälle von Ulcus callosum und Ulkusnarben eine krebsige Entartung eintrete, dürfte selbst bei strengster Kritik der bis jetzt auf Grund klinischer Beobachtung und anatomisch und mikroskopischer Untersuchung mitgeteilten Fälle doch entschieden nicht zutreffen. Konnte doch z. B. Kocher feststellen, daß mit der Zunahme der Zahl der Enterostomien eine Abnahme der Zahl der Magenresektionen wegen Karzinom parallel einherging, eine höchst auffallende Erscheinung, welche für die Bedeutung des Ulcus ventriculi in der Ätiologie des Magenkarzinoms mehr ins Gewicht fällt, als alle theoretischen Überlegungen. —

Zu einem nicht geringen Teil dürften die großen Unterschiede in den Angaben über die Häufigkeit des Ulkuskarzinoms auch in einer irrtümlichen Beurteilung der atypischen Drüsenwucherung in den Rändern des Ulcus callosum begründet sein, indem diesen bereits ein krebsiger Charakter beigelegt wurde, wo ein solcher tatsächlich noch nicht vorhanden war. Namentlich spielt aber der Umstand eine große Rolle, daß viele Untersucher die einzelnen Fälle von Magenkarzinom überhaupt nur nach ihrer äußeren Ähnlichkeit mit einem Ulcus callosum oder nur auf Grund der Krankengeschichte beurteilen.

Auch kann man sich beim Studium dieser Frage des Eindruckes nicht erwehren, daß zunächst die Bedeutung der krebsigen Entartung für die Ätiologie des Magenkarzinoms namentlich von seiten der Kliniker weit überschätzt wurde, dann aber ein Rückschlag eintrat und diese Überschätzung einem ebenso übertriebenen Skeptizismus Platz machte, wobei vielleicht das Urteil mancher Autoren durch ihre grundsätzliche Stellungnahme zu der Frage der Pathogenese des Ulcus ventriculi sowohl als auch der Ätiologie und Histogenese des Karzinoms überhaupt unwillkürlich beeinflußt worden sein mag und es ist nicht ausgeschlossen, daß deshalb manche Autoren, nachdem in neuester Zeit die unbedingte Richtigkeit der Irritationslehre für die Entstehung des Krebses durch die schönen Untersuchungen FIBIGERS, STAHRS und anderer experimentell unwiderleglich bewiesen worden ist, ihren bisher in der Frage der krebsigen Entartung des Magengeschwüres eingenommenen Standpunkt doch etwas ändern werden. —

Die ganze Frage bedarf zweifellos noch der Klärung durch weitere gründliche Untersuchungen sowohl von seiten der Kliniker als auch der pathologischen Anatomen. Die Richtlinien für solche Untersuchungen sind durch die für die Erkennung eines Ulkuskarzinoms oben angegebenen typischen Merkmale vorgezeichnet, wobei auch die Krankengeschichte von größter Bedeutung sein kann. Freilich darf man nicht vergessen, daß die Erkennung des Ulkus in vielen Fällen eine sehr unsichere ist und daß sowohl das Ulkus als auch das Karzinom latent verlaufen können. Ferner ist bei der Beurteilung der Frage über die Häufigkeit des Ulkuskarzinoms unbedingt in Rechnung zu stellen, daß namentlich kleinere Magengeschwüre und Narben in der krebsigen Wucherung bald so vollständig aufgehen müssen, daß weder anatomisch noch histologisch die Entstehung des Karzinoms aus einem Ulkus oder einer Narbe mehr nachzuweisen ist, selbst wenn die Krankengeschichte mit allergrößter Wahrscheinlichkeit auf ein Ulkuskarzinom hinweist. Zu der Annahme, daß die krebsige Entartung des Ulcus ventriculi bzw. von Ulkusnarben häufiger vorkommen muß, als sie anatomisch und histologisch nachgewiesen werden kann, ist man daher, wenn man das Vorkommen des Ulkuskarzinoms überhaupt zugibt, logischerweise geradezu gezwungen.

Wenn PAYR die Meinung vertritt, daß der pathologische Anatom weniger in der Lage sei zur Entscheidung der Frage beizutragen, als der Chirurg, da ihm seltener wie diesem größere Serien von „Geschwüren, die makroskopisch noch den Ulkuscharakter voll tragen", für die Untersuchung zur Verfügung stehen, so liegt darin eine gewisse Berechtigung. Denn seitdem nicht nur das Karzinom, sondern auch das Ulcus callosum und die Ulkusnarbe Gegenstand des operativen Eingriffes geworden sind, bekommt der Pathologe, sofern ihm der Chirurg nicht sein Material überläßt, für die Untersuchung brauchbare Fälle zweifellos weit seltener zu Gesicht als dieser. Jedenfalls wird der Chirurg viel häufiger Gelegenheit haben Fälle von Ulkus- oder Narbenkarzinomen zu sehen, bei welchen die tatsächliche Entwicklung aus einem chronischen Geschwür oder einer Narbe noch deutlich zu erkennen ist, als der pathologische Anatom, welcher hauptsächlich die bereits weit vorgeschrittenen, inoperablen Fälle zur Sektion bekommt.

Erwähnt sei, daß HIRSCHFELD (2) auf Grund von statistischen Tabellen über die Häufigkeit von Ulkus und Karzinom in verschiedenen Städten schließen zu müssen meinte, daß zwischen chronischem Ulkus und Magenkarzinom überhaupt kein Zusammenhang bestehen könne. Er weist darauf hin, daß in Zürich, München und Wien das Magengeschwür annähernd gleich häufig sei und in etwa $0,3\%$ aller im Krankenhaus aufgenommenen Personen gefunden werde. Obwohl nun in Berlin und Hamburg die Zahl der Ulkuskranken mehr als die doppelte Höhe, nämlich $0,7\%$ erreiche, sei doch die Häufigkeit des Magenkarzinoms in allen diesen Städten ungefähr die gleiche.

Nun hat aber nicht nur OBERNDORFER für München bei den aus dem Krankenhaus r. I. stammenden Leichen das Ulcus ventriculi bei 7% der Fälle gefunden, sondern auch KAYSER ist bei seinen in der Klinik v. MÜLLERS angestellten Untersuchungen zu einem ähnlichen Ergebnis gelangt. Damit verlieren die Einwände HIRSCHFELDS jede Bedeutung, abgesehen davon, daß solche statistische Untersuchungen, so interessant sie sind, für die vorliegende Frage schon aus dem Grund kaum zu verwerten sind, weil bei ihnen die Häufigkeit des Ulcus callosum, welches außer den Narben allein für die krebsige Entartung in Betracht kommt, überhaupt nicht berücksichtigt ist. —

Die bisher besprochenen Angaben über die Häufigkeit des Ulkuskarzinoms beziehen sich hauptsächlich auf das Verhältnis des Ulcus callosum zum Magenkarzinom. Will man jedoch feststellen, wie häufig ungefähr eine krebsige Entartung des chronischen Magengeschwüres überhaupt tatsächlich beobachtet wird und welche Bedeutung daher diesem für die Ätiologie des Magenkrebses zukommt, so haben sich solche Untersuchungen auch auf die Häufigkeit des Vorkommens des Ulkuskarzinoms im Verhältnis zum Vorkommen von einfachem Ulkus und Ulkusnarben zu erstrecken.

Obgleich die in den verschiedenen Statistiken hierüber mitgeteilten Zahlen wegen ungenügender Begründung keinen Anspruch auf Sicherheit der Diagnose machen können, so seien doch die Ergebnisse verschiedener Autoren in der folgenden kurzen Übersicht zusammengestellt:

Tabelle 32.
. Häufigkeit des Ulkuskarzinoms auf Grund pathologisch-anatomischer Statistik.

	Zahl der Ulkus-Fälle	Zahl der Ulkuskarzinome	%	
Scheuermann, München	96	1	1	
Berthold, Berlin	294	4	1,3	
Wolowelsky, Basel	139	2	1,4	Durchschnitt
Cohn, Kiel	295	6	2,0	= 2 %
Greiss, Kiel	136	4	2,9	
Schneider, München	89	3	3,4	
Brinkmann, Kiel	725	40	5,5	
	1774	60	3,4	

Nach dieser Zusammenstellung würde also durchschnittlich in 3,4% der Fälle von Ulcus ventriculi eine krebsige Entartung eintreten, sieht man aber von der Statistik Brinkmanns ab, so beträgt die Durchschnittsziffer sogar nur beiläufig 2%, eine Zahl so niedrig, daß sie sich bei dem häufigen Vorkommen des Magenkarzinoms mit der Ansicht mancher Kliniker, daß die Mehrzahl der Magenkarzinome aus einem Ulkus hervorgehe, unmöglich vereinbaren läßt. —

Nicht unwichtig für einen ursächlichen Zusammenhang des Magengeschwüres mit dem Magenkarzinom bleibt immerhin auch die auffallende Tatsache, daß für das Karzinom die gleichen Bevorzugungsstellen gelten wie für das Magengeschwür und daß es an allen den Stellen, an welchen das Ulkus selten ist, ebenfalls nur selten vorkommt. — (S. Nachtrag S. 756.)

XII. Die krebsige Entartung des Duodenal- und Ösophagusgeschwüres. Peptische Geschwüre bei anderen Geschwülsten.

Noch weit seltener als beim Ulcus ventriculi wird die krebsige Entartung beim Duodenalgeschwür beobachtet, und zwar nicht nur überhaupt, sondern auch im Verhältnis zu der an sich geringeren Häufigkeit des kallösen Duodenalgeschwüres.

Es sind bis jetzt nur wenige Fälle von Ulkuskarzinom des Duodenums bekannt geworden. Die ersten Fälle wurden von Hjelt, Box, Ewald (1), Boxwell und Eichhorst (2) mitgeteilt, ferner wurden solche von Mackenzie (2), Letulle, Schrötter und Bier beobachtet. Perry und Shaw berichten aus ihrem großen Material von operierten Duodenalgeschwüren über 5 Fälle von krebsiger Entartung, von welchen jedoch nach Moynihan (6) nur 2 als sicher anzuerkennen sind. Dieser selbst hat nur einen einzigen Fall von Ulkuskarzinom des Duodenums beobachtet und Mayo (2) hat unter 261 bis zum Jahre

1908 operierten Fällen von Duodenalgeschwür ebenfalls nur einen einzigen (beiläufig 0,4%) mit sekundärer Krebsentwicklung gefunden. Auch GRUBER (3) konnte bei seinem 5884 Leichen umfassenden Sektionsmaterial nur einen einzigen im Protokoll als Ulkuskarzinom des Duodenums bezeichneten Fall feststellen, welcher von WURM beschrieben worden war, jedoch einer Kritik nicht standzuhalten vermag. GRUBER selbst hat einen sicheren Fall nie beobachtet, auch führt er aus dem Straßburger Sektionsmaterial nur einen einzigen Fall an, in welchem ein Duodenalkarzinom „sehr wahrscheinlich" aus einem primären Ulkus hervorgegangen sein soll.

Aber auch die anderen aus der Literatur angeführten Fälle können bei strenger kritischer Betrachtung wohl nur zum geringsten Teil als sichere Ulkuskarzinome, für deren Beurteilung die gleichen Gesichtspunkte zu gelten haben wie für das Ulkuskarzinom des Magens, anerkannt werden. Das gleiche gilt für die von MAYO (2) und ZUM BUSCH mitgeteilten Fälle, in welchen angeblich aus einem Duodenalgeschwür hervorgegangene Karzinome auf die Pars pylorica des Magens übergegriffen und sich hier weiter ausgebreitet hatten.

Auch ORATOR konnte unter dem Material der v. EISELSBERG schen Klinik keinen einzigen Fall von krebsig entartetem Duodenalgeschwür beobachten.

Die große Seltenheit des Ulkuskarzinoms im Duodenum erklärt sich übrigens, wenigstens zum Teil, schon aus der Seltenheit des Duodenalkarzinoms im allgemeinen. Konnte doch z. B. MAYO (2) unter seinen 261 Duodenaloperationen überhaupt nur 4 Karzinome antreffen und MOYNIHAN (6) hat bei seiner umfangreichen operativen Tätigkeit ebenfalls nur 5 Fälle von Duodenalkarzinom beobachtet.

Tatsächlich ist die Neigung zur Entwicklung bösartiger Gewächse, bzw. des Karzinoms im Duodenum an sich eine außerordentlich viel geringere als im Magen. In sehr klarer Weise ist diese merkwürdige Tatsache auch aus einer Zusammenstellung GRUBERS aus dem Münchener und Straßburger Sektionsmaterial zu ersehen, nach welcher im ganzen unter 10092 Leichen bösartige Tumoren im Magen in 332 = 3,3%, im Duodenum dagegen nur in 8 = 0,08% angetroffen wurden! — Es ist wohl nicht zu verwundern, wenn bei einem solchen Verhältnis auch die Neigung des Ulcus duodeni zur krebsigen Entartung eine bedeutend geringere ist als die des Ulcus ventriculi und wenn selbst von den amerikanischen Autoren trotz der von ihnen behaupteten größeren Häufigkeit des Duodenalgeschwüres und der ungeheuren Zahl der von ihnen operierten Fälle von solchem ein Ulkuskarzinom des Duodenums ebenfalls nur ganz vereinzelt gefunden worden ist.

In geradezu auffallender Weise stimmt diese Seltenheit des Duodenalkrebses überhaupt, wie insbesondere die große Seltenheit des duodenalen Ulkuskarzinoms, mit der von HOLZWEISSIG (2) und ORATOR festgestellten Tatsache überein, daß beim Duodenalgeschwür auch die atypische Drüsenwucherung, im Gegensatz zum chronischen Magengeschwür, nur einen äußerst geringen Grad erreicht. Man muß zugeben, daß diese Tatsache entschieden dafür spricht, daß der beim Ulcus callosum ventriculi gar nicht selten zu beobachtenden sehr starken atypischen Drüsenwucherung die Bedeutung einer präkanzerösen Veränderung im Sinn ORTHs beizumessen ist und es daher begreiflich erscheint, wenn das Ulkuskarzinom des Magens so außerordentlich viel häufiger beobachtet wird als ein Ulkuskarzinom des Duodenums, ja letzteres vielleicht überhaupt kaum vorkommt. —

Über eine krebsige Entartung des peptischen Ösophagusgeschwüres liegen keine sicheren Beobachtungen vor. Denn in dem einzigen, von ORTMANN (1) beschriebenen Fall konnte es sich, sofern überhaupt ein sekundäres Narbenkarzinom vorlag, nach der Schilderung der ganzen örtlichen Verhältnisse jedenfalls doch nur um eine krebsig entartete Ulkusnarbe des Magens gehandelt haben. —

Interessant ist ein von UNGER mitgeteilter Fall, in welchem bei einer 49jährigen Frau neben einem Ulkus an der kleinen Kurvatur ein zweites von Pfennigstückgröße auf der

Höhe eines an der großen Kurvatur in der Nähe des Fundus gelegenen hühnereigroßen Myoms gefunden wurde. Der Grund dieses zweiten Geschwüres, welches in seinem Bau durchaus einem typischen Ulkus glich, wurde von dem Geschwulstgewebe gebildet. Die Auffassung Ungers, daß die Entwicklung dieser Geschwulst durch das Ulkus erst sekundär veranlaßt worden sei, dürfte jedoch kaum zutreffen. Wahrscheinlicher ist es, daß umgekehrt das Myom zuerst vorhanden war und daß durch den Druck der wachsenden Geschwulst zum Ulkus führende Kreislaufstörungen in der Magenwand hervorgerufen wurden.

In gleicher Weise ist ein von Dürck beobachteter und von v. Redwitz (2) mitgeteilter Fall zu deuten, in welchem sich ein Ulkus in einer durch ein Endotheliom der Magenwand vorgebuchteten Schleimhautstelle entwickelt hatte.

Auch in den von Joest angeführten Fällen von peptischen Geschwüren bei lymph- adenomatöser Infiltration der Magenwand bei einem Rind und einem Huhn sind diese nach Joest auf Kreislaufstörungen zurückzuführen, welche durch den Druck der hauptsächlich in der Submukosa gelegenen Infiltrationen auf die Gefäße bedingt waren. —

XIII. Pathologische Bedeutung und Sterblichkeit.

Die hohe pathologische Bedeutung des Ulcus simplex des Magens und Duodenums beruht, wie aus den vorhergehenden Abschnitten zu ersehen ist, vor allem auf der Blutung, dem Durchbruch und der Stenose, sowie auf Form- und Lageveränderungen durch peritonitische Verwachsungen, in seltenen Fällen wohl auch auf der sekundären krebsigen Entartung des Geschwüres oder der Narbe. Dazu kommen noch, abgesehen von schweren Neuralgien, besonders bei den chronischen Geschwüren, bei welchen die Krankheitsdauer sich auf Jahrzehnte erstrecken kann, häufig Funktions- und Ernährungsstörungen oft höchsten Grades. Kossinsky, welcher bei seinen statistischen Untersuchungen auch diese Verhältnisse berücksichtigt hat, konnte in den Fällen von offenem Geschwür bei mehr als der Hälfte (55,6%) einen schlechten bzw. sehr schlechten Ernährungszustand feststellen und in weiteren 22,7% wird derselbe als ein nur mäßiger bezeichnet, während bei dem vernarbten Geschwür sich in 46,2% ein schlechter oder sehr schlechter und in 30% ein nur mäßiger Ernährungszustand vorfand. Freilich vermögen diese Zahlen kein wahres Bild davon zu geben, welche Bedeutung tatsächlich dem Ulkus für den Ernährungszustand zukommt. Denn in der großen Mehrzahl der Fälle fanden sich neben den Geschwüren und Narben noch andere schwere, in der Regel die Todesursache bildende Krankheiten, welche für sich allein schon geeignet waren den Ernährungszustand ungünstig zu beeinflussen. Dies gilt ganz besonders für die Fälle von einfacher strahliger Ulkusnarbe, welche fast ausnahmslos nur einen zufälligen Sektionsbefund darstellt. Man kann unmöglich annehmen, daß in solchen Fällen die Narbe als solche von besonderem Einfluß auf den Ernährungszustand hätte sein können. Gleichwohl kann es keinem Zweifel unterliegen, daß namentlich das chronische Ulkusleiden sehr oft schwere Ernährungsstörungen zur Folge hat. Mikulicz (1) nimmt an, daß selbst von den wegen Ulkus Operierten und geheilt Entlassenen infolge von Rückfällen sicher ein großer Teil nachträglich außer an akuter Peritonitis und anderen Ursachen, auch an Entkräftung und Anämie zugrunde geht.

Die Angaben der internen Kliniker über die Sterblichkeit beim Ulcus ventriculi weisen, wie die folgende Tabelle zeigt, wiederum die größten Verschiedenheiten auf.

Tabelle 33.

Sterblichkeit bei Ulcus ventriculi auf Grund der intern-klinischen Statistik.

Blumensath	3,8	%
Leube	4	%
Danziger	5,3	%
Köhler	6,4	%
Schulz	7,6	%
Haydn	8	% } im Durchschnitt 10,6 %
Riegel	8—10	%
Warren	10	%
Welch	15	%
Stoll	22	%
Gerhardt	26	%
Debove u. Rémond	50	%

Die Ziffer Deboves und Rémonds ist auch für die klinisch beobachteten Fälle sicher viel zu hoch und wurde deshalb bei Berechnung der Durchschnittszahl nicht berücksichtigt. Nach diesen beiden Autoren sollen von den Ulkuskranken später nicht weniger als 20% allein an Tuberkulose sterben. Wenn auch selbstverständlich zugegeben werden muß, daß die durch das Ulkusleiden bedingten, oft schweren Ernährungsstörungen nicht nur eine bereits bestehende Tuberkulose aufs ungünstigste beeinflussen, sondern auch die Empfänglichkeit für eine tuberkulöse Infektion steigern, so wurde doch von keiner anderen Seite eine so außerordentlich hohe Sterblichkeit an Tuberkulose bei den Ulkuskranken beobachtet. Überhaupt haben alle diese statistischen Angaben über die Sterblichkeit beim Ulcus ventriculi et duodeni sowohl wegen der Schwierigkeit der klinischen Erkennung, als auch wegen ungenügender Kenntnis des weiteren Schicksals der aus der Behandlung entlassenen Kranken nur einen sehr bedingten Wert. Am meisten zu beachten sind daher die Angaben von J. SCHULZ und WARREN, welche beide über das Verhalten der behandelten Ulkusfälle für eine längere Reihe von Jahren nach der Entlassung aus dem Krankenhaus ausführliche Erkundigungen eingezogen haben. SCHULZ kam dabei zu einer Sterblichkeit von höchstens 7,6%, WARREN zu einer solchen von 10% (infolge von Durchbruch oder Blutung). Außerdem hatten sich in den Fällen WARRENS in 3% Karzinom, in weiteren 10% Pylorusstenose eingestellt, so daß wohl mit einer noch höheren Sterblichkeitsziffer zu rechnen war.

Alle diese statistischen Angaben der Kliniker über die Sterblichkeit beim Ulcus ventriculi et duodeni und die sonstige pathologische Bedeutung dieses Krankheitsvorganges lassen jedoch, abgesehen von der Unsicherheit der Diagnose, auch die Tatsache unberücksichtigt, daß wenigstens das Ulkus des Magens nach den Erfahrungen an der Leiche außerordentlich häufig, ja, wie besonders das nicht seltene Vorkommen der einfachen sternförmigen Ulkusnarbe zeigt, in der großen Mehrzahl der Fälle unbemerkt verläuft und daher nur einen zufälligen Sektionsbefund darstellt. So waren z. B. nach den Untersuchungen KOSSINSKYS unter 124 an der Leiche festgestellten offenen Geschwüren nur in 26 = 20,9%, unter den 89 Fällen von Narbenbildung vollends nur in 3 = 3,4% klinische Ulkuserscheinungen während des Lebens beobachtet worden. — Die klinischen statistischen Untersuchungen würden also danach kaum den vierten Teil der in Wirklichkeit vorkommenden Ulkusfälle umfassen, was vollkommen der Ansicht MIKULICZS entspricht, daß „mindestens ³⁄₄ aller Geschwüre spontan heilen". MIKULICZ hebt allerdings hervor, daß es sich dabei nur um Heilungen im anatomischen Sinn handle, denn es sei in den pathologisch-anatomischen Statistiken nicht angegeben, wie oft die Narben, namentlich infolge von Pylorusstenose, zum Inanitionstod geführt haben, auch nicht wie viele der Obduzierten an Phthise gestorben waren, auf deren Verlauf das Ulkus einen höchst ungünstigen Einfluß ausübe, endlich sei nicht berücksichtigt, wie oft Karzinom aus Ulkusnarbe entstehe. Allein sowohl Pylorusstenose als auch das Ulkuskarzinom kommen im Verhältnis zur einfachen sternförmigen, an der hinteren Magenwand und der kleinen Kurvatur gelegenen Narbe, sowie dem einfachen, nicht krebsig entarteten Ulkus so selten vor, daß auch durch besondere Berücksichtigung solcher Fälle an der endgültigen Ziffer der von selbst zur Heilung gelangenden und der tödlich verlaufenden Fälle wenig geändert würde. Wenn daher nach obiger Tabelle von den klinisch beobachteten Fällen durchschnittlich 10,6% tödlich endigen, so entspricht dies in der Wirklichkeit nur etwa höchstens 2—3% aller Ulkusfälle.

Vom klinischen Standpunkt aus mag es für die Beurteilung der klinischen Bedeutung und der Heilbarkeit des Ulkus eine gewisse Berechtigung haben und zweckmäßig erscheinen, nach dem Vorschlag von PLAUT zwischen eigentlichen Ulkuskranken und Ulkusträgern, d. h. solchen Personen, bei welchen das Ulkus völlig latent verläuft, zu unterscheiden. Man darf jedoch nicht vergessen, daß auch selbst kallöse und penetrierende Geschwüre keinerlei klinische Erscheinungen zu machen brauchen, aber trotzdem zum Durchbruch gelangen oder, wie z. B. in einem Fall FLORANDS, zum plötzlichen Verblutungstod führen können. Gleichwohl muß die klinische Prognose für das Ulkus überhaupt durch die an der Leiche festgestellte Tatsache, daß das Ulkus in der weitaus größeren Mehrzahl der Fälle zur Heilung gelangt, doch bis zu einem gewissen Grad beeinflußt werden, wie ja auch die frühere Anschauung vieler Ärzte, daß die Lungentuberkulose unheilbar sei, durch den pathologisch-anatomischen Nachweis der außerordentlichen Häufigkeit abgeheilter Spitzentuberkulose eine wesentliche Änderung erfahren hat. Aus der Tatsache des häufigen Vorkommens der sternförmigen Ulkusnarbe aber vielleicht schließen zu wollen, daß auch das klinisch in Erscheinung getretene Ulkus kein so schweres Leiden darstelle, wäre freilich ein ebenso verhängnisvoller Irrtum, wie wenn man wegen des häufigen Befundes tuberkulöser Narben in den Lungenspitzen eine manifeste beginnende Lungentuberkulose nicht mehr als eine Erkrankung ernstester Art betrachten wollte.

Das Verhältnis zwischen Ulkuskranken und Ulkusträgern mit dem zwischen Typhuskranken und Typhusbazillenträgern zu vergleichen, wie PLAUT es tut, ist jedoch, wie GRUBER (6) mit Recht betont hat, verfehlt. Denn tatsächlich hat ja auch der Ulkusträger ein wirkliches Geschwür, also einen aktiven Krankheitsvorgang in sich, ja vielleicht sogar ein Geschwür, welches nicht nur keinerlei Neigung zur Heilung besitzt, sondern sogar in kurzer Zeit zum Tod führen kann. —

Weit ungünstiger liegen die Verhältnisse zweifellos bei dem klinisch festgestellten Duodenalgeschwür. Wenn auch die schweren Blutungen im allgemeinen seltener zu sein scheinen als beim Ulcus ventriculi, so erfolgt doch, wie in dem Abschnitt über die Blutung gezeigt wurde, der Verblutungstod beim Duodenalgeschwür durchschnittlich 4—5mal so oft als beim Magengeschwür, während

der Tod durch Peritonitis infolge von Durchbruch mindestens 3—4mal
so häufig vorkommen dürfte. Dagegen sind allerdings schwere Ulkus- oder Narbenstenosen des Duodenums mit ihren Folgeerscheinungen außerordentlich viel seltener als
solche des Magens. Auch hochgradige allgemeine Ernährungsstörungen werden beim
Duodenalgeschwür beobachtet, doch nicht so häufig als beim Ulcus ventriculi. Übrigens
können diese Ziffern bei den Unterschieden, welche die verschiedenen Statistiken namentlich über die Häufigkeit des Duodenalgeschwüres aufweisen und bei der Schwierigkeit,
welche auch die Erkennung des Duodenalgeschwüres bietet, noch weniger als der Wirklichkeit entsprechend angesehen werden, als dies beim Ulcus ventriculi der Fall ist.

Berücksichtigt man bei Beurteilung der pathologischen Bedeutung des Duodenalgeschwürs das besonders von HART (3) festgestellte häufigere Vorkommen von Narben und
kleineren latenten Geschwüren, so tritt die gleiche Verschiebung ein wie bei der Beurteilung des Ulcus ventriculi unter Berücksichtigung der latenten Geschwüre und der sternförmigen Magennarbe. Das ändert aber auch hier, wie MELCHIOR (3) mit Recht hervorgehoben hat, nichts an der ernsten Bedeutung des klinisch offenbar gewordenen
Duodenalgeschwüres. —

Die pathologische Bedeutung des peptischen Ösophagusgeschwüres ist, wie vor
allem aus den Abschnitten über die Blutung und den Durchbruch zu ersehen ist, ebenfalls
eine sehr schwere. Nach dem auffallend seltenen Vorkommen von typischen Narben ist es
wahrscheinlich, daß die meisten Fälle von Ulcus simplex der Speiseröhre früher oder später
tödlich enden, sei es durch Verblutung bzw. Erschöpfung, sei es durch Perforation in benachbarte Organe, in die Pleurahöhle oder in einzelnen Fällen auch in die Bauchhöhle. Ein kleiner
Bruchteil mag an den Folgen einer narbigen Stenose der Speiseröhre zugrunde gehen. So
war in dem von A. FRAENKEL (2) beschriebenen Fall nach 3 jähriger Krankheitsdauer, nachdem schließlich eine vollkommene narbige Stenose dicht oberhalb der Kardia zustandegekommen war, der Tod durch Inanition eingetreten. Aber auch die kallöse Entartung des
Geschwüres kann, wie der von KAPPIS mitgeteilte Fall zeigt, zu einer so starken Verengerung der Speiseröhre führen, daß der Kranke schon binnen Jahresfrist der Inanition
erliegt. Nur in 2 Fällen wird über die Heilung eines peptischen Geschwüres der Speiseröhre berichtet. —

C. Pathogenese und Ätiologie der peptischen Schädigungen.

I. Gefäßtheorie.

a) Die Entstehung aus dem hämorrhagischen Infarkt.

Nach den obigen Darlegungen kann es keinem Zweifel unterliegen, daß die
typischen Formen der Erosion und das akute Ulcus simplex
sowohl des Magens als auch des Duodenums und der Speiseröhre
meistens aus einem hämorrhagischen Infarkt der Schleimhaut
bzw. der Wandschichten dieser Organe hervorgehen. In diesem Sinn
haben sich bereits MORIN, TONNÉ, BUDD und L. MÜLLER ausgesprochen und
H. LEBERT (5) hat wohl zuerst dieser Auffassung in ganz bestimmter Form Ausdruck gegeben, indem er das Ulcus simplex auf eine durch Kreislaufstörungen
hervorgerufene, umschriebene „schorfartige Nekrose" der Magenwand zurück-
führte. Diese Lehre hat von keiner Seite einen ernsthaften Widerspruch gefunden, denn die durch traumatische unmittelbare Gewebsverluste oder sonstige
Verletzungen, wie Verätzungen oder Verbrühungen entstandenen Geschwüre
sind nicht nur weit seltener als der typische, eben gerade durch seine
Spontaneität sich auszeichnende Prozeß, sondern entsprechen auch weder
in ihrem pathologisch-anatomischen Verhalten, noch in ihrem Verlauf dem
typischen Ulkus. Wenn auch nicht bestritten werden kann, daß, wie oben gezeigt
wurde, auch anämische Erosionen vorkommen, so gilt dies doch schwerlich
für das eigentliche, die Schleimhaut überschreitende Geschwür. Denn in allen
Fällen, in welchen der Schorf noch erhalten war oder auch nur Schorfreste
an dem frischen Defekt hafteten, zeigten diese stets einen ausgesprochen
hämorrhagischen Charakter, niemals den der Erweichung eines einfach abgestorbenen anämischen Gewebes.

Aus dieser Tatsache, daß die typische Erosion und das typische Geschwür aus einem hämorrhagischen Infarkt sich entwickeln und aus der weiteren Tatsache, daß, wie oben gezeigt wurde, die Form des vollendeten akuten Geschwüres, mag es die Gestalt eines senkrechten oder eines schiefen Trichters besitzen, in allen Stadien im allgemeinen dem durch die Verdauung des hämorrhagischen Infarktes entstandenen primären Defekt bzw. der ursprünglichen Infarktanlage entspricht, ergibt sich der zwingende Schluß, daß die Form des akuten Ulcus simplex sowie auch der Erosion im wesentlichen durch die Grenzen von Gefäßbezirken bestimmt wird. Dabei mag auch der zentrifugale Zug der durchbrochenen Muscularis mucosae in der von MOSZKOWICZ dargelegten Weise (s. S. 440) zum Zustandekommen der meistens runden Form beitragen. —

b) Die Magengefäße.

Für die Frage, wie die Trichterform des akuten Ulkus zustande kommt, sind daher die topographischen Verhältnisse der Magengefäße von größter Wichtigkeit. Von grundlegender Bedeutung für unsere Kenntnisse über den Verlauf der Magengefäße, und zwar sowohl der Arterien als auch der Venen, innerhalb der Magenwand sind die Untersuchungen HEINRICH FREYS (1) (1850), welche sich nicht nur auf den Magen verschiedener Tiere (des Hundes, der Katze, des Schafes und des Kaninchens), sondern auch auf den des Menschen erstrecken.

In seinem bekannten Handbuch der Histologie und Histochemie des Menschen hat FREY (2) das Ergebnis dieser Untersuchungen kurz zusammengefaßt. Er sagt hier: „die Arterien zerspalten sich schon im submukösen Bindegewebe, so daß sie mit feinen Ästchen schief aufsteigend zur Unterfläche der eigentlichen Schleimhaut gelangen. Hier lösen sie sich unter unbeträchtlicher Verfeinerung zu einem zierlichen Haargefäßnetz auf, dessen Röhren von 0,007—0,0048 mm mit gestreckten Maschen die Labdrüsen umspinnen und so zur Oberfläche der Mukosa vordringen, wo von ihnen mit rundlichem Netz die Ausmündungen der Labdrüsen umgeben, ebenso Schlingen in etwa vorhandene Papillen abgesendet werden. Aus der letzteren Partie des Haargefäßsystems allein findet der Übergang des Blutes in die venösen Anfangsäste statt. Dieselben stehen vereinzelter, so daß sie dem Abfluß des kapillaren Blutes einen gewissen Widerstand entgegensetzen werden. Diese venösen Anfangszweige gestalten sich unter rascher und starker Zunahme des Quermessers zu Gefäßstämmen, die, in senkrechter Richtung absteigend, die Schleimhaut durchsetzen, um in ein unterhalb letzterer gelegenes weitmaschiges horizontales Venennetz [von FREY (1) in seiner ersten Arbeit als Basalvenen bezeichnet] sich einzusenken. Mit geringeren, die Oberfläche der Schleimhaut betreffenden Modifikationen bleibt die Anordnung bei den verschiedenen Säugetieren die gleiche.'' —

In seiner ersten Arbeit hat FREY von dem Venensystem der Magenwand eine sehr klare Zeichnung gegeben, welche wegen ihrer Wichtigkeit hier wiedergegeben sei.

Im Text ist weiter die wichtige Bemerkung enthalten, daß die Vene a soeben aus der Muskularis herausgetreten ist, ferner, daß die Äste der Magenvenen gewöhnlich in schiefer Richtung die Muskelhaut unter Abgabe feiner Seitenzweige für diese durchsetzen. Über den Verlauf der Arterien heißt es dort: „Im allgemeinen ähnlich den venösen, häufig in inniger Begleitung derselben durchsetzen die arteriellen Stämme die Muskularis, diese mit feinen Zweigen versorgend. Auch noch im submukösen Zellgewebe bleiben sie bisweilen noch eine Strecke weit dicht bei den Venen und erreichen mit ihnen die Nähe der Magenblindsäcke, wo sie ebenfalls in horizontaler Richtung umbiegen. Niemals aber bilden sie nach jener Art jener regelmäßige, lange Basalgefäße. In anderen, und zwar häufigeren Fällen zerfallen, sobald das submuköse Gewebe erreicht ist, die Arterien baumförmig in Äste.'' Die Abb. 72 und 73 bringen diese Verhältnisse zur Darstellung.

Aus diesen Darlegungen FREYS in Verbindung mit den Abbildungen geht also klar hervor, daß sowohl die Arterien als auch die Venen die tieferen Magenschichten im allgemeinen in schiefer Richtung durchsetzen, bzw. der Schleimhaut zustreben, wobei die Arterienstämmchen oft schon in der Submukosa baumförmige Verzweigungen eingehen. Am Grund dieser (oberhalb der Muscularis mucosae) angelangt biegen sie, jedoch ohne wie die Venen längere Röhren zu bilden, auf kurze Strecken horizontal um und geben dann feine, in der Schleimhaut aufsteigende Ästchen ab, welche hier alsbald

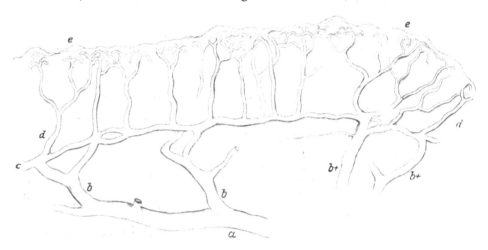

Abb. 71. Die Magenschleimhaut des Hundes mit dem Venensystem auf senkrechtem Durchschnitt. a der Venenstamm, b, b seine Äste, welche mit anderen b+ b+ die Basalvenen c bilden, die aufsteigenden Stämme d, d. e, e die Ausbreitung derselben an der Oberfläche. 25fache Vergrößerung. (Nach FREY: Zeitschr. f. ration. Med. 1850. Taf. IX.)

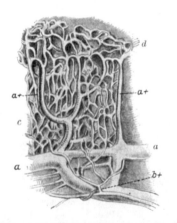

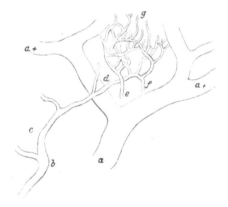

Abb. 72. „Die Magenschleimhaut mit den Venen a, den aufsteigenden Ästen a+ a+ und deren Ausbreitung d, welche letztere teilweise aus der Tiefe durchscheint. Die Arterie b mit ihren Zweigen b+, welche das Kapillarnetz c um die Labdrüsen bilden. Letzteres ist nicht vollkommen bis zur Oberfläche der Schleimhaut gefüllt. 35fache Vergrößerung." (NachFREY: Zeitschr.f. rationelle Med. 1850. S. 315. Taf. IX. Fig. II.)

Abb. 73. „Kapillargeflechte unter den Labdrüsen. b Arterie, bei d ihr Ast, der in das Geflecht tritt. e, f Zwei andere arterielle Stämmchen. a ein Venenstamm; a+ a+ seine Äste, welche sich in Basalvenen fortsetzen. Aus den rechten geht ein aufsteigender Zweig ab. Bei g das Geflecht. 100fache Vergrößerung." (Nach FREY: l. c. Taf. IX, Fig. V.)

in ein langgestrecktes, die Drüsen umspannendes Kapillarnetz übergehen, welches mit dem an der Schleimhautoberfläche gelegenen Kapillarnetz in Verbindung tritt. Aus diesem sammeln sich die die Schleimhaut senkrecht oder

leicht schräg durchlaufenden Venen, und zwar in weiteren Abständen als
Arterienästchen in die Schleimhaut eintreten, so daß nach FREY zwischen
2 Venenstämmchen 3—4 in die Schleimhaut eintretende Arterienstämmchen
liegen können. Diese Venenstämmchen münden dann an der Basis der Schleimhaut in ein weitmaschiges Netz (Basalvenen), von welchem abzweigende Äste
die Muscularis mucosa durchbrechen und die Submukosa und Muskularis schräg
durchsetzen.

Später hat dann MALL sehr sorgfältige Untersuchungen über die Blut- und Lymphgefäße
des Magens angestellt und diese durch vortreffliche Abbildungen erläutert. Das Ergebnis
dieser Untersuchungen, welche übrigens nur den Magen
des Hundes betreffen, stimmt im wesentlichen
mit den Angaben FREYs vollkommen überein,
wie mit größter Klarheit aus der nebenstehend wiedergegebenen schematischen Darstellung aus der MALL-
schen Arbeit zu ersehen ist.

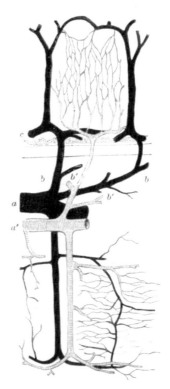

Vergleicht man diese Abbildung mit den Abbildungen
FREYS, so erkennt man durchaus die gleichen Verhältnisse. Die Vena a entspricht dem zunächst der Muskularis gelegenen Stamm a, die Venen b den gleich-
bezeichneten von der Schleimhaut herabkommenden
Venenästen b, das Venennetz c den FREYSCHEN Basalvenen in den FREYSCHEN Zeichnungen. Wie in diesen
sieht man auch in der Darstellung MALLS, wie im wesentlichen die Arterien und Venen zusammen in gleicher
Richtung verlaufen. Die von der Arterie a' abgehende
strebt in ausgesprochen schiefer Richtung der
Schleimhaut zu und in noch viel höherem Grade zeigen
die von ihm abgehenden Zweige b' einen schiefen Verlauf, ganz ähnlich wie die submukösen Arterienäste in
den FREYSCHEN Abbildungen (Abb. 72 und 73).

Nach den Untersuchungen DISSES über
die Gefäße der menschlichen Magenschleimhaut
sind die Arterien der Magenschleimhaut anatomische Endarterien, welche aus einem anastomosierenden Netz der Submukosa zur Muscularis
mucosae aufsteigen, dieser dicht anliegend zunächst eine Strecke weit horizontal verlaufen,
dann in die Schleimhaut gelangen und nach
Eintritt in diese sich in Äste 1., 2. und oft auch
3. Ordnung teilen. Die Äste 1. Ordnung liegen
dicht über der M. mucosae und zeigen, wie auch
die Äste 2. Ordnung, oft Schleifen und spiralige
Windungen, noch häufiger aber, wenn die 1.
und 2. Teilung unmittelbar übereinander liegen,
mannigfaltige knäuelartige Bildungen, welche an
Nierenglomeruli erinnern können. Jede von der
Submukosa kommende Endarterie versorgt nach

Abb. 74. Arterien und Venen
der Magenwand des Hundes,
Erläuterung im Text. (Nach
MALL: Versels and walls of dogs
stomach. Johns Hopkins Hosp.
Reports V. 1892.)

DISSE (2) einen zylindrisch geformten Schleimhautbezirk von einem Durchmesser bis zu 2,5 mm. Die erwähnten spiraligen Windungen und knäuel-
förmigen Bildungen dienen zur Regulierung der Blutfüllung bei leerem und
gefülltem Magen, indem sie bei kontrahiertem Magen dem Einströmen des
Blutes einen Widerstand entgegensetzen, während bei der mit einer Dehnung
der Schleimhaut verbundenen Erweiterung des Magens sie sich ausgleichen und
damit das Einströmen des Blutes erleichtern. Dem gleichen Zweck dient nach
DOVEN der eigenartige Bau der Wand der submukösen Arterien, welche
nämlich neben der Ringmuskulatur auch noch eine aus 2—3 Zellagen bestehende in der Adventitia gelegene Längsmuskelschicht besitzen. Diese

Untersuchungen Disses wurden im wesentlichen von Djorup bestätigt, wenn es ihm auch gelang, vereinzelte, übrigens wegen ihrer geringen Zahl und Feinheit ungenügende Anastomosen der Schleimhautarterien nachzuweisen.

Auch nach den Untersuchungen von Reeves steigen die Arterien der Submukosa schief zur Schleimhaut empor und zwar bilden sie in seiner Abbildung 6 einen Winkel von 25—43° zur Schleimhaut. Ebenso betont Djorup nachdrücklich, daß die Arterien der Kurvaturen, besonders in der Pars pylorica die Muskularis schräg durchsetzen, und zwar sowohl im kontrahierten als auch im erschlafften Magen.

Nach Stromeyer ist sowohl für den Magen des Hundes als auch für den des Menschen die Richtung, in welcher die Gefäße durch die Muskelhaut hindurchtreten, überhaupt keine gesetzmäßige, sondern scheint vielmehr großen Schwankungen unterworfen zu sein: „Manche Gefäße treten senkrecht durch die Muskularis, manche verlaufen in der Längsrichtung des Magens schräg pylorus- oder kardiawärts durch die Muskularis. Andere wieder haben eine schräge Richtung zur Vorder- oder Hinterwand in einer zum Magen queren Ebene und noch andere durchsetzen in anderen Ebenen schräg die Magenwand. Es wurde besonders auf das Pylorusgebiet geachtet und dort fanden sich dieselben Verhältnisse. Die Äste, welche zunächst quer an der Magenwand außen verlaufen und dann die Muskularis durchsetzen, bevorzugen zwei Richtungen, entweder treten sie senkrecht durch oder schräg in der — meist zum Magen queren — Verlaufsebene bleibend. Am Duodenum bestehen ganz ähnliche Verhältnisse." Auch in

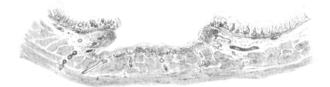

Abb. 75. Schnitt durch ein bis in die Submukosa reichendes Magengeschwür. Links ein schräg zur tiefsten Stelle des Geschwürsgrundes ansteigendes Arterienästchen. (Nach einem Präparat des Erlanger pathologischen Instituts.)

den von ihm untersuchten Magengeschwüren konnte Stromeyer dieses wechselnde Verhalten der Magengefäße bestätigen. Besonders in seinem Fall 8 ist in der Submukosa ein in stark schiefer Richtung zum Geschwürsrand ansteigendes, ansehnliches Arterienästchen zu erkennen. Auch in der Abb. 73, welche nach einem Präparat des Erlanger pathologischen Instituts gezeichnet ist, sieht man, wie ein stärkeres Arterienstämmchen in schräger Richtung zum Rand des Geschwürsgrundes aufsteigt.

Es ist ganz unverständlich, daß Stromeyer trotz dieser Feststellung des schiefen Verlaufes der Magengefäße sowohl in der Muskularis als auch in der Submukosa zu dem Schluß kommt, daß diese Anordnung der Arterien und Venen es unmöglich mache, daß die Trichterform des Ulcus simplex in Anlehnung an das Gefäßsystem zustande komme. Denn nach den Abbildungen von Frey und Mall kann doch darüber kein Zweifel bestehen, daß das von Stromeyer abgebildete Gefäß, ebenso wie das in Abb. 73 abgebildete, zur Blutversorgung des untergegangenen Bezirkes der Magenwand in Beziehung gestanden hatte.

Stromeyer meint ferner: „Der Annahme aber, daß wenigstens auf die tiefer bis zur Muskularis und Serosa reichenden Ulzera ein schräger muskulärer Gefäßverlauf trichterbildend einwirken könne, widerspricht die bekannte Tatsache, die auch von uns wieder festgestellt werden konnte, daß im wesentlichen die Trichterachse pylorus-kardialwärts orientiert ist und in dieser Richtung die Magenwand von innen nach außen schräg durchsetzt, während, wie dargelegt, die Gefäße in den verschiedensten Richtungen verlaufen."

Wie aus der obigen Schilderung sowohl des frischen als auch des chronischen Magengeschwüres und aus den zahlreichen Abbildungen klar ersichtlich ist, ist dieser Einwand STROMEYERS unbegründet. Denn es geht aus dieser Schilderung hervor, daß der Verlauf der Trichterachse beim Ulcus simplex den größten Schwankungen unterworfen ist, was ganz in Übereinstimmung mit dem wechselnden Verlauf der Magengefäße in der Submukosa und Muskularis steht und offenbar gerade in diesem Verhalten der Magengefäße im wesentlichen begründet ist. Dazu sei ausdrücklich nochmals bemerkt, daß die charakteristische Form eines senkrechten oder noch häufiger eines schiefen Trichters schon vom ersten Anfang an bei dem frisch entstandenen „akuten" Geschwür mit noch anhaftenden Schorfresten vorhanden ist und nicht erst später als eine sekundäre Erscheinung sich entwickelt. Auf die besonderen Verhältnisse der Magengefäße an der kleinen Kurvatur, wie sie von REEVES, JATROU, HOFMANN und NATHER und zuletzt von BERLET festgestellt wurden, wird in einem späteren Abschnitt ausführlich einzugehen sein. —

Es ist das Verdienst VIRCHOWS (2) diesen Zusammenhang zwischen der scharf umschriebenen charakteristischen Begrenzung des typischen Ulcus simplex mit einem in seiner Gestalt und Ausdehnung durch den Verlauf der Gefäße bestimmten Infarktgebiet richtig erkannt zu haben. Die meisten Autoren, wie ORTH, E. KAUFMANN, RIBBERT, HERXHEIMER u. a. haben sich auf Grund ihrer Beobachtungen dieser Auffassung von der Entstehung der Trichterform des Ulcus simplex angeschlossen. So schreibt z. B. ORTH: „Es mag dabei noch einmal betont werden, daß bei ihrer Entstehung Zirkulationsstörungen irgendwelcher Art die hervorragendste Rolle zu spielen scheinen, was besonders auch daraus zu schließen ist, daß wenigstens bei den typischen frischen Geschwüren der ganze Geschwürstrichter dem Verbreitungsgebiet eines Arterienastes, dessen Stumpf man ja auch öfters in dem Geschwürsgrund vorfindet, entspricht, so sehr, daß die schräge Stellung der Achse des Geschwüres durchaus mit dem schrägen Verlauf der Gefäße in der Magenwand übereinstimmt." Wenn RIBBERT später der Meinung Ausdruck gegeben hat, daß die runde Form der hämorrhagischen Erosion und des Ulkus gegen die Entstehung durch eine Kreislaufstörung spreche, so ist dies schwer verständlich und wird namentlich auch durch die experimentell auf embolischem oder neurogenem Weg erzeugten Geschwüre widerlegt, welche ebenfalls meistens von runder oder rundlicher Gestalt sind und deren Entstehung auf andere Weise gar nicht gedacht werden kann. —

c) Entstehung des hämorrhagischen Infarktes.

So klar es nun auch ist, daß sowohl die hämorrhagische Erosion als auch das akute Ulcus simplex aus hämorrhagischen Infarkten hervorgehen und daß die Form des akuten Defektes, insbesondere auch die charakteristische schiefe Trichterform des typischen Geschwüres der Form des Infarktgebietes entsprechen, diese Form aber im wesentlichen durch das Verhalten der Gefäßbezirke der Magenwand bedingt wird, so sind doch für die Art des Zustandekommens des hämorrhagischen Infarktes selbst verschiedene Möglichkeiten ins Auge zu fassen. Unter allen Umständen setzt die Entstehung des hämorrhagischen Infarktes eine schwere örtliche Kreislaufstörung voraus, welche in einer dauernden oder wohl auch nur vorübergehenden Unterbrechung bzw. genügend starken Verlangsamung des Blutstromes bestehen kann. In letzterem Fall muß jedoch die Kreislaufstörung jedenfalls von so langer Dauer sein, daß die für das Zustandekommen des Infarktes notwendige Schädigung des Gewebes und ihre Folgen eintreten, wozu aber bei der der Einwirkung des Magensaftes ausgesetzten Magenschleimhaut offenbar nur kurze Zeit erforderlich ist. Sehr lehrreich ist ein von Gruber [bei Gruber und Kratzeisen (3)] beobachteter Fall, in welchem sich nach vorübergehender Anlegung einer Laneschen Magenklemme während der Operation und der dadurch bedingten kurzen Blutsperre ein akutes tiefgreifendes Geschwür entwickelt hatte, welches bereits 12 Stunden nach der Operation durch Annagung eines größeren Gefäßes zum Verblutungstod führte. Vielleicht genügt, wenigstens für das Zustandekommen der auf die Schleimhaut beschränkten Erosionen, auch schon eine starke Überfüllung der Kapillaren und eine Verlangsamung des Blutstromes, wie sie durch plötzliche Stauung allein entstehen kann. Jedenfalls muß völlige Stase die Nekrose der Schleimhaut, bzw. die Bildung eines hämorrhagischen Infarktes zur Folge haben. Die Ansicht Blochs (1), daß die Kreislaufstörung allein nicht genüge um eine Nekrose der Schleimhaut hervorzurufen, sondern daß das Entscheidende das Zugrundegehen des Oberflächenepithels sei, ist jedenfalls völlig unbegründet. Das Absterben des Oberflächenepithels ist vielmehr ebenso eine Folge der Kreislaufstörung wie die Nekrose des ganzen Infarktgewebes. —

Für den Sitz der Kreislaufstörung kommt sowohl das arterielle als auch das venöse Gebiet der Magenwand in Betracht. Die auf die Schleimhaut beschränkten Erosionen sind jedenfalls auf einen Verschluß der kleinsten innerhalb der Schleimhaut selbst aufsteigenden Arterienästchen oder auf eine Behinderung des Blutabflusses in den Venen der Schleimhaut zurückzuführen. Vielleicht können kleinste oberflächliche Erosionen auch durch Unwegsamkeit von Teilen des Kapillargebietes der Schleimhaut selbst entstehen.

Die in die tieferen Schichten der Magenwand, manchmal selbst bis zur Serosa reichenden, zum akuten Geschwür führenden, hämorrhagischen Infarkte können jedoch, soweit sie auf mechanischem Weg zustande kommen, nur durch Störung der Blutströmung in größeren Arterien und Venenstämmen der Submukosa oder der Muskularis ihre Erklärung finden, und zwar kommen hier hauptsächlich die mehr oder weniger schräg zur Schleimhaut aufsteigenden Arterienäste, bzw. die diesen entsprechenden Venen, bei den bis tief in die Muskularis oder bis zur Serosa reichenden Infarkten aber die größeren Arterien- und Venenstämme sowohl der Submukosa als auch der Muskularis in Betracht.

Virchow hat bereits die Ansicht ausgesprochen, daß sich in den Arterien des an das arteriell gesperrte Gebiet angrenzenden kollateralen Gefäßbezirkes eine bis in die Venen fortpflanzende Drucksteigerung einstelle, welche wegen Herabsetzung des Druckes in den Venen des gesperrten Gebietes bei dem Bestehen von venösen Anastomosen zwischen beiden Gebieten eine rückläufige Strömung in den Venen des gesperrten Bezirkes und damit eine Stauungshyperämie desselben zur Folge haben müsse. J. Cohnheim (2) hat diese Lehre, insbesondere für die Entstehung des hämorrhagischen Lungeninfarktes, verwertet und auf die Bedeutung der sog. Endarterien für das Zustandekommen des hämorrhagischen Infarktes überhaupt hingewiesen. Durch spätere Untersuchungen, namentlich von Blessig, Cohn, Litten, v. Recklinghausen (2) u. a. wurde aber gezeigt, daß die blutige Anschoppung des verlegten Gebietes durch die kollateralen Arterien auf dem Weg der untereinander verbundenen Kapillarbezirke erfolgt. Nach v. Recklinghausen (?) wird die Blutung besonders dadurch begünstigt, daß durch sekundäre Bildung hyaliner Thromben sowohl in den eigentlichen Kapillaren als auch in den kapillären Arterien und Venen für den durch den kollateralen Zustrom kaum hergestellten Blutstrom Hindernisse entstehen, wodurch starke Drucksteigerungen erzeugt werden, welche dann die kolossale Blutung aus den noch wegsamen Gefäßen veranlassen.

Auch der hämorrhagische Infarkt der Magenwand bzw. der Magenschleimhaut dürfte in vielen Fällen auf diese Weise und nicht durch rückläufigen Venenstrom zustande kommen und es ist sehr wahrscheinlich, daß dabei jene von v. Recklinghausen (2) bei dem hämorrhagischen Lungeninfarkt festgestellten sekundären Thrombosen ebenfalls eine bedeutsame Rolle spielen. Denn auch hier kann man, namentlich in den frischen hämorrhagischen Infarkten der

Schleimhaut, solche hyaline Thromben in den feinsten Gefäßen, besonders den Kapillaren oft nachweisen.

Nach den Untersuchungen RICKERS und der unter seiner Leitung angestellten Tierversuche von KNAPE, NATUS, PAWLICKI und REGENDANZ kann es jedoch keinem Zweifel unterliegen, daß eine hämorrhagische Infarzierung des Gewebes lediglich auch durch eine auf örtlichen Innervationsstörungen beruhende Diapedesisblutung zustande kommen kann. Und zwar erfolgt nach diesen Untersuchungen die Bildung des hämorrhagischen Infarktes dadurch, daß nach Einwirkung irgendeines Reizes auf die Gefäßnerven die Erregung der Vasodilatatoren noch fortdauert, wenn die Erregbarkeit der Konstriktoren bereits erloschen ist und dadurch ein Strömungscharakter in dem erweiterten Kapillargebiet sich einstellt, bei welchem zwar die Triebkraft des Blutes schnell und stark herabgesetzt wird, aber immerhin stellenweise eine Strömung so lange erhalten bleibt, bis sich ein starker Grad von hämorrhagischer Infarzierung des Gewebes ausgebildet hat. Haben dann auch die Vasodilatatoren ihre Erregbarkeit völlig eingebüßt, so kommt es zur allgemeinen und endgültigen Stase.

HART (1), welcher die peptischen Schädigungen hauptsächlich auf vasomotorische Störungen, zum Teil in Verbindung mit Gefäßerkrankungen, zurückführt, ist der Ansicht, daß die durch einen Gefäßkrampf bedingte Ischämie zunächst zu einer Schleimhautnekrose führe, in deren Gebiet eine Andauung und Eröffnung von Kapillaren mit nachfolgender Blutung möglich sei. Vorwiegend dürfte es aber auch nach HART nicht dieser passive Vorgang sein, der zur Blutung führe, sondern die nachfolgende Lähmung der Konstriktoren und antagonistische Tätigkeit der Vasodilatatoren, die dem Blut den Weg wieder freigebe. Nun erfolge die Blutung entweder unmittelbar in den Magen, wenn die ischämische Stelle schon weggedaut sei, oder aber sie sprenge erst die durch Andauung geschädigten Kapillaren und reiße das tote Gewebe mit sich fort. Die hämorrhagischen Erosionen hingegen entständen dann, wenn die Ischämie durch Reizung der Vasokonstriktoren nur kurze Zeit bestanden habe und noch ehe der Bezirk unter der Andauung erheblich gelitten habe, die nachfolgende Gefäßerweiterung und Blutstase zur Diapedesisblutung führe. Je umfangreicher die Blutung in der Schleimhaut sei, um so mehr kann man auch mit kleinster Rhexisblutung rechnen. Die Andauung der geschädigten Schleimhaut erfolge bei den Stigmata vor der Blutung, bei den hämorrhagischen Erosionen hingegen nach ihr. Die Ausbildung typischer peptischer Geschwüre dürfte ferner mitbedingt sein durch die Größe der geschädigten Schleimhautbezirke und durch die Stärke und Dauer der auf die Blutgefäße wirkenden Nervenzweige.

Diesen Darlegungen HARTs, von der Entstehung des hämorrhagischen Infarktes bzw. des akuten Defektes, welche sich an die erwähnten Untersuchungen RICKERS anlehnen, kann man im allgemeinen gewiß zustimmen, nur ist ergänzend hinzuzufügen, daß der hämorrhagische Infarkt und damit auch der primäre peptische Defekt sich keineswegs auf die Schleimhaut zu beschränken brauchen, sondern bei Verschluß oder Berstung größerer Arterienstämmchen oder aber bei Innervationsstörungen, welche sich auf größere Bezirke auch der tieferen Magenschichten erstrecken, sogleich alle Schichten der Magenwand durchsetzen und damit selbst ganz akut zum Durchbruch führen können. —

Die Entwicklung des Ulcus simplex ist ebenso wie die der Erosion, gleichviel ob es in kurzer Zeit zur Heilung gelangt oder ein chronisches Geschwür zustande kommt, stets eine akute, und zwar können nicht nur kleine und kleinste, sondern, wie z. B. die in Abb. 13, S. 382 und Abb. 16, S. 387 abgebildeten Fälle zeigen, auch sehr umfangreiche, die sämtlichen Schichten der Magenwand durchsetzende Defekte in kürzester Zeit, wahrscheinlich schon in wenigen Stunden, entsprechend dem Ablauf des Verdauungsvorganges, entstehen. (Siehe Nachtrag S. 756.) Die hämorrhagischen Erosionen dürften, wie auch Gruber hervorhebt, selbst in Bruchteilen einer Stunde sich entwickeln, wie ja auch Westphal und andere Autoren die Entstehung solcher bei ihren Tierversuchen tatsächlich unter ihren Augen verfolgen konnten.

Cruveilhier (4) hat daher bereits das „ulcère aiguë de l'estomac" scharf von dem chronischen Ulcus simplex getrennt und hervorgehoben, daß ersteres viel häufiger zum Durchbruch führe als das chronische, „lequel est presque toujours suivi d'adhérences salutaires." Auch Bamberger, Leudet und Niemeyer haben auf die akute Entstehung und den akuten Verlauf dieses Geschwüres hingewiesen und Dieulafoy (1) bezeichnet den von ihm als Exulceratio simplex benannten Prozeß, welcher, wie gezeigt wurde, von dem akuten Ulcus simplex nicht zu trennen ist und sich mit dem Begriff der ulcération aiguë völlig deckt, als „un processus rapide". Nach Sidney Martin und Taylor, welche ebenfalls zwischen dem akuten Geschwür und dem chronischen scharf unterscheiden, wird dieser akute Verlauf des Ulcus simplex vor allem bei jugendlichen Personen, und zwar besonders häufig beim weiblichen Geschlecht beobachtet. Auch die im Verlauf akuter Infektionskrankheiten und bei Verbrennungen auftretenden Geschwüre, welche ebenfalls oft schon in kürzester Zeit zum Durchbruch gelangen, sind hierher zu rechnen. So hat z. B. Gundelach bei einem 23jährigen, am 4. Tag nach einem kriminellen Abort an Sepsis verstorbenen Mädchen an der hinteren Magenwand, nahe der kleinen Kurvatur ein akutes, offenbar embolisch entstandenes, zehnpfennigstückgroßes Geschwür beobachtet, welches in ganzem Umfang in die Bauchhöhle durchgebrochen war.

Die Annahme Joests, daß Erosionen in der Regel 1—2 Tage zu ihrer Entwicklung brauchen, ist auf Grund der experimentellen Untersuchungen sicher nicht zutreffend, ebensowenig die Ansicht, daß die Entstehung eines akuten peptischen Geschwüres bzw. Defektes etwa eine Woche beanspruche. Nach Joest sollen Geschwüre innerhalb 2—3 Tagen sich entwickeln, der Durchbruch eines Geschwüres dagegen nicht vor dem 6. Tag erfolgen. Auch Payr fand bei seinen experimentellen Untersuchungen größere Geschwüre im Anschluß an embolische Verstopfung von Gefäßen gewöhnlich erst nach 24 bis 48 Stunden, ja manchmal erst nach mehreren Tagen. Die Schnelligkeit, mit welcher ein bis in die tieferen Schichten der Magenwand reichender oder diese völlig durchsetzender peptischer Defekt zustande kommt, hängt eben im allgemeinen von dem Umfang des primären Infarktgebietes ab. Erstreckt sich dieses, wie es vielleicht meistens der Fall ist, nur bis in die Submukosa oder die innere Schicht der Muskularis, so mag vielleicht, sofern es überhaupt zum Durchbruch kommt, die Zerstörung der tieferen, noch lebenden Schichten der Magenwand die Zeit von mindestens 6 Tagen beanspruchen. Reichte der Infarktbezirk aber von Anfang an bis tief in die Muskularis hinein oder vollends bis zur Serosa, so wird jedenfalls auch der Durchbruch in kürzester Zeit erfolgen können. Übrigens muß man auch bedenken, daß der Zeitpunkt der ein Ulkus bedingenden Infarktentwicklung keineswegs immer mit dem Zeitpunkt irgendeiner zur Infarktbildung führenden äußeren Einwirkung sich zu decken braucht, so daß es z. B. im Experiment, sofern man nicht am freigelegten und eröffneten Magen beobachtet, überhaupt schwer zu beurteilen ist, wann die Entwicklung eines vielleicht einige oder mehrere Tage nach dem experimentellen Eingriff vorgefundenen Geschwüres tatsächlich begonnen hat. Das gleiche gilt auch für Beobachtungen am Menschen, wenn aus irgendeinem äußeren Anlaß die Entwicklung eines frischen Ulkus stattgefunden hat. —

d) Die arteriellen und kapillären Kreislaufstörungen.

Für die arterielle bzw. kapilläre Kreislaufstörung kommen bei der Entstehung der Erosion und des akuten Ulkus folgende Ursachen in Betracht:

1. Embolie. 2. Autochthone und fortgeleitete Thrombose oder Berstung von Gefäßen durch Gefäßerkrankungen. 3. Verschluß durch Arterienkrampf oder Kompression der Gefäße durch Krampf der Magenmuskulatur.

1. Tierversuche.

Die Möglichkeit der Entstehung sowohl von hämorrhagischen Schleimhauterosionen als auch von akuten tieferen Geschwüren durch Embolie ist experimentell bewiesen.

L. Müller (1860) hatte bereits versucht bei Kaninchen durch Unterbindung von Magenarterien das Ulcus simplex zu erzeugen. Es fanden sich jedoch bei den nach einigen Wochen getöteten Tieren weder Geschwüre noch Narben. Das gleiche Ergebnis hatten ähnliche Versuche von Fenwick (2), ebenso Versuche von Roth (1869), welcher kleine Magenarterien unterbunden hatte. Auch die Versuche Pavys (1863), welcher durch gleichzeitige Unterbindung zahlreicher Magengefäße große Abschnitte des Magens von der arteriellen Blutzufuhr ausschaltete, führten zu keinem sicheren Ergebnis. Es kam bei diesen Versuchen nur dann zur Geschwürsbildung, wenn den Tieren gleichzeitig Säure in den Magen eingeführt wurde. Da aber bei letzterer Maßnahme auch ohne Gefäßunterbindung eine Anätzung der Schleimhaut und Geschwürsbildung beobachtet wurden, so erscheint auch bei diesen Versuchen die Bedeutung der Gefäßunterbindung für die Geschwürsbildung zweifelhaft.

Ebenso konnte Körte nach Unterbindung kleiner Magengefäße des Kaninchens hier und da höchstens kleine punktförmige Blutaustritte der Magenschleimhaut beobachten. Auch Licini, welcher bei 4 Hunden die von den beiden Kurvaturen auf die vordere Magenwand übergehenden Gefäße unterband, hatte beidiesen Versuchen ein negatives Ergebnis.

Hier ist auch ein von Fr. Schultze beim Menschen beobachteter Fall anzuführen, an welchem wegen heftiger Blutungen eines Ulcus ventriculi die A. coronaria dextra und sinistra unterbunden worden waren, ohne daß bei der nach 2 Jahren vorgenommenen Resektion irgendwelche, auf eine vorausgegangene Nekrose zu beziehenden Narben gefunden worden wären.

Von Interesse sind die Versuche Litthauers, welcher bei Hunden bis zu $^1/_3$ der an der kleinen und großen Kurvatur in den Magen eintretenden Gefäße unterbinden konnte, ohne damit eine Geschwürsbildung im Magen zu erzielen. Auch Braun konnte bei ähnlichen Versuchen keine Veränderungen am Magen des Hundes beobachten. Als ein Beweis gegen die Annahme, daß das Magengeschwür, bzw. der peptische Defekt des menschlichen Magens durch einen arteriellen Gefäßverschluß irgendwelcher Art hervorgerufen wird, sind jedoch diese negativen Ergebnisse in keiner Weise zu verwerten. Sie zeigen nur, daß beim Hund die in den Magen eintretenden Gefäße offenbar in den tiefen Schichten der Magenwand mit so ausreichenden Anastomosen verbunden sind, daß sogleich ein Kollateralkreislauf gebildet wird. Ist es doch auch nur so zu erklären, daß bei den umfangreichsten Magenresektionen keine Geschwürsbildung beobachtet wird. Die Versuche Litthauers und der genannten anderen Untersucher wären wahrscheinlich anders ausgefallen, wenn sie Arterienäste der Submukosa in der Gegend der kleinen Kurvatur oder der Pars pylorica unterbunden hätten. Denn die schon erwähnten Untersuchungen von Reeves, Jatrou, Hofmann und Nather, sowie von Berlet über das Gefäßsystem des Magens, auf welche später noch ausführlich einzugehen sein wird, haben gezeigt, daß diese submukösen Arterien im ganzen Gebiet der kleinen Kurvatur und der Pars pylorica als funktionelle Endarterien betrachtet werden müssen.

Jedenfalls zeigen die Beobachtungen am Menschen, wie namentlich der Fall Baumanns beweist, unwiderleglich, daß beim menschlichen Magen der embolische Verschluß von Magenarterien zum hämorrhagischen Infarkt der Magenwand führen kann. Übrigens kam Baron bei ähnlichen Versuchen, wie Litthauer sie angestellt hat, zu ganz entgegengesetzten Ergebnissen. Nach Unterbindung aller größeren Gefäße vom Pylorus bis zur Kardia fand er bei Hunden 2—5 Tage nach der Operation eine ausgedehnte Nekrose des ganzen Magens und bei 6 Tieren, welche die Operation bis zu 8 Tagen überlebt hatten, war es zur Entwicklung runder Geschwüre gekommen, welche meistens im mittleren Abschnitt der kleinen Kurvatur, auch an der vorderen Magenwand und in der Nähe des Pylorus gelegen waren. Und bei 3 Tieren, welche 14 Tage nach der Operation getötet worden waren, zeigten sich bereits in Vernarbung begriffene Geschwüre. Diese Versuchsergebnisse stimmen tatsächlich in auffallender Weise mit den neueren Untersuchungen der genannten Autoren über die Magengefäße überein. — Das Ausbleiben schwerer Kreislaufstörungen im Fall Schultzes aber ist jedenfalls dadurch zu erklären, daß zwischen dem oberen und unteren arteriellen Gefäßbogen des Magens, d. h. zwischen den beiden Coronariae superiores und den beiden Gastro-Epiploicae s. coron. inferiores fast in gerader Linie über die Magenwand verlaufende, stärkere Verbindungsäste bestehen, welche wohl imstande sind, einen Kollateralverlauf zu ermöglichen.

Auch war es PANUM (1862) gelungen, durch Injektion einer Emulsion feiner, schwarz gefärbter Wachskügelchen in die Blutbahn bei Hunden typische hämorrhagische Erosionen und auch tiefere, bis zur Muskularis reichende hämorrhagische Infarkte mit akuter Geschwürsbildung zu erzeugen. PANUM injizierte die Emulsion mittels eines längeren Katheters, welchen er in die A. cruralis einführte und bis zur Höhe der untersten Rippe vorschob. Bei einem dieser Versuche zeigte der Magen folgenden Befund: ,,Die Magenschleimhaut war mit vielen kleinen Ekchymosen von der Größe eines Sandkorns bis zu der eines Hanfsamens übersät. Die Form dieser Ekchymosen war unregelmäßig. Die Schleimhaut ging teils über sie hinweg, teils aber war sie über denselben bereits verschwunden, so daß die ekchymosierten Stellen zugleich vertiefte Geschwüre bildeten. Am Fundus des Magens fand sich ein größeres Ulkus von der Größe einer Haselnuß mit schwarzem Wall und grauschwarzem Grunde. Bei der mikroskopischen Untersuchung konnte man kein eigentliches Extravasat, sondern nur eine ganz außerordentlich starke Gefäßinjektion in den Kapillaren der Drüsenschicht wahrnehmen. Die durch ihre schwarze Farbe sehr leicht kenntlichen Wachskügelchen saßen größtenteils in den durch die Muskularis aufsteigenden Ästen, da wo diese pinselförmig in die Schleimhaut eintraten. Nur an den schwarzroten, scheinbar ekchymosierten Stellen der Schleimhaut konnten die schwarzen Wachskügelchen aufgefunden werden, nicht aber auf den Durchschnitten der normal gefärbten unveränderten Schleimhaut.''

Bei einem anderen Versuch fanden sich auf der stark geröteten Magenschleimhaut ,,zahlreiche schwarze Flecke von der Größe eines Sandkorns bis zu der einer Erbse. Diese Stellen waren vertieft und manche derselben drangen fast bis zur Muskularis in die Tiefe, indem die Schleimhaut mit den Magendrüsen von der Magenoberfläche her zerstört war, mit Hinterlassung der Labzellen, welche noch besser als in den gesunden Partien konserviert waren. Durch Imbibition dieser umgrenzten Stellen hatten diese Partien unter dem Mikroskop eine dunkelbraune Farbe. An der Grenze dieser ulzerierten Stellen gegen die Muskelhaut waren die Gefäße von vielen schwarzen Wachskügelchen verstopft, an den gesunden Partien der Magenschleimhaut war aber kein einziges derselben vorhanden.'' In ähnlicher Weise konnte PRÉVOST COTTARD durch Injektion von Tabakkörnern in die Aorta von Kaninchen Geschwüre des Magens erzeugen.

Später hat dann J. COHNHEIM (2) die PANUMschen Versuche in der Weise abgeändert, daß er nach Bloßlegung des Magens in eine der von der A. lienalis abgehenden A. gastricae eine Aufschwemmung von Chromblei injizierte. Wurde dabei die Kanüle ziemlich weit vorgeschoben, so glückte es meist die in die Submukosa und Schleimhaut tretenden Äste der Arterien vollständig zu verlegen, während die Äste der Muskularis freiblieben. Bei der am folgenden oder den nächsten Tagen vorgenommenen Sektion so behandelter Tiere fanden sich ,,große Geschwüre mit steil abfallenden Rändern und ganz reinem Grunde, in der Regel von längselliptischer Gestalt''. Es gelang leicht in den größeren zum Geschwür tretenden Arterienästen das Chromblei nachzuweisen. Zu ganz ähnlichen Ergebnissen gelangte später auch PANOW, welcher ebenfalls Aufschwemmungen von Chromblei in die Magenarterien injizierte.

Ebenso hat SCHRIDDE nach Injektion von Olivenöl in die linke Carotis eines Kaninchens Erosionen der Magenschleimhaut erhalten (Abb. 6). Da jedoch alle anderen derartigen sowohl an Kaninchen als auch an Hunden angestellten Versuche ein negatives Ergebnis hatten, so läßt SCHRIDDE es dahingestellt, ob die beobachteten Erosionen mit der Ölinjektion in Verbindung zu bringen waren. PAYR, auf dessen wichtige experimentellen Untersuchungen weiter unten näher einzugehen sein wird, ist es gelungen, durch Einspritzung von Dermatol und Tuscheaufschwemmung auch in Arterien hämorrhagische Erosionen und typische Geschwüre im Magen zu erzeugen. Gegenüber diesen zahlreichen positiven Versuchsergebnissen fällt es wenig ins Gewicht, wenn VIGLIANI, welcher bei Hunden und Kaninchen gerinnungerzeugende Lösungen oder Lykopodiumsamen in einzelne Arterien des Magens injizierte, bei seinen Versuchen höchstens die Entwicklung von Ekchymosen beobachtete. (Siehe Nachtrag S. 756a.)

Ferner ist hier anzuführen, daß COHN nach Unterbindung kleiner Magenarterien neben rosiger Hyperämie Ekchymosen, oft auch Ulzerationen der Magenschleimhaut beobachten konnte, während nach Unterbindung der A. coeliaca eine umfangreiche Selbstverdauung des Magens mit Anätzung von Gefäßen und Hämorrhagien sich einstellten. Dagegen konnte umgekehrt KOBAYASHI durch Unterbindung kleiner Magenarterien keine Geschwüre im Magen erzielen, wohl aber sah er bei 5 Unterbindungen der A. coeliaca von $\frac{1}{2}$–2stündiger Dauer bei den Versuchstieren regelmäßig die Entwicklung von Erosionen der Magenschleimhaut, welche jedoch nach seinen Angaben aus anämischen Infarkten hervorgegangen sind. (Siehe Nachtrag S. 756 b.)

v. EISELSBERG (3) hatte zuerst darauf hingewiesen, daß bei Netzoperationen im Netzstumpf auch Arterien thrombosieren können, der Thrombus sich bis zum Ursprung aus der rechten oder linken unteren Magenarterie fortsetzen und sein hervorragendes Ende dann vom Kreislauf erfaßt und als Embolus in die weiteren Verzweigungen der Magenarterie im Magen verschleppt werden kann. Es gelang ihm auch bei Kaninchen durch Abbindung und Torsion des Netzes mehrfache Hämorrhagien der Magenschleimhaut zu erzeugen.

Namentlich konnten aber FRIEDRICH und K. HOFFMANN durch ähnliche Versuche bei Meerschweinchen bei einer erheblichen Zahl der Versuchstiere teils kleine 1–2 mm messende Blutungen, teils auch bis linsengroße, tiefe, trichterförmige und steilrandige, aus hämorrhagischen Infarkten hervorgegangene Geschwüre erzielen, welche sie, da die Geschwüre stets ihren Sitz an der großen Kurvatur hatten und bei kleineren Netzresektionen, bei welchen eine fortgeleitete Arterienthrombose ausgeschlossen war, überhaupt keine Geschwüre auftraten, darauf zurückführten, daß in den Netzarterien gebildete Thromben in die A. epiploica dextra hineinragten und dann im Sinn v. EISELSBERGS abgelöste Teile verschleppt wurden. Tatsächlich konnten ENGELHARDT und NECK in einem ihrer Versuche (17) eine solche vom Netzstumpf aus fortgeleitete Thrombose einer submukösen Magenarterie beobachten, ohne daß es jedoch in diesem Fall zu einer Veränderung der Magenschleimhaut bzw. der Magenwand gekommen wäre. Im übrigen konnten ENGELHARDT und NECK bei 21 an Kaninchen, Hunden und Meerschweinchen angestellten Versuchen nur 5 mal punktförmige bis stecknadelkopfgroße Blutungen in der Magenschleimhaut finden. Dagegen konnte STHAMER unter 19 an Meerschweinchen vorgenommenen Netzresektionen 3 mal die Bildung teils einfacher, teils mehrfacher Geschwürsbildung feststellen.

Wenn nicht bei allen derartigen Versuchen positive Ergebnisse erzielt wurden, so ist dies nach FRIEDRICH leicht erklärlich, da die Größe und das Haften der Netzthromben, die mechanischen Voraussetzungen zu seiner Lockerung (Bewegung) und andere Momente eine Rolle spielen. Von Wichtigkeit ist es auch, daß die verschiedenen Tiere offenbar wegen der verschiedenen anatomischen Verhältnisse des Netzes zu verschiedenen Ergebnissen führen. So zeigen Kaninchen höchst selten den Meerschweinchenbefunden gleiche Veränderungen, Hunde mit ihrem „phänomenalen" Netz niemals, ebensowenig Katzen. Es ist daher wohl nicht verwunderlich, wenn RODMANN, welcher solche Versuche an 4 Hunden vorgenommen hat, keinerlei Veränderungen beobachten konnte. Übrigens konnte PAYR in einzelnen Experimenten auch bei Hunden und Katzen Geschwüre und Erosionen des Magens erzeugen.

Jedenfalls beweisen die positiven Ergebnisse der angeführten Versuche, namentlich der Versuche PANUMS, J. COHNHEIMS und PAYRS ganz unwiderleglich, daß durch Kreislaufstörungen im arteriellen Gebiet des Magens hämorrhagische Erosionen der Magenschleimhaut und auch tiefer greifende hämorrhagische Infarkte der Magenwand entstehen können, welche vollkommen den hämorrhagischen Erosionen und den zum akuten Ulkus führenden tiefer greifenden hämorrhagischen Infarkten des menschlichen Magens gleichen. Wenn daher STUBER (1) meint, diese Versuche seien für die Ätiologie des menschlichen Ulkus ohne Bedeutung, so kann eine solche Verkennung der wirklichen Bedeutung der geschilderten Versuche doch wohl nur auf einer Verwechslung des chronischen mit dem akuten Ulkus beruhen. Für ersteres, d. h. für die Frage, weshalb aus dem akuten peptischen Defekt sich unter Umständen ein chronisches Geschwür entwickelt, bedeuten die positiven Versuchsergebnisse PANUMS und der übrigen Autoren selbstverständlich nichts. Eine solche Bedeutung wurde aber auch von keiner Seite behauptet. Hat doch bereits J. COHNHEIM (2) selbst auf das Rätsel des chronischen Geschwüres hingewiesen. —

2. Fälle von arterieller Embolie beim Menschen.

Sichere Beobachtungen von infolge arterieller Embolie entstandenen Geschwüren und hämorrhagischen Erosionen oder Infarkten des Magens und Duodenums beim Menschen sind in der Literatur nur spärlich zu finden.

Zuerst hat VON RECKLINGHAUSEN (1) einen Fall beschrieben, in welchem im Anschluß an eine wahrscheinlich traumatische Zerreißung der Intima der A. coeliaca sich eine bis in die A. coronaria sin. und in die A. lienalis fortsetzende Thrombose entwickelt hatte. Neben Milzinfarkten fanden sich an der vorderen und hinteren Wand des Magenfundus nicht ganz sechser- bis zweitalergroße, hämorrhagische und zum Teil verschorfte Stellen der Magenschleimhaut und entsprechend diesen Teilen waren die Arterienverästelungen der Submukosa bis in die Mukosa hinein „mit starkkörnigen, farblosen Massen, welche in ihren optischen Eigenschaften und dem Verhalten zu Essigsäure mit den thrombotischen Massen der größeren Äste der Coeliaca vollkommen übereinstimmten, gefüllt, an vielen Stellen so dicht, daß die Präparate den besten künstlichen Injektionspräparaten glichen." — Vassal berichtete ferner über einen Fall von perforiertem Magengeschwür, in welchem die A. coronaria sup. sin. thrombosiert war.

Sehr wahrscheinlich dürften auch die schon früher von Virchow, Cohn und Oppolzer beschriebenen Fälle von embolischer Thrombose der A. mesenterica superior, in welchen sich gleichzeitig Geschwüre und Erosionen oder hämorrhagische Infiltrationen des Duodenums bzw. des Magens fanden, in ähnlicher Weise zu deuten sein. In dem Fall Virchows handelte es sich um eine 33jährige an Mitralstenose verstorbene Frau, bei welcher die A. mesenterica superior „durch ein großes, fleischfarbenes, dunkelgeflecktes, trockenes und adhärentes Gerinnsel" verstopft war, dessen Ende in die Aorta vorragte. Gleichzeitig waren die Iliaca comm. dextra und cruralis sin. verstopft. Im Duodenum fanden sich 2 Geschwüre, der Magen und die erste Hälfte des Duodenums waren mit Blut überfüllt. Auch die Fälle Cohns und Oppolzers betreffen Mitralfehler. Während im Fall Cohns die Magenschleimhaut „hämorrhagisch diffundiert" war, fanden sich in dem von Oppolzer mitgeteilten Fall frische hämorrhagische Erosionen des Magens und eine ausgedehnte, vom unteren Querstück des Duodenums bis zur Mitte des Colon transversum reichende hämorrhagische Infiltration aller Darmschichten.

Auch in einem von Zeitz mitgeteilten Fall von frischem Duodenalgeschwür ist dessen Entstehung vielleicht auf Embolie infolge von Atherosklerose der A. coeliaca zurückzuführen. Doch ist dieser Fall unklar, da in der A. coeliaca, bzw. im Tripus Halleri keine Thromben gefunden wurden. Godiner (nach Askanazy) hat ein Duodenalgeschwür nach Embolie der A. pancreatico-duodenalis beobachtet.

In seltenen Fällen wurden auch bei frischer Endokarditis embolische Geschwürsprozesse im Magen beobachtet.

Nitka hat einen solchen Fall beschrieben. Es handelte sich um einen an kruppöser Pneumonie verstorbenen jungen Mann, welcher während der Krankheit wiederholt kleine Blutmengen erbrochen hatte. Bei der Sektion fanden sich außer der Pneumonie frische, fast das ganze Ostium verschließende, hahnenkammähnliche Auflagerungen der Mitralis, ferner frische Infarkte der Milz und der rechten Niere, zahlreiche, bis stecknadelkopfgroße Blutungen im Gehirn, sowie 4 hämorrhagische Infarkte, bzw. bis in die Submukosa reichende Substanzverluste des Magens in der Nähe der kleinen Kurvatur und den der Leber anliegenden Stellen. Obgleich embolische Pfröpfe in den entsprechenden Arterien der Submukosa nicht nachgewiesen wurden, kann es doch wohl keinem Zweifel unterliegen, daß die Geschwüre des Magens in gleicher Weise wie die Infarkte der Milz und der Niere durch Embolien entstanden sind. Nitka glaubt, daß, da nicht nur in der Umgebung der Geschwüre selbst selbst eine starke zelligentzündliche Infiltration vorhanden war, sondern auch an anderen Stellen der Magenwand zahlreiche umschriebene Rundzellenanhäufungen sich fanden, bei der Entstehung der Geschwüre auch Infektionserreger mitgewirkt haben, obwohl solche nach der Schilderung Nitkas bei der mikroskopischen Untersuchung offenbar nicht nachgewiesen wurden.

Der Fall zeigt die größte Übereinstimmung mit dem von Dieulafoy als Exulceratio simplex" bezeichneten Krankheitsbild (vgl. den Abschnitt über die Erosion, S. 355). (Siehe Nachtrag S. 752.)

Von größerer Bedeutung für die embolische Entstehung der Erosionen und des Ulcus ventriculi als die Thrombenbildung im linken Herzen bei Herzfehlern und bei frischer Endokarditis dürften zweifellos die bei stärkerer Atherosklerose der Aorta häufig vorkommenden atheromatösen Geschwüre sein, welche nicht nur durch ihre eigenen Zerfallsprodukte, sondern nicht selten auch durch an ihnen haftende thrombotische Niederschläge Veranlassung zu Embolien geben können.

Einen lehrreichen solchen Fall hat bereits 1866 Gottlieb Merkel (2) beschrieben. Derselbe betraf eine an Herzschwäche und Lungenödem verstorbene 94jährige Frau, welche 2 Tage vor ihrem Tod noch über heftige Leibschmerzen geklagt hatte. Bei der Sektion fand sich in der Mitte der kleinen Kurvatur des sanduhrförmig zusammengezogenen Magens eine kreuzergroße, etwas eingesunkene, dunkelrotbraune Stelle mit etwas gelockerter, fetziger Oberfläche, welche auf dem Durchschnitt die Schleimhaut keilförmig durchsetzte. Ferner fand sich im oberen Querstück des Duodenums an der nach vorne gekehrten Fläche ein etwas über sechsergroßer Substanzverlust, dessen Grund das schmutziggrau aussehende Peritoneum bildete. Die terrassenförmig abfallenden Ränder waren mit schwarzen, oben lose, in der Tiefe gegen das normale Gewebe zu fest anhaftenden fetzigen Schorfresten besetzt. Entsprechend diesem frischen Defekt war am Peritoneum eine erbsengroße nekrotische Stelle zu sehen, zu welcher eine kleine „mit einer fest anhaftenden graubraunen Gerinnung" ganz ausgefüllte kleine Arterie hinzog. Dieser Thrombus ließ sich in einer Länge von $\frac{1}{2}'''$ verfolgen. Außerdem fanden sich Sklerose der peripheren Arterien, besonders des Gehirns, eine alte pigmentierte Zyste des Gehirns und arteriosklerotische Narben der linken Niere.

Einen weiteren solchen Fall hat PONFICK (1) mitgeteilt. Außer Infarkten in der Milz, den Nieren und der Leber, sowie Blutungen in verschiedenen Organen fanden sich ein rundes Geschwür an der kleinen Kurvatur und zahlreiche hämorrhagische Erosionen des Magens und Duodenums. Auch der in Abb. 8, S. 227 dargestellte Fall dürfte in gleicher Weise zu deuten sein.

Besonders wichtig für die Infarktbildung in den tieferen Schichten der Magenwand durch Verschluß größerer Arterienäste ist ein von W. BAUMANN beschriebener Fall von ausgedehnter hämorrhagischer Infarzierung der vorderen und hinteren Magenwand bei einer 90jährigen Frau durch embolischen Verschluß der A. gastrica sup. sinistra in dem Abschnitt ihres Verlaufes, wo sie im Arcus arteriosus ventriculi sup. mit der A. gastrica sup. dextra anastomosiert, sowie mehrerer ihrer größeren Äste und der A. gastro-epipl. dextra entlang der großen Kurvatur bis zu ihrer Anastomose mit der A. gastro-epipl. sin. Der über handtellergroße Bluterguß nahm fast die ganze kleine Kurvatur ein, erstreckte sich an der vorderen Magenwand bis zwei Querfinger von der großen Kurvatur und setzte sich auch noch eine Strecke weit auf die hintere Magenwand und das kleine Netz fort. Am stärksten war der Erguß in der Mitte, während er gegen die Peripherie an Stärke abnahm. Er saß hauptsächlich in der Submukosa, die Schleimhaut erschien wie blutig imbibiert, matschig und gequollen, die Muskularis war nur an einzelnen Stellen hämorrhagisch infiltriert. Die die genannten Arterien verstopfenden Emboli stammten wahrscheinlich von wandständigen Thromben der Aorta. Hervorzuheben ist, daß sich neben hochgradiger Atherosklerose der Aorta (mit Geschwürsbildung), der Arteriae iliacae und der peripheren Arterien ausgedehnte Schwielen in der Muskulatur des linken Ventrikels und eine marantische Thrombose desselben, ferner eine Geschwürsnarbe in der Pars cardiaca fanden.

Auch C. H. MILLER ist der Ansicht, daß ein Teil der peptischen Geschwüre auf embolische Vorgänge oder Thrombose bei Erkrankungen des Herzens zurückzuführen sei und JACOT-DESCOMBES konnte aus der Literatur 28 Fälle von Ulcus ventriculi zusammenstellen, in welchen mit Wahrscheinlichkeit die Entstehung des Geschwüres auf Embolie zurückzuführen war. Und zwar bestanden in 14 Fällen Thromben des linken Ventrikels oder der Aorta vor dem Abgang der zum Magen führenden Arterien, in 8 Fällen fand sich Endocarditis verrucosa oder ulcerosa, zweimal chronische Endokarditis und in 4 Fällen waren gleichzeitig hämorrhagische Infarkte der Nieren, der Milz und hämorrhagische Herde des Gehirns vorhanden. JACOT-DESCOMBES selbst hat einen Fall beschrieben, in welchem ein sehr großes, auf die vordere und hintere Magenwand sich erstreckendes chronisches Geschwür anscheinend durch embolischen Verschluß der A. lienalis vor dem Abgang der A. gastro-epiploica sin. entstanden war. Auch in diesem Fall fanden sich gleichzeitig ältere und frischere Infarkte der Milz und der Nieren. —

JOEST berichtet über ein durch arterielle Embolie entstandenes peptisches Geschwür bei einem Pferd. —

Auch bei Fettembolie kann es zur Bildung von Erosionen und Geschwüren zweifellos embolischen Ursprungs kommen.

SCHRIDDE hat einen sehr bemerkenswerten solchen Fall mitgeteilt. Er fand bei der Sektion (Erlangen) eines 70jährigen Mannes, welcher einen komplizierten Oberschenkelbruch erlitten hatte und nach langdauernder Somnolenz gestorben war, neben zahlreichen kleinen Blutungen im Gehirn und Rückenmark in der Magenschleimhaut auch zahlreichen kleinen Erosionen „einige 20 Defekte, Geschwüre, die sogar bis zur Serosa reichten. Bei der mikroskopischen Untersuchung konnte eine ausgedehnte Fettembolie der Endäste der Magenarterien in der Schleimhaut (Arteriolae stellatae) im Bereich der Erosionen nachgewiesen werden, auch fanden sich von letzteren alle Übergänge zu den tieferen Geschwüren. In einem ganz ähnlichen in Marburg sezierten Fall, welcher einen 35jährigen, ebenfalls infolge komplizierten Oberschenkelbruches an Fettembolie verstorbenen Mann betraf, zählte SCHRIDDE neben zahlreichen Gehirnblutungen 27 kleinere und tiefere Geschwüre und zahlreiche Erosionen im Magen, welche alle mit Bestimmtheit auf eine Fettembolie zurückgeführt werden konnten. Gerade diese Beobachtungen waren es, welche SCHRIDDE zu den oben erwähnten experimentellen Untersuchungen veranlaßten. SCHMORL konnte ebenfalls bestätigen, daß die bei Knochenbrüchen und starken körperlichen Erschütterungen mitunter in der Magenschleimhaut sich findenden punktförmigen Blutungen durch Fettembolie verursacht werden. —

Möglich ist es, daß auch die bei Trichinose von EBSTEIN (3) und COHNHEIM [bei EBSTEIN (3)] wiederholt gefundenen Erosionen und Geschwüre des Magens und Duodenums, welche EBSTEIN als eine Folge der heftigen katarrhalischen Entzündung dieser Organe betrachtet, wenigstens zum Teil auf eine embolische Verstopfung feinster Arterien und Kapillaren der Schleimhaut durch im Blut kreisende Trichinenembryonen zustande gekommen sind. Eine solche Vermutung wurde bereits von H. LEBERT ausgesprochen. Nach EBSTEIN konnte WYSS bei mit Trichinen gefütterten Katzen bis auf die Muskularis reichende rundliche Geschwüre des Duodenums finden, welche jedenfalls in gleicher Weise zu erklären sind. Auch PERLS konnte in Fällen von Trichinose Magengeschwüre beobachten und ASKANAZY fand solche bei seinen Versuchen an Kaninchen bei 4 seiner Versuchstiere 3 Wochen bis 4 Monate nach der Fütterung, jedoch vermochte auch er in den Erosionen und Blutungen der Schleimhaut Trichinenembryonen nicht nachzuweisen. —

Es sei hier auch an die bereits erwähnten, von LEBERT beobachteten embolischen Magengeschwüre erinnert, welche LEBERT bei einem mit **Endocarditis verrucosa** behafteten Hund beobachtet hat. —

3. Die Atherosklerose der Magengefäße als Ursache der Infarktbildung. Miliare Aneurysmen. Angina abdominalis. Atherosklerose der A. coeliaca.

Unter den Arterienerkrankungen, welche durch autochthone Thrombose oder Berstung der Gefäßwand zur Entstehung eines hämorrhagischen Infarktes in der Magenwand bzw. des Ulcus simplex führen können, steht zweifellos die Atherosklerose der Magenarterien im weiteren Sinn an erster Stelle. Die Zahl der sicher beobachteten Fälle, in welchen innerhalb des frischen Infarktes oder Defektes eine atherosklerotisch veränderte Arterie oder ein geborstenes Aneurysma gefunden wurden, ist allerdings gering.

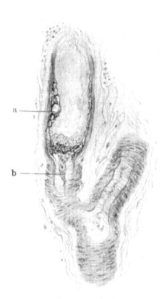

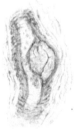

Abb. 76. Zylinderförmige aneurysmatische Erweiterung eines kleinen, zur Schleimhaut aufsteigenden Arterienstämmchens mit verkalkter Intima (a) aus dem in Abb. 15 abgebildeten hämorrhagischen Infarkt. b Leichengerinnsel. 100:1. (Nach G. HAUSER: l. c. Taf. 2, Abb. 2.)

Abb. 77. Bauchig aneurysmatisch erweitertes Gefäßstämmchen mit starker Verkalkung der Intima aus dem gleichen Infarkt (Abb. 15). 20:1. (Nach G. HAUSER: l. c. Taf. 1, Abb. 3.)

Der erste hierher gehörige Fall wurde von mir selbst beschrieben (1883). Er betraf eine 54jährige an Pneumonie verstorbene Frau, bei welcher im Magen außer 2 typischen, in der Nähe der Mitte der kleinen Kurvatur gelegenen sternförmigen Narben an der hinteren Wand ein 6 mm breiter, annähernd runder frischer, bis in die Submukosa reichender Defekt, dessen braunrot gefärbter Grund deutlich hervorgewölbt und mit zahlreichen dunkelschwarzroten, kleinen Schorfen besetzt war, gefunden wurde. Die Umgebung erschien stärker blutgefüllt und 4 cm unterhalb fand sich noch eine kleine von Ekchymosen umgebene flache Erosion. Gleichzeitig waren unter anderem vorhanden: allgemeine starke Arteriosklerose, arteriosklerotische Schrumpfniere mit Herzhypertrophie und zahlreiche kleinere ältere Erweichungsherde und eine pigmentierte apoplektische Narbe, sowie mehrere Miliaraneurysmen des Gehirns.

Bei der mikroskopischen Untersuchung des beschriebenen Defektes fand sich ein bis auf kleine Reste der verschorften Schleimhaut bereits abgestoßener, bzw. verdauter hämorrhagischer Infarkt mit ausgedehnter, fast bis zur Muskularis reichender, hämorrhagischer Infiltration der Submukosa (Abb. 15). Innerhalb dieses hämorrhagischen Bezirkes fanden sich in exzentrischer Lagerung und leicht schräg zur Oberfläche aufsteigend das in Abb. 72 abgebildete thrombosierte und sklerotisch erkrankte, sowie ein zweites aneurysmatisch ausgebuchtetes Arterienästchen (Abb. 73).

Ähnliche Fälle wurden dann von Powell und Pilliet (1) beobachtet. Auch Grünfeld (1) hat zwei Fälle beschrieben, in welchen rabenfederkieldicke, etwas sklerotische Arterienzweige dicht am Geschwürsgrund endigten und durch diesen als feine, völlig verödete Stränge verfolgt werden konnten. Und in drei anderen Fällen konnte er ebenfalls in der Nähe des Geschwüres Zweige der A. coronaria verschlossen finden.

Zwei weitere Fälle wurden später von A. Lévine mitgeteilt. Sie sind deshalb von besonderer Bedeutung, weil sich bei ihnen eine ausgesprochene Sklerose der kleinen Magenarterien, namentlich der Submukosa, ohne wesentliche Beteiligung der Aorta und anderer Arterien vorfand. In beiden Fällen handelte es sich um tödliche Magenblutungen. Bei der Sektion fanden sich multiple Geschwüre bzw. Erosionen der Magenschleimhaut. In dem einen Fall wurde auf dem Grund eines kleinen Geschwüres ein stecknadelkopfgroßes geborstenes Aneurysma, im anderen eine geborstene sklerotische Arterie gefunden. Ganz ähnlich verhält sich ein von v. Lewin beschriebener Fall. Bei einem 41jährigen Arbeiter, welcher vor dem Tod blutige Stühle entleert hatte, fanden sich in der Mitte der kleinen Kurvatur eine senkrecht zur Magenachse gelagerte, 7 mm lange und 3 mm breite, leicht eingesunkene Narbe, eine ähnliche von rundlicher Form und 4 mm im Durchmesser in der Pars pylorica, ferner 4 cm von der Kardia entfernt an der hinteren Wand eine oberflächliche Erosion von ebenfalls rundlicher Form und beiläufig 5 mm im Durchmesser. In der Mitte dieser Erosion erhob sich ein stecknadelkopfgroßes Wärzchen mit einem roten, nicht abwaschbaren Punkt im Zentrum, aus welchem auf Druck sich ein Tröpfchen Blut entleerte. Der Magen enthielt gegen 300 ccm schokoladefarbige Flüssigkeit und reichlich flüssiges Blut.

Bei der mikroskopischen Untersuchung erwies sich das Wärzchen als eine kleine geborstene, sklerotisch veränderte Arterie und unterhalb der Erosion fand sich eine große Anzahl von längs- und querdurchschnittenen Arterien mit stark verdickten sklerotischen Wänden. Die Sklerose betraf sowohl die Intima als auch die Media. In der stellenweise sehr stark verdickten Media fanden sich zerstreute, schwarze Pigmentkörner und ödematös durchtränkte Stellen. In der Submukosa sah man in der Nähe von sklerosierten Gefäßen, aber manchmal auch ohne nachweisbaren Zusammenhang mit solchen, eigentümlich kallös veränderte Bezirke, welche aus scharf begrenzten Knäueln derb-fibrillären, auffallend zellarmen mit Eosin sich intensiver färbenden Bindegewebes bestanden. Auch in diesem Fall zeigte die Aorta nur geringfügige athero-sklerotische Veränderungen. Es waren nur die Intima des Aortenbogens und besonders der Bauchaorta in der Nähe der Teilungsstelle verdickt und stellenweise mit „arteriosklerotischen Plaques" bedeckt; in der Brustaorta waren nur die Abgangsstellen der Interkostalarterien etwas verdickt, ebenso wie die Abgangsstelle des Tripus Halleri. Gleichwohl fanden sich auch hier leichte Verdickungen an den Abgangsstellen kleiner Ästchen der A. ventriculi coronaria sin. und in der Serosa der Pars pylorica scheinbar ein verödetes Gefäß.

Openchowski hat in verschiedenen Fällen von frischen Erosionen des Magens und Duodenums in diesen ebenfalls eine hyaline Entartung der Kapillaren und Arterien der Schleimhaut, seltener auch der Submukosa, mit Einengung des Lumens beobachtet. Vielleicht ist auch ein von Du Mesnil de Rochemont mitgeteilter Fall, in welchem in der Tiefe des Trichters eines neben einem Magenkarzinom gelegenen Ulkus ein thrombosiertes Gefäß gefunden wurde, auf arterielle Thrombose zurückzuführen.

In einem zweiten von v. Lewin beschriebenen Fall, welcher einen infolge schwerer Magenblutung verstorbenen 54jährigen Mann betraf, fanden sich in der Regio cardiaca 3 ovale Geschwüre von chronischem Charakter; eines derselben zeigte an seinem unteren Rand ein stecknadelkopfgroßes Wärzchen, welches sich bei der mikroskopischen Untersuchung als der Rest eines in der Submukosa gelegenen geborstenen Aneurysmas erwies.

In der Submukosa eines der anderen Geschwüre waren zahlreiche Längs- und Querschnitte sklerosierter kleiner Arterien zu sehen mit lokalen, stellenweise sehr starken Verdickungen der Intima und bedeutend eingeengtem Lumen. In der Aorta fand sich nur im Arcus eine kleine unbedeutende, sklerosierte Verdickung, ebensolche in den Kranzarterien des Herzens. Dagegen erschienen die beiden Arteriae coronariae ventriculi an vielen Stellen sklerosiert und an der linken fand sich ein stecknadelkopfgroßes Aneurysma.

Obwohl es sich in diesem Fall nicht um frische Defekte, vielmehr um chronische Geschwüre handelte und daher die Aneurysmenbildung in dem einen Geschwür sehr wohl als sekundäre Erscheinung aufgefaßt werden könnte, so dürfte es bei der ausgebreiteten und allgemeinen Sklerose der Magenarterien doch kaum zu bezweifeln sein, daß diese letztere in gleicher Weise in ursächlicher Beziehung zu der Entstehung der Magengeschwüre gestanden hat, wie bei den angeführten Fällen von frischen hämorrhagischen Infarkten und Defekten.

Das gleiche gilt mit größter Wahrscheinlichkeit für einen von Gottlieb Merkel (1) beschriebenen Fall. Bei einem 55jährigen, an Durchbruch eines Magengeschwüres verstorbenen Mann, welcher bereits seit seinem 16. Lebensjahr an Kardialgien gelitten hatte, fanden sich dicht am Pylorus drei bis 1″ lange, ovale Geschwüre, von welchen eines durchgebrochen war. Ferner fanden sich chronischer Magenkatarrh und eine starke Hypertrophie der Muskularis. Bei der mikroskopischen Untersuchung zeigten sich nicht nur diese, sondern vor allem fast sämtliche Gefäße hochgradig fettig entartet, auch erschienen ziemlich zahlreiche Gefäße stellenweise teils verödet, teils erweitert.

Auch in einem eigenartigen von Blix mitgeteilten Fall, welcher eine 75jährige Frau betraf, fand sich eine ausgebreitete fettige Degeneration der kleinen Arterien und Kapillaren. Der stark erweiterte Magen zeigte eine mamellonierte Schleimhaut mit mehreren größeren und kleineren hämorrhagischen Sugillationen an der hinteren Wand, in welchen sich zahlreiche kleine punkt- bis stecknadelkopfgroße Löcher befanden. In die A. coronaria injizierte Flüssigkeit floß aus diesen Öffnungen ab. Bei der mikroskopischen Untersuchung zeigte sich in den Wandungen der kleinen Arterien und Kapillaren eine Menge feiner Fetttröpfchen und feiner Pigmentkörnchen, auch die Kerne der Kapillarendothelien erschienen fettig entartet.

Auch die Beobachtung Schmorls (2) von fettiger Gefäßentartung in einigen Fällen von Melaena ist hier zu erwähnen.

Einen besonders interessanten und wichtigen Fall hat ferner Hart (1) mitgeteilt, in welchem es zur Ruptur von Arterien der Submukosa gekommen war. Es handelte sich um einen 59jährigen, an erheblicher Atherosklerose leidenden Mann, welcher einige Stunden nach einer schweren Blutung im Bereich der Zentralganglien unter Blutbrechen gestorben war. Bei der Sektion zeigte die Schleimhaut des Magens unterhalb der Kardia außer einer linsengroßen Blutung vier 1—2 cm lange, breit klaffende und mit leicht unterminierten Rändern versehene, teils mit geronnenem Blut bedeckte Einrisse, in deren Grund sich hier und da mit der Lupe deutlich klaffende Lumina kleinster Gefäßchen erkennen ließen. Auch im Pankreas und dessen Umgebung, sowie im Fettgewebslager der linken Niere fanden sich zerstreute hämorrhagische Herde. —

Von großer Bedeutung sind Fälle, in welchen der Verblutungstod durch Berstung kleiner, in kleinsten Erosionen gelegenen Aneurysmen der Schleimhaut erfolgt war und welche zum Teil auch jüngere Personen betrafen.

Gallard (2) hat zuerst solche Fälle beschrieben. In dem einen handelte es sich um einen 28jährigen Mann, welcher unter starken Schmerzen im Epigastrium erkrankt war und plötzlich etwa 3 l Blut erbrochen hatte. Unter anhaltendem Blutbrechen trat nach 2 Tagen der Tod ein. Bei der Sektion fand sich an der hinteren Magenwand, nahe der kleinen Kurvatur und nahe der Kardia eine kleine Erosion mit einem kleinen geborstenen Aneurysma. Die Aorta zeigte nur in ihrem aufsteigenden Teil vereinzelte sklerotische Stellen. Ein zweiter Fall betraf einen 51 Jahre alten Emphysematiker, bei welchem ebenfalls plötzlich Blutbrechen und blutige Stühle aufgetreten waren. Auch hier fand sich an der hinteren Magenwand, 7 cm unterhalb der kleinen Kurvatur und 2 cm rechts von der Kardia eine nur hirsekorngroße Erosion mit einem geborstenen miliaren Aneurysma vor. Ein dritter von Gallard (2) mitgeteilter Fall wurde von ihm nicht näher beschrieben. Er erwähnt ferner, daß auch von Lionville zwei Fälle von Aneurysmenbildung im Magen beobachtet wurden und bei Riegel findet sich ein Fall aus der amerikanischen Literatur angeführt.

Auch Sachs hat einen solchen Fall beschrieben. Er betraf einen 79jährigen, an Magenblutung verstorbenen Mann, welcher schon vorher wiederholt von Magenblutungen befallen worden war und bei dessen Sektion nahe der Kardia eine 5 mm breite und 1,5 mm hohe, rundliche Erhebung der Schleimhaut gefunden wurde, an deren Kuppe ein fadenförmiges Gerinnsel haftete. Bei der mikroskopischen Untersuchung zeigte sich, daß es sich um ein kleines geborstenes Aneurysma einer kleinen Arterie der Submukosa handelte, welches bis zur Schleimhautoberfläche sich emporgedrängt hatte. Ein weiterer Fall wurde von Ekekrantz mitgeteilt.

Besonderes Interesse beansprucht ferner ein ähnlicher von Hirschfeld (3) beschriebener Fall. Es handelte sich um einen erst 38 Jahre alten Trinker, welcher schon seit seinem 18. Lebensjahr an wiederholten, zum Teil schweren Magenblutungen gelitten hatte. Die 13. und letzte Blutung, welcher der Kranke erlag, war besonders schwer. In den von Blutungen freien Zwischenzeiten wurden keinerlei krankhafte Erscheinungen beobachtet, insbesondere fehlten Schmerzen in der Magengegend vollständig. Dagegen waren sowohl der Vater, als auch er selbst zu Blutungen sehr geneigt und eine Schwester war ebenfalls viermal an Magenblutungen erkrankt. Bei der Sektion des Mannes fand sich an der hinteren

Magenwand in einem kleinen trichterförmigen Schleimhautdefekt von nur 2—3 mm im Durchmesser eine stecknadelkopfgroße gelblich-weiße Erhabenheit, welche, wie die mikroskopische Untersuchung zeigte, von einem zum Teil mit einem organisierten Thrombus ausgefüllten geborstenen Aneurysma der Submukosa gebildet wurde. In der Umgebung fanden sich in der Submukosa noch mehrere aneurysmatisch erweiterte Gefäßdurchschnitte, welche der gleichen Arterie anzugehören schienen. Auch sah man varikös erweiterte, bis zur Oberfläche des Defektes reichende Venen und das in der Tiefe angrenzende Gewebe war entzündlich infiltriert. Auch sonst fanden sich in der Submukosa an verschiedenen Stellen auffallend weite Arterien und vereinzelte interstitielle entzündlich-zellig infiltrierte Herde und an manchen Stellen erschien die Schleimhaut atrophisch. Die Aorta und die großen Gefäße zeigten keinerlei sklerotische Veränderungen, auch die Leber war normal.

Schließlich sei noch erwähnt, daß auch am Erlanger pathologischen Institut in den letzten Jahren zwei hierhergehörige Fälle zur Sektion gelangten. —

Wenn auch die Zahl der Beobachtungen, in welchen die Entwicklung von Erosionen oder Geschwüren des Magens mit Sicherheit auf eine autochthone Thrombose oder Berstung erkrankter, bzw. sklerotisch veränderter Magengefäße zurückzuführen ist, nicht groß ist, so wäre es doch unrichtig, wenn man darin einen Beweis erblicken wollte, daß der Sklerose und Aneurysmabildung der Magenarterien für das Zustandekommen der hämorrhagischen Erosionen und des Ulcus simplex überhaupt keine wesentliche Bedeutung zukommen könne. Denn abgesehen davon, daß in einem frischen, noch vom hämorrhagischen Schorf ganz oder teilweise bedeckten Defekt kleine thrombosierte oder geborstene Arterienästchen bzw. Aneurysmen, besonders bei der oft außerordentlichen Kleinheit sowohl dieser Gebilde als auch des Defektes selbst, wie von verschiedenen der angeführten Untersucher ausdrücklich hervorgehoben wird, sehr leicht übersehen werden können, ist es doch tatsächlich nur einem Zufall zu verdanken, wenn diese kleinen thrombosierten oder geborstenen Gefäße und miliaren Aneurysmen überhaupt noch zur Beobachtung gelangen. Denn hat sich erst einmal der hämorrhagische Infarkt bzw. der Defekt gebildet, so werden auch die in seinem Bereich gelegenen krankhaft veränderten Gefäße sehr schnell unter der Einwirkung des Magensaftes der Zerstörung anheimfallen. Auch darf nicht vergessen werden, daß bei einem teilweise noch vom hämorrhagischen Schorf bedeckten frischen Defekt oder einem noch völlig erhaltenen hämorrhagischen Infarkt nur durch eine sorgfältige an Serienschnitten ausgeführte mikroskopische Untersuchung es sich feststellen ließe, ob in ihrem Bereich erkrankte Gefäße sich vorfinden. Solche Untersuchungen sind aber bis jetzt nur in den seltensten Fällen ausgeführt worden, vielmehr finden sich in der Literatur fast nur Fälle mitgeteilt, in welchen die thrombosierten oder geborstenen Gefäße bzw. Aneurysmen in dem Defekt frei zutage lagen. Überhaupt ist der Untersuchung der Magengefäße im allgemeinen bei Fällen von Ulcus simplex oder hämorrhagischen Erosionen des Magens bis jetzt recht wenig Aufmerksamkeit geschenkt worden, wenn auch in neuerer Zeit von klinischer Seite für die Atherosklerose der Baucharterien ein besonderes Krankheitsbild aufgestellt und dabei von einer Anzahl von Autoren auch das Verhalten der Magenarterien eingehend berücksichtigt worden ist. HUCHARD und dann POTAIN und CARRIÈRE haben zuerst auf die besonderen Erscheinungen der abdominalen Arteriosklerose hingewiesen, für welche, wie bei der durch Sklerose der Koronararterien des Herzens bedingten Angina pectoris, die Bezeichnung Angina abdominis (BACELLI) geprägt worden ist.

Weiter haben dann auch SCHNITZLER (2), TEISSIER, ORTNER (1), NEUSSER, PERUTZ, BUCK, CHEINISSE, ROSENGART u. a. sich mit diesem Krankheitsbild, welches mit Anfällen von heftigen, krampfartigen nach dem Rücken oder nach den Extremitäten ausstrahlenden, von den Mahlzeiten unabhängigen Magenschmerzen und Angstgefühl verbunden ist und bei welchem auch Blutbrechen anscheinend ohne Anwesenheit eines Ulkus oder von Erosionen beobachtet worden ist, eingehender beschäftigt. Bei der Sektion solcher Fälle fanden sich wie z. B. in einem von Neusser beschriebenen Fall, ausgedehnte sklerotische Veränderungen der Aorta abdominalis, der A. coeliaca und anderer Arterien der Baucheingeweide. Carrière, Makwald, Ortner (1), Tedeschi, Schwyzer und Buday fanden in den von ihnen beobachteten Fällen auch eine Sklerose der Magenarterien, und zwar besonders der A. coronaria superior. In dem Fall Schwyzers fand sich bei einem 45jährigen Mann neben einer sehr ausgebreiteten Sklerose der Magengefäße überhaupt auch eine solche der beiden A. gastroepiploicae, der Kranzarterien des Herzens und namentlich der Aorta abdominalis.

Von Wichtigkeit ist der von Buday mitgeteilte Fall. Derselbe betraf einen 46jährigen Holzhacker (Alkoholiker), der seit beiläufig 3 Jahren mehrmals an 1—2 Wochen dauerndem Blutbrechen und blutigen (schwarzen) Stuhlentleerungen erkrankt war und schließlich einer solchen Blutung erlegen ist. Bei der Sektion fanden sich im Magen weder ein Geschwür noch Erosionen. Die blasse Schleimhaut zeigte keine besonderen Veränderungen. Dagegen sah man bei durchfallendem Licht in der Magenwand an zahlreichen Stellen Netze verdickter Arterien, welche sich beim Betasten als strangförmige Verdickungen und feste Knoten anfühlten. Buday gibt von dem Befund folgende Schilderung: „Hauptsächlich in der Fundusgegend waren nahezu 3 mm dicke Adern zu finden und der Länge nach zu verfolgen, die einen gewundenen Verlauf und eine auffallend kompakte, resistente Wand besaßen. Die Adern sind stellenweise knotenförmig verdickt, so daß in dem Verlauf der verhältnismäßig schmäleren Adern mit ebenfalls resistenten Wänden beiläufig 6—7 mm lange und 4 mm breite Knoten eingeschaltet sind. Diese Veränderung erstreckt sich in der Fundusgegend auf den ganzen Umfang des Magens, sie ist aber am deutlichsten an den der großen Kurvatur naheliegenden Teilen, sie reicht bis zur Kardia hinauf und nimmt gegen das Corpus ventriculi allmählich ab und hört einen Handteller breit über dem Pylorus völlig auf. Die Geflechte der stärker verdickten Adern heben die Schleimhaut in Form einer Falte auf, so daß bereits bei Besichtigung der Schleimhautfläche zu vermuten ist, wo die am meisten verdickten Adern verlaufen. Die Wand dieser letzteren ist nicht bloß resistent, dick und starr, sondern an zahlreichen Stellen verkalkt, so daß auch ganz kleine in der submukösen Bindegewebsschicht verlaufende Adern eine exzentrische Verdickung und deutliche Verkalkung aufweisen." Auch die Coronaria sup. und inf. zeigten die gleichen Veränderungen, und zwar bei der Coronaria sup. am stärksten in den kleinen Verzweigungen. Die Arterien des Duodenums erschienen unverändert.

Ausdrücklich wird von Buday betont, daß nirgends sonst in irgendwelchen Organen Veränderungen gefunden wurden, welche als Quelle der während des Lebens wiederholt aufgetretenen Blutungen in Betracht kommen oder indirekt zu ihnen in Beziehung hätten gebracht werden können, insbesondere fanden sich auch im Duodenum und im Ösophagus weder Geschwüre noch Erosionen, auch waren weder in der Leber, noch der Pfortader, den Lungen oder Nieren Veränderungen zu finden, welche zur Erklärung der Blutungen hätten herangezogen werden können. Diese konnten also nur aus dem Magen stammen und durch die Sklerose der Magenarterien verursacht gewesen sein, und zwar konnte es sich anscheinend nur um Blutungen per diapedesin gehandelt haben. Da der Tod erst 3 Wochen nach Beginn der letzten Blutung eingetreten war, so rechnet Buday selbst mit der Möglichkeit, daß die Blutungen vielleicht doch in ähnlicher Weise wie in den Fällen v. Lewins, ebenfalls aus kleinsten Schleimhautaneurysmen bzw. Erosionen erfolgt seien, welche aber in der Zwischenzeit ohne Hinterlassung einer Narbe abgeheilt waren.

Wichtig ist es, daß auch in diesem Fall eine allgemeine schwerere Arteriosklerose durchaus fehlte. Nur in der Aorta fanden sich ganz geringfügige sklerotische und fettige Stellen, ebenso in den zu den größeren Eingeweiden gehenden Arterien, so daß also die schwere Sklerose der Magenarterien für sich allein bestand. Ein ähnliches, wenn auch nicht so ausgesprochenes Verhältnis, zeigte der von Makwald beschriebene Fall.

Auch Hamburger, welcher in 10 Fällen neben den übrigen Körperarterien (Brustaorta etwa 2 cm oberhalb der Aortenklappen, Bauchaorta in der Gegend des Ostiums der A. coeliaca, A. coronaria sin. des Herzens, A. coeliaca etwa 1 cm von der Ursprungsstelle aus der Aorta, ferner in einzelnen Fällen A. mesenterica sup., A. renalis, A. fossae Sylvii und A. radialis) die Arterien des Magens (A. coronaria ventr. sup. sin. et dextra, Arterien des Fundus, der Pylorusgegend und der kleinen Kurvatur nahe dem Antrum pylori) einer genauen mikroskopischen Untersuchung unterworfen hat, hebt die Tatsache hervor, daß die Magenarterien für sich allein sklerotisch erkranken können. Von den 10 untersuchten Fällen fand er in 6 sehr deutliche, zum Teil auch schwerere sklerotische Veränderungen. In den leichteren Fällen fanden sich nur vereinzelte Stellen mit verdickter Intima, während in den schwereren diese in dem ganzen Umfang des Gefäßrohres unter Einengung der Lichtung ergriffen war. In 3 Fällen waren nur einzelne Äste erkrankt, und zwar erschienen die Äste der kleinen Kurvatur, bzw. der A. coronaria ventr. sup. dextra und sin. am häufigsten erkrankt. In einem der Fälle, welcher eine 43 Jahre alte Frau betraf, fand sich gleichzeitig ein Ulkus mit beginnender Vernarbung. Bei den 6 Fällen mit positivem Befund handelte es sich um Individuen bis zu 43 Jahren, darunter ein junges Mädchen von 22 und ein Mann von 32 Jahren. Beziehungen zu klinischen, der Angina abdominalis entsprechenden Erscheinungen, vermochte HAMBURGER nicht festzustellen.

Erwähnt sei, daß HARLOW BROOKS über 400 Fälle von pathologisch-anatomisch festgestellter Arteriosklerose der Bauchorgane mitgeteilt hat, jedoch leider ohne nähere Angaben über das Verhalten der Magenarterien. (Siehe Nachtrag S. 756.)

Jedenfalls berechtigen die hier angeführten bisherigen Untersuchungen über die Erkrankung der Magengefäße zu der Annahme, daß diese, insbesondere die Atherosklerose der Magenarterien wahrscheinlich viel häufiger ist, als bisher angenommen wurde und daß dieselbe nicht nur in Verbindung mit schwerer allgemeiner Atherosklerose, sondern auch mit mehr oder weniger ausgesprochener Beschränkung auf den Magen auftreten kann. Mit großer Wahrscheinlichkeit dürfte dies auch für die Arterien des Duodenums gelten. Es ist aber nicht nur die Sklerose der Arterien des Magens und des Duodenums selbst, welche für die Entstehung der peptischen Geschwüre in diesen Organen in Betracht kommt, sondern namentlich auch die Atherosklerose der A. coeliaca, da nicht nur von den erkrankten Stellen dieser Arterie Zerfallsprodukte und Thrombenbestandteile embolisch nach dem Magen und dem Duodenum verschleppt werden können, sondern weil es in solchen Fällen wahrscheinlich ist, daß man bei genauerer Untersuchung nicht selten sklerotische Veränderungen auch in dem Verzweigungsgebiet der A. coeliaca, bzw. in den Arterien des Magens und Duodenums finden würde.

GRUBER (4) hat in diesem Sinn auf das Zusammentreffen von Atherosklerose der A. coeliaca mit Erosionen, Geschwüren und Narben des Magens und des Duodenums hingewiesen und auch einige besonders charakteristische derartige Fälle mitgeteilt. In der Regel sitzen die Veränderungen unmittelbar an der Abgangsstelle der A. coeliaca, bisweilen auch dicht hinter derselben, in der Form von spornartig vorragenden, knorrigen, kalkigen Erhabenheiten und atheromatösen, oft mit Gerinnseln und Detritus bedeckten Geschwüren. Die Annahme eines ursächlichen Zusammenhanges zwischen den atherosklerotischen Veränderungen der A. coeliaca und den peptischen Schädigungen im Magen und Duodenum erscheint nach GRUBER um so mehr gerechtfertigt, als nach seinen Untersuchungen ältere Individuen „eine besondere Disposition für peptische Affekte, namentlich des Duodenum" besitzen.

Es ist aber für die Beurteilung der Bedeutung der Atherosklerose für die Entstehung des Ulcus ventriculi und der Erosionen der Magenschleimhaut auch nicht ohne Belang, wie häufig überhaupt in solchen Fällen gleichzeitig Atherosklerose der Aorta und der Körperarterien gefunden wird; und da ferner die Atherosklerose im allgemeinen doch als eine Krankheit des vorgeschrittenen Alters zu betrachten ist, so ist es auch von Wichtigkeit, in welchen Lebensabschnitten die Erosionen und das Ulcus simplex des Magens und Duodenums tatsächlich am häufigsten vorkommen. Denn es liegt doch gewiß der Gedanke nahe, daß besonders in Fällen von allgemeiner Atherosklerose des Arteriensystems, in welchen neben Geschwüren oder Narben des Magens und Duodenums gleichzeitig apoplektische Narben des Gehirns, schwielige Narben des Herzmuskels, atherosklerotische Schrumpfnieren und andere auf Atherosklerose beruhende Veränderungen gefunden werden, auch die Geschwüre und Narben des Magens wahrscheinlich auf die gleiche Ursache zurückzuführen sind, sei es daß eine sklerotische Erkrankung der Magengefäße selbst vorgelegen oder daß, wie z. B. in dem oben angeführten von GOTTLIEB MERKEL (2) beschriebenen Fall, eine embolische Verschleppung von Detritus atheromatöser Geschwüre der Aorta oder etwa der Coeliaca oder von an solchen Stellen haftendem Thrombenmaterial stattgefunden hatte. — (Siehe Nachtrag S. 756.)

4. Vorkommen des Ulcus ventriculi in den verschiedenen Lebensaltern.

Auf Grund der klinischen Beobachtung galt das Ulcus ventriculi bis in die neuere Zeit namentlich für das weibliche Geschlecht als eine Krankheit vorwiegend der jüngeren Altersklassen und viele Kliniker und Ärzte teilen noch jetzt diese Meinung. So sollten nach WOLFF die meisten Fälle in dem Alter vom 21.—25. Lebensjahr zur Beobachtung gelangen. Nach RIEGEL (4) und ROBIN soll das Ulkus hauptsächlich im dritten, nach EWALD im dritten und vierten Lebensjahrzehnt auftreten und zu ähnlichen Ergebnissen sind auch RÜTIMEYER, DANZIGER, KÖHLER, LÜTZELER, CLARKE, HOLLER u. VECSLER u. a. gelangt, während allerdings SCHÜTZ (3) und RÖSLER die stärkste Beteiligung beider Geschlechter jenseits des 30. Lebensjahres, namentlich für das 5. Lebensjahrzehnt feststellen konnten. Allein fast alle bisherigen Statistiken leiden an dem Fehler, daß die Berechnung für die einzelnen Altersklassen nach dem Beginn der Behandlung, anstatt nach dem Auftreten der ersten Krankheitserscheinungen angestellt und daß vor allem keine Rücksicht auf die Zahl der Lebenden der verschiedenen Altersklassen genommen wurde, obwohl es doch ganz klar ist, daß bei gleichem prozentualem Vorkommen an Ulkus leidende Kranke des 3. oder 4. Lebensjahrzehntes außerordentlich viel häufiger zur Behandlung kommen werden, als etwa solche zwischen dem 60. und 80. Lebensjahr.

BLUMENSATH, HAYDN und v. KREMPELHUBER haben nun bei ihren Statistiken wenigstens den ersten Fehler vermieden und das Vorkommen des Ulkus in den verschiedenen Altersstufen nach dem Auftreten der ersten Krankheitserscheinungen berechnet. Sie sind zu dem in folgender Tabelle enthaltenem Ergebnis gelangt:

Tabelle 34.
Klinische Altersstatistik für das Ulcus ventriculi nach Auftreten der ersten Krankheitserscheinungen.

	BLUMENSATH			HAYDN			v. KREMPELHUBER		
	♂	♀	♂♀	♂	♀	♂♀	♂ .	♀ .	♂♀
0—10	—	—	—	—	—	—	—	—	—
—20	10 ⎫	94 ⎫	104 ⎫	15 ⎫	41 ⎫	54 ⎫	9 ⎫	15 ⎫	15 ⎫
—30	18 ⎬42	95 ⎬201	113 ⎬243	30 ⎬58	37 ⎬92	67 ⎬148	20 ⎬29	52 ⎬140	61 ⎬166
—40	14 ⎭	12	26 ⎭	13 ⎭	14 ⎭	27 ⎭	48	73 ⎭	90 ⎭
—50	7 ⎫11	6 (6)	13 ⎫17	8 ⎫15	6 ⎫7	14 ⎫22	48	55 ⎫	104 ⎫
—60	4 ⎭	—	4 ⎭	7 ⎭	1 ⎭	8 ⎭	36 ⎬101	32 ⎬92	66 ⎬194
—70	—	—	—	—	—	—	16	5 ⎭	23
—80	—	—	—	—	—	—	1 ⎭	—	1 ⎭

Ein Blick auf diese Tabelle zeigt eine unbedingte Übereinstimmung in der außerordentlich viel stärkeren Beteiligung des weiblichen Geschlechtes, dagegen einen ebenso großen

Gegensatz hinsichtlich des Vorkommens in den verschiedenen Lebensaltern. Während nach BLUMENSATH und HAYDN in beiden Geschlechtern weitaus die Mehrzahl der Erkrankungen auf die ersten 4 Jahrzehnte entfällt (beim Mann 79,2 bzw. 79,5, beim Weib 97,1 bzw. 92,9%), überwiegt bei v. KREMPELHUBER für die Zeit vor dem 40. Lebensjahr nur das weibliche Geschlecht mit 60,3%, das männliche Geschlecht dagegen umgekehrt für die Zeit jenseits dieser Altersstufe mit 77,7% und von beiden Geschlechtern zusammen entfallen bei v. KREMPELHUBER auf die ersten 4 Jahrzehnte nur 46,7, auf die folgenden späteren dagegen 53,3% der Fälle von offenem Ulkus. Dabei ist Gewicht darauf zu legen, daß v. KREMPEL-HUBER in allen seinen Fällen durch die röntgenologische Untersuchung die HAUDECK-sche Nische festgestellt hat, während bei BLUMENSATH und HAYDN die Röntgenunter-suchung der Patienten anscheinend unterblieben ist. Wenn man bedenkt, wie trügerisch die sonstigen Ulkussymptome sind und welche Schwierigkeiten eine einwandfreie Diagnose bietet, so dürften die Zahlen v. KREMPELHUBERS wohl eher der Wirklichkeit entsprechen, um so mehr als sie nicht nur mit denen von SCHÜTZ und RÖSLER, sondern vor allem auch mit der pathologisch-anatomischen Statistik im wesentlichen übereinstimmen.

Ganz unzuverlässig erscheinen aus den angegebenen Gründen die Angaben v. CAČKO-VIC', daß von 72 operierten Fällen in 7,5% die Ulkuserscheinungen bis in das Alter von 14 und in 2,3% vor das 10. Lebensjahr zurückzuverfolgen gewesen wären. Ebensowenig können die Angaben von PLOENIES, nach welchen bei fast der Hälfte der Ulkuskranken der Beginn des Leidens bis vor das 15. Lebensjahr zurückzuverlegen sei oder die Ansicht KRÖNLEINS, nach welcher die ersten Krankheitserscheinungen in die Zeit vom 25.—35. Lebensjahr fallen sollen, der Wirklichkeit entsprechen, da sie in schroffstem Widerspruch zu den Erfahrungen an der Leiche stehen. Denn es ist doch gewiß klar, daß man, wenn diese Meinung richtig wäre, sowohl offene Geschwüre als auch Narben in dem zweiten Lebensjahr-zehnt entstammenden Leichen außerordentlich viel häufiger antreffen müßte als es tat-sächlich der Fall ist. Auch die Beobachtungen WIRSINGS widersprechen den Angaben von PLOENIES in hohem Maß. Unter 362 Ulkuskranken konnte WIRSING nur bei 22% eine Krankheitsdauer von mehr als 5 Jahren feststellen. Und PATAULT[1]) fand unter 37 zwischen dem 50. und 83. Lebensjahr stehenden Ulkuskranken, welche infolge von Durchbruch oder schwerer Blutung gestorben waren, nur bei 13,5% das Leiden nach den anamnestischen Angaben bis auf die Zeit vor dem 45. Jahr zurückreichend, während bei 89,2% die ersten Ulkuserscheinungen erst jenseits dieses Lebensjahres aufgetreten waren, und zwar bei 3 im 45., bei 12 im 50., bei 9 im 60. und bei 9 im 70. Lebensjahr. Die Krankheitsdauer dieser 37 Fälle betrug bei 8 wenige Tage bis zu einigen Wochen, bei 9 bis zu 1 Jahr, bei 10 2—5 Jahre, bei 6 8—10 Jahre, bei 2 34 Jahre, bei 1 40 und bei 1 angeblich 60 Jahre. Ferner konnte PATAULT unter 51 Ulkusfällen der gleichen Altersstufen bei $\frac{1}{3}$ der Fälle auch akute und einfache Geschwüre verzeichnet finden, bei $\frac{1}{3}$ handelte es sich um teils kallöse, teils penetrierende Geschwüre. Man muß bedenken, daß bei den chronischen Geschwüren des höheren Alters selbst bei 20 und 30jähriger Dauer des Leidens der Beginn desselben sehr wohl noch jenseits des 45., ja 40. Lebensjahres gelegen sein kann.

Namentlich aber darf man bei allen diesen klinischen Angaben über den Beginn des Leidens nicht vergessen, daß alle weiter zurückliegenden anamnesti-schen Aussagen überhaupt für die Frage, ob vielleicht die Entstehung eines zur Zeit vorhandenen Ulkus wirklich bis auf 10 oder 20 Jahre und länger zurück-zuverlegen ist, jeder Sicherheit entbehren. Denn wenn schon die Diagnose des Ulkus in der Gegenwart bei objektiver und sorgfältigster Untersuchung oft die größten Schwierigkeiten bietet, wie will man dann aus den subjektiven Aussagen eines Kranken oder den Angaben von Angehörigen auf eine Vergangenheit von 10—20 Jahren zurück eine Ulkusdiagnose stellen! — Solche anamnestische Aus-sagen über schon seit vielen Jahren bestehende angebliche Ulkuserscheinungen beweisen doch nichts anderes, als daß der betreffende Kranke eben schon seit Jahren Magenbeschwerden hatte und könnten daher wohl in den meisten Fällen höchstens vielleicht im Sinne einer „Ulkusdisposition" verwendet werden.

In der folgenden Tabelle sind rund 1200 bei Sektionen gefundene offene Geschwüre aus einer größeren Reihe von Einzelstatistiken zusammengestellt. Sie ergibt, daß nur 44% vor dem 40. Lebensjahr, dagegen 56% jenseits desselben gefunden wurden. Wohl ist es richtig, daß eine Anzahl dieser Geschwüre in ihrer Entstehung weiter zurückgelegen haben wird als sie in der Tabelle verzeichnet sind. Es gilt dies vor allem für die kallösen Formen der Chirurgen,

---

[1]) Nähere Literaturangaben bei PATAULT.

Tabelle 35. Häufigkeit des offenen Geschwüres in den verschiedenen Lebensaltern bei beiden Geschlechtern auf Grund der pathologisch-anatomischen Statistik.

Alter	Lebert, Breslau	Berthold, Berlin	Schneider, München	Gruber, München	Hauser, Erlangen	Hopf, Erlangen	Kossinsky, Erlangen	Brinkmann, Kiel	Cohn, Kiel	Greiss, Kiel	Wolowelsky, Basel	Gesamtzahl
10	22 10,7	—	—	10 10,6	—	—	5 4,0	—	—	—	—	87 = 7,3 } 527
20	69 33,5	13 8,2	10 5,5	1 1,1	—	1 1,7	6 4,9	5 2,7	1 1,9	1 2,9	7 2,8	
30	74 35,9	36 22,8	25 13,8	10 10,6	3 10,0	4 6,9	11 8,9	27 14,8	7 13,7	2 5,7	5 6,3	201 = 16,8
40	28 13,5	36 22,8	33 18,2	13 13,8	3 10,0	5 8,6	20 16,3	36 19,8	5 9,8	5 14,3	7 8,9	239 = 19,9 } 44,0
50	10 4,9	27 17,1	23 12,7	14 14,9	3 10,0	9 15,6	27 21,9	25 13,7	8 15,7	5 14,3	9 11,4	177 = 14,8
60	3 1,5	21 13,3	33	14 14,9	7 23,0	18 31,0	18 14,6	38 20,9	10 19,6	12 34,3	16 10,1	197 = 16,5 } 670
70	—	16 10,1	27 14,9	19 20,2	8 26,7	11 19,0	20 16,3	28 15,4	10 19,6	5 14,3	9 20,2	156 = 13,0
80	—	8 5,1	25 13,8	7 7,4	6 20,0	8 13,8	13 10,6	19 10,4	7 13,7	4 11,3	9 11,4	112 = 9,4 } 56,0
90	—	1 0,6	5 2,8	6 6,4	—	2 3,4	3 2,5	4 2,2	3 5,9	1 2,9	15 18,9	28 = 2,3
100	—	—	—	—	—	—	—	—	—	—	3 3,8	—
	206	158	181	94	30	58	123	182	51	35	79	1197

Tabelle 36. Häufigkeit der Narben in den verschiedenen Lebensaltern bei beiden Geschlechtern.

Alter	Berthold, Berlin	Schneider, München	Gruber, München	Hauser, Erlangen	Hopf, Erlangen	Kossinsky, Erlangen	Brinkmann, Kiel	Cohn, Kiel	Greiss, Kiel	Wolowelsky, Basel	Gesamtzahl
10	7 4,3	—	—	—	—	—	—	—	—	—	7 = 0,4
20	10 6,2	3 3,4	—	—	2 3,1	4 4,8	11 1,5	3 1,0	1 0,9	2 3,4	36 = 2,1
30	32 19,9	15 17,0	—	4 7,4	9 14,1	6 7,2	96 12,7	31 10,4	25 23,6	2 3,4	220 = 12,8
40	28 17,4	13 14,8	4 19,0	8 14,8	6 9,5	14 13,3	101 13,3	35 11,9	21 19,8	6 10,2	233 = 13,8
50	34 21,1	14 15,9	3 14,3	3 5,6	10 15,6	14 16,8	107 14,1	46 15,4	10 9,4	3 5,1	244 = 14,4 } 496 = 29,2
60	30 18,6	17 19,3	6 14,3	20 37,0	10 15,6	19 22,5	144 18,9	62 20,7	14 13,2	17 28,8	336 = 19,8
70	14 8,7	13 14,8	6 28,6	11 20,4	12 18,7	18 21,7	152 20,0	71 23,7	14 13,2	12 20,4	323 = 19,1
80	6 3,7	11 12,5	4 19,0	7 12,9	15 23,4	11 13,3	109 14,4	36 12,0	17 16,0	10 17,0	226 = 13,3 } 1197 = 70,7
90	—	2 2,3	1 4,8	1 1,9	—	—	36 4,7	15 5,0	4 3,8	7 11,8	66 = 3,9
100	—	—	—	—	—	—	2 0,3	—	—	—	2 = (0,1)
	161	88	21	54	64	83	758	299	106	59	1693

bei welchen z. B. LÖHR auf Grund der ersten Symptome unter 141 Fällen bei 95 = 67 % eine vermutliche Krankheitsdauer von 6—20 Jahren annehmen mußte, während HOFFMANN über 3 Fälle berichtet, in welchen das Leiden zur Zeit der Operation bereits 26, 36 und selbst 39 Jahre bestanden haben soll. Ja KRÖNLEIN glaubte in einem Fall eine Dauer von 45 Jahren annehmen zu können. Allein jeder pathologische Anatom weiß, daß solche kallöse Geschwüre, bei welchen eine so lange Krankheitsdauer anzunehmen ist, an der Leiche verhältnismäßig selten zu beobachten sind, daß vielmehr einfache Geschwüre, welche großenteils einen zufälligen Sektionsbefund bilden und nach ihrem ganzen anatomischen Bau entweder ganz frische sind oder doch in ihrer Entstehung nur verhältnismäßig kurz zurückliegen können, die große Mehrzahl bilden, so daß diese Fehlerquelle für eine wesentliche Änderung des Gesamtergebnisses gewiß nicht in Betracht kommen kann. Diese Annahme findet vollends ihre Bestätigung bei Berücksichtigung der Geschwürsnarben, welche weitaus in den meisten Fällen der einfachen sternförmigen Magennarbe angehören, wie sie eben aus den einfachen und kleineren, meistens wohl in verhältnismäßig kurzer Zeit heilenden Geschwüren hervorgeht. Aus der folgenden Tabelle ist ersichtlich, daß die Narbe des Ulcus ventriculi jenseits des 40. Lebensjahres etwa 2,4mal so häufig angetroffen wird als in den vorhergehenden Altersstufen!

Zählt man Geschwüre und Narben zusammen, so ergeben sich aus den angeführten Statistiken für die Häufigkeit des Ulkus in den verschiedenen Altersstufen bei beiden Geschlechtern folgende Zahlen:

Tabelle 37.
Häufigkeit des Ulcus ventriculi in den verschiedenen Altersstufen von Geschwüren und Narben zusammen.

Alter bis	10	20	30	40	50	60	70	80	90	100
Zahl der Geschwüre und Narben . .	22	71	331	370	459	528	498	332	104	2
%	0,8	2,6	12,2	13,6	16,9	19,4	18,3	12,2	3,8	0,1
				29,2 %				70,7 %		

In den meisten Statistiken sind bei der Berechnung der Häufigkeit des Prozesses in den einzelnen Jahrzehnten die beiden Geschlechter nicht getrennt behandelt. Nach den Statistiken von BERTHOLD, KIRSCH, GRUBER, KOSSINSKY, BRINKMANN, COHN und GREISS, welche darauf Rücksicht genommen haben, verteilen sich Geschwüre und Narben zusammen bei den einzelnen Geschlechtern auf die verschiedenen Altersklassen in folgender Weise:

Tabelle 38.
Häufigkeit der Geschwüre und Narben zusammen in den verschiedenen Lebensaltern bei den einzelnen Geschlechtern.

		Alters bis	10	20	30	40	50	60	70	80	90	100
Männliches Geschlecht	Zahl der Fälle von Geschwüren und Narben . .		7	14	85	125	152	169	166	84	19	1
	%		0,9	1,7	10,3	15,2	18,5	20,6	20,2	10,2	2,3	0,1
						28,1				71,9		
Weibliches Geschlecht	Zahl der Fälle von Geschwüren und Narben . .		8	29	186	173	176	217	220	163	59	1
	%		0,7	2,4	15,1	14,0	14,3	17,6	17,9	13,2	4,8	0,1
						32,2				67,8 (9)		

Tabelle 39. Häufigkeit des offenen Geschwüres in den verschiedenen Lebensaltern bei beiden Geschlechtern nach der Zahl der Sektionen der einzelnen Altersklassen berechnet.

Alters-klassen	KOSSINSKY, Erlangen			BRINKMANN, Kiel			COHN, Kiel			GREISS, Kiel			Gesamtzahl der Sektionen	Gesamtzahl der Fälle	%	
	Sektionen	Fälle	%	Sektionen	Fälle	%	Sektionen	Fälle	%	Sektionen	Fälle	%				
10	716	5	0,7	5493	5	0,1	2393	—	0,04	697	—	0,1	9553	5	0,2	
20	254	6	2,4	882	27	3,1	420	7	1,7	215	2	0,9	2082	13	2,3	13993:131 = 0,8 %
30	565	11	1,9	911	36	3,9	475	5	1,1	206	5	2,4	2358	47	2,8	
40	766	20	2,6	975	25	2,6	494	8	1,6	159	5	3,2	2484	66	2,6	
50	856	27	3,2	826	38	4,6	370	10	2,7	148	12	8,1	2116	65	3,7	
60	772	18	2,3	638	28	4,4	307	10	3,2	108	5	4,6	1709	78	3,1	
70	656	20	3,1	410	19	4,5	231	7	3,0	79	4	5,1	1046	63	4,1	7656:260 = 3,3 %
80	326	13	3,9	130	4	3,1	83	3	3,6	15	1	6,7	295	43	3,7	
90	67	3	4,5	6									6	11		
100	—	—	—													

Tabelle 40. Häufigkeit der Narben in den verschiedenen Lebensaltern bei beiden Geschlechtern, berechnet nach der Zahl der Sektionen der einzelnen Altersklassen.

Alters-klasse	KOSSINSKY, Erlangen			BRINKMANN, Kiel			COHN, Kiel			GREISS, Kiel			Gesamtzahl der Sektionen	Gesamtzahl der Fälle	%	
	Sektionen	Fälle	%	Sektionen	Fälle	%	Sektionen	Fälle	%	Sektionen	Fälle	%				
10	716	—		5493	6	0,1	2393	2	0,1	697	—	0,1	9553	13	0,1	
20	254	4	1,6	882	69	7,8	420	24	5,7	215	25	11,6	2082	124	5,9	13993:264 = 1,9 %
30	565	6	1,1	911	65	7,1	475	30	6,3	206	21	10,2	2358	127	5,4	
40	766	11	1,4	975	82	8,5	494	38	7,7	159	10	6,3	2484	144	5,9	
50	856	14	1,6	826	106	12,8	370	52	14,1	148	14	9,5	2116	191	9,0	
60	772	19	2,5	638	124	19,4	307	61	19,8	108	14	12,9	1709	217	12,7	
70	656	18	2,9	410	90	21,9	231	29	12,6	79	17	21,5	1046	247	14,1	7656:749 = 9,8 %
80	326	11	3,4	130	32	24,6	83	12	14,5	15	4	26,7	295	48	16,3	
90	67	—	—	6	2	33,3	—	—					6	2	33,3	
100	—	—														

Aus allen diesen Tabellen ist schon klar ersichtlich, daß tatsächlich das Ulcus simplex weitaus am häufigsten jenseits des 40. Lebensjahres vorkommt und daß in dieser Beziehung zwischen den beiden Geschlechtern nur ein geringer Unterschied besteht. Und zwar ist das etwas häufigere Vorkommen des Geschwüres in den ersten 4 Lebensjahrzehnten des weiblichen Geschlechtes, wie sich aus den angeführten Statistiken berechnen läßt, offenbar durch das Auftreten kleinerer, in kurzer Zeit heilender akuter Geschwüre bedingt, da gerade die einfache sternförmige Narbe besonders im 3. Jahrzehnt beim weiblichen Geschlecht fast 10 mal so oft (13,3:1,3 Tab. 42) angetroffen wird als beim männlichen. Auch A. Pick hat darauf hingewiesen, daß die Geschwüre des jugendlichen Alters, welche wahrscheinlich großenteils neurogenen Ursprunges sind, leichter heilen als die des späteren Lebensalters. Dabei ist aber noch zu bedenken, daß dieses Ergebnis aus Statistiken gewonnen ist, bei welchen ausnahmslos die auf die einzelnen Altersstufen entfallenden Verhältniszahlen von Geschwüren und Narben aus der Gesamtzahl dieser beiden berechnet sind, ohne Berücksichtigung der Zahl der von den einzelnen Altersstufen überhaupt sezierten Leichen. Darauf beruht es, daß in den hohen Altersstufen, namentlich jenseits des 70. Lebensjahres die Häufigkeit des Prozesses, und zwar nicht nur der Geschwüre, sondern auch der Narben, scheinbar einen Rückgang erfährt. Es ist klar, daß dadurch ein ganz falsches Bild entstehen muß. Denn dieser scheinbare Rückgang ist selbstverständlich nur dadurch bedingt, daß die Zahl der jenseits des 70. Lebensjahres anfallenden Leichen stets eine wesentlich geringere ist als der von früheren Altersstufen und daß daher natürlich auch die absolute Zahl der beobachteten Geschwüre und Narben sich entsprechend verkleinern muß. Ein der Wirklichkeit entsprechendes Bild von der Häufigkeit der Geschwüre und Narben in der Leiche läßt sich daher nur dann gewinnen, wenn bei der Berechnung der Verhältniszahlen für die einzelnen Altersklassen die Zahl der von den jeweiligen Altersklassen überhaupt sezierten Leichen zugrundegelegt wird.

Merkwürdigerweise wurde jedoch von den meisten Untersuchern darauf keine Rücksicht genommen, ja viele haben die Zahlen der von den einzelnen Altersstufen sezierten Leichen überhaupt gar nicht angegeben, so daß sich aus ihren Statistiken auch nachträglich das der Wirklichkeit entsprechende Verhältnis nicht berechnen läßt.

Die Tabellen 39 und 40, weiche nach den Statistiken von Kossinsky, Brinkmann, Cohn und Greiss berechnet sind, lassen erkennen, welche starke weitere Verschiebung die Häufigkeit des Geschwüres nach den höheren Lebensstufen hin erfährt, wenn man in dem angegebenen Sinn die Berechnung anstellt.

Nach dieser Berechnung findet sich das offene Geschwür vor dem 40. Lebensjahr bei 0.8%, jenseits desselben bei 3.3% der Leichen, was einem Verhältnis von 1:4 entspricht.

Die Ulkusnarbe findet sich nach Tabelle 40 vor dem 40. Lebensjahr bei 1.9%, jenseits desselben dagegen bei 9.8% der Leichen, was einem Verhältnis von 1:5 entspricht.

Für Geschwüre und Narben zusammen lassen sich für beide Geschlechter aus den Tabellen 39 und 40 die folgenden Zahlen berechnen:

Tabelle 41.
Häufigkeit der Geschwüre und Narben zusammen in den verschiedenen
Lebensaltern bei beiden Geschlechtern, berechnet nach der Zahl der
Sektionen der einzelnen Altersklassen.

Altersklasse	10	20	30	40	50	60	70	80	90	100
Zahl der Sektionen	9553		2082	2358	2484	2116	1709	1046	295	6
Zahl der Fälle von Geschwüren und Narben	5	26	171	193	209	269	280	190	59	2
% auf die Zahl der Sektionen berechnet	0,33		8,2	8,2	8,4	12,7	16,4	18,2	20,0	33,3

13993:395 = 2,8   7656:1009 = 13,2

Hieraus ergibt sich, daß der Prozeß des Ulcus simplex überhaupt vor dem 40. Lebensjahr bei 2,8%, jenseits desselben bei 13,2% der Leichen gefunden wurde, so daß also tatsächlich das Ulcus simplex vom 40. bis zum 100. Lebensjahr etwa 5mal so oft vorkommt, als in den früheren Altersstufen, wobei die Zunahme der Häufigkeit bis in die spätesten Lebensjahrzehnte eine stetige zu sein scheint. Doch ist die Zahl der über 90 Jahre alten, zur Sektion gelangten Personen allerdings viel zu klein, als daß sie einen sicheren Schluß auf die wirkliche Häufigkeit des Vorganges in diesem spätesten Lebensjahrzehnt gestatten könnte. Das so außerordentlich starke Überwiegen der jenseits des 40. Lebensjahres gelegenen Altersstufen ist nun allerdings wesentlich dadurch bedingt, daß das Geschwür in den beiden ersten Jahrzehnten, namentlich bis zum 10. Lebensjahr im Verhältnis zu der hohen Zahl der Sektionen aus dem ersten Lebensjahrzehnt, sehr selten ist. Legt man der Berechnung nur das 3. und 4. Lebensjahrzehnt zugrunde, so ergeben sich für diese beiden Altersstufen statt 2,8% 8,2% von Geschwüren und Narben. Aber selbst bei dieser Berechnung würden also immer beiläufig 1,6mal so viele Geschwüre und Narben auf die jenseits des 40. Lebensjahres gelegenen Altersstufen entfallen.

Über das tatsächliche Häufigkeitsverhältnis des offenen Geschwüres und der Narbe, sowie des Prozesses überhaupt, in den verschiedenen Altersstufen bei den einzelnen Geschlechtern geben die folgenden in gleicher Weise berechneten Zusammenstellungen einen Überblick (s. Tabelle 42, S. 549).

Aus dieser Tabelle läßt sich berechnen, daß das Ulcus simplex ventriculi (Geschwüre und Narben zusammen) jenseits des 40. Lebensjahres beim Mann 4,6, beim Weib 4,4mal so häufig beobachtet wird, als in den vorhergehenden Altersstufen. Dieses Verhältnis ändert sich bei Ausschaltung der beiden ersten Lebensjahrzehnte beim Mann auf 1:2,1, beim Weib auf 1:1,4. Es kann kaum bezweifelt werden, daß dieser auffallende Unterschied darauf beruht, daß beim männlichen Geschlecht jenseits des 40. Lebensjahres eine schwere Arteriosklerose weit häufiger angetroffen wird als beim weiblichen Geschlecht.

5. Häufigkeit der Erosion in den verschiedenen Altersstufen.

Weniger oft wie das offene Geschwür wird die Erosion jenseits des 40. Lebensjahres angetroffen. Nach Kossinsky, welcher allein bei seinen statistischen Untersuchungen die Erosionen von den Geschwüren getrennt behandelt und dabei auch die Zahl der Sektionen der einzelnen Altersklassen berücksichtigt hat, ergeben sich die Zahlenverhältnisse der Tabelle 43, S. 550.

Tabelle 42.

Häufigkeit der Geschwüre und Narben in den verschiedenen Lebensaltern bei den einzelnen Geschlechtern, berechnet nach der Zahl der Sektionen der verschiedenen Altersklassen.

Männliches Geschlecht.

Altersklasse	10	20	30	40	50	60	70	80	90	100
Zahl der Sektionen	5432[1])		1279	1498	1631	1342	996	549	123	1
Zahl der Fälle von Geschwüren	3	4	18	36	36	42	41	20	2	—
%	(0,1)		1,4	2,4	2,2	3,1	4,1	3,6	1,6	—

$$8209:61 = 0,7\ (?) \qquad 4643:141 = 3,0$$

Altersklasse	10	20	30	40	50	60	70	80	90	100
Zahl der Fälle von Narben	—	4	17	32	41	63	75	39	10	1
%	—	(0,1)	1,3	2,1	2,5	4,6	7,5	7,1	8,1	(50,0)

$$8209:53 = 0,6\ (?) \qquad 4643:229 = 4,9$$

Altersklasse	10	20	30	40	50	60	70	80	90	100
Zahl der Fälle von Geschwüren und Narben zusammen	3	8	35	68	77	105	116	59	12	1
%	(0,2)		2,7	4,5	4,7	7,7	11,6	10,7	9,7	(50,0)

$$8209:114 = 1,4\ (?) \qquad 4643:370 = 7,9$$

Weibliches Geschlecht.

Altersklasse	10	20	30	40	50	60	70	80	90	100
Zahl der Sektionen	4121[1])		803	860	853	774	713	497	172	4
Zahl der Geschwürsfälle	2	9	29	30	29	36	22	23	9	—
%	(0,2)		3,6	3,5	3,4	4,7	3,1	4,6	5,2	—

$$5784:70 = 1,2\ (?) \qquad 3013:119 = 3,9$$

Altersklasse	10	20	30	40	50	60	70	80	90	100
Zahl der Fälle von Narben	—	9	107	95	103	128	142	108	38	1
%	(0,35)		13,3	11,0	12,1	16,5	19,9	21,7	22,1	(25,0)

$$5784:211 = 3,6\ (?) \qquad 3013:520 = 17,3$$

Altersklasse	10	20	30	40	50	60	70	80	90	100
Zahl der Fälle von Geschwüren une Narben zusammen	2	18	136	125	132	164	164	131	47	1
%	(0,35)		16,9	14,5	15,5	21,2	23,0	26,3	27,3	(25,0)

$$5784:281 = 4,9\ (?) \qquad 3013:639 = 21,3$$

---

[1]) Die Zahl der Sektionen der beiden ersten Lebensjahrzehnte ist bei BRINKMANN. COHN und GREISS für die einzelnen Geschlechter leider nicht angegeben. Bei KOSSINSKY entfallen auf das Alter bis zu 10 Jahren 405, bis zu 20 Jahren 149 männliche und 311 bzw. 105 weibliche Leichen. Nimmt man ein gleiches Verhältnis zwischen den beiden Geschlechtern für die von BRINKMANN, COHN und GREISS bis zum 20. Lebensjahr sezierten Leichen an, so würden von diesen 8583 Leichen 5432 auf das männliche und 4121 auf das weibliche Geschlecht sich berechnen lassen. Dazu kämen 554 männliche Leichen KOSSINSKYS.

Tabelle 43.

Häufigkeit der Erosion in den verschiedenen Altersstufen, berechnet nach der Zahl der Sektionen der einzelnen Altersstufen.

Alters-klasse	Männliches Geschlecht			Weibliches Geschlecht			Beide Geschlechter zusammen			
	Sektionen	Fälle	%	Sektionen	Fälle	%	Sektionen	Fälle	%	
10	405	1	0,2	311	1	0,3	716	2	0,3	⎫
20	149	2	1,3	105	1	1,0	254	3	1,2	⎬ 2301:21 = 0,9 %
30	341	1	0,3	224	2	0,9	565	3	0,5	
40	460	7	1,5	306	6	1,9	766	13	1,7	⎭
50	515	6	1,2	341	4	1,2	856	10	1,2	⎫
60	442	9	2,0	330	3	0,9	772	12	1,6	⎬
70	359	4	1,1	297	3	1,0	656	7	1,1	⎬ 2677:34 = 1,3 %
80	158	—	—	168	2	1,2	326	2	0,6	⎬
90	27	2	7,4	40	1	2,5	67	3	4,5	⎭
		32			23			55		

Nach dieser Zusammenstellung würde die Erosion beim männlichen Geschlecht etwa 1,8, beim weiblichen nur 1,1 und bei beiden Geschlechtern zusammen 1,4mal so oft jenseits des 40. Lebensjahres vorkommen, als in den vorhergehenden Altersstufen. Die Statistik umfaßt jedoch im ganzen nur 55 Fälle, wohl eine zu geringe Zahl, um aus ihr sichere Schlüsse ziehen zu können.

Für das Duodenum hat Kossinsky überhaupt nur 4 Fälle verzeichnet, welche sich gleichmäßig auf das 20.—40. und 50.—70. Lebensjahr verteilen. —

6. Häufigkeit des Duodenalgeschwüres in den verschiedenen Altersstufen.

Ähnlich liegen die Verhältnisse offenbar für das Duodenalgeschwür, abgesehen davon, daß dieses, wie bereits oben gezeigt wurde, nach Angabe der meisten Untersucher beim männlichen Geschlecht wesentlich häufiger vorkommt als beim weiblichen und daß es im Kindesalter häufiger beobachtet wird, als das Ulcus ventriculi.

Die Magen- und Duodenalgeschwüre des Kindesalters sind jedoch wohl zweifellos von dem Ulkus der späteren Altersstufen bzw. des Erwachsenen ursächlich großenteils verschieden, weshalb sie auch einer besonderen Besprechung bedürfen. Von den verschiedenen Statistiken über das Duodenalgeschwür sind leider nur in der Kossinskys die Zahlen der in den einzelnen Altersstufen überhaupt sezierten Leichen angegeben. Seine Statistik umfaßt aber nur 27 Fälle von offenem Geschwür und 1 Narbe, es ist also die Zahl viel zu klein um aus ihr allein daraus ein der Wirklichkeit entsprechendes Bild von der Beteiligung der einzelnen Altersstufen zu gewinnen. Auf Grund der übrigen vorhandenen Statistiken läßt sich eine zusammenfassende Berechnung über diese Frage nur in der bisher allgemein üblichen Weise, also ohne Berücksichtigung der in den einzelnen Altersstufen sezierten Leichen, anstellen. Es ergibt sich dabei nebenstehende Tabelle 44.

Nach dieser Zusammenstellung würden von 100 offenen Duodenalgeschwüren auf die Zeit vom 1.—40. Lebensjahr 40,2, auf die Zeit vom 40. bis zum 100. Lebensjahr 59,8% entfallen, es wäre also das Duodenalgeschwür jenseits des 40. Lebensjahres etwa 1,5mal so häufig als in den vorhergehenden Altersstufen. Zu einem ganz ähnlichen Ergebnis ist auch Hart (3) gelangt. Er fand das offene Geschwür des Duodenums 1,3mal, die Narbe 2,0mal und Geschwüre und Narben zusammen 1,62mal so oft jenseits des 40. Lebensjahres als in den früheren Lebensjahrzehnten und mehr als die Hälfte der Fälle von peptischen Veränderungen im Magen und Duodenum entfiel auf über 45 Jahre alte Personen und es war bei diesen gleichzeitig Atherosklerose stärkeren Grades nachzuweisen. Zu einem ganz ähnlichen Ergebnis ist auch Holzweissig (3) gelangt. Es ist aber klar, daß dieses Verhältnis ebenfalls eine weitere bedeutende

Tabelle 44.
Häufigkeit des Duodenalgeschwüres in den einzelnen Altersklassen[1]).

Altersklasse	10	20	30	40	50	60	70	80	90	100	
CHVOSTEK	4	4	6	9	2	8	4	2	—	1	40
GRUBER	4	5	14	14	17	28	26	16	2	--	126
KOSSINSKY	1	3	5	5	4	3	4	1	1	–	27
KRAUSS	1	5	7	12	9	7	4	2	—	—	47
KRUG	1	—	6	8	7	9	11	8	2	1	53
OPPENHEIMER	15	3	8	16	12	18	6	7	1	1	87
WOLOWELSKY	2	2	1	1	4	4	2	5	1	—	22
	28	22	47	65	55	77	57	41	7	3	402

162 = 40,2 %   240 = 59,8 %

Verschiebung nach den höheren Lebensjahrzehnte hin erfahren müßte, wenn man bei der Berechnung der Verhältniszahlen die Zahlen der Sektionen der einzelnen Altersklassen überhaupt zugrundelegen könnte, indem die Verhältniszahlen namentlich für das 7.--10. Jahrzehnt wesentlich in die Höhe gingen, die für das 1. Jahrzehnt dagegen wegen der stets größten Zahl von Sektionen in dieser Altersstufe eine sehr starke Herabsetzung erfahren müßte.

Nach TRIER findet sich die größte Häufigkeit des Duodenalgeschwüres zwischen dem 30. und 60. Lebensjahr, nach der 279 Fälle umfassenden Statistik COLLINS liegt sie jenseits des 30. Lebensjahres, wobei die Altersstufe vom 30.—40. Lebensjahr, ähnlich wie bei KRANNHALS, mit 18,6% am stärksten beteiligt erscheint. Übrigens zeigt diese Statistik COLLINS, welche auch 38 Fälle von Ulcus duodeni nach Verbrennung in sich schließt, mit 15% auch eine auffallend hohe Beteiligung des 1. Lebensjahrzehntes. Auch die genannten Statistiken leiden an dem Fehler, daß die Zahl der Sektionen der einzelnen Altersstufen keine Berücksichtigung gefunden hat. —

7. Gleichzeitiges Vorkommen schwerer Atherosklerose und durch solche bedingter Organerkrankungen bei Ulcus ventriculi.

Nachdem so die statistischen Untersuchungen klar gezeigt haben, daß alle sogenannten peptischen Schädigungen, ganz besonders aber das Ulcus ventriculi am häufigsten in jener Lebensperiode vorkommen, in welcher auch die atherosklerotische Erkrankung der Arterien in ausgesprochener Weise beobachtet wird, wäre weiter zu untersuchen, wie häufig tatsächlich bei dem Vorhandensein eines Ulcus simplex des Magens oder des Duodenums gleichzeitig eine stärkere Atherosklerose, sowie auf Atherosklerose zurückzuführende krankhafte Veränderungen in anderen Organen angetroffen werden. Wenn nun auch eine sog. juvenile Sklerose beobachtet wird, so ist doch eine ausgesprochene atherosklerotische Erkrankung der Arterien vor dem 5. Lebensjahrzehnt so selten, daß sie für die vor dem 40. Lebensjahr auftretenden Geschwüre keine Rolle spielt. Es wären daher bei einer solchen Betrachtung nur die jenseits des 40. Lebensjahres gelegenen Fälle, und zwar namentlich die des höheren Alters zu berücksichtigen. Die in den statistischen Untersuchungen hierüber enthaltenen Angaben sind jedoch so dürftig und so wenig planmäßig durchgeführt, daß sie zur Förderung der Frage nur wenig beitragen können. Nur KOSSINSKY hat die auf Atherosklerose beruhenden krankhaften Veränderungen anderer Organe eingehender behandelt. Auch in den Statistiken von HOPF, COHN und mir selbst (1) finden sich Angaben über das gleichzeitige Vorkommen von Erweichungsherden usw. des Gehirns, die Myomalacia cordis und die atherosklerotische Schrumpfniere haben aber keine Berücksichtigung gefunden.

---

[1]) Mit Ausschaltung der Erosionen und der Duodenalgeschwüre nach Verbrennung.

Die folgende kleine Tabelle gibt einen Überblick über die von den genannten Untersuchern bei den jenseits des 40. Lebensjahres beobachteten Geschwüren und Narben gleichzeitig vorgefundenen durch Atherosklerose bedingten Veränderungen anderer Organe.

Tabelle 45.
Häufigkeit des gleichzeitigen Vorkommens durch Atherosklerose bedingter Veränderungen in anderen Organen mit Ulcus simplex.

	Zahl der Fälle von Geschwüren und Narben jenseits des 40. Lebensjahres	Erweichungs-herde, hämorrhagi-sche Herde und apopl. Narben des Gehirns %	Myomalacia cordis, Herz-schwielen %	Arterioskle-rotische Schrumpf-niere %	Alters-gangrän %
Hauser	66	9 = 13,6	?	?	?
Hopf	95	8 = 8,4	?	?	?
Kossinsky	143	19 = 13,3	13 = 9,1	22 = 15,4	3 = 2,1
Cohn	242	10 = 4,1	?	6 ? (Fälle von Schrumpf-niere ohne Angabe des Charakters bei Personen über 60 Jahre	3 = 1,2
Scheuermann . .	96	?	8 = 8,3	?	?
Stachelhausen . .	354	16 = 4,5	?	?	?
				?	?

Brinkmann fand bei typischen Geschwüren und Narben in 14,3% der Fälle Infarkt-narben in verschiedenen Organen.

Atherosklerotische Veränderungen der Aorta und der Körperarterien überhaupt wurden von Greiss in 25,3%, von Berthold in 33%, von Wolowelsky in 37%, von Kossinsky (mit Einschluß von Hauser und Hopf) in 70%, von Steiner in beiläufig 75% der Fälle von Geschwüren und Narben festgestellt. Kirsch fand in 24,3% mittlere oder schwere Arteriosklerose und nach Gruber waren unter dem großen Ulkusmaterial Straßburgs in mehr als 60% der Fälle auch krankhafte Veränderungen am Herz- und Gefäßapparat vorhanden.

Da jedoch atherosklerotische Veränderungen jenseits des 40. Lebensjahres überhaupt außerordentlich häufig beobachtet werden und da selbst bei schwereren Veränderungen der Aorta die Atherosklerose in den Körperarterien nur eine geringe zu sein braucht, während umgekehrt bei nur ganz geringfügigen Veränderungen der Aorta jene die schwersten Grade von Atherosklerose zeigen können, so lassen sich aus diesen gänzlich ungenügenden allgemeinen Angaben über das Zusammentreffen von Ulkus bzw. Narben mit atherosklerotischen Veränderungen des Arteriensystems keinerlei sicheren Schlüsse auf einen ursächlichen Zusammenhang der letzteren mit dem Ulcus simplex ziehen.

Dagegen ist die Tatsache, daß unter 546 Fällen von peptischen Geschwüren und Narben jenseits des 40. Lebensjahres 46 Fälle von Erweichungsherden usw. des Gehirns und von Kossinsky vollends unter 143 Fällen 19 mal solche Veränderungen des Gehirns, dazu noch in 13 Fällen auf Koronarsklerose be-ruhende Veränderungen des Herzens, in 22 Fällen arteriosklerotische Schrumpf-nieren und endlich in 3 Fällen Altersbrand, zusammen also in 57 Fällen, d. i. in fast 40% schwere, durch Atherosklerose, bzw. durch arteriellen Gefäßverschluß bedingte krankhafte Veränderungen in anderen Organen gefunden wurden, so auffallend, daß sie kaum mehr als ein Zufall bezeichnet werden kann. Sie läßt es vielmehr als wahrscheinlich erscheinen, daß ein erheblicher Teil der jenseits des 40. Lebensjahres, namentlich aber in den späteren Lebensjahrzehnten auftretenden Geschwüre auf eine atherosklerotische Erkrankung der Magengefäße selbst oder aber vielleicht auf Atherosklerose der Aorta, bzw. der A. coeliaca mit embolischer Verschleppung von Thrombenmaterial zurückzuführen ist.

Dieser Ansicht hat sich auch GRUBER (2) angeschlossen. Auf Grund seiner Erfahrungen am Sektionstisch gewann er den Eindruck, „daß schwere Arteriosklerotiker eine gewisse Prädisposition für Duodenalgeschwüre haben, wenn man nicht gar gleich behaupten will, das Ulcus pepticum spiele im Symptomenkomplex der schweren Arteriosklerose oftmals eine bedeutende und gefährliche Rolle".

In gleicher Weise muß wohl auch ein von GRUBER mitgeteilter Fall gedeutet werden, in welchem einer 70jährigen Frau wegen arteriosklerotischer Gangrän ein Bein amputiert worden war und bei deren Sektion außer hochgradiger Arteriosklerose der absteigenden Aorta und ihrer abzweigenden Äste nicht nur eine arterielle und venöse Thrombose auch des andern Beines, sowie zahlreiche auf Embolie zurückzuführende Veränderungen in anderen Organen, besonders in den Nieren, sondern auch 8 frische Duodenalgeschwüre gefunden wurden.

Auch OPHÜLS (2) hat auf das häufige Vorkommen von Magen- und Duodenalgeschwüren bei Arteriosklerose hingewiesen.

Zur völligen Klärung der Frage wäre es daher von größter Wichtigkeit bei künftigen Forschungen in Fällen von peptischen Geschwüren oder Narben das Augenmerk nicht nur auf das Verhalten der Magengefäße, sondern ganz besonders auch auf das Verhalten der A. coeliaca und ihrer Abgangsstelle von der Aorta abdominalis zu richten. Die Untersuchungen von BREGMANN, THOMA, HASENFELD und KÜMMELL haben bereits gezeigt, daß die atherosklerotische Erkrankung der Arterien der Baucheingeweide keineswegs selten ist. Nach BREGMANN ist sie sogar häufiger als die der Gehirn- und Nierenarterien, sowie der Subclavia, ebenso betont KÜMMELL, daß sie in der Häufigkeitsskala einen ziemlich hohen Platz einnehme. Nach letzterem Autor kann sie auch sehr hohe Grade erreichen und in einzelnen von ihm beobachteten Fällen waren der Beginn und die ersten Verzweigungen der A. coeliaca und mesenterica sup. in fast starre Röhren umgewandelt. Am stärksten erweisen sich die Veränderungen stets nahe dem Abgang von der Aorta, wo oft stark vorspringende, das Lumen einengende Verdickungen vorkommen. Nach der Peripherie zu pflegen die Veränderungen abzunehmen, so daß die feinsten Verzweigungen in der Regel frei erscheinen. Doch konnten HASENFELD, ROMBERG und ORTNER (1) in einzelnen Fällen auch in diesen noch Veränderungen finden. Erwähnt sei auch, daß SCHMIEDL bereits im 3. Lebensjahrzehnt Fälle von juveniler Sklerose der A. mes. sup. beobachtet hat, wie ja auch die oben angeführten Fälle GALLARDS (2) und HIRSCHFELDS (3) von Aneurysmen der Magenarterien jüngere Individuen betrafen.

Die hier besprochenen Tatsachen und Erfahrungen über die Beziehungen der atherosklerotischen Arterienerkrankung zu den peptischen Schädigungen, insbesondere dem Ulcus simplex berechtigen zu dem Schluß, daß die Atherosklerose mit größter Wahrscheinlichkeit eine sehr bedeutende Rolle bei den in den späteren Lebensjahrzehnten auftretenden Geschwüren spielt. HART (4) ist allerdings der Meinung, daß die Bedeutung der Atherosklerose für die peptische Geschwürsbildung weniger in der Verengerung oder dem Verschluß kleiner Magenarterien, als vielmehr darin zu sehen sei, daß krankhaft veränderte Gefäße nicht mehr ordentlich den Einflüssen ihrer Nerven folgen, träger arbeiten, und daß ihre Wandungen bei Druckschwankungen in abnormer Weise belastet werden. —

8. Die luetische Arterienerkrankung.

Möglich ist es, daß in gleicher Weise wie die Atherosklerose auch eine luetische Erkrankung der Aorta oder der Magenarterien selbst zur Entstehung eines Ulcus simplex führen kann. In diesem Sinn hat auch GALLIARD sich geäußert. Die eigentlichen luetischen, aus einer gummösen Infiltration hervorgehenden Geschwüre, welche nach HAUSMANN als eine besondere Form des Ulcus callosum nicht so selten vorkommen sollen, kommen selbstverständlich ebensowenig wie etwa tuberkulöse Geschwüre hier in Betracht, sondern nur solche Geschwüre, welche aus einer durch die luetische Gefäßerkrankung bedingten Kreislaufstörung, bzw. einem dadurch entstandenen Infarkt hervorgegangen sind. Es würde sich also um richtige peptische Geschwüre bei Luetischen handeln. Im ganzen scheint ein solches Zusammentreffen nicht häufig zu sein, und wenn es vorliegt, wäre immer noch die schwierige Frage zu entscheiden, ob in dem betreffenden Fall das Geschwür überhaupt einer krankhaften Veränderung der Gefäße seine Entstehung verdankt und ob diese gegebenenfalls wirklich eine spezifisch luetische oder doch nur eine einfache atherosklerotische war. Wie schwierig die Entscheidung dieser Frage ist, ist schon daraus ersichtlich, daß z. B. KLEBS(1), CHIARI(5) und E. FRÄNKEL den spezifischen Charakter einer in dem Grund und in der Umgebung eines richtigen Ulcus pepticum bei einem Luetischen vorgefundenen Endarteriitis obliterans bestreiten, während NEUMANN (1), MRACEK, ZAWADZKI und LUXEMBURG dieser nach ihrer Meinung spezifischen Form der Arterienveränderung eine ursächliche Bedeutung für die Entstehung des Ulkus zuschreiben zu müssen glauben. Nach ENGELMANN und NEUMANN (1) sollen sogar 10—20% aller peptischen Geschwüre mit Lues verbunden sein. CRAEMER (1) dagegen glaubt nicht an einen ursächlichen Zusammenhang zwischen Ulkus und Syphilis, wenn er auch zugibt, daß durch diese vielleicht indirekt, wie auch durch andere chronische Infektionskrankheiten, fettige Entartung, Atheromatose, Amyloid und andere Veränderungen der Gefäßwände, welche dann durch Thrombose oder Embolie zum Gefäßverschluß und damit zum Infarkt führen, verursacht werden können. Auch GALLIARD (2) mißt der Syphilis in der Ätiologie des Ulcus ventriculi nur eine geringe Bedeutung bei. Noch schwieriger dürfte die Entscheidung sein, ob etwa eine größere Narbe oder ein Sanduhrmagen, welche bei einem Luetiker gefunden werden, aus einem gummösen oder aus einem durch spezifische Gefäßerkrankung entstandenen peptischen Geschwüre hervorgegangen sind, oder ob nicht ein zufälliges Zusammentreffen gewöhnlicher Ulkusnarben mit Lues vorliegt. Jedenfalls ist in allen mit Lues verbundenen Fällen von peptischen Geschwüren und Narben für die Entscheidung der Frage, ob jene in einem ursächlichen Zusammenhang mit dem Ulkus steht, eine mikroskopische Untersuchung erforderlich, welche aber bei der schwierigen Beurteilung der Endarteriitis obliterans in den meisten Fällen ebenfalls zu keinem sicheren Ergebnis führen wird, sofern es nicht gelingt die Spirochaeta pallida nachzuweisen. —

9. Peptische Schädigungen bei anderen Infektionskrankheiten.

Auch die im Verlauf von akuten Infektionskrankheiten gelegentlich auftretenden Erosionen oder Geschwüre dürften, sofern sie nicht auf fortgeleitete Thrombose oder Embolie zurückzuführen sind oder neurogene Ursachen haben, großenteils durch lokale Kreislaufstörungen verursacht werden, welche wahrscheinlich auf einer infolge der Infektion, bzw. der Giftwirkung der Infektionserreger akut entstandenen Gefäßwandveränderung beruhen. Schon bei der Besprechung der Erosion wurde hervorgehoben, daß diese am häufigsten bei septischen Vorgängen gefunden wird.

So haben LAISNÉ, ANDRAL, v. JAKSCH, DITTRICH (2), BILLROTH, COLOMBO, GALLARD, ASHTON, LETULLE, AURIOL, WIDAL, PERRY und SHAW, WIDAL und MESLAY, GIRAUDEAU[1]) und andere Erosionen und akute zum Teil perforierende Geschwüre namentlich des Magens, in einzelnen Fällen auch des Duodenums sowohl bei örtlichen Eiterungen als auch bei septischen und pyämischen Prozessen mitgeteilt und HÉLIE fand in einem Fall von eiteriger Meningitis einen Durchbruch des Ösophagus.

BILLARD hat zuerst einen Fall beschrieben, in welchem bei einem an kruppöser Pneumonie verstorbenen 14 Tage alten Kind ein kleines, frisches, bis auf die Serosa reichendes Geschwür an der großen Kurvatur des Magens gefunden wurde. JAKSCH und DITTRICH haben dann auf das gelegentliche Vorkommen von hämorrhagischen Erosionen und Ulcus simplex bei Pneumonie hingewiesen und PONFICK hat bereits 1876 die Ansicht ausgesprochen, daß die hämorrhagischen Infarkte und Erosionen des Magens und Duodenums, welche bei an Pneumonie Verstorbenen gefunden werden, in Zusammenhang mit dieser ständen. Weitere solche Fälle wurden von KRANNHALS, DIEULAFOY (1), COLOMBO, SIMMONDS, GRIFFON und anderen mitgeteilt und später hat DIEULAFOY (1), wie bereits in dem Abschnitt über die Erosionen angeführt wurde, ein besonderes Krankheitsbild (Exulceratio simplex) für diese bei Pneumonie auftretenden Erosionen und Geschwüre aufgestellt. STARCKE hat einen Fall beschrieben, in welchem ein offenbar schon seit längerer Zeit vorhanden gewesenes Geschwür durch das Hinzukommen einer Lungenentzündung eine plötzliche Verschlimmerung erfahren hat. Von verschiedenen Autoren, wie LIBERMANN und JACOT-DESCOMBES wurden auch bei anderen Formen der Pneumonie peptische Geschwüre des Magens und Duodenums gefunden.

RITTER v. RITTERSHAIN beobachtete bei einem 1 Monat alten, an Diphtherie erkrankten Kind eine starke Magenblutung. Bei der Sektion fanden sich oberflächliche Erosionen der Magenschleimhaut. Die Blutung dürfte in diesem Fall wohl eine parenchymatöse gewesen sein. Auch HIBBARD fand in einem Fall von LÖFFLERscher Diphtherie Erosionen der Magenschleimhaut und STEINMANN solche bei Scharlachdiphtherie.

PAPELLIER, KRANNHALS, COLOMBO beobachteten hämorrhagische Erosionen und peptische Geschwüre des Magens, JANEWAY ein solches des Ösophagus bei Dysenterie.

JONES, PAPELLIER, POISSON, MILLARD, JOSIAS, COLLINGWOOD und CHAUFFARD haben solche bei Typhus abdominalis gefunden und SCHLESINGER hat Magenblutungen bei 2 Typhuskranken beobachtet, von welchen in dem einen Fall bei der Sektion zwar kein Ulkus, aber zahlreiche, vom Fundus bis zur Kardia sich erstreckende, submuköse Blutungen gefunden wurden. Auch BERGÉ und BARTHELEMY wollen bei einem Typhuskranken das Auftreten eines Magengeschwüres beobachtet haben, welches in der Rekonvaleszenz durch Perforation zum Tod führte und, da in ihm Typhusbazillen bei der mikroskopischen Untersuchung nicht nachzuweisen waren, vielleicht als richtiges, durch Kreislaufstörung verursachtes Ulcus pepticum gedeutet werden könnte. Ein ähnlicher Fall wurde schon früher von MAZZOTTI beschrieben.

Welcher Art die durch die Bakterientoxine bedingten Gefäßwandschädigungen bei solchen septischen Vorgängen sind, ist nicht immer festzustellen. Neben fettiger und hyaliner Entartung, insbesondere der Kapillaren und kleiner Arteriolen, kommen jedenfalls auch histologisch überhaupt nicht nachweisbare Veränderungen in Betracht. Meistens sind die kleinen Gefäße, namentlich Venen und Kapillaren strotzend mit Blut gefüllt, ähnlich wie bei Stase, jedoch sind in der Regel bei den frischen Blutungen und Erosionen, wie von verschiedenen Untersuchern hervorgehoben wird, weder Thromben noch Mikroorganismen zu finden, so daß oft die Nekrose der Schleimhaut unabhängig von einem Verschluß der Gefäße, lediglich durch Giftausscheidung bedingt zu sein scheint. Doch können auch hyaline und Plättchenthromben in Erosionen mit noch anhaftendem Schorf und in deren Umgebung beobachtet werden. Solche Befunde wurden von v. RECKLINGHAUSEN (1), NAUWERCK (1), HIBBARD, OPENCHOWSKI, SIMMONDS (2) und KRANNHALS mitgeteilt und der Einwand, daß diese Thromben stets erst sekundär in dem bereits fertigen Infarkt sich gebildet hätten, ist schwer zu begründen. Auch eine durch Fermentintoxikation hervorgerufene Steigerung der Gerinnungsfähigkeit des Blutes dürfte oft nicht ohne Bedeutung sein. Das Zustandekommen eines peptischen Geschwüres ist in solchen Fällen als Teilerscheinung einer allgemeinen, durch den septischen

---

[1]) Ausführliche Besprechung der Kasuistik von peptischen Schädigungen bei septischen Prozessen bis 1899 findet sich bei GANDY.

Zustand verursachten hämorrhagischen Diathese mit besonderer
Lokalisierung im Magen oder im Duodenum aufzufassen, in
gleicher Weise, wie die bei Sepsis nicht so selten auftretenden
profusen Magenblutungen˙ bei scheinbar völlig unversehrter
Schleimhaut und freiem Kreislauf in den Magengefäßen.

Auch die Entstehung der von Turck durch Monate hindurch fortgesetzte
massenhafte Verfütterung von B. coli bei Hunden erzeugten Magengeschwüre
könnte, sofern nicht auch neurogene Momente eine Rolle spielen, wohl nur in
diesem Sinn, d. h. durch eine infolge der Aufnahme von Kolitoxinen entstandene
Toxämie und dadurch bewirkte Gefäßwandschädigungen erklärt
werden. Die Turckschen Versuchsergebnisse konnten jedoch durch sehr
umfangreiche ähnliche Versuche Bauers nicht bestätigt werden. —

10. Peptische Schädigungen bei verschiedenen Vergiftungen und bei Chlorose.

In gleicher Weise sind die bei verschiedenen anderen Vergiftungen
nicht so selten auftretenden peptischen Schädigungen des Magens und Duodenums
zu beurteilen. Auch hier handelt es sich stets um Vergiftungen, welche eine,
wenigstens zum Teil, zweifellos auf Gefäßwandveränderung und Zerstörung roter Blutkörperchen beruhende, allgemeine hämorrhagische Diathese zur Folge haben, so daß man in solchen Fällen nicht nur
im Magen und im Darm, sondern auch in anderen Organen, namentlich auch
an den serösen Häuten oft zahlreiche umschriebene Blutungen findet. Doch
läßt sich nicht leugnen, daß auch hier neurogene Einflüsse in Betracht kommen
können. Bereits im Kapitel über die Erosion wurde eine Reihe von Giften
angeführt, welche nicht selten auch Erosionen der Schleimhaut des Magens
und Duodenums erzeugen. Auch das Schlangengift kann, wie die Untersuchungen von Rehfuss zeigen, hämorrhagische Erosionen und Geschwüre
des Magens hervorrufen und Aufrecht konnte solche nach subkutanen Cantha-
ridineinspritzungen bei seinen Versuchstieren beobachten, während Jousset
und Lefas durch subkutane Einspritzung von Tartarus stibiatus bei 2 Kaninchen
Magengeschwüre erzeugten. Ferner sah Elliot nach Injektion von Tetra-
Hydro-β-Naphthylamin bei Meerschweinchen Magengeschwüre sich entwickeln.
Und zwar sollen nach der mikroskopischen Untersuchung bereits 1 Stunde
nach der Einspritzung toxämische Blutungen und Zerstörungen des Schleimhaut-
epithels zu beobachten sein, an welche dann die Geschwürsbildung sich an-
schließe. Bei Kaninchen und Katzen waren die Versuche ergebnislos. So
beachtenswert derartige Versuche sind, so kann ihnen doch eine praktische
Bedeutung für die Ulkusentstehung nicht zukommen.

Von größerer Bedeutung sind dagegen die experimentellen Untersuchungen
von Heinz, welche zeigen, daß das Auftreten von kleinen hämorrhagischen
Infarkten und Geschwüren in der Magenschleimhaut des Kaninchens
für die sog. Blutgifte, und zwar nicht nur für solche, welche die roten Blutkörperchen einfach auflösen, sondern besonders auch für solche, welche morphologische Veränderungen und Zertrümmerung derselben bewirken,
geradezu charakteristisch ist, so daß sie bei subakuter und subchronischer
Vergiftung kaum je vermißt werden. Die Geschwüre pflegen vom 2.—3. Tag
an aufzutreten, sind linsengroß, können aber auch die Größe eines Fünfpfennigstückes erreichen. Sie sind rund, scharf umschrieben und gleichen vollkommen
dem Ulcus rotundum des Menschen, von welchem sie sich aber durch ihre Neigung
zu schneller Heilung unterscheiden. Regelmäßig fand Heinz als Ursache
dieser hämorrhagischen Infarkte und Defekte aus Blutkörperchen-
trümmern und plättchenähnlichen Massen bestehende Thromben,

hauptsächlich an Stellen, wo kleine Gefäßstämmchen die Muskularis durchsetzen und zur Schleimhaut aufsteigen. Degenerative Veränderungen der Gefäßwände werden jedoch von HEINZ nicht erwähnt.

Auch JORES, welcher bei seinen Untersuchungen über die chronische Bleivergiftung des Kaninchens bei einigen Versuchstieren die Entwicklung zum Teil bis zur Serosa reichender Magengeschwüre beobachtete, konnte nur eine auffallende allgemeine Erweiterung der Gefäße feststellen, aber keine besonderen Wandveränderungen derselben, wie solche bei ähnlichen Versuchen von MAIER, COEN und AJUTOLO u. a. gefunden wurden, welche fettige Entartung und später ausgesprochene Endarteriitis und kleine spindelförmige Aneurysmen bei ihren Versuchstieren beobachtet haben.

Dagegen findet sich beim Menschen bei chronischer Bleivergiftung vor allem eine oft hochgradige Hypertrophie der Muskularis der Arterien (seltener auch der Venen), welche die Gefäße starrwandig und verengt erscheinen läßt und nach KOLISKO eine ständige und so charakteristische Veränderung darstellt, daß man in ausgesprochenen Fällen schon auf den ersten Blick bei der Leichenöffnung die chronische Bleivergiftung feststellen kann.

ALVAZZI und DEFRATE haben 3 Fälle von Duodenalgeschwüren bei chronischer Bleivergiftung beschrieben, auch MARIE und VERMOREL, sowie DEVIC und ROUX haben solche Fälle mitgeteilt und A. SCHIFF berichtet über 48 Fälle von Bleivergiftung, bei welchen zum Teil ebenfalls Ulkussymptome vorhanden waren. Bei 14 dieser Kranken soll sich später mit Bestimmtheit ein Ulkus entwickelt haben, welches in 6 Fällen durch die Operation bestätigt worden ist. Ebenso haben v. ORTNER und SHIRLAW Fälle von peptischen Geschwüren bei chronischer Bleivergiftung mitgeteilt. Auch WALKO beobachtete, daß Arbeiter, welche eine Reihe von Monaten mit Blei beschäftigt waren, unter Ulkuserscheinungen erkrankten. Ebenso soll nach RÖSLER und SÄNGER das Magengeschwür bei chronischer Bleivergiftung häufig vorkommen. Auf diese Verhältnisse wird bei Besprechung der neurogenen Theorie nochmals zurückzukommen sein. —

Bekannt sind die sogenannte fettige Entartung der kleinen Gefäße und die nach den Untersuchungen TAUSSIGs schon während des Lebens zu beobachtende Formveränderung und Auflösung der roten Blutkörperchen bei Phosphorvergiftung, bei welcher besonders häufig auch hämorrhagische Erosionen der Magenschleimhaut vorkommen. Auch bei langsamer verlaufenden Arsenikvergiftungen werden, wie z. B. ein von KOLISKO mitgeteilter Fall zeigt, hämorrhagische Erosionen der Magenschleimhaut angetroffen. Da bei Arsenikvergiftung die Blutkörperchen keine Veränderungen erfahren, wohl aber in ähnlicher Weise wie bei der Phosphorvergiftung ausgedehnte fettige Entartung in den Organen auftritt, so ist daraus zu schließen, daß die Entartung der Gefäßwände vielleicht allein schon die Entstehung hämorrhagischer Erosionen bedingen kann. Bei den mit Formveränderung bzw. Zertrümmerung der roten Blutkörperchen einhergehenden Vergiftungen kommen jedoch neben der durch die Gefäßwandveränderung veranlaßten autochthonen Thrombose gewiß auch embolische Gefäßverschlüsse für die Entstehung des hämorrhagischen Schleimhautinfarktes in Betracht. —

Die Möglichkeit, daß übermäßiger und fortgesetzter Alkoholgenuß eine Schädigung bzw. atherosklerotische Veränderungen auch der Magengefäße oder vielleicht auch Schädigung der in Betracht kommenden Nervenbahnen und damit mittelbar auch die Entstehung von hämorrhagischen Erosionen und Geschwüren zur Folge haben kann, läßt sich wohl kaum bestreiten. So wollen auch BUCQUOY und BURWINKEL ein häufiges Zusammentreffen von

Alkoholismus und Ulcus duodeni beobachtet haben. Auch ist auf Grund der Versuche v. Baumgartens, welcher nach subkutaner Einspritzung tödlicher Mengen von 50%igem Alkohol bei Kaninchen regelmäßig hämorrhagische Erosionen der Magenschleimhaut fand, die Möglichkeit zuzugeben, daß bei Aufnahme größerer Mengen sehr starker alkoholischer Getränke infolge dadurch erzeugter Gefäßkrämpfe peptische Schädigungen der Magenschleimhaut entstehen können. Péron konnte bei ähnlichen Versuchen nekrotische Herde der Schleimhaut zwar nicht im Magen, aber im Darm beobachten. Dennoch scheint aber der Alkoholmißbrauch in der Ätiologie des Ulcus simplex nur eine geringe Rolle zu spielen. Mit Recht weist Rütimeyer darauf hin, daß die Zahl der an Ulkus leidenden jugendlichen Individuen und Frauen, bei welchen eine Alkoholschädigung nicht in Betracht kommt, viel zu groß sei und daß das verhältnismäßig seltene Vorkommen des Ulkus in Rußland trotz des dort üblichen enormen Schnapsverbrauches förmlich wie ein Naturexperiment beweise, daß der Alkohol für das Ulkus jedenfalls nur sehr wenig in Betracht komme. Die Meinung Bruchons, daß der Alkoholismus neben der Hysterie in der Ätiologie des Ulcus rotundum an erster Stelle stehe und die Ansicht von Boas, daß das überwiegende Vorkommen des Duodenalgeschwüres beim männlichen Geschlecht wahrscheinlich auf eine örtliche Schädigung durch stark alkoholhaltige Getränke zurückzuführen sei, entbehren jeder tatsächlichen Unterlage. Oppenheimer hebt in seiner 119 Fälle umfassenden Zusammenstellung ausdrücklich hervor, daß Trinker nicht oft an Ulcus duodeni leiden. Ebensowenig vermochte Plitek auf Grund eingehender klinischer Untersuchungen die gegenteilige Ansicht Bucquoys und Burwinkels zu bestätigen. Zu dem gleichen Ergebnis gelangte auch Melchior auf Grund der in Breslau beobachteten Duodenalgeschwüre und Müller wies darauf hin, daß in Rostock trotz des oft starken Alkoholgenusses der dortigen Küstenbevölkerung das Duodenalgeschwür überaus selten vorkomme. Es ist daher auch wenig wahrscheinlich, daß das von Schostak festgestellte Vorkommen des postoperativen Jejunalgeschwüres hauptsächlich bei Männern — er fand dasselbe unter 35 Fällen nur 3mal beim weiblichen Geschlecht — auf Alkoholgenuß zurückzuführen sei.

Wohl finden sich in der Literatur einige Fälle verzeichnet, in welchen scheinbar im Anschluß an übermäßigen Alkoholgenuß perforierende Duodenalgeschwüre auftraten, wie z. B. der von Wait beschriebene Fall, wo ein 30jähriger Mann nach dreitägigem Saufen plötzlich an Perforationsperitonitis erkrankt war und bei der Sektion ein durchgebrochenes Duodenalgeschwür gefunden wurde. In dem Fall fand sich aber gleichzeitig ein Askaris in der freien Bauchhöhle und es ist nicht unwahrscheinlich, daß dieser den Durchbruch eines schon zuvor latent vorhanden gewesenen Ulkus verursacht hat. Auch in den von Förster und von Starcke mitgeteilten Fällen ist es nicht ausgeschlossen, daß schon zuvor ein latentes Geschwür bestanden hatte und daß der übermäßige Alkoholgenuß nur eine Gelegenheitsursache für den Durchbruch gewesen ist. Vollends unklar ist übrigens der Fall Försters, da dieser gleichzeitig mit Erfrierung beider Beine verbunden war.

Wenn Sternberg (1, 2) durch Eingießen von 96%igem fuseligem Alkohol bei Meerschweinchen Geschwüre im Magen erzeugen konnte, so ist dies doch für die vorliegende Frage kaum von Bedeutung. Denn daß konzentrierter Alkohol eine Verschorfung der Magenschleimhaut bewirken kann, brauchte wohl kaum erst durch Tierversuche bewiesen zu werden. Als Genußmittel kommt aber Alkohol von solcher Konzentration und Beschaffenheit wohl überhaupt nicht in Betracht.

Bei den von Leudet bei Säufern beschriebenen Geschwüren, welche sich langsamer entwickeln und weniger in die Tiefe gehen, daher auch fast nie schwerere Folgen haben sollen, dürfte es sich aber sehr wahrscheinlich nur um oberflächliche katarrhalische Erosionen gehandelt haben, nachdem schwere chronische Magenkatarrhe bei Säufern keine Seltenheit sind. Das gleiche gilt für die von Cornil und Ranvier bei alkoholischer Gastritis beobachteten oberflächlichen Nekrosen der Magenschleimhaut.

So wird man Craemer (1) und Rütimeyer (2) zustimmen müssen, wenn sie auf Grund ihrer reichen Erfahrungen annehmen, daß übermäßiger Tabak- und vielleicht auch Kaffeegenuß weit mehr als der Alkoholmißbrauch für die Ätiologie des Ulcus simplex in Betracht kommen könnten, zumal besonders das Nikotin, wie auch die experimentellen Untersuchungen von Adler und Hansch und Boveri, sowie verschiedener anderer Autoren gezeigt haben, atherosklerotische Gefäßveränderungen hervorzurufen imstande ist und Skaller bei Hunden nach Einspritzung von Tabakrauchwasser eine starke Supersekretion der Magenschleimhaut feststellen konnte. Doch ist auch hier Vorsicht geboten, nachdem das Ulcus ventriculi beim weiblichen Geschlecht, für welches höchstens übermäßiger Kaffeegenuß, aber ganz gewiß nicht übermäßiges Rauchen in Betracht kommen könnte, häufiger beobachtet wird als beim männlichen Geschlecht und Holler und Vecsler nur bei 5,3% der von ihnen klinisch festgestellten Ulkusfälle dem Nikotin eine ursächliche Bedeutung beimessen konnten. —

Erwähnt sei, daß O. Busse auch bei CO-Vergiftung das Vorkommen von Duodenalgeschwüren beobachtet hat. —

Wie weit die von Hoffmann vertretene Ansicht zutrifft, daß das nicht seltene Vorkommen des Ulcus ventriculi bei chlorotischen Mädchen auf der bei Chlorose zu beobachtenden Enge der Gefäße und ihrer Neigung zu fettiger Entartung beruhe, läßt sich schwer entscheiden, doch ist es wohl möglich, daß in diesen Momenten eine gewisse Disposition zur Geschwürsbildung gegeben ist. —

11. Peptische Schädigungen bei Ikterus und Amyloidentartung.

Auch bei schwerem Ikterus können peptische Schädigungen des Magens beobachtet werden. Budd hat bereits mehrere Fälle mitgeteilt, in welchen bei seit einigen Wochen oder Monaten an Ikterus leidenden Personen schweres Blutbrechen aufgetreten war und bei deren Sektion frische Magen- oder Duodenalgeschwüre gefunden wurden. Eine ähnliche Beobachtung hat auch Habershon gemacht. —

Schließlich sind unter den durch arterielle oder kapilläre Kreislaufstörungen verursachten peptischen Defekten noch die bei allgemeiner Amyloidentartung vorkommenden hämorrhagischen Erosionen und Geschwüre des Magens und Duodenums zu erwähnen, welchen wegen der Klarheit ihrer Entstehung ein besonderes Interesse für die Pathogenese der hämorrhagischen Erosion und des Ulcus simplex überhaupt zukommt. Denn es kann gewiß nicht daran gezweifelt werden, daß diese peptischen Defekte nicht nur durch die amyloide Gefäßerkrankung verursacht werden, sondern daß auch ihre Form durch die Bezirke der amyloid entarteten Gefäße bedingt wird.

Die Amyloiderkrankung der Magengefäße ist übrigens nicht häufig und es sind daher auch nur wenige Fälle von hämorrhagischen Erosionen und Geschwüren des Magens beschrieben, solche des Duodenums scheinen überhaupt nicht beobachtet zu sein.

Fehr konnte unter 152 Fällen von Amyloiderkrankung nur in 2 Fällen Amyloidentartung der Magengefäße feststellen, von welchen der eine Lungentuberkulose, der andere einen Fall von chronischer Bronchitis mit Bronchiektasien und allgemeiner Kachexie betraf. Nur in letzterem fanden sich im Fundus und in der Regio pylorica kleine Blutaustritte. In der Zusammenstellung von Hennings, welche 78 Fälle von allgemeiner Amyloidentartung des pathologischen Instituts in Kiel und 77 Fälle des Allgemeinen Krankenhauses in Hamburg umfaßt, finden sich 10 Fälle von Amyloid des Magens und 1 des Duodenums verzeichnet, von welchen 7, darunter der des Duodenums, auf Wirbelkaries, 1 auf inveterierter Pneumonie, 1 auf Ulcus cruris und 2 auf parenchymatöser Nephritis beruhten. Nur in einem

Fall von Wirbelkaries und einem der beiden Fälle von parenchymatöser Nephritis fanden sich auch hämorrhagische Erosionen im Magen, in einem weiteren Fall von Wirbelkaries ein großes Geschwür des Magens, doch scheint hier, da von einer Amyloidentartung des Magens nicht die Rede ist, nur ein gewöhnliches Ulkus vorgelegen zu haben. Auch Di Mattei und Chiari haben Fälle von Ulcus simplex bei Amyloidentartung beobachtet.

Ferner haben Kyber und Edinger (1) Magengeschwüre bei Amyloidentartung beschrieben. In dem Fall Kybers handelt es sich um ein frisches, alle Magenschichten durchsetzendes Geschwür mit treppenförmigen Rändern. Nach den Untersuchungen Edingers sind es nicht die amyloiden Partien selbst, welche in die Geschwürsbildung einbezogen werden, sondern es werden vielmehr die nicht amyloiden Gewebe, soweit ihre Blutversorgung von den entarteten Gefäßen aus ungenügend ist, durch den Verdauungssaft zerstört.

Von besonderer Wichtigkeit ist wegen der genauen Untersuchung und des hohen Grades der Geschwürsbildung der von Gottlieb Merkel (3) mitgeteilte Fall. Derselbe betraf eine 36jährige an Lungentuberkulose verstorbene Fabrikarbeiterin. „Es fanden sich im Magen von der Kardia bis zum Pylorus 7 größere, 2—3 cm messende Substanzverluste in der Schleimhaut mit glatten Rändern, wie mit dem Locheisen ausgeschlagen, zum Teil mit fetzigen Schorfen am Grund, zum Teil mit glattem Grund. Alle Geschwüre reichen bis auf die Muskularis, eines bis auf die narbig verdickte Serosa. Daneben noch über 20 linsen- bis kreuzergroße, zum Teil ganz oberflächliche, zum Teil ebenfalls bis in die Muskularis gehende Schleimhautdefekte, die meistens mit nekrotischen Fetzen bedeckt sind." Bei der mikroskopischen Untersuchung zeigten sich „die kleinen Magenarterien bis in die Schleimhaut auffallend starr und eng, amyloid entartet." Während des Lebens bestanden blutige Stühle, doch keine Magenbeschwerden.

Eine ähnliche Beobachtung wurde von mir (1) selbst kurz mitgeteilt. Sie betraf einen von Zemann im Wiener pathologischen Institut sezierten Fall von Lungentuberkulose mit allgemeiner Amyloidentartung. Im Magen fanden sich über 100, teils zerstreut liegende, teils zusammenfließende runde, bis ½ cm und darüber messende Geschwüre in allen Stadien der Entwicklung, vom hämorrhagischen Infarkt bis zur vollendeten Geschwürsbildung, außerdem zahlreiche oberflächliche hämorrhagische Erosionen. Bei der mikroskopischen Untersuchung konnte ebenfalls eine Amyloidentartung, namentlich der kleineren Magengefäße, nachgewiesen werden. —

e) Die Magen- und Duodenalgeschwüre bei Verbrennungen und Erfrierungen.

Auch die nach ausgedehnten Verbrennungen auftretenden hämorrhagischen Erosionen und Geschwüre des Magens und des Duodenums sind möglicherweise zum Teil auf embolische Vorgänge, oder auch auf autochthone Thrombose, für welche vielleicht auch Gefäßveränderungen in Betracht kommen können, zurückzuführen. Es scheinen diese Verbrennungsgeschwüre fast ausschließlich im Magen und Duodenum vorzukommen, namentlich in letzterem. Nur Holmes und Laure haben sie auch im Ileum und Jejunum beobachtet.

John Mac Farlane hat schon 1833 einen Fall beschrieben, in welchem ein Knabe 8 Tage nach einer schweren Verbrennung an einer durch den Durchbruch von 2 Duodenalgeschwüren entstandenen Peritonitis gestorben war. Weitere einzelne Fälle wurden dann von Dupuytren, Liston, J. Long, Cooper u. a. veröffentlicht, doch hat Curling zuerst auf Grund einer größeren Zahl teils eigener, teils früherer Beobachtungen auf die Bedeutung dieser nach Verbrennung entstehenden Geschwüre hingewiesen und Jaksch hat sie zuerst als zum Ulcus simplex gehörig erklärt. Ferner haben Erichsen, Mayer, Stanley, Wilks, Lange, Klebs, O'Sullivan, Cuthbertson, Clark, Carthy, Stokes, Ponfick, Greenwood, Pitt, Welti, Paget, Perry und Shaw, Simmonds, Dohrn, Brinkmann, Kuttner, Gruber, Rosenbach, Sternberg [1]), Singer und Kirchmayr solche Fälle mitgeteilt. Auch Rokitansky und Kundrat haben das Vorkommen von Duodenalgeschwüren und Blutungen im Darm bei Verbrennungen erwähnt.

Die Angaben über die Häufigkeit des Vorkommens von Magen- und Duodenalgeschwüren im Anschluß an Verbrennungen lauten übrigens sehr verschieden und einzelne Autoren, wie O. Rosenbach, Kuttner (2) und E. Fraenkel (1) bestreiten, daß überhaupt ein Zusammenhang zwischen den beiden Vorgängen bestehe, sondern sind vielmehr der Meinung, daß es sich nur um ein zufälliges Zusammen-

---

[1]) Ältere Literatur siehe auch bei Perry und Shaw und bei Gandy.

treffen einer Verbrennung mit schon älteren oder wohl auch frischeren Geschwüren handle. Auch SCHMORL, REUTER, VERSÉ, DIETRICH und FAHR haben sich in ähnlichem Sinn geäußert oder wenigstens die außerordentliche Seltenheit des Verbrennungsgeschwüres betont.

O. ROSENBACH hat unter 130 Verbrennungsfällen nur in zweien Duodenalgeschwüre beobachtet, welche ein 4jähriges Mädchen und einen 4jährigen Knaben betrafen. Im ersteren Fall erschien ihm der Zusammenhang zweifelhaft, während bei dem Knaben nach ROSENBACHS Meinung ein schon älteres Geschwür vorgelegen habe. Nach den Erfahrungen E. FRÄNKELS (1), welche sich auf 34 Fälle von Verbrennung stützen, ist die Zahl der nach Verbrennung vorkommenden Darmgeschwüre eine „verschwindend kleine". In einem von ihm demonstrierten, ein 5jähriges Kind betreffenden Fall führt er die vorgefundenen stecknadelkopfgroßen Erosionen auf Erbrechen zurück. Ebenso leugnet KUTTNER in seinem aus dem pathologischen Institut des VIRCHOW-Krankenhauses mitgeteilten Fall einen Zusammenhang der bei der Sektion festgestellten Duodenalgeschwüre, da diese älter als 17 Tage, nach welchen der Tod eingetreten war, gewesen sein sollen. Auch MARCHAND (4) hebt hervor, daß die Häufigkeit dieser Veränderungen nach Verbrennung jedenfalls in hohem Grad übertrieben sei und v. HANSEMANN vollends hat das Verbrennungsgeschwür des Duodenums als eine „Sage" erklärt. Er selbst konnte unter etwa 50 Verbrennungsfällen niemals ein ausgebildetes Duodenalgeschwür, nur in einzelnen Fällen kleine hämorrhagische Erosionen beobachten. Dagegen konnten SIMMONDS bei 50 Verbrannten zweimal (4%), HOLMES unter 125, meistens aus der Literatur zusammengestellten Fällen schwerer Verbrennung 16mal (12,9%) Duodenalgeschwüre und zweimal Geschwüre in anderen Abschnitten des Verdauungskanals und CHIARI-GRUBER unter 22 Fällen sogar fünfmal (22,7%) Duodenalgeschwüre feststellen. Unter 11 Fällen des Mainzer Sektionsmaterials fand GRUBER einmal starke Hämorrhagien in der Magen- und Duodenalschleimhaut ohne peptische Erodierung, einmal oberflächliche, frische blutige Erosionen und zweimal ganz akute, über die Schleimhaut hinausgehende, blutig belegte Duodenalgeschwüre. Die Verbrennungsunfälle lagen 3 Tage, 19 Stunden und 30 Stunden zurück. STERNBERG fand unter 647 Kindersektionen 5 Fälle von Duodenalgeschwür, von welchen 3 auf Verbrennungen entfielen. Auch er hält das Vorkommen von Duodenalgeschwüren nach Verbrennungen, meistens bei Kindern, nicht für selten. In einem der von ihm beobachteten 3 Fälle handelte es sich nur um Brandwunden 1. und 2. Grades am linken Vorderarm und an beiden Beinen. NAUWERCK (3) konnte unter 47 Fällen von Verbrennung einmal ein Geschwür und fünfmal Blutungen in die Schleimhaut des Duodenums beobachten. Auch KUNDRAT (1) hat das Vorkommen von Duodenalgeschwüren nach Verbrennungen namentlich bei Kindern hervorgehoben. FRÖHNER hat bei 3 verbrannten Pferden neben Hämorrhagien in anderen Organen auch solche der Magen- und Darmschleimhaut mit sekundärer Nekrose gesehen.

Bei der relativen Seltenheit des Duodenalgeschwüres an sich ist es ganz ausgeschlossen, daß ein so hoher Prozentsatz von solchen Geschwüren bei Verbrannten auf einem zufälligen Zusammentreffen einer Verbrennung mit einem bereits vorhanden gewesenen Geschwür beruhen könnte. Auch bliebe bei einer solchen Annahme es sehr verwunderlich, daß diese Verbrennungsgeschwüre weitaus in der Mehrzahl der Fälle ihren Sitz im Duodenum haben, während bei der größeren Häufigkeit des Magengeschwüres doch ein zufälliges Zusammentreffen mit diesem noch eher zu erwarten wäre, ferner kann es doch kein Zufall sein, daß auch bei weiblichen Verbrannten fast stets Duodenalgeschwüre und keine Magengeschwüre beobachtet werden, obwohl sonst das Duodenalgeschwür beim weiblichen Geschlecht seltener, das Magengeschwür dagegen häufiger vorkommt als beim männlichen.

Wenn das Verbrennungsgeschwür in der Ätiologie des chronischen Duodenalgeschwüres anscheinend fast gar keine Rolle spielt, so ist dies, wie auch KIRCHMAYR mit Recht hervorhebt, deshalb leicht erklärlich, weil solche Geschwüre in der Regel eben doch nur nach schweren und ausgedehnten Verbrennungen beobachtet werden, solche Fälle aber nicht nur an sich verhältnismäßig selten vorkommen, sondern meistens auch einen tödlichen Verlauf nehmen.

Der einzige Fall, in welchem ein chronisches Duodenalgeschwür aus einem Verbrennungsgeschwür wohl mit Sicherheit hervorgegangen ist, wurde von Kirchmayr mitgeteilt. Derselbe betraf einen 22jährigen jungen Mann, welcher als 10jähriger Knabe im Jahr 1907 eine schwere Verbrühung des Nackens, des Rückens und des rechten Oberarmes erlitten hatte. Bald nach Entlassung aus der klinischen Behandlung traten heftige Magenkrämpfe auf, welche im Lauf der Jahre immer stärker wurden und 1916 meistens 1—2 Stunden nach der Mahlzeit sich einstellten. 1917 Erbrechen mit etwas Blut. Da der Zustand des Kranken sich weiter verschlechterte, so wurde, nachdem die Diagnose auf Duodenalgeschwür gestellt war, Anfang 1920 die Operation vorgenommen. Bei dieser erschien die Magenwand hypertrophisch, an der oberen vorderen Fläche der Pars horizontalis duodeni fand sich eine große strahlige Narbe, welche zu einer breiten Verwachsung mit der Unterfläche der Leber, der Gallenblase, dem Pankreas und dem Querkolon geführt hatte. —

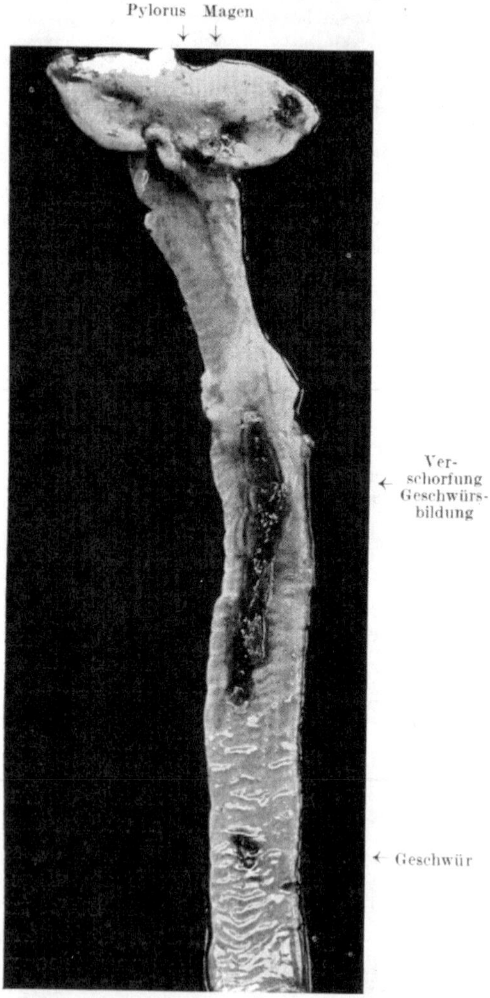

Abb. 78. Ulcus duodeni (Kaninchen) 4 Tage nach Verbrühung. (Nach Busse, Verhandl. der Dtsch. Path. Gesellsch. 17. Tagung 1924, S. 291.)

Tatsächlich konnte auch Welti bei 4 Kaninchen, welchen nach der Methode von Klebs die Ohren verbrüht worden waren, regelmäßig hämorrhagische Infarkte und Erosionen der Magenschleimhaut beobachten und Mendel fand bei einem seiner Versuchstiere ein Duodenalgeschwür. Auch Schjerning, Silbermann und Busse gelang es bei Kaninchen Verbrennungsgeschwüre des Duodenums zu erzeugen.

Bei den von Busse (zusammen mit Waelle) angestellten Versuchen war vier Kaninchen ein großer Teil des Rückens mit kochendem Wasser verbrüht worden. Ein Tier ging kurz darauf zugrunde und mußte daher ausscheiden, die 3 anderen wurden nach 4 Tagen getötet. Eines dieser Tiere zeigte Blutungen und kleine Schorfbildungen im Duodenum, im Magen und im Jejunum. Bei den beiden anderen Tieren fanden sich schwerste Veränderungen im Duodenum, und zwar war bei dem einen Tier die Schleimhaut der Hinterwand in einer Ausdehnung von 3—4 cm in einen bräunlich grünen Schorf verwandelt. Hier noch von zufälliger Veränderung zu sprechen, ist nicht angängig, vielmehr sind solche Versuche als beweisend zu erachten für den ursächlichen Zusammenhang von Verbrennungen und den dabei vorkommenden Duodenalgeschwüren.

Zu erwähnen ist hier noch, daß Stokvis, Lang und Sokoloff auch nach Firnissen der Haut Blutungen und Geschwüre in der Magenschleimhaut von Kaninchen auftreten sahen, und daß von Bosani in 2 Fällen von Erythrodermia

desquamativa, welche einen $3^1/_2$ Monate alten Knaben und ein $2^1/_2$ Monate altes
Mädchen betrafen, ebenfalls akute Duodenalgeschwüre beobachten konnte.
Wenn die nach Verbrennung auftretenden Duodenal- bzw. Magengeschwüre
an sich häufiger beim weiblichen als beim männlichen Geschlecht gefunden
werden, so ist dies dadurch begründet, daß wohl infolge der Kleidung bei
ersterem häufiger nicht nur Verbrennungen überhaupt, sondern auch solche
stärkeren Grades vorkommen. In der Zusammenstellung MAYERS betrafen
24 Fälle das weibliche, 10 das männliche Geschlecht, von den 12 von OPPEN-
HEIMER angeführten Fällen entfielen 8 auf das weibliche und 4 auf das männliche, von den 5 von GRUBER [CHIARI (1)] mitgeteilten Fällen nur 1 auf das
männliche Geschlecht. Es ist nicht zu zweifeln, daß eine umfassende Zusammenstellung aller in der Literatur mitgeteilten Fälle in gleicher Weise das überaus
starke Überwiegen des weiblichen Geschlechtes erkennen ließe.

Die nach Verbrennungen im Duodenum und im Magen auftretenden Erosionen
stimmen in ihrem anatomischen und histologischen Verhalten, wie auch
aus den Untersuchungen NAUWERCKS hervorgeht, im wesentlichen mit den
gewöhnlichen typischen Erosionen und frischen Geschwüren völlig überein, doch
kommen auch unregelmäßig gestaltete, streifenförmige Defekte vor, wie z. B.
PONFICK (2) solche beschrieben hat und wie sie BUSSE bei seinen Versuchen
an Kaninchen beobachten konnte. —

Es mag sein, daß in einzelnen der in der Literatur mitgeteilten Fälle die Geschwüre
schon vor der Verbrennung vorhanden waren und durch diese der schon vorher drohende
Durchbruch nur beschleunigt wurde. Die Vorgeschichte gibt jedoch in keinem der Fälle
für eine solche Annahme eine Berechtigung und soweit ausführlichere anatomische Schilderungen vorliegen, gewinnt man stets den Eindruck, daß es sich nur um frische Geschwüre
handeln konnte, da oft noch hämorrhagische Schorfe anhafteten und chronisch entzündliche Veränderungen der Geschwürsränder oder der Serosa, sowie Verwachsungen fehlten.
Welche Schwierigkeiten übrigens die Beurteilung im Einzelfall bieten kann, mag daraus
ersehen werden, daß E. FRAENKEL (1) ein von SIMMONDS demonstriertes, nach Verbrennung
beobachtetes Duodenalgeschwür auf Grund der makroskopischen Beobachtung für ein älteres
Geschwür erklärte, während doch SIMMONDS durch die mikroskopische Untersuchung nachgewiesen hatte, daß ganz unzweifelhaft ein frisches Geschwür vorlag. Es ist zu bemerken,
daß auch die Behauptung ROSENBACHS, daß es sich bei dem zweiten von ihm mitgeteilten
Fall um ein mehr als 6 Tage altes Geschwür gehandelt habe, nicht weiter begründet ist.
Das gleiche gilt für den von KUTTNER beschriebenen Fall.

Meistens sitzen die Geschwüre im oberen Ast des Duodenums, in der
Nähe des Pylorus. PERRY und SHAW fanden unter 28 Fällen in 22 das Geschwür
im oberen Querstück, viermal im absteigenden Teil und zweimal gleichzeitig in
den beiden genannten Abschnitten und zwar war in 16 Fällen nur 1 Geschwür
vorhanden, während in den 12 übrigen Fällen sich mehrfache Geschwüre gebildet hatten. Sie sind nicht selten von erheblicher Größe und sehr oft kommt
es zum Durchbruche. PERRY und SHAW führen Geschwüre von $1/_3-1 \times 1{,}5''$
($=$ beiläufig $8-25 \times 37$ mm) an. So waren von 12 von CURLING zusammengestellten Fällen 9 durchgebrochen. Bei den nicht in die Bauchhöhle durchgebrochenen Geschwüren liegt oft das Pankreas im Geschwürsgrund frei. Nicht
selten finden sich auch 2 Geschwüre, oder neben den Geschwüren gleichzeitig
hämorrhagische Erosionen, Hyperämie der Schleimhaut und blutiger Darminhalt.
Die Erosionen können in großer Zahl vorhanden sein, wie z. B. in dem von
KLEBS (1) beschriebenen Fall, in welchem bei einem 24 Stunden nach ausgedehnter Verbrennung gestorbenen Knaben sehr zahlreiche hämorrhagische
Erosionen auf der Höhe der Falten der Darmschleimhaut von der Papille an
bis $2^1/_2$ Fuß nach abwärts gefunden wurden. Eigentliche Geschwüre werden
im Magen, wie erwähnt, nur sehr selten angetroffen.

WELTI (2) hat ein solches bei einem 14 Tage nach der Verbrennung verstorbenen
22jährigen Mann eingehend beschrieben. Es fanden sich im Magen, $7^1/_2$ cm vom Pylorus
nach links, entlang der kleinen Kurvatur 1 rundes und 5 länglich-ovale scharfrandige, zum

Teil noch mit schwärzlichen Schorfen bedeckte, frische Geschwüre, deren größtes, das runde, einen Durchmesser von 1 cm besaß, bis auf die Muskularis reichte und die ausgesprochene Form eines schiefen Trichters hatte. Die Reihe der Geschwüre erstreckte sich bis $3^1/_2$ cm vor der Kardia und nahm eine Breite von 5 cm ein. Auch MARCHAND (4) hat in einzelnen Fällen außer im Anfang des Duodenums auch im Magen kleine hämorrhagische Erosionen beobachtet. —

Nach MAYER treten die Duodenalgeschwüre 7—14 Tage nach der Verbrennung auf. Sie können aber, wie von PONFICK (2), KLEBS (1, 2) und DUPUYTREN mitgeteilte Fälle zeigen, in welchen der Tod schon 18 bzw. 24 und 36 Stunden nach der Verbrennung eingetreten war, jedenfalls auch schon nach ganz kurzer Zeit sich entwickeln.

In einem der von CURLING (1) mitgeteilten Fälle, welcher ein 3 jähriges Kind betraf, traten ebenfalls schon an dem der Verbrennung folgenden Tag heftige Schmerzen im Epigastrium und 4 Tage lang anhaltendes Erbrechen dunkelbrauner Flüssigkeit auf und DEMME hat einen Fall beobachtet, in welchem von einem bis dahin gesunden 5 jährigen Knaben nach Verbrühung einer Hand und des Vorderarmes schon nach $7^1/_2$ Stunden starke blutige Schleimmassen erbrochen und nach einer weiteren halben Stunde auch blutiger Stuhl entleert wurde. Hierher gehören auch Beobachtungen SINGERS, welcher nach anhaltenden Sonnenbädern mit Erythema solare mit starker Pigmentierung der Haut plötzliches Erbrechen von Blut und blutige Stühle auftreten sah. O. BUSSE beobachtete in einem Fall, in welchem der Tod 6 Tage nach der Verbrennung eingetreten war, zahlreiche Verschorfungen und Geschwüre sowohl im Duodenum als auch im Magen.

Auch konnte WELTI (1) bei seinen Verbrennungsversuchen an Kaninchen die hämorrhagische Geschwürsbildung im Magen bereits nach 1—2 Tagen beobachten. —

CURLING (1) hat die Entstehung der Duodenalgeschwüre nach Verbrennung durch einen zur Entzündung und Geschwürsbildung führenden Reizzustand der BRUNNERschen Drüsen zu erklären versucht, welcher durch eine vikariierend gesteigerte Tätigkeit dieser Drüsen für die zerstörte Haut bedingt sein solle. Auch HUNTER hielt die Geschwüre für entzündlicher Natur. Er glaubt, daß durch die Zerstörung der roten Blutkörperchen sich bildende Substanzen und aus den verbrannten Geweben stammende Toxine, ähnlich wie bei Toluylendiaminvergiftung, mit der Galle in das Duodenum ausgeschieden würden und dadurch Duodenitis und Geschwürsbildung erzeugten. In gleichem Sinn sprach sich MEIER aus, und zwar nahm er an, daß solche Stoffe, namentlich während des Stadiums der Anurie, ausgeschieden würden.

Eine ähnliche Ansicht hatte schon vor den Genannten MENDEL vertreten, indem er annahm, daß solche in das Blut übergetretene Gifte, ähnlich wie Quecksilber, durch die Speicheldrüsen, vielleicht mit der Galle ausgeschieden werden und dadurch die Entzündung und die Geschwürsbildung zustande kämen. Diese Anschauung werde, wie MENDEL meint, dadurch unterstützt, daß die Geschwüre nicht so selten auch in der Nähe der Einmündung des Ductus choledochus gefunden wurden. Ebenso ist PONFICK (2) geneigt, die Geschwüre auf entzündliche durch die Zerfallsprodukte der roten Blutkörperchen hervorgerufene Vorgänge zurückzuführen. Auch BUSSE ist der Ansicht, daß die Verbrennungsgeschwüre, ähnlich wie bei Urämie, durch Ausscheidung im Blut und in den Geweben gebildeter Gifte hervorgerufen werden. In ähnlichem Sinn spricht sich auch STASSANO aus, welcher das besondere Vorkommen der Geschwüre im Duodenum darauf zurückführt, daß überhaupt im Blut kreisende Gifte, wie auch z. B. Quecksilber, Strychnin, Arsen und Morphium im Duodenum am reichlichsten zur Ausscheidung gelangen.

Mit dieser Annahme würde übereinstimmen, daß VASSALE und SACCHI aus den verbrannten Geweben einen wässerigen Extrakt gewinnen konnten, dessen intravenöse Einspritzung nicht nur den schnellen Tod der Versuchstiere unter Atemnot, Lähmungen und Krämpfen, sondern auch das Auftreten subseröser und submuköser Hämorrhagien im Duodenum zur Folge hatte. Das gleiche gilt für die Versuche PARASCANDOLOS, welchem es ebenfalls scheinbar gelang aus dem Blut und den Geweben verbrannter Tiere ein Gift (Leukomain) herzustellen, welches die Tiere schon nach 6—12 Stunden tötete, bei längerer Lebensdauer aber neben Hyperämie des Gehirnstammes, der Hirnhäute und anderer Organe in einzelnen Fällen auch tiefe Geschwüre im Magen erzeugte.

Nach den Untersuchungen von SALVIOLI und WELTI (1) scheinen jedoch die bei Verbrennung in den Organen vorkommenden Hämorrhagien auch durch embolische und thrombotische Verstopfung von kleinen Gefäßen und Kapillaren verursacht werden zu können. In dem erwähnten von WELTI beschriebenen Fall von nach Verbrennung entstandenen Magengeschwüren erschienen die Gefäße besonders der Submukosa auffallend weit und prall gefüllt und in der Subserosa fanden sich neben einem verstopften Lymphgefäß außerordentlich erweiterte, von Plättchenthromben ausgefüllte Venen. Die Arterien waren dagegen leer und kontrahiert. Einen ähnlichen Befund konnte WELTI bei seinen experimentellen Untersuchungen feststellen. Auch hier fanden sich die Plättchenthromben meistens in den Venen, nur in einem Fall konnte auch in dem zur Erosion führenden Arterienästchen ein Thrombus nachgewiesen werden.

Dagegen sind nach den umfangreichen Versuchen LEOTTAS die thrombotischen und embolischen Vorgänge bei Verbrannten, welche er auch für den Darm feststellen konnte, von den schweren Veränderungen abhängig, welche das Blutplasma (Zunahme des Fibrinogens) und insbesondere die roten Blutkörperchen erleiden. Auch LUBARSCH hat sehr häufig in den Kapillaren des Magens, des Darmes und anderer Organe von Verbrannten hyaline Thromben angetroffen, welche er auf die Resorption von Giften, die durch die ausgedehnte Zerstörung des Hautgewebes frei geworden, oder die Ansammlung von Zerfallstoffen der roten Blutzellen aus den Hautgefäßen zurückführt. Er ist jedoch der Meinung, daß für die Verbrennung die erstere Annahme mehr in Betracht komme, da sich solche Thromben hauptsächlich in den Fällen sehr ausgedehnter Zerstörungen der Körperoberfläche finden und nach seinen Erfahrungen auch gerade dann in den inneren Organen nicht vermißt werden, wenn sie in den Hautkapillaren fehlen. Jedenfalls muß man die Möglichkeit zugeben, daß einer Einschwemmung von zerfallenen roten Blutkörperchen auch bei der Verbrennung eine bedeutsame Rolle für die Entstehung der Gefäßverstopfungen, bzw. der durch diese verursachten umschriebenen Blutungen in den verschiedenen Organen zukommt. Denn nicht nur im Tierversuch wurden von verschiedenen Untersuchern, wie WERTHEIM, KLEBS (2), PONFICK (3) u. a. ganz ähnliche Zerfallserscheinungen an den roten Blutkörperchen festgestellt, wie sie auch durch die sog. Blutgifte bewirkt werden, sondern DOHRN konnte die gleichen Veränderungen an den roten Blutkörperchen auch nach schweren Verbrennungen beim Menschen beobachten und ALBRECHT konnte in einem Fall von bereits nach 5 Stunden tödlich verlaufener, schwerer Verbrennung durch Petroleum überall so massenhafte Kugelformen und Plättchen in den Kapillaren finden, daß er schätzte, daß etwa $^4/_5$ der Gesamtmenge der roten Blutkörperchen eine solche Veränderung erfahren habe. Bemerkt sei, daß ALBRECHT hier unter Plättchen abgeschnürte Teile roter Blutkörperchen bzw. Trümmer von solchen versteht und MARCHAND (4) spricht mit Recht die Vermutung aus, daß es sich wahrscheinlich auch bei den Beobachtungen WELTIs nicht um eigentliche Plättchen, sondern großenteils um die gleichen Zerfallsprodukte roter Blutkörperchen gehandelt habe.

Diese Zerstörung von roten Blutkörperchen ist als eine unmittelbare Folge der Hitzewirkung anzusehen. Irgendwelche in dem verbrannten Gebiet sich bildende giftige Stoffe können schon deshalb nicht in Betracht kommen, da der Zerfall der roten Blutkörperchen bei der Verbrennung sofort zu beobachten ist und da nach den neueren Untersuchungen besonders von HELSTEDT und PFEIFFER bei Verbrannten überhaupt keinerlei Gifte im Blut sich nachweisen lassen.

H. Merkel (3) hat darauf hingewiesen, daß bei Verbrennungen auch Fett-embolie beobachtet wird und daß man daher bei den Verbrennungsgeschwüren auch an eine Entstehung durch diesen Vorgang denken müsse.

Bei den erst später nach einer Verbrennung auftretenden Geschwüren können, da sich im weiteren Verlauf einer solchen oft schwere Eiterungen anschließen, selbstverständlich die gleichen Ursachen wie für die bei septischen Zuständen auftretenden Erosionen und Geschwüre des Magens und des Duodenums in Betracht kommen. Diese Möglichkeit wird auch von Melchior (1) hervorgehoben.

Jedenfalls dürfte aus den angeführten Beobachtungen am Menschen und den experimentellen Ergebnissen hervorgehen, daß nicht nur durch Einschwemmung von Zerfallsprodukten der roten Blutkörperchen es zum Verschluß von Kapillaren und kleinen Arteriolen kommt, sondern daß auch örtliche Thrombosen kleiner Gefäße wie in anderen Organen so auch im Magen und im Duodenum entstehen können. Tatsächlich konnten Markusfeld und Steinhaus bei ihren ebenfalls nach dem Klebsschen Verfahren angestellten Versuchen sowohl in kleinen Venen als auch in kleinen Arterien eine „globöse Stase" neben Bildung von Plättchenthromben mit Beimengung von grob- und feinkörnigen Massen beobachten. Diese zur Thrombose führende Stase in den kleinen Gefäßen, welche bereits Krauss als Ursache der Geschwüre vermutet hatte, wird zweifellos durch die bei schweren Verbrennungen auf-tretende Eindickung und stärkere Gerinnungsfähigkeit des Blutes, sowie durch die leichtere Verklebung der veränderten roten Blutkörperchen wesentlich begünstigt, wozu als weiteres den Kreislauf schädigendes Moment, wie Falk (1) mit Recht betont, die bei Verbrannten gesunkene Herztätigkeit hinzutritt. Auch das bei Verbrannten oft vorkommende heftige Erbrechen ist vielleicht ge-eignet durch die dadurch bedingten plötzlichen Stauungen in den Magen- und Darmvenen Blutaustritte in der Schleimhaut zu erleichtern. Doch ist es gewiß nicht richtig darin, wie Hodgkin es getan hat, die wesentliche Ursache für die bei Verbrennungen vorkommenden Magen- und Duodenalgeschwüre zu erblicken. Mit Recht erhebt Mendel gegen diese Annahme den Einwand, daß man, wenn das Erbrechen wirklich als Ursache für das Magen- und Duodenalgeschwür für sich allein genügte, man solche Geschwüre doch viel häufiger bei Schwangeren, welche oft Monate lang an fortgesetztem, heftigem Erbrechen leiden, finden müßte. Die mit dem Brechakt verbundene plötzliche Stauung im Pfortader-gebiet dürfte freilich bei den in Fällen von Verbrennung gleichzeitig vor-handenen Blutveränderungen wohl besonders geeignet sein, das Zustandekommen einer Thrombose in den gestauten Venen des Duodenums und des Magens wesent-lich zu unterstützen. Ob auch Gefäßwandveränderungen eine Rolle spielen, ist fraglich. Nachgewiesen wurden solche weder beim Menschen noch bei den Versuchstieren, doch wären solche bei den durch die schwere Blutschädigung veränderten Ernährungsverhältnissen wohl möglich.

Es muß jedoch ausdrücklich betont werden, daß die eigen-artige Lokalisierung des Verbrennungsgeschwürs gerade im Duodenum und im Magen durch die Annahme einer Embolie oder autochthonen Thrombose in dem erörterten Sinn keine recht befriedigende Erklärung findet und daß es daher, wie später gezeigt werden wird, wahrscheinlich ist, daß für die Ent-stehung dieser Geschwüre noch weit mehr Einwirkungen auf das Zentralnervensystem und dadurch bewirktes Erbrechen, in Ver-bindung mit reflektorischen Gefäßkrämpfen verantwortlich zu machen sind. —

In ganz ähnlicher Weise wie die nach ausgedehnten Verbrennungen sind vielleicht auch die nach Erfrierungen vorkommenden Duodenalgeschwüre zu deuten. Solche Fälle, welche übrigens sehr selten zu sein scheinen, wurden von ADAMS und von FÖRSTER beschrieben. In dem Fall von ADAMS wurden bei einem Mann 3 Wochen nach Erfrierung beider Beine Duodenalgeschwüre beobachtet. In dem Fall FÖRSTERs handelte es sich ebenfalls um einen 20jährigen Mann, welcher bei einer anstrengenden, über 24 Stunden fortgesetzten Fußreise ein Glas Branntwein getrunken, dann in einer Scheune eingeschlafen war und sich dabei beide Beine erfroren hatte. Der Tod trat nach wenigen Tagen ein. Bei der Sektion erschienen beide Füße und Unterschenkel schwarz, die Weichteile jauchig infiltriert. Dicht hinter dem Pylorus fanden sich im Duodenum an vorderer und hinterer Wand 5—6 runde Erosionen und terrassenförmige Geschwüre, von welchen eines die Wand durchbrochen hatte. Außerdem fanden sich noch viele unregelmäßige Erosionen auf der Höhe der Schleimhautfalten. An keinem der Substanzverluste zeigte sich eine Verhärtung der Ränder. An den Gefäßen waren keine Veränderungen wahrnehmbar.

Es läßt sich jedoch die Möglichkeit nicht ausschließen, daß in solchen Fällen die Geschwüre im Anschluß an die gleichzeitig bestehenden septischen Zustände zurückzuführen sind.

LUBARSCH beobachtete auch bei Erfrierungen hyaline Thrombosen in innern Organen, doch bildeten sie keinen so regelmäßigen Befund wie bei den Leichen Verbrannter. —

f) Gefäßsperre durch Arterienkrampf und Kompression.

Die Bedeutung der durch Kompression oder Arterienkrämpfe bedingten arteriellen Zirkulationsstörungen sollen bei der Besprechung der neuropathischen Theorie des Ulkus eingehend behandelt werden. —

g) Entstehung des Infarktes durch venöse Kreislaufstörungen.

1. Peptische Schädigungen bei Stauung im Pfortaderkreislauf (Leberzirrhose), bei allgemeiner Stauung (insbesondere Herzfehlern) und bei Nephritis.

Für die zum akuten Geschwür bzw. zur Erosion führenden venösen Kreislaufstörungen kommen allgemeine Kreislaufstörungen, wie bei Herzfehlern, Emphysem usw., sowie Störungen im Pfortaderkreislauf in Betracht, sie können aber auch im Magen bzw. im Duodenum selbst ihre Ursachen haben. Und zwar ist die Blutstauung, wie HART sehr richtig hervorhebt, deshalb so bedeutungsvoll „weil sie im Wechselspiel der Gefäßnerven einem schnellen Ausgleich der Blutströmung und des Blutdruckes hinderlich ist und infolgedessen die schlimmen Folgen spastischer Gefäßkontraktionen begünstigt". GÜNZBURG erwähnt bereits einen Fall von Ulcus ventriculi, in welchem dieses anscheinend durch Venenthrombose entstanden war, und L. MÜLLER hat schon die Ansicht vertreten, daß Stauung, bzw. Stase in den Venen und Kapillaren der Magenwand sich schließlich auch auf die entsprechenden Arterien fortpflanzen müssen und hier zur Gerinnung, Thrombenbildung und Blutungen führen können. Ja AXEL KEY erblickte sogar in der plötzlichen Hemmung des venösen Blutabflusses die häufigste Ursache für die Entstehung sowohl von Erosionen als auch tiefergreifenden Infarkten. Auch BOAS (3), C. GERHARDT (1), P. MÜLLER und CHIARI (3) haben sich in diesem Sinn ausgesprochen. C. MÜLLER glaubte aber, daß namentlich Stauungen im Pfortadergebiet, wie sie bei Leberzirrhose und anderen Lebererkrankungen beobachtet werden, geeignet wären, solche zum Ulkus führende Stauungen im Gebiet der Magenvenen zu erzeugen. Tatsächlich gelang es ihm auch durch Unterbindung der Pfortader bei Kaninchen teils bis auf die Serosa reichende Geschwüre des Magens schon nach 36 Stunden zu erzielen. KRAUSS hat sich der Ansicht L. MÜLLERs angeschlossen, indem er glaubt, daß insbesondere die Leberzirrhose und andere

Krankheiten, welche die Pfortader und ihre Duodenalwurzeln einengen, eine
Veranlagung zur Entstehung von Duodenalgeschwüren bedingen. Krauss hat zwei
solche Fälle (34 und 35) von Duodenalgeschwüren bei Leberzirrhose mitgeteilt,
ferner einen Fall (36), in welchem ein Karzinom des Pankreaskopfes die Pfortader eingeengt hatte. Auch Mathieu (2) hat einen Fall von zahlreichen kleinen
Erosionen im Bereich der kleinen Kurvatur und an der hinteren Magenwand
bei einer 30jährigen, an Leberzirrhose verstorbenen Frau beobachtet. Die verschiedenen Statistiken lehren jedoch, wie die folgende Zusammenstellung zeigt,
daß in Wirklichkeit der bei Leberzirrhose vorhandenen chronischen Pfortaderstauung offenbar nur eine höchst geringe Bedeutung in der Ätiologie der peptischen Geschwürsbildung zukommt.

Tabelle 46. Leberzirrhose und Ulkus.

	Zahl der Fälle von Geschwüren und Narben	Davon verbunden mit Leberzirrhose	%
Berthold	294	6	2,0
Brinkmann	759	2	0,2
Cohn	295	—	—
Greiss	138	1	0,7
Kirsch	239	5	2,1
Kossinsky	270	16	6,0
Krug	53	—	—
Oppenheimer	87	3	3,4
Scheuermann	96	3	3,1
Stachelhausen	354	2	0,6
	2585	38	1,5

Von 2585 Fällen von Erosionen, Geschwüren und Narben des
Magens und Duodenums wären also nicht einmal 2% mit Leberzirrhose kombiniert. Da nun aber die Leberzirrhose an sich weit seltener
vorkommt, als das peptische Geschwür, so ist damit allerdings noch nicht gesagt,
daß die Leberzirrhose nicht doch eine gewisse Disposition für das Zustandekommen von Magen- und Duodenalgeschwüren schafft. Über diese Fragen
können nur statistische Untersuchungen über die Häufigkeit des peptischen
Geschwürsprozesses in Fällen von Leberzirrhose Aufschluß geben (siehe Nachtrag S. 759). Aber selbst wenn weitere solche Untersuchungen für die Leberzirrhose eine höhere Verhältniszahl von Geschwüren ergeben würden, so würde
dadurch an der Tatsache nichts geändert, daß dennoch die Leberzirrhose
infolge ihrer verhältnismäßigen Seltenheit in der Ätiologie des
Ulkus nur eine ganz unbedeutende Rolle spielt und daß der un-
geheueren Mehrzahl der Ulkusfälle eben andere Ursachen zugrunde liegen müssen.

Dagegen werden allerdings bei Leberzirrhose und verwandten Leberkrankheiten,
sowie bei Pfortaderthrombose nicht sehr selten oft schwere, ja selbst tödliche parenchymatöse Magenblutungen, sondern auch teils diffuse, teils umschriebene variköse Erweiterungen der Magen- und namentlich der Ösophagusvenen beobachtet, welche durch
Berstung ebenfalls zu schweren, selbst tödlichen Blutungen führen können. Solche Fälle von
Varizen der Magenvenen sind z. B. von Frerichs, Chiari (3), Heller (3), E. Kaufmann
und Saxer beschrieben worden. Die Möglichkeit, daß durch Berstung eines kleineren
Varix auch ein peptisches Geschwür sich entwickelt, muß jedenfalls zugegeben werden.
So hatte sich in dem Fall Chiaris eine hanfkorngroße Erosion gebildet. —

Eher könnte man daran denken, daß vielleicht der allgemeinen Stauung,
wie sie bei Herzfehlern, Emphysem usw. vorkommt, wegen der Häufigkeit
dieser allgemeinen Stauungszustände eine größere Bedeutung für die Entstehung
sowohl des akuten als auch des chronischen Ulkus zukäme. So berichten
Gruber und Kratzeisen (3) über einen Fall von schwerster Stauung bei

einem angeborenen Herzfehler, bei welchem sich im Magen zwei bis in die Submukosa reichende, hämorrhagische Geschwüre fanden. Namentlich HAUTE-COEUR hat die Ansicht vertreten, daß bei Herzleiden hämorrhagische Erosionen und Ekchymosen des Magens infolge einer durch gestörte Herzaktion bedingten Stauung, welche zur Anschoppung und Ruptur von Schleimhaut-kapillaren führe, zustande kommen. Es sind jedoch die in den bisherigen einzelnen Statistiken enthaltenen Aufzeichnungen so unbestimmt und zugleich so widersprechend, daß sich aus ihnen keinesfalls ein sicheres Urteil gewinnen läßt.

So fand z. B. KOSSINSKY unter seinen 270 Fällen von peptischen Läsionen überhaupt in 97 = 36% atrophische Muskatnußleber, BERTHOLD dagegen unter 294 Fällen nur in 9 = 3%, KRUG unter 53 Fällen von Duodenalgeschwüren in 1 = beiläufig 2%. COHN fand die Verbindung mit Herzveränderungen in 2,3%, OPPENHEIMER dagegen in 8%, LAEMMERT vollends in 43% und KOSSINSKY in 69% der Fälle. Dabei darf nicht übersehen werden, daß die Kombination doch oft nur eine ganz zufällige sein, auch ein Ulkus schon längst bestanden haben kann, bevor das Herzleiden oder eine andere, allgemeine Stauung bedingende Krankheit sich entwickelten.

Vor allem aber ist auch für diese Frage die den bisherigen statistischen Untersuchungen zugrundegelegte Fragestellung eine unrichtige. Denn es kommt nicht darauf an, wie oft bei Magengeschwüren ein allgemeiner Stauungszustand angetroffen wird, als vielmehr darauf, wie oft sich in Fällen von allgemeiner Stauung peptische Geschwüre finden. Ist doch die allgemeine Stauung als Folge der erwähnten Erkrankungen eine so häufige Erscheinung, daß selbstverständlich das gelegentliche Zusammentreffen von solcher mit peptischen Geschwüren nicht ausbleiben kann. HOCHREIN hat daher an einem Sektionsmaterial von beiläufig 5000 Sektionen des Erlanger pathologischen Instituts (dem gleichen Material, welches auch den Untersuchungen KOS-SINSKYs zugrunde liegt) die Frage von der Bedeutung allgemeiner Stauung für die Entstehung der peptischen Schädigungen von dem angegebenen Gesichts-punkt aus einer erneuten Prüfung unterzogen. Unter den rund 5000 Sektionen fanden sich bei 390 Fällen = 8% die typischen Zeichen chronischer Stauung infolge von Herzfehlern usw. verzeichnet. Unter diesen fanden sich: Erosionen bei 16 = 4,1%, offene Geschwüre bei 10 = 2,56%, Narben bei 16 = 4,1%. SCHILFFARTH kam bei Bearbeitung des über 7000 Sektionen umfassenden Sektionsmaterials der vorhergehenden Jahrgänge des Erlanger pathologischen Institutes zu einem ganz ähnlichen Ergebnis. Es fanden sich 531 Fälle = 13,9% mit chronischer Stauung. Unter diesen waren verzeichnet Ekchymosen und Erosionen bei 23 = 4,3%, Geschwüre bei 13 = 2,4% und Narben bei 38 = 7% der Fälle. Die Bedeutung dieser Zahlen läßt sich klar erkennen, wenn man sie, wie in folgender Tabelle geschehen ist, mit den Ergebnissen der Untersuchungen KOSSINSKYs über das Vorkommen von Erosionen, Geschwüren und Narben im allgemeinen bei dem gleichen Sektions-material vergleicht:

Tabelle 47.
Vorkommen peptischer Schädigungen bei allgemeiner Stauung
nach HOCHREIN.

	KOSSINSKY Berechnung aus der Gesamtzahl der Sektionen (4987) %	HOCHREIN Berechnung aus der Zahl der mit chronischer Stauung verbundenen Fälle (390) %
Ero ionen	57 = 1,14	16 = 4,1
Geschwüre	117 = 2,35	10 = 2,56
Narben	89 = 1,78	16 = 4,1

Aus dieser Zusammenstellung ist ersichtlich, daß zwar, in Übereinstimmung mit den Untersuchungen HAUTECOEURS, die Erosionen bei allgemeiner Stauung häufiger sind, das offene Geschwür aber bei allen Sektionen überhaupt fast in dem gleichen Prozentverhältnis angetroffen wird (2,35), wie in den Fällen von allgemeiner Stauung (2,56). Dagegen ist es in hohem Grad auffallend, daß in letzteren Fällen die Narben verhältnismäßig mehr als doppelt, ja bei SCHILFFARTH fast viermal so oft sich finden als in der allgemeinen Statistik (bei HOCHREIN 4,1:1,78, bei SCHILFFARTH 7,0:1,78). Noch deutlicher kommt dieses Verhältnis zum Ausdruck, wenn man der Berechnung nur die Fälle schwerer, mit atrophischer Muskatnußleber verbundener Stauung zugrunde legt. Unter 70 solcher Fälle fand HOCHREIN Erosionen in 3 = 4,3%, Geschwüre 0, Narben in 4 = 5,7% der Fälle. Diese Ziffern sind mit der Ansicht, daß chronische allgemeine Stauungszustände, wie sie bei Herzfehlern, Lungenemphysem usw. angetroffen werden, für sich allein die Entstehung des peptischen Geschwüres begünstigen, völlig unvereinbar. Bemerkt sei, daß auch PERRY und SHAW auf Grund ihrer Sektionsstatistik über das Duodenalgeschwür den Herzerkrankungen keine ätiologische Bedeutung für die Ätiologie des Ulcus duodeni beimessen konnten. —

Ähnlich widersprechend lauten die statistischen Angaben über das gleichzeitige Vorkommen von Ulkus bzw. Erosionen und Nephritis, bei welcher neben toxischen Einflüssen und anderen Momenten auch Stauung in Betracht kommen kann.

KOSSINSKY fand parenchymatöse Nephritis in 15,6%, gewöhnliche Schrumpfniere in 17,4% und arteriosklerotische Schrumpfniere in 8,1%, nephritische Veränderungen im allgemeinen zusammen also in 41% der Ulkusfälle, GREISS dagegen nur in 5% und BRINKMANN vollends nur in 0,7% der Fälle. — PERRY und SHAW konnten unter 70 Sektionsprotokollen von Duodenalgeschwüren 11mal, d. i. in 15,7%, bei den übrigen Sektionsmaterial aber nur in 7% der Fälle Nephritis feststellen. Es ist immerhin auffallend, daß die Fälle von Duodenalgeschwür mehr als doppelt so häufig mit Nephritis kombiniert waren. Auch DEVIC und CHARVET glauben an einen Zusammenhang zwischen Nephritis und Duodenalgeschwür, obwohl sie in ihren Fällen nur Ekchymosen vorgefunden hatten. MOINYHAN berichtet über 27 Fälle von urämischen Geschwüren des Duodenums mit Angabe des Sektionsbefundes, ebenso BARIÉ und DELAUNAY über 18 Fälle. JONES hat bereits im Jahr 1854 7 Fälle von Granularatrophie der Nieren mitgeteilt, in welchen er Magengeschwüre gefunden hatte. Auch NEUMANN hat frische peptische Geschwüre der Pars pylorica bei einer an Urämie verstorbenen Frau beobachtet. MATHIEU und ROUX (1) fanden ebenfalls bei der Sektion eines an Urämie verstorbenen Mannes mehrfache Geschwüre im Magen und IMERWOL hat solche bei einem unter urämischen Erscheinungen gestorbenen 5 jährigen Knaben gesehen. Auch von HART und MELCHIOR (1) wird das Vorkommen peptischer Geschwüre bei Urämie bestätigt.

Übrigens handelt es sich bei den bei Urämie vorkommenden Magen- und Duodenalgeschwüren keineswegs immer um eigentliche peptische Geschwüre, sondern vielmehr oft um diphtherische Geschwüre, wie sie bei Urämie auch in anderen Abschnitten des Verdauungstraktus nicht so selten beobachtet werden.

LUTON und LANCEREAUX (1) nahmen daher an, daß die bei Urämie gelegentlich vorkommenden hämorrhagischen Erosionen, ähnlich wie auch die bei Urämie zu beobachtenden diphtherischen Darmveränderungen, dadurch zustande kämen, daß der Harnstoff durch die Magendrüsen unter Bildung von CO_2 und NH_3 ausgeschieden und dadurch umschriebene Nekrosen der Schleimhaut bewirkt werden. Die gleiche Ansicht wird von BUSSE, CHAOUL und STIERLIN (2) vertreten. Letztere konnten in einem Fall von Urämie etwa ein Dutzend kleiner Geschwüre auf der Höhe der Schleimhaut des Duodenums beobachten.

Typische peptische Geschwüre dürften wohl in dem von BARIÉ und DELAUNAY und wahrscheinlich auch dem von GRUBER (3, Fall 52) beschriebenen Fall vorgelegen haben. Im ersteren Fall fand sich neben einigen oberflächlichen Defekten im absteigenden Teil des Duodenums, 2 cm unterhalb des Pylorus ein etwa 1,5 cm im Durchmesser haltendes wie ausgestanztes Geschwür, während in dem Fall GRUBERS ebenfalls im oberen Abschnitt des Duodenums zwei 1 cm messende, frische peptische Geschwüre vorhanden waren, deren eines noch mit einem gelbbraunen Schorf bedeckt war. In diesem Fall fand sich gleichzeitig auch ein $2^{1}/_{2}$ cm großes, peptisches Geschwür im untersten Abschnitt der Speiseröhre. Dagegen handelte es sich z. B. in einem von PERRY und SHAW mitgeteilten Fall, in welchem sich in den unteren Abschnitten des Duodenums ausgedehnte zerklüftete und unregelmäßig gestaltete Geschwüre fanden, deren Grund mit feinflockigem Belag bedeckt war, wohl zweifellos um diphtherische Veränderungen. —

2. Die akute Stauung. Einfluß des Brechaktes.

Wenn nun auch sowohl bei den akuten als auch bei den chronischen Formen der Nephritis auch allgemeine Stauungszustände auftreten, so kommen hier, da häufigeres Erbrechen bei der Nephritis eine nicht seltene Erscheinung ist, doch für die Entstehung von hämorrhagischen Infarkten bzw. Erosionen und peptischen Geschwüren im Magen und im Duodenum höchst wahrscheinlich ebenso plötzliche örtliche Stauungen in den Magen- und Duodenalvenen in Betracht, wie sie namentlich durch den Brechakt erzeugt werden.

Schon HODGKIN, RINDFLEISCH, AXEL KEY und v. RECKLINGHAUSEN (2) haben auf den Zusammenhang des Brechaktes mit der Entstehung von hämorrhagischen Erosionen und Geschwüren des Magens hingewiesen. RIND-FLEISCH sagt: „Der Brechreiz führt durch vorübergehende Sistierung des Blutabflusses zu kleinen Hämorrhagien aus den oberflächlichen Venenstämmchen der Magenschleimhaut: auf den Faltenhöhen deshalb, weil sich hier in den extremsten Teilen des gestauten Stromgebietes der Blutdruck auch am höchsten steigern muß. Die ausgetretenen Blutkörperchen infiltrieren einen umschriebenen Abschnitt der Schleimhaut dermaßen, daß die Blutkapillaren komprimiert werden und mit der Zirkulation die Ernährung aufhört." In neuerer Zeit haben MURATO und HASHIMOTO die ursächliche Bedeutung des Erbrechens für die Entstehung hämorrhagischer Erosionen hervorgehoben.

HAGEMANN hat bei seinen experimentellen Untersuchungen über die Entstehung der sog. Stigmata haemorrhagica ventriculi den Mechanismus der akuten Stauung in den Magenvenen während des Brechaktes und bei Steigerung des Bauchhöhlendruckes überhaupt ausführlich erörtert. Auch HAGEMANN kommt auf Grund seiner Untersuchungen zu dem Ergebnis, daß eine plötzliche starke Steigerung des Bauchhöhlendruckes, wie sie beim Brechakt und bei Würgebewegungen durch Zusammenziehung der Bauchwand- und Zwerchfellmuskulatur entsteht, eine Blutdrucksteigerung im Pfortadergebiet und eine offenbar bis in das dicht unter der Schleimhautoberfläche gelegene Venennetz sich fortpflanzende Welle zur Folge hat. Gerade hier muß aber diese rückläufige Welle, da die Venen dieses Netzes in stärkerer Krümmung in die größeren die Schleimhaut senkrecht durchsetzenden Venenstämmchen einmünden, bei ihrem Anprall den stärksten Widerstand finden, so daß eine Zerreißung der Gefäßwand und eine Blutung eintritt, welche, da das Oberflächenepithel den Venen oft fast unmittelbar aufliegt, auch in diesem Zerreißungen entstehen läßt, wodurch dann unter Einwirkung des Magensaftes sich weitere Substanzverluste entwickeln können. Die Überlastung der Magenvenen werde um so leichter zustandekommen, je mehr Blut sich in den Venen befindet und je mehr der Abfluß durch die Leber erschwert ist. Daher komme es, daß man besonders bei septischen Bauchfellentzündungen, welche mit Hyperämie des Pfortaderwurzelgebietes, Erbrechen und Schädigung der Herztätigkeit verbunden sind, so häufig Erosionen der Magenschleimhaut beobachte.

Die Bevorzugung des Fundus erklärt HAGEMANN damit, daß beim Brechakt der Fundus und Kardiateil sich erweitern, während der Pylorusteil sich stark kontrahiere, wodurch die rückläufigen Wellen leichter nach der Gegend der Kardia und des Fundus geleitet werden. Die oft reihenförmige Anordnung der Erosionen auf der Höhe der Schleimhautfalten fällt mit der gleichen Anordnung der die Muscularis mucosae durchsetzenden Schleimhautvenen zusammen und ist durch den symmetrischen Verlauf der Falten mit den Gefäßen bedingt. Auch in der Keilform der Erosionen erblickt HAGEMANN einen Beweis für seine Annahme, daß die kleinen oberflächlichen Erosionen durch venöse Blutung bedingt sind, indem diese Form ganz dem Wurzelgebiet und dem Stamm der die Schleimhaut senkrecht durchsetzenden Vene entspreche, während arterielle und kapilläre Blutungen nach der Meinung HAGEMANNs mehr eine Zylinderform annehmen, vorwiegend in den tieferen

Schleimhautschichten ihren Sitz haben und über die ganze Magenschleimhaut zerstreut sein können.

Experimente an Kaninchen bestätigten die Theorie Hagemanns über das Zustandekommen der kleinen hämorrhagischen Erosionen der Magenschleimhaut. Bei Kaninchen, welchen 10 ccm physiologischer Kochsalzlösung in die Pfortader eingespritzt, diese durch Unterbindung oder Klemmen abgesperrt und dann der Bauch mit Eingeweiden einigemal heftig zusammengepreßt worden war, fanden sich fast regelmäßig im Fundus, in der Regio cardiaca und nahe der großen Kurvatur bald vereinzelte, bald zahlreichere, kleine, punktförmige Blutungen, seltener auch größere Blutaustritte oder ausgebreitete hämorrhagische Infarzierung der Schleimhaut. Die mikroskopische Untersuchung zeigte, daß diese Blutungen stets in dem strotzend gefüllten Wurzelgebiet und dem Hauptstamm der kleinen, nach Durchsetzung der Muscularis mucosae in das submuköse Venennetz einmündenden Schleimhautvenen ihren Sitz hatten, wo zu der oft schon durch die allgemeine Stauung bestehenden Überfüllung sich noch die Wirkung der plötzlichen Stauung summieren muß. —

Schon die wenigen Versuche Hagemanns haben gelehrt, daß plötzliche Stauungen im Pfortadergebiet bei starker Überfüllung desselben nicht nur kleine punktförmige, sondern auch umfangreichere, ja sehr ausgedehnte Blutungen der Magenschleimhaut erzeugen können. Es erscheint daher die Annahme wohl gerechtfertigt, daß solche Stauungen, wie sie eben namentlich beim Erbrechen und bei Würgbewegungen sich einstellen, auch bei der Entstehung größerer Erosionen und selbst tiefer greifender Infarkte bzw. Geschwüre eine Rolle spielen können und es ist möglich, daß nicht nur ein Teil der bei Sepsis und verschiedenen Vergiftungen, sondern auch der im Anschluß an Bauchhöhlenoperationen auftretenden Erosionen und Geschwüre des Magens und des Duodenums auf diese Weise zustande kommt, da sowohl nach solchen Operationen als auch bei jenen Zuständen häufig stärkeres Erbrechen beobachtet wird.

Nach Kundrat (1), Karrer und Schöppler soll auch ein Teil der Fälle von Melaena neonatorum auf die plötzlich eintretende Stauung im Pfortadergebiet, welche durch die schnelle Änderung des Kreislaufes nach der Geburt bzw. nach der Abnabelung bedingt wird, zurückzuführen sein. Ebenso sind wohl die von Ylppö bei Frühgeborenen regelmäßig beobachteten Blutungen der Magenschleimhaut durch akute Stauung verursacht. Auch kleinste Schleimhautrisse werden bei Frühgeborenen nicht selten gefunden, welche nach Ylppö durch nachträgliche Infektion in kleine Geschwüre übergehen können. Die Blutungen sollen zum Teil durch Diapedese, zum Teil aber auch durch Zerreißung kleinster Gefäße zustande kommen, wobei wohl auch die Zartheit der Gefäßwandungen bei Frühgeborenen in Betracht kommen dürfte. —

Auch die bei Hochlagerung des Beckens gelegentlich auftretenden Hämorrhagien der Magenschleimhaut, auf welche Kraske aufmerksam gemacht hat, werden jedenfalls durch eine plötzliche Überfüllung der Magenvenen infolge der veränderten Körperlage hervorgerufen. — (Siehe Nachtrag S. 759.)

3. Die venöse Embolie bei postoperativen Magen- und Duodenalgeschwüren, bei Appendizitis und Melaena neonatorum.

Wahrscheinlicher ist es jedoch, daß in Fällen sog. postoperativer Magen- und Darmblutungen, bzw. postoperativer Magen- und Duodenalgeschwüre, wie sie namentlich bei ausgedehnten Unterbindungen und Resektionen des Netzes und des Mesenteriums, nach den Beobachtungen Lauensteins und M. Schmidts aber selbst nach einfachen Abbindungen von Netzverwachsungen vorkommen, die Entstehung des hämorrhagischen Infarktes durch rückläufige Verschleppung von Thromben aus den unterbundenen Venen der genannten Organe in die Venen des Magens (bzw. Duodenums) bewirkt wird.

Auf diese Möglichkeit hat zuerst v. Eiselsberg (3) in seinen schon wiederholt erwähnten Ausführungen hingewiesen [1]). Er hält die anatomischen Verhältnisse für eine solche venöse Embolie ganz besonders günstig, da die Magenvene meistens rechtwinklig in die Pfortader einmündet. Daß v. Eiselsberg auch mit der Möglichkeit einer arteriellen Embolie durch Verschleppung von Thromben thrombosierter Netzarterien rechnet, wurde schon oben erwähnt.

Engelhardt und Neck konnten bei ihren ebenfalls bereits angeführten Tierversuchen in 11 Fällen, und zwar meistens in den Venen, seltener den Arterien des Netzstumpfes Thromben finden und in 2 Fällen gelang es ihnen gleichzeitig unzweifelhafte Emboli in den Venen und Arterien der Submukosa nachzuweisen, indem die Pfröpfe sowohl in der Richtung gegen die Schleimhaut als auch gegen die Muskularis von flüssigem bzw. unverändertem Blut begrenzt erschienen. Es ist klar, daß diese Pfröpfe nur durch rückläufige Embolie an ihre Stelle gelangt sein konnten. Außerdem konnte auch eine unmittelbare Fortsetzung sowohl von Venen- als auch von Arterienthromben des Netzes auf die Gefäße des Magens beobachtet werden. Friedrich und K. Hoffmann lassen die Frage unentschieden, ob die bei ihren Versuchen erzielten Geschwüre zum Teil nicht auch auf venöse Embolie zurückzuführen sind. Da aber bei allen diesen Versuchen fast stets auch anämische und hämorrhagische Infarkte in der Leber angetroffen wurden, so mußte unbedingt eine Verschleppung von Thrombenmaterial aus den Netzvenen in den Pfortaderkreislauf stattgefunden haben, so daß auch mit der Möglichkeit einer rückläufigen Embolie stets gerechnet werden mußte.

Von großer Bedeutung für die Klärung der namentlich nach Bauch-höhlenoperationen, aber auch nach Brucheinklemmung oder Appendi-zitis auftretenden Magen- und Darmblutungen, bzw. Magen- und Duodenal-geschwüre sind die ausgezeichneten und ausgedehnten experimentellen Unter-suchungen Payrs (3), welchem es gelang hauptsächlich bei Meerschweinchen und Kaninchen, in einzelnen Versuchen auch bei Hunden und Katzen teils durch Verbrühung oder Vereisung (durch den Chloräthylstrahl) des Netzes, bzw. von Abschnitten des Mesenteriums, teils durch Injektion von Dermatol- und Tuscheemulsion oder Paraffin in die Venen des Netzes, des Mesenteriums und in die Milzvenen, sowie in die Magenvenen selbst, ebenso durch Torsion des Netzes bei einem großen Teil der Versuchstiere kleinere und größere Schleim-hautblutungen, submuköse Blutungen, blutige Infarzierungen größerer Schleimhautabschnitte, hämorrhagische Erosionen und Ge-schwürsbildungen, welche zum Teil sämtliche klassischen Eigenschaften des Ulcus ventriculi erkennen ließen, zu erzeugen. Alle diese Veränderungen der Magenwand wurden, wie die Untersuchungen ergaben, teils durch un-mittelbare Fortsetzung der in den Netzvenen gebildeten Throm-ben auf die Magenvenen (Venae gastro-epiploicae), teils durch rückläufige embolische Verschleppung der eingespritzten Fremd-körper oder von Thrombenmaterial aus den Venen des Netzes, seltener des Mesenteriums hervorgerufen. Dabei konnte Payr (3) bei seiner Versuchsanordnung die Umkehr des zur rückläufigen Embolie führenden Venenstromes unmittelbar mit dem Auge beobachten. Bei der mikroskopischen Untersuchung konnten dann die künstlichen Emboli in Übereinstimmung mit dem Sitz der Blutungen, Erosionen und Geschwüre teils in den Venen der Sub-mukosa, teils in den Schleimhautvenen gefunden werden und ließen sich bis in die feinsten Kapillaren verfolgen.

Der Sitz der Blutungen, Erosionen und Geschwüre war im Gegensatz zum Ulkus des Menschen meistens die große Kurvatur, etwas seltener in der Nähe des Pylorus und noch seltener an der kleinen Kurvatur oder in der Nähe der Kardia. In einem Fall fand sich bei einem Hund nach Paraffineinspritzung in eine Netzvene neben zahlreichen Blutungen im Magen eine hämorrhagische Infarzierung eines großen Teiles des Duodenums.

---

[1]) Eine ausführliche Zusammenstellung der bis 1905 veröffentlichten Fälle von post-operativen Magen- und Darmblutungen findet sich bei Busse.

Die außerordentlich große Bevorzugung des Magens für Kreislaufstörungen bei Verletzungen, Einklemmungen und Erkrankungen des Netzes beruht nach Payr auf der großen Ausdehnung des Gebietes der Venae gastro-epiploicae und der fast rechtwinkligen Einmündung der Netzvenen und Magenvenen in diese Venen, welche es bedingt, daß die Mündungen der Netz- und Magenvenen manchmal einander unmittelbar gegenüberliegen, so daß Thromben aus den Netzvenen unmittelbar in Magenvenen gelangen können. Auch könne sich die Thrombose einer Netzvene ungemein leicht auf den Hauptstamm einer der beiden Venae gastro-epiploicae fortpflanzen. Es erklärt sich daraus wohl auch der hauptsächliche Sitz dieser experimentell erzeugten Erosionen und Geschwüre an der großen Kurvatur.

Zu ganz ähnlichen Ergebnissen wie Payr war Petriwalsky bei seinen experimentellen Untersuchungen über die Entstehung des Duodenalgeschwüres gelangt. Teils durch künstliche Einklemmung des Darms, teils durch Raffung der einzelnen Gekröseabschnitte stellte er eine Verlangsamung der Blutströmung im Bereich der Arteria und Vena mesenterica sup. in dem Maße her, wie sie etwa am Mesenterium und Darm bei alten, schwer reponibeln Hernien besteht. Dabei kam es gewöhnlich zur Bildung von Thromben in dem gestauten Gebiet, von wo aus stets eine Überschwemmung der entsprechenden Darmabschnitte mit Emboli durch rückläufigen Venenstrom erfolgte. Auf diese Weise kam es auch im Duodenum zur Entwicklung hämorrhagischer Infarkte und angeblich chronischer, bis zur Muskularis reichender Geschwüre.

Wahrscheinlich ist es, daß auch die oben erwähnten von Müller durch Unterbindung der Pfortader erzeugten Magengeschwüre im Sinn Payrs durch rückläufige Embolie entstanden sind. Payr (8) hat das Vorkommen von Magengeschwüren wiederholt auch in Fällen von Pfortaderthrombose beobachtet. Er (8) hebt auch die Möglichkeit hervor, daß vielleicht ein Teil der sog. traumatischen Magengeschwüre auf rückläufige Embolie aus thrombosierten Venen zurückzuführen sei.

Von großer Wichtigkeit sind auch die nicht nur nach Appendektomien, sondern auch im Verlauf einer Appendizitis ohne operativen Eingriff auftretenden Magen- und Darmblutungen, bzw. Geschwüre und Erosionen. Auch diese können, sofern sie nicht durch infektiös-toxische Gefäßwandveränderungen oder durch reflektorische Gefäßkrämpfe oder sonstwie auf neurogenem Weg, vielleicht während des Brechaktes, hervorgerufen werden, nur durch rückläufige Embolie erklärt werden.

Namentlich Dieulafoy, Charlot, Hoffmann, Thelemann, Bode, Nitzsche, Sick, Mühsam, O. Winiwarter (ausführliche Literaturangaben bei Busse) haben eine ganze Reihe solcher Fälle mitgeteilt, in welchen nach Bauchhöhlenoperationen heftiges Blutbrechen oder blutige Stühle und sonstige Erscheinungen eines Magen- oder Duodenalgeschwüres aufgetreten waren, und in welchen bei einem Teil bei der Sektion tatsächlich hämorrhagische Erosionen und frische Geschwüre des Magens oder des Duodenums festgestellt werden konnten. Besonderes Interesse verdient auch ein von Mintz beschriebener Fall, in welchem bei der Sektion im Duodenum und entlang der kleinen Kurvatur Erosionen angetroffen wurden, bei deren mikroskopischen Untersuchung zahlreiche verödete Arterien und prall, bis zum Bild der globularen Stase gefüllte Venen gefunden wurden. Schwalbach hat 30 Fälle solcher Magen- und Darmblutungen zusammengestellt, welche nach Appendizitisoperationen aufgetreten waren. Unter 10 Fällen, welche davon zur Sektion gelangt waren, fanden sich viermal Duodenalgeschwüre, dreimal Magengeschwüre und zweimal Geschwüre im Magen und Duodenum zugleich. Weitere Fälle sind von Carter, Moltrecht, Graham, Nauwerck (3), Mühsam, Dietrich, Hauch und anderen mitgeteilt worden. Bei der Mehrzahl dieser Fälle handelte es sich um schwere Formen der Appendizitis mit starken peritonitischen Erscheinungen. Schülein berichtet über einen Fall, in welchem am zweiten Tag nach der Operation einer Appendicitis gangraenosa der Durchbruch eines akut entstandenen Ulkus eingetreten war. Und in einem von Hoffmann mitgeteilten Fall war nach einer glatt verlaufenen Appendektomie in wenigen Stunden der Verblutungstod aus einem frischen Magengeschwür erfolgt, während in einem zweiten ähnlichen Fall ein Knabe sich schnell aus einem frisch entstandenen Ulcus duodeni, welches die A. lienalis angenagt hatte, verblutete. Auch Payr (2) hat solche Fälle beobachtet und besonders auf die Entstehung von Erosionen und Geschwüren des Magens im Verlauf der Appendizitis hingewiesen. Und zwar handelte es sich bei den Beobachtungen Payrs keineswegs nur um Fälle von postoperativen Blutungen, sondern auch um solche, in welchen das Blutbrechen schon vor der Operation eingesetzt hatte. Meistens waren es leichtere, häufig rezidivierende Formen, bei welchen es nur selten zu stärkerem Fieber, erheblicher Pulssteigerung oder gar zur Bildung größerer nachweisbarer Exsudate gekommen war. In der Regel stellten sich die Magenblutungen schon nach dem ersten Anfall ein, woran sich dann alle typischen klinischen Erscheinungen eines Ulkus angeschlossen hatten. In einer Reihe solcher Fälle konnte PAYR (2) bei der erst nach dem Blutbrechen ausgeführten Operation sich von den am Magen tatsächlich entstandenen Veränderungen überzeugen. Er fand teils fissurenähnliche, teils trichterförmige Geschwüre, Erosionen und kleine hämorrhagische Suffusionen, in einem Fall eine narbige Pylorusstenose. Und bei einem seiner Versuche, in welchem die Stammgefäße der Appendix vereist worden waren, konnte er ebenfalls Erosionen, Geschwüre und Blutungen im Magen des Versuchstieres feststellen. Wahrscheinlich dürfte auch das von GUNDELACH bei einem jungen Mädchen nach kriminellem Abortus beobachtete akute durchgebrochene Geschwür des Magens auf venöse Embolie zurückzuführen sein.

Man muß daher wohl PAYR insoweit zustimmen, daß im Hinblick auf seine experimentellen Untersuchungen, wenn auch nicht in allen, so doch in zahlreichen solchen Fällen die Geschwüre des Magens und Duodenums durch rückläufige Embolie aus thrombosierten Venen teils des Netzes, teils des Wurmfortsatzes und seines Mesenteriolums selbst zustande kommen, zumal in diesen Organen, wie die Untersuchungen verschiedener Forscher ergeben haben, es bei entzündlichen Vorgängen außerordentlich leicht zu Thrombosen der Venen kommt, wobei sehr oft auch das Netz in den entzündlichen Vorgang mit hereinbezogen wird. Nach MAHNERT sollten 64% aller Magengeschwüre auf diese Weise infolge von Appendizitis zustande kommen, was jedoch gewiß nicht der Wirklichkeit entspricht. Auch WILKIE bestätigt auf Grund seiner Erfahrungen in vielen Fällen den Zusammenhang zwischen Appendizitis und Ulkus.

Die Untersuchungen YATSUSHIROS, nach welchen unter normalen Druckverhältnissen eine rückläufige Embolie im Pfortadergebiet überhaupt nicht vorkommen könne, sind für die vorliegende Frage deshalb ohne Belang, da Appendizitis und andere hier in Betracht kommenden Erkrankungen sehr häufig mit Erbrechen verbunden sind, während des Brechaktes aber die Druckverhältnisse im Pfortadergebiet eine bedeutende Änderung erfahren können.

Auch die in den Magenvenen in der Jugend vorhandenen Klappen dürften in der Regel als ein Hindernis für rückläufige Embolie kaum in Betracht kommen. Denn diese Klappen bilden sich später zurück oder wachsen wenigstens nicht in gleichem Maß als die Venenlichtung sich erweitert. Nach HOCHSTETTER soll schon gegen das 20. Lebensjahr kein Venenzweig an der großen Kurvatur mehr eine schlußfähige Klappe besitzen. Am längsten scheinen nach den Untersuchungen dieses Forschers allerdings die Netzvenen schlußfähig zu bleiben, doch bilden sie sich in höherem Alter ebenfalls zurück. Damit hängt es aber vielleicht zusammen, daß Magenblutungen nach Netzoperationen hauptsächlich bei älteren Individuen vorkommen. Manchmal mögen die postoperativen Magenblutungen wohl auch von einem schon vor der Operation vorhanden gewesenen Geschwür ihren Ausgang nehmen, wie LANDOIS in einem Fall durch die mikroskopische Untersuchung des Geschwüres nachweisen konnte. Für gewöhnlich kommen jedoch zweifellos akute Geschwüre in Betracht. —

Wahrscheinlich ist auch eine Anzahl der Fälle von Melaena neonatorum auf rückläufige Embolie durch Verschleppung von Thrombenmaterial aus der thrombosierten Vena umbilicalis zu erklären. In zahlreichen Fällen von Melaena neonatorum fand man als Quelle der Blutung Duodenalgeschwüre, in einer Anzahl von Fällen auch solche des Magens. Die Geschwüre zeigten meistens alle Eigenschaften des frischen peptischen Geschwüres und wurden teils einzeln teils mehrfach angetroffen. Meistens haben sie ihren Sitz, wie das Duodenalgeschwür überhaupt, im oberen Querstück nahe dem Pylorus, im Magen nicht selten an der kleinen Kurvatur. In mehreren Fällen wurde Durchbruch beobachtet. LANDAU hat bereits in mehreren Fällen Thromben in der

Nabelvene beobachtet und angenommen, daß, wenn auch kein Thrombus mehr in der V. umbilicalis angetroffen werde, dennoch die Möglichkeit einer Embolie zugegeben werden müsse, da ein kleiner unterhalb des Bauchringes gelegener Thrombus sehr wohl im ganzen sich loslösen könne. Auch Betz, Pomorski und Beneke (1) halten eine Entstehung der Magen- und Duodenalgeschwüre bei Neugeborenen durch embolische Verschleppung von Thrombenmaterial aus der Nabelvene für möglich. Landau war allerdings der Meinung, daß der losgelöste Thrombus seinen Weg über das rechte Herz und den Ductus Botalli, welcher selbst thrombosiert werden könne, in die Aorta nehme und dann in eine Magenarterie geschleudert werde. Er stützte sich bei dieser Annahme auf die Untersuchung eines Falles, in welchem tatsächlich ein Embolus in einem Ast der A. pancreatico-duodenalis gefunden wurde. Man muß jedoch Kundrat zustimmen, wenn er es für höchst unwahrscheinlich hält, daß ein Thrombus aus der Nabelvene überhaupt in die Art. pancreaticoduodenalis embolisch verschleppt werden könnte. Auch Franqué wendet dagegen mit Recht ein, daß ein solcher Weg schon deshalb als ausgeschlossen erscheine, weil, wie die Untersuchungen Strassmanns gezeigt haben, sowohl der Ductus Botalli als auch das Foramen ovale fast augenblicklich nach dem Einsetzen der Atmung für den Kreislauf nicht mehr in Betracht kommen und daß es daher viel wahrscheinlicher sei, daß jener Thrombus in der A. pancreaticoduodenalis kein Embolus gewesen, sondern vielmehr, zumal er von Landau als ein „frischer" bezeichnet wurde, ein an Ort und Stelle entstandener Thrombus gewesen sei. Franqué nimmt aus diesem Grund an, daß in solchen Fällen von Melaena neonatorum der aus der thrombosierten Nabelvene stammende Embolus zunächst in den der Nabelvene und der Pfortader gemeinsamen Venenabschnitt und dann durch eine rückläufige Welle unmittelbar in das Wurzelgebiet der Pfortader, bzw. in die Venen des Magens oder des Duodenums geleitet wird. Tatsächlich ist dieser Weg, wie Abb. 78 zeigt, so einfach und klar, daß an der Möglichkeit einer rückläufigen Embolie, wie sie bei

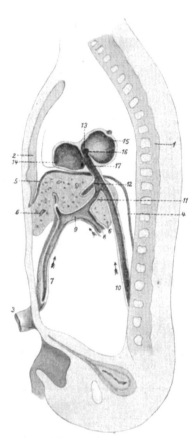

Abb. 79. Gefrierschnitt durch einen 7monatlichen Embyro nach Riedinger. (Aus v. Franqué.) 1 Wirbelsäule, 2 Brustbein, 3 Nabel, 4, 5 Zwerchfell, 6 Leber, 7 Nabelvene, 8 Pfortader, 9 Nabelvene und Pfortader gemeinschaftliches Stück, 10 V. cava infer., 11 Ductus venos. Arantii, 12 Mündungen von Lebervenen, 13 For. ovale, 14 r. Vorhof, 15 l. Vorhof, 16 Valvula for. ovalis, 17 Valvula Eustachii.

„heftigen, krampfartigen Atem- und Schreibewegungen des Neugeborenen" sicher leicht zustande kommen kann, auf diesem Wege nicht zu zweifeln ist. Wenn dabei hämorrhagische Erosionen und Geschwüre des Magens weit seltener beobachtet werden als solche des Duodenums, so mag dies darin seine Erklärung finden, daß, wie Hochstetter gezeigt hat, die Klappen der

Magenvenen im Kindesalter noch schlußfähig sind. Wegen der im Kindesalter in den Magen- und Darmvenen noch vorhandenen Klappen die Möglichkeit einer rückläufigen Verschleppung von Thrombenmaterial aus der Nabelvene nach dem Magen und namentlich nach dem Duodenum überhaupt in Frage zu stellen, wie GUNDERMANN es tut, dürfte jedoch nicht gerechtfertigt sein.

v. FRANQUÉ ist der Ansicht, daß in allen Fällen von Melaena neonatorum, in welchen Einzelgeschwüre im Magen oder Duodenum gefunden werden, diese Art der embolischen Entstehung von der Nabelvene aus die wahrscheinlichste sei und eine zerebrale Ursache nur bei mehrfachen Erosionen bzw. Geschwüren angenommen werden könne. Es ist jedoch nicht recht ersichtlich, weshalb auf embolischem Weg nicht auch mehrfache Geschwüre zustande kommen sollen, nachdem doch in den Kreislauf gelangtes, morsches, bröckliges Thrombenmaterial sehr leicht an einer Gabelung des Strombettes zerschellen und so mehrfache Embolien veranlassen kann. Andererseits wird auch bei zerebraler Ursache nur ein Einzelgeschwür sich entwickeln, wenn der vom Gehirn ausgehende Reiz einen Krampf von Magenarterien auslöst, welcher aber nur an einem einzelnen Ästchen eine solche Höhe erreicht, daß ein völliger Verschluß des Gefäßes von entsprechender Dauer erfolgt. Einen sicheren Anhaltspunkt für die Annahme einer Embolie gewähren daher nur Fälle, in welchen noch eine frische Thrombose der Nabelvene gefunden wird. Auch schwerere entzündliche Vorgänge am Nabel des Neugeborenen lassen eine embolische Entstehung der bei Melaena gefundenen Magen- und Duodenalgeschwüre unter Umständen wahrscheinlich erscheinen, wie z. B. in dem von BEDNAR mitgeteilten Fall, in welchem bei einem 5tägigem Kind eine Gangrän der Nabelfalte vorlag. Auch in einem der beiden von SPIEGELBERG veröffentlichten Fälle, welcher ein zweitägiges Kind betraf und in welchem Thromben in den Nabelgefäßen gefunden wurden, könnte Embolie in Frage kommen. (Weitere Theorien über die Melaena neonatorum siehe bei LEQUEUX und SHUKOWSKY.) —

Überblickt man die in diesem Abschnitt besprochenen Tatsachen, so läßt sich wohl nicht bestreiten, daß eine große Zahl von Ulkusfällen auf Kreislaufstörungen zurückzuführen ist, welche teils durch Gefäßerkrankungen und dadurch bedingte Thrombose oder Berstung von Gefäßen, teils durch embolischen Verschluß von solchen verursacht werden. Namentlich sind es die Geschwüre des späteren Lebensalters, von welchen wahrscheinlich einem erheblichen Teil atherosklerotische Gefäßveränderungen zugrunde liegen. Jedenfalls zeigen die angeführten Tatsachen, daß nicht die geringste Berechtigung dazu vorliegt, die sog. „Gefäßtheorie", wie manche neuere Autoren es tun, etwa als einen überwundenen Standpunkt betrachten zu wollen. Unrichtig ist nur eine zu weitgehende Verallgemeinerung dieser Theorie. —

II. Die neurogene Theorie.

Nach der sog. neurogenen Theorie, welche besonders in neuerer Zeit auf Grund der Untersuchungen v. BERGMANNs und WESTPHALs unter den Klinikern zahlreiche Anhänger gefunden hat, sollen die das Ulkus bedingenden Kreislaufstörungen auf nervöse Einflüsse zurückzuführen sein. Und zwar kommt hier hauptsächlich ein zeitweiliger Verschluß von Magenarterien durch Krämpfe der Arterienwand selbst, oder solche der Muskelhäute des Magens, sei es der Musc. propria oder der Musc. mucosae oder auch beider zugleich in Betracht, durch welche die Arterien eingeengt, gleichzeitig aber auch der venöse Rückfluß gehemmt werden. Der Mechanismus des

Zustandekommens des zum Ulkus (oder zur Erosion) führenden hämorrhagischen oder auch anämischen Infarktes wäre also auch bei der neurogenen Theorie schließlich der gleiche, wie bei einem Verschluß der Magengefäße durch Embolie oder Thrombose infolge von Gefäßwanderkrankungen und anderen im vorigen Abschnitt erörterten Ursachen.

Auch Gefäßlähmungen, allgemeine Blutdrucksteigerung und durch Innervationsstörungen hervorgerufene trophische Störungen, sowie Störungen in der Sekretion werden als wirksame Faktoren bei der neurogenen Entstehung des Ulkus angesehen. Der Sitz der Innervationsstörung kann sowohl zentral, als auch peripher gelegen sein, es könnte sich also um pathologische Veränderungen oder krankhafte Reizzustände im Zentralnervensystem oder im Gebiet der beiden Nervi vagi und des Sympathicus bzw. der Ganglia coeliaca handeln, aber auch der in der Magenwand selbst gelegene Plexus Auerbachi könnte Sitz der Störungen sein. —

a) Experimentelle Ergebnisse und anatomische Befunde über den Einfluß von Störungen des Zentralnervensystems auf die Entstehung peptischer Schädigungen (Erweichung der Speiseröhre und des Magens, peptische Geschwüre).

Schiff (1) hat bereits im Jahre 1845 gezeigt, daß nach Durchschneidung des Thalamus opticus und des Pedunculus cerebri der einen Seite beim Kaninchen schon am 4. Tag nach dem Eingriff im Magen hämorrhagische Infiltrationen und Erweichungen der Schleimhaut zu finden sind. Er glaubte, daß diese Veränderungen durch eine ,,neuroparalytische Hyperämie" der Schleimhaut erzeugt werden, infolge einer Verletzung der zentralen Bahnen der vasomotorischen Nerven des Magens. Die gleichen Veränderungen entstanden bei Durchschneidung der einen Hälfte des Pons, sowie einer Hälfte des verlängerten Markes, nach abwärts bis zum unteren Rand des Calamus scriptorius, während bei Verletzungen anderer Gehirnteile und des Rückenmarkes die Veränderungen ausblieben. Namentlich bei Hunden sah Schiff die so entstandenen Infiltrationen oft in Geschwüre übergehen. Eines der operierten Tiere starb am 15. Tag nach der Operation infolge von Durchbruch eines an der Vorderwand der Pars pylorica entstandenen Geschwüres. Der runde, wie ausgeschnittene Defekt hatte einen Durchmesser von 1 cm.

Ähnliche Beobachtungen machte Ebstein nach umschriebenen Verletzungen des vorderen Abschnittes der Vierhügel, ohne Verletzung des Pedunculus cerebri. Unter 23 Versuchen erhielt er 9mal hämorrhagische Erosionen und Ekchymosen, sowohl in der Pars pylorica als auch an anderen Stellen des Magens. Ebenso sah er nach Verletzung der hinteren und inneren Abschnitte des Thalamus opticus hochgradige Veränderungen der Magenschleimhaut entstehen, besonders stark waren die Veränderungen nach Verletzung des Halsmarkes. Aber auch nach Reizung sensibler Nerven, wie des Lingualis und Ischiadicus entwickelten sich, wohl infolge reflektorischer Blutdruckerhöhung, neben Ekchymosen der Pleura und des Darmes auch solche der Magenschleimhaut. Besonders wichtig für die vorliegende Frage sind auch die experimentellen Untersuchungen Pomorskis, welche dieser im Anschluß an einen später ausführlicher zu besprechenden Fall von Melaena neonatorum angestellt hat. Er verletzte nämlich bei 18 Kaninchen teils die zur Brücke und den Vierhügeln ziehenden Kleinhirnschenkel durch einen von der rechten Schläfenbeinkuppe ausgeführten Nadelstich, teils das am Boden des 4. Ventrikels gelegene vasomotorische Zentrum durch einen von der unteren Fläche des Hinterhauptbeines aus senkrecht geführten Stich oder er verletzte nach der Methode Klosterhalfens durch einen queren Schnitt die Ala cinerea. Bei den meisten der so behandelten Tiere traten außer in den Lungen auch schwere Kreislaufstörungen im Magen auf, welche hier zum Teil auch zu schweren Geschwürsbildungen führten. Auch ging aus den Versuchen hervor, daß die Lähmung des vasomotorischen Zentrums nicht nur durch dessen unmittelbare Verletzung, sondern auch durch den Druck eines in seiner Nähe befindlichen Blutergusses erfolgen kann.

Zu ähnlichen Ergebnissen gelangte auch v. Preuschen nach Injektion kleiner Mengen von Chromsäurelösung in die Vierhügel, den Thalamus opticus, das Corpus striatum und andere Stellen des Gehirns von Kaninchen. Bei den meisten von den mehr als 100 Versuchen entwickelten sich in kürzester Zeit, in einem Fall schon nach $2\frac{1}{2}$ Stunden, kleinere und größere, in der Regel strich- oder streifenförmige Blutungen, welche in radiärer Anordnung sich von der Kardia nach dem Fundus und zur großen Kurvatur erstreckten. Besonders zahlreich fanden sich die Blutungen nach Einspritzung zwischen Thalam. opticus und Nucleus caudatus, gewöhnlich an den Enden der Gefäßverzweigungen. Sie erreichten einen Umfang von 12 mm. Bei einem Versuch konnten über 100 Blutungen von Hanfkorngröße und darüber gezählt werden. Ganz außerordentlich war die Zahl der Blutungen im Magen und im Darm auch nach Verletzung des Halsmarkes.

ALBERTONI fand nach Abtragung der vorderen Gehirnabschnitte unter 53 Versuchen 14mal Blutungen und Erosionen der Magenschleimhaut und EWALD (8) und KOCH erhielten bei 3 Hunden nach Durchschneidung des Rückenmarkes typische Magen- und zum Teil auch Duodenalgeschwüre. Bei einem dieser Tiere fanden sich dicht am Pylorus ein 1,7 cm langer, hämorrhagischer Schorf und im Duodenum, unmittelbar hinter dem Pylorus, zwei erbsengroße, flache Substanzverluste, während in den übrigen Abschnitten des Magens die Schleimhaut mit zahllosen stecknadelkopf-hirsekorngroßen, meistens kreisrunden und oberflächlichen, an einzelnen Stellen aber bis auf die Muskularis reichenden Substanzverlusten bedeckt war.

Ferner konnte BROWN-SÉQUARD bei einem Versuch von Kauterisation der Gehirnoberfläche ein in die Milz durchgebrochenes Magengeschwür beobachten.

Nach doppelseitiger und gleichzeitiger Verletzung der zwischen dem 4. und 8. oder 5. und 9. Wirbel gelegenen, vorderen und hinteren Spinalwurzeln sah SCHUPFER beim Hund neben Superazidität ebenfalls kleine Nekrosen und hämorrhagische Erosionen der Magenschleimhaut, besonders nach dem Pylorus zu, bei einzelnen Versuchen auch bis 2 cm große, runde Blutungen in der Submukosa des Pylorus. SCHUPFER führt diese Veränderungen auf trophische Störungen zurück, bedingt durch Verletzung der Splanchnicusfasern.

In neuerer Zeit beobachtete auch KOBAYASHI bei Hunden, welchen zwischen 3. und 4. Halswirbel das Rückenmark durchschnitten worden war, die Entstehung kleiner ischämischer, sowie bis über erbsengroßer hämorrhagischer Erosionen.

Mit diesen experimentellen Ergebnissen nach Verletzungen des Zentralnervensystems steht übrigens die Tatsache in Einklang, daß die während, allerdings wohl meistens erst gegen Ende des Lebens auftretende Erweichung der Speiseröhre gerade im Anschluß an schwere Erkrankungen oder Verletzungen des Zentralnervensystems vorkommt. Auf diese Erscheinung hat ZENKER (2) bereits hingewiesen. Er konnte unter 2587 Sektionen 9 Fälle von Speiseröhrenerweichung beobachten, von welchen 2 gleichzeitig mit einer Erweichung des Magens verbunden waren. Bei 4 dieser Fälle fand sich eine Basilarmeningitis mit akutem Hydrocephalus, bei den übrigen einmal eine Narbe im Corpus striatum und chronischer Hydrocephalus, einmal hochgradige Gehirnhyperämie mit leichtem Hydrocephalus, einmal Ödem des Gehirns und mächtiger Hydrocephalus, einmal kolossaler Hydrocephalus congenitus. In einem Fall war das Gehirn nicht seziert worden.

Ich selbst habe einen solchen Fall gesehen, in welchem nicht nur die klinischen Erscheinungen einen Durchbruch der Speiseröhre vermuten ließen, sondern auch bei der Sektion neben der Durchbruchsstelle eine leichte, ganz frische fibrinöse Pleuritis gefunden wurde. (Siehe auch Nachtrag S. 754.)

Von Interesse ist es, daß BROSCH durch Verdauungsversuche feststellen konnte, daß die Speiseröhren von Leichen mit Gehirnerkrankungen (wie Abszessen oder Schußverletzungen) leichter verdaut werden, als solche, welche von Leichen mit normalem Gehirnbefund stammen. Diese Versuchsergebnisse lassen sich kaum anders deuten, als daß tatsächlich unter dem Einfluß des erkrankten Zentralnervensystems in den Geweben der Speiseröhrenwand sich anatomisch wohl nicht nachweisbare Veränderungen einstellen, welche die Widerstandskraft gegen die verdauende Wirkung des Magensaftes herabsetzen.

Auffallend ist es, daß auch die sog. gelatinöse Magenerweichung in der Regel in Verbindung mit Gehirnerkrankungen gefunden wird, eine Tatsache, auf welche ANDRAL (1), SCHIFF und ROKITANSKY (2) bereits aufmerksam gemacht haben, während CHARCOT das häufige Vorkommen von Ekchymosen der Magenschleimhaut bei Gehirnblutungen erwähnte. LEUBE konnte unter 53 Fällen von Magenerweichung des Erlanger Sektionsmaterials 18mal, also in fast $1/3$ der Fälle gleichzeitig Gehirnveränderungen verzeichnet finden. Von Bedeutung sind noch 2 von ARNDT mitgeteilte Fälle von Gehirntumoren, in welchen

im Magen zahlreiche größere und kleinere Ekchymosen und bis zu fünfpfennig-
stückgroße hämorrhagische Infiltrate gefunden wurden. In von C. E. Hoffmann beschriebenen Fällen sind die Kranken, bei welchen sich eine Gummi-
geschwulst des Pons mit teilweiser Erweichung des letzteren fand, einer infolge
intravitaler Magenerweichung entstandenen Perforationsperitonitis erlegen. In
einem weiteren, von Hoffmann mitgeteilten Fall, welcher einen Typhuskranken
betraf und ebenfalls durch Perforationsperitonitis endete, fanden sich starke
Trübung und Ödem der weichen Häute und Hydrocephalus. Es sei hier auch
erwähnt, daß Siebert schon 1892 darauf hingewiesen hat, daß manche Magenperforationen von Veränderungen des Zentralnervensystems abhängig zu sein
scheinen.

Winiwarter und Dietrich beobachteten nach Gehirnoperationen
Blutbrechen, während v. Bergmann über einen Fall von Meningitis
berichtet, in welchem ausgedehnte Erosionen des Magens mit Substanzverlusten gefunden wurden. Ferner führen Perry und Shaw einen Fall an, in
welchem sich bei einem 6 Monate alten Kind im Anschluß an eine von einer
Mittelohreiterung ausgegangenen eitrigen Leptomeningitis ein Duodenalgeschwür
entwickelt hatte und Codman (3) hat einen Fall von Duodenalgeschwür bei
einer Pneumokokkenmeningitis beobachtet. Freilich ist in solchen Fällen
wohl auch an die Möglichkeit einer septischen Embolie zu denken.

Auch Hart hat hierhergehörige Fälle beobachtet. In dem einen handelte es sich um ein
4½jähr. Mädchen mit frischer Trepanation. Drei Tage nach der Operation erfolgte eine
tödliche Magenblutung. Bei der Sektion fand sich tuberkulöse Meningitis und dicht
unter dem Pylorus an der Hinterwand des Duodenums ein fast pfennigstückgroßes, ganz
frisches Geschwür von angedeuteter Trichterform mit angenagter Arterie im Geschwürsgrund. Der zweite Fall betraf eine 73jährige, einige Tage nach einer Basisfraktur
verstorbene Frau. Die Sektion ergab blutige Zertrümmerung beider Stirnpole, mehrfache
tiefere Blutungen im Bereich der Zentralganglien und mehrere, fast pfennigstückgroße
Schleimhautblutungen, aus deren einer sich ein typisches Geschwür gebildet hatte.
Mit Recht äußert sich Hart (1) über diese beiden Fälle, daß deutlicher der Zusammenhang zwischen einer Veränderung des Gehirns und der Entstehung peptischer Geschwüre nicht sein könne. Auch an den bereits im Abschnitt über die
Gefäßtheorie angeführten Fall Harts, in welchem bei einem älteren Mann in unmittelbarem Anschluß an eine Gehirnblutung die Berstung atherosklerotischer kleiner
submuköser Magenarterien erfolgt war, sei hier nochmals erinnert. Auch Lépine
fand in Fällen von Apoplexie Erosionen und mehrfache Geschwüre der Magenschleimhaut.
Singer hat ebenfalls in einer Reihe von Fällen tuberkulöser Meningitis frische peptische
Geschwüre des Magens und des Duodenums beobachtet, ebenso hat St. K. Mayer einen
solchen Fall, welcher ein 9jähriges Mädchen betraf, beschrieben.

Immerhin scheint dieser Zusammenhang zwischen akuten, mit greifbaren
anatomischen Veränderungen verbundenen Erkrankungen des Zentralnervensystems und dem peptischen Geschwürprozeß nicht häufig vorzukommen.
So führt Greiss in seiner Statistik von 138 Ulkusfällen nur 7 = 5⁰/₀
an, welche mit Meningitis, Encephalitis, Apoplexie und Myelitis kombiniert
waren. Auch Gruber konnte unter 44 Schädel- und Gehirnverletzungen und
etwa 50 Fällen akuter und subakuter Meningitis kein vermehrtes Vorkommen
des peptischen Geschwüres beobachten. Mit Recht betont er, daß bei dieser
Frage das Menschenmaterial, an welchem die statistischen Untersuchungen
vorgenommen werden, eine Rolle spielt. So werden z. B. die in einer Heil- und
Pflegeanstalt auftretenden Ulkusfälle selbstverständlich weit häufiger mit pathologischen Veränderungen des Zentralnervensystems verbunden sein, als es sonst
der Fall ist. Jedenfalls müßte, um ein klares Bild von der Bedeutung der Erkrankungen des Zentralnervensystems für die Ulkusätiologie zu gewinnen, auch hier
die Fragestellung dahin lauten, wie oft bei solchen Erkrankungen Ulkus beobachtet wird, nicht aber, wie viele Ulkusfälle mit Veränderungen des Zentralnervensystems verbunden sind. Tatsächlich vermochte Ilse Krech bei ersterer

Art der Fragestellung nur in 12,7% ein Zusammentreffen von peptischen Schädigungen (hämorrhagische Erosionen, Geschwüre und Erweichung des Magens und der Speiseröhre) mit schweren Veränderungen des Zentralnervensystems feststellen, während sich bei der umgekehrten Fragestellung, wie viele Ulkusfälle mit leichteren oder schwereren Veränderungen des Zentralnervensystems verbunden sind, an dem gleichen Sektionsmaterial ein Prozentsatz von 42,7 ergeben hatte. Für diese letztere Zahl ist offenbar von Bedeutung, daß vom pathologischen Institut in Erlangen auch die Sektionen für die dort befindliche Heil- und Pflegeanstalt ausgeführt werden. Doch zeigen aber gerade diese Untersuchungen, daß tatsächlich Erkrankungen des Zentralnervensystems keine geringe Bedeutung für die Entstehung der peptischen Schädigungen zukommt, nachdem Kossinsky ebenfalls an dem gleichen Sektionsmaterial für das Vorkommen peptischer Schädigungen überhaupt nur beiläufig 5% der Fälle berechnen konnte. —

Von noch weit größerer Bedeutung für die Ätiologie der peptischen Läsionen sind dagegen zweifellos die Ergebnisse, welche von zahlreichen Forschern nach Eingriffen am Vagus, Sympathicus, dem Ganglion coeliacum und den Nebennieren erzielt wurden. —

b) Versuchsergebnisse bei Eingriffen am Vagus, dem Sympathicus und an den Ganglia coeliaca, den Nebennieren und bei anderen experimentellen Untersuchungen.

CAMMERER beobachtete bereits 1828 bei Kaninchen, welchen er nach Durchtrennung des Vagus und Sympathicus stark sauren Magensaft oder verdünnte Essigsäure in den Magen eingeführt hatte, stärkere Zerstörungen des Magens und GÜNZBURG fand 1852 nach Durchschneidung beider Vagi unter starker Zunahme des Säuregehaltes schon nach einigen Stunden eine Auflösung der Magenwand. Die Ergebnisse der späteren Autoren, welche durch Resektion oder Reizung der Vagi Veränderungen im Magen hervorzurufen suchten, sind verschieden, doch konnte die Mehrzahl von ihnen die Entstehung von Blutungen, Erosionen oder Geschwüren in der Magenschleimhaut feststellen.

KÖRTE konnte bei seinen unter der Leitung v. RECKLINGHAUSENs angestellten Versuchen keinerlei Veränderungen an der Magenschleimhaut wahrnehmen. Seine Untersuchungen erstrecken sich jedoch nur auf 5 Tiere (2 Hunde und 3 Kaninchen), bei welchen unter gleichzeitiger Abklemmung von Gefäßen, der linke Vagus oder beide Vagi reseziert bzw. durch leichte Induktionsströme gereizt worden waren. Auch FINOCCHIARIO, MARTINI, LILLA, KREHL, LICINI (1), KATSCHKOWSKY, YANO, KOENNECKE und andere Forscher fanden bei ihren Vagus durchschneidungen keine Veränderungen im Magen. Die Angabe DONATIS, er habe bei seinen an Hunden und Kaninchen ausgeführten Vagusdurchschneidungen nur negative Ergebnisse erzielt, ist irreführend. Denn bei einem Hund fand sich an der kleinen Kurvatur nahe dem Pylorus eine etwa 5 mm messende hämorrhagische Infiltration der Submukosa, welche er jedoch als einfache Ekchymose bezeichnet, und bei einem zweiten Hund nahe dem Pylorus eine 1/2 × 3/4 cm große, wahrscheinlich aus einer oberflächlichen Erosion hervorgegangene flache Narbe, ferner bei einem Kaninchen eine diffuse Hämorrhagie der Schleimhaut an der vorderen Wand.

Dagegen gelang es TALMA bei 6 Kaninchen, bei welchen er den linken Vagus am Hals durchschnitten hatte, durch 2—6stündige faradische Reizung des peripherischen Endes regelmäßig typische trichterförmige, bis in die Muskularis reichende Geschwüre von durchschnittlich 2—3 mm Durchmesser zu erzeugen. Meistens fanden sich 1—3 Geschwüre vor, welche fast ausschließlich ihren Sitz im Antrum pylori und an der kleinen Kurvatur hatten. Besonders lehrreich ist ein Versuch, in welchem nach 6stündiger Faradisation neben 3 kleineren Geschwüren in der Pars pylorica eine Erweichung des Fundus und etwas links von der Kardia an der Vorderwand ein rundes 1 1/2 cm messendes Geschwür gefunden wurden, in dem die freiliegende Muskularis weißlich verfärbt erschien und schwarze von prall gefüllten Gefäßen gebildete Pünktchen und Strichelchen zeigte. Auch einige Gefäße der Subserosa waren an dieser Stelle mit schwarzem Blut gefüllt.

VAN IJZEREN, ein Schüler TALMAS, kam nach Durchschneidung der Vagi unterhalb des Zwerchfells bei Kaninchen zu ähnlichen Ergebnissen. Unter 20 Versuchen, bei welchen die Tiere 289 Tage nach der Operation getötet wurden, fanden sich bei 10 Tieren Geschwüre im Magen vor, welche nach der mikroskopischen Untersuchung aus einer Nekrose der

Schleimhaut und Submukosa hervorgegangen waren. Bis zum 16. Tag zeigte sich eine leichte leukozytäre Infiltration des Schleimhautrandes mit Wucherung der Drüsenzellen; zwischen 41 und 289 Tagen erschien die Submukosa des Geschwürsgrundes infolge chronisch entzündlicher Bindegewebswucherung verdickt und stärker zellig infiltriert. Wurde mit der Durchschneidung der Vagi eine der Achse des Pylorus parallel verlaufende Resektion der Pylorusmuskulatur oder die Gastroenterostomie verbunden, so blieb die Geschwürsbildung meistens aus. Von 12 Tieren mit gleichzeitig resezierter Pylorusmuskulatur und von 5 Tieren mit Gastroenterostomie zeigten nur je 1 ein Geschwür.

Auch DALLA VEDOVA sah bei 2 Hunden, bei welchen er den dorsalen N. pneumogastricus am Hiatus oesophageus reseziert, bzw. Alkohol in denselben eingespritzt hatte, Veränderungen im Magen. Bei dem ersteren Versuch fanden sich am 3. Tag nach der Operation im Antrum pylori so zahlreiche punktförmige submuköse Blutungen, daß die Schleimhaut wie mit Tabakpulver bestreut erschien, während bei dem zweiten nach der gleichen Zeit an der hinteren Magenwand ein ovaler, fast durchscheinender, fünffrankenstückgroßer Fleck von bräunlicher Farbe sich gebildet hatte, in dessen Bereich 9 die ganze Dicke der Schleimhaut durchsetzende und bis auf die Muskularis reichende Geschwüre von 6—7 mm im Durchmesser zu erkennen waren. Außerdem fanden sich in einer von dieser Stelle bis zum Magengrund sich erstreckenden Zone noch zahlreiche tellerförmige, 1—2 mm messende Erosionen mit kaffeebraun gefärbten Rändern. Sechs weitere in gleicher Weise angestellte Versuche hatten jedoch ein negatives Ergebnis.

Ebenso konnten MARCHETTI, ANTONINI und LORENZI nach Unterbindung bzw. Durchschneidung eines oder beider Vagi unterhalb des Zwerchfells oder am Hals bei Kaninchen Geschwüre und hämorrhagische Herde des Magens entstehen sehen. Dabei ist von Interesse, daß bei den Versuchen MARCHETTIs nach Unterbindung des Vagus sin. sich die Geschwüre an der vorderen, nach Unterbindung des Vagus dext. an der hinteren Magenwand fanden.

Ferner fand SAITTA unter 16 am Hals vagotomierten Kaninchen siebenmal Veränderungen der Magenschleimhaut, und zwar bei den 8—10 Tage nach der Operation verendeten Tieren nur kleinere Ekchymosen, dagegen ausgedehnte, unregelmäßige, blutende Substanzverluste, wenn die Tiere 15—20 Tage am Leben blieben.

OPHÜLS (1), welcher bei 30 Kaninchen beide Vagi unterhalb des Zwerchfells durchtrennt hatte, fand bei 6 Versuchstieren peptische Ulzera im Magen. Die Geschwüre waren stets Einzelgeschwüre, hatten ihren Sitz in der Nähe des Pylorus und erreichten in 2 Versuchen einen Umfang von 7×9 und 8×10 mm. Eines dieser Geschwüre war bis in die Subserosa vorgedrungen und zeigte starke chronisch-entzündliche Wucherung des Bindegewebes und atypische Drüsenwucherung in den Schleimhauträndern.

KOBAYASHI konnte ebenfalls bei Kaninchen sowohl nach Unterbindung beider Vagi als auch nach der des rechten oder linken Vagus allein unter 7 Versuchen 4mal teils hämorrhagische, teils ischämische Erosionen und Geschwüre beobachten, wobei in gleicher Weise wie bei den Versuchen MARCHETTIs bei Unterbindung des linken Vagus die Geschwüre an der vorderen, bei Unterbindung des rechten Vagus an der hinteren Wand ihren Sitz hatten.

Besonders wichtig sind die Ergebnisse ZIRONIS, da sie auf sehr umfangreichen Versuchsreihen begründet sind. Die erste Versuchsreihe ZIRONIS umfaßt 42 Kaninchen, welchen er beide Vagi unterhalb des Zwerchfells mit dem Messer oder dem Elektrokauter resezierte. Um zu verhüten, daß irgendeine Verbindungsfaser zwischen dem Geflecht der Speiseröhre und dem Magen zurückbleibe, wurde das Bauchfell um die Speiseröhre selbst herum kreisförmig mit der glühenden Nadel kauterisiert. Von den ersten 32 mit dem Messer operierten Tieren, welche vom 3. bis zum 79. Tag nach der Operation getötet wurden, zeigten 19 = 59% Geschwüre des Magens, von den übrigen 10. mittels des Elektrokauters resezierten, dagegen 8 = 80%, so daß also zusammen bei 64,28% der Versuchstiere Erosionen und Geschwüre im Magen gefunden wurden. Bei einer weiteren, 20 Kaninchen umfassenden Versuchsreihe wurde zur gleichzeitigen Erzeugung von Anämie teils eine Zeitlang vor, teils nach Vornahme der Vagusresektion Pyrodin eingespritzt. Bei ersteren Tieren wurden peptische Geschwüre in 70%, bei letzteren in 80% angetroffen.

Zu dem gleichen Ergebnis gelangten bei solchen Versuchen auch CRESCIMONE und ANGLESIO.

LICHTENBELT kam nach subphrenischer Zerstörung beider Vagi bei Hunden zu ganz ähnlichen Ergebnissen. Von 10 Versuchstieren fanden sich bei 8 = 80% in einem Zeitraum von 3 Tagen bis zu 5 Monaten nach der Operation teils größere, teils kleinere Geschwüre in der Pars pylorica, zweimal gleichzeitig nahe der Kardia. Ferner konnte LICHTENBELT bei 3 weiteren Hunden, an welchen er gleichzeitig den Einfluß der Vagotomie auf die Sekretion des Magens untersuchte, Geschwürsbildung im Magen feststellen. Bei einem dieser Tiere wurde an der kleinen Kurvatur ein 3 cm im Durchmesser haltendes Geschwür 35 Tage nach der Operation vorgefunden. Ebenso entstanden bei 4 Kaninchen nach Faradisation der Vagusstümpfe oder der Magenwand hämorrhagische Erosionen der Magenschleimhaut von zum Teil großer Ausdehnung. Auf weitere Versuche LICHTENBELTS wird später zurückzukommen sein.

Auch LATZEL konnte nach subdiaphragmatischer Vagotomie bei 2 von 5 Tieren hämorrhagische Erosionen und Geschwüre des Magens beobachten.

KEPPICH gelangte schon nach einfacher intraperitonealer Faradisierung eines oder beider Vagi zu bemerkenswerten positiven Ergebnissen. Bei Kaninchen entstanden stets stecknadelkopf- bis hanfkorngroße Schleimhautblutungen im Fundus. Bei 8 Tieren hatten sich Geschwüre entwickelt, welche nach längerer Versuchsdauer anatomisch und mikroskopisch durchaus chronischen Charakter zeigten. Bei zwei weiteren Versuchen mit Faradisierung beider Vagi hatten sich Geschwüre entwickelt, welche nach 13, bzw. 23 Tagen zum Durchbruch gelangten. Auch nach Durchschneidung der Vagi hatten sich unter 5 Versuchen dreimal Geschwüre gebildet, welche nach siebenwöchentlicher Versuchsdauer noch bestanden und das Aussehen chronischer Geschwüre hatten. Ebenso konnte bei 2 Hunden Geschwürbildung an der kleinen Kurvatur und am Pylorus beobachtet werden. (Siehe Nachtrag S. 759.)

Dagegen sah KAWAMURA (1) unter 12 einseitig subphrenisch vagotomierten und 2 vagoligierten Hunden keinerlei Veränderungen der Magenschleimhaut. Wohl aber konnte such dieser Autor unter 13 Kaninchen, welchen er beide Vagi unter dem Zwerchfell durchschnitten oder unterbunden hatte, nach 1—45 tägiger Versuchsdauer bei 10 Tieren = etwa 77% kleine Blutungen, hämorrhagische Erosionen und Geschwüre der Magenschleimhaut beobachten, welche in 4 Fällen eine Größe von 3 × 4 bis zu 8 × 15 mm im Durchmesser erreichten; 2 dieser großen Geschwüre saßen nahe dem Pylorus, 1 nahe der Kardia und 1 an der vorderen Wand des Fundus nahe der großen Kurvatur. Von 2 nur einseitig vagotomierten Kaninchen fanden sich nur bei einem vereinzelte punktförmige Blutungen.

Auch NICOLAYSEN beobachtete nach doppelseitiger subphrenischer Vagusdurchschneidung bei Kaninchen unter 18 Versuchen 13 mal je nach der Versuchsdauer, welche von 6 bis zu 180 Tagen betrug, im Magen teils frische hämorrhagische Erosionen, teils Geschwüre von verschiedener Größe und Tiefe, sowie auch Narben, welche, ähnlich wie in den Versuchen ZIRONIS, hauptsächlich in der Pars pylorica und an der Übergangsstelle des Korpus zu dieser, und zwar namentlich an der kleinen Kurvatur ihren Sitz hatten. Besonders waren es die älteren und größeren Geschwüre, welche an der kleinen Kurvatur gelegen waren und größte Ähnlichkeit mit dem chronischen Ulkus des Menschen hatten. Auffallend ist es jedoch, daß NICOLAYSEN eine deutliche Verlangsamung des Heilungsvorganges von Geschwüren, welche durch Vereisung der Magenwand mittels Chloräthyl (nach RIBBERT) erzeugt worden waren, nach Vagusdurchschneidung nicht beobachten konnte. — (Siehe Nachtrag S. 759 a.)

WESTPHAL suchte durch pharmakologische Vagusreizung Geschwüre im Magen und im Darm zu erzeugen, indem er Kaninchen, Katzen, Hunden und Meerschweinchen subkutan Pilokarpin, zum Teil gleichzeitig mit Physostigmin, so lange einspritzte, bis längere Zeit, etwa 20—30 Minuten, die Zeichen einer hochgradigen Steigerung des Vagustonus festzustellen waren. Die Wirkung hielt dann meistens noch $1/_2$—1 Stunde an. Bei diesen Versuchen konnten auf der Höhe der Pilokarpinwirkung stets außer an den übrigen Eingeweiden auch am Magen stärkste Krämpfe beobachtet werden. Besonders am Antrum pylori stellten sich tiefer einschneidende zirkuläre Kontraktionen ein. Von größter Bedeutung sind die dabei von WESTPHAL (1) am freigelegten Magen unmittelbar beobachteten umschriebenen Kreislaufstörungen in der Magenwand, welche zu Erosionen führten. Auf diese Erscheinungen wird später ausführlich zurückzukommen sein. Bei sämtlichen Kaninchen (im ganzen 18) kam es sowohl im Magen als auch im Duodenum zur Entwicklung von stecknadelkopf- bis bohnengroßen, meistens hämorrhagischen, seltener anämischen Erosionen und zum Teil auch tiefen Geschwüren, einmal wurde der Durchbruch eines solchen beobachtet. Bei späteren an Kaninchen angestellten Versuchen sah WESTPHAL nach Einspritzung von 1—2 cg Pilokarpin bei Kneifen der Magenwand mit dem Finger oder der Pinzette knorpelharte, weiße Wülste entstehen, ebenfalls ein Beweis, wie durch krampfhafte Muskelkontraktionen umschriebene anämische Bezirke entstehen können. Diese Versuche WESTPHALS wurden von HAYASHI bestätigt, welcher sowohl nach zentraler Reizung des Vagus durch Pilokarpin als auch nach peripherer Reizung durch Muskarin die Entstehung spasmogener Geschwüre beobachten konnte. (Siehe Nachtrag S. 760 b.)

Ganz ähnliche Ergebnisse wie nach Durchschneidung und Reizung der Vagi wurden von zahlreichen Forschern nach Reizung des Bauchsympathicus bzw. nach Verletzung oder Exstirpation eines oder beider Ganglien des Plexus coeliacus, sowie nach Entfernung der Nebennieren erzielt.

Pincus hat bereits 1856 nach Exstirpation des Plexus coeliacus bei Kaninchen Blutungen der Magen- und Dünndarmschleimhaut festgestellt und Samuel konnte bei ähnlichen Versuchen auch Geschwüre finden. Lamansky sah nur eine Hyperämie entstehen und andere ältere Forscher, wie Budge und Adrian, welche jedoch bei ihren Versuchen ganz andere Fragen im Auge hatten, verzeichnen überhaupt keinerlei Veränderungen der Magen- und Darmschleimhaut. Das gleiche gilt für die Versuche von Lustig (1), Peiper, Contejean, Lander-Brunton, Marassini, Licini, Enderlen (1) u. a., welche bei ihren Versuchen den anatomischen Veränderungen im Magen überhaupt keine besondere Aufmerksamkeit schenkten. Aber auch Talma konnte bei stärkerer Reizung des Plexus coeliacus nur Krämpfe und reichliche Sekretion, jedoch keine Blutungen oder Geschwürsbildungen im Magen beobachten. Donati, welcher bei 16 Tieren (Hunden und Kaninchen) auch den Plexus coeliacus entfernt hatte, behauptet zwar auch bei diesen Versuchen ,,vollständig negative'' Ergebnisse gehabt zu haben. Tatsächlich fanden sich aber bei einem dieser Versuche (Nr. 30), wie auch aus dem mikroskopischen Verhalten ersichtlich ist, eine von Donati wiederum fälschlicherweise nur als Ekchymose bezeichnete typische hämorrhagische Erosion von der Größe eines Zehnpfennigstückes (!) in der Mukosa der hinteren Magenwand und bei 3 weiteren Tieren kleine bis stecknadelkopfgroße Blutungen besonders in der Pars pylorica, von welchen eine bis zur Submukosa reichte! — (Siehe Nachtrag S. 760 a.)

Wesentlich günstigere Ergebnisse hatte dagegen Lewin und Boer und namentlich Dalla Vedova, welcher bei Hunden den Plexus coeliacus bzw. eine oder beide Splanchnici durchschnitt oder Alkohol in diese Gebilde einspritzte. Nach Ausscheidung einzelner mißglückter Versuche fanden sich unter den am Plexus operierten 12 Tieren bei 5 = 41%, unter den 15 Tieren mit Verletzung des N. splanchnicus bei 9 = 60% hämorrhagische, seltener anämische Erosionen und Geschwüre in einem Zeitraum von 2—60 Tagen nach der Operation, welche meistens ihren Sitz in der Pars pylorica hatten. Bei 2 Tieren, und zwar bei dem einen 33, bei dem zweiten 26 Tage nach der Operation, wurde je 1 vernarbtes Geschwür im Antrum pylori angetroffen.

Auch Durante sah nach extraperitonealer Reizung oder Resektion der Splanchnici bei Hunden und Kaninchen hämorrhagische Erosionen, Nekrosen und langsam heilende Geschwüre der Magenschleimhaut entstehen. Er ist der Ansicht, daß die Ausschaltung des mittleren Splanchnicus eine Steigerung der Adrenalinbildung bewirke und dadurch Arterienkrämpfe erzeuge. (Siehe Nachtrag S. 760 b.)

Lewin und Boer fanden von 37 Kaninchen, welchen das Ganglion coeliacum superior oder inferior entfernt worden war und von welchen die Mehrzahl 1—20 Tage nach der Operation zugrunde gingen, bei 14 = 37,8% der Tiere Veränderungen der Magenschleimhaut, und zwar bis linsengroße Ekchymosen, über deren Sitz nähere Angaben meistens fehlen. Bei 6 anderen Versuchstieren war ein ähnlicher Befund nach Quetschung der Ganglien zweimal vorhanden gewesen. (Siehe Nachtrag S. 760 c.)

Ebenso haben Kobayashi sowie Schmincke und Nagamori bei ihren Versuchen positive Ergebnisse zu verzeichnen. Kobayashi fand nach Verletzung des Plexus coeliacus bei einem Hund 3 Tage nach der Operation einige trichterförmige, kleine Geschwüre in nächster Nähe des Pylorus, bei Einspritzung von Krotonöl in den Plexus sah er jedoch keinen Erfolg. Dagegen beobachtete er bei einem Kaninchen schon am andern Tag nach Exstirpation des Plexus zahlreiche schwarze, punktförmige Hämorrhagien und einige deutliche Geschwüre der Magenschleimhaut. Schmincke (2) und Nagamori fanden unter 9 Kaninchen, welchen sie das linke Ganglion coeliacum elektrisch gereizt oder mit einer glühenden Nadel gebrannt hatten, sechsmal kleine Blutungen und bis linsengroße hämorrhagische Erosionen der Magenschleimhaut. Ein 10. Tier, bei welchem nach Eröffnung der Bauchhöhle nur der Magen derb angefaßt und einigemal im oberen Bauchraum schnell hin- und herbewegt worden war, zeigte ebenfalls kleine bis linsengroße Schleimhautblutungen nahe der großen Kurvatur.

Auch Kawamura hatte nach gleichzeitiger Exstirpation des Plexus coeliacus und des Ganglion coeliacum bei zahlreichen Versuchen positive Ergebnisse. Unter 22 Versuchen fanden sich 16mal teils miliare bis linsengroße Hämorrhagien und Erosionen, teils größere Geschwüre, welche bei 7 Tieren eine Ausdehnung von 3 × 5 bis 8 × 10 mm erreichten. Besonders interessant ist ein Fall, in welchem bereits am Abend des Operationstages ein 3 mm messendes, kraterförmiges, bis auf die noch mit hämorrhagischen Schorfresten bedeckte Serosa sich erstreckendes, wie mit einem Locheisen aus der Magenwand herausgeschlagenes Geschwür (Abb. 80) hart am Pylorus gefunden wurde.

Ähnlich wie Schmincke und Nagamori konnte er bei 2 Kaninchen auch durch einfaches ,,Umrühren'' der Baucheingeweide die Entwicklung kleiner Erosionen, bzw. eines bis in die Submukosa reichenden Geschwüres beobachten, welches nach einer Versuchsdauer von

48 Tagen eine mächtige entzündliche Wucherung des submukösen Bindegewebes erkennen ließ. Unter 16 Hunden, welchen der Plexus und das Ganglion entfernt worden waren, fanden sich nur bei 2 Tieren frische Blutungen der Magenschleimhaut, von welchen es aber nicht sicher ist, ob es sich nicht um einfache Operationsblutungen handelte.

Von hohem Interesse und großer Bedeutung für die Frage von der neurogenen Entstehung der peptischen Schädigungen sind die in neuester Zeit angestellten Versuche GUNDEL-FINGERS. Er operierte ausschließlich an Hunden, da nach KAWAMURA bei Kaninchen auch ohne Eingriffe in den Nervenapparat nicht selten kleine Blutungen und Erosionen der Magenschleimhaut vorkommen sollten. Bei 12 Tieren wurden beide Ganglien

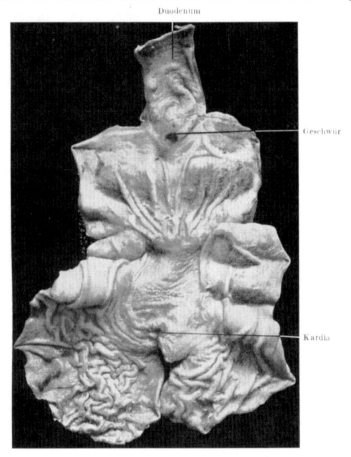

Abb. 80. Akuter, noch am Tage der Operation entstandener, bis zur Serosa reichender peptischer Defekt der Magenwand, nach Exstirpation des Plexus coeliacus. (Nach KAWAMURA: Dtsch. Zeitschr. f. Chir. Bd. 109, S. 540. 1911. Abb. 2.)

des Plexus coeliacus entfernt, bei 1 Tier gleichzeitig das Ganglion mesent. sup. dextrum und bei einem weiteren Versuch wurde die Totalexstirpation gleichzeitig mit Durchschneidung beider Vagi verbunden; bei 7 Tieren wurde nur das linke Ganglion des Plexus coeliacus entfernt, von diesen wurden bei einem ebenfalls beide Vagi, bei 2 anderen der linke Vagus gleichzeitig durchschnitten. Ferner wurde bei einem Versuch das linke Ganglion mit Ätzpasta plombiert. Um den reflektorischen Einfluß des Eingriffes am Peritoneum auszuschließen, wurde bei einem Versuch die Entfernung des Ganglion sin. extraperitoneal vorgenommen. Von den 22 auf diese Weise operierten Tieren starben oder wurden getötet 5 schon nach $3^3/_4$—24 Stunden, die übrigen nach 5—57 Tagen.

Wegen ihrer außerordentlichen Wichtigkeit sei das Ergebnis der Versuche GUNDEL-FINGERS in der folgenden Tabelle kurz zusammengestellt.

Tabelle 48. Übersicht über die Ergebnisse der Versuche Gundelfingers.

Nr.	Versuchs-dauer	Art der Operation	Sektionsbefund	
			Magen	Duodenum
1.	15 Tage	Doppelseitige Exstirpation d. Gangl. coel.	Ziemlich viele, submuköse, punktförmige bis stecknadel-kopfgroße Hämorrhagien, lin-sengroße Schleimhautdefekte am Pylorus.	Im horizontalen und abstei-genden Ast 2 kirschkerngroße, nicht gereinigte Defekte und 9 cm unterhalb des Pylorus ein mit nekrotischem Schorf teilweise bedeckter Defekt.
2.	16 Std.	„	An der kleinen Kurvatur, 10 cm über dem Pylorus ein 1 cm langer und 4 mm breiter, ovaler Schleimhautdefekt, an der großen Kurvatur, 2 cm über dem Pylorus ein rund-licher, gereinigter, einmark-stückgroßer Defekt.	1 cm unter dem Pylorus ein 1 cm langer und $^1/_2$ cm breiter Defekt; 7 cm unterhalb des Pylorus zahlreiche Ekchymos., 3 und 5 cm unterhalb des Py-lorus gegenüber dem Mesen-terium-Ansatz 2 wie mit dem Locheisen ausgeschlagene Def.
3.	1 Tag	„	An der kleinen Kurvatur 3 cm über dem Pylorus 2 flache, hämorrhagische Erosionen von einem anämischen Hof um-geben; $1^1/_2$ cm über dem Py-lorus ein kleiner kraterförmig. Defekt; 2 cm über dem Pyl. an der vorderen Wand ein linsengroßer Defekt über einer Blutung; zahlreiche Blutung. in der p. pylorica und der kleinen Kurvatur.	6, 5, 8 und 11 cm unterhalb des Pylorus 3 erbsen- bis fünf-pfennigstückgroße Defekte, außerdem zahlreiche Blut-extravasate und punkt- und strichförmige Hämorrhagien.
4.	18 St.	„	Großer, unregelmäßiger Defekt an der kleinen Kurvatur 3 cm über dem Pylorus, unterhalb des großen Defektes noch 1 kirschkerngroßer und ein kleinerer.	Erbsengroßer Defekt 2 cm, ein größerer 5 cm, ein zehn-pfennigstückgroßer 7 cm un-terhalb des Pylorus gegenüber dem Mesenterialansatz.
5.	40 Tage	„	Kleiner Defekt an der kleinen Kurvatur 2 cm über dem Py-lorus.	Ein 1 cm messender und ein etwas kleinerer 3 und 6 cm unterhalb des Pylorus an ge-wöhnlicher Stelle.
6.	35 Tage	Exstirpation des Ganglion sinistr.	Tiefer, kirschkerngroßer De-fekt mit derbem Rand an der kleinen Kurvatur am Pylorus.	4 cm unterhalb des Pylorus typischer, linsengroßer Defekt.
7.	55 Tage	Doppelseitige Exstirpation d. Gangl. coel.	—	2 tiefe Schleimhautdefekte mit hohen, harten Rändern.
8.	$3^3/_4$ Std.	„	2 nicht sehr tiefe Defekte in der Nähe des Pylorus.	2 nicht sehr tiefe, 12—16 mm (Abb. 83) messende Defekte an typischer Stelle.
9.	30 Tage	„	2 und 3 cm über dem Pylorus ein runder und ein ovaler ziem-lich tiefer Defekt.	—
10.	5 Tage	„	Linsengroßer Defekt an der kleinen Kurvatur nahe dem Pylorus.	2 fünfpfennigstückgroße De-fekte an der vorderen Wand, 6 und 8 cm unterhalb des Py-lorus mit wallartigem Rand.

Nr.	Versuchs-dauer	Art der Operation	Sektionsbefund	
			Magen	Duodenum
11.	57 Tage	Plombierung des Gangl. sin. mit Ätzpasta.	—	2 cm unterhalb des Pylorus ein etwa 1 cm messender Defekt mit hohem, wallartigem, derb. Rand (Abb. 84).
12.	18 Tage	Doppelseitige Exstirpation d. Gangl. coel.	1 Defekt 1 cm vor dem Pylorus an der großen Kurvatur.	2 cm unterhalb des Pylorus 1 Defekt.
13.	25 Tage	,,	Vor dem Pylorus 2 ältere hämorrhagische Herde.	2 etwa kirschkerngroße Defekte an typischer Stelle.
14.	1 Tag	,,	4 cm vor dem Pylorus an der großen Kurvatur ein fünfpfennigstückgroßer Defekt.	—
15.	20 Tage	Extraperitoneale Exstirpation d. Gangl. sin.	—	Unmittelbar und 3 cm unterhalb des Pylorus an der vorderen Wand je 1 Defekt.
16.	42 Tage	,,	—	Kirschkerngroßer Defekt im absteigenden Ast.
17.	22 Tage	Nur Laparotomiekontrollversuch.	—	—
18.	1 Tag	Doppelseitige Exstirpation d. Gangl. coel. u. des Gangl. mes. sup. dextr.	Am Pylorus 2 frische linsengroße Blutungen.	2 Defekte von 4 und 6 mm Durchmesser an typischer Stelle.
19.	46 Tage	Exstirpation des linken Gangl. coel.	—	Ulkus mit wallartigem Rand.
20.	21 Tage	Exstirpation d. linken Gangl. coel., linksseit. subphrenische Vagotomie.	—	4 und 7 cm unterhalb des Pylorus 2 Defekte.
21.	31 Tage	Exstirpation d. linken Gangl. coel. u. doppelseitige subphrenische Vagotomie.	—	Dicht unter dem Pylorus ein ovaler ziemlich tiefer Defekt.
22.	17 Tage	Exstirpation d. linken Gangl. coel. u. linksseitige subphrenische Vagotomie.	Erbsengroßer Defekt 2 cm vor dem Pylorus an der vorderen Wand.	3 cm unterhalb des Pylorus ein pfennigstückgroßer Defekt, dicht darunter ein linsengroßer.
23.	10 Tage	Doppelseitige Exstirpation d. Gangl. coel , doppelseitige subphrenische Vagotomie.	—	7 mm messender, kreisrunder, hämorrhagischer Defekt im absteigenden Teil, darunter an der vorderen Wand ein kleiner gereinigter.

Nach dieser Übersicht wurden also bei sämtlichen Versuchstieren mit Ausnahme des Vergleichstieres (Versuch 17) bei der Sektion teils im Magen, teils im Duodenum, bei mehr als der Hälfte der Tiere in beiden Organen zugleich Erosionen und Geschwüre gefunden, welche meistens die Größe eines Kirschkerns bis zu der eines Fünfpfennigstückes besaßen, ja selbst den Umfang eines Markstückes erreichten und bei längerer Versuchsdauer zum Teil kallöse Ränder zeigten.

STIERLIN (2), welcher bei 7 Hunden ebenfalls die beiden Ganglia coeliaca entfernte und bei 2 weiteren Versuchen die Entfernung der Ganglien gleichzeitig mit der Durchschneidung beider Vagi verband, konnte nur bei 3 Tieren, von welcher 4 schon nach wenigen Tagen starben, Erosionen der Magenschleimhaut von zum Teil hämorrhagischem Charakter beobachten. Bei einem der beiden andern Versuche, in welchem das Tier 7 Tage nach der Operation zugrunde gegangen war, fanden sich 6 „ulkusähnliche Defekte" im Duodenum. Einer derselben saß 12 cm unterhalb des Pylorus gegenüber dem Gekröseansatz, er war länglich-oval, 12:7 mm groß und hatte regelmäßige, ziemlich scharf geschnittene Ränder und flachen Grund mit regelmäßig angeordneten, grübchenförmigen Vertiefungen. Der ganze Defekt erschien wie aus der ihn umgebenden, völlig normalen Schleimhaut wie „ausgestanzt". Auch die übrigen weiter unten befindlichen 5 Defekte lagen alle dem Mesenterialansatz gegenüber und zeigten das gleiche Aussehen. Da an den Defekten makroskopisch keinerlei entzündliche Veränderungen wahrzunehmen, auch bei der von HUECK ausgeführten mikroskopischen Untersuchung eines derselben solche nicht zu erkennen waren, so ist STIERLIN der Meinung, daß diese Defekte nur postmortal oder präagonal, also zu einer Zeit entstanden sein konnten, wo der Organismus bereits die Fähigkeit entzündlicher Reaktion verloren hatte. Auf Grund dieser Beobachtungen glaubt STIERLIN auch den Versuchsergebnissen GUNDELFINGERS ihre hohe Bedeutung für die neurogene Entstehung des Ulkus absprechen zu müssen, da es sich auch bei ihnen wahrscheinlich nicht um wirkliche Geschwüre, sondern nur um postmortale oder präagonal entstandene Veränderungen gehandelt habe. STIERLIN hat aber offenbar ganz übersehen, daß bei den von GUNDELFINGER erzielten Geschwüren, namentlich bei längerer Versuchsdauer, eine ganze Anzahl wallartig aufgeworfene und verhärtete Ränder zeigte, welche, wenn auch keine mikroskopische Untersuchung vorgenommen wurde, unter allen Umständen nur durch eine entzündliche Infiltration oder Bindegewebswucherung und ganz gewiß nicht postmortal oder in der Agone zustande kommen konnten, ganz abgesehen davon, daß, was STIERLIN auch entgangen zu sein scheint, bei den Versuchen GUNDELFINGERS die Tiere nicht einfach verendeten, sondern getötet wurden, woran die Sektion sich unmittelbar anschloß. Übrigens ist es ganz ausgeschlossen, daß im Magen oder Duodenum postmortal wie ausgestanzte oder wie mit dem Locheisen ausgeschlagene Defekte entstehen könnten! Aber auch die Annahme einer präagonalen Entstehung der Defekte ist selbst bei dem Fehlen ausgesprochener entzündlicher Erscheinungen nicht unbedingt notwendig, da gerade die experimentell auf neurogenem Weg erzeugten Geschwüre nach Angabe aller Autoren im allgemeinen sich durch eine träge entzündliche Reaktion auszeichnen. Übrigens läßt die von STIERLIN beigegebene mikroskopische Abbildung des Randes des von HUECK untersuchten Geschwüres nicht nur, wie STIERLIN angibt, Follikelreste im Geschwürsgrund, sondern nach der einen Seite hin recht auffällige und weitreichende zellige Infiltration der Submukosa erkennen. --

Durch teilweise oder völlige Zerstörung bzw. Entfernung der Nebennieren vermochten CIOFFI, GIBELLI (3), PENDE, LATZEL (2) und MANN Blutungen und Geschwüre des Magens zu erzeugen. Nach PENDE sollen sich bei solchen Versuchen „wahre runde Geschwüre mit allen von CRUVEILHIER geforderten Eigenschaften" entwickelt haben. FINZI entfernte Hunden und Kaninchen eine oder beide Nebennieren, wobei die zweite Nebenniere in der Regel etwa 3 Wochen nach der ersten Operation weggenommen wurde. Nach der Entfernung beider Nebennieren starben die Tiere meistens nach 1—24 Stunden, wurden eine Nebenniere oder auch nur Reste einer solchen zurückgelassen, so blieben die Tiere am Leben und wurden 6—62 Tage nach der Operation getötet. Unter 33 Versuchen konnte FINZI 21 mal, und zwar 4 mal nach Entfernung 1 Nebenniere, 9 mal nach Operation an beiden Organen in einer Sitzung und 9 mal nach zweitägiger Entfernung oder Durchschneidung beider Nebennieren Veränderungen im Magen oder Duodenum beobachten, welche ihren Sitz meistens in der Regio pylorica und an der kleinen Kurvatur, selten an der großen Kurvatur oder im Fundus hatten. Meistens fanden sich nur kleine bis linsengroße Erosionen und Ekchymosen, doch hatten sich bei 7 Versuchen (bei 2 Hunden und 5 Kaninchen) auch größere Defekte bis zu einem Durchmesser von $1^1/_2$ cm, von welchen einer im Duodenum, die übrigen nahe dem Pylorus oder an der kleinen Kurvatur saßen, entwickelt.

Auch FRIEDMANN (1) konnte bei ähnlichen Versuchen an Kaninchen und Hunden Geschwüre im Magen erzielen, während er nach Entfernung eines Schilddrüsenlappens Geschwürsbildung im Duodenum beobachtete. —

Von Wichtigkeit ist, daß auch durch Einspritzung von Adrenalin unmittelbar in die Magenwand hämorrhagische und ischämische Erosionen, sowie auch größere Geschwüre erzeugt werden können. KOBAYASHI hat zuerst unter der Leitung BENEKES solche Versuche angestellt. Er sah bei 4 so behandelten Hunden nach 2 bzw. 4 Tagen die Entwicklung von meistens sehr umfangreichen Geschwüren des Magens. Bei einem der Versuchstiere erreichte ein solches eine Länge von 10 cm bei einer Breite von 6 cm und bei einem anderen Tier wurde ein 6 cm langes und 2 cm breites Geschwür gefunden. Die Arterien zeigten sich bei einem dieser Fälle fest zusammengezogen und teilweise mit hyalinen Thromben ausgefüllt. LICINI (1), sowie ROSENBACH und ESCHKER gelangten bei ähnlichen Versuchen zu den gleichen Ergebnissen. FRIEDMANN (2) konnte nach Einspritzung von Adrenalin bei Hunden fast regelmäßig die Entwicklung von Duodenalgeschwüren feststellen. LICINI hatte unter 7 Hunden, welchen nach einiger Zeit eine zweite Adrenalineinspritzung gemacht worden war, 4 positive Erfolge zu verzeichnen. Die Geschwüre trugen bei einer Versuchsdauer von 32 bis zu 55 Tagen einen mehr chronischen Charakter mit Neigung zur Vernarbung, indem die Schleimhaut der Umgebung strahlig herangezogen erschien. Bei einem Versuch hatte sich in der Pars pylorica ein 8 × 10 mm großes, trichterförmiges, bis in die Muskularis reichendes Geschwür mit atypischer Drüsenwucherung in der angrenzenden Schleimhaut entwickelt, dessen granulierender Grund teilweise mit hämorrhagischem Schorf bedeckt war. ROSENBACH und ESCHKER hatten in einer 18 Hunde umfassenden Versuchsreihe, bei welcher zwischen der ersten und zweiten Adrenalineinspritzung in die Magenwand den Tieren zur Hervorrufung von Erbrechen meistens noch Apomorphin gegeben wurde, ausschließlich positive Ergebnisse. Auch bei diesen Versuchen entwickelten sich meistens größere steilrandige, bis in die Muskularis reichende Einzelgeschwüre, oft mit strahliger Heranziehung des Schleimhautrandes, in einzelnen Fällen auch mehrfache Erosionen. Daß bei allen diesen nach Adrenalineinspritzung beobachteten Geschwüren diese nur durch einen Gefäßkrampf hervorgerufen sein konnten, geht aus Versuchen MÖLLERS, LOHMANNS u. a. hervor, welche zeigten, daß durch Adrenalin der Tonus der Magenmuskulatur nicht etwa erhöht, sondern herabgesetzt wird.

Es sei hier nochmals darauf hingewiesen, daß v. BAUMGARTEN nach Einspritzung tödlicher Mengen 50%igen Alkohols bei Kaninchen regelmäßig hämorrhagische Erosionen der Magenschleimhaut fand, welche er wohl mit Recht auf durch die Alkoholvergiftung ausgelöste Arterienkrämpfe zurückführt. —

HAYASHI konnte nach Schilddrüsenfütterung beim Hund und nach Einspritzung von Jodothyreoidin beim Meerschweinchen, wodurch er bei den Versuchstieren einen Zustand sog. gemischtstigmatisierter Konstitution hergestellt zu haben glaubt, typische Geschwürsbildung im Magen der Versuchstiere beobachten. —

Schließlich sind noch weitere Versuche LICHTENBELTS zu erwähnen, in welchen er bei Kaninchen durch Ligatur des Pylorus Magengeschwüre erzielte. Er führt auch diese Geschwüre auf krampfhafte Kontraktionen der Magenwand zurück, doch dürfte es sich hier zweifellos um Dehnungsgeschwüre handeln, wie sie auch von TALMA bei ähnlichen Versuchen gesehen wurden. Es werden daher diese Versuche in einem späteren Abschnitt ausführlicher zu behandeln sein. —

Überblickt man die Ergebnisse der bisherigen experimentellen Untersuchungen über die neurogene Entstehung des Ulcus pepticum, so kann es gar keinem Zweifel unterliegen, daß es tatsächlich in einer sehr großen Zahl von Versuchen gelungen ist, bei Tieren sowohl durch Durchschneidung oder Reizung der Vagi, als auch durch Entfernung oder Reizung des Plexus coeliacus und der Ganglia coeliaca, sowie der Splanchnici, ebenso durch unmittelbare Einwirkung auf die Magengefäße durch Einspritzung von Adrenalinlösung in die Magenwand nicht nur Blutungen, hämorrhagische und anämische Infarkte und Erosionen, sondern auch typische, in allen ihren wesentlichen anatomischen Eigenschaften dem Ulcus simplex ähnliche, peptische Geschwüre im Magen und im Duodenum zu erzeugen. An dieser Tatsache vermögen auch die negativen Ergebnisse der oben angeführten, sowie anderer Untersucher, welche am Vagus oder dem Ganglion coeliacum zur Erforschung anderer Fragen operierten und dabei mehr oder weniger auch das anatomische Verhalten des Magens und

Duodenums beachteten, nichts zu ändern und es erscheinen daher alle
Einwände gegen die Möglichkeit auf neurogenem Weg durch das
Experiment ein peptisches Geschwür zu erzeugen, wie sie namentlich von Donati erhoben worden sind, völlig unverständlich und gegen-
standslos. Auch das zuerst von Edenhuizen und Roth, später auch von
Kawamura (1) und dann von John, Kast, Haeller und von v. Redwitz (2)
betonte spontane oder auch durch nur ganz geringfügige und beliebige Eingriffe
veranlaßte Vorkommen von hämorrhagischen Erosionen und kleinen Geschwüren
im Kaninchenmagen ist für die Beurteilung der besprochenen experimentellen
Ergebnisse ohne wesentliche Bedeutung. Auch Ophüls hat mehrmals bei normalen Kaninchen frische hämorrhagische Erosionen bis zu einem Durchmesser
von 2 mm mit völliger Zerstörung der Schleimhaut auf der Höhe der Pylorusfalte beobachtet und die von Kawamura bei zwei Versuchen (12, 13), bereits
nach zweitägiger Versuchsdauer vorgefundenen kleinen Narben können selbstverständlich nur auf schon vor der Operation vorhanden gewesene und abgeheilte Erosionen zurückgeführt werden. Allein Ophüls (1) weist, in voller
Übereinstimmung mit meinen eigenen Erfahrungen, mit Recht darauf hin,
daß dieses spontane Vorkommen von peptischen Erosionen beim
Kaninchen doch viel zu selten beobachtet wird, als daß man
damit den oft außerordentlich hohen Prozentsatz der nach
Operationen am Vagus oder dem Ganglion coeliacum oder anderen
Eingriffen auftretenden Erosionen und Geschwüren erklären
könnte, und daß ferner beim Kaninchen niemals spontan entstandene
Geschwüre von chronischem Charakter beobachtet worden sind.
Tatsächlich handelt es sich auch bei den bei Kaninchen von selbst entstandenen
peptischen Defekten stets nur um kleine Erosionen, niemals um Geschwüre
von solchem Umfang, wie sie bei den angeführten Versuchen keineswegs selten
gefunden wurden. Hayashi konnte übrigens nur nach mehrere Stunden
dauernder Bloßlegung oder Herauswälzung des Magens Geschwürsbildung infolge
umschriebener Kontraktionen der Muskularis bei seinen Versuchstieren beobachten. Vor allem aber ist nicht bekannt, daß bei den zahllosen an Hunden
zur Erforschung physiologischer und pathologischer Fragen angestellten Versuchen
jemals spontan entstandene typische hämorrhagische Erosionen oder peptische
Geschwüre gesehen worden wären. Überhaupt ist bis jetzt nur ein einziger,
von Joest mitgeteilter Fall von Ulcus rotundum des Duodenums
beim Hund bekannt geworden.

Und doch wurden nach Durchschneidung der Vagi oder Entfernung der
Ganglia coeliaca, sowie nach Einspritzung von Adrenalinlösung in die Magenwand auch bei Hunden positive Ergebnisse erzielt, ja Gundelfinger
konnte, wie oben gezeigt wurde, bei einer größeren an Hunden angestellten Versuchsreihe in 100% der Versuche peptische Geschwüre,
und zwar meistens von bedeutendem Umfang und zum Teil mit
ausgesprochen chronisch-entzündlichen Veränderungen sich entwickeln sehen. Es ist klar, daß diese positiven Ergebnisse an Hunden auch
für die Beurteilung der bei Kaninchen unter den gleichen Bedingungen erzielten
Ergebnisse maßgebend sind.

Wenn daher eine Anzahl von Forschern bei ihren Versuchen keine positiven
Ergebnisse hatten, so kann dies nur auf einer mangelhaften Technik, wie unvollständiger Resektion oder ungenügend langer und zu schwacher Reizung der Vagi,
zu geringer Zahl der Versuche, oder aber auf einer verschiedenen Disposition
der zu den Versuchen verwendeten Tiere beruhen. Daß solche verschiedene
Dispositionen auch gegenüber anderen Eingriffen und Schädlichkeiten nicht
nur bei einzelnen Individuen, sondern auch bei ganzen Stämmen von Versuchs-

tieren, namentlich bei Ratten und Mäusen, vorkommen, ist bekannt. Es sei nur an die zahlreichen Experimente von Transplantation von Geschwülsten und die interessanten Untersuchungen STAHRs über die Erzeugung von Epitheliomen an der Rattenzunge durch Haferfütterung erinnert. —

1. Anatomisches Verhalten der auf neurogenem Weg erzeugten Geschwüre.

Was das anatomische Verhalten der experimentell erzeugten peptischen Schädigungen des Magens und des Duodenums betrifft, so zeigt dasselbe nach den Schilderungen der Autoren bei den verschiedenen Versuchstieren im allgemeinen stets die gleichen Eigenschaften, ebenso scheint der anatomische Charakter von der Art des operativen Eingriffes unabhängig zu sein. Neben einfachen Ekchymosen und umfangreicheren Blutungen der Schleimhaut und Submukosa werden von den Untersuchern stecknadelkopf- bis linsengroße hämorrhagische, noch mit braunem oder schwarzem Schorf ganz oder teilweise bedeckte oder auch bereits völlig gereinigte typische, rundliche oder runde Erosionen beschrieben, welche oft nur oberflächlich sind, häufig aber die Schleimhaut in ihrer ganzen Dicke durchsetzen. Nach TALMA bilden die zur Erosion führenden hämorrhagischen Infarkte vollkommen runde und scharf begrenzte schwarze Flecken an der Schleimhaut und haben die Form von Kegelchen, deren Spitzen oder abgeschnittenen Spitzen sich bis an die Grenzen der Submukosa und Muskularis erstrecken. Nicht selten erscheinen die Erosionen von einem blassen, anämischen Hof umgeben.

Auch langgestreckte, streifen- und bandförmige hämorrhagische Erosionen werden beobachtet. So sah WESTPHAL (1) (Versuch 52) drei 8—12 mm lange, schmale, spaltförmige, hämorrhagische Erosionen, und zwar 2 an der Hinterwand und 1 an der Vorderwand. Bei den beiden an der hinteren Wand gelegenen entsprach die Lage der Fortsetzung des Verlaufes eines auf der Serosaseite an der kleinen Kurvatur sichtbaren Gefäßes. Auch bei seinem Versuch 5 lag eine ähnliche, streifenförmige Erosion deutlich in dem Bereich eines an der kleinen Kurvatur in die Magenwand eintretenden Gefäßes. Der gleiche Forscher konnte bei 2 Versuchen auch zirkuläre, breite Schleimhauthämorrhagien an der Kardia und am Pylorus beobachten. Die am Pylorus gelegene ließ nur die kleine Kurvatur frei, hatte eine Ausdehnung von 3,5 cm × 7—9 mm und zeigte bereits Substanzverluste von verschiedener Tiefe.

Neben den hämorrhagischen kommen nicht selten auch ischämische, oberflächliche Schleimhautnekrosen und Erosionen vor, welche jedoch nur selten eine größere Ausdehnung erreichen. Auch darf nicht übersehen werden, daß völlig gereinigte, hämorrhagische Erosionen ohne mikroskopische Untersuchung von ischämischen Erosionen nicht zu unterscheiden sind.

Die Form der Geschwüre, also von Defekten, welche mindestens bis auf die Submukosa reichen, ist meistens rund oder rundlich oder oval, seltener unregelmäßig oder mehr bandförmig. DALLA VEDOVA, FINZI, WESTPHAL und ZIRONI haben auch dreieckige Geschwüre beschrieben (Abb. 82), wie solche auch beim Menschen vorkommen. Die Geschwüre sind in der Regel hanfkorn- bis kirschkerngroß, können aber auch einen Durchmesser von einigen bis mehreren Zentimetern erreichen.

Die Geschwürsränder werden stets als scharf bezeichnet und wiederholt werden die Defekte als „wie ausgeschnitten" (SCHIFF) oder „wie mit dem Locheisen ausgeschlagen" [KAWAMURA (1), FINZI, GUNDELFINGER], oder wie „ausgestanzt" (STIERLIN) geschildert. Manchmal erscheinen die Ränder unterminiert oder auch schon bei frischen Geschwüren leicht wallartig aufgeworfen (GUNDELFINGER, KOENNECKE), namentlich größere Geschwüre können auch von einem hämorrhagischen oder blassen, ödematösen Hof umgeben sein. Sowohl bei kleineren als auch größeren Geschwüren werden die Ränder sehr oft teils als steil, teils als treppenförmig abfallend und die Geschwüre selbst als trichterförmig oder kraterförmig (Abb. 80, 81, 84)

geschildert. Bei schiefem Trichter, welcher schon nach 13tägiger
Versuchsdauer ausgebildet sein kann, kann der steile Abfall des
Geschwürsrandes auch bei größerer Entfernung vom Pylorus
nicht nur gegen den Fundus, sondern auch gegen den Pylorus zu
gelegen sein [Rosenbach und Eschker 11, 12, 13, 14, 17]. Meistens reichen
die Geschwüre bis tief in die Submukosa oder bis auf die Muskularis,

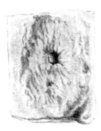

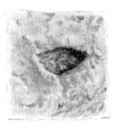

Abb. 81. An der Vorderwand des Magens,
in der Mitte zwischen Kardia und Pylorus
gelegenes, bis zur Serosa reichendes Geschwür eines Kaninchens mit unterminierten
Rändern und hämorrhagischem Grund,
getötet 2 Tage nach subdiaphragmatischer
Vagusresektion mittels Elektrokauters.
(Nach Zironi: Arch. f. klin. Chirurg. Bd. 91,
S. 662. 1910. Abb. 17, Kaninchen 36.)

Abb. 82. 5 cm vor der Pylorusöffnung
gelegenes, annähernd dreieckiges Magengeschwür eines Kaninchens mit erhabenen
und unterminierten Rändern nach Durchschneidung beider Vagi. Tötung nach
13 Tagen. (Nach Zironi: l. c. Abb. 1b,
Kaninchen 10.)

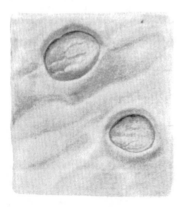

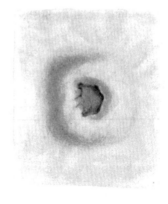

Abb. 83. Akute peptische Defekte des
Duodenums bei einem Hund nach Exstir-
pation beider Gangl. coeliaca. Tötung des
Tieres $3^3/_4$ Stunden nach der Operation.
(Nach Gundelfinger: Mitt. a. d. Grenzgeb.
d. Med. u. Chirurg. Bd. 30, S. 209. 1918,
Abb. 4.)

Abb. 84. Chronisches Duodenalgeschwür mit
hoch aufgeworfenen wallartigen Rändern
bei einem Hund 8 Wochen nach Plombierung
des linken Gangl. coeliacum mit Ätzpasta.
(Nach Gundelfinger: l. c. Abb. 6.)

sie können aber auch, und zwar selbst ganz kleine Geschwüre, bis auf die Serosa
sich erstrecken und Brown-Séquard, Schiff (4), Westphal (1) und namentlich Marchetti haben auch Durchbrüche beobachtet. Bei den frischen
Geschwüren haften an dem Geschwürsgrund oft noch Reste eines hämorrhagischen
Schorfes, nach Abstoßung desselben erscheint der Geschwürsgrund in der Regel
blaß, oft mit einer oberflächlichen Schicht blaßgrau verfärbten, nekrotischen
Gewebes bedeckt.

Bei älteren Geschwüren von mehrwöchiger und noch längerer Versuchsdauer sind die Ränder fast stets stärker gewulstet, wallartig aufgeworfen (Abb. 84) und verhärtet, die Schleimhaut ist verdickt, nicht selten in strahligen Falten herangezogen, während der Geschwürsgrund von chronisch-entzündlich gewuchertem Bindegewebe gebildet wird und von einer dünnen Granulationsschicht mit stärkerer zelliger Infiltration, zahlreichen, teilweise neugebildeten Gefäßen und oberflächlicher Nekrose, ähnlich wie bei den chronischen Geschwüren des Menschen, bedeckt wird. In der Tiefe findet man oft zahlreiche weite Gefäße und KAWAMURA (1) beobachtete in einigen Fällen an der tiefsten Stelle stärker erweiterte, thrombosierte Gefäße. In der angrenzenden Schleimhaut kann bei älteren Geschwüren auch atypische Drüsenwucherung gefunden werden.

ZIRONI dagegen hebt ausdrücklich hervor, daß bei seinen an Kaninchen ausgeführten Versuchen selbst bei über 3 Monate alten Geschwüren fast keine entzündliche Reaktion wahrzunehmen war. Es fand sich nach seinen Angaben nur eine schwache zellige Infiltration der Ränder und im Geschwürsgrund fehlte eine Granulationsschicht fast völlig. In seinen Abbildungen ist jedoch eine mächtige entzündliche, bis in die Muskularis reichende Bindegewebswucherung der freiliegenden Submukosa klar zu erkennen. Auch nach DALLA VEDOVA bilden „der ausgesprochene nekrobiotische Charakter, sowie die absolute Abwesenheit oder relative Geringfügigkeit der reaktiven Erscheinungen das hervorragendste mikroskopische Merkmal der verschiedenen beobachteten Veränderungen". —

2. Die Vernarbung der auf neurogenem Weg erzeugten Geschwüre.

Eine völlige Vernarbung der neurogenen, experimentell erzeugten Geschwüre scheint nach allen Forschern, welche mit positivem Erfolg gearbeitet haben, im Gegensatz zu auf andere Weise künstlich angelegten Defekten, auch nach sehr langer Versuchsdauer nur selten vorzukommen. Auch ZIRONI betont, daß die Geschwüre keine Neigung zur Vernarbung haben. Bei einem 8 Monate gleichzeitig mit Pyrodin behandelten Tier hatte das Geschwür die Serosa erreicht und ein 1,5 cm langes Divertikel gebildet und in einem anderen Versuch war ein 214 Tage altes an der kleinen Kurvatur in der Nähe des Pylorus gelegenes Geschwür von Maiskorngröße und mit unterminierten Rändern ebenfalls bis zu der an dieser Stelle schwielig verdickten Serosa vorgedrungen, ohne irgendwelche Zeichen beginnender Vernarbung erkennen zu lassen. Auch VAN IJZEREN hat, wie oben schon erwähnt wurde, noch nach 289 Tagen ein offenes Geschwür angetroffen, niemals aber Narbenbildung bei seinen Versuchstieren gesehen. Doch hat DALLA VEDOVA bei einem Hund schon 19 Tage nach der Operation eine scharf abgegrenzte, perlmutterglänzende Narbe von der Form und Größe einer Linse beobachtet und ZIRONI fand bei einem Kaninchen nach 60 Tagen am Beginn der Pars pylorica eine erhabene, knotige Stelle, in deren Mitte man eine kleine Vertiefung sah, welche „ganz das Aussehen eines vernarbten Geschwüres hatte." Eine ähnliche Veränderung hat KAWAMURA (1) ebenfalls bei einem Kaninchen 45 Tage nach subdiaphragmatischer, beiderseitiger Vagusdurchschneidung gesehen. (Versuch 20.) Es fand sich an der Schleimhaut der vorderen Wand, 2 cm von der Pylorusöffnung und der kleinen Kurvatur entfernt eine etwa bohnengroße, einige Millimeter über die umgebende Schleimhaut sich erhebende, höckerige, etwas weißlich glänzende, wie „Narbenkeloid" aussehende Stelle, welche sich derb anfühlte und nach der Umgebung zu allmählich abflachte. Eine Ähnlichkeit mit den typischen Ulkusnarben des Menschen besaßen die hier angeführten

Narben jedenfalls nicht. Nach der mikroskopischen Untersuchung scheint es sich jedoch tatsächlich um Narben gehandelt zu haben und es ist von Interesse, daß nach der Schilderung Kawamuras die Narben der experimentell erzeugten Geschwüre einen ganz ähnlichen Bau haben und die gleichen Verzerrungen und atypischen Wucherungen der Drüsen zeigen, wie sie bei den menschlichen Ulkusnarben beobachtet werden. Kawamura fand außerdem noch bei zwei weiteren Versuchen Narben im Kaninchenmagen, welche nach der Schilderung offenbar vollkommen der gewöhnlichen sternförmigen Ulkusnarbe glichen (Versuch 12 und 13). Da aber die betreffenden Tiere bereits 2 Tage nach der Operation starben, mußten diese Narben, wie schon oben erwähnt, bereits vorher vorhanden gewesen sein.

Von Interesse ist es, daß Zironi bei einem Kaninchen 3 Monate nach der Vagotomie und nach zweimonatiger Pyridinbehandlung neben einem größeren ein kleineres Geschwür an der kleinen Kurvatur fand, welches in Vernarbung begriffen war und durch die narbige Schrumpfung einen Sanduhrmagen verursacht hatte. —

Die Erosionen und Geschwüre im Duodenum, welche teils neben solchen im Magen, teils in jenem allein von verschiedenen Untersuchern beobachtet wurden, zeigen im wesentlichen den gleichen Charakter, wie die des Magens. —

3. Einfaches und mehrfaches Vorkommen der experimentell-neurogenen Geschwüre.

In der Mehrzahl der Fälle wurden bei den Versuchstieren mehrfache kleinste Blutungen und Erosionen sowohl im Magen als auch im Duodenum beobachtet und nicht selten fanden sich solche in bedeutender Zahl, namentlich im Fundus oder über den ganzen Magen zerstreut. Dagegen traten tiefere und besonders größere Geschwüre mehr vereinzelt auf, so daß nur 2 oder 3 gefunden wurden und in einer großen Anzahl von Versuchen hatte sich überhaupt nur ein einziges Geschwür entwickelt.

In folgender Tabelle sind die Versuche zusammengestellt, in welchen 1 bis höchstens 3 Geschwüre im Magen und im Duodenum oder in beiden Organen zugleich gefunden wurden.

Tabelle 49.

Vorkommen von Einzelgeschwüren und mehrfachen Geschwüren im Magen und Duodenum nach Vagusdurchschneidung und anderen Eingriffen am Nervenapparat des Magens.

	1 Magengeschwür	1 Duodenalgeschwür	Je 1 Magen- und 1 Duodenalgeschwür	2 Magengeschwüre	2 Duodenalgeschwüre	1 Magen-, 2 Duodenalgeschwüre	Je 2 Geschwüre im Magen und Duodenum	3 Magengeschwüre
Gundelfinger	1	4	2	1	3	3	4	—
Dalla Vedova	4	—	—	—	—	—	—	—
Licini	3	—	—	1	—	—	—	—
Ophüls	7	—	—	—	—	—	—	—
Rosenbach und Eschker . .	6	—	—	4	—	—	—	—
Talma	4	—	—	1	—	—	—	2
Zironi	19	—	—	5	—	—	—	3
	44	4	2	12	3	3	4	5

77

4. Sitz der auf neurogenem Weg erzeugten Geschwüre.

Von größter Wichtigkeit für die Beurteilung des experimentell erzeugten, neurogenen Geschwüres im Verhältnis zum Ulcus simplex des Menschen ist der Sitz der nach operativen Eingriffen am Nervensystem beobachteten Geschwüre. Die folgende Tabelle gibt einen Überblick über die Lage der experimentellen peptischen Schädigungen.

Die in den einzelnen Spalten angeführten Zahlen bedeuten nicht die Zahl der an der betreffenden Stelle gefundenen Erosionen und Geschwüre, sondern entsprechen vielmehr der Zahl der Versuchstiere, bei welchen an dieser Stelle des Magens überhaupt Erosionen oder Geschwüre gefunden worden sind. Selbstverständlich konnten dabei nur Versuche mit genauer Angabe des Sitzes der Veränderungen berücksichtigt werden. Eine Zusammenstellung auf Grund der Anzahl der bei den einzelnen Versuchen beobachteten Geschwüre war deshalb nicht möglich, weil bei vielen Versuchen keine genauen zahlenmäßigen Angaben über die kleineren Geschwüre bzw. Erosionen, sondern nur unbestimmte Ausdrücke, wie einige, mehrere usw. zu finden sind.

Tabelle 50.

Sitz der auf neurogenem Weg experimentell erzeugten Erosionen und Geschwüre.

| | Pylorus und Pars pylorica | Kleine Kurvatur | Hintere Wand | Vordere Wand | Kardia und Regio cardia | Fundus | Große Kurvatur | Duodenum | | |
								Oberes Querstück	Absteigender Teil	
Finzi	8	12	3	2	—	4	—	1	—
Gundelfinger	8	7	—	—	—	—	1	18	4
Kawamura	10	—	4	—	2	19	—	—	—
Ophüls	6	—	—	—	—	—	—	—	—
Schiff	1	—	—	—	—	—	—	—	—
Schminke	3	—	—	—	—	1	—	—	—
Talma	4	2	—	—	—	2	—	—	—
Dalla Vedova	12	5	—	—	2	—	3	1	—
Westphal	3	3	2	1	4	3	4	4	—
Zironi	21	12	6	1	6	2	4	—	—
Kobayashi	4	3	2	1	—	6	6	—	—
	80	44	17	5	14	37	18	24	4
		141				55			

Diese Zusammenstellung läßt klar erkennen, daß für die durch Nervenverletzung experimentell erzeugten peptischen Erosionen und Geschwüre im wesentlichen die gleichen Bevorzugungsstellen gelten wie für die peptischen Geschwüre beim Menschen, und zwar ist diese Übereinstimmung um so größer, wenn man in Betracht zieht, daß in dieser Tabelle die für den Fundus und die große Kurvatur verzeichneten Zahlen sich weitaus zum größten Teil auf miliare bis linsengroße Erosionen beziehen, während die größeren Geschwüre fast alle in den für die Pars pylorica und die kleine Kurvatur eingetragenen Zahlen enthalten sind. In sehr auffallender Weise zeigt sich diese Übereinstimmung auch hinsichtlich des Sitzes der Duodenalgeschwüre, welche 6mal so oft im oberen Querstück als in den anderen Abschnitten des Duodenums gefunden wurden, und zwar, wie Gundelfinger angibt, hauptsächlich an der vorderen Wand gegenüber dem Mesenterialansatz. —

c) Entstehungsweise der auf neurogenem Weg erzeugten peptischen Schädigungen.

1. Abklemmung der Magengefäße durch Krampf der Magenmuskulatur.

So unzweifelhaft es nun auf Grund der angeführten experimentellen Untersuchungen auch ist, daß durch operative Eingriffe in den äußeren Nervenapparat des Magens und des Duodenums sich peptische Erosionen und Geschwüre erzeugen lassen, so schwierig ist die Frage zu beantworten, auf welchem Weg diese Geschwüre zustande kommen. Es beruht dies vor allem darauf, daß man sich wie L. R. Müller hervorhebt, einstweilen über die Art und den Verlauf der nervösen Vorgänge, welche zur Auslösung der automatischen Bewegungsvorgänge des Magens, zur Sekretion von Pepsin und Salzsäure und der Erzeugung von Schleim und Labferment führen, noch gar keine Vorstellungen machen kann. Verschiedene Forscher, wie Finzi, Dalla Vedova und Zironi haben daher auch ganz darauf verzichtet für die bei ihren Versuchen erzielten positiven Ergebnisse eine Erklärung zu geben. Mit Bestimmtheit darf man jedoch wohl behaupten, daß die nach Einspritzung von Adrenalin entstandenen Erosionen und Geschwüre, wie sie von Kobayashi, Licini und namentlich von Rosenbach und Eschker beobachtet wurden, auf einen Arterienkrampf zurückzuführen sind. Eine ähnliche Wirkung auf die Gefäße könnte man sich auch bei der elektrischen Reizung des N. splanchnicus und des Ganglion coeliacum vorstellen, da nicht nur, insbesondere die Nn. splanchnicus major und minor eine große Zahl vasomotorischer Fasern enthalten und in die Ganglia coeliaca einstrahlen, sondern wenigstens beim Hund auch aus dem Plexus coeliacus austretende Fasern den Verzweigungen der Art. coeliaca folgen, um sie dichte Netze bilden und auch die Magengefäße (Plexus gastricus) versorgen. In Widerspruch dazu steht aber scheinbar die Tatsache, daß auch nach Entfernung der Ganglia coeliaca oder der Nebennieren und nach Durchschneidung des Splanchnicus die Entstehung peptischer Geschwüre im Magen und im Duodenum beobachtet wird. Gundelfinger nimmt daher an, daß durch die Entfernung der Ganglia coeliaca der Einfluß des Sympathicus auf Magen und Duodenum ausgeschaltet wird, so daß jetzt nur noch der Vagus zur Geltung kommen kann, wodurch zu schweren Kreislaufstörungen führende Krämpfe der Magenmuskulatur, namentlich der Pars pylorica, ausgelöst werden. Er hält es jedoch nicht für ausgeschlossen, „daß die Eingriffe an den Ganglien hier zunächst als Reiz wirken, dadurch angiospastische Zustände am Magen und Darm hervorrufen und so die erste Entstehung des Geschwüres begünstigen". In gleicher Weise wäre die Durchschneidung des Splanchnicus major zu beurteilen, indem auch dieser einen hemmenden Einfluß auf die Peristaltik des Darmes und des Magens ausübt, so daß seine Reizung eine Erschlaffung der Magenmuskulatur mit Ausnahme des Sphincter pylori erzeugt.

Tatsächlich besteht ja darüber kein Zweifel, daß der Vagus als äußerer motorischer Nerv des Magens zu gelten hat, durch dessen Reizung, wie auch Stahnke kürzlich wieder gezeigt hat, nicht nur die normale Peristaltik des Magens wesentlich verstärkt wird, sondern auch eine krampfhafte Zusammenziehung der Pars pylorica, ein Pylorospasmus, zustande kommen kann. An dieser Tatsache dürften auch die Versuchsergebnisse von Borchers wenig ändern, nach welchen die normale Peristaltik des Magens nach Durchtrennung der Vagi bei Katzen und Kaninchen keine Störung erfahren soll. Es ist einleuchtend, daß es zu einem Krampf der Pars pylorica um so leichter kommen wird, wenn der hemmende Einfluß der Ganglia coeliaca und des Splanchnicus aufgehoben wird.

Auf diese Weise glauben Talma, Westphal und Lichtenbelt die Entstehung von Erosionen und Geschwüren im Magen nach elektrischer bzw. pharmakologischer Reizung (Pilokarpin) des Vagus erklären zu können. Da nun aber, wie oben gezeigt wurde, auch nach Durchschneidung des Vagus nicht nur Geschwürsbildung im Magen und Duodenum sehr häufig beobachtet wird, sondern auch ein erhöhter Tonus der Magenmuskulatur und lang andauernde Zusammenziehungen namentlich der Pars pylorica sich einstellen, so muß man annehmen, daß vielleicht auch hier operative Eingriffe zunächst als Reiz wirken, oder aber, was wohl wahrscheinlicher ist, daß die Durchschneidung und Ausschaltung des Vagus eine erhöhte Erregbarkeit der Ganglien des AUERBACHschen Plexus, wie der Ganglien des Magens überhaupt zur Folge hat. Diese Ansicht wird auch von VAN IJZEREN vertreten und durch den Versuch LICHTENBELTS bewiesen, welcher zeigt, daß auch in einem vom Magen künstlich völlig losgelösten und daher von allen von außen zutretenden Nerven getrennten Magenabschnitt („Beimagen"), welcher nur durch an der operativen Verwachsungstelle neu gebildete Gefäße ernährt wird, gleichwohl starke Muskelzusammenziehungen mit hoher Spannung des Inhaltes und Geschwürsbildung zustandekommen können. Ähnliche Beobachtungen wurden auch von PAWLOW, MOUTIER, FRÉMONT DE VICHY und CAZIN gemacht, ebenso von FRONIN, wenn er gleichzeitig durch Verabreichung sehr salzreicher Nahrung eine Superazidität erzeugt hatte. Auch diese Forscher sahen bei Hunden, deren Magen völlig isoliert worden war, Magengeschwüre sich entwickeln. —

Auch STIERLIN konnte nach Entfernung der beiden Ganglia coeliaca und gleichzeitiger Durchschneidung beider Vagi an dem so von seinen äußeren Nerven völlig getrennten Magen pyloruswärts fortschreitende, ringförmige, tiefe Zusammenziehungen von solcher Stärke beobachten, daß die Kontraktionsringe infolge der dadurch hervorgerufenen Anämie weiß erschienen. Daß selbst der herausgeschnittene Magen des Hundes noch Bewegungen auszuführen vermag, wurde bereits von HOFFMEISTER und SCHÜTZ festgestellt und ich selbst sah schon vor vielen Jahren einen menschlichen Magen, welchen ich einer Leiche kurz nach dem Tod entnommen und aufgeschnitten hatte, sich so stark zusammenziehen, daß die Schleimhaut sich unter meinen Augen in hohe, steile Falten legte. Auch ASCHOFF (5) und GRUBER (7) haben solche Beobachtungen wiederholt am „überlebenden Magen" gemacht.

Ja selbst nach Entfernung der äußeren Muskelschicht sieht man, obwohl beim Abziehen derselben der AUERBACHsche Plexus an dieser haften bleibt, die Ringmuskulatur auf Reize mit einer allgemeinen tetanischen Kontraktion unter Aufhebung jeder Automatie und jeglichen Rhythmus antworten. STIERLIN erblickt in dieser Erscheinung einen Beweis dafür, daß der Plexus myentericus ein automatisch wie physiologisch bis zu hohem Grad selbständiges System bildet, welches sogar krampfhafte gesteigerte Peristaltik veranlassen kann, und er ist der Ansicht, daß bei solchen Krämpfen eine Abklemmung und Einengung von Schleimhautgefäßen und damit die Entstehung anämischer zur Geschwürsbildung führender Bezirke in der Schleimhaut erfolgen könne.

Nach der Auffassung LICHTENBELTS würde also die Vagusdurchschneidung nicht unmittelbar, sondern mittelbar zum Pylorospasmus, bzw. zum Krampf des Magens und damit nach Ansicht der Forscher, welche bei ihren Versuchen positive Ergebnisse zu verzeichnen hatten, zur Geschwürsbildung führen. Für den tatsächlichen Zusammenhang zwischen Vagusdurchschneidung und Geschwürsbildung sprechen übrigens auch die bereits erwähnten übereinstimmenden und wohl kaum zufälligen Beobachtungen MARCHETTIS und KOBAYASHIS, daß nämlich die experimentell erzeugten Geschwüre nach Durchschneidung des rechten Vagus an der hinteren, nach der des linken an der vorderen Magenwand gelegen waren, ebenso die Beobachtung ZIRONIS, daß die Geschwüre bei seinen Versuchstieren fast beständig gerade da ihren Sitz hatten, wo der Hauptstamm sowohl des rechten wie des linken Vagus, welche beim Kaninchen längs der großen bzw. der kleinen Kurvatur verlaufen, endigt. Tatsächlich findet sich an diesen Stellen nach den Untersuchungen von PERMAN und REEVES eine besonders dichte Häufung von Ganglien und ein dichteres Geflecht von Nervenfasern als in anderen Gebieten des Magens, auch müssen bei den eigenartigen, von dem gleichen Autor, sowie von Jatrou, Hofmann und Nather, sowie Berlet für die kleine Kurvatur und die Pars pylorica festgestellten Gefäßverhältnissen alle stärkeren Blutdruckschwankungen sich in diesen Gebieten besonders stark geltend machen. — Eine weitere Frage ist die, ob die für die Entstehung des Geschwüres verantwortlich zu machenden Krämpfe solche der Muscularis propria des Magens oder vielmehr solche der Muscularis mucosae sind oder ob es sich vielleicht um Gefäßkrämpfe handelt und in welcher Weise diese Krämpfe eine zur Geschwürbildung führende Zirkulationsstörung in der Schleimhaut bzw. in der Wand des Magens bewirken.

Ein Pylorospasmus wurde von Talma, Lichtenbelt nach faradischer, von Westphal nach Pilokarpininjektion direkt beobachtet, während van Ijzeern glaubte einen solchen durch Betastung des Magens festgestellt zu haben. Die Richtigkeit der Beobachtung van Ijzerens wird jedoch von Kawamura, Ophüls und Zironi bestritten. Ophüls (1) fand bei seinen Versuchstieren im Gegenteil eine starke Ausdehnung des Magens und Zironi konnte niemals einen Krampf des Pylorus, sondern nur einen solchen des ganzen Magens, und zwar auch diesen nur selten beobachten. Diese scheinbaren Widersprüche erklären sich jedoch wohl leicht durch die wichtige von Talma festgestellte Tatsache, daß die Kaninchen eine außerordentlich große individuelle Verschiedenheit in der Reaktion des Magens gegenüber der Reizung des Vagus erkennen lassen. Während bei den einen Tieren bei Faradisierung des Vagus nur eine Zunahme der peristaltischen Bewegungen zu sehen ist, kommt es bei anderen zu ausgesprochenen, oft sehr starken Krämpfen, welche allerdings auch den ganzen Magen betreffen, sich aber bei manchen Tieren auch auf den Pylorus allein beschränken können. Talma fand auch Kaninchen, deren ganzer Magen die Faradisation mit starkem Tonus beantwortet, bei denen man aber außerdem auch noch peristaltische, von links nach rechts über den Pylorusteil und den Pylorus selbst sich bis zum Dünndarm ausbreitende Bewegungen sieht. Gerade bei diesen letzteren Tieren entstanden nach 2—6stündiger faradischer Reizung der Vagi tiefe, trichterförmige Geschwüre in der Pars pylorica.

Talma führt die Entstehung dieser Geschwüre auf eine Kompression hauptsächlich von Arterien durch die krampfhaft zusammengezogene starke Muscularis propria der Pars pylorica zurück, durch welche eine Hemmung des Blutkreislaufes und infolge davon eine Nekrose der Schleimhaut bewirkt werde. Einen Arterienkrampf glaubt Talma deshalb ausschließen zu können, weil eine lokale 1—2stündige Faradisierung zwar am Pylorusteil eine umschriebene Nekrose der ganzen Schleimhaut hervorrufe, nicht aber an dem schwächeren Fundus, wo jede Veränderung ausbleibe oder höchstens nur eine oberflächliche Nekrose eintrete. Auf Grund der bereits erwähnten Untersuchungen von Reeves, Jatrou, Hofmann und Nather, und Berlet über die Gefäßverhältnisse des Magens erscheint jedoch dieser Einwand unbegründet. Die gleichzeitige Entstehung von Hämorrhagien wird nach Talma durch eine Hemmung des venösen Rückflusses verursacht. (S. Nachtrag S. 756.)

van Ijzeren hat sich auf Grund seiner Versuche dieser Auffassung angeschlossen, zumal er beobachten konnte, daß nach der Vagusresektion die Geschwürsbildung fast stets unterbleibt, wenn gleichzeitig eine Längsspaltung, bzw. Resektion der Muskulatur des Pylorus oder die Gastroenterostomie ausgeführt werden. Er nahm an, daß in beiden Fällen die sonst beim Übertritt des Mageninhaltes in das Duodenum ausgelöste, krampfhafte, zur Kompression der Gefäße führende Kontraktion der Pylorusmuskulatur nicht zustande komme. Ebenso scheint GUNDELFINGER die Entstehung der nach Entfernung der Ganglia coeliaca auftretenden Geschwüre wenigstens zum Teil im Sinn TALMAS (Überwiegen des Vagustonus) zu erklären. STIERLIN konnte jedoch trotz Ausschaltung des Sympathicus keine anhaltenden spastischen Krämpfe, sondern nur eine Verstärkung der peristaltischen Bewegungen des Magens beobachten.

Auch LICHTENBELT ist der Meinung, daß die Einengung der Gefäße **nicht durch den Krampf der Muscularis propria, sondern vielmehr der Muscularis mucosae bewirkt werde.** Denn er fand, daß die Durchschneidung der Vagi mit oder ohne Faradisierung des peripheren Endes auch an Stellen eine Geschwürsbildung veranlaßt, an welchen zuvor die Muscularis propria vollständig abgetragen worden war. Dabei konnte er einen verstärkten Tonus und lang dauernde Kontraktionen der Muscularis mucosae direkt beobachten. Auch bei unmittelbarer Faradisierung der freigelegten

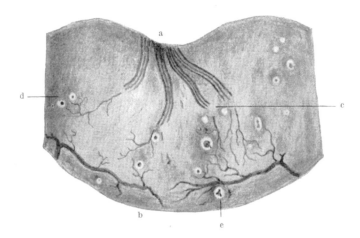

Abb. 85. Ausschnitt am Pilokarpinmagen III. Stadium. a kleine Kurvatur; b große Kurvatur; c Durchtrittsstelle der Arterie und Vene durch die Muscul. propria; d zwei anämische Herde mit dunklem Zentrum; e größerer, anämischer Herd mit dunkler Mitte und schwärzlich-brauner Gefäßzeichnung im Zentrum, konfluiert aus zwei kleineren. (Nach WESTPHAL: Dtsch. Arch. f. klin. Med. Bd. 114. 1914. Abb. 3.)

Muscularis mucosae selbst entstanden grübchenförmige Zusammenziehungen und erst im Anschluß daran umschriebene anämische oder auch zyanotische Stellen der Schleimhaut, welche von Geschwürsbildung gefolgt waren. Der Krampf des Pylorus spielt nach LICHTENBELT nur eine die Geschwürsbildung unterstützende Rolle, indem eine Verengerung des Pylorus zur Aufstauung von Mageninhalt und damit gleichzeitig zu einer Vermehrung des Gehaltes an Fermenten und an HCl führe, wodurch die Möglichkeit einer Nekrose der Schleimhaut erhöht werde.

Dieser Ansicht LICHTENBELTS, daß also durch Kontraktionen der Muscularis mucosae eine Zusammenziehung der durch diese hindurchtretenden kleinen Arterien und Venen stattfände und dadurch umschriebene, anämische und hämorrhagische Bezirke in der Schleimhaut entständen, ist WESTPHAL entgegengetreten. Denn er fand, daß solche umschriebene Anämien und schwarzbraune Flecken der Schleimhaut nach Ablösung der Muscularis propria auch dann auftraten, wenn weder eine pharmakologische Nervenreizung bestand, noch die freigelegte Muscularis mucosae elektrisch gereizt wurde, der Magen vielmehr sich im Zustand der Dehnung befand. WESTPHAL (1) konnte bei seinen wichtigen und lehrreich

Untersuchungen über die Wirkung von Pilokarpineinspritzungen auf den Magen am freigelegten Organ die folgende Reihe von Erscheinungen feststellen: 1. Lebhafte Steigerung der Peristaltik mit bedeutend erhöhtem, entsprechend der peristaltischen Einziehung etwas schwankendem Innendruck. Stärkere Füllung der Gefäße. Vermehrung der Magensaft- und Schleimsekretion. In der Tiefe besonders energischer Kontraktionen verschwinden für kurze Zeit die Gefäße. 2. Nach einiger Zeit Nachlassen der Peristaltik, der Tonus bleibt dauernd hoch, die starke Zusammenziehung der Muscularis propria klemmt zuerst die Venen, dann die Arterien an ihrer Durchtrittsstelle fast völlig ab, wodurch Zyanose und Blässe der Magenwand entstehen und die submukösen Gefäße für das Auge fast verschwinden. In diesem Zustand treten in der Schleimhaut plötzlich kleine, kreisrunde, ungefähr 1 mm messende anämische Bezirke auf. 3. Unveränderter Kontraktionszustand der Muscularis propria. Starke Füllung der subserösen Gefäße. Die Gefäße in der Submukosa bleiben undeutlich, Blässe und Zyanose bestehen fort. Die anämischen Bezirke in der Schleimhaut nehmen an Zahl zu und fließen an einzelnen Stellen zu größeren, tiefblassen Bezirken zusammen. Inmitten dieser blassen anämischen Herde bilden sich nun dunkle, braune Zentren unter Andauung des Gewebes (Abb. 85), wobei, wenn der Vorgang auf die tieferen Schichten der Schleimhaut fortschreitet, deutlich schwarze Zeichnung eines Gefäßes oder seiner Teilungsstelle sichtbar wird. Der eröffnete Magen zeigt dann schon nach etwa einer Stunde kleinere Erosionen in dem nekrotischen Bezirk. —

2. Entstehung der neurogen erzeugten peptischen Schädigungen durch Arterienkrämpfe.

Auch Westphal (1) ist nun wohl der Meinung, daß die dauernde starke Zusammenziehungen der Magenwand, vielleicht auch eine Verschiebung ihrer Faserzüge, die die Muscularis propria durchsetzenden Arterien und Venen zusammendrücke und daher zunächst eine venöse Stauung, dann aber, nach völliger Abklemmung auch der Arterien, die hochgradige Anämie der Magenwand und das Verschwinden der von der Blutzufuhr abgeschnittenen Schleimhautgefäße bedinge. Tatsächlich ließ sich auch bei der mikroskopischen Untersuchung an der Übertrittsstelle der Gefäße durch die Muscularis propria eine starke Verengerung der Gefäßlichtungen durch die krampfhaft kontrahierte' umgebende Muskulatur erkennen. Mit Rücksicht auf die oben dargelegten Beobachtungen, daß solche anämische Bezirke in der Schleimhaut auch nach Abtragung der Muscularis propria und bei nicht zusammengezogener Muskulatur auftreten, kommt Westphal jedoch zu dem Schluß, daß diese umschriebenen Schleimhautanämien nur durch einen Krampf der kleinen Endarterien zustande kommen könnten, welcher vielleicht in der durch die Arterienabklemmung in der Muscularis propria bedingten allgemeinen Anämie und der damit verbundenen Sauerstoffverarmung der Magenwand seinen Grund hat.

Haeller hat die Versuche Westphals wiederholt und seine Beobachtungen in vollem Umfang bestätigt. Da er jedoch fand, daß die gleichen umschriebenen anämischen Bezirke mit anschließender Entwicklung von hämorrhagischen Erosionen des Magens nicht nur durch Pilokarpin, sondern auch durch andere Gifte von zum Teil geradezu entgegengesetzter pharmakologischer Wirkung, wie Atropin und Curare, ferner durch Morphium und Physostigmin, sowie durch reine CO_2-Vergiftung, und zwar auch am völlig erschlafften Magen hervorgerufen und schließlich auch bei Verblutung des Tieres beobachtet werden können, so kommt er zu der Überzeugung, daß die von Westphal durch Pilokarpineinspritzungen erzeugten Geschwüre nicht als eine Folge des durch die Vagusreizung ausgelösten Spasmus der Magenmuskulatur zu betrachten seien, sondern ihre Ursache vielmehr in einer schweren Kreislauf- und Stoffwechselstörung in Verbindung mit der Wirkung des Magensaftes gesucht werden müsse. Es ist aber klar, daß diese kreisrunden, Gefäßbezirke der Schleimhaut entsprechenden, anämischen, in hämorrhagische Infarkte bzw. Erosionen übergehenden Bezirke immer nur durch örtliche Kreislaufstörungen ihre Erklärung finden können, für welche in diesem Fall, wenn eine Abklemmung der Schleimhautarterien durch einen Krampf der M. mucosae ausgeschlossen ist, nur ein Krampf dieser kleinen Arterien selbst in Betracht kommen kann. Diesen hat aber auch WESTPHAL, wie schon erwähnt, als die unmittelbare Ursache angenommen, und zwar wahrscheinlich hervorgerufen durch die O-Verarmung des Gewebes. Die Abschnürung bzw. Kompression der Gefäße in der M. propria betrachtet auch WESTPHAL nicht als die unmittelbare Ursache der umschriebenen Schleimhautnekrosen, sondern als die vermittelnde, indem sie eben die den Krampf der Schleimhautarterien veranlassende O-Verarmung des Gewebes erzeuge. Übrigens hat auch WESTPHAL schon an eine direkte Gefäßwirkung des Pilokarpins bei dem Zustandekommen dieser Arterienkrämpfe gedacht, wie er auch, ebenso wie LICHTENBELT, betont hat, daß die Einwirkung des Magensaftes eine unerläßliche Bedingung für die Entstehung der Erosionen bildet.

Auch bei sämtlichen Versuchen HAELLERS ging jedesmal dem Auftreten der anämischen Bezirke eine mehr oder weniger starke Zyanose der Magenwand voraus, und zwar auch dann, wenn der Magen, wie z. B. bei der Curare-CO_2-Vergiftung, völlig erschlafft war. Wenn durch letztere Tatsache auch bewiesen ist, daß eine solche, arterielle Gefäßkrämpfe auslösende Sauerstoffverarmung, bzw. Zyanose des Gewebes auch ohne Spasmus der Magenwand zustande kommen kann, so ist aber damit doch gewiß nicht ausgeschlossen, daß ein schwerer spastischer Zustand der M. propria die Entstehung einer O-Verarmung des Gewebes mindestens sehr wesentlich zu unterstützen vermag. Dies scheint wohl auch HAELLER anzuerkennen, wenn er sagt, es sei verständlich, „daß durch einen heftigen spastischen Kontraktionszustand des Magens die Geschwürsbildung, nachdem die dazu wesentlichen Faktoren mit irgendeiner Maßnahme gesetzt worden sind, in einem bestimmten Maße gefördert wird." Dabei mag immerhin bei diesen Versuchen, wie HAELLER meint, eine durch die allgemeine Vergiftung bedingte Herabsetzung der Widerstandsfähigkeit der Magenschleimhaut gegenüber der Einwirkung des Magensaftes vielleicht auch in Betracht kommen.

Die Einwände HAELLERS gegen die WESTPHALschen Versuche werden übrigens auch von HAYASHI zurückgewiesen. HAYASHI bestreitet, daß die von HAELLER nach Atropin-Morphin-Anämie- und Erstickungsversuchen beobachteten Geschwüre eine Folge der schweren, angeblich durch diese Pharmaka und Eingriffe erzeugten schweren Kreislaufstörungen waren, sondern vielmehr durch gleichzeitig vorgenommene Eingriffe in der Bauchhöhle, durch welche umschriebene Muskelkontraktionen ausgelöst werden können, bedingt gewesen seien. —

Auch BENEKE-KOBAYASHI und NAGAMORI führen die bei ihren Versuchen durch Eingriffe in den äußeren Nervenapparat des Magens erzielten Erosionen und Geschwüre auf Arterienkrampf zurück und GUNDELFINGER ist der Ansicht, daß die Entstehung der bei seinen Versuchen an Hunden erzeugten Duodenalgeschwüre, welche ausnahmslos ihren Sitz an der vorderen Duodenalwand gegenüber dem Mesenterialansatz hatten, sehr wohl durch einen „maximalen Angiospasmus" erklärt werden könnten. Die gleiche Ansicht wird von HART hinsichtlich der Entstehung des menschlichen Ulkus vertreten, indem er den Krampf kleinster Gefäße für die wesentlichste Bedingung der peptischen Geschwürsbildung in Magen und Duodenum hält. Dagegen bezweifelt er, daß durch Krampf der Muskularis oder der Muscularis mucosae eine zur Ischämie führende Abklemmung erfolgen könne. Wenn jedoch HART diesen Zweifel damit begründet, daß im Gegenteil die Kontraktion der Muskulatur mit einer fluxionären funktionellen Hyperämie der sezernierenden Schleimhaut nach den Nahrungsaufnahmen zusammenfalle, so ist dieser Einwand unbegründet. Denn es handelt sich hier eben nicht um normale Zusammenziehungen, sondern um schwerste Krämpfe und bei diesen wurde die sich einstellende örtliche Anämie direkt experimentell beobachtet.

Sehr wahrscheinlich dürften auch die von LICHTENBELT nach Faradisierung der Gallenblase beobachteten Geschwüre im Kaninchenmagen durch einen reflektorischen Gefäßkrampf entstanden sein und in gleicher Weise ist wohl auch die Entstehung von Erosionen und Geschwüren nach einfachem „Umrühren der Eingeweide" [KAWAMURA (1)] ohne weiteren operativen Eingriff zu deuten.

Der Krampf der Magenarterien oder ihre Abklemmung durch Kontraktion der Muscularis propria und vielleicht auch der Muscularis mucosae führt also, wie die Untersuchungen Westphals (1) und Haellers in klarster Weise zeigen, zunächst zu einer umschriebenen völligen Blutleere von umschriebenen Schleimhautbezirken und es kann wohl keinem Zweifel unterliegen, daß diese zu einer ischämischen Nekrose ohne Blutung führen kann. In den meisten Fällen scheint aber auch beim Tierversuch im weiteren Verlauf eine Blutung in den anämischen Bezirk herein zu erfolgen, so daß damit der hämorrhagische Infarkt bzw. die hämorrhagische Erosion sich entwickelt. Diese blutige Anschoppung des ursprünglich anämischen Infarktes kommt bei der neurogenen Entstehung des Geschwüres bzw. der hämorrhagischen Erosion sehr wahrscheinlich mit dem Nachlassen des Arterienkrampfes, bzw. des Krampfes der Magenmuskulatur um so leichter zustande, als auf die krampfhafte Zusammenziehung oder Kompression einer Arterie mit der Erschlaffung eine Erweiterung zu folgen pflegt und damit dem abgesperrt gewesenen Bezirk eine vermehrte Blutmenge zugeführt wrid, unter deren Druck infolge der inzwischen, zumal unter Einwirkung des eindringenden Magensaftes eingetretenen Gefäßwandschädigung, eine Blutung per diapedesin oder selbst eine Zerreißung kleinerer Gefäße, insbesondere von Kapillaren erfolgen wird. Auch die Versuche Westphals und Haellers geben über diesen Vorgang keinen sicheren Aufschluß. Ihre Beobachtungen, daß nach einiger Zeit in der Mitte der anämisch gewordenen Bezirke eine braune Verfärbung eintritt, könnte in dem hier erörterten Sinn gedeutet werden, denn tatsächlich beruht diese, wie Westphal gezeigt hat, auf einer Umwandlung des in dem Bezirk enthaltenen Blutes in salzsaures Hämatin unter Einwirkung des Magensaftes. Allein es geht aus der Schilderung nicht klar hervor, ob es sich hier um kleine in den Kapillaren zurückgebliebene Blutreste oder um aus diesen in das Gewebe bereits ausgetretenes Blut handelte. Auch an die Möglichkeit einer hämorrhagischen Anschoppung des anämischen Infarktes durch rückläufigen Venenstrom könnte man denken, namentlich da bei dem Krampf der Muscularis propria infolge Abklemmung der Venen nach der Schilderung Westphals, Talmas und anderer Untersucher eine starke Stauung in den tiefer liegenden Venen zu beobachten ist. Auch Key glaubt, daß infolge starker Zusammenziehungen der Muskularis eine zur Stase führende Stauung zustande kommen könne.

Wahrscheinlich ist es, daß stärkere Blutungen in die Schleimhaut und in die Submukosa, wie sie bei zahlreichen der angeführten Versuche, namentlich nach Adrenalineinspritzung in die Magenwand, gefunden wurden, auch ohne vorhergegangene ischämische Nekrose zur Geschwürsbildung führen können.

Wenn von Schiff (2, 3) und Ewald (8) bei ihren durch Verletzungen des Zentralnervensystems erzeugten Magengeschwüren eine allgemeine, auch arterielle Hyperämie der Magenschleimhaut festgestellt worden ist, so dürfte dies wohl dadurch zu erklären sein, daß in dem Stadium, in welchem die Tiere starben, bereits die Erschlaffung der Arterien und der Magenmuskulatur eingetreten war. —

3. Einfluß des sauren Magensaftes auf die Entstehung des auf neurogenem Weg erzeugten Geschwüres.

Die Versuche Lichtenbelts und Westphals haben auch gezeigt, daß die Anwesenheit des HCl-haltigen Magensaftes bei dem Zustandekommen der Erosionen und Geschwüre jedenfalls eine sehr bedeutsame Rolle spielt. Denn sie fanden, daß die Geschwürsbildung bei Faradisierung bzw. Pilokarpinreizung des Vagus trotz der zu beobachtenden Kreislaufstörungen unterbleibt, wenn während des Versuches die Schleimhaut dauernd mit physiologischer Kochsalzlösung bespült und damit die Wirkung der HCl ausgeschaltet wird. Doch scheinen nach den Versuchen Talmas schon sehr geringe Mengen von HCl zu genügen um selbst schwere Blutungen und Geschwüre zustande kommen zu lassen, wenn im Innern des Magens eine starke Spannung vorhanden ist, wie sie gewiß auch bei starkem Pyloruskrampf vorkommen kann. So konnte Talma nach Unterbindung des Duodenums und bei einem Innendruck des Magens von 15—30 ccm Wasser noch bei einem HCl-Gehalt der den Magen füllenden Flüssigkeit von 0,5, ja selbst 0,1 p. M. schon nach wenigen Stunden ausgedehnte Blutungen, Nekrosen, hämorrhagische Erosionen und Geschwüre entstehen sehen. Auch Latzel beobachtete nach Umschnürung unmittelbar vor oder hinter dem Pylorus bei einer größeren Anzahl seiner Versuchstiere die Entwicklung von zum Teil sogar durchgebrochenen Magengeschwüren und in 2 Fällen Erweichung des Magens. Bei den Versuchen Talmas war jedoch die Steigerung des Innendruckes mit einer so bedeutenden Dehnung des Magens verbunden, daß, wie Talma selbst annimmt, eine Aus reckung der Magenwand und damit eine Streckung der Gefäße mit Verengerung ihres Lumens stattfand, wodurch der normale Umlauf des Blutes und damit die Ernährung gehemmt wurden. Lichtenbelt, welcher durch Anlegen eines Seidenfadens nur eine Stenose des Pylorus erzeugte, ist dagegen der Meinung, daß die bei einem solchen Versuch im Magen auftretenden Geschwüre dadurch zustande kämen, daß durch die infolge der Verengerung eintretende Aufstauung des Mageninhaltes, namentlich bei vermehrtem Säuregehalt, stärkere Zusammenziehungen der Magenwand bzw. der Muscularis mucosae ausgelöst würden, welche zu einer Abklemmung der Schleimhautgefäße führen. —

Irgendwelche Änderung in der Sekretion des Magens und der Erzeugung von HCl konnte Lichtenbelt bei seinen Versuchen nicht beobachten. Auch Ophüls gibt an, daß die Durchschneidung des Vagus in dieser Hinsicht von sehr geringem Einfluß sei. Dagegen fanden Pawlow, Sanotzki, Krehl, Katschkowsky u. a. sowohl die motorische Tätigkeit als auch die Absonderung und damit die verdauende Kraft des Magens nach der Vagotomie derartig herabgesetzt, daß eine Anhäufung und faulige Zersetzung oder saure Gärung der Speisen in ihm stattfand. Es ist auffallend, daß von keinem der Forscher, welche sich mit der Erzeugung von Magengeschwüren durch Vagusdurchschneidung oder andere operative Eingriffe in den äußeren Nervenapparat des Magens befaßten, ähnliche Erscheinungen bei ihren Versuchstieren beobachtet wurden. Im Gegenteil wurde vielmehr von einigen wiederholt eine zwar vorübergehende, aber bisweilen sehr starke Vermehrung der HCl festgestellt.

So fand Gundelfinger nach Entfernung des Gangl. coeliacum bei 3 von 4 operierten Hunden eine Steigerung des HCl-Gehaltes um 50—80% und Kawamura konnte ebenfalls bei mehreren Versuchen eine bedeutende Steigerung nicht nur der Gesamtazidität sondern auch der freien HCl nachweisen. Auch Dalla Vedova fand bei seinen Versuchstieren zuweilen einen höheren HCl-Gehalt. Ebenso konnte Bickel im operativ isolierten Blindsackmagen, bei welchem alle von außen herantretenden Nerven durchschnitten waren, mit Bestimmtheit eine verstärkte Sekretion beobachten, welche er auf das Fortfallen aller hemmenden Einflüsse des äußeren Nervenapparates zurückführt. Kawamura und Gundelfinger beobachteten aber in einzelnen Fällen auch eine Verminderung der HCl. Bei einem Versuch Kawamuras sank der Gehalt an HCl sogar von 67/51 auf 22/18. Man muß jedoch annehmen, daß in den Fällen von scheinbarer Zunahme des HCl-Gehaltes es sich auch hier nicht um eine wirkliche Vermehrung des Prozentgehaltes des Magensaftes an HCl, sondern nur um eine stärkere Ansammlung durch gesteigerte Absonderung gehandelt hat. (Siehe Nachtrag S. 761.)

Aus den oben angeführten Versuchen Talmas, Lichtenbelts und Westphals geht mit Bestimmtheit hervor, daß eine Vermehrung des HCl-Gehaltes bzw. des Magensaftes die Entwicklung von Nekrosen bzw. Geschwüren nach operativen Eingriffen am Nervenapparat des Magens unterstützt. —

Bemerkt sei noch, daß Dalla Vedova auch die Möglichkeit ins Auge faßt, daß die nach Verletzung des Plexus coeliacus oder seiner Brustwurzeln (Splanchnicus) im Magen des Hundes sich entwickelnden Hämorrhagien, Nekrosen und Geschwüre auf trophischen Störungen beruhen könnten. Er erinnert dabei an den Herpes zoster, bei welchem ebenfalls umschriebene Veränderungen im Gebiet eines erkrankten Nervenastes auftreten. — Wie aus dieser Darstellung ersichtlich ist, gehen die Meinungen der verschiedenen Forscher, welche auf experimentellem Weg neurogene peptische Schädigungen zu erzeugen suchten, darüber, auf welche Weise diese Schädigungen zustande kommen, weit auseinander. Doch erscheint diese Frage im Verhältnis zu der durch den Tierversuch festgestellten Tatsache, daß es überhaupt möglich ist experimentell unzweifelhaft neurogene Geschwüre und Erosionen im Magen und Duodenum zu erzielen, von untergeordneter Bedeutung. —

d) Bedeutung der Ergebnisse der experimentellen Forschung für die Entstehung der peptischen Schädigungen beim Menschen.

Es ist nun weiter die Frage zu erörtern, inwieweit man berechtigt ist aus diesen Ergebnissen der experimentellen Forschung auf eine neurogene Entstehung des Ulkus beim Menschen zu schließen.

Für die Beurteilung dieser Frage sind die folgenden Tatsachen von größter Wichtigkeit:

1. Die durch operative Eingriffe in den äußeren Nervenapparat des Magens beim Tier erzeugten Geschwüre haben im allgemeinen die gleichen Bevorzugungsstellen wie das menschliche Ulkus.

2. Bei einer großen Anzahl von Versuchen wurde die Entwicklung nur eines einzigen Geschwüres beobachtet.

3. Die Geschwüre zeigten im Gegensatz zu den durch Verletzung der Magenschleimhaut erzeugten Geschwüren häufig einen durchaus chronischen Verlauf.

4. Die anatomischen und histologischen Eigenschaften der neurogenen experimentellen Geschwüre und Erosionen sind im wesentlichen die gleichen wie beim Menschen.

5. Das spontane Vorkommen größerer und besonders chronisch verlaufender peptischer Magen- und Duodenalgeschwüre wird bei Kaninchen und namentlich bei Hunden, welche bei den angeführten Untersuchungen als Versuchstiere dienten, nur äußerst selten beobachtet.

Tatsächlich scheinen typische peptische Geschwüre bei Tieren überhaupt selten zu sein. Denn bei den beim Rind, besonders aber bei Kälbern vorkommenden Erosionen und Geschwüren, auf welche später näher eingegangen werden soll, handelt es sich jedenfalls zum größten Teil um Veränderungen, welche auf Verletzungen zurückzuführen sind und daher, wie bereits in der Einleitung erwähnt wurde, mit dem durch seine Spontaneität sich auszeichnenden typischen Ulcus simplex Cruveilhiers nichts zu tun haben. Bei den 3 von Jagnow, Wolf und Münich beschriebenen Fällen von Magengeschwüren beim Pferd ist es ebenfalls fraglich, ob typische peptische Geschwüre in diesem engeren Sinn vorlagen. Auch der Fall Münichs, bei welchem in der Pars pylorica eines zweijährigen Hengstfohlen neben mehreren kleineren auch ein talergroßes, rundes Geschwür mit etwas aufgeworfenen, glatten und knorpelharten Rändern gefunden wurde, erscheint zweifelhaft. Das gleiche gilt von einem von Broll mitgeteilten Fall von einem in die Bauchhöhle durchgebrochenen Geschwür bei einem Schwein und von dem Fall Nagels, welcher bei einem Hasen ein rundes Magengeschwür beobachtet hat.

Gerade die auffallende Tatsache, daß bei Kaninchen und Hunden das spontane Auftreten peptischer Geschwüre von größerem Umfang und chronischem Verlauf so gut wie nicht beobachtet

wird, daß aber solche Geschwüre durch operative Eingriffe und
pharmakologische Reizung des Nervenapparates des Magens und
Duodenums erzeugt werden können und diese Geschwüre dann
die gleichen Bevorzugungsstellen zeigen wie das Ulcus simplex
des Menschen, berechtigt, ja zwingt fast meines Erachtens zu
der Annahme, daß die gleiche Art der Entstehung auch für
das menschliche Ulkus möglich, ja daß höchstwahrscheinlich
wenigstens ein Teil der beim Menschen vorkommenden typischen
Magengeschwüre in Wirklichkeit auf Innervationsstörungen
zurückzuführen ist, wobei ein Krampf der Magenarterien wohl am
meisten in Betracht kommen dürfte.

Eine besonders wichtige Stütze für diese Annahme ist auch der
chronische Verlauf, bzw. die geringe Neigung zur Vernarbung
der auf neurogenem Weg experimentell erzeugten Geschwüre, im
Gegensatz zu der überraschend schnellen Vernarbung von durch
unmittelbare Verletzung der Magenschleimhaut, bzw. der Magenwand angelegten Defekten.

Bereits in dem Abschnitt über die Erosion wurde erwähnt, daß GRIFFINI und VASSALE
von durch Abtragung der Magenschleimhaut hergestellten Defekten von 2—3 cm Durchmesser schon nach 10—15 Tagen nicht einmal die Stelle des operativen Eingriffes mehr
aufzufinden vermochten, ja CLAIRMONT und HAUDECK, welche durch Ausschneiden
von Stücken aus der Schleimhaut und der Muskularis weit in die Tiefe reichende Defekte
angelegt hatten, fanden sogar schon nach 4 Tagen eine völlige Ausfüllung der Substanzverluste. Auch MATTHES (1) war bei seinen Versuchen zu ähnlichen Ergebnissen gelangt. Dagegen zeigten die durch Eingriffe in den Nervenapparat des Magens und Duodenums erzeugten Geschwüre vielfach auch nach 5—8 Wochen und länger (GUNDELFINGER, ROSENBACH
und ESCHKER) noch keinerlei Neigung zur Heilung, vielmehr wallartig aufgeworfene derbe
Ränder, also Erscheinungen chronischer Entzündung, ja ZIRONI und VAN IJZEREN konnten
bei ihren Versuchstieren solche Geschwüre von chronischem Charakter selbst noch nach
7 bis mehr als 9 Monaten feststellen. —

e) Beobachtungen am Menschen über die neurogene Entstehung der peptischen Schädigungen.

1. Geschichtliches. Die Vagotonie. Ulkus als zweite Krankheit (RÖSSLE). Ulkus und Appendizitis. Die Lehre v. BERGMANNS vom „spasmogenen Ulkus".

VIRCHOW hat nun bereits hervorgehoben, daß akute und chronische Katarrhe,
namentlich solche, welche mit starkem Erbrechen oder mit „starken,
krampfhaften Kontraktionen" des Magens verbunden sind, auch
ohne Rückstauung des Blutes Hyperämie der Schleimhaut, hämorrhagische
Erosionen und blutende Geschwüre mit sich bringen können. Über die Art
und Weise, wie dabei der hämorrhagische Infarkt zustande kommt, hat VIRCHOW
sich nicht geäußert. KLEBS (1), welcher die erste Entstehung des peptischen
Defektes unter allen Umständen auf eine arterielle Kreislaufstörung zurückführt, nahm an, „daß der Ausgangspunkt der ganzen Affektion in einer
spastischen Kontraktion einzelner Arteriengebiete zu suchen, also
mit der Gangrän bei Ergotismus zu parallelisieren ist, oder daß bei einmal
begonnener Zerstörung der Oberfläche der saure Magensaft als ein Reiz auf die
bloßliegenden Arterienenden wirkt und durch deren Kontraktion Anämie erzeugt, ein Umstand, welcher das weitere Vordringen der Korrosion begünstigen
würde". KLEBS stützt diese Annahme damit, daß ein großer Teil der Magengeschwüre im jüngeren Alter, namentlich beim weiblichen Geschlecht, unter
oft sehr heftigen kardialgischen Erscheinungen auftritt und daß ferner bei
anämischen und spastischen Zuständen leicht ein solcher Grad von Blutleere

in einem Gefäßabschnitt erzeugt werden könne, daß die Wirkung des Magensaftes auf den seiner Blutzufuhr beraubten Teil sich geltend machen kann. Daß mehr die Gebiete der Art. coronariae als die der lienalis betroffen werden, beruhe vielleicht auf der größeren Energie der Kontraktion in den dickeren Muskellagen zunächst der kleinen Kurvatur.

Auch Vulpian (1) und Lancéreaux (2) nahmen an, daß das Ulcus simplex durch örtliche Kreislaufstörungen in der Magengegend hervorgerufen werde, welche ihre Ursache in Veränderungen des Zentralnervensystems hätten.

Dagegen hat Kundrat in Anlehnung an Virchow die Ansicht vertreten, daß dem zum Geschwür oder zur Erosion führenden hämorrhagischen Infarkt in den meisten Fällen eine Behinderung des Abflusses des venösen Blutes zugrunde liege, wie sie gerade am Magen und Darm beim Durchtritt der Gefäße durch die Muskelschichten unter abnormen Kontraktionszuständen der letzteren durch Kompression der Venen leicht eintreten könne. In gleichem Sinn haben sich auch Decker und Harttung ausgesprochen und Axel Key hat auf diese Weise die Entstehung eines hämorrhagischen Infarktes der großen Kurvatur im Anschluß an eine Herniotomie zu erklären versucht.

Später haben besonders Lebert (5), Talma, van Ijzeren, Beneke (1), Kobayashi und Hurwitz (1) das Ulcus ventriculi, bzw. die Erosionen des Magens und des Duodenums auf eine ischämische Nekrose zurückgeführt. Beneke begründet seine Anschauung namentlich auch damit, daß Erosionen bei Erkrankungen des Nervensystems und bei Operationen in der Nähe des Gangl. coeliacum besonders häufig angetroffen werden. Openchowski nahm an, daß wiederholte Gefäßkrämpfe, wie sie bei anämischen und dyskrasischen Personen häufiger vorkommen, leicht degenerative Veränderungen, namentlich hyaline Entartung der Arterienwände bewirken und damit mittelbar die Entstehung von Magengeschwüren veranlassen könnten und Perutz betonte, daß die Gefäßnervengifte nicht nur sklerotische Veränderungen an den Arterien, sondern auch vasomotorische Störungen hervorrufen könnten, wie sie nach Erb auch dem intermittierenden Hinken zugrunde liegen. Diese Ansicht findet eine gewisse Stütze in der Beobachtung Pals (1), daß während der Schmerzanfälle bei sog. Angina abdominalis ein Steigen des Blutdruckes um 100—150% nachzuweisen ist, welcher durch Verabreichung von Amylnitrit oder lokalen Ableitungen sofort zurückgehen soll. Die Gefäßkrämpfe selbst würden nach Perutz bedingt durch erhöhte Erregbarkeit der Gefäßwände, durch Gifte wie Blei, Koffein, Nikotin, Alkohol oder durch Eigengifte des Körpers, wie sie z. B. bei Urämie und Stauung des Darminhaltes in den Kreislauf gelangen. Eine wichtige Rolle spiele vielleicht auch eine vermehrte Absonderung der Nebennieren und der gleichwertigen Organe des chromaffinen Systems.

In neuerer Zeit haben nun Eppinger und Hess auf Grund der klinischen Erfahrung, daß einzelne Menschen auf Pilokarpin und Atropin stärker reagieren und dabei gleichzeitig unempfindlich sind gegen Adrenalin die Lehre von der „Vagotonie" aufgestellt, indem sie in der erwähnten abnormen Reaktionsweise eine Konstitutionsanomalie erblickten, welche sich unter andern krankhaften Zuständen namentlich auch in Fällen von Superazidität und Ulcus ventriculi nachweisen lasse. Auch J. Kaufmann (2) ist der Ansicht, daß bei der Genese des Ulcus ventriculi eine neuropathische Konstitutionsanomalie eine Rolle spiele und nach Gelpke findet man bei 80% der Ulkuskranken nervöse Zustände. Von 20 von ihm untersuchten Fällen betrafen 4 ausgesprochene Psychopathen und bei 10 waren Geisteskrankheiten in der Familie beobachtet worden. Eppinger und Hess brachten jedoch die „Vagotonie" nicht in ursächliche Beziehung zum Magengeschwür, sondern waren vielmehr der Meinung, daß umgekehrt jene durch das Ulkus erst erzeugt werde und v. HABERER vermochte überhaupt nur in nicht ganz 15 % seiner Ulkuskranken Anhaltspunkte für eine neuropathische Grundlage zu finden.

RÖSSLE kam aber auf Grund der Beobachtungen an der Leiche zu der Überzeugung, daß eine solche Vagotonie, wie eine stärkere Reizbarkeit des den Magen versorgenden Nervenapparates überhaupt, sehr wahrscheinlich eine bedeutsame Rolle sowohl bei der primären Entstehung der peptischen Schädigungen als auch bei dem Übergang dieser in chronische Geschwüre spiele. Er ist nämlich der Ansicht, daß die Erosionen, welche er als eine Vorstufe auch der tieferen, eigentlichen Geschwüre betrachtet, durch einen zur Abklemmung der Schleimhautarterien führenden reflektorischen Krampf der Muscularis mucosae erzeugt werden und daß das Quellgebiet des diesen Krampf auslösenden Reizes in einem außerhalb des Magens, in einem anderen Organ gelegenen Krankheitsherd zu suchen sei. RÖSSLE hat daher das runde Geschwür des Magens und des Zwölffingerdarmes als „zweite Krankheit" bezeichnet.

Er gelangte zu dieser Ansicht namentlich auf Grund der Beobachtung des häufigen Zusammentreffens von Erosionen und Geschwüren oder Narben des Magens und des Duodenums mit akuter und chronischer Appendizitis. Tatsächlich fand er unter 78 Fällen von Magengeschwüren und Erosionen 28mal, unter 29 Fällen von Duodenalgeschwüren 14mal, unter 123 Fällen von Magennarben 26mal und unter 4 Fällen von Narben des Duodenums 2mal gleichzeitig eine Appendizitis bzw. Verwachsung des Wurmfortsatzes vor, so daß also unter 234 Fällen von Geschwüren und Narben des Magens und Duodenums 70 = 29,9 % mit entzündlichen Veränderungen der Appendix verbunden waren. Und bei weiteren 40,6 % dieser Fälle fanden sich allgemeine oder andere lokalisierte, in Narbenbildung übergehende Entzündungen der Bauchhöhle, Entzündungen der Herzklappen, oder es handelte sich um Fälle mit eingreifenden Operationen namentlich des Halses und des Ohres, alles Veränderungen, in welchen RÖSSLE namentlich auf Grund ihrer Lage ebenfalls Quellgebiete für den reflektorisch auf Magen und Duodenum wirkenden Reiz ererblickt.

In 70 % aller Fälle von Magen- und Duodenalgeschwüren bzw. Narben würde also der Geschwürsprozeß im Magen und im Duodenum in Abhängigkeit von einem außerhalb dieser Organe gelegenen, meistens entzündlichen Krankheitsherd auf neurogenem Weg bzw. reflektorisch als „zweite Krankheit" entstanden sein. RÖSSLE glaubt, daß sogar noch ein höherer Prozentsatz der peptischen Schädigungen in dieser Weise erklärt werden könne, da nicht nur die peptischen Schädigungen selbst, sondern auch die sie auslösenden primären entzündlichen Vorgänge abheilen konnten ohne bei der Sektion erkennbare Veränderungen zu hinterlassen, während vielleicht eine Ulkusnarbe bestehen bleibt. Er schließt sich hinsichtlich der ersten Quellaffektionen für die Entstehung der größeren Erosionen und der eigentlichen Geschwüre ganz den Anschauungen an, welche BENEKE für die Entstehung der kleinsten Erosionen (Stigmata), für welche ebenfalls ganz bestimmte Krankheitsvorgänge als Quellgebiete in Betracht kommen, entwickelt hat.

Die Zahl der von RÖSSLE untersuchten Ulkusfälle, welche in dem erörterten Sinn als „zweite Krankheit" aufgefaßt werden könnten, ist nun tatsächlich eine auffallend hohe. Nach seinem Sektionsmaterial wäre bei der Häufigkeit der genannten „Quellaffektionen" überhaupt im Verhältnis zur Häufigkeit des Ulkus eine zufällige Kombination beider in 6,7 % zu erwarten. RÖSSLE fand jedoch das Zusammentreffen in 12 % der Fälle. Noch auffälliger ist das Verhältnis bei Appendizitis. Sie fand sich in Übereinstimmung mit den Angaben anderer Beobachter in 20 % aller Leichen über 15 Jahre, das Ulkus in 13,5 %. Die mathematische Erwartung für das Zusammentreffen von Ulkus und Appendizitis ergibt demnach 2,7 %, in Wirklichkeit fand sie sich aber in 6,5 %, nach KROUG in 4,6 %.

Bei offenen Magen- und Darmgeschwüren fand Rössle in 45% der Fälle akute oder chronische Veränderungen des Processus vermiformis. Von Mahnert wurde klinisch das Zusammentreffen von Ulcus ventriculi und Appendizitis in 64% und von Paterson das Zusammentreffen mit Duodenalgeschwür in 66% der operierten Fälle beobachtet. (Siehe Nachtrag S. 761.)

Es ist daher mehr als fraglich, ob wirklich ein so weitgehendes Abhängigkeitsverhältnis zwischen Ulkus und Appendizitis besteht, wie Rössle es angenommen hat.

Auch ist auf Grund der früher erörterten Untersuchungen v. Eiselsbergs und namentlich Payrs über die embolische oder durch fortgeleitete Thrombose bedingte Entstehung von postoperativen Magenblutungen und Magen- und Duodenalgeschwüren an die Möglichkeit zu denken, daß vielleicht in einem nicht geringen Teil der mit Appendizitis verbundenen Ulkusfälle die Geschwüre im Magen- und Duodenum durch Embolie von thrombosierten Venen aus zustande gekommen sind. Rössle stellt freilich diese Möglichkeit in Abrede, da postoperative Blutungen auch nach Operationen außerhalb des Wurzelgebietes der Pfortader vorkommen und er selbst in Fällen von embolischer oder thrombotischer Pfortaderverstopfung niemals Magengeschwüre beobachtet hat. Auch Hart (1) ist der Ansicht, daß die postoperativen Magen- und Duodenalgeschwüre weniger auf Embolie als vielmehr auf neurogene Störungen zurückzuführen seien. Ferner sollten nach den experimentellen, unter Ribberts Leitung angestellten Untersuchungen Yatsushiros im Pfortadergebiet unter normalen Druckverhältnissen retrograde Embolien überhaupt unmöglich sein. Allein es wurde oben bereits betont, daß dieser Einwand nicht stichhaltig ist, da eben Appendizitis und andere hier in Betracht kommende Erkrankungen ganz gewöhnlich mit Erbrechen verbunden sind, während des Brechaktes aber im Pfortadergebiet sehr bedeutende Druckschwankungen eintreten können, so daß die Möglichkeit einer rückläufigen Embolie in solchen Fällen sich gar nicht bestreiten läßt.

Ebensowenig kann aber die Möglichkeit in Abrede gestellt werden, daß in einer nicht geringen, ja vielleicht sogar der größeren Zahl von Fällen, die zur Geschwürsbildung führende Kreislaufstörung auf reflektorischem Weg zustande kommt, ja der Umstand, daß peptische Schädigungen gerade auch bei Verletzungen und Entzündungen des Gehirns und seiner Häute, sowie bei Operationen am Hals verhältnismäßig nicht so selten beobachtet werden, obgleich hier eine Embolie nicht in Frage kommen kann, läßt eine solche Annahme gewiß sehr berechtigt erscheinen.

Auch Bode, welcher 16 Fälle von teils frischen, teils chronischen Geschwüren des Magens und Duodenums im Anschluß an Appendizitis, Brucheinklemmungen, Bauchhöhlenoperationen, ferner nach Typhus und Ruhr, sowie in je 1 Fall von Otitis media und Schädelverletzung beobachtet hat, ist, ohne die Möglichkeit einer embolischen Entstehung im Sinn v. Eiselsbergs und Payrs mit Ausnahme der beiden letzteren Fälle, zu verneinen, der Ansicht, daß alle diese Geschwüre doch wahrscheinlich durch einen reflektorisch erzeugten Krampf der Muscularis mucosae mit folgender ischämischer Nekrose entstanden seien. In gleicher Weise wird die Entstehung des Duodenalgeschwüres auch von Hart und Retzlaff, welcher dasselbe geradezu als sekundäres Geschwür bezeichnet, auf reflektorische, von einer Cholelithiasis, einer Appendizitis oder anderen entzündlichen Krankheitsherden der Bauchhöhle ausstrahlende Reize zurückgeführt. Hart (2) konnte unter 22 Fällen von Duodenalgeschwür bei einem Drittel der Fälle Cholelithiasis, mehrmals auch chronischentzündliche Veränderungen des Wurmfortsatzes feststellen. Brinkmann fand bei Ulcus ventriculi in fast 10% der Fälle Gallensteine und Erweiterung der Gallenblase in etwa 7%. Zu ähnlichen Ergebnissen kommen Cohn, Krug und Kossinsky (11,5%), während Hemmeter vollends in 74% der Ulkusfälle das Zusammentreffen mit Cholelithiasis beobachtete. Auch Kelling (6) und Zweig (3) bestätigten das häufige Zusammentreffen von Appendizitis oder Cholelithiasis mit dem Duodenalgeschwür, doch sind sie der Meinung, daß letzteres durch eine von der entzündeten Appendix ausgehende Infektion zustande komme. Walzel fand ebenfalls sehr häufig beim Duodenalgeschwür gleichzeitig Cholelithiasis, er läßt es aber dahingestellt, ob in seinen Fällen ein Zusammenhang zwischen den beiden Erkrankungen bestand, und Schütz (6) ist der Meinung, daß das angeblich häufige Auftreten eines Ulcus duodeni nach Appendizitis wahrscheinlich auf Täuschung, d. h. auf falscher Diagnosestellung beruhe, indem oft die Erscheinungen eines bereits bestehenden Ulkus auf eine vermeintliche Appendizitis bezogen worden seien.

Hinsichtlich des Zusammentreffens von Cholelithiasis und den peptischen Schädigungen des Magens und Duodenums weist Hart (4) darauf hin, daß dieses erst im höheren Lebensalter häufiger beobachtet werde, wo auch Veränderungen des Gefäßsystems sich mit einer gewissen Regelmäßigkeit einstellen und demgemäß bei den Ulkusträgern festzustellen sei. Allein durch röntgenologische Untersuchungen Schmidts ist es einwandfrei bewiesen, daß bei Gallensteinkolik tatsächlich eine hochgradige Steigerung des Tonus der ganzen Magenwand und sowohl vollständige, als auch regionäre und umschriebene Krämpfe, sowie lebhaft gesteigerte Peristaltik bei gleichzeitiger Pylorusinsuffizienz auftreten.

Wie tatsächlich von einer Appendizitis ein reflektorischer Reiz auf den Magen übertragen werden kann, zeigt ein von Solieri (1) beschriebener Fall, in welchem seit Jahren bestehende, mit Superazidität verbundene Magenbeschwerden nach der Entfernung des Wurmfortsatzes sofort verschwanden. Ähnliche Beobachtungen hatte auch Tetley gemacht. Ganz besonders und als einer der ersten hat auch Moynihan (5) auf den Zusammenhang zwischen Ulkus und Appendizitis hingewiesen. Er fand in solchen Fällen bei der Laparotomie eine spastische Einschnürung des Pylorus und erklärte diese durch die Übertragung eines reflektorischen Reizes über den Plexus coeliacus auf den Vagus. Doch hat Moynihan wenigstens für einen Teil der Fälle von Duodenalgeschwür auch eine von einer Appendizitis ausgehende Infektion angenommen. Von Bedeutung ist auch, daß Solieri bei der Operation von Appendizitisfällen in Lumbalanästhesie durch einen auf den Wurmfortsatz bei Erhaltung seines Mesenteriolums ausgeübten Druck Schmerzen in der Magengegend erzeugen konnte. —

So einleuchtend nun auch der Grundgedanke der Rössleschen Theorie von der Auffassung des Ulkus als „zweiter Krankheit" im allgemeinen ist, so stößt sie doch in der Erklärung des Einzelfalles auf große Schwierigkeiten. Mit Recht betont Hart (4), daß das peptische Geschwür junger Individuen als „zweite Krankheit" meistens nicht seine befriedigende Erklärung finde, weil die „erste Krankheit", die Quellaffektion sich nicht feststellen lasse. Je jünger der Ulkusträger sei, um so mehr mache sich diese Schwierigkeit geltend. Je älter aber die Ulkusträger seien, um so mehr häufen sich als Quellaffektionen in Betracht kommende Krankheiten, Verletzungen, krankhafte Zustände, ganz entsprechend einem natürlichen Gesetz, und immer häufiger finden sie sich zu mehreren vergesellschaftet, so daß die Entscheidung über die nun eigentlich in Betracht kommende „erste Krankheit" immer schwieriger und ganz dem willkürlichen Ermessen preisgegeben werde. Doch fügt Hart hinzu, daß sich auf diese Weise allerdings die zunehmende Häufigkeit der peptischen Geschwüre in den höheren Altersklassen sehr wohl nach Roessles Lehre erklären lasse. Dieser Auffassung haben sich auch Gruber und Kratzeisen angeschlossen.

Gleichzeitig und unabhängig von Rössle hat nun G. v. Bergmann die Lehre vom „spasmogenen Ulcus pepticum" aufgestellt. Auf Grund der Untersuchungen von Eppinger und Hess und eigener klinischer Erfahrung, sowie gestützt auf die oben ausführlich besprochenen Ergebnisse der experimentellen Ulkusforschung, insbesondere auch seines Schülers Westphal, gewann er die Überzeugung, daß das peptische Geschwür des Magens und des Duodenums auf neurogenem Weg durch starke, zur ischämischen Nekrose führende Krämpfe der Muskulatur entstehen könne. v. Bergmann behauptet, daß bei Patienten mit Ulcus ventriculi und duodeni mit verschwindenden Ausnahmen allgemeine Zeichen gestörter Harmonie zwischen Sympathicus und autonomem (erweitertem Vagus-) System, oder allgemeiner und richtiger, im vegetativen Nervensystem überhaupt gefunden werden und daß neben diesen allgemeinen Zeichen am Magen und Duodenum selbst die vom vegetativen Nervensystem beherrschten Funktionen gestört seien. Ferner sollen Individuen, welche am Magen solche Störungen motorischer und sekretorischer Funktion bieten und auch sonst im vegetativen Nervensystem „stigmatisiert erscheinen", eine vermehrte Neigung zu Spasmen der Muskularis zeigen. Auch werden bei ihnen nach v. Bergmann (2) allgemeine Störungen im vegetativen Nervensystem häufig beobachtet, wie Glanzauge, Exophthalmus, Dermographismus, leichtes Schwitzen, kalte und nasse Hände und Füße, auffallend weite Pupillen, spastische Zustände am Darm, große Schilddrüse, abnorme Erscheinungen am Herzen, vermehrte Empfindlichkeit gegen gewisse Arzneimittel, wie Pilokarpin, Physostigmin, Atropin und Adrenalin. Und zwar sollen diese Erscheinungen dem Ulkus vorausgehen und nicht etwa erst eine Folge dieses sein. —

2. Ulkus bei Bleivergiftung, bei Tabes, bei Erkrankungen der Nebennieren, bei Urämie, bei Verbrennungen.

Eine weitere Bestätigung dieser Auffassung erblickt v. Bergmann in der Tatsache, daß bei Bleivergiftung und bei der tabischen Krisis nicht selten Magen- und Duodenalgeschwüre beobachtet werden. Dieser Hinweis hat eine gewisse Berechtigung. Denn man könnte sich sehr wohl vorstellen, daß die für die chronische Bleivergiftung so sehr charakteristische Hypertrophie der Media, welche an sich schon zu einer Verengerung des Arterienlumens führt, durch wiederholte und anhaltende Steigerung des Arterientonus bedingt wird. Tauquerel les Planches hat bereits auf den bei Saturnismus bestehenden spastischen Reizzustand, welcher auch die Gefäße betrifft, hingewiesen. Es ist aber nicht zu vergessen, daß bei chronischer Bleivergiftung auch schwere, oft mit Erbrechen verbundene krampfhafte Kontraktionen des Magens und des Darmes (Bleikolik) bestehen und daß daher für eine Geschwürsbildung im Magen sehr wohl auch die heftigen Krämpfe der Magenwand selbst in Betracht kommen können. Von den von A. Schiff (siehe S. 557) mitgeteilten 48 Fällen chronischer Bleivergiftung wurden bei 26 schwere Gastralgien, bei 2 hochgradige Superazidität oder Supersekretion beobachtet. In 1 Fall bestand schwerer Kardiospasmus mit Erweiterung der Speiseröhre. Auch Walko weist auf die spastischen Zustände bei Blei- und Nikotinvergiftung, sowie bei Tabes und Hysterie hin.

In neuerer Zeit hat auch Glaser das häufige Vorkommen von Geschwüren des Magens und Duodenums bei Bleivergiftung hervorgehoben und auf eine Vagusreizung zurückgeführt.

Zwei für diese Frage sehr bemerkenswerte Fälle von Ulcus ventriculi wurden von Rösler mitgeteilt. In dem ersten handelte es sich um ein 25jähriges Mädchen, welches längere Zeit als Hilfsarbeiterin in einer Druckerei beschäftigt war und 6 Jahre hindurch wegen chronischer Bleivergiftung in Behandlung stand. In den ersten Jahren wurde in Verbindung mit allgemeinen Kolikerscheinungen nur das Auftreten eines rein nervösspastischen Sanduhrmagens ohne irgendwelche Ulkuserscheinungen beobachtet. Solche stellten sich erst später ein und es konnte dann tatsächlich bei der Operation ein Ulkus des Magens festgestellt werden. Es waren also in diesem Fall nach der klinischen Beobachtung der Entwicklung des Ulkus schwere motorische Reizzustände des Magens vorausgegangen. —

Auch das verhältnismäßig häufige Vorkommen des Ulcus ventriculi et duodeni bei Tabes ist auffallend.

So konnten nach Haudeck (3) am Wiener pathologischen Institut (Weichselbaum) unter 75 Tabikern bei 5 = 6,6% bei der Sektion Magengeschwüre gefunden werden. Nach Exner und Schwarzmann hatten bei 4 dieser von Haudeck angeführten Fälle während des Lebens typische gastrische Krisen bestanden. Auch Schüller hat einen solchen Fall beschrieben, in welchem er trophische Störungen als Ursache des Geschwüres annimmt und dieses ähnlich wie Hayem und Stockton mit dem Mal perforant du pied vergleicht. Exner, welcher zur Beseitigung der sog. gastrischen Krisen bei Tabikern die doppelseitige subphrenische Durchschneidung der Vagi in einer Anzahl von Fällen mit Erfolg in Anwendung gebracht hat, fand bei diesen Operationen unter 10 Fällen 6mal Veränderungen, bzw. Geschwüre des Magens. Auch Full und Friedrich, sowie Crohn haben sichere Fälle von Ulcus ventriculi bei Tabes mitgeteilt. Exner und Schwarzmann, welche in 5 Fällen von Kardiospasmus bei Ulcus ventriculi auch eine Vagusneuritis diagnostizierten, betonen ausdrücklich, daß der Kardiospasmus nicht etwa die Folge des Ulkus gewesen, sondern diesem als primäre Erscheinung vorausgegangen sei. GRUBER konnte allerdings ein vermehrtes Vorkommen des Ulkus bei Tabes nicht bestätigen. Dagegen konnte HEYROVSKY in 36,3% der Fälle von Kardiospasmus, welcher durch Vagusstörungen bedingt sein soll, ein Ulcus ventriculi nachweisen und in den von NICOLAYSEN untersuchten Fällen von hämorrhagischen Erosionen sollen bei über der Hälfte der Patienten Erscheinungen einer Vagusreizung vorhanden gewesen sein. DAUWE konnte während der gastrischen Krisen bei Tabes stets auch eine Supersekretion beobachten. (Siehe Nachtrag S. 761.)

Es muß übrigens bemerkt werden, daß die bei tabischen Krisen auftretenden Magenblutungen nicht immer durch ein Ulkus bedingt zu sein brauchen, vielmehr auch rein parenchymatöse Blutungen darstellen können. Ein solcher Fall wurde z. B. von KOLLARITS beschrieben. Nach PAL (2) kommen diese Blutungen bei tabischer Krise, welche auch von VULPIAN (2), CHARCOT (2), A. NEUMANN und TEDESCO beobachtet worden sind, dadurch zustande, daß während des Anfalls infolge spastischer Kontraktion der kleineren Gefäße der Baucheingeweide eine bedeutende Steigerung der Gefäßspannung eintritt und die dadurch bedingte Blutstauung Blutaustritte in der Magenschleimhaut veranlaßt. —

Von Interesse ist es, daß auch bei Erkrankungen der Nebennieren wiederholt Magen- und Duodenalgeschwüre gefunden worden sind. FINZI hat 5 solche Fälle mitgeteilt. —

Auch die bei Urämie und nach schweren Verbrennungen beobachteten Magen- und Duodenalgeschwüre könnten, soweit sie nicht durch Gefäßwandveränderungen oder durch embolische Gefäßverstopfung hervorgerufen werden, sehr wohl in reflektorischen Arterienkrämpfen oder durch Abklemmung von Gefäßen durch Krämpfe der Magenmuskulatur ihre Erklärung finden. Namentlich die Verbrennungsgeschwüre sind, wie schon JEZ vermutete, sehr wahrscheinlich großenteils auf neurogene Einflüsse zurückzuführen. Das gleiche gilt wohl auch für das von KNÖPFLMACHER bei einem 6 jährigen Kind, welches an den Folgen einer Kalilaugenverätzung gestorben war, beobachtete Duodenalgeschwür. —

Erwähnt sei hier, daß KATZ eine günstige Beeinflussung von Magen- und Duodenalgeschwüren durch Verabreichung von Schilddrüsenextrakt beobachtet haben will und daß er daher in Störungen der Funktion der Schilddrüse eine der Ursachen für die Entstehung der peptischen Geschwüre erblickt. —

3. Die neuropathischen Blutungen „Arterienkrämpfe in anderen Gebieten" der „spastisch" atonische Symptomenkomplex von OTTFRIED MÜLLER.

Wie tatsächlich schwere Kreislaufstörungen und Blutungen der Magenschleimhaut auf reflektorischem Weg zustande kommen können, zeigen vor allem die supplementären Magenblutungen an Stelle der Menstruation, auf welche zuerst KUTTNER wieder aufmerksam gemacht hat und welche dann auch von HOOD, EWALD (4) u. a. Autoren bestätigt worden sind. Nach EWALD sollen solche auch bei Hämorrhoiden vorkommen.

Bekanntlich sind auch Fälle von supplementärer Menstruationsblutung durch die Brüste, die Respirationswege, die Schleimhaut der Nase usw. beschrieben worden.

Aber auch sonst werden schwerste, selbst tödlich verlaufende, rein neuropathische Blutungen nicht nur bei Frauen, sondern auch bei Männern beobachtet, worauf namentlich auch LANCÉREAUX (1) hingewiesen hat. So berichtet KRUEG über das Auftreten rein parenchymatöser Magenblutungen nicht nur bei Paralytikern, sondern auch bei anderen Geisteskranken im Anschluß an stärkere Aufregungszustände. MOSER hat einen Fall beschrieben, in welchem ein seit längerer Zeit angeblich im Anschluß an einen kalten Trunk an Magenbeschwerden leidender Mann an anhaltendem schwerem Blutbrechen zugrunde ging. Weder bei der Operation noch bei der Sektion konnte eine Quelle für die schweren Blutungen gefunden werden. Bei der Sektion konnten nur eine Hypertrophie der Muskularis und eine teilweise leichte Schwellung der blassen Schleimhaut und 4 stecknadelkopfgroße Ekchymosen über dem Pylorus, von welchen eine einen leichten Epithelverlust zeigte, festgestellt werden. Sehr lehrreich sind auch zwei von Reichard veröffentlichte Fälle, welche zwei jüngere Frauen von 34 und 26 Jahren betrafen und von welchen die erstere eine typische Ulkusanamnese geboten hatte. Bei beiden war plötzlich heftiges Blutbrechen aufgetreten, welches sich in den nächsten Tagen wiederholte. Auch in diesen beiden Fällen konnte bei der Operation keine Quelle der Blutung entdeckt werden. Bei der von Oestreich ausgeführten Sektion fand sich in dem einen Fall, in welchem die Vorgeschichte ein Ulkus hatte vermuten lassen, nur eine kleine geschlossene Narbe eines solchen, während im zweiten Fall die Sektion ein völlig negatives Ergebnis hatte.

Hier sei auch eine höchst eigenartige Beobachtung Marchands (3) erwähnt, welcher bei einem 13 jährigen gesunden Mädchen am Tag des Eintrittes der Menstruation aus einer kleinen nur des Epithels beraubten Stelle am Knöchel des linken kleinen Fingers einen 25 cm hohen Blutstrahl aufspritzen sah. Ähnliche Beobachtungen wurden von Ferrand (1), Nattier und Lochner gemacht. Ferrand (1) konnte bei einer Hysterischen das Aussickern von Blut aus der völlig normalen Mundschleimhaut und Nattier aus der Pharynxwand direkt beobachten, während Lochner Blut aus dem Ductus Whartonianus austreten sah.

In gleicher Weise können auch die bei Hysterischen beobachteten Hautblutungen nur auf vasomotorische Störungen zurückgeführt werden. Gerade diese Blutungen bei Hysterischen und andere neuropathische Blutungen wie sie zum Teil auch bei Epileptikern vorkommen, werden nicht selten durch heftige Gemütserschütterungen und andere seelische Eindrücke ausgelöst. Es ist aber bekannt, daß das sog. psychische Trauma auch bei Entstehung von Magenkrankheiten eine Rolle spielt. So haben Rendu und Chantemesse über Fälle berichtet, in welchen im Anschluß an eine heftige Gemütsbewegung sich Blutbrechen eingestellt hatte. Der Fall Rendus verlief letal und bei der Sektion fand sich ein Ulcus rotundum, während in dem anderen Fall Ulkuserscheinungen fortbestanden. Prichard und Habershon haben bereits die Hysterie in Beziehung zu dem Magengeschwür gebracht und Gilles de la Tourette und Bruchon sind auf Grund ihrer an 14 Pariser Krankenhäusern angestellten, übrigens nur auf einen Zeitraum von 4 Wochen sich erstreckenden und daher im ganzen doch nur 20 Ulkusfälle umfassenden Untersuchungen zu der Überzeugung gelangt, daß neben dem Alkoholismus die Hysterie als wichtigster Faktor in der Ätiologie des Ulcus ventriculi zu betrachten sei. Erwähnt sei auch, daß Sorel einen Fall von tödlicher Magenblutung bei einer auch an Glottiskrämpfen leidenden Hysterischen mitgeteilt hat, bei deren Sektion als Quelle der Blutung ein Ulkus gefunden wurde. Das Vorkommen parenchymatöser Magenblutungen wurde auch von Matthieu und Roux (2) bestätigt. Von Interesse sind auch die von Federmann beobachteten Fälle, in welchen anscheinend parenchymatöse Magenblutungen der Ulkusentwicklung vorausgegangen waren. Es handelte sich um 5 Kranke im Alter von 20—30 Jahren, bei welchen wegen wiederholter Magenblutungen der Bauchschnitt gemacht worden war. Zwei davon waren auch nach längerer Zeit nach der Operation noch beschwerdefrei. Bei einem Fall aber traten auch nach der Operation fortgesetzt Blutungen auf, weshalb zum zweitenmal operiert wurde. Dabei ergab sich ein völlig negativer Magenbefund. Später kam aber bei dem Kranken ein Ulcus callosum zur Entwicklung. Die Annahme Federmanns, daß in diesem Fall die dem Ulkus vorausgegangenen Blutungen durch Erosionen bedingt gewesen wären, entbehrt nach dem negativen Magenbefund bei der 2. Operation der Begründung. Diese wenigen Beobachtungen, deren Zahl sich leicht bedeutend vermehren ließe, mögen jedenfalls genügen, um zu zeigen, daß nicht nur im Magen, sondern auch in anderen Organen neurogene Blutungen entstehen können. Das Vorkommen heftiger, zu örtlicher und völliger, anhaltender Anämie führender Arterienkrämpfe läßt sich übrigens gar nicht selten in dem sog. Absterben einzelner Finger, in dem Auftreten oft kreisrunder weißer Flecken auf sonst geröteten Wangen unmittelbar beobachten. Bei dem Absterben der Finger sind es in der Regel nur 1 oder 2, und zwar nicht beliebige, sondern meistens jedesmal die gleichen Finger, welche von dem Arterienkrampf befallen werden. Dieser kann, wie ich mich selbst überzeugt habe, unter fast völligem Erlöschen des Gefühles eine Dauer von 8—10 Minuten erreichen. Was steht der Annahme im Weg, daß solche Arterienkrämpfe auch im Magen oder im Duodenum auftreten können? Hier wird aber bei der Empfindlichkeit der Magenschleimhaut und der Anwesenheit des Magensaftes ihre Wirkung jedenfalls eine ganz andere sein müssen, als in dem widerstandsfähigen Gewebe eines Fingers oder an sonstigen Stellen der äußeren Haut. (Siehe Nachtrag S. 761.)

Wie tatsächlich solche Krämpfe auch an Arterien innerer Organe vorkommen können, lehrt der interessante Fall von GRUBER und LANZ, in welchem ein an Angina pectoris leidender Epileptiker in einem von diesem vorausgesagten Anfall schwerster Stenokardie gestorben ist. Bei der Sektion fand sich bei dem sonst anatomisch gesunden und kräftigen Mann lediglich eine ganz frische und umfangreiche Nekrose des Herzmuskels im Gebiet der vorderen A. coronaria descendens, welche jedoch zart, glattwandig und völlig durchgängig war, wie auch die großen und kleineren sonstigen Arterien. Nirgends waren Thrombosen, nirgends anderweitige Emboliequellen oder Emboli zu finden. Es blieb also nur die Annahme übrig, daß hier ein „Herzmuskelkrampf, bedingt durch zentrale Einflüsse, wohl angioneurotisch vermittelt, Anlaß zum schweren, irreparablen Herzschaden gegeben hat."

Von hohem Interesse und gleichzeitig eine bedeutsame Stütze für die neurogene Theorie sind die Untersuchungen von O. MÜLLER (2) und MAYER-LIST über vasomotorische Störungen in den peripheren Kapillargebieten und kleineren Gefäßen bei Ulkuskranken und Vagotonikern. O. MÜLLER (1) hat bereits in seinem Buch über die Kapillaren den Begriff des „spastisch-atonischen Symptomenkomplexes" aufgestellt. Am Gefäßsystem, sowie auch an anderen Erfolgsorganen des vegetativen Nervensystems mit kontraktiler Substanz, äußert sich dieser Zustand als gleichmäßiges Nebeneinander von Spasmus und Atonie, oder es zeigt sich ein Überwiegen des einen oder anderen Vorganges. Bei den Vasoneurotikern beschränken sich nun diese Störungen nicht nur auf Spasmen und Atonien am Gefäßapparat, sondern es verbinden sich damit auch schwere Störungen der Sekretion und im architektonischen Aufbau der Gefäße, alles Veränderungen, welche zeitweise völlig latent sind, zeitweise aber auch mehr oder weniger schwere Erscheinungen bedingen. O. MÜLLER hat daher diesen Zustand als „vasoneurotische Diathese" bezeichnet. Bereits früher hat er auch gezeigt, daß Ulkuskranke häufig ausgesprochene vasoneurotische Veränderungen an der äußeren Haut erkennen lassen und daß man an solchen Stellen mit dem Kapillarmikroskop im Bereich der feinsten, durch Anastomosen nicht mehr vertretbaren Gefäßreiser teils spastisch, teils atonisch bedingte Stasen beobachten kann. In neuester Zeit hat nun O. MÜLLER (2) diese Verhältnisse an der Magenwand selbst untersucht. Er benutzte hierzu die bei Querresektionen des Magens abfallenden Magenteile, welche unmittelbar nach der Herausnahme, also in überlebendem Zustand und, da doppelte Abklemmung stattgefunden hatte, auch bei annähernd normaler Blutfüllung sowohl makroskopisch, als auch mikroskopisch in körperwarmem, isotonischem Wasserbad, sowie an histologischen Präparaten untersucht wurden. Außerdem wurde in zahlreichen Fällen gastroskopiert und an der äußeren Haut und an der Innenfläche der Unterlippe kapillar-mikroskopisch untersucht. Endlich wurde mit der sog. Blasenmethode auf Ödembereitschaft nachgesehen. Im ganzen wurden auf diese Weise 32 Ulkus- und 18 Karzinomfälle geprüft.

Die Ergebnisse dieser Untersuchungen faßt O. MÜLLER (2) in folgenden Sätzen zusammen:

„1. Bei den bisher von uns untersuchten Ulkuskranken fand sich in allen Fällen eine fleckenförmig und wahllos auftretende Disharmonie des periphersten Gefäßabschnittes (Kapillaren, Arteriolen und Venulae), die sich in gleicher Weise sowohl auf den anatomischen Aufbau, wie auf die physiologische Funktion (motorische wie sekretorische) erstreckte.

2. Diese Disharmonie des Gefäßapparates konnte an diesen oder jenen Stellen der äußeren Haut, an der Innenfläche der Unterlippe, wie auch an der Magenschleimhaut selbst, und zwar besonders im Bereiche von Magenstraße und Pylorus[1]) festgestellt werden.

3. Mit ihrem Nachweis ist eine konstitutionelle Möglichkeit für Stasenbildungen in den feinsten, durch Anastomosen nicht mehr vertretbaren Gefäßreisern und damit die Gelegenheit zur Selbstverdauung gegeben.

4. Da diese Möglichkeit bei allen vasomotorischen Lokalisationen am Magen, auch solchen, welche nicht zur Ulkusbildung führen, besteht, so bleibt die Frage offen, ob zur Geschwürsentstehung ein besonderer Grad oder eine bestimmte Form der Vasoneurose notwendig ist, oder ob gewisse exogene Momente hinzutreten müssen, welche den äußeren Anlaß zur Auslösung der innerlich gegebenen Ursache mit sich bringen.

5. In jedem Falle hat sich für unsere Theorie von der vasoneurotischen Entstehung des Ulcus ventriculi und duodeni eine beachtenswerte empirische Stütze ergeben." —

Die von Schmincke (und Duschl) (3) vorgenommene histologische Untersuchung der herausgeschnittenen Magenstücke ergab, in Übereinstimmung mit der Untersuchung des lebenden Objektes, folgenden Befund: Herdförmige abnorme Anhäufungen von größeren, mittleren und kleineren Gefäßen in allen Schichten der Magenwand. Bunt wechselnde Gefäßlumina, bald spastische Engen, bald aneurysmatische oder variköse Erweiterungen bis in die Endkapillaren hinein. Im Bereich der abnormen Gefäßnester vielfach Ödem im Gewebe. In Rekonstruktionspräparaten stellenweise absolut atypische, wild phantastische Gefäßbäume mit deutlichen Verengerungen und Erweiterungen der Äste. Zwischen allen diesen Abnormitäten wieder weite Strecken mit durchaus regelrechter und typischer Gefäßanordnung und ohne Ödem. Außerdem die Zeichen des chronischen Katarrhs. Vergleich mit Mägen Hingerichteter ergab, daß die geschilderten herdförmigen Erscheinungen am Gefäßapparat abnorm sind, auch wurden dieselben bei den 18 Karzinomfällen vermißt.

Ähnliche abnorme Erscheinungen, wie sie Schmincke und Duschl für den Ulkusmagen feststellten, konnten von Mayer-List bei Untersuchung der Gefäße der Lippenschleimhaut mittels des Czapski-Zeissschen Kornealmikroskopes beobachtet werden. —

Erwähnt sei noch, daß bei Vagotonie oft Eosinophilie bestehen soll, was von Nicolaysen mit Rücksicht auf das häufig reichliche Vorkommen eosinophiler Zellen in der entzündlichen Infiltrationszone chronischer Magengeschwüre als auffällige Erscheinung hervorgehoben wird. Da jedoch oxyphile Zellen bei chronisch-entzündlichen Vorgängen an sich oft gefunden werden, so kann dieser Erscheinung eine besondere Bedeutung für das Zusammentreffen von Vagotonie und Ulkus kaum beigelegt werden. —

Die Bergmann-Rösslesche Lehre vom „spasmogenen Ulkus", bzw. von der neurogenen Entstehung des Magen- und Duodenalgeschwüres fand namentlich bei den Klinikern lebhafte Zustimmung und auch Gruber, welcher sie früher bekämpfte und vor allem die Veränderungen der Gefäßwand (Atherosklerose) als die wichtigste Ursache des Ulcus simplex betrachtete, hat sich, namentlich mit Rücksicht auf die angeführte Beobachtung von Angina pectoris bei völlig normalen Koronararterien, ihr, wenn auch mit einer gewissen Einschränkung, angeschlossen.

---

[1]) Im Original nicht gesperrt.

In sehr bestimmter Weise hat sich HART (4) für die große Bedeutung reflektorischer Nervenreize zentraler oder peripherischer Herkunft für die Entstehung der peptischen Schädigungen ausgesprochen, welche in den unmittelbaren funktionellen Beziehungen zwischen dem Nerven- und Blutgefäßsystem begründet sei. Er erblickt in dem Spasmus kleinster Gefäße die wesentlichste Bedingung der peptischen Geschwürsbildung. Er ist daher auch, wie in den vorhergehenden Abschnitten bereits angeführt wurde, der Ansicht, daß sowohl die hohe Bedeutung der Gefäßerkrankung als auch die der Stauung für die Entstehung der peptischen Geschwüre darauf beruhe, daß die krankhaft veränderte Gefäßwand den regulatorischen Einflüssen der Nerven nicht mehr zu folgen vermag und daher bei Druckschwankungen abnorm belastet wird und daß ferner diese Störungen sich um so empfindlicher geltend machen müßten, wenn gleichzeitig eine vorhandene Stauung den Ausgleich der Blutströmung und des Blutdruckes erschwere.

Tatsächlich liegt in diesem Gedankengang HARTs eine überaus klare Verbindung der Gefäßtheorie mit der Lehre von der neurogenen Entstehung des Ulkus. Dabei hält HART, in Übereinstimmung mit v. BERGMANN, vor allem auch die individuelle, sog. „spastische Disposition" für ein mächtiges Moment von allgemeiner Bedeutung in der Pathogenese des Ulkus. Hauptsächlich komme diese bei jüngeren Individuen in Betracht, bei welchen Gefäßveränderungen, peritonitische Verwachsungen usw. fehlen. Auch eine erworbene, auf abnormer Erregbarkeit des Nervensystems beruhende Disposition könne eine Rolle spielen. Es läßt sich nicht leugnen, daß diese Anschauungen auch in den schon früher angeführten Untersuchungen RIEKERS über die Entstehung des hämorrhagischen Infarktes eine bedeutsame Stütze finden. (Siehe Nachtrag S. 761.)

f) Einwände gegen die neurogene Theorie und Entkräftung dieser Einwände.

Die Lehre wurde aber auch von einer Reihe von Autoren abgelehnt, im wesentlichen mit der Begründung, daß die sog. vagotonischen Erscheinungen und andere auf eine Störung des vegetativen Nervensystems hinweisenden Symptome, welche als „Stigmata des vegetativen Nervensystems" bezeichnet werden und nach der v. BERGMANNschen Schule für den Ulkuskranken charakteristisch sein sollen, einerseits bei vielen Fällen von Ulkus völlig fehlen, andererseits aber auch ohne Vorhandensein eines Ulkus bestehen können. Auch wird von den Gegnern der Theorie vielfach angenommen, daß viele dieser nervösen Erscheinungen, namentlich die Krämpfe, erst sekundär, als eine Folge des Ulkus auftreten. Ferner wird bezweifelt, ob ein Krampf der Muskularis, bzw. ein Pylorospasmus überhaupt eine derartige schwere Kreislaufstörung hervorzurufen vermag, daß dadurch ein Ulkus zustande kommt. Auch sei es schwer zu verstehen, daß die Krämpfe, welche doch lange Zeit hindurch sich wiederholen können, in der Regel nur zur Bildung eines einzigen Geschwürs Veranlassung geben. Als weiterer Einwand wird geltend gemacht, daß bei bestehendem Ulkus nur in den seltensten Fällen pathologische Veränderungen des Vagus bzw. des Nervenapparates des Magens nachgewiesen wurden, während andererseits DÜRCK selbst bei schwersten Veränderungen des Vagus infolge von Beri-Beri niemals Geschwüre im Magen oder im Duodenum finden konnte. Namentlich v. KREMPELHUBER, K. H. BAUER (1), v. REDWITZ (2) und CRÄMER (2) haben sich in diesem oder ähnlichem Sinne ausgesprochen. —

1. Die Veränderungen am Vagus. Das Ulkus als Einzelgeschwür.

Was die Veränderungen am Vagus betrifft, so muß betont werden, daß bis jetzt über das Verhalten des Nervenapparates des Magens und des Duodenums in Fällen von Ulcus pepticum, wobei selbstverständlich nicht nur der Vagus in Betracht käme, viel zu wenige Untersuchungen angestellt worden sind, um darüber aussagen zu können, ob und wie häufig dabei histologische Veränderungen gefunden werden. —

Doch sei hier erwähnt, daß Paltauf und Heyrowsky in je einem Fall von Kardiospasmus tatsächlich schwere entzündliche Veränderungen des Vagus nachweisen konnten und daß Singer einen Fall von Pylorospasmus und Magenblutungen mitgeteilt hat, in welchem bei der Sektion eine Kompression der Vagi durch tuberkulöse Bronchialdrüsen gefunden wurde. Auch v. Ortner (1) erwähnt einen von v. Neusser beobachteten Fall von Ulcus ventriculi, in welchem durch die Sektion eine Vagusneuritis festgestellt wurde. Ebenso haben Tolot und Froment einen Fall von Geschwüren an der großen Kurvatur beobachtet, in welchem bei der von Jean ausgeführten Sektion Geschwüre der großen Kurvatur und pathologische Veränderungen des Vagus gefunden wurden. Ferner führen Exner und Schwarzmann (2) zwei von Obersteiner beobachtete Fälle von gastrischen Krisen bei Tabikern an, bei welchen von Marburg an den bei der Sektion gewonnenen beiden Vagi folgende Veränderungen festgestellt wurden: ,,Die beiden Vagi des ersten Falles ließen im Hämalaun-Eosinpräparat nur wenige Nervenfasern im Querschnitt erkennen. Im Längsschnitt sah man kaum erkennbare Achsenzylinder. Das Bindegewebe ersetzte die scheinbar ausgefallenen Nerven vollständig und bildete parallelfaserige Züge mit reichlichen Kernen. Im Original-Weigertpräparat sieht man nur spärliche Markfasern. Auch hier sind Markscheiden unterbrochen oder verdünnt, stellenweise zeigt sich ein Bild, wie wenn die Lannermannschen Einkerbungen stark dehisziert wären. Einzelne Bündelchen ließen keine Markfasern mehr erkennen, andere dagegen zeigen sie reichlicher, nirgends aber finden sich normale Verhältnisse. Auch die Umgebung der Nerven zeigte Veränderungen des Bindegewebes und Gefäße mit starken verdickten Wandungen. Die Nerven beider Seiten boten genau die gleichen Verhältnisse.'' Später hat Singer noch über mehrere Fälle von frischen Magen- und Duodenalgeschwüren berichtet, in welchen typische Markscheidendegeneration vorhanden war. Auch die von Holler mitgeteilten Erfolge in der Behandlung des Ulkus mit Vakzineurin könnten vielleicht dahin gedeutet werden, daß in solchen mit diesem Mittel günstig beeinflußten Fällen, in welchen neben bedeutendem Rückgang der Sekretionskurve gleichzeitig ein Nachlassen der Schmerzen und der spastischen Anfälle beobachtet wurde, der Geschwürsbildung eine Entzündung des Vagus zugrunde lag. Reitter ist auf Grund klinischer Beobachtung der Ansicht, daß in zahlreichen Fällen klinischer Magenvagotonie sich Reste von früher überstandener Drüsentuberkulose des Lungenhilus nachweisen lassen und daß in vielen solchen Fällen die Nervi vagi eine längere oder kürzere Strecke durch entzündlich gebildetes Bindegewebe an den Drüsen fixiert sind. Ferner konnte Nagamori in Fällen von hämorrhagischen Erosionen bei Peritonitis eine Erweiterung der perivaskulären Lymphräume, bzw. ein entzündliches Ödem im Ganglion coeliacum nachweisen. Die gleichen Veränderungen fand Askanazy stets bei Peritonitis im Plexus myentericus, manchmal auch im Plexus Meissneri. —

Kroug, welcher in gleicher Weise die Bedeutung vasomotorischer Reizzustände für die Ulkusgenese anerkennt, ist gleichwohl der Meinung, daß die Entstehung eines Ulcus simplex nicht immer an bestimmte Gefäßbezirke gebunden sei, sondern auch unabhängig von solchen infolge lokaler trophoneurotischer Gewebsstörungen, ähnlich wie bei dem akuten Dekubitus nach Rückenmarksverletzungen, bei der symmetrischen Gangrän Raynauds, der Hemiatrophia progressiva facialis und anderen Erkrankungen sich entwickeln könne. —

Es ist übrigens sehr wohl möglich, daß selbst bei sorgfältigster histologischer Untersuchung des Nervenapparates des Magens und des Duodenums in den wenigsten Fällen von neurogenem Ulcus pepticum primäre, mit dem Geschwür in ursächlichem Zusammenhang stehende pathologische Veränderungen überhaupt zu erwarten sind. Denn es ist wahrscheinlich, daß die zum Infarkt der Schleimhaut bzw. der Magenwand führenden Krämpfe der Muskularis oder der Arterien oft auf reflektorischem Weg von einer entfernten Stelle her ausgelöst werden. In solchen Fällen dürften aber ebensowenig wie etwa bei dem Arterienkrampf eines Fingers anatomische oder histologische Veränderungen in den die Leitung des vasomotorischen Reizes vermittelnden Nervenbahnen zu finden sein. — (S. Nachtrag S. 761.)

Auch der Einwand, daß bei einer neurogenen Entstehung des Geschwüres man es nicht verstehen könne, daß in der Regel nur ein einziges Geschwür vorhanden sei, während doch der die Krämpfe der Muskularis oder der Arterien bedingende neuropathische Zustand Monate, ja Jahre lang bestehen könne, ist nicht stichhaltig. Denn es ist wohl selbstverständlich, daß nicht jeder Krampfanfall, sondern nur solche von ungewöhnlicher Stärke und Dauer zu einer ischämischen Nekrose führen werden. Übrigens zeigen die in dem Abschnitt über das Ulcus simplex enthaltenen Angaben, daß mehrfache Geschwüre und Narben im Magen tatsächlich sehr häufig, durchschnittlich in 32% der Fälle angetroffen werden, und dabei ist doch noch zu bedenken, daß oberflächliche hämorrhagische oder anämische Erosionen in der Regel in kurzer Zeit ohne Hinterlassung einer deutlich sichtbaren Veränderung abheilen werden.

Die Frage aber, ob ein Pylorospasmus, bzw. ein heftiger Krampf der Magenmuskulatur durch Abklemmung von Gefäßen eine ischämische Nekrose bzw. ein Geschwür erzeugen könne, scheint mir für die Pathogenese des menschlichen Magen- und Duodenalgeschwüres im Verhältnis zu der Frage, ob überhaupt auf neurogenem Weg eine Kreislaufstörung in der Magenwand mit so schweren Folgen zustande kommen kann, von ebenso untergeordneter Bedeutung zu sein, wie für die Deutung der Ergebnisse des Tierversuchs. Denn für diese letztere Frage ist es zunächst gleichgültig, ob die ischämische Nekrose durch Abklemmung der Gefäße infolge eines Krampfes der Muskulatur oder durch einen Arterienkrampf hervorgerufen wird. Der Schwerpunkt der ganzen Frage liegt jedenfalls in der Möglichkeit einer neurogenen Entstehung des Ulkus überhaupt. Diese Möglichkeit ist aber durch das Experiment bewiesen und läßt sich in Hinblick auf die angeführten Tatsachen auch für das menschliche Ulkus nicht bestreiten, sie bildet aber auch den eigentlichen Kern der v. BERGMANN-RÖSSLEschen Lehre. Es ist daher schwer zu fassen, wenn ASCHOFF meint, die oben erwähnten experimentellen Befunde von BORCHERS über die Beeinflussung der Motilität des Magens durch den Vagus sprächen gegen die BERGMANNsche Theorie der nervösen Entstehung der Magengeschwüre. Auch der Einwand KALIMAS, es sei schwer verständlich, daß die scheinbar unschuldigen funktionellen Magenbeschwerden nicht selten mit einem Schlag in krankhafte Zustände übergehen, bei welchen man notwendig tiefgreifende destruktive Veränderungen der Magenwand annehmen müßte, erscheint belanglos. Denn es ist doch klar, daß die Entstehung eines peptischen Infarktgeschwüres abhängig ist von dem Grad und der Dauer des spastischen Zustandes. Es können wohl lange Zeit leichtere Magen- und Arterienkrämpfe sich ohne schwere Folgen wiederholen, bis einmal ein spastischer Zustand von solcher Heftigkeit und so anhaltend einsetzt, daß die dadurch bedingte Kreislaufstörung die Geschwürsbildung notwendig herbeiführen muß. Diese plötzliche Entstehung des Ulkus nach längere Zeit vorausgehenden Prodromalerscheinungen findet also gerade durch die neurogene Theorie die einfachste Erklärung. Die Möglichkeit, daß durch spastische Zustände bzw. Arterienkrämpfe Geschwüre des Magens und des Duodenums entstehen können, wird übrigens selbst von Gegnern der v. BERGMANN-RÖSSLEschen Lehre, wie von FLEINER, CRÄMER und v. REDWITZ zugegeben, ja selbst K. H. BAUER, ein entschiedener Anhänger der funktionell-anatomischen Theorie ASCHOFFS, ist der Ansicht, daß diese Theorie natürlich der spastischen Disposition als einer wichtigen „Teilerscheinung der allgemeinen neuropathischen Konstitution" bedürfe, und zwar „sowohl bei der Erklärung der Entstehung erster Defekte in der Schleimhaut durch spastische Zustände, als auch bei der Frage der Umwandlung der Erosion in chronische Geschwüre, wo ja der durch die Konstitution bedingten Erregbarkeit des Sekretions- und Motilitätsmechanismus des Magens ein wichtiger Platz in der Reihe der zum Ulcus ventriculi führenden Faktoren ohne weiteres einzuräumen ist." (Siehe Nachtrag S. 761.)

Tatsächlich kann nicht geleugnet werden, daß die v. Bergmann-Rösslesche Lehre in hohem Maß geeignet ist, die Ursache und Entstehungsweise der primären peptischen Schädigungen für solche Fälle, für deren Erklärung andere Theorien, insbesondere auch die Gefäßtheorie versagen, unserem Verständnis näher zu bringen. Hierher gehören wohl die meisten Fälle von Magen- und Duodenalgeschwüren bei Kindern und im jüngeren Alter. Namentlich kommen auch alle Fälle von Melaena neonatorum, welche mit peptischen Schädigungen, bzw. Magen- oder Duodenalgeschwüren verbunden sind und bei welchen Anhaltspunkte für eine embolische Entstehung derselben fehlen, hier in Betracht.

2. Das Ulkus der Kinder und der Jugendlichen, die Melaena neonatorum, Ulkus bei Säuglingen und Kindern.

Theile hat in jüngster Zeit 248 solche Fälle vom 1.—16 Lebensjahr zusammengestellt, von welchen 130 auf Kinder unter 1 Jahr und 64 auf Melaena neonatorum entfallen. W. Schmidt fand unter 1109 Sektionen von Kindern des 1. Lebensjahres, und zwar hauptsächlich bei Knaben, in 20 Fällen (1,8%) Duodenalgeschwüre und in 1 Fall eine Ulkusnarbe im Duodenum und nach Marchand soll das Ulcus duodeni die häufigste Ursache der Melaena neonatorum sein.

Rilliet und Barthez sprachen bereits die Vermutung aus, daß die Blutungen bei Melaena wahrscheinlich auf einer Erschlaffung (Atonie) der Gefäßwände, also auf Innervationsstörungen der Gefäße beruhen und Pomorski (2) kam auf Grund eines Falles von Melaena bei einem Neugeborenen, welcher eine andere Deutung überhaupt kaum zuläßt, sowie auf Grund der bereits angeführten Versuche zu der Überzeugung, daß mindestens ein Teil der Fälle von Melaena neonatorum auf Schädigungen des Zentralnervensystems bzw. des Gehirns während der Geburt zurückzuführen ist.

In dem betreffenden Fall handelt es sich um ein Kind, welches am 3. Tag nach einer Zangengeburt plötzlich mehrmals Blut erbrach und auch Blut durch den Darm entleerte. Bei der Sektion des am folgenden Tag verstorbenen Kindes zeigte sich die rechte Kleinhirnhemisphäre gequetscht, am rechten Hinterrand und in der Rautengrube, dicht am Abgang des Kleinhirnschenkels zum Pons und den Vierhügeln fanden sich hämorrhagische Herde, im 4. Ventrikel flüssiges Blut und Cruor. Der Magen war strotzend mit Blut gefüllt, die Magenschleimhaut erschien hochgradig hyperämisch, am Pylorus und der Kardia waren scheinbar punktförmige Hämorrhagien, welche aber bei der mikroskopischen Untersuchung als tiefergreifende, kleinste peptische Schleimhautdefekte sich erwiesen, in deren vertiefter Mitte die Lichtung eines größeren, zerrissenen Gefäßes zu erkennen war. Auch in den tieferen Schleimhautschichten fanden sich zahlreiche kleine Blutungen, welche aber nicht bis zur Oberfläche reichten.

Ebenso hat v. Preuschen auf Grund seiner Experimente angenommen, daß die Blutungen bei Melaena neonatorum in ähnlicher Weise durch Gehirnverletzungen während der Geburt verursacht werden, vielleicht durch Reizung des vasomotorischen Zentrums und eine dadurch hervorgerufene Blutdrucksteigerung und Gefäßzerreißung, wie die von Schiff und Ebstein durch Verletzungen des Gehirns experimentell erzeugten Geschwüre. Dieser Auffassung von einer zentralen Ursache der Melaena neonatorum haben Gärtner und Zadek sich angeschlossen.

Ebensogut wie durch eine infolge von Blutdrucksteigerung entstandene Gefäßzerreißung ließe sich jedoch die Entstehung von peptischen Geschwüren bei Neugeborenen durch örtliche Arterienkrämpfe oder durch Krämpfe der Magenmuskulatur mit Abklemmung von Gefäßen annehmen. Diese Ansicht wird von BENEKE vertreten, welcher in Fällen von Tentoriumzerreißung kleine Magen- und Duodenalgeschwüre als Quelle der Melaenablutung gefunden hat. In einem der von ihm beobachteten Fälle hatten sich die Geschwüre „in nur 13 Stunden zur vollsten Größe im Magen und oberen Duodenum" entwickelt. BENEKE betrachtet diese peptischen Schädigungen bei Melaena „als den Ausdruck einer reflektorischen Magenschleimhautischämie nach irgendeinem starken Schock bei der Geburt", wobei er vor allem an die plötzliche Abkühlung der Haut gedacht hatte. Er setzt sie auf gleiche Stufe mit nach schweren Operationen, aber auch nicht selten nach Hirnhauterkrankungen auftretenden Erosionen, wie sie auch bei Erwachsenen gefunden werden. In gleichem Sinn hat auch St. K. MAYER sich ausgesprochen.

Fälle von Geschwüren des Magens und vor allem des Duodenums, welche 1 bis höchstens 14 Tage alte Kinder betrafen und bei welchen in den Nabelgefäßen keine Thromben als Quelle für eine Embolie gefunden werden konnten, wurden von SIEBOLD, BILLARD, v. d. BUSCH, CARTEAUX, KLING, GENRICH, LEDERER, WOODS, KUNDRAT, GOODHART, BEDNAR, HECKER, BINZ, SPIEGELBERG, RITTER v. RITTERSHAIN, LANDAU, REMBOLD, HENOCH, ANDERS, v. ZEZSCHWITZ, MÜNCHMAYER, H. NEUMANN, DUSSER, v. PREUSCHEN, BOURRUS et VATON, POMORSKI(1), F. BAUER, KUTTNER(2), RAY, STRAGUE, v. MIELECKI, W. SCHMIDT, CLIPPINGDALE, H. MÜLLER u. a. [1] mitgeteilt. Immerhin ist es nicht ausgeschlossen, daß bei einzelnen der von den angeführten Untersuchern beschriebenen Fälle die Geschwürsbildung auf Embolie beruhte, da das Fehlen von Thromben in den Nabelgefäßen nicht beweist, daß solche vor der Entstehung des Geschwüres nicht dennoch vorhanden waren. Auch könnte man in einzelnen Fällen, in welchen bei den Kindern asphyktische Erscheinungen beobachtet wurden, an Stauung in den Magenvenen und Kapillarstase denken, nachdem es, wie KUNDRAT gezeigt hat, schon bei normalem Geburtsverlauf mit Beginn der Atmung zu Blutdrucksteigerung im Pfortadergebiet und Hyperämie der Magen- und Darmschleimhaut kommt. So fanden sich in dem von v. ZEZSCHWITZ beschriebenen Fall, in welchem während der Geburt eine Aspiration von Schleim und Fruchtwasser stattgefunden hatte, bei dem 2 Tage alten Kind außer einem trichterförmigen Duodenalgeschwür, gleichzeitig massenhafte Ekchymosen und Sugillationen der Pleura, welche jedenfalls als Folge der aufgetretenen Asphyxie zu betrachten sind. Solche Momente, wie sie von KUNDRAT und v. ZEZSCHWITZ angeführt werden, liegen vielleicht auch einem Teil der Fälle von kleinen Blutungen, namentlich auf der Höhe der Schleimhautfalten des Fundus bei Frühgeburten, zugrunde, welche von YLLPÖ eingehend geschildert worden sind. Auch v. REUSS meint, daß das Zusammentreffen von Melaena mit auf Herzfehlern beruhenden Kreislaufstörungen häufig sei und BETZ und NIEBERDING haben in einzelnen Fällen von Melaena Gefäßanomalien, sowie angeborene kleine Aneurysmen der A. pancreaticoduodenalis gefunden. Für die große Mehrzahl der Fälle von Melaena neonatorum kommen jedoch derartige Momente sicher nicht in Betracht. Ebenso dürfte der von SCHMORL in einzelnen Fällen festgestellten fettigen Gefäßdegeneration schließlich eine allgemeine Bedeutung für die Ätiologie der Melaena nicht zukommen. Zweifellos ist es, daß ein Teil der Fälle von Melaena neonatorum und der dabei vorkommenden peptischen Schädigungen auch auf septische Zustände zurückzuführen ist. Solche Fälle wurden z. B. von GÄRTNER und K. MEYER mitgeteilt. Namentlich sind es die von v. REUSS zu den Spätformen gerechneten Fälle, für welche eine septische Infektion in Betracht kommen kann. Vielleicht sind auch die von SCHÖPPLER bei einem 2 Tage und einem 8 Tage alten Kind beobachteten Fälle von rein parenchymatöser Blutung in dieser Weise zu erklären, da bei der mikroskopischen Untersuchung leichte entzündliche Veränderungen der Schleimhaut gefunden wurden. Von Interesse ist es, daß es PETROFF tatsächlich gelang, bei neugeborenen Tieren durch Infektion der Nabelwunde mehrfache runde perforierende Geschwüre des Dünndarms zu erzeugen. —

Noch mehr als wie für die Neugeborenen kommt die neurogene Entstehung des Magen- und Duodenalgeschwüres in Fällen von Melaena bei älteren Säuglingen und Kindern der ersten Lebensjahre in Betracht, bei welchen eine embolische Entstehung der Geschwüre etwa von thrombosierten Nabelgefäßen aus überhaupt nicht mehr in Frage kommen kann.

So haben ORFILA, VEIT, BORLAND, FREUND, TORDAY, KUTTNER (2), HELMHOLZ, VEEDER, v. RUNSTEDT, DUCKERT, W. SCHMIDT, FLESCH, ST. K. MEYER, MUTSCHER solche Fälle beschrieben, welche 3 Wochen bis 8 Monate alte Kinder betrafen. Zum Teil litten diese

---

[1] Ausführlicher Bericht über die Literatur bei GANDY.

Kinder an Pädatrophie. Theile konnte bei seinen statistischen Untersuchungen über das Vorkommen des Ulcus simplex im Kindesalter 60 Fälle von Magen- und Duodenalgeschwüren bei Pädatrophie zusammenstellen. Helmholz, welcher unter 16 Fällen von Pädatrophie 8mal Duodenalgeschwüre beobachtet hat, ist daher der Meinung, daß zwischen der Pädatrophie und der Geschwürsbildung im Duodenum bzw. im Magen ein ursächlicher Zusammenhang bestehen müsse. Es solle durch jene eine derartige Herabsetzung der Widerstandskraft des Darmes zustande kommen, daß dadurch leicht peptische Geschwüre sich entwickeln könnten. Es wäre jedoch schwer verständlich, wie bei einer allgemeinen Herabsetzung der Widerstandskraft der Schleimhaut eine so bestimmt lokalisierte und eng umschriebene, einem Gefäßbezirk entsprechende Nekrose, aus welcher das peptische Geschwür hervorgeht, entstehen soll. Es ist daher wahrscheinlicher, daß auch den bei Pädatrophie beobachteten peptischen Geschwüren vasomotorische Störungen oder Gefäßabklemmungen durch Krämpfe der Muskulatur zugrunde liegen. —

3. Die Bevorzugungsstellen, die symmetrischen Geschwüre, die Anatomie der Magenarterien.

Auch die Erklärung der sog. Prädilektionsstellen für den Sitz des Magen- und Duodenalgeschwüres bietet bei der neurogenen Theorie kaum größere Schwierigkeiten, als bei den anderen Theorien. Jedenfalls lassen sich die bei Neugeborenen und Säuglingen vorkommenden Geschwüre des Magens und Duodenums, welche ebenfalls nahe dem Pylorus bzw. an der kleinen Kurvatur ihren Sitz haben können, ebensowenig durch die in der Magenstraße wirksamen funktionell-anatomischen Faktoren erklären, als die zahlreichen durch Eingriffe in den Nervenapparat experimentell erzeugten frischen hämorrhagischen Erosionen und Geschwüre, welche an den gleichen Bevorzugungsstellen gefunden wurden und für deren Entstehung der Einfluß einfach mechanischer Momente völlig ausgeschlossen ist. Dagegen ist es gewiß nicht ohne Bedeutung, daß gerade an der kleinen Kurvatur, wo weitaus die meisten größeren Erosionen und Geschwüre angetroffen werden, der Hauptstamm sowohl des rechten als auch des linken Vagus in die Magenwand eintreten. Zironi hat bereits diese Beziehung der Vagi zur Lokalisierung der experimentell erzeugten Magengeschwüre hervorgehoben und auch Stierlin ist der Ansicht, daß das so häufige mehrfache Vorkommen des Geschwüres, sowie seine fast regelmäßige Lokalisation längs der kleinen Kurvatur, der Hauptnervenbahn des Magens, gegen eine zufällige örtliche Ursache und für einen Zusammenhang mit dem Nervensystem spreche.

Diese Ansicht entspricht vollkommen den für die vorliegenden Fragen sehr wichtigen Untersuchungsergebnissen Permans über die Verteilung und den Verlauf der Vagusäste im menschlichen Magen. Perman fand nämlich, daß der Plexus myentericus des menschlichen Magens an der Kardia, längs der kleinen Kurvatur und in der Pars pylorica viel stärker entwickelt ist, als in der übrigen Magenwand. Während in der vorderen und hinteren Magenwand und in der großen Kurvatur die Ganglien des Auerbachschen Plexus klein und spärlich, oft 15—20 mm weit voneinander entfernt liegen und die Maschen des Plexus myentericus größer, die Fäden zwischen den Ganglien feiner sind, erscheint in der Regio cardiaca, entlang der kleinen Kurvatur und in dem distalen Teil des Magens der Plexus myentericus kräftiger. ,,In der Gegend der Kardia liegen die Ganglien dichter, 5 bis 10 mm voneinander. Sie sind größer und sternförmig, da 4—6 Nervenfäden zu jedem Ganglion kommen. Auch längs der Curvatura minor liegen die Ganglien dichter als an der vorderen und hinteren Wand. Die Ganglien sind hier sternförmig und ebenso groß, wie die bei der Kardia. Im größten Teil des Sinus liegen die Ganglien sehr dicht, sind sternförmig und sehr groß (bis zu 1 mm)." Ferner konnte Keith beim Magen eines menschlichen Fötus und in verschiedenen Tiermägen neben einem aus Nervenzellen und Fasern bestehenden Gewebe auch sog. verästelte Intermediärzellen finden, welche die Fortsätze der Plexuszellen mit Muskelzellen zu verbinden scheinen. Keith stellt diese Einrichtung des Auerbachschen Plexus, welche in der Pars pylorica, entlang der kleinen Kurvatur und an der Kardia besonders gut entwickelt ist, dem Reizleitungssystem im Herzen an die Seite.

Durch diese Feststellungen PERMANs und KEITHs finden neuere Versuchsergebnisse WESTPHALs eine gute Erklärung. Bei diesen Versuchen wurde eine lange Nadel an verschiedenen Stellen der Vorder- und Hinterwand und großen Kurvatur in den Magen von Kaninchen eingeführt und der ganze Magen von innen her durch Stichelung gereizt. An der Vorder- und Hinterwand des Korpus, sowie an der großen Kurvatur traten nur bisweilen sehr kleine, kurz anhaltende, bis linsengroße, blasse, anscheinend kontrahierte Stellen auf. An der kleinen Kurvatur ließ sich auch im Gebiet der Kardia und der oberen Hälfte nichts Auffallendes erzielen. Dagegen traten tiefer im Übergangsgebiet vom Korpus zum Vestibulum tief einschneidende, sanduhrartige Spasmen auf, welche in 2 Fällen mehr als 1 Minute und darüber anhielten. Am stärksten waren die Kontraktionen in der Pars pylorica und am Pylorus selbst, und zwar im ganzen Umfang dieses Abschnittes. Dieser Pylorospasmus hatte, namentlich bei verlängerter Stichelung, oft eine Dauer von 2—3 Minuten. Auch trichterförmige Einziehungen wurden beobachtet. Ebenso ließen sich am Duodenum und anderen Stellen des Dünndarms durch die gleichen Verletzungen bisweilen kurzdauernde Krämpfe der Ringmuskulatur erzeugen. —

Es sei hier auch nochmals auf die auffallenden Beobachtungen MARCHETTIS und KOBAYASHIS hingewiesen, welche bei ihren Versuchstieren übereinstimmend nach Durchschneidung des linken Vagus die Geschwürsbildung an der vorderen, nach Durchschneidung des rechten Vagus an der hinteren Wand fanden. Die symmetrisch an den einander gegenüberliegenden Wänden auftretenden, manchmal fast wie ein Abklatsch erscheinenden Geschwüre lassen kaum eine andere Erklärung zu, als daß sie auf neurogenem Weg, vielleicht durch symmetrisch ausgelöste vasomotorische Störungen zustande kommen. Dies gilt auch für die symmetrisch gelagerten Duodenalgeschwüre, welche schon CHVOSTECK (1) durch eine symmetrische Anordnung der kleinsten Gefäße erklärt hat. Nach JATROU sollen die symmetrischen Geschwüre des Duodenums allerdings vielleicht dadurch zustande kommen, daß nach Entstehung eines Ulkus bzw. Infarktes auch die Blutversorgung der gegenüberliegenden Stelle ungünstig beeinflußt wird, indem die Anastomosen mit den Gefäßen, welche am unteren Rand des Duodenums in dasselbe eindringen, an der Stelle des Ulkus vollständig unterbrochen sind. Übrigens kann man auch bei anderen Gefäßneurosen eine auffallende Bevorzugung bestimmter Gefäßgebiete, bzw. bestimmter Nervenbahnen feststellen, wie gerade bei den bereits erwähnten Gefäßkrämpfen an den Wangen und an einzelnen Fingern. Auch bei Muskelkrämpfen findet sich eine besondere Reizbarkeit bestimmter Muskeln oder Muskelgruppen. Es sei hier nur an die so häufigen Krämpfe der Wadenmuskulatur erinnert, während Krämpfe der Muskeln der oberen Extremitäten höchst selten sind. Nicht unwichtig ist es wohl auch, daß solche völlig isolierten, und immer an gleicher Stelle ab und zu wiederkehrenden Arterien- und Muskelkrämpfe auch bei Individuen vorkommen können, welche sonst in keiner Weise etwa eine allgemeine neuropathische Veranlagung erkennen lassen. —

Eine sehr bedeutungsvolle Stütze hat ferner die neurogene Theorie in den neuesten Untersuchungen von REEVES, JATROU, HOFMANN und NATHER und BERLET über die Anatomie der Magenarterien gefunden.

Nach diesen Untersuchungen, auf welche in dem Abschnitt über die Ursachen des chronischen Geschwüres noch näher einzugehen sein wird, sind nämlich die die kleine Kurvatur bis zum Pylorus versorgenden Arterienäste, und zwar namentlich an der hinteren Magenwand nicht nur besonders dünn, sondern auch durch so feine und ungenügende Anastomosen untereinander verbunden, daß sie wahrscheinlich funktionellen Endarterien gleichzusetzen sind. Nach JATROU ziehen namentlich die präkapillären Gefäße oft durch verhältnismäßig lange Strecken ohne Ästchen abzugeben und endigen, ohne daß Anastomosen sichtbar sind. Da nun gerade an der kleinen Kurvatur und noch mehr am Pylorus die Muskulatur besonders stark entwickelt ist, so sind auch HOFMANN und NATHER der Ansicht, daß durch starke Muskelkontraktionen in diesen Gebieten sehr wohl Kompressionen der Gefäße stattfinden können.

Sie sagen: „Ein weiterer Umstand, der unseres Erachtens gegebenenfalls die Zirkulation zu beeinflussen imstande sein könnte, ist durch den Durchtritt der marginalen Äste durch die Muskulatur an der Curvatura parva gegeben; die Curvatura parva gehört zu jenen Magenabschnitten, an welchen die Muskulatur besonders dicht angehäuft ist. Diese dicke Muskelschicht mag nun leicht imstande sein, bei starken Kontraktionen oder gar Spasmen die durchtretenden Gefäße zu komprimieren und Ischämien zu erzeugen, welche wiederum infolge der ungünstigen Anastomosenverhältnisse schlecht oder gar nicht kompensiert werden können."

Und für die Pars pylorica äußern sie sich: „Noch bedeutungsvoller als im Abschnitt 2 (Curvatura parva) erscheint in der Pars pylorica das Verhalten der Arterienäste zur Muskularis, die ja hier in jedem Magen am mächtigsten entwickelt ist. Schon der Injektionsversuch lehrt, daß die Gefäße einer stark kontrahierten Pars pylorica viel schwerer zu füllen sind als die einer dilatierten und liegt daher auch hier die Vermutung nahe, daß intra vitam bei stärkeren Kontraktionen und Spasmen die Zirkulation durch Kompression und Abknickung der Gefäße stark behindert oder gar aufgehoben wird, in ähnlicher Weise wie beispielsweise bei den Nachwehen des Uterus es zur Kompression der in der Uteruswand befindlichen Gefäße kommt und damit zum Stillstand der Zirkulation, nur mit dem Unterschied, daß letztere ein physiologisches Vorkommen vorstellt, ersteres aber als pathologischer Vorgang zu bezeichnen wäre." Schon vor den genannten Autoren hat übrigens auch Brun auf diese Gefäßverhältnisse an der kleinen Kurvatur aufmerksam gemacht.

In gleichem Sinn äußert sich Jatrou auch über die Gefäßverhältnisse im Duodenum: „Auch hier findet man 2—3 cm hinter dem Pylorus, und zwar mehr gegen die vordere als gegen die hintere Wand, eine Rarefikation in den injizierten Gefäßen. Die Geflechtsbildungen sind bei den kleinen Gefäßen seltener vorhanden; es kommen mehr längliche Gefäßpartien ohne Verästelungen vor." — „Die Arterien am Anfangsteil des Duodenum sind kurz und zeigen spärliche, manchmal gar keine Anastomosen untereinander." — In der Pars descendens nimmt nach Jatrou der Gefäßreichtum wieder zu. Auf diese schlechtere Gefäßversorgung des Anfangsteiles des Duodenums hatten schon früher auch Robinson und Polya hingewiesen.

Hinsichtlich der Bedeutung dieser Gefäßverhältnisse für die Entstehung des Duodenalgeschwüres sagt Jatrou: „Der Anfangsteil des Duodenums ist am schlechtesten mit Blut versorgt, die Arterien zeigen spärliche Anastomosen und eine Zirkulationsstörung (durch Embolie, Thrombose, Ursachen neuropathischer Natur, Muskelkontraktionen — auch durch Anomalie in der Verteilung der kleinen Gefäße, letzteres vielleicht sogar das Wahrscheinlichere) führt zweifellos zur Ernährungsstörung."

Bemerkt sei, daß Reeves, Jatrou und Hofmann und Nather völlig unabhängig voneinander zu diesen auffallend übereinstimmenden Untersuchungsergebnissen gelangt sind und daß die Arbeit Jatrous aus dem Institut Tandlers hervorgegangen ist. Bickel konnte dann diese Ergebnisse in vollem Umfang bestätigen. — (Siehe Nachtrag S. 756.)

4. Die erbliche Veranlagung beim Ulkus.   Zusammenfassung.

Die neurogene Theorie ist auch, wie keine andere Theorie geeignet eine von verschiedenen Autoren behauptete erbliche Disposition für das Ulcus ventriculi et duodeni insofern zu erklären, als wir wissen, daß auch manche andere abnorme oder pathologische Zustände des Nervensystems, welche in einer ungewöhnlichen Empfindlichkeit und Reizbarkeit bestimmter Nervengebiete zum Ausdruck kommen können, sich vererben. So finden wir z. B. eine erbliche Anlage bei Pseudokrupp und namentlich bei Urticaria, welcher heftige, durch vererbte Idiosynkrasie bedingte vasomotorische Störungen der Haut zugrunde liegen. Es würde zu weit führen noch mehr solche Beispiele von „konstitutioneller Neurose" in den Kreis dieser Betrachtung zu ziehen.

Die erbliche Veranlagung für das Ulkus, auf welche auch Wegele und v. Bergmann (1) hingewiesen haben, beschränkt sich freilich nicht auf dieses allein, sondern erstreckt sich auch auf andere krankhafte Erscheinungen, welche aber in dem ganzen Symptomenkomplex des Ulkus eine Rolle spielen.

HUBER hat allein 30 solcher Fälle zusammengestellt, welche teils von ihm selbst, teils von BERNHARD beobachtet bzw. behandelt und operiert worden sind. Besonders interessant ist die folgende Beobachtung (IV): „Vater von Frau B. an Platzung einer Ader im Magen gestorben, habe immer mit dem Magen zu tun gehabt. Tochter: Frau B., sei an Magenblutung gestorben. Töchter der Frau B.: A., 29 J., an Ulkus behandelt (†), B., 34 J., stand in Ulkusbehandlung." Hier hatte sich also die Anlage zur Ulkuserkrankung durch 2 Generationen hindurch vererbt. Charakteristisch ist auch die zweite Beobachtung HUBERs: Eine Frau war in ihrer Jugend sehr bleichsüchtig gewesen, litt sehr viel an Magenschmerzen und hatte einmal eine Magenblutung. Von den 3 Töchtern wurde eine mit 22 Jahren wegen Ulkus mit Magenblutung behandelt, eine 29jähr. Tochter war in gleicher Weise erkrankt und die dritte, 18jähr. Tochter litt an Ulkus mit Darmblutung. Ähnliche Fälle von vererbter Anlage, bzw. familiärem Vorkommen des Magen- und Duodenalgeschwüres wurden auch von C. BRUNNER, CZERNECKI, PLITEK, WESTPHAL, R. SCHMIDT, STRAUSS und I. BAUER mitgeteilt. Auch OHLY hat über eine größere Anzahl solcher Ulkusfamilien berichtet. I. BAUER und ASCHNER geben auf Grund ihrer Untersuchungen eine minderwertige Erbanlage in der Entwicklung des Magens für die Ulkusentstehung zu.

Die erbliche Belastung wird bei Ulkuskranken so häufig festgestellt, daß es unmöglich ist, in ihr eine Zufälligkeit zu erblicken. Beträgt sie doch nach den Beobachtungen HUBERS 15—33 %, nach WESTPHAL etwa 25 % der behandelten Ulkuskranken und nach den ausgedehnten Untersuchungen SPIEGELS können bei Ulkuskranken beiläufig 4 mal so oft (61,1 % : 15,5 %) Magenerkrankungen auch der Eltern und Geschwister festgestellt werden als bei Magengesunden. Auch STOLL fand unter 90 Fällen in 13,3 % und STRAUSS unter 218 Fällen von Magen- und Duodenalgeschwüren vollends in nahezu 1/3 der Fälle Angaben über Magenkrankheiten in der Familie. Diesen Beobachtungen gegenüber fallen die gegenteiligen Angaben HEISSENs wenig ins Gewicht.

Erwähnt sei hier, daß PALMULLI neben gleichzeitig einwirkenden anderen Ursachen, wie Giftwirkung, Kreislaufstörungen usw. in einer angeborenen Schwäche der trophischen Zentren des Magens die wesentliche Ursache des Magengeschwüres erblickt. Eine ähnliche Anschauung vertritt auch NICOLAYSEN, auch KROUG nimmt trophische Störungen an. Ebenso führt DALLA VEDOVA für die Entstehung der von ihm experimentell erzeugten Geschwüre auf trophische Störungen zurück und HAYEM vergleicht das von ihm beschriebene sogenannte „äußere Magengeschwür" mit dem Mal perforant du pied. Er glaubt, daß es wahrscheinlich auf einer Erkrankung der intramuralen Nervenplexus beruhe, doch fanden sich im Bereich des eigentümlichen Herde auch leichte atherosklerotische Veränderungen der Arterien. —

Auf Grund aller dieser Tatsachen in Verbindung mit den Ergebnissen der experimentellen Forschung erscheint somit die Annahme einer neurogenen Entstehung des Magen- und Duodenalgeschwüres, bzw. der peptischen Schädigungen überhaupt für viele Fälle gewiß berechtigt, wenn auch vielleicht die Mehrzahl der Fälle auf andere Ursachen, insbesondere vaskuläre Störungen zurückzuführen ist. Oft dürfte es übrigens schwierig, ja unmöglich sein zu entscheiden, ob ein frisches Geschwür, bzw. ein frischer peptischer Defekt auf neurogenem Weg oder durch Thrombose infolge von Gefäßwand- oder Blutveränderung, Embolie oder Stauung zustande gekommen ist, indem z. B. bei Bleivergiftung, Verbrennung, Appendizitis usw. sehr wohl beide Möglichkeiten, die der neurogenen und die der vasogenen Entstehung des Geschwüres in Betracht kommen könnten. Es ist aber wahrscheinlich, daß die in den jüngeren Jahren (vor dem 40. Lebensjahr), in welchen Gefäßerkrankungen seltener sind, auftretenden Geschwüre großenteils neurogenen Ursprungs sind. Auch MÖLLER hält diese Annahme für berechtigt, da eine mit vasomotorischen Störungen verbundene, asthenische Konstitution im jüngeren Alter besonders häufig beobachtet wird.

In sehr klarer Form bringt auch HART einen ähnlichen Gedankengang mit folgenden Worten zum Ausdruck: „Durch Nerveneinfluß bedingte

vasomotorische Störungen der Blutzirkulation bilden die Haupt-
bedingung für die Entwicklung peptischer Geschwüre; diese
Nerveneinflüsse selbst, wie die mannigfachen, ihre Wirkung
begünstigenden, für die Geschwürsbildung mehr oder weniger
wesentlichen und unerläßlichen Bedingungen unterliegen einem
individuellen Wechsel, dem die einzelnen Altersklassen Prägung
und Bedeutung geben. Bei den Jugendlichen sind alle Bedingungen mehr konstitutionell, bei den älteren Individuen in stei-
gendem Maße konditionell." — (Siehe Nachtrag S. 762.)

III. Die biochemischen Theorien.

a) Die Bedeutung der Superazidität und der Supersekretion für die Entstehung der peptischen Schädigungen.

1. Die gegen Selbstverdauung des Magens wirksamen Kräfte, Alkaleszenz des Blutes, Bedeutung der Schleimschicht, das Antipepsin.

Ohne weiteres fügt sich in die neurogene Theorie die Frage von der Bedeutung der Superazidität und der Supersekretion für die Entstehung
der peptischen Geschwüre ein, da die Erzeugung der HCl, wie die des Magensaftes überhaupt, unter dem Einfluß der Innervation steht. Es ist diese
Frage ferner eng verknüpft mit der viel umstrittenen älteren Frage, weshalb
die normale Magenschleimhaut der verdauenden Kraft des Magensaftes Widerstand zu leisten vermag.

Hunter hatte die Ansicht vertreten, daß das lebende Gewebe als solches gegen die Verdauungssäfte geschützt sei. Diese Ansicht, welche in neuerer Zeit auch Fermi durch ausgedehnte Untersuchungen zu begründen suchte, erwies sich jedoch nach den Untersuchungen
Claude-Bernards und Pavys (3) scheinbar als unrichtig, indem Claude-Bernard beobachten konnte, daß ein in eine Magenfistel eingeführter Froschschenkel verdaut wurde,
während Pavy in gleicher Weise die Verdauung des lebenden Kaninchenohres feststellen
konnte. Die Beobachtung Claude-Bernards wurde von Frentzel und Matthes bestätigt,
ebenso kamen später Kathe und Wullstein bei ihren Versuchen zu dem Ergebnis, daß
lebendes Gewebe dem Magensaft nicht zu widerstehen vermag. Matthes (2) konnte aber
bereits feststellen, daß die durch Abtragung der Schleimhaut freigelegte Muskularis des Magens der verdauenden Wirkung des Magensaftes nicht unterliegt
und daß durch Pepsin allein oder vermischt mit anderen nicht ätzenden Säuren, wie Hippur-
säure, das lebende Gewebe überhaupt nicht angegriffen wird, so daß ein lebender Frosch
in einem solchen Gemisch bis zu 3 Tagen ohne Schädigung verbleiben kann. Er schloß
daraus, daß das Ergebnis des Claude-Bernardschen Versuches darauf zurückzuführen
sei, daß die Froschhaut die HCl nicht vertrage, daher von dieser angeätzt und daß von dem
Pepsin erst der so entstandene Ätzschorf verdaut werde, die HCl aber dann immer wieder
von neuem auf das darunter liegende Gewebe einwirke. Wenn die lebende Magenschleimhaut
nicht in gleicher Weise vom Magensaft verdaut werde, so beruhe das auf einer Anpassung
ihrer Gewebe, in erster Linie ihres Epithels an die HCl, bzw. an ihre Lebensbedingungen und Funktionen. Die gleiche Ansicht hatte auch Marchand ausgesprochen
und Ruzizka hat sich ihr auf Grund seiner Untersuchungen im wesentlichen ebenfalls angeschlossen, indem auch er eine große Widerstandskraft des Magenepithels gegen die verdauende Kraft des Magensaftes feststellen konnte, eine Tatsache, auf welche übrigens
Claude-Bernard selbst bereits hingewiesen hatte. Später fand auch Katzenstein (1),
daß Teile der Magenschleimhaut und des Duodenums, welche er derartig in den Magen der
Versuchstiere eingepflanzt hatte, daß sie von allen Seiten der Wirkung des Magensaftes
ausgesetzt waren, nicht verdaut wurden. Die gleiche Widerstandskraft fand er aber auch
bei der toten Magenwand. Dagegen wurden die in den Magen eingepflanzte Milz und in
gleicher Weise eingepflanzte Dünndarmabschnitte trotz guter Gefäßversorgung regelmäßig
vom Magensaft zerstört. Die gleichen Beobachtungen hatte auch Kathe bei seinen
Versuchen gemacht. Ribbert war der Meinung, daß der Magensaft die lebende Schleimhaut in der Umgebung eines Geschwüres oder eines künstlich erzeugten Defektes zu verdauen vermöge, da er nach örtlicher Vereisung eine über die geschädigte Stelle hinaus-
greifende Zerstörung, bzw. Verdauung des Gewebes beobachtet haben wollte.

Die Versuche KATZENSTEINS und KATHES standen jedoch in Widerspruch zu schon früher von VIOLA und CONTEJEAN angestellten ähnlichen Versuchen, bei welchen die in den Magen eingenähte Milz bzw. Darmabschnitte keine Schädigung erlitten, obgleich die Versuchstiere bis zu 64 Stunden am Leben geblieben waren. Zu dem gleichen Ergebnis kamen HOTZ, FIORI, KAWAMURA und MARIE und VILLANDRE, welche die Versuche KATZENSTEINs nachprüften. Auch die Tatsache, daß durchgebrochene Magengeschwüre erfolgreich durch Annähen von Netz oder der Gallenblase gedeckt werden können (ENDERLEN, BRAUN) läßt sich mit den Versuchsergebnissen KATZENSTEINs nicht vereinbaren. Es ist daher nicht auszuschließen, daß das Ergebnis der Versuche KATZENSTEINs doch wohl durch Fehler in der operativen Technik, welche Kreislaufstörungen und damit eine ungenügende Ernährung der in den Magen eingenähten Organe zur Folge hatten, bedingt war. Auch E. NEUMANN vertrat die Ansicht, daß lebendes Gewebe überhaupt nicht verdaut werde und daß daher auch die Ösophago- und Gastromalazie stets nur als eine postmortale Erscheinung betrachtet werden könne. Dagegen fand allerdings BEST, welcher bei Katzen die Blase in den herabgezogenen Magen einnähte, daß diese nach 11—14 Tagen verdaut wurde, so daß bei der Sektion der Tiere ein scharfrandiges Loch in der sonst normalen Blasenwand gefunden wurde. Die gleiche Beobachtung machte er, wenn er Jejunum, Ileum und Kolon in den Magen einnähte. BEST nimmt an, daß bei diesen Versuchen der Durchbruch der Schleimhaut nach Verdauung der übrigen Schichten wohl durch Einreißen erfolgte. Magen in Magen wurde auch bei seinen Versuchen nicht verdaut. Er schließt aus diesen Versuchen, daß das die Selbstverdauung des Magens verhindernde Agens jedenfalls in der Schleimhaut gelegen sein müsse, da wohl die übrigen Schichten des eingenähten Duodenums verdaut würden, die normale Duodenalschleimhaut aber dem Magensaft widerstehe. In gleicher Weise müsse die Dünndarmschleimhaut geschützt sein, da sonst nach jeder Gastroenterostomie ein Jejunalgeschwür entstehen müßte. —

So widersprechend alle diese Versuche über die Verdauung lebenden Gewebes sind, so dürfte doch insbesondere durch die Versuchsergebnisse MATTHEs der Nachweis erbracht sein, daß keinesfalls eine unmittelbare Verdauung lebenden Gewebes durch den Magensaft stattfindet, sondern dieses der Verdauung nur dann unterliegt, wenn es durch die im Magensaft anwesende HCl zuvor abgetötet wird.

Die hohe Bedeutung der HCl für die vorliegende Frage war selbstverständlich auch den älteren Untersuchern nicht entgangen und PAVY (3) hatte daher bereits die Theorie aufgestellt, daß es die Alkaleszenz des Blutes sei, welche die verdauende Wirkung des Magensaftes auf die lebende Magenschleimhaut ausgleiche, zumal das in dieser kreisende Blut, wie er annahm, wegen der Abgabe von Chlor an die Schleimhautdrüsen zur HCl-Bildung, eine stärkere alkalische Reaktion besitzen müsse. Spätere Untersuchungen, namentlich SEHRWALDs, haben jedoch ergeben, daß diese wegen ihrer Einfachheit sehr bestechende Theorie im Widerspruch zu den Diffusionsgesetzen steht und daher unhaltbar ist. Mit Recht weisen auch BUNGE und MARCHAND (1) darauf hin, daß das Eindringen des eigenen von einer Drüse oder einer Schleimhaut erzeugten Sekretes in diese selbst ganz ohne Beispiel wäre.

Eher begründet erscheint dagegen die Annahme, daß die die Magenschleimhaut bedeckende Schleimschicht dieser einen Schutz gegen eine Schädigung durch den Magensaft gewähre. CLAUDE-BERNARD, HARLEY und SCHIFF (4) hatten sich bereits in diesem Sinn geäußert. Vor allem aber hat DANILEWSKY gezeigt, daß im Schleim des Magens sich ein den Magensaft unwirksam machendes Antiferment findet. Zu den gleichen Ergebnissen kam auch HENSEL bei seinen Untersuchungen des Magenschleimes. Ebenso haben J. KAUFMANN (3), KLUG, ZWEIG und andere die schützende Wirkung des Magenschleimes gegen die Selbstverdauung der Magenschleimhaut hervorgehoben. Auch REYER ist der Ansicht, daß die die Schleimhaut überziehende Schleimdecke jener gegen die Wirkung des Magensaftes einen Schutz verleihe. Aus dieser Tatsache erklärt sich auch die schon von MATTHES gemachte Beobachtung, daß der schleimhaltige natürliche Magensaft weniger ätzend wirkt als ein künstliches Gemisch von Pepsin und HCl. Schon vor DANILEWSKY hatte J. FRENZEL auf solche Schutzstoffe hingewiesen und Weinland hatte aus dem Magen von Schweinen einen Extrakt von verdauungshemmender Wirkung hergestellt. Er war bei diesen Versuchen von der bekannten Tatsache ausgegangen, daß die im Pferdemagen lebenden Larven des Gastrophilus equi nicht geschädigt werden und daß die Widerstandskraft dieser Larven gegenüber dem Magensaft offenbar durch eine in ihrem Körper vorhandene antipeptisch wirkende Substanz bedingt ist. Denn es war ihm gelungen aus den Larven durch Alkoholfällung eine Substanz zu gewinnen, welche mit ihr durchtränkte Fibrinflocken gegen die peptonisierende Wirkung des Magensaftes schützte. Hensel und O. Schwarz waren zu ähnlichen Untersuchungsergebnissen gelangt. Blum und Fuld haben dann das tatsächliche Vorkommen einer solchen Substanz, des Antipepsins, im Magensaft nachgewiesen und gezeigt, daß es im nüchternen Magen, namentlich bei Supersekretion, am reichlichsten vorhanden ist. Wolff und Hirsch konnten diese Untersuchungsergebnisse bestätigen und Hahn, Oguro, Jochmann und Kantowicz fanden das Antipepsin auch im Blut, ebenso Katzenstein (3) und Gundelfinger im Blut ihrer Versuchstiere bei den schon früher angeführten experimentellen Untersuchungen über die neurogene Entstehung des Ulcus rotundum. —

Durch die Untersuchungen Langenskiölds scheint allerdings diese Antipepsintheorie erschüttert zu sein. Auch er vermochte zwar aus der Schleimhaut des Magens und des Darms eine die Magenverdauung hemmende Substanz zu gewinnen, doch zeigte diese nicht die Eigenschaften eines Fermentes, sondern erwies sich vielmehr auf Grund der Biuretreaktion als ein Eiweißspaltprodukt. Solche Spaltungsprodukte des Eiweißes sind aber für sich allein imstande die Eiweißverdauung zu hemmen. Wahrscheinlich handelt es sich nach Langenskiöld in der vorliegenden Frage um aus der Nahrung stammende Peptone, welche von der Schleimhaut aufgenommen werden und damit dieser einen Schutz gegen die Verdauung durch den Magensaft verleihen. —

Nachdem durch die angeführten Untersuchungen festgestellt ist, daß gut ernährtes, in seiner Lebenskraft nicht geschwächtes lebendes Gewebe vom normalen Magensaft keinesfalls angegriffen wird, erscheint übrigens die Frage, worauf dieser Schutz des lebenden Gewebes, bzw. der Magenschleimhaut gegenüber dem Magensaft begründet ist, mindestens für die erste Entstehung des peptischen Defektes zunächst von untergeordneter Bedeutung. Man muß Neumann zustimmen, wenn er sagte: ,,Übrigens möge man aber nicht verkennen, daß für die Pathologie die Entscheidung darüber, durch welche Mittel sich der lebende Organismus gegen die Einwirkung der verschiedenen Sekrete schützt, erheblich an Interesse verliert, wenn man an dem Standpunkt festhält, daß Körpergewebe durch dieselben niemals angegriffen werden, solange sie sich in vitalem Zustande befinden. Wir müssen uns klar machen, daß damit an Stelle der Frage, wodurch die Körpergewebe ihrer Immunität gegen die Verdauungsfermente beraubt werden können, vielmehr einfach die dem Pathologen viel näher liegende Frage tritt, unter welchen Bedingungen kommt es zu einer Nekrose der Gewebe und damit zu einer Preisgabe derselben an die verdauenden Sekrete."

2. Die Superazidität, die Supersekretion und Retention.

Dagegen ist allerdings die Frage von Bedeutung, ob das normale lebende Gewebe auch der zerstörenden Wirkung eines an wirksamen Substanzen reicheren Magensaftes, bzw. einer pathologisch gesteigerten Sekretion, insbesondere einem stärkeren Säuregehalt des Magensaftes Widerstand zu leisten vermag.

GÜNZBURG schloß bereits aus seinen oben erwähnten Versuchen über die Folgen der Vagusdurchschneidung und der dabei beobachteten Säurevermehrung im Magen, daß diese letztere die Ursache der Auflösung der Magenwand sei. Später haben VAN DER VELDEN und SCHELLHAAS wohl als die ersten eine Erhöhung des HCl-Gehaltes bei Ulcus ventriculi beobachtet. Kurz darauf hat dann RIEGEL festgestellt, daß bei Ulkuskranken fast ausnahmslos höhere Säurewerte, durchschnittlich 0,3—0,4%, ja selbst bis zu 0,6%, gefunden werden. Ebenso hat LEUBE den vermehrten Säuregehalt betont und KORCZYNSKI und JAWORSKI, BORDONI, RUBOW, ROTHSCHILD, ROBIN, FENWICK, EINHORN u. a. Forscher sind bei ihren Untersuchungen von Ulkuskranken zu den gleichen Ergebnissen gekommen. (Siehe Nachtrag S. 762.) Da nun MATTHES (2) es scheinbar gelungen war beim Hund die Heilung eines künstlich angelegten Schleimhautdefektes, welcher unter gewöhnlichen Bedingungen sich schnell zu schließen pflegt, durch Verabreichung einer stärkeren HCl-Lösung, wie er glaubte, erheblich zu verzögern und ebenso EWALD und KOCH bei ihren Versuchstieren, welchen sie das Rückenmark durchschnitten hatten, nach Zufuhr von HCl und dadurch erzeugter Superazidität Geschwüre im Magen entstehen sahen, so wurde von den genannten Untersuchern, namentlich von RIEGEL (2) und MATTHES in Verbindung mit der klinischen Beobachtung der Superazidität eine wesentliche ursächliche Bedeutung für die erste Entstehung des Magen- und Duodenalgeschwüres zugeschrieben.

Auch Versuche LITTHAUERS, welcher bei Hunden nach Anlegung eines Schleimhautdefektes nur dann ein Geschwür erzeugen konnte, wenn er gleichzeitig durch Verabreichung von HCl eine Superazidität hervorrief, lassen erkennen, daß die Anwesenheit von HCl bei der Entstehung des Ulkus von Einfluß sein muß. Ebenso hat PANOW bei seinen Versuchen festgestellt, daß vermehrte Saftabsonderung das Weiterschreiten eines Geschwüres begünstigt, ja er glaubt, daß erstere allein schon Gefäßveränderungen und dadurch auch die Entstehung von Geschwüren bewirken könne.

Allein die Untersuchungen zahlreicher anderer Autoren ergaben keineswegs eine solche Häufigkeit der Superazidität bei Ulkuskranken, ja es konnten in einer erheblichen Anzahl von Fällen sogar abnorm niedrige Säurewerte, selbst ein völliger Mangel der HCl trotz sicher vorhandener Geschwüre festgestellt werden. So berichtet KROKIEWICZ über einen Fall mit 31 Geschwüren des Magens, in welchem während des Krankheitsverlaufes völliger HCl-Mangel bestanden hatte. Auch am Erlanger pathologischen Institut kamen wiederholt Ulkusfälle zur Sektion, in welchen während des Lebens keine Vermehrung der HCl oder selbst völliger Mangel derselben festgestellt worden war. Auch DU MESNIL DE ROCHEMONT hat einen solchen Fall mitgeteilt. Wieweit die Untersuchungsergebnisse der verschiedenen Untersucher hinsichtlich des HCl-Gehaltes bei Ulkuskranken auseinandergehen, zeigt ein Blick auf die

Tabelle 51. Der HCl-Gehalt des Magensaftes bei Ulcus simplex.

	Normal %	Superazidität %	Subazidität %
EWALD.	56,8	34,1	9
HAYDN	29	71	—
v. KREMPELHUBER	67	23	10
RÖSLER	39	11	50
SCHNEIDER	44,7	18,5	36,8
SCHWARZ	46	42	11
WIRSING	75,5	10,3	13,8
KROUG	33,0	54,25	12,5

vorstehende Tabelle, in welcher die Ergebnisse mehrerer Autoren zusammengestellt sind [1]).

Nach dieser Zusammenstellung würde sich also die Superazidität durchschnittlich nur bei beiläufig 30% der Ulkuskranken finden. Übrigens ist der HCl-Gehalt bei Ulkuskranken offenbar auch großen Schwankungen unterworfen. So konnten Saloz, Cramer und Moppert bei einem Ulkusfall bei stündlicher Prüfung binnen 24 Stunden ein Schwanken des Gesamtsäuregehaltes von 0,29—2,62, bei einem anderen Ulkuskranken von 0,3 bis 3,15% und bei zwei weiteren Kranken ein Schwanken des Gehaltes an freier HCl von 0,0—1,82, bzw. von 2,85% nachweisen. Angesichts dieser Tatsache läßt sich die Behauptung, daß der Superazidität eine ausschlaggebende Bedeutung bei der ersten Entstehung des peptischen Geschwüres zukomme, nicht aufrecht erhalten und zwar um so weniger, als auch die erwähnten experimentellen Ergebnisse von Matthes, wie schon E. Neumann gezeigt hat, nicht nur nicht einwandfrei sind, sondern auch doch nur die Entstehung eines chronischen Geschwüres, aber gewiß nicht die des primären peptischen Defektes zu erklären vermöchten.

Nach den Untersuchungen Pawlows ist es übrigens wahrscheinlich, daß es sich in den Fällen von scheinbarer Superazidität tatsächlich nur um eine vermehrte Sekretion des Magensaftes überhaupt ohne wirkliche prozentuale Vermehrung der Säure, also nur um eine quantitative, nicht um eine qualitative Änderung hinsichtlich der Zusammensetzung des Magensaftes handelt. Diese ist vielmehr nach einwandfreien Untersuchungen Pawlows wenigstens für den Magensaft des Hundes eine beständige, kleine Schwankungen sind nur dadurch bedingt, daß durch Beimengung von Schleim ein Teil der HCl neutralisiert werden kann. Sehr wahrscheinlich liegen die Verhältnisse, wie Untersuchungen Bickels gezeigt haben, auch beim Menschen ähnlich und nach Rubow, Strauss, Tuchendler, Zweig u. a. beruht die Superazidität in Fällen von Ulcus ventriculi tatsächlich auf einer Supersekretion, d. h. auf einer vermehrten Sekretion des Magensaftes im ganzen, welche gleichzeitig mit einer stärkeren Retention desselben durch motorische Insuffizienz verbunden sein kann. Ja einzelne Autoren, wie Minkowski, Boas (3), Mikulicz (3), Schnitzler (1) u. a. glauben durch diese motorische Störung allein die Erscheinung der Superazidität bzw. Supersekretion erklären zu können, so daß also auch die Supersekretion nur eine scheinbare wäre.

Schließlich ist es überhaupt unentschieden, ob die bei Ulkuskranken häufig zu beobachtende sog. Superazidität, bzw. Supersekretion der Entstehung des Ulkus vorausgeht, oder erst im weiteren Verlauf des Geschwürs sich entwickelt und, wie z. B. Möller annimmt, eher als eine Folge des Ulkus zu betrachten ist. Aber selbst wenn auch die erstere Annahme zutreffen sollte, so kann unter keinen Umständen der vermehrte Säuregehalt für sich allein genügen um einen primären peptischen Defekt zu erzeugen. Denn es ist gar nicht einzusehen, wie durch die Wirkung des sauren Magensaftes allein, welcher doch überall im Magen gleichmäßig auf die Schleimhaut einwirkt, ein so umschriebener und in der Regel einzeln bleibender, einem umschriebenen Gefäßbezirk entsprechender peptischer Defekt, bzw. hämorrhagischer Infarkt zustande kommen soll. Der Entwicklung des peptischen Defektes muß stets die umschriebene Abtötung mindestens der Schleimhaut vorausgehen, diese kann aber,

---

[1]) Über weitere statistische Angaben siehe die klinische Literatur.

wenn nicht traumatische Einwirkungen irgendwelcher Art in Betracht kommen, nur durch örtliche Kreislaufstörungen erfolgen. —

3. Das peptische Jejunalgeschwür nach Gastroenterostomie.

Auch das nicht seltene Auftreten eines Ulcus pepticum im Jejunum nach Gastroenterostomie — v. Roojen konnte bereits 1910 89 solcher Fälle aus der Literatur zusammenstellen — kann nicht als ein Beweis für die unmittelbare Säurewirkung betrachtet werden. Wurden doch Fälle von Ulcus jejuni nach Gastroenterostomie selbst bei Anazidität beobachtet. Nicht selten mögen diese Geschwüre vielmehr auf durch den operativen Eingriff am Darm bedingte Störungen zurückzuführen sein. Denn es ist auffallend, daß nach van Roojen unter 56 Fällen, in welchen der Sitz des Geschwüres angegeben war, dieses 41 mal gerade an der Stelle der Anastomose gelegen war. Nur in einem von Körte beschriebenen Fall lag das Geschwür in einer Entfernung von 7 cm von der Gastroenterostomiestelle und in einigen von Brodnitz, Steinthal und anderen mitgeteilten Fällen wurden 2 4 Geschwüre beobachtet. (Nähere Literaturangaben über das Jejunalgeschwür nach Gastroenterostomie siehe bei Lieblein und Hilgenreiner und bei v. Roojen.) Auch Schostak erklärt in der angegebenen Weise das Zustandekommen dieser Jejunalgeschwüre, indem z. B. durch Drehung der Darmschlingen, durch zu starkes Anziehen der Nähte oder durch den Druck des Murphyknopfes eine primäre Schädigung bzw. eine Kreislaufstörung in der Darmwand gesetzt werden könnte. Diese Annahme wird durch die experimentellen Untersuchungen Reerings bestätigt, welche zeigen, daß Kreislaufstörungen bei dem Mißlingen solcher Anastomosenoperationen eine besonders wichtige Rolle spielen. Tiegel ist der Meinung, daß für die Entstehung des operativen peptischen Jejunalgeschwüres auch arteriosklerotische Gefäßveränderungen von Bedeutung seien. Übrigens konnte Borzeky bei 11 Tieren, bei welchen er die Gastroenterostomie zum Teil mit Verengerung des Pylorus ausgeführt und welchen er nach der Operation größere Mengen von HCl zugeführt hatte, trotz der auf diese Weise erzeugten Superazidität nur bei 1 Tier die Entwicklung eines peptischen Jejunalgeschwüres beobachten.

Daß gleichwohl bei der Entstehung von solchen Jejunalgeschwüren, wie des peptischen Defektes überhaupt, die Wirkung des sauren Magensaftes von Bedeutung ist, und mindestens ein wichtiges unterstützendes Moment für die Geschwürsbildung darstellt, kann nach den früher angeführten Versuchen Lichtenbelts und Westphals, in welchen bei Bespülung der Schleimhaut mit physiologischer Kochsalzlösung die Geschwürsbildung unterblieb, trotzdem nicht geleugnet werden, wie ja doch auch die Tatsache, daß das typische Ulcus simplex des Magens und des Duodenums sonst nur im Bereich der Wirkung des Magensaftes vorkommt, für sich allein schon mit zwingender Notwendigkeit darauf hinweist, daß der saure Magensaft einen bedeutsamen Faktor in der Pathogenese dieses Geschwüres darstellt. So könnte ein von Holzweissig (4) beschriebener Fall, in welchem bei einer 58 jährigen Frau mit Verschluß der Papille durch einen Gallenstein in der obersten Jejunalschlinge, dicht hinter der Flexura duodeno-jejunalis, auf einer Strecke von etwa 10 cm sich 8 charakteristische peptische Erosionen und Geschwüre fanden, wohl in der Weise erklärt werden, daß durch die Absperrung des Gallenzuflusses keine Neutralisierung des Magensaftes mehr stattfinden konnte. Es handelte sich um typische, meist linsengroße, runde, deutlich terrassenförmige, teils bis in die Muskularis, teils bis zur Serosa reichende peptische Defekte, von welchen einer in die Bauchhöhle durchgebrochen war.

In gleichem Sinn müssen auch die Versuche Exaltos(1) gedeutet werden, welcher bei Hunden zwar bei in gewöhnlicher Weise ausgeführter Gastroenterostomie selbst nach Zufuhr reichlicher Mengen von HCl niemals ein Jejunalgeschwür sich entwickeln sah, fast stets aber solche erzielte, wenn er eine Jejunalschlinge so in den Magen einnähte, daß die Galle und der Pankreassaft erst unterhalb der Anastomose in den Darm gelangten. Die Geschwüre entwickelten sich in der unmittelbar mit dem Magen verbundenen Darmschlinge um so schneller, je tiefer die alkalischen Sekrete in den Darm geleitet wurden, gleichviel ob den Tieren mit der Nahrung gleichzeitig HCl dargereicht wurde oder nicht.

Es ist daher wohl möglich, daß unter Umständen die Entstehung eines Jejunalgeschwüres nach Gastroenterostomie, wie Bickel annimmt, auch dadurch bedingt sein kann, daß die Anastomosenstelle des Jejunums nicht genügend mit Galle und Pankreassaft besült und damit der in den Darm sich entleerende Mageninhalt nicht genügend neutralisiert wird.

Diese Annahme findet vielleicht eine Unterstützung in den Versuchen Kleeblatts, welcher bei Hunden nach Unterbindung des Ductus choledochus fast regelmäßig die Entstehung von Duodenalgeschwüren wahrnehmen konnte. Ähnliche Beobachtungen wurden auch von Malkow gemacht. Es ist jedoch nicht ausgeschlossen, daß bei diesen Experimenten die Geschwürsbildung auf neurogenem Weg zustande kam. Erwähnt sei auch, daß nach Beobachtungen Kehrs bei Duodenalgeschwüren sehr häufig Verwachsungen in der Umgebung der Gallenblase und namentlich auch den Abfluß der Galle erschwerende Strangbildungen gefunden wurden.

Die große Bedeutung, welche der Wirkung des Magensaftes auch für die Entstehung des peptischen Jejunalgeschwüres zukommt, ergibt sich namentlich auch aus den neuesten experimentellen Untersuchungen von Enderlen, Freudenberg und v. Redwitz. Sie zeigten, daß bei der mit Ausschaltung des Pylorusmagens verbundenen Gastroenterostomie nach v. Eiselsberg in dem langen, von jenem gebildeten Blindsack Aufstauungen von Mageninhalt eintreten können, welcher dann in dem entleerten Fundusteil eine zweite Phase der Sekretion anregt. Bei dieser „Leersekretion" werden aber die sezernierten Verdauungsenzyme nicht mehr, wie bei der normalen Verdauung, durch Eiweiße und Eiweißspaltungsprodukte, besonders Peptone, gebunden, so daß nun der unveränderte Magensaft, förmlich in statu nascendi, in den Gastroenterostomie-Schenkel des Jejunums abfließt. Nach den Untersuchungen Langenskiölds ist aber die Darmschleimhaut bei Fehlen solcher bindender Eiweißkörper nicht nur gegen das Pepsin, sondern auch gegen das Trypsin nicht widerstandsfähig. Daher dürfte auch das Trypsin bei der Entstehung des peptischen Jejunalgeschwürs eine wichtige Rolle spielen. Tatsächlich konnten auch Enderlen, Freudenberg und v. Redwitz bei ihren Versuchen nachweisen, daß in den „Sackgassen und toten Räumen", welche sich bei der v. Eiselsbergschen Ausschaltung des Pylorus und anschließender Gastroenterostomie im Magen-Darmkanal bilden, hochwertige tryptische Verdauungssäfte anstauen können, welche ihre zerstörende Wirkung um so mehr entfalten werden, wenn vielleicht auch durch die Operation bedingte Kreislaufstörungen die Ernährung der Darmwand beeinträchtigen.

Auf solche Verhältnisse ist es jedenfalls zurückzuführen, daß das peptische Jejunalgeschwür namentlich auch nach Gastroenterostomie wegen stenosierender Geschwüres am Pylorus, bei welchem ähnliche Zustände bestehen, beobachtet wird. —

Auch das peptische Geschwür der Speiseröhre findet sich ausnahmslos in den unteren Abschnitten der Speiseröhre, auf welche in erster Linie nach dieser überfließender Magensaft einwirken muß, und es kann gewiß nicht als ein Zufall betrachtet werden, wenn in den meisten Fällen von peptischem Ulkus des Ösophagus gleichzeitig eine narbige Stenose des Pylorus oder des Duodenums, oder auch ein Sanduhrmagen mit starker Erweiterung sowohl des Magens als auch der Kardia angetroffen wurde. Ob auch das in einzelnen Fällen beobachtete Vorkommen von Magenschleimhautinseln eine Rolle spielt, möge dahingestellt bleiben.

Es sei hier ferner erwähnt, daß die bei Kälbern vorkommenden, dem peptischen, Ulkus des Menschen in mancher Hinsicht ähnlichen Geschwüre ebenfalls nur an Stellen beobachtet werden, wo die Einwirkung des sauren Magensaftes in Betracht kommt.

Jedenfalls wird aber selbst ein superazider Magensaft die unversehrte und gut ernährte Magen- oder Darmwand niemals angreifen und niemals für sich allein die Entstehung eines peptischen Geschwüres veranlassen können. —

4. Superazidität und Pyloruskrampf.

Wenn daher der Superazidität überhaupt primär ein Einfluß auf die erste Entstehung des peptischen Defektes zukommen sollte, so wäre dies jedenfalls nur auf mittelbare Weise möglich, indem die überreichlichen Mengen von HCl vielleicht auf neurogenem Weg durch Auslösung von Krampfzuständen in der oben erörterten Weise Kreislaufstörungen in der Magenwand hervorrufen. Träfe diese Möglichkeit zu, so würde sich allerdings ein förmlicher Circulus vitiosus bilden, da Pyloruskrampf zur Aufstauung des Mageninhaltes und damit auch zu einer stärkeren Anhäufung von Säure führen müßte, wodurch es dann wiederum um so leichter zum Pyloruskrampf käme.

Zweifellos können die durch Superazidität veranlaßten Magenkrämpfe einen außerordentlich hohen Grad erreichen, wie z. B. ein von Jonnesco mitgeteilter Fall zeigt, in welchem der starke und anhaltende Pylorospasmus schließlich zu einer Magenerweiterung mit starker Supersekretion führte. Wie aber die Superazidität tatsächlich durch Nerveneinfluß, und zwar auch auf reflektorischem Weg zustande kommen kann, beweist ein Fall Solieris, welcher einen 32jährigen seit Jahren an Superazidität und Pylorospasmus und zugleich an appendizitischen Erscheinungen leidenden Mann betraf. Die Gastroenterostomie war erfolglos. Nachdem aber im Anschluß an eine vom Wurmfortsatz ausgehende Perforationsperitonitis jener entfernt worden war, verschwanden die Superazidität und damit auch der Pylorospasmus. Lenk und Eisler konnten allerdings bei Katzen, bei welchen sie eine künstliche Superazidität erzeugt hatten, keine Störungen in der motorischen Funktion des Magens feststellen. Wohl aber konnte Frouin an dem nach Pawlow ausgeschalteten Magen bei Supersekretion und Stockung des Magensaftabflusses eine fast vollständige Selbstverdauung der Magenschleimhaut beobachten.

Auf diese Weise ließe sich wohl auch das von zahlreichen Untersuchern hervorgehobene verhältnismäßig häufige Vorkommen des Ulcus simplex bei Chlorose erklären, welche nach den Untersuchungen von Riegel (1, 2), Schätzell, Grüne, Osswald (in 95% der Fälle!), du Mesnil de Rochemont u. a. sehr oft mit Superazidität, nach letzterem Autor und nach v. Jaksch auch mit einer verminderten Alkaleszenz des Blutes verbunden ist. Schon Prichard, Crisp, Bamberger, Habershon (3) und dann Leube (4), Korczynski und Jaworski haben die Beziehungen der Chlorose zum Magengeschwür hervorgehoben. Danziger und Wirsing konnten in etwa 30%, Haydn (Penzoldt) in 25% der Fälle das Zusammentreffen von Chlorose und Ulkus feststellen, wobei besonders zu erwähnen ist, daß die Beobachtungen Wirsings sich nur auf Fälle beziehen, bei welchen bis dahin noch keine Magenblutungen erfolgt waren, so daß also von einer durch solche erst sekundär entstandene Anämie nicht die Rede sein kann. Auch Calwell glaubt auf Grund statistischer Untersuchungen einen Zusammenhang zwischen Ulkus und Chlorose feststellen zu können. Von anderen Autoren, wie Strümpell und Rütimeyer (2) konnte dagegen ein auffälliger Parallelismus zwischen Ulkus und Chlorose nicht bestätigt werden, zumal ersteres gar nicht selten auch bei jugendlichen Mädchen von scheinbar blühender Gesundheit beobachtet wird. —

5. Verhalten der Schleimhaut bei Superazidität. Antipepsingehalt des Blutes.

Zu bemerken ist noch, daß wesentliche und charakteristische Veränderungen der Magenschleimhaut, welche etwa in ursächliche

Beziehung zur Superazidität gebracht werden könnten, nicht gefunden werden. Nach Einhorn soll wohl bei Superazidität häufig eine Wucherung der Drüsen beobachtet werden, doch hält er selbst diese für eine sekundäre Erscheinung. Ebenso wollen Boas (2), Strauss und Myer, Hemmeter (1), Boekelmann und Matti bei Supersekretion neben interstitiellen entzündlichen Veränderungen eine Wucherung der spezifischen Drüsen und namentlich der Belegzellen gesehen haben. Von anderen Untersuchern, wie Bleichröder, Lange und I. E. Schmidt konnten jedoch die gleichen Veränderungen auch in Fällen mit völlig normalen Sekretionsverhältnissen nachgewiesen werden.

Jedenfalls zeigt der von Oestreich untersuchte Fall, daß selbst eine Superazidität bis zu 11 Jahren bestehen kann, ohne daß die Schleimhaut irgendwelche wesentliche Veränderungen erleidet. Dagegen wurde in Fällen von Anazidität eine Atrophie der Schleimhaut beobachtet. In einem Fall, welchen ich selbst zu untersuchen Gelegenheit hatte und bei welchem während des Lebens ein völliger Mangel an HCl festgestellt worden war, zeigte jedoch die Schleimhaut weder anatomische noch irgendwelche histologische Veränderungen. Fricker möchte das Versiechen der HCl nicht nur auf den Schwund der Fundusdrüsen, sondern namentlich auch auf die Umwandlung der Haupt- und Belegzellen in solche vom Charakter der Darmdrüsenzellen zurückführen. —

Noch weniger als die Superazidität kann ein verminderter Gehalt des Blutes bzw. des Magensaftes an Antipepsin für die erste Entstehung des peptischen Defektes in Frage kommen, da die Magenschleimhaut ohne vorausgegangene Abtötung oder schwere Schädigung vom Magensaft überhaupt nicht angegriffen wird und da auch ein vermehrter Pepsingehalt wohl kaum etwa durch Einwirkung auf den Nervenapparat des Magens Muskel- oder Gefäßkrämpfe zu erzeugen vermag, wie es vielleicht für die Superazidität angenommen werden kann.

Wohl ist es aber möglich, daß nicht nur die Superazidität, sondern auch der Mangel an Antipepsin für das Zustandekommen des chronischen Ulkus von Bedeutung ist, eine Frage, welche in dem Abschnitt über die Ursachen des chronischen Geschwüres zu besprechen sein wird. —

b) Die Gastrotoxintheorie Boltons.

Theohari und Babes haben bereits durch Einspritzung zerriebener Schleimhaut der peptischen Region des Hundemagens unter die Haut von Ziegen ein gastro-toxisches Serum hergestellt, welches je nach dem Grad seiner Wirksamkeit und der eingespritzten Menge einfache Supersekretion, gesteigerte Peristaltik, verbunden mit starken Darmblutungen und degenerativen Veränderungen der Drüsenzellen des Magens oder raschen Tod mit starker Hyperämie der Schleimhaut des Magens und Dünndarms erzeugt. Zu ähnlichen Ergebnissen waren auch Lion und Francais gelangt, welche namentlich eine Schädigung der Hauptzellen beobachteten. Während die genannten Forscher bei ihren Versuchen Geschwürsbildung im Magen nicht feststellen konnten, gelang es Bolton bei ähnlichen Versuchen auch Geschwüre zu erzeugen, welche in ihrem ganzen anatomischen Verhalten vollkommen dem akuten Ulcus pepticum des Menschen geglichen haben sollen. Das „Gastrotoxin" wurde von Bolton (1) durch Injektion von Magenzellen des Meerschweinchens in die Bauchhöhle von Kaninchen gewonnen. Die so erzielten Geschwüre sollen bei normalem oder doch nur wenig gesteigertem HCl-Gehalt, ähnlich wie das menschliche akute Magengeschwür in 3—4 Wochen zur Heilung gelangen. Bei späteren Versuchen benützte er für die Gewinnung des Serums Ziegen, welchen er Magenzellen von Katzen einverleibte. Wurden von diesem Serum Katzen 5—10 ccm in die Magenwand eingespritzt, so entwickelte sich zunächst ein örtliches Ödem und nach 3 Tagen ein typisches, manchmal auch in die tieferen Schichten reichendes Geschwür, welches ebenfalls nach 3 Wochen abgeheilt war. Das Geschwür soll nach der Meinung BOLTONs lediglich auf eine Schädigung der Schleimhautzellen und nicht etwa auf durch die Einspritzung hervorgerufene Kreislaufstörungen zurückzuführen sein, da die Einspritzung normalen Serums oder anderer indifferenter Flüssigkeiten in die Magenwand keine Geschwürsbildung zur Folge hatte.

In vollem Umfang hat sich WORK der BOLTONschen Theorie angeschlossen.

So interessant diese Versuche BOLTONs auch sein mögen, so dürfte ihnen doch für die Frage von den Ursachen der peptischen Geschwüre beim Menschen kaum eine Bedeutung zukommen. Das gleiche gilt für einige wenige (3) in ähnlicher Richtung angestellte Versuche LATZELs und für die Versuche LOEPERS. LATZEL sah nach Einspritzung keimfreien Magensaftes von Tieren mit experimentell (Ligatur des Pylorus) erzeugten Magengeschwüren bei Meerschweinchen wiederum die Entwicklung von Magengeschwüren und bei 1 Tier Tod unter anaphylaktischen Erscheinungen. Er glaubt daraus schließen zu dürfen, daß bei Entstehung des menschlichen Ulkus auch die Bildung gastrotoxischer Substanzen in Betracht kommen könnte. LOEPER beobachtete bei seinen Versuchstieren die Bildung mehrfacher, zum Teil tiefer, anscheinend peptischer Geschwüre nach Einspritzung von Schweinemagensaft oder wässerigem Auszug der Schweinemagenschleimhaut. —

c) Die Trypsin-Theorie STUBERs.

BOLDYREFF hatte bereits beobachtet, daß beim Hund ein gesetzmäßiger und periodischer Rückfluß von Darminhalt in den Magen stattfindet und daher in diesem stets Darmfermente angetroffen werden. Er sprach auch schon die Vermutung aus, daß diese Tatsache vielleicht für die Ätiologie des menschlichen Magengeschwüres von Bedeutung sein könnte. STUBER fand nun oft im Erbrochenen von jugendlichen Personen, und zwar häufiger bei Frauen als bei Männern, besonders aber bei Ulkuskranken, größere Mengen galligen Darminhaltes, vielfach auch Askariden. Meistens handelte es sich um nervös veranlagte Individuen mit ausgesprochen labiler peripherer Gefäßregulation. STUBER nahm daher an, daß die erwähnte Erscheinung entsprechend auf einer funktionell labilen Pylorus-Innervation, bzw. einer neurogenen Pylorus- insuffizienz beruhe.

Ausgehend von diesem Gedankengang erzeugte er bei Hunden durch Ausschneiden eines Stückes aus der Pylorusmuskulatur eine monatelang andauernde Pylorusinsuffizienz, um so den ständigen Rückfluß von Darminhalt in den Magen zu ermöglichen und die Wirkung des damit gleichzeitig in den Magen gelangenden Trypsins auf die Magenschleimhaut zu untersuchen. Die so operierten Tiere wurden nur mit Brot, Kartoffeln und Milch, welcher zur Abstumpfung der Säure Natriumbikarbonat zugesetzt wurde, gefüttert. Nach einer durchschnittlichen Versuchsdauer von 3 Monaten fanden sich bei sämtlichen 5 Versuchstieren im Antrum pylori und an der kleinen Kurvatur außer Blutpunkten mehrfache typische Schleimhautdefekte, von der einfachen hämorrhagischen Erosion bis zum eigentlichen Ulcus chronicum. Meistens wurden die Tiere von der 3. Woche an mißmutig, wimmerten nach der Nahrungsaufnahme und verweigerten letztere öfters. Bei Vergleichstieren mit gleichzeitiger Pankreasunterbindung, aber sonst gleichen Versuchsbedingungen wurden dagegen keinerlei Geschwürsbildungen, ja nicht einmal Blutpunkte der Magenschleimhaut beobachtet, ebensowenig, wenn der HCl-Gehalt des Magens durch reichliche Fleischfütterung gesteigert wurde. Wurde aber solchen Tieren täglich eine Messerspitze Trypsin verabreicht, so traten auch bei ihnen typische Geschwüre auf. Aus diesen Versuchen schließt Stuber, daß die bei seinen Versuchstieren beobachtete Geschwürsbildung ausschließlich auf die Trypsinwirkung zurückzuführen sei. Und zwar solle dieses „Ulcus trypticum" infolge einer direkten Schädigung der Schleimhaut durch das Trypsin, welches nach den Untersuchungen v. Bergmanns und Rosenbachs (2) ein Hämorrhagien erzeugendes Gift enthält und in größeren Mengen eine schwere, diffuse, hämorrhagische Gastritis hervorruft, zustande kommen. Eine Entstehung der Geschwüre durch Krämpfe der Muskulatur wird von Stuber abgelehnt. Es muß jedoch dahingestellt bleiben, ob nicht doch Gefäßkrämpfe dabei im Spiel sind, zumal doch bei dem frischen Ulcus pepticum des Menschen irgendwelche entzündlichen Veränderungen der umgebenden Magenschleimhaut völlig fehlen, in der Regel auch mehrfache Blutungen sich nicht vorfinden.

Auch die nicht nur bei Magengeschwüren, sondern auch bei den postoperativen Geschwüren des Jejunums häufig vorhandene Superazidität läßt sich, wie Schultze (2) mit Recht betont, schwer mit der Stuberschen Theorie vereinigen und noch weniger die von Molner festgestellte Tatsache, daß es gar nicht selten, und zwar ohne weitere Folgen, zum Übertritt von Pankreassaft in den Magen kommt, ferner daß in Ulkusfällen ein nur sehr geringer, bei Magenkarzinom ein sehr hoher Trypsingehalt gefunden wird, gleichwohl aber, wie Kelling (3) hervorhebt, nach der wegen Magenkarzinom ausgeführten Gastroenterostomie keine Jejunalgeschwüre beobachtet werden. Daß nach den neueren Untersuchungen von Enderlen, Freudenberg und v. Redwitz gerade bei der Entstehung des peptischen Jejunalgeschwüres bei Gastroenterostomie mit Pylorusausschaltung auch das Trypsin eine bedeutsame Rolle spielen kann, wurde bereits bei der Besprechung dieser Geschwürsform in dem Abschnitt über die biochemischen Theorien erörtert. Die Verallgemeinerung der Stuberschen Theorie für das Ulkus überhaupt wird aber auch von den genannten Autoren abgelehnt.

Ebenso ist es nach den Untersuchungen Kehrers nicht wahrscheinlich, daß dem Rückfluß des Darminhaltes bzw. dem Trypsin eine größere allgemeine Bedeutung für die Entstehung der peptischen Geschwüre zukommt. Denn Kehrer konnte bei Hunden, bei welchen er zur Erzielung eines stärkeren HCl-Gehaltes und damit einer stärkeren Motilität des Magens den Ductus choledochus unterbunden und nach Einleitung des Ausführungsganges des Pankreas in die Gallenblase diese mit dem unteren Dünndarm verbunden hatte, so daß also jeder Rückfluß von Trypsin in den Magen ganz unmöglich war, unter 15 Versuchen sechsmal ebenfalls teils Erosionen, teils tiefere Substanzverluste in der Pylorusgegend des Magens entstehen sehen. Kehrer erblickt in diesen Defektbildungen im wesentlichen die Folge einer fortwährend wiederkehrenden Unterbrechung des Blutstromes durch eine übermäßige Kontraktion der Magenmuskulatur im Sinn der v. Bergmannschen Lehre. Zu ähnlichen Ergebnissen wie Kehrer waren auch Exalto (1) und Polya gelangt, welche nach Ableitung der Galle und des Pankreassaftes bei Hunden die Entwicklung von Darm- bzw. Duodenalgeschwüren beobachteten. Doch muß hervorgehoben werden, daß es sich bei den Versuchen Kehrers, Exaltos (1) und Polyas nur um frische Defekte handelte, Stuber dagegen auch Geschwüre von chronischem Charakter bei seinen Versuchstieren erzeugen konnte. Die Versuchsergebnisse Stubers sind jedenfalls von großem Interesse und es erscheint notwendig auf dem vorgezeichneten Weg nicht nur weitere experimentelle Untersuchungen, sondern auch darauf gerichtete klinische Beobachtungen anzustellen. —

Schließlich sei noch erwähnt, daß Smith bei Katzen und Hunden durch Einführung von Galle in den Magen bei einem Überschuß von 0,5% HCl die

Entwicklung von Geschwüren beobachtete und daß GUNDERMANN (1, 2) das peptische Geschwür des Magens und des Duodenums auf eine primäre Funktionsstörung der Leber zurückführen zu müssen glaubt, weil er bei Kaninchen nach Unterbindung des linken Pfortaderhauptastes neben schweren Veränderungen der Leber und der Nieren, sowie zerebralen Erscheinungen regelmäßig auch Erosionen und Geschwüre des Magens finden konnte. Durch Einspritzung eines aus den veränderten Leberabschnitten hergestellten Extraktes konnten die gleichen Erscheinungen hervorgerufen werden. Die Tatsache, daß die Fälle von Ulcus simplex des Magens oder des Duodenums sowohl klinisch als auch bei Sektionen nur verhältnismäßig selten Erkrankungen bzw. pathologisch-anatomische Veränderungen der Leber aufweisen, insbesondere auch der doch mit sehr schweren anatomischen Veränderungen und Funktionsstörungen verbundenen Leberzirrhose, wie oben gezeigt wurde, nur eine höchst unbedeutende Rolle in der Ätiologie der peptischen Geschwüre zugesprochen werden kann, ist für die GUNDERMANNsche Theorie jedenfalls nicht günstig. —

IV. Die Infektions- und die Toxinausscheidungstheorie.

a) Geschichtliches. Verschiedene Bakterienbefunde bei akuten peptischen Schädigungen.

E. v. WAHL hat bereits 1860 einen Fall von Mykosis des Magens beobachtet. Bei einer anscheinend von Glottisödem im Anschluß an beiderseitige Parotitis verstorbenen Frau fand sich auf der sonst blassen und wenig veränderten Magenschleimhaut eine Menge größerer und kleinerer, runder, pustulöser Eruptionen, welche große Ähnlichkeit mit Variolapusteln hatten. Im Fundus und im Bereich der großen Kurvatur waren sie mehr zerstreut und dunkelrot gefärbt, in der Regio pylorica dicht gelagert, von gelblicher Färbung und oft mit zentraler Einsenkung versehen. Bei der mikroskopischen Untersuchung dieser Pusteln konnte v. WAHL zahlreiche Pilzhaufen nachweisen, welche nach der Beschreibung und der Abbildung wohl zweifellos von Streptokokken gebildet wurden. Der Befund wurde von VIRCHOW bestätigt. Kurz danach hat dann v. RECKLINGHAUSEN (1) einen Fall von offenbar embolischen, bohnen- bis kirschgroßen Herden und Geschwüren des Magens beschrieben, welche sich im Verlauf einer linksseitigen Pleuritis entwickelt hatten. Der unebene Geschwürsgrund wurde von bräunlichem oder schwärzlichem, fetzigem Gewebe gebildet, während die wallartigen Ränder überall sehr dunkel gerötet erschienen. Wo die Schleimhaut noch erhalten war, zeigte sie schmutzig bräunliche Färbung und war von senkrecht verlaufenden, grauen Streifen durchzogen. Bei der mikroskopischen Untersuchung ließen sich diese Streifen als die mit einer dichten, filzigen, aus Pilzfäden und kokkenähnlichen Gebilden bestehenden Masse ausgefüllten Magendrüsen erkennen. Ferner hat REHN (1) bei einem 5 Tage alten, an Melaena verstorbenen Kind als scheinbare Quelle der Blutung eine große Anzahl bis stecknadelkopfgroßer Erosionen und Geschwüre des Magens gefunden, von welchen einige selbst bis zur Serosa reichten. Bei der von PERLS vorgenommenen mikroskopischen Untersuchung dieser peptischen Defekte fanden sich neben entzündlicher und hämorrhagischer Infiltration Haufen von Mikrokokken im Gewebe. Da die Mutter sowohl während der Schwangerschaft als auch während des Wochenbettes gesund war, ist es wohl wahrscheinlich, daß die Kokkenembolie von einer Nabelinfektion herrührte.

Aus der älteren Literatur sind auch die Mitteilungen LARCHERS und MALHERBES zu erwähnen, welche im Anschluß an Erysipel bzw. Pemphigus Duodenalgeschwüre sich entwickeln sahen. Später haben PERRY und SHAW, FISCHER,

Gruber (3), Hiltmann u. a. ebenfalls über Duodenalgeschwüre bei verschiedenen septischen Erkrankungen berichtet.

Besonderes Interesse beanspruchen wegen ihrer sorgfältigen Untersuchung 2 von Nauwerck (1) mitgeteilte Fälle von Erosionen der Magenschleimhaut, welche durch Streptokokkenembolien verursacht waren und sich im Anschluß an eine Polyarthritis rheumatica mit frischer Endocarditis recurrens, bzw. an eine nekrotisierende Scharlachangina entwickelt hatten. Die Kokkenballen lagen hier deutlich in den Kapillaren der Schleimhaut und Nauwerck konnte nachweisen, daß unter ihrer Giftwirkung zunächst eine einfache anämische Nekrose des Gewebes ohne Blutung zustande kommen kann. Die hämorrhagische Infiltration der Ränder und des Grundes, welche sich bei den tieferen, bis zur Muscularis mucosae reichenden Erosionen auch auf die Submukosa erstreckt, soll sich nach Nauwerck erst später im Anschluß an die Auflösung des nekrotischen Schorfes durch Annagung von Gefäßen oder durch sekundäre Thrombose von solchen entwickeln. Denn im Grund, seltener auch an den Rändern der Defekte zeigten sich die erweiterten Venen, ausnahmsweise auch die Arterien, öfters durch hyaline Thromben verschlossen. Auch Askanazy (7) berichtet über ein durch Streptokokken verursachtes, durchgebrochenes Geschwür bei einem 11 jähr. Kind.

Etwas abweichend von diesen Befunden erschienen in einem ähnlichen von Letulle und Quiroga beschriebenen Fall von hämorrhagischen Erosionen bei puerperaler Sepsis nicht die Kapillaren der Schleimhaut, sondern die unterhalb der geschwürigen Stellen gelegenen kleinen Venen von streptokokkenhaltigen Thromben verstopft, das gleiche Bild, wie es in den venösen Sinus des Uterus zu sehen war. Auch der wiederholt erwähnte Fall Dieulafoys (1), in welchem in dem hämorrhagischen Geschwürsgrund Pneumokokken nachgewiesen werden konnten, ist hier zu verzeichnen und wahrscheinlich dürften auch in dem von Nitka beschriebenen Fall von frischen embolischen Erosionen und Geschwüren des Magens bei septischer Endokarditis, sowie in einer von Widal und Meslay mitgeteilten Beobachtung, nach welcher sich im Verlauf einer Staphylokokkenpyämie ein rundes Magengeschwür entwickelt hatte, die Schleimhautinfarkte durch infektiöse Embolie zustande gekommen sein, wenn auch in beiden Fällen die Anwesenheit von Kokken trotz starker entzündlicher Infiltration nicht nachgewiesen werden konnte. Auch Riedel konnte in einem Fall von Staphylokokkenpyämie mehrfache Magengeschwüre beobachten. Clarke glaubt, daß in vielen Fällen die Quelle für das embolisch-infektiöse peptische Geschwür in septischen Erkrankungen der Mundhöhle, des Rachens, der Nase und der Kieferhöhlen, auch in kariöser Erkrankung der Zähne zu suchen sei. Bei der großen Bedeutung, welche den septischen Zuständen für die Ätiologie namentlich der hämorrhagischen Erosionen zukommt, ist wohl auch daran zu denken, daß vielleicht ein Teil der postoperativ entstehenden hämorrhagischen Infarkte und peptischen Geschwüre des Magens und Duodenums, welche sich oft auf die Schleimhaut beschränken, durch infektiöse Embolie zustande kommt. Konnte doch Busse feststellen, daß unter den 96 von ihm aus der Literatur zusammengestellten Fällen postoperativer Magenblutungen 43 mit Eiterung, bzw. septischen Vorgängen verbunden waren. Auf einen solchen Zusammenhang hatte übrigens als erster bereits Billroth hingewiesen, welcher schon 1867 ein auf septischer Grundlage entstandenes akutes Duodenalgeschwür mitgeteilt hat. Engelhard und Neck konnten bei ihren schon erwähnten Versuchen über Veränderungen der Leber und des Magens nach Netzabbindungen in den dabei erzielten kleinen hämorrhagischen Erosionen der Magenschleimhaut in der Mehrzahl der Fälle durch das Kulturverfahren Kokken nachweisen. Nach ähnlichen Untersuchungen Sthamers, welcher niemals

Bakterien in den nach experimenteller Netzresektion erzeugten Erosionen finden konnte, erscheinen jedoch die Ergebnisse ENGELHARDS und NECKS nicht einwandfrei. Jedenfalls ist aber auch, wie bereits in einem früheren Abschnitt dargelegt worden ist, ein Teil der Fälle von Melaena neonatorum auf infektiöse Embolie von der infizierten Narbenwunde aus zurückzuführen. Ebenso kann bei den Verbrennungsgeschwüren septische Infektion in Betracht kommen.

Es ist daher auf Grund der angeführten Beobachtungen als erwiesen zu betrachten, daß bei septischen Zuständen durch embolische Verschleppung von bakterienhaltigem Thrombenmaterial oder in den Kreislauf gelangten Bakterien allein Erosionen bzw. akute Geschwüre des Magens zustande kommen können. Es wäre aber gewiß irrig, wollte man alle oder auch nur die Mehrzahl der im Anschluß an Eiterungen und septische Zustände auftretenden peptischen Läsionen auf diese Weise erklären und die Annahme LA ROQUES, daß überhaupt alle Magen- und Duodenalgeschwüre auf eine, meistens von einer Appendizitis ausgehenden infektiösen Embolie zurückzuführen seien, entbehrt jeder ernsthaften Begründung. Ausdrücklich muß betont werden, daß in den weitaus meisten Fällen der sehr zahlreichen, bei Eiterungen und septischen Vorgängen der verschiedenen Infektionskrankheiten gemachten Beobachtungen [1] von hämorrhagischen Erosionen und akuten Geschwüren des Magens und Duodenums in diesen die betreffenden Krankheitserreger, wie auch GANDY hervorhebt, nicht nachgewiesen werden konnten. Es besteht in solchen Fällen überhaupt die Neigung zur Thrombenbildung und sehr häufig sind es nur sog. blande, d. h. keimfreie Emboli, welche verschleppt werden. Das gilt ganz besonders auch für die Endokarditis, bei welcher man daher in der Regel auch nur einfache Infarkte in den peripherischen Organen entstehen sieht. Das von STARCKE (1), KÖRTE, OPPENHEIMER, OBERNDORFER u. a. betonte verhältnismäßig häufige Zusammentreffen von Ulcus ventriculi et duodeni mit Herzfehlern bzw. Endokarditis kann daher für die vorliegende Frage durchaus nicht, wie NAUWERCK (1) meint, als ein Beweis dafür erachtet werden, daß das Ulcus ventriculi et duodeni häufiger, als man es bis dahin angenommen hatte, auf infektiöse Embolie zurückzuführen sei. Übrigens haben die genannten Untersucher selbst an einen ätiologischen Zusammenhang der Herzfehler mit dem Uklus in diesem Sinn gar nicht gedacht, sondern vielmehr die mit Herzfehlern verbundenen allgemeinen Kreislaufstörungen und das bei ihnen häufige Vorkommen einfacher Embolien im Auge gehabt. Auch geht aus den histologischen Schilderungen der angeführten mykotischen Geschwüre bzw. hämorrhagischen Erosionen hervor, daß diese keineswegs mit den gewöhnlichen typischen Erosionen und frischen Ulzera übereinstimmen, indem bei letzteren niemals so starke leukozytäre Infiltrationen beobachtet werden. Zum Teil handelt es sich bei diesen mykotischen Geschwüren und ihren Vorstufen offenbar um richtige Schleimhautabszesse, mit welchen sich die peptische Wirkung des Magensaftes verbunden hat. Es kommt daher allen diesen Beobachtungen über mykotisch-peptische Geschwüre für die Ätiologie des Ulcus simplex seu rotundum CRUVEILHIERS im allgemeinen sicher nur eine untergeordnete Bedeutung zu, zumal in solchen Fällen der peptische Defekt nur als eine Teilerscheinung einer schweren, wohl meistens tödlich verlaufenden allgemeinen Sepsis aufzutreten scheint. Denn wenn LETULLE (1), BROUARDEL und AIGRE u. a. über Heilung solcher Fälle berichten, so ist damit natürlich noch nicht im geringsten bewiesen, ob hier überhaupt den dabei

---

[1] Ausführliche Literaturangaben finden sich bei GANDY und bei TIXIER.

beobachteten Magenblutungen wirklich peptische Geschwüre bzw. Schädigungen zugrunde lagen und auf welche Weise diese gegebenenfalls zustande gekommen, insbesondere ob sie nicht vielleicht schon vor der infektiösen Erkrankung vorhanden gewesen sind. Immerhin soll die Möglichkeit nicht bestritten werden, daß, wie auch Gandy auf Grund seiner eingehenden Studien über diese Frage annimmt, ein während einer Infektionskrankheit entstandenes akutes Geschwür in einzelnen Fällen in ein chronisches übergehen kann.

In noch viel höherem Maß entbehrt die von Schultze (1) mitgeteilte Beobachtung von wahrscheinlich embolisch entstandenen, hämorrhagischen Erosionen der Magenschleimhaut bei Gasphlegmone für die Ätiologie des Magengeschwüres im allgemeinen jeder praktischen Bedeutung. Das gleiche gilt für den von Schmilinsky beschriebenen Fall von mehrfachen Erosionen und Geschwüren des Magens bei Milzbrandinfektion. Auch die Fälle von perforiertem Magengeschwür bei Typhus, wie solche von Mazzotti und von Bergé und Barthelémy beschrieben worden sind, ein von Schlesinger mitgeteilter Fall von zahlreichen submukösen Blutungen im Fundus bei Typhus abdominalis, ferner ein von Nauwerck und Flinzer beobachteter Fall von Melaena neonatorum mit mehrfachen herdförmigen Nekrosen der Magenschleimhaut bei Paratyphus, sowie die von Soltmann und E. Fränkel (3) mitgeteilten Fälle von Pyozyaneusinfektion mit eigenartigen Nekrosen der Magenschleimhaut sind wohl an sich von großem Interesse, jedoch gewiß nicht geeignet der Infektionstheorie des Ulkus überhaupt irgendwelche Stütze zu verleihen. Das gleiche gilt für einige von Chauffard mitgeteilte Fälle von kleinen, offenbar follikulären Geschwürchen bei Typhus abdominalis. —

Während alle bisher mitgeteilten Fälle von auf Infektion beruhenden peptischen Schädigungen frische, jedenfalls auf embolischem Weg entstandene Erosionen und Geschwüre von oft überhaupt ganz atypischem Verhalten betreffen, hat Böttcher (2) bereits 1874 bei chronischen, völlig typischen Magen- und Duodenalgeschwüren „von kreisrunder Form und mit treppenförmig abfallendem, scharfgeschnittenem Rand" sowohl diesen als auch den Grund mit einem dünnen Belag überzogen gefunden, welcher aus dicht von Mikrokokken durchsetztem Gewebe bestand. Zwischen den Kokken lagen zum Teil schon ganz abgestoßene, zum Teil noch mit den tieferen Schichten in Zusammenhang stehende kleinste Teilchen der Magen-, bzw. der Darmwand. Auch sonst zeigten sich Zerfallserscheinungen im Gewebe, daneben aber auch entzündliche Reaktionserscheinungen, welche allerdings „dem mehr oder weniger chronischen Verlauf der Geschwüre entsprechend, nicht bedeutend und zum Teil erst in weiterer Umgebung desselben zu finden" waren.

Auf Grund dieses Befundes glaubte Böttcher (2) annehmen zu können, daß mindestens ein Teil der perforierenden Magen- und Duodenalgeschwüre parasitären bzw. infektiösen Ursprungs sei. — Diese Theorie Böttchers fand nur wenig Anklang, doch haben sich ihr, wie schon erwähnt, insbesondere Nauwerck (1), merkwürdigerweise auch E. Neumann angeschlossen, obgleich letzterer eigene Beobachtungen zu ihrer Stütze nicht beigebracht hat. Tatsächlich wird auch durch die Befunde Böttchers nicht im geringsten der Beweis erbracht, daß die erste Entstehung des Ulcus simplex tatsächlich durch die Ansiedelung von Mikroorganismen bedingt würde und daß die bei älteren Geschwüren gelegentlich im Geschwürsgrund anzutreffenden Bakterien überhaupt in irgendwelcher ätiologischer Beziehung zu dem Geschwür stehen. Körte, ein Schüler v. Recklinghausens, hat denn auch gezeigt, daß solche Bakteriensiedelungen auf dem Grund und in den Rändern typischer Magengeschwüre jedenfalls eine große Ausnahme bilden, indem er unter 11 untersuchten Fällen nur zweimal ganz spärliche Mikroorganismen finden konnte. Auf Grund eigener Untersuchungen kann ich die Beobachtung Körtes nur bestätigen.

Nicolaysen gelang es wohl in mehr als der Hälfte der von ihm untersuchten Fälle in der nekrotischen Schicht des Geschwürsgrundes Mikroben nachzuweisen, jedoch gewöhnlich nur ziemlich vereinzelt. Auch in dem von Henkel beschriebenen Fall, in welchem in dem Magengeschwür eines an Lungentuberkulose verstorbenen Kindes

Streptokokken gefunden wurden und der Autor das Geschwür auf eine Oberflächeninfektion durch verschlucktes Sputum zurückführen möchte, ist es keineswegs ausgeschlossen, daß es sich nur um eine sekundäre Ansiedelung von Streptokokken in dem Ulkus handelte. Ebenso entbehrt die Ansicht HLAVAS, daß das Duodenalgeschwür auf Infektion beruhe, jeder ernstlichen Grundlage. Möglich ist es, daß, wie KÖNIG (3) annimmt, die bei Ulcus ventriculi nicht selten anzutreffende entzündliche Rötung besonders der Serosa auf eine sekundäre bakterielle oder mykotische Infektion bzw. Toxinwirkung zurückzuführen ist. --

b) Tuberkulose und Ulkus.

Nur der Vollständigkeit wegen ist die durch nichts begründete Theorie KODONS anzuführen, welcher glaubt, daß das Ulcus ventriculi auf einer Infektion der Magenschleimhaut mit Tuberkelbazillen beruhe, durch welche zunächst ein Lupus erythematosus der Magenschleimhaut entstehe, aus welchem dann das Ulkus hervorgehe. Daß auch tuberkulöse Geschwüre im Magen vorkommen, welche mitunter vielleicht eine gewisse Ähnlichkeit mit dem peptischen Geschwür haben können, ist bekannt. Sie sind jedoch nicht Gegenstand dieser Abhandlung. Richtig ist, daß das peptische Geschwür und die Erosion des Magens und des Duodenums häufig mit tuberkulösen Veränderungen der Lungen oder anderer Organe verbunden sind. Doch gehen auch hier die Angaben der verschiedenen Forscher, wie nachfolgende Zusammenstellung zeigt, weit auseinander:

Tabelle 50. Häufigkeit der Tuberkulose bei Ulcus simplex.

BRINKMANN	36,3%	PAPELLIER	17,4%
STACHELHAUSEN	30,2,,	SCHEUERMANN	16,7,,
STEINER	30,0,,	WOLLMANN	10,4,,
KOSSINSKY	24,8,,	BERTHOLD	9,9,,
GREISS	22,4,,	HART (durchschnittlich)	8,6,,
SCHNEIDER	20,2,,	OPPENHEIMER	8,0,,
BRINTON	19,5,,		

Danach würde das Zusammentreffen von peptischen Geschwüren des Magens und des Duodenums mit Tuberkulose in etwa 19,6% der Ulkusfälle beobachtet werden. Schon BAMBERGER (2) hat aber mit Recht darauf hingewiesen, daß bei der außerordentlichen Häufigkeit der Tuberkulose ein solches Zusammentreffen in einer großen Zahl von Fällen notwendig beobachtet werden muß. Berücksichtigt man auch die latente Tuberkulose, und zwar nicht nur der Lungen sondern auch der Lymphknoten, so muß ein solches Zusammentreffen von einem tuberkulösen Krankheitsherd mit Ulkus tatsächlich fast bei jedem Ulkuskranken erwartet werden. Gleichwohl ist ein Zusammentreffen mit fortschreitenden Formen keineswegs häufig. In ähnlichem Sinn hat sich auch HART (4) geäußert. Auch BARTHEL betont die Seltenheit des Vorkommens peptischer Läsionen bei Tuberkulose und ist sogar der Meinung, daß zwischen Ulkus und Tuberkulose ein gewisser Antagonismus bestehe. Er konnte zwar bei 28% der Ulkuskranken Tuberkulose finden, aber nur in 6% der Fälle lag eine aktive Tuberkulose vor. Auch am Erlanger pathologischen Institut konnte ein häufiges Zusammentreffen von Ulkus oder hämorrhagischen Erosionen mit aktiver Tuberkulose nicht beobachtet werden. Noch viel klarer zeigt sich die Bedeutungslosigkeit der Tuberkulose für die Ätiologie des Ulkus, wenn man die Frage untersucht, wie oft umgekehrt bei Tuberkulose Geschwüre des Magens oder Duodenums angetroffen worden. So konnte L. MELCHIOR unter 848 Sektionen Tuberkulöser nur in 18 Fällen = 2,12% und LAURITZ unter 580 Sektionen Tuberkulöser sogar nur in 7 = 1,2% der Fälle das typische Ulcus rotundum verzeichnet finden. Es entbehrt daher auch die Annahme ARLOINGS

und Moncorgés, daß das Ulcus ventriculi auf eine durch den Tuberkelbazillus bewirkte Toxämie, welche selbst bei latenter Tuberkulose
sich geltend mache, zurückzuführen sei, jeder Begründung. Wohl
ist es möglich, daß die Heilung eines schon bestehenden Geschwüres durch die
bei schwerer Tuberkulose oft vorhandene Anämie ungünstig beeinflußt wird,
aber noch häufiger dürfte das umgekehrte Verhältnis in Betracht kommen,
daß eine bis dahin vielleicht latente Tuberkulose durch das Auftreten eines
Magen- oder Duodenalgeschwüres wegen der damit häufig verbundenen ernsten
Ernährungsstörungen und Blutverluste eine ungünstige Wendung annimmt.
Auch Craemer (1) hat sich in ähnlichem Sinn ausgesprochen.

Stiller (2) glaubt, daß insofern ein Zusammenhang zwischen Tuberkulose
und Ulkus bestehe, als bei diesen beiden Krankheiten sich sehr häufig eine
asthenische Konstitution vorfinde und sie daher wahrscheinlich beide
auf Asthenie zurückzuführen seien Tatsächlich konnte Mautz nur bei 1% der
Tuberkulösen eine normale Funktion des Magens feststellen, während bei 99%
Subazidität, Motilitätsstörungen, häufig auch Ptose nachgewiesen wurden. Auch
Röder konnte häufig Störung der Magensekretion bei Tuberkulösen beobachten.

v. Löbbecke und Grote kamen auf Grund umfangreicher, an dem Kranken-
geschichtenmaterial der Halleschen Universitätsklinik angestellten Untersuchungen über diese Frage zu dem Ergebnis, daß eine besondere Häufigkeit tuberkulöser Belastung in der Verwandtschaft Ulkuskranker
nicht bestehe, daß aber bei der Häufigkeit tuberkulöser Belastung des einzelnen Falles Ulkuskranker im Gegensatz zu allen anderen Magenfällen und in
Verbindung mit der häufigeren persönlichen Tuberkulose bei Ulkuskranken doch
eine konstitutionelle Keimschädigung Ulkuskranker annehmbar zu sein scheine.

Ferner möchte v. Löbbecke aus der hohen tuberkulösen Belastung der
Ptosen in Verbindung mit der Häufigkeit von Ptosen bei Ulkuskranken und der
gleichzeitig vorhandenen persönlichen Tuberkulose Ulkuskranker den Schluß
ziehen, daß die Ptose ein Ausdruck dieser konstitutionellen Keimschädigung
Ulkuskranker im Sinn Stillers sei. Die Möglichkeit, daß die Nachkommen
Tuberkulöser eine die Entstehung peptischer Geschwüre begünstigende Veranlagung aufweisen können, wird auch von Hart (4) zugegeben.

Nach meinem Urteil lassen sich gegen diese übrigens von v. Löbbecke
selbst mit großer Vorsicht ausgesprochenen Schlußfolgerungen die gleichen
Bedenken aussprechen, wie sie von Bamberger (2) u. a. in dieser Frage bereits
geltend gemacht wurden. —

c) Schimmelpilze und Soor bei akutem Ulkus und Erosionen.

Auch Schimmelpilze wurden bei Magengeschwüren beobachtet.

Marchand (2) hat einen sehr merkwürdigen derartigen Fall mitgeteilt. Bei einem durch den
Genuß verdorbener Steinpilze verstorbenen 18jährigen Mädchen zeigte sich 3 cm vor dem
Pylorus eine mit dem linken Leberlappen fibrinös verklebte, zweimarkstückgroße, schmutzig
bräunliche, hämorrhagische Stelle, in deren Bereich sich die Magenwand derb und verdickt
anfühlte. Entsprechend fand sich an der Innenseite ein nierenförmiger, verdickter, schmutzig-
bräunlicher, nekrotischer, ulzerierter, gegen die Umgebung ziemlich scharf abgegrenzter
Herd von 4,5 × 6,5 cm Durchmesser. Ein zweiter ähnlicher, aber kleinerer Herd lag etwas
weiter nach abwärts an der hinteren Wand bis an die große Kurvatur heranreichend. Auf
dem Durchschnitt erschienen die Schleimhaut des größeren Herdes pulpös zerfallen. Die
Submukosa ebenfalls bräunlich verfärbt und sehr stark infiltriert, aber derber. Der kleinere
Herd zeigte unter der Schleimhaut eine bohnengroße, unregelmäßige Erweichungshöhle.

Bei der mikroskopischen Untersuchung zeigten sich die nekrotischen Gewebsmassen
von einem Myzel von Pilzfäden durchsetzt, welche auch in das angrenzende lebende Gewebe
sich vorschoben, einzelne Fäden waren auch in die reichlich vorhandenen, hyalin thrombosierten Gefäße eingedrungen. Außerdem fanden sich zahlreiche Stäbchen und Kokken
in dem nekrotischen Gewebe.

MARCHAND ist der Ansicht, daß in diesem Fall infolge der toxischen Schädlichkeit eine Gastritis mit Erbrechen entstanden war und daß dabei sich hämorrhagische Erosionen entwickelt hatten, in welcher dann erst sekundär die Ansiedlung der Pilze erfolgt ist.

Ein ganz ähnlicher Fall wurde ferner von BENEKE (3) beobachtet, welcher wahrscheinlich in gleicher Weise zu deuten ist, obgleich in diesem Fall durch das Eindringen der Pilze starke entzündliche Reaktion ausgelöst worden war. Auch LÖHLEIN hat in einem Fall von hämorrhagischen Erosionen und in einem solchen von mehrfachen, gereinigten Magengeschwüren nach Schimmelpilzmykose Myzelien von Schimmelpilzen gefunden. Im ersteren Fall waren Pilzfäden ebenfalls in Arterien eingedrungen. Mit Recht nimmt jedoch LÖHLEIN an, daß es sich in beiden Fällen doch nur um eine sekundäre Ansiedelung der Pilze handelte, wenn diesen auch eine pathogene Bedeutung nicht abgesprochen werden könne. Das gleiche dürfte für die beiden von LJUBIMOWA und von BENELLI mitgeteilten Fälle gelten, obgleich diese beiden Untersucher für ihre Fälle eine primäre Infektion der Schleimhaut annehmen. Auch in den von TEUTSCHLÄNDER und v. MEYENBURG beschriebenen Fällen ist eine sekundäre Infektion von hämorrhagischen Erosionen bzw. Infarkten nicht ausgeschlossen. Auffallend ist es, daß 3 der Fälle v. MEYENBURGS Personen betrafen, von welchen 2 infolge von schweren Quetschungen des Bauches, eine infolge einer Verbrennung gestorben waren, also infolge von traumatischen Einwirkungen, bei welchen erfahrungsgemäß die Entstehung von Blutungen und hämorrhagischen Erosionen im Magen und Duodenum beobachtet wird. In einem weiteren Fall v. MEYENBURGS (2), welcher mit metastatischen Leberabszessen verbunden war, waren die Organe „nicht mehr gut erhalten" und in der Leber konnten nur an einer Stelle in größeren Pfortdärästchen Schimmelpilze in reichlicherer Zahl, sonst nur vereinzelt neben Streptokokken und Fäulnisbakterien gefunden werden. Auch in dem von MENZINGER beschriebenen Fall, in welchem sich bei einem infolge eines Bauchschusses an Peritonitis verstorbenen Soldaten in anscheinend frischen flachen Geschwüren der vorderen Magenwand dichotomisch verzweigte Pilzfäden in reichlicher Menge fanden, dürfte es sich um eine sekundäre Ansiedelung gehandelt haben.

Wollte man in den angeführten Fällen eine Primärinfektion annehmen, so wären jedenfalls diese Schimmelpilzgeschwüre des Magens wegen ihres gänzlich abweichenden anatomischen Verhaltens von dem Ulcus simplex CRUVEILHIERS überhaupt zu trennen und als eine selbständige Geschwürsform zu betrachten. Für die erste Entstehung des typischen Ulkus kommen Schimmelpilze nicht in Betracht, ebensowenig der Soorpilz, welchen ASKANAZY (3, 5, 6, 7) und neuerdings HARTWICH nicht nur beim chronischen Ulkus sondern auch in hämorrhagischen Erosionen und frischen peptischen Geschwüren gefunden haben. Schon früher hatte HELLER (2) einen Fall mitgeteilt, in welchem Soorfäden in den Grund eines Magengeschwüres eingedrungen waren. Die von PARROT, MARESCH und L. PICK (2) bei Soorinfektion des Magens beschriebenen Geschwüre haben jedenfalls mit dem typischen Ulcus simplex überhaupt nichts zu tun. Auf diese Soorbefunde bei hämorrhagischen Erosionen und peptischen Geschwüren wird bei der Besprechung des chronischen Ulkus näher einzugehen sein. —

d) Tierversuche über die infektiöse Entstehung der peptischen Schädigung.

Abgesehen von den erwähnten Untersuchungen ENGELHARDS und NECKS, sowie STHAMERS, welche sich nur auf die postoperativen Magenblutungen bezogen, hat noch eine Reihe von Autoren sich durch experimentelle Arbeiten mit der Frage von dem infektiösen Ursprung des Ulcus simplex befaßt. So konnte LETULLE (1) bei experimenteller Pyämie und experimentellem Milzbrand, ferner nach Injektion von Dysenteriebazillen Erosionen und mehr oder weniger umfangreiche geschwürige Vorgänge auch im Magen der Versuchstiere beobachten. Ähnliche Ergebnisse hatten BEZANÇON und GRIFFON nach Einspritzung des Micrococcus lanceolatus, CHARRIN (2) bei experimenteller Pyozyaneusinfektion. WURTZ und LEUDET erhielten nach Einspritzung von lebenden oder toten Milchsäurebazillen in die Blutbahn oder in eine der Körperhöhlen oder unter die Haut oder auch in den Magen selbst neben anderen Veränderungen öfters auch ulzeröse Gastritis bei ihren Versuchstieren. Steinharter, Chantemesse und Widal konnten durch Einspritzung von B. coli Magengeschwüre erzeugen, was Kümmell zu der Annahme veranlaßte, daß das auch nach seinen Beobachtungen so ungemein häufige Zusammentreffen von Ulcus duodeni und Appendizitis vielleicht auf einer embolischen Verschleppung von B. coli beruhen könne.

In neuerer Zeit züchtete Rosenow von 54 Magen- und Duodenalgeschwüren in 42 Fällen einen Streptokokkus, durch dessen intravenöse Einspritzung er bei verschiedenen Tieren, wenn sie nicht einer Sepsis erlagen, in 60% der Versuche Blutungen, Erosionen und Geschwüre im Magen- und Duodenum erzeugen konnte. Da in einem der Versuche (bei einem Hund) ein im Duodenum entstandenes Geschwür 13 Wochen lang bestand und das Ansehen eines chronischen Geschwüres bot, so glaubt Rosenow in seinem Streptokokkus den Erreger des Ulcus simplex gefunden und den infektiösen Charakter dieses Geschwüres bewiesen zu haben. Tatsächlich beweisen jedoch auch diese Versuche nicht mehr und nicht weniger als die angeführten ähnlichen Versuche anderer Untersucher, daß nämlich durch Einspritzung von Bakterien in die Blutbahn, ähnlich wie bei der Sepsis des Menschen, auch bei Tieren Erosionen und Geschwüre im Magen und im Duodenum zustande kommen können. Was das in dem einzigen Versuch beobachtete Duodenalgeschwür von chronischem Charakter betrifft, so erscheint es fraglich, ob es ebenfalls als eine Folge der Streptokokken einspritzung überhaupt zu betrachten ist. Das gleiche gilt auch für die Versuche Steinharters, welcher nach Einspritzung von aus einem Ulkus gezüchteten Staphylokokken und gleichzeitiger Einspritzung von 1%iger Essigsäure in die Magenwand von Kaninchen die Entwicklung typischer peptischer Geschwüre beobachtet haben will.

Tatsächlich konnte auch Gibelli nicht finden, daß bei Hunden die Heilung von künstlich angelegten, 3—4 cm großen, selbst bis zur Muskularis reichenden Wunden des Magens durch Einspritzung von Bakterien in die Blutbahn oder Einführung in den Magen eine Verzögerung erfährt, obgleich bei solchen mit Streptokokken, Staphylokokken und Bacterium coli angestellten Versuchen frische, offenbar embolische Geschwüre im Magen entstanden waren. Die künstlich angelegten Schleimhautdefekte gelangten gleichwohl binnen 10 Tagen zur Heilung. Auch die nach Schleimhautquetschungen und daran angeschlossener, intravenöser Einspritzung der genannten Bakterien erzielten Geschwüre heilten in kurzer Zeit ab. Zu ganz ähnlichen Ergebnissen gelangte auch Jakobelli bei seinen Versuchen.

Turck (2) will durch Monate hindurch fortgesetzte Verfütterung großer Mengen von B. coli (bis zu 2 l Bouillonkultur!) bei Hunden die Entwicklung von typischen, häufig zum Durchbruch oder zu Blutungen führenden Magengeschwüren gesehen haben. Die Tiere zeigten gleichzeitig Blutveränderungen, wie verminderte Alkaleszenz und andere Erscheinungen. Wurden die Fütterungen ausgesetzt, so trat Heilung der Geschwüre ein. Bauer konnte jedoch bei einer sehr umfangreichen Nachprüfung dieser Versuche, obgleich er streng die Versuchsanordnung Turcks befolgte, niemals ähnliche Ergebnisse erzielen. Auch Litthauer, welcher künstlich angelegte Schleimhautdefekte mit Kolikulturen infizierte, konnte dadurch keine Verzögerung in der Heilung des Defektes bewirken. Dagegen konnte Ch. Singer bei Ratten, welche längere Zeit Kot unter das Futter gemengt bekamen, bei 71% der Versuchstiere die Entwicklung mehrfacher Geschwüre hauptsächlich im Magenfundus beobachten. Nach der eigenen Schilderung des Verfassers entsprachen jedoch die so erzeugten Geschwüre in keiner Weise einem typischen Ulkus. Denn sie entstanden aus entzündlichen Infiltraten und kamen unter Bildung von Papillen zur Heilung. Erwähnt sei noch, daß Favre durch Einspritzung von Bakterienkulturen, welche er aus dem Blut einer Eklamptischen gezüchtet hatte, bei Kaninchen Erosionen und Geschwüre des Magens erzeugte. —

Alle die angeführten experimentellen Untersuchungen haben die Frage von der Ätiologie des Ulcus simplex höchstens nur insofern gefördert, als durch sie gezeigt wurde, daß durch verschiedene Bakterien, sei es durch ihre Ansiedelung in der Magenwand, sei es durch die Wirkung ihrer Toxine, bei Ausscheidung dieser durch

die Magenschleimhaut, auch Nekrosen und Geschwüre des Magens
erzeugt werden können, welche aber in den meisten Fällen schon
anatomisch vom typischen Ulcus simplex verschieden sind. —

e) Ausscheidung von Bakterientoxinen.

Daß im Blut kreisende Bakterientoxine tatsächlich Geschwüre des
Magens hervorrufen können, ist durch die Untersuchungen von HALLION und
ENRIQUEZ, von CLAUDE, sowie von ROSENAU und ANDERSON bewiesen. Während
es den beiden ersteren Autoren gelang durch Einspritzung von Diphtherie-
toxin unter die Haut nur kleine Erosionen der Magenschleimhaut zu erzeugen,
fanden sich bei $^2/_3$ der Versuchstiere (Meerschweinchen) ROSENAUs und ANDER-
SONs neben Hyperämie der Magen- seltener der Duodenalschleimhaut, Hämorrhagien und oberflächliche, aber auch größere, dem menschlichen Ulkus ähnliche
Geschwüre. Nach Ansicht der genannten Autoren soll dabei die Geschwürsbildung infolge einer durch das Toxin verursachten Endarteriitis der Gefäße
der Submukosa zustande kommen.

Es ist daher sehr wohl möglich, daß namentlich bei der Entstehung
der hämorrhagischen Erosionen bei septischen Zuständen eine
solche Giftausscheidung in Betracht kommt. Dabei dürfte die Ansicht
GANDYs wohl zutreffen, daß krankhafte Veränderungen der Leber und der
Nieren die Neigung zur Geschwürsbildung noch erhöhen, da infolge der gestörten Funktion dieser Organe die Bakterientoxine von ihnen in ungenügender
Weise ausgeschieden werden und sich daher in erhöhtem Maß im Blut anhäufen
müssen. Doch läßt sich die Frage, auf welche Weise diese zur hämorrhagischen
Erosion führen, ob durch Gefäßwandschädigung mit anschließender Thromben-
bildung oder durch primäre Schädigung des Schleimhautgewebes bzw. -Epithels
selbst oder vielleicht durch Erzeugung von Krämpfen der Muskulatur und der
Gefäße im Sinn der neurogenen Theorie, vorläufig noch nicht entscheiden.

NITZSCHE glaubt auf Grund der Untersuchung eines einen älteren Mann betreffenden
Falles, in welchem sich während eines tödlich verlaufenen appendizitischen Abszesses Blut-
brechen eingestellt hatte und bei der Sektion im Fundus und an der großen Kurvatur
des Magens zahlreiche, flache, stecknadelkopf- bis hirsekorngroße und zum Teil mit blutigen
Gerinnseln bedeckte Geschwürchen gefunden wurden, daß Embolie und Thrombose von
Gefäßen als Ursache der Erosionen nicht in Betracht kommen können, sondern eine örtliche
Nekrose der Schleimhaut angenommen werden müsse. Es ist aber zu bemerken, daß bei der
mikroskopischen Untersuchung „die Gefäße und Kapillaren der Submukosa im ganzen Magen
etwas erweitert und stellenweise prall mit Blut gefüllt", auch an einzelnen Stellen die Gefäßwände verdickt erschienen und daß ferner in einer submukösen Vene ein frischer Thrombus
gefunden wurde und die Drüsenzwischenräume und die Bindegewebsmaschen zum Teil
hämorrhagisch infiltriert waren.

Einen ähnlichen Fall hat SICK beschrieben. Derselbe betraf ebenfalls einen an jauchiger
Perityphilitis nach Gangrän des Wurmfortsatzes verstorbenen Mann, bei welchem an
der vorderen Magenwand mehrere, nur auf die Schleimhaut beschränkte Ulzerationen und
zahlreiche punktförmige Blutungen, an der hinteren Wand auch Ekchymosen gefunden
wurden. Bei der mikroskopischen Untersuchung fanden sich anscheinend neben typischen
hämorrhagischen Erosionen auch primäre, anämische, kraterförmige, von einem entzündlichen Infiltrationshof begrenzte nekrotische Herdchen. Thrombenbildung konnte nirgends
nachgewiesen werden. Die oberen Schichten der Magenschleimhaut waren jedoch derartig
kadaverös verändert, daß erst vom Drüsenhals an abwärts eine sichere Beurteilung des
histologischen Bildes möglich erschien. ASKANAZY (7) hat in einem Fall von Nabelinfektion
durch Staphylokokken bei einem 3jährigen Knaben ebenfalls zwei Nekroseherdchen in der
Schleimhaut des Pylorus beobachtet. SICK schließt sich in der Auffassung der Veränderungen vollkommen den Ausführungen NITZSCHES an. Auch FUNKE führt die hämorrhagischen Erosionen zum Teil auf Giftausscheidung aus dem Blut zurück. —

Vielleicht ist auch der Fall WAGNERS, in welchem ein frühgeborenes 4 Tage
altes Mädchen plötzlich mit Blutbrechen erkrankt und infolge von Durchbruch
eines nur stecknadelkopfgroßen Magengeschwüres in die Bauchhöhle gestorben

ist, durch Toxämie zu erklären, nachdem das Kind während einer schweren Erkrankung der Mutter an Influenza geboren worden war.

Wenn somit auf Grund des besprochenen Tatsachenmaterials wohl zugegeben werden muß, daß in zahlreichen Fällen von Erosionen und Geschwüren des Magens und des Duodenums, namentlich in solchen, welche im Verlauf von Eiterungen in der Bauchhöhle und von septischen Erkrankungen sich entwickeln, jene sehr wohl durch infektiös-toxische Einflüsse zustande kommen können, so muß es doch als eine geradezu ungeheuerliche und Mangel an Kritik zeigende Übertreibung bezeichnet werden, wenn man, wie z. B. DAWSON, WILKIE, ZESAS u. a. es tun, daraus den Schluß zieht, daß das Ulcus simplex überhaupt oder in der Mehrzahl der Fälle als eine infektiös-toxische Erkrankung aufzufassen sei.

Ebenso unrichtig ist die Behauptung WOSNESSENSKYs, daß das akute Duodenalgeschwür auf eine eiterige Entzündung zurückzuführen sei. Mit Recht betont MELCHIOR (1), daß im allgemeinen toxische und infektiöse Momente in der Ätiologie des Ulcus duodeni ausgeschlossen seien, da die infektiösen Geschwüre im Gegensatz zum Ulcus duodeni einen akuten Verlauf zu nehmen pflegen. Auch das gelegentliche Vorkommen einander gegenüber, symmetrisch gelagerter Geschwüre, wie sie an der vorderen und hinteren Magenwand bzw. Duodenalwand beobachtet werden, kann nicht, wie LEBERT (6), E. NEUMANN und v. CYHLARZ meinen, als eine Stütze oder vollends als ein Beweis für den infektiösen Charakter des typischen Magen- und Duodenalgeschwüres betrachtet werden. Wäre das Ulcus simplex wirklich infektiösen Ursprungs, so müßten solche symmetrischen Geschwüre, von welchen das eine dann als sekundäres Abklatsch- geschwür aufzufassen wäre, viel häufiger beobachtet werden, als es tatsächlich der Fall ist, auch müßten die beiden Geschwüre, da sie verschiedenen Alters sind, wohl auch verschiedene Entwicklungsstadien zeigen, während es sich tat- sächlich bei diesen symmetrischen Geschwüren meistens um frische Geschwüre von völlig gleicher Beschaffenheit handelt. Ausdrücklich sei auch bemerkt, daß man, wie auch v. REDWITZ (2) hervorhebt, niemals an der einem Ulkus gegen- überliegenden Wand eine umschriebene, der Lage des Ulkus entsprechende entzündliche Reaktion der Schleimhaut beobachtet, welche etwa als Folge einer von jenem ausgegangenen Infektion gedeutet werden könnte. Selbst- verständlich kann auch die das chronische Ulkus oft begleitende entzündliche Drüsenschwellung nicht, wie E. NEUMANN glaubte, als ein Beweis für die Infektionstheorie angeführt werden. Solche entzündliche Drüsenschwellungen können bei allen chronischen Geschwürsprozessen, gleichviel welche Ursache ihnen zugrunde liegt, angetroffen werden. —

Erwähnt sei noch, daß BIRT in Schanghai in einer verhältnismäßig größeren Anzahl von Fällen von Magen- und Duodenalgeschwüren Ruhr-Amöben nachweisen oder aus der Anamnese das Überstehen einer Ruhr feststellen konnte und daß er daher der Ansicht ist, daß in diesen Fällen die Amöbenruhr in ätio- logischem Zusammenhang mit der Geschwürsbildung stehe. —

V. Ulcus simplex und Gastritis.

a) Häufigkeit der Gastritis bei Ulcus ventriculi und der Erosion. Die anatomischen und histologischen Veränderungen bei Ulkusgastritis.

Erhebliche katarrhalisch-entzündliche Veränderungen der Magenschleimhaut werden beim akuten Ulkus seltener angetroffen. Darauf hat schon BAILLIE aufmerksam gemacht. Häufiger finden sie sich bei der hämorrhagischen

Erosion, namentlich im Anschluß an septische Prozesse. In solchen Fällen handelt es sich fast stets um akute katarrhalische Veränderungen, welche in einer stärkeren, oft mit Ekchymosierung verbundenen Rötung der Schleimhaut ihren Ausdruck finden. Dabei kann diese mit einer mehr oder weniger dicken Schleimschicht bedeckt sein. Aber auch die chronische Gastritis wird in Begleitung von Erosionen, wie namentlich die neueren Untersuchungen Konjetznys gezeigt haben, oft angetroffen. Kossinsky fand die Erosion in 21 % der Fälle mit Gastritis verbunden, jedoch sind bei dieser Statistik die akute und chronische Form der Gastritis nicht getrennt.

Noch häufiger als bei der Erosion werden beim chronischen Geschwür entzündliche Veränderungen der Schleimhaut besonders des Magens beobachtet. Schon makroskopisch wahrnehmbare Veränderungen erstrecken sich jedoch meistens nur auf den Geschwürsrand oder die nähere Umgebung des Geschwüres und zeigen ausgesprochen chronischen Charakter. Diese Veränderungen, welche oft durch stärkere Hypertrophie der Schleimhaut, atypische Drüsenwucherung, zellige Infiltration und entzündliche Bindegewebsneubildung auch der tieferen Schichten der Magenwand sich auszeichnen, wurden bereits früher ausführlich geschildert. Nur selten zeigen diese stärkeren, chronisch-entzündlichen Veränderungen eine größere Ausdehnung. Doch findet man in verhältnismäßig zahlreichen Fällen von chronischem Magengeschwür gleichzeitig eine meistens chronische allgemeine Gastritis mäßigen Grades, besonders der Pars pylorica. So fand C. Lange in 48, Heyrowsky (2) in 51,5 % der Fälle allgemeine gastritische Veränderungen. Diese Ziffern erscheinen außerordentlich hoch, doch sind sie durch die mikroskopische Untersuchung der Schleimhaut festgestellt. Und zwar erstrecken sich die Untersuchungen C. Langes, welche an Leichenmaterial vorgenommen wurden, stets auf verschiedene Stellen der Magenschleimhaut, so daß also an einer Beteiligung des ganzen Magens nicht gezweifelt werden kann. Auch die Untersuchungen Heyrowskys (2), welche, da sie an bei Operationen gewonnenem Material vorgenommen wurden, besonders wertvoll sind, betreffen von dem Ulkus entfernte Stellen der Magenschleimhaut. Er entnahm in 70 Fällen von Ulcus ventriculi und 7 Fällen von Ulcus duodeni während der Gastroenterostomieoperation streifenförmige Stückchen der an der Anastomosenstelle prolabierten Schleimhaut, bei Resektionen wurden von mehreren Stellen kleine Stückchen entnommen. Bei der mikroskopischen Untersuchung dieses Materials konnte Heyrowsky in 22,8 % der Fälle eine völlig normale Schleimhaut beobachten, in 25,7 % fanden sich nur so äußerst spärliche zellige Infiltrate in der Muscularis mucosae, daß auch diese Fälle nicht als pathologisch bezeichnet werden konnten. Dagegen zeigten alle übrigen Fälle (51,5 %) in ausgesprochenster Weise die für den chronischen Magen- bzw. Duodenalkatarrh charakteristischen Veränderungen. Nicht selten fanden sich neben zelliger Infiltration in der Muscularis mucosae auch Ödem, Hyperämie Randstellung der Leukozyten in den Kapillaren mit Auswanderung in das Zwischengewebe als Zeichen akuter Steigerung des chronisch-entzündlichen Vorganges. Bei den Duodenalgeschwüren fanden sich entzündliche Veränderungen seltener als beim Ulcus ventriculi, auch war der Grad ein leichterer. Konjetzny (4) hat gastritische Veränderungen bei seinem Resektionsmaterial von Magen- und Duodenalgeschwüren in keinem Fall vermißt. —

Von besonderem Interesse ist die auch von Heyrowsky (2) beobachtete Vermehrung der Follikel, welche nach den Untersuchungen von Dobrowolski, Kn. Faber und C. Lange, Bloch (2) und Fischl in der normalen Schleimhaut des Magens nur sehr selten angetroffen werden. Unter den 70 untersuchten Fällen von Ulcus ventriculi konnten bei 55 Lymphfollikel gefunden werden, und zwar in 33 Fällen reichlich, in 22 Fällen spärlich. Fast ausnahmslos (94%) fanden sie sich in den Fällen mit pathologisch veränderter Schleimhaut. Auch Kalima fand bei Ulkusgastritis in der Pars pylorica, namentlich in der Nähe der kleinen Kurvatur, ausnahmslos eine Vermehrung der Follikel, jedoch im Korpus waren sie nur bei 35% der Fälle vermehrt. Leichtere Grade von gastritischen Veränderungen beim Ulcus ventriculi lassen sich nur durch die mikroskopische Untersuchung erkennen. Darauf beruht es jedenfalls, daß Kossinsky an dem Erlanger Sektionsmaterial nur in 31,4% der Ulkusfälle eine Gastritis verzeichnet fand. Die Bemerkung Nauwercks (2), daß die chronische Gastritis beim gewöhnlichen Ulcus ventriculi nach seinen Erfahrungen überhaupt fehle, kann sich wohl nur auf das akute Geschwür beziehen.

Jedenfalls handelt es sich aber in den meisten Fällen nur um leichtere Veränderungen, welche oft nur durch die mikroskopische Untersuchung mit Sicherheit festzustellen sind. Nach C. Lange finden sich schwere gastritische Veränderungen nur bei älteren mit Pylorusstenose und daher mit Stagnation des Mageninhaltes verbundenen Geschwüren. Die gleiche Ansicht wird auch von Kn. Faber (1) vertreten. Dagegen konnten Heyrowsky (2) und v. Redwitz (2) auf Grund ihrer Untersuchungen sich von einem solchen gesetzmäßigen Zusammenhang stärkerer gastritischer Veränderungen mit Pylorusstenose bzw. Stagnation des Mageninhaltes und der längeren Dauer des Geschwürsprozesses nicht überzeugen. v. Redwitz (2) ist vielmehr der Meinung, daß es sich bei der beim Ulkus zu beobachtenden Gastritis um wechselnde Reizzustände des Ulkusmagens handelt, welche im wesentlichen von äußern Einflüssen auf das Geschwür abhängig sind. Übrigens hebt Lange selbst hervor, daß auch bei jahrelangem Bestehen eines Ulkus eine völlig normale Fundusschleimhaut angetroffen werden kann, eine Tatsache, welche auch von Boeckelmann, J. E. Schmidt, Matti u. a. Autoren, ebenso am hiesigen Institut oft genug festgestellt worden ist. Auch nach dem Erlanger Sektionsmaterial scheint die als Begleiterscheinung des Ulkus vorkommende chronische Gastritis nicht in diesem Maß von einer Stenose abhängig zu sein, wie es von Lange und Faber angenommen wird, indem auch Fälle von einfachen kleineren, an der kleinen Kurvatur oder an der hinteren Magenwand gelegenen Geschwüren mit stärkeren gastritischen Veränderungen beobachtet wurden. So führt Kossinsky einen Fall an, in welchem eine an der kleinen Kurvatur gelegene einfache strahlige Narbe mit État mamelonné verbunden war. Doch könnte in solchen Fällen Retention durch Pylorospasmus bestanden haben. — Nach Orator (4) findet sich im Ulkusmagen gesetzmäßig eine in der Regel schwere Pylorus-Gastritis. Er unterscheidet beim Ulkus drei Formen der Gastritis: die präulzeröse Gastritis acida, die chronische Pylorus-Gastritis und die sekundäre akute Exazerbation bei bestehendem Ulkus. Die das Ulkus stets begleitende Pylorus-Gastritis kann jedoch auch auf einer durch „Motorstörung" bedingten, nur quantitativen Steigerung einer auch sonst, ohne Vorhandensein eines Ulkus, sehr häufig vorkommenden Gastritis beruhen. Die Schleimhaut des Fundus ist nach Orator (3), abgesehen von Veränderungen in unmittelbarer Nähe des Geschwüres, in der Regel unverändert. Auch im Ulkusmagen ist nach Orator (3) die gesetzmäßig schräg verlaufende Grenze zwischen Fundus- und Pylorusdrüsen oft noch gut erkennbar, wenn sie auch häufig durch Umbildung der Fundusdrüsen in den pseudopylorischen Typ (Störk) im Vestibulum und untersten Korpusteil verwischt ist. Normalerweise läuft diese Grenze beim Menschen nach Paschkis und Orator an der kleinen Kurvatur am Angulus, an der großen Kurvatur in der Pars praepylorica nahe dem Pylorus, d. h. die Grenze verläuft vom Angulus abwärts mehr oder weniger schräg pyloruswärts gegen die große Kurvatur. Sie ist gleich oft Intermediärzone oder Grenzlinie.

Die anatomischen und histologischen Veränderungen der be Ulkus auftretenden Gastritis sind nicht von spezifischem Charakter. Sie entsprechen, wie auch KALIMA betont, durchaus den Veränderungen, wie sie beim akuten bzw. chronischen Magenkatarrh überhaupt angetroffen werden. Insbesondere ist von Wichtigkeit, daß auch die Vermehrung von Lymphfollikeln beim chronischen Magenkatarrh ohne Ulkus eine solche Höhe erreichen kann, daß die von DOBROWOLSKI, FABER und C. LANGE (1) für solche Fälle vorgeschlagene Bezeichnung Gastritis follicularis berechtigt erscheint. Es kommen in Begleitung des Ulkus sowohl die hypertrophische als auch die atrophische Form des chronischen Magenkatarrhs vor, doch scheint erstere häufiger zu sein. Letztere findet sich nach meiner Erfahrung häufiger bei gleichzeitig vorhandener stärkerer Erweiterung, nach KALIMA bei Achylie. Auch FRICKER fand bei Stenose häufig eine chronisch entzündliche Atrophie der Magenschleimhaut. Doch kann, wie auch ein Präparat der Erlanger pathologisch-anatomischen Sammlung zeigt, selbst bei sehr bedeutender Erweiterung die hypertrophische Form mit starker Verdickung nicht nur der Schleimhaut, sondern auch der übrigen Schichten der Magenwand beobachtet werden. Auch Mischformen kommen vor, indem in der Pars pylorica die hypertrophische, im Fundus dagegen die atrophische Form vorherrscht. Von der Gastritis bei Karzinom unterscheidet sich die Ulkusgastritis nach KALIMA vielleicht durch noch stärkere Vermehrung der Follikel und häufigeres Vorkommen von follikulären Erosionen. —

b) Beziehungen der Gastritis zum Ulkus.

Über die Frage, ob die chronische Gastritis zu dem Ulkus in ursächlicher Beziehung steht, oder nicht vielmehr umgekehrt erst eine Folgeerscheinung eines länger bestehenden Ulkus ist, gehen die Meinungen auseinander. Von den meisten Autoren wird eine ätiologische Bedeutung der Gastritis für die Entstehung des typischen Ulkus abgelehnt, jene vielmehr als sekundär oder als zufällige Begleiterscheinung angesehen.

CRUVEILHIER (1) brachte die Gastritis mit dem Ulkus wohl insofern in Verbindung, als er für beide die gleichen Schädlichkeiten als ursächliche Faktoren betrachtete: „L'histoire des causes de l'ulcère simple de l'estomac est enveloppée dans une obscurité profonde, ou plutôt cette maladie reconnait toutes les causes de la gastrite." Damit ist nichts weiter gesagt, als daß, wie eine Gastritis, auch das Ulkus etwa durch den Genuß heißer Getränke, schwer verdaulicher Speisen, Alkoholmißbrauch usw. hervorgerufen werden könne. Wenn CRUVEILHIER weiter sagt: „Il y a d'abord érosion de la muqueuse, en vertu de ce travail morbide que HUNTER a si ingénieusement nommé inflammation ulcéreuse; l'érosion ou ulcération devient un ulcere, qui offre tous les attributs de l'ulcère syphilitique", so konnte er damit nur die schon von BROUSSAIS (1) und ABERCROMBIE (3) vertretene Meinung zum Ausdruck bringen wollen, daß das Ulcus simplex an sich als ein entzündlicher Vorgang aufzufassen sei, aber gewiß nicht, daß eine allgemeine Gastritis ihm als Ursache zugrunde liege. Denn an gleicher Stelle, an welcher er das Ulkus und die Gastritis auf gemeinsame ursächliche Momente zurückführt, fährt er unmittelbar fort: „Mais pourquoi un point, un seul point de l'estomac est-il profondément affecté, tous les autres points de l'organe se trouvent dans un état parfait de l'intégrité? Voila ce qui parait bien difficile à expliquer." — Aus diesen Worten geht klar und bestimmt hervor, daß CRUVEILHIER, welchem zwar das nicht seltene gleichzeitige Vorkommen einer chronischen Gastritis bei Ulcus ventriculi nicht entgangen war, doch gar nicht daran dachte, die Gastritis als die alleinige und eine befriedigende Erklärung gebende Ursache des Ulcus simplex zu betrachten.

Erst später hatten von den französischen Autoren LEUDET und GALLIARD (1) der Gastritis eine wesentliche Bedeutung in der Entstehung des Ulcus ventriculi zugeschrieben und MATHIEU und MOUTIER vertraten die Ansicht, daß die bei chronischer Gastritis vorkommenden oberflächlichen Geschwürsbildungen in das Ulcus simplex übergehen könnten und sich von diesem überhaupt nicht trennen ließen. Doch haben beide selbst zugegeben, daß in vielen Fällen die beim

Ulkus vorhandene Gastritis sich auch erst sekundär an dieses angeschlossen haben könnte. Schon vorher hatte Wiktorowsky behauptet, daß jedes Magengeschwür entzündlichen Ursprungs sei, bzw. auf die mechanische Einwirkung starker Kontraktionen der Muskularis auf die durch eine chronische Gastritis veränderte Schleimhaut zurückzuführen sei. Ebenso hatten auch Korczynski (2) und Jaworski sich in ähnlichem Sinn ausgesprochen. In 4 Fällen von Ulcus ventriculi, welche mit Superazidität verbunden waren, fanden sie bei der mikroskopischen Untersuchung der Magenschleimhaut eine chronische, übrigens zum Teil schon makroskopisch erkennbare Gastritis, welche sich neben ausgesprochen entzündlichen Veränderungen in der Schleimhaut und in der Submukosa namentlich durch Untergang der Hauptzellen bei Erhaltung der Belegzellen auszeichnete.

Auf diese Veränderung und den durch die Entzündung veranlaßten Reizzustand der Belegzellen führten sie die bei den Kranken beobachtete Superazidität zurück und glaubten, daß dieser „saure Magenkatarrh" wahrscheinlich nicht die Folge, sondern die Ursache der Geschwürsbildung gewesen sei und daß daher überhaupt der Gastritis wohl eine größere Bedeutung in der Ätiologie des Ulkus zukomme.

Schon in dem Abschnitt über die Bedeutung der Superazidität für die Entstehung der peptischen Geschwüre wurde dargelegt, daß die histologischen Befunde bei Superazidität ebenso wie bei völligem HCl-Mangel ganz wechselnd sind und sehr oft überhaupt keinerlei Veränderungen gefunden werden. Auch Kalima betont, daß selbst hochgradige Veränderungen der Schleimhaut nicht nur bei Superazidität, sondern ebenso bei Anazidität und auch bei normaler Sekretion gefunden werden können und daß bei Superazidität insbesondere die Fundusschleimhaut oft keinerlei Veränderungen zeigt. Wenn daher die chronische Gastritis überhaupt eine ätiologische Bedeutung für die peptischen Geschwüre besitzt, so könnten hierfür keinesfalls die von Korczinsky und Jaworski (2) beschuldigten Veränderungen des Magenepithels in Betracht kommen.

Ein großer Irrtum ist es, wenn Kalima meint, daß die chronische Gastritis beim Duodenalgeschwür sich als eine primäre Ulkusgastritis gewissermaßen in reiner Form darstelle, „weil wir keine Veranlassung haben, die chronische Gastritis beim Duodenalgeschwür als eine sekundäre anzusprechen." Kalima scheint es entgangen zu sein, daß das Duodenalgeschwür recht häufig Pylorospasmus und damit Aufstauung des Mageninhaltes erzeugt, welcher schließlich chronischen Magenkatarrh zur Folge haben kann. Und wenn Kalima weiter sagt, man könne sich gut vorstellen, daß die bei pylorusfernen Ulzera vorkommenden spastischen Zustände des Pylorus auf einer zufälligen Steigerung des chronisch-katarrhalischen Prozesses der Magenschleimhaut beruhen, so muß ja eine solche Möglichkeit wohl zugegeben werden. Allein gerade der Pylorospasmus beim Duodenalgeschwür mit noch normaler Magenschleimhaut lehrt, daß ein solcher Pylorospasmus auch ohne Veränderungen der Magenschleimhaut zustande kommen kann und reflektorisch eben durch das Ulkus ausgelöst wird. Das gilt gewiß auch für alle Fälle von Magengeschwür, in welchen ein chronischer Katarrh der Magenschleimhaut fehlt. Macht doch auch Konjetzny (4) für den bei chronischer Gastritis auftretenden Pylorospasmus die bei dieser häufig vorkommenden, oberflächlichen Schleimhautdefekte verantwortlich. Um wieviel mehr werden aber dann tiefer greifende Defekte, wie sie das typische Ulkus darstellt, einen Pylorospasmus erzeugen müssen! Handelt es sich aber um Ulkusfälle, in welchen bereits ein chronischer Katarrh sich entwickelt hat, so braucht die Steigerung dieses Katarrhs durchaus keine zufällige zu sein, sondern kann als die notwendige Folge eines durch das Ulkus erzeugten Pylorospasmus und die dadurch bedingte verstärkte Retention betrachtet werden. — (S. Nachtrag S. 762.)

c) Beziehungen des follikulären Geschwüres zum Ulkus und zur hämorrhagischen Erosion.

Dagegen bedarf allerdings die Frage, ob nicht die bei der chronischen Gastritis häufig vorkommenden kleinen follikulären Geschwüre in dem Ulcus simplex ähnliche Geschwüre übergehen können, einer eingehenden Prüfung.

Bei Besprechung der Erosion wurde bereits erwähnt, daß CRUVEILHIER (1) einen solchen Zusammenhang des chronischen Ulkus sowohl mit der Erosion als auch mit dem follikulären Geschwür für wahrscheinlich hielt. Ebenso hat ROKITANSKY (2) sich dahin ausgesprochen, daß der Sitz und Ausgangsherd der hämorrhagischen Erosionen bisweilen die Follikel, der drüsige Apparat der Magenschleimhaut (Gastritis folliculosa CRUVEILHIER) zu sein scheinen. Auch WUNDERLICH und MARFAN vertraten die Ansicht, daß das Magengeschwür aus einer Verschwärung der Follikel entstehe. D. GERHARDT, welcher das follikuläre Geschwür des Magens zuerst ausführlich beschrieben hat, ist auf die Frage, ob aus ihm ein typisches Ulkus sich entwickeln könne, nicht näher eingegangen. In neuerer Zeit hat MILLER (1) sich in ähnlichem Sinn wie WUNDERLICH geäußert. Er fand bei seinen Untersuchungen, daß bei chronischer Gastritis (Dyspepsie) die Follikel sich vergrößern, eine entzündliche Schwellung erfahren und die sie bedeckende Schleimhaut dünner werde, so daß jene weniger gedeckt seien und so ihres Schutzes gegen die verdauende Wirkung des Magensaftes allmählich beraubt werden. Durch Berstung der Follikel entstehe dann ein kleines Geschwür, in dessen Grund sich ein Varix oder ein Aneurysma bildeten, welche zur Blutung führten und so also erst sekundär aus dem follikulären Geschwür die hämorrhagische Erosion entstehen ließen. Auch MATHIEU und MOUTIER fanden in der Umgebung von chronischen Magengeschwüren knötchenförmige Anhäufungen von farblosen Zellen, welche sich wie miliare Abszesse entleeren und so zu kleinen Geschwüren führen sollten, aus welchen dann auch größere Geschwüre hervorgehen könnten. Ebenso betrachtet MOULLIN das bei der chronischen Gastritis häufig vorkommende follikuläre Geschwür als die gewöhnliche Vorstufe des typischen Magen- und Duodenalgeschwürs.

Besondere Beachtung für die vorliegende Frage beanspruchen die bereits erwähnten Untersuchungen HEYROWSKYs (2). Die Erosionen beginnen nach ihm meistens an Stellen, an welchen das Epithel bis an die Follikel heranreicht, also in den den normalen Schleimhautfurchen entsprechenden, grübchenförmigen Einsenkungen, in welchen die Follikel am häufigsten anzutreffen sind und welche auch bei der Gastritis zuerst erkranken. An diesen Stellen konnte HEYROWSKY in Ulkusfällen Lymphfollikel finden, welche infolge der Abstoßung des mit Leukozyten durchsetzten Epithels bloßgelegt, ferner solche, welche bis auf kleine Reste entleert waren und endlich Geschwüre, welche infolge der Entleerung der Follikel entstanden sind, sowie alle Stadien der Heilung dieser mikroskopisch kleinen Geschwüre bis zur Narbenbildung. An den Narbenstellen fand er meistens eine Einziehung des Oberflächenepithels, ein abnormer Verlauf der spezifischen Drüsen, sowie ein mehr oder weniger ausgedehntes chronisch-entzündliches Schwielengewebe in den basalen Teilen der Schleimhaut. Follikuläre Erosionen wurden von HEYROWSKY in 11,4% der Fälle von Ulcus ventriculi, mikroskopisch feststellbare Narben von solchen Erosionen in 45,7% der Fälle von Magengeschwüren und in 42,8% der Duodenalgeschwüre gefunden. Diese Zahlen beziehen sich vorwiegend auf die Fundusschleimhaut, da diese das hauptsächliche Untersuchungsmaterial bildete. Da aber in der Pars pylorica und an der kleinen Kurvatur die Follikel sich noch häufiger finden, so vermutet HEYROWSKY, daß auch hier bei Ulkusgastritis die follikulären Erosionen mindestens ebenso häufig vorkommen. Die von MOULLIN in der Umgebung von Magengeschwüren gefundenen Geschwürchen zeigten im allgemeinen das gleiche Verhalten, wie es von HEYROWSKY beschrieben worden ist. Nur fand MOULLIN auch eine hochgradige Schwellung der entzündeten Follikel, welche von HEYROWSKY nicht beobachtet werden konnte. Neuerdings hat auch KONJETZNY (4) auf Grund der mikroskopischen Untersuchung der Magen- und Duodenalschleimhaut in 2 Fällen von Magen- und Duodenalgeschwüren, welche einen der Gastritis ulcerosa NAUWERCKs (2) ähnlichen Befund boten, die Ansicht vertreten, daß follikuläre Geschwüre die Vorstufe typischer Ulzera bilden könnten, überhaupt die chronische Gastritis wahrscheinlich eine bedeutsame Rolle in der Ätiologie des Ulcus simplex spiele.

Will man das follikuläre Geschwür wirklich als eine Vorstufe des Ulcus ventriculi betrachten, so liegt der Gedanke nahe, daß dasselbe beim sog. Status lymphaticus, welcher oft auch mit Vermehrung und Hyperplasie der Follikel der Magenschleimhaut und État mamelonné verbunden ist, angetroffen werden muß.

Nach der Ansicht STOERKs soll dies nun tatsächlich namentlich bei jugendlichen Individuen der Fall sein. Unter 30 Fällen von klinisch sichergestelltem Ulkus konnte er nur

13 Fälle finden, bei welchen nicht gleichzeitig ein Habitus lymphaticus vorhanden gewesen wäre. Aber auch an der Leiche konnte Stoerk das häufige Zusammentreffen von Magengeschwür mit Lymphatismus feststellen. Unter 24 von Februar bis Ende Juni 1911 am Wiener pathologischen Institut zur Sektion gelangten Fällen von mehr oder weniger frischem Ulcus ventriculi fand sich in den Protokollen siebenmal ein ausgesprochener Status thymico-lymphaticus und bei 5 von diesen gleichzeitig ein État mamelonné ausdrücklich verzeichnet. Dabei ist zu bemerken, daß unter diesen 24 Ulkusfällen auch solche eingerechnet sind, welche ältere Leute betrafen und daß leichtere Grade von Status lymphaticus bei der Sektion von einem ungeübten Obduzenten leicht übersehen werden können. Auch Bartel hat den häufigen Sektionsbefund von Lymphatismus bei Ulcus ventriculi bestätigt und die außerordentlich häufige Beobachtung jener Kombination von Ulcus ventriculi und État mamelonné hervorgehoben. Stoerk ist daher der Meinung, ,,daß nicht nur die ganze Konstitution den Lymphatiker für das Ulkus disponiere, sondern daß insbesondere bei État mamelonné auch mechanische Momente die Entstehung eines Ulkus begünstigten, indem die in das Lumen des Magens vorspringenden Follikel und die Rauhigkeiten des État mamelonné nicht nur ein Hindernis für die daran vorbeigleitenden Ingesten bieten und dadurch einer mechanischen Verletzung der Magenschleimhaut Vorschub leisten, sondern, daß diese auch der Vaskularisation der darüber befindlichen Schleimhaut in gewissem Sinne zum Hindernis werden''. — Auch eine sekundäre Infektion solcher Verletzungen käme nach Stoerk für die Entstehung des Ulkus aus dem follikulären Geschwür in Betracht, zumal der Lymphatiker sich durch geringere Widerstandskraft gegenüber Infektionen im allgemeinen auszeichne. Eine ganz ähnliche Ansicht wird auch von Schönberg vertreten.

Bemerkt sei, daß Gundermann (2) und Gundelfinger bei ihren experimentellen Untersuchungen über das neurogene Ulkus bei ihren Versuchstieren in einzelnen Fällen auch kleine zu Follikeln in Beziehung stehende Geschwürchen beobachteten. Namentlich fand Gundermann bei einer Reihe von Defekten bei der mikroskopischen Untersuchung, daß diese über Lymphfollikeln gelegen waren. Er führt dies mit Recht auf die Art der Gefäßversorgung der Follikel zurück, indem die Gefäße, bevor sie in die über diese liegende Schleimhaut emporsteigen, zunächst in die Follikel eintreten. Bei Lösung eines Gefäßkrampfes werde also das wieder einströmende Blut zuerst den Follikeln zugeführt, welche dasselbe in erster Linie in Anspruch nehmen. Auf diese Weise bilde die über dem Follikel gelegene Schleimhaut einen Locus minoris resistentiae, welcher die Entstehung eines Defektes begünstige. Als weiteres begünstigendes Moment wäre nach Gundelfinger vielleicht auch die von Ellenberger und Baum festgestellte schwächere Entwicklung der an dieser Stelle befindlichen Schleimhautzotten anzusehen. —

Hinsichtlich der Bedeutung des follikulären Geschwüres für die Pathogenese des Ulcus simplex kann höchstens nur die Frage in Betracht kommen, ob aus einem solchen kleinen Geschwürchen ein dem Ulcus simplex chronicum ähnliches Geschwür sich entwickeln kann. Denn das akute follikuläre Geschwür entspricht in keiner Weise den akuten peptischen Defekten, auch nicht den typischen hämorrhagischen Erosionen, von welchen es übrigens selbst noch fraglich ist, inwieweit sie eine Vorstufe des chronischen Ulkus bilden. Es muß ausdrücklich hervorgehoben werden, daß alle diese follikulären Geschwüre bzw. Erosionen und Narben mikroskopisch klein sind und mit dem bloßen Auge nicht gesehen werden können, wie sie überhaupt mit dem typischen Ulcus simplex und der charakteristischen hämorrhagischen Erosion Cruveilhiers nicht die geringste anatomische oder histologische Ähnlichkeit haben, und daß sie nach dem häufigen Vorkommen mikroskopisch kleiner Narben offenbar die größte Neigung zur Abheilung besitzen. Ebensowenig können die erwähnten von Gundelfinger experimentell erzeugten und über Follikeln entstandenen Geschwürchen ohne weiteres mit den follikulären Geschwüren, wie sie bei chronischem Magenkatarrh und État mamelonné beobachtet werden, verglichen werden. Denn diese Geschwüre entwickelten sich infolge einer primären Kreislaufstörung bei sonst völlig intakter Schleimhaut, während die follikulären Geschwüre beim chronischen Magenkatarrh bzw. bei État mamelonné auf den entzündlichen Zustand der Schleimhaut und die damit verbundene Vermehrung der Follikel zurückzuführen sind. Es liegt auch keinerlei Beweis dafür vor, daß aus einem solchen follikulären Geschwürchen, wie es bei chronischem Magenkatarrh beobachtet wird, tatsächlich ein dem Ulcus simplex ähnlicher Prozeß sich entwickeln könnte. Auch KALIMA muß zugeben, daß ihm dieser Beweis nicht gelungen sei.

CRUVEILHIER (1. T. I, livr. 30, p. 2) selbst hat zwar diese Meinung geäußert und HEYROWSKY (2) hat wohl in einem Fall von operiertem Ulcus ventriculi an der kleinen Kurvatur an der Anastomosenstelle, also an einem vom Ulkus entfernten Ort, neben den follikulären Ulzerationen ein mit dem bloßen Auge eben sichtbares Geschwürchen gefunden, welches bei der mikroskopischen Untersuchung nach seiner Auffassung alle Charaktere eines chronischen Magengeschwüres zeigte. Wenn aber HEYROWSKY (2) auf Grund dieses Befundes die Entstehung des Ulcus ventriculi aus follikulären Erosionen für möglich hält, so ist dagegen einzuwenden, daß nach der von ihm gebrachten Abbildung dieses Geschwürchen nicht einmal bis zur Muscularis mucosae reicht, also lediglich eine auf die Schleimhaut beschränkte Erosion darstellt, und daß der histologische Befund keinen Anhaltspunkt dafür bietet, daß diese nicht aus einem hämorrhagischen oder anämischen Infarkt hervorgegangen ist. Ebenso entbehrt die oben erwähnte Ansicht MILLERs (1), daß die hämorrhagische Erosion überhaupt sich erst sekundär infolge von Varizen- oder Aneurysmenbildung aus follikulären Geschwüren entwickle, jeder sicheren Grundlage. Es ist viel wahrscheinlicher, daß in den von ihm so gedeuteten Fällen tatsächlich die Gefäßveränderungen das Primäre gewesen sind. Auch von NAUWERCK und MOSKOWICZ wird die Bedeutung der follikulären Erosion für die Ulkusgenese bestritten.

Jedenfalls scheint die typische hämorrhagische Erosion in den meisten Fällen bei ihrer Entstehung überhaupt keine besonderen Beziehungen zu den Follikeln der Schleimhaut zu besitzen, da von keinem der Autoren, welche sich bis jetzt mit der mikroskopischen Untersuchung der im menschlichen Magen vorkommenden Erosionen beschäftigten, ein darauf hinweisender Befund erwähnt worden ist. Auch ich selbst konnte bei den von mir untersuchten Erosionen niemals solche Beziehungen finden und jedenfalls kommen solche für die etwa Linsengröße überschreitenden Erosionen, aus welchen noch am ehesten ein chronisches Ulkus sich entwickeln könnte, überhaupt nicht in Betracht. Auch werden doch typische Erosionen oft bei sonst völlig normaler Schleimhaut, ohne jede Vermehrung der Follikel gefunden.

Schlecht vereinbar mit der Annahme, daß die chronische Gastritis bzw. die follikulären Geschwürchen, ebenso die einfachen katarrhalischen Erosionen der Magenschleimhaut in ursächlicher Beziehung zum typischen Ulcus ventriculi ständen, ist auch die Tatsache, daß dieses doch in der Mehrzahl der Fälle als Einzelgeschwür auftritt, während die follikulären und katarrhalischen Erosionen oft in großer Zahl über den ganzen Magen ausgebreitet sind. (Siehe Nachtrag S. 763.) Es ist daher auch die Meinung KALIMAS, daß Fälle von mehrfachen Geschwüren am besten durch Umwandlung follikulärer Geschwüre erklärt werden könnten, unrichtig. Wäre diese Ansicht zutreffend, so müßte bei der Häufigkeit follikulärer Geschwüre auch das mehrfache Vorkommen des typischen Ulkus noch viel häufiger beobachtet werden. Man wird daher nicht fehlgehen, wenn man in der chronischen Gastritis mit dem État mamelonné und den follikulären Erosionen bei gleichzeitig vorhandenem Ulcus ventriculi entweder nur ein zufälliges Zusammentreffen dieser Prozesse erblickt oder aber alle gastritischen Veränderungen als eine Folge des chronischen Ulkus betrachtet. Dabei mag man immerhin in der Gastritis, wie BOAS (2) und FLEINER es tun, unter der Voraussetzung anderer ursächlicher Momente, eine die Entstehung eines Ulkus begünstigenden, bzw. die Heilung peptischer Defekte oder anderer Schädigungen der Magenschleimhaut erschwerenden Faktor erblicken. Das gleiche gilt für das Ulcus duodeni und den chronischen Duodenalkatarrh. Auch der Lymphatismus könnte daher für die Ätiologie des Ulcus simplex höchstens insofern in Betracht kommen, als er vielleicht eine aus anderen Gründen zum Ulkus disponierende Konstitutionsanomalie darstellt. In diesem Sinn hat auch STOERK sich ausgesprochen, indem er nicht nur auf das häufige Zusammentreffen von Lymphatismus und Vagotonie, sondern auch auf die geringere Widerstandsfähigkeit der Lymphatiker gegenüber bakteriellen Einbrüchen hinweist, durch welche sowohl follikuläre Erosionen als auch zufällige Verletzungen der Magen- und Duodenalschleimhaut an der Heilung verhindert würden. Auch die bei Lymphatikern oft beobachtete Enge des Gefäßsystems und die daraus folgende schlechtere Blutversorgung der Gewebe spielen nach Stoerk wahrscheinlich eine Rolle bei der Entstehung von Magengeschwüren. Eine ähnliche Ansicht wird auch von v. Cyhlarz vertreten, obgleich er im allgemeinen der Meinung ist, daß die in Ulkusfällen bei Leichen angetroffenen katarrhalischen Veränderungen der Magenschleimhaut als eine sekundäre Erscheinung zu betrachten seien. — (S. Nachtrag S. 763.)

Als völlig unhaltbar ist die Ansicht Balzers zu bezeichnen, nach welcher die Erosion aus miliaren Abszessen sich entwickeln soll, welche aus einer entzündlichen Infiltration namentlich in der Umgebung der Venen am Grund der Schleimhaut hervorgingen. —

d) Die Gastritis ulcerosa chronica (Nauwerck).

An dieser Stelle sind auch die von Nauwerck (2) beschriebene Gastritis ulcerosa chronica und ihre ursächlichen Beziehungen zum Ulcus ventriculi zu besprechen.

In einem Fall von Sanduhrmagen, welcher durch ein bohnengroßes, vernarbendes Geschwür bedingt und mit chronischer Gastritis und Etat mamelonné verbunden war, fanden sich außerdem noch zahlreiche hämorrhagische Erosionen und zum Teil bis in die tieferen Magenschichten reichende, teils runde oder rundliche, teils mehr unregelmäßig gestaltete, bis über 2 cm im Durchmesser haltende Geschwüre, von welchen 2 durchgebrochen waren und welche größtenteils in der Regio pylorica, an der kleinen Kurvatur und an der hinteren Wand gelegen waren. Die tieferen Geschwüre zeigten zum Teil treppenförmigen Abfall der Ränder und entsprachen in ihrem Aussehen frischen Magengeschwüren von typischem Charakter. Außerdem fanden sich in großer Zahl kleine, oberflächliche, mitunter landkartenförmig zusammenfließende, nicht hämorrhagische Defekte, welche in dem warzig veränderten, über den ganzen Magen mit Ausnahme der Regio cardiaca und der kleinen Kurvatur sich erstreckenden Teil der grau und graurot gefärbten und mit trübem Schleim bedeckten Magenschleimhaut zerstreut waren, besonders zahlreich aber an der Grenze zwischen dem warzigen und dem glatten Teil der Schleimhaut ihren Sitz hatten. Die beiden durchgebrochenen größeren Geschwüre zeigten sich von einem Hof ebensolcher oberflächlicher, blasser Schleimhauterosionen umgeben. Bei der mikroskopischen Untersuchung fanden sich zahlreiche, teils kleinste, teils bis zu 6 mm messende oberflächliche, mitunter bis zur Mitte der Schleimhaut reichende Nekrosen, welche zu den Follikeln in keinen oder nur zufälligen Beziehungen standen. Das nekrotische Gewebe erschien trübe, die Kerne waren nur schwach oder gar nicht mehr gefärbt, der Gewebsbau war oft nur andeutungsweise zu erkennen, auch die angrenzende Schleimhaut zeigte oft bröckligen Zerfall. Entzündliche Erscheinungen in der Umgebung dieser Herdchen fehlten vollständig. Dagegen fanden sich solche bei einzelnen der größeren Geschwüre. —

Nauwerck (2) ist nun der Meinung, daß alle die geschilderten Ulzerationen, von den scheinbar anämischen Nekrosen und den hämorrhagischen Erosionen bis zu den tieferen, dem Ulcus simplex völlig gleichenden Geschwüren, einen einheitlichen Krankheitsprozeß, die Gastritis ulcerosa chronica darstellen, indem aus jenen kleinen oberflächlichen Nekrosen erst sekundär durch Blutung in Rand und Grund die hämorrhagischen Erosionen und aus diesen die tiefen und umfangreichen Geschwüre sich entwickelten. Die anämischen Nekrosen bzw. Erosionen sollten dadurch zustande gekommen sein, daß „vielleicht ein übersäuerter Magensaft ausgeschieden wurde" oder daß auch sonst durch Gärung und Zersetzung des Mageninhaltes sich Produkte bildeten, durch welche eine Anätzung der durch den chronisch entzündlichen Zustand weniger widerstandsfähig gewordenen Magenschleimhaut erfolgte. Die stets äußerst fettreiche Frau, die es liebte viele und schwer verdauliche Speisen hastig zu genießen, hatte seit langen Jahren an schwachem Magen und saurem Aufstoßen gelitten. Zwei Jahre vor dem Tod war eine starke Magenblutung erfolgt. In den letzten Lebenswochen hatten sich die Beschwerden gesteigert. Der Magendurchbruch war nach einem groben Diätfehler eingetreten. —

Einen ganz ähnlichen Fall haben Strauss und Myer beschrieben. Bei einem an Durchbruch eines Duodenalgeschwüres verstorbenen Mannes, welcher wegen Pylorusstenose,

Superazidität und andauernden, übermäßigen Magenflusses behandelt worden war, ergab sich bei der Sektion folgender Befund: „Ulcus chronicum perforans duodeni, Stenosis duodeni et pylori, Periduodenitis et Peripancreatitis adhaesiva, Gastritis chronica hypertrophica, Cicatrices et erosiones haemorrhagicae permultae et permagnae ventriculi." Die großenteils außerordentlich kleinen Narben waren so massenhaft vorhanden, daß die Magenschleimhaut wie übersät erschien, so daß der Obduzent sie zunächst für Ätznarben erklärte und eine Schwefelsäurevergiftung vermutete.

STRAUSS und MYER neigen ebenfalls zu der Ansicht, daß in diesem Fall die zahlreichen Erosionen infolge von Anätzung durch den übersauren Magensaft entstanden seien. Auch halten sie es nicht für unmöglich, daß ein Teil der für die Geschwürsbildung nötigen primären Gewebsnekrosen vielleicht durch den Entzündungsprozeß selbst bedingt worden ist, da sie Leukozyteninfiltration, starke Hyperämie und Hämorrhagien in den oberflächlichen Schleimhautschichten nachweisen konnten. Sie vergleichen die Veränderungen mit dem Befund eines Falles von Oxalsäurevergiftung, in welchem sie ebenfalls eine Unmenge von Narben in der Magenschleimhaut und eine geschwürige Pylorusstenose beobachtet haben.

Vielleicht ist auch der schon früher von C. LANGE beschriebene Fall hierher zu rechnen, in welchem sich neben einem durchgebrochenen Geschwür eine Unzahl von Erosionen, kleinen, teils trichterförmigen Geschwüren und Narben über den ganzen Magen verstreut fanden.

Auch die beiden vor kurzem von KONJETZNY (4) beschriebenen Fälle scheinen dem von NAUWERCK (2) geschilderten Bild der Gastritis ulcerosa zu entsprechen.

KONJETZNY (4) ist der Meinung, daß die zunächst oberflächlichen Geschwüre vielleicht dadurch zustande kommen könnten, daß im Bereich der entzündeten Follikel und umschriebener, subepithelialer, entzündlich-zelliger Infiltrationen bei der Durchwanderung des Epithels durch zerfallende Lymphozyten und Leukozyten tryptische Fermente frei werden, welche die an und für sich durch den Entzündungsprozeß schon geschädigten Epithelien noch mehr schädigen, ja unter Mitwirkung des Magensaftes verdauen. Auch sei es naheliegend hier an eine Mitwirkung der gerade in diesen Bezirken reichlich vorhandenen Bakterien zu denken.

Die von NAUWERCK (2) und von STRAUSS und MYER ihren Fällen gegebene Deutung dürfte jedoch schwerlich zutreffen. Es ist sehr unwahrscheinlich, daß in dem Fall NAUWERCKs die frischen hämorrhagischen Erosionen und typischen Geschwüre, sowie vollends das chronische, mit Sanduhrmagen verbundene Geschwür in der von NAUWERCK (2) angegebenen Weise entstanden und als Folgezustände einer chronischen Gastritis zu betrachten sind. Vielmehr dürfte es sich lediglich um eine einfache Verbindung von Ulkus und chronischer Gastritis handeln, wobei eher letztere sich sekundär an das alte Geschwür, welches zum Sanduhrmagen geführt hatte, angeschlossen haben mag. Jedenfalls fehlt für die Annahme eines umgekehrten ursächlichen Zusammenhanges jeder sichere Beweis. Denn einerseits können, wenn auch selten, sehr zahlreiche Geschwüre oder Erosionen beobachtet werden, ohne daß gleichzeitig eine stärkere Gastritis, oder überhaupt eine solche, vorhanden wäre. Es sei an den bereits früher erwähnten Fall BERTHOLDs erinnert, in welchem nicht weniger als 34 wirkliche, tiefere Geschwüre gezählt wurden. In einem von AFFLECK mitgeteilten Fall waren 25 verschieden große Geschwüre vorhanden und in einem von mir selbst beobachteten Fall fanden sich 16 linsengroße bis fast 1 cm messende hämorrhagische Erosionen und kleinere Geschwüre ohne weitere makroskopische Veränderungen der Magenschleimhaut. Andererseits kommen, wie auch das Sektionsmaterial des Erlanger pathologischen Instituts zeigt, nicht selten Fälle von schwerster chronischer Gastritis vor, welche auch mit Superazidität verbunden sein können, in welchen aber geschwürige Prozesse in der Magenschleimhaut vollkommen fehlen. Sind aber in solchen Fällen typische Magengeschwüre vorhanden, so pflegen diese, wie gewöhnlich, nur einzeln angetroffen zu werden. Mit Recht hebt ASKANAZY (4) hervor, daß es schwer zu verstehen sei, daß von den zahlreichen bei einer „Gastritis multi-ulcerosa" auftretenden Gewebsverlusten gerade nur einer sich zu einem chronischen Geschwür entwickeln sollte. Schließlich ist es keineswegs sicher, ob die von NAUWERCK als kleinste

Nekroseherde aufgefaßten Stellen tatsächlich solche darstellten. Es ist auffallend, daß an keinem dieser zahlreichen Herdchen irgendwelche Erscheinungen einer entzündlichen Reaktion zu finden waren und auch keine kleinen, solchen Herdchen entsprechende Narben gefunden werden konnten, obwohl nach Nauwercks eigener Auffassung bei dem seit Jahren bestehenden Leiden frische Schübe und Pausen miteinander abgewechselt haben sollen! Würde es sich wirklich um kleine Nekrosen gehandelt haben, so wären doch zweifellos zahlreiche, ja wohl die meisten der daraus hervorgegangenen Geschwürchen, ähnlich wie in dem Fall von follikulären Geschwüren Heyrowskys (2), unter Hinterlassung von Narben, welche der Untersuchung nicht hätten entgehen können, abgeheilt. Es ist daher, da solche offenbar fehlten, nicht ausgeschlossen, daß alle diese Stellen, zumal die Leiche erst 5 Stunden nach dem Tod seziert wurde, lediglich kadaveröse Veränderungen bedeuteten, wenn auch die dazwischen liegenden Stellen der Schleimhaut noch gut erhalten waren. In dem Fall von Strauss und Myer ist mit Rücksicht auf die schwere Pylorusstenose — der Pylorus war nur noch für einen Bleistift durchgängig — an die Möglichkeit zu denken, daß es sich um Dehnungsgeschwüre bzw. deren Narben handelte.

Wenn Nauwerck (2) scheinbar „fließende Übergänge" zwischen den einfachen katarrhalischen und Konjetzny (4) solche zwischen den follikulären Geschwürchen und den typischen Ulzera feststellen konnten, so will das wenig bedeuten. Denn der Begriff des typischen Ulcus simplex Cruveilhiers ist eben nicht durch äußere anatomische und histologische Merkmale allein bestimmt, sondern er ist vielmehr in fast noch höherem Maß auf der Ätiologie und Pathogenese dieser Geschwürsart begründet. Übrigens fanden sich in den beiden Fällen Konjetznys (4) im Magen nur auf die Schleimhaut beschränkte, nicht einmal bis zur Muscularis mucosae reichende, oberflächliche Geschwürchen, also nur katarrhalische Erosionen, aber nicht typischen peptischen Geschwüren entsprechende, tiefer greifende Defekte. Nur in dem einen Fall war gleichzeitig ein bis in die oberen Schichten der Submukosa reichendes Duodenalgeschwür vorhanden.

Auf Grund dieser Darlegungen kann somit auch der sog. Gastritis ulcerosa Nauwercks (2), deren Natur als einer besonderen Form der chronischen Gastritis überhaupt zweifelhaft erscheint, keine Bedeutung für die Ätiologie der typischen peptischen Schädigungen beigemessen werden. — Auch Orator ist auf Grund seiner auf ein sehr umfangreiches Material sich erstreckenden Untersuchungen zu der Überzeugung gelangt, daß die Gastritis acida für die Erklärung wenigstens des chronischen Geschwüres nicht ausreicht, wenn er auch zugibt, daß sie bei der Entstehung des akuten Defektes eine Rolle spielen könnte. Auch er betont, daß insbesondere die Lokalisation des Ulkus, sowie sein in der Regel solitäres Auftreten in der Gastritis keine Erklärung finden. Hierfür könnten nur mechanische Momente, wie sie in anormalen Kontraktionen der Magenmuskulatur begründet seien, in Betracht kommen. (Siehe Nachtrag S. 763.)

In letzter Zeit hat Moskowicz den entzündlichen Charakter der bei der Ulkusgastritis zu beobachtenden Veränderungen überhaupt in Frage gestellt. Er weist darauf hin, daß die normale Verdauung von einer Massenauswanderung farbloser Blutkörperchen begleitet sei und daß daher die kleinzellige Infiltration der Magenwand, welche man als das wesentlichste Kennzeichen einer Gastritis angesehen habe, auch eine andere Deutung zulasse. Auch die Vermehrung der Follikel biete keinen sicheren Anhaltspunkt, da die Frage von dem Vorkommen von Follikeln im normalen Magen und ihrer Bedeutung überhaupt noch nicht geklärt sei. In einigen Fällen von chronischen Magen- und Duodenalgeschwüren fand nun Moszkowicz zahlreiche mikroskopisch kleine Geschwürchen (Erosionen) über die Magenschleimhaut verstreut, welche oft nur kleinste, mit einer leichten Exsudatschicht bedeckte Epitheldefekte darstellten. Mit den Follikeln haben diese kleinsten Geschwürchen, wie Moszkowicz ausdrücklich hervorhebt, nichts zu tun, ja er vermutet sogar, daß auch das erwähnte, von Heyrowsky (2) beschriebene, kleine, follikuläre Geschwür in Wirklichkeit gar kein solches gewesen sei, vielmehr zu der gleichen Art von Veränderung gehört habe. Moszkowicz erblickt in dem Auftreten dieser kleinsten Geschwürchen Epitheldefekte und den Ausdruck eines besonderen zum Ulkus disponierenden Leidens, das einen mehr oder weniger großen Teil des Magens befalle und vorzugsweise in der Pars pylorica, gegen die Kardia abklingend, seinen Sitz habe. Die meisten dieser kleinsten Defekte sollen durch einfache Überhäutung abheilen und dabei nur vermehrte und vertiefte Einschnitte der Schleimhaut (Magenfurchen, Magentäler) und Inseln atypischen Epithels („Darminseln") hinterlassen. Auch vermehrte Follikelbildung werde dabei beobachtet. Greife aber der Zerstörungsprozeß, welcher die Schleimhaut bei diesem Leiden betroffen habe, auch auf die Muscularis mucosae über, so entstehe ein Ulkus, wobei die Einwirkung des Magensaftes die Bildung eines entsprechenden Granulations- und Narbengewebes verhindern könne.

Es kann wohl kaum zu bezweifeln sein, daß es sich bei den von Moszkowicz beschriebenen kleinsten Geschwürchen um sog. katarrhalische Erosionen handelte und es liegt kein Grund vor in ihnen den Ausdruck eines besonderen Leidens zu erblicken. Jedenfalls ist aber durch nichts bewiesen, daß solche kleinste Erosionen, selbst wenn sie einmal tiefer greifen sollten, in ein Geschwür vom Charakter des chronischen Ulkus übergehen und daß sie in der Genese der typischen hämorrhagischen Erosionen oder des typischen Ulcus simplex Cruveilhiers irgendwelche Rolle spielen könnten. —

VI. Die Bedeutung des Traumas und mechanischer Ursachen für die Entstehung des akuten Ulkus.

a) Traumatische Einflüsse. Ätzgifte. Alkohol. Fremdkörper. Mechanische Verletzungen.

Bei der traumatischen Entstehung kommen vom Innern des Magens aus unmittelbar die Schleimhaut treffende Schädigungen, wie auch äußere mechanische Einwirkungen in Betracht. Was die ersteren Schädigungen betrifft, so werden von jeher vor allem zu heiß genossene Speisen und Getränke beschuldigt, ein Magengeschwür hervorrufen zu können und es ist darauf auch die Meinung begründet, daß bei Köchinnen das Ulcus simplex besonders häufig vorkomme.

Zahlreiche Autoren, wie v. Ziemssen, Leube, Heller (Brinkmann), Bamberger, Decker, Huber, Pierson, Craemer (1), Ploenies u. a. haben die Möglichkeit einer Entstehung des Magengeschwüres durch den Genuß zu heißer Speisen und Getränke auch zugegeben. Insbesondere hat Leube bei geheilten Ulkuskranken infolge Trinkens von zu heißem Mineralwasser Rückfälle auftreten sehen und Decker hat ebenfalls einen sicheren Fall von Magengeschwür nach Genuß von heißen Speisen mitgeteilt. Heiser glaubt sogar, daß in 97—98% der Fälle das Ulkus durch zu heißes und zu schnelles Essen verursacht werde. Decker gelang es auch bei Hunden durch mehrmalige Einführung kleiner Mengen eines 50° heißen Breies mittels der Schlundsonde teils umschriebene hämorrhagische Infiltrate der Magenschleimhaut, teils bis auf die Serosa reichende, runde, scharfrandige, trichterförmige, einem typischen Ulcus simplex gleichende Geschwüre zu erzeugen, welche nahe dem Pylorus und an der hinteren Wand ihren Sitz hatten. Ebenso konnte Sternberg nach Eingießung von heißen Salzlösungen oder heißer Butter bei Meerschweinchen ausgedehnte Verätzungen der oberen Schleimhautschichten und daneben auch kleine, scharfrandige Geschwüre entstehen sehen und Späth beobachtete bei seinen Versuchstieren nach Einführung von 55—60° heißem Wasser Geschwürsbildungen im Magen, und zwar auch dann, wenn sogleich kaltes Wasser nachgegossen wurde. Bei noch höheren Temperaturen erfolgte eine völlige Zerstörung der Magenwand.

Gleichwohl ist die vielverbreitete Meinung, daß das Ulcus ventriculi bei Köchinnen besonders häufig auftrete, durch nichts bewiesen. Denn alle über diese Frage angestellten statistischen Untersuchungen leiden an dem gleichen Fehler wie fast alle statistischen Zusammenstellungen über das Vorkommen des Ulkus bei verschiedenen Berufsarten, daß sie nämlich lediglich auf die Zahl der an einem Ort behandelten oder zur Sektion gelangten Ulkusfälle ohne Rücksicht auf die Zahl der an dem jeweiligen Ort anwesenden lebenden Personen der in Frage kommenden Berufsarten begründet sind. Es ist aber doch klar, daß von vornherein auf vielleicht einige tausend Köchinnen auch bei gleichem prozentualem Verhältnis des Vorkommens eine größere absolute Zahl von Ulkusfällen treffen wird, als auf etwa 100 Personen irgendeiner anderen Berufsart. Es hat daher tatsächlich keinen Zweck auf solche in der Literatur enthaltene statistische Angaben über das häufigere Vorkommen des Ulkus bei Köchinnen, wie bei den verschiedenen Berufsarten überhaupt hier weiter einzugehen. Übrigens wurde die Annahme einer besonders starken Beteiligung der Köchinnen hinsichtlich der Erkrankung an Ulcus ventriculi von verschiedenen Autoren wie Mandel [Gerhardt (4)], Riegel (2), Backmann u. a. bereits bestritten. —

Nach Decker und Westphal (1) soll auch das Trinken eiskalten Wassers, zumal bei erhitztem Körper, die Entstehung eines Magengeschwüres veranlassen können und Westphal (1) glaubt das häufige Vorkommen des Ulkus in Nordamerika auf den stark verbreiteten Genuß von Eis und Eiswasser zurückführen zu können, indem dadurch leicht Pyloruskrämpfe ausgelöst würden. Diese Erklärung entbehrt jedoch einer sicheren Grundlage, wie auch für die z. B. von v. Sohlern und Rütimeyer (2) vertretene Ansicht, daß die verschiedene Häufigkeit des Magen- und Duodenalgeschwürs in verschiedenen Ländern und Gegenden durch gewisse allgemein ethnologische Verhältnisse und Unterschiede, wie solche der Rasse, allgemeiner Lebensgewohnheiten und namentlich der Ernährung bedingt sei, keine bestimmten und sicheren Anhaltspunkte gegeben sind. Denn die Annahme v. Sohlerns, daß das scheinbar seltene Vorkommen des Ulkus in Groß-Rußland, der Rhön und in den bayerischen Alpen auf die in diesen Ländern hauptsächlich übliche Pflanzenkost und der dadurch bedingten starken Zufuhr von Kalisalzen zurückzuführen sei, erscheint doch äußerst hypothetisch, ganz abgesehen von der großen Unzuverlässigkeit der statistischen Angaben über die geographische Verbreitung des Magengeschwüres überhaupt. Ist doch nach Riegel (4) das Magengeschwür z. B. in Oberhessen, wo die Bevölkerung fast ausschließlich von vegetabilischer Nahrung leben soll, eine gewöhnliche Krankheit und von Backman wurde das gleiche Verhältnis für die finnischen Bauern festgestellt. Doch soll nicht bestritten werden, daß vielleicht besonders schwer verdauliche, vielleicht harte und spitzige Pflanzenteile enthaltende Nahrung gelegentlich zu Verletzungen und Geschwürsbildungen Veranlassung geben kann. Wenigstens werden nach Bongert bei Kälbern bei sog. Rauhfütterung Geschwüre im Magen beobachtet.

Namentlich Ploenies legt den „funktionellen Schädlichkeiten", wie sie durch verschiedene Speisen und Getränke überhaupt bewirkt werden, größte Bedeutung auch für die erste Entstehung des Magen- und Duodenalgeschwüres bei. Er ist der Meinung, daß darauf allein der gewöhnliche Sitz der Erosionen und Geschwüre an der kleinen Kurvatur, der hinteren Wand des Pylorus und des Anfangsteiles des Duodenums beruhe und daß es keine andere Erklärung für die Seltenheit der Schädigungen des Fundus gebe als die, daß die dem Magen zugeführten Massen erst zuletzt nach dem Fundus kämen, nachdem sie in den meisten Fällen längst ihre Schädlichkeit eingebüßt hätten. Ob die den Magen überziehende, normalerweise doch sehr dünne Schleimschicht gegenüber verschiedenen Schädlichkeiten, namentlich gegenüber der Einwirkung heißer Speisen und Getränke einen wesentlichen Schutz bietet, da sie, wie Reyer hervorhebt, ein schlechter Wärmeleiter ist, bleibe dahingestellt. —

Die durch Ätzgifte, wie namentlich Mineralsäuren und Lauge bewirkten Verschorfungen des Magens führen nur in den seltensten Fällen zu dem einfachen Magengeschwür ähnlichen Geschwürsprozessen, da sie meistens eine zu große Ausdehnung haben und in der Regel schnell tödlich enden. Es kommen aber auch Fälle vor, in welchen die Verschorfung der Magenwand sich nur auf kleinere Bezirke beschränkt. Die durch solche umschriebene Verätzungen hervorgerufenen Schorfe und die aus diesen hervorgehenden **frischen** Geschwüre unterscheiden sich vom hämorrhagischen Ulkusinfarkt und vom akuten Ulcus simplex sehr wesentlich durch die **außerordentlich starken, oft mit Eiterung verbundenen reaktiven Entzündungserscheinungen,** unter welchen die Abstoßung des Ätzschorfes erfolgt. Auch sind sie meistens von ganz unregelmäßiger Gestalt, oft lange, der Höhe der Schleimhautfalten folgende Streifen bildend. Haben nur wenig umfangreiche, umschriebene örtliche Verätzungen stattgefunden, so können diese entlang der kleinen Kurvatur, von der Kardia bis zum Pylorus sich erstrecken. Es wird aber auch ein Überspringen der kleinen Kurvatur beobachtet, so daß die Ätzschorfe, bzw. Geschwüre nur an der Kardia und dem Pylorus, oft nur an letzterem ihren Sitz haben. Auch kann die ätzende Substanz von der Kardia in gerader Linie nach der großen Kurvatur gelangen, welche sie je nach der Form und der Lagerung des Magens an verschiedenen Stellen treffen kann. In allen solchen Fällen umschriebener und nicht sogleich zum Durchbruch führender Verschorfung der Magenwand kann ein länger dauernder Geschwürsprozeß sich entwickeln, welcher schließlich unter Hinterlassung unregelmäßiger oder strahliger Narben, bei Sitz am Pylorus mit schwerer Stenosenbildung zur Heilung oder aber erst später zum Durchbruch gelangen kann. Es läßt sich nicht bestreiten, daß in solchen Fällen das Geschwür sowohl wie die Narbe oder die narbige Stenose eine so große Ähnlichkeit mit einem typischen chronischen Ulcus simplex, bzw. mit den aus einem solchen hervorgegangenen Narbenzuständen gewinnen kann, daß die Entscheidung über die Herkunft solcher Veränderungen ohne genaue Feststellung der Krankengeschichte schwer zu treffen ist. Namentlich wird dies, wie aus Versuchen ROTHs hervorgeht, dann der Fall sein können, wenn ätzende Stoffe in fester Form verschluckt werden. ROTH beobachtete nämlich bei Kaninchen, welchen er Höllensteinpillen in den Magen eingeführt hatte, die Entwicklung von runden Geschwüren, welche zum Teil treppenförmig abfallende Ränder hatten und sich auch nach einer Dauer von 2 Wochen noch völlig reaktionslos verhielten. —

Daß auch **konzentrierter** Alkohol, wenn er unmittelbar auf die Schleimhaut gelangt, wenigstens bei Tieren mehr oder weniger Nekrose der Schleimhaut, oft auch tiefgreifende Zerstörungen der Magenwand und dem menschlichen Ulkus zum Teil ähnliche Geschwüre und Narben bewirken kann, zeigen die Versuche von STRAUS und BLOCQ, DELEARDE, KAST und namentlich die schon früher erwähnten Untersuchungen STERNBERGs (2), welcher 96% Alkohol in den Magen von Meerschweinchen einführte. Auch für die hier behandelte Frage sind jedoch diese Versuche fast ohne jede praktische Bedeutung, da, wie STERNBERG selbst zugibt, Alkohol in solcher Konzentration nicht getrunken wird, es müßte denn, wie bei den Säurevergiftungen, aus Unvorsichtigkeit oder in selbstmörderischer Absicht geschehen. Übrigens ist es merkwürdig, daß andere Forscher, wie DUCHEK, KREMIANSKY, F. STRASSMANN (1), v. KAHLDEN u. a. bei ähnlichen Versuchen höchstens katarrhalisch-entzündliche Erscheinungen und Ekchymosen oder selbst überhaupt keinerlei Veränderungen der Magenschleimhaut beobachteten. Die Wirkung des Alkohols auf die Gefäße wurde bereits in dem Kapitel über die vasogene Theorie ausführlich besprochen.

Erwähnt sei noch, daß GHILARDUZZI bei Kaninchen, welche er nach Einführung einer Aufschwemmung von Bismutum carbonicum in Grießbrei in den Magen mit R-Strahlen bestrahlt hatte, wie wohl nicht zu verwundern, schwere Veränderungen der Magenschleimhaut mit Geschwürsbildung sich entwickeln sah. Ebenso hat KOTZAREFF [nach ASKANAZY (7)] nach Einspritzung von Radiumemanation in die Bauchhöhle bei einem Versuchstier nach $16^{1}/_{2}$ Monaten ein chronisches Geschwür gefunden. —

Unmittelbare Verletzungen bzw. einfache Verwundungen der Magenschleimhaut durch Fremdkörper, wie etwa durch Knochensplitter, scheinen für die Entstehung des Magengeschwüres nur selten in Betracht zu kommen. Doch sind einzelne Fälle, in welchen ein Geschwür durch Verschlucken von Stahlfedern, Nägeln und anderen Fremdkörpern sich entwickelt hat, von Davidson, Wölfler und Lieblein beschrieben worden.

Auch lehren nicht nur die bereits besprochenen Versuche von Griffini und Vassale, sowie von zahlreichen anderen Untersuchern, daß einfache durch Ausschneiden von Schleimhautstücken und selbst Teilen der tieferen Schichten der Magenwand hergestellte Wunden in kürzester Zeit fast ohne Bildung einer sichtbaren Narbe heilen, sondern es ist auch eine bekannte Tatsache, daß im Anschluß an die bei Magenspülungen gelegentlich vorkommenden Verletzungen der Magenschleimhaut, wie ebenfalls bereits erwähnt wurde, noch niemals die Entwicklung eines Magengeschwüres beobachtet wurde, obgleich z. B. in dem Fall Craemers (1) ein Schleimhautstückchen von recht erheblicher Größe mit der Sonde abgerissen wurde. Auch Rehn (3) hat auf die rasche und leichte Heilung von Magenschleimhautwunden nach Verletzungen hingewiesen.

Ob wirklich bei Porzellanarbeitern dadurch häufiger Magengeschwüre zustande kommen, daß, wie Bernutz und Eichhorst (1) angenommen haben, verschluckte scharfkantige Staubsplitter sich in die Magenschleimhaut einspießen, bleibe dahingestellt. Das gleiche gilt für die von Bouveret (1) vertretene Ansicht, daß aus ähnlichen Gründen bei Spiegelschleifern und Metalldrehern das Magengeschwür häufiger vorkomme. Jedenfalls läßt sich für die Chalicosis, der schwersten Form der Staubinhalationskrankheiten, bei welcher besonders scharfe staubförmige Steinsplitterchen gewiß nicht nur eingeatmet, sondern ebenfalls oft genug verschluckt werden, ein solcher Zusammenhang nicht beobachten, ebensowenig bei der schweren Form der Siderosis der Feilenhauer.

Von Interesse ist auch ein von Haydn mitgeteilter Fall, in welchem ein Mann eine größere Anzahl von Kirschkernen verschluckt hatte und so lange erbrechen mußte, bis auch der letzte Kern wieder entleert war. Von dieser Zeit an entwickelten sich allmählich typische Ulkuserscheinungen. In einem ähnlichen Fall, in welchem 50 Kirschkerne verschluckt worden waren, stellten sich solche nach 3 Wochen ein. Gruber (3) und Kratzeisen beobachteten bei einem 12 Stunden vor dem Tod operierten Mann ein peptisches Geschwür, welches infolge von Drucknekrose durch eine bei Gastroenterostomie ungünstig angelegte Magenklemme entstanden war. In einem zweiten ähnlichen Fall, in welchem der Tod einige Tage nach der Operation eingetreten war, fanden sich — entsprechend der ehemaligen Lage der Laneschen Magenklemme — zahlreiche in einer Kreislinie angeordnete, ziemlich oberflächliche, scharfrandige, mit bräunlich schwärzlichem Grundbelag versehene Schleimhautdefekte. —

Auch die bei Kälbern vorkommenden Magengeschwüre haben mit dem typischen Ulcus simplex des Menschen nichts zu tun. Es handelt sich bei ihnen ebenfalls um einen durch Fremdkörper hervorgerufenen Geschwürsprozeß. Die Geschwüre werden bei 4--6 Wochen alten Tieren besonders in der Nähe des Pylorus beobachtet und werden nach Bongert durch ungenügend zerkleinertes, grobstengeliges Futter veranlaßt, welches der noch in Entwicklung begriffene Magen, da er noch nicht ruminieren kann, nicht zu verarbeiten vermag und durch welches er daher Verletzungen erfährt. Die Geschwüre heilen daher auch, sobald geeignetes Futter den Tieren gereicht wird. Nach Joest wurden auch bei Rindern und Schweinen in seltenen Fällen Geschwüre beobachtet, welche anscheinend durch Verletzungen durch verschluckten Sand und Steine verursacht waren. —

b) Dehnungsgeschwüre; die spontane Magenberstung und die Magenerweichung.

Von größtem Interesse und hoher klinischer Bedeutung sind die auch im Magen vorkommenden Dehnungsgeschwüre, welche durch Anhäufung von Speisen, Flüssigkeit und Gasen, also lediglich durch eine übermäßige Steigerung des Innendruckes in dem gedehnten Magen, ohne jede äußere Gewalteinwirkung zustande kommen.

Perey und Laurent (1819), Rausch und Becker haben bereits die Möglichkeit einer Spontanzerreißung der Magenwand angenommen und Andral (2) hat darauf hingewiesen, daß bei Pferden eine Berstung des Magens bei starker Gasanhäufung beobachtet werde. Haller hat wohl zuerst sowohl am lebenden als auch am toten Magen den experimentellen Beweis erbracht, daß man durch Einführen größerer Luftmengen in den Magen diesen zum Bersten bringen kann, wobei eine krampfhafte Zusammenziehung seiner Ostien erfolge. Letztere Erscheinung war auch von MAGENDIE bei ähnlichen Versuchen festgestellt worden.

Später hat dann auch LEFÈVRE im Anschluß an die Beobachtung eines Falles von scheinbar spontaner Magenruptur mit tödlichem Ausgang die Frage, ob tatsächlich und gegebenenfalls unter welchen Bedingungen eine spontane Zerreißung des Magens stattfinden kann, eingehend experimentell geprüft. Er fand dabei, daß schon ein mäßig starker, mit dem Finger auf einen durch Einführung von Luft stark geblähten Magen ausgeübter Druck eine Berstung der Serosa hervorruft, während dagegen bei Auflegen der flachen Hand ein bedeutend stärkerer Druck erforderlich ist um die gleiche Wirkung zu erzielen. Wurde die stark gespannte Magenwand einem anhaltenden, genügend starken Druck ausgesetzt, so erfolgte in der Regel die Berstung unter Bildung mehr oder weniger ausgedehnter Schleimhautrisse in der Gegend des Fundus. Zur Untersuchung der Frage, ob auch lediglich eine Steigerung des Innendruckes ohne äußere Gewalteinwirkung der Magen bersten könne, blies LEFÈVRE nach Unterbindung des Duodenums von der Speiseröhre aus mit einem starken Blasebalg Luft in den Magen ein. Schon nach wenigen Augenblicken sah er bei dieser Versuchsanordnung in der Nähe der Kardia längs der kleinen Kurvatur ein interstitielles Emphysem entstehen und bei Eröffnung des Magens zeigten sich an dieser Stelle mehrere Schleimhautrisse. Bei weiteren solchen Versuchen, in welchen der Magen durch Einblasen von Luft noch stärker gebläht wurde, entstand an der erwähnten Stelle eine völlige Berstung der Magenwand. Unter Anwendung eines noch geringeren Druckes wurde das gleiche Ergebnis erzielt, wenn der unterbundene Magen mit Wasser gefüllt wurde. Eine Zerreißung des Fundus trat bei diesen Versuchen nur dann ein, wenn durch Druck auf den gefüllten Magen das Wasser gegen den Fundus hingedrängt und dadurch der Druck dort gesteigert wurde.

Die auf diese Weise entstandenen Öffnungen der Magenwand sollen nach LEFÈVRE eine rundliche, oft trichterähnliche Form, teils mit gefransten, teils mit scharfen Rändern gehabt haben, was wahrscheinlich durch das stärkere Kontraktionsvermögen der Muskularis sich erkläre.

Zu ganz ähnlichem Ergebnis gelangte REVILLOD, welcher ebenfalls einen Fall von spontaner tödlich verlaufener Magenruptur beobachtete und die gleichen Versuche, wie LEFÈVRE an der menschlichen Leiche vornahm. Die Risse entstanden sowohl am herausgeschnittenen, als auch an dem in situ unterbundenen Magen an der vorderen und hinteren Wand des mittleren Magenabschnittes nahe der kleinen Kurvatur. In der Leiche sah man, wie der mit Luft oder Wasser gefüllte Magen sich zunächst emporhob und die kleine Kurvatur sich nach vorne und unten vorschob, worauf dann das vordere Blatt des kleinen Netzes sich hervorwölbte und mit einer Menge kleiner Öffnungen, aus welchen die Luft austrat, einriß. Am eröffneten Magen zeigten sich entsprechend Schleimhautrisse mit unregelmäßig gestalteten Rändern. Bei einem Versuch, in welchem das untere Querstück des Duodenums unterbunden worden war, trat zuerst eine Zerreißung des oberen Querstückes des Duodenums ein und dann erst die an der kleinen Kurvatur. Für die Füllung eines Magens von 225×135 mm war eine Wassermenge von 2200, um die Berstung zu bewirken eine solche von 4000 g erforderlich. Mit Rücksicht auf einen so gewaltigen Druck nahm REVILLOD an, daß es sich bei den bis dahin mitgeteilten Fällen von angeblich spontaner Magenberstung beim Menschen nur um krankhaft veränderte Mägen gehandelt haben könne.

Auch KEY-ABERG konnte bei seinen an frischen menschlichen Leichen angestellten gleichen Versuchen, zu welchen ihn ein Fall spontaner Magenruptur im Anschluß an eine Magenausspülung veranlaßt hatte, die von LEFÈVRE und REVILLOD gemachten Beobachtungen in vollem Umfang bestätigen.

In dem betreffenden, klinisch überaus wichtigen Fall wurden bei einem unter Vergiftungserscheinungen schwer erkrankten Mann mehrfache Magenausspülungen hintereinander vorgenommen, wobei beobachtet wurde, daß bei dem jedesmaligen Senken des Trichters stets eine geringere Menge Flüssigkeit fortrann, als bei der nächst vorhergehenden Eingießung in den Magen befördert worden war. Während die zuerst abfließende Spülflüssigkeit eine gelbrote Farbe hatte und stark nach Safran roch, hatte das zuletzt abfließende Wasser eine schwache rein hellrote Färbung, auch war der Safrangeruch verschwunden. Bald danach wurde der Kranke soporös und zyanotisch und starb nach wenigen Stunden infolge einer schweren Opiumvergiftung.

Bei der Sektion zeigte sich der folgende, wegen seiner Wichtigkeit größtenteils wörtlich angeführte Befund: Der Magen stark erweitert, mäßig gespannt. Die Serosa glatt, ziemlich lebhaft gerötet, auch die größeren Venen stark mit Blut gefüllt. Der Magen enthielt außer einer ziemlich bedeutenden Menge Gas etwas mehr als 400 g einer schwarzroten, mit

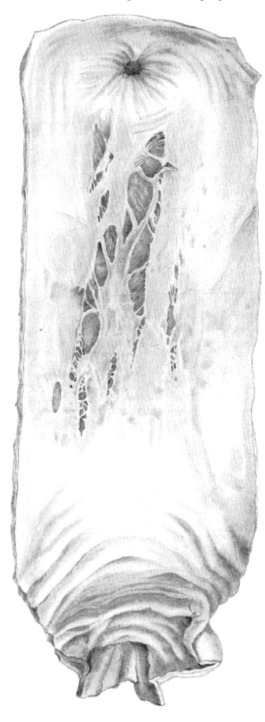

Schleim untermischten, etwas kleb-
rigen Flüssigkeit von ganz schwach
saurer Reaktion und säuerlichem
Geruch, doch ohne alle festeren Bei-
mischungen. „Auf einem 2—4 cm
breiten Gebiet, welches in einem Abstand von ungefähr 2 cm von der
Kardia begann und sich von hier bis
etwas mehr als halbwegs zum Pylorus
hin erstreckte, fanden sich in und
nächst der kleinen Kurvatur
mehrere stark in die Augen fallende
Läsionen der Magenwand, die offenbar vitalen Ursprungs waren. Diese
Läsionen hatten alle einen und denselben Typus, nämlich in der Längsrichtung der Kurvatur verlaufende,
längere und kürzere, mehr oder weniger
klaffende Rißwunden (Abb. 86).
Ziemlich deutlich war die Anordnung
dieser Wunden in 3 einander einigermaßen parallel laufenden Reihen, die
voneirander durch bis zu 1 cm breite
Zwischenräume getrennt waren. Die
einzelnen, sich auf eine Anzahl von
ungefähr 10 belaufenden Wunden
wechselten in der Länge von kaum
1 cm bis zu 4 cm, und der Abstand
zwischen ihren Rändern von einigen
Millimetern bis zu $1/_2$—1 cm. Die
Wundränder, in der Regel ganz scharf,
waren nicht unterminiert und zwischen
ihnen gingen in beinahe allen Wunden
zahlreiche, schmale, gewöhnlich etwas schräg verlaufende Schleimhautbrücken. An der einen und der
anderen Stelle waren offenbar solche
Brücken abgerissen und dieselben
hingen nun als Lappen an den Wund-
rändern. Nach den Enden hin ver-
schmälerten die Wunden sich konstant
sehr stark, zuweilen deutlich spaltförmig.

Wurden die Wundränder aneinander geschoben, so entsprachen sie
einander vollständig. Der Wundboden
wurde überall von der Submukosa der
Magenwand gebildet. Nur an wenigen
Stellen, vorzugsweise in größeren
Wunden, war dieser Boden bleich. An
den übrigen Stellen war er diffus
schwarzrot und dazu hier und da,
besonders in den kleineren Wunden
mit geronnenem Blut bedeckt. Die
Schleimhaut in der äußeren Umgebung
der Wunden zeigte eine fleckige, mehr
oder weniger intensive rotviolette
Färbung, bedingt durch zahlreiche,
oberflächlichere und tiefere, zuweilen
die Schleimhaut in ihrer ganzen
Dicke durchdringende Blutinfiltrationen. Nirgends waren in dem hier
fraglichen Gebiet des Magens
Spuren von Erweichung oder
Wundenbildung in dieses Wortes
engerer Meinung zu sehen und
ebenso wenig zeigte sich die

Abb. 86. Schleimhautrupturen in der kleinen
Kurvatur des Magens, entstanden bei Spülung
des Magens nach Opiumvergiftung. (Nach Key-
Åberg: Vierteljahrsschr. f. gerichtl. Med. u. öff.
Sanitätsw. Bd. 1, 1891, Taf. 2.)

geringste Andeutung von einer Narbenbildung. Auffällig war hingegen die Dünnheit der Schleimhaut. — Außerdem fanden sich belanglose, wohl chronisch-katarrhalische Veränderungen der Schleimhaut mit kleinhöckeriger Unebenheit und leichter Verdickung im Fundus. Der Pylorus war offen, ebenso wie die Kardia ohne Veränderung. Muskularis ebenfalls normal.

Die Schleimhaut des Duodenums war lebhaft gerötet und der Sitz einer Menge linsen- bis stecknadelkopfgroßer Blutungen." —

Bei seinen Versuchen, welche an Leichen meistens Erwachsener ausgeführt wurden und welche sich auf ungefähr 30 belaufen, wurden von KEY-ABERG teils bei geöffneter, teils bei geschlossener Bauchhöhle, teils mit, teils ohne Unterbindung des Pylorus bzw. des Duodenums in der Weise angestellt, daß er mittels einer durch den Ösophagus in den Magen eingeführten, durch einen Gummischlauch mit einem Trichter verbundenen Sonde 3—4 Liter Wasser in den Magen einfließen ließ, wobei der Trichter in einem Abstand von ³/₄ m über dem Mund der Leiche gehalten wurde. Wurden bei diesem Verfahren die Versuche recht-zeitig abgebrochen, so ergab sich bei allen Versuchen ein durchaus gleicher Befund von Veränderungen, welcher sich in jeder Hinsicht mit dem geschil-derten und in der Abbildung dargestellten Sektionsbefund vollkommen deckte.

„Dieselbe typische Form, dieselbe Richtung und dieselbe Lokalisation der Wunden in der kleinen Kurvatur und den nächstgelegenen schmalen Partien der vorderen und der hinteren Wand, welche wir auf diesem Bilde wiedergegeben finden, treffen wir auch als konstante Charaktere bei diesen versuchsweise hervor-gerufenen Läsionen. Als für dieselben charakteristisch dürfte ferner zu erwähnen sein, daß sie in Übereinstimmung mit dem, was auf dem Bilde der Fall ist, stets auf den links von der tiefen Einbuchtung an der kleinen Kurvatur gelegenen Teil des Magens begrenzt sind oder doch diese Grenze nur ganz unbedeutend überschreiten. Nicht gar selten erstrecken sie sich an der anderen Seite bis an die Kardia hinan, ja sie können dieselbe sogar etwas bis auf die Ösophagusschleimhaut hinauf überschreiten, während sie doch im allgemeinen durch eine intakte Schleimhautbrücke von einigen Zentimeter Breite von ihr getrennt sind."

Wurde die Versuchsdauer ausgedehnt oder durch Heben des Trichters bis zu 1—1¹/₂ m über den Mund der Leiche eine noch größere Wassermenge in den Magen eingegossen, so kam es an der gleichen Stelle zur völligen Berstung der Magenwand.

In solchen Fällen kann es auch an anderen Stellen als den unmittelbar an die kleine Kurvatur angrenzenden zu Schleimhautzerreißungen kommen, welche an der vorderen wie an der hinteren Wand ihren Sitz haben und den größeren Schleimhautfalten in der Anordnung von oben nach unten folgen. Bei sehr starker Spannung können die Schleimhautrisse auch radienförmig von der Kardia ausstrahlen. Vor Eintreten der Berstung welche ausnahmslos von innen nach außen in oder ganz nahe an der kleinen Kurvatur erfolgt, wurde oft die Entstehung mehr unregelmäßig gelagerter manchmal bis in die Muskularis reichender Risse auch an der Serosa des Magens beobachtet.

Bei Füllung des herausgeschnittenen Magens mit Luft konnte KEY-ABERG der Berstung der Magenwand ebenfalls die Bildung eines subperitonealen Emphysems vorausgehen sehen.

Von Bedeutung ist es, daß die Berstung an der kleinen Kurvatur selbst dann ihren Sitz hat, wenn die Fundusschleimhaut eine begrenzte, aber deutlich ausgesprochene kadaveröse Erweichung der Schleimhaut erkennen läßt. Unter Zunahme des Druckes nehmen die Berstungsrisse, gewöhnlich unter Bildung neuer in der Nähe, an Umfang zu. Ihre größte Ausdehnung haben sie meistens in der Schleimhaut, die Rißstelle in der Muskularis ist stets kleiner, dagegen kann der Riß in der Serosa mitunter den in der Schleimhaut an Größe übertreffen. -

Zu dem gleichen Ergebnis gelangte auch SAUERBRUCH bei seinen an menschlichen Leichen ausgeführten Versuchen, bei welchen er ebenfalls mittels eines durch die Speise-röhre in den Magen eingeführten Trichters bis zu 7 Liter Wasser in den Magen einfließen ließ. Stets erfolgte auch bei diesen Versuchen die Berstung an der charakteristischen Stelle der kleinen Kurvatur oder parallel zu dieser an der vorderen Wand. Von Interesse ist es, daß bei einem Versuch ein zackiger Riß an der Stelle eines alten, an der hinteren Magenwand gelegenen Ulkus entstanden war. Nur bei einem Versuch, in welchem bei höchst gespanntem Magen ein leichter Schlag auf die Magengegend geführt wurde, verlief der 3 cm lange Riß in einem Winkel von 30⁰ zur kleinen Kurvatur.

Ebenso konnte PAUL FRÄNKEL bei seinen Versuchen an der menschlichen Leiche die Versuchsergebnisse KEY-ABERGS in vollem Umfang bestätigen. Ausnahmslos erfolgte der Riß an der charakteristischen Stelle. Der Einriß trat auch hier in der kleinen Kurvatur selbst dann auf, wenn die Erweichung des Fundus schon weit vorgeschritten war, oder wenn die Serosa des Fundus bei der Trennung von Verwachsungen mit der Milz eingerissen war. —

Zu einem von den bisher angeführten Versuchen völlig abweichenden Ergebnis kam TALMA bei seinen experimentellen Untersuchungen über Ulcus simplex, Magenerweichung und Ileus am lebenden Tier. Wenn er bei Kaninchen das Duodenum unterband und durch die Speiseröhre lauwarmes Wasser unter einem Druck von selbst nur 10—25 cm Wasser einfließen ließ, so entstanden schon nach wenigen Stunden im Fundus neben ausgesprochener unregelmäßig ausgebreiteter, mit mehr diffusen Blutungen in das Gewebe verbundener Erweichung nicht nur innerhalb der in Erweichung begriffenen Bezirke, sondern auch in der angrenzenden, normalen Schleimhaut umschriebene typische hämorrhagische Infarkte und scharf begrenzte, runde, bis über linsengroße, ja selbst 1½ cm messende, scharfrandige Geschwüre bzw. peptische Defekte, welche trichterförmig die ganze Schleimhaut durchsetzten, manchmal bis zur Muskularis reichten und teils bereits gereinigt, teils noch mit festen hämorrhagischen Schorfresten bedeckt waren. Weitere Versuche, bei welchen der Magen während der Versuchsdauer durch ein in die Speiseröhre und ein zweites in den Pylorus eingefügtes Röhrchen mit einer chemisch und thermisch indifferenten Kochsalzlösung unter einem Druck von bis zu 25 cm Wasser durchspült und damit der saure Magensaft entfernt wurde, ergaben trotz der verhältnismäßig hohen Spannung nur teils größere, unregelmäßig begrenzte hämorrhagische Infiltrationen, teils kleine umschriebene Blutungen in der Mukosa, der Submukosa und Subserosa ohne Nekrose. Wurde dagegen der Magen selbst nur mit einer 2⁰/₀₀ HCl-Lösung gefüllt, so genügte schon ein Druck von 4—10 cm um im Fundus die oben angeführten Veränderungen, nämlich Erweichung, Infarkte und Geschwüre zu erzeugen. Wurde die HCl-Lösung auf 4⁰/₀₀ erhöht, so trat schon nach 2½ Stunden eine sehr ausgebreitete, braune Infiltration des Fundus mit Erweichung der Oberfläche und mit gleichzeitiger Bildung die ganze Schleimhaut durchsetzender, kegelförmiger hämorrhagischer Infarkte ein. Erfolgte jedoch die Füllung des Magens ohne gleichzeitige Spannung, so hatte die 2⁰/₀₀ HCl überhaupt keinerlei Veränderungen zur Folge, während bei 4⁰/₀₀ HCl der Fundus braun infiltriert erschien und die mit einer zähen Schleimschicht bedeckte Schleimhaut zahlreiche oberflächliche Defekte mit blutigem Grund aufwies. Von Wichtigkeit ist es, daß selbst bei einfacher Unterbindung des Duodenums, ohne Eingießen von Wasser in den Magen, in diesem durch Anhäufung des profus ausgeschiedenen Magensaftes eine solche Drucksteigerung sich einstellte, daß nach 15—19 Stunden Erweichung des Fundus mit Durchbruch sich einstellte und bis zu 15 mm Durchmesser haltende, scharfrandige, und bis zur Serosa reichende hämorrhagische Geschwüre bzw. Defekte sich entwickelten.

Niemals konnte TALMA eine Lokalisierung der geschilderten Veränderungen und des sich stets erst sekundär an die Erweichung anschließenden Durchbruches des Magens an der kleinen Kurvatur beobachten, nur bei einem Versuch wurde links, von der Kardia ein 1½ cm messendes, bis auf die Serosa sich erstreckendes, trichterförmiges, völlig scharfrandiges Geschwür, bzw. frischer Defekt mit ausgebreiteter hämorrhagischer Infiltration der Serosa gefunden. Das Tier, bei welchem eine einfache Unterbindung des Duodenums gemacht war, war nach 18stündiger Versuchsdauer getötet worden.

Bemerkenswert ist es, daß ähnliche Versuche bei Hunden stets ein negatives Ergebnis hatten. Auch PAUL FRÄNKEL hat bei seinen Versuchen am herausgeschnittenen Hundemagen hervorgehoben, wie außerordentlich verschieden sich dieser hinsichtlich der Lagerung der Berstungsrisse und der Beteiligung der verschiedenen Magenschichten an diesen gegenüber dem menschlichen Magen verhält. Die verschiedenen Tiere zeigen demnach in der Widerstandskraft der Magenwand gegenüber einer Steigerung des Innendruckes offenbar große Unterschiede und es scheinen solche auch in bezug auf die Lagerung der spontanen Berstungsvorgänge zu bestehen. Während diese beim menschlichen Magen im Versuch an der Leiche stets, beim Lebenden jedenfalls in den meisten Fällen, ihren Sitz in nächster Nähe der kleinen Kurvatur und parallel zu dieser haben und die Berstung immer von innen nach außen erfolgt, findet die spontane Berstung des Magens beim Hund nur selten an der kleinen Kurvatur statt und beim Pferd, bei welchem sie infolge starker Gasentwicklung nicht sehr selten vorkommt, in der Regel im Fundus nahe der großen Kurvatur, wobei, wie auch beim Hund, zunächst der Einriß in der Serosa zustande kommt.

Jedenfalls ist durch die angeführten experimentellen Untersuchungen der verschiedenen Autoren in Verbindung mit den am Krankenbett und bei der Sektion gemachten Beobachtungen der Beweis erbracht, daß eine Steigerung des Innendruckes die Berstung des Magens zur Folge haben und wenigstens beim Kaninchen auch die Entwicklung typischer hämorrhagischer Infarkte und einem frischen Ulkus gleichender peptischer Defekte, sowie braune Erweichung der Magenwand bewirken kann.

Über die Frage, warum beim menschlichen Magen der Riß ausnahmslos in oder dicht neben der kleinen Kurvatur erfolgt, kam KEY-ABERG auf Grund einer Besprechung mit einem fachkundigen Freund vom Ingenieurkorps zu der Überzeugung, daß die Lokalisierung des Vorganges, abgesehen von der geringeren Faltenbildung entlang der kleinen Kurvatur, nicht durch anatomische Verhältnisse bedingt sein könne.

Diese beruhe vielmehr auf der Gestalt des menschlichen Magens, welche einem gekrümmten und etwas abgeplatteten Hohlkegel entspreche. Bei einem geraden Hohlkegel mit rundem Querschnitt sei die Widerstandskraft der Wand gegenüber Zerreißungen in der Querrichtung doppelt so groß als in der Längsrichtung. Bei einer Steigerung des Innendruckes mache sich die Beanspruchung der Widerstandskraft regelmäßig und am meisten an allen Punkten des größten Durchmessers des Hohlkegels geltend, beim menschlichen Magen also in einer gerade von der gesetzmäßigen Rißstelle an der kleinen Kurvatur zur großen Kurvatur näher dem Fundus zu gelegten Ebene. Infolge der Abplattung wird aber die stärkste Belastung auf die betreffende Stelle der kleinen Kurvatur und die ihr gegenüberliegende, an der großen Kurvatur gelegene Stelle konzentriert, und zwar auf die kleine Kurvatur deshalb in noch höherem Grad, weil der Innendruck danach strebt den Querschnitt des abgeplatteten Hohlkegels kreisförmig zu gestalten, wodurch die kleine Kurvatur den stärksten Formveränderungen bzw. der stärksten Zerrung ausgesetzt wird.

PAUL FRÄNCKEL kam bei seinen ausgezeichneten Untersuchungen, welche er über diese Frage anstellte, zu einer wesentlich anderen und wohl richtigeren Auffassung. Er prüfte an herausgeschnittenen Streifen den Elastizitätskoeffizienten der Magenwand und der einzelnen Magenschichten, bzw. der Schleimhaut und der Muskularis von verschiedenen Stellen zunächst des menschlichen Magens und kam dabei zu folgendem wichtigem Ergebnis:

1. Die Dehnung der Magenwand an den Kurvaturen ist bei gleicher Belastung in querer Richtung größer als in der Längsrichtung.

2. Sowohl in der Längsrichtung als auch in der Querrichtung hat die Magenwand in der Nachbarschaft der kleinen Kurvatur gewöhnlich einen geringeren Koeffizienten als die des übrigen Magens.

3. Die Elastizität der Magenwand scheint im wesentlichen von der der Muskelschicht herzurühren.

4. Der Elastizitätskoeffizient der Schleimhaut ist ganz gewöhnlich kleiner als der der Muskelhaut.

Wurde die Magenwand im ganzen geprüft, so ergaben sich die gleichen Verhältnisse. Aus dieser Übereinstimmung zwischen dem Verhalten herausgeschnittener Stücke und des Organs im ganzen schließt FRÄNKEL, daß nicht allein die Form des Magens für die Verschiedenheit der Dehnungen verantwortlich sein kann, sondern daß anatomische Gründe mitwirken müssen und daß der kleinen Kurvatur des menschlichen Magens rein anatomisch besondere physikalische Verhältnisse innewohnen, welche sie zu einem bei starkem Innendruck besonders gefährdeten Teil der Magenwand machen. Nach FRÄNKEL kommen hier hauptsächlich die starken, neben der kleinen Kurvatur hinziehenden Muskelbündel in Betracht. Bei der Auftreibung des frei an den Ligaturen des Pylorus und des Ösophagus hängenden Magens fällt die kleine Kurvatur, sobald die gleichmäßige Anspannung der

Wände begonnen hat, durch die große Straffheit des dortigen Muskelbündels auf, das sich fast oder gar nicht in die Länge zieht. „Diese Spannung, die leicht mit dem tastenden Finger als stärkster Widerstand der ganzen Magenwand zu erkennen ist, vornehmlich zu beiden Seiten der Kurvatur, setzt sich aber nur bis zum Anfang des Pylorusteils fort. Dieser bleibt lange der schlaffste Teil des Magens und erfährt eine scharfe Aufwärtsbiegung, so daß mitunter in der kleinen Kurvatur ein wahrer Knick entsteht. Für diese Erscheinung ist vor allem der genannte Widerstand verantwortlich zu machen, der eine gleichmäßige Ausdehnung an der oberen Krümmung hindert. Der Innendruck im beweglichen Pylorusteil richtet diesen auf und verwandelt so allmählich die ursprüngliche Konkavität in einen Winkel. Die geringere Spannung in dieser Gegend, die man hiernach ebenfalls in Zusammenhang mit dem straffen Strang der kleinen Kurvatur bringen kann, erklärt, weshalb an dieser Stelle keine Risse entstehen."

Diese Deutung wurde durch Versuche am hängenden Hundemagen bestätigt. Auch dieser stellt einen gekrümmten und etwas abgeplatteten Hohlkegel dar. Die Muskulatur an der kleinen Kurvatur bietet aber am Hundemagen einen so geringen Widerstand, daß sie sich bei starker Auftreibung des Magens außerhalb des Körpers bei zunehmender Spannung deutlich konvex hervorwölbt, eine Erscheinung, welche am menschlichen Magen niemals zu beobachten ist. So erklärt es sich leicht, daß die Dehnungsrisse am Hundemagen nicht an der kleinen Kurvatur, sondern an anderen Stellen des Magens ihren Sitz haben.

Fränkel faßt daher das Ergebnis seiner für die Erklärung der spontanen Magenberstung so wichtigen Untersuchungen in folgenden Sätzen zusammen: „Die Wand des menschlichen Magens besitzt in der Gegend der kleinen Kurvatur einen Widerstand, der von den dort gelegenen Muskelschichten gebildet, die Ausdehnungsfähigkeit des ganzen Sackes, namentlich aber des Schleimhautsackes hindert. Hierdurch kommt es bei übergroßem Innendruck an dieser Stelle zu besonders hohen Spannungen in dorsoventraler Richtung und damit zu Längsrissen. Dabei scheint die besondere Armut der Schleimhaut an Falten an dieser Stelle befördernd mitzuwirken. Die Bevorzugung des kardialen Abschnittes der kleinen Kurvatur hängt, wenigstens zum Teil, wahrscheinlich ebenfalls mit jener Verstärkung der Muskelschicht zusammen, die nur bis zum Beginn des Pylorusteils in gleicher Stärke besteht. Vielleicht wirkt auch, wie noch erwähnt sei, die Art der Verbindung mit dem Ösophagus mit. Die um die Kardia radiär gelagerten Risse, die nicht bis zum größten Durchmesser nach rechts reichen, sprechen für eine solche Beziehung."

Dabei gibt Fränkel zu, daß neben dem Muskelwiderstand selbstverständlich auch die Form des Magens eine große Bedeutung für die Bevorzugung der kleinen Kurvatur bei der Entstehung der Berstungsrisse besitzt, indem, wie auch Key-Aberg richtig hervorgehoben hat, die konkave kleine Kurvatur einen viel größeren Weg bis zur Kugelform zu machen hat, als die anderen Wandteile und ihre Beanspruchung schon hierdurch am größten ist. —

Eine für das Zustandekommen der spontanen Magenberstung recht wichtige Beobachtung hat auch M. Busch bei seinen Versuchen am menschlichen Leichenmagen gemacht: Der Magen war bei einem dieser Versuche (6 Stunden nach dem Tod) am Pylorusteil stark kontrahiert. Bei Schlauchtrichterfüllung dehnte sich nur der kardiale Abschnitt, und zwar nur unvollkommen aus. Die Kontraktion des pylorischen Abschnittes wurde durch Druck auf den Fundus nicht überwunden, auch nicht durch Verstärkung des Druckes des einfließenden Wassers. Noch bei teilweiser Kontraktion dieses Abschnittes trat unterhalb der Kardia nahe der kleinen Kurvatur in der Vorderwand Wasser in die Wandschichten ein. Zerreißung der Schleimhaut bei nicht voll entfaltetem Magen! — Mit Recht erblickt Busch in dieser Beobachtung einen Beweis für die Bedeutung der Eigenspannung der Magenwand für das Zustandekommen der spontanen Magenberstung, sowie für die Berechtigung der Trennung der akuten Magenerweiterung in die beiden Typen der Erweiterung mit erhaltenem und der mit erloschenem Tonus. Gerade die erstere Form, wenn also ein gewisser Tonus noch vorhanden ist, begünstigt die Entstehung unvollständiger Spannungsberstungen, während bei der atonischen Form sowohl die völlige Berstung als auch Schleimhautrisse weniger häufig beobachtet werden.

Es muß hier noch die Frage aufgeworfen werden, ob beim Lebenden durch Überfüllung des Magens allein eine so starke Steigerung des Innendruckes des Magens eintreten kann, daß die Berstung erfolgt. Der von SAUERBRUCH in dieser Hinsicht ausgesprochene Zweifel dürfte berechtigt sein. Er nimmt an, daß der Füllungsgrad beim Lebenden in solchen Fällen stets ein geringerer ist als im Versuch, wo 6—7 Liter in den Magen eingegossen wurden. Wahrscheinlich kommt eine plötzliche Kompression des Magens hinzu, wie sie durch physikalische Kontraktionen der Bauchwand (Husten, Niesen, Pressen beim Stuhlgang, Bücken usw.) entsteht. —

Die Entscheidung, ob im Einzelfall es sich tatsächlich um eine schon während des Lebens eingetretene Magenzerreißung handelt, ist auch an der Leiche keineswegs immer leicht zu treffen. Denn durch die Verdauung nach dem Tod können die für die Entstehung eines Risses während des Lebens charakteristischen Merkmale völlig verwischt werden. BUSCH fordert daher für die Sicherstellung der Diagnose folgende Feststellungen: 1. starke Erweiterung des Magens, 2. Ansammlung von Gas und sonstigem Mageninhalt in der Bauchhöhle, und zwar nicht nur in der Fundusgegend, 3. Lagerung des Risses nahe der kleinen Kurvatur, 4. Blutung aus zerrissenen Gefäßen, 5. entzündliche Reaktionen, wenn auch geringeren Grades (je nach der verflossenen Zeit) am Peritoneum, 6. Ausschluß einfacher saurer Erweichung mit Perforation, 7. Ausschluß der Perforation eines einfachen Magengeschwüres oder eines hämorrhagischen Infarktes, 8. Ausschluß anderweitiger Entstehungsursachen (Trauma). — Von ausschlaggebender Bedeutung kann unter Umständen auch die Krankengeschichte sein. —

Außer den erwähnten von LEFÈVRE, REVILLOD und KEY-ABERG beobachteten sind sichere Fälle von spontaner Magenruptur nur wenige bekannt geworden [1]. Einen mit dem KEY-ABERG schen Fall völlig übereinstimmenden hat F. STRASSMANN (2) mitgeteilt. Auch hier hatte sich die Ruptur im Anschluß an eine wegen Opiumvergiftung vorgenommene Magenausspülung angeschlossen. Bei der Sektion fand sich etwa ein Dutzend Schleimhautrisse, welche teils an der charakteristischen Stelle der kleinen Kurvatur saßen, teils strahlenförmig von der Kardia ausliefen. In einem anderen von STRASSMANN veröffentlichten Fall war ebenfalls bei einer Magenausspülung die Berstung erfolgt. Hier lag zwar Karzinom vor, aber der die ganze Magenwand durchsetzende schlitzförmige Riß hatte seinen Sitz weit entfernt vom Karzinom in der Mitte und entlang der kleinen Kurvatur. Auch in dem von WUNSCHHEIM mitgeteilten Fall lag die Verbindung mit Karzinom vor. Aber auch hier war der an der kleinen Kurvatur gelegene und ihr entlang laufende. 5 cm lange, klaffende und bis auf die Muskularis reichende Schleimhautriß unabhängig von dem gleichzeitig vorhandenen Speiseröhrenkrebs erfolgt. Auch ROKITANSKY (2) hat einen Fall von wohl unzweifelhaft spontaner Magenruptur mitgeteilt. Wegen ihrer Veranlassung besonders interessant sind ein von LANTSCHNER beschriebener und ein vor kurzem von M. BUSCH am Erlanger pathologischen Institut beobachteter Fall.

Im Fall LANTSCHNERs handelte es sich um eine 72jährige Frau mit einem enormen Nabelbruch, in welchen mit Darmschlingen auch der Magen gelagert war. Nachdem die Frau 8 Glas Wasser und 2 Tassen Tee getrunken und dazu kaltes Fleisch gegessen hatte, trat Übelkeit und Erbrechen auf und nach $1\frac{1}{2}$ Stunden platzte der Magen während heftiger Brechbewegungen unter einem von der Umgebung gehörten heftigen Knall. Dreizehn Stunden danach trat der Tod ein. Bei der Sektion fand sich an der hinteren Wand des Magens, dessen Pars pylorica im Bruchsack lag, ein mehrere Zentimeter langer, völlig perforierender Riß. Die genauere Stelle der hinteren Wand ist leider nicht bezeichnet. Der von M. BUSCH beobachtete Fall betraf einen 45jährigen geisteskranken Mann, bei welchem ebenfalls infolge enormer Überfüllung des Magens dieser geborsten war. Nach der Mittagsmahlzeit hatte

---

[1] Weitere Literaturangaben und ausführlichere Besprechung der spontanen Magenruptur siehe bei M. BUSCH.

derselbe den ganzen Tag über noch ihm zugetragene Klöße und Zwetschgen gegessen und dann noch das übliche, reichliche Abendessen eingenommen. Kurz danach klagte er über heftige Leibschmerzen, wurde bald komatös und es stellte sich noch während des Lebens ein über den ganzen Rumpf ausgebreitetes Hautemphysem ein. Bei der Sektion war der Magen trotz der in das Zellgewebe entwichenen Gase immer noch mächtig ausgedehnt und enthielt 2 Liter Speisebrei. Es fanden sich an der kleinen Kurvatur, wenig unterhalb der Kardia an der vorderen Wand 6 dicht neben- und hintereinander gelegene Schleimhautrisse, von welchen 2 besonders ausgedehnte eine exzentrisch gelagerte Perforation auch der übrigen Schichten zeigten. Die im Grund dieser weitklaffenden Schleimhautrisse freiliegenden tieferen Magenwandschichten erschienen hämorrhagisch infiltriert, ebenso die hintere Magenwand in gleicher Höhe bis zum Fundus hin. Unterhalb der Kardia und an der hinteren Wand fanden sich noch weitere 5 kleine, oberflächliche Schleimhautrisse. Die Serosa der vorderen Wand war entsprechend den perforierenden Berstungen unregelmäßig eingerissen, und zwar bis in das Lig. hepato-gastricum hinein. Auch die Serosa der hinteren Wand zeigte etwas entfernt und pyloruswärts von jener Stelle mehrfache klaffende Risse.

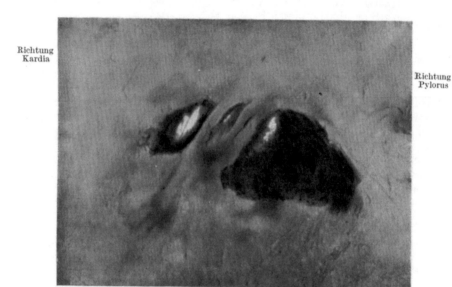

Richtung Kardia

Richtung Pylorus

Abb. 87. Ruptur des Magens mit hämorrhagischen Infarkten und mehrfachen Durchbrüchen der Magenwand. (Fall BUSCH: Frankf. Zeitschr. Bd. 30. 1924.) (Nach einem Präparat der Sammlung des pathol. Instituts Erlangen.)

Einen ähnlichen Fall hat NEWMAN mitgeteilt. Ein 30jähriger Maniakus, welcher ebenfalls starker Esser war, bekam plötzlich heftiges Erbrechen. Nach 14 Stunden trat unter zunehmender Auftreibung des Leibes Kollaps ein und $\frac{1}{2}$ Stunde vor dem Tod entwickelte sich auch in diesem Fall ein Zellgewebsemphysem, welches am Hals und rechten Arm begann und bald sich über den ganzen Körper ausbreitete. Bei der Sektion fand sich an der kleinen Kurvatur des erweiterten und dünnwandigen Magens, 3″ von der Kardia entfernt eine $\frac{1}{2}$″ große gerissene Öffnung, aus welcher Speiseteile und Luft in die Bauchhöhle ausgetreten waren.

Auch in einem von CHIARI (2) beschriebenen Fall, in welchem infolge übermäßiger Ausdehnung des Magens durch Gase die Spontanzerreißung erfolgt war, hatte sich allgemeines Emphysem der Haut und des Zellgewebes, namentlich des Mediastinums und retroperitonealen Gewebes entwickelt. Der an der kleinen Kurvatur und entlang dieser gelegene, 10 cm lange, völlig scharfrandige Riß des enorm ausgedehnten Magens hatte hier seinen Weg durch eine alte Ulkusnarbe genommen, welche nur von der schwielig verdickten Serosa gebildet war.

Weitere Fälle sind von THOMPSON, v. HOFFMANN, BRUSH, MIKULICZ (2) und LIPPMANN mitgeteilt worden, auch haben LEFÈVRE und REVILLOD selbst noch verschiedene Fälle aus der Literatur angeführt, welche sie als spontane Magenrupturen gedeutet haben. Die meisten dieser Fälle sind jedoch so ungenau beschrieben, daß es nicht immer auszuschließen ist, daß es sich nur um den Durchbruch eines schon vorhanden gewesenen Ulkus handelte. In dem von RUPPRECHT mitgeteilten Fall war die Berstung des Magens offenbar erst nach dem Tod eingetreten, da bei der Sektion am Peritoneum keinerlei Reizerscheinungen wahrgenommen wurden.

Während bei keinem der bisher angeführten Fälle an der Rißstelle außer einfachen hämorrhagischen Infiltraten weitere Veränderungen zu erkennen waren, so daß also offenbar rein mechanisch entstandene Berstungsrisse vorgelegen hatten, haben LEUBE (W. MEYER) und CHIARI (2) Fälle beobachtet, in welchen bei der Sektion gleichzeitig eine braune Erweichung der Magenwand festgestellt wurde, die Rißstelle auch nicht an der typischen Stelle der kleinen Kurvatur, sondern vielmehr im Fundus gelegen hatte. Ein ganz ähnlicher, aber weniger klarer Fall wurde später von FROBOESE mitgeteilt.

In dem LEUBEschen Fall handelte es sich um einen 37jährigen Mann, welcher an einer Stenose der Kardia litt und nach dem Genuß einer großen Menge jungen Bieres und Schwarzbrotes plötzlich mit äußerst heftigen Leibschmerzen erkrankt war. Ein vorhandener Leistenbruch wurde mühelos zurückgebracht. Gleichzeitig entstand aber in der Umgebung des

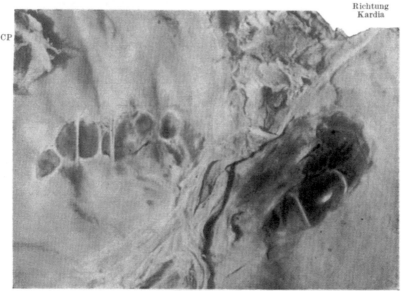

Richtung
Kardia

CP

Richtung Pylorus

Abb. 88. Außenseite der Abb. 87. CP Lig. hepato-gastricum. Rechts davon vordere Wand, links hintere Wand mit weit klaffenden Serosa-Rissen. Die Perforationsöffnungen der Abb. 87 sind in dem Bild durch vorgelagerte verschärfte Gewebsteile großenteils verdeckt. (Fall BUSCH: Frankf. Zeitschr. l. c. Abb. 2.)

Bruchsackes ein Hautemphysem, welches sich in 2 Stunden über den ganzen Rumpf ausbreitete. Wenige Stunden danach trat der Tod ein. Bei der Sektion zeigte sich die Bauchhöhle stark durch Gas aufgetrieben. Die Darmschlingen waren unversehrt. Dagegen fand sich am Fundus des zusammengezogenen Magens ein 9 cm langer Riß mit schwärzlich mißfarbigem, pulpös erweichtem Rand. In der ganzen Regio cardiaca bildete die Schleimhaut teils umschriebene, teils zusammenhängende, schwärzliche, emphysematöse Wülste, die übrige Schleimhaut zeigte keine Veränderungen. An der Kardia fand sich eine durch eine strahlige Narbe bedingte hochgradige Stenose, auch leichte Pylorusstenose war vorhanden. Der Fall KUNDRATS (2) verhält sich ganz ähnlich. Er betraf ein kleines Mädchen, welches nach übermäßig reichlicher Mahlzeit während des Spieles ebenfalls plötzlich heftige Leibschmerzen bekam und schon nach einigen Stunden starb. Bei der Sektion fand sich ein 2¹/₂'' langer Berstungsriß im Fundus mit pulpösem Aussehen und Erweichung in der Umgebung. In dem von FROEBOESE beschriebenen Fall fand sich bei einem 19jährigen Mädchen, welches ebenfalls plötzlich erkrankt und unter den schwersten Durchbruchserscheinungen im Schock gestorben war, in der Nähe der Mitte der großen Kurvatur und mit dieser ziemlich parallel verlaufend ein etwa 8 cm langer Riß der

Vorderwand des mächtig ausgedehnten, mit enormen Mengen gärender Speisemassen gefüllten Magens, von welchen ein Teil in die Bauchhöhle ausgetreten war. Die Ränder des Risses waren zackig und faserig, die Magenwand war, besonders in der Umgebung des Risses, stark verdünnt, andere Veränderungen fanden sich aber am Magen nicht, auch fehlten peritonitische Erscheinungen.

Leube hat in seinem Fall einen Beweis für die Möglichkeit einer intra - vitalen Magenerweichung erblickt, indem er annahm, daß hier die Erweichung der Berstung vorausgegangen war. Kundrat (2) und Marchand (1) haben jedoch den Fall in entgegengesetztem Sinn gedeutet. — Beide äußerten sich, daß sowohl im Leubeschen Fall als auch in dem Kundrats (2) es sich um eine einfache Berstung des überfüllten und übermäßig gedehnten Magens, verbunden mit Blutungen in die Magenwand gehandelt habe und daß die braune Erweichung erst nach dem Tod hinzugetreten sei. Nach den experimentellen Untersuchungen Talmas erscheint jedoch dieser Einwand Kundrats und Marchands nicht mehr ohne weiteres berechtigt. Denn Talma fand neben hämorrhagischen Infarkten bzw. Erosionen die braune Erweichung auch bei den frisch getöteten Tieren.

Besonders beweisend für die Möglichkeit einer solcher Erweichung schon während des Lebens ist sein Versuch III: „Einem Kaninchen, welches kurz vorher gegessen hat, wird das Duodenum zugebunden. 12 Stunden später ist der Bauch, besonders in der Magengegend sehr dick. 16 Stunden nach der Operation ist die Anschwellung außerordentlich stark. Das Tier fällt vor meinen Augen auf die Seite; augenblicklich wird die Med. oblongata zerstört und der Bauch geöffnet, indem die Bauchmuskeln sich noch reflektorisch zusammenziehen.

Eine kleine Menge Mageninhalt wird in der Höhle des Peritoneums gefunden. Der Magen selbst ist besonders stark ausgedehnt und zeigt unten links an der großen Kurvatur ein Loch mit einem Durchmesser von $\pm$ 1 cm. Der Rand dieser Öffnung ist dünn und weich. Ihre Umgebung ist gleichmäßig braun, an einigen Stellen schwarz. Um die braunen Teile herum sind die Blutgefäße stark gefüllt, besonders an einigen Stellen, wo die Magenwand bräunlich von Farbe ist. Dort ist ihr Inhalt schwarz. In der ganzen Magenwand sind zahllose kleine Blutungen unter der Serosa wahrzunehmen. Der dünne Mageninhalt färbt Kongopapier stark blau."

Es kann gewiß gar keinem Zweifel unterliegen, daß bei diesem Versuch die Magenerweichung schon während des Lebens eingetreten und jedenfalls dem Durchbruch vorausgegangen war. Bei den Fällen Leubes und Kundrats (2) ist es daher keineswegs ausgeschlossen, daß auch hier der Vorgang der gleiche war und es gereicht einer solchen Annahme zur Stütze, daß in beiden Fällen auffälligerweise der Berstungsriß im Fundus saß, während doch sonst bei der spontanen Ruptur die Risse fast ausnahmslos an der typischen Stelle der kleinen Kurvatur ihren Sitz haben. —

c) Entstehungsweise der Dehnungsblutungen. Entstehung von Geschwüren aus solchen und aus Berstungsrissen.

Es ist selbstverständlich, daß sowohl solche Erweichungszustände und die mit den Berstungsvorgängen verbundenen einfachen Blutungen in das Gewebe der Magenwand, als auch die im überdehnten Kaninchenmagen auftretenden hämorrhagischen und anämischen Infarkte und Geschwüre bzw. peptischen Defekte durch schwere örtliche Kreislaufstörungen bedingt sein müssen. Während die mit den Berstungsvorgängen einhergehenden einfachen Blutungen in die Magenwand leicht durch Gefäßzerreißungen ihre Erklärung finden, ist die Frage, auf welche Weise die zur Erweichung und zur Bildung von umschriebenen hämorrhagischen und anämischen Infarkten führenden Kreislaufstörungen zustande kommen, nicht ohne weiteres zu beantworten. Talma führt sie beim Kaninchen auf eine „Ausreckung" der Gefäße zurück, wodurch auch ihr Sitz im Fundus erklärt werde, da dieser beim Kaninchen bei übermäßiger Steigerung des Innendruckes

die stärkste Dehnung erfahre. Man könnte, sofern nicht auch hier Gefäßzerreißungen eine Rolle spielen, an Stase denken oder auch an eine neurogene
Entstehung durch Gefäßkrämpfe, da selbstverständlich auch eine starke Zerrung
der in der Magenwand befindlichen Nervengeflechte stattfindet. Wahrscheinlich ist es, daß die Bildung der hämorrhagischen und anämischen Infarkte bereits
stattfindet, bevor die Spannung der Magenwand ihren höchsten Grad erreicht
hat und Risse in der Schleimhaut bzw. der Magenwand entstehen. Busch
nimmt an, daß diese Blutungen vielleicht zu Beginn eines freien Intervalles
zwischen erhöhter Spannung und Erschlaffung zustande kommen, indem im
Augenblick dieses Wechsels ein verstärkter Blutzufluß, der vorher verringert
war, einsetze und zu Blutungen Anlaß gebe, vielleicht aus Gefäßbezirken,
aus denen der Abfluß behindert war. Jedenfalls handelt es sich, wie auch der
Fall Buschs lehrt, um von den Rissen unabhängige Dehnungsblutungen,
denn sie können von den Rißstellen so weit entfernt vorkommen, daß sie mit
diesen unmöglich in Verbindung gebracht werden können. Dabei muß wohl
auch daran gedacht werden, daß sich an solche Infarkte, wie schon in der
Schilderung des akuten peptischen Geschwüres dargelegt wurde, sekundär
richtige Erweichungsveränderungen anschließen.

Für die Frage von der traumatischen Entstehung des Ulcus ventriculi bzw.
des peptischen Geschwüres überhaupt, ist es nun von größter Bedeutung, ob
bei einer Überdehnung des Magens oder aber bei einer durch äußere
Gewalteinwirkung auf den gefüllten und stärker ausgedehnten
Magen bedingten Steigerung des Innendruckes, außer Berstungsrissen in der Schleimhaut, ähnlich wie im Kaninchenmagen, auch
beim Menschen schon primär umschriebene hämorrhagische Infarkte bzw. Erosionen oder tiefere peptische Defekte entstehen,
oder aber vielleicht einfache Berstungsrisse oder in die Magenwand erfolgte einfache Blutungen in dem Ulcus simplex ähnliche
Geschwüre übergehen können.

Die bis jetzt beim Menschen beobachteten angeführten Fälle von spontaner Magenzerreißung geben für die Klärung dieser beiden Fragen keinen sicheren Anhaltspunkt. Es
ist jedoch nicht ausgeschlossen, daß in dem von Key-Aberg beschriebenen Fall neben den
unzweifelhaften Berstungsrissen auch hämorrhagische Infarkte bzw. Erosionen oder frische
tiefere peptische Defekte vorhanden waren. Der Boden der „Wunden" war zum Teil diffus
schwarzrot. Es geht aus der Schilderung nicht ganz klar hervor, ob es sich hier nicht um
anhaftende hämorrhagische Schorfreste handelte. Diese Frage ist um so mehr in Erwägung zu
ziehen, als gerade an der kleinen Kurvatur oder ihr entlang in nächster Nähe gelegen,
mitunter Erosionen, in seltenen Fällen auch größere typische hämorrhagische Infarkte und
tiefer greifende peptische Defekte beobachtet werden, welche so dicht gereiht sein können,
daß sie ebenfalls zusammenfließen, oder nur noch durch ganz schmale Schleimhautbrücken
getrennt sind, wodurch, wie Abb. 89 zeigt, ein der Abbildung Key-Abergs ähnliches
Bild erzeugt wird. Auch E. Kaufmann hat in seinem Lehrbuch einen solchen Fall abgebildet und Abb. 81 stellt einen ähnlichen Fall der Erlanger pathologisch-anatomischen
Sammlung dar.

Wohl sind in dem Fall Key-Abergs die einzelnen „Wunden" selbst mehr parallel zur
kleinen Kurvatur in die Länge gezogen, doch könnte man sich wohl vorstellen, daß etwa
in dem Stadium noch mäßiger Dehnung entstandene hämorrhagische Erosionen bei fortschreitender Dehnung nicht nur verzerrt werden, sondern unter gleichzeitiger Entstehung
primärer Berstungsrisse in ihrer Umgebung an ihren Rändern infolge der immer stärker
werdenden Spannung derartig einreißen, daß schließlich ein dem Key-Abergschen Fall
durchaus ähnliches Bild entsteht.

Auch in dem Fall Buschs ist eine solche Möglichkeit in Betracht zu ziehen, zumal hier
die Form des größeren Defektes keineswegs einem typischen Dehnungsriß entspricht, die
hämorrhagisch infarzierte Muskularis in pulpöser Erweichung begriffen war und reine,
typische Berstungsrisse ohne solche Veränderungen an der Schleimhaut fehlten, vielmehr
nur an der Serosa vorhanden waren. --

Was die zweite Frage anbelangt, ob einfache Berstungsrisse oder
einfache Blutungen in die Magenwand in Geschwüre übergehen

können, so ist diese auf Grund der bei sog. subkutanen Magenverletzungen nach äußerer Gewalteinwirkung gemachten Beobachtungen unbedingt zu bejahen, obgleich nach den Untersuchungen von Griffini und Vassale, sowie anderer Autoren durch Verletzungen des Magens, wie umfangreiche Abtragungen der Schleimhaut und selbst tieferer Schichten, es ohne Hinzutreten anderer Maßnahmen bekanntlich nicht gelingt ein richtiges Geschwür zu erzeugen, vielmehr alle solche einfachen Verletzungen fast ohne sichtbare Narbenbildung in kürzester Zeit zur Heilung gelangen.

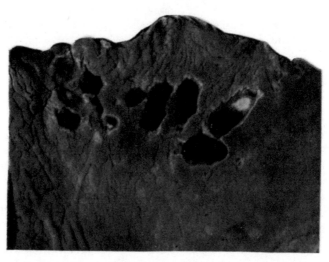

Abb. 89. Hämorrhagische Erosionen und tiefergreifende hämorrhagische Infarkte der kleinen Kurvatur. Im Bereich der hellen Flecken und Säume sind die Schorfe bereits verdaut, so daß an einzelnen Stellen die Submukosa freiliegt. (Nach einem Präparat des Erlanger pathologischen Instituts.)

d) Die subkutanen Verletzungen des Magens. Fälle von traumatischen Magengeschwüren.

Im Verhältnis zu der Häufigkeit von den den Bauch treffenden, stumpfen Gewalteinwirkungen sind die subkutanen Verletzungen des Magens selten. So hat Petry unter 221 subkutanen Verletzungen des Magen-Darmtraktus nur 21 Fälle von Verletzungen des Magens feststellen können. Es ist dies durch die weit mehr geschützte Lage des Magens bedingt, welcher bei normalen Verhältnissen großenteils durch den Rippenbogen gedeckt ist und bei welchem auch die für die Quetschungen des Darmes so bedeutsame feste, von der Wirbelsäule gebildete Unterlage nur für die Regio pylorica in Betracht kommt. Nur bei stärkerer Senkung des gefüllten Magens wird daher dieser leichter eine Quetschung erfahren können. Dennoch liegt eine größere Anzahl von sicher beobachteten Fällen vor, in welchen nach äußerer Einwirkung einer stumpfen Gewalt auf die Magengegend ohne Verletzung der Bauchwand nicht nur sogleich die sicheren Erscheinungen einer Magenverletzung auftraten, sondern auch früher oder später, aber bestimmt im Anschluß an die Gewalteinwirkung, das charakteristische Krankheitsbild eines Ulkus sich entwickelte. Ja Kroug konnte unter 324 Fällen von Ulcus ventriculi, welche in den Jahren 1905—1916 in der medizinischen Klinik in Jena behandelt worden waren, 13,4% traumatische Magengeschwüre zusammenstellen. Zweimal war Fall auf den Magen, viermal Stoß gegen ihn, zweimal

Sturz aus großer Höhe als Ursache verzeichnet; in anderen Fällen waren die ersten Erscheinungen nach Heben schwerer Lasten, schwerer körperlicher Arbeit und einmal nach einer schweren Turnübung aufgetreten. In keinem dieser Fälle bot sich jedoch Gelegenheit zu einer Bestätigung der nicht immer sicheren klinischen Diagnose durch die Sektion. Es liegt aber auch eine ganze Reihe von Beobachtungen vor, bei welchen durch die Operation oder Sektion ein Geschwür oder eine narbige Stenose, welche nur durch das Trauma entstanden sein konnten, tatsächlich festgestellt wurden.

Auch bei den nach stumpfer Gewalteinwirkung entstehenden Verletzungen des Magens handelt es sich meistens um Berstungsrisse, welche die ganze Magenwand durchsetzen oder aber, da die Berstung auch hier von innen her erfolgt, sich auf die inneren Schichten der Magenwand beschränken können und ganz ähnlich wie bei der Spontanzerreißung ihren Sitz in der Regel an der kleinen Kurvatur haben. Quetschungen mit Blutungen in die Magenwand werden aus den angegebenen Gründen fast nur an der Pars pylorica beobachtet.

Als besonders charakteristische Beispiele von traumatischen Magengeschwüren seien folgende Fälle kurz angeführt:

Zuerst hat LEBERT(5) solche Fälle mitgeteilt. Der eine betraf eine 36jährige Frau, welche 12 Stufen herabgefallen und dabei mit der Magengegend aufgeschlagen war. Kurz danach erfolgte starkes Blutbrechen. Im zweiten Fall handelte es sich um eine 27jährige Frau, welche eine starke Quetschung der Magengegend erlitten hatte. Wenige Tage danach wurde sie beim Tanzen von heftigem Blutbrechen befallen. In beiden Fällen stellten sich Ulkuserscheinungen ein.

In einem von KRÖNLEIN (?) mitgeteilten Fall war ein bis dahin gesunder 24jähriger Berreiter Mitte März 1887 mit dem Pferd gestürzt, wobei er durch den Sattelknopf einen heftigen Stoß in die Magengegend erhalten hat. Am folgenden Tag traten nach dem Essen reißende Schmerzen in der Magengegend auf, welche sich von da täglich nach dem Essen einstellten. 4 Wochen nach dem Unfall trat zum erstenmal Erbrechen auf, ohne Blutbeimengung. Die Schmerzen steigerten sich allmählich derartig, daß Patient das Reiten aufgeben und zur Erholung entlassen werden mußte. In der Folgezeit erbrach der Kranke, es soll das Erbrochene 2–3mal etwas Blut enthalten haben. Starke Abmagerung. Am 4. Tag nach der Aufnahme ins Krankenhaus erbrach er plötzlich etwa 2 Liter einer Masse, welche er nach ihrem Aussehen mit nassem Torf verglich. Das Erbrechen wiederholt sich alle 3–4 Tage, in dem Erbrochenen wird Blut nachgewiesen. Da der Magen sich erweitert. Da der Kranke immer mehr verfiel (sein Gewicht war von 75 auf 38 kg zurückgegangen!), so wurde am 24. November, also etwa 8 Monate nach dem Unfall, zur Operation geschritten. Bei dieser zeigte sich die Pars pylorica durch derbes Narbengewebe mit der Rückseite der Bauchhöhle und besonders der Leber fest verwachsen und selbst narbig verhärtet. Beim Beginn der Resektion der Pars pylorica erschien der duodenale Querschnitt nur noch für eine feine Knopfsonde durchgängig. Verschluß des Duodenums, Einnähen des Magenlumens in eine Jejunalschlinge.

Bei der Sektion des nicht lange nach der Operation verstorbenen Mannes fand sich ein zirkuläres Ulcus pylori et duodeni mit narbigem Grund, Erweiterung und chronischer Katarrh des Magens.

Ganz ähnlich verhält sich ein zweiter von KRÖNLEIN (?) operierter Fall, welcher einen 48jährigen Mann betraf, der beim Abspringen von einem Heuboden sich das Schaftende der Heugabel heftig gegen die Magengegend gestoßen hatte. Auch hier fand sich bei der beiläufig 5 Monate nach dem Unfall vorgenommenen Operation unmittelbar vor dem Pylorusring eine hochgradige, für eine 5 mm dicke Sonde gerade noch durchgängige narbige Stenose, welche durch ein 2–4 cm breites, scharfrandiges, bis auf die Submukosa reichendes Gürtelgeschwür bedingt war. —

Sehr lehrreich ist auch der folgende von JÄCKH mitgeteilte Fall: Ein 35jähriger Mann litt seit einer schweren Quetschung der Magengegend an oft heftigen Magenschmerzen. Erst 1½ Jahre nach dem Unfall stellten sich Erbrechen mit Beimengung von Blut und blutiger Stuhl ein. Nach weiteren 6 Wochen Wiederholung des Blutbrechens, in der Magengegend hatte sich eine derbe Anschwellung, anscheinend ein Tumor entwickelt. Bei der Operation fanden sich ausgedehnte perigastritische Verwachsungen mit der vorderen Bauchwand und dem linken Leberlappen, welche tumorähnliche, von kleinen Abszessen durchsetzte schwielige Bindegewebsmasse in sich schlossen. Nach Entfernung dieser fand sich eine kleine, an der kleinen Kurvatur, 4 Querfinger oberhalb des Pylorus gelegene Fistel, welche in den Magen führte. Nach Eröffnung des resezierten Stückes zeigte sich an der Stelle dieser Fistel eine Geschwürsnarbe. —

Von besonderem Interesse sind auch die von Rohmer, Scholz, Fertig, Föderl und W. H. Schultze (2) mitgeteilten Fälle, in welchen sich nicht die gewöhnlichen längsgerichteten und schlitzförmigen Berstungsrisse, sondern einem akuten Ulkus ähnliche Defekte in der Schleimhaut bzw. in der Magenwand fanden. Der Fall Rohmers betraf einen 39jährigen Maurer, welcher 1 Stunde nach der Mahlzeit 12 m tief herabgestürzt war und fast unmittelbar danach über heftige Schmerzen in der Magengegend geklagt hatte. Schon nach 4—5 Stunden trat der Tod ein. Bei der Sektion zeigte sich an seiner oberen vorderen Fläche, 3 cm vom Pylorus entfernt, eine runde, wie mit dem Locheisen ausgeschlagene Öffnung von der Größe eines Fünfpfennigstückes. Ganz ähnlich verhält sich der von Scholz mitgeteilte Fall, in welchem ein Kanonier von dem Lafettenschwanz eines bergabrollenden Geschützes am Unterleib getroffen und gegen eine Wand gequetscht wurde. Tod nach 24 Stunden. Bei der Sektion fand sich ein fast kreisrundes, fünfpfennigstückgroßes Loch in der vorderen Magenwand.

In dem Fall Schultzes (2) wurden bei einer Frau, welche sich aus dem Fenster gestürzt hatte und einige Stunden darnach infolge eines Bruches der Wirbelsäule gestorben war, in dem sonst unversehrten Magen von der kleinen Kurvatur im Bereich des Magenwinkels schräg zur Achse der kleinen Kurvatur gestellte Risse der Magenschleimhaut mit Bluterguß in die Submukosa und beginnender Andauung gefunden.

In dem Fall Fertigs hatte ein 28jähriger Knecht einen Hufschlag gegen die Mitte des Bauches bekommen. Er fiel sofort um und war bewußtlos. Nach der Aufnahme ins Krankenhaus klagt der Kranke über Schmerzen im ganzen Leib. Würgbewegungen, aber kein Erbrechen. Bei der Operation konnte keine Verletzung des Magens gefunden werden. Am 4. Tag nach der Operation wurde etwas Blut erbrochen. Am 5. Tag reichliches Blutbrechen, bei einer Magenspülung werden große Mengen Blut und Blutgerinnsel entleert. Unter wiederholtem Blutbrechen und Abgang großer Blutmengen mit dem Stuhl starb der Kranke.

Bei der Sektion fand sich keine Spur von Peritonitis. In dem stark gefüllten Magen lag ein großer, dicker Blutkuchen. „An der kleinen Kurvatur saßen in einer Linie nebeneinander 4 Ulzera, 3 kleinere von ¹⁄₂—1 cm Durchmesser hatten eine ziemlich runde Form, das 4. dem Pylorus zunächst gelegene, aber davon noch 5 cm entfernt, war oval, quergestellt zur kleinen Kurvatur, 3 cm lang und 1,5 cm breit. Die Geschwüre hatten scharfe, überhängende Ränder und durchsetzten die Magenwand vollkommen. Der Abschluß nach der Peritonealhöhle war durch das an der kleinen Kurvatur ansitzende Ligamentum hepato-gastricum gebildet." In der Tiefe des größeren Ulkus lag eine angenagte Arterie.

In dem von Foederl beschriebenen Fall handelte es sich um einen 9jährigen Knaben, welcher überfahren worden war. Auch hier war kurzdauernde Bewußtlosigkeit eingetreten. Etwa 5 Stunden nach dem Unfall wurde schwarzroter Schleim erbrochen. Bei der Operation wurde außer einer Zerreißung der Milz am Fundus nahe der großen Kurvatur ein 1 cm langer Riß gefunden, aus welchem sich Mageninhalt entleerte. Am 6. Tag nach dem Unfall Exitus letalis. Bei der Sektion fand sich im Magen an der Stelle der Nahtlinie ein guldenstückgroßes Magengeschwür. –

Interessant ist auch ein von Fried mitgeteilter Fall von Sanduhrmagen mit einer den ganzen Magen umfassenden linearen Narbe bei einem 61jährigen Mann, welcher im 9. Lebensjahr einen Hufschlag gegen die Magengegend erlitten und seit dieser Zeit bei bestimmter Körperhaltung heftige Anfälle von Magenbeschwerden bekommen hatte. —

Erwähnt sei noch, daß aus der Kriegszeit Edelmann 4 Fälle mitgeteilt hat, in welchen sich bei Soldaten, nachdem sie durch eine explodierende Granate zu Boden geschleudert worden waren, die klinischen Erscheinungen eines Magengeschwüres entwickelten. Da bei ihnen aber auch eine neuropathische Veranlagung vorhanden war, so ist es nicht ausgeschlossen, daß in diesen Fällen, sofern die Diagnose zutreffend war, es sich nicht um eine unmittelbar traumatische, sondern um eine durch das Trauma vermittelte neurogene Entstehung des Geschwüres handelte. —

Seltener als das traumatische Magengeschwür wird das traumatische Duodenalgeschwür beobachtet. Pauly hat einen Fall mitgeteilt, in welchem 1¹⁄₂ Monate nach einer Quetschung des Bauches der Durchbruch eines Duodenalgeschwürs mit tödlichem Ausgang erfolgt war. Da bei dem Geschwür der größte Defekt in der Muskularis saß, so hielt Ponfick, welchem das Präparat zur Untersuchung vorgelegen hatte, es für wahrscheinlich, daß das Ulkus in diesem Fall durch das erlittene Trauma verursacht worden sei.

Gruber (4) konnte bei einem 39jährigen Mann, welcher mit dem Förderkorb in die Tiefe gestürzt war, 3 Tage nach dem Unfall neben Rippenbrüchen und anderen Verletzungen einen frischen, bis in die Submukosa reichenden, blutig belegten peptischen Defekt des Duodenums feststellen. In einem zweiten von Gruber (3, Fall 28) mitgeteilten Fall, in welchem ein 28jähriger Eisenbahnarbeiter 2 m tief abgestürzt und schon am 2. Tag nach dem Unfall an Perforationsperitonitis verstorben war, fanden sich bei der Sektion zwei große Duodenalgeschwüre, von welchen eines durchgebrochen war. —

In eine weitere Besprechung der Kasuistik des traumatischen Magen- und Duodenalgeschwüres, welche auch in forensischer Hinsicht und für die Unfallheilkunde von größtem Interesse ist, einzutreten, kann nicht im Rahmen dieser Abhandlung gelegen sein. Es sei hierin auf die Arbeiten von PETRY, REHN (3), SCHÖNWERTH, SAUERBRUCH und namentlich auch auf die Werke von STERN (2) und THIEM verwiesen.

Die angeführten Fälle mögen genügen um zu zeigen, daß durch Ein-wirkung stumpfer Gewalt auf die Magengegend tatsächlich Ver-letzungen des Magens und des Duodenums zustande kommen können, welche in ihrem weiteren Verlauf nicht nur dem klini-schen Bild des Magengeschwüres entsprechen, sondern bei welchen sich auch schließlich pathologisch-anatomische Veränderungen finden, welche von atypischen chronischen Magengeschwüren und Ulkusnarben sich kaum unterscheiden lassen. Ja nach den 4 angeführten Fällen von ROHMER, SCHOLZ, FÖDERL und namentlich dem von FERTIG ist es nicht unwahrscheinlich, daß durch eine solche Gewalt-einwirkung nicht nur Berstungsrisse der Schleimhaut entstehen, aus welchen dann erst sekundär ein dem Ulkus ähnlicher Geschwürsprozeß hervor-geht, sondern daß unmittelbar auch wirkliche akute peptische, durchaus dem akuten Ulcus simplex entsprechende Geschwüre bzw. frische Defekte, also primäre traumatische Ulzera auftreten können. Denn man kann sich nicht wohl vorstellen, daß kreisrunde oder rundliche und querovale scharfrandige, wie mit dem Locheisen ausgeschlagene Perforationsöffnungen oder Schleimhautdefekte durch eine Berstung der Magen-wand bzw. der Schleimhaut entstehen könnten, zumal wenn sie ganz isoliert auf-treten, und zwar an Stellen, an welchen die typischen Berstungsreste gar nicht vorkommen. Solche Bilder können vielmehr nur, wie es bei der Entstehung des akuten Ulkus geschieht, durch die Verdauung eines umschriebenen, ab-gestorbenen Teiles der Magenwand, am ehesten eines hämorrhagischen oder anämischen Infarktes zustande kommen. Wenn J. SCHMID [STERN (2)] der Meinung ist, daß die schnelle Bildung der Geschwüre in den von FOEDERL und FERTIG mitgeteilten Fällen diese von dem typischen Ulcus rotundum unter-scheide, so ist dies schwer zu verstehen. Denn es kann, wie in dem 1. Ab-schnitt über die Pathogenese des Ulcus simplex bereits dargelegt wurde, keinem Zweifel unterliegen, daß selbst umfangreiche und alle Schichten der Magenwand durchsetzende akute Geschwüre bzw. peptische Defekte innerhalb von Stunden sich entwickeln können. —

e) Entstehungsweise der primären traumatischen peptischen Defekte. Tierversuche.

Für die Art des Zustandekommens primärer traumatischer pep-tischer Defekte ist an verschiedene Möglichkeiten zu denken. Je nach ihrer Lage käme wohl auch die Wirkung örtlicher Schädigung des Gewebes durch Quetschung in Betracht.

Ein von NOBILING beschriebener Fall kann wohl in diesem Sinn gedeutet werden. Es handelte sich um eine durch Sturz verunglückte Frau, welche infolge einer durch Berstung des Jejunums entstandenen Peritonitis gestorben war. Bei der Sektion fand sich die Schleim-haut des Fundus im Umfang eines Gänseeies gequetscht, braunschwarz, in Abstoßung begriffen, durch eine scharf gezogene, 2 cm breite, lebhaft injizierte in Schlangenwindungen verlaufende Demarkationslinie von der umgebenden unversehrten Schleimhaut abgegrenzt. 4 weitere, fast markstückgroße, scheibenförmige in Abstoßung begriffene Schleimhaut-partien ebenfalls im Magenfundus. Vielleicht kann auch ein von HANKEL mitgeteilter Fall, in welchem bei einem durch Aufheben eines Fasses verunglückten und nach schweren

Magenblutungen 3 Tage nach dem Unfall im Kollaps verstorbenen Mann neben der Kardia und dem Pylorus je eine durch die Schleimhaut bis in die Muskularis reichende schwarze Verfärbung von der Größe eines Zweimarkstückes (offenbar hämorrhagische Infarkte) gefunden wurden, in gleicher Weise erklärt werden.

Die an der kleinen Kurvatur auftretenden frischen Geschwüre könnten wohl auch im Sinn Talmas durch örtliche Gefäßzerreißungen entstehen, da hier die stärkste Spannung herrscht. Nach Friedrich wäre auch an Thrombenbildung, vielleicht mit rückläufiger Embolie zu denken, da es bei Quetschungen des Bauches nicht so selten auch zu Zerreißungen des Netzes kommt, welche die Bildung von Thromben in den Netzvenen zur Folge haben. Es wäre aber auch eine neurogene Entstehung möglich, zumal eine den Bauch treffende Gewalt auch auf die in die Magenwand eintretenden Nervengeflechte und die Ganglien einwirken kann. Bei neurogener Entstehung wäre es auch erklärlich, daß die Verletzungen bzw. peptischen Defekte nicht wie sonstige Verletzungen, schnell abheilen, sondern, wenn eine dauernde Nervenschädigung vorliegt, in chronische Geschwüre übergehen.

Namentlich im Hinblick auf die Rickerschen Untersuchungen über die Bildung des hämorrhagischen Infarktes und von Diapedesisblutungen ist an eine solche Entstehungsweise zu denken. Ricker selbst hat darauf hingewiesen, daß Quetschungen, wie sie Zerreißung von Organen und damit auch Blutung aus zerrissenen Gefäßen hervorrufen können, so auch auf neurogenem Weg Stase und hämorrhagische Infarzierung hervorzubringen vermögen.

In Fällen, in welchen das klinische Bild eines Ulcus ventriculi sich an das Heben einer schweren Last angeschlossen hat, wie solche von Ebstein (4) und Bruck beschrieben worden sind, käme wohl auch plötzliche Blutdrucksteigerung im venösen Gebiet in Betracht, namentlich wenn etwa infolge eines Herzfehlers oder anderer Veränderungen bereits der Kreislauf gestört war. Doch könnte in solchen Fällen, in welchen ein plötzliches und stärkstes Anziehen der Bauchmuskulatur stattfindet, auch ein so starker Druck auf den gefüllten Magen ausgeübt werden, daß Berstungsrisse in der Schleimhaut bzw. in der Magenwand entstehen. —

Die Frage, ob auch einfache, nicht mit gleichzeitiger Gewebsnekrose verbundene Blutungen zur Geschwürsbildung führen können, ist vielleicht für stärkere Blutungen, welche mit einer starken Abhebung der Schleimhaut und damit einer Zerrung der in die Schleimhaut eintretenden Gefäße verbunden sind, zu bejahen, da hierdurch leicht Ernährungsstörungen in der empfindlichen Magenschleimhaut eintreten können. Riegel (4), E. Neumann, Gross und Schmid [Stern (2)] haben sich in gegenteiligem Sinne ausgesprochen.

Die Annahme, daß für die Umwandlung eines Berstungsrisses oder einer durch Quetschung entstandenen Schädigung der Magenschleimhaut das Hinzutreten einer Infektion nötig wäre, wie Gibelli (3), Latzel (1) u. a. annehmen, entbehrt einer sicheren Begründung. —

Die Frage von der traumatischen Entstehung des Ulcus ventriculi wurde von verschiedenen Autoren auch experimentell geprüft. Ritter und Wittneben erzielten durch mäßige Hammerschläge auf die Magengegend eines zuvor mit 2 Pfund Fleisch gefütterten Hundes eine umschriebene, zehnpfennigstückgroße. submuköse Blutung. In einem zweiten ähnlichen Versuch wurde sogar eine fünfmarkstückgroße solche Blutung mit blasiger Abhebung der Schleimhaut gefunden. Vanni gelang es bei ähnlichen, an Kaninchen angestellten Versuchen, wenn die Tiere 5—12 Tage am Leben blieben, nicht nur Schleimhautrisse sondern auch Erosionen und tiefere Geschwüre zu erzeugen. Bei einem am 9. Tag gestorbenen Tier war sogar der Durchbruch eines solchen Geschwüres eingetreten. Gross, welcher zunächst die Versuche Ritters an Hunden wiederholte, bekam bei diesen nur geringfügige Schleimhautblutungen. Ebensowenig konnte er bei Kaninchen, welchen er mit einer Holzkeule Schläge auf die Magenwand versetzt hatte, Geschwürsbildung beobachten, wenn auch teils submuköse, teils subseröse Hämatome der Magenwand sich entwickelt hatten. Ähnlich war das Ergebnis, wenn er eine 3 Pfund schwere Holzkugel aus 50 cm

Höhe auf die Magengegend der Tiere fallen ließ. Es muß jedoch bemerkt werden, daß die Tiere, bei welchen bei diesen Versuchen submuköse Blutungen entstanden waren, mit Ausnahme eines einzigen, in welchem die Versuchsdauer 4 Tage betrug, alle schon nach wenigen Stunden oder in noch kürzerer Zeit starben bzw. getötet wurden, so daß sich das Gesamtergebnis dieser Versuche nicht ohne weiteres mit dem VANNIS vergleichen läßt.

Man kann wohl überhaupt sagen, daß die experimentellen Untersuchungen über die Frage, ob durch ein von außen wirkendes Trauma ein umschriebenes, dem Ulcus simplex ähnliches Geschwür erzeugt werden kann, durch die tatsächlichen Beobachtungen am Menschen überholt sind. Freilich handelt es sich auch bei den beim Menschen beobachteten Fällen von Ulcus traumaticum stets nur um einen dem Ulcus simplex klinisch und pathologisch-anatomisch wohl ähnlichen aber nicht den gleichen Vorgang. Das geht schon daraus hervor, daß das traumatische Geschwür weitaus in den meisten Fällen zur endgültigen Heilung gelangt, daß mit seinem Auftreten keine Neigung zu Rezidiven sich entwickelt, während bei dem sich durch seine Spontaneität auszeichnenden typischen Ulkus CRUVEILHIERS die das Geschwür primär erzeugende Ursache weiterwirken und die Heilung verhindern kann. —

f) Chronisches Trauma und Ulkus.

1. Die Schnürfurche. Duodenalgeschwür der Neugeborenen. Kompression der Magengegend aus anderen Ursachen.

Außer einmaligen Traumen werden von verschiedenen Autoren auch andere sich häufig wiederholende oder fast dauernd einwirkende mechanische Einflüsse, insbesondere sich täglich wiederholender oder anhaltender Druck auf die Magengegend für die Entstehung des Ulkus verantwortlich gemacht. RASMUSSEN hat, wie bereits bei der Besprechung des Sanduhrmagens erwähnt wurde, den auch die Schnürfurche der Leber erzeugenden Druck des Korsetts, bzw. des durch das Tragen eines solchen gegen den Magen gepreßten linken Rippenbogens beschuldigt, indem die Schnürfurche schräg nach unten über den Magen, meistens von der Mitte der kleinen Kurvatur oder ein wenig näher dem Pylorus aus gegen die große Kurvatur, wo sich ein entsprechender deutlicher Eindruck befinde, verlaufe. Diese oft recht bedeutende Einkerbung werde offenbar dadurch hervorgerufen, daß der gefüllte Magen eine mehr horizontale Lage einnehme, wodurch die große Kurvatur gegen den Rippenbogen gedrückt werde. Die Magenschleimhaut zeigt nach RASMUSSEN an der Druckstelle manchmal leichte Atrophie, ist aber sonst normal und an der verengten Stelle in Falten gelegt; schneide man den Magen auf, so dehne sich die Schleimhaut aus und nur die verkürzte Serosa zeige dann die Druckstelle, sie könne deshalb mit Recht ein „Magengürtel" genannt werden. In allen Fällen von Narben, welche er auf dieses Verhalten prüfte, fand sich stets die Magenschnürfurche und wo die Narben einen Sanduhrmagen bewirkt hatten, hat dessen Lage stets einem Druck des linken Rippenbogens entsprochen. Aus diesem Verhältnis erkläre sich auch das symmetrische Vorkommen von Narben zu beiden Seiten der kleinen Kurvatur. In manchen Fällen werde durch die Schnürfurche selbst der linke Leberlappen derartig gegen den Magen gepreßt, daß dadurch eine Nekrose der dahinterliegenden Magenwand bewirkt werde. RASMUSSEN faßt daher das Ulcus ventriculi als eine Drucknekrose auf.

G. SCHWARZ hat sich auf Grund seiner bei Durchleuchtungen gewonnenen Erfahrungen dieser Theorie RASMUSSENs in vollem Umfang angeschlossen, wobei er jedoch den Begriff der Schnürfurche erweitert und die von RASMUSSEN durch die Schnürfurche im engern Sinn ausgeübte Wirkung auf die Taille überhaupt bei beiden Geschlechtern ausdehnt. Er versteht darunter jenen schmälsten Teil des Bauchraumes, welcher sich nicht nur beim Weib, sondern auch beim Mann normalerweise zwischen den starren Ausladungen der unteren Thoraxöffnung einerseits und der Darmbeinschaufeln andererseits infolge des Einsinkens der Weichteile ausbildet. Beim Weib ist die Taille wegen der breiteren Beckenausladung mehr ausgebildet als beim Mann, auch erfährt sie durch Abmagerung, wie beim Habitus asthenicus Stillers, oft eine extreme Verstärkung.

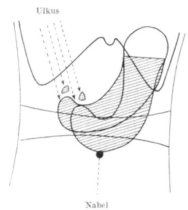

Abb. 90. Wirkung der Taille auf den Schrägmagen. (Nach G. Schwarz: Dtsch. med. Wochenschr. 1918 Fig. 3.)

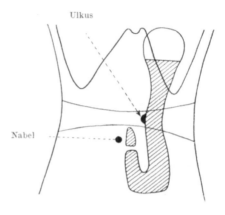

Abb. 91. Wirkung der Taille auf den in die Länge gezogenen Hakenmagen. (Nach G. Schwarz: l. c. Fig. 4.)

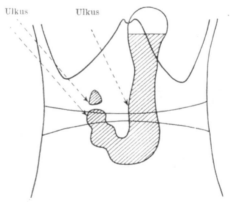

Abb. 92. Wirkung der Taille auf einen verlängerten Hakenmagen ohne Pylorussenkung. (Nach G. Schwarz: l. c. Fig. 5.)

Schwarz fand nun, daß die Haudecksche Nische in 90% der Fälle genau dort ihren Sitz hat, wo die Taille über den Bauch verläuft. Bei dem sog. Stierhornmagen (Holzknecht), welcher sich namentlich bei männlichen und fettreicheren Personen findet und daher mehr nach oben und rechts gehoben ist, trifft die Taillenfurche mehr den in solchen Fällen rechts vom Nabel gelegenen pylorischen Magenabschnitt (Abb. 90), während der verlängerte, hakenförmige Magen, welcher häufiger bei Frauen und namentlich bei stärkerer Eingeweidesenkung vorkommt, von der Taille etwa in der Mitte der kleinen Kurvatur, welche in solchen Fällen links vom Nabel gelegen ist, gekreuzt wird (Abb. 91).

An solchen Mägen kann man nach SCHWARZ vor dem Röntgenschirm gut beobachten, wie während des Baucheinziehens der absteigende Teil des Magens durch die Taillenfurche in der Richtung von vorn nach hinten (Corpus pancreatis) geradezu entzweigedrückt wird. Aber selbst ohne jede künstliche Beeinflussung sieht man bei hochgradiger Senkung, daß der Magen den Umriß der Taille von der Seite wiedergibt, wodurch die bekannte Pseudosanduhrform entsteht. So wirke die Taillenschnürfurche wie eine fortwährend tätige Klemme, deren Arme vorn von der sich vertiefenden Bauchwand, hinten vom gegenüberliegenden, wulstig hervorragenden, harten Pankreaskörper gebildet werden. Auch SCHÜTZ (3, 4) konnte bei seinen Untersuchungen ähnliche Beobachtungen machen und die Untersuchungen von HITZENBERGER und REICH über den Sanduhrmagen in Rückenlage ergaben einen damit völlig übereinstimmenden Befund. SCHWARZ führt auf diese Verhältnisse auch die Zunahme der Ulkusfälle bei Männern während des Krieges zurück. Während er vor dem Krieg die Nischenbildung bei Männern in $10^0/_0$, bei Frauen in $27,7^0/_0$ beobachtete, wurden sie 1917 bei Männern in $63^0/_0$, bei Frauen in $61,5^0/_0$ gefunden. Diese bedeutende Zunahme und gleichzeitige Verschiebung der Verhältniszahl bei den beiden Geschlechtern führt SCHWARZ auf die starke Abmagerung zurück, welche auch bei Männern eine Taille erzeugt hatte. Auch STILLER hat die Schädlichkeit des Korsetts und Leibriemens hervorgehoben.

Mit diesen interessanten Befunden von SCHWARZ stimmen auch die Angaben von PLOENIES und HAUDECK (4) überein, daß das Ulcus simplex bei Männern häufiger rechts von der Umbiegungsstelle der kleinen Kurvatur, beim weiblichen Geschlecht dagegen häufiger links von dieser Stelle gefunden werde.

Eine ähnliche Ansicht haben ASCHOFF (1) und REISS hinsichtlich der Entstehung der Duodenalgeschwüre bei Neugeborenen geäußert, indem sie deren Zustandekommen ebenfalls durch einen Druck der Leber auf das Duodenum für möglich halten. Durch die Leber oder die Gallenblase werde das Duodenum gegen den auf der Wirbelsäule ruhenden Pankreaskopf gedrückt, wodurch eine anhaltende Anämie der komprimierten Schleimhaut erzeugt werde. Diese schlage infolge der nach der Geburt einsetzenden, durch das Schreien begünstigten Überfüllung der Unterleibsorgane in eine übermächtige und zu Blutungen führende Hyperämie um, worauf dann das von Blut durchtränkte Gewebe vom Magensaft verdaut werde. Auf diese Weise erkläre es sich, daß das Duodenalgeschwür der Neugeborenen meistens über dem Pankreaskopf seinen Sitz habe. KRANCKE (HELLER) glaubt, daß dieser Sitz des Duodenalgeschwüres bei Neugeborenen auf der nach der Geburt einsetzenden stärkeren Sekretion des Pankreas beruhe, durch welche eine starke Ausdehnung des Ductus pancreaticus und dadurch ein Druck auf die hier mit besonders zahlreichen und großen Gefäßen versehene Schleimhaut des Duodenums ausgeübt werde. ROHDE ist der Meinung, daß die Bevorzugungsstellen des Duodenalgeschwüres auch bei Erwachsenen hauptsächlich durch den Druck des l. Leberlappens, des Halses der gefüllten Gallenblase, sowie durch die Wirbelsäule-Pankreas-Leberenge sich erklären ließen. Doch hält er auch für die straffere Fixierung der Schleimhaut, sowie die Gefäßverhältnisse an dieser Stelle von Bedeutung.

In gleicher Weise betont ACKERMANN die große Bedeutung andauernden Druckes der Magengegend als eines ursächlichen Momentes des Ulcus ventriculi. Dadurch sei nach seiner Ansicht das häufige Vorkommen desselben besonders bei Näherinnen, Schneidern, Schustern, Rollkutschern und Rechnungsbeamten begründet. Auch POTAIN, welcher von einer Art chronischen Traumatismus des Magens spricht, hält dem Einfluß gekrümmter Körperhaltung, wie sie durch manche Berufsarten bedingt ist, für bedeutungsvoll. In ähnlichem Sinn haben auch BURWINKEL, PLITEK (2), EHRMANN, O. COHNHEIM (2) und PLOENIES sich geäußert und GODART-DAUHIEUX will ebenfalls das Ulkus bei Schneidern besonders häufig beobachtet haben, ebenso stehen in der Statistik von GREISS beim männlichen Geschlecht die Schuhmacher und Schneider an erster Stelle. Auch KEHR (2) hat 2 Fälle von Duodenalgeschwür beobachtet, in welchen er es für wahrscheinlich hält, daß die Entstehung der Geschwüre durch den stetigen Druck der Schusterleiste bedingt gewesen sei. Hier sei auch ein von KÖRTE mitgeteilter Fall angeführt, in welchem offenbar ein Duodenalgeschwür durch den Druck eines die Gallenblase völlig ausfüllenden Gallensteines mit höckeriger Oberfläche verursacht worden war, indem das Duodenum so in einem tiefen Einschnitt des linken Leberlappens gelagert war, daß bei stärkerer Füllung des Magens und des Darmes die Duodenalwand notwendig gegen den harten, kantigen Gallenstein gedrückt werden mußte. Vielleicht sind auch 3 von Lützeler erwähnte Fälle von Ulcus ventriculi bei Wirbelsäulenverkrümmung in der Weise zu erklären, daß der Magen gegen die Wirbelsäule gepreßt wurde. Wohl zweifellos dürfte so auch ein Fall zu deuten sein, welcher dem Erlanger pathologischen Institut zum Zweck der wiederholt erwähnten Sammelforschung über das Ulkus von Hart mitgeteilt worden ist. Derselbe betraf eine 50jährige, mit extremster Kyphoskoliose behaftete Lehrerin, welche an einer Magenblutung verstorben war. Bei der Sektion fand sich in der Mitte der kleinen Kurvatur, mehr an der hinteren Wand, gerade da, wo der ganz nahe der Wirbelsäule gelegene Processus ensiformis auf den Magen drückte, ein talergroßes, scharfrandiges Ulkus, an dessen von schwieligen Verwachsungen und dem Pankreas gebildeten Grund sich ein blutender Gefäßstumpf befand. Der Magen schien an der Stelle des Geschwüres geradezu eingeklemmt. Ferner hat Netter einen Fall mitgeteilt, in welchem anscheinend ein Ulkus durch den Druck eines benachbarten Tumors entstanden war. Einen durchaus ähnlichen und ebenso klaren Fall von Ulkus bei Kyphoskoliose hat Reiss beschrieben. Nach Ansicht des genannten Autors wäre überhaupt ein Teil der Geschwüre der kleinen Kurvatur und der Pars pylorica durch einen Druck dieser Magenabschnitte gegen die Wirbelsäule bedingt, zumal wenn dieser Druck durch Schnüren, Lebervergrößerung oder auch durch das Passieren von Speisen eine Steigerung erfahre. In ähnlicher Weise solle die Wirbelsäule auch für die Entstehung des Duodenalgeschwüres bei Anwesenheit von Gallensteinen in Betracht kommen. —

Es soll nicht bestritten werden, daß die von Rasmussen, Ackermann und den andern angeführten Autoren hervorgehobenen mechanischen Ursachen, wie sie durch einen andauernden Druck auf die Magengegend gegeben sind, eine gewisse Bedeutung für die Entstehung des Magen- und Duodenalgeschwüres besitzen. Doch darf diese Bedeutung nicht überschätzt werden, denn man darf doch nicht vergessen, daß das Ulcus ventriculi beim männlichen Geschlecht nicht so sehr viel seltener vorkommt als beim weiblichen, obgleich bei jenem wenigstens die Schnürfurche im engeren Sinn, wie sie Rasmussen im Auge hatte, keine Rolle spielt. So konnte Gänssbauer unter 3891 Leichen des Erlanger pathologischen Instituts von über 16 Jahren bei 220 = 12,8% der 1718 weiblichen Leichen, dagegen nur bei 16 = 0,73% der 2173 männlichen Leichen eine Schnürleber verzeichnet finden. Auch muß man doch annehmen, daß dem Duodenalgeschwür bei der Gleichartigkeit des Vorgangs die gleichen Ursachen zugrunde liegen wie dem Magengeschwür. Ersteres findet sich aber beim Mann mindestens ebenso häufig, wenn nicht noch häufiger als beim weiblichen Geschlecht. Tatsächlich konnte Westphal (2) bei etwa 40 Röntgenaufnahmen beiderlei Geschlechts der Marburger Klinik, namentlich bei älteren, mageren Leuten mit leichter Alterslordose der Brustwirbelsäule und starrem emphysematösem Thorax, dicht unterhalb des linken Rippenbogens zwar eine mehr oder minder tiefe dellenförmige Einziehung an der großen Kurvatur beobachten, ein Ulkus mit Nischenbildung oder ein berechtigter Geschwürsverdacht fand sich jedoch in solchen Fällen niemals. Es ist daher sehr unwahrscheinlich, daß die Schnürfurche, bzw. andauernder Druck auf die Magengegend für sich allein genügt um eine umschriebene Schleimhautnekrose oder einen hämorrhagischen Infarkt der Schleimhaut hervorzurufen.

Doch kann eine solche Kompression des Epigastriums sehr wohl ein unterstützendes Moment für die Entstehung kleiner Berstungsrisse oder Blutungen der Schleimhaut bilden bei starker Spannung des Magens, wie sie durch starke Füllung desselben bei gleichzeitiger Steigerung abdominalen Druckes etwa durch Heben von Lasten usw. erzeugt wird. (Siehe Nachtrag S. 763.)

Vollends unhaltbar ist die Ansicht Aschoffs (1) von der Entstehung des Duodenalgeschwüres bei Neugeborenen. An sich schon widerstrebt es einem anzunehmen, daß durchaus normale anatomische Verhältnisse und physiologische Vorgänge, wie die topographischen Beziehungen zwischen Leber, Duodenum und Pankreas, die nach der Geburt eintretende stärkere Blutversorgung

der Unterleibsorgane und das für die Ausdehnung der Lungen sehr günstige
Schreien der Neugeborenen ohne Hinzutreten anderer Umstände f ü r s i c h a l l e i n
ausreichen sollten, eine so schwere pathologische Veränderung auszulösen.
Jedenfalls hat aber auch das offene Duodenalgeschwür nicht nur beim Neugeborenen, sondern überhaupt seinen Sitz nicht nur an der hinteren, sondern
sehr oft auch an der vorderen Wand des oberen Querstückes. Bereits in den
vorhergehenden Abschnitten wurde dargelegt, daß das Duodenalgeschwür der
Neugeborenen mit größter Wahrscheinlichkeit in vielen Fällen n e u r o g e n e n
Ursprungs ist. Es ist nicht unmöglich, daß auch bei der Schnürfurche bzw.
bei andauernden Kompressionen der Magengegend W i r k u n g e n a u f d i e
I n n e r v a t i o n des Magens mit ihren Folgen in Betracht kommen. —

2. Die Bedeutung der Magensenkung.

ZIELINSKI hat wohl zuerst die Ansicht ausgesprochen, daß die E i n g e w e i d e -
s e n k u n g durch Erzeugung von lokalen Kreislaufstörungen peptische Geschwüre
verursachen könne. Auf weitere, i n d e m B a u d e r k l e i n e n K u r v a t u r
b e g r ü n d e t e m e c h a n i s c h e U r s a c h e n , welche nicht nur für die erste
Entstehung des Ulcus ventriculi, besonders im Bereich der kleinen Kurvatur,
sondern auch für das Chronischwerden der Geschwüre in dieser Gegend wohl
von Bedeutung sein können, haben dann KELLING (4) und später v. KREMPEL-
HUBER hingewiesen. KELLING glaubt, daß an der kleinen Kurvatur und
der hinteren Magenwand besonders leicht eine S t r i k t i o n d e r k l e i n s t e n
M a g e n g e f ä ß e durch den Zug der Inhaltsmassen stattfinde: „denn an
der kleinen Kurvatur und Hinterwand greifen die Aufhängeapparate des Magens
an, die in die Magengegend eintretenden Gefäße stellen teilweise sogar Züge
dieser Aufhängebänder dar." Schon KELLING hat ferner hervorgehoben,
daß namentlich bei M a g e n s e n k u n g infolge der Längsdehnung der kleinen
Kurvatur wahrscheinlich eine solche Striktion der kleinen Magengefäße erfolgen müsse. Dieser Ansicht hat sich v. KREMPELHUBER auf Grund der
Tatsache, daß er unter 360 Fällen von röntgenologisch festgestelltem Magengeschwür meistens eine Magensenkung und fast immer einen längsgedehnten
Magen beobachtete, angeschlossen. Und zwar konnte er unter den angeführten Ulkusfällen starke Magensenkung d. h. ein Herabreichen der großen
Kurvatur um über Handbreite unter Nabelhöhe in 71,7% feststellen. Bei den
Frauen war der lange gesenkte Magen noch häufiger, nämlich in 96,5% nachweisbar. Darunter waren 80% hochgradige Senkungen. Die männlichen Ulkusmägen zeigten in 55,4% stärkere Magensenkungen und in 74,6% überhaupt
Magensenkung schwereren und leichteren Grades. Ähnliche, ja zum Teil noch
höhere Verhältniszahlen für das Zusammentreffen von Magengeschwür der Pars
media des Magens mit Magensenkung werden auch von SCHÜTZ (3, 4), ROESLER
u. a. angegeben. v. KREMPELHUBER nimmt daher, ähnlich wie KELLING (4), an,
daß bei der Zerrung, welche die kleine Kurvatur in aufrechter Stellung durch
den herabhängenden gefüllten Magen, der besonders durch den Schwund des
Abdominalfettes seiner natürlichen Stützen beraubt ist, erleidet, die zur
S c h l e i m h a u t d u r c h t r e t e n d e n G e f ä ß ä s t c h e n entsprechend dieser
Zugwirkung und j e n a c h i h r e r W a n d s t ä r k e m e h r o d e r m i n d e r l ä n g s -
g e d e h n t u n d i n i h r e r L i c h t u n g v e r e n g t w e r d e n m ü s s e n . Er glaubt,
daß diese Zugwirkung, wenn auch nicht an den größeren, so doch an den
kleineren Gefäßen eine so bedeutende sein kann, daß dadurch der Kreislauf
eine Beeinträchtigung erfährt. Außerdem könne auch an den Abgangsstellen
der kleinen Äste von den größeren Gefäßen noch eine Art scherender Wirkung
in Betracht kommen, da letztere der Dehnung nicht so folgen könnten wie die
schwächeren Gefäßchen.

Auch Schmieden (1) und O. Strauss messen der Magensenkung eine größere
Bedeutung für die Ulkusgenese zu, indem sie annehmen, daß die damit verbundene Abknickung des oberen Duodenalabschnittes den Eintritt des Mageninhaltes hemme und dessen Neutralisierung verzögere, so daß schon leichte
Kreislaufstörungen zur Andauung der Schleimhaut führen würden.

Ebenso hat Fleiner (1) auf die Bedeutung der durch Lage- und Formveränderungen bedingten mechanischen Ursachen, welche durch Zug, Überdehnung
oder Druck örtliche Kreislaufstörungen in der Magenwand erzeugen könnten,
für die Ulkusentstehung hingewiesen.

Wie man sieht, rechnet die Theorie Kellings und v. Krempelhubers mit
ganz ähnlichen mechanischen Momenten, wie sie von Key-Aberg und namentlich
P. Fraenkel für die spontane Magenberstung und von Talma für das Zustandekommen der Erweichung und hämorrhagischer Infarkte, bzw. peptischer
Defekte des Kaninchenmagens als wirksam erkannt worden sind. Denn bei
dem geringeren Dehnungskoeffizienten der Schleimhaut gegenüber den übrigen
Schichten der Magenwand muß auch bei einer Überdehnung des Magens, wie
oben gezeigt wurde, notwendig vor der Berstung der Schleimhaut eine „Ausreckung" (Talma) der in die Schleimhaut eintretenden Gefäße stattfinden,
wodurch die Bildung von Infarkten in diesem Stadium ermöglicht wird. Gerade
die Untersuchungen der genannten Forscher und die in manchen Fällen von spontaner oder traumatischer Magenberstung erhobenen Befunde zeigen aber, daß
eine solche Ausreckung der Gefäße bei der Überdehnung eines jeden Magens, auch
ohne Senkung, eintreten muß, wenn schnell eine übermäßige Steigerung des
Innendruckes sich einstellt. Man kann aber wohl nicht leugnen, daß diese Wirkung
bei Magensenkung durch den vom stark gefüllten Magen an den Aufhängebän-
dern bzw. der kleinen Kurvatur ausgeübten Zug noch verstärkt wird und somit
eine stärkere Magensenkung, allerdings vielleicht ein bedeutsames
unterstützendes Moment für die Entstehung des Magengeschwüres,
bildet, namentlich wenn vielleicht gleichzeitig pathologische Veränderungen
der Magengefäße vorliegen. Gleichwohl darf man diese Bedeutung einer Magensenkung nicht überschätzen. Denn für das Duodenalgeschwür, welchem
doch gewiß ganz ähnliche, ja vielfach die gleichen ätiologischen
Faktoren zugrunde liegen, kommt jedenfalls in vielen Fällen —
es sei nur an das Duodenalgeschwür bei Verbrennungen und bei
Neugeborenen erinnert — eine Magensenkung überhaupt nicht in
Betracht. Aber auch eine beträchtliche Senkung des Duodenums, wie sie
nach den Untersuchungen Vogts im Alter angetroffen wird und welche, da der
anatomische Befestigungspunkt keine Verschiebung erfährt, mit einer Dehnung
der im Befestigungsapparat befindlichen Gefäße (Art. mesent. sup.) verbunden
ist, scheint keine wesentliche Veranlagung zur Ulkusbildung zu bewirken. Denn
es konnte diese Senkung in den 10 von Vogt untersuchten Fällen von 69—89
Jahren regelmäßig nachgewiesen werden. Offenbar kann in solchen Fällen
eine Anpassung der Gefäße an die veränderte Lage der Organe mit
Erhaltung ihrer funktionellen Leistungsfähigkeit stattfinden. Hasselwander (1) konnte bei anscheinend gesunden Menschen eine Verschiebung des
Duodenums um die Höhe von 2 Wirbelkörpern beobachten, so daß die Pars
horizontalis superior bis zur Höhe des 12. Brustwirbels hinauf und bis zu der
des 3. Lendenwirbels herabstieg, je nachdem die Untersuchungsperson in Aus-
atmungsstellung und horizontaler Lage oder im Einatmungszustand und aufrechter Körperhaltung sich befand. Das gilt gewiß auch für den gesenkten
Magen.   Eine Ausreckung der Gefäße mit Verengerung ihrer Lichtung
ist nur bei plötzlicher Dehnung zu erwarten, wenn keine Zeit zur Anpassung gegeben ist.   Auch wird bei der Sektion von Ulkusfällen sehr

oft eine Magensenkung vermißt. Nun hat v. KREMPELHUBER freilich bei Röntgendurchleuchtung die Beobachtung gemacht, daß eine in aufrechter Stellung vorhandene Senkung des Magens im Liegen verschwinden kann und man könnte daraus vielleicht schließen, daß der Pathologe die Senkung, wenn auch eine solche klinisch festgestellt wurde, in der Leiche nicht mehr vorfindet. Allein es ist zu bedenken, daß auch bei der Sektion nicht selten selbst sehr hohe Grade von Senkung des Magens wie der Baucheingeweide überhaupt gefunden werden, ohne daß in den betreffenden Fällen ein Ulkus oder eine Ulkusnarbe angetroffen würden. Andererseits konnten GRUBER und KRATZEISEN (3) unter 184 Leichen mit peptischen Schädigungen nur bei 7 Fällen von Magengeschwür und 3 von Geschwüren des Duodenums eine ausgesprochene Eingeweidesenkung feststellen. Auch HART (3) kommt auf Grund seiner Erfahrungen an der Leiche zu einer Ablehnung der KELLING-KREMPELHUBERschen Theorie.

Keinesfalls würde, wenn es richtig ist, daß das Ulcus ventriculi so häufig mit Senkung des Magens verbunden ist, eine solche Tatsache, wie v. KREMPELHUBER meint, mit der v. BERGMANNschen Lehre, sofern man den Kern dieser Lehre in dem neurogenen Ursprung des Ulkus überhaupt erblickt, unvereinbar sein. Denn es ist doch gewiß anzunehmen, daß bei einer Zerrung der in die Schleimhaut eintretenden Gefäße auch die sie begleitenden Nervengeflechte gezerrt bzw. gereizt werden, wodurch sehr wohl in dieser Gegend Gefäßkrämpfe ausgelöst werden könnten. Schwer verständlich bleibt es auch bei der Theorie KELLINGs und v. KREMPELHUBERs, daß in der Regel nur ein einzelnes Geschwür zur Entwicklung gelangt, obgleich doch die Zugwirkung des gesenkten Magens sich auf die ganze kleine Kurvatur erstreckt und eine sich wohl täglich wiederholende ist. —

3. Ulkus bei Unterleibsbrüchen.

Von großem Interesse sind die bei Brüchen, namentlich solchen der Linea alba auftretenden Magen- und Duodenalgeschwüre. Bei inneren Brüchen wurden solche z. B. von KIENBÖCK, KORITSCHONER, SCHUHMACHER und STEINDL beobachtet und REINHARDT konnte unter 30 aus der Literatur zusammengestellten Fällen innerer Hernien 14mal Magengeschwüre und zweimal Duodenalgeschwüre, zusammen also in 53,3% der Fälle, verzeichnet finden.

Einzelne Fälle des Zusammentreffens von Brüchen der Linea alba mit Ulcus ventriculi wurden von MIKULICZ (3), METZGER, POLYA, J. BERG, ALLESSANDRINI, KELLING (2), CAPELLE, SCHÜTZ, STRAUSS, POISSON und anderen mitgeteilt. MANDL hat in jüngster Zeit unter 40 Fällen von Hernie der Linea alba durch die Operation 13mal Geschwüre und Narben im Magen und einmal im Duodenum, zusammen also in 37,5% der operierten Fälle festgestellt. Unter den Geschwüren des Magens, welche ihren Sitz am oder nahe dem Pylorus und an der kleinen Kurvatur hatten, fanden sich auch kallöse Geschwüre, einmal auch ein penetrierendes. Hierbei ist auch ein von BIRCH-HIRSCHFELD mitgeteilter Fall zu erwähnen, in welchem sich ein Magengeschwür an einer Stelle des Magens befand, an welcher mit diesem ein Netzbruch verwachsen war, ebenso Fälle FLEINERs (1), in welchen sich Magengeschwüre an Verwachsungsstellen des Magens mit der Appendix entwickelt hatten. SOPER berichtet über einen Fall von Ulkus bei einem kleinen epigastrischen Bruch, welches nach Beseitigung der letzteren zur Heilung gelangte.

Es ist wohl ausgeschlossen, daß man angesichts dieser Zahlen noch von einem zufälligen Vorkommen des Ulcus simplex bei Brüchen sprechen könnte, wie SCHÜTZ und MEZGER dies bei ihren Einzelbeobachtungen angenommen haben. STRAUSS hat bereits in dem von ihm beschriebenen Fall das Ulkus auf den Zug zurückgeführt, welcher durch den mit der Magenwand verwachsenen Netzzipfel auf diesen ausgeübt wurde, ebenso haben KORITSCHONER, REINHARDT und A. KIENBÖCK, welcher ein Ulcus ventriculi auch bei Hernia diaphragmatica beobachtet hat, auf Zerrungen, Dehnungen, Knickungen und Torsionen der Blutgefäße des Magens als ursächliches Moment für die Geschwürsbildung hingewiesen, indem dadurch Kreislaufstörungen in der Magenwand erzeugt werden und damit der Boden für häufige Geschwürsbildung, bald auch für die Entwicklung chronischer Geschwüre geschaffen wird.

Mandl weist ferner darauf hin, daß von 24 in der Literatur beschriebenen Fällen von Defektbildung im Mesocolon transversum 14 = 58,3% mit chronischem Magengeschwür verbunden waren. Doch kann es sich in solchen Fällen, wie z. B. in den von Perutz und Steindl mitgeteilten, auch um eine sekundäre Defektbildung handeln, indem die von dem Ulkus ausgehenden Entzündungserscheinungen auf die Mesokolonplatte übergreifen und dadurch das Gewebe gegen mechanische Einwirkungen weniger widerstandsfähig machen, so daß bei stärkeren Zerrungen, wie sie z. B. beim Brechakt oder verstärkter Wirkung der Bauchpresse stattfinden, ein Einreißen des Mesokolon erfolgen kann. In das so entstandene Loch können dann Darmschlingen eintreten und in die Bursa omentalis minor oder auch zwischen die Blätter des großen Netzes gelangen. Wird in ersterem Fall durch den Druck der eingetretenen Darmschlingen nun auch das kleine Netz durchbrochen, so gelangen durch diese Öffnung die Darmschlingen in die Bauchhöhle zurück und hängen über die Pars pylorica hinweg in jene herab. Durch die Schwere der Darmschlingen wird der Magen samt dem Duodenum herabgezogen, die Curvatura minor gespannt und gedehnt, womit gleichzeitig eine Dehnung und Zerrung der Gefäße sich verbinden muß. Auf diese Weise kann ein angeborener oder aus anderer Ursache entstandener primärer Defekt im Mesokolon durch indirekte Auslösung von Kreislaufstörungen in der Magenwand sekundär die Entstehung eines Ulkus veranlassen. Nach Steindl waren so wahrscheinlich die von Dittrich, Treitz, Fürst und Schuhmacher mitgeteilten Fälle zu deuten.

Auch Mandl hat sich dieser Auffassung angeschlossen und weist sehr richtig auf die von Hofmann und Nather festgestellten ungünstigen Gefäßverhältnisse der Pars pylorica und der kleinen Kurvatur hin, indem durch diese Tatsache die Annahme gerechtfertigt sei, „daß die im Verhältnis hohe Zahl der ulzerösen Prozesse in der Pylorusgegend durch diese anatomische Situation bedingt ist und bei der Entstehung von Thromben leichter auf Schädigungen anspricht, als die höher gelegenen besser versorgten Magenpartien."

Da namentlich bei den Brüchen der Linea alba sehr oft das Netz in Mitleidenschaft gezogen ist, so erscheint es nicht ausgeschlossen, daß die dabei vorkommenden Geschwüre im Magen im Sinn v. Eiselsbergs (3) und Payrs (1, 3) durch rückläufige Verschleppung von Thrombenmaterial aus thrombosierten Netzgefäßen zustande kommen können.

Auch an eine neurogene Entstehung dieser Geschwüre, wie Kelling sie annimmt, muß gedacht werden, indem durch die von dem Bruch ausgehenden Zerrungen auch eine Reizung der den Magen von außen versorgenden und in seiner Wand selbst gelegenen sympathischen Nerven stattfindet, wodurch ebenfalls Kreislaufstörungen in der Magenwand ausgelöst werden können.

Auf die mechanischen Momente, wie sie sich aus der sog. Magenstraße und den Magenengen für die Entstehung des Ulkus ergeben, soll später ausführlich eingegangen werden. —

VII. Entstehung des Ulkus aus abnormen Schleimhautinseln, versprengten Pankreaskeimen usw.

Der Vollständigkeit wegen ist noch anzuführen, daß Palermo, Dahl und E. Schütz der Meinung sind, daß das Ulcus ventriculi seinen Ausgang von drüsenfreien Herden, bzw. von atypischen Inseln vom Charakter der Darmschleimhaut nehmen könne, wie solche nach den Untersuchungen Schaffers in der Pars pylorica bei sonst normalen Verhältnissen vorkommen, aber auch im Verlauf einer chronischen Entzündung sich entwickeln können. Werde eine solche Stelle verletzt, so entstehe ein Geschwür, da das Deckepithel allein die Überhäutung des entstandenen Defektes nicht zu vollbringen vermöge. —

Ähnliche Gedankengänge findet man bei Oshikawa. Oshikawa, ein Schüler Aschoffs, unterscheidet auf Grund verschiedener Beschaffenheit und Verteilung der Schleimhautdrüsen 3 bzw. 4 Magenabschnitte. Die Schleimhaut der Pars pylorica ist mit den bekannten Pylorusdrüsen ausgestattet, während im Corpusabschnitt sich die Corpusdrüsen (Labdrüsen) befinden. Von diesen Drüsen unterscheiden sich die Drüsen der Isthmusschleimhaut, welche durch Nebenzellen (Ellenberger), Belegzellen und nur basal entwickelte Hauptzellen ausgezeichnet sind. In der Umgebung der Kardia finden sich Kardiadrüsen.

Oshikawa hält nun die atypisch veränderten und gewucherten Drüsen im Bereich des Randes chronischer Geschwüre für „Pylorus oder Isthmusdrüsen" und wirft die Frage auf, ob es sich bei Geschwüren des Corpusteiles, bei welchen an 7 von ihm untersuchten Geschwüren sich in den Rändern ebenfalls stets solche Drüsen fanden, nicht um stehengebliebene Reste versprengter Inseln von „Pylorus oder Isthmusdrüsen" handelte, in deren Mitte sich die Geschwüre entwickelt hätten. Oshikawa meint, daß dann die

Ulkusgenese sehr einfach gewesen wäre. Man könnte mit P. F. MÜLLER vermuten, daß gerade solche atypisch gebauten Schleimhautinseln schon bei geringster Schädigung oder vielleicht sogar ohne solche der verdauenden Wirkung der Säfte der Corpusdrüsen unterlegen seien, weil diese die sonst stattfindende Dämpfung der chemischen Wirksamkeit auf dem Weg bis zum eigentlichen Isthmus und Pylorus nicht erhalten hätten. „Die unglückliche isolierte Lage dieser atypischen Schleimhautinseln innerhalb der Corpusschleimhaut mußte ihnen zum Verderben werden." — OSHIKAWA meint, daß eine solche Annahme bei künftigen Untersuchungen „ernsthaft geprüft" werden müsse, gibt aber doch auch zu, daß „eine andere Annahme denkbar" sei, daß nämlich diese Veränderungen der Schleimhaut, besonders an den Rändern der Geschwüre, sekundäre Erscheinungen seien, eine Folge der Geschwüre und des durch die Geschwüre bedingten, abnorm funktionellen Reizzustandes der Magenschleimhaut. Namentlich hegt er Bedenken bei den nahe der Kardia gelegenen Geschwüren, da man doch nicht annehmen könne, daß Pylorus- oder Isthmusschleimhaut soweit hinauf versprengt werden können. — P. F. MÜLLER glaubt, daß das Geschwür in dem Grenzgebiet zwischen normaler Schleimhaut und den durch Entwicklungsstörungen entstandenen sog. Darmschleimhautinseln auftrete. In der Pylorusgegend entstehe es in dem Übergangsgebiet von der Magen- zur Duodenalschleimhaut, in der Speiseröhre an der Grenze zwischen dem bodenständigen Plattenepithel und den ebenfalls von Entwicklungsstörungen herrührenden Magenschleimhautinseln, im Jejunum vielleicht im Bereich von Pankreasinseln. —

HAYEM (3) ist auf Grund der Beobachtung eines Falles von geschwürig zerfallenem Adenom des Magens der Ansicht, daß in gewissen Fällen das Ulkus seinen Ausgang von Adenomen nehmen könne. Einen gleichen Fall, in welchem das ulzerierte Adenom ganz das Bild eines runden durchgebrochenen Geschwüres bot, hat ALBERTONI beschrieben.

In ähnlicher Weise glaubt SCAGLIOSI die Entstehung der meisten Duodenalgeschwüre erklären zu können. Er fand nämlich in 13 Fällen bei der mikroskopischen Untersuchung im Geschwürsgrund adenomähnliche Wucherungen der Duodenaldrüsen oder versprengte Pankreaskeime und ist daher der Ansicht, daß in der Mehrzahl der Fälle das Duodenalgeschwür dadurch zustande komme, daß durch den Druck dieser Adenome und Pankreaskeime die Duodenalschleimhaut Ernährungsstörungen erfahre und deshalb der Verdauung anheimfalle.

Ebenso hat SCHAFFER die Vermutung ausgesprochen, daß das peptische Geschwür der Speiseröhre vielleicht auf die dort nicht selten vorkommenden Magenschleimhautinseln zurückzuführen sei, da das Epithel dieser Drüsen gegenüber dem Magensaft empfindlicher sei als das normale Epithel der Speiseröhre. —

D. Pathogenese und Ätiologie des chronischen Geschwüres.

I. Die funktionell-mechanistische Theorie ASCHOFFS.

Wie aus den bisherigen Darlegungen zu ersehen ist, ist die Frage nach der Entstehung des akuten Geschwüres bzw. peptischen Defektes insoweit geklärt, als das typische, durch seine Spontaneität sich auszeichnende Geschwür, welchem jedenfalls die weitaus größte Mehrzahl aller Ulkusfälle entspricht, unter allen Umständen auf eine örtliche Kreislaufstörung zurückzuführen ist, welcher freilich sehr verschiedene Ursachen zugrunde liegen können. Während es nun schon schwer zu sagen ist, welche dieser Ursachen am häufigsten für die Entstehung des akuten Ulkus in Betracht kommen mag, bietet die Frage, unter welchen Bedingungen der für gewöhnlich in kurzer Zeit zur Heilung gelangende Defekt zum chronischen Geschwür sich entwickelt, noch viel größere Schwierigkeiten. E. NEUMANN hat schon nachdrücklich betont, daß diese beiden Fragen voneinander zu trennen seien. Wenn die Frage von den Ursachen des chronischen Geschwüres bis jetzt keine befriedigende Lösung gefunden hat, so liegt dies, abgesehen von der Schwierigkeit des Problems überhaupt, wie ASCHOFF mit Recht hervorhebt, gewiß besonders daran, daß von den verschiedenen Forschern, welche sich mit der Pathogenese des Ulkus beschäftigt haben, meistens nur die eine oder andere Frage, wie die der ersten Entstehung oder die des Chronischwerdens nicht im Zusammenhang, sondern für sich allein untersucht und vor allem auch nicht alle Eigenschaften des Geschwüres dabei berücksichtigt wurden. Man muß Aschoff (4) zustimmen, wenn er fordert, daß eine befriedigende Erklärung des ganzen Prozesses nicht nur die Ursachen der ersten Entstehung und des Chronischwerdens, sondern auch die des Sitzes und der Form des Geschwüres in sich schließen müsse. —

a) Beziehungen der Erosion zum Ulkus.

Von größter Wichtigkeit ist nun zunächst die Frage, ob auch die einfache Erosion in ein Geschwür übergehen kann, ja vielleicht überhaupt die Vorstufe des Ulcus simplex bildet.

Cruveilhier (1) vertrat bereits, wie schon erwähnt wurde, die Ansicht, daß aus einer hämorrhagischen Erosion durch Hinzukommen einer Entzündung ein kleines Ulkus entstehen könne. In ähnlichem Sinn äußerten sich Rokitansky und Rindfleisch. Nach Rokitansky (2) beginnt das Ulkus wahrscheinlich mit einer akuten, umschriebenen roten Erweichung (hämorrhagische Erosion) oder einer „umschriebenen Ertötung der Schleimhaut zu Schorf und noch wahrscheinlicher mag sich dasselbe auf die letztgenannte Weise vergrößern, indem sich die Gewebe auf der Basis des Geschwüres schichtenweise verschorfen und exfoliieren".

D. Gerhardt hat dann zuerst einen Fall beschrieben, in welchem sich neben zahlreichen kleinen Erosionen an der kleinen Kurvatur 3 kreisrunde typische Geschwüre von 3—6 mm Durchmesser befanden, von welchen das größte bis auf die Muskularis, die beiden andern bis in die Submukosa reichten. Auf Grund der mikroskopischen Untersuchung glaubte Gerhardt, daß das größere dieser Geschwüre mit Sicherheit aus einer hämorrhagischen Erosion, und zwar unter der Einwirkung eines chronischen Magenkatarrhs hervorgegangen sei und daher deutlich zeige, wie eine Erosion in ein chronisches Geschwür übergehen könne, während gleichzeitig vorhandene andere Erosionen nicht diese Neigung erkennen lassen. Allein die Schilderung des mikroskopischen Befundes läßt tatsächlich jedes Merkmal eines chronischen Geschwüres vermissen, indem jegliche entzündliche Bindegewebsneubildung im Geschwürsgrund fehlte, vielmehr nur in der nächsten Umgebung einiger kleiner Venen geringe zellige Infiltration gefunden wurde. Dem Gerhardtschen Fall kann daher keine Beweiskraft für die Entstehung eines typischen Ulkus aus einer zuvor auf die Schleimhaut beschränkt gewesenen Erosion zugesprochen werden. Es kann sich ebensogut um einen schon primär bis zur Muskularis reichenden peptischen Defekt gehandelt haben. Denn das einfache Nebeneinander von Geschwüren und Erosionen kann selbstverständlich nicht als ein Beweis dafür gelten, daß erstere aus letzteren hervorgegangen sind. Wird doch beim Tierversuch, wie früher gezeigt wurde, ganz gewöhnlich die Beobachtung gemacht, daß von den zu gleicher Zeit entstandenen hämorrhagischen Infarkten und peptischen Defekten die einen sich auf die Schleimhaut beschränken, also typischen Erosionen entsprechen, während andere schon primär bis tief in die Muskularis oder selbst bis zur Serosa reichen, d. h. richtige Vorstufen akuter Geschwüre darstellen. Ähnlich wie der von D. Gerhardt beschriebene Fall sind auch der bereits früher besprochene Fall Nauwercks (2) von Gastritis ulcerosa chronica und ein von Langerhans (2) beschriebener Fall von gleichzeitigem Vorkommen von Erosionen und größeren, frischen, bis auf die Submukosa reichenden Defekten zu beurteilen. Langerhans (2) selbst hat sich übrigens für eine scharfe Scheidung der Erosion von dem tiefer gehenden Geschwür ausgesprochen und war der Meinung, daß nur ganz ausnahmsweise eine Erosion in ein Geschwür übergehe, vielmehr fast stets ohne Hinterlassung einer sichtbaren Narbe zur Heilung gelange. Dabei hob LANGERHANS auch noch grundsätzliche Unterschiede anderer Art zwischen der Erosion und dem Ulkus hervor, welche bereits im Abschnitt über die Erosion besprochen wurden. Schon früher hatte WILLIGK auf Grund seiner Sektionsstatistik, welche zeigte, daß die Häufigkeit der hämorrhagischen Erosionen bei beiden Geschlechtern die gleiche ist, das Ulkus dagegen beim weiblichen Geschlecht häufiger vorkommt, einen Zusammenhang zwischen Ulkus und Erosion aus ätiologischen Gründen abgelehnt.

In neuerer Zeit hat nun der Begriff der Erosion, wie ebenfalls in dem Abschnitt über diese schon gezeigt worden ist, vielfach eine wesentliche Verschiebung erfahren, indem manche Autoren, wie SCHÜTZ (4), FAULHABER und KRATZEISEN die Erosion geradezu als eine Vorstufe bzw. als das erste Entwicklungsstadium des eigentlichen Ulkus betrachten wollen. Eine ganz ähnliche Auffassung vertreten ASCHOFF (3) und STROMEYER, wenn sie nur die kleinen, bis hirsekorngroßen Schleimhautinfarkte und peptischen Defekte (Stigmata BENEKEs) als Erosionen bezeichnen, dagegen die größeren Schleimhautinfarkte von der Erosion ganz abtrennen und bereits zu den Geschwüren rechnen. (Siehe Nachtrag S. 751.) Gleichzeitig nehmen diese Autoren, wie auch GRUBER (9), ROESSLE, K. H. BAUER (1) und SCHWARZ an, daß auch die kleinen und kleinsten Erosionen in typische Geschwüre übergehen können, wenn sie auch zugeben, daß diese in der Regel abheilen. In sehr bestimmter Weise kommt diese Ansicht bei K. H. BAUER zum Ausdruck mit den Worten: ,,Denn so unbestritten seit CRUVEILHIER, VIRCHOW und HAUSER die Tatsache ist, daß sich Geschwüre aus den kleinsten Defekten, aus anämischen und hämorrhagischen Erosionen entwickeln, so unbestreitbar ist auch auf der andern Seite, daß die Erosionen für gewöhnlich glatt ausheilen können.'' Ebenso halten FEDERMANN und ORTNER die Erosion für das ,,Vorstadium'' oder ,,Frühstadium'' des typischen Ulkus und KALIMA bezeichnet sie geradezu als die ,,naturnotwendige anatomische Voraussetzung'' für das eigentliche Magengeschwür. Auch GLUZINSKI ist der Meinung, daß die Entstehung des Ulkus aus einer Erosion ein häufiges Vorkommnis sei. —

Gegen diese Auffassung der Ulkusentstehung ist zunächst zu bemerken, daß man die Entwicklung eines typischen Ulkus, vollends eines chronischen, aus einer einfachen Erosion unmöglich als eine unbestrittene Tatsache bezeichnen darf, da man doch überhaupt nicht sagen kann, was in Wirklichkeit aus einer Erosion im Einzelfall geworden wäre und da man aus den angegebenen Gründen aus dem einfachen Nebeneinander von oberflächlichen und tiefgreifenden Defekten nicht schließen kann, daß die letzteren aus ersteren hervorgegangen seien. Wohl aber liegen verschiedene Anhaltspunkte dafür vor, daß die auf die Schleimhaut beschränkten Erosionen fast stets ohne Hinterlassung einer für das bloße Auge sichtbaren Narbe abheilen müssen, sofern nach ihrer Entstehung das Leben überhaupt noch länger erhalten bleibt. So dürften chronische Magengeschwüre, welche nach ihrer ganzen Gestalt etwa aus streifenförmigen und vielleicht verzweigten Erosionen (Abb. 2 und 4) hätten hervorgegangen sein können, zu den größten Seltenheiten gehören, obgleich doch solche Erosionen keineswegs so selten gefunden werden. Wohl werden in seltenen Fällen auch schmale, langgestreckte Geschwüre beobachtet, es handelt sich aber dann fast stets um ältere Geschwüre, deren ungewöhnliche Form leicht als ein Produkt narbiger Schrumpfung zu erkennen ist. Auch mehrere, reihenförmig nebeneinander gelegene chronische Geschwüre, wie solche Erosionen besonders an oder nahe der kleinen Kurvatur öfters vorkommen, oder auch chronische Geschwüre, welche auf ein Zusammenfließen solcher reihenförmig gelagerter Erosionen und später aus ihnen hervorgegangener Geschwüre bezogen werden könnten, dürften ebenfalls nur in den seltensten Fällen angetroffen werden.

Ferner wurde bei Besprechung der Beziehungen der Gastritis zum Ulkus gezeigt, daß auf Grund der mikroskopischen Untersuchung es keinem Zweifel unterliegen kann, daß die kleinen follikulären Geschwüre so gut wie ausnahmslos unter Hinterlassung nur mikroskopisch erkennbarer Narben abheilen, denn wenn man selbst das von Heyrowsky (2) beschriebene kleine Geschwürchen als ein aus einem follikulären Geschwürchen hervorgegangenes „Ulkus" betrachten wollte, so wäre es doch mehr als gewagt zu behaupten, daß aus diesem mit bloßem Auge eben noch sichtbaren Schleimhautgeschwürchen bei Erhaltung des Lebens ein richtiges und typisches Ulkus geworden wäre! — Und es ist nicht einzusehen, weshalb die kleinen hämorrhagischen Erosionen schwieriger abheilen sollten als die follikulären Geschwürchen. Auch müßte das Ulcus simplex, wenn die Erosion die gewöhnliche Vorstufe desselben wäre, noch weit häufiger mehrfach auftreten als dies tatsächlich der Fall ist. Denn namentlich die kleinen Erosionen finden sich oft in großer Zahl, und zwar überall, nicht nur etwa im Fundus, sondern auch an allen anderen Stellen, so daß, wenn auch das Ulkus hauptsächlich an den bekannten Bevorzugungsstellen seinen Sitz hat, doch gar nicht zu verstehen wäre, daß in der Regel nur ein einziges Geschwür zur Entwicklung gelangt. Ganz unvereinbar mit der Annahme, daß die einfache Erosion in der Regel die Vorstufe des Geschwüres bilde, ist vollends die von Hochrein festgestellte Tatsache, daß bei chronischen Stauungszuständen zwar die Erosionen an Häufigkeit zunehmen, das Vorkommen von offenen Geschwüren dagegen unter wesentlicher Zunahme der Narben seltener wird! —

Man wird daher gut tun in der Beurteilung der Bedeutung namentlich der kleinen Erosionen für die Entstehung des chronischen Ulkus recht vorsichtig zu sein. Man wird auf Grund dieser Erwägungen vielmehr zu der Annahme gedrängt, daß höchstens in den allerseltensten Fällen diese kleinen Erosionen zur Entwicklung eines typischen Ulkus führen und daß ihnen daher für die Entstehung des Ulcus simplex chronicum im allgemeinen keine erwähnenswerte Bedeutung zukommt.

Auch Westphal (2) hat in letzter Zeit auf Grund einer früheren Beobachtung, bei welcher sich entlang der kleinen Kurvatur 3 fünf- bis zehnpfennigstückgroße, ganz frische, noch mit Fetzen des hämorrhagischen Schorfes behaftete, bis in die Submukosa reichende, scharfrandige Defekte fanden, sowie auf Grund der experimentellen Ergebnisse Gundelfingers, welche zeigen, daß im Anschluß an die Herausnahme des Ganglion coeliacum schon nach 18 Stunden große gereinigte Defekte gefunden werden können, Zweifel darüber ausgesprochen, ob die allgemeine Annahme von einem Übergang von kleinen Schleimhautblutungen zur hämorrhagischen Erosion und von da zum großen peptischen Geschwür der Wirklichkeit entspreche. Ja selbst die größeren Erosionen bleiben wahrscheinlich, wie dies bereits in den Abschnitten über die Erosion und das akute Geschwür ausführlich geschildert und begründet worden ist, in den meisten Fällen auf die Schleimhaut beschränkt und heilen mit einfacher Überhäutung ohne Hinterlassung der für das tiefer greifende Ulkus charakteristischen strahligen Narbe ab. Bloch (1), welcher in sehr bestimmter Weise die Möglichkeit der Entwicklung der sternförmigen Narbe aus auf die Schleimhaut beschränkten Defekten bestreitet, begründet diese Anschauung damit, daß in der Schleimhaut nicht nur des Darmes, sondern auch des Magens retikuliertes, zur Narbenbildung unfähiges Bindegewebe sich befinde, während die Submukosa dagegen von gewöhnlichem kollagenem Bindegewebe gebildet werde. Ebenso ist Ernst der

Ansicht, daß die Erosion nur selten oder nie in ein Ulkus übergehe. Wie LANGER-
HANS (2) und WILLIGK, so weist auch ERNST auf eine Reihe von grundsätzlichen
Unterschieden hin, welche die Erosion vom typischen Ulkus trennen. Auch
BERGER bezeichnet die Entwicklung eines Geschwürs aus einer Erosion als
„extreme Seltenheit." Man muß annehmen, daß die große Heilungsneigung
der Erosion vor allem auf der Erhaltung der M. mucosae beruht, welche offenbar
gegenüber der schädigenden Wirkung des Magensaftes und anderen Schädlich-
keiten eine größere Widerstandskraft besitzt, auch wegen ihres mehr geschlossenen
Baues besser geeignet ist das Eindringen des Magensaftes in die tieferen Gewebsschichten zu erschweren als die lockere und weitmaschige Submukosa. In
ähnlichem Sinn haben auch MOSKOWICZ und GRUBER sich ausgesprochen.
Auch ASKANAZY (7) ist der Meinung, daß für die Entwicklung des chronischen
Geschwüres am meisten von vornherein tiefgreifende Defekte in Betracht kommen.
(Siehe Nachtrag S. 764.)

Doch soll nicht bestritten werden, daß aus solchen größeren Erosionen,
welche ätiologisch mit dem typischen Ulkus bzw. dem tiefer greifenden akuten
peptischen Defekt jedenfalls auf gleicher Stufe stehen, auch richtige, die tieferen
Schichten der Magenwand ergreifende Geschwüre sich entwickeln können.
Denn je umfangreicher der primäre Defekt in der Schleimhaut ist,
um so längere Zeit wird auch seine Überhäutung in Anspruch nehmen
und um so näher wird damit auch die Gefahr einer Zerstörung der
Muscularis mucosae und damit einer Freilegung der Submukosa
rücken. Tatsächlich sind 5—6 mm messende und selbst größere Erosionen
keineswegs sehr selten und Erosionen von solcher Größe, aber gewiß nicht die
kleinen Erosionen BENEKES (1), hatte ich im Auge, wenn ich in meiner ersten
monographischen Bearbeitung des Ulcus ventriculi die Erosion in genetische
Beziehung zum Magengeschwür gebracht habe. Übrigens betraf der damals
von mir untersuchte Fall, von welchem meine Betrachtungen ausgingen, einen
keineswegs auf die Schleimhaut beschränkten, sondern, wie aus Abb. 15 ersichtlich ist, einen fast bis auf die Muskularis reichenden hämorrhagischen
Infarkt der Magenwand und keinesfalls berechtigen meine damaligen Ausführungen zu der Schlußfolgerung, daß sich Geschwüre auch aus den „kleinsten
Defekten" entwickeln könnten. — Auch HART (4) und GRUBER (9), welche wohl
prinzipiell die Entwicklung des Geschwüres aus Erosionen für möglich halten,
äußern sich doch dahin, daß die Ausbildung typischer peptischer Geschwüre
mitbedingt sein dürfte durch die Größe und Tiefe der geschädigten Schleimhautbezirke. Eine ähnliche Ansicht wird auch von ROESSLE vertreten. Ebenso
nimmt JOEST an, daß beim Tier die Erosion nur dann zum Ulkus führe, wenn
diese nicht allzu klein ist und wenigstens die M. mucosae in ihrer ganzen Tiefe
durchsetzt oder sich bis in die Submukosa erstreckt. —

Der charakteristische Sitz des typischen Magengeschwüres wird
nun von ASCHOFF und seinen Schülern im wesentlichen auf mechanische
Ursachen zurückgeführt, welche teils im Bau und der Lagerung des
Magens teils in der Art der Magenperistaltik bzw. der Bewegung
seines Inhaltes während der Verdauung, seiner Füllung und Entleerung begründet sind. —

b) Anatomische Einteilung des Magens.

In Anlehnung vor allem an FORSELL teilt ASCHOFF (7) den Magen auf Grund des
Muskelaufbaues in folgende Abschnitte ein:

1. Fornix (Gewölbe des Magens), der oberhalb der Kardia gelegene Abschnitt, der
nach abwärts durch die obere Grenze der Schrägmuskulatur (sog. obere Segmentschlinge)
von dem folgenden Teil abgegrenzt wird (mikroskopisch mit Fundusdrüsen ausgekleidet,
nur ringsum die Kardia eine schmale Zone von Kardiadrüsen).

2. Corpus (Körper des Magens) an der kleinen Kurvatur von der Kardia bis zu dem Beginn des Winkels zwischen ab- und aufsteigendem Teil (Angulus ventriculi, Magenwinkel) reichend, an der großen Kurvatur das Gebiet zwischen oberer und unterer Segmentschlinge umfassend (mikroskopisch mit Fundusdrüsen ausgekleidet).

3. Vestibulum pyloricum (Vorhof des Pförtners) (Jonnesco, E. Müller) oder Sinus (Magenbucht) (Forsell), dem Antrum pylori mancher Autoren entsprechend (coude de l'estomac Cruveilhiers, His Camera princeps). Es umfaßt das Gebiet des Magenwinkels an der kleinen Kurvatur und reicht an der großen Kurvatur von der unteren Segmentschlinge bis zum Beginn der kräftigen Muskulatur des 4. Abschnittes (mikroskopisch mit Übergangsschleimhaut ausgekleidet).

4. Canalis pyloricus (Pförtnerkanal) (Jonnesco, E. Müller), der Endabschnitt des Magens, an der kleinen Kurvatur vom Ende des Magenwinkels bis zum Pylorus reichend, an der großen und kleinen Kurvatur durch die hier kräftig entwickelte Muskulatur ausgezeichnet (mikroskopisch mit Pylorusdrüsen ausgekleidet).

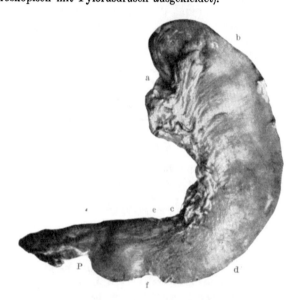

Abb. 93. Magen, $^1/_2$ St. p. m. entfernt, war stark durch Gas aufgetrieben, nach Entleerung desselben sofort stärkere Zusammenziehung (systolische Grundform). a—b Sulcus sup. (Grenze zwischen Fornix und Corpus), c—d Sulcus medianus (Grenze zwischen Corpus und Vestibulum pyloricum), e—f Sulcus intermedius s. inf. (Grenze zwischen Vestibulum und Canalis pyloricus), P Pylorus. (Nach Aschoff: Über den Engpaß des Magens, Abb. 4, S. 26.)

Diese 4 Abschnitte des Magens sind nach Aschoff auch am Leichenmagen durch Kontraktionen einzelner Teile oder Einschnürungen (Sulc. sup. medianus und intermedius s. inf.) zwischen ihnen mehr oder weniger deutlich zu erkennen, wie an dem in Abb. 93 abgebildeten Magen besonders deutlich zu ersehen ist.

Die erwähnten Furchen treten jedoch keineswegs in allen Fällen in der in der vorstehenden Abbildung zum Ausdruck kommenden Deutlichkeit hervor, sondern können vielmehr durch gleichzeitige Kontraktion anderer Teile mehr oder weniger verwischt werden. Außer diesen Furchen werden nun auch noch andere, oft sehr tief einschneidende beobachtet, von welchem die mitten im Gebiet des Corpus vorkommende bei sonst erschlafftem Magen die Bildung des spastischen oder Pseudosanduhrmagens veranlaßt. Von besonderer Wichtigkeit sind nun aber nach Aschoff die schon von Cunningham geschilderten, mehr flächenhaft ausgedehnten, den unteren Abschnitt des Corpus und das Grenzgebiet zwischen Corpus und Vestibulum umfassenden Kontraktionen der Magenwand, da durch sie ein Engpaß des Magens gebildet werde, der Isthmus ventriculi

(ASCHOFF), welcher den Magen in einen oberen, dem Fornix und oberen Corpusteil und einen unteren, dem Vestibulum oder seinem Restteil und dem Canalis pyloricus entsprechenden Abschnitt scheide.

In sehr ausgesprochener Weise kommt dieser angebliche Engpaß, welchen FORSELL bereits abgebildet und als Corpusenge bezeichnet hat und welcher eine Strecke von einigen bis vielen Zentimetern einnehmen, ja unmittelbar in das ebenfalls kontrahierte Vestibulum übergehen und bis zum Pylorus sich fortsetzen kann, in den Abb. 11—14 der ASCHOFFschen

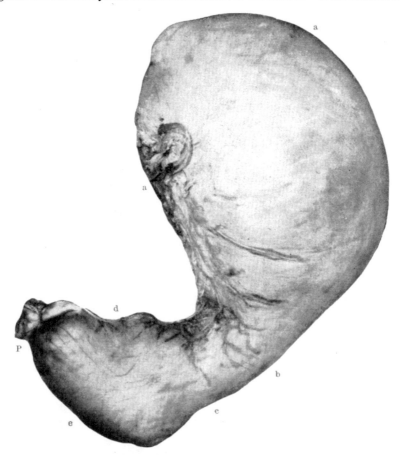

Abb. 94. Magen, 7 St. p. m. entfernt und fixiert. Deutliche Verengerung, man sieht ein stärkeres Übergreifen des Isthmus auf das Vestibulum, der Rest des Vestibulums ist aufgetrieben und ebenso der Canalis pyloricus, so daß die Zweiteilung des Magens mit dem röhrenförmigen Verbindungsstück gut hervortritt. a-a Grenze zwischen Corpus und Fornix, b Beginn, c Ende des Isthmus, d-e Grenze zwischen Vestibulum und Canalis pyloricus, P Pylorus. (Nach ASCHOFF: l. c. Abb. 12, S. 41 und 42.)

Abhandlung zur Darstellung, von welchen die Abb. 12 und 14 in den Abb. 94 und 95 wiedergegeben sind.

Ganz besonders kommt nach ASCHOFF (6) der Isthmus auch im Innern des Magens zum Ausdruck, indem namentlich an der kleinen Kurvatur eine enge Zusammenpressung der Schleimhaut in Längsfalten durch ihn erfolge (Abb. 96).

Auch nach den Untersuchungen von GRUBER und KRATZEISEN findet sich an Leichenmägen der von ASCHOFF (6) ausführlich geschilderte Engpaß in den meisten Fällen und auch sie sind der Ansicht, daß es sich dabei nicht um eine

etwa durch die Totenstarre bedingte Leichenerscheinung handeln könne, da die
Beobachtungen an noch reizbaren, also noch Lebenserscheinungen darbietenden
Mägen gemacht wurden.

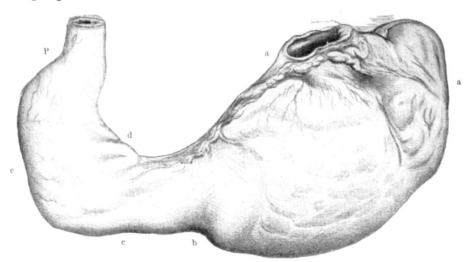

Abb. 95. Magen, mehrere Stunden p. m. entfernt und fixiert. Deutliche Magenenge.
Magen absichtlich quergestellt. a-a Grenze zwischen Fornix und Corpus, b Beginn,
c Ende des Isthmus, d-e Grenze zwischen Vestibulum und Canalis pyloricus, P Pylorus.
Der Isthmus liegt genau an der Grenze zwischen Corpus und Vestibulum. (Nach ASCHOFF:
l. c. Abb. 14, S. 43.)

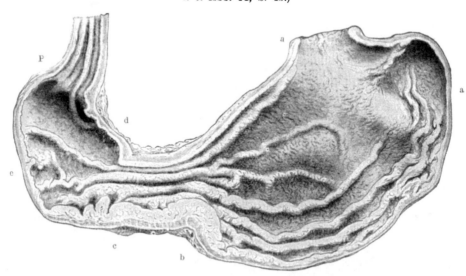

Abb. 96. Magen von Abb. 95 längs durchschnitten. (Nach ASCHOFF: l. c. Abb. 16, S. 45.)
(Bedeutung der Buchstaben wie bei Abb. 95.)

ASCHOFF (6) ist nun, wie auch FORSELL, der Meinung, daß der Isthmus einer
funktionellen Zweiteilung des Magens entspreche und daß dieser
eine trichterförmige Verlängerung des oberen Corpusgebietes bilde, durch welche
hindurch die genügend verdauten Speisen in das Vestibulumgebiet hinabgleiten,
um dort einer weiteren Bearbeitung zu unterliegen, bis die saugende **Kraft**

der systolischen Tätigkeit des Pförtnerkanals sie in das Duodenum befördere. Es solle durch die isthmische Einschnürung eine Zurückhaltung schwerer ver- daulicher Substanzen im Corpusgebiet und damit eine allmähliche Sortierung zustande kommen, indem die „flüssigen oder verflüssigten" Bestandteile durch

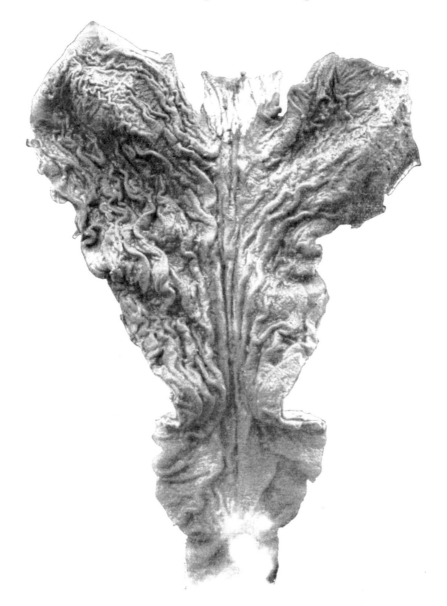

Abb. 97. Magen mit durchlaufender Magenstraße. (Nach ASCHOFF: l. c. Abb. 25, S. 55.)

die trichterförmige Enge „hindurchgleiten", und zwar mit Bevorzugung der WALDEYERschen Magenstraße, welche durch stärkere Zusammenraffung der Falten an dieser Stelle selbst besonders verengt erscheine und somit die Enge des Isthmus noch verstärken müsse.

Die Waldeyersche Magenstraße, welche von 4 entlang der kleinen
Kurvatur von der Kardia gegen den Pylorus hin verlaufenden Längsfalten,
deren äußere höher zu sein und die inneren zu überdachen pflegen, gebildet wird,
soll nach der Auffassung von Retzius, Hasse und Strecker zur Einführung
von flüssigen Speisen und Speichel in den Magen dienen und ein Versuch O. Cohnheims am Hund hat in der Tat gezeigt, daß bei gefülltem Magen in diesen
gelangendes Wasser entlang der Magenstraße wie durch eine Rinne in das Duodenum abfließt. Waldeyer betrachtet daher die Magenstraße funktionell
geradezu als eine Fortsetzung der Speiseröhre und nach Forsell sollen alle
Speisen und Flüssigkeiten zunächst in die Magenstraße und erst aus dieser
in den übrigen Teil des Magens gelangen, so daß sie gewissermaßen den Ausgangspunkt für die Füllung des Magens darstelle. —

c) Erklärung der Bevorzugungsstellen nach Aschoff.

Hauptsächlich von diesen in der Magenstraße und im Isthmus
des Corpus gelegenen, funktionell-mechanischen Ursachen ausgehend glaubt Aschoff (4, 6) den typischen Sitz des Magengeschwüres
erklären zu können. Denn die Magenstraße und die Stelle des Isthmus
werden nach obiger Darstellung sowohl bei dem Eintritt der Speisen
in den Magen als auch bei der weiteren mechanischen Verarbeitung
und Fortbewegung des Mageninhaltes mechanischen und anderen
Reizen in erhöhtem Grad ausgesetzt. Dazu kommen als weitere mechanische Ursachen in gleichem Sinn wirkend die aus der Topographie des Magens
sich ergebenden physiologischen Engen, nämlich Bauchfellsenge, die Milz-
Leberenge, die Pankreas-Leberenge, die Wirbelsäule-Pankreas-Leberenge und
Pylorusenge und bei Bestehen einer Schnürfurche unter Umständen auch noch
eine Schnürfurchenenge. Auch die geringere Verschieblichkeit der
Schleimhaut an der kleinen Kurvatur, auf welche Bloch und A. Schmidt (2)
hingewiesen haben, komme in Betracht. „Nur diejenigen akuten Geschwüre — sagt Aschoff —, welche durch die Lokalisation an den
kleinen Kurvaturen, den Reibungs- oder Gleitkurvaturen besonderen
mechanischen Reizungen und andererseits durch ihre Lokalisation
vor den physiologischen oder pathologischen Engpässen der längeren
Wirkung des Magensaftes ausgesetzt sind, werden sich zu chronischen
Geschwüren umwandeln können. Alle übrigen akuten Geschwüre
werden mehr oder weniger schnell einer Heilung entgegengehen.
So erklärt sich erst recht die Bevorzugung bestimmter Gebiete
für die Entwicklung chronischer Geschwüre."

Die gleichen mechanischen Ursachen hat Beckey im Auge, wenn er es für wahrscheinlich hält, daß der physiologische Sanduhrmagen, welchen er übrigens unter einer größeren
Anzahl von Leichen nur 4 mal angetroffen hat, zu einer Lokalisation des Ulcus rotundum
auf der Höhe der Kontraktionswülste neige.

Bemerkt sei, daß bereits Roth die Vermutung ausgesprochen hat, daß die hauptsächliche
Lokalisierung des Ulcus ventriculi wahrscheinlich auf mechanische Momente, und zwar
wohl wesentlich die eigentümliche Lageveränderung und die Bewegungen des Magens
während der Verdauung zurückzuführen sei. In ganz ähnlicher Weise hat sich auch Ploenies ausgesprochen, welcher die Umbiegungsstelle der kleinen Kurvatur nach oben und rechts
als eine für die den mechanischen Schädigungen durch die Speisen besonders ausgesetzte
Stelle betrachtet.

Die verschiedene Lagerung der Geschwüre innerhalb der Magenstraße selbst wird nach Aschoff durch die erwähnten physiologischen
und pathologischen Engen bedingt, ebenso der Sitz der Duodenalgeschwüre, welcher nach Aschoff ebenfalls am häufigsten an der entsprechenden inneren Kurvatur, dicht am Pankreaskopf gelegen sei. Wenn die

Geschwüre in der Magenstraße nicht unmittelbar an der kleinen Kurvatur selbst, sondern in der Regel mehr oder weniger unterhalb dieser gelegen seien, so sei dies durch die beträchtlichere Höhe der äußeren, nach der Magenlichtung zu gelegenen Falten der Magenstraße verursacht. Denn bei der Magenperistaltik werden die Speisemassen in der Richtung gegen die versteifte kleine Kurvatur gedrängt, so daß die äußeren Flächen jener Falten zuerst und hauptsächlich von einer mechanischen Schädigung getroffen werden und am leichtesten mit den verdauenden Säften des Magens in Berührung bleiben. Auch die bisweilen zu beobachtende **symmetrische Lagerung** von Geschwüren an der vorderen und hinteren Magenwand fänden dadurch ihre Erklärung, indem gerade auf den Kuppen der Falten der Magenrinne mit Vorliebe Blutungen sich einstellen. —

d) Erklärung der schiefen Trichterform nach Aschoff.

Eine wesentliche Stütze dieser rein funktionell-mechanistischen Theorie von der Entstehung des Magengeschwüres glaubt Aschoff (4) ganz besonders auch in der **schiefen Trichterform** des Magengeschwüres erblicken zu können, welche auf Grund der nach der Meinung Aschoffs überzeugenden und beweisenden Untersuchungen Stromeyers **nicht auf einen Gefäßbezirk bezogen, sondern ausschließlich durch die peristaltische Wirkung der Magenwandungen und die schiebenden Kräfte des Mageninhaltes erklärt werden könne.** Aschoff sagt: „Die bestimmt gerichtete Bewegung des (Magen)-Inhalts und die gleichsinnige Druck- und Zerrwirkung an der Schleimhaut erzeugt auch die bekannte Trichterform, indem die Schleimhaut am kardialen Rand auf das Geschwür hinüber, am pylorischen Rand von dem Geschwür hinweggezogen wird. So entsteht sehr frühzeitig eine gegen die Kardia gerichtete Nische, in welcher sich Speisebrei und Magensaft fangen und nun weiter in der einmal gegebenen Richtung die Magenwandung zerstören." Aschoff und Stromeyer glauben diese Ansicht damit begründen zu können, daß, wenn ein schräger Anstieg des Ulkusbodens vorhanden sei, der **sanfte Anstieg stets gegen den Pylorus** erfolge und daß die **Richtung, in der das Überhängen und Zurückliegen der Schleimhaut und das schräge Ansteigen des Ulkusbodens erfolge — Schiebungsachse — in der Mehrzahl der Fälle mit der Kardia-Pylorus-Linie zusammenfalle.** Nur in wenigen Fällen weiche diese „Schiebungsachse" aus dieser Richtung ab. Sie verlaufe aber dann konstant von proximal und der Vorderwand nach distal und zur Hinterwand, von jener Linie um 30—40° abweichend (Stromeyer). Aschoff glaubt diese Abweichung der Geschwürs- bzw. der Schiebungsachse von der gewöhnlichen Kardia-Pylorus-Linie, welche in einzelnen Fällen fast eine Querstellung der Geschwürsachse zur Achse der kleinen Kurvatur bedinge, aus einer medial gerichteten Zusammenschiebung und die gleichzeitige, bald an der Vorderwand, bald an der Hinterwand deutlicher ausgeprägte spiralige Drehung der Schleimhautfalten in der sog. Magenrinne oder Magenstraße (Sulcus gastricus) erklären zu können. Es werde dadurch die Schleimhaut **nicht nur pyloruswärts, sondern gleichzeitig mittelwärts, gegen die kleine Kurvatur zu geschoben.** Dabei liegt dann der überdachte Rand nicht nur kardiawärts, sondern gleichzeitig nach der großen Kurvatur, der geglättete Rand pylorus- aber gleichzeitig mittelwärts. Aschoff (5) ist von der Richtigkeit dieser theoretischen Betrachtung so überzeugt, daß er glaubt auf Grund derselben in der Lage zu sein „für die Mehrzahl der Geschwüre, auch wenn sie exstirpiert sind, aus dem Aufbau des Geschwürtrichters und seiner Ränder die Lage und Richtung des Geschwüres, ob der Vorder- oder Hinterwand angehörend, anzugeben."

Nach Stromeyer sollen die erwähnten Eigentümlichkeiten, d. h. der kardiawärts steil abfallende und unterminierte Rand und der pyloruswärts sanft ansteigende Geschwürsboden, nur bei ganz frischen Oberflächengeschwüren oder bei ganz alten Ulzera, die nach der Leber, dem Pankreas oder der Milz zu perforiert und mit diesen Organen verlötet sind, fehlen. „Eine letzte Ausnahme bilden diejenigen Geschwüre, welche bei ihrem Fortschreiten gegen den Pylorus den letzteren erreicht haben. Dann finde sich eine deutliche Unterminierung der Duodenalwand, so daß das Geschwür sowohl proximal wie distal von überhängenden Schleimhauträndern umsäumt sei.

Die Untersuchungen Stromeyers erstrecken sich auf im ganzen 20 Fälle von Geschwüren und frischen Defekten, von welchen jedoch einige nur Erosionen betreffen. —

Ähnliche mechanische, durch die Fortbewegung der Nahrungsmassen bedingte Ursachen, wie sie von Aschoff und Stromeyer für das Magengeschwür geltend gemacht werden, sollen nach Wosnessensky auch für die Lagerung des Duodenalgeschwüres maßgebend sein. —

So einleuchtend, ja geradezu bestechend diese funktionell-mechanistische Theorie Aschoffs von der Entstehung des Ulcus simplex auf den ersten Blick auch erscheinen mag, ebenso schwere Bedenken müssen sich dennoch bei genauer Prüfung unter Berücksichtigung wichtiger Tatsachen gegen sie erheben. Aschoff (6) selbst hat die Frage offen gelassen, ob sich immer und regelmäßig ein Isthmus bildet und er ist der Ansicht, daß dies wohl auch von der Art der Nahrung abhänge, indem bestimmte Speisen im oberen Magengebiet förmlich festgehalten werden, ehe sie in den unteren Abschnitt gelangen. Auch die Stelle des sich jeweils bildenden Isthmus scheint verschieden zu sein, wenn auch der unterste Abschnitt des Corpus und der Übergang zum Vestibulum wohl als eine Bevorzugungsstelle zu bezeichnen ist. —

e) Einwände gegen die Aschoffsche Theorie.

1. Einwände gegen das Bestehen eines Isthmus.

Elze hat aber nun auf Grund sehr eingehender Untersuchungen gezeigt, daß es überhaupt unmöglich ist, aus der Form des Leichenmagens, und zwar auch des sog. „überlebenden" Magens, dessen Verhalten Aschoff und namentlich auch Gruber (7) und Kratzeisen für die Bildung eines Isthmus als besonders beweisend ansehen, auf die wirkliche Form des lebenden Magens irgendwelche Schlüsse zu ziehen: „Die Faktoren, welche die Form des Magens im Lebenden bestimmen, sind in der Leiche völlig verändert: die Druckverhältnisse in der Bauchhöhle, der Zustand der dem Magen benachbarten und sein Bett bildenden Organe, die Beschaffenheit des Inhaltes, die Körperstellung (extreme Exspirationsstellung und Rückenlage der Leiche) und vor allem: keine Nervenreize treffen mehr die Muskulatur. Es ist also von vornherein bedenklich, die Leichenformen des Magens mit den Lebensformen gleichsetzen zu wollen, die Leichenformen sozusagen als durch die Totenstarre fixierte Lebensformen zu betrachten, wie es vielfach geschehen ist. Dies betrifft vor allem die Formen des tätigen Magens, Bewegungs- wie Belastungsformen, mit gewissen Einschränkungen auch die Formen des ruhenden Magens." — Nach Elze bietet keine der Leichenformen ein Bild, das in der Reihe der Bewegungsformen des lebenden Magens einzugliedern wäre. Die Bewegungsformen sind charakterisiert durch die peristaltischen Ringfurchen des Canalis. Elze ist kein Leichenmagen bekannt geworden, der eine solche Ringfurche aufwiese. Jene mehr oder weniger breiten ringförmigen Einschnürungen, welche Aschoff (6) als „Isthmus ventriculi," Stieve als „Sphincter

antri pylori" beschrieben haben, haben mit den Ringfurchen der Austreibungs-
tätigkeit des Canalis nichts zu tun. Sie lägen im Bereich des Corpus, also an einer
Stelle, die an den eigentlichen Entleerungsbewegungen nicht beteiligt sei. ELZE
hält daher die „isthmische Form" beim gesunden Magen des Lebenden jedenfalls
für eine seltene Erscheinung. In typischer Ausbildung fand er sie nur von
Mägen mit funktionellen Störungen, z. B. Hypermotilität bei Neurasthenie.
Die häufige Beobachtung eines Isthmus am Leichenmagen führt ELZE, da ein
solcher mit dem Kreis der Bewegungsformen nicht in Einklang zu bringen ist,
also nicht als durch die Totenstarre fixierte Phase der normalen Magentätigkeit
betrachtet werden kann, ebensowenig aber auch der Form des ruhenden Magens
entspricht, auf die Wirkung von der Darreichung reichlicher Opiate während
der letzten Lebenszeit zurück.

Er stützt sich bei dieser Annahme
auf Untersuchungen von SCHÜTZ (1) am
herausgenommenen überlebenden Hundemagen, namentlich aber auf Röntgenbilder, welche MAGNUS von der Katze
und VAN DER VELDEN (4) vom Menschen
nach Darreichung von Tct. opii und
Morphin beobachtet haben. Tatsächlich
bewirken nach diesen Bildern die genannten Arzneimittel das Auftreten einer
Ringfurche etwa in der Mitte des Corpus
oder auch völlige Kontraktion des unteren
Corpusabschnittes und des Canalis. Wurde
daher, schließt ELZE, durch Einnahme
von Opiumtinktur oder Morphin kurz vor
dem Tod der Magen in einen solchen
Zustand versetzt, in dem ein Teil der
Muskulatur in Verkürzung in Ruhe steht,
und wurde er in diesem Zustand von der
Totenstarre befallen, so müßte offenbar der Leichenmagen die entsprechende
Form aufweisen, sofern er vor der
Lösung der Totenstarre untersucht wurde.
Am häufigsten und am deutlichsten
müßte also der „überlebende" Magen,
wie ihn ASCHOFF (6) und neuerdings
GRUBER (7) und KRATZEISEN untersucht
haben, dieses Bild darbieten.

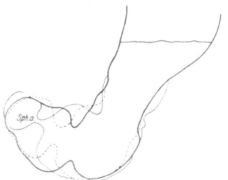

Abb. 98.   Drei Aufnahmen der Auspreßbewegung aus einer kinematographischen Serie
übereinander gepaust. Man sieht das Fortschreiten der peristaltischen Ringwelle gegen
den Pylorus. Die 3. Aufnahme zeigt die
Ringwelle so tief einschneiden, daß das Lumen
fast völlig verschlossen wird (Sph. a.), daher die Bezeichnung „Sphincter antri" der
Röntgenologie. [Nach ELZE (1), (nach GRÖDEL),
Abb. 124. 2½ der natürl. Größe.]

Nun hat allerdings ASCHOFF (7) den Isthmus auch in Fällen beobachtet, in
welchen vor dem Tod eine Morphinisierung des Magens nicht in Frage gekommen
sein soll und es ist daher bei der Erklärung des Zustandekommens eines Magenisthmus vielleicht nicht ein so großes Gewicht auf die Verabreichung von Opiaten
vor dem Tod zu legen, wenn auch zweifellos eine solche so häufig erfolgt, daß
mindestens in einer sehr großen Zahl von Leichenmägen ihre Wirkung in Betracht gezogen werden muß.

Gleichwohl muß man aber dem Einwand ELZEs, daß es nicht angehe, aus
irgendeiner Form des Leichenmagens auf regelmäßige Bewegungsformen des
gesunden Magens im Leben zu schließen, durchaus zustimmen, und zwar gilt
dies ganz entschieden auch für den sog. „überlebenden" Leichenmagen. Mit
Recht hebt ELZE hervor, daß am Leichenmagen unter allen Umständen keine
Nerventätigkeit mehr vorhanden sei. Diese ist aber sehr wahrscheinlich
schon während der Agone für den Magen ebenso gestört, wie für den ganzen
übrigen Verdauungstraktus. Man denke nur an die oft ganz unregelmäßigen
„isthmischen" Einschnürungen und oft auch auf weitere Strecken sich aus-
dehnenden Kontraktionen des Dünn- und Dickdarms, vor allem aber an
die agonalen Invaginationen, wie sie nicht selten im Verlauf des

Dünndarmes in der Leiche beobachtet werden. **Nichts beweist meines Erachtens mehr, als gerade diese Invaginationen, wie schwer in der Agone die ganze Peristaltik in ihrem Ablauf gestört sein kann und wie unstatthaft es ist, aus solchen Leichenbildern auf die normalen Darmbewegungen und die Fortbewegung des Darminhaltes irgendwelche Schlüsse zu ziehen.** Auch der Isthmus des „überlebenden" Magens stellt aber doch nichts anderes dar, als höchstens eine in der Agone zustande gekommene Magenform und wie will man vollends behaupten können, daß ein herausgeschnittener „überlebender" Magen, welcher von allen von der Peripherie an ihn herantretenden Nerven abgetrennt ist und nur noch seine eigenen, doch gewiß auch schon unter der Einwirkung des Absterbens stehenden Nervenzentren besitzt, noch normale und geordnete Bewegungen auszuführen vermöchte! — **Somit ist es mindestens völlig unbewiesen, daß der Aschoffsche Isthmus des Leichenmagens eine Phase aus der normalen Bewegung des lebenden Magens darstellt, im Gegenteil erscheint es wahrscheinlich, daß ein solcher unter normalen Verhältnissen beim Lebenden nur ganz ausnahmsweise gebildet wird.**

Wenn Hasselwander (1) angibt, daß isthmusartige Formen immer wieder bei Magenuntersuchungen lebender Individuen zu sehen seien, so dürften sich diese Beobachtungen wohl auf pathologische Fälle beziehen. Auf Grund sehr eingehender Untersuchungen konnte K. Westphal (2) die von Elze ausgesprochene Auffassung voll bestätigen: „Bis auf gewisse Fälle, wo stärkere mechanische Unterstützung des Magenbodens oder stärkere nervöse Impulse Steigerung der peristaltischen Funktion der Muskulatur im Gebiet des Magenwinkels und Pyloruskanals erzeugten, war es also nicht möglich, am Magen des stehenden Menschen ausgesprochene Engen entsprechend dem Aschoffschen Isthmus ventriculi, an seinem Prädilektionsgebiet, der Grenze zwischen Corpus und Sinus oder andere Engen im Sinn der Forsellschen Teilung des Digestionssackes trotz verschiedenster Gestaltung der Versuchsbedingungen zu Gesicht zu bringen."

Auch durch grobe Speisebrocken oder durch Verabreichung eines die normale Riedermahlzeit um das Zwei- bis Dreifache an Masse übertreffenden, hauptsächlich aus Sauerkraut, Kartoffeln und Baryumbrei bestehenden Essens wurden trotz der damit verbundenen übertriebenen Magenfüllung selbst bei nervösen überempfindlichen Mägen besondere Einziehungen in dem fraglichen Magengebiet nicht ausgelöst.

Übrigens haben auch von Aschoff (9) selbst an Hunden angestellte Versuche, welche den Nachweis des funktionellen Magenisthmus erbringen sollten, zu keinem günstigen Ergebnis geführt. Denn von 11 mit verschiedener Nahrung, auch schwer verdaulichen Knochen- und Grasmischungen gefütterten Hunden, welche auf der Höhe der Verdauung nach kurzer Chloroformnarkose durch Lufteinspritzung in die V. jugularis getötet worden waren, zeigten nur 2 eine Isthmusbildung. Auch Orator (1) hat bei den üblichen Magendurchleuchtungen weder sofort, noch nach 6 oder 12 Stunden p. c. je einen Isthmus gesehen. (Siehe Nachtrag S. 764.)

Selbst wenn man aber auch den Isthmus als eine regelmäßig auftretende Erscheinung im Sinn einer funktionellen Zweiteilung des Magens während der Verdauung zugeben wollte, so bliebe es immer noch sehr fraglich, ob ihm für die Pathogenese, bzw. Lokalisierung des chronischen Magengeschwüres eine besondere Bedeutung zukäme. Denn die von Aschoff und seinen Anhängern ihm zugedachte Wirkung könnte er doch nur während des Hindurchtretens von Speisemassen an dieser Stelle ausüben. Bei diesem Vorgang würde sich aber der Engpaß physiologischerweise wohl selbstverständlich erweitern, also aufhören ein solcher zu sein. Auch meint ja ASCHOFF, daß es gerade die flüssigen bzw. verflüssigten Teile des Mageninhaltes seien, welche von dem oberen Magenabschnitt durch den Engpaß in den unteren Abschnitt befördert werden, also Massen, von welchen eine besondere Reibung an der Magenschleimhaut gar nicht zu erwarten ist, während die festen Massen gerade da verarbeitet werden, wo das Ulkus nur selten vorkommt. Es ist überhaupt höchst fraglich, ob die Stellen der sog. physiologischen Engen gerade wegen ihrer Enge für die Entstehung des Ulcus simplex, sei es des akuten oder des chronischen, besonders disponiert sind. Denn bei einer solchen Annahme bliebe die Seltenheit der Geschwüre an der Kardia, welche nicht einmal 5% aller Geschwüre betragen, obgleich hier die Speisen noch unberührt von der Verdauung und oft selbst schlecht gekaut jedenfalls am stärksten mechanisch auf die Magenschleimhaut einzuwirken vermöchten, ganz unverständlich.

Tatsächlich konnte WESTPHAL (2) unter 50 R-Aufnahmen mit Magennischen an dem eigentlichen Isthmus ventriculi ASCHOFFS, d. h. dicht am Angulus ventriculi, der Grenze zwischen Corpus- und Sinusgebiet, nur ein seltenes Vorkommen der tiefergreifenden peptischen Geschwüre feststellen. In Abb. 99 ist die Häufigkeit der Lokalisierung des chronischen Magengeschwüres in anschaulicher Weise graphisch dargestellt.

Die Skizze zeigt, daß der häufigste Sitz einige Zentimeter vom Angulus entfernt ist und etwa der von WESTPHAL als Taillenenge des Magens bezeichneten Stelle entspricht, deren Zustandekommen aber nach WESTPHAL mehr durch die Elastizität der Magenwände als durch eine Kontraktion bedingt wird. Zu einem ganz ähnlichen Ergebnis hinsichtlich des Sitzes der Geschwüre an der kleinen Kurvatur ist auch ORATOR gelangt.

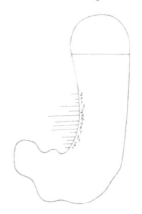

Abb. 99. Skizze nach 50 Röntgenplatten über Verteilung der Ulkusnischen an der kleinen Kurvatur. (Nach K. WESTPHAL: Mitteil. a. d. Grenzgeb. d. Med. u. Chirurg. Bd. 32. 1920. Abb. 9.)

Gerade dieser Umstand weist darauf hin, daß es wahrscheinlich noch ganz andere, als solche rein mechanische Einwirkungen sind, welche der Lokalisierung des Magengeschwüres an den bekannten Bevorzugungsstellen zugrunde liegen. —

2. Einwände gegen die funktionelle Bedeutung der Magenstraße als Gleitrinne.

Nicht minder schwere Bedenken sind nach ELZE gegen die Bedeutung der WALDEYERschen Magenstraße als Gleitrinne für die Lokalisierung des Magengeschwüres zu erheben. SCHEUNERT hat schon gezeigt, daß beim gefüllten Pferdemagen, sowie Hundemagen für Flüssigkeiten der Weg an der kleinen Kurvatur keinesfalls der alleinige Weg ist, sondern daß jene nur teilweise entlang der kleinen Kurvatur ihren Weg nehmen, indem stets eine Umspülung des ganzen Mageninhaltes stattfindet. Es ist sogar fraglich, ob die kleine Kurvatur etwa den Hauptweg für die aufgenommenen Flüssigkeiten darstellt, keinesfalls wird im Moment des Trinkens ein geschlossenes Rohr durch die an der kleinen Kurvatur gelegenen, der Magenstraße entsprechenden Schleimhautfalten gebildet. Nach neueren Untersuchungen K. H. BAUERS (3), welcher bei seinen Versuchen die kleine Kurvatur durch Anheftung von Eubarytkügelchen für die R-Darstellung gut sichtbar gemacht hatte, scheinen allerdings

beim Hund Flüssigkeiten auch bei gefülltem Magen den Weg über die Magenstraße, wenigstens bis zum Knie, zu nehmen. Dagegen konnte Schindler bei
seinen gastroskopischen Untersuchungen auch für den Menschen feststellen, daß
mit Methylenblau gefärbte Flüssigkeit bei gefülltem Magen den Weg nicht
über die Magenstraße nahm, sondern sich über den ganzen Magen verteilte.
Ebenso fand Grödel, daß die Magenstraße nicht den ausschließlichen Weg für
Speisen und Getränke darstellt, sondern daß dieser Weg je nach dem Tonus
des Magens ein sehr verschiedener sein kann.   Auch Schlesinger hat seinen
Zweifel darüber ausgesprochen, daß der Magenstraße tatsächlich die ihr für
die Speisenbeförderung zugeschriebene Bedeutung zukomme.

Nach den Untersuchungen Elzes und übrigens Waldeyers selbst ist aber
die Magenstraße am gedehnten, bzw. gefüllten Magen überhaupt nicht
ausgeprägt. Elze konnte sie in keinem einzigen Fall in einem solchen
finden, so daß sie also offenbar lediglich einen Zustand der Schleim-

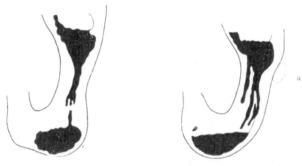

Abb. 100 und Abb. 101. Aus den kinematographischen Serien Groedels, Abb. 100 von Fall 4,
Abb. 101 von Fall 3 (Groedel, Abb. 23 und 19). In beiden Abbildungen sind von Elze
die Magenumrisse, welche man auf den entsprechenden Wiedergaben der Originale Groedels
gut erkennen kann, eingezeichnet.   Die Schmalheit des Corpus in beiden Abbildungen
ist nach Elze nicht etwa als Engpaß zu deuten, sondern wahrscheinlich zum Teil durch die
schräge Stellung des Corpus zur Frontal- und damit zur Projektionsebene bedingt, im
Gegensatz zum Canalis. Bei a der Abb. 101 eine Gasblase, wahrscheinlich im Endabschnitt
des Colon transversum. (Nach Elze: Med. Klinik 1921, S. 158).

haut des kontrahierten Magens darstellt.   Dabei ist es nach Elze ganz
typisch, daß von den 4 die Magenstraße bildenden Falten im nur mäßig kontrahierten Magen, wie er etwa dem nüchternen Zustand beim Lebenden entspricht,
die beiden lateralen „auf das Corpus ventriculi beschränkt sind und nicht in den
Canalis eintreten, sondern etwa an der Grenze beider Abschnitte aus ihrer
bisherigen Richtung gegen die große Kurvatur hin abbiegen. Bei dieser bisher
übersehenen Anordnung würden also Speisen, die etwa den Weg der Magenstraße nehmen, längs der kleinen Kurvatur zwar unmittelbar in den Canalis,
nicht aber zum Pylorus gelenkt.   Die medialen Falten endigen gewöhnlich
an der Umbiegungsstelle der kleinen Kurvatur". Nur im völlig kontrahierten
Magen liegen nach Elze alle 4 Falten dicht zusammengedrängt und die lateralen
laufen wie die übrigen Falten bis zum Pylorus, statt vorher abzubiegen. Im
gedehnten Magen sind alle Falten verstrichen. Ähnlich liegen die Verhältnisse
für den Sulcus salivalis. Elze sagt: „So wenig wie die Magenstraße im gefüllten
Magen scheint irgendeiner der Untersucher, soweit ich der Literatur entnehme,
den Sulcus salivalis wirklich gesehen zu haben, weder im kontrahierten noch im
dilatierten Magen.   Was über sein Vor- und Zustandekommen gesagt wird,
ist im wesentlichen Vermutung und Konstruktion. Man stellt sich vor, daß die

Fibrae obliquae bei ihrer Kontraktion längs der kleinen Kurvatur eine Rinne bilden. Der oft herangezogene Vergleich mit der Schlundrinne im Wiederkäuermagen kann diese Vermutung nicht stützen. Denn die Lippen dieser Schlundrinne sind schleimhautbedeckte Muskelwülste, die sich leistenförmig über die umgebende Muskulatur erheben. Von einer derartigen muskulösen Grundlage ist aber beim Sulcus salivalis keine Rede." — Nach ELZE ist das Relief der Magenschleimhaut überhaupt noch nicht geklärt. In der Anordnung der Muskulatur und der Submukosa finde sich keine hinreichende Erklärung. Vielleicht liege eine besondere Struktur in der Muscularis mucosae vor. Jedenfalls ist, wie die Untersuchungen ORATORS gezeigt haben, das Faltenrelief des Magens in sehr verschiedener Weise entwickelt. Man findet zart-schmalfaltige Mägen, die sich gleichzeitig durch großen Faltenreichtum auszeichnen, ferner grob- und dickfaltige, aber nicht

selten auch Mägen mit auffallend wenig Falten. Die WALDEYERsche Magenstraße fand ORATOR überhaupt nicht einmal in der Hälfte der Ulkusmägen deutlich ausgeprägt. Ein derartig weitgehendes Variieren in der Ausbildung der Magenstraße würde sehr wohl mit der Ansicht K. H. BAUERS (3) übereinstimmen, daß die Magenstraße phylogenetisch der Schlundrinne entsprechen und ein rudimentäres Organ darstelle. K. H. BAUER (3) vermißte jedoch die Magenstraße oder fand sie undeutlich ausgeprägt nur bei dilatierten Mägen. Von Interesse ist es, daß er nach Resektion der Magenstraße in dem zurückgebliebenen Magen die Bildung eines neuen Faltensystems beobachten konnte, welches auch bei Aufnahme von Flüssigkeiten in gleicher Weise funktionierte. K. H. BAUER schließt daraus, daß es die Fibrae obliquae sind, welche auch die Falten der normalen Magenstraße entstehen lassen.

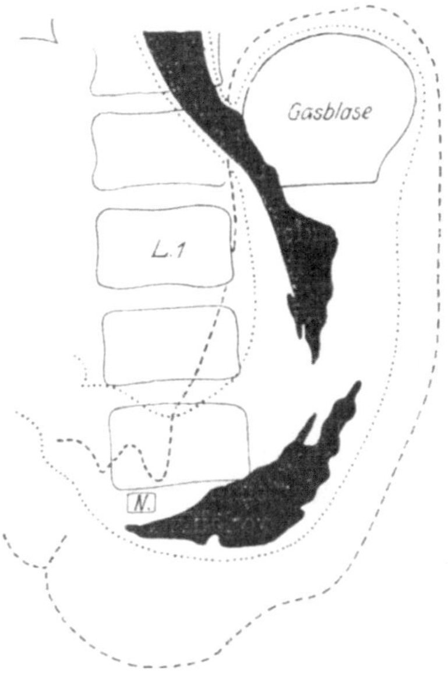

Abb. 102. Magen beim Eintritt des 2. Bissens nach ELZE. L. 1. Erster Lendenwirbel. (Sitzungsber. d. Heidelb. Akad. d. Wissensch. 1919. S. 18. Abb. 5.)

Auf Grund seiner Untersuchungen bestreitet ELZE, daß dem Sulcus salivalis überhaupt eine nennenswerte Bedeutung als Speiseweg zukomme. Wohl könne man sich vorstellen, daß kleine durch die Kardia eintretende Flüssigkeitsmengen (Speichel) am vertikal stehenden Magen längs der kleinen Kurvatur in den Canalis hinunterrinnen. Dagegen glaubt ELZE auf Grund eingehenden Studiums des von GROEDEL in seiner Monographie niedergelegten Materials von kinematographischen Röntgenaufnahmen entschieden verneinen zu müssen, daß auch die Speisebissen, worauf es doch bei der ASCHOFFschen Theorie vor allem ankäme, wirklich diesen Weg nehmen. Tatsächlich ist aus den Abb. 100—102, welche der GROEDELschen Arbeit entnommen sind, klar zu ersehen, daß die festen Speisen bei den ersten Bissen keineswegs in der Magenstraße entlang der kleinen Kurvatur, sondern ungefähr in der Mitte zwischen dieser und der großen Kurvatur in dem senkrecht gelagerten Magen herabgleiten.

ELZE gibt zu dieser Abbildung folgende Erklärung: „Der Abb. 5 ist das Röntgenphotogr. GROEDELS (9), Tafel I, Abb. 3 zugrundegelegt unter Zuhilfenahme der GROEDELschen

Pause davon (Abb. 15), deren Abänderung in einigen Punkten nach dem Photogr. mir notwendig erschien. — Die Schattengrenzen von Wirbelsäule, Zwerchfellkuppeln und Herz bedürfen keiner Erklärung. Das kleine längsschraffierte Quadrat (in diesem Bild N) ist die Projektion der Nabelmarke. Dünn ausgezogen ist die Gasblase, quer schraffiert der Schatten des R-Breies (in diesem Bild schwarz): der erste Bissen ist am „kaudalen Magenpol" angelangt, hat seine Bewegung aber noch nicht beendet, sonst müßte sein oberer Rand horizontal stehen; der 2. Bissen ist im Eintreten in den Magen begriffen. Man sieht die typische Erweiterung des Ösophagus oberhalb des Hiatus oesophageus, die typische Verengerung am Hiatus selbst. Man sieht den zweiten Bissen einen ausgesprochen nach links gerichteten Verlauf bis unter die Mitte der Gasblase nehmen, dann einen senkrecht nach abwärts gerichteten. Zwischen unterem Rande der Gasblase und obere n des Breies bleibt ein Zwischenraum. — Soweit stimmt die Abbildung im wesentlichen mit Groedels Pause überein. Ich habe nun versucht, den Umriß des Magens selbst einzutragen. Für die große Kurvatur ergab sich als Anhalt außer dem unteren Rande des Schattens des ersten Bissens eine an die Gasblase anschließende Seitenlinie auf dem Photogr., die ich nur als eine Schattengrenze des ganzen Magens ansprechen kann. Der Verlauf der kleinen Kurvatur und des Pylorusabschnittes ist erschlossen aus den übrigen von Groedel (9) abgebildeten Aufnahmen seines „Falles 1" (Taf. I, Abb. 1—4, Textabbildungen 14, 15, 26—30, 68, 96—105) und aus dem Präparat eines in allen Teilen im mittleren Kontraktionszustande befindlichen Leichenmagens. Auch die Erfahrung bei dem S. 5 erwähnten imitatorischen Experiment sind verwertet. — Die zweite gestrichelte Linie gibt den Umriß des gefüllten Magens nach Groedels Abb. 104 (9) von „Fall 1".

Zu ganz ähnlichen Ergebnissen kamen Katsch und v. Friedrich bei ihren röntgenologischen Untersuchungen über die Funktion der Magenstraße bei magengesunden Menschen. Bei zahlreichen Untersuchungen zeigte sich, daß beim Eintritt fester oder dickbreiiger Speisen in den Magen ihr Schatten anfangs oft in deutlichem Abstand von der kleinen Kurvatur sich bewegt. „Wenn die Speisen, besonders Flüssigkeiten, in den Magen eintreten, so berühren sie zunächst eine ganz kurze Strecke der kleinen Kurvatur; das ist allein durch deren vertikale Lage verständlich. Von dort aus verteilen sich die eingetretenen Speisen mehr oder weniger schnell über die Magenwand bis nach der großen Kurvatur hin. Die kleine Kurvatur ist also — fahren Katsch und Friedrich fort — mindestens nicht unter allen Umständen das Ausgangslumen; die Entfaltungsstraße verläuft oft in der Führungslinie des Magens". Auch von Full und Friedrich wird die Existenz einer Magenstraße bestritten. Ebenso konnte Schüller, welcher den Weg der in den Magen eintretenden Speisen und Flüssigkeiten nach Gastroenterostomie und Pylorusresektion an Menschen und Hunden untersuchte, die Funktion der kleinen Kurvatur als einer Gleitrinne nicht bestätigen. Beim Menschen ist nach Schüller von einer Rinnenbildung nichts zu sehen. Auch die bisherige Ansicht, ein mit breiiger oder fester Nahrung bereits gefüllter Magen behalte aufgenommene Flüssigkeit nicht, sondern leite sie gleich durch eine Rinne entlang der kleinen Kurvatur zum Pylorus, treffe für den Menschen nicht zu. —

Nach K. Westphal (2) zeigt die Bahn, welche die in den Magen eintretenden Speisen einschlagen, je nach der Form des Magens eine große Mannigfaltigkeit. Bei den meisten Mägen sieht man bei Beginn der großen Mahlzeit ein oben an der Basis mehr oder weniger breites, nach unten zu einer schmalen Spitze auslaufendes Füllungsbild, wobei die Spitze sich stets der kleinen Kurvatur entlang schieben soll.

Man kann aber z. B. bei extremen Fällen von Langmägen beobachten, wie der Speisebrei unter der Magenblase nur wenige Sekunden verweilt, um dann in die Pars pylorica wie in einen leeren Sack hinabzufallen. Und bei atonischen Erweiterungen kann ein breites, unregelmäßiges Herabfließen des Speisebreies zum Boden des unteren Magenabschnittes erfolgen. Eine ausschließliche Benützung der kleinen Kurvatur als Gleitrinne findet nach Westphal (2) überhaupt nur statt, wenn die Zufuhr der Speisen in sehr geringen Dosen erfolgt.

Auch bei der Entleerung des Magens nimmt WESTPHAL die Bahn, auf, welcher sich der Mageninhalt zum unteren Magenabschnitt bewegt, einen Raum ein, welcher weit über das Gebiet der Magenstraße hinausreicht. Denn das von den längsgestellten Schleimhautfalten eingenommene Gebiet ist, wie an Metallsalzresten in den Faltentälern zu erkennen ist, viel zu breit, um allein der Magenstraße anzugehören.

Man kann sich übrigens nach der in Abb. 104 gegebenen Darstellung des Entleerungsvorganges nicht wohl vorstellen, wie dabei durch die hinabgleitenden Speisen nur an der kleinen Kurvatur und nicht ebenso an der großen Kurvatur, wie überhaupt an allen Stellen dieser Bahn, eine Reibung an der Schleimhautoberfläche stattfinden soll, nachdem doch auch die vorwärtstreibende Kraft der Längsmuskulatur sich an allen Stellen geltend machen muß, wenn auch die Kontraktion der Ringmuskulatur bei der Versteifung der kleinen Kurvatur, entsprechend dem Parallelogramm der Kräfte, den Mageninhalt gleichzeitig gegen die kleine Kurvatur hinlenkt. Tatsächlich lassen sich die von ELZE aus dem GROEDELschen Atlas wiedergegebenen Bilder gar nicht anders deuten, als daß auch abseits von der Magenstraße, d. h. der kleinen Kurvatur, ein Gleiten der Speisen stattfindet. Da man aber

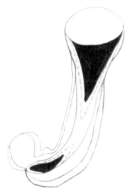 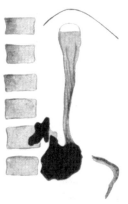

Abb. 103. Nach Schirmskizzen. Ausfüllungsbilder des Magens mit kleinen Baryummehlklößen in verschiedenen Stadien. Freibleiben der Magentaille im Beginn der Ausfüllung. (Nach WESTPHAL: l. c. Abb. 6.)

Abb. 104. Magenentleerung 2 Stunden nach der Riedermahlzeit, längsgestellte Schleimhautfaltenbildung am Corpus erkennbar. (Nach K. WESTPHAL: l. c. Abb. 8.)

gegen die ELZEschen Skizzen vielleicht einwenden könnte, daß die auf ihnen von ELZE eingezeichneten Magenumrisse doch nicht völlig der Wirklichkeit entsprächen, so seien hier aus dem GROEDELschen Atlas einige Bilder unverändert wiedergegeben, aus welchen ganz eindeutig zu erkennen ist, daß tatsächlich, und zwar auch bei gesunden Mägen, die eingenommenen Speisen auf ihrem Weg zum unteren Magenende nicht nur die Magenstraße sondern auch andere Bahnen benützen. So kann in den beiden Abb. a und b der Abbildung 105 die von GROEDEL (1) selbst eingezeichnete äußere Begrenzungslinie nur der Innenfläche der großen Kurvatur entsprechen und es geht daher aus diesen Abbildungen klar hervor, daß hier sowohl der erste wie der zweite Bissen ihren Weg ebenso entlang der großen Kurvatur wie in der Magenstraße genommen haben.

Auch die beiden Bilder der Abbildungen 106 zeigen deutlich, daß der erste Bissen mindestens schon nach Zurücklegung der Magenmitte sich auf die ganze Magenwand verteilt und daß der zweite Bissen größtenteils über die Magenmitte in die Pars pylorica herabgleitet.

In klarster Weise ist dieses Herabgleiten der Speisen in der Magenmitte auch in der Abb. 107 zu erkennen, bei welcher die Begrenzung des Magenraumes gar nicht anders gedacht werden kann, als es durch die von mir eingetragenen punktierten Linien angedeutet ist. Dieser Befund ist um so interessanter, als es sich hier um eine Röntgenaufnahme in einem Fall von Supersekretion handelt.

LEHMANN vollends glaubt auf Grund seiner Untersuchungen die Bedeutung der Magenstraße als einer Gleitrinne für die Speisen überhaupt ablehnen zu müssen. Er führte eine Knopfsonde bis in das Duodenum, welche dann beim

Zurückziehen durch den kontrahierten Pylorus festgehalten und an die kleine Kurvatur angepreßt wurde, auf diese Weise also in die Magenrinne zu liegen kam. Er sah nun wie Speisebrei niemals der eingeführten Sonde entlang glitt,

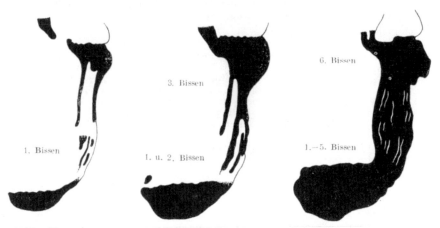

a) Wanderung des ersten   b) Ankunft des dritten Bissens   c) Magen mit 5 Bissen
Bissens durch den Magen.   in der Magenblase.   gefüllt.

Abb. 105. (Aus Groedel: Die Magenbewegungen. Abb. 18, 19 und 20. Fall 3. 58 jähriger gesunder Mann, klinischer Befund ohne Besonderheiten.)

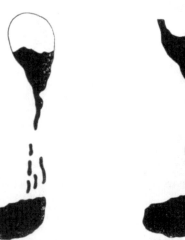
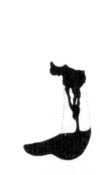

a) erster Bissen durch tiefe In-   b) Ankunft des zweiten   Abb. 107. Füllung des Ma-
spiration vorwärts geschoben.   Bissens im Magen.   gens durch 2 Bissen und
                                                                      durch 3 Löffel Brei bei
Abb. 106. (Aus Groedel: Die Magenbewegungen. Abb. 22   Supersekretion. (Aus Groe-
und 23. Fall 4. 19 jähriges Mädchen mit rheumatischen   del: Die Magenbewegungen.
Beschwerden, normalem Magenbefund.)   Taf. I. Abb. 8. Fall 20.)

sondern sich stets in ganz unregelmäßiger Weise im Magen ausbreitete. Orator, welcher diese Versuche nachprüfte, konnte nun allerdings zeigen, daß bei dieser Hantierung eine starke Magensaftabsonderung erfolgt und der Magen daher einen gewissen Füllungsgrad erhält. Weitere Untersuchungen ergaben nun, daß zwar in den mit Flüssigkeit gefüllten Magen eintretender Speisebrei tatsächlich seinen Weg über die Magenmitte nimmt, daß jedoch im leeren Magen der Speisebrei die kleine Kurvatur entlang gleitet und von hier aus der Magen sich füllt. Die Füllung des Magens von der Mitte aus findet sich daher nach ORATOR bei Supersekretion und er vermutete, daß die Beobachtungen von KATSCH und FRIEDRICH an solchen pathologischen Mägen gemacht wurden. Das mag vielleicht zutreffen. Allein hier ist doch zu bedenken, daß Magensaftfluß eben bei Ulkus recht häufig vorkommt und daher gerade solche Fälle bei Beurteilung der Bedeutung der Magenstraße für das Ulkus im Sinn der ASCHOFFschen Theorie ganz besonders in Betracht zu ziehen sind. Übrigens ist ORATOR (4), obgleich er die Funktion der Magenstraße als Gleitrinne anerkennt, doch selbst der Ansicht, daß das Vorbeigleiten der Speisen an einem in der Magenrinne gelegenen Ulkus gegenüber den durch die Muskulatur selbst erzeugten Strömungen, Pressungen und Zerrungen ganz in den Hintergrund trete.

Sind diese hier dargestellten Anschauungen der angeführten Untersucher und ELZES, welche dieser auch auf Grund weiterer Untersuchungen im wesentlichen aufrecht erhält, richtig, so wird der ASCHOFFschen Theorie von der Entstehung des chronischen Ulkus eine weitere wesentliche Stütze entzogen.

Jedenfalls werden die Falten der Magenstraße, je mehr der Magen durch nachfolgende weitere Bissen sich füllt, um so mehr verstreichen müssen. —

Nach dieser Darstellung kann tatsächlich weder zu Beginn noch am Ende der Speisezufuhr der WALDEYERschen Magenstraße jene ausschließliche Bedeutung einer Gleit-Reibungsrinne zukommen, an welcher allein die Schleimhaut in erhöhtem Maß Reibungen, Schiebungen und anderen Schädigungen durch die Speisemassen ausgesetzt wäre. Dazu kommt noch, daß die WALDEYERsche Magenstraße überhaupt nicht in jedem Magen zu finden ist. So fand sie ORATOR unter 125 Ulkusfällen nur 42mal deutlich ausgeprägt, während sie in weiteren 34 Fällen als undeutlich bezeichnet werden mußte. So erklärt es sich wohl auch daß bei Säureverätzungen nicht sehr selten die ganze kleine Kurvatur übersprungen werden kann und die Verätzungen vielleicht nur an der Kardia und dem Pylorus ihren Sitz haben. Die Meinung STROMEYERs, daß man bei Vergiftungen mit geringen Säuremengen diese Verätzungen stets nur in der Magenstraße fände, ist auch insofern nicht zutreffend, als solche auch gerade der Kardia gegenüber an der großen Kurvatur beobachtet werden können, wie ich selbst in einem Fall mich zu überzeugen Gelegenheit hatte. —

Auch STERNBERG (2) fand bei seinen Versuchen über die Erzeugung von Magengeschwüren bei Meerschweinchen durch Einführung von Alkohol in den Magen einen wechselnden Sitz der Verätzungen und der an diese sich anschließenden Geschwüre. Meistens saßen sie in der Umgebung der Kardia, doch wurden solche auch an verschiedenen anderen Stellen der vorderen oder hinteren Wand, an der großen Kurvatur oder in der Nähe des Pylorus gefunden. —

Gleichwohl soll nicht geleugnet werden, daß gerade das zwischen mittlerem und unterem Drittel des Corpus gelegene Gebiet der kleinen Kurvatur, wo sich die WESTPHALsche Taillenenge befindet, mechanischen Reizen stärker ausgesetzt ist, als andere Stellen des Magens, vollends solche des Fundusgebietes. —

Ebensowenig ist es im Hinblick auf die Darlegungen ELZES möglich, die Tatsache, daß das Magengeschwür in der Regel mehr oder weniger weit unterhalb der kleinen Kurvatur und nicht dicht an dieser gelegen ist, dadurch zu erklären, daß die seitlichen Falten der Magenstraße von mechanischen Einwirkungen usw. während der Bewegung der Speisemassen bei der Verdauung besonders getroffen würden, wenn diese Falten bei ausgedehntem

Magen überhaupt nicht vorhanden sind. Das gleiche gilt selbstverständlich für die Stromeyersche Erklärung der symmetrischen Geschwüre. Solche werden übrigens gelegentlich an der vorderen und hinteren Magenwand auch außerhalb der Falten der Magenstraße, mehr nach der Magenmitte zu angetroffen, auch werden sie bekanntlich im Duodenum beobachtet, wo eine ähnliche Faltenbildung, wie sie die Magenstraße zeigt, überhaupt nicht vorkommt.

Wenn nach Verschlucken fester ätzender Substanzen symmetrische Geschwüre zustande kommen, wie Roth sie bei Kaninchen nach Einführung von Höllensteinpillen entstehen sah, so läßt sich dies, wie Roth selbst bemerkt, ungezwungen aus der Wirkung erklären, welche ein derartig reizender Körper bei spastischen Kontraktionen der Muskulatur auf einander gegenüberliegende Schleimhautteile ausüben muß. —

Wenn K. H. Bauer (1) in einen die Magenstraße darstellenden Magen eine Reihe von ihm beobachteter Geschwüre eingetragen hat, um damit zu zeigen, wie diese alle ihren Sitz in der Magenstraße haben, so beweist dies selbstverständlich für die wirkliche Bedeutung der Magenstraße für die Pathogenese des chronischen Ulkus nichts, sondern zeigt nur in anschaulicher graphischer Darstellung, was aus jeder Statistik, welche sich mit dem Sitz des Magengeschwüres beschäftigt, ebenfalls ohne weiteres klar zu ersehen ist. —

3. Druck der Nachbarorgane.

Den auch von Reiss ausgesprochenen Gedanken, daß dem Druck der Nachbarorgane, Leber, Pankreas usw. in Verbindung mit der Wirbelsäule für die Entstehung des chronischen Ulkus eine besondere Bedeutung zukomme, hat Aschoff später selbst aufgegeben. (Über den Engpaß S. 59.) Auch von Orator wird die Bedeutung dieser äußeren Magenengen ausdrücklich abgelehnt. Am ehesten könnte nach seiner Ansicht vielleicht die dicht hinter der Magenstraße pulsierende Aorta einen hemmenden Einfluß auf die Heilung eines hier sitzenden Geschwüres ausüben.

Die Meinung Aschoffs (1), daß das Duodenalgeschwür am häufigsten an der inneren Kurvatur des Duodenums seinen Sitz habe, stimmt mit den Tatsachen nicht unbedingt überein. Denn nach der Statistik Collins fand sich dasselbe unter 129 Fällen in 55,0% an der vorderen Wand, in 36,6% an der hinteren Wand, in 7,7% am oberen und in 0,8% am unteren Rand des oberen Querstückes des Duodenums. Nur im absteigenden Ast, wo aber das Duodenalgeschwür bedeutend seltener ist, findet es sich am häufigsten an der inneren Wand. Auch nach den Statistiken anderer Untersucher und nach den Erfahrungen Moynihans (6) wäre die vordere Wand als der häufigste Sitz des Ulcus duodeni zu bezeichnen. Wenn nun auch, wie in dem Abschnitt über den Sitz des Duodenalgeschwüres (S. 371) gezeigt wurde, dieser nach den pathologisch-anatomischen Statistiken dennoch tatsächlich am häufigsten nicht an der vorderen, sondern an der hinteren Wand sich befindet, so bleibt doch unter allen Umständen immer noch der Prozentsatz der an der vorderen Wand vorkommenden Geschwüre ein recht hoher, während er an der nach Aschoff am meisten in Betracht kommenden inneren Kurvatur selten zu sein scheint. Ausdrücklich betont Gruber (9), daß das rückwärts in der Pars horizontalis gelegene Ulkus „nicht nur, ja nicht einmal in überwältigender Häufigkeit am Margo inferior, d. h. in der „Pankreasrinne" angetroffen wird." Allerdings führt auch Moynihan den Sitz des Duodenalgeschwüres auf mechanische Einwirkungen zurück, indem die von ihm bezeichnete Stelle in der Achsenlinie des Duodenums gelegen, und der Strahl der aus dem Magen tretenden Inhaltsmassen gegen sie gerichtet sei. —

4. Entstehung und Bedeutung der schiefen Trichterform und der Unterbuchtung des Randes.

Aber auch die Auffassung Aschoffs (4) und Stromeyers von der Entstehung und Bedeutung der schiefen Trichterform des Magengeschwüres entspricht, wie eine genaue Untersuchung des mit Ausschluß der Erosionen beiläufig 60 Magen- und Duodenalgeschwüre umfassenden Materials der Sammlung des Erlanger pathologischen Instituts ergeben hat, in keiner Weise den tatsächlichen Verhältnissen, und zwar aus folgenden Gründen:

α) Ausbildung des schiefen Trichters beim akuten Defekt und akuten Geschwür.

Zunächst sehen wir, daß auch bei ganz frischen Defekten mit noch anhaftenden Schorfresten, sowie bei zwar gereinigten, aber doch ganz frischen Geschwüren ohne irgendwelche entzündliche Veränderungen, wie solche in den Abb. 12 und 13 abgebildet sind, die Form des schiefen Trichters schon in einem Maß entwickelt sein kann, daß sie unmöglich bereits als eine sekundäre, durch Verschiebung der Magenschichten bedingte Umgestaltung des ursprünglichen Defektes betrachtet werden kann, sondern vielmehr eben der ersten Anlage des Defektes entsprechen muß.

So stellt Abb. 13 einen fast talergroßen, in der Mitte der hinteren Wand gelegenen und an die kleine Kurvatur angrenzenden, frischen Defekt dar, in dessen, größtenteils von den Schichten der Muskularis gebildetem Grund noch kleine Reste des hämorrhagischen Schorfes zu erkennen waren. Die Form des Trichters entspricht in diesem Fall fast vollständig den von STROMEYER und ASCHOFF erwähnten Ausnahmen, bei welchen die „Schiebungsachse" um 30—40⁰ von der Kardia-Pylorus-Linie abweicht und daher der steile Rand in der Richtung zwischen Kardia und großer Kurvatur, der abgeflachte Rand in dem Bogen Pylorus — kleine Kurvatur gelegen ist. Bei a, das ist gegen den Fundus, fällt der Geschwürsrand vollkommen senkrecht zu der hier angrenzenden, 2 cm breiten Perforationsöffnung ab, während er an den übrigen Stellen einen treppenförmigen Abfall zeigt, und zwar in der Weise, daß der Schleimhautrand vom Rand der Durchbruchsöffnung gegen die kleine Kurvatur fast 2 cm entfernt ist. Auch erscheint hier der Schleimhautrand etwas verstrichen, an allen übrigen Stellen eine Spur überhängend. Die freigelegten Magenschichten zeigen keinerlei entzündliche Veränderungen, insbesondere keine Verdickung und Verdichtung der Submukosa und des interstitiellen Bindegewebes der Muskularis. Letztere erscheint am steilen Rand scharf wie mit dem Messer durchschnitten, in dem treppenförmig abfallenden Bezirk des Grundes ist die Muskularis etwas zerklüftet, so daß die einzelnen Bündel zum Teil wie dicht gedrängte, niedrige Stümpfe hervorragen. Man erkennt noch vereinzelte kleine bräunliche Reste des hämorrhagischen Schorfes.

Ganz ähnliche Verhältnisse zeigen auch die Abb. 12, S. 381 und Abb. 14, S. 384. In Abb. 12 handelt es sich um ein akutes, nahe der Mitte der vorderen Magenwand gelegenes, durchgebrochenes Geschwür, welches einen ausgesprochen schiefen Trichter bildet. Der steile Anstieg befindet sich aber hier in dem Bogen kleine Kurvatur-Pylorus, während der flachere Anstieg an der kardialen Seite gelegen ist, also gerade umgekehrt, wie bei Abb. 13. Von Interesse ist es, daß in diesem Fall genau dem erwähnten akuten Geschwür der vorderen Magenwand gegenüber sich an der hinteren Magenwand das in Abb. 47, S. 434 abgebildete in Vernarbung begriffene Geschwür befand, bei welchem ebenfalls der steile Anstieg des Geschwürsrandes an der pylorischen, der flachere an der kardialen Seite gelegen ist. Noch mehr kommt dieser entgegengesetzte Verlauf der Trichterachse bei dem in Abb. 14, S. 384 abgebildeten akuten und ebenfalls durchgebrochenen Duodenalgeschwür zum Ausdruck.

Auch ASKANAZY (7) hat ein frisches Geschwür nahe der Kardia abgebildet, bei welchem terrassenförmiger Bau (gleichzeitig mit querverlaufender Trichterachse) bereits völlig ausgebildet war. ASKANAZY hebt auch ausdrücklich hervor, daß dieser terassenförmige Bau schon in jungen Entwicklungsstufen des Geschwürs angetroffen werden kann.

Es ist klar, daß die schiefe Trichterform in diesen Fällen aus dem angeführten Grund unmöglich auf einer Schiebewirkung im Sinn ASCHOFFs und STROMEYERs beruhen kann; ganz besonders gilt dies für die in Abb. 8, S. 377 u. 12 abgebildeten Geschwüre, bei welchen auch der distal gelegene Rand einen sanften treppenförmigen Abfall bis zum Geschwürsgrund zeigt, welcher sogar noch flacher ist als an der pylorischen Seite. Daß eine solche Form eines dazu noch frischen Defektes nur auf seiner primären Anlage beruhen kann, bedarf wohl keiner weiteren Erörterung.

Solche Fälle mit steilem Anstieg des pylorischen und flacherem Abfall des kardialen Teiles des Geschwürsrandes, bei welchen also die Trichterachse in ganz entgegengesetztem Sinn zu der von Aschoff und Stromeyer angenommenen Schiebewirkung verläuft, sind häufig und finden sich nicht nur bei den akuten peptischen Defekten, sondern, wie die Abb. 19, 20, 25, 26, 28 und 29 klar erkennen lassen, auch beim **chronischen Geschwür.** Gerade die letzteren Fälle stehen in schroffstem Widerspruch zu der Aschoff-Stromeyerschen Theorie von der Entstehung der Trichterform, da selbstverständlich beim chronischen Geschwür infolge seines längeren Bestandes die Folgen einer schiebenden Wirkung des Mageninhaltes, wenn eine solche wesentlich formbestimmend wirken soll, noch am ehesten in sichtbarer Weise zur Geltung kommen müßten. Was aber ganz besonders gegen diese Lehre noch entscheidend ins Gewicht fällt, ist die weitere Tatsache, daß derartige Geschwüre mit pyloruswärts gerichteter Trichterachse bei gleichem Entwick-

Kardia

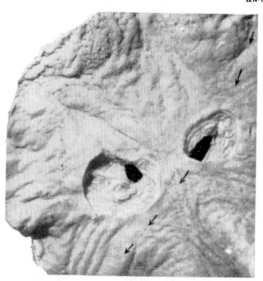

Pylorus

Abb. 108. Zwei akute durchgebrochene Geschwüre der kleinen Kurvatur und der vorderen Magenwand mit entgegengesetzter Trichterachse. Die Pfeile entsprechen dem Verlauf der kleinen Kurvatur. (Nach einem Präparat des Erlanger pathologischen Instituts.)

lungsstadium gleichzeitig neben solchen mit kardiawärts gerichteter Achse beobachtet werden, so daß also der Geschwürsrand bei dem einen Geschwür den steilen Anstieg an der pylorischen, den flachen an der kardialen, bei dem andern dagegen umgekehrt den steilen Anstieg an der kardialen, den flachen an der pylorischen Seite zeigen kann.

Abb. 108 stellt 2 solche Geschwüre mit entgegengesetztem Verlauf der Trichterachse dar. Es handelt sich um 2 akute, gleichzeitig zum Durchbruch gelangte Geschwüre, von welchen das eine unmittelbar in der kleinen Kurvatur, das andere dicht neben dieser an der vorderen Magenwand gelegen ist. Bei ersterem Geschwür befindet sich der steile, überhängende Rand mit der exzentrisch gelegenen Durchbruchsöffnung an der pylorischen Seite, während an der kardialen Seite der Geschwürsrand leicht abgeschrägt ist. Beim Geschwür der vorderen Wand, dessen Rand überall flacher erscheint, liegen die Verhältnisse genau umgekehrt.

Ein ganz ähnlicher Fall mit völlig entgegengesetztem Verlauf der Trichterachse zweier Geschwüre wurde dem Erlanger pathologischen Institut gelegentlich der erwähnten Sammelforschung zugeschickt. Der Magen stammte von einem 22jährigen, an Pneumothorax verstorbenen, jungen Mann. Am Beginn der Pars pylorica fanden sich an der hinteren Wand zwei runde, fast senkrecht untereinander gelegene Geschwüre. Das eine, etwa linsengroße lag dicht an der kleinen Kurvatur und hatte in der Richtung gegen diese einen treppenförmigen Anstieg des Geschwürsgrundes, während der gegen die große Kurvatur gelegene Rand steil erschien. Die angrenzende Schleimhaut war leicht strahlig herangezogen. Das andere Geschwür lag 2 mm tiefer und hatte einen Durchmesser von etwa 1 cm. Der treppenförmige Anstieg befand sich hier gerade entgegengesetzt an der der großen Kurvatur, der steile Rand an der der kleinen Kurvatur zugekehrten Seite.

Diese wenigen Beispiele, welche sich auf Grund des Materials der Erlanger pathologisch-anatomischen Sammlung und fortgesetzter Beobachtung noch reichlich vermehren ließen, mögen genügen um zu zeigen, daß die so charakteristische, meistens schiefe Trichterform des Ulcus simplex nicht erst sekundär durch mechanische Einflüsse, d. h. durch eine Schiebewirkung zustande kommt, sondern vielmehr unbedingt eine durchaus primäre Erscheinung darstellt, welche offenbar nur durch die Form des Infarktgebietes bedingt sein kann, sich eng an diese anlehnt und daher gerade bei dem frischen Defekt in reinster Form zu erkennen ist. Sie kann aber auch bei chronischen Geschwüren unverändert sich erhalten und es wird auch bei solchen sowohl eine mit der Bewegung des Mageninhaltes zusammenfallende, als auch eine dieser vollkommen entgegengesetzte Richtung der Trichterachse beobachtet.

Übrigens scheint auch Aschoff früher Fälle beobachtet zu haben, bei welchen die Form des Trichters eine ganz ähnliche Gestaltung zeigte, wie sie in den erwähnten Abbildungen abgebildet ist. Denn in der 3. Auflage seines Lehrbuches sagt er ausdrücklich, daß „die Spitze des schräg verlaufenden Trichters mehr oder weniger deutlich gegen den Pylorus gerichtet" sei. In diesem Fall mußte aber der steile Abfall des Geschwürsrandes pyloruswärts, der treppenförmige kardiawärts gelegen haben.

Die Trichterachse zeigt überhaupt schon bei den frischen Defekten, also in ihrer ersten Anlage hinsichtlich ihrer Richtung ein ganz außerordentlich wechselndes Verhalten, wie die folgende Übersicht, welche sich nur auf akute und subakute einfache Geschwüre des Erlanger Materials bezieht, erkennen läßt.

Tabelle 51. Verlauf der Trichterachse des Ulcus ventriculi.

Kardia ↓ Pyl. oder zw. Pyl. u. gr. K.	zw. K. u. kl. K. ↓ P.	zw. K. u. F. ↓ zw. Pyl. u. kl. K.	zw. gr. K. u. F. ↓ zw. kl. K. oder zw. kl. K. u. P.	gr. K. ↓ kl. K.	senkrecht	Pyl. ↓ Duod.	Pyl. ↓ K ↓ zw.Pyl.u.K. ↓ K.	P. ↓ F.	Kl. K. ↓ gr. K. oder F.
9	1	2	2	2	2	1	8	2	2

| | 19 | | | | | 12 | | | |

Von den hier aufgezählten Defekten befindet sich also, entsprechend dem Verlauf der Trichterachse, der steile Abschnitt des Randes nur in 12 Fällen an der kardialen Seite oder in der Richtung gegen den Fundus oder zwischen diesem und der großen Kurvatur, während er in 19 Fällen in entgegengesetzter Richtung gelegen und in 2 Fällen bei senkrechter Achse ein überall gleichmäßiger schräger Abfall des Randes vorhanden ist. Bei dem Duodenalgeschwür scheint die schiefe Trichterform seltener zu sein. Nach Gruber (3) sollen gerade bei sehr frischen Geschwüren mehr unregelmäßige Formen vorkommen.

Die bisher geschilderten Fälle haben ferner gezeigt, daß das Überhängen der Schleimhaut bzw. ihre Unterbuchtung nicht im Sinn Aschoffs und Stromeyers gedeutet zu werden braucht, ja, wie auch andere Fälle lehren, oft überhaupt nicht im Sinne einer Schiebewirkung erklärt werden kann. Denn es findet sich diese Unterbuchtung des Schleimhautrandes an der steilen Seite des Trichters auch dann, wenn diese pyloruswärts gelegen ist (Abb. 25, S. 401) und es gibt ferner Defekte, bei welchen (wie z. B. bei der Abb. 24, S. 399) der Rand pylorus- und kardiawärts oder an Stellen unterminiert erscheint, welche, wie der gegen die große Kurvatur gerichtete Teil des Geschwürsrandes, für eine Schiebewirkung irgendwelcher Art ebensowenig in Betracht kommen können, wie ein pyloruswärts gelegener steiler Geschwürsrand.

Auch ist es doch ganz ausgeschlossen, daß in Fällen, welche in unmittelbarem Anschluß an den Infarkt zum Durchbruch und in kürzester Zeit zum Tod führten, wie solche in den Abb. 13 und 16 abgebildet sind, durch Zerrung infolge der Magenperistaltik noch eine derartige Verschiebung der Schleimhaut, bzw. der Magenschichten hätte stattfinden sollen, daß hierdurch schon eine dauernde Festlegung der Schleimhaut oder vollends der Schichten der Muskularis hätte bewirkt werden können, zumal doch in solchen Fällen überhaupt kaum mehr eine normale Peristaltik des Magens, sondern infolge des oft einsetzenden starken Erbrechens eher entgegengesetzte Bewegungen bis zum Lebensende stattfinden. —

β) Die Unterbuchtung des Schleimhautrandes.

Aus den im vorigen Abschnitt dargelegten Tatsachen ist es daher viel wahrscheinlicher, daß auch das Überhängen bzw. die Unterminierung der Schleimhaut nicht nur an solchen Stellen des Geschwürsrandes, wo eine Schiebewirkung überhaupt nicht in Frage kommen kann, sondern auch an Stellen, wo wohl mit einer solchen gerechnet werden könnte, im wesentlichen auf andere Ursachen zurückzuführen ist. Man muß wohl annehmen, daß es sich in der Regel um eine aktive Einrollung der Schleimhaut durch Kontraktion der Muscularis mucosae handelt. Wahrscheinlich kommt dabei auch eine Wirkung der elastischen Fasern in Betracht, an welchen nach den Untersuchungen von Meinel, Kokubo, Klein und v. Redwitz (2) nicht nur die Muskularis, sondern namentlich die Muscularis mucosae besonders reich sind. Mit dieser Annahme stimmt auch die von Griffini und Vassale gemachte Beobachtung überein, daß bei künstlich angelegten, bis markstückgroßen Defekten der Magenschleimhaut bei völliger Entfernung der Muscularis mucosae eine so starke Einrollung der Schleimhaut stattfindet, daß sie dem Grund der Wunde aufliegt, während ein schräger Abfall sich bildet, wenn neben dem Schleimhautrand Muscularis mucosae erhalten geblieben ist. Ich erinnere mich bei ähnlichen, schon im Jahr 1882 angestellten Versuchen die gleiche Beobachtung gemacht zu haben, und zwar stellte sich die Einrollung des Wund- bzw. Schleimhautrandes stets sofort nach Anlegung des Defektes ein. Durch die Beobachtung Griffinis und Vassales fände die Tatsache, daß bei dem frischen Defekt des Ulcus simplex gerade am steilen Rand, gleichviel an welcher Stelle sich dieser befindet, ein leichtes Überhängen der Schleimhaut zu sehen ist, eine gute und befriedigende Erklärung. Da aber eine Unterminierung des Schleimhautrandes nicht selten nicht nur am steilen, sondern, wenn auch in geringerem Grad, auch am treppenförmig abfallenden Randabschnitt, sowie auch an beliebigen anderen Stellen vorkommen kann, so ist die Möglichkeit nicht ausgeschlossen, daß diese auch mit der Art der Infarktbildung zusammenhängt, indem vielleicht die hämorrhagische Infarzierung der Submukosa sich an den betreffenden Stellen etwas weiter unter die Schleimhaut ausdehnte. Unbedingt ist in Fällen, in welchen bei einem akuten Geschwür sich der Geschwürstrichter durch alle Schichten schräg unter den Geschwürsrand erstreckt, die Form eines solchen frischen Defektes schon in der ersten Infarktanlage begründet. —

γ) **Verschiedener Verlauf der Trichterachse beim chronischen Geschwür; abnorme Geschwürsformen.**

Schon bei der anatomischen Schilderung des chronischen Ulkus wurde betont, daß dieses nicht nur in der Form bzw. seinen Umrissen dem akuten Geschwür im allgemeinen gleicht, sondern daß auch die Trichterachse in gleicher Weise wie bei diesem einen ganz verschiedenen Verlauf erkennen läßt und nicht selten der treppenförmige Anstieg des Geschwürsrandes sich auf der kardialen Seite befindet (Abb. 20, S. 395 und Abb. 25, S. 401), ohne daß etwa dieser entgegengesetzte Verlauf durch eine besondere Änderung der mechanischen Verhältnisse, wie sie vielleicht durch Verwachsungen und narbige Schrumpfung bedingt sein könnten, zu erklären wäre. Solche Fälle sind allerdings von v. REDWITZ (2) und von VOLKMANN mitgeteilt worden. Namentlich eine Vergleichung der abnorm gestalteten akuten und chronischen Geschwüre, wie solcher von dreieckiger oder nierenförmiger Gestalt, zeigt deutlich, wie die erste Anlage des Defektes im wesentlichen maßgebend ist auch für die Form des chronischen Geschwüres. In sehr klarer Weise kommt dies bei einer Vergleichung der Abb. 9, S. 378 und 10, S. 379 mit den Abb. 20, S. 395 und 21, S. 396 zum Ausdruck. —

Auch GRUBER (3) ist bei seinen Untersuchungen über das peptische Duodenalgeschwür hinsichtlich des Verlaufes der Trichterachse zu ähnlichen Ergebnissen gelangt. Er sagt: „Die schräge Trichterform haben wir gesehen, wenn auch nicht häufig. Von einer bestimmt wiederkehrenden Richtung dieser schiefen Trichterform, wie sie ASCHOFF angibt und auf Kosten mechanischer Einwirkung zu setzen neigt, konnten wir uns sowohl am Duodenum als am Magen nicht überzeugen." Diese Untersuchungergebnisse GRUBERS (3, kann ich auf Grund des Erlanger Materials nur bestätigen und es will daher wenig bedeuten, wenn WOSSESSENSKY bei der Untersuchung einer Anzahl von Duodenalgeschwüren hinsichtlich des Baues der Geschwüre, bzw. des Verlaufes der Trichterachse zu einem mit der Lehre ASCHOFFs übereinstimmenden Befund gekommen ist. Auch v. REDWITZ (?) hat Fälle von Magengeschwüren in anderer Richtung verlaufender Trichterachse erwähnt, deren Form sich durch die ASCHOFFsche Theorie nicht erklären läßt. NICOLAYSEN fand unter 34 Fällen von Ulcus ventriculi, welche teils bei Sektionen, teils durch Operation gewonnen worden waren und von welchen 6 mehrfache Geschwüre betrafen, nur bei 12 Geschwüren das von STROMEYER und ASCHOFF (4) angegebene Verhalten der Trichterachse, und zwar war es nur in 5 Fällen in ausgeprägter Weise vorhanden, in 7 dagegen nur in geringerem Grad. ORATOR vollends, welcher allerdings, wie bereits in dem Abschnitt über das akute Geschwür dargelegt wurde, die schiefe Trichterform während des Lebens überhaupt leugnet, konnte unter 125 durch die Operation gewonnenen Magen- und Duodenalgeschwüren nur in 4 Fällen einen der Lehre ASCHOFFs entsprechenden Verlauf der Trichterachse feststellen. Nur 1 mal fand sich ein typisches STROMEYERsches Geschwür, während 3 mal ein treppenförmiger Anstieg in der Richtung zwischen Pylorus und großer Kurvatur nur angedeutet war. Dagegen war 2 mal die Treppe gerade entgegengesetzt an der kardialen Seite des Geschwüres gelegen, und zwar war diese 1 mal ausgesprochen, 1 mal ebenfalls nur angedeutet. In allen übrigen Fällen konnte überhaupt kein treppenförmiger Anstieg des Geschwürsgrundes beobachtet werden. Ebenso hebt ERNST hervor, daß der Verlauf der Trichterachse nicht immer mit der ASCHOFFschen Lehre übereinstimme, indem auch umgekehrt der flache Rand gegen die Kardia, oder auch gegen den Pylorus gelegen sein könne. Auch nach ASKANAZY (7) kommt es nicht nur in wenigen Fällen, wie STROMEYER meint, zur Abweichung der „Schiebungsachse" um 30—40°, sondern die Geschwürsachse kann auf der

Längsachse der kleinen Kurvatur geradezu senkrecht stehen. Ebenso konnte auch er chronische Geschwüre sehen, bei welchen der flache Rand nach dem Mageneingang gelegen war.

Selbstverständlich konnte es auch Stromeyer selbst bei den wenigen von ihm überhaupt untersuchten Fällen nicht entgehen, daß es Geschwüre gibt, welche sich in das von ihm entwickelte Schema nicht einfügen lassen. Es sind dies namentlich auch die großen penetrierenden Geschwüre, deren Grund von einem angelöteten Organ gebildet wird und deren Rand nicht nur kardiawärts, sondern auch an der pylorischen Seite unterminiert erscheint. Stromeyer glaubt diese Erscheinung damit erklären zu können, daß die Mageninhaltsmassen sich schließlich auch an der distalen Seite fangen und daß der Verdauungsprozeß in der verlötenden Schicht rascher fortzuschreiten pflege. Dadurch entständen die allseitig unterminierten Ränder. Dem ist jedoch entgegenzuhalten, daß solche allseitig unterminierten Ränder auch an nicht penetrierenden Geschwüren beobachtet werden und daß ferner das am häufigsten angelötete Pankreas, ebenso wie schwieliges Narbengewebe dem Vordringen des Ulkus einen sehr starken Widerstand entgegensetzen und es durchaus nicht den Eindruck macht, daß in diesen Geweben der Geschwürsprozeß rascher fortschreitet. Das gilt höchstens für die Leber, indem wenigstens bei Anlötung des linken Leberlappens in diesem oft außerordentlich tiefe Aushöhlungen beobachtet werden. Aber selbst hier ließe sich ein rascheres Fortschreiten nur dann mit Sicherheit behaupten, wenn man in solchen Fällen den Zeitpunkt, in welchem das Geschwür auf die Leber übergegriffen hat, kennen würde. —

δ) Schiebewirkung und Bewegung des Mageninhaltes.

Übrigens ist es auch keineswegs klar, ob der Bewegung des Mageninhaltes in Wirklichkeit eine derartige starke schiebende Kraft zukommt, wie Stromeyer und Aschoff sie voraussetzen. Nach Elze vollziehen sich die Bewegungen des Magens tatsächlich in folgender Weise: ,,Durch die Einstellung der kleinen Kurvatur in die Richtung der Schwerkraft und die Straffung ihrer Längssysteme wird sie zum Punctum fixum für die Ringmuskulatur: die Verengerung des Magenkörpers erfolgt nicht konzentrisch gegen eine Mittelachse, sondern exzentrisch gegen die kleine Kurvatur. Zugleich wird das kaudale Corpusende das Punctum fixum für die Längsmuskulatur des Canalis. Durch die aktive Wirkung der Längssysteme des Corpus, deren Punctum fixum an der Kardia liegt, wird die Magenwand über den Inhalt weggezogen in der Richtung schräg nach links oben, entsprechend dem Bestreben der Fibrae obliquae, ihren Biegungswinkel zu strecken. Jeder Massenpunkt des Mageninhaltes erfährt gegenüber der Wand eine Verlagerung in entgegengesetzter Richtung. Als Folge ergibt sich eine Verkürzung des Magenkörpers in kaudokranialer Richtung und — da der Inhalt inkompressibel ist — eine Ausbuchtung des Canalisanfanges und eine Verbreiterung des unteren Corpusendes: Der Anfangsteil des Canalis wird gefüllt. Diese Bewegung erfolgt, wenn die peristaltische Welle, die den Canalis entleerte, fast am Pylorus angelangt ist.'' (Abb. 109.)

Aus dieser Darstellung geht hervor, daß Stromeyer, Aschoff (4) und K. H. Bauer (1) ihre Theorie von der Schiebewirkung des Mageninhaltes und deren Einfluß auf die Gestaltung des Magengeschwüres vielleicht auf einer unrichtigen Vorstellung der Magenbewegungen aufgebaut haben. Darauf hat auch v. Redwitz (2) hingewiesen. Denn während durch die geschilderten Bewegungsvorgänge die Inhaltsmassen des Magens nach oben gedrängt werden, werden sie bei der folgenden Erschlaffung der

Magenwand wieder nach abwärts sinken, so daß also der Mageninhalt „ähnlich dem Kolben in einem Maschinenzylinder" (v. REDWITZ) auf- und absteigt, wobei die Bewegung nach oben ausschließlich durch die Muskelkraft des Magens erfolgt, bei der nach unten jedenfalls aber auch die Schwerkraft des Inhaltes mitwirkt. Mit Recht betont v. REDWITZ (2), daß es fraglich bleibt, ob der Mageninhalt bei diesen Bewegungen mit größerer Kraft nach oben oder nach unten bewegt wird. Da aber nach obiger Darstellung ELZEs die Bewegung des Mageninhaltes nach oben nur eine scheinbare ist, indem tatsächlich die Magenwand über ihn nach aufwärts hinweggezogen wird, so könnte man sich wohl vorstellen, daß die bei dieser Bewegung zwischen der Magenwand und den Inhaltsmassen ausgelöste Reibung auch bei der Aufwärtsbewegung auf die Ränder eines etwa bei a gelegenen Geschwüres im Sinn ASCHOFFs zu wirken vermöchte. Es erscheint aber recht fraglich, ob diese Kraft überhaupt so bedeutend ist, daß sie eine so starke Zerrung an der Schleimhaut und den tieferen Magenschichten auszuüben imstande ist. Aber selbst unter dieser Voraussetzung wäre es unmöglich auf solche Weise die Geschwüre mit quergestellter oder pyloruswärts verlaufender Trichterachse zu erklären. —

Ausdrücklich sei auch an dieser Stelle nochmals betont, daß die schiefe Trichterform auch bei den auf neurogenem Weg im Tierversuche erzeugten sowohl frischen als auch chronischen Geschwüren beobachtet wird und daß auch hier die Trichterachse, und zwar auch bei größerer Entfernung vom Pylorus, ebensogut gegen diesen als gegen die Kardia gerichtet sein kann (S. 592). Irgendwelche, aus der Lage und dem anatomischen Verhalten der Geschwüre etwa sich ergebenden besonderen mechanischen Momente lassen sich bei diesen experimentell erzeugten Geschwüren für den verschiedenen Verlauf der Trichterachse nicht entnehmen, so daß eine andere Erklärung als ihre Ableitung aus der Form des ursprünglichen hämorrhagischen Infarktes kaum möglich erscheint. (S. Nachtrag S. 764).

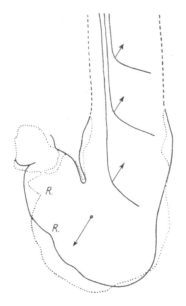

Abb. 109. Zwei Bilder, von Anfang (ausgezogen) und Ende (punktiert) der Auspreßbewegung, aus einer kinematographischen Serie übereinander gepaust (GROEDEL [9], Abb. 86 und 92, unter Zuhilfenahme von Abb. 94). Schematisch einige Fibrae obliquae eingezeichnet. Die Pfeile geben die Richtung an, in welcher bei Kontraktion der Fibrae obliquae die Magenwand über den Inhalt hinweggezogen wird. Der entgegengesetzt zeigende Pfeil deutet die bei dieser Bewegung sich ergebende Verschiebung eines Massenpunktes des Inhalts gegenüber der Wand an. — Die Ebene des Pylorusringes ist durch eine Linie angegeben, um ihre Stellungsänderung hervorzuheben. — Der Stand der peristaltischen Ringwelle (R) ist an der großen Kurvatur deutlich erkennbar. — ²/₃ der natürlichen Größe. — (Nach ELZE: Über Form und Bau des menschlichen Magens. Abb. 22.)

Aus allen diesen Gründen wohl scheint ASCHOFF selbst nicht mehr ein so großes Gewicht auf die Schiebewirkung des Mageninhaltes bei der Formgestaltung des Geschwüres zu legen. Denn OSHIKAWA, ein Schüler ASCHOFFs, glaubt, daß der Verlauf der Trichterachse auch durch die verschiedene Körperlage beeinflußt werde, indem je nach der Lagerung des Magens sich der Magensaft bald an der einen, bald an der anderen Seite des Geschwüres ansammle und ein Fortschreiten des Geschwüres bedinge. „Würde man annehmen, daß bei Zeiten der Leertätigkeit des Magens die Magenrinne besonders mit Saft gefüllt wird, so würden bestimmte Perioden, gewisse Zeiten nach Mahlzeiten stärker belastet sein. Man könnte daran denken, daß beim liegenden Menschen, wo nach röntgenologischen Untersuchungen die Isthmusform stärker hervortritt als sonst, der Magensaft in der oberhalb des Isthmus gelegenen Strecke der Magenrinne sich kardiawärts senkt, zumal wenn eine entgegenwirkende Schleimhautperistaltik im Geschwürsgebiet fehlt. Dann wird erst recht der Magensaft nach der kardialen Schleimhaut des Geschwüres heruntersacken und dort retiniert werden, während bei pyloruswärts gerichteter Peristaltik des Magens die Schleimhaut erst recht über den Geschwürsgrund hinweggeschoben wird. So wirken beide Umstände zusammen, um eine Trichterachse entstehen zu lassen, welche die typische Richtung der Trichterachse zur Kardia zeigt.

Liegt aber das Geschwür im Pylorusgebiet, so wird bei horizontaler Lagerung, immer mit der Einschränkung, daß solche Lagen nur Durchschnittslagen sind, der Saft in der Magenrinne des leeren Magens pyloruswärts sinken. So wird der pylorische Teil unterwühlt. Bei der komplizierten Peristaltik des Pyloruskanals werden die Verschiebungen der Schleimhautränder beim tätigen Magen schwer zu berechnen, jedenfalls sehr wechselnde sein können. Denn man muß mit v. REDWITZ auch antiperistaltische Bewegungen als möglich zulassen.

Dazu kommt, daß bei aufrechter Körperhaltung die Verhältnisse sich wieder ändern und beide Geschwüre pyloruswärts stärker belastet werden als kardiawärts, während die gewöhnliche Peristaltik am Isthmusgeschwür wiederum den kardialen Abschnitt leichter zu einem Schlammfang macht. So wird man verstehen, daß die Form der Geschwüre eine sehr wechselnde sein muß und daß nur unter besonders günstigen Bedingungen die klassische Geschwürsform herauskommt [1]“. (!) —

Diese Überlegungen OSHIKAWAS könnten vielleicht zutreffen, wenn der Ulkuskranke mindestens den größten Teil der Zeit seines oft jahrelangen Leidens stets die gleiche Körperlage einnehmen würde. Diese ist aber selbstverständlich eine stetig wechselnde, sofern der Kranke nicht etwa für die Dauer einer Kur einmal zu anhaltender Rückenlage gezwungen wird. Aber sonst werden selbstverständlich aufrechte Stellung und horizontale Lage bald auf dem Rücken, bald auf der linken oder rechten Seite derartig miteinander abwechseln, daß die Wirkung des Magensaftes bald an dieser bald an jener Stelle des Geschwürsrandes zur Geltung und daher überhaupt keine bestimmte Trichterform des Geschwüres zustande kommen wird. Aber ganz abgesehen davon bliebe nach diesen Vorstellungen die schiefe Trichterform des frischen Geschwüres ganz unaufgeklärt. Es sind daher die Betrachtungen OSHIKAWAS als verfehlt zu bezeichnen.

v. REDWITZ (2) ist der Ansicht, daß bei Geschwüren, bei welchen die Muskularis durchbrochen ist, die Last bzw. Zugkraft des herabhängenden, mit Inhalt beschwerten Magens oder doch wenigstens eine ihrer Komponenten in der Weise einwirken muß, daß der distale Geschwürsrand stärker nach abwärts und pyloruswärts gezogen wird als der proximale, wodurch eine nach unten und pyloruswärts angedeutete Nischenbildung zustande komme. Fange sich nun bei den Bewegungen Mageninhalt an dieser Nische, so werde er dort eine ähnliche Wirkung entfalten können, wie STROMEYER sich vorstelle. v. REDWITZ (2) glaubt aber nicht, daß es sich um eine reibende Wirkung in proximal-distaler Richtung handle, sondern daß vielmehr der proximale Rand bei den Aufwärtsbewegungen des Mageninhaltes unterwaschen, bei den Abwärtsbewegungen wahrscheinlich nur wenig beeinflußt werde. Auf diese Weise glaubt v. REDWITZ die typische Form des Geschwüres, für welche er offenbar ebenfalls eine kardiawärts gerichtete Achse des schiefen Trichters annimmt, erklären zu können. In Fällen, in welchen ein davon

---

[1] Im Originaltext nicht gesperrt.

abweichendes Verhalten vorliegt, wie er solche bei starker Verwachsung und schneckenförmiger Einrollung des Pylorus in Anzahl beobachten konnte, nimmt er an, daß infolge
der veränderten topographischen Verhältnisse sowohl die Aufwärtsbewegung des Mageninhaltes als auch die Zugkraft des herabhängenden gefüllten Magens in ganz anderer
Richtung sich geltend machen müßten. Bei sehr hochsitzenden, nach der Kardia gelegenen
Geschwüren aber käme vielleicht die unterwaschende Wirkung des Mageninhaltes nicht
mehr in vollem Maß zur Geltung. —

Meines Erachtens läßt sich jedoch durch letztere Annahme eine in völlig umgekehrter
Richtung verlaufende Trichterachse, wie sie z. B. in den Abb. 10, 21, 24, 25 u. 26 zu erkennen
ist, nicht erklären, ebensowenig eine solche bei akuten Geschwüren, für welche jene Kräfte
wegen des noch zu kurzen Bestehens des Geschwüres eine derartige Wirkung noch gar nicht
entfalten konnten. So weist also die Trichterform des Geschwüres, gleichviel in welcher
Richtung die Achse des Trichters verläuft, im wesentlichen immer wieder mit großer Wahrscheinlichkeit auf die ursprüngliche Form des einem Gefäßbezirke entsprechenden frischen
Defektes hin, aus welchem das Geschwür sich entwickelt hat. —

Aus diesen Darlegungen geht hervor, daß der Bau des chronischen
Ulkus bzw. seine schiefe Trichterform die funktionell-mecha-
nistische Theorie Aschoffs von der Art der Entstehung und den
Ursachen des chronischen Geschwüres nicht zu stützen vermag.
Damit soll jedoch nicht gesagt sein, daß nicht auch mechanische Einflüsse
formgestaltend auf das Geschwür einwirken können, aber freilich auf andere
Weise als Aschoff und seine Schüler es sich vorgestellt haben. Darauf wird
weiter unten näher einzugehen sein. —

5. Vorkommen typischer Geschwüre außerhalb der Magenstraße und des „Isthmus".

Es ist ferner unrichtig, wenn K. H. Bauer (1) behauptet: „Alle typischen
Ulcera rotunda haben ihren Sitz im Bereich der Magenstraße unter
gewisser Bevorzugung ihres nach der hinteren Wand zu gelegenen Anteiles."
Und namentlich ist es ein Irrtum, wenn er meint, den atypischen Charakter
eines Geschwüres damit begründen zu können, daß in seinem Grund Schimmel-
pilzrasen und eine stärkere entzündliche Infiltration gefunden
wurden. Solche sekundären Ansiedelungen von Schimmelpilzen,
auch Soor und Bakterien können in durchaus typischen Magengeschwüren, auch wenn sie in der Magenstraße ihren Sitz haben,
keineswegs so selten beobachtet werden, wie in jüngster Zeit namentlich
auch die Untersuchungen Askanazys (6) und Hartwichs gezeigt haben. Wie
in der Magenstraße und im Bereich des Isthmus chronische Geschwüre mit
entgegengesetztem Trichterverlauf und akute Defekte und frische Geschwüre mit
bereits vollendetem schiefem Trichter und beliebiger Richtung der Trichterachse
vorkommen, so werden auch außerhalb der Magenstraße und des „Isthmus"
gar nicht selten durchaus typische frische und chronische Geschwüre
beobachtet. So führen Gruber und Kratzeisen (3) 4 kallöse und 3 akute
Geschwüre der großen Kurvatur an, welche sich durch nichts von den typischen
Geschwüren unterschieden. Auch Volkmann berichtet, daß von 15 Geschwüren 11 an der kleinen Kurvatur und von diesen wiederum nur 5 am
Isthmus gelegen waren, so daß man also von einem starken Überwiegen dieser
Gegend nicht sprechen könne. Tatsächlich werden doch auch sowohl
im Fundus als auch an der großen Kurvatur nicht nur typische
Geschwüre, sondern auch die charakteristischen sternförmigen
Narben, deren Entstehung aus auf die Schleimhaut beschränkten
Erosionen ausgeschlossen ist, angetroffen, und zwar entfallen, wie aus
der Tabelle 8 S. 372 sich berechnen läßt, auf die große Kurvatur durchschnittlich
etwas über $4^1/_2$, auf den Fundus fast $4^1/_4\,^0/_0$ aller Geschwüre und Narben. —

6. Vernarbung des Geschwüres in- und außerhalb der Magenstraße und des Isthmus.

Vollends unvereinbar mit der Aschoffschen Lehre ist aber die Tatsache, daß, wie ein Blick auf die statistische Tabelle Nr. 15, S. 430 lehrt, an der kleinen Kurvatur und an der hinteren Wand, also gerade in der Magenstraße und dem Isthmus, nicht nur überhaupt, sondern im Verhältnis zur Zahl der dort vorkommenden Geschwüre mehr Narben gefunden werden, als an irgendeiner anderen Stelle des Magens. Und zwar kommen nach dieser Tabelle hier durchschnittlich $77^0/_0$, im Fundus dagegen nur 67 und an der großen Kurvatur vollends nur $48^0/_0$ der Geschwüre zur Heilung.

Das beweist, daß für das eigentliche Geschwür die Heilungsbedingungen in der sog. Magenstraße, trotz des häufigsten Vorkommens des Geschwüres in dieser Gegend, dennoch im Vergleich zu allen anderen Stellen des Magens verhältnismäßig am günstigsten sein müssen, mindestens nicht ungünstiger sein können als im Fundus und an der großen Kurvatur.

Es will daher wenig sagen, wenn K. H. Bauer (3) bei experimenteller Erzeugung von mehrfachen Defekten der Magenwand bei einzelnen Versuchen beobachten konnte, daß nach 3—13 Tagen nur noch die in der Magenstraße angelegten Defekte zu sehen waren und in einem Fall von 4 gleichzeitig an verschiedenen Stellen angelegten Defekten nur der in der Magenstraße sich zu einem richtigen Geschwür entwickelt hatte. Dieser Beobachtung stehen übrigens auch die Versuchsergebnisse anderer Untersucher entgegen, welche bei ihren Versuchen, ein typisches Ulkus durch operative Eingriffe zu erzeugen, stets nur eine schnelle Heilung feststellen konnten, gleichviel an welcher Stelle die Defekte angelegt worden waren. Bemerkenswert ist es, daß bei einem der von K. H. Bauer operierten Hunde von den angelegten Defekten nur der in der Magenstraße, in der Höhe des Magenknies, also gerade an der Stelle einer stehenden Welle (Orator) nach 13 Tagen noch nicht völlig vernarbt war.

Jedenfalls muß aus den dargelegten Verhältnissen beim Menschen geschlossen werden, daß wenigstens in der sog. Magenstraße den rein mechanischen Ursachen im Sinn der Aschoffschen Lehre überhaupt nicht jene überwiegende oder gar ausschließliche Bedeutung für das Chronischwerden des akuten Geschwüres zugemessen werden kann, wie es geschehen ist, sondern daß wahrscheinlich andere Ursachen dabei eine noch wichtigere Rolle spielen. Am ehesten kämen mechanische Ursachen vielleicht für die Pars pylorica und den Pylorus, wo nur $35^0/_0$ zur Heilung gelangen, in Betracht, obgleich auch hier zweifellos noch mit anderen Faktoren zu rechnen ist. Die Tatsache, daß die nach Rauhfütterung bei Kälbern entstehenden Magengeschwüre, welche ihren Sitz hauptsächlich nahe am Pylorus haben, trotz dieses Sitzes zur Heilung kommen, sobald zweckmäßiges Futter gereicht wird, spricht allerdings dafür, daß bei den Pylorusgeschwüren auch mechanische Einflüsse, wie sie unter besonderen Umständen in der Nahrung begründet sein können, eine Rolle zu spielen vermögen. Aber man muß doch bedenken, daß Rauhfutter eben eine für das Kalb durchaus ungeeignete, die zarte Schleimhaut des jungen Tieres schädigende Nahrung darstellt, so daß es wohl auch natürlich ist, daß die Geschwüre bei Verabreichung einer dem jungen Tier entsprechenden Nahrung bald wieder zur Heilung gelangen. Wenn an der vorderen Wand die Zahl der vernarbten Geschwüre auch nur $37^0/_0$ beträgt, so beruht dies, wie bereits in dem Abschnitt über die Vernarbung gezeigt wurde, darauf, daß diese Geschwüre schon frühzeitig durchbrechen und zwar gewöhnlich in die freie Bauchhöhle, da wegen der ungünstigen örtlichen Verhältnisse eine vorherige Verlötung mit Nachbarorganen sehr erschwert ist. Und wenn das Ulkus im Fundus und an der großen Kurvatur wesentlich seltener ist als an anderen Stellen des Magens, gleichwohl aber ein einmal entstandenes Geschwür hier anscheinend weniger leicht zur Heilung gelangt, so erklärt sich die erstere Tatsache, die größere Seltenheit des Geschwüres, wohl in erster Linie aus den hier viel günstigeren Gefäßverhältnissen in Verbindung mit der geringeren Inanspruchnahme dieser Abschnitte bei den Magenbewegungen, während die Erschwerung der Vernarbung vielleicht darauf beruhen mag, daß gerade im Fundus und dem größeren Teil der großen Kurvatur die größten Mengen wirksamsten pepsinhaltigen Magensaftes gebildet werden und geradezu in statu nascendi in Wirksamkeit treten können. Die Vorteile günstigerer Gefäßversorgung für die Heilung eines peptischen Defektes werden also hier durch die ungünstigeren biochemischen Verhältnisse mehr als aufgehoben. Wenn gleichwohl das chronische Geschwür weitaus in den meisten Fällen im Bereich der kleinen Kurvatur angetroffen wird, so erklärt sich diese Tatsache sehr einfach daraus, daß hier infolge der bereits geschilderten, eigenartigen Gefäßverhältnisse auch weitaus die meisten akuten, primären peptischen Defekte bzw. Geschwüre zur Entwicklung gelangen. —

7. Heilung von Magenverletzungen bei Tieren.

Würde tatsächlich die Schiebewirkung der in der Magenstraße über eine kleine Erosion oder einen aus anderer Ursache entstandenen Schleimhautdefekt hingleitenden Nahrungsmassen einen wesentlichen oder vollends ausschlaggebenden hemmenden Einfluß auf die Heilung ausüben, so wäre es auch gar nicht einzusehen, weshalb beim Tierversuch selbst umfangreiche Resektionen oder auf andere Weise erzeugte Defekte der Schleimhaut, ja auch der tieferen Magenschichten, so gut wie stets in kurzer Zeit zur Vernarbung gelangen, gleichviel an welcher Stelle des Magens der Defekt angelegt worden ist, und zwar auch dann, wenn unverdauliche und mechanisch besonders reizende Nahrung verabreicht wird. Auch der Magen des Hundes hat seine „Magenstraße" und die Gelegenheit zu ganz besonders schwerer mechanischer Reizung durch die zugeführte Nahrung wäre gerade beim Hund, welcher täglich mit Vorliebe die Splitter zermalmter Knochen verschlingt, gewiß in höchstem Maß gegeben — und dennoch heilen alle Verletzungen und künstlich angelegten Defekte bei ihm mit großer Sicherheit und schnell, und zwar trotz des an HCl überreichen Magensaftes. — Mit Recht zieht auch K. H. Bauer (2) aus dieser Tatsache, sowie daraus, daß das typische chronische Ulcus ventriculi bei keiner Tierart spontan vorkommt, den Schluß, daß dieses eine einzig und allein für den Menschen spezifische Erkrankung ist. — Für eine die mechanischen Momente in der Ulkusgenese besonders stark betonende Theorie und für die Aufstellung eines „Lokalisationsgesetzes" in ausschließlichem Sinn einer solchen Theorie gereichen aber diese Tatsachen ganz gewiß nicht zur Stütze. Daran wird auch nichts geändert, wenn die bei Kälbern vorkommenden Magengeschwüre, welche übrigens in ihrem Wesen sicher nichts mit dem menschlichen Ulkus zu tun haben, bei Änderung des Futters heilen. Doch wäre es natürlich ebenso unrichtig, wollte man mechanischen Einflüssen jede schädliche Wirkung absprechen, nachdem es doch bekannt ist, von welch hoher Bedeutung für das Heilen einer jeden Wunde die Fernhaltung mechanischer Schädigungen ist.

Man muß vielmehr annehmen, daß auch mechanische Momente nicht nur bei der ersten Entstehung des Geschwüres, sondern auch bei der Verhinderung seiner Heilung, bzw. der Ausbildung des chronischen Ulkus von Bedeutung sind, wenn auch nicht im Sinn der ASCHOFFschen Lehre. (S. Nachtrag S. 765).

8. Anatomischer Bau der kleinen Kurvatur und ihre Funktion bei den Magenbewegungen, die Zerrung des Geschwürsrandes, Sitz des Geschwüres der kleinen Kurvatur und des Duodenums an „stehenden Wellen" der Magenperistaltik.

Schon die oben ausführlich besprochenen Untersuchungen PAUL FRÄNKELS über die Ursache der Lokalisation der Berstungsrisse an und neben der kleinen Kurvatur haben gezeigt, daß die Dehnung der Magenwand an den Kurvaturen bei gleicher Belastung in querer Richtung größer ist als in der Längsrichtung und daß sowohl in der Längsrichtung als auch in der Querrichtung die Magenwand in der Nachbarschaft der kleinen Kurvatur gewöhnlich einen geringeren Dehnungskoeffizienten hat als die des übrigen Magens und daß ferner der Elastizitätskoeffizient der Schleimhaut ganz gewöhnlich kleiner als der der Muskelhaut ist. Es wurde bereits ausführlich dargelegt, wie so aus anatomisch-physikalischen Gründen die kleine Kurvatur des menschlichen Magens bei starkem Innendruck besonders gefährdet erscheint. Diese besondere Gefährdung mag gewiß durch die Straffheit der Schleimhaut an der kleinen Kurvatur noch erhöht werden. A. SCHMIDT (2) hat berechnet, daß beim Magen des Hundes das Verhältnis der kontrahierten Muskulatur zur Schleimhaut im Fundus 1:4,45, in der Pars pylorica und der kleinen Kurvatur dagegen nur etwa 1:2 beträgt. Es ist klar, daß durch diesen Umstand die Schleimhaut an der kleinen Kurvatur bei stärkerer Dehnung des Magens bzw. der Muskularis ganz besonders stark gespannt und gezerrt werden muß. Namentlich müssen solche Spannungen, wie die Versuche TALMAS gezeigt haben, dann von besonderer Wirkung sein, wenn bei stark gefülltem und gedehntem Magen gleichzeitig ein Pylorospasmus besteht und der Innendruck durch Kontraktion der Muskularis eine starke Steigerung erfährt. Auch KELLING (4) und SCHWARZ haben auf diese besonderen Verhältnisse an der kleinen Kurvatur hingewiesen. Daß unter solchen Bedingungen tatsächlich nicht nur vollkommene Berstung der Magenwand, sondern auch Einrisse der Magenschleimhaut entstehen können, aus welchen dann unter Umständen Geschwüre hervorgehen, wurde bei der Besprechung der spontanen und traumatischen Magenruptur und des traumatischen Ulkus ausführlich erörtert.

Von großer Bedeutung ist ferner, daß, wie oben bei der Schilderung der Magenbewegungen dargelegt wurde, die Kontraktionen des Magens nicht etwa von allen Seiten her konzentrisch gegen die Magenachse hin, sondern vielmehr gegen die kleine Kurvatur hin erfolgen, welche, im Gegensatz zu der frei beweglichen großen Kurvatur, durch ihre Befestigung an dem zwischen dem Ligamentum gastro-phrenicum und dem Duodenum gelegenen Ligamentum hepato-gastricum mehr angeheftet ist und durch die Straffung ihrer Längssysteme eine gewisse Versteifung erfährt. Dadurch allein schon muß ein in der Gegend der kleinen Kurvatur entstandener, tiefer greifender Defekt bei allen Zusammenziehungen des Magens starken Zerrungen ausgesetzt sein, welche auf seine Heilung einen hemmenden Einfluß ausüben müssen. Vor allem aber werden durch die Geschwürsbildung selbst, sobald diese auf die Muskularis übergegriffen hat, Verhältnisse geschaffen, welche den narbigen Verschluß eines Defektes außerordentlich zu erschweren geeignet sind. Schon in meiner früheren Monographie über das chronische Magengeschwür (1883) habe ich dargelegt, daß der Muskularis überall da, wo sie im Geschwürsgrund mit einer unbeweglichen Unterlage fest verwachsen ist, „ein fixierter Angriffspunkt für jede Magenkontraktion gegeben wird."

Neuerdings hat v. REDWITZ (2) diese Verhältnisse wieder eingehend gewürdigt und ihnen ebenfalls eine große Bedeutung für das Chronischwerden eines an der kleinen Kurvatur gelegenen Geschwüres zugeschrieben, da hier eine Summierung derselben mit den erwähnten in der kleinen Kurvatur selbst gelegenen Momenten stattfindet: „Die Insertion, welche die Ringfasern also schon normalerweise an der kleinen Kurvatur besitzen, ist auf der Höhe des Geschwüres verstärkt. Ich möchte demnach annehmen, daß die Ränder des Geschwüres der kleinen Kurvatur von dem Augenblick an, in dem das Geschwür in die Muskularis eingebrochen ist, beim Muskelspiel des Magens eine fortwährende Beeinflussung erfahren, daß also dem Geschwür auch dadurch die für die Ausheilung aller entzündlichen Prozesse so notwendige Ruhigstellung fehlt. Damit ist ein weiteres mechanisches Moment für die Überführung solcher Geschwüre in organpenetrierende gegeben. Ob die allerdings nicht regelmäßige Beobachtung der Einstellung der Längsachse des elliptischen Geschwürseingangs senkrecht zur Längsachse der kleinen Kurvatur auf den überwiegenden Einfluß der Ringmuskeln zurückzuführen ist, möchte ich nicht entscheiden."

Es ist aber klar, daß die hier geschilderten mechanischen Einflüsse sich je nach der Tiefe des Geschwüres und der Beschaffenheit des Grundes und der Ränder auf alle Muskelsysteme der Magenwand erstrecken müssen, also nicht nur auf die Ringmuskulatur, sondern auch auf die Längsmuskulatur und unter Umständen auch auf die Fibrae obliquae. Ganz besonders wird dies jedoch bei Geschwüren der Fall sein, welche tiefer auf die Muskularis übergegriffen haben und bei welchen durch die fortgeleitete Entzündung bereits eine Verwachsung mit einem benachbarten Organ, wie dem Pankreas, stattgefunden hat oder vollends ein völliger Durchbruch der Magenwand erfolgt ist, bzw. ein penetrierendes Geschwür sich entwickelt hat. Denn in allen diesen Fällen ist der Geschwürsgrund völlig erstarrt und vermag den Bewegungen der Muskulatur, welche an seinem Rand förmlich wie an einer Inscriptio tendinea inseriert ist, nicht mehr zu folgen. Dadurch ist es auch, wie ich schon in meiner Monographie ausgeführt habe, bedingt, daß am Geschwürsrand die Muskularis infolge ihrer eigenen Zugwirkung unter die Schleimhaut zurückgezogen und derartig nach aufwärts gekrümmt wird, daß sie hier selbst mit der Muscularis mucosae verschmelzen kann. Unterstützt wird dieser Vorgang durch die gleichzeitige mächtige Bindegewebswucherung im Geschwürsgrund, welche diesen ganz ausfüllt und die Muskularis gleichzeitig nach oben und auswärts drängt. Dazu kommt noch die durch entzündliche Wucherung der Submukosa bedingte, oft mächtige kallöse Verdickung des Geschwürsrandes, welcher hierdurch selbst in einen starren Ring verwandelt wird. Ganz besonders schwer wird die zerrende Wirkung und die dadurch bedingte Hemmung der Vernarbung dann sein, wenn durch das Geschwür selbst lang anhaltende Krämpfe ausgelöst werden, wie sie im anatomisch-spastischen Sanduhrmagen (vgl. die Abb. 58 S. 450) ihren Ausdruck finden. Der die Aufwärtskrümmung der Muskularis bewirkende Muskelzug wird an der Stelle des Geschwürsrandes am stärksten zur Geltung kommen müssen, wo die stärksten Kontraktionen der Magenwand erfolgen und es ist wohl möglich, daß, wie v. REDWITZ (2) vermutet, dadurch in manchen Fällen die Richtung der Längsachse des Geschwüres beeinflußt wird. Man darf aber nicht vergessen, daß, wie oben gezeigt wurde, bereits der frische Defekt eine solche ovale Form mit quergestellter Längsachse besitzen kann. —

Wenn auch bei den tiefer bis in die Muskularis greifenden oder diese völlig
durchsetzenden Geschwüren die hier entwickelten mechanischen Momente selbstverständlich am stärksten zur Geltung kommen müssen, so darf man doch annehmen, daß sie selbst bei nur auf die Submukosa reichenden Geschwüren,
sobald deren Geschwürsgrund sich in junges, der Muskularis fest aufsitzendes
und in ihre Interstitien einstrahlendes Narbengewebe umgewandelt hat,
auf den Heilungsverlauf nicht ohne Einfluß sein werden. Denn stets werden
die im Umkreis des narbigen Geschwürsgrundes ansetzenden Muskelfaserzüge
bei Kontraktionen der Magenwand dem konzentrischen Zug des Narbengewebes
entgegenwirken und so die Verkleinerung des Geschwüres durch konzentrische
Heranziehung der Schleimhaut verzögern oder überhaupt hemmen können.
(S. Nachtrag S. 765.)

Es ist selbstverständlich, daß diese Faktoren für die auf die
Schleimhaut beschränkten Erosionen nicht in Betracht kommen,

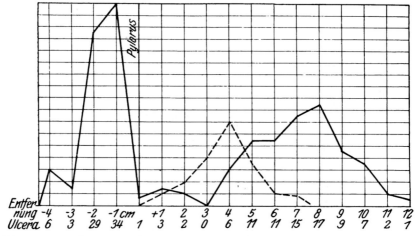

Abb. 110. 157 Geschwüre (Nov. 1920 bis Sept. 1921) in ihrer Entfernung vom Pylorus
graphisch dargestellt. Die gestrichelte Linie stellt die Lagekurve des Angulus dar, welche
mit der Corpus-Geschwürskurve (mit einer Phasendifferenz von $3^{1}/_{2}$ cm) völlig parallel
geht. (Nach Orator: Beitr. z. Lehre v. Magengeschwüren. Grenzgeb., Bd. 35. 1922. Abb. 3.)

und es ist dies wohl ein wichtiger Grund, weshalb mindestens die
kleineren typischen Erosionen wohl ausnahmslos abheilen. Ja selbst
bei großen und bis auf den Grund der Schleimhaut ausgedehnten Erosionen, bei
welchen wohl ebenfalls eine erhebliche entzündliche Wucherung des submukösen
Bindegewebes vorkommen kann, kann man sich nicht vorstellen, wie Zusammenziehungen der Muskularis den Heilungsvorgang in der erörterten Weise beeinflussen sollten, solange durch die unversehrte Muscularis mucosae der Zusammenhang der Schleimhaut nicht unterbrochen und die Submukosa nicht in ihrer
ganzen Tiefe in schwieliges Narbengewebe verwandelt und mit der Muskularis
fest verwachsen ist. Selbstverständlich ist es auch, daß die geschilderte
Zerrung des Geschwürsrandes durch die Kontraktionen der Magenwand bei allen Geschwüren, gleichviel an welcher Stelle sie sitzen,
in Betracht kommen muß. Ganz besonders stark wird sie sich jedoch
aus den angegebenen Gründen bei den an und in der Nähe der kleinen
Kurvatur gelegenen Geschwüren geltend machen, in gleicher Weise
aber auch in der Regio pylorica, da hier wegen der bedeutenderen
Stärke der Muskulatur die zerrende Wirkung der Wandkontrak-

tionen am Geschwürsgrund ebenfalls eine stärkere sein muß als etwa im Fundus oder an anderen Stellen der Magenwand.

Die Annahme, daß die durch die Kontraktionen der Muskularis bedingten Zerrungen auf die Heilung eines Geschwüres hemmend einwirken müssen und daher einen bedeutsamen Faktor in der Pathogenese des chronischen Geschwüres darstellen, steht in vollem Einklang auch mit den ausgezeichneten Untersuchungen ORATORS über die Lokalisierung des Duodenalgeschwüres und des Geschwüres der kleinen Kurvatur. ORATOR fand nämlich in Übereinstimmung mit WESTPHAL (2) (vgl. S. 697 und Abb. 99), daß beim Hakenmagen, auf welchen fast 74 % aller Corpusgeschwüre entfallen, die meisten Geschwüre der kleinen Kurvatur 3—4 cm oberhalb des Angulus, bzw. 5—8 cm vor dem

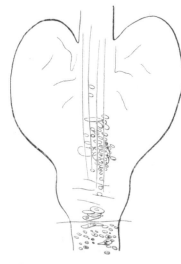

Pylorus, und zwar fast ausnahmslos an der hinteren Wand ihren Sitz haben, während die meisten Duodenalgeschwüre im oberen Querstück in einer Entfernung von 2—3 cm unterhalb des Pylorus angetroffen werden. In anschaulicher Weise kommt diese Lokalisierung des Duodenal- und des Corpusgeschwüres in den Abb. 110, 111 und 112 zur Darstellung.

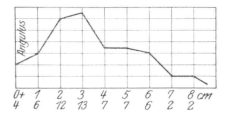

Abb. 111. 110 Geschwüre[7] (Mai bis November 1920) im Magenschema lokalisiert. (Nach ORATOR: l. c. Abb. 4.)

Abb. 112. Das Entfernungsverhältnis der Geschwüre der kleinen Kurvatur an 59 Fällen graphisch dargestellt. (Nach ORATOR: l. c. Abb. 6.)

Aus diesen Darstellungen ORATORS geht hervor, daß der häufigste Sitz des Duodenalgeschwüres und des Corpusgeschwüres der kleinen Kurvatur sog. „stehenden Wellen" im Ablauf der Magenperistaltik entspricht. Denn bei der Kontraktion des Magens dreht sich die Kontraktionsebene um etwa 90° mit dem Fixpunkt am Angulus, bis die peristaltische Welle die Magenkrümmung an der großen Kurvatur zurückgelegt hat, während der Pylorus bei der Magenperistaltik zwischen den Kontraktionen des Antrum periodisch geschlossen ist, d. h. ebenfalls zeitweilig im Kontraktionszustand verharrt. Sowohl das Duodenalgeschwür als auch das Corpusgeschwür der kleinen Kurvatur werden demnach am häufigsten am Beginn und Ende des Magenmotors, der Pars pylorica, in der nächsten Umgebung stehender Wellen, also an Stellen angetroffen, wo während der normalen Magenbewegung ein Dauerzug ausgeübt wird. In noch viel höherem Grad müssen selbstverständlich die Kontraktionen der Magenmuskulatur, wie ORATOR (4) mit Recht hervorhebt, dann auf ein Geschwür einwirken, wenn sie aus irgendwelcher Ursache eine pathologische Steigerung erfahren. Man muß daher ORATOR zustimmen, wenn er diesen mechanischen „Momenten muskeldynamischer Natur", insbesondere in der Arbeit des „Magenmotors, der Pars pylorica," die Hauptschuld für die Ausbildung des chronischen Geschwüres zuschreibt (Myogene Theorie Orators).

Auch nach Friedemann finden sich die Geschwüre fast immer in den Teilen des Magens, in denen starke Peristaltik herrscht, im Bereich des Magenmotors, am Pylorus, und in dem Teil des Duodenums, der noch unter dem Einfluß der Pyloruskontraktion steht. —

So einleuchtend es nun auch ist, daß die geschilderte Zerrung des Geschwürsgrundes durch die Zusammenziehungen der Muskularis einen hemmenden Einfluß auf die Heilung eines Geschwüres haben muß, so ist doch anzunehmen, daß diese mechanische Einwirkung für sich allein nicht ausreicht, um die Entstehung des chronischen Ulkus völlig zu erklären. Denn es wäre sonst nicht einzusehen, daß beim Tier auch tiefe, bis in die Muskularis reichende, künstlich angelegte Defekte der Magenwand, für welche doch diese Zerrung der Ränder des Defektes, bzw. des künstlich erzeugten Geschwüres in ähnlicher Weise als mechanisches Moment in Betracht kommt, mit größter Sicherheit und in kürzester Zeit zur Vernarbung gelangen. —

f) Unmöglichkeit der Vernarbung buchtiger Geschwüre.

Von Wichtigkeit ist auch, daß durch jene Zurückziehung der Muskularis unter die Mukosa sich der Geschwürsrand zu einer mehr oder weniger tiefen Bucht gestalten kann, welche um so tiefer sein wird, je stärker die gleichzeitige Wucherung und Verdickung der Submukosa ist und je mehr die Schleimhaut über den Geschwürsrand herabhängt. Es ist eine allgemein gültige Tatsache, daß eine derartige buchtige Beschaffenheit eines Geschwürsrandes auch der Heilung von Hautgeschwüren und Geschwüren an anderen Orten das größte Hindernis entgegensetzt, da das Epithel in solche Buchten nicht herabsteigt und so eine Überhäutung unmöglich gemacht wird. Dazu kommt noch, daß in diesen Buchten Magensaft und Inhaltsmassen sich verfangen und aufstauen können, wodurch nicht nur ein verstärkter Entzündungsreiz unterhalten, sondern auch der saure Magensaft seine zerstörende Wirkung in erhöhtem Maß entfalten wird. Auf diese Weise kommen jene, oft sehr umfangreichen chronischen Geschwüre zustande, welche, wie ich ebenfalls schon früher hervorgehoben habe, aus mechanischen Gründen, überhaupt niemals zur Heilung gelangen können, zumal auch weder das Pankreas, noch sonst ein angelötetes festes Organ imstande wären, dem Narbenzug der schrumpfenden Bindegewebes des Geschwürsgrundes zu folgen. Schon bei der anatomischen Schilderung dieser Geschwüre wurde auch bemerkt, daß bei solchen Geschwüren die Unterbuchtung der Ränder jedenfalls durch die andrängenden Inhaltsmassen eine Steigerung erfährt und förmliche Höhlen gebildet werden können. Nach den Beobachtungen Westphals (2) am Röntgenschirm stürzt ein Teil der Speisemassen bei einmal erfolgter tieferer Geschwürsbildung „geradezu wie in eine Grubenfalle" in den Geschwürstrichter hinein. Auch ist es wohl möglich, daß der Zug der am narbigen Ulkusrand ansetzenden Muskulatur schon frühzeitig mitbestimmend auf die spätere Gestaltung des Geschwüres und den Verlauf der Trichterachse bis zu einem gewissen Grad einwirkt. —

g) Bedeutung der Magensenkung und der Schnürfurche.

Als eine weitere mechanische Ursache, welche geeignet erscheint die Heilung eines akuten Defektes bzw. Geschwüres zu erschweren, mag auch die von v. Krempelhuber für die Ätiologie des Ulkus überhaupt in den Vordergrund gestellte Magensenkung in Betracht gezogen werden, indem durch die Dehnung der kleinen Kurvatur nicht nur eine

anhaltende Zerrung an dem Geschwür, sondern vielleicht auch durch eine gewisse Ausreckung der Gefäße eine immer wiederkehrende Beeinträchtigung bewirkt wird. Eine Stütze für seine Anschauung erblickt v. KREMPELHUBER in der günstigen Wirkung von Liegekuren auf den Heilungsverlauf des Ulkus. Denn in Rückenlage verschwindet die Senkung des Magens, die kleine Kurvatur wird durch die Zugwirkung nicht belastet, so daß also weder eine Dehnung der Gefäße noch eine Zerrung am Ulkus selbst stattfinden kann. –
Die eigenartigen, von JATROU, REEVES, HOFMANN und von NATHER nicht nur für den Pylorus, sondern auch für die kleine Kurvatur festgestellten Gefäßverhältnisse, auf welche weiter unten ausführlich einzugehen sein wird, würden es verständlich machen, daß solche Dehnungen der kleinen Kurvatur, wie sie durch starke Magensenkung bedingt werden, Kreislaufstörungen auszulösen vermögen, welche vielleicht geeignet wären nicht nur eine primäre Geschwürsbildung, sondern auch das Chronischwerden solcher Geschwüre zu veranlassen. Da jedoch eine ausgesprochene Eingeweidesenkung, wie bereits in dem Abschnitt über den Einfluß mechanischer Ursachen auf die Entstehung des akuten Geschwürs dargelegt wurde (S. 681), nur bei einem verhältnismäßig geringen Bruchteil der Ulkusfälle beobachtet wird, so kann der Eingeweidesenkung auch für das Zustandekommen des chronischen Geschwüres im allgemeinen kaum eine wesentliche Bedeutung zugeschrieben werden, zumal doch auch mit einer weitgehenden Anpassung der gedehnten Gefäße zu rechnen ist. –
Ebenso läßt sich wohl kaum in Abrede stellen, daß eine stärkere Schnürfurche bzw. überhaupt ein stärkerer Taillendruck im Sinn von RASMUSSEN und SCHWARZ die Heilungsvorgänge eines im Bereich der Schnürfurche gelegenen Geschwüres ungünstig zu beeinflussen imstande sein wird. Die statistischen Angaben über das Zusammentreffen von Ulkus bzw. Ulkusnarben und Schnürfurche der Leber lauten nun allerdings für die Beobachtung an der Leiche sehr verschieden, wie die folgende kleine Tabelle erkennen läßt:

Tabelle 52. Vorkommen der Leberschnürfurche bei Ulcus ventriculi.

STACHELHAUSEN. . . . 3 %
SCHEUERMANN . . . . 7,3 ,,
KRUG (Duodenum) . . 15,1 .,
KOSSINSKY . . . . . . 15,9 ,,
COHN . . . . 25,7 ,,
BRINKMANN . . . . . 41,1 ,,

Diese großen Unterschiede dürften freilich wohl darauf beruhen, daß bei dem den Statistiken STACHELHAUSENs und SCHEUERMANNs zugrundeliegenden Material wahrscheinlich leichteste Fälle von Schnürfurche keine Berücksichtigung gefunden haben, während namentlich bei dem Material BRINKMANNs auch solche Fälle mitgezählt wurden. Wenn die Zahlen COHNs und BRINKMANNs der Wirklichkeit entsprächen, so könnte man wohl schwerlich mehr von einem zufälligen Zusammentreffen von Ulkus und Schnürfurche sprechen. Man darf aber nicht vergessen, daß eben eine Schnürfurche der Leber, namentlich beim weiblichen Geschlecht, an sich sehr häufig angetroffen wird. Nach GÄNSSBAUER (s. S. 678) findet sich eine ausgesprochene Schnürfurche bei über 16 Jahre alten Personen des männlichen Geschlechtes in 0,73, des weiblichen Geschlechtes in 12,8% der Fälle. Nach diesen Zahlen entspricht es daher auch vollkommen dem gewöhnlichen Vorkommen der Schnürfurche bei den beiden Geschlechtern überhaupt, wenn BRINKMANN die Verbindung von Ulkus und Schnürfurche beim weiblichen Geschlecht 15mal und KOSSINSKY sogar etwa 20mal so häufig als beim männlichen Geschlecht gefunden haben. Ferner darf nicht außer acht gelassen werden, daß bei diesen statistischen Angaben keine Rücksicht auf den Sitz des Geschwüres genommen ist, so daß sie also zweifellos auch auf Fälle sich beziehen werden, in welchen der Sitz des Ulkus nicht in der Linie der Schnürfurche gelegen hatte. Es sind daher zur Feststellung der tatsächlichen ursächlichen Beziehungen der Schnürfurche zum chronischen Ulkus des Magens und des Duodenums noch weitere Untersuchungen auch an der Leiche erforderlich, welche die topographischen Beziehungen der Geschwüre und Narben zum Verlauf der Schnürfurche und namentlich auch zu der Wirbelsäule genau berücksichtigen.
Auch wird, um wirkliche Klarheit zu bekommen, die Fragestellung anders zu fassen sein. Denn es kommt weniger darauf an, in wie vielen Fällen von Magen- oder Duodenalgeschwür eine Schnürfurche angetroffen wird, sondern vielmehr darauf, wie oft bei Schnürleber gleichzeitig ein Ulkus zu finden ist. –
Schließlich dürften wohl auch andere sog. chronische Traumen (vgl. S. 675) einen hemmenden Einfluß auf die Heilung eines bestehenden Geschwüres ausüben können, wie dies in besonderen Fällen (s. S. 678) durch den Druck der Wirbelsäule bei Kyphoskoliose geschehen kann. –

II. Die Bedeutung von Kreislaufstörungen für die Entstehung des chronischen Geschwüres.

a) Die Bedeutung von Gefäßveränderungen.

Bei Besprechung der Entstehung des akuten Geschwüres wurde gezeigt, daß zweifellos ein vielleicht nicht geringer Teil der Ulkusfälle durch primäre Gefäßerkrankungen verursacht wird. Namentlich gilt dies für die Fälle des späteren Alters, welchen athero-sklerotische Veränderungen der Magengefäße zugrunde liegen können, aber auch verschiedene Formen chronischer Endarteriitis, wie sie z. B. bei Syphilis und Bleivergiftung beobachtet werden, können in Betracht kommen.

Schon in meiner früheren Monographie habe ich die Ansicht ausgesprochen, „daß pathologische Veränderungen der Magenarterien, insbesondere in deren feineren Verzweigungen, nicht allein die Entstehung des hämorrhagischen Infarktes, sondern auch den chronischen Charakter des daraus sich entwickelnden Geschwüres erklären würden." Denn wenn man bedenkt, daß die Heilung eines Geschwüres im wesentlichen von dem Grad der mit Gefäßneubildung einhergehenden, reaktiven Entzündung des Nachbargewebes abhängig ist, so erklärt es sich von selbst, daß ein Geschwür, in dessen Grund und Umgebung die Gefäße in ihren Wänden schon vorher tiefere pathologische Veränderungen erlitten haben, einen chronischen Charakter annehmen muß, indem von erkrankten Gefäßen jedenfalls jene zur Heilung erforderliche Gefäßneubildung nicht in der gleichen Weise erfolgen kann, wie von normalen Gefäßen. Für das chronische Magengeschwür müsse dies aber um so mehr Geltung haben, als bei ihm die Heilung auch wesentlich davon abhänge, daß die stetige schädliche Einwirkung des sauren Magensaftes möglichst herabgesetzt werde, was aber nur dann geschehen könne, wenn im Geschwürsgrund hinreichend Blut zirkuliere. Ich sprach mich ferner dahin aus, daß man, wenn man ein chronisches Magengeschwür erzeugen wolle, erst eine Erkrankung der Magengefäße des Versuchstieres zustande bringen müsse, denn das chronische Magengeschwür sei sowohl in seiner Entstehung als auch in seinem Verlauf und Vernarbungsprozeß abhängig von einer lokalen Gefäßerkrankung, gleichviel welcher Art.

Sowohl für das Zustandekommen des akuten als auch des chronischen Geschwüres ist es nun trotz der arteriellen Anastomosen wahrscheinlich nicht notwendig, daß die Gefäßerkrankung sich auf einen größeren Bezirk der Magenwand erstreckt, auch ist nicht zu erwarten, daß in solchen Fällen vollends eine allgemeine Arterienerkrankung des ganzen Magens vorliegt. Die Atherosklerose der Magengefäße ist freilich weder an sich, noch bei Ulkusfällen im besonderen genügend untersucht, um bestimmte Angaben über das engere und hauptsächliche Verbreitungsgebiet der sklerotischen Veränderungen im Magen machen zu können. Doch scheint nach den bisherigen Untersuchungen (vgl. S. 541) das Gebiet der Arteria coronaria superior, also gerade das der Magenstraße, am meisten befallen zu werden, wenn auch, wie der angeführte Fall Budays lehrt, Fälle von allgemeiner Sklerose der Magenarterien vorkommen. Jedenfalls müssen die Veränderungen, mögen sie nun in der nächsten Nähe des akuten Geschwüres oder in weiterer Entfernung von ihm gelegen sein, einen solchen Grad besitzen, daß sie geeignet sind den Heilungsvorgang in dem gedachten Sinn zu hemmen. Dazu mag vielleicht eine stärkere Verengerung der A. coronaria oder coeliaca selbst genügen, ebenso wie eine starke Sklerose der Femoralis die Heilung einer Amputationswunde wegen ungenügender Blutversorgung zu beeinträchtigen vermag.

Mit dieser Möglichkeit ist wohl um so mehr zu rechnen, als nach den schon erwähnten übereinstimmenden Untersuchungsergebnissen von REEVES, JATROU, HOFMANN und NATHER und von BERLET das ganze zwischen den Fibrae obliquae gelegene Gebiet, also die WALDEYERsche Magenstraße

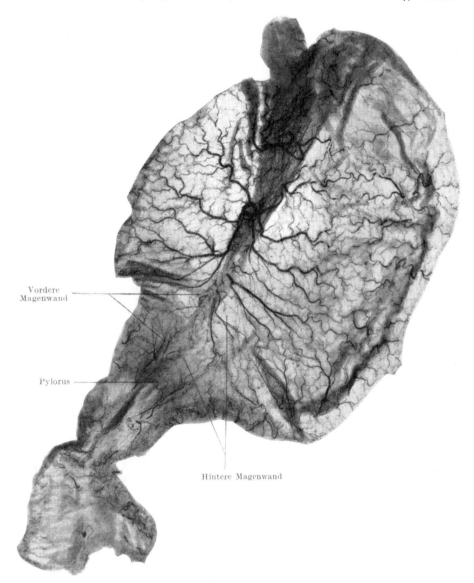

Vordere
Magenwand

Pylorus

Hintere Magenwand

Abb. 113. Das arterielle Gefäßnetz des menschlichen Magens nach JATROU. (Das Bild
ist nach der photographischen Originalaufnahme JATROUS hergestellt.)

und ihre Umgebung, wo weitaus die meisten Geschwüre ihren Sitz haben, „von feinen Arterien versorgt wird, die zum großen Teil direkt, zum kleineren Teil mit einzelnen parietalen Ästen einen Truncus communis bildend aus dem Hauptstamm, bzw. dem Ramus descendens anterior und

46*

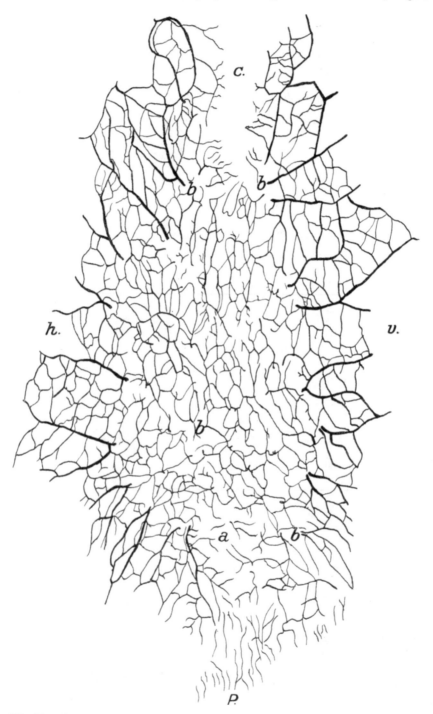

Abb. 114. Arterielles Gefäßnetz der vorderen Magenwand nach Abtragung der Muskularis von der Submukosa aus betrachtet. c Cardia, P Pylorus, v Vordere Magenwand, h Hintere Magenwand, die Strecke c—P entspricht der kleinen Kurvatur, in ihrem Bereich die Gefäße bedeutend zarter und weniger anastomosierend als in den übrigen Abschnitten der Magenwand. Bei a die Gefäße fast ohne Anastomosenbildung. Bei b und allen entsprechenden Stellen treten die größeren Arterienäste von der Muskularis her in die Submukosa ein. Die Zeichnung ist mittels einer auf die ausgebreitete vordere Magenwand aufgelegten Glasplatte durchgepaust. (Nach Berlet.)

posterior der A. gastrica sinistra entspringen und teilweise unmittelbar an der Curvatura parva, teilweise knapp ventral oder dorsal davon in die Submukosa eintreten, nachdem sie die an der Curvatura parva in dicker Schicht gehäufte Muskulatur durchsetzt haben. Die Anastomosenbildung dieser von uns als marginale Arterien bezeichneten Gefäße ist nicht so gut als es im Abschnitt I (Fundus und Corpus) der Fall ist. Nicht nur, daß die Arterien hier sehr dünn sind, sind es in noch höherem Maße die Anastomosen, so daß sich nur feine Gefäßbögen zwischen den einzelnen marginalen Ästen erstrecken, dabei ein zartes Netz bildend, von dem wiederum DISSEsche Endarterien abgehen. Gegen den Rand der Magenstraße hin, i. e. gegen die Fibrae obliquae werden die Anastomosenbögen etwas stärker und gehen fließend in das Netz des Corpus über" (HOFMANN und NATHER).

Die beiden Verfasser fahren fort: „Die zarten Anastomosen zwischen den einzelnen marginalen Ästen lassen die Frage nicht unbegründet erscheinen, ob wohl dieselben imstande sind, im Falle einer Zirkulationsstörung eine genügende Versorgung des betreffenden Abschnittes zu gewährleisten, ob nicht vielmehr die marginalen Äste als funktionelle Endarterien (TANDLER) anzusehen sind, infolge Insuffizienz der Anastomosen."

Besonders klar kommen diese Gefäßverhältnisse in der Zeichnung BERLETS (Abb. 114), welche nach Abtragung der Muskularis hergestellt ist, zum Ausdruck.

Ganz ähnliche Verhältnisse fanden REEVES, JATROU, HOFMANN und NATHER und BERLET, wie bereits bei Besprechung des neurogenen Ulkus mitgeteilt wurde, auch für die von der Arteria gastrica dextra an der kleinen Kurvatur in die Pars pylorica eintretenden Arterienäste: „Die Anastomosen in der Pars pylorica sind durchwegs sehr zart, ihre komplette Füllung gelingt nur bei genauer Injektion mit feiner Masse und erscheint es auch hier fraglich, ob die Anastomosen bei Zirkulationsstörungen sich als suffizient erweisen, ob sich nicht auch hier die einzelnen Arterienäste als funktionelle Endarterien verhalten." (S. Nachtrag S. 766.)

Mit Recht sagen daher HOFMANN und NATHER: „Vergegenwärtigt man sich nun, daß die Gefäßverhältnisse im Magen keineswegs so einfache und einheitliche sind, als bisher immer angenommen wurde, und daß sich gerade für die Magenstraße im erweiterten Sinn des Wortes besondere Eigentümlichkeiten der Blutversorgung einwandfrei nachweisen lassen, welche hier geradezu eine anatomische Disposition zu Zirkulationsstörungen schaffen, wird man neben den für die Magenstraße charakteristischen mechanischen Momenten die nicht minder charakteristischen Zirkulationsverhältnisse dieses Magenabschnittes bei der Beurteilung der Entstehungsbedingungen für das chronische Geschwür nicht unberücksichtigt lassen können."

Tatsächlich müssen sich bei diesen auch für den Anfangsteil des Duodenums geltenden Gefäßverhältnissen, wie bereits früher betont wurde, alle stärkeren Blutdruckschwankungen ganz besonders geltend machen und es ist gewiß ohne weiteres verständlich, daß die Heilung eines im Bereich der kleinen Kurvatur oder in der Pars pylorica oder im Duodenum entstandenen peptischen Defektes bzw. akuten Geschwüres bei den hier geschilderten Kreislaufverhältnissen dieser Gebiete auch dann schwer beeinträchtigt werden muß, wenn die Stämme der A. gastrica sinistra oder der A. gastrica dextra selbst durch athero-sklerotische Erkrankung oder endarteriitische Veränderungen verengt sind,

da dann die für eine ausreichende Blutversorgung des Geschwürsgrundes notwendige vis a tergo in den zuführenden Arterienästen
fehlen muß. Ja man darf annehmen, daß selbst eine starke Verengerung der A. coeliaca von derartigen Folgen begleitet sein wird und
es erscheint daher nicht notwendig, daß die Gefäße in der nächsten
Umgebung eines Geschwüres oder vielleicht überhaupt innerhalb
der Magenwand athero-sklerotisch verändert sein müssen, damit
ein akutes Geschwür in ein chronisches übergeführt werde.

Wenn gerade im Bereich der kleinen Kurvatur, d. h. im Gebiet der genannten
Arterien, die Atherosklerose der Magengefäße verhältnismäßig am häufigsten
angetroffen wird, so mag das vielleicht damit zusammenhängen, daß die kleine
Kurvatur bei den Magenbewegungen, wie schon gezeigt wurde, funktionell am
stärksten beansprucht ist und daß dabei gleichzeitig infolge der Enge der Gefäße
dem Blutstrom stärkere Hindernisse erwachsen müssen als an anderen Stellen
der Magenwand, wodurch auch eine stärkere Inanspruchnahme und Abnützung
der Gefäßwand bedingt wird. Es bestände also eine gewisse Analogie mit der
Lokalisierung der Atherosklerose in anderen Organen, wie insbesondere dem
Herzen und dem Gehirn, wo die atherosklerotischen Gefäßveränderungen
ebenfalls in dem stärker in Anspruch genommenen linken Ventrikel, bzw. in der
stärker arbeitenden linken Hemisphäre angetroffen werden. Selbstverständlich
ist es, daß die Heilung eines jeden Defektes bzw. akuten Geschwüres durch
eine athero-sklerotische Erkrankung nicht nur der im Innern, sondern auch der
außerhalb der Magenwand gelegenen Arterien in gleicher Weise ungünstig
beeinflußt werden muß, gleichviel welche Ursache dem Defekt oder Geschwür
zugrunde liegt. Wenn das chronische Geschwür im späteren Lebensalter
häufiger vorkommt, als in jüngeren Jahren und wenn im späteren Alter hinsichtlich des Vorkommens bei den beiden Geschlechtern kein wesentlicher
Unterschied mehr besteht, so mag dies, wie auch Möller (2) hervorgehoben hat,
vielleicht darauf beruhen, daß die Geschwüre des späteren Alters hauptsächlich durch arteriosklerotische Gefäßerkrankungen zustande
kommen. (S. Nachtrag S. 756.) —

b) Bedeutung der sekundären Gefäßveränderungen im Geschwürsgrund.

Wie es im Einzelfall schwer zu beurteilen ist, ob ein akutes Geschwür infolge
einer athero-sklerotischen oder anderen Erkrankung eines Arterienästchens
innerhalb der Magenwand entstanden ist, wenn dieses samt dem hämorrhagischen
Infarkt der Verdauung anheimgefallen ist und weitere solche Gefäßveränderungen in der nächsten Umgebung fehlen, ebenso schwer ist es bei einem chronischen Geschwür diese Entscheidung zu treffen. Wohl findet man, wie bei der
Schilderung des chronischen Geschwürs gezeigt wurde, namentlich in der
Tiefe des Geschwürsgrundes, aber auch im angrenzenden Gewebe oft sehr starke
sklerotische Veränderungen von Arterienästchen mit mächtiger Wucherung
und hyaliner Entartung der Intima, verbunden mit oft stärkster Einengung
oder selbst Verödung der Lichtung. Allein diese Veränderungen sind wohl
meistens als sekundäre aufzufassen, welche sich erst im Lauf des aus anderen
Ursachen chronisch gewordenen Geschwürsprozesses entwickelt haben, wie man
ja solche Veränderungen bei den verschiedensten Geschwüren und entzündlichen Vorgängen von chronischem Charakter in allen Organen beobachten
kann. Für ihre sekundäre Entstehung spricht auch der Umstand, daß sie auch
beim Ulcus callosum jugendlicher Personen gefunden werden, bei welchen das
ganze Arteriensystem sonst keine weiteren sklerotischen Veränderungen erkennen läßt.

Dennoch kann es aber keinem Zweifel unterliegen, daß auch diese sekundären Gefäßveränderungen für das chronische Geschwür von großer Bedeutung sind. Ihre Entwicklung beginnt, wie man dies aus vernachlässigten Wunden bzw. aus solchen hervorgegangenen Geschwüren der Haut, namentlich der unteren Extremitäten wohl entnehmen darf, wahrscheinlich schon frühzeitig, wenn der normale Ablauf der Vernarbung des akuten Geschwüres aus irgendwelchen Gründen eine Hemmung erfährt. Sind aber einmal solche Veränderungen zustande gekommen, so hat sich ein förmlicher Circulus vitiosus geschlossen, indem einerseits infolge der durch diese Veränderungen bedingten schlechteren Blutversorgung des Geschwürsgrundes die Heilung verzögert und der Widerstand des jungen Narbengewebes gegen die zerstörende Wirkung des Magensaftes geschwächt werden muß, andererseits durch den anhaltenden Entzündungsreiz jene Gefäßveränderungen

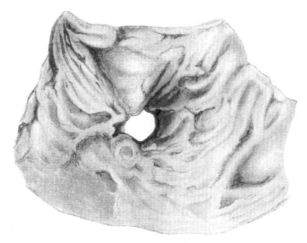

Abb. 115. Ulkusperforation an der hinteren Wand des Magens, Ende der 4. Woche nach Formalininjektion. Peritonitistod. (Nach PAYR: Arch. f. klin. Chirurg. Bd. 93, S. 449. Abb. 3.)

selbst einen immer höheren Grad erreichen werden. Die durch die Endarteriitis obliterans verursachte Insuffizienz der Arterien im Bereich des Geschwüres muß sich aber um so empfindlicher geltend machen, als das schwielige Narbengewebe des Geschwürsgrundes, wie früher gezeigt wurde, an sich schon sehr arm an größeren Gefäßen zu sein pflegt. Auf die Bedeutung der hierdurch bedingten ungünstigen Ernährungsverhältnisse im Geschwürsgrund für die Fortdauer des Geschwüres haben auch GRUBER und KRATZEISEN (3) wieder hingewiesen.

In wie außerordentlich hohem Maß und in welcher Schwere solche endarteriitische Veränderungen der Magenarterien den Verlauf eines Ulkus zu beeinflussen vermögen, zeigen in sehr klarer Weise die schon früher erwähnten experimentellen Untersuchungen PAYRS (6). Ebenfalls von dem Gedanken ausgehend, daß der chronische Charakter eines Magengeschwüres vornehmlich in einer örtlichen Erkrankung der Magengefäße im Bereich des Geschwüres begründet sei, suchte er bei Hunden solche Veränderungen in ausgedehnten Blutgefäßgebieten des Magens dadurch zu erzielen, daß er in die Arteriae epiploicae oder deren senkrecht zur Längsachse des Organs ziehenden, kleineren

Gefäßstämme oder auch in Venen 2—10 % Formalinlösung, verdünnten Alkohol, heiße physiologische oder hypotonische Kochsalzlösung einspritzte. Es gelang ihm auf diese Weise zum erstenmal Magengeschwüre zu erzeugen, welche sowohl anatomisch als auch in ihrem Verlauf in jeder Hinsicht dem chronischen Ulkus des Menschen ähnlich waren.

Es entstanden zunächst scharf umschriebene Nekrosen von sehr verschiedener Ausdehnung, welche durch Abstoßung des Schorfes in akute Geschwüre übergingen. Diese waren in der Regel von trichterförmiger Gestalt und zeigten einen dunkelroten bis schwärzlichen, dem hämorrhagischen Infarkt entsprechenden oder graugelben, von nekrotischem Gewebe gebildeten Grund. Von den durch künstliche Embolie und Thrombose hervorgerufenen Geschwüren unterschieden sich diese von Anfang an dadurch, daß sie durch die Submukosa bis tief in die Muskularis, selbst bis zur Serosa vordrangen. Im weiteren

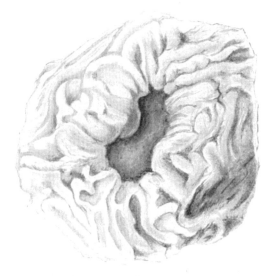

Abb. 116. Ulcus callosum der kleinen Kurvatur des Hundes. Lebernetzdeckel. Formalininjektion. 3. Stadium des Ulcus chronicum. (Nach Payr: l. c. Abb. 4.)

Verlauf erschienen die Ränder wallartig aufgeworfen, völlig glatt, deutlich terrassenförmig und erst in der 3.—5. Woche kam es in einer Anzahl von Fällen zum Durchbruch, ein Beweis, daß der korrosive Vorgang langsam in dem durch die Einspritzung geschädigten Gefäßbezirk sich ausbreitete und in die Tiefe griff. Die Ähnlichkeit mit dem kallösen, chronischen Geschwür des Menschen wurde schließlich eine vollkommene. Die Schleimhaut der tiefen Geschwüre war, wie bei diesem, eingerollt, der Geschwürsgrund glatt, „wie ausgewischt", von schwieligem Narbengewebe gebildet, die Muskularis in charakteristischer Weise am Geschwürsrand heraufgezogen, auf dem Durchschnitt „hakenförmig" eingezogen. Namentlich erfolgte aber auch eine feste Verlötung mit Nachbarorganen (Leber, Netz), welche wie ein Deckel die Perforationsöffnung verschlossen, so daß das Bild des penetrierenden Magengeschwürs entstand. Die Ränder wurden derb, hart, verdickt und kallös, es entwickelte sich ein förmlicher Ulkustumor. Wenn auch diese Geschwüre schließlich zur Heilung gelangten, so wurden doch selbst nach 14 Wochen noch solche angetroffen. Zweimal war es zu einer Stenose, und zwar einmal am Pylorus, im zweiten Fall am Magenkörper gekommen, so daß ein richtiger „ulzeröser Sanduhrmagen" vorlag.

Bei der mikroskopischen Untersuchung fanden sich im Bereich des Geschwüres ausgedehnte hochgradige Endarteriitis und Endophlebitis obliterans und auch sonst die charakteristischen Veränderungen des chronischen Magengeschwüres. Diese hier geschilderten Versuchsergebnisse PAYRS wurden von OPHÜLS (2) und WILKIE nachgeprüft und bestätigt. Auch SUZUKI hat ähnliche Versuche wie PAYR vorgenommen, indem er Lösungen von Silbernitrat, Formalin, Adrenalin und Nikotin teils in die Magenwand, teils in die Magengefäße einspritzte. Auch bei diesen Versuchen entwickelten sich dem menschlichen Magengeschwür äußerst ähnliche Geschwüre, welche zum Teil erst nach längerer Zeit zur Vernarbung gelangten. Ebenso konnten BORSZEKY (3) und BARON durch Einspritzung einer 5—10%igen Formalinlösung in die Muskulatur der Magenwand bei Hunden Geschwüre von längerem Bestand erzeugen. Erst nach 3 Monaten gelangten sie zur Vernarbung und bei 2 Versuchen hatten die Geschwüre eine ausgesprochen kallöse Beschaffenheit erlangt. In einigen Fällen war Durchbruch der Geschwüre eingetreten.

Wenn ASCHOFF, JORES, LINDNER, ASKANAZY und andere sich dahin äußerten, daß diese von PAYR und den genannten Autoren experimentell erzeugten Magengeschwüre wegen ihrer gewiß anders gearteten Ursache nicht den tatsächlichen Verhältnissen beim menschlichen Ulkus entsprächen und daher keinen Schluß auf die Pathogenese und Ätiologie dieses Prozesses gestatteten, so verkennen sie damit den Kern der PAYRschen Versuchsergebnisse. Denn die hohe Bedeutung dieser Versuche liegt selbstverständlich darin, daß sie unwiderleglich beweisen, daß überhaupt endarteriitische, mit Verengerung des Gefäßlumens einhergehende Veränderungen geeignet sind ein Geschwür von chronischem Charakter, welches in allen seinen anatomischen Eigenschaften dem Ulcus callosum des Menschen gleicht, entstehen zu lassen. Diese große Bedeutung der PAYRschen Versuche wird auch von MÖLLER (2) betont. In letzter Zeit haben auch v. REDWITZ (3) und besonders MICHAUD auf den großen Einfluß der sekundären Gefäßveränderungen für die Entstehung des chronischen Geschwüres nachdrücklich hingewiesen. Auch OSHIKAWA und ASKANAZY erkennen die Bedeutung der Endarteriitis obliterans im Grund des chronischen Geschwüres an, doch hält sie ASKANAZY nicht für ausreichend, um eine immer wiederkehrende Nekrose an der Oberfläche des Geschwürsgrundes entstehen zu lassen. —

c) Einfluß chronischer Stauung und allgemeiner Anämie.

Während die durch Arterienerkrankung bedingte mangelhafte Blutversorgung die Heilung eines Magen- oder Duodenalgeschwüres bestimmt zu hemmen vermag, so zweifelhaft erscheint es, ob auch chronische Stauungszustände in den Magenvenen, wie sie bei allgemeiner Stauung etwa infolge von Herzfehlern usw., namentlich aber bei Stauung im Pfortadergebiet bestehen, geeignet sind die Heilung eines Ulkus wesentlich zu erschweren. Man könnte wohl an eine Analogie mit dem chronischen Unterschenkelgeschwür denken, welches so häufig im Anschluß an Varizen sich entwickelt. Vor kurzem hat SCHMIEDEN (2) diese Analogie betont und den Zusammenhang der dem Ulcus ventriculi einerseits und dem Ulcus cruris, sowie dem Mal perforant du pied andererseits gemeinschaftlichen Ursachen hervorgehoben. Dabei hat er auch auf die bei Magensenkung im Omentum minus gelegentlich zu beobachtenden varizenähnlichen Venenerweiterungen hingewiesen. Tatsächlich dürfte jedoch die chronische venöse Stauung, wie aus den Ausführungen über die Bedeutung derselben für die Pathogenese des Ulkus im allgemeinen hervorgeht, auch für den chronischen Charakter des Geschwüres nur in einem verhältnismäßig geringen Bruchteil der Fälle verantwortlich gemacht werden können. Wenn den früher angeführten statistischen Untersuchungen Hochreins und Schilffarths tatsächlich eine allgemeine Gültigkeit zukommt, so würde eine allgemeine Stauung auf den Heilungsvorgang des Ulkus sogar eher fast einen fördernden Einfluß haben. — (S. Nachtrag S. 766.)

Auch die in dem schwieligen Narbengewebe bedeutend herabgesetzte Lymphströmung soll nach Kelling (5) hemmend auf die Heilung des Geschwüres wirken, indem dadurch nur eine ungenügende Neutralisierung der Säure stattfinde. Jedenfalls scheint es mir verfehlt, damit auch die Trichterform des Geschwüres erklären zu wollen, mit der Begründung, daß die normale Lymphströmung in der Schleimhaut am schwächsten, in der Submukosa am stärksten sei. —

Wenn die schlechte Blutversorgung des Geschwürsgrundes und seiner Umgebung ein Hindernis für die Heilung eines Geschwüres darstellt, so läßt sich wohl kaum bestreiten, daß auch stärkere Grade allgemeiner Anämie und sonstige krankhafte Veränderungen des Blutes einen hemmenden Einfluß auf den Heilungsvorgang ausüben werden.

Tatsächlich konnten Quincke (2) und Daetwyler beobachten, daß bei Hunden durch Quetschung, Umschnürung, Exzision, Verbrennung, Höllensteinätzung usw. angelegte Verletzungen der Magenschleimhaut langsamer heilten, wenn die Tiere durch Blutentnahme anämisch gemacht wurden. Während für gewöhnlich auf diese Weise erzeugte Geschwüre nach 12—21 Tagen mit strahliger, wenig deutlicher Narbe verheilt waren, wurde bei den anämisch gemachten Tieren die Vernarbung erst nach 18—31 Tagen beobachtet. Die Heilung von Erosionen, welche sonst nur einige Tage beanspruchte, wurde bis zu 12 Tagen verzögert. Auch Ewald (5) konnte bei solchen Versuchen einen ähnlichen Geschwürsverlauf beobachten. Ebenso will Gibelli (2) durch Leuchtgasvergiftung und Aderlaß eine Verlangsamung der Heilung künstlich angelegter Defekte bei seinen Versuchstieren festgestellt haben.

Zu noch günstigeren Ergebnissen gelangte Silbermann (2), welcher in 3 Versuchen bei Hunden durch wiederholte Einspritzungen von Hämoglobin und Pyrogallol eine Hämoglobinämie erzeugte. Bei den so behandelten Tieren entwickelten sich aus den ebenfalls in verschiedener Weise (Einspritzung von Chrombleiaufschwemmung in eine A. gastrica, Ligatur einer kleinen Magenarterie und Verletzung durch einen mit der Schlundsonde eingeführten Draht) angelegten Schädigungen in die Tiefe greifende Geschwüre von 3—5wöchiger Dauer, von welchen eines sogar durchbrach. Ähnliche Versuche Litthauers, welcher zur Herstellung der Hämoglobinämie sich teils der Pyrodins, teils ebenfalls des Pyrogallols bediente, hatten weniger günstige Ergebnisse. Nur einmal beobachtete er nach Anlegung eines einfachen Schleimhautdefektes bei der 19 Tage nach der Operation vorgenommenen Sektion ein bis zur Serosa reichendes, kreisrundes, wie ausgestanztes Geschwür mit steilen Rändern und strahliger Heranziehung der Schleimhaut. Doch war bei den übrigen Versuchen, in welchen, obgleich bei einigen gleichzeitig HCl verabreicht worden war, nach 12—63 Tagen bereits die Heilung eingetreten war, an der Beschaffenheit der Narben zu erkennen, daß das Geschwür offenbar mehr in die Tiefe gedrungen war als bei den nicht anämisch gemachten Tieren. Suzuki konnte bei den erwähnten Versuchen durch gleichzeitig vorgenommene Pyrodininjektionen und dadurch erzeugte Anämie keine Verzögerung in der Heilung der Geschwüre feststellen.

Dagegen sahen Crescimone und Anglesio bei bis zum Tod der Tiere (Hunde) fortgesetzter Pyrodineinspritzung selbst ohne Anlegung eines künstlichen Defektes, fast in allen Versuchen (unter 16 15mal) peptische Geschwüre im Magen und Duodenum sich entwickeln. War bei den Versuchstieren zuvor die beiderseitige subphrenische Vagusresektion vorgenommen worden, so entwickelten sich Geschwüre, welche in ihrem anatomischen und histologischen Verhalten völlig dem Ulkus des Menschen glichen. Die Verfasser sind der Ansicht, daß bei diesen Versuchen die Geschwürsbildung wahrscheinlich auf dem Mangel der Gewebe an antiproteolytischen Fermenten beruhe.

Nach Versuchen Fütterers (3) führt eine selbst durch stärkste Blutentziehung erzeugte quantitative Anämie bei Tieren nur zu einer Verzögerung der Heilung des künstlich angelegten Defektes. Von dem typischen Magengeschwür des Menschen unterscheiden sich aber auch solche Geschwüre durch reichlichere Entwicklung von Granulationsgewebe im Geschwürsgrund und durch ihre trotz der Verzögerung dennoch ausgesprochene Neigung zur Vernarbung. Dagegen konnte auch FÜTTERER (3) bei Kaninchen, welche durch Pyrogalloleinspritzungen anämisch gemacht worden waren, aus operativ angelegten Defekten an der vorderen Wand der Pars pylorica in der Nähe der kleinen Kurvatur torpide Geschwüre sich entwickeln sehen, welche auch in ihrem histologischen Bau eine weitgehende Ähnlichkeit mit dem Ulkus des Menschen zeigten und in 2 Fällen selbst nach 79 bzw. 110 Tagen noch keine Neigung zur Vernarbung erkennen ließen.

Auf ähnliche Versuche ZIRONIs wurde bereits in dem Abschnitt über das experimentelle neurogene Ulkus hingewiesen. Auch er fand, daß eine durch Pyrodin erzeugte Anämie den Zustand bereits vorhandener Geschwüre ungünstig beeinflußt, daß jedoch selbst durch hochgradige Anämie bei der Erzeugung von Magengeschwüren durch Vagusresektion die Zahl der positiven Resultate keine Steigerung erfährt. —

Die hier angeführten experimentellen Ergebnisse stimmen im allgemeinen mit der klinischen Erfahrung überein, daß nicht nur nach schweren Blutverlusten sondern auch bei schwersten Anämien qualitativer Art das Auftreten von Magenoder Duodenalgeschwüren keineswegs häufiger ist.

Daher kann auch den Befunden AFANASSIEWs, GRAMs und SILBERMANNs (2), welche in einigen Fällen von Ulkus Poikilozytose nachweisen konnten, womit in den Fällen SILBERMANNs gleichzeitig eine Herabsetzung der Blutalkaleszenz verbunden war, eine weitere Bedeutung weder für die Entstehung des akuten noch des chronischen Ulkus zukommen. So konnte auch OSTERSPEY bei seinen Untersuchungen einen für Ulkus charakteristischen Blutbefund nicht feststellen und vertritt ebenfalls die Ansicht, daß die bei Ulkusfällen oft zu beobachtende Anämie eine sekundäre sein könne. FRIEDMAN will allerdings unter 18 operierten Fällen von Duodenalgeschwür in 15 Fällen Polyglobulie und Verarmung an eosinophilen Zellen festgestellt haben, während er beim Ulcus ventriculi die Polyglobulie ebenfalls nur selten fand, dagegen häufig relative Eosinophilie.

Tatsächlich ist eine in Fällen von Ulcus ventriculi oder duodeni bestehende Anämie meistens als eine Folge von durch das Ulkus veranlaßten Blutungen und Ernährungsstörungen zu betrachten. Doch muß gewiß zugegeben werden, daß allgemeine Anämie, wie auch ungenügende Ernährung den Heilungsverlauf auch eines peptischen Defektes ungünstig zu beeinflussen vermögen. In diesem Sinn haben sich unter anderem auch MÖLLER (2) und PLOENIES ausgesprochen. Wahrscheinlich dürfte sich in dieser Weise auch die Zunahme namentlich der operativen Ulkusfälle während der Kriegsjahre, wie sie auch von ZUNTZ im allgemeinen Krankenhaus zu Hamburg festgestellt worden ist, erklären. Auch KUTTNER (3) vertritt die Ansicht, daß es sich hier weniger um eine Zunahme von Neuerkrankungen, sondern vielmehr um eine Verschlimmerung bereits vorhanden gewesener Erkrankungen handelte. —

III. Die biochemischen Einflüsse (Magensaft und Antipepsingehalt).

a) Einfluß der Superazidität und Supersekretion.

Bereits in dem Abschnitt über die Bedeutung der Superazidität und Supersekretion für die Entstehung des akuten peptischen Geschwüres wurde dargelegt, daß der Anwesenheit des sauren Magensaftes zweifellos eine wichtige Rolle in der Pathogenese der peptischen Schädigungen zukommt. Es sei hier nochmals an die Versuche LICHTENBELTs und WESTPHALs (1) erinnert, welche zeigten, daß nach Eingriffen in den Nervenapparat des Magens die sonst fast regelmäßig auftretende Geschwürsbildung unterbleiben kann, wenn während des Versuches die Schleimhaut mit physiologischer Kochsalzlösung bespült wird. Ebenso muß man annehmen, daß die saure Beschaffenheit und die verdauende Kraft des Magensaftes auch auf die Entstehung des chronischen Geschwüres nicht ohne Einfluß ist, namentlich aber auf die Heilung eines bereits längere

Zeit bestehenden Geschwüres durch Schädigung und Reizung der tieferen freiliegenden Gewebsschichten hemmend einwirken wird. Freilich ist es in Hinsicht
auf die Tatsache, daß nicht nur beim Tier selbst größere künstlich angelegte
Defekte der Magenwand in kürzester Zeit fast ohne Narbenbildung regelmäßig
heilen, sondern daß auch beim Menschen etwa durch Einführung der Magensonde gesetzte Defekte keine Geschwürsbildung nach sich ziehen, schwer zu
verstehen, daß die saure Beschaffenheit des Magensaftes für sich allein für die
Entstehung eines chronischen Geschwüres aus einem akuten Defekt von wesentlicher Bedeutung sei. Besonders auffallend ist es, daß auch bei Hunden trotz
des hohen HCl-Gehaltes ihres Magensaftes alle operativ erzeugten, auch bis in
die Muskularis reichenden Defekte in gleicher Weise heilen, eine Erscheinung,
welche nur in einer weitgehenden Anpassung der Gewebe ihre Erklärung
finden kann.

Ja selbst durch nachträgliche Verätzung der operativ angelegten Defekte mit HCl
konnte, wie die bereits besprochenen Versuche von MATTHES, sowie die von FIBIG, CLAIR-
MONT (2) und LITTHAUER gezeigt haben, höchstens eine geringe Verzögerung der Heilung,
aber niemals ein wirklich chronisches, dem Ulcus callosum ähnliches Geschwür des Magens
erzeugt werden. FIBIG behauptete zwar, mit der von ihm angewandten Methode — Unterbindung einiger in die Tiefe der Magenwand führender Gefäße, Exzision eines Teiles der
Schleimhaut und Ätzung der Ränder des Defektes mittels HCl — in der ersten Zeit fast
jeder Heilungstendenz entbehrende Geschwüre erzielt zu haben, allein die längste Beobach-
tungsdauer belief sich auf nur 3 Wochen und selbst in diesem Fall war der angelegte Defekt
durch die im Gang befindliche Vernarbung nach genannter Zeit bereits wesentlich verkleinert.
Wie unzuverlässig übrigens die Angaben FIBIGs sind, mag daraus ersehen werden, daß er
auch behauptet, es sei ein an der vorderen Magenwand durch Exzision hergestellter $1\frac{1}{2}$ cm
großer Schleimhautdefekt, bei welchem die Unterbindung von Gefäßen und die Ätzung
der Ränder unterblieben war, bereits nach 20 Stunden spurlos geheilt gewesen, was selbstverständlich als eine glatte Unmöglichkeit bezeichnet werden muß!

Ebenso scheint die weitere Tatsache, daß, wie früher ebenfalls bereits gezeigt
wurde, in nicht wenigen Fällen nicht nur von akutem sondern auch von
chronischem Magengeschwür Subazidität oder selbst Anazidität beobachtet
wird, gegen eine wesentliche Bedeutung der HCl für das Chronischwerden
der Geschwüre zu sprechen. Nach FRICKER soll sogar der atrophische, mit
Anazidität verbundene Magenkatarrh die Chronizität eines Ulkus begünstigen.

KELLING (4) ist allerdings der Meinung, daß in solchen Fällen die HCl nur scheinbar
fehlte, indem diese nur gerade bei der Untersuchung nicht vorhanden war oder durch die
üblichen Methoden nicht nachgewiesen wurde, da sie durch den Mageninhalt, wie Milch usw.
neutralisiert worden war. Selbst nach dem Probefrühstück könne sie fehlen, wenn dieses
vom Patienten ohne Appetit oder gar mit Widerwillen genommen worden sei. Wie der
HCl-Gehalt des Magensaftes bei Ulkuskranken tatsächlich selbst in kürzesten Zeit-
räumen den größten Schwankungen unterworfen sein kann, haben die bereits früher
erwähnten Untersuchungen von SALOZ, CRAMER und MOPPERT gezeigt (S. 628). Vielleicht
läßt sich auf diese Weise zum Teil auch die von JAWORSKI, BOAS und KLEMPERER
gemachte Beobachtung erklären, daß im Verlauf eines chronischen Ulkus nach vorausgegangener Superazidität ein völliges Versiechen der HCl sich einstellen kann, sofern in
solchen Fällen nicht anatomische Veränderungen der Schleimhaut oder schwere Störungen
der Sekretion auf nervöser Grundlage die Ursache bilden. Übrigens ist auch zu bedenken,
daß ein chronisches Geschwür, zumal wenn es ein penetrierendes ist und die Ränder kallös
geworden sind, aus den früher erörterten rein mechanischen Gründen nicht mehr zur
Heilung gelangen kann, gleichviel welche Beschaffenheit der Magensaft besitzt.

ASKANAZY (7) ist in Übereinstimmung mit E. NEUMANN der Meinung,
daß der Magensaft lebendes Gewebe überhaupt nicht anzugreifen vermöge,
also weder die freigelegte Submukosa eines frischen Defektes, noch auch das
den Geschwürgrund bedeckende Granulationsgewebe, sondern daß dieser vielmehr das Geschwür nur von toten Schlacken befreien könne. ASKANAZY glaubt,
daß daher der Einwirkung des Magensaftes auch keine wesentliche Bedeutung
für das Zustandekommen des chronischen Geschwüres zugeschrieben
werden könne, da sich die an der Oberfläche des Geschwürgrundes stets von

neuem einsetzende fibrinoide Nekrose, welche doch das pathogenetische Prinzip des chronischen Ulkus bilde, durch die Einwirkung des sauren Magensaftes nicht erklären lasse. ASKANAZY begründet diese Ansicht besonders durch den Nachweis von best erhaltenen roten Blutkörperchen in der Exsudatschicht und in der Schicht der fibrinoiden Nekrose. Diese Erscheinung hält er für unvereinbar mit der Annahme, daß die Nekrose durch den sauren Magensaft bewirkt werde, da rote Blutkörperchen, wie man sich bei mikroskopischer Untersuchung überzeugen könne, durch einen Zusatz einer HCl-Lösung von der im Magensaft vorhandenen Konzentration, sogleich zerstört würden. (Siehe Nachtrag S. 754.)

Von Wichtigkeit für die Beurteilung des Einflusses des sauren Magensaftes auf den Verlauf bzw. das Chronischwerden eines frischen Magengeschwüres ist jedenfalls auch die schon früher besprochene Tatsache, daß das typische peptische Ulkus im allgemeinen nur da vorkommt, wo eine Einwirkung des Magensaftes in Betracht kommen kann, und daß die chronischen Formen des Ulcus simplex mehr den späteren Lebensjahrzehnten angehören, in welchen, wenigstens nach den von KROUG aus dem klinischen Material in Jena zusammengestellten Beobachtungen, auch die Superazidität häufiger vorkommt. KROUG fand sie bis zum 40. Lebensjahr nur in 38,3, jenseits dieses Alters dagegen in 66,6 $^0/_0$ der Ulkusfälle verzeichnet. Ferner ist auch die klinische Erfahrung von Bedeutung, daß nach Gastroenterostomie namentlich bei Superazidität nicht selten (beiläufig in 4 $^0/_0$) die Entstehung von peptischen Geschwüren auch im Jejunum in der Nähe der Operationsstelle beobachtet wird. Freilich kommen solche Jejunalgeschwüre, wie ebenfalls früher bereits erwähnt wurde, in seltenen Fällen auch bei völliger Anazidität zur Entwicklung. Von Interesse ist es, daß ORATOR (3) bei Jejunalgeschwüren eine auffallende Hypertrophie der gut erhaltenen Fundusschleimhaut feststellen konnte, in welcher er eine der Ursachen für die Entstehung dieser Geschwüre erblickt.

BLOCH (1) sucht daher auch die Häufigkeit des Magengeschwüres an der kleinen Kurvatur durch die größere Straffheit der Schleimhaut an dieser Stelle zu erklären, welche die Deckung eines entstandenen Defektes durch Schleimhautfalten und damit dessen Schutz gegen die Einwirkung des sauren Magensaftes erschwere. Auch BOAS und AD. SCHMIDT (2) haben der Überdachung des akuten Defektes durch die angrenzende Schleimhaut für das Zustandekommen der Heilung große Bedeutung beigelegt, weil dieser dadurch gegen den Magensaft geschützt werde. Bei entsprechenden Tierversuchen ist es jedoch A. SCHMIDT nicht gelungen durch Abdeckung der operativ angelegten Schleimhautdefekte eine bemerkenswerte schnellere Heilung zu erzielen. Ebenso glaubte RIBBERT auf Grund experimenteller Untersuchungen annehmen zu müssen, daß bei der Heilung kleinerer Defekte die Deckung von seiten der angrenzenden Schleimhaut, welche durch narbige Schrumpfung des Geschwürsgrundes bis zur allseitigen Berührung der Ränder herangezogen werde, eine ausschlaggebende Rolle spiele und daß „ein Magengeschwür so lange nicht heilen kann, wie dem Magensaft ungehindert der Zutritt gewährt ist". Und wenn das chronische Ulkus tatsächlich häufiger unterhalb der kleinen Kurvatur als an dieser unmittelbar gelegen ist, so sind auch ASCHOFF (5) und K. H. BAUER (1) der Meinung, daß dies darauf beruhe, daß hier der akute Defekt durch die seitlichen Falten der Magenstraße abgedeckt und so sowohl gegen mechanische Schädigungen durch die Speisemassen als auch insbesondere gegen die Einwirkung des sauren Magensaftes geschützt werde. Dieser Auffassung hat sich auch GRUBER im wesentlichen angeschlossen.

Es erscheint jedoch fraglich, ob wirklich dieser Abdeckung eines akuten Defektes durch angrenzende Schleimhautfalten und der damit angeblich verbundenen Fernhaltung des Magensaftes eine so große Bedeutung für die Heilung eines akuten Defektes zukommt. — Denn erstens verstreichen die keineswegs so sehr unverschieblichen Falten der Magenstraße, wie Elze gezeigt hat, bei gefülltem Magen, also gerade zur Zeit der stärksten Verdauungstätigkeit vollständig, so daß der Magensaft auch an der kleinen Kurvatur überall in gleicher Weise einzuwirken vermag, wie an anderen Stellen des Magens und ferner wird, wie das Schleimhautrelief des Magens überhaupt, die Magenstraße in sehr vielen Ulkusfällen nur durch ganz niedrige und schmale Falten gebildet oder sie fehlt sogar ganz, wie z. B. Orator nur in jedem 2. Fall seiner Ulkusfälle eine solche entwickelt sah. Auch findet eine Säuresekretion doch nicht nur auf der Höhe der Falten, sondern auch in den zwischen diesen gelegenen Tälern statt, ebenso an den eingerollten Schleimhauträndern eines akuten Defektes, so daß bei völliger Überdachung auch nur eines einigermaßen größeren Defektes erst recht an eine örtliche Anhäufung und mangelhafte Bindung des sauren Magensaftes an dieser Stelle gedacht werden könnte, namentlich bei tiefer gehenden Defekten, bei welchen sich die überdachende Schleimhaut nicht unmittelbar auf den Geschwürsgrund auflegen kann, so daß ganz oder teilweise geschlossene Buchten durch die Einrollung der Schleimhaut geschaffen werden. Wird doch gerade von Aschoff und seinen Schülern selbst betont, daß bei chronischen Geschwüren die durch die überhängende Schleimhaut des Geschwürsrandes geschaffene Bucht besonders geeignet sei für eine Aufstauung des Magensaftes und von Speiseteilen. Ganz unrichtig ist es vollends, daß ein Magengeschwür so lange nicht heilen könne, als der Magensaft Zutritt habe. Diese Behauptung steht in unbedingtem Widerspruch zu allen klinischen und anatomischen Erfahrungen. Heilen doch auch beim Tier die umfangreichsten experimentell angelegten, selbst bis in tiefere Schichten der Magenwand reichenden Defekte, bei welchen von einer wesentlichen Deckung durch Einrollung der Schleimhaut oder durch benachbarte Falten gar nicht die Rede sein kann, mit größter Sicherheit schon in kurzer Zeit. So konnten Kirch und Stahnke erst kürzlich wieder bei ihren Versuchen über die Bedeutung des Soorpilzes für das chronische Ulkus beobachten, daß selbst talergroße, durch Abtragung der Schleimhaut erzeugte Defekte in der Pars pylorica des Hundes schon nach 11 Tagen sich bis zu kaum Linsengröße verkleinert hatten und nach 19 Tagen unter Bildung einer kleinen strahligen Narbe völlig geheilt waren. Auch spricht es gewiß nicht für die angeführte, von Aschoff und Bauer vertretene Ansicht, wenn Orator in 6 Fällen von jüngeren Geschwüren, in welchen der Ausgangspunkt noch zu bestimmen war, dieser viermal auf der Höhe der seitlichen Falten und zweimal auf der Höhe der inneren hinteren Falte der Magenstraße sich befand.

Aschoff selbst hat sich übrigens dahin geäußert, daß bei der zukünftigen Forschung über die Beziehung des Isthmus zur Geschwürsbildung auch die Histologie der das Geschwür umgebenden Schleimhaut zwecks Zurechnung derselben zum Gebiet der Pylorusdrüsen, Fundusdrüsen oder zu der Übergangszone zu berücksichtigen sei.

So bedarf die Frage, auf welche Weise hauptsächlich der saure Magensaft hemmend auf die Heilung eines Geschwüres einwirkt, noch der weiteren Klärung. Eine mehr oder weniger schädigende Einwirkung des Magensaftes auf das im Geschwürsgrund freiliegende Gewebe der tieferen Schichten der Magenwand muß unbedingt angenommen werden. Diese Annahme wird auch durch die angeführten Einwände Askanazys nicht widerlegt. Denn man muß mit der Möglichkeit rechnen, daß die in der Exsudat- und Nekroseschicht beobachteten roten Blutkörperchen, zumal wenn es sich um Operationsobjekte handelte, bei welchen während des Lebens am Magen hantiert worden ist, erst vor kurzem dorthin gelangt und der weiteren Einwirkung des Magensaftes entzogen waren. Auch handelt es sich bei der Einwirkung des Magensaftes auf das Gewebe des Geschwürsgrundes doch nicht nur um eine solche der HCl allein, sondern um eine kombinierte Wirkung dieser und des in ihm enthaltenen Pepsins, ja unter Umständen kann auch Trypsin in Betracht kommen. Auch darf man nicht vergessen, daß beim chronischen Geschwür es sich oft um ein schlecht ernährtes und daher jedenfalls in seiner Widerstandskraft geschwächtes Gewebe handelt. Ebenso läßt sich die schädigende Wirkung des Magensaftes auf die äußere Haut bei Magenfisteln nicht bestreiten. Es muß aber auch die Möglichkeit in Betracht gezogen werden, daß durch die so häufig mit der Anwesenheit eines Ulkus verbundene Superazidität bzw. Supersekretion, sei es durch Reizung der im Geschwürsgrund gelegenen Nerven, sei es aus anderen Ursachen Krämpfe, namentlich des Pylorus ausgelöst werden, welche durch Zerrung des Geschwüres und Erzeugung von Kreislaufstörungen in seinem Bereich die Heilungsvorgänge beeinträchtigen müssen, indem sie das Gewebe für die Einwirkung des Magensaftes förmlich vorbereiten. (S. Nachtrag S. 754).

Auf diese Verhältnisse wird bei Besprechung neurogener Ursachen für das chronische Geschwür nochmals zurückzukommen sein. —

b) Einfluß des Antipepsingehaltes des Blutes.

Auch der Verminderung des Antipepsingehaltes des Blutes bzw. des Magensaftes hat man eine ursächliche Bedeutung nicht nur für die Entstehung des akuten, sondern auch des chronischen Magengeschwüres zugeschrieben. STILLER hat bei Ulkuskranken eine Herabsetzung des Antipepsingehaltes gefunden. Auch KATZENSTEIN (1) glaubt, daß das Magengeschwür deshalb nicht zur Heilung komme, weil das normale Verhältnis zwischen dem Pepsingehalt des Magensaftes und des Antipepsingehaltes der Magenwand sich zu Ungunsten des letzteren verschoben habe. Er stützt sich bei dieser Ansicht auf das Ergebnis von Tierversuchen, in welchen er nach künstlich angelegtem Defekt der Magenwand in diese selbst oder in die Blutbahn zur Zerstörung des Antipepsins schwache Lösungen von HCl und orthophosphorsaurem Natron einspritzte. Auf diese Weise gelang es ihm dem menschlichen Ulkus ähnliche Geschwüre von geringerer Heilungsneigung zu erzeugen. Auch will er durch Verabreichung von Antipepsin bei Ulkuskranken günstige Erfolge beobachtet haben. Vielleicht ist die durch die Statistik festgestellte geringere Heilungstendenz der Geschwüre des Fundus darauf zurückzuführen, daß hier am meisten Pepsin gebildet wird. WOLFF (und HIRSCH) konnten jedoch bei einer Reihe von Ulkusfällen in verschiedenen Stadien keine Verminderung des Antipepsingehaltes finden. Er zeigte sich schwankend und durchschnittlich ebenso hoch wie bei anderen Fällen, wo ein Ulkus auszuschließen war.

LIEBLEIN fand auch den Antipepsingehalt des Blutes bei Ulkuskranken wechselnd, doch glaubt er, daß es im Verlauf eines Ulkus Zeitabschnitte gibt, in welchen das Blut einen sehr geringen antipeptischen Index aufweist. Auch BLUM und FULD waren bei ihren Untersuchungen zu keinem einheitlichen Ergebnis gelangt und WOLFF (und HIRSCH) konnten keinen auffälligen Mangel bei Ulkuskranken nachweisen. LATZEL (1) fand den Antipepsingehalt des Blutes bei Ulkusfällen sogar erhöht. Nach KATZENSTEIN (1) wäre diese Erscheinung damit zu erklären, daß bei chronischem Ulkus infolge der gewöhnlich bestehenden Hypersekretion auch eine Überproduktion von Pepsin vorhanden sei, welche dann durch Mobilmachung der Ersatzkräfte auch eine gesteigerte Bildung von Antipepsin auslöse. STÖRK ist der Meinung, daß des Epithels beraubte Stellen, also auch der Geschwürsgrund, der schützenden Einwirkung des Antipepsins entbehrten. (S. Nachtrag S. 766.)

Jedenfalls sind die bisherigen Forschungsergebnisse über die Bedeutung des Antipepsins für die Pathogenese sowohl des akuten als auch des chronischen Ulkus so unsicher und zum Teil widersprechend, daß bestimmte Schlüsse aus ihnen nicht gezogen werden können. Eher wäre nach den neueren Untersuchungen von ENDERLEN, FREUDENBERG und v. REDWITZ daran zu denken, daß der von STUBER behauptete Einfluß des Trypsins auf die Entwicklung chronischer Geschwüre (vgl. S. 630) für manche Fälle in Betracht kommen könnte. —

IV. Infektiöse und infektiös-toxische Einflüsse.
Der Soorpilz.

E. Neumann hat wohl zuerst in bestimmter Form dem Gedanken Ausdruck gegeben, daß auch das Chronischwerden des Ulcus simplex durch infektiöse Einflüsse bedingt sein müsse. Denn es könne diese Erscheinung nur auf einer Nekrose erzeugenden Schädlichkeit beruhen, welche diese Wirkung auch auf angrenzendes Organgewebe übertrage. Da Neumann eine derartige Wirkung des Magensaftes bestritt, so erschien ihm nur eine infektiöse Ursache möglich. Auf die Kokkenbefunde Böttchers bei chronischem Ulkus wurde bereits in dem Abschnitt über die Infektionstheorie des akuten Geschwüres hingewiesen.

Man kann ja wohl auch annehmen, daß die im Geschwürsgrund älterer, namentlich kallöser Geschwüre mit buchtigen Rändern nicht selten vorhandenen Bakterien und andere Mikroorganismen, sei es durch unmittelbare entzündliche Reizung oder sonstige Schädigung des Gewebes, sei es durch Zersetzung des in den Buchten aufgestauten Mageninhalts, ebenfalls die Heilungsvorgänge ungünstig zu beeinflussen vermögen. Gleichwohl dürfte diesem Faktor unter allen bis jetzt für den chronischen Charakter eines Ulkus in Betracht kommenden Ursachen wohl die geringste Bedeutung zukommen, zumal in sehr vielen Fällen von ausgesprochen chronischen Geschwüren der Geschwürsgrund ganz oder nahezu frei von Bakterien, Sproß- oder Schimmelpilzen sein kann.

Diese Auffassung wird auch durch neuere Tierversuche Nicolaysens bestätigt. Er konnte nämlich nach Verfütterung von Kulturen eines aus einem chronischen menschlichen Ulkus gezüchteten und für Kaninchen pathogenen Pilzes bei Kaninchen, bei welchen zuvor auf operativem Weg ein künstliches Geschwür des Magens angelegt worden war, wohl in einer Anzahl von Versuchen eine Ansiedlung des Pilzes im Geschwürsgrund, in einzelnen Versuchen auch Durchbruch des Geschwüres, niemals aber die Umwandlung eines solchen in ein chronisches Geschwür, bzw. eine wesentliche Verzögerung der Vernarbung beobachten. Zu dem gleichen Ergebnis kam, wie bereits früher erwähnt wurde, Litthauer bei nachträglicher Infektion operativer Magenschleimhautdefekte mit Bacterium coli. Immerhin könnte man sich wohl vorstellen, daß der großen Schwankungen unterworfene Zustand bald völlig fehlender, bald heftiger entzündlicher Reaktion des chronischen Ulkus, wie er auch in der sog. „flammenden Röte" der Serosa zum Ausdruck kommt und wie er von R. Schmidt (3) und Fr. König (3) wieder besonders hervorgehoben worden ist, durch zeitweilige stärkere Einwirkung infektiöser Vorgänge vom Geschwürsgrund aus bedingt sei.

Auch für den Soorpilz, welchen in neuester Zeit Askanazy (6) für den chronischen Charakter vieler Fälle von Magengeschwür verantwortlich gemacht hat, muß jedoch angenommen werden, daß ihm tatsächlich eine wesentliche Bedeutung nicht zukommt. Wohl konnten Askanazy und Hartwich nicht nur in Erosionen und frischen Geschwüren, sondern namentlich in der Mehrzahl chronischer Geschwüre sowohl von Leichen als auch von operierten Fällen den Soorpilz im Geschwürsgrund nachweisen. In den Fällen Askanazys fanden sich meistens nur Gonidien, seltener auch Fäden, in mehr als der Hälfte der Fälle mäßig bis recht reichlich, in den übrigen Fällen nur spärlich. Die stärksten Wucherungen fanden sich in dem an der Oberfläche des Geschwürsgrundes befindlichen freien Exsudat und besonders in der Schicht der fibrinoiden Nekrose, also gerade in Zonen der akut entzündlichen Erscheinungen. Mehrfach konnte auch ein Vordringen des Pilzes bis in die Granulationszone hinein, ähnlich wie es bereits von HELLER (1, 2) in einem Fall beobachtet worden ist, festgestellt werden. HARTWICH vermochte in 7 Fällen von hämorrhagischen Erosionen, 8 Fällen von chronischem Ulcus ventriculi und bei 4 Duodenalgeschwüren, welche bei Sektionen gefunden worden waren, sowie bei 5 durch Operation gewonnenen chronischen Magengeschwüren fast stets den Soorpilz durch das Kulturverfahren und bei den Geschwüren auch im histologischen Präparat nachweisen. Allein bei den Erosionen fand er sich nur 1mal innerhalb eines oberflächlichen Blutaustrittes, sonst nur in den die Erosion bedeckenden Blutgerinnseln. In 2 Fällen fehlte er gänzlich. Bei den von der Leiche stammenden Magen- und Duodenalgeschwüren, sowie bei den durch Operation gewonnenen Geschwüren wurde der Soorpilz wohl im Gewebe selbst, und zwar fast stets in der an die nekrotische Schicht sich anschließenden entzündlichen Infiltrationszone, namentlich in den Buchten des Geschwürsrandes angetroffen, allein fast in allen Fällen nur in vereinzelten Gonidien oder doch nur in ganz geringer Anzahl. Nur in 3 Fällen wurden stärkere Anhäufungen beobachtet, von welchen einer ein operiertes Ulkus betraf. Die in 2 Fällen von Durchbruch festgestellte Ansiedelung des Soorpilzes auch im Rand der Perforationsöffnung ist jedenfalls als sekundär zu betrachten.

Auch CAFASSO, DE VECCHI und MERKE schlossen sich der Auffassung ASKANAZYS von der Bedeutung des Soorpilzes für die Entstehung und das Chronischwerden des Magengeschwüres an. CAFASSO konnte den Soor besonders bei bestehender Stenose nachweisen. Die Untersuchungen MERKES erstrecken sich auf 12 operierte Magengeschwüre, wovon 9 den Soorpilz enthielten. Er fand, daß der Soor an einzelnen Stellen die nekrotische Zone überschritt und in die Granulationsschicht eindrang. Ebenso fand sich Oidium in Fällen von Durchbruch im Exsudat der Bauchhöhle. Auch konnte MERKE, ähnlich wie PICK, in einem Fall von frischer Magenblutung in dem Ulkus eine Annagung der Wand eines Arterienstämmchens im Geschwürsgrund durch den Soorpilz beobachten. Es ist jedoch auffallend, daß nach der Abbildung jede Spur irgendwelcher Reaktion von seiten der Gefäßwandelemente gegenüber den eingedrungenen Soorfäden, sowie Erscheinungen einer Schädigung der Gefäßwand vollkommen fehlen. Erwähnt sei, daß MERKE nach Einspritzung eines Soorauszuges bei Ulkus-Kranken in einzelnen Fällen eine ähnliche Reaktion der Haut feststellen konnte, wie sie bei Tuberkulose nach Tuberkulineinspritzung beobachtet wird. Allein THOMAS sah bei ähnlichen Untersuchungen an soorkranken Kindern die gleiche Reaktion nicht nur bei diesen, sondern auch bei gesunden Kindern eintreten. In neuester Zeit hat dann ASKANAZY (7) selbst wieder von 19, teils durch Operation, teils durch Sektion gewonnenen Geschwüren in den meisten Fällen teils im histologischen Präparat teils durch das Kulturverfahren den Soorpilz nachgewiesen, bei einem durchgebrochenen Geschwür des Magens ebenfalls im Exsudat. Auch hat ASKANAZY durch eine Reihe von hauptsächlich an Meerschweinchen und Kaninchen ausgeführten Experimenten durch Infektion mit dem Soorpilz nicht nur akute, sondern auch chronische Magengeschwüre zu erzeugen versucht. Die Versuche wurden in verschiedener Weise angestellt. So wurden bei einem Teil derselben kleine Mengen vom Belag des Geschwürsgrundes menschlicher Ulzera in die verletzte Magenschleimhaut in der Nähe der kleinen Kurvatur eingerieben, bei anderen Versuchen Reinkulturen des Soorpilzes in eine gequetschte, kürettierte oder verätzte Stelle der Schleimhaut eingeimpft oder es wurden nach örtlicher Schädigung der Schleimhaut unter wechselnden Bedingungen Soorkulturen durch Verfütterung in den Magen eingeführt. Bei einem Teil der Tiere wurden gleichzeitig Arterien und Venen unterbunden, oder auch Eingriffe am Vagus vorgenommen. Auch Versuche mit Mischinfektionen wurden angestellt. Bei einem Teil der Versuche lag die

Versuchsdauer unter 1 Monat, so daß bei den hier erzielten Geschwüren von einem chronischen Charakter wohl überhaupt nicht gesprochen werden kann. Bei den 18 über einen Monat dauernden Versuchen mit menschlichem Geschwürsbelag wurde fünfmal (Versuch 19, 20, 21, 22, 24) Geschwürsbildung, einmal (Versuch 23) Narbenbildung beobachtet. Bei einem dieser Geschwüre (Versuch 20) konnten jedoch nur Kokken und Stäbchen gefunden werden, bei Versuch 22 ist über den bakteriologischen Befund nichts ausgesagt. Das gleiche gilt für Versuch 24, bei welchem neben kleinen Erosionen auf dem Boden einer Narbe eine flache Ulzeration festgestellt wurde. Bei Versuch 21 fand sich ein „nicht mehr frisches" Geschwür von 3 mm Durchmesser neben Erosionen und Ekchymosen, bei welchem Soorfäden bis zur Granulationszone vordrangen. Nur bei Versuch 19 hatte sich im Lauf von 4 Monaten ein 3 mm breites und ebenso tiefes, die Muskularis völlig durchsetzendes Geschwür entwickelt, dessen Grund von schwieligem Narbengewebe gebildet wurde und welches sowohl in seinem makroskopischen als auch mikroskopischen Verhalten alle Eigenschaften eines menschlichen Ulcus chronicum erkennen ließ. An der Grenze zwischen nekrotischer Schicht und Granulationszone waren neben größeren Soorzellen typische bis in das lebende Gewebe vordringende Fäden nachweisbar. Die Stärke dieser Soorvegetation ist in der Beschreibung nicht angegeben. Auch bei den Fütterungsversuchen von einer Versuchsdauer von 2—18 Tagen wurden häufig Erosionen, Ekchymosen, Eiterungen und kleinere frische Geschwüre beobachtet, in welchen zum Teil das Oidium nachzuweisen war. Von den 15 über 1 Monat bis zu 2 Monaten dauernden Fütterungsversuchen ergaben 4 ein völlig negatives Ergebnis, bei 2 Versuchen hatte sich eine den Soor enthaltende Eiterung in der Nahtstelle entwickelt, während bei 9 Tieren neben Erosionen und Ekchymosen linsengroße Geschwüre nach ihrem histologischen Verhalten von chronischem Charakter im Magen (und Duodenum) festgestellt wurden, von welchen 6 den Soorpilz in wechselnder Menge enthielten. Bei 2 Versuchen (66, 67) fehlen ebenfalls Angaben über den Soorbefund.

Für die Beurteilung der Bedeutung aller dieser Versuche ist es nun von Wichtigkeit, daß, was Askanazy (7) selbst ausdrücklich hervorhebt, die Geschwürsentwicklung „nur ausnahmsweise an der Stelle der reinen Schleimhautverletzung, dagegen in der Regel im Bereich der Magenwunde" (Gastrotomie) stattgefunden hatte. Und zwar gilt dies auch für jene Versuche, bei welchen die verletzte Stelle unmittelbar mit Belagmasse von menschlichen Geschwüren oder Soorkulturen infiziert worden war.

Askanazy (7) unterscheidet Bilder oder Grade der Soorinfektion bei dem Ulkus. In den seltenen Fällen 1. Grades ist der ganze Geschwürsgrund bis zur Bauchfelloberfläche von mächtigen, an Fäden reichen Rasen oder von weit ausgeschwärmten Wucherungen der Soorzellen durchwachsen. In Fällen 2. Grades findet man den Soorpilz in der Exsudatschicht und in den nekrotischen und lebenden entzündlichen Zonen der Granulationsschicht, sowie der Geschwürsränder. Oder er findet sich nicht mehr in dem Exsudatbelag und der fibrinoiden Nekrose, sprießt aber in den lebenden Teilen des Gewebes fort. Das 3. Bild zeigt die Oidiumsprossung nur in der Exsudat- und Nekroseschicht. Bei dem 4. Bild kann der Soorpilz nur in den oberflächlichsten Teilen des Ulkusbodens nachgewiesen werden. —

Die pathogene Bedeutung des Soorpilzes für das Ulkus ist nach Askanazy (7) durch folgende Beobachtungen bewiesen: 1. durch sein außerordentlich häufiges Vorkommen im frisch operierten Ulkus, 2. durch sein oft entsprechendes Lageverhältnis zur Nekrose und frisch entzündlichen Reaktion, 3. durch seine manchmal erkennbare intrazelluläre Lage, 4. durch sein in wiederholten Fällen nachgewiesenes Vordringen in die Granulationszone bis zu völliger Durchwucherung des ganzen Geschwürsgrundes, in einzelnen Fällen mit Annagung von Gefäßen, sowie das in einem Fall [ASKANAZY (7)] beobachtete Vorkommen in einer epigastrischen Lymphdrüse. Ferner lasse sich die Entstehung der im Geschwürsgrund in der Regel anzutreffenden Nekroseschicht nur durch die Einwirkung von Mikroorganismen erklären, da nach der Ansicht ASKANAZYS, wie in dem Kapitel über die biochemischen Einflüsse bereits dargelegt wurde, dem Magensaft überhaupt nicht die Fähigkeit zukomme, lebendes Gewebe des Magens, auch nicht der freigelegten Submukosa oder Muskularis, abzutöten Auch die durch das Kulturverfahren nachgewiesene Tatsache, daß der Soorpilz am besten auf HCl, Pepsin und Glykogen enthaltenden Nährböden gedeiht, also ausgesprochen chlorazidophil und glykogenophil ist, sei für die Beurteilung seiner pathogenen Bedeutung für das Ulkus von Wichtigkeit, nachdem J. ARNOLD das sehr häufige Vorkommen von Glykogen im Epithel der Magenschleimhaut nachgewiesen hat und auch die in der entzündeten Schleimhaut und im Geschwürsgrund vorhandenen Leukozyten oft Glykogen enthalten. —

Die Befunde ASKANAZYS, HARTWICHS und der anderen genannten Autoren konnten jedoch von anderer Seite nicht in diesem Umfang oder überhaupt nicht bestätigt werden. STERNBERG (7) und NISSEN fanden den Soorpilz nur in einer geringen Zahl der von ihnen untersuchten Fälle, und zwar beschränkte er sich nach den Untersuchungen NISSENs nur auf den nekrotischen Bezirk des Geschwürsgrundes. Auch FRANK (STERNBERG), welcher unter 38 meistens frisch operierten Geschwüren den Soorpilz 21 mal im histologischen Präparat und 19 mal durch Züchtung (davon 8 bei der histologischen Untersuchung negativ!) nachweisen konnte, fand diesen stets nur auf die Exsudatschicht oder die nekrotische Zone beschränkt, niemals im lebenden Gewebe. GRUBER (3) und KRATZEISEN vermißten ihn völlig und KIRCH und STAHNKE vermochten unter 37 auf 28 Fälle verteilten chronischen und subakuten, durch Operation gewonnenen Geschwüren des Magens nur in 6 Geschwüren (d. i. in 16,2% aller Geschwüre und in 21,4% der Fälle) den Soorpilz nachzuweisen, und zwar fand er sich in 2 Fällen in großen Massen, in 2 Fällen ebenfalls recht reichlich, in den beiden anderen Fällen dagegen nur in spärlicher Zahl. Von Interesse ist es, daß von den 6 Fällen mit mehrfachen Geschwüren, wie in einem gleichen Fall ASKANAZYs (7), nur in einem einzigen Geschwür Soor angetroffen wurde. Ausnahmslos waren bei sämtlichen positiven Befunden die Soorpilze auf die Exsudatschicht und die fibrinoide Schicht beschränkt, ein Eindringen in das Gewebe konnte von KIRCH und STAHNKE niemals beobachtet werden. Auch bestand zwischen den soorhaltigen und soorfreien Geschwüren weder hinsichtlich des makroskopischen noch des mikroskopischen Verhaltens irgendwelcher Unterschied. Wenn es auch v. MEYENBERG gelang ihn aus 4 frisch exstirpierten Geschwüren in Reinkultur zu züchten, so weist ASCHOFF (2) mit Recht darauf hin, daß die Frage von der wirklichen ätiologischen Bedeutung des Soorpilzes für das Chronischwerden des Ulkus ausschließlich durch die histologische Untersuchung zu klären sei. Auch die Tierversuche KIRCHs und STAHNKEs sprechen durchaus gegen eine wesentliche ätiologische Bedeutung des Soorpilzes in der Entstehung des chronischen Ulkus. Sie legten bei Hunden nahe dem Pylorus durch Abtragung der Schleimhaut talergroße Defekte an und bestrichen diese mit Reinkulturen des Soors. Außerdem wurde den operierten Tieren täglich noch je eine Traubenzuckeragarkultur durch Verfütterung zugeführt. In einem Teil der Fälle wurden außer Soorpilzen auch noch Hefe oder Sarzine oder beide in Reinkultur in den Defekt eingerieben, auf Grund der Erwägung, daß möglicherweise eine Symbiose des Soors mit diesen Pilzen bestehe und seine Pathogenität durch ihre

Anwesenheit verstärkt werden könne. In einigen Fällen wurde ferner gleichzeitig eine völlige Querdurchschneidung des Lig. hepato-gastricum vorgenommen, so daß alle zur kleinen Kurvatur gehenden Gefäße und Nerven durchtrennt waren. Gleichwohl konnte bei keinem einzigen der Versuchstiere auch nur die geringste Verzögerung in der Heilung der Defekte beobachtet werden. Schon nach 11 Tagen hatten sich diese bis zu kaum Linsengröße verkleinert und nach 19 Tagen waren die so erzeugten Geschwüre unter Bildung einer kleinen sternförmigen Narbe völlig abgeheilt.

Aber auch den positiven Ergebnissen der Versuche Askanazys (7) kann keine große Beweiskraft für die ätiologische Bedeutung des Soorpilzes bei der Entstehung des chronischen Magengeschwüres, wie des Ulkus überhaupt, zugesprochen werden in Hinblick auf die Tatsache, daß die experimentell erzeugten Geschwüre fast ausnahmslos ihren Sitz nicht an der Impfstelle, sondern in der Naht der Gastrotomiewunde hatten. Diese Tatsache beweist vielmehr, daß die zur Verwendung gelangten Versuchstiere gegenüber dem Soor offenbar einen ganz anderen Grad der Empfindlichkeit besitzen, als es beim Menschen der Fall ist. Denn bei diesem dürfte eine wirksame Soorinfektion der Gastrotomiewunde mindestens zu den allergrößten Seltenheiten gehören, obgleich doch die jährlich ausgeführten Magenoperationen nach Tausenden zählen und der Soorpilz gerade bei den hierbei in Betracht kommenden Erkrankungen am häufigsten im Magen angetroffen wird. Überhaupt scheint der Soor auf Grund der klinischen Erfahrung, wenigstens beim Erwachsenen, fast nur bei allgemeiner starker Schwächung der Widerstandskraft des ganzen Körpers und auch dann nur fast stets in der Speiseröhre, selten auch im Magen, sich in den Geweben anzusiedeln und in diese einzudringen, weshalb sein Auftreten bekanntlich auch als ein prognostisch ungünstiges Zeichen betrachtet wird.

Auch der Einwand, daß das Vorkommen des Soorpilzes sich in den meisten Fällen auf die Exsudatschicht und die nekrotische Zone beschränkt und nur selten ein Vordringen in das lebende Gewebe beobachtet wird, wird durch den Hinweis Askanazys (7), daß in einem von ihm beobachteten Fall von durch Staphylokokken bewirkter Ausscheidungsnekrose der Magenschleimhaut die Bakterien ebenfalls nur in dem nekrotischen Teil lagen, nicht entkräftet. Denn im letzteren Fall handelt es sich doch um ein einmaliges akutes Ereignis, während die nekrotische Zone des Grundes eines chronischen Magengeschwüres durch immer wiederkehrende Nekrose der sich stetig erneuernden Granulationszone entsteht. Ist daher diese immer wiederkehrende Nekrose wirklich auf den Soorpilz zurückzuführen, so muß auch das Vordringen des Soorpilzes in die tieferen Schichten der Granulationszone geradezu als eine Forderung bezeichnet werden. Übrigens hat Askanazy (7) selbst bemerkt, daß die oberflächliche Nekrose des Geschwürsgrundes sehr wohl auch in einer durch sich wiederholende Krämpfe kleiner Arterienästchen bedingten Gefäßsperre ihre Entstehungsursache haben und ein Soorbefund in der nekrotischen Zone auch als eine sekundäre Ansiedelung betrachtet werden könne.

Gleichwohl ist auf Grund einzelner Befunde Askanazys (6) und Hartwichs, welche tatsächlich ein reichlicheres Vordringen des Soorpilzes bis in die entzündliche Granulationsschicht des Geschwürsgrundes zeigten, in Verbindung mit der bereits zuerst von Zenker (1), später auch von E. Wagner, Parrot, Heller (1), Nauwerck (1), M. B. Schmidt, Schmorl (1) u. a. bewiesenen Tatsache, daß der Soorpilz nicht nur tiefer in das Gewebe, sondern selbst in die Gefäße einzudringen und Metastasen in anderen Organen zu erzeugen vermag, gewiß nicht zu leugnen, daß solche stärkere Soorsiedelungen im Grund eines Magengeschwüres ebenfalls geeignet sein können auf die Heilung hemmend einzuwirken. Ebenso gewiß darf man aber annehmen, daß dieser hemmende Einfluß im Verhältnis zu der

Wirkung anderer Faktoren ganz in den Hintergrund tritt, und zwar um so mehr, als das Vorkommen des Soors im Grund des chronischen Magengeschwüres keineswegs ein beständiges ist und er auch in den Fällen mit positivem Befund meistens in ganz geringfügigen und dazu noch oberflächlichen, oft nur auf die nekrotische Schicht beschränkten Wucherungen angetroffen wird. Dazu darf man bei Beurteilung der ursächlichen Bedeutung dieser Soorbefunde sowohl für die Entstehung des akuten als auch des chronischen Ulkus nicht vergessen, daß nach den Untersuchungen von Brünstein u. a. der Soorpilz in der Mundhöhle von beiläufig 40% auch gesunder Menschen angetroffen wird und daß Moppert und Kagen unter 113 Proben von Mageninhalt ihn im normalen Magen in 50%, im Ulkusmagen in 53% und bei nicht spezifischen Magenstörungen sogar in 67%, Crasset [Askanazy (7)] im Leichenmagen bei soorfreier Speiseröhre in 32 Fällen 20mal = 62,5% feststellen konnten. Es ist daher auch von geringer Bedeutung, wenn Cafasso unter 34 Fällen von Ulkuskranken in dem ausgeheberten Mageninhalt 18mal den Soorpilz nachweisen konnte.

Im Gegensatz zu Cafasso vermochten jedoch Kirch und Stahnke in dem ausgeheberten Mageninhalt von 30 Personen, unter welchen sich auch 10 klinisch, bzw. röntgenologisch oder operativ festgestellte Ulkuskranke befanden, nicht in einem einzigen Fall mit Sicherheit den Soorpilz zu finden. Es ist wohl möglich, daß die widersprechenden Befunde hinsichtlich des Vorkommens des Soorpilzes beim Ulkus, wie Kirch und Stahnke vermuten, vielleicht in örtlichen Verschiedenheiten in der Verbreitung des Soors begründet sind.

Übrigens verwahrt sich Askanazy selbst dagegen, daß er den Soorpilz etwa als „die Ursache" des Chronischwerdens des Magen- und Duodenalgeschwüres bezeichnet habe, wie er denn auch alle andern in Betracht kommenden Faktoren in vollem Maß würdigt. —

Wie weit und in welcher Weise vielleicht auch eine auf bakterieller Infektion beruhende Toxämie als Ursache für den chronischen Charakter eines Ulkus in Frage kommen könnte, läßt sich aus den bisherigen Forschungsergebnissen nicht erkennen. Gandy ist der Ansicht, daß der bei Toxämie aus dem hämorrhagischen Infarkt hervorgegangene akute Defekt durch Hinzutreten einer gewöhnlichen, reaktiven chronischen Entzündung in das chronische Ulkus übergeführt werde. —

V. Die neurogene Theorie und das Ulcus chronicum.

a) Die Zerrung des Geschwüres und Erzeugung von Blutleere durch die spastischen Kontraktionen der Magenwand. Retention durch Pylorospasmus. Supersekretion.

Die bei der Entstehung des akuten neurogenen Geschwüres wirksamen Faktoren kommen in gleicher Weise auch für das chronische Geschwür in Betracht, gleichviel aus welcher Ursache ein solches primär hervorgegangen ist. In erster Linie sind es jedenfalls die sich stets wiederholenden Krampfzustände der Magenmuskulatur, wahrscheinlich auch der Magenarterien, welche den Heilungsvorgang eines akuten Geschwüres ungünstig beeinflussen müssen. Bei den primären neurogenen Geschwüren beruhen diese Krämpfe auf einer primären (im Verhältnis zum Geschwür) Neurose des Magens und waren bereits die Ursache der primären Geschwürsbildung, wirken aber nach Entstehung des Geschwüres fort und erfahren durch dessen Anwesenheit eine weitere Verstärkung. Bei den aus anderen Ursachen entstandenen Geschwüren werden die Krämpfe erst durch das Geschwür ausgelöst. Wie das Geschwür tatsächlich,

ähnlich wie eine Fissura ani, als ein Reizzentrum für die Auslösung von krampfhaften Zuständen wirkt, zeigen am klarsten der bei Anwesenheit eines Ulkus
zu beobachtende anatomisch-spastische und namentlich der rein spastische Sanduhrmagen, bei welchen bekanntlich die tiefe an der großen Kurvatur
gelegene Kontraktionsfurche auf dem Röntgenbild wie ein „Finger" auf das
gegenüberliegende Geschwür hinweist (Abb. 58, S. 450). Gerade an der Übergangszone zwischen Corpus und Vestibulum konnte auch Aschoff eine besonders starke Erregbarkeit der Muskulatur nachweisen. Auch hatten Be-
rührungen der Serosa mit der Messerspitze namentlich am Pyloruskanal in
der Nähe der kleinen Kurvatur stets lebhaftere Wirkungen zur Folge als an
der großen Kurvatur.

Da besonders im späteren Alter, in welchem die Arteriosklerose als
Ursache für die Entstehung eines Ulkus in Betracht kommt, dieses nicht
selten ganz symptomlos verläuft, so ist es wahrscheinlich, daß die oft sehr
schweren das Ulkus begleitenden Krämpfe hauptsächlich bei
primär neurogen entstandenen Geschwüren vorkommen und hier
großenteils durch die bestehende Neurose bedingt sind, daß sie aber bei
den aus anderen Ursachen entstandenen Geschwüren wahrscheinlich nur dann
zustande kommen, wenn Nerven im Geschwürsgrund freiliegen, bzw.
in die entzündliche Infiltrationszone der oberen Schichten desselben hereinbezogen
oder wenn solche in das schrumpfende Narbengewebe eingebettet sind und bei
den Magenbewegungen eine stärkere Zerrung erfahren.

Wie in dem Abschnitt über die Histologie des chronischen Magengeschwüres
gezeigt wurde, werden tatsächlich auch entzündliche und degenerative Veränderungen an den in die Ulkusschwiele eingebetteten Nerven gefunden. Namentlich Askanazy (6) konnte solche wiederholt bei seinen Untersuchungen feststellen
und man muß ihm zustimmen, wenn er auf Grund seiner Befunde sagt, daß man
in Zukunft nicht nur an das Zentralnervensystem oder das außerhalb des Magens
gelegene Nervensystem, sondern auch an das Schicksal des Nervenapparates
im erkrankten oder erkrankt gewesenen Magen zu denken habe, wenn man die
örtlichen und allgemeinen nervösen Störungen eines Ulkuskranken erklären wolle.
Ploenies hat übrigens bereits auf die Bedeutung der im Geschwürsgrund
freiliegenden Nerven in dieser Beziehung hingewiesen.

Wie die krampfhaften Kontraktionen des Magens, namentlich seiner Ringmuskulatur, bei den besonderen anatomischen Verhältnissen und der funktionellen Leistung der kleinen Kurvatur, sowie bei dem eigenartigen topographi-
phischen Verhalten der Muskulatur im Rand von tieferen Geschwüren stärkste
Zerrung des Geschwürsgrundes bewirken und dadurch einen in hohem Grad
hemmenden Einfluß auf die Vernarbung ausüben müssen, wurde bereits im
vorigen Abschnitt ausführlich erörtert. Von Bedeutung für diese Verhältnisse
ist es, daß Askanazy (7) in den am Geschwürsrand ansetzenden Teilen der
Muskularis die Erhaltung des gangliösen Apparates des Plexus myogastricus
nachweisen konnte. Sehr richtig hebt Westphal (2) hervor, daß dieser
Sanduhrspasmus bei den Magenbewegungen auch wie ein Wehr wirke,
durch welches der ganze Mageninhalt an der kleinen Kurvatur entlang gerade
auf das hier befindliche Geschwür zugeleitet werde, so daß der Sanduhrspasmus auch eine mechanische Schädigung des Geschwüres durch den Mageninhalt bewirke. Die gegenteilige Ansicht Forsells und Fleiners (5), daß der
Sanduhrspasmus den Mageninhalt von der kleinen Kurvatur ablenke und
dadurch das Ulkus schütze, ist nach Westphal (2) schon deshalb unhaltbar, weil
die Ulkusnische weitaus in der Mehrzahl der Fälle nicht unterhalb, sondern in
gleicher Höhe mit der spastischen Einziehung sich befindet oder diese selbst
auf den oberen Rand der Nische hinweist.

Ganz besonders stark muß in diesem Sinn auch ein Krampf der kräftigeren Muskulatur der Pars pylorica und des Pylorusringes auf ein hier befindliches Geschwür wirken. Auch werden die spastischen Kontraktionen gerade dieser starken Muskulatur noch mehr geeignet sein durch Kompression der Gefäße anhaltende Blutleere oder auch eine akute Stauung im Bezirk des Geschwüres und seiner Umgebung zu erzeugen.

Nach HART (3) findet sich bei den parapylorischen Geschwüren so gut wie stets eine deutliche Hypertrophie der Pylorusmuskulatur, welche um so stärker ist, je näher das Geschwür am Pylorusring gelegen ist. Dadurch entsteht eine Verengerung der Pars pylorica, welche verstärkte Kontraktionen der Muskulatur zur Überwindung des Hindernisses zur Folge hat. WESTPHAL (2) weist darauf hin, daß dadurch der Mageninhalt mit ganz besonderer Strömungsgeschwindigkeit und Wucht hinausgetrieben wird und auf einen an der Stelle der stärksten Verengerung gelegenen Defekt einen besonders starken Reiz ausüben müsse.

Wie die bei Ulkuskranken auftretenden Krämpfe auch mechanisch ein bestehendes Geschwür ungünstig beeinflussen müssen, hat v. BERGMANN selbst bereits ausgeführt. Er sagt: „Gerade, daß bei jeder Nahrungsaufnahme von neuem das Ulkus oder die dort bloßliegenden Nervenendigungen in einen Reizzustand versetzt werden, der durch spastische Kontraktionen beantwortet wird, eine Kontraktion, die Stunden anhält und oft den Magen vollkommen in 2 Säcke abschnürt, muß fraglos wieder ein mechanisch förderndes Moment für weitere Schädigung des Ulkusgrundes sein.‟ Und weiter fährt er fort: „Das Ulkus erzeugt immer wieder von neuem Spasmen, diese bedingen sowohl ischämische Ernährungsstörungen, als auch wirken sie selbst als ein mechanisches Moment im Sinn von allgemeinen Verengerungen des Magenlumens oder lokaler Änderungen im Magenrelief und tragen so zur Förderung des Ulkus auch im mechanischen Sinn bei.‟ In ähnlichem Sinn hat auch ROESSLE sich ausgesprochen.

Es braucht übrigens wieder nur auf die Fissura ani hingewiesen zu werden, um zu zeigen, wie außerordentlich ungünstig anhaltende Krämpfe der Muskulatur auf die Heilung eines Geschwüres einwirken können.

Eine weitere bedeutsame Ursache, durch welches im besonderen der durch die Anwesenheit eines Ulkus hervorgerufene Pylorospasmus schädigend auf das Ulkus einwirken muß, ist die durch diesen gestörte normale Entleerung des Magens, die anhaltende Stauung seines Inhaltes. Ebenso kommt die gestörte Magensekretion in Betracht, welche in Superazidität und verstärktem Magensaftfluß sich äußert, wodurch ebenfalls, namentlich auch durch stärkere Einwirkung auf die im Geschwürsgrund freiliegenden Nerven, Krämpfe ausgelöst werden [J. KAUFMANN (2)]. Wie tatsächlich durch ein vorhandenes Ulkus die Sekretion des Magens gesteigert wird, konnte von PAWLOW auch experimentell festgestellt werden, indem er bei Hunden, bei welchen in dem angelegten Magenblindsack sich ein Ulkus gebildet hatte, auf einen bestimmten Nahrungsreiz eine bedeutend stärkere Abscheidung von Magensaft beobachtete als unter normalen Verhältnissen.

Auch PLOENIES vertritt daher die Ansicht, daß durch die Reizung des Geschwürsbodens ein andauernder Magensaftabfluß entstehe, welcher auch im leeren Magen anhalte und die bekannten Anfälle von Heißhunger bei den Ulkuskranken veranlasse. Wie tatsächlich die Sekretion durch das Ulkus beeinflußt wird, ist auch daraus zu ersehen, daß eine vorhandene Superazidität in allen Fällen von Ulcus ventriculi nach der Operation sinkt, oft bis zur Norm, nicht selten selbst unter die Norm, um dann wieder zu dieser zurückzukehren. —

b) Die günstige Beeinflussung von Geschwüren durch Gastroenterostomie.

Bedeutungsvoll wäre ferner die zuerst von Clairmont (2) hervorgehobene und dann auch besonders von K. Schwarz betonte Tatsache, daß durch die Gastroenterostomie die an und vor dem Pylorus gelegenen Geschwüre zur Heilung gebracht oder wenigstens so günstig beeinflußt wurden, daß die subjektiven Beschwerden verschwinden. Ja es soll in einer Anzahl von Fällen beobachtet worden sein, daß selbst kallöse durch Gastroenterostomie behandelte Geschwüre samt den vorhanden gewesenen Verwachsungen bei später aus andern Ursachen wiederholtem Bauchschnitt scheinbar völlig ausgeheilt angetroffen wurden.

So haben Brenner (3) und König (2) solche Fälle mitgeteilt. In dem Fall Königs handelte es sich um einen Mann, bei welchem wegen eines großen, harten, auf die vordere und hintere Wand des Pylorus übergreifenden Ulkustumors die Gastroenterostomie gemacht worden war. Als er 8½ Monate später wegen einer Hernie zum zweiten Mal laparotomiert wurde, soll der Tumor völlig verschwunden gewesen sein. Allerdings fehlt fast bei allen diesen Beobachtungen der augenscheinliche Befund für die wirkliche Heilung des Geschwüres. Nur in dem bereits früher angeführten Fall J. Kaufmanns (1) konnte tatsächlich die Vernarbung eines Pylorusgeschwüres bei der 3¼ Jahre nach Ausführung der Gastroenterostomie vorgenommenen Sektion bestätigt werden.

Die von Payr (8) hervorgehobene Tatsache, daß die Gastroenterostomie, und zwar nicht nur bei den pylorusfernen, sondern auch den pylorusnahen Geschwüren weder vor erneuter, ja tödlicher Blutung, noch vor Perforation, noch vor Entstehung neuer Geschwüre schütze, läßt es allerdings doch recht fraglich erscheinen, ob eine wirkliche Vernarbung auch größerer und kallöser Geschwüre durch die genannte Operation häufiger stattfindet. Tatsächlich konnte Haudeck (3) bei 54 gastroenterostomierten Fällen von chronischem Ulkus 26 mal das Wiederauftreten der Beschwerden feststellen und bei 20 von diesen wies das Erhaltenbleiben der Nische mit Sicherheit auf das Fortbestehen des Leidens hin.

Die Angaben Fibigs, daß beim Hund durch Schleimhautexzision und HCl-Ätzung hergestellte Geschwüre bei gleichzeitiger oder nachträglicher Gastroenterostomie schneller zur Heilung gelangen als ohne diese, konnte von Clairmont (2) nicht bestätigt werden. Auch Borszeky und Baron konnten nicht finden, daß die Heilung durch Formalineinspritzung in die Magenwand von Hunden erzeugter präpylorischer Geschwüre durch gleichzeitige Ausführung der Gastroenterostomie beschleunigt worden wäre.

Auch ist es keineswegs klar, welche Faktoren nach der Gastroenterostomie für die Heilung der pylorischen bzw. präpylorischen Geschwüre hauptsächlich in Betracht kommen. Stromeyer meint, daß die günstigen Heilerfolge darauf zurückzuführen seien, daß solche Geschwüre nicht mehr chemisch, vor allem aber auch nicht mehr mechanisch gereizt würden und sich daher von den Rändern her mit Epithel bedecken könnten, da die Speisen nach der Gastroenterostomie nicht mehr an ihnen vorbeigeschoben werden. Andere nehmen an, daß die Heilung hauptsächlich dadurch zustande komme, daß durch die geschaffene Anastomose Galle und Pankreassaft in den Magen zurückfließen und dadurch eine teilweise Neutralisierung des sauren Magensaftes bewirken. Es darf aber nicht übersehen werden, daß das Trypsin auch eine sehr stark zerstörende Wirkung auf das Gewebe auszuüben vermag. Dagegen käme jedenfalls in Betracht, daß gerade die am Pylorus und in seiner Nähe gelegenen Geschwüre, zumal bei gleichzeitig vorhandener Superazidität, ganz gewöhnlich mit heftigem Pylorospasmus verbunden sind und daß dieser durch die Gastroenterostomie zum Verschwinden gebracht wird. Damit wird aber nicht nur die für ein bestehendes Geschwür in hohem Grad nachteilige Aufstauung des Mageninhaltes und die damit verbundene Anhäufung des Magensaftes, sondern vor allem

auch die durch Kompression der Gefäße zu immer wiederkehrender
Blutleere der Umgebung des Geschwüres führende und gleichzeitig eine fortwährende Zerrung des Geschwürsgrundes und der
Geschwürsränder bedingende krampfhafte Zusammenziehung der
Pylorusmuskulatur beseitigt. Von Wichtigkeit ist es, daß nach Hurwitz (2)
auch beim Duodenalgeschwür durch Gastroenterostomie mit Pylorusausschaltung
gute Dauerheilungen erzielt werden sollen. —

c) Einfluß von Arterienkrämpfen auf das Wachstum des Geschwüres.

Auch an sich wiederholende Arterienkrämpfe ist bei den neurogenen
Ursachen des chronischen Geschwüres zu denken, namentlich bei den vielleicht
schon primär durch Gefäßkrampf entstandenen akuten Defekten. Denn es ist
bekannt, daß anhaltende Arterienkrämpfe, wie bereits in dem Abschnitt über
die Entstehung des akuten neurogenen Geschwüres hervorgehoben wurde,
sich an andern Stellen der Peripherie wie z. B. an den Fingern, ganz gewöhnlich
immer wieder an dem gleichen Arterienstamm einstellen. Dabei muß auch
hier darauf hingewiesen werden, daß bei den besonderen anatomischen Verhältnissen des arteriellen Gefäßnetzes innerhalb der Magenwand an der kleinen
Kurvatur für derartige krampfhafte Zustände nicht nur die unmittelbar zum
Geschwürsgrund führenden Arterienästchen, sondern auch die außerhalb
der Magenwand befindlichen Hauptstämme der den Magen versorgenden
Arterien in Betracht kommen. Auch Askanazy ist der Ansicht, daß solche
krampfhaften Gefäßverschlüsse sehr wohl geeignet wären eine auf die Oberfläche des Geschwürsgrundes beschränkte Nekrose zu erzeugen, wie eine solche
in ähnlicher Weise von Caspary bei embolischer oder thrombotischer Verstopfung
von Ästen der A. mesenterica beschrieben worden ist.

Die von Ad. Schmidt (2) geäußerte Ansicht, daß das chronische Geschwür dadurch
zustande komme, daß infolge der Störung in der motorischen Sphäre die notwendige
Kontraktion der Magenwand verhindert werde, um die für die Heilung eines peptischen
Defektes erforderliche Überdachung durch die angrenzende Schleimhaut zu ermöglichen,
widerspricht der Erfahrung, daß bei Ulkuskranken im Gegenteil eine Steigerung der Magenkontraktionen bis zum Spasmus die Regel ist, ganz abgesehen davon, daß einer solchen
Überdachung des Defektes, wie bereits ausgeführt wurde, wahrscheinlich überhaupt keine
besondere Bedeutung zukommt. —

d) Motorische Störungen beim Duodenalgeschwür.

Bei der Entstehung des chronischen Duodenalgeschwüres dürften im
wesentlichen die gleichen Momente von Bedeutung sein, wenn hier auch noch
andere Faktoren als wirksam in Betracht kommen, indem namentlich bei den
nahe dem Pylorus sitzenden Duodenalgeschwüren ein starker Pylorospasmus zu bestehen pflegt und dadurch die motorischen und sekretorischen
Funktionen des Magens schwere Störungen erfahren können. Westphal (2) weist
darauf hin, daß in solchen Fällen bei den mehr hyperperistaltischen Formen
mit beschleunigter Entleerung des Magens der Mageninhalt mit viel größerer
Schnelligkeit und Wucht in das Duodenum geworfen wird, während bei den
maximal sekretorischen Formen durch den dabei oft krampfhaft geschlossenen
Pylorus die Einzelentleerung mit stärkerer Kraft erfolgt. Dadurch wird der
Mageninhalt mit größerer Gewalt gerade gegen solche Geschwüre geworfen,
welche an der hinteren Wand des Duodenums gelegen sind, wodurch eine stärkere
mechanische Reizung dieser Geschwüre erfolgen muß. Die beim Ulcus duodeni
röntgenologisch so häufig beobachtete Dauerfüllung in der Pars superior, der

Bulbus duodeni, sei ein Beweis für die gedrängte Entleerung in diesem Darmteil, ebenso wie die von Hart (5) neben den Ulkusnarben oft gefundenen Pulsionsdivertikel. —

Alle die hier besprochenen Momente werden bei der Entwicklung eines jeden chronischen Geschwüres, gleichviel aus welcher Ursache der primäre peptische Defekt entstanden ist, in Betracht kommen. Sie werden aber um so stärker wirken müssen, wenn, wie v. Bergmann sagt, „eine neuropathische Konstitution im Sinn besonderer Erregbarkeit der Magenmuskulatur mit ihrem zugehörigen Nervenapparat" als angeborene oder erworbene Disposition für die Entstehung eines Ulkus bei dem Kranken vorhanden ist. Daß eine solche neuropathische Dispositon bei Ulkuskranken wirklich vorkommt, kann wohl kaum bestritten werden. Auch läßt sich, nachdem die Existenz trophischer Nervenzentren im Gehirn tatsächlich nachgewiesen zu sein scheint, die Annahme Palmullis, Nicolaysens, Krougs u. a. nicht ohne weiteres von der Hand weisen, daß auch eine Störung dieser Zentren oder eine Erkrankung der trophischen Nervenfasern bei der Entwicklung des chronischen Ulkus eine gewisse Rolle spielen könnten, wenn man auch Ophüls (1) zustimmen mag, daß man im allgemeinen zu einer solchen Annahme erst dann seine Zuflucht nehmen dürfe, wenn alle anderen Erklärungsversuche versagen. —

e) Einwände gegen die neurogene Theorie und Entkräftung dieser Einwände.

Nun ist K. H. Bauer (1) der Meinung, daß, wenn das Chronischwerden der Geschwüre wirklich durch neurogene Einflüsse im Sinn der v. Bergmannschen Theorie zustande kommen solle, „man sehr viel häufiger multiple als solitäre Geschwüre finden müßte, denn es müßten dann stets, wenn nicht an allen, so doch meist an mehreren der ja stets multipel auftretenden Erosion neue Spasmen auftreten, die die Erosionen zu Ulzera werden lassen müßten."

Dieser Einwand ist völlig unbegründet. Denn tatsächlich wird das Ulcus ventriculi, wozu selbstverständlich auch die Narben zu rechnen sind, nach den bereits früher angeführten statistischen Untersuchungen an der Leiche durchschnittlich in 36% der Ulkusfälle mehrfach angetroffen, ja Steiner konnte sogar in 51,8% mehrfache Geschwüre und Narben feststellen! Dabei sind die Erosionen nicht einmal mitgerechnet.

Es ist aber auch, wie in dem Abschnitt über die Beziehungen der Erosion zum Ulkus (S. 684) gezeigt wurde, eine völlig unbewiesene Behauptung, daß das typische Ulkus aus einer Erosion entstehe. Ja es ist aus den besprochenen Gründen mehr als wahrscheinlich, daß nur ganz ausnahmsweise die Erosion die Vorstufe eines Geschwüres bildet, und zwar kommen hierfür jedenfalls nur größere und tiefer greifende Erosionen in Betracht.

Übrigens könnte man natürlich, wenn man sich auf den von K. H. Bauer vertretenen Standpunkt stellen wollte, diesen ebenso gut als einen Beweis gegen die funktionell-mechanistische Theorie anführen. Denn man könnte doch mit gleichem Recht fragen, warum nicht noch viel häufiger mehrfache Geschwüre in der Magenstraße und im „Isthmus" vorkommen, obgleich dort wenigstens kleinere Erosionen ebenfalls nicht selten recht reichlich zu finden sind.

Schwer verständlich ist der zweite Einwand Bauers (1), daß man auch bei chronischen Geschwüren, wenn sie immer neue Spasmen auslösen sollten, gerade durch diese neuen spastischen Zustände in der Umgebung des älteren

Ulkus frische Erosionen entstehen sehen müßte, was aber „bei dem chronischen Ulcus ventriculi etwas gänzlich Unbekanntes" sei. — Tatsächlich findet man in der Nähe älterer Geschwüre nicht nur gelegentlich Erosionen, auf welche es übrigens aus den erwähnten Gründen gar nicht ankommt, sondern richtige jüngere Geschwüre, besonders aber gar nicht selten Narben oder ein in Vernarbung begriffenes Geschwür und daneben ein frisches, wie z. B. in den Abb. 18, S. 393, 25, S. 401, 28, S. 406, 48, S. 434 und 12, S. 381 in Verbindung mit 47, S. 434 zu erkennen ist. Auch von den beiden in Abb. 12 und 47 abgebildeten Geschwüren muß das erstere selbstverständlich längere Zeit nach dem bereits in Vernarbung begriffenen der Abb. 47 entstanden sein. Dabei ist es nicht unwichtig, daß beide Geschwüre an einander gegenüber liegenden Stellen der vorderen und hinteren Magenwand gelegen sind. Auch KIRCH und STAHNKE führen Fälle an, in welchen neben einem ausgesprochenen chronischen Ulcus ventriculi gleichzeitig subakute Geschwüre und Narben gefunden wurden.

Solche Fälle lehren doch, daß im Verlauf eines chronischen Ulkus sich ein zweites und später vielleicht auch ein drittes und mehr Geschwüre entwickelt haben. Diese später entstandenen Geschwüre können nicht nur in weiterer Entfernung, sondern auch in nächster Nähe des ersten Geschwüres bzw. einer älteren Narbe gefunden werden. Besonders klar ist dies in Abb. 28, S 406 zu erkennen, wo das spätere Geschwür so nahe dem älteren Geschwür entstanden ist, daß die beiden Kreise sich schneiden. Wenn es gleichwohl richtig ist, daß das Ulkus in der Mehrzahl der Fälle als Einzelgeschwür auftritt und ein zweites Geschwür nicht immer in nächster Nachbarschaft des ersten Geschwüres, sondern an ganz anderer Stelle, etwa nahe dem Pylorus oder nahe der Kardia, gefunden wird, so beruht dies erstens darauf, daß mit der Entstehung des ersten Geschwüres vielleicht an oder nahe der kleinen Kurvatur das hauptsächlichste Wirkungsfeld der pathologischen Reizbahn vernichtet wird und daß die anatomische Disposition der Magenwand für tiefer greifende Infarkt- und Geschwürsbildung um so mehr abnimmt, je mehr man sich mageneinwärts von dem Geschwür entfernt. Übrigens werden auch dicht untereinander gelegene Geschwüre verschiedenen Alters und Narben, welche von der kleinen Kurvatur auf die hintere Magenwand sich erstrecken, angetroffen, wodurch eine bestimmte Form des Sanduhrmagens zustande kommt.

Ferner ist ganz unbekannt, ob in der Umgebung eines chronischen Geschwüres nicht viel häufiger Erosionen entstehen, als tatsächlich beobachtet werden. Denn niemand kann mit Bestimmtheit behaupten, daß die bei einem Ulkuskranken im Lauf seines Leidens sich wiederholenden Blutungen alle aus dem chronischen Ulkus stammen. Die Möglichkeit, daß kleinere Blutungen auch von während der Krampfanfälle entstehenden Erosionen herrühren, welche dann ohne sichtbare Narbenbildung abheilen, kann nicht bestritten werden. Der Kliniker wird diese Frage, wenn nicht unmittelbar im Anschluß an eine Blutung die Operation gemacht wird, im Einzelfall überhaupt nicht entscheiden können, der pathologische Anatom aber wird die noch frischen Erosionen neben einem chronischen Ulkus selbstverständlich nur selten und nur zufällig feststellen können, zumal doch ganz gewiß nicht jeder Krampfanfall zu Erosionen zu führen braucht.

Endlich ist aber auch der dritte Einwand BAUERs (1), daß die Geschwüre an allen Stellen des Magens, also auch an der großen Kurvatur vorkommen müßten, wenn Spasmen zur Entstehung und Weiterentwicklung der Geschwüre führen würden, leicht zu widerlegen. Denn ganz abgesehen davon, daß wohl auch an der großen Kurvatur und am Fundus das Ulcus simplex, wenn auch selten, tatsächlich vorkommt, ist sein hauptsächlicher Sitz an der kleinen

Kurvatur und in der Regio pylorica, wie früher ausführlich dargelegt wurde, durch den besonderen anatomischen Bau und die funktionellen Leistungen dieser Abschnitte bedingt. Die Seltenheit an der großen Kurvatur und im Fundus erklärt sich sehr einfach dadurch, daß hier das arterielle Gefäßnetz eine weit günstigere Blutversorgung ermöglicht, daß der Nervenapparat eine geringere Ausbildung zeigt und daß auch die schwächere Muskulatur bei den Magenbewegungen in geringerem Maß in Anspruch genommen und nicht so leicht eine Kompression der Gefäße bewirken wird. — Alle von K. H. BAUER (1) erhobenen Einwände setzen also nicht nur die doch erst zu beweisende Richtigkeit der von ihm vertretenen Theorie voraus, sondern stehen auch nicht im Einklang mit einer Reihe ebenso wichtiger als unwiderleglicher Tatsachen. Ebenso unrichtig ist der Einwand v. KREMPELHUBERs, daß die Erhaltung der glatten Spannung der kleinen Kurvatur auch während der stärksten Magenkontraktionen einen wichtigen Gesichtspunkt gegen die v. BERGMANNsche Lehre bilde. Gerade im Gegenteil wird durch diese hohe Inanspruchnahme die kleine Kurvatur, zumal mit Rücksicht auf die dort bestehenden Verhältnisse der Blutversorgung und der Innervation, zu einem Locus minoris resistentiae und gerade diese Starrheit der kleinen Kurvatur bedingt es auch, daß die Kontraktionen der Ringmuskulatur, wie ausführlich dargelegt wurde, einen besonders wirksamen Angriffspunkt am Geschwürsrand finden und so durch fortgesetzte Zerrung die Heilung des Geschwüres erschweren. Auch könnte man sehr wohl daran denken, wie kürzlich v. DEHN hervorgehoben hat, daß bei stärkerer Magensenkung vielleicht eine Zerrung des Vagus bewirkt wird und dadurch Spasmen erzeugt werden. —

Gerade die hier besprochenen Momente sind es, welche der neurogenen Theorie auch für die Entwicklung des chronischen Ulkus eine sehr feste Stütze verleihen, während es andererseits recht fraglich erscheint, ob dem einfachen Hinübergleiten der in den Magen eintretenden Speisen und des Mageninhaltes überhaupt eine so starke mechanische Beeinflussung eines Geschwüres zukommt, wie nach der ASCHOFFschen Lehre anzunehmen wäre. Man muß wohl zugeben, daß, namentlich auf Grund der neueren Untersuchungen von REEVES, JATROU, HOFMANN und NATHER und von BERLET über die Gefäßversorgung, ferner PERMANs über das Nervensystem des Magens, sowie auf Grund der Untersuchungen über die Funktion der kleinen Kurvatur bei den Magenbewegungen, in Verbindung mit der klinischen Beobachtung und den Ergebnissen der experimentellen Forschung über das neurogene Ulkus, kaum eine andere Theorie mehr geeignet wäre die tatsächlichen Bevorzugungsstellen sowohl des akuten als auch des chronischen Magengeschwüres, wenigstens bei einem großen Teil der Fälle, unserm Verständnis näher zu bringen, als die von v. BERGMANN und RÖSSLE begründete Lehre.

Tatsächlich bestätigen die anatomischen Untersuchungen von REEVES in vollem Umfang die schon früher von v. BERGMANN ausgesprochene Ansicht, daß die kleine Kurvatur deshalb eine prädisponierte Stelle für die Erzeugung von Spasmen bilde, weil dort vielleicht die Anordnung der Ganglienhaufen bzw. der Nervenplexus die Spasmen auslöse, ebenso wie das Herz auch empfindliche und weniger empfindliche Stellen für seine motorische Funktion enthalte, oder daß vielleicht die schlechtere Verschieblichkeit der Schleimhaut hier die Krämpfe veranlasse.

Auch der von MELCHIOR (1) u. a. erwähnte periodische Charakter des Duodenalgeschwüres, welcher sich in einem häufigeren Auftreten von

Rezidiven und Verschlimmerungen des Leidens äußert, läßt sich vielleicht, wie auch WESTPHAL (2) hervorhebt, noch am ehesten durch neurogene Einflüsse erklären, indem es bekannt ist, daß gerade im Frühjahr besonders bei neuropathisch veranlagten Personen eine stärkere Reizbarkeit und Ermüdbarkeit auch in anderen Sphären des Nervensystems beobachtet werden. —

E. Die Theorie K. H. BAUERS von der Ulkusbereitschaft der Magenstraße aus phylogenetischen Gründen.

K. H. BAUER (3) erblickt auf Grund eingehender vergleichend-anatomischer Untersuchungen in der Magenstraße ein Rudiment der insbesondere bei Wiederkäuern ausgebildeten, von KEITH und JONES aber auch noch bei einem Primaten festgestellten (Semnopithecus) Schlundrinne, welche ursprünglich mit dem Sekret des eigentlichen Verdauungsmagens überhaupt nicht in Berührung kam und daher in ihrem Bau auch nicht an eine solche Berührung angepaßt ist, d. h. keine genügende Widerstandskraft gegen die chemische Einwirkung des Magensaftes besitzt. Die menschliche Magenstraße sei nun zwar mit dem Magen verschmolzen, habe aber nicht nur die Funktion einer Gleitrinne mit Sicherheit für Flüssigkeiten wenigstens behalten, sondern sie trage auch in ihrem Bau noch Merkmale, welche an die frühere Unabhängigkeit, bzw. ihre phylogenetische Vorstufe, nämlich die Schlundrinne erinnere. Diese in der Phylogenie begründeten Eigentümlichkeiten seien die straffe Anheftung der Schleimhaut im Bereich der kleinen Kurvatur und die besondere, von JATROU, HOFMANN und NATHER, REVES und BERLET festgestellte Art der Gefäßversorgung der kleinen Kurvatur und des Anfangsteiles des Duodenums, welche nicht nur eine geringere Anastomosenbildung, sondern vor allem auch einen im übrigen Magen fehlenden, neuen Gefäßtypus erkennen lassen. Diese eigenartigen anatomischen Verhältnisse könnten, wenn man sie überhaupt verstehen wolle, gar nicht anders als in dem Sinn gedeutet werden, daß sie der Ausdruck einer noch nicht vollendeten und daher unvollkommenen Anpassung an die Verschmelzung der Magenrinne (Magenstraße) mit dem eigentlichen Verdauungsmagen darstellen.

Die Magenstraße stellt also nach K. H. BAUER in gleicher Weise, wie z. B. der Processus vermiformis, ein rudimentäres Organ dar. Rudimentäre Organe sollen aber, wie gerade die Appendix beweise, eine höhere Empfindlichkeit und hohe Erkrankungsziffern zeigen. Für die Magenstraße bedeutet dies eine Ulkusbereitschaft, eine nicht nur für die Entwicklung des akuten, sondern auch des chronischen Ulkus geltende, auf phylogenetischer Grundlage beruhende Organdisposition.

K. H. BAUER versuchte auch für diese besondere Disposition der Magenstraße für die Entwicklung des chronischen Geschwüres den experimentellen Beweis zu erbringen, indem er bei Hunden teils durch operativen Eingriff teils durch Verätzung größere Schleimhautdefekte sowohl im Bereich der Magenstraße, als auch an verschiedenen Stellen der vorderen und hinteren Magenwand erzeugte. Dabei konnte er beobachten, daß die Defekte der Magenstraße langsamer heilten als die an den anderen Stellen des Magens. Bei einem der 4 Versuchstiere zeigte sich an der Stelle des in der Magenstraße angelegten Defektes auch noch nach 31 Tagen ein Geschwür mit narbigem Grund und strahlig herangezogener Schleimhaut, während ein Defekt an der hinteren Wand fast bereits vernarbt war. Wenn auch diesen Versuchen schon wegen ihrer geringen Zahl und da auch das in der Magenstraße noch vorhandene Geschwür des angeführten Versuches nach der strahligen Heranziehung der Schleimhaut offenbar in fortschreitender Vernarbung

begriffen war, keine entscheidende Bedeutung zugemessen werden kann, so steht
es doch außer allem Zweifel, daß das Gebiet der Magenstraße, d. h. der kleinen
Kurvatur eine größere Ulkusbereitschaft besitzen muß als alle anderen Stellen
des Magens. Hier handelt es sich, wie ein Blick auf die Tabellen über den Sitz
des Magengeschwüres lehrt, um eine auf alter Erfahrung begründete Tatsache.
In dieser Hinsicht war das „Lokalisationsgesetz" seit langer Zeit bekannt und
unbestritten, die große Frage ist nur die, wodurch diese gesetzmäßige Erscheinung
in der Lokalisierung des Magengeschwüres begründet ist. Aschoff und K. H.
Bauer selbst glaubten für die Entstehung des chronischen Geschwüres
in der Magenstraße, wie in dem Abschnitt über die funktionell-mechanistische
Theorie gezeigt wurde, vor allem an funktionell-mechanische Einwirkungen,
insbesondere das Vorbeigleiten der Speisen an auf irgendwelche Art entstandenen
Schleimhautgeschwüren, welche an anderen Stellen des Magens rasch abheilen
würden, verantwortlich machen zu müssen. Daß diese Lehre das „Lokalisations-
gesetz" nicht zu erklären vermag, da sie in Widerspruch mit einer Reihe von
Tatsachen steht, wurde in dem erwähnten Abschnitt dargelegt. Dagegen haben die
Untersuchungen von Reeves, Jatrou, Hofmann und Nather und von Berlet
über die Gefäßversorgung des ganzen zwischen den Fibrae obliquae gelegenen
Gebietes und des oberen Duodenalabschnittes ein ganz neues Licht auf die Frage
von der Lokalisierung des Magen- und Duodenalgeschwüres geworfen und das
Auftreten des peptischen Geschwüres gerade an diesen sog. Bevorzugungsstellen
unserm Verständnis, wie auch K. H. Bauer hervorhebt, wesentlich näher gerückt.
Dabei muß ausdrücklich betont werden, daß die von den genannten Autoren
festgestellten Gefäßverhältnisse nicht nur die Lokalisierung des chronischen
Geschwüres, sondern selbstverständlich auch das hauptsächliche Vorkommen des akuten Defektes an den bekannten Bevorzugungsstellen
zu erklären vermögen. Wenn auch das chronische Geschwür nach absoluter
zahlenmäßiger Berechnung sich fast stets im Bereich der kleinen Kurvatur
findet, so beruht dies gewiß nicht allein darauf, daß durch diese besonderen
Gefäßverhältnisse und die sonstigen anatomischen Eigentümlichkeiten des
Baues, sowie die Art der Funktion der kleinen Kurvatur die Heilung eines
Defektes erschwert wird, sondern in erster Linie darauf, daß hier eben wegen dieser
Verhältnisse weitaus am häufigsten der primäre, zum Geschwür führende,
akute peptische Defekt zustande kommt. Die Heilungsbedingungen sind, wie
in den Abschnitten über die Vernarbung des peptischen Geschwüres (S. 427)
und über die funktionell-mechanistische Theorie (S. 714) gezeigt wurde, im
Bereich der kleinen Kurvatur an sich, d. h. wenn nicht besondere Umstände
hinzutreten, wahrscheinlich mindestens nicht schlechter als an anderen Stellen
des Magens, aber es ist klar, daß trotzdem auch das chronische Geschwür fast
ausschließlich im Bereich der Magenstraße angetroffen werden muß, weil auch
der primäre akute Defekt dort weitaus am häufigsten seinen Sitz hat.

Auch genügt natürlich, wie K. H. Bauer ebenfalls hervorhebt, die eigenartige
Beschaffenheit der kleinen Kurvatur für sich allein nicht, um überhaupt einen
peptischen Defekt, bzw. ein peptisches Geschwür zustandekommen zu lassen.
Diese Beschaffenheit bedeutet nur eine besondere Disposition, welche bei Einwirkung bestimmter auslösender Ursachen das Zustandekommen sowohl eines
primären Defektes als auch unter bestimmten Bedingungen die Entstehung
eines chronischen Geschwüres in hohem Grad fördert. Dieses wird aber im allgemeinen nur dann sich entwickeln, wenn die den Vorgang auslösenden Ursachen
einen stetigen, chronischen Charakter haben, d. h. immer von neuem wieder
auf die Stelle des einmal entstandenen Defektes einwirken. Da die Entstehung
des typischen primären, akuten peptischen Defektes unter allen Umständen
durch eine Kreislaufsstörung mit folgender Nekrose eingeleitet wird, so können

auch für das Zustandekommen des chronischen Geschwürs in erster Linie nur Momente in Betracht kommen, welche geeignet sind, solche Kreislaufsstörungen im Bereich des Defektes immer wieder von neuem hervorzurufen. Neben Gefäßerkrankungen kommen hier, wie aus den früheren Abschnitten zu ersehen ist, ebenso sehr, ja, wenigstens bei jugendlichen Personen, vielleicht in noch höherem Maße Krämpfe sowohl der Magenmuskulatur als auch der Magengefäße im Sinn der v. BERGMANNschen Lehre in Betracht. Diese Ansicht wird auch von K. H. BAUER vertreten, wenn er sagt: „denn sind die Magenstraßenarterien allein funktionelle Endarterien, dann ist es klar, daß die gleichen Spasmen nur in der Magenstraße zu irreponiblen Zirkulationsstörungen, völliger Ischämie, Nekrose usw. führen können" und wenn er weiter erklärt: „daß ein irgendwie spasmogen Stigmatisierter ein Ulkus leichter erwerben kann, ist durchaus anzunehmen. Die Ulzera bei Tabes und bei Bleiintoxikation sprechen durchaus in diesem Sinne". — Daß gleichwohl auch mechanische Momente, auf welche K. H. BAUER fast nicht mehr das große Gewicht zu legen scheint, wie in seinen früheren Arbeiten, beim Zustandekommen des chronischen Geschwüres ebenfalls eine wichtige Rolle spielen, wenn auch nicht in der von ASCHOFF gedachten Weise, wurde ebenfalls in dem Abschnitt über die funktionellmechanistische Theorie ASCHOFFs ausführlich dargelegt.

Man muß jedenfalls K. H. Bauer zustimmen, wenn er sagt, daß der von HOFMANN und NATHER und den anderen genannten Autoren über die Gefäßverhältnisse der Magenstraße, bzw. der kleinen Kurvatur festgestellte Befund von grundsätzlicher Wichtigkeit sei, da er „einmal zwanglos alle Theorien von den Zirkulationsstörungen als Ursache der Magengeschwüre in der phylogenetischen Theorie der Magenstraße aufgehen läßt, dann aber vor allem, als er die Brücke schlägt zwischen den, wie ich — BAUER — schon in meiner ersten Arbeit und dann immer wieder betonte, nur scheinbaren Gegensätzen, zwischen den, wie man fälschlicherweise sagte, „lokalistischen" und „konstitutionellen" Theorien". — Die Untersuchungsergebnisse K. H. BAUERs haben dieser Auffassung eine bedeutende Stütze verliehen. —

F. Nachtrag.

Zu S. 342, 345 u. 685. In seiner letzten Veröffentlichung, welche auch einen zusammenfassenden Bericht über die Versuchsergebnisse YANOs in sich schließen, hat ASCHOFF (10) den Begriff der Erosion in entgegengesetztem Sinn zu seiner früheren Auffassung erweitert. Er sagt: „Unter Erosion des Magens verstehen wir einen frischen Substanzverlust der Schleimhaut, gleichgültig, ob er durch Zerfall einer umschriebenen Nekrose desselben oder durch hämorrhagische Infarzierung der Schleimhaut mit sekundärer Verdauung entstanden sein mag. Das charakteristische für die Erosion ist der mehr oder weniger akute Substanzverlust und die Beschränkung auf die Mukosa, bzw. die obersten Schichten der Submukosa. Im letzteren Falle können wir auch vom akuten Geschwür reden. Eine scharfe Grenze zwischen akuter Erosion und akutem Geschwür besteht nicht . . . . . Die eigentliche Muskulatur wird von der Erosion seltener betroffen." — Diese größeren Erosionen sind nach ASCHOFF im wesentlichen auf das Faltensystem der Magenstraße und ihre Ausläufer im Pyloruskanal beschränkt, während die kleinen Erosionen (Stigmata BENEKE) vor allem im Fundus vorkommen. ASCHOFF teilt daher die Erosionen in Erosionen des Magenstraßengebietes und solche des Fundus ein. Auch ist er der Ansicht, daß diese beiden Formen ätiologisch verschieden sind und daß die größeren Erosionen der Magenstraße und der Pars pylorica, und zwar auch die eigentlichen nur auf die Schleimhaut beschränkten Erosionen die Vorstufe des chronischen Geschwüres darstellen. Es muß jedoch betont werden, daß eine derartige scharfe Trennung der Erosionen in Fundus- und Magenstraßenerosionen hinsichtlich ihrer Größe und Lagerung den Tatsachen nicht entspricht. Wenn es auch richtig ist, daß die größeren Erosionen und vollends ausgesprochene Geschwüre, bzw. mehr oder weniger tief in die Submukosa reichende Infarkte und Defekte, hauptsächlich im Bereich der Magenstraße und in der Pars pylorica angetroffen werden, so werden solche doch auch in anderen Teilen des Magens beobachtet, wie auch umgekehrt die kleinen nur stecknadelkopfgroßen Erosionen sehr oft in der Magenstraße und in der Pars pylorica gefunden werden. (Vgl. S. 345.)

Zu S. 361. Wenn Konjetzny „das, was man mit dem Namen hämorrhagische Erosionen belegt", für eine agonale Erscheinung hält, so ist dies selbstverständlich für die bei Sektionen angetroffenen hämorrhagischen Erosionen, welche noch mit dem hämorrhagischen Schorf oder mit Schorfresten bedeckt sind, zutreffend, da der hämorrhagische Schorf in kürzester Zeit, oft schon in wenigen Stunden verdaut wird. Wollte man aber daraus etwa den Schluß ziehen, daß die hämorrhagische Erosion überhaupt nur eine agonale Erscheinung sei, so müßte dies als ein schwerer Irrtum bezeichnet werden. Denn es ist gewiß ebenso selbstverständlich, daß nur auf die Schleimhaut beschränkte hämorrhagische Infarkte mindestens ebenso leicht zustandekommen können, wie solche, welche gleich von Anfang an sich bis in die tieferen Magenschichten erstrecken, ja selbst die ganze Magenwand durchsetzen und damit während des vollen Lebens in kürzester Zeit zum akuten Durchbruch führen. Derartige Fälle sind aber keineswegs so selten und es wird über solche auch in den späteren Abschnitten dieser Abhandlung berichtet werden. Übrigens ist die Entstehung hämorrhagischer Erosionen während des vollen Lebens, wie ebenfalls später gezeigt werden wird, auch experimentell in größtem Umfang und einwandfrei bewiesen.

Zu S. 377 u. 534. M. Busch (2) hat in einem Fall von frischer Endokarditis eine ausgedehnte kleeblattförmige und keilförmig in die Tiefe greifende hämorrhagische Infarzierung der Magenwand beobachtet, welche, da gleichzeitig frische Infarkte in den Nieren und in der Milz vorhanden waren, mit größter Wahrscheinlichkeit durch Embolie entstanden war. Da bei Sperrung größerer Arterienäste des Magens nur durch entsprechende Anastomosen ein sicherer Ausgleich ermöglicht wird, nimmt Busch an, daß in diesem Fall der Ausgleich durch gleichzeitig vorhanden gewesene Innervationsstörungen im arteriellen Gebiet oder durch Stauung im venösen Gebiet verhindert wurde.

Zu S. 378. Yano konnte einen solchen dreieckigen, jedoch nur auf die Schleimhaut beschränkten Infarkt bei einem Kaninchen nach Unterbindung der Arteria gastrica dextra et sinistra 5 Stunden nach der Operation am Isthmusteil der kleinen Kurvatur beobachten. Der Infarkt entsprach einem gleichschenkeligen Dreieck von etwa 1,5 cm Seitenlänge, dessen Spitze gegen den Pylorus gerichtet war.

Zu S. 389. Orator (2) fand in der Narbe eines subkutanen Magenrisses 34 Jahre nach der Verletzung drei schmale, kleine Geschwüre. Es ist jedoch zu bemerken, daß eines dieser anscheinenden Geschwüre bei der mikroskopischen Untersuchung mit einer drüsenfreien, einzelne Becherzellen führenden Zylinderepithelschicht mit spärlichen kurzen Grübchen bedeckt war, so daß also von einem eigentlichen offenen Geschwür nicht mehr gesprochen werden kann. Es ist daher nicht ausgeschlossen, daß dieses eigenartige Bild dadurch zustande kam, daß an diesen drei kleinen Stellen die Schließung des klaffenden Risses nicht durch den Zug des im Grund des traumatischen Geschwüres gebildeten Narbengewebes erfolgt ist, sondern daß diese Reste des Defektes durch einfache Überhäutung sich geschlossen haben. Auch die von Orator gemachte Beobachtung eines Geschwüres in einer nach Querresektion des Magens gebildeten Narbe ist nicht eindeutig. Die Möglichkeit, daß auch dieses Geschwür nicht erst in der bereits geschlossenen Narbe sich entwickelte, sondern vielleicht aus einer kleinen klaffenden Stelle der Schleimhautnaht hervorgegangen ist, läßt sich kaum bestreiten. Die gleiche Möglichkeit besteht, wie Orator selbst zugibt, wohl auch für die im Anastomosenring nach Gastroenterostomie vorkommenden Geschwüre.

Zu S. 417. Die letzten Untersuchungen ORATORs (2) stimmen mit dieser Schilderung des Geschwürsgrundes beim Ulcus chronicum im wesentlichen überein. Nach ORATOR wird die freie Oberfläche des Geschwüres von einer „mit zugrundegehenden Leukozyten durchsetzten, nekrotischen, verdauten Auflagerungszone" gebildet, in welcher oft auch reichlich freie Fetttröpfchen auftreten. Darauf folgt oft eine schmale fibrinähnliche Zone, an welche sich ein leukozytärer Grenzwall anschließt. Dann kommt eine Zone mit blutüberfüllten, meistens senkrecht gestellten „Granulationsgewebsgefäßchen", weiter eine an jungen, engeren Gefäßen und Kernen reiche, jüngere Faserschicht, schließlich eine derbere Faserschicht, zunächst mit senkrechter, dann mit verflochtenem Faserverlauf. Alle diese Schichten zusammen sind verhältnismäßig schmal gegenüber den sich anschließenden, meist ausgebreiteten schwieligen Narbenmassen, in welchem häufig Lymphknötchen, endarteriitisch veränderte Gefäße und atrophische Nerven anzutreffen sind. Eine eigentliche fibrinöse Exsudatschicht an der Oberfläche, wie sie von Askanazy geschildert ist, scheint ORATOR überhaupt nicht beobachtet zu haben, auch hebt er ausdrücklich hervor, daß die Blutüberfüllung der Granulationszone völlig fehlen kann und die leukozytäre Infiltration von sehr verschiedener Stärke sein kann.

Zu S. 420. Kürzlich hat ORATOR (2) ein Geschwür des mittleren Magenabschnittes beschrieben, in dessen Grund ein körniger Zerfall der Ganglienzellen und stellenweise eine Wucherung der Deckzellen zu erkennen war.

Zu S. 421 u. 383. Nach ORATOR (2), welcher in seiner letzten Veröffentlichung ebenfalls die Aufwärtskrümmung der Muskularis am Rand penetrierender Geschwüre schildert, werden die Enden der unterbrochenen Muskularis bald durch lebhafte Bindegewebswucherung abgerundet und eingehüllt. Nach meinen eigenen Untersuchungen ist eine derartige Vorlagerung von schwieligem Narbengewebe am freien Rand der Muskularis nicht zu beobachten. Auch v. REDWITZ erwähnt eine solche Erscheinung nicht (vgl. die Abb. 22, S. 396, 34, S. 413, 36, S. 416, 63, S. 498, 65, S. 500). Als die Regel ist daher das von ORATOR geschilderte Verhalten jedenfalls nicht zu betrachten.

Zu S. 423. Nach ORATOR (2) handelt es sich bei der atypischen Drüsenwucherung in der Schleimhaut chronischer Magengeschwüre fast ausnahmslos um eine reaktive Wucherung nicht der spezifischen Drüsen, sondern der Grübchenzone. Er unterscheidet: 1. Umschriebene Schleimhautexkreszenzen („Grübchenpapillome"). 2. Schmale, plasmazell-infiltrierte, langfingerige Grübchenstreckungen. Diese können auch in Korkzieherform auftreten (wie man sie überall, wo die Grübchen stärker wuchern, antreffen kann; sie sind wohl entsprechend der prämenstruellen Uterusdrüsenanordnung, an die sie gemahnen, zu erklären). 3. Vom Epithel überzogene ödematöse Wärzchen mit Blut- und Lymphstauung. Ähnlich kommt es durch Ödem und Infiltration des Interfoveolargewebes dazu, daß Grübchen einfach auseinandergedrängt werden. 4. Zylindromähnliche Bildungen.

Alle diese Randwucherungen spielen sich nach ORATOR an den Grübchen ab, und zwar meistens an Grübchen von pylorischem Charakter. Reicht die Pförtnerschleimhaut bei höher in der Pars media gelegenen Geschwüren nicht bis an das Geschwür heran, so hat meistens eine Umwandlung der Fundusschleimhaut des Geschwürsrandes in pseudopylorische Schleimhaut stattgefunden, welche in ihrem reaktiven Verhalten in mancher Hinsicht der Pförtnerschleimhaut gleicht. Nach den Untersuchungen ORATORS bleiben jedoch die Randwucherungen an der Fundusschleimhaut gesetzmäßig weit hinter den entsprechenden Vorgängen an der Pförtnerschleimhaut zurück.

Zu S. 424. Auch ORATOR (2) hebt hervor, daß die atypische Drüsenwucherung beim schwieligen Duodenalgeschwür im Verhältnis zu solchen Veränderungen beim Magengeschwür nur selten angetroffen wird. Die Brunnerschen Drüsen sind wohl hyperplastisch, aber ohne reaktive Veränderungen. „Nur die an das Geschwür eben angrenzenden Läppchen der Brunnerdrüsen weisen narbige Durchsetzung, zellige Durchsetzung und Atrophie auf. Aber auch die ans Geschwür anschließende Zwölffingerdarmschleimhaut zeigt meist nur spärliche reaktive Wucherungen. Die Neigung, sich über den Geschwürsrand vorzuschieben, scheint ihr meist völlig zu fehlen." Dagegen hat Orator häufig einfache Regeneration und in einem Fall eine Restitutio ad integrum beobachtet.

Zu S. 459. So befinden sich in der Sammlung des Erlanger pathologischen Instituts Präparate von starker Erweiterung bei hochgradiger narbiger Pylorusstenose, bei welchen nicht nur die Muskularis, sondern auch die Schleimhaut mächtig verdickt sind. Die Schleimhaut des ganzen Magens, namentlich der Pars pylorica zeigt in dem einen Fall eine warzige, zum Teil dicht zottige Oberfläche. Fast in der Mitte der kleinen Kurvatur befindet sich ein subchronisches, 1 cm im Durchmesser haltendes, kreisrundes, bis in die Muskularis reichendes, steilrandiges Geschwür mit allseitig ziemlich gleichmäßig tief unterbuchteter Schleimhaut. Ähnliche Verhältnisse finden sich bei einem zweiten Präparat, bei welchem neben einer narbigen Pylorusstenose und einem Geschwür an der Kardia ebenfalls eine starke Magenerweiterung mit Hypertrophie der Wand und hochgradigem Etat mamelonné vorhanden ist.

Zu S. 473, 477, 481, 579, 733, 735. Der akut entstandene Infarkt, bzw. peptische Defekt der Magenwand kann bei weiter Durchbruchsöffnung und Entleerung reichlichen Mageninhaltes in die Bauchhöhle sehr schnell zum Tod führen. So erfolgte der tödliche Ausgang in dem S. 387 (Abb. 16) mitgeteilten Fall, in welchem sich offenbar ganz plötzlich ein großer hämorrhagischer Infarkt gebildet hatte, schon $13^{1}/_{2}$ Stunden nach dem Durchbruch. In einem vor kurzem am Erlanger gerichtlich-medizinischen Institut beobachteten Fall war der Tod, zum Teil wohl auch infolge der heftigen Schockwirkung, schon 8 Stunden nach dem Durchbruch eines ebenfalls ganz plötzlich entstandenen Infarktes, welcher in ganzem Umfang der Verdauung anheimgefallen war und unterhalb der Kardia eine fast markstückgroße, wie mit dem Locheisen ausgeschlagene, völlig steilrandige Durchbruchsöffnung erzeugt hatte, eingetreten. Es handelte sich um ein $17^{1}/_{2}$ Jahre altes Mädchen, welches morgens noch seinen Kaffee getrunken und dann in die Fabrik gegangen war. Mitten in der Arbeit, vormittags 10 Uhr, brach sie unter heftigsten Leibschmerzen zusammen, worauf sie sogleich ins Krankenhaus (Fürth) verbracht wurde. Schon abends 6 Uhr starb sie, nachdem noch 2 Stunden vor dem Tod infolge von Verdauung fast des ganzen Beckenzellgewebes ein breiter Durchbruch der Verdauungsflüssigkeit am Damm erfolgt war. Die Serosa des dem Institut übersandten Magens und der Darmschlingen war lebhaft gerötet, aber ohne entzündlichen Belag. Nach dem Rand des peptischen Defektes zogen strotzend gefüllte Gefäße, der Rand selbst zeigte keine Spur chronisch entzündlicher Veränderungen. Entlang der großen Kurvatur befanden sich zahlreiche bis linsengroße hämorrhagische Erosionen, am Pylorus eine größere strahlige Narbe, jedoch keine wesentliche Stenose. Die Schleimhaut erschien mäßig gerötet. Das Peritoneum des Douglasschen Raumes und fast das ganze Beckenzellgewebe waren in eine sauer reagierende und sauer riechende, pulpöse, braune Masse verwandelt. Die vordere Wand des Rektums war ebenfalls bereits leicht angedaut.

Die Ansicht Neumanns und Askanazys, daß lebendes Gewebe von dem sauren Magensaft überhaupt nicht angegriffen und verdaut werden könne, muß auf Grund dieses Falles als irrig bezeichnet werden. Er beweist, daß eine Schwächung der Lebenskraft allein genügt, um die Gewebe der verdauenden Wirkung des Magensaftes verfallen zu lassen.

Zu S. 502. Auch SCHMORL (5) hat kürzlich darauf hingewiesen, daß man bei Untersuchung von Serienschnitten eines Ulkuskarzinoms oft an irgendeiner Stelle einen Skirrhus finde. Die Forderung der Chirurgen, wie sie namentlich auch von v. HABERER (2) nachdrücklich begründet wurde, solche Fälle an Serienschnitten zu untersuchen, erscheint daher wohl gerechtfertigt.

Zu S. 509. — STOERK hebt gegenüber den Untersuchungen STROMEYERS, welcher 7 mit Krebs verbundene Fälle von Ulcus callosum als sekundäre Geschwürsbildung in einem Karzinom deutet, nachdrücklich hervor, daß in einem Karzinom zwar ein frischer peptischer Defekt, aber niemals ein dem Ulcus callosum in seinem anatomischen Bau entsprechendes Geschwür entstehen könne. Namentlich lasse sich auch die Beschränkung der krebsigen Wucherung auf den Rand des Geschwüres nur durch eine sekundäre krebsige Entartung eines primären chronischen Geschwüres erklären. Man könne nicht annehmen, daß ein in einem Karzinom entstandenes peptisches Geschwür dieses so aushöhle, daß nur eine mehr oder minder dünne Schale von Karzinom übrig bleibe und daß gerade in diesem Stadium, bevor auch die letzte Krebszone von dem peptischen Geschwür eingeschmolzen worden sei, in Dutzenden von Fällen die Operation vorgenommen werde und so gerade dieses Stadium immer wieder zur Untersuchung gelange. „Warum — fragt STOERK — sind nicht auch schon Fälle von Totalzerstörung des Karzinoms durch die Ulkusausbreitung verzeichnet, also eine Art **Spontanheilung des Magenkarzinoms**? Oder etwa Fälle, wo eine solche „Spontanheilung" zwar das Magenkarzinom beseitigt, der Patient aber an den **Metastasen** zugrunde geht?" — STOERK weist ferner auf die auffallende Tatsache hin, daß auch nach jahrelangem Andauern der klinischen Erscheinungen die krebsig entarteten Geschwüre immer wieder nur die gleichen Dimensionen zeigen, welche wir bei den Fällen von Ulcus pepticum chronicum zu sehen gewohnt sind. „Warum — fragt er weiter — kommen diese „ausgehöhlten Bildungen" nicht auch einmal in Mannsfaustgröße vor, also in einer Größe, die bei den Magenkarzinomen, auch bei operativ gewonnenem Material, durchaus nicht ungewöhnlich ist?" —

Sehr häufig konnte STOERK eine plurizentrische Krebsentwicklung im Schleimhautrand tiefgreifender peptischer chronischer Magengeschwüre nachweisen. Wiederholt konnte STOERK auch an Serienschnitten sich davon überzeugen, daß sich der Weg der Karzinomausbreitung vom Schleimhautsaum her gewissermaßen dem Rand des narbigen Gewebes entlang gegen die Tiefe verfolgen läßt; von hier scheine dann häufig ein Aufstieg der krebsigen Zellmassen durch die Narbe gegen den Geschwürsboden hin zu erfolgen.

Zu S. 512. STERNBERG (7) und ASCHOFF (11), welcher vor kurzem selbst anerkannt hat, daß unter den von STROMEYER beschriebenen Fällen es sich tatsächlich mit nur einer Ausnahme um sekundäre Krebsentwicklung in primärem Ulkus gehandelt habe, legen, wie auch ORATOR (3), zur Erkennung des Ulkuskarzinoms größtes Gewicht auf den Nachweis des den Geschwürsgrund ausfüllenden chronisch-entzündlichen Narbengewebes, welches beim primären Krebsgeschwür niemals beobachtet werde.

Zu S. 514. Von grundsätzlicher Bedeutung und großem Interesse ist auch folgender von v. HABERER (2) mitgeteilter Fall (Fall 6): Eine 47jährige Frau war in ihrem 26. Lebensjahr an heftigen Magenbeschwerden erkrankt. Es bestanden typische Ulkuserscheinungen, dabei auch oft pechschwarze Stühle, auch Blutbrechen. Nachdem das Leiden 12 Jahre bestanden hatte, wurde von einem Arzte die Gastroenterostomie ausgeführt. Darauf war die Frau 11 Jahre beschwerdefrei. Dann stellten sich wieder starke Magenbeschwerden ein, jedoch ohne Blutbrechen. Bei der nun von v. HABERER vorgenommenen Operation fand sich die ganze Pars pylorica von einer faustgroßen Krebsgeschwulst eingenommen, welche auch auf das Kolon, das Pankreas und das Netz übergegriffen hatte. Krebsmetastasen in den Lymphknoten der Leberpforte. Daß es sich in diesem Fall von fast 24jähriger Krankheitsdauer nur um ein Ulkuskarzinom gehandelt haben konnte, bedarf wohl keiner weiteren Ausführung. Klinisch wichtig ist es.

Zu S. 518. Nach Orator (3) wäre es zwar wichtig, daß die meisten Magenkarzinome, wie auch das Ulkus in der Pars pylorica und an der kleinen Kurvatur ihren Sitz haben. Allein eine genauere Prüfung des Sitzes des Magenkarzinoms und des Magengeschwüres zeigten, daß dieser bei den beiden Prozessen in den meisten Fällen doch ein verschiedener sei. Der Krebs sitze vorwiegend präpylorisch oder an der Vorder- oder Hinterwand der Pars pylorica, während das Ulkus vorwiegend am Bulbus duodeni oder an der kleinen Kurvatur der Pars media des Magens gelegen sei. Orator schließt daraus, „daß in überwiegender Zahl nicht ein Ulkus das präkanzeröse Leiden darstellt". Diese Untersuchungsergebnisse über den scheinbar verschiedenen Sitz von Ulkus und Karzinom des Magens bedürfen jedenfalls noch weiterer Nachprüfung auf Grund von Leichenmaterial, wobei auch zu berücksichtigen ist, daß der sichere Ausgangspunkt eines vorgeschritteneren Krebses nicht immer leicht zu bestimmen ist.

Im Anschluß an seine Untersuchungen werden von Orator 12 Fälle von durch die mikroskopische Untersuchung sichergestellten Uteruskarzinomen beschrieben, welche sowohl klinisch als auch nach dem anatomischen Verhalten den Eindruck einfacher kallöser Geschwüre gemacht hatten. In 2 Fällen waren mehrfache chronische peptische Geschwüre vorhanden, von welchen die präpylorisch gelegenen krebsig entartet waren. In 2 anderen Fällen fanden sich selbständig je ein primäres Karzinom und je ein Ulkus nebeneinander.

Zu S. 530. Nach M. Busch machen zahlreiche Fälle der täglichen klinischen Beobachtung es mehr als wahrscheinlich, daß selbst große Gewebsverluste im Verlauf von Stunden aus völliger Gesundheit heraus entstehen können und daß dabei die dem Pathologen bekannten Bilder des Leichenmagens wohl vorausgegangen sind.

Zu S. 532a. I. Honda und K. Nasanaki gelang es durch arterielle Einspritzungen von Lykopodiumsamen Erosionen und bei gleichzeitiger Venenunterbindung auch Geschwüre im Magen zu erzeugen.

Zu S. 532b. Yano konnte durch Unterbindung der Arteria gastrica dextra et sinistra bei 5 Versuchen an Kaninchen regelmäßig hämorrhagische Erosionen, zweimal auch umfangreichere Infarktdefekte erzeugen. Auch nach Unterbindung dieser beiden Arterien je allein kam es meistens zur Entwicklung kleiner Blutungen. Dagegen hatten Versuche mit Unterbindung der Arteria epiploica keinen Erfolg. Stets zeigte die Lagerung der so erzeugten Geschwüre deutlich die Abhängigkeit von der Unterbindungsstelle.

Zu S. 541. Das gleiche gilt für die Untersuchungen Schmidtmanns über das Vorkommen atherosklerotischer Veränderungen bei Jugendlichen. Sie fand unter 644 Leichen von Jugendlichen im Alter von 14 Tagen bis zu 16 Jahren in 185 Fällen = 28,9% bereits fettige Stellen in der Aorta oder an der Mitralis oder an diesen beiden Stellen zugleich. Im 14. Lebensjahr wurden solche Veränderungen in 57,1%, im 15. in 66,6% und im 16. Lebensjahr in 53,6% angetroffen. In 34 Fällen = 5,3% aller Leichen von Jugendlichen fanden sich fettige Stellen auch in der Bauchaorta.

Zu S. 542, 598, 622, 726. In sehr treffender Weise vergleicht M. Busch (2) die hämorrhagische Infarktbildung des Magens mit analogen Vorgängen im Gehirn und in den Nieren. Wegen ihrer Klarheit und hohen Bedeutung für das Verständnis der Entstehung und Lokalisierung der Infarktgeschwüre im Magen seien die Gedankengänge Buschs hier im Wortlaut wiedergegeben: „Hier mag es angezeigt erscheinen, den Magen mit anderen Organen in Vergleich zu setzen. Denn es ist selbstverständlich, daß alle Erwägungen eine grundsätzliche Bedeutung haben müssen, daß sie auch auf andere Organe und deren vom Gefäßsystem abhängige Erkrankungen Anwendung finden dürfen. Dazu möge zunächst das Gehirn dienen, in welchem kleine und große Blutungen angetroffen werden, ähnlich wie im Magen: Purpurazustände mit Blutungen um Nekrosezentren — den hämorrhagischen Erosionen vergleichbar und apoplektischen Blutungen mit Zerstörung des Zusammenhanges — ähnlich den größeren, zu Geschwürsbildung führenden Infarkten. Die größeren Blutungen haben durch Rosenblath, Dietrich und Lindemann eine Erklärung gefunden, die sich sehr schön mit der Hartschen Ausführung über die Entstehung der Magenschleimhautblutung in Einklang bringen läßt. Auch für die kleineren gelten gleiche Grundgesetze der Gefäßmechanik.

Nun ist es bekannt, auch Lindemann weist erneut darauf hin, daß auch im Gehirn ein gewisses Lokalisationsgesetz verwirklicht ist. Die zur Blutung prädisponierenden Gefäßveränderungen — und, darf man wohl hinzusetzen, die zu diesen Veränderungen führenden Gefäßfunktionsstörungen — finden sich besonders häufig und stark an den Ästen der Arteria cerebri media, „die die direkte Fortsetzung der Carotis interna darstellen" und daher „am meisten dem auf die Entstehung pathologischer Veränderungen an der Gefäßwand den größten Einfluß ausübenden Blutdruck ausgesetzt sind" (Lindemann). Was für die Fortpflanzung der Blutdruckschwankungen in der Haupteinflußrichtung oder -ebene in ein Organ hinein gilt, trifft auch für die Einschleuderung von gröberen Fremdstoffen (Emboli) zu, wenn es auch häufig genug Abweichungen von der Regel gibt. Je enger ein Arterienlumen ist, und je größer im Verhältnis zur Lichtung die fortgeschleppte Masse, desto konstanter dürfte die Einschleuderungsrichtung sein. In von der Hauptebene schärfer abbiegende Äste werden die Massen weniger leicht gelangen und auch die Blutdruckschwankungen sollen sich also langsamer und weniger wirksamer in derartige Äste hinein fortpflanzen. Hierfür können auch die Nieren als Beispiel herangezogen werden, in den kleinere weiße Infarkte mit Vorliebe nahe dem konvexen Rande, gegenüber dem Hilus, gefunden werden. Aber auch kleinere arteriosklerotische Narben pflegen nach meinen zahlreichen Beobachtungen hier zuerst und am häufigsten aufzutreten, was ich bisher nicht erwähnt gefunden habe.

„Ich nehme an, daß diese Art der Lokalisation kein Zufall ist, daß auch hier sich ein hämodynamisches Gesetz offenbart; daß nämlich die zur Arteriosklerose führenden Momente an die Haupteinflußebene des Blutes in erster Linie geknüpft sind und die aus der mittleren Ebene der Niere stärker abweichenden Gefäße weniger treffen. In der Eintrittsrichtung des Stromes müßten die Sklerose und ihre Folgen wenigstens früher auftreten, sich rascher entwickeln bis zu dem Zustande, in dem es zur Narbenbildung kommt, ob sie nun nur durch Gefäßverschlüsse, wie Fahr (2) annimmt, oder auch durch Spasmen (Hart) bedingt sein mögen". .... „Für die Fortpflanzung von Blutdruckschwankungen erscheint mir nicht unwesentlich, wieweit die feineren Verzweigungsstellen vom Abgange des zuführenden Gefäßstammes entfernt sind. Beim Magen ist die Aufteilungsstelle der kleinen Biegung dem Stamme der Arteria coeliaca erheblich näher als die der übrigen Magenarterien, die auf einem beträchtlichen Umwege den Magen erreichen. Der kurze Weg an der kleinen Kurvatur wird durch die Arteria gastrica sinistra dargestellt, ein kräftiges Gefäß, dessen Lichtung bis in die Gefäße der kleinen Kurvaturgegend beträchtlich rasch abnimmt, weniger rasch zu den Gefäßen hin, welche noch eine Strecke weit an der Magenoberfläche verlaufen, um sich mit denen der großen Kurvatur zu dem Maschenwerk der vorderen und hinteren Magenwand zu vereinigen. Dabei scheinen mir die feinen Arterien der kleinen Kurvatur mehr in der Einstromebene des Blutes der Arteria gastrica sinistra zu verlaufen, so daß für sie die gleichen Beziehungen Geltung haben können, wie sie für die Äste der Arteria cerebri media angenommen werden und wie sie auch die Niere erkennen läßt. Meine Untersuchungen über Sklerose der Magenarterien sind noch nicht so weit gediehen, daß ich den histologischen Beweis zu führen vermöchte. Die Unterschiede, die man erwarten darf, sind so fein, daß selbst Messungen nicht zum Ziele zu führen brauchen.

Unter diesen Gesichtspunkten, falls sie sich als haltbar erweisen, lassen sich auch die anatomischen Gefäßverhältnisse an der kleinen Kurvatur ... entsprechend bewerten. Die Blutdruckschwankungen, welche auf die Blutverteilung in der Magenwand bei geeigneter Innervationslage störend wirken können, kommen in den Gefäßen der kleinen Kurvatur schärfer zum Ausdruck und finden in den rasch sich aufreisernden Ästchen nicht die nötigen Ausgleichsbedingungen, weil nur sehr spärliche und enge Verbindungsgefäße bestehen.

Die Gefäßverteilung an der kleinen Kurvatur entspricht durchaus dem, was Spalteholz „günstige Verteilungsform im gegebenen Raume" nennt — wenn normale Innervationsverhältnisse bestehen. Nur unter krankhaften Verhältnissen, bei übermäßiger Beanspruchung, zeigen sich die „Schwächen", welche im anatomischen Bau begründet liegen. Für die Erklärung der Lokalisation sind damit nicht alle Fragen beantwortet. Es ist das auch nicht wohl möglich. Es genügt, wenn man die in Anatomie und Psychologie begründeten Bedingungen vorerst erkennt."

„Es würde nun noch die Frage bleiben, warum nur die größeren Blutungen usw. an der kleinen Kurvatur zu finden sind, warum die kleineren eine mehr diffuse Anordnung aufweisen. Auch hier glaube ich zum Vergleiche das Gehirn heranziehen zu dürfen, worauf oben schon kurz eingegangen wurde. Die Gehirnpurpura mit ihren punktförmigen und Ringblutungen finden wir überwiegend bei zentralen Stauungszuständen, wie sie durch Grippepneumonien, Gasvergiftungen des Krieges hervorgerufen werden.

Dietrich und andere haben auf die Bedeutung dieser Stauung für die Entstehung sehr nachdrücklich hingewiesen und ich selbst habe mich dieses Eindruckes auch nicht entziehen können, habe nicht nur bei jenen Zuständen, sondern die Tatsache auch bei gewöhnlichen Pneumonien und Pneumothorax bestätigt gefunden in Fällen, wo von primär-toxischer Gefäßwandschädigung nicht gesprochen werden kann. Ich halte mich für berechtigt anzunehmen, daß die Stigmata und kleinen hämorrhagischen Erosionen mehr einen allgemeinen Stauungscharakter haben, der von den Verhältnissen im Venenstamm abhängig ist. Demgegenüber scheinen nur für die größeren Infarkte, aus denen sich Geschwüre und Narben zwanglos erklären lassen, die auf dem Wege über die arterielle Strombahn im weitesten Sinne des Wortes einwirkenden Stromschwankungen oder Innervationsstörungen mehr in Frage zu kommen. Diese Verschiedenheiten der Entstehung würden zweifellos auch für die Entstehung des Magengeschwüres und seinen Vernarbungsvorgang Bedeutung gewinnen. Die kleinen Blutungen können ebenso wie die oberflächlichen Schleimhautblutungen ungehindert der Heilung zustreben. Wo aber tiefe, die Muscularis propria vor allem durchsetzende Nekrosen und Blutungen ursprünglich entstanden sind, wird der Schluß der Lücke wegen der Klaffung im stets bewegten Muskel großen Schwierigkeiten begegnen, abgesehen von den dabei möglichen perigastrischen Vorgängen. ..."

Zu S. 568. Solche Untersuchungen über den ursächlichen Zusammenhang zwischen Leberzirrhose und Ulkus wurden in neuerer Zeit von APPEL angestellt. Er fand, daß unter den 151 Fällen von Leberzirrhose des rund 11000 Sektionen umfassenden Sektionsmaterials des Erlanger pathologischen Instituts nur 3 mal ein Ulcus ventriculi, 2 mal hämorrhagische Erosionen und 10 mal Magenblutungen verzeichnet waren. Nach dieser Untersuchung erreicht also die Häufigkeit des Ulkus bei Leberzirrhose nicht ganz 2 %, das ist nicht einmal die von KOSSINSKY für das Vorkommen des Ulkus überhaupt berechnete Verhältniszahl von 2,6 %. Ähnlich liegt das Verhältnis für die Erosionen. Bei den verzeichneten Magenblutungen handelt es sich um parenchymatöse Blutungen.

Zu S. 572. M. BUSCH (2) stellt die kleinen hämorrhagischen Erosionen (Stigmata BENEKES) den kleinen punktförmigen und ringförmigen Blutungen im Gehirn, wie sie namentlich bei Grippe, Pneumonien, Gasvergiftungen (Gehirnpurpura) beobachtet werden, an die Seite. Wie diese zweifellos auf akute Stauungszustände zurückzuführen sind, so dürften auch die Stigmata der Magenschleimhaut durch Stauung in den Venen bedingt sein.

Zu S. 583. Auch STAHNKE hat versucht durch elektrische Reizung beider Vagi mittels einer besonders hergestellten Sonde von der Speiseröhre aus Geschwüre des Magens zu erzeugen, und zwar wurden bei einem Hund eine einmalige akute Reizung, bei fünf weiteren Hunden eine chronische Reizung vorgenommen, indem er bei diesen letzteren Tieren zweimal täglich je 20 Minuten bis zu einer Versuchsdauer von 60—96 Tagen den elektrischen Strom einwirken ließ. Weder bei der akuten noch bei der chronischen Reizung konnten Ischämien durch Krämpfe der Muskularis hervorgerufen werden. Doch fanden sich bei zwei Hunden, bei welchen die Reizung 95, bzw. 96 Tage fortgesetzt worden war, an der kleinen Kurvatur eine Anzahl stecknadelkopfgroßer Erosionen und bei dem einen Tier gleichzeitig ein gut linsengroßer Schleimhautdefekt mit steil abfallendem Rand im Bereich der Magenstraße an der hinteren Magenwand, zweifingerbreit unterhalb des Überganges der Speiseröhren in die Magenschleimhaut. Im Duodenum wurde nur eine sehr dicke Schleimschicht auf der Schleimhaut angetroffen.

Zu S. 583 a. YANO konnte nach einfacher Durchschneidung des Vagus bei 5 Versuchen von 2—25 tägiger Dauer keine Geschwürsbildung beobachten. Dagegen führte Vagusdurchschneidung mit gleichzeitiger Unterbindung von Arterien bei den meisten Versuchen, bei Unterbindung der Arteria coronaria in fast 100 % zur Geschwürsbildung. Nach Unterbindung der A. gastrica dextra und sinistra traten die Geschwüre an der kleinen Kurvatur am Isthmus — oft in großer Ausdehnung — auf, bei Unterbindung der Arteria gastrica sinistra allein an der kleinen Kurvatur zwischen Kardia und Isthmus, bei der der Arteria gastrica dextra am Vestibularteil derselben auf. Am Pylorus finden sich Geschwüre nach Unterbindung der Arteria gastro-duodenalis. Bei Unterbindung der Arteria gastro-epiploica dextra, vor ihrem Eintritt in die große Kurvatur, beobachtete YANO geschwürige Veränderungen in der Nähe des Pylorus an der kleinen Kurvatur.

Die auf solche Weise erzeugten Geschwüre zeigten eine auffallend geringe Neigung zur Heilung, selbst nach 20, 65 und 72 Tagen ließen an der kleinen Kurvatur gelegene Geschwüre oft noch nicht den geringsten Fortschritt in der Heilung erkennen, während die nach einfacher Arterienunterbindung, ohne gleichzeitige Vagusdurchschneidung erzielten Geschwüre stets bald vernarbten.

Ebenso wurde die Heilung von durch Verbrennung angelegten Defekten der Magenwand durch gleichzeitige Durchschneidung der Vagi ungünstig beeinflußt. Das Epithel zeigte keine Neigung zur Regeneration und selbst nach mehr als 20 Tagen waren auch im Korpus und Fundus die Geschwüre noch vorhanden. Auch die Operationswunde an der großen Kurvatur schien schwer zu heilen, ja es hatte sich um ein zentrales Geschwür an der Schnittstelle eine Reihe neuer Geschwüre in der Umgebung entwickelt.

Zu S. 583b. Nach Versuchen Yanos wird bei Kaninchen nach **Atropin-einspritzung die Heilung von durch Verbrennung erzeugten Defekten des Magens wesentlich gehemmt**, so daß bei 2 Versuchen nach 24 bzw. 34 Tagen noch keine Vernarbung erfolgt war. Yano führt diese verzögerte Heilung auf die durch Vagushemmung bewirkte Erschlaffung und die dadurch bedingte Ausgleichung der Schleimhautfalten zurück. Ob diese letztere Begründung richtig ist, bleibe dahingestellt, denn Yano selbst gibt an, daß bei den mit **Adrenalin** eingespritzten Tieren, welche ähnliche Ergebnisse zeigten, auch eine **bedeutende Anhäufung von Magensaft** zu beobachten war.

Nach Einspritzung von geringen **Pilokarpin**mengen, welche nur einen mäßigen Dauerspasmus des Magens hervorrufen, konnte Yano keine wesentliche Beeinflussung der Heilung künstlich angelegter Defekte feststellen. Er meint, daß die durch den Spasmus bewirkte stärkere Faltenbildung eher die Heilung begünstige und so die Schädigung ausgleiche, welche vielleicht durch gleichzeitig erzeugte stärkere Gefäßkontraktion entstehe. Auch diese Deutung dürfte schwerlich zutreffend sein (vgl. auch die Ausführungen S. 734).

Einspritzungen von **Secacornin** vermochten den Heilungsvorgang ebenfalls nicht sichtlich zu beeinflussen.

Zu S. 584a. Yano konnte nach Entfernung des Ganglion coeliacum bei seinen Versuchen an Kaninchen keine Geschwürsbildung beobachten.

Zu S. 584b. Koennecke fand unter vier Hunden, welchen er die beiden Splanchnici unterhalb des Zwerchfelles durchschnitten hatte, bei einem derselben nach 5 Monaten an der Grenze von Fundus und Pylorusteil an der hinteren Wand, $1^1/_2$ cm von der großen Kurvatur entfernt, ein nicht ganz kleinfingernagelgroßes, tief in die Magenwand hineinreichendes, kreisrundes Ulkus mit wallartigem Rand und dunkelrotem, schmierig belegtem Grund, welches bei der mikroskopischen Untersuchung alle Eigenschaften eines typischen Ulcus simplex erkennen ließ. Außerdem fanden sich noch zahlreiche dunkelrote, flache Erosionen von der gleichen Größe. Bei einem zweiten Hund, welcher schon am 6. Tag nach der Operation zugrunde gegangen war, fand sich nur eine Hyperämie des Magens und des Darmes mit dunkelroter Schleimhautfärbung.

Zu S. 584c. Buerger und Churchman konnten nach ganzer oder teilweiser Entfernung des Ganglion coeliacum und mesentericum bei Hunden in zwei Versuchen Geschwürsbildung im Duodenum feststellen. Bei dem einen Hund fanden sich nach 10 Wochen mehrere offene Geschwüre, bei dem zweiten nach 7 Wochen vier kleine verheilte Geschwüre im Duodenum. Bei einem dritten Hund zeigte sich nach 3 Wochen die Schleimhaut des Duodenums geschwollen, hämorrhagisch und mit Schleim bedeckt. Auch nach elektrischer Reizung der Ganglien fanden sich unter 10 Versuchen bei einem Hund nach 9 Wochen 12 elliptische und kreisrunde, 3—6 mm messende Geschwüre im Duodenum und einige ähnliche mit hämorrhagischen Rändern im Jejunum. Die von den beiden Autoren geäußerte Meinung, daß hämorrhagische Infarkte und Infarktgeschwüre beim Hund auch ohne Eingriffe am Nervenapparat im Duodenum häufig vorkommen, ist durchaus irrig.

Auch Strehl fand nach Entfernung des Plexus coeliacus bei Katzen in zwei Versuchen stecknadelkopfgroße Geschwüre und einen Bluterguß im Magen.

Popielski hat bei 22 Hunden den Plexus coeliacus entfernt. Die Versuchsdauer betrug 1 Tag bis über 12 Monate. Bei allen Tieren stellten sich in der ersten Zeit nach der Operation blutige Entleerungen ein. Bei zwei schon nach 2 Tagen gestorbenen Tieren fanden sich Geschwüre im Magen, bei einem nach 6 Tagen verendeten Tier Hyperämie und zahlreiche Ekchymosen der Magenschleimhaut und bei einem weiteren Tier eine ganze Reihe kreisrunder Geschwüre im Bereich des Magens und Duodenums, sowie im oberen Abschnitt des Dünndarms. Besonders wichtig erscheint der Sektionsbefund eines nach 25 Tagen gestorbenen Hundes. Es fanden sich im Magen zerstreute, bis über pfennigstückgroße schwarze Flecken (hämorrhagische Infarkte) der Schleimhaut, von welchen einige im Zentrum bereits beginnende Geschwürsbildung erkennen ließen. An der großen Kurvatur war ein ebenfalls pfennigstückgroßes, fertiges Geschwür mit unterminierten Rändern. Außerdem fanden sich vier ähnliche, in Vernarbung begriffene Geschwüre im Duodenum nahe dem Pylorus. Ferner wurden bei einem nach 7 Monaten und 3 Tagen getöteten Hund zahlreiche stecknadelkopfgroße hämorrhagische Erosionen in der Pars pylorica und in der Mitte der großen Kurvatur zwei erbsengroße Geschwüre, gleichzeitig auch zerstreute, blasse, linsengroße narbige Vertiefungen der Magenschleimhaut, namentlich in der Nähe des Pylorus beobachtet. Auch bei einem nach 12 Monaten und 20 Tagen getöteten Tier fanden sich neben einigen runden, erbsengroßen Geschwüren des Magens zahlreiche über die Schleimhaut zerstreute, weißliche Narben, gleichzeitig einige erbsengroße Geschwüre und Infarkte im Duodenum.

Zu S. 603. STAHNKE konnte feststellen, daß starke elektrische Vagusreizung die Magenperistaltik förderte, gleichzeitig aber auch die Entleerung durch Pyloruskrampf hindert. Ebenso hat nach seinen Versuchen fortgesetzte elektrische Vagusreizung (2 mal täglich je 20 Minuten bis zu 96 Tagen) eine Steigerung der Magenbewegung und zugleich Störungen im Entleerungsmechanismus zur Folge. Dabei kommt es zu einer Supersekretion eines Magensaftes von hoher, dauernd ansteigender Verdauungskraft.

Zu S. 608 u. 611. HOLLER und VECSLER fanden unter 285 klinisch festgestellten Ulkusfällen nur 1.7%, in welchen ausschließlich eine Appendizitis für die Entstehung des Ulkus hätte in Betracht gezogen werden können.

Unter dem gleichen Material konnte dagegen in 11,6% die Verbindung mit Tabes beobachtet werden. HOLLER und VECSLER unterscheiden eine mediastinale, hauptsächlich auf entzündlichen Vorgängen „am Stamm der Lebensnerven" beruhende, eine tabische und eine auf endokrine Störungen, namentlich Schilddrüsenvergiftung, zurückzuführende neurogene Entstehung des Ulkus.

Zu S. 613. Mit Recht hebt jedoch M. BUSCH (2) hervor, daß man nicht erwarten dürfe, in jedem Ulkusfall pathologische Gefäßreaktionen etwa an der Haut anzutreffen. Denn ein solcher krankhafter Innervationszustand der Gefäße braucht nicht unbedingt ein allgemeiner zu sein, wie doch auch umgekehrt pathologische Gefäßreaktionen an der Haut bestehen können, ohne daß von solchen gleichzeitig auch der Magen betroffen wäre.

Zu S. 615. Auch ASCHOFF ist der Ansicht, daß durch spastische Kontraktionen der Magenwand Abknickungen von Arterien hervorgerufen werden und diese die Bildung von Erosionen in der Magenstraße zur Folge haben können, doch nimmt er an, daß auch Arterienkrämpfen die gleiche Bedeutung zukommt. Bei den Funduserosionen sollen jedoch nach ASCHOFF die venösen Rückstauungen und die krampfartigen Bewegungen beim Brechakt eine besondere Rolle spielen.

Zu S. 615. Nach M. BUSCH (2) ist dieser krankhafte nervöse Bereitschaftszustand der Magengefäße, örtlich oder allgemein, dauernd oder vorübergehend, als Grundlage der modernen Gefäßtheorie anzusehen. Er ist der Ansicht, daß die Ausbildung dieses Bereitschaftszustandes auch allmählich auf dem Boden einer besonderen Konstitution stattfinden und frühzeitig im Leben oder erst spät, je nach der dem System innewohnenden Leistungsfähigkeit, den Boden für die örtliche Kreislaufstörung abgeben. Er könne sich aber auch vorübergehend einstellen, in Begleitung einer anderweitigen Erkrankung. BUSCH weist darauf hin, daß infektiöse und toxische Schädigungen die Innervationslage des Gefäßsystems vorübergehend oder dauernd in dem angenommenen Sinn abändern, wie sie der Entstehung von Kreislaufstörungen günstig sei.

Zu S. 616. Nach STERNBERG kann eine Vagusdegeneration auch dadurch vorgetäuscht werden, daß dieser oft zahlreiche marklose Sympathikusfasern enthalte und daß die Vagusfasern selbst schon normalerweise in ihrer Stärke und Gestalt größere Mannigfaltigkeit zeigten.

Zu S. 618. ORATOR (4) hat gegen die neurogene Theorie eine Reihe von Einwänden geltend gemacht. Namentlich betont er, daß man in den meisten Fällen von Ulkus greifbare Veränderungen am Nervenapparat des Magens vermisse, insbesondere werde der Plexus Auerbachi ausnahmslos gut erhalten angetroffen. Degenerationen der Ganglienzellen, Wucherungen der Hüllzellen und zellige Infiltrationen fanden sich meist nur im Narbengewebe. Ja es habe den Anschein, daß der Plexus Auerbachi beim Ulkusmagen vermehrt sei, was nach ORATOR vielleicht durch die langdauernde, motorische Unruhe des Ulkusmagens bedingt werde. Diesen Einwendungen gegenüber ist zu bemerken, daß negative Befunde am Nervenapparat des Magens in Ulkusfällen keineswegs als ein zwingender Beweis gegen die Berechtigung der v. Bergmannschen Lehre angeführt werden können. Denn es ist sehr unwahrscheinlich, daß den funktionellen Störungen und abnormen Reizzuständen des Nervenapparates aus irgendwelchen Ursachen immer so grobe histologische Veränderungen zugrundeliegen, daß man sie ohne weiteres bei der histologischen Untersuchung erkennen kann. Vielmehr darf man annehmen, daß selbst schwere Funktionsstörungen nur durch Veränderungen molekularer Art bedingt sein können. Tatsächlich stehen meines Erachtens die neurogene Theorie v. Bergmanns und die myogene Theorie Orators durchaus in keinem Gegensatz zu einander, sondern ergänzen sich vielmehr in wertvoller Weise, denn die Unruhe im Magenmotor und die abnorme Steuerung des ganzen Muskelapparates müssen doch wohl durch Störungen der normalen Innervation vermittelt werden.

Zu S. 624. Stahnke meint aus seinen Versuchen schließen zu können, daß die Mitbeteiligung der Blutgefäße in irgendeiner Form für die Ulkusentstehung überhaupt nicht notwendig sei. Diese Meinung steht in schroffstem Widerspruch zu der Tatsache, daß man bei menschlichen Leichen gar nicht selten umfangreiche, Gefäßbezirken entsprechende hämorrhagische Infarkte und ganz akute, in kürzester Zeit gebildete, selbst alle Schichten der Magenwand durchsetzende peptische Defekte findet, welche nur aus einem hämorrhagischen Infarkt, bzw. nur infolge schwerster örtlicher Kreislaufstörung entstanden sein können.

Zu S. 627. Kelling (5) hat hervorgehoben, daß Übersäuerung beim frischen einfachen Geschwür die Regel sei. Nur bei 2% solcher Fälle fand er einen subaziden Magensaft und gänzlich wurde die HCl von ihm niemals vermißt. Nur bei fortgeschrittenem Ulkus beobachtete er in besonderen Fällen Subazidität. Nach den Untersuchungen von Wolkowitsch soll bei Ulkus die HCl-Sekretion in der 2. chemischen Phase bei allen Arten der Nahrung verdoppelt sein.

Zu S. 648. Stahnke führt die bei seinen Versuchen beobachteten Erosionen der Magenschleimhaut auf die durch die elektrische Vagusreizung hervorgerufene Steigerung der Sekretion eines besonders wirksamen Magensaftes und die durch dessen Aufstauung infolge von Plyorospasmus bedingte Gastritis zurück. Er glaubt daraus schließen zu können, daß für die Entstehung des Magengeschwüres eine durch nervöse Einflüsse bedingte Supersekretion und Gastritis anzunehmen sei, indem er, gleich Konjetzny, die einfache katarrhalische Erosion als die Vorstufe des Ulkus betrachtet. Und zwar möchte Stahnke den von ihm angenommenen Vorgang der Ulkusentstehung — vermehrte Sekretion, Gastritis auf Basis des Nervenreizes — als den häufigsten, wenn auch nicht einzigen, ansehen und er meint, daß die Ergebnisse und die aus ihnen abgeleiteten Schlußfolgerungen auch mit den klinischen und pathologisch-anatomischen Beobachtungen in gutem Einklang stehen.

Abgesehen davon, daß diese Ansicht von der Bedeutung der katarrhalischen Erosion, wie der Erosion überhaupt, für die Entstehung des typischen Ulkus durchaus unrichtig ist, mindestens jeglichen Beweises entbehrt, werden selbstverständlich durch die negativen Versuchsergebnisse Stahnkes die zahlreichen positiven Ergebnisse anderer Autoren nicht weiter berührt. Namentlich sei ausdrücklich darauf hingewiesen, daß nicht nur nach Eingriffen am Plexus coeliacus und den Splanchnici, sondern auch nach elektrischer Reizung oder Durchschneidung der Vagi schon nach wenigen Stunden bzw. Tagen bis in die Muskularis, ja bis zur Serosa reichende, sogar perforierende, akute peptische Infarktdefekte erzeugt wurden, von welchen doch ganz gewiß nicht angenommen werden kann, daß sie erst auf dem Umweg einer durch den Eingriff am Nervenapparat hervorgerufenen Gastritis und aus durch diese bedingten Erosionen hervorgegangen wären. Das gleiche gilt für die ganz akut entstandenen, oft umfangreichen, Gefäßterritorien entsprechenden hämorrhagischen Infarkte und

nicht selten die ganze Magenwand durchsetzenden peptischen Defekte, welche
auch beim Menschen beobachtet werden.

Zu S. 651. KONJETZNY (4) fand in mehr als der Hälfte der Fälle im Bereich der
gastritisch veränderten Schleimhaut mehrfache, feine, trichterförmige, sowie auch
größere rundliche und streifenförmige Defekte, von welchen die größeren schon
makroskopisch ohne weiteres als geschwürige Prozesse anzusprechen und meistens
mit fibrinösen Membranen bedeckt waren. In einzelnen Fällen fanden sich solche
größere Defekte bis über 60! Die kleinen trichterförmigen Schleimhautdefekte
erwiesen sich bei der mikroskopischen Untersuchung meistens als follikuläre
Erosionen, während die größeren nach der Schilderung KONJETZNYs einfachen
oberflächlichen katarrhalischen Geschwürchen entsprachen. KONJETZNY ist
der Meinung, daß diese katarrhalischen Schleimhautdefekte die Vorstufe des
typischen Ulkus bildeten. Wie will man sich aber vorstellen, daß von solchen
massenhaft auftretenden oberflächlichen, auf die Schleimhaut beschränkten
Defekten in der Regel ausgerechnet nur einer sich zu einem typischen Ulcus
chronicum Cruveilhier entwickeln sollte! — Übrigens ist auch von KONJETZNY
für einen Übergang solcher katarrhalischer Erosionen und follikulärer Geschwürchen in ein typisches chronisches Ulkus kein einer ernsten Kritik
standhaltender Beweis erbracht. Sehr richtig betonte GRUBER (10), daß solche
kleine Erosionen, wie sie KONJETZNY in seinen Fällen beschrieben hat, sehr
wohl auch erst während der Operation entstanden sein konnten.

Zu S. 652. Wie tatsächlich die chronische Gastritis für die Entstehung des Ulcus ventriculi
nur eine ganz untergeordnete Rolle spielen kann, zeigen auch die erst jüngst von WOLFHARDT
am Erlanger pathologischen Institut auf Grund des 8310 Sektionen umfassenden Leichenmaterials der Jahrgänge 1862—1900 angestellten Untersuchungen. Es fand sich unter diesem
Material bei 665 Leichen = 8% ein chronischer Magenkatarrh (schiefrige Pigmentierung
der Pars pylorica, Bedeckung der Schleimhaut mit zäher Schleimschicht, Etat mamelonné,
stärkere Vermehrung und Vergrößerung der Follikel) in den Protokollen verzeichnet. Von
diesen 665 Fällen von bereits makroskopisch erkennbarem chronischem
Magenkatarrh waren nur 38 = 5,7% (0,46% aller Leichen) mit Ulkus verbunden,
eine Zahl, welche viel zu niedrig ist, um für die Ulkusgenese ins Gewicht zu fallen, zumal
doch auch für diese Fälle selbstverständlich auch andere Ursachen, wie besonders Gefäßveränderungen und neurogene Einflüsse in Betracht gezogen werden müssen. Auch der
Umstand, daß der chronische Magenkatarrh beim Mann etwa doppelt so häufig (440:221)
angetroffen wurde als beim weiblichen Geschlecht, dann aber auch die Tatsache, daß das
offene Geschwür, nicht nur die Narbe, im allgemeinen beim weiblichen Geschlecht häufiger
vorkommt als beim Mann, sprechen gewiß ebenfalls nicht für die Ansicht, daß dem
chronischen Magenkatarrh eine besondere Bedeutung in der Ätiologie des Ulkus zukommen
könne. Unter 132 Ulkusfällen fand sich ferner nur bei 38 = 28,8% ein bereits makroskopisch
erkennbarer chronischer Magenkatarrh vor, während bei 72,2% sich keine besonderen
Veränderungen der Magenschleimhaut verzeichnet fanden. Schließlich ist noch zu bedenken, daß die chronische Gastritis oft nur durch die mikroskopische Untersuchung der
Schleimhaut festgestellt werden kann, so daß also die Zahl der tatsächlich zur Sektion
gelangten Fälle mit chronischer Gastritis noch weit höher angenommen werden müßte.
Dadurch würde sich aber die Verhältniszahl für das Vorkommen des offenen Geschwüres
bei chronischer Gastritis sicher noch wesentlich niedriger ergeben.

Zu S. 654. Ebenso bestreitet ASCHOFF (10) die ätiologische Bedeutung des
chronischen Magenkatarrhs für die Entstehung der Erosionen und des chronischen Ulkus, und zwar besonders deshalb, weil die entzündlichen Erosionen,
wie sie beim chronischen Magenkatarrh beobachtet werden, auch beim Magenkarzinom vorkommen, bei diesem aber eine typische Ulkusbildung nur sehr
selten angetroffen wird.

Zu S. 678. M. BUSCH ist der Ansicht, daß auch die Theorie RASMUSSENS
wohl insofern Geltung haben könne, als schon geringe Druckwirkungen zu länger
dauernden Gefäßkontraktionen Veranlassung geben könnten, falls sich das
Nervensystem im geeigneten Zustand der Erregung befindet.

Zu S. 687. Ebenso hält M. Busch (2) es für ausgeschlossen, ,,daß ein größeres Geschwür auf mechanischem Wege aus einer kleinen Erosion entsteht, daß ein solches kleines Geschwür sich tiefer und weiter in die Wand hineinfrißt, bis etwa ein chronisches Geschwür daraus wird''. Er hält es vielmehr für wahrscheinlicher, ,,daß größere Schleimhautverluste aus umfänglicheren Blutungen entstehen und daß die tiefergreifenden eine entsprechende Blutung oder — allgemeiner gesprochen — Kreislaufstörung zur Voraussetzung haben''. Mit Recht weist Busch darauf hin, daß solchen tiefer greifenden Infarkten keineswegs immer auch eine umfangreichere Blutung an der Schleimhautoberfläche zu entsprechen braucht. Es kommt vielmehr ganz darauf an, in welchem Umfang die Gefäßfunktion versage, ob in den Endauflösungsgebieten einer, weniger oder zahlreicher das submuköse Netz speisenden Arterien oder etwa in einem funktionell zusammengehörigen Gefäßnervensystem in Schleimhaut, Submukosa und Muscularis propria. —

Jedenfalls entspricht die Meinung Aschoffs (10), daß man heute ,,mit großer Sicherheit'' sagen könne, daß so gut wie alle chronischen Geschwüre aus einer ursprünglichen Erosion entstehen, in keiner Weise den Tatsachen und entbehrt jeglichen Beweises, sofern man an dem ursprünglichen Begriff der Erosion im Sinn Cruveilhiers festhält.

Zu S. 696. In seinen letzten Mitteilungen sagt Orator (4), daß er den Isthmus bei den üblichen Magendurchleuchtungen fast nie gesehen habe. Wenn irgendeine greifbare Stelle die Bezeichnung ,,Isthmus'' erhalten solle, so könne diese nur jene an der großen Kurvatur, in gleicher Höhe wie der Angulus an der kleinen Kurvatur gelegene Einziehung sein, welche dem Einstrahlen der Fibrae obliquae und wahrscheinlich der Incisura intermedia der Autoren entspreche. Die Muskelpräparate Orators an Ulkusmägen ergaben, daß die Geschwüre nur insofern in einem bestimmten Verhältnis zur unteren Segmentschlinge und damit auch zur Incisura intermedia lagen, als sie gewöhnlich zwischen kleiner Kurvatur und Fibrae obliquae, meist höher als die Inzisura sich befanden.

Zu S. 711. Nach Yano läßt sich an den von ihm bei Kaninchen experimentell erzeugten Geschwüren (siehe Nachtrag zu S. 285) die charakteristische schräge Trichterform der menschlichen Magengeschwüre und ihre Entstehung schrittweise verfolgen. Er sagt: ,,Die in der Magenstraße entstehenden Geschwüre erfahren gleichzeitig — ebenfalls durch die mechanisch-funktionelle Belastung der Magenstraße — eine charakteristische Formbildung mit Verschiebung der eigentlichen Muskularis und erst recht der Schleimhaut über den kardialen Rand des Geschwüres, flacher Ausbreitung der Muskularis und Fortschiebung der Schleimhaut vom Geschwürsrand an der pylorischen Seite.'' — Die Untersuchungen Yanos, welche unter Aschoffs Leitung angestellt wurden und über welche dieser (10) in der Japanischen pathologischen Gesellschaft eingehend berichtet hat, ändern jedoch nichts an der Tatsache, daß schon bei den akuten, zum Teil noch mit dem hämorrhagischen Schorf bedeckten Defekten, bzw. ganz frischen Geschwüren des menschlichen Magens die Trichterform voll ausgebildet sein kann, was selbstverständlich nur dadurch zu erklären ist, daß eben das Infarktgebiet, aus welchem ein solcher Defekt hervorgegangen ist, bereits die Form eines schiefen Trichters hatte. Es ist aber doch klar, daß man auch in der schiefen Trichterform eines chronischen Geschwüres nicht erst die Folge einer Schiebewirkung zu erblicken braucht, wenn diese gleiche Form schon beim akuten Defekt zu finden ist. Darauf wollte auch Berlet hinweisen und es erscheint daher ungerechtfertigt, wenn Aschoff in einem Zusatz zu den Untersuchungen Yanos von einer Verwechslung der Probleme von seiten Berlets spricht. — Ferner ändern die Beobachtungen Yanos nichts an der Tatsache, daß die Trichterachse auch des chronischen Geschwüres, und zwar auch dann, wenn durchaus keine besonderen Komplikationen vorliegen und die Geschwüre an den typischen Stellen gelegen sind, sehr häufig in der einer Schiebewirkung gerade entgegengesetzten Richtung verläuft. Endlich sei noch ausdrücklich darauf hingewiesen, daß bei den von anderen Autoren auf neurogenem Weg erzeugten Geschwüren der steile Abfall des Geschwürsrandes auch bei pylorusfernen Geschwüren nicht nur gegen den Fundus, sondern auch umgekehrt gegen den Pylorus festgestellt werden konnte (vgl. S. 592).

Zu S. 716. Yano kommt auf Grund von 16 Versuchen an Kaninchen zu dem Ergebnis, daß die Neigung zur Heilung bei den im Fundusgebiet gesetzten Defekten am besten sei, weniger gut am Korpus und im Vestibulum, am schlechtesten an der kleinen Kurvatur. Die gleiche Beobachtung machte er auch bei Geschwüren, welche nach Durchschneidung des Vagus mit gleichzeitiger Unterbindung von Magenarterien erzeugt worden waren. Yano und Aschoff (10) glauben, daß diese Verschiedenheit in der Neigung zur Heilung besonders in der verschiedenen Verschieblichkeit der Schleimhaut in den genannten Magenabschnitten begründet sei. Auch die Schnelligkeit, mit welcher die Neubildung des Epithels einsetze und damit eine Deckung des Defektes erfolge, sei von Einfluß. Nach Yano und Aschoff (10) soll nun das Epithel an der kleinen Kurvatur und am Pylorus nur eine geringe Wucherung zeigen, im Gegensatz zum Fundus und Korpus, wo das Epithel viel stärker zur Neubildung neige. Auch der Umstand, daß die Drüsenschicht im Fundus und Korpus wesentlich höher sei, als an der kleinen Kurvatur und im Pylorus und daher die Schleimhaut rein mechanisch sich leichter über den Defekt vorwölben könne, ermögliche eine leichtere Deckung und Heilung eines entstandenen Defektes. Diesen Ausführungen gegenüber ist zu bemerken, daß jedenfalls beim Menschen nach den Untersuchungen an der Leiche die Neigung der in der Magenstraße gelegenen Geschwüre keineswegs eine schlechtere zu sein scheint als in den übrigen Abschnitten des Magens, insbesondere im Fundusgebiet, wie in dem vorigen Abschnitt (S. 375) gezeigt wurde. Auch steht die von Yano und Aschoff (10) vertretene Meinung, daß das Epithel der kleinen Kurvatur und des Pylorus eine geringere Neubildungsfähigkeit besitze als das Epithel der übrigen Magenabschnitte in auffallendem Gegensatz zu der Tatsache, daß wenigstens beim Menschen die stärkste atypische Drüsenwucherung im allgemeinen gerade im Gebiet der kleinen Kurvatur und der Pars pylorica beobachtet wird und auch bei Grenzgeschwüren solche Drüsenwucherungen hauptsächlich am pylorischen und dem nach der kleinen Kurvatur zu gelegenen Rand des Geschwüres sich finden, während sie an der gegen den Fundus gelegenen Seite selbst gänzlich fehlen können. Auf diese Tatsache hat auch Orator hingewiesen.

Zu S. 718. Auch die erst in letzter Zeit von Kirch und Stahnke an Hunden ausgeführten Versuche zeigen, wie auch beim Hund die Heilung eines operativ angelegten Defektes der Magenwand, wenn er gleichzeitig die Muskularis durchsetzt, außerordentlich verzögert wird. Während bei einfachen, talergroßen, auf die Schleimhaut beschränkten Defekten schon nach 10 Tagen die Heilung vollendet war, gelangten Defekte mit gleichzeitiger teilweiser Entfernung der Muskularis erst nach 50—60 Tagen und mit Entfernung der ganzen Muskularis im Umfang eines 10 Pfennigstückes vollends erst nach 130—140 Tagen zur Vernarbung, unter strahliger Heranziehung der Schleimhaut. Dabei entwickelten sich Geschwüre, welche in allen ihren Einzelheiten, auch hinsichtlich der Aufwärtskrümmung der Muskularis vom Geschwürsrand, vollkommen einem Ulcus callosum des Menschen glichen. Gleichwohl glauben jedoch Kirch und Stahnke dem in dieser Beschaffenheit des Geschwürsrandes und des Geschwürsgrundes gelegenen mechanischen Moment der Zerrung keine große Bedeutung für das Chronischwerden eines Geschwürs beimessen zu dürfen, da bei allen ihren

Versuchstieren, trotz der unveränderten Fortdauer des vermuteten Muskelzuges, die schließliche Heilung der Geschwüre doch niemals verhindert wurde und sie auch bei einem Teil der chronischen Magengeschwüre des Menschen zustande kommt. Diese Schlußfolgerung der beiden Autoren ist schwer verständlich. Denn welches andere Moment, als die beständige Zerrung am Geschwürsrand sollte sonst die 13—14fache Verzögerung der Heilung dieser operativen Defekte bewirken? — Daß dieses Moment beim Menschen nicht die einzige Ursache für das Chronischwerden eines Geschwüres bedeutet, ist gewiß richtig. Neurogene Ursachen, Krämpfe, welche auch am Röntgenschirm in dem spastischen Sanduhrmagen ihren Ausdruck finden, Pylorospasmus mit Stauung des Mageninhaltes, Störungen der Sekretion, Gefäßkrämpfe usw., pathologischer Reizzustand des Nervenapparates des Magens, sowie in vielen Fällen auch primäre und sekundäre Gefäßwandveränderungen spielen vielleicht eine noch größere Rolle. Aber zweifellos dürfte unter den für das Chronischwerden verantwortlichen mechanischen Momenten der andauernden Zerrung des Geschwürsrandes durch die unterbrochene und aufwärts gekrümmte Muskularis die größte Bedeutung zukommen.

Zu S. 725. Auch Yano fand, daß [bei Einspritzung von gefärbter Gelatine (durch Zusatz von Berliner Blau, Chromgelb, Zinnober oder Tusche) die Magenstraße fast stets farbstofffrei blieb. Bei Einspritzung einer 4%igen Lösung von Lithionkarmin am lebenden Tier ergab sich zwar, im Gegensatz zu den Untersuchungen der anderen genannten Autoren, kein wesentlicher Unterschied hinsichtlich des Reichtums an Gefäßen im Verhältnis zu Korpus und Fundus, so daß das Freibleiben der Magenstraße bei Einspritzung gefärbter Gelatine sich nur durch wesentlich geringeres Vorhandensein von Anastomosen erklären läßt. Ebenso hat Nagayo auf die im Verhältnis zum Fundusgebiet ungünstige Gefäßversorgung der Magenstraße hingewiesen.

Zu S. 730. Mit dieser Anschauung stimmen auch die Versuchsergebnisse Yanos überein, welcher sowohl nach einfacher Venenunterbindung als auch nach Unterbindung ganzer Venenstämme und gleichzeitiger Vagusdurchschneidung nur im Fundus und am Korpus starke Stauung, Ödem und vereinzelte kleine, meistens nur punktförmige Blutungen entstehen sah, während nach Vagusdurchschneidung mit gleichzeitiger Unterbindung von Arterien bei den meisten Versuchen im Bereich der kleinen Kurvatur und im Pylorus sich Geschwüre entwickelten. Auch Yano und Aschoff (10) schließen daraus, daß ein Einfluß von Zirkulationsstörungen in den Venen sowohl auf die Entstehung als auch auf das Chronischwerden von Geschwüren zu verneinen sei.

Zu S. 735. Kohler fand, daß das von Ulkuskranken gewonnene Blutserum eine geringere verdauungshemmende Kraft besitzt, bzw. ärmer an Antipepsin ist, als das Serum von Gesunden. Diese Erscheinung zeigte sich bei seinen an 51 Ulkusfreien und 38 sicher Ulkuskranken so regelmäßig, daß er in ihr ein zuverlässiges diagnostisches Mittel zur Erkennung der Ulkusdisposition erblickt. Kohler ist daher der Ansicht, daß das Wesen der Ulkuskrankheit nicht im Ulkus, sondern in der Ulkusdisposition gelegen sei, von welcher das Ulkus nur eine Folgeerscheinung bilde. Das auslösende Moment trete gegen die Wichtigkeit der Disposition ganz in den Hintergrund. Diese Untersuchungsergebnisse Kohlers konnten jedoch von Orator (6) nicht bestätigt werden. Bei der Untersuchung von 50 Kranken nach Kohlers Methode zeigte sich, daß unter den nicht hemmenden, also nach Kohler als „Ulkusträger" charakterisierten Kranken auch Magenkarzinome, Gallenblasenkarzinome, Knickungen, Ptosen und Gastritiden anzutreffen waren, während bei den hemmenden, also nach Kohler normalen, d. h. „ulkusfreien" auch Geschwüre sich vorfanden.

„Oder anders betrachtet: von 20 durch Operation sicher gestellten kallösen Magen- und Duodenalgeschwüren hatte die Hälfte hemmende Sera. Somit dürfte dem Pepsin-Antipepsinverhältnis — schließt ORATOR — vorerst ein diagnostischer Wert kaum zuzusprechen sein. Auch wird es danach nicht angehen, im Antipepsinmangel des Blutes den Hauptfaktor des Ulkusleidens zu erblicken.

G. Zusammenfassung.

Auf Grund der hier gegebenen Darstellung läßt sich das Ergebnis der bisherigen Forschung über die Pathogenese und die Ätiologie der peptischen Schädigungen in folgenden Sätzen zusammenfassen:

1. Die hämorrhagische Erosion und das typische Ulcus simplex CRUVEILHIERs entstehen in der Regel aus einem hämorrhagischen Infarkt der Magenschleimhaut, bzw. der Magenwand, doch kommen auch kleine ischämische Erosionen vor, welche aus einem anämischen Schleimhautinfarkt sich entwickeln (BENEKE). Das Vorkommen größerer anämischer Infarkte ist zweifelhaft, jedenfalls weit seltener.

2. Der hämorrhagische Infarkt der Schleimhaut sowohl, als auch der in die tieferen Schichten der Magenwand reichende Infarkt entsprechen in ihrer Ausbreitung, wie alle Infarkte auch in anderen Organen, im wesentlichen einem gesperrten Gefäßgebiet. Der akute Defekt ist meistens kreisrund oder oval, in letzterem Fall verläuft meistens der längere Durchmesser quer zur Längsachse des Magens. Es kommen aber auch unregelmäßig gestaltete primäre Infarkte und Defekte vor, wie solche von nierenförmiger, fast rechteckiger oder dreieckiger Form. Diese unregelmäßig gestalteten Infarkte, bzw. Defekte entstehen zum Teil durch Zusammenfließen mehrerer nahe beisammen liegender, kleinerer Einzelinfarkte.

3. Der durch Verdauung des Infarktschorfes entstehende Defekt entspricht sowohl bei der Erosion als auch bei den tiefer reichenden Defekten in seiner ersten Anlage dem ursprünglichen Infarktgebiet und hat meistens die Gestalt eines geraden oder schiefen Trichters. Durch diese Trichterform wird bei den tieferen Defekten ein terrassenförmiger Anstieg des Geschwürsgrundes durch die einzelnen Magenschichten hindurch bis zur Schleimhaut bewirkt, so daß die einzelnen Schichten in konzentrischen oder exzentrischen Zonen freiliegen. Es kommen aber auch zylindrische Infarkte bzw. Defekte vor.

4. Schon der akute, selbst noch Schorfreste tragende, tiefere Defekt und das akute Geschwür haben oft eine schiefe Trichterachse, welche von Anfang an in verschiedener Richtung verlaufen und sehr häufig, gleichviel an welcher Stelle der Defekt sitzt, pyloruswärts gerichtet sein kann, so daß der treppenförmige Anstieg des Geschwürsgrundes sich auf der kardialen, der steile Rand an der pylorischen Seite oder umgekehrt befindet.

5. Schon der hämorrhagische Infarkt und der akute Defekt können von bedeutender Größe (1—4 cm Durchmesser!) sein und die ganze Magenwand durchsetzen. Auch solche Defekte können in wenigen Stunden sich entwickeln und zu breitem Durchbruch führen. Aber auch kleinste, (bei Neugeborenen selbst nur stecknadelkopfgroße) Infarkte können die sämtlichen Magenschichten durchsetzen und einen akuten Durchbruch bewirken.

6. Die typische Erosion stellt einen auf die Schleimhaut beschränkten, höchstens bis zur Muscularis mucosae reichenden peptischen Defekt dar und heilt jedenfalls fast stets ohne Hinterlassung einer sichtbaren Narbe ab. Nur umfangreiche, bis auf den Grund der Schleimhaut reichende Erosionen können bei ihrer Abheilung vielleicht auch eine sternförmige oder mehr flache Schleimhautnarbe bilden, wenn es in der Submukosa zu einer stärkeren produktiven Entzündung kommt. Dabei kann die Verschieblichkeit der Schleimhaut vielleicht mehr oder weniger erhalten bleiben. Ein Übergang der gewöhnlichen Erosion in ein tieferes Geschwür ist unwahrscheinlich, jedenfalls durch nichts bewiesen.

7. Das typische Ulcus simplex entwickelt sich vielmehr in der Regel aus von Anfang an tiefer greifenden, mindestens bis auf die Submukosa reichenden hämorrhagischen Infarkten, bzw. peptischen Defekten der Magenwand.

8. Der zur Erosion oder zum Geschwür führende hämorrhagische Infarkt wird durch Kreislaufsstörungen bedingt, welche meistens im arteriellen Gebiet ihren Sitz haben und durch primäre Gefäßerkrankung oder durch Embolie verursacht werden, oder aber auf neurogenem Weg durch Erzeugung von Gefäßkrämpfen oder durch Kompression der Gefäße infolge starker Krämpfe der Muskularis oder Muscularis mucosae zustande kommen. Dabei dürften auch konstitutionelle Eigenschaften eine Rolle spielen.

9. Unter den verschiedenen Gefäßerkrankungen kommt vor allem die Atherosklerose der Magenarterien innerhalb und außerhalb der Magenwand in Betracht, und zwar namentlich für die im vorgerückteren Alter vorkommenden Ulkusfälle. Die mit der Gefäßerkrankung verbundenen Gefäßwandveränderungen können, ähnlich wie auch z. B. im Herzmuskel und im Gehirn, zur Infarktbildung durch Thrombose oder Gefäßzerreißung um so leichter führen, als durch sie auch ein Ausgleich bei plötzlich auftretenden Druckschwankungen wesentlich erschwert wird.

10. Durch Embolie wird namentlich ein Teil der nach Bauchhöhlenoperationen und die bei septischen Zuständen auftretenden Erosionen und Geschwüre hervorgerufen, doch kommt bei den septischen Zuständen auch eine Einwirkung durch Giftausscheidung in Betracht.

11. Die neurogene Entstehung des Geschwüres infolge von Gefäßkrämpfen oder Krämpfen der Magenwand ist besonders bei jugendlichen Individuen anzunehmen, bei welchen Gefäßveränderungen nicht in Frage kommen. Auch die Geschwüre im Kindesalter und namentlich bei Neugeborenen finden, soweit die bei Neugeborenen nicht durch rückläufige Embolie von der Nabelvene aus verursacht werden, durch die neurogene Theorie eine befriedigende Erklärung. Das gleiche gilt für die nach Verbrennung auftretenden Geschwüre.

12. Auch akute Störungen im venösen Gebiet können zur Infarkt- bzw. Geschwürsbildung führen. Bei einem Teil der Fälle von Geschwüren bei Neugeborenen und nach Bauchhöhlenoperationen kommt die rückläufige Embolie in Betracht, in Fällen akuter allgemeiner Stauung, sowie besonders bei akuter Stauung im Pfortadergebiet und beim Brechakt die Rückstauung des Blutes bis in die kleineren Magenvenen und Thrombose.

13. Auch das aus den tiefer greifenden peptischen Defekten hervorgegangene akute Geschwür heilt in den meisten Fällen unter Bildung der bekannten strahligen Narbe ab, welche sich durch Unverschieblichkeit der Schleimhaut an dieser Stelle auszeichnet.

14. Das Chronischwerden eines Geschwüres wird durch das In-
einandergreifen verschiedener Ursachen bedingt, welche zum Teil
schon die erste Ursache des akuten Geschwüres bilden, zum Teil
in dem anatomischen Bau der Magenwand und den Funktionen des
Magens begründet sind, zum Teil erst durch die Entstehung des
Geschwüres selbst geschaffen werden. Bei den auf Gefäßerkrankung
beruhenden und den neurogenen Geschwüren kann das Fortwirken der
ersten Ursache des Geschwüres allein schon genügen, um die Heilung
zu erschweren.

15. Dazu kommen noch bei allen Geschwüren, gleichviel welche
Ursache ihrer ersten Entstehung zugrunde gelegen hat, folgende Faktoren
in Betracht: 1. Die infolge von Aufstauung und Vermehrung der
Säure oft gesteigerte schädigende Wirkung des Magensaftes. 2. Die
mechanische Reizung und Zerrung des Geschwüres sowohl durch
die normalen Magenbewegungen als auch namentlich durch heftige
Krämpfe, welche teils durch das Geschwür an sich teils durch den mit dem
Geschwür in Berührung kommenden Mageninhalt ausgelöst werden. 3. Die
während der Krämpfe der Magenmuskulatur durch Kompression der Gefäße
oder vielleicht auch durch periodisch einsetzende Krämpfe der Gefäße
selbst bedingte Hemmung der Blutzufuhr zum Grund und zur Umgebung des Geschwüres. 4. Alle diese Faktoren müssen um so stärker
wirken, wenn bei dem Ulkuskranken gleichzeitig eine neuropathische Veranlagung besteht.

16. Von großer Bedeutung ist auch die im Geschwürsgrund und in
der Umgebung des Geschwüres sich bald einstellende, oft bis zur
völligen Verödung des Gefäßlumens führende Endarteriitis obliterans, welche eine ungenügende Ernährung des Gewebes und eine Verminderung seiner Widerstandskraft gegenüber der zerstörenden Wirkung des sauren
Magensaftes zur Folge hat. In gleichem Sinn wirken mit Verengerung der
Lichtung verbundene Veränderungen der außerhalb des Magens gelegenen,
in diesen eintretenden Arterien oder des Stammes der A. coeliaca.

17. Kallöse Geschwüre, namentlich solche, bei welchen ein angelötetes Organ, wie z. B. das Pankreas in größerer Ausdehnung
den Geschwürsgrund bildet, können überhaupt nicht mehr zur
Heilung gelangen, da das starre Organ dem Narbenzug nicht zu
folgen vermag und eine Überhäutung des Geschwürsgrundes wegen
der Unterbuchtung der Ränder nicht zustande kommen kann.

18. Die Form des chronischen Geschwüres entspricht, abgesehen von
den mehr oder weniger schweren produktiv entzündlichen Veränderungen
und der Größenzunahme, im allgemeinen der Form des akuten Geschwüres,
aus welchem es hervorgegangen ist. Namentlich scheint der Verlauf der Trichterachse keine wesentliche Veränderung zu erfahren, da man auch bei den chronischen Geschwüren die nämliche Unregelmäßigkeit in ihrem Verlauf wahrnehmen kann. Doch stellen sich besonders bei großen penetrierenden Geschwüren auch oft bedeutende sekundäre Veränderungen ein, indem durch den
andrängenden Mageninhalt hauptsächlich an der pylorischen Seite eine tiefe,
oft fast bis zur Höhlenbildung führende Unterbuchtung des Geschwürsrandes
erfolgt und der in diesen Buchten sich aufstauende Mageninhalt in verstärktem
Maß seine schädliche Wirkung entfaltet.

19. Für das Chronischwerden der Duodenalgeschwüre kommen im allgemeinen die gleichen Ursachen wie bei dem Magengeschwür in Betracht, ferner
die Dehnung des Duodenums durch seine gestörte Entleerung und vielleicht

auch der verstärkte Anprall des Mageninhaltes in den mit Pylorospasmus und Hypertrophie der Pars pylorica verbundenen Fällen. Außerdem spielen wohl zweifellos auch neurogene Ursachen eine Rolle.

20. Die bekannten Bevorzugungsstellen (kleine Kurvatur und Pars pylorica, WALDEYERsche Magenstraße und ihre Umgebung) sind sowohl beim akuten als auch beim chronischen Geschwür von Anfang an die gleichen. Sie finden ihre Erklärung in erster Linie in dem anatomischen Bau und der besonderen Art der Entwicklung des Gefäßsystems und des Nervenapparates an diesen Stellen, sowie in der besonderen Funktion der kleinen Kurvatur bei den Magenbewegungen und der stärkeren Entwicklung der Pylorusmuskulatur.

Auch der hauptsächliche Sitz des Duodenalgeschwüres im oberen Abschnitt des Duodenums nahe dem Pylorus ist durch die dort bestehenden Gefäßverhältnisse bedingt, außerdem kommen auch hier mechanische Momente in Betracht. —

Literatur.

ABADIEFF, LABUCHELLE et AURIAT: Journ. de méd. de Bordeaux 1923. Nr. 20. (Nach ASKANAZY 7). — ABERCROMBIE, I. (1): Untersuchungen über die Krankheiten des Magens, der Leber und anderer Organe des Unterleibes. Aus dem Englischen übersetzt von G. v. D. BUSCH, Bremen 1830. — DERSELBE (2): Fall von Duodenalstenose. Transact. of the med.-chirurg. soc. of Edinburgh 1835. Edinburgh med. journ. 1835. p. 363. SCHMIDTS Jahrb. 1. Suppl.-Bd. S. 121. 1826. — DERSELBE (3): Inflammatory affections and ulcerat. of the stomach. The Edinburgh med. a. surg. journ. Vol. 21, p. 1. Jan. 1824 (nach GANDY). — ACKERMANN, WILL.: Trauma and chronical compress. of the epigastr. as etiological factors of gastr. ulcers. Trauma und chronische Kompression des Epigastrium als Ursache von Magengeschwüren. Med. News Vol. 86, II., p. 50. 1905. SCHMIDTS Jahrb. Bd. 289, S. 176. 1906. — ADAMS: Americ. med. Times. N. F. Vol. 6, p. 9, Vol. 2, p. 28. 1863. A. BILLROTH: Wien. med. Wochenschr. 1786. S. 708. — ADLER, J. und HENSEL, O.: Über intravenöse Nikotineinspritzungen und deren Einwirkungen auf die Kaninchenaorta. Dtsch. med. Wochenschr. 1906. S. 1826. — ADRIAN, A.: Über die Funktionen des Plexus coeliacus und mesentericus. ECKARDTS Beitr. z. Anat. u. Physiol. Bd. 3, I., S. 59. 1863. — AFANASSIEW, M.: Über den dritten Formbestandteil des Blutes im normalen und pathologischen Zustande und über die Beziehung desselben zur Regeneration des Blutes. Dtsch. Arch. f. klin. Med. Bd. 35, S. 217. 1884. — AFFLECK, I. O.: Clinical notes on cases of gastric ulcer. Edinburgh hosp. reports. Vol. 2, p. 192. Ref. Arch. f. Verdauungskrankh. Bd. 1, S. 198. 1896. — ALBERS, J. F. H. (1): Die Geschwüre der Speiseröhre. Erläuterungen z. d. Atlas d. pathol. Anat. 2. Abt. S. 204. 1839. — DERSELBE (2): Erläuterungen zu dem Atlasse d. pathol. Anat. 4. Abtlg. S. 32. Bonn 1847—1857. — DERSELBE (3): Über durchbohrende Geschwüre der Speiseröhre und der Luftwege. GRAEFES Journ. f. Chirurg. u. Augenheilk. Bd. 19, II., S. 1. 1833. — ALBRECHT, E.: Sulle emorragie per lesioni nervose e sulla innervazione vasomotrice. Sperimentale 1878 (nach ZIRONI). — ALBRECHT, E.: Neue Beiträge zur Pathologie der Zelle. Verhandl. d. dtsch. pathol. Ges. 8. Tagung 1904. S. 20. — ALBU: Diskussion zu dem Vortrag K. ELSNER: Zur Frage der hämorrhagischen Erosion des Magens. Ver. f. inn. Med. i. Berlin. Sitz. v. 4. Mai 1903. Münch. med. Wochenschr. 1903. S. 840. — ALLESSANDRINI: L'ernia epig. dolorosa quale sintoma di ulcera gastrica. Policlinico, sez. prat. Tome 20, p. 31. 1913. Zentralbl. f. Chirurg. Bd. 40b, S. 1681. 1913. — ALLONCLE, C.: De l'ulcère perfor. du duodenum. Thèse. Paris 1883. — ALVAZZI-DEFRATE: Saturnismo cronico e ulcera duodenale. Gaz. med. di Torino 1897. Nr. 7 (nach MELCHIOR). — ANDERS, J.: Über Melaena neonat. Inaug.-Diss. Greifswald 1885. — ANDRAL, G.(1): Clinique médicale etc. Maladies de l'encephale. Tome 5, p. 200. Paris 1840. — DERSELBE (2): Grundriß der pathologischen Anatomie. Übersetzt von W. BECKER. Bd. 2, S. 70 u. 72. Leipzig 1830. — ANTONINI: Erzeugung von peptischen Geschwüren durch Vagotomie (nach GRUBER): Dtsch. Arch. f. klin. Med. Bd. 110, S. 481. 1913. — APPEL, P.: Die Beziehungen zwischen Leberzirrhose und den peptischen Läsionen des Magens und des Duodenums. Inaug.-Diss. Erlangen 1922. — ARLOING, F. (1): Des ulcérations tuberculeuses de l'estomac. Thèse de Lyon 1921. — DERSELBE (2): Les ulcérat. tuberc. de l'estomac. Paris 1903. — ARNDT, R.: Neubildung im Gehirn, Magenerweichung und einfaches oder rundes Magengeschwür. Dtsch. med. Wochenschr. 1888. S. 83. — ARNOLD, I.: Über die Anordnung des Glykogens im menschlichen Magen-Darmkanal unter normalen und pathologischen Bedingungen. Beitr.

z. pathol. Anat. u. z. allg. Pathol. Bd. 51. S. 439. 1917. — Aschoff, L. (1): Über die Entstehung der Duodenalgeschwüre beim Neugeborenen. Sitzungsber. d. Ges. z. Förderung d. gesamt. Naturwissenschaften in Marburg 1904. S. 110. — Derselbe (2): Diskussion zu Nissen (Soor). Verhandl. d. dtsch. pathol. Ges. 18. Tag. 1921. S. 287. — Derselbe (3): Pathologische Anatomie, ein Lehrbuch usw. 3. Aufl. 1913. S. 738. 5. Aufl. 1921. S. 754. — Derselbe (4): Über die mechanischen Momente in der Pathogenese des runden Magengeschwürs und über seine Beziehungen zum Krebs. Dtsch. med. Wochenschr. 1912. S. 494. — Derselbe (5): Über das Relief der Magenschleimhaut und seine Bedeutung für Lokalisation und Formgebung der Magengeschwüre. Zeitschr. f. angew. Anat. u. Konstitutionslehre. Berlin 1917. (Festschr. f. E. Gasser.) — Derselbe (6): Über den Engpaß des Magens (Isthmus ventriculi). Ein Beitrag zum funktionell anatomischen Aufbau des Magens. Jena 1918. — Derselbe (7): Über den Engpaß des Magens. Med. Klinik 1920. S. 974. — Derselbe (8): Diskussion zu dem Vortrag: Borchers: Die Aussichten der Behandlung von Motilitätsstörungen des Magens durch Vagusunterbrechung. Mittelrhein. Chirurgenvereinig. 30.- 31. Juli 1920 zu Freiburg i. Br. Zentralbl. f. Chirurg. 1920. Jg. 47, S. 1446. — Derselbe (9) (u. Oshikawa): Über die Dreiteilung des Magens mit besonderer Berücksichtigung der Schleimhautverhältnisse. Pflügers Arch. f. d. ges. Physiol. Bd. 201, S. 67. 1923. — Derselbe (10): Über die Beziehungen der Schleimhauterosionen zum Ulcus rotundum ventriculi chronicum. Vorträge über Pathologie, gehalten an den Universitäten und Akademien Japans im Jahre 1924. S. 253. Jena: Gustav Fischer 1925. — Derselbe (11): Aussprache zu dem Vortrag Sternberg: Zur Frage des Ulkuskarzinoms. Verhandl. d. dtsch. pathol. Ges. 20. Tagung v. 1.–3. April 1925 in Würzburg. — Ashton, L.: Ein Fall von letaler Magenblutung bei septischer Infektion im Wochenbett. Münch. med. Wochenschr. 1886. S. 113. — Askanazy, M. (1): Zur Lehre von der Trichinose. Virchows Arch. f. pathol. Anat. u. Physiol. Bd. 141, S. 42. 1895. — Derselbe (2): Über das Verhalten der Darmganglien bei Peritonitis. Verhandl. d. dtsch. pathol. Ges. III. Tag. 1900. S. 124. — Derselbe (3): L'étiologie et la pathogénie de l'ulcère rond de l'estomac. Rev. méd. de la Suisse rom. Août 1920. — Derselbe (4): Äußere Krankheitsursachen. Aschoffs Lehrb. d. Pathol. Anat. 9. Aufl. 1909. S. 176 (u. spätere Auflagen). — Derselbe (5): Struktur und Ätiologie der Chronizität des chronischen Magengeschwüres. Verhandl. d. 86. Versamml. Dtsch. Naturf. u. Ärzte in Nauheim v. 19.—25. September 1920. S. 296. — Derselbe (6): Über Bau und Entstehung des chronischen Magengeschwüres, sowie Soorpilzbefunde in ihm. Kapitelweise unter Mitwirkung der Dokt. A. Sedad, W. Gloor und A. Kotzareff. Virchows Arch. f. pathol. Anat. u. Physiol. Bd. 234, S. 111. 1921. — Derselbe (7): Über Bau und Entstehung des chronischen Magengeschwürs sowie Soorpilzbefunde in ihm. Virchows Arch. f. pathol. Anat. u. Physiol. Bd. 250, S. 370. 1924. — Assmann: Demonstration einer Magen-Jej.-Kolonfistel nach Gastroenterostomie. Med. Ges. zu Leipzig. Sitz. v. 23. Juni 1914. Münch. med. Wochenschr. 1914. S. 1761. — Audistère, C.: De la dégénérescence cancéreuse de l'ulcère de l'estomac. Ulcère simple et ulcère Brunnarien. Thèse. Paris 1903. — Aufrecht, E. (1): Das runde Magengeschwür infolge subkutaner Cantharidineinspritzung. Zentralbl. f. med. Wissensch. 1882. S. 545. — Derselbe (2): Ein in die Lunge durchgebrochenes Magengeschwür. Berl. klin. Wochenschr. 1870. S. 251. — Auriol: Ulcère de l'estomac survenant pendant l'état puerpéral. Journ. de méd. de Paris. Tome 15, p. 280. 1888 (nach Gandy). — Backmann, W.: Über die Verbreitung des runden Magengeschwürs in Finnland, sowie einiges über seine Ätiologie. Zeitschr. f. klin. Med. Bd. 49, S. 161. 1903. — Baillie, Matthew: Ulcers of the stomach. The morbid anatomy of some of the most important parts of the human body. London 1797. — Baker, W.: Transact. of the patholog. soc. of London. Vol. 18, p. 105. 1866/67. — Balzer: Contribution à l'étude de certaines érosions hémorrhagiques de l'estome. Rev. méd. 1877. p. 514. — Bamberger, H. (1): Das perforiere de Magengeschwür. Handb. d. spez. Pathol. u. Therap. Bd. 6, S. 279. 1855. — Derselbe (2): Krankheiten des chylopoetischen Systems. Erlangen 1855. S. 281. Handb. d. spez. Pathol. u. Therap. Bd. 6. 1. Aufl. — Barié, E. et Delaunay, P.: La duodénite ulcéreuse urémique. Bull. et mém. de la soc. méd. des hôp. de Paris 1903. p. 45. — Barker, A. E.: Seven cases of perforat. gastr. ulcer. treated by operat., with three recover. Transact. of the clinic. soc. of London. Vol. 33, p. 39. 1900. Lancet. Vol. 2, p. 1583. 1896. — Barker, A.: On some cases of chron. non-malignant gastr. ulcer. Brit. med. journ. Vol. 1, p. 316. 1902. — Baron, A.: Zur experimentellen Pathologie des Magengeschwüres. Beitr. z. klin. Chirurg. Bd. 88, S. 484. 1914. — Barnabo: Sulla etiologia dello stomaco a bisaccia. Policlinico sez. chirurg. 1906. Hildebrands Jahrb. 1906. S. 719. — Barrier: Arrosion der A. gastro-epiploica dextra bei Ulcus duodeni. (Nach Krauss, l. c. S. 96.) — Bartel (1): Diskussion zu Kodon. Ges. f. inn. Med. u. Kinderheilk. Wien, Sitz. v. 14. April 1910. — Derselbe (2) und Bauer: Status thymico-lymphaticus und Status hypoplasticus. Wien: Deuticke 1912. — Barth: Das Duodenalgeschwür. Zeitschr. f. ärztl. Fortbild. Bd. 2, S. 33. 1908. — Barthez, E. und Rilliet, F.: Handb. d. Kinderkrankh. Bd. 2, S. 371 u. Bd. 3, S. 295 Leipzig 1856 (nach St. H. Mayer). — Bastin, F. K.: Über die

Verstopfung des Ösophagus durch ein Blutgerinnsel bei Melaena neonator. Inaug.-Diss. München 1908. — BAUDOUIN: L'estomac biloculaire congénital. Ann. internat. de chirurg. gastrointestinale. 1909. Nr. 1 (nach Zentralbl. f. Chirurg. 1909. Nr. 20, S. 718). — BAUER: Recherch. exp. sur la pathologénie de l'ulcère de l'estom. Arch. des malad. de l'apper. digestive et de la nutrition. p. 73. 2. Février 1910. — BAUER, F.: Zur Ätiologie der Melaena neonatorum. Münch. med. Wochenschr. 1904. S. 1207. — BAUER, J. (1): Die konstitutionelle Disposition zu inneren Krankheiten. Berlin 1917. — DERSELBE (2): Zur Ätiologie der Melaena neonatorum. Münch. med. Wochenschr. 1904. S. 1207. — DERSELBE (3): Die konstitutionelle Disposition zu inneren Krankheiten. 2. Aufl. 1921. — BAUER, J. und B. ASCHNER: Konstitution und Vererbung bei Ulcus pepticum ventriculi und duodeni. Klin. Wochenschr. 1922. S. 1250 u. 1298. — BAUER, K. H. (1): Das Lokalisationsgesetz der Magengeschwüre und daraus sich ergebende neue Fragestellungen für das Ulkusproblem. Mitt. a. d. Grenzgeb. d. Med. u. Chirurg. Bd. 32, S. 217. 1920. — DERSELBE (2): Über Lokalisation und Entstehung der Magengeschwüre. Dtsch. med. Wochenschrift 1920. S. 1136. — DERSELBE (3): Über das Wesen der Magenstraße. Arch. f. klin. Chirurg. Bd. 124, S. 565. 1923. — BAUMANN, WILHELM: Über den hämorrhagischen Infarkt des Magens, hervorgerufen durch embolischen Verschluß arterieller Magengefäße. Inaug.-Diss. München 1909. — v. BAUMGARTEN, P.: Über die durch Alkohol hervorgerufenen pathologisch-histologischen Veränderungen. Verhandl. d. dtsch. pathol. Ges. 11. Tag. 1907 (1908). S. 229. — BEALE (nach OPPENHEIMER). — BEAUGRAND: Äußere Magenfistel bei Ulcus ventriculorum (nach L. MÜLLER, S. 30). — BECHTHOLD, C.: Ein Fall von chronischem perforierendem Magengeschwür im Kindesalter. Jahrb. f. Kinderheilk. Bd. 60, S. 349. 1904. — v. BECK, B.: Weitere Erfahrungen über operative Behandlung der diffusen eitrigen Peritonitis. BRUNS Beitr. z. klin. Chirurg. Bd. 34, S. 116. 1902. — BECKER: Journ. complém. du dictionnaire des sc. méd. Tome 29. 1827. (Nach LEFÈVRE.) — BECKEY, KL.: Kontraktionsformen des Magens und ihre Beziehungen zur Pathologie. Frankf. Zeitschr. f. Patholog. Bd. 7, S. 442. 1911. — BEDNAR: Die Krankheiten der Neugeborenen und Säuglinge. Wien 1850 (nach LANDAU). — BENEKE, R. (1): Über die hämorrhagischen Erosionen des Magens. Verhandl. d. dtsch. pathol. Ges. 12. Tag. 1908. S. 284. — DERSELBE (2): Über Tentoriumzerreißungen bei der Geburt, sowie die Bedeutung der Duraspannung für chronische Gehirnerkrankungen. Münch. med. Wochenschr. 1910. S. 2125. — DERSELBE (3): Ein Fall von Schimmelpilzgeschwür in der Magenschleimhaut. Frankf. Zeitschr. f. Pathol. Bd. 7, S. 1. 1911. — BENELLI: Mykose der Magenschleimhaut. Beitr. z. pathol. Anat. u. z. allg. Pathol. Bd. 54, S. 619. 1912. — BENNECKE, H.: Über kavernöse Phlebektasien des Verdauungstraktus. VIRCHOWS Arch. f. pathol. Anat. u. Physiol. Bd. 184, S. 171. 1906. — BERG, A. A.: Duodenal fistula: its treatm. etc. Ann. of surg. 1907. p. 721. — BERG, J.: Bidrag till fragan an den kirurgiska. Behandlingen af ulc. ventr. och dess följsdtillst, samt andra godatade ventrikellidanden. Nord. med. Arch. N. F. 1898. Nr. 22. Zentralbl. f. Chirurg. 1899. Nr. 8. S. 252. — BERGÉ et BARTHÉLEMY: Ulcération et perforation gastr. avec. abcès etc. Bull. et mém. de la soc. méd. des hôp. de Paris 1913. p. 33. Nach Zentralbl. f. pathol. Anat. Bd. 25, S. 311. 1914. — BERGER, CL. (1): Über Magenerosionen. Münch. med. Wochenschr. 1907. S. 1116. — DERSELBE (2): Das spasmogene Ulcus pepticum. Münch. med. Wochenschr. 1913. S. 169 — v. BERGMANN, G. (1): Das spasmogene Ulcus pepticum. Münch. med. Wochenschr. 1913. S. 169. — DERSELBE (2): Ulcus duodeni und vegetatives Nervensystem. Verhandl. d. dtsch. Gesellsch. f. Chirurg. 42. Kongr. z. Berlin. Bd. 1, S. 68. 1913. — DERSELBE (3): Über Beziehungen des Nervensystems zur motorischen Funktion des Magens. Münch. med. Wochenschr. 1913. S. 2459. — DERSELBE (4): Zur Pathogenese des chronischen Ulcus pept. Berl. klin. Wochenschr. 1918. S. 524. — DERSELBE (5): Ulkusprobleme. Jahreskurse für ärztliche Fortbildung. März 1921. — BERLET, K.: Über die Arterien des menschlichen Magens und ihre Beziehungen zur Ätiologie und Pathogenese des Magengeschwüres. Inaug.-Diss. Erlangen 1923. — BERNUTZ: Ulcére simple de l'estomac chezl es tourneurs en porcelaine. Gaz. des hôp. 1881. p. 545. — BERREZ, E.: De l'ulcère simple de l'oesophage. Thèse, Paris 1888. — BERTHOLD, F.: Statistische Beiträge zur Kenntnis des chronischen Magengeschwüres. Inaug.-Diss. Berlin 1883. — BESANÇON et GRIFFON: Ulcérat. gastr. au cours de la septicémie pneumococc. chez le cobaye. Bull. et mém. de la Soc. anat. Juin 1899, p. 404 (nach HILGENREINER l. c). — BEST: Experimenteller Beitrag zur Ätiologie des Ulcus pepticum. Verhandl. d. dtsch. pathol. Ges. 16. Tagung. 1913. S. 385. — BICKEL, A. (1): Beobachtungen an Hunden mit exstirpiertem Duodenum. Berl. klin. Wochenschr. 1909. S. 1201. — DERSELBE (2): Experimentelle Untersuchungen über die Magensekretion beim Menschen. Dtsch. med. Wochenschr. 1906. S. 1323. — BIER, A. (1): Über das Ulcus duodeni. Dtsch. med. Wochenschr. 1912. S. 788 u. 836. — DERSELBE (2): Über Duodenalgeschwür. Berl. klin. Wochenschr. 1912. S. 566 u. 667. — BILLARD, C. M. (1): Traité de malad. des enfants nouveau-nés et à la mamelle. Paris 1828 (nach LANDAU). — DERSELBE (2): Maladies de l'estomac. Paris 1837, p. 319 (nach GANDY). — BILLROTH, TH.: Über Duodenalgeschwüre bei Septikämie. Wien. med. Wochenschr. 1867. Nr. 45. S. 705. — BINEAUX: Arch. génér.

Juni 1855 (nach L. MÜLLER. S. 258). — BINZ, C.: Perforierendes Magengeschwür beim Neugeborenen. Berl. klin. Wochenschr. 1865. S. 148 u. 164. — BIRCH-HIRSCHFELD, P. V.: Lehrbuch der pathologischen Anatomie. 3. Aufl. Bd. 2, S. 526, 527. 1887. — BIRT, E.: Bestehen Beziehungen zwischen den Magen-Darmgeschwüren und der Entomoeba histolytica? Dtsch. Zeitschr. f. Chirurg. Bd. 165, S. 1. 1921. — BLEICHRÖDER: Zur pathologischen Anatomie des Magensaftflusses usw. Beitr. z. pathol. Anat. u. z. allg. Pathol. Bd. 34, S. 269. 1903. — BLEULAND: Icones Anat. Patholog. 1785 (nach ALBERS l. c. Abtlg. 2, S. 211. 1839). — BLIX, C.: Fall af hastig död genom blödning från magsäcken. Hyg. Svenska läkaresällskapets forhandl. Bd. 187, p. 57. — BLOCH: Die Pathogenese des chronischen Magengeschwüres. Hospitalstidende 1905. S. 1 (Dänisch). Nach: Zentralbl. f. allg. Pathol. u. pathol. Anat. Bd. 16, S. 190. 1905. — BLOCH, C. E. (1): Beitrag zur Pathogenese des chronischen Magengeschwürs. Dtsch. med. Wochenschr. 1905. S. 1272. — DERSELBE (2): Anatomische Untersuchungen über den Magendarmkanal des Säuglings. Jahrb. f. Kinderheilk. Bd. 58 (8 III. Folge), S. 121 u. 733. 1903. — BLUM und FULD: Über das Vorkommen eines Antipepsins im Magensaft. Zeitschr. f. klin. Med. Bd. 58, S. 505. 1906. — BLUMENSATH, FR.: Statistisch-klinische Mitteilungen über das runde Magengeschwür. Inaug.-Diss. Kiel 1902. — BOAS, J. (1): Über die Stenose des Duodenums. Dtsch. med. Wochenschr. 1891. S. 869. — DERSELBE (2): Über Gastritis acida. Wien. med. Wochenschr. 1895. S. 5. — DERSELBE (3): Diagnostik und Therapie der Magenkrankheiten. 5. Aufl. 1907. S. 606. — DERSELBE (4): Ebenda 6. Aufl. 1911. S. 366. — BODE, FR.: Zur Ätiologie des runden Magen- und Duodenalgeschwüres. Beitr. z. klin. Chirurg. Bd. 93, S. 68. 1914. — BODINIER, J. V.: Ulcèra chron. du duodén., rupture de l'artère gastro-épipl. droite, hémorrhag. mortelle. Bull. de la soc. anat. de Paris. 1843. p. 262. — BOEKELMANN, W. A.: Untersuchungen zur pathologischen Anatomie des menschlichen Magens in Fällen von Ulkus und Karzinom bei bekannter chemischer und motorischer Funktion. Zeitschr. f. klin. Med. Bd. 44, S. 128. 1902. — BOLDEMANN, E.: Aneurysmen und Varizen als Ursache von Magenblutungen. Inaug.-Diss. Greifswald 1908. — BOLDYREFF: Der Übertritt des natürlichen Gemisches Darmsaft und Galle in den Magen. PFLÜGERs Arch. f. d. ges. Physiol. Bd. 121, S. 13. 1908. — BOLTON, CH. (1): On the Product. of a Specific. Gastrotoxic Serum. Proc. of the roy. soc. of London (A. u. B.). Vol. 74, p. 135. 1905 (1904). — DERSELBE (2): The experimental production of gastric ulceration by injection of gastrotoxin. Lancet, 9. Mai 1908. p. 1330. — DERSELBE (3): The influence of diet upon the formation and healing of acute ulcer of the stomach. Brit. med. journ. 24. Dezember 1910. p. 1963. — DERSELBE (4): Further observations on the Pathol. of gastr. ulcers (Progress Report.). Proc. of the roy. soc. of London (Ser. B). Vol. 82, p. 233 1910. — DERSELBE (5): Ref.: Weitere Beobachtungen über die Pathologie des Magengeschwüres. Münch. med. Wochenschr. 1910. S. 978. — DERSELBE (6): The role of the gastric juice in the pathology of gastric ulcer. Brit. med. journ. 9. November 1912. p. 1288. — DERSELBE (7): The origin of chronic ulcer of the stomach in the acute variety of the disease. The quart. journ. of med. Vol. 5. 1912—1913 (nach SCHULTZE). — v. BOMHARD, H.: Ein Beitrag zu den Beziehungen des Magenkarzinoms zum Magengeschwür. Münch. med. Wochenschr. 1920. S. 1471. — BONGERT, I.: Über die Entstehung des Ulcus pepticum beim Kalbe. Vereinigung zur Pflege der vergleichenden Pathologie. Sitz. v. 30. November 1911. Berl. klin. Wochenschr. 1912. S. 807. — BÖNNINGER, M. (1): Die Gastroptose und ihre Entstehung. Berl. klin. Wochenschr. 1910. S. 433. — DERSELBE (2): Zur Genese des Ulcus ventriculi. Verein f. inn. Med. Berlin 3. März 1913. — BORCHERS (1): Die Aussichten der Behandlung von Motilitätsstörungen des Magens durch Vagusunterbrechung. Mittelrhein. Chirurgenvereinig. 30.– 31. Juli 1920 zu Freiburg i. Br. Zentralbl. f. Chirurg. 1920. Jg. 47, S. 1441. — DERSELBE (2): Anteil des Nervus vagus an der motorischen Innervation des Magens im Hinblick auf die operative Therapie. Studien zur Physiologie und Pathologie der Magenbewegungen, sowie zu modernen Problemen der Magenchirurgie. BRUNS Beitr. z. klin. Chir. Bd. 122, S. 547. 1921. — BORDONI, L.: Sul valore diagnostic. del acido cloridr. nei succhi gastr. Boll. della soc. de Siena 1888 (nach LIEBLEIN und HILGENREINER). — BORLAND, H. H.: Infantile acute Eczema; Haematemesis; Duodenal Ulcer; Death. Lancet. Vol. 2, p. 1084. 1903. — BORST, M.: Die Lehre von den Geschwülsten. Wiesbaden 1902. — BORSZÉKY, K. (1): Die chirurgische Behandlung des peptischen Magen- und Duodenalgeschwüres und seine Komplikationen usw. BRUNS Beitr. z. klin. Chirurg. Bd. 57, S. 56. 1908. — DERSELBE (2): Divertikelbildung am Magen durch peptisches Magengeschwür. Zentralbl. f. Chirurg. 1914. S. 969. — DERSELBE und BARON, A. (3): Zur Behandlung des kallösen Magengeschwürs. BRUNS Beitr. z. klin. Chirurg. Bd. 77, S. 421. 1912. — v. BOSÁNI: Neuere Beiträge zur Pathogenese der Duodenalgeschwüre im Kindesalter. Jahrb. f. Kinderheilk. Bd. 96 (3. Folge, Bd. 46), S. 182, 1921. — BÖTTCHER (1): Zur Genese des perforierenden Magengeschwürs. Dorpater Berichte 1873. S. 147. — DERSELBE (2): Dorpater med. Zeitschr. 1874. — BOURRUS et VATON: Hémorrhagie intest. chez un nouveau né; mort; autopsie. Bull. de la soc. d'anat. et de physiol. norm. et pathol. de Bordeaux. Tome 11. p. 100. 1890 (nach GANDY). -

Bouveret (1): La pathogénie de l'ulcère etc. Lyon. med. 1893. Nr. 21 (nach Möller). — Derselbe (2): Aphasie, hémiplégie, apoplexie, suite d'hémorrhagie gastr., Autopsie. Rev. de méd. Tome 19, p. 81. 1899 (nach Gandy). — Boveri, P. (1): Über intravenöse Nikotininjektionen und deren Einwirkung auf die Kaninchenaorta. Dtsch. med. Wochenschr. 1906. S. 2085. — Derselbe (2): Clin. med. Italiana. 1906. Nr. 1 (nach Boveri, l. c.). — Box (1): Suppurative cholangitis; malignant ulcer of duodenum. St. Thomas Hosp. Rep. London 1896. p. 264 (nach Melchior l. c.). — Derselbe (2): Left sided subphrenic abscess due to perforated duodenal ulcer. Brit. med. journ. 1912. p. 889. — Boxwell: Carcinoma following an ulcer of the duodenum. Royal acad. of med. in Ireland. Sect. of Patholog. — Exhibition of specimens. Lancet. Vol. 2, p. 1687. 1907. — Brandes, M.: Ein Beitrag zur Fremdkörpertuberkulose des Peritoneums. Mitt. a. d. Grenzgeb. d. Med. u. Chirurg. Bd. 19, S. 703. 1909. — Braun: Perforiertes Magengeschwür durch Netz gedeckt. Zentralbl. f. Chirurg. 1897. Nr. 27. — Braun, W.: Zur Behandlung der foudroyanten Blutungen beim Ulcus ventriculi. Verhandl. d. fr. Vereinig. d. Chirurg. Berlins, 166. Sitzung v. 11. Februar 1907. Berlin 1907. Zentralbl. f. Chirurg. 1908. S. 45. — Brauner, L.: Ein Fall von Sanduhrmagen. Ges. f. inn. Med. u. Kinderheilk. in Wien. Sitzung v. 8. April u. 11. Mai 1905. — Bregmann, E.: Ein Beitrag zur Kenntnis der Angiosklerose. Inaug.-Diss. Dorpat 1890. — Brenner, A. (1): Perforation eines runden Magengeschwürs in den linken Herzventrikel. Wien. med. Wochenschr. 1881. S. 47. — Derselbe (2): Über die chirurgische Behandlung des kallösen Magengeschwüres. Arch. f. klin. Chirurg. 1903. S. 704. — Derselbe (3): Gastroenterostomie oder Resektion bei Ulcus callosum ventriculi. Arch. f. klin. Chirurg. Bd. 78, S. 607. 1906. — Brinkmann, Fr.: Beitrag zur Statistik des runden Magengeschwüres. Inaug.-Diss. Kiel 1915. — Brinton, W. (1): Die Krankheiten des Magens nebst einer anatomisch-physiologischen Einleitung. (Aus dem Englischen übersetzt von O. Bauer.) Würzburg 1862 (Geschwüre des Magens, S. 88.) — Derselbe (?): Brit. Rev. Jan. 1856. Schmidts Jahrb. Bd. 90, S. 179. 1856. — Derselbe (3): On the pathol. symptoms and treatment of ulcus of the stomach. London 1857. — Bristowe, I. S.: Abscesses in the upper part. of the abdomen. Lancet. Vol. 2, p. 531. 1883. — Broadbent, W.: Brit. med. journ. Vol. 2, p. 1254. 30. Oktober 1897. — Brodnitz: Das Ulcus pepticum jejuni nach Gastroenterostomie. Dtsch. chirurg. Kongreß 1903. S. 83. — Broll, R.: Ulcus pepticum beim Schwein. Zeitschr. f. Fleisch- u. Milchhygiene. 1907. 17. Jg., S. 391. — Brook, W. F.: On congenital hour-glass stomach. Brit. med. journ. 7. May 1904. p. 1073. — Brosch, A.: Die spontane Ruptur der Speiseröhre auf Grund neuer Untersuchungen. Virchows Arch. f. pathol. Anat. u. Physiol. Bd. 162, S. 114. 1900. — Brouardel et Aigre (bei Letulle). — Broussais, C. A. M. (1): Leçons s. les inflammat. gastriques 1823 (nach Gandy). — Derselbe (2): Sur la duodénite chronique. Thèse, Paris 1825. — Brown-Séquard: Des altérations qui surviennent dans la muqueuse de l'estom. consécutivement aux lésions cérébrales. Nach Westphal: Dtsch. Arch. f. klin. Med. Bd. 114, S. 327. 1914. — Bruchon, H.: Considérat. sur l'étiol. et la pathogénie de l'ulcère rond de l'estomac sa statistique dans les hôp. de Paris. Thèse, Paris 1894. — Brun H.: Zur Mobilisation und Verlagerung des Magens und Duodenums bei Operationen am Magen und unteren Abschnitt der Speiseröhre. Bruns Beitr. z. klin. Chirurg. Bd. 84, S. 305. 1913. — Brüning und Schwalbe: Handb. d. allg. Pathol. u. pathol. Anat. des Kindesalters. Bd. 2, S. 861. 1913. — Brunn, F., Hitzenberger, K. und Saxl, P.: Über die Periodizität der Erscheinungen beim Magen- und Zwölffingerdarmschwüre. Wien. klin. Wochenschr. 1920. S. 338. — Brunner, C. (1): Klinische Beobachtungen über Ätiologie nnd chirurgische Therapie der Magen-Duodenumperforation und Magenperitonitis. Bruns Beitr. z. klin. Chirurg. Bd. 31, S. 740. 1901. — Derselbe (2): Experimentelle Untersuchungen über die durch Mageninhalt bewirkte Peritonitis. Arch. f. klin. Chirurg. Bd. 67, S. 804. 1902. — Brunner, F.: Das akut in die freie Bauchhöhle perforierende Magen- und Darmgeschwür. Dtsch. Zeitschr. f. Chirurg. Bd. 69, S. 101. 1903. — Brünniche: Et spaldent Tilfalde af ulcus perf. ventr. Hospitalstidente 3. R., Vol. 5, p. 697. 1887 (nach Hilgenreiner). — Brünstein, A.: L'oidium albicans dans la bouche des personnes saines. Gènève 1907. — Brush, H.: New York med. journ. a. med. record. Vol. 2, p. 403. June 6. 1885 (nach Petry). — Buch M.: Enteralgie und Kolik. II. Das arteriosklerotische Leibweh. Arch. f. Verdauungskrankh. Bd. 10 S. 466. 1904. — Bucquoy: Étude clinique sur l'ulcère simple du duodenum. Arch. gén. de méd. Tome 1 p. 398, 526, 691. 1887. — Buday, K.: Über Sklerose der Magenarterien. Beitr. z. pathol. Anat. u. z. allg. Pathol. Bd. 24, S. 327. 1908. — Budd, G. (1): Ulcerat. of the mucous membr. of the stomach. The perforat. or simpl. ulcer. On the organic diseas. and functional dissord. of the stomach. 1855. p. 112 (nach Gandy). — Derselbe (2): Krankheiten des Magens. Aus dem Englischen übersetzt von W. Langenbeck 1856. — Budge, M.: Anatomische und physiologische Abhandlung über den Plexus coeliacus und mesentericus. Verhandl. d. k. Leopold-Carol. Dtsch. Akad. d. Naturforsch. Bd. 27, S. 255. 1860. — Büdinger, K.: Zur Pathologie und Therapie des Sanduhrmagens. (Spastischer Sanduhrmagen. Magenresektion-Gastroplastik.) Wien. klin. Wochenschr. 1901. S. 837. — Buerger, L. und J. W. Churchman: Der Plexus coeliacus und mesentericus und ihre Rolle beim Abdominalschock. Mitt. a. d. Grenzgeb. d. Med. u. Chirurg. Bd. 16, S. 507. 1906. - - BUNGE, G.: Lehrbuch der physiologischen und pathologischen Chemie in 21 Vorles. f. Ärzte u. Studierende. 1898. - - BURK, W.: Die chirurgische Behandlung gutartiger Magenerkrankungen und ihrer Folgezustände. BRUNS Beitr. z. klin. Chirurg. Bd. 76, S. 638. 1911. — BURWINKEL: Klinische Beobachtungen über das peptische Duodenalgeschwür. Dtsch. med. Wochenschr. 1898. S. 823. - BUSACHI, TH.: Über die Neubildung von glattem Muskelgewebe. (Hypertrophie und Hyperplasie, Regeneration, Neoplasie.) Beitr. z. pathol. Anat. u. z. allg. Pathol. Bd. 4, S. 99. 1889. — BUSCH, M. (1): Ein Beitrag zur Frage der vollständigen Magenberstung. Frankfurt. Zeitschr. f. Pathol. Bd. 30. S. 1. 1924. DERSELBE (?): Die Entstehung des hämorrhagischen Infarkt s der Magenschleimhaut und seire Beziehungen zum Magergeschwür. Verhandl. d. dtsch. pathol. Ges. 20. Tagung v. 1.—3. April 1925 in Würzburg. v. D. BUSCH: Zerreißung des Magens eines neu geborenen Kindes. HUFELAND und OSSAN. Neues Journ. f. prakt. Heilkd. Bd. 83, S. 123. St. 1. Juli 1836. zum BUSCH, J. P.: Ein Beitrag zur Erkennung und Behandlung des nicht perforierten Duodenalgeschwüres. Münch. med. Wochenschr. 1910. S. 1481. - BUSSE, O.: Über Darmveränderungen nach Verbrennung. Verhandl. d. dtsch. pathol. Ges. 17. Tagung. 1914. S. 290. — BUSSE, W.: Über postoperative Magen- und Darmblutungen. Arch. f. klin. Chirurg. Bd. 76, S. 122. 1905. - v. CACKOVIC, M. (1): Über Fisteln des Duodenum. M. BUSCHS Arch. f. klin. Chir. Bd. 69, S. 843. 1903. - DERSELBE (2): Ein Fall von Magengeschwür das in die Bauchdecken und ins Pankreas perforierte. Liecnicki viestnik 1900. Nr. 7. Ref. Zentralbl. f. Chirurg. 1900. S. 831. DERSELBE (3): Über das Ulcus ventriculi im Kindesalter und seine Folgen. Arch. f. klin. Chirurg. Bd. 98, S. 301. 1912. - CAFASSO, K.: Über das Vorkommen des Soorpilzes im Magensaft bei Ulkus und bei anderen Krankheiten des Magens. Med. Klinik 1922. S. 828. CALWELL, W.: Age incidence of gastric ulcer in the male and female. Brit. med. journ. 5. Januar 1907. p. 6. - CAMMERER: (Nach LIEBLEIN und HILGENREINER, Die Geschwüre und die erworbenen Fisteln des Magen-Darmkanales. Dtsch. Chirurg. Bd. 46c, S. 89. 1905). CANTIERI, C.: Contributo allo studio dell' Ulcera sempl. (pept.) dell esofago. Arch. per le scienze med. Vol. 34, p. 439. 1910. CAPELLE: Dauerresultate nach Operation der Hernia epigastrica. BRUNS Beitr. z. klin. Chirurg. Bd. 63, S. 264. 1909. CARRIER: Ann. de la soc. Royale de sc., bell. lettr. et arts, Orléans, in Arch. gén. de méd. Tome 27, p. 505. 1831 (nach CANTIERI). CARRIÈRE, G.: Les gastropathiees d'origine cardiaque. Gaz. des hôp. civ. et milit. 16. Juni 1900. p. 685. - CARRINGTON, R. E.: Notes of 3 cases of hour-glass contract. of the stomach with remarks. Transact. of the patholog. Soc. of London. Vol. 33, p. 130. 1881 1882. CARSTENS, CHR.: Beitrag zur Lehre und Statistik der Ösophagusgeschwüre. Inaug.-Diss. Kiel 1889. - CARTFAUX: Observation d'ulcérations de l'estomac chez un foetus à terme. Cpt. rend. des scienc. et mém. de la Soc. de biologie. Tome 4, p. 20. 1857. CARTER, B.: Lancet. Vol. 2, p. 1194. 1901. CARTHY: (Duodenalgeschwüre nach Verbrennung) bei PERRY, E. C. and SHAW, L. E.: On diseas. of the duod. Guys hosp. reports. London. Vol. 50, p. 189. 1893. CASPARY. H.: Über embolische Darmdiphtherie. Arbeiten auf dem Gebiet der pathologischen Anatomie und Bakteriologie an dem pathologischen Institut zu Tübingen. Bd. 4, S. 398. 1904. CAUSSADE, M. G.: Ulcération gastr., hématémèse foudroyant, mort. Presse méd. 1897. p. 49. - CAZIN: Nach TIXIER. p. 17. CÉRENVILLE: Ulcérat. chron. de l'estomac, perforation dans le sac pericard., pneumopéricarde, collect. gazeuse sousdiaphragmatique etc. Rev. méd. de la Suisse Romande 1885. Nr. 9 (nach HILGENREINER). CHANTEMESSE: (Magenblutung nach heftiger Gemütsbewegung). Soc. méd. des hôpit. de Paris 8. Juni 1894. Zentralbl. f. allg. Pathol. u. pathol. Anat. Bd. 6, S. 1018. 1895. — CHANTEMESSE und WIDAL: Bei QUIROGA. p. 45. — CHAOUL und STIERLIN: Zur Diagnose und Pathologie des Ulcus duodeni. Münch. med. Wochenschr. 1917. S. 1551 u. 1584. CHARCOT. J. M. (1): Cpt. rend. des séances de la soc. de biol. Tome 5, 4. Série, p. 213. 1868 u. 5. Série, Tome 1, p. 207. 1869 (nach v. PREUSCHEN). DERSELBE (2): Leçons du Mardi à la Salpétrière. Paris 1889 (nach RÜTIMEYER). CHARLOT, G.: Les hématémèses dans l'appendicite. Thèse. Paris 1900. CHARRIN. A. (1): Maladie pyocyanique. 1899. p. 40. DERSELBE (2): Formes hemorrhag. de l'infect. exp.; formes diffuses; formes localisés. Reproduction des typ. cliniques. Cpt. rend. des scienc. hébd. de la soc. de biol. Tome 5, p. 762. 15. Juli 1893 (nach GANDY). — CHAUFFARD, A.: Études sur les déterminat. gastr. de la fiève typhoide. Thèse, Paris 1882. — CHEINISSE, L.: L'artériosclérose gastrique. La Semaine Médicale 1907. p. 385. — CHEYRON-LAGRÈZE: Étude sur les ulcerations gastrointestinales consécutives aux obliterations artérielles. Thèse, Paris 1881. CHIARI, H. (1): Perforation eines runden Magengeschwüres in den linken Herzventrikel (Demonstration). K. k. Ges. d. Ärzte in Wien. Sitz. v. 21. Mai 1880. Wien. med. Presse 1880. S. 745 u. Wien. med. Jahrb. 1880. S. 161. DERSELBE (2): Über einen Fall von spontaner Zerreißung des Magens. Anz. d. k. k. Ges. der Ärzte in Wien. Nr. 12. 1881 u. Wien. med. Blätter 1881. Nr. 3. — DERSELBE (3): Tödliche Magenblutung infolge von Arrosion einer submukosen Vene innerhalb einer nur hanfkorngroßen Schleimhauterosion. Prag. med. Wochenschr. 1882.

S. 489. — Derselbe (4): Zur Lehre von den durch die Einwirkung des Magensaftes bedingten Veränderungen der Ösophaguswand. Prag. med. Wochenschr. 1884. S. 273. — Derselbe (5): Über Magensyphilis. Festschr. f. Virchow. Bd. 2, S. 295. 1891. — Derselbe (6): Hyphomycosis ventriculi. Wien. med. Wochenschr. 1915. S. 281. — Derselbe (7): Aussprache zu Busse: Darmveränderungen nach Verbrennung. l. c. — Choppin, P.: De la perforat. dans l'ulcère latent de l'estomac. Thèse, Paris 1896. p. 103. — v. Chrzanowski: Zwei Fälle von Melaena neonatorum. Arch. f. Kinderheilk. Bd. 21, S. 321. 1897. — Chvostek (1): Das einfache oder runde oder perforierte Duodenalgeschwür. Med. Jahrb. Wien. S. 1. 1883. — Derselbe (2): Ein Fall von Ulcus rotundum chronicum bei einem Knaben. Arch. f. Kinderheilk. Bd. 3, S. 267. 1882. — Ciarrecchi, G.: Stomaco a clessidra etc. Gazz. degli ospedali. Milano 1884. No. 101—103 (nach Hilgenreiner). — Cioffi: XV. Congresso di Medicinaint. Genova 1905 (nach Finzi). — Clairmont, P. (1): Bericht über 258 von v. Eiselsberg ausgeführten Magenoperationen. Arch. f. klin. Chirurg. Bd. 76, S. 180. 1905. — Derselbe (2): Über das experimentell erzeugte Ulcus ventriculi und seine Heilung durch die Gastroenterostomie. Arch. f. klin. Chirurg. Bd. 86, S. 1. 1908. — Clairmont und Haudeck: bei Haudeck. Münch. med. Wochenschr. 1918. S. 881. — Clark, A.: Cases of Duodenal perforation. Brit. met. journ. 1867. p. 661, 687, 731. — Clarke, M.: Discussion on the pathogenesis, diagnosis and med. treatment of gastr. ulcer. III. Brit. med. journ. 1912. p. 942. — Claude, H.: Essai sur les lésions du foie et des reines déterminées par certaines toxines. Thèse, Paris 1897. — Ciaude-Bernard: Leçons de Physiol. experiment. Tome 2, p. 406. 1856. — Clippingdale, S. D.: Haemorrhage in a newly born infant. Brit. med. journ. 1913. p. 1058. — Codman, E. A. (1): On the import. of distinguishing simple round ulcer of the duod. from those ulcers which involve the pylorus or are above it. Boston med. journ. Vol. 160, p. 550. Vol. 161, p. 161, 313, 351, 399. — Derselbe (2): The diagnosis of ulcer of the duodenum. Ebenda. Vol. 161, p. 767, 816, 853, 887. — Derselbe (3): The diagnosis of ulcer of duodenum. Ann. meeting of the Massachusetts med. soc. 1909. Juni. Publicat. of the Massachusettes general hospital. Vol. 3, p. 83. 1910 (nach Melchior). — Coen, E. und d'Ajutolo, G.: Sulle alteraz. istolog. dei reni, dei muscoli, dello stomaco, degl'intest. e del fegato nel avvelenamento cron. di piombo. Stud. speriment. Beitr. z. pathol. Anat. u. z. allg. Pathol. Bd. 3, S. 449. 1888. — Cohn, S.: Beitrag zur Statistik des runden Magengeschwüres. Inaug.-Diss. Kiel 1891. — Cohn: Embolie der Magenarterien. Klinik der embolischen Gefäßkrankheiten. Berlin 1860. S. 510 u. 548. — Cohnheim, J. (1): Untersuchungen über die embolischen Prozesse. Berlin 1872. — Derselbe (2): Vorlesungen über allgemeine Pathologie. Ein Handb. f. Ärzte u. Studierende. Bd. 2. 1882. — Cohnheim, O. (1): Beobachtungen über Magenverdauung. Münch. med. Wochenschr. 1907. S. 2581. — Derselbe (2): Die Krankheiten des Verdaunngskanals. Berlin 1905. — Collin, H.: Étude sur l'ulcère simple du Duodénum. Thèse, Paris 1894. — Collingwood (1): Fièvre typhoide compliquée de pneumonie, de dysenterie diphth. et d'ulcère gastr. Rev. méd. de la Suisse romande. Tome 1, p. 366. 1881. — Derselbe (2): Bei Ball: Perforation au cours de l'ulcère latent ou méconnu. Thèse, Paris 1903. — Colombo, G.: Patogenesi dell' ulcera cronica o perfor. dello stomaco. Ann. univ. di med. e chirurg. Vol. 239, p. 120. 1877. Vol. 241, p. 46 (nach Gandy). — Contejean, Ch.: Contribution à l'étude de la physiol. de l'estomac. Thèse, Paris 1892. — Cooper: Duodenalgeschwür nach Verbrennung. London med. Gaz. Vol. 23, p. 837 (nach Krauss, l. c. S. 77). — Cornil et Ranvier: Manuel d'histologie patholog. 2. édit., Tome 2, p. 289, 293. 1884. — Craemer, Fr. (1): Vorlesungen über Magen- und Darmkrankheiten. 5. Heft. Das runde Magengeschwür. München 1910. — Derselbe (2): Über die Ablösung der Magenschleimhaut durch die Sondierung und ihre Folgen. Münch. med. Wochenschr. 1891. S. 893. — Derselbe (3): Magenkrankheiten und Nerven. Klin.-therapeut. Wochenschr. 1921. S. 17 u. 29. — Derselbe (4): Nikotin und Verdauung. Münch. med. Wochenschr. 1925. S. 908. — Crescimone, R. und Anglesio, B.: Contributo speriment. alla patogenesi dell' ulcera pept. Rif. med. 1914. Nr. 46. Zentralbl. f. allg. Pathol. u. pathol. Anat. Bd. 26, S. 277. 1915. — Crisp, E.: Cases of perforat. of the stomach, with deduct. therefore relat. to the character and treatm. of that lesion. The Lancet. Vol. 2, p. 639. 1843. — Cronier Lancaster: A case of gastric varix rupture; fatal haematemesis. Clinical soc. of London 1896 (nach Boldemann). — Cruveilhier, I. (1): Maladies de l'estomac. Considérat. générales sur le ramollissment etc. Atlas d'Anat. pathologique du corps humain etc. Tome 1, Pl. 1 et 2, Livr. 10, p. 1. Paris 1829—1835. — Derselbe (2): Maladies de l'estomac. — De l'ulcère simple chronique de l'estomac. l. c. Tome 1, Pl. 5 et 6, 10. Livr., p. 1—8. Paris 1829—1835. — Derselbe (3): Maladies de l'estomac. Considérations générales sur les ulcérations folliculaires de l'estomac l. c. Tome II, Livr. 30, p. 1 et 2, pl. 2. Paris 1829—1835. — Derselbe (4): Mém. sur l'ulcère simple chron. de l'estomac. Rev. méd. francaise et etrangère. Tome 1, p. 236, 352. 1838. Tome 3, p. 24. — Derselbe (5): Maladies de l'estomac. Hémorrhagies. — Erosions ou ulcérations hémorrhagiques. Atlas d'anat. pathologique du corps humain. Tome 2, Livr. 31, p. 1. 1842. — Derselbe (6): Malad. de l'oesophage et des intestins. Malad. du duod. etc. Atlas d'anat. pathol. du corps humain. Tome 2, Livr. 38, p. 1. 1842.

— CUNNINGHAM, I.: On the stomach in man and the anthropoid. apes. Transact. of the royal soc. of Edinburgh. Vol. 45, p. 9. 1906. — CURLING, T. B. (1): On acute ulcerat. of the duod. in cases of burn. Medico-chirurg. Transact. Tome 25, p. 260. London 1842. — DERSELBE (2): Acute perforat. ulcer. of the duod., after a severe burn. Lancet. Vol. 1, p. 484. 1866. — CUTHBERTSON, D.: Case of ulcerat. of the duod. after a burn. Med. Times and Gaz. 28. September 1867. — v. CYHLARZ, E.: Der Stand der Lehre von der Ätiologie und von der Diagnose des runden Magengeschwüres. Wien. med. Wochenschr. 1912. S. 1483, 1560, 1624, 1699. — CZERNECKI, W.: Über den Einfluß der Heredität auf die Bildung des Magengeschwürs. Wien. klin. Wochenschr. 1910. S. 661. — DAHL, ROBERT: Zur Frage über die Entstehung des Magengeschwüres. Hygiea. Bd. 82, H. 5, S. 159–163. 1920. Kongreßzentralbl. f. d. ges. inn. Med. u. ihre Grenzgeb. Bd. 12, S. 564. 1920. — DAHLERUP: De ulcere. ventr. perfor. Inaug.-Diss. 1840/41. S. 151. (nach GRUBER, Münch. med. Wochenschr. 1911). — DAHMEN, FR.: Ausgedehnte Karzinommetastasen in der Leber bei fast abgeheiltem primärem Magenkrebs. Zeitschr. f. Krebsforsch. Bd. 3, S. 298. 1905. — DALLA VEDOVA, R.: Experimenteller Beitrag zur Kenntnis der Pathogenesis des Ulcus ventriculi. Arch. f. Verdauungskrankh. Bd. 8, S. 255 u. 411. 1902. — DANIESLEN, H.: Krebsstatistik nach den Befunden des pathologischen Institutes zu Kiel vom Jahre 1877 bis 1887. Inaug.-Diss. Kiel 1887. — DANILEWSKY: Antipepsin als Ursache der Nichtverdauung des Magens. Inaug.-Diss. 1903 (Russisch) (nach MÖLLER). — DANZIGER, G.: Statistische Mitteilungen über das Magengeschwür nach Beobachtungen aus der Würzburger Klinik. Inaug.-Diss. Würzburg 1882. — DARRAS, E.: De la perfor. dans l'ulcère simple du duodenum. Thèse, Paris 1897. — DASSE, G. N. A.: De l'ulcère simple de l'oesophage. Thèse, Nancy 1902. — DAETWYLER (bei QUINCKE). — DAUVE: La hérédité de l'ulcère rond de l'estomac. Arch. de malad. de l'appar. dig. et de la nutrit. Nr. 7 (nach v. LOEBBECKE). — DAUWE: Die Superesekretion während der gastrischen Krisen bei Tabes. 3. Internat. Kongr. f. Neurol. u. Psychiatrie in Genf. 20.–26. August 1913. Ref. Münch. med. Wochenschr. 1913. S. 2255. — DAVIDSOHN, C.: Diskussion zu dem Vortrag BONGERT. Vereinigung z. Pflege d. vergleich. Patholog. Sitz. v. 30. November 1911. Berl. klin. Wochenschr. 1912. S. 808. — DAWSON, B.: Discussion on the pathogenesis, diagnosis and med. treatment of gastr. ulcer. I. Brit. med. journ. 12. Oktober 1912. p. 936. — DEBOVE, G. M. (1): Du rétrécissement primitif de l'oesophage et de son traitement. Soc. méd. des hôpit. Tome 20, p. 70. 13. April 1883. — DERSELBE (2): De l'ulcère simple de l'oesoph. et du rétrécissement consécutif de cet organe. Soc. méd. des hôpit. Séance 9. Octobre 1885 et 5. Août 1887. — DEBOVE et RÉMOND (1): Ulcère simple. Traité des malad. de l'estomac 1893 (nach GANDY). — DIESELBEN (2): Ulcère de l'estomac, du duodénum et de l'oesophage. 1892 (nach DASSE). — DECKER, J.: Experimenteller Beitrag zur Ätiologie der Magengeschwüre. Berl. klin. Wochenschr. Bd. 24, S. 369. 1887. — v. DEHN: Beitrag zur Lehre von der Gastroptose. 14. Tagung d. dtsch. R-Ges. i. München, April 1923. Ref. Münch. med. Wochenschr. 1923. S. 615. — DELÉARDE: Contribution à l'étude de l'alcoolisme expériment. et de son influence sur l'immunité. Ann. de l'Inst. Pasteur. 1887. p. 837. — DELPECH: Mémoir. sur les perforat. morb. de l'estomac. Mém. des hôpit. de midi 1830. Juli Nr. 19. (nach L. MÜLLER). — DEMME, R.: Hämatemesi nach oberflächlicher Verbrennung. Wien. med. Blätter. 1884. S. 1609. — DENT, C. T.: A case of perforat. gastric ulcer treated by laparot.; recovery. Lancet. Tome 1. p. 1917. 1896. — DESPLATS et AUGIER: Hémorrh. mortelle dans un cas d'exulcérat. simpl. de l'estomac. Journ. de sc. méd. de Lille Tome 2, p. 621– 624. 1903 (nach LIEBLEIN und HILGENREINER). — DEVIC, E. et CHARVET, J.: Contribution à l'étude des ulcérat. du duod. liées aux affect. du rein (12 observat. nouvelles de duodénite ulcéreux brightique). Rev. de méd. Tome 23, p. 881 u. 1019. 1903. SCHMIDTs Jahrb. Bd. 281 S. 259. 1904. — DEVIC E. et ROUX Ulcère chron. du duodenum. La Province méd. Lyon, 10, 17. et 24. November 1894. p. 529, 541, 554 (nach GANDY). — DIETRICH, A.: Die Gefäßveränderungen bei apoplektischen Hirnblutungen. Tagung der südwestdeutschen Pathologen in Mannheim. April 1924. [Nach M. BUSCH (2).] — DIETRICH, H. A. (1): Statistische und ätiologische Bemerkungen zum Ulcus pepticum duodeni. Münch. med. Wochenschr. 1912. S. 638. — DERSELBE (2): Aussprache zu BUSSE: Darmveränderungen nach Verbrennung. l. c. — DIEULAFOY, G. (1): Exulceratio simplex. Clin. médic. de l'Hôtel-Dieu de Paris. Tome 2, p. 1, 23, 44. 1897–1898 (1899). — DERSELBE (2): Vomito negro appendiculaire. Gastrite ulcéreuse hémorrhagique appendiculaire. Bull. de l'acad. de méd. 3. Série, Tome 45, p. 171. 1901 (nach COLLIN, Thèse, Paris 1894). — DERSELBE (3): Ulcère perforant du duodénum et ulcère perforant de l'estomac consécutifs à l'appendicite. Clin. méd. de l'Hôtel-Dieu. 1905/06, p. 170. — DJORUP, FR.: Untersuchungen über die feinere Verteilung der Arterien in den verschiedenen Schichten des Magens. Zeitschr. f. Anat. u. Entwicklungsgesch. Bd. 64, S. 279. 1922. — DIRIART et APERT, E.: Double ulcère latent de l'estomac symétriquement situé sur la paroi ant. te la paroi post. de l'organe. Double perforation etc. Bull. de la Soc. anat. de Paris. 17. avril 1896. 5e s. t. 10. p. 297 (nach GANDY). — DISSE (1): Über die Blutgefäße der menschlichen Magenschleimhaut. Sitz.-Bericht

d. Ges. z. Beförderung d. ges. Naturwissenschaften z. Marburg. Sitzung v. 19. Juli 1903. S. 31. — Derselbe (2): Über die Blutgefäße der menschlichen Magenschleimhaut, besonders über die Arterien derselben. Arch. f. mikroskop. Anat. u. Entwicklungsgesch. Bd. 63, S. 512. 1904. — Dittrich (1): Beitr. z. pathol. Anat. u. z. allg. Pathol. Bd. 3, S. 2. — Prager Vierteljahrsschr. Bd. 13, S. 125. 1847. — Derselbe (2): Leistungen der Patholog.-anatomischen Lehranstalt zu Prag binnen dem Halbjahre: April-Ende September 1846. Vierteljahrsschr. f. d. parkt. Heilk. Prag. Bd. 14, S. 167. 1847. — Derselbe (3): Die krebsige Erkrankung des Magens vom pathologisch-anatomischen Standpunkt aus betrachtet. Vierteljahrsschr. f. d. parkt. Heilk. 1848. S. 1 u. 26. — Derselbe (4): (Nach Steindl, S. 567). — Dmietrovski: Zentralbl. f. d. med. Wissensch. 1874. S. 515. — Dobrowolski: Lymphknötchen in der Schleimhaut der Speiseröhre, des Magens usw. Beitr. z. pathol. Anat. u. z. allg. Pathol. Bd. 16, S. 43. 1896. — Dohrn, K.: Zur pathologischen Anatomie des Frühtodes nach Hautverbrennung. Dtsch. Zeitschr. f. Chirurg. Bd. 60, S. 469. 1901. — Donati, M.: Über die Möglichkeiten das Magengeschwür durch Läsionen der Magennerven hervorzurufen. Arch. f. klin. Chirurg. Bd. 73, S. 908. 1904. — Van Doeveren: (Nach Albers l. c. 1839. 2. Abtlg., S. 210). — Donné: (Chronisches Geschwür im Kindesalter bei Rilliot und Barthez. Handb. d. Kinderheilk., Übersetzt v. Hagen. Leipzig 1855. I. Teil, S. 883. — Doyen, E. (1): Traitement chirurgical des affect. de l'estomac et du duodenum. Prov. de chirurg. Tome 2, p. 673. Zentralbl. f. Chirurg. 1895. S. 1145. — Derselbe (2): Chirurgie der nicht krebsartigen Krankheiten des Magens. Verhandl. d. 24. Chirurgenkongresses 1895. Zentralbl. d. Chirurg. 1895. Beilage, S. 79. — Duchek: Über das Verhalten des Alkohols im tierischen Organismus. Prag. Vierteljahrsschrift 1853. S. 104. — Duckert, H.: Perforat. gastr. ulcer. in a child. aged 11 months. Brit. med. journ. 1913. p. 1273. — Dudensing: Fall von 3 frischen runden Geschwüren und einem vernarbten des Duodenum. Arch. f. Heilk. Bd. 1, S. 184. 1860. — Dünkeloh, W.: Das Ulcus duodeni. Mitt. a. d. Grenzgeb. d. Med. u. Chirurg. Bd. 27, S. 174. 1913. — Duplant: Ulcères du duodenum. Lyon méd. Tome 87, p. 373. 1898. — Duplant, Fr.: De la prétendue transformation de l'ulcère rond en cancer. Thèse, Lyon 1898. — Dupuytren: Des brûlures. Leçons orales de clinique chirurg. 2. Édit. Tome 4, p. 520. 1839. — Durante, L.: Surgery, gynecol. and obstetr. Vol. 22, Nr. 4. 1916 (nach Zentralbl. f. Chirurg. 1920. S. 654). — Dürck, H.: Untersuchungen über die pathologische Anatomie der Beri-Beri. Ein Beitrag zur normalen und pathologischen Anatomie des peripherischen Nervensystems. Beitr. z. pathol. Anat. u. z. allg. Pathol. 8. Suppl.-Bd. 1908. — Dusser, A.: Hémorrhagies gastro-intestinales chez les nouveau-nés. Thèse, Paris 1889. — Ebstein, W.(1): Experimentelle Untersuchungen über das Zustandekommen von Blutextravasaten der Magenschleimhaut. Arch. f. exper. Pathol. u. Pharmakol. Bd. 2, S. 183. 1874. — Derselbe (2): Über die Komplikation der Trichinose mit dem korrossiven Magen- und Duodenalgeschwür. Wien. med. Presse. 1866. S. 306 u. 342. - Derselbe (3): Einige Bemerkungen über die Komplikation der Trichinose mit Magen-Affektionen, insbesondere dem korrosiven Magen- und Duodenalgeschwür. Virchows Arch. f. pathol. Anat. u. Physiol. Bd. 40, S. 289. 1867. — Derselbe (4): Trauma und Magenerkrankungen mit besonderer Berücksichtigung auf das Unfallversicherungs-Gesetz. Dtsch. Arch. f. klin. Med. Bd. 54, S. 442. 1895. — Eckersdorf: Scheinbare Stenosierung des Pylorus durch ein chronisch-suprapapilläres Duodenalgeschwür usw. Münch. med. Wochenschr. 1906. S. 2152. — Edelmann, A.: Zur Kenntnis des traumatischen Magengeschwürs. Wien. med. Wochenschr. 1918. S. 786. — Edenhuizen, M.: Beitrag zur Physiologie der Haut. Henles und v. Pfeufers Zeitschr. f. rationelle Med. 3. Reihe, Bd. 17, S. 35. 1863. Schmidts Jahrb. Bd. 120, S. 30. 1863. — Edinger, L. (1): Zur Physiologie und Pathologie des Magens. III. Weitere Untersuchung über die Amyloiddegeneration des Magens. Dtsch. Arch. f. klin. Med. - - Bd. 29, S. 566. 1881. — Derselbe (2): Über die Regeneration der lebenden Magenschleimhaut der Menschen und der Tiere. Pflügers Arch. f. d. ges. Physiol. Bd. 29, S. 247. 1882. — Eggly: L'ulcère duodénal. Thèse de Genève 1914 [nach Askanazy (7)]. — Ehrmann: Zur Entstehung des Magen- und Zwölffingerdarmgeschwüres. Berl. klin. Wochenschrift 1918. S. 737. — Eichhorst, H. (1): Handb. d. spez. Patholog. u. Therap. inn. Krankh. 2. Aufl., Bd. 2, S. 113. 1885. — Derselbe (2): Rundes Duodenalgeschwür mit krebsiger Entartung. Dtsch. Zeitschr. f. klin. Med. Bd. 14, S. 549. 1888. - - Einhorn, M. (1): Ein klinischer Beitrag zur Kenntnis und Behandlung der „Erosionen des Magens". Berl. klin. Wochenschr. 1895. S. 435 u. 457. — Derselbe (2): Ein weiterer Beitrag zur Kenntnis der Magenerosionen. Arch. f. Verdauungskrankh. Bd. 5, S. 317. 1899. — Derselbe (3): Ein weiterer Beitrag zur Kenntnis der Histologie der Magenschleimhaut in pathologischen Zuständen dieses Organs. Dtsch. med. Wochenschr. 1903. S. 776. — v. Eiselsberg, A. (1): Über die Magenresektionen und Gastroenterostomien in Prof. Billroths Klinik von März 1885 bis Oktober 1889. Arch. f. klin. Chirurg. Bd. 39, S. 785. 1889 (hier: S. 834). — Derselbe (2): Zur Kasuistik des Sanduhrmagens. Arch. f. klin. Chirurg. Bd. 59, S. 825. 1899. — Derselbe (3): Über Magen- und Duodenalblutungen nach Operationen. Arch. f. klin. Chirurg. Bd. 59, S. 837. 1899 u. Verhandl. d. 28. Chirurgenkongr. 1899. S. 524. — Ekecrantz: Ein Fall

von Verblutung. Hygiea Forhandl. 1890. S. 171—179. VIRCHOW-HIRSCH Jahresber.
25. Jg. Bd. 2, S. 243. — ELLENBERGER und BAUM (nach GUNDELFINGER, S. 225). — ELLIOT:
The experimental formation of acute gastric ulcera. Quart. Journ. of the Americ. med. assoc.
Vol. 7. 1914 (nach SCHULTZE: Die Pathologie des Magens in Ergebn. d. allg. Pathol. u.
pathol. Anat. 1922. 20. Jg., 1. Abtlg., S.539). — ELSNER, K.(1): Zur Frage der hämorrhagischen
Erosionen des Magens. Ver. f. inn. Med. Berlin, 4. Mai 1903. Münch. med. Wochenschr.
S. 840. 1903. — DERSELBE (2): Magenkolonfistel (Demonstration). Ver. f. inn. Med. in Berlin.
Sitzg. v. 16. März 1903. Münch. med. Wochenschr. 1903. S. 537. — ELZE, K. (1): Über Form
und Bau des menschlichen Magens. Sitzungsber. d. Heidelberger Akad. d. Wissensch.
1919. 10. Abteilg. — DERSELBE (2): Über die Form des Magens. Med. Klinik 1921. S. 157.
— DERSELBE (3): Zwei kasuistische Beiträge zur Form des menschlichen Magens. Anat. Anz.
Bd. 54, S. 526. 1921. — ENDERLEN, E. (1): Über die Deckung von Magendefekten durch
transplantiertes Netz. Dtsch. Zeitschr. f. Chirurg. Bd. 56, S. 183. 1900. — DERSELBE (2),
FREUDENBERG, E. und v. REDWITZ, E.: Experimentelle Untersuchungen über die Änderung
der Verdauung nach Magen-Darmoperationen. Zeitschr. f. d. ges. exper. Med. Zeitschr.
f. exper. Pathol. u. Therap. Bd. 32, S. 41. 1923. DERSELBE (3), E. und v. REDWITZ, E.: Zur
operativen Behandlung des chronischen Magengeschwüres. Münch. med. Wochenschr.
1922. S. 1683. — ENGEL: Über Geschwüre. Eine anatomische Abhandlung. Vierteljahrsschr. f. d. prakt. Heilk. Bd. 4, S. 1. Prag. 10. Jg. 1853. — ENGELHARD und NECK:
Veränderungen an Leber und Magen nach Netzabbindungen. Dtsch. Zeitschr. f. Chirurg.
Bd. 58, S. 308. 1901. — ENGELMANN, R.: Über Magenerosionen. Jahrb. d. Hamburger
Krankenanst. 1909. Jg. 14, S. 223. — EPPINGER, H.: Sektionsergebnisse an der Prager
pathol.-anatomischen Lehranstalt während der Jahre 1868, 1869, 1870 und der 1. Hälfte
des Jahres 1871 (Hämorrhagische Erosionen). Prag. Vierteljahrsschr. f. d. prakt. Heilk.
Bd. 4 (Bd. 116), Jg. 29, 1872. S. 132. — EPPINGER und HESS, L. (1): Die Vagotonie.
v. NOORDENS Samml. klin. Abhandl. usw. Berlin 1910. H. 10/11. — DIESELBEN (2): Zur
Pathologie des vegetativen Nervensystems. Zeitschr. f. klin. Med. Bd. 67, S. 345. Bd. 68,
S. 205. 1909. — ERAS, A. J.: Die anatomischen Kanalisationsstörungen der Speiseröhre.
Inaug.-Diss. Leipzig, 1866. — ERICHSEN, I. E.: On the pathology of burns. Lond. med.
Gaz. Vol. 31, p. 544. 1843. — ERNST, P.: Tod und Nekrose. KREHL-MARCHAND, Handb.
d. allg. Patholog. Bd. 3, Abtlg. 2, S. 162. 1921. — ERÖSS, J.: Mitteilungen aus dem
Pester Armen-Kinderspitale. Jahrb. f. Kinderheilk. Bd. 19, S. 318. 1883. — EVERS-
MANN, I.: Beitrag zur Lehre von den peptischen Geschwüren im Ösophagus. Inaug.-Diss.
Bonn 1897. — EWALD, C. A. (1): Ein Fall von Atrophie der Magenschleimhaut mit
Verlust der Salzsäuresekretion. Ulcus carcinomatosum duodenale. Berl. klin. Wochenschr.
1886. S. 527. — DERSELBE (2): Klinik der Verdauungskrankheiten. Bd. 2. 1889. —
DERSELBE (3): Über Strikturen der Speiseröhre und einen Fall von Ulcus oesophagi
pepticum usw. Zeitschr. f. klin. Med. Bd. 20, S. 534. 1892. — DERSELBE (4): Das runde
Magengeschwür. Ulcus rotundum, perforans, chronicum, corrosiv., simplex, pepticum
ventriculi. Real-Enzykl. Bd. 14, S. 297. 1897. — DERSELBE (5): Diagnose und Therapie
des Magengeschwüres. (Referat.) Verhandl. d. Kongr. f. inn. Med. Wiesbaden 1902. S. 31.
— DERSELBE (6): Die Deutsche Klinik am Eingang des 20. Jahrhunderts. 1905. S. 457.
— DERSELBE (7): Diagnose und Behandlung des Ulcus oesophagi pepticum und Ulcus
duodenale. Berl. klin. Wochenschr. 1910. S. 180. — DERSELBE (8) und KOCH: In EWALD:
Die Lehre von der Verdauung. Berlin 1879. S. 129. — EXALTO, J. (1): Ulcus jejuni nach
Gastroenterostomie. Mitt. a. d. Grenzgeb. d. Med. u. Chirurg. Bd. 23, S. 13. 1911. —
DERSELBE (2): Ulcus pepticum jejuni. Zentralbl. f. d. ges. Physiol. usw. 1911. S. 333. —
EXNER, A. (1): Wie schützt sich der Verdauungstraktus vor Verletzungen durch spitzige
Fremdkörper. Arch. f. Physiol. Bd. 89, S. 253. 1902. — DERSELBE (2): Tabische Krisen,
Ulcus ventriculi und Vagus. Wien. klin. Wochenschr. 1912. S. 1405. — EXNER und
SCHWARZMANN, E. (1): Gastrische Krisen und Vagotomie. Mitt. a. d. Grenzgeb. d. Med.
u. Chirurg. Bd. 28, S. 15. 1915. — DIESELBEN (2): Tabische Krisen, Ulcus ventriculi und Vagus.
Wien. klin. Wochenschr. 1912. S. 1404. — FABER: Emphysem des Mediastinum und der
äußeren Haut infolge von Perforation eines Magengeschwüres ins Mediastinum. Württemberg.
med. Korrespbl. 1885. S. 315. — FABER, KN. (1): Die chronische Gastritis, speziell die zur
Achylie führende. Ergebn. d. inn. Med. u. Kinderheilk. Bd. 6, S. 491. 1910. — DERSELBE (2)
und LANGE, C.: Die Pathogenese und Ätiologie der chronischen Achylia gastrica. Zeitschr.
f. klin. Med. Bd. 66, S. 53 u. 247. 1908. — FAHR, TH. (1): Aussprache zu BUSSE: Über
Darmveränderung nach Verbrennung. l. c. — DERSELBE (2): HENKE-LUBARSCH, Handb.
d. speziellen pathol. Anat. u. Histologie. Bd. 6, 1. Teil. Nieren. 1925. — FALK, F. (1):
Über einige Allgemeinerscheinungen nach umfangreichen Verbrennungen. VIRCHOWS Arch.
f. pathol. Anat. u. Physiol. Bd. 53, S. 68. 1871. — DERSELBE ( ): Über Sanduhrmagen.
Inaug.-Diss. München 1907. — FAULHABER: Zur Röntgen-Diagnostik des tiefgreifenden (kallösen) Ulcus ventriculi. Münch. med. Wochenschr. 1910. S. 2073. — FAUST, W.: Umfangreiches
Magengeschwür mit abgesackter Peritonitis und Perforation in die Lunge. Inaug.-Diss. München 1891. — FAVRE, A.: Klinische Basis zu meiner Theorie über die parenchymatöse

Nephritis und ein Beitrag zur Ätiologie des runden Magengeschwürs. Virchows Arch. f. pathol. Anat. u. Physiol. Bd. 137, S. 264. 1894. — Federmann (1): Über das akut in die freie Bauchhöhle perforierende Magengeschwür. Dtsch. Zeitschr. f. Chirurg. Bd. 87, S. 443. 1907. — Derselbe (2): Beiträge zur Ätiologie und Therapie des Magenschwüres. Berl. klin. Wochenschr. 1921. S. 542. — Fehr, A.: Über die amyloide Degeneration insbesondere der Nieren. Inaug.-Diss. Bern 1866. — Fenwick, C.: A case of gastr. ulcer. perforat. into the pericard. Lancet. Vol. 2, p. 368. 1897. — Fenwick, S. W. (1): A case of ulcer of the duodenum, complicated with stricture of the bile duct. St. Georges Hospit. Rep. Vol. 3, p. 367. London 1877 (nach Melchior). — Derselbe (2): Ulcer of the Stomach and Duodenum. London 1900. — Derselbe (3): Perigastric. and periduodenal abscess. Edinburgh med. journ. new ser. Vol. 7, p. 318(329). 1900. — Fermi, Cl. (1): L'action des zymases protéolytiques sur la cellule vivante (Resumé). Arch. ital. di biol. Vol. 23, p. 433. 1895. — Derselbe (2): Bemerkungen zu meiner Mitteilung über die Wirkung der proteolytischen Enzyme auf die lebende Zelle als Grund einer (biochemischen) Theorie der Selbstverdauung. Zentralbl. f. Physiol. Bd. 9, S. 57. 1895. — Derselbe (3): Wirkung der proteolytischen Enzyme auf die Mikroorganismen und der Mikroorganismen auf die Enzyme. Zentralbl. f. Bakteriol., Parasitenk. u. Infektionskrankh., Abt. I Orig. Bd. 52, S. 252. 1909. — Derselbe (4): Sur les moyens de défense de l'estomac, de l'intest., du pancréas etc. Zentralbl. f. Bakteriol., Parasitenk. u. Infektionskrankh., Abt. I Orig. Bd. 56, S. 55. 1910. — Ferrand (1): Des hématémèses hystériques. Thèse, Paris 1874. — Derselbe (2) (Demonstration): Soc. méd. des hôpit. de Paris, 5. April 1895. Zentralbl. f. allg. Pathol. u. pathol. Anat. Bd. 7, S. 769. 1896. — Fertig: Über Ulcus ventriculi traumaticum. Münch. med. Wochenschr. 1905. S. 1781. — Fibig, R.: Experimentelle Untersuchung über die Einwirkung der Gastroenteroanastomose auf das Ulcus ventriculi. Arch. f. klin. Chirurg. Bd. 79, S. 900. 1906. — Fibiger, Joh. (1): Über eine durch Nematoden (Spirop: era) hervorgerufene papillomatöse und karzinomatöse Geschwulstbildung im Magen der Ratten. Berl. klin. Wochenschr. 1913. S. 289. — Derselbe (2): Virchows Reiztheorie und die heutige experimentelle Geschwulstforschung. Dtsch. med. Wochenschr. 1921. S. 1449 u. 1481. — Fikl, O. A.: Ein Fall von Darmblutung nach Herniotomie. Wien. klin. Wochenschr. 1895. S. 26. — Finny: Magen-Herzperforation. Boston med. and surg. journ. 1886. Nr. 12· Brit. med. journ. 12. Juni 1886 (nach Pick). — Finocchiaro: Lesioni sottodiafragmatiche del vago e loro rapporto con l'ulcera gastrica. Rif. med. 1908. No. 24, p. 645. (Nach Zironi, l. c.). — Finsterer, H. (1): Die akute Perforation von Magen- und Duodenalgeschwüren. Bruns Beitr. z. klin. Chirurg. Bd. 68, S. 532. 1910. — Derselbe (2): Zur Klinik und Therapie des Sanduhrmagens. Bruns Beitr. z. klin. Chirurg. Bd. 71, S. 714. 1911. — Derselbe (3): Ulcus duodeni mit Pfortaderkompression und Aszites. Wien. med. Wochenschr. 1920. S. 273. — Derselbe (4): Zur Frage des Ulkuskarzinoms des Magens. Med. Klinik 1923. S. 1425. — Finsterer und Glässner: In die Milz penetrierendes Ulkus der großen Kurvatur des Magens. Mitt. a. d. Grenzgeb. d. Med. u. Chirurg. Bd. 27, S. 126. 1913. — Finzi, O.: Über Veränderungen der Magenschleimhaut bei Tieren nach Nebennierenexstirpation und über experimentell erzeugte Magengeschwüre. Virchows Arch. f. pathol. Anat. u. Physiol. Bd. 214, S. 413. 1913. Pathologica Vol. 4. 1912. — Fiori, P. (1): La resistenza dei tissuti dinanzi all' azione dei fermenti e dei succhi digerenti. La clin. chirurg. 1911. Nr. 10, S. 2087 (nach Kawamura). — Derselbe (2): Über das Verhalten des Darmes gegenüber der Verdauungstätigkeit des Magensaftes. Zentralbl. f. Chirurg. 1911. S. 890. — Fischer, B. [nach Askanazy (7)]. — Fischer, L.: Zur Kasuistik und Ätiologie der Melaena neonatorum. Münch. med. Wochenschr. 1897. S. 504. — Fischl, R.: Beiträge zur normalen und pathologischen Histologie der Säuglingsmagen. Zeitschr. f. Heilk. Bd. 12, S. 395. 1891. — Flammer: Angeborener Sanduhrmagen mit Pylorusstenose. Bruns Beitr. z. klin. Chirurg. Bd. 52, S. 581. 1906. — Fleiner, W. (1): Über die Beziehungen der Form und Lageveränderungen des Magens und des Dickdarms zu Funktionsstörungen und Erkrankungen dieser Organe. Münch. med. Wochenschr. 1895, S. 974, 1007, 1032, 1059. — Derselbe (2): Lehrbuch der Krankheiten der Verdauungsorgane. 1. Hälfte: Krankheiten der Mund- und Rachenhöhle, der Speiseröhre und des Magens. 1896. S. 262. — Derselbe (3): Über die Entstehung peptischer Geschwüre im Magen bei sekundärer Krebsinfiltration. Beitr. z. pathol. Anat. u. z. allg. Pathol. Suppl.-Bd. 7, S. 388. 1905. — Derselbe (4): Über die Beziehung von Geschwüren und Blutungen des Magens und Darmkanals zu Herz- und Arterienerkrankungen. Jahresber. f. ärztl. Fortbildung. März 1914. — Derselbe (5): Neue Beiträge zur Pathologie des Magens. Münch. med. Wochenschr. 1919. S. 1169. — Fleischmann, G.: Leichenöffnungen. Erlangen 1815. — Flesch, H.: Zur Diagnose und Pathogenese der Duodenalgeschwüre im Säuglingsalter. Jahrb. f. Kinderheilk. Bd. 76 (3. Folge, Bd. 25), S. 542. 1912. — Florand: Société méd. des hôpitaux. 17. März 1899. Zentralbl. f. allg. Pathol. u. pathol. Anat. Bd. 11, S. 585. 1900. — Flower, H.: A case of perforating ulcer of the oesophagus. (Ein perforierendes Geschwür im Ösophagus.) Assoc. med. journ. 1853. p. 867. Med. chirurg. transact. Vol. 36. 1854. (Schmidts Jahrb. Bd. 85, S. 294. 1855.) — Foederl: Über subkutane Bauchverletzungen. Med. Klinik 1910. S. 1731. — FORSELL, G.: Über die Beziehungen der Röntgenbilder des menschlichen Magens zu seinem anatomischen Bau. Fortschr. a. d. Geb. d. Röntgenstr. Ergänzungs-Bd. 30. 1913. — FÖRSTER, A. (1): Mitteilungen aus der pathologisch-anatomischen Anstalt zu Würzburg. I. Zur Kenntnis des Geschwürs des Duodenums. Fall von Stenosis pylori und Stenosis ductus choledochi durch geheilte Duodenalgeschwüre. Fall von perforiertem Duodenalgeschwür. Würzburg. med. Zeitschr. Bd. 2, S. 167. 1861. — DERSELBE (2): Mitteilungen aus der pathologisch-anatomischen Anstalt zu Würzburg. II. Zur Kenntnis der Leberkrankheiten und Gallensteinperforationen der Gallenblase (retroperitonealer Abszeß, Perforation des Duodenum und Coecum). Würzburg. Zeitschr. Bd. 5, II., S. 36. 1864. — FRAENKEL, A. (1): Verein für innere Medizin in Berlin. Sitzg. v. 15. Januar 1894 (Diskussion BOAS). Dtsch. med. Wochenschr. 1894. S. 155. — DERSELBE (2): Über die nach Verdauungsgeschwüren der Speiseröhre entstehenden narbigen Veränderungen. Wien. klin. Wochenschr. 1899. S. 1039. — DERSELBE (3): Diskussion zu dem Vortrag: K. ELSNER: Zur Frage der hämorrhagischen Erosionen des Magens. Verein f. inn. Med. i. Berlin. Sitzung vom 4. Mai 1903. Münch. med. Wochenschr. 1903. S. 840. — DERSELBE (4): Ärztl. Verein in Hamburg. Sitzung vom 11. November 1911. (Duodenalgeschwür nach Verbrennung.) Dtsch. med. Wochenschr. 1912. S. 484. — FRAENKEL, E. (1): Biologische Abteilung des ärztlichen Vereins Hamburg. Sitzung vom 22. Februar 1898. (Diskussion zum Vortrag SIMMONDS: Über Duodenalgeschwüre bei Kindern.) Münch. med. Wochenschr. 1898. S. 434. — DERSELBE (2): Zur Lehre von der aquirierten Magen-Darmsyphilis. VIRCHOWS Arch. f. pathol. Anat. u. Physiol. Bd. 155, S. 507. 1899. — DERSELBE (3): Über Allgemeininfektionen durch den Bacillus pyocyaneus. VIRCHOWS Arch. f. pathol. Anat. u. Physiol. Bd. 183, S. 405. 1906. — DERSELBE (4): Über die Menschenpathogenität des Bacillus pyocyaneus. Zeitschr. f. Hyg. u. Infektionskrankh. Bd. 72, S. 486. 1912. — DERSELBE (5): Aussprache zu BUSSE: Über Darmveränderungen nach Verbrennung. l. c. — FRAENKEL, PAUL: Untersuchungen zur Entstehung der sog. spontanen Magenrupturen. Dtsch. Arch. f. klin. Med. Bd. 89, S. 113. 1907. — v. FRANQUÉ, O.: Über tödliche Affektionen der Magen- und Darmschleimhaut nebst Laparotomie, nebst Bemerkungen zur Melaena neonatorum. Beitr. z. Geburtsh. u. Gynäkol. Bd. 10, S. 187. 1906. — FRÉMONT de VICHY: Discussion sur les rapports sur l'ulcère simple de Linossier, Castaigne et Dujarier. Congr. de méd. 1907 (nach TIXIER). — FRENZEL, J. (1): Verdauung lebenden Gewebes. Biol. Zentralbl. Bd. 6, S. 681. 1886/1887. — DERSELBE (2): Die Verdauung lebenden Gewebes und die Darmparasiten. DU BOIS Arch. f. Physiol. Jg. 1891. S. 293. — FRERICHS, FR. TH.: Klinik der Leberkrankheiten. 1858/61. — FREUND, W.: Über Pylorusstenose im Säuglingsalter. Grenzgeb. d. Med. u. Chirurg. Bd. 11, S. 309. 1903. — FREY, H. (1): Einiges über den Verlauf der Blutgefäße in der Magenschleimhaut. Zeitschr. f. rationelle Med. 1850. S. 315. — DERSELBE (2): Handbuch der Histologie und Histochemie des Menschen. 1876. S. 516. — FRICKER, E.: Über pathologisch-anatomische Veränderungen der Magenschleimhaut bei Ulkusstenosen und bei Ulcus ventriculi, zugleich ein Beitrag zur Frage der Entstehung des peptischen Magengeschwüres. Schweiz. med. Wochenschr. 1920. Jg. 1, S. 63. — FRIED, E.: Ein Fall von traumatischem Sanduhrmagen. Med. Klinik. 1921. Jg. 17, S. 778. — FRIEDEMANN, M.: Sitz- und Vielfältigkeit der Magen- und Zwölffingerdarmgeschwüre nebst Schlußfolgerungen für die operative Behandlung. Arch. f. klin. Chirurg. Bd. 124, S. 178. 1923. — FRIEDENWALD, I.: A clinical study of a thousand cases of ulcer of the stomach and duodenum. Americ. journ. of the med. sciences. N. S. Vol. 144, p. 157. 1912. — FRIEDMAN, G. A. (1): The influence of removal of the adrenals and one-sided thyroidectomy upon the gastr. and duod. mucosa; the experimental product. of lesions, erosions, and acute ulcers. Journ. of med. research. Vol. 32, Nr. 2. Mai 1915. Zentralbl. f. allg. Pathol. u. pathol. Anat. Bd. 26, S. 626. 1915. — DERSELBE (2): The experimental product. of lesions, erosions and acute ulcers in the duodenal mucosa of dogs by repeated inject. of epinephrin. Journ. of med. research. Vol. 32. 1. März 1915. Zentralbl. f. allg. Pathol. u. pathol. Anat. Bd. 26, S. 626. 1915. — DERSELBE (3): The experiment. production of lesions, erosions and acute ulcers in rabbits by repeated injections of pilocarpin and adrenalin. Journ. of med. research. July 1918. (Nach NICOLAYSEN.) — FRIEDRICH: Entwicklung und Fortschritte der Magen- und Darmchirurgie. Zeitschr. f. ärztl. Fortbildg. 1909. S. 1. — FRIEDRICH, P.: Experimentelle Studien über die Folgen von Netzalterationen für Leber (Infarkt-) und Magen (Geschwürsbildung). Arch. f. klin. Chirurg. Bd. 61, S. 998. 1900. — FRITZSCHE, R.: Über tödliche primäre parenchymatöse Magenblutung. Berl. klin. Wochenschrift 1919. S. 747. — FROBOESE, C.: Über spontane Magenruptur und intravitale Gastromalazie. Med. Klinik 1918. S. 494. — FRÖHNER, E.: Tödliche Verbrennung bei 3 Pferden (Hämoglobinurie). Monatsh. f. prakt. Tierheilk. Bd. 7, S. 23. 1896. — FROUIN, M. A. (1): Rapport sur l'ulcère simple de Linossier. Congr. de méd. 1907 (nach TIXIER). — DERSELBE (2): Résistance de l'estomac à l'auto-digest. La presse méd. 1909. p. 441. — FUCHS, H.: Beitrag zur Kenntnis der Magengeschwüre bei Haustieren. Inaug.-Diss. Gießen 1911. — FULL, H. v. und L., FRIEDRICH: Magengeschwür und Tabes. Münch. med. Wochenschr. 1922. S. 1246. — FUNKE, J.: Erosive

Gastritis. Proceedings of the path. Soc. of Philadelphia 1905. Nr. 1. Zentralbl. f. pathol. Anat. u. f. allg. Pathol. Bd. 17, S. 70. 1906. — Fürst: Ein Fall von Hernia retroperitonealis mit embryonaler Entwicklungshemmung des Darmes. Nord. med. Ark. Bd. 16. 2. Nr. 15. 1884 (nach Steindl). — Fütterer, G. (1): The origin of carcin. of the stomach fr. chron. round ulcer of the stomach. Journ. of the Americ. med. assoc. Vol. 38, p. 3. 1902. — Derselbe (2): Über die Ätiologie des Karzinoms mit besonderer Berücksichtigung der Karzinome des Skrotums, der Gallenblase und des Magens. Wiesbaden 1901. — Derselbe (3): Über experimentelle Erzeugung von Magengeschwüren und über Schleimhautwucherungen an deren Rändern. Festschrift. f. G. E. v. Rindfleisch. 1907. S. 89. — Galeni, Claudii Opera omnia. Vol. 8. De locis affectis. Lib. V. Cap. VI. p. 338. (In das Lateinische übersetzt von D. Carol. Gottl. Kuhn, Leipzig 1824.) — Gallard, T. (1): Sur quelques altérat. peu connues de la muqueuse de l'estomac. Associat. francaise pour l'avance des sciences. Cpt. rend. de la 5. Sess. Clermont-Ferrand. 21. August 1876. p. 723 (nach Gandy). — Derselbe (2): Aneurysmes miliaires de l'estomac donnant lieu à des hématémèses mortelles. Bull. et mém. de la soc. méd. des hôp. de Paris 1884. p. 84. — Galliard, L. (1): Essai sur la pathogénie de l'ulcère simple dans l'estomac. Thèse, Paris 1882. — Derselbe (2): Syphilit. gastrique et ulcère simple de l'estomac. Arch. génér. de méd. Tome 17, p. 66. 1886. — Derselbe (3): Bull. et mém. de la soc. méd. des hôp. de Paris Séance d. 15. Juni 1894. Zentralbl. f. allg. Pathol. u. pathol. Anat. Bd. 6, S. 1018. 1895. — Gandy, Ch.: La nécrose hémorrhag. des toxémies et l'ulcère simple. Thèse, Paris 1899. — Gänssbauer, H.: Statistische Untersuchungen über die Häufigkeit der Schnürleber und den Einfluß des Schnürens auf die Entstehung des Ulcus ventriculi. Inaug.-Diss. Erlangen 1914. — Garré: Ulkustumor bei Duodenalgeschwür (bei Melchior: Die Chirurgie des Duodenum). — Garthaus, Jos.: Die Entstehung des Magenkarzinoms auf Grund eines chronischen Magengeschwürs usw. Inaug.-Diss. Erlangen 1909. — Gärtner, J.: Identischer Bakterienbefund bei zwei Melaenafällen Neugeborener. Arch. f. Gynäkol. Bd. 45, S. 272. 1894. Zentralbl. f. Gynäkol. 1894. S. 691. — Geiger (nach Siebert: Caspers Wochenschr. f. d. ges. Heilk. 1842. Nr. 29). — Gelpke, L.: Sanduhrmagen nach Ulkus der kleinen Kurvatur. Korrespbl. f. Schweiz. Ärzte. Bd. 44, S. 392. 1914. — Gemünd, W.: Beiträge zur pathologischen Anatomie des Ulcus ventriculi insbesondere der gürtelförmigen. Inaug.-Diss. München 1895. — Geniaz: Arrosion der Milzarterie durch ein Ulcus duodeni. Wratsch 1894. (Nach Ladevèze l. c.). — Genrich, E.: Über die Melaena neonatorum. Inaug.-Diss. Berlin 1877. — Genzken, K.: Beitrag zur Statistik des Krebses. Inaug.-Diss. Kiel 1912. — Gerhardt, C. (1): Embolie der Art. meseraica. Würzburger med. Zeitschr. Bd. 4, S. 141. 1863. — Derselbe (2): Über Zeichen und Behandlung des einfachen chronischen Magengeschwürs. Dtsch. med. Wochenschr. 1888. S. 349. — Gerhardt, D.: Über geschwürige Prozesse im Magen. Virchows Arch. f. pathol. Anat. u. Physiol. Bd. 127, S. 85. 1892. — Ghilarduzzi: Ulcera gastr. sperimentale provocate coi raggisensa lesione della pelle. Il policlinico 1914. (Nach W. H. Schultze: Ergebn. d. allg. Pathol. u. pathol. Anat. Bd. 1. Jg. 20. 1922. — Ghon, A.: Über Pneumokokkenperitonitis. Wien. klin. Wochenschr. 1904. S. 267. — Gibelli, C. (1): Contributo critico sperimentale all eziologia dell' ulcera gastrica in rapporto coi traumi. Arch. internat. de Chirurg. Vol. 4. 1908 (nach Schultze). — Derselbe (2): Eziologia dell' ulcera gastrica. Arch. intern. de chirurg. Vol. 4, Fasc. 2. Zentralbl. f. Chirurg. 1909. S. 425. — Derselbe (3): La funzione delle capsulae surrenale in rapporto col progresso di riparazione delle fratture e coll' eziologia dell' ulcera gastric. Pathologica. Vol. 1, p. 131. 1909. — Gilbert, J.: Contribution à l'étude de l'ulcère simple de l'estomac. Thèse, Paris 1887. — Gilles de la Tourette: L'ulcère rond de l'estomac, dans les hôp. de Paris. — Pathogénie et statistique. Bull. et mém. de la soc. méd. des hôp. de Paris. 3. Sér., Tome 11, p. 393. 8. Juni 1894. — Giraudeau: A propos de trois cas d'hématémèse infect. Rev. générale de clinique et de thérapeut. Journ. des praticiens 1908. p. 83 (nach Gandy). — Glaser, A.: Ulzerationen im Magen-Darmkanal und chronische Bleivergiftung. Berl. klin. Wochenschr. 1921. S. 152. — Gläser: Zwei Fälle von Gastritis phlegmonosa idiopathica. Berl. klin. Wochenschr. 1883. S. 790. — Glaessner, K.: Das Ulcus duodeni. Samml. zwangl. Abh. a. d. Geb. d. Verdauungs- u. Stoffwechselkrankh. Bd. 5, S. 7. 1916. — Glockner, A.: Über Ulcus pepticum oesphagi (Ulcus oesophagi ex digest. Quincke). Dtsch. Arch. f. klin. Med. Bd. 66, S. 571. 1899. — Gluzinski: Über oberflächliche Erosionen und Exulzerationen der Magenschleimhaut und ihre Beziehungen zum runden Magengeschwür. Krakau 1900. Zentralbl. f. allg. Pathol. u. pathol. Anat. Bd. 12, S. 185. 1901. — Godart-Dauhieux: Sur un point intéressant de la pathogénie de l'ulcère de l'estomac. Policl. Bruxelles. Tome 10, p. 553. 1902 (nach Möller l. c.). — Goldschmidt, F.: Zur Kasuistik des Sanduhrmagens. Dtsch. Arch. f. klin. Med. Bd. 84, S. 246. 1905. — Goodhart, I. F.: Perforat. ulcer of the stomach leading to fatal haematemes. 30 hours after birth. Transact. of the patholog. soc. of London. Vol. 37, p. 79. 1881. — Goeppert: Hématémèse: ulcération de l'estomac et érosion d'une branche de l'artère coronaire. Arch. générales de méd. Tome 26, p. 414. 1831. — Gottstein, G.:

Technik und Klinik der Ösophagoskopie. Mitt. a. d. Grenzgeb. d. Med. u. Chirurg. Bd. 8, S. 511. 1901. — GOULD, PEARCE: A discussion on the operat. treatm. of perforative ulcer of the stomach and intestines. Brit. med. journ. Vol. 2, p. 859. 1894. - GRAF, P.: Ein Beitrag zur Chirurgie gutartiger Magenerkrankungen. Dtsch. Zeitschr. f. Chirurg. Bd. 90, S. 365. 1907. — GRAHAM: Appendicitis with perforation of the duodenum. Ann. of surg. Vol. 2, p. 447. 1904. (nach MELCHIOR). - GRAHAM, CHR.: Ulcer and Cancer of the stomach, their relationship. Boston med. and surg. journ. Vol. 153, p. 9. 31. August 1905. SCHMIDTS Jahrb. Bd. 289, S. 176. 1906. — GRAHAM and MAJO: A clinical review of forty six operated cases of duodenal ulcer. Amerik. chirurg. Kongr. 1904. Zentralbl. f. Chirurg. 1905. S. 633. — GRAM, CHR.: Untersuchungen über die Größe der roten Blutkörperchen im normalen Zustand und bei verschiedenen Krankheiten. Fortschr. d. Med. 1884. S. 33. — GRASS-BERGER, R.: Ein Fall von multipler Divertikelbildung des Darmtraktus, kombiniert mit peptischen Geschwüren am Pylorus. Wien. klin. Wochenschr. 1897. S. 149. — GRASSINO, SAM.: De perforato ventriculo hydropis ascites causa. Ephemeridum Medico-Physicarum Germanicarum annus tertius 1696, observat. 40. p. 44. — GRAVES: Dublin Journ. Januar 1839 (nach HILGENREINER). — GREENZIELD, W. S.: Transact. of the pathol. soc. of London. Vol. 26, p. 168. 1876. — GREENOUGH, R. B. and IOSLIN, E.: Gastric ulcer at the Massachusetts General Hospital 1888—1898. Boston med. and surg. journ. Vol. 141, 16, p. 389. 1899. SCHMIDTs Jahrb. Bd. 269, S. 37 (55). — GREENWOOD, I. R.: A case of fatal ulcerat. of the duoden., produced through scalding by hot water used as a haemostatic. The Lancet. Vol. 2, p. 298. 1880. — GREISS, FR.: Zur Statistik des runden Magengeschwüres. Inaug.-Diss. Kiel 1879. — GRIFFINI, L. und VASSALE, G.: Über Regeneration der Magenschleimhaut. Beitr. z. pathol. Anat. u. z. allg. Pathol. Bd. 3, S. 423. 1888. — GRIFFON, V.: Ulcérations hémorrhag. de l'estomac et double ulcération térébrante du duodén. au cours d'une pneumonie suppurée. Bull. et mém. de la soc. anat. de Paris année 74 (1899). 6. Sér., Tome 1, p. 611. 1900. — GRISOLLE, A.: Des ruptur. et perforat. de l'estomac. Traité de pathologie interne. 9. édit., Tome 2, p. 399. 1875 (nach GANDY). — GROEDEL, FR. M. (1): Archiv und Atlas der normalen und pathologischen Anatomie in typischen Röntgenbildern. Die Magenbewegungen. Fortschr. a. d. Geb. d. Röntgenstrahlen. Erg.-Bd. 27. Hamburg 1912. — DERSELBE (2): Röntgenuntersuchung des Magen-Darmkanals in GRÖDEL: Röntgendiagnostik in der inneren Med. LEHMANNs med. Atlanten. Bd. 7, 2. Aufl. 1914. - GROSS, A.: Über Ulcus ventriculi traumaticum. Mitt. a. d. Grenzgeb. der Med. u. Chirurg. Bd. 10, S. 173. 1902. — GROSS, M.: Gastric ulcer perforating in the Colon. New York med. Record 80. 5. July 19. 1911. SCHMIDTS Jahrb. Bd. 313. S. 81. 1912. — GROSS, S.: Elementes of path. anat. 2. édit., 1845. p. 530 (nach KRAUSS l. c.). — GROTE: Über Beziehungen zwischen Magengeschwür und Lungentuberkulose. Ver. d. Ärzte in Halle a. S. Sitzg. v. 11. Februar 1920. Münch. med. Wochenschr. 1920. S. 1246. - GRUBER, G. B. (1): Zur Statistik der peptischen Affektionen im Magen, Ösophagus und Duodenum. Münch. med. Wochenschr. 1911. S. 1668 u. 1730. - DERSELBE (2): Ärztl. Ver. München. Sitzg. v. 23. Oktober 1912. Münch. med. Wochenschr. 1912. S. 2840. — DERSELBE (3): Zur Lehre über das peptische Duodenalgeschwür. Mitt. a. d. Grenzgeb. d. Med. u. Chirurg. Bd. 25, S. 465. 1912 (13). — DERSELBE (4): Über das Zustandekommen des peptischen Magen- und Duodenalgeschwürs. Dtsch. Arch. f. klin. Med. Bd. 110, S. 481. 1913. DERSELBE (5): Über das Zustandekommen des peptischen Geschwürs. Münch. med. Wochenschrift 1919. S. 989. — DERSELBE (6): Ulkusträger und Ulkuskranke. (Entgegnung an A. PLAUT.) Münch. med. Wochenschr. 1919. S. 1294. — DERSELBE (7): Über Form und Lage des Magens (nach Untersuchungen von Dr. E. KRATZEISEN). Verhandl. d. dtsch. pathol. Ges. 18. Tagg. 1921. S. 279. - DERSELBE (8): Diskussion zu NISSEN (Soor.). Verhandl. d. dtsch. pathol. Ges. 18. Tagg. 1921. S. 286. — DERSELBE (9): Die pathologische Anatomie des Ulcus duodeni. (Ref. Vers. dtsch. Naturforsch. u. Ärzte. Leipzig 1922.) Mitt. a. d. Grenzgeb. d. Med. u. Chirurg. Suppl.Bd. 4, S. 1. 1923. — DERSELBE (10): Aussprache zu dem Vortrag KONJETZNY und PAHL: Über die Bedeutung der Gastritis und Duodenitis für die Pathogenese des Magenduodenalulkus. Verhandl. d. dtsch. pathol. Ges. 20. Tagung v. 1.—3. April 1915 in Würzburg. - GRUBER und KRATZEISEN, E. (1): Über den Stand der Anschauungen vom Wesen der peptischen Magen- und Duodenalgeschwüre. Dtsch. med. Wochenschr. 1921. S. 1559. — DIESELBEN (2): Neuere Anschauungen vom Wesen des Ulcus pepticum ventriculi und duodeni. Sammlg. zwanglos. Abhandl. a. d. Geb. d. Verdauungs- u. Stoffwechselkrankh. Bd. 8, H. 2. 1922. — DIESELBEN (3): Beiträge zur Pathologie des peptischen Magen- und Zwölffingerdarmgeschwüres. Beitr. z. pathol. Anat. u. z. allg. Pathol. Bd. 72. S. 1. 1923. — GRUBER, G. B. und H. F. LANZ: Ischämische Herzmuskelneurose bei einem Epileptiker nach Tod im Anfall. Arch. f. Psychiatrie u. Nervenkrankh. Bd. 61, S. 99. 1920. — GRÜNE, A.: Zur Lehre vom Ulcus ventriculi rotundum und dessen Beziehungen zur Chlorose. Inaug.-Diss. Gießen 1890. — GRÜNEISEN, M.: Über subphr. Abszesse mit Bericht über 60 operierte Fälle. Arch. f. klin. Chirurg. Bd. 70. S. 1. 1903. — v. GRÜNEWALDT, O.: Succi gastrici humani indoles phys. et chemica ope fistulae stomacalis indagata. Inaug.-Diss. Dorpat

1853. — Grünfeld, Fr. (1): Einige Bemerkungen über Narben nach Ulcus ventriculi und Ulcus duodeni. Hospitalstidende 2. R., Vol. 9, p. 39, 40. 1882. Schmidts Jahrb. Bd. 198. S. 141. 1883. — Derselbe (2): Ulcus duodeni, Arrosion der Aorta. Hospitalstidende 2. R., Vol. 9, p. 39, 40. 1882. Schmidts Jahrb. Bd. 198, S. 143. 1883. — Guersant: Dict. des scienc. méd. Cosc. rare. Tome 14 (nach Reeves und nach Cantieri l. c.). — Gundelach, A.: Akutes, peptisches, perforiertes Magengeschwür nach kriminellem Abort. Dtsch. Zeitschr. f. d. ges. gerichtl. Med. Bd. 3, S. 140. 1923. — Gundelfinger, E.: Klinische und experimentelle Untersuchung über den Einfluß des Nervensystems bei der Entstehung des runden Magengeschwürs. Mitt. a. d. Grenzgeb. d. Med. u. Chirurg. Bd. 30, S. 189. 1918. — Gundermann, W.(1): Experimentelle Erzeugung von Magen- und Duodenalgeschwüren. Arch. f. klin. Chirurg. Bd. 101, S. 546. 1913. — Derselbe (2): Über experimentelle Erzeugung von Magen- und Duodenalgeschwüren. Bruns Beitr. z. klin. Chirurg. Bd. 90, S. 1. 1914. — Gunz, W.: Perforierendes Magengeschwür bei einem 5jährigen Knaben. Jahrb. f. Kinderheilk. Bd. 5, S. 161. 1862. — Günzburg, F.: Zur Kritik des Magengeschwürs, insbesondere des perforierenden. Arch. f. physiol. Heilk. Bd. 11, S. 516. 1852. — Guttmann, P.: Pneumoperikard, entstanden durch Perforation eines runden Magengeschwüres in den Herzbeutel. Berl. klin. Wochenschr. 1880. S. 221. — Guyot et Charles: Appendicite et gastrorrhagie. Soc. d'anat. et de la physiol. de Bordeaux. 20. November 1899 (nach Busse l. c.). — v. Haberer, H. (1): Meine Erfahrungen mit 183 Magenresektionen. Arch. f. klin. Chirurg. Bd. 106. S. 533. 1915. — Derselbe (2): Zur Frage des Magenkarzinoms auf Ulkusbasis und zur Verwechslungsmöglichkeit von Ulkus und Karzinom. Mitt. a. d. Grenzgeb. d. Med. u. Chirurg. Bd. 31, S. 442. 1918/19. — Derselbe (3): Ulcus duodeni und postoperatives peptisches Jejunalgeschwür. Arch. f. klin. Chirurg. Bd. 109, S. 413. 1918. — Haberfeld: Zur Statistik und Ätiologie des Karzinoms des Magens usw. Zeitschr. f. Krebsforsch. Bd. 7, S. 190. 1909. — Häberlin, H.: Über Verbreitung und Ätiologie des Magenkrebses. Dtsch. Arch. f. klin. Med. Bd. 44, S. 461. 1899. — Habershon, S. O. (1): Ulceration of the duodenum, extension into the portal vein, haemorrhage. Transact. of the patholog. soc. of London 1876. p. 155. — Derselbe (2): Kolon-Magen-Lungenfistel. Guys Hosp. Rep. Vol. 3, p. 1. 1855. Schmidts Jahrb. Bd. 91, S. 41. 1856. — Derselbe (3): Ulceration of the stomach. On diseases of the stomach. 2. Edition 1869. p. 217 (nach Gandy). — v. Hacker, V. (1): Über Magenoperationen bei Karzinom und narbiger Stenose. Wien. klin. Wochenschr. 1895. S. 447 u. 489. — Derselbe (2): Über Verengerungen des Magens durch Knickung usw. Wien. med. Wochenschr. 1887. S. 1201 u. 1228. — Hagemann, R.: Beitrag zur Entstehung der sog. Stigmata haemorrhagica ventriculi. Inaug.-Diss. Freiburg i. Br. 1909. — Hahn, M.: Zur Kenntnis der Wirkungen des extravaskulären Blutes. Berl. klin. Wochenschr. 1897. S. 499. — Haeller, S. J.: Untersuchungen zur neurogenen Pathogenese des Ulcus ventriculi pepticum. Münch. med. Wochenschrift 1920. S. 393. — Haller (Zitat nach Lefévre). — Hallin: Fall von perforiertem Magengeschwür und Abszeß, der das Diaphragma und das Perikard perforiert hatte. Hygiea. Bd. 23, S. 597. 1863. — Hallion et Énriquez: Cpt. rend. de la soc. de biol. de Paris. Séance d. 23. Dec. 1893. Le Progrès méd. 1893, Nr. 52, p. 497. — Hamburger, W. W.: Beiträge zur Arteriosklerose der Magenarterien. Dtsch. Arch. f. klin. Med. Bd. 97, S. 49. 1909. — Hanau, A.: Bericht über einen Fall von Ulcus ventriculi rotundum mit geheilter lokalisierter Perforationsperitonitis. Korresp.-Blatt für Schweizer Ärzte. Jg. 21, S. 208. (Demonstration in der Sitzung vom 6. Dezember 1890 der Gesellsch. der Ärzte in Zürich.) — Hankel, Ernst: Tödliche Magen- und Darmblutung nach Aufheben eines Fasses. Vierteljahrsschr. f. gerichtl. Med. N. F. Bd. 53, S. 8. 1890. — v. Hansemann, D. (1): Diskussion zu den Vorträgen Ewald und Bier über Duodenalgeschwüre. Ver. f. inn. Med. Berlin, 18. März 1912. Münch. med. Wochenschr. 1912. S. 733. Dtsch. med. Wochenschr. 1912. S. 973. — Derselbe (2): Aussprache zu Busse: Über Darmveränderungen nach Verbrennung. l. c. — Harley, G.: Zur Kenntnis der Verdauung. Brit. Rev. Vol. 49, p. 206—214. 1860. Schmidts Jahrb. Bd. 106, S. 151. — Harlow Brooks: A preliminary study of visceral arteriosclerosis. Americ. journ. of the med. sciences. Vol. 131, p. 778. 1906. — Hart, C. (1): Über neurotische Magenrrhagie. Frankf. Zeitschr. f. Pathol. Bd. 13, S. 242. 1913. — Derselbe (2): Über das Ulcus duodeni. Med. Klinik. 1914. S. 363. — Derselbe (3): Erhebungen und Betrachtungen über das Geschwür des Zwölffingerdarmes. Mitt. a. d. Grenzgeb. d. Med. u. Chirurg. Bd. 31, S. 291. 1918/19. — Derselbe (4): Betrachtungen über die Entstehung des peptischen Magen- und Zwölffingerdarmgeschwüres. Ebenda. S. 350. — Derselbe (5): Pulsionsdivertikel des Duodenum aus Narben. Berl. klin. Wochenschr. 1917. S. 1236. — Hartmann und Lecène: 4. Internat. Chirurg.-Kongr. New York 1914. Zentralbl. f. Chirurg. 1914. S. 937. — Harttung, O.: Über Faltenblutungen und hämorrhagische Erosionen. Dtsch. med. Wochenschr. 1890. S. 847. — Hartwich, A.: Über das Vorkommen von Soor im chronischen Magengeschwür, in hämorrhagischen Erosionen und Magenkarzinomen. Virchows Arch. f. pathol. Anat. u. Physiol. Bd. 241, S. 116. 1923. — Hasenfeld, A.: Über die Herzhypertrophie bei Arteriosklerose usw. Dtsch. Arch. f. klin. Med. Bd. 59, S. 193. 1897. — Hasse, C.

und STRECKER, FR.: Der menschliche Magen. Anat. Anz. 1904. Nr. 25. VIRCHOWS Arch. f. pathol. Anat. u. Physiol. 1905. S. 33. — HASSELWANDER, A. (1): Die Bedeutung des Röntgenbildes für die Anatomie. Ergebn. d. Anat. u. Entwicklungsgesch. Bd. 23, S. 535. — DERSELBE (2): Diskussion zu dem Vortrag von W. VOGT. Verhandl. d. anat. Ges. Bd. 54. Ergänz.-Heft d. anat. Anz. 1921. S. 193. — HAUCH, WALTER: Über Spätblutungen bei Appendizitis. BRUNS Beitr. z. klin. Chirurg. Bd. 83, S. 294. 1913. — HAUDECK, M. (1): Zur röntgenologischen Diagnose des Ulcus der Pars media des Magens. Münch. med. Wochenschr. 1910. S. 1587. — DERSELBE (2): Radiologische Beiträge zur Diagnostik des Ulkus und Carcinoma ventriculi. Ebenda 1911. S. 399. — DERSELBE (3): Über die weiteren Schicksale operierter und nicht operierter Patienten mit tiefgreifenden Geschwüren des Magenkörpers auf Grund von 250 eigenen Beobachtungen. Ein Beitrag zur Indikationsstellung. 43. Kongr. d. dtsch. Ges. f. Chirurg. in Berlin, 15.—16. April 1914. — DERSELBE (4): Ergebnisse röntgenologischer Konstatierungen innerer Krankheiten im Kriege. 1. Ein Beitrag zur Pathologie und Diagnose des Magen- und Zwölffingerdarmgeschwüres. Münch. med. Wochenschr. 1918. S. 843 u. 880. — HAUSER, G. (1): Das chronische Magengeschwür, sein Vernarbungsprozeß und dessen Beziehungen zur Entwicklung des Magenkarzinoms. Mit 7 Tafeln. Leipzig 1883. — DERSELBE (2): Das Zylinderepithelkarzinom des Magens und des Dickdarms. Mit 12 Tafeln. Jena 1890. — DERSELBE (3): Nochmals über RIBBERTs Theorie von der Histogenese des Krebses. VIRCHOWS Arch. f. pathol. Anat. u. Physiol. Bd. 141, S. 485. 1895. — DERSELBE (4): Zur Frage von der krebsigen Entartung des chronischen Magengeschwürs. Münch. med. Wochenschr. 1910. S. 1209. — HAUSMANN, TH.: Die ätiologische Rolle der Syphilis in manchen Fällen von Ulcus callosum penetrans und bei einigen Tumoren. Arch. f. klin. Chirurg. Bd. 101, S. 230. 1913. — HAUTECOEUR: Etude sur les troubles et les lésions de l'estomac chez les cardiaques. Paris 1891. p. 84. — HAY: Transact. of the med. and chirurg. soc. of Edinburgh 1824 (nach CANTIERI). — HAYASHI, T. (1): Experimentelle Beiträge zur Frage der Ulkusentstehung. (Experimentelle Kritik der HAELLERschen Arbeit und einige Experimente über pharmakotoxikologische Magengeschwüre.) Zeitschr. f. d. ges. exp. Med. usw. Bd. 34, S. 224. 1923. — DERSELBE (2): Über die geschwürige Veränderung des Tiermagens bei Tabak- resp. Nikotinintoxikation. Mitt. d. med. Ges. zu Tokio. 31. 1917. (Nach HAYASHI, l. c.). — HAYDN, L.: Statistische klinische Mitteilungen über das runde Magengeschwür. Inaug.-Diss. Erlangen 1905. — HAYEM, M. G. (1): L'ulcère de l'estomac. Bull. et mém. de la soc. méd. des hôp. de Paris 1895. 1897. — DERSELBE (2): De l'ulcère externe de l'estomac. Bull. de l'acad. de méd. de Paris, 27. Oktober 1903. p. 228. — DERSELBE (3): Les Polyadénomes gastriques. Presse méd. Tome 2, p. 53. 1897. — DERSELBE (4): Contribution à l'étude de la pathogénie de l'ulcère de l'estomac. Bull. et mém. de la soc. méd. des hôp. de Paris. 25. April 1895. Nr. 255. — DERSELBE (5): Stenose des Pylorus ohne Magenerweiterung. Bull. et mém. de la soc. méd. des hôp. de Paris. 12. November 1897. Zentralbl. f. allg. Pathol. u. pathol. Anat. Bd. 10, S. 675. 1899. — HECKER: Klinik der Geburtskunde. Bd. 2. Leipzig 1864 (nach LANDAU l. c.). — HECKING: De perforatione oesophagi ulcerati. Inaug.-Diss. Bonn 1834. — HEINZ, R. (1): Über Blutdegeneration und Regeneration. Beitr. z. pathol. Anat. u. z. allg. Pathol. Bd. 29. 1901. S. 299. — DERSELBE (2): Handbuch der experimentellen Pathologie und Pharmakologie. Bd. 1, S. 1. Jena 1904. — HEISSEN, F.: Zur Frage der Erblichkeit vagotonisch bedingter Krankheiten (Bronchialasthma, Ulcus pepticum). Münch. med. Wochenschr. 1920. S. 1406. — HEISER, A.: Über die Entstehung von Magengeschwüren durch Heiß- und Schnellessen. Med. Klinik 1922. S. 1025. — HEISTER: Acta Natur. Cur. Obs. 23 (nach REEVES und nach CANTIERI). — HEITLER, M.: Die Entstehung von Krebs auf narbigem Grunde im Magen und in der Gallenblase. Wien. med. Wochenschr. 1883. S. 961 u. 989. — HÉLIE: Bull. et mém. de la soc. anat. de Paris. Tome 14, p. 8. 1839 (nach GANDY). — HELLER, A. (1): Über das Eindringen des Soorpilzes in das Gewebe und Blutgefäße und über die pathologische Bedeutung des Pilzes. Vers. dtsch. Naturforsch. u. Ärzte in Heidelberg 1889. S. 342. — DERSELBE (2): Beitrag zur Lehre vom Soor. Dtsch. Arch. f. klin. Med. Bd. 55, S. 123. 1895. — DERSELBE (3): Über traumatische Pfortaderthrombose. Verhandl. d. dtsch. pathol. Ges. Bd. 7, S. 182. 1904. — HELLMANN, J.: Das Ulcus pepticum oesophagi. BRUNS Beitr. z. klin. Chirurg. Bd. 115, S. 449. 1919. — HELMHOLZ, F. J.: Über Duodenalgeschwür bei der Pädatrophie. Dtsch. med. Wochenschr. 1909. S. 534. — HELSTEDT, A.: Experimenteller Beitrag zur Lehre des Verbrennungstodes. Arch. f. klin. Chirurg. Bd. 79, S. 414. 1906. — HEMMETER, J. C. (1): Über die Histologie der Magenschleimhaut bei Hyperazidität usw. Arch. f. Verdauungskrankh. Bd. 4, S. 23. 1898. — DERSELBE (2): Neue Methoden zur Diagnose des Magengeschwürs. Arch. f. Verdauungskrankh. Bd. 12, S. 357. 1906. — HENKEL: Mykotisch-peptisches Magengeschwür. Münch. med. Wochenschr. 1898. S. 379. — HENNINES, P.: Zur Statistik und Ätiologie der amyloiden Entartung. Inaug.-Diss. Kiel 1880. — HENOCH (1): Berl. med. Ges., Sitzg. v. 7. Februar 1883. Berl. klin. Wochenschr. 1883. S. 334. — DERSELBE (2): Ein Fall von Duodenalgeschwür bei einem Neugeborenen. Berl. klin. Wochenschr. 1888. S. 334. — HENSEL (1): Inaug.-Diss.

St. Petersburg 1903. MALYs Jahresb. Bd. 33, S. 556. — DERSELBE (2): Über Antipepsin. Biochem. Zentralbl. Bd. 1, S. 817 u. 864. 1903. — HERRGOTT, A.: Beitrag zur Ätiologie der gastro-intestinal. Hämorrhagien bei Neugeborenen. Zentralbl. f. Gynäkol. Bd. 19, S. 975. 1895. — HERXHEIMER, G. in SCHMAUS-HERXHEIMER: Grundriß der pathologischen Anat. 1919. 13. u. 14. Aufl. — HERZ, H.: Über Duodenalstenose. Dtsch. med. Wochenschr. 1896. S. 362, 379. — HERZFELDER, H.: Duodenalgeschwür mit Anlötung der Leber; Verschluß des Choledochus durch Geschwürsnarbe. Perforation der Gallenblase usw. Wien. Zeitschr. Jahrg. 12, S. 2, 3. 1856. SCHMIDTs Jahrb. Bd. 92, S. 50. 1856. — HEUBNER, O.: Indirekte Magen-Lungenfistel nach perforiertem Geschwür. Arch. f. Heilk. Bd. 12, S. 193. 1871. — HEYFELDER, J. F.: Spontane Durchlöcherung des Ösophagus. Med. Ann. Bd. 4, S. 243. 1838. — HEYMANN, E.: Ulkus und Divertikel des Duodenums. Berl. klin. Wochenschrift 1917. S. 1032. — HEYROVSKY, H. (1): Kardiospasmus und Ulcus ventriculi. Wien. klin. Wochenschr. 1912. S. 1406. — DERSELBE (2): Histologische Untersuchungen der Magenschleimhaut bei Ulcus ventriculi und Karzinom. Zeitschr. f. Chirurg. Bd. 122, S. 359. 1913. — HIBBARD, C. M.: A case of gastr. ulcer in a childr. 4 months old. The Boston med. and surg. journ. Vol. 137, p. 177. 1897 (nach GANDY). — HJELT: Karcinom i Darmkanal. Finska läk. sällskapet handl. Tome 21, p. 303. VIRCHOW-HIRSCH Jahresb. Bd. 15, S. 191. 1880. — HILGENREINER, H.: Die erworbenen Fisteln des Magen-Darmkanals. Dtsch. Chirurg. Lief. 46c. S. 364. 1905. — HILTMANN, E.: Duodenalgeschwüre und Trauma. Ärztl. Sachverständigen-Zeitg. 1913. S. 140. — HIRSCH, K. (1): Über Sanduhrmagen. VIRCHOWs Arch. f. pathol. Anat. u. Physiol. Bd. 140. S. 459. 1895. — DERSELBE (2): Zur Kasuistik und Therapie der lebensgefährlichen Magenblutungen. Berl. klin. Wochenschr. 1896. S. 847. — HIRSCHEL, G.: Ein seltener Fall von perforiertem Magengeschwür bei Sanduhrmagen. Münch. med. Wochenschr. 1910. S. 639. — HIRSCHFELD, H. (1): Über Magenblutungen bei Arteriosklerose. Fortschr. d. Med. 1900. S. 601. — DERSELBE (2): Über die Beziehungen zwischen Magengeschwür und Magenkrebs. Verhandl. d. Kongr. f. inn. Med. Wiesbaden 1902. S. 288. — DERSELBE (3): Ein Fall von tödlicher Magenblutung infolge miliaren Aneurysmas einer Magenschleimhautarterie. Berl. klin. Wochenschr. 1904. S. 584. — HITZENBERGER, K. (1): Über die Ulkusnarbe am Magen. VIRCHOWs Arch. f. pathol. Anat. u. Physiol. Bd. 242. S. 424. 1923. — HITZENBERGER, K. und L. REICH: Der Sanduhrmagen in Rückenlagen. Wien. Arch. f. inn. Med. Bd. 4, S. 279. 1922. — HLAVA, J.: Zur Ätiologie d. Ulcus rotundum im Zwölffingerdarm. Wien. med. Zeitschr. 1882. S. 344. — HOCHHAUS, H.: Über Magenerweiterung nach Duodenalstenose. Berl. klin. Wochenschr. 1891. S. 409. — HOCHREIN, M.: Die chronische Stauung und das Magengeschwür. Inaug.-Diss. Erlangen 1922. — HOCHSTETTER, F.: Über das normale Vorkommen von Klappen in den Magenverzweigungen der Pfortader beim Menschen und einigen Säugetieren. Arch. f. Anat. u. Entwicklungsgesch. 1887. S. 137. — HODGKIN: Lectures on the morbid anatomy of the mucous membranes. Tome 2, p. 271 (nach MENDEL: Vierteljahrsschr. f. gerichtl. u. öffentl. Med. N. F. Bd. 12, S. 131. 1870.) — HÖDLMOSER, C.: Beitrag zum Verlauf des peptischen Speiseröhrengeschwüres. Wien. klin. Rundschau. Jg. 17, S. 445 u. 468. 1903. — HOFFMANN: (Ulcus duodeni). Med. Verein in Greifswald Off. Protokoll v. 21. Juli 1911. Dtsch. med. Wochenschr. 1912. S. 143. — HOFFMANN, C. E. Über die Erweichung und den Durchbruch der Speiseröhre und des Magens. VIRCHOWs Arch. f. pathol. Anat. u. Physiol. Bd. 44, S. 352. 1868. — v. HOFFMANN, E.: Spontane Magenruptur. Anz. d. Ges. d. Ärzte in Wien. Jg. 1881. S. 178. — HOFFMANN, FR. A.: Lehrbuch der Konstitutionskrankheiten. Stuttgart 1893. — HOFFMANN, H.: Unsere Erfahrungen über die Chirurgie des Magens. Mitt. a. d. Hamburgischen Staatskrankenanstalten. Bd. 12, S. 227. 1911. — HOFFMANN, K.: Studien über die Folgen von Netzabbindungen auf Leber und Magen. Inaug.-Diss. Leipzig 1900. — HOFFMEISTER, FR. und SCHÜTZ, E.: Über die automatischen Bewegungen des Magens. Arch. f. exper. Pathol. u. Pharmakol. Bd. 20, S. 1. 1885. — HOFMANN, M.: Bericht über 52 operativ behandelte Fälle von Ulcus ventriculi. BRUNS Beitr. z. klin. Chirurg. Bd. 50, S. 710. 1913. — HOFMANN-KOLISKO: Lehrbuch der Gerichtlichen Medizin. 1909 S. 701. — HOFMANN, L. und NATHER, K.: Zur Anatomie der Magenarterien. Ein Beitrag zur Ätiologie des chronischen Magengeschwürs und seiner chirrugischen Behandlung. Arch. f. klin. Chirurg. Bd. 115, S. 650. 1921. — HOLLER, G.: Ist eine organische Vaguserkrankung die Ursache des Ulcus ventriculi chron. beim Menschen usw. Wien. klin. Wochenschr. 1921. S. 223. — HOLLER, G.: Klinisch-experimentelle Studien als Grundlage für die Proteinkörpertherapie des Ulcus ventriculi und duodeni. Arch. f. Verdauungskrankheiten. Bd. 32, S. 257 und HOLLER und VECSLER, S. 285. 1924. — HOLMES, T.: Burns and scalds. A Syst. of. Surg. Vol. 1, p. 738. 1860 (nach GANDY). — HOLZKNECHT, G. und LUGER, A.: Zur Pathologie und Diagnostik des Gastrospasmus. Mitt. a. d. Grenzgeb. d. Med. u. Chir. Bd. 26, S. 669. 1913. — HOLZWEISSIG, H. (1): Ein Beitrag zur Kenntnis der Duodenaldivertikel. Mitt. a. d. Grenzgeb. d. Med. u Chir. Bd. 34, S. 527. 1921/22. — DERSELBE (2): Über die Vernarbung des Ulcus duodeni, insbesondere auf Grund mikroskopischer Untersuchungen. Mitt. a. d. Grenzgeb. d. Med. u. Chirurg. Bd. 35, S. 16. 1922. — DERSELBE

(3): Erhebungen und Betrachtungen über das Zwölffingerdarmgeschwür. Med. Klinik 1922. S. 1052. — DERSELBE (4): Über peptische Geschwürsbildung im Jejunum. Zentralbl. f. Chirurg. 1922. S. 864. — HOOD, W. C.: Haematemes. with special reference to that form met with in early adult female life. London 1892. (nach EWALD: Diagnose und Therapie des Magengeschwürs. Verhandl. d. Kongr. f. inn. Med. 20. Kongr. 1902. S. 31). — HOPF, R.: Über die Bedeutung der Atheromatosis für die Ätiologie des chronischen Magengeschwürs. Inaug.-Diss. Erlangen 1900. — HORT, E. C.: The treatement of chronic duod. ulcer. Brit. med. journ. 8. Januar 1810. p. 76. — HOTZ, G.: Versuche über die Selbstverdauung des Darmes im Magen. Mitt. a. d. Grenzgeb. d. Med. u. Chirurg. Bd. 21, S. 143. 1909. — HOWARD: Medic. News 1904 (nach GRUBER: Münch. med. Wochenschr. 1911). — HUBER, A.: Über die Heredität beim Ulcus ventriculi nebst einigen kritischen Bemerkungen zu dessen Pathogenese. Münch. med. Wochenschr. 1907. S. 204. — HUCHARD: Traité clinique des Maladies du coeur et de l'aorte. Paris 1893. 3. édit., Tome 1, p. 133. Paris 1899. — HUETER: Gastritis phlegmonosa. Altonaer ärztl. Verein. Sitzg. v. 23. November 1903. Münch. med. Wochenschr. 1904. S. 85. — HUGHES: (Magen-Lungenfistel). Transact. of the pathol. soc. of London. Vol. 2, p. 251. (Nach HILGENREINER.) — HUNTER, J.: On the digest. of the Stomach after Death. Philosophical Transactions. 1772. p. 447. — HUNTER, W.: Pathology of Duodenitis after Burns. The Lancet. Vol. 1, p. 81. 1890. — HURWITZ, S. (1): Beitrag zur Lehre von der hämorrhagischen Erosion des Magens. Inaug.-Diss. Königsberg 1906. — DERSELBE (2): Die Dauerresultate nach Gastroenterostomie bei Ulcus duodeni. Arch. f. klin. Chirurg. Bd. 109, S. 567. 1918. — HUWALD, K.: Beitrag zur Lehre von den peptischen Geschwüren im Ösophagus. Inaug.-Diss. Göttingen 1893. — JACH, E.: Über Duodenaldivertikel. Inaug.-Diss. Kiel 1899. — JÄCKH: Über einen Fall von traumatischem Magengeschwür. Arch. f. klin. Chirurg. Bd. 66, S. 938. 1902. — JACOBELLI: Sul rapporte tra le lesioni violente dello stomaco e l'ulcera gastr. Arch. ed Atti de la Soc. ital. de chirurg. 1900 (nach SCHULTZE). — JACOT-DESCOMBES, G.: Contribution anat. à l'étude de la pathogénie de l'ulcère rond de l'estomac. Thèse, Paris 1897. — JAGNOW: Magengeschwür als Todesursache bei einem Vollblutpferd. Zeitschr. f. Veterinärkunde. Bd. 12, Nr. 4, S. 172. — JAGO: Hour-glass stomach with cicatrices. Med. Tim. and Gaz. Vol. 2, p. 409. 1872. — JAKSCH: Beitrag zur Lehre vom perforierenden Magengeschwür. Vierteljahrsschr. f. prakt. Heilk. Prag 1844. 3. Q. S. 1 u. 6. — JANEWAY: Case of perforat. ulcer of the oesophag. Med. News Philadelphia. Vol. 46, p. 361. 28. März 1885 (nach GANDY). — JATROU, ST.: Über die arterielle Versorgung des Magens und ihr. Beziehung zum Ulcus ventriculi. Dtsch. Zeitschr. f. Chirurg. Bd. 159, S. 196. 1920. — JAWORSKI, W.: Beobachtungen über das Schwinden der Salzsäuresekretion usw. Münch. med. Wochenschr. 1887. S. 117. — JEZ, V.: Über Ulcus duodeni. Jahrb. d. k. k. Wien. Krankenanstalten 1900. Zentralbl. f. d. Grenzgeb. d. Med. u. Chirurg. 1900. S. 808. — IMERWOL, V.: Über das urämische Magengeschwür im Kindesalter. Arch. f. Kinderheilk. Bd. 43, S. 321. 1906. — JOCHMANN, G. und KANTOWICZ, A.: Über Antitrypsine (Antipankreastrypsin und Antileukozytenferment) und Antipepsine im menschlichen Blutserum. Zeitschr. f. klin. Med. Bd. 66, S. 153. 1908. — JOEST, E.: Spezielle pathologische Anatomie der Haustiere. Bd. 1. Berlin 1919. — JOHANNSEN, J. O.: Beitrag zur pathologischen Anatomie und Histologie des Magengeschwürs. Inaug.-Diss. Kiel 1886. — JONES, H.: Observat. of morbid changes in the mucous membr. of the stomach. Medico-chirurg. Transact. London. Vol. 37, p. 87. 1854 (nach GANDY). — JONNESCO: Pylorospasmus mit Magenhypersekretion und Tetanie. Eine klinische und experimentelle Studie. Münch. med. Wochenschr. 1905. S. 1920. — JORES, L. (1): Über die pathologischen Anatomie der chronischen Bleivergiftung des Kaninchens. Beitr. z. pathol. Anat. u. z. allg. Pathol. 1902. S. 183. — DERSELBE (2): Verhandl. d. dtsch. pathol. Ges. 11. Tagg. 1907. S. 235 (Diskussion SETRNBERG). — DERSELBE (3): Anatomische Grundlagen wichtiger Krankheiten. Berlin: J. Springer 1913. S. 273. — JOSIAS, A.: De la fièvre typhoide chez les personnes agées. Thèse, Paris 1881. — JOUSSET et LEFAS: Experimentell erzeugte Magengeschwüre. Sitzungsber. d. anat. Ges. z. Paris. Sitzg. v. 24. Mai 1908. Zentralbl. f. allg. Pathol. u. pathol. Anat. Bd. 11. S. 71. 1900. — JULIUSBURGER P.: Ein Fall von Magen-Lungenfistel infolge von Perforation eines Ulcus ventriculi. Berl. klin. Wochenschr. 1874. S. 643. — KADE: Über die Krankheiten des Magens die von einer verletzten Normalmischung und Form desselben entstehen. REILS Arch. f. d. Physiol. Bd. 4, S. 381. Tab. III Abb. D. — v. KAHLDEN, C.: Experimentelle Untersuchung über die Wirkung des Alkohols auf Leber und Nieren. Beitr. z. pathol. Anat. u. z. allg. Pathol. Bd. 9, S. 349. 1891. — KAISER, R.: Ein Fall von Ösophagus- und Duodenalgeschwür. Inaug.-Diss. Kiel 1901. — KALIMA TAUNO: Über die Gastritis des Ulkusmagens nebst einigen Bemerkungen zur Pathogenese und pathologischen Anatomie der Magengeschwüre. Arch. f. klin. Chirurg. Bd. 128. S. 20. 1924. — KAPPIS, M.: Das Ulcus pepticum oesophagi. Mitt. a. d. Grenzgeb. d. Med. u. Chirurg. Bd. 21. S. 746. 1910. — KASSNER, J.: Statistik der Häufigkeit des Ulkuskarzinoms des Magens an der Hand der Literatur seit 1900. Inaug.-Diss. Kiel 1913. — KAST, L.: Experimentelle

Beiträge zur Wirkung des Alkohols auf den Magen. Arch. f. Verdauungskrankh. Bd. 12, S. 487. 1906. — Kathe: Zur Frage der Verdauung lebenden Gewebes. Berl. klin. Wochenschrift 1908. S. 1201. — Katsch, G. u. L. v. Friedrich: Über die funktionelle Bedeutung der Magenstraße. Mitt. a. d. Grenzgeb. d. Med. u. Chirurg. Bd. 34, S. 343. 1922. — Katschkowsky, P.: Das Überleben der Hunde nach einer gleichzeitigen doppelten Vagotomie am Halse. Pflügers Arch. f. d. ges. Physiol. Bd. 84, S. 6. 1901. — Katz, J.: Schilddrüseninsuffizienz als ein ätiologischer Faktor bei Magen- und Duodenalgeschwüren und bei Magenhyperazidität. Med. Rec. Vol. 97, Nr. 22. New York 1920. Ref. Münch. med. Wochenschr. 1920. S. 1025. — Katzenstein, M. (1): Der Schutz des Magens gegen die Selbstverdauung usw. Berl. klin. Wochenschr. 1908. S. 1751. — Derselbe (2): Diskussion zu dem Vortrag Ch. Girard: Zur Technik der Pylorusresektion (experimentelle Geschwüre durch Herabsetzung des Antipepsingehaltes). Kongr. d. dtsch. Ges. f. Chirurg. 1911. S. 77. — Derselbe (3): Beitrag zur Entstehung des Magengeschwürs. I. Über die Widerstandsfähigkeit lebenden Gewebes gegen die Verdauung. Arch. f. klin. Chirurg. Bd. 100, S. 939. 1913. — Derselbe (4): II. Die experimentelle Hervorrufung eines Magengeschwürs. Ebenda. Bd. 101, S. 1. 1913. — Kaufmann, E.: Lehrbuch der speziellen pathologischen Anatomie. 1911. 6. Aufl., S. 440. — Kaufmann, J. (1): Peptisches Geschwür nach Gastroenterostomie mit Bildung von Magenkolon- und Colon jej.-Fisteln; vollständiger Verschluß der Gastroenterostomose. Mitt. a. d. Grenzgeb. d. Med. u. Chirurg. Bd. 15. S. 151. 1906. — Derselbe (2): Bemerkungen über die pathologische Bedeutung der Funktionsstörungen des Magens. Arch. f. Verdauungskrankh. Bd. 19. Ergänzungsheft S. 85. 1913. — Derselbe (3): Mangel an Magenschleim (Amyxorrhoea gastrica), seine pathologische Bedeutung und seine Beziehungen zur Hyperazidität und zum Magengeschwür. Arch. f. Verdauungskrankh. Bd. 13. S. 616. 1907. — Kawamura K. (1): Über die experimentelle Erzeugung von Magengeschwüren durch Nervenläsionen. Dtsch. Zeitschr. f. Chirurg. Bd. 109, S. 540. 1911. — Derselbe (2): Zur Frage der Verdauung lebenden Gewebes im Magen, zugleich ein Beitrag zur Pathogenese des runden Magengeschwürs. Mitt. a. d. Grenzgeb. d. Med. u. Chirurg. Bd. 26, S. 379. 1913. — Kayser: Klinisch statistischer Beitrag zur Kenntnis des Ulcus ventriculi in München. Münch. med. Wochenschr. 1909. S. 2515. — Kehr, H. (1): Anleitung zur Erlernung der Diagnostik der einzelnen Formen der Gallensteinkrankheiten. Berlin 1899. — Derselbe (2): Die chirurgische Behandlung der Gallensteinkrankheit 1896. — Derselbe (3): Über Duodenalgeschwüre. Münch. med. Wochenschr. 1912. S. 1307 u. 1380. — Kehrer, I. K. W.: Über die Ursachen des runden Magengeschwürs. Mitt. a. d. Grenzgeb. d. Med. u. Chirurg. Bd. 27, S. 679. 1914. — Keith: A new theory of the causation of enterostasis. The Lancet. 1915. Vol. 2, p. 371. — Keith and Jones: A Note of the development of the Fundus of the human Stomach. Journ. of anat. 36, New Ser. 16, Anhang, S. 36. 1902. — Kelling, G. (1): Statistisches über Salzsäuremangel im Magen. Arch. f. Verdauungskrankh. Bd. 15, S. 568. 1909. — Derselbe (2): Über die Entstehung des nervösen Reizzustandes des Magens bei Hernia epigastrica und über einen zweiten epigastr. nervösen Druckpunkt. Wien. med. Wochenschr. 1900. S. 1875. — Derselbe (3): Ein Fall von Magenkarzinom mit erfolgreich operierter Fist. gastro-col. und zwei später spontan entstandenen Gastroenterostomien usw. Arch. f. Verdauungskrankh. Bd. 9, S. 30. 1903. — Derselbe (4): Über kallöses Magengeschwür. Münch. med. Wochenschr. 1910. S. 1993. — Derselbe (5): Über die operative Behandlung des chronischen Ulcus ventriculi. Arch. f. klin. Chirurg. Bd. 109, S. 575. 1918. — Derselbe (6): Beziehungen zwischen Cholelithiasis und Ulcus duodeni. Arch. f. Verdauungskrankh. 1921. S. 28. — Keppich, J.: Künstliche Erzeugung von chronischen Magengeschwüren mittels Eingriffe am Magenvagus. Berl. klin. Wochenschr. 1921. S. 414. — Kern, M.: Ein Fall von Sanduhrmagen. Inaug.-Diss. Berlin 1889/90. — Key-Axel: Om det horrisiva magsärets uppkomst. (Über die Entstehung des korrosiven Magengeschwürs.) Hyg. 1870. p. 261. Nord. med. Ark. Vol. 3. p. 5. 1871. Schtmids Jahrb. Bd. 152. S. 158. 1871. — Key-Aberg, A.: Zur Lehre von der spontanen Magenruptur. Vierteljahrsschrift f. gerichtl. Med. u. öff. Sanitätsw. 3. Folge. Bd. 1. S. 42. 1891. — Key, Axel och Bergmann, J. C.: Fall af enormt stor magfistèl, som för anledts af ulcus ventr. och som varat under 11 ar. Hygiea Sv. läk. sällsk. förh. 1871. p. 595. Virchows-Hirsch Jahresber. VI. Jahrg. f. d. Jahr 1871. Bd. 1, Abtlg. 2, S. 159. 1872. — Kienböck, Robert: Über Magengeschwür bei Hernia und Eventeratio diaphragmatica. Fortschr. a. d. Geb. d. Röntgenstr. Bd. 21. S. 322. 1913. — Kindl: Bericht über operativ behandelte Magenkrankheiten (1897—1907). Bruns Beitr. z. klin. Chirurg. Bd. 63, S. 19. 1909. — Kirch, E. und Stahnke, E. (1): Pathologische, anatomische, klinische und tierexperimentelle Untersuchungen über die Bedeutung des Soorpilzes für das chronische Magengeschwür. Mitt. a. d. Grenzgeb. d. Med. u. Chir. Bd. 36, S. 174. 1923. — Dieselben (2): Experimentelle Untersuchungen über das Chronischwerden des Magengeschwürs. Verhandl. d. dtsch. pathol. Ges. 20. Tagung v. 1.—3. August 1925 in Würzburg. — Kirchmayr, L.: Ein chronisches Duodenalgeschwür nach Verbrennung. Dtsch. Zeitschr. f. Chirurg. Bd. 171, S. 109. 1922. — Kirkpatrik: Practioner London. August 1897. p. 157 (nach Fr. Brunner: Dtsch. Zeitschr. f. Chirurg. Bd. 69, S. 101. 1903). — Kirsch, R.: Beitr. zur Statistik des Ulcus ventriculi rotundum. Inaug.-Diss. München 1910. — KITT, TH.: Pathologische Anatomie der Haustiere. Bd. 1. 1905. — KLAUSA, K.: Über die Entstehung des Magenkarzinoms aus chronischem Magengeschwüre. Ein Beitrag zur Statistik solcher Fälle in den Jahren 1891—1900. Inaug.-Diss. Kiel 1900. — KLEBS, E. (1): Handbuch der pathologischen Anatomie. Bd. 1, S. 185 u. 278. Berlin 1869. — DERSELBE (2): Diskussion zum Vortrag PONFICKs über Verbrennung. Bericht d. 50. Vers. dtsch. Naturf. u. Ärzte in München 1877. S. 260. — KLEEBLATT, FR.: Experimentelle Erzeugung von Dünndarmgeschwüren bei Hunden durch Unterbindung des Ductus choledochus. Frankf. Zeitschr. f. Pathol. Bd. 16, S. 76. 1915. — KLEIN: STRICKERS Handbuch der Lehre von den Geweben. Bd. 1, S. 391. 1871. — KLEIN, E.: Ein Sanduhrmagen infolge Salzsäureverätzung. Wien. klin. Rundschau 1900. Nr. 5. — KLEINE, O.: Über Blindsackbildungen am Magen im Anschluß an 3 Fälle von Blindsackbildungen bei chronischen Magengeschwüren. Inaug.-Diss. Göttingen 1895. — KLEMPERER, G.: Über Dyspepsie der Phthisiker. Berl. klin. Wochenschr. 1889. S. 221. — KLING, L.: Über Melaena neonatorum. Inaug.-Diss. München 1875. — KLUG, F.: Pourquoi les ferments protéolyt. ne digèrent ils pas l'estomac etc. Arch. int. de Physiol. Tome 5, p. 297. 1907. — KNAGGS: Leeds and West Riding. Medico-chirurg. soc. Exhibition of cases. Lancet. Vol. 1, p. 1325. 1909. — KNÖPFLMACHER, W.: K. k. Ges. d. Ärzte in Wien. Sitzg. v. 15. Mai 1914. Münch. med. Wochenschr. 1914. S. 1261. — KOBAYASHI, M.: Über experimentelle Erzeugung von peptischen Erosionen (Stigmata ventr.). Inaug.-Diss. Marburg 1909. — KOCHER, A.: Die operative Behandlung der Ulkuskrankheit. Verhandl. d. Schweizer. Ges. f. Chirurg. 5. Sitzg. v. 18. Mai 1918. Zentralbl. f. Chirurg. 1920. S. 335. — KODON, E.: Ein Erklärungsversuch der Pathogenese des Ulcus rotundum ventriculi. Sitzg. d. Ges. f. inn. Med. u. Kinderheilk. 14. April 1910. Wien. med. Wochenschr. 1910. S. 1992. — KOENNECKE, W.: Experimentelle Innervationsstörungen am Magen und Darm. Zeitschr. f. d. ges. exp. Med., zugl. Zeitschr. f. exp. Pathol. u. Therapie. Bd. 28, S. 384. 1922. — v. KOGERER: Pyopneumothorax sin. ex ulcere ventr. perforante. Prag. med. Wochenschr. 1890. Jg. 15, Nr. 25. SCHMIDTs Jahrb. Bd. 229, S. 145. 1891. — KOHLER, H.: Über wechselseitige Beziehungen von Magensaft und Blutserum bei Gesunden und bei Ulkuskranken. Mitt. a. d. Grenzgeb. d. Med. u. Chirurg. Bd. 37. S. 87. 1924. — KÖHLER, G.: Beitrag zur Symptomatologie des Ulcus ventriculi. Inaug.-Diss. Berlin 1895. — KOKUBO: Ein Beitrag zur normalen und pathologischen Histologie der Magenschleimhaut. Festschr. f. ORTH. 1903. S. 435. — KOLACZEK: Ein durch ein Magengeschwür hervorgerufenes Magendivertikel, das eine Neubildung vorgetäuscht hat. Mitt. a. d. Grenzgeb. d. Med. u. Chirurg. Bd. 1, S. 163. 1896. — KOLISKO (bei HOFMANN und KOLISKO). — KOLLARITS, J.: Blutbrechen bei Crises gastriques tabétiques. Sektionsbefund. Neurolog. Zentralbl. 1909. S. 11. — KOLOMENKIN, N.: Über Geschwürsbildung im Magen und Darm nach Bauchoperationen. Westnik Chirurgii 1911. Nr. 14. HILDEBRANDs Jahresber. über die Fortschritte auf dem Gebiet der Chirurgie. Bericht über das Jahr 1901. 1902. Jg. 7, S. 629. — KONJETZNY, G. E. (1): Über die Beziehungen der chronischen Gastritis mit ihren Folgeerscheinungen und den chronischen Magenulkus zur Entwicklung des Magenkrebses. Habilitationsschr. Kiel 1913. — DERSELBE (2) in: ANSCHÜTZ, W. und KONJETZNY, G. E.: Die Geschwülste des Magens. I. Allg. Patholog. u. spez. patholog. Anat. Dtsch. Chirurg. Lief. 46f, 1. Hälfte, 1. Teil. 1921. — DERSELBE (3): Chronische Gastritis und Duodenitis als Ursache des Magenduodenalgeschwürs. Beitr. z. pathol. Anat. u. z. allg. Pathol. Bd. 71, S. 595. 1923. — DERSELBE (4): Zur chirurgischen Beurteilung der chronischen Gastritis. Arch. f. klin. Chirurg. Bd. 129, S. 139. 1924. — DERSELBE (5): Das Ulkuskarzinom des Magens. Dtsch. Zeitschr. f. Chirurg. Bd. 154, S. 1. 1920. — DERSELBE (6): Bisher nicht beachtete Gesichtspunkte für die Beurteilung der Ätiologie und chirurgischen Behandlung des Magen-Duodenalgeschwürs. 48. Tagung d. Dtsch. Ges. f. Chirurg. 24. April 1924. — DERSELBE (7): Die chronische Gastritis des Ulkusmagens (zur Beurteilung der Operationsanzeigen und der Operationserfolge beim Magen-Duodenalgeschwür). Zentralbl. f. Chirurg. 1923. S. 1026. — DERSELBE (8): Zur chirurgischen Beurteilung der Gastritis. Zentralbl. f. Chirurg. 1923. S. 1849. — DERSELBE (9): Zur Pathologie und chirurgischen Behandlung des Ulcus duodeni. Dtsch. Zeitschr. f. Chirurg. Bd. 184. S. 85. 1924. — KONJETZNY, G. E. und PUHL: Über die Bedeutung der Gastritis und Duodenitis für die Pathogenese des Magen-Duodenalulkus. Verhandl. d. Dtsch. pathol. Ges. 20. Tagung v. 1.—3. April 1925 in Würzburg. — KÖNIG, FR. (1): Exstirpation eines Fibro-Lipoms im retroperitonealen und Beckenbindegewebe. Berl. klin. Wochenschr. 1900. S. 611. — DERSELBE (2): Durch Gastroenterostomie geheiltes kallöses penetrierendes Magenulkus. Ärztl. Verein Hamburg, 6. März 1906. Dtsch. med. Wochenschr. 1906. S. 1358. — DERSELBE (3): Zur Pathologie und Therapie des chronischen Magengeschwürs rezidivierenden Magengeschwürs. Münch. med. Wochenschr. 1920. S. 1341. — DERSELBE (4): Über Pathologie und Therapie des Ulcus ventriculi. Mittelrhein. Chirurg.-Vereinigung 30. bis 31. Juli 1920 zu Freiburg i. Br. Zentralbl. f. Chirurg. 1920. S. 1439. — DERSELBE (5): Aussprache zu dem Vortrag v. REDWITZ. BRUNS Beitr. z. klin. Chirurg. Bd. 122. S. 315. 1921. — KOENNECKE, W.: Experimentelle Innervationsstörungen am Magen und Darm. Zeitschr. f. d. ges. exp. Med., zugl. Zeitschr. f. exp. Pathol u. Therapie. Bd. 28, S. 384.

1922. — Korach: Allg. ärztl. Verein in Köln. Sitzg. v. 7. Januar 1880. Dtsch. med. Wochenschr. 1880. S. 627. — v. Korczynski, E. und Jaworski, W. (1): Vergleichende diagnostische Zusammenstellung der klinischen Befunde der intern. Magenuntersuchungen bei Ulkus und Karzinom und Magenblutungen auf Grund von 52 Fällen der medizinischen Klinik in Krakau nebst experimentellen Untersuchungen über das Verhalten des Blutes im menschlichen Magen. Dtsch. med. Wochenschr. 1886. S. 929, 856, 872. — Dieselben (2): Über einige bisher wenig berücksichtigte klinische und anatomische Erscheinungen im Verlaufe des runden Magengeschwürs und des sog. sauren Magenkatarrhs. Dtsch. Arch. f. klin. Med. Bd. 47, S. 578. 1891. — Koritschoner, R.: Zur Kenntnis der Hernia bursae omentalis cum prolapsu. Mitt. a. d. Grenzgeb. d. Innern Med. u. Chirurg. Bd. 31, S. 433. 1918. — Körte, W.: Beitrag zur Lehre vom runden Magengeschwür. Inaug.-Diss. Straßburg 1875. — Kossinsky, J.: Laesiones pepticae (erosiones, ulcera, cicatrices) ventr. et duodeni. Inaug.-Diss. Erlangen 1913. — Kracke, K.: Über tödliche Duodenalblutungen bei Neugeborenen. Inaug.-Diss. Kiel 1891. — Krannhals, H.: St. Peterburger med. Wochenschr. 1891. S. 327. — Kraske, P.: Über Beckenhochlagerung und ihre Gefahren. Arch. f. klin. Chirurg. Bd. 71, S. 453. 1903. — Kratzeisen, E. (1): Über die Lokalisationsfrage des Magengeschwürs. Ärztl. Kreisver. Mainz, Sitzg. v. 1. September 1921. Münch. med. Wochenschr. 1921. S. 1204. — Derselbe (2): Über die Magenform. Zieglers Beitr. z. pathol. Anat. u. z. allg. Pathol. Bd. 71, S. 361. 1923. — Kraus: Die Erkrankungen der Speiseröhre. Nothnagels Spezielle Patholog. u. Therap. Bd. 16, I., S. 2. 1902. — Krauss, J.: Das perforierende Geschwür im Duodenum. Berlin 1865. — Krech, Ilse: Beziehungen des Ulcus ventriculi, der hämorrhagischen Erosionen des Magens, der Gastro- und Ösophagomalazie zu Veränderungen des Zentralnervensystems. Inaug.-Diss. Erlangen 1922. — Kremiansky, J.: Über die Pachymeningitis interna haemorrhagica bei Menschen und Hunden. Virchows Arch. f. pathol. Anat. u. Physiol. Bd. 42, S. 129. 1868. — v. Krempelhuber, M. J.: 360 Fälle von röntgenologisch festgestellten Magengeschwüren. Ein Beitrag zur Frage der Pathogenese des Ulcus rotundum ventriculi. Inaug.-Diss. Würzburg 1919. — Kreuzer F.: Die chirurgische Behandlung des runden Magengeschwürs und seiner Folgezustände an der Krönlein schen Klinik in den Jahren 1877—1904. Bruns Beitr. z. klin. Chirurg. Bd. 49 S. 380. 1906. — Krokiewicz A. (1): Ein Beitrag zur Lehre vom runden Magengeschwür (Ulcus rotundum). Wien. klin. Wochenschr. 1897. S. 1127. — Derselbe (2): Przeglad lekarski 1897. p. 436 (nach Kappis). — Derselbe (3): Mangel an freier HCl (Anachlorydrie) im Mageninhalt im Verlaufe von multiplen runden Magengeschwüren (Ulcera peptica multiplia ventriculi). Wien. klin. Wochenschr. 1898. S. 1101. — Krone, F.: Über Magendickdarmfisteln. Inaug.-Diss. Kiel 1897. — Kronheimer: Spontane Magenfistel als Folge eines Ulcus ventriculi. Dtsch. Zeitschr. f. Chirurg. Bd. 53, S. 437. 1899. — Kroenlein (1): Über die chirurgische Behandlung des Magengeschwürs. Arch. f. klin. Chirurg. Bd. 79, S. 644. 1906. — Derselbe (2): Über Ulkus und Stenosis des Magens nach Trauma. Mitt. a. d. Grenzgeb. d. Med. u. Chirurg. Bd. 4, S. 493. 1899. — Kroug, E.: Das Magenulkus nach Beobachtung aus der Med. Klinik in Jena. Inaug.-Diss. Jena 1919. — Kruckenberg, R.: Über die diagnostische Bedeutung des Salzsäurenachweises beim Magenkrebs. Inaug.-Diss. Heidelberg 1888. — Krueg, J.: Über Magenblutungen im Verlauf der paralytischen Geistesstörungen. Arch. f. Psychiatrie und Nervenkrankh. Bd. 10, S. 567. 1880. — Krug, O.: Beitrag zur Statistik der Duodenalgeschwüre und Narben. Inaug.-Diss. Kiel 1900. — Krull, W.: Kasuistischer Beitrag zur Lehre vom Duodenalgeschwür. Inaug.-Diss. München 1897. — Kulcke, R.: Zur Diagnose und Therapie des Magenkarzinoms. Inaug.-Diss. Berlin 1889. — Kümmell, H.: Zur Chirurgie des Ulcus duodeni. Bruns Beitr. z. klin. Chirurg. Bd. 92, S. 290. 1914. — Kümmell, R.: Über die Sklerose der Eingeweidearterien der Bauchhöhle. Zentralbl. f. allg. Pathol. u. pathol. Anat. Bd. 17, S. 129. 1906. — Kundrat, H. (1): Das runde Magengeschwür. In Gerhardt: Handb. d. Kinderkrankh. Bd. 4, II., S. 395. 1880. — Derselbe (2): Die Selbstverdauungsprozesse der Magenschleimhaut. Festschr. d. Univ. Graz 1877. — Kunze: De Dysphagia 1819 (nach Cantieri). — Kurrer: Über Melaena vera neonatorum. Ärztl. Rundsch. 1906. Jg. 16, S. 471. — Kuttner, L. (1): Über Magenblutungen und besonders über deren Beziehungen zur Menstruation Berl. klin. Wochenschr. 1895. S. 142, 168, 192. — Derselbe (2): Über das Vorkommen von Ulcus duodeni im ersten Dezennium. Berl. klin. Wochenschr. 1908. S. 2009. — Derselbe (3): Die Erkrankungen des Magens, insbesondere das Magengeschwür während des Krieges. Dtsch. med. Wochenschr. 1918. S. 537. — Küttner, H.: Diskussion zum Vortrage von Oppler: Erwägungen über chirurgische Eingriffe am Magen usw. Breslauer chirurg. Ges. Sitzg. v. 8. November 1909. Berl. klin. Wochenschr. 1909. S. 2273/74. — Kyber, E.: Weitere Untersuchungen über die amyloide Degeneration II. Virchows Arch. f. pathol. Anat. u. Physiol. Bd. 81, S. 278. 1880. — Ladevèze, Fr.: L'ulcère du duodénum. Thèse. Lyon 1900. — Lainé, J.: De Erosions hémorrhagiques de l'estomac. Thèse, Paris 1897. — Laisné, G.: Considerat. médico-légales s. les éros. et perforat. spontan. de l'estomac. Thèse, Paris 1819 (nach Gandy). — Lamansky, S.: Über die Folgen der Exstirpation des Plexus coeliacus und mesentericus. Zeitschr. f. ration. Med. Bd. 28, S. 59. 1866.

— LAMBOTTE: A propos de la contribut. à l'étude des grandes hémorrh. stomacales dans la gastrite chronique. Ann. de la soc. Belge de chirurg. Tome 8, p. 104. 1900 (nach LIEBLEIN und HILGENREINER). — LAEMMERT, A.: Das perforierte Ulcus ventr. rotundum in gerichtlich medizinischer Beziehung nebst Bemerkung über die Häufigkeit des runden Magengeschwürs zu München in den Jahren 1883—1888. Inaug.-Diss. München 1890. — LANCÉREAUX, M.: Des hémorrh. névropathiques. La semaine méd. 1900. pap. 286. — LANCÉREAUX, E. (1): Anat. pathologique. p. 15 (nach LAINÉ). — DERSELBE (2): Ulcère simple de l'estomac. Gaz. des hôp. 1876. Nr. 40, p. 314 (nach GANDY). — LANDAU: Über Melaena neonatorum nebst Bemerkungen über die Obliteration der fötalen Wege. Habilitationsschr. Breslau 1874. — LANDER BRUNTON: Trattato di farmacolog. terapeut. e materia med. VALLARDI, Milano 1891. p. 433 (nach ZIRONI). — LANDGRAF: Stenose des Magens etwas unterhalb des Pylorus. Verein f. inn. Med. in Berlin. Sitzg. v. 8. Januar 1894. Dtsch. med. Wochenschr. 1894. S. 114. — LANDOIS (nach BUSSE). — LANGE: Mitteilungen aus dem städtischen Krankenhause zu Königsberg. 4. Magengeschwür. Dtsch. Klinik. Bd. 12, S. 91. u. 99. 1860. — LANGE (1): Chronic. ulcer of duod., followed by stricture and gastroectasy etc. Ann. of surg. Vol. 1, p. 588. Philadelphia 1893 (nach MELCHIOR). — DERSELBE (2): Studier over den kroniske Gastritis. Kjobenhavn 1910 (zit. nach MÖLLER). — LANGE, C.: Nach FABER, K.: Die chronische Gastritis usw. Ergebn. d. inn. Med. u. Kinderheilk. Bd. 6, S. 491. 1910. — LANGENSKIÖLD, F.: Über die Widerstandsfähigkeit einiger lebender Gewebe gegen die Einwirkungen eiweißspaltender Enzyme. Skand. Arch. f. Physiol. Vol. 31, p. 1. 1914. — LANGERHANS, R. (1): Ein Fall von innerer Einklemmung durch Achsendrehung der Pylorushälfte eines Sanduhrmagens. VIRCHOWS Arch. f. pathol. Anat. u. Physiol. Bd. 111, S. 387. 1888. — DERSELBE (2): Ungewöhnliche Art der hämorrhagischen Erosion des Magens. VIRCHOWS Arch. f. pathol. Anat. u. Physiol. Bd. 124, S. 373. 1891. — LANTSCHNER, L.: Ein Fall von spontaner Magenruptur. Wien. med. Blätter. 1881. Jg. 5, S. 177. — LARCHER, M. O.: Des ulcérations intestinales dans l'érysipèle. Arch. génér. de méd. VI. Sér., Tome 4, p. 689. 1864. — LA ROQUE, P.: Chronic ulcer of the pylor. (duodenal and gastric) secondary to appendicitis, colitis etc. Americ. journ. of the med. sciences. 1913. N. S. 146, p. 566. — LASPEYRES, R.: Das runde Duodenalgeschwür (Sammelreferat). Zentralbl. f. d. Grenzgeb. usw. Bd. 5, S. 25, 157, 225. 1902. — LATARJET: Ulcère du duod. chez un nouveau-né. Lyon méd. 1904. p. 1052. — LATZEL, E. (1): Zur Frage des Ulcus ventr. rotundum. Med. Klinik 1910. S. 1566. — DERSELBE (2): Experimentelle Untersuchungen über die Ätiologie des Ulcus ventriculi und theoretische Schlußfolgerungen über die Pathogenese des Magen- und Zwölffingerdarmgeschwüres. Arch. f. Verdauungskrankh. Bd. 19, Ergänzungsheft, S. 1. 1913. — LAURITZ: Ulcus ventriculi bei Schwindsüchtigen. Ugescrift for laeger. 1911. Nr. 32 (nach v. LÖBBECKE). — LEBERT, H. (1): Ulcerations gastr. chez un chien ayant des concrétions fibrineuses des valvules du coeur 1852 (nach TIXIER). — DERSELBE (2): Bericht über die klinisch-medizinische Abteilung des Züricher Krankenhauses in den Jahren 1855—56 (Fortsetzung). VIRCHOWS Arch. f. pathol. Anat. u. Physiol. Bd. 13, S. 358. 1858. — DERSELBE (3): Lettres sur la maladie provoquée par les trichines. Gaz. méd. de Paris. 1866. Nr. 17, p. 297. — DERSELBE (4): De l'ulcère gastr. simple. Traité d'anat. pathologique générale et spéciale. Tome 2, p. 172. Paris 1861. — DERSELBE (5): Beiträge zur Geschichte und Ätiologie des Magengeschwürs. Berl. klin. Wochenschr. 1876. S. 557, 577, 606. — DERSELBE (6): Die Krankheiten des Magens. Tübingen 1878. S. 440. — LEBLANC, L.: Gastrorrhagie et perforation dans l'ulcère de l'estomac. Thése, Paris 1896. — LECLERC: bei GÉLIBERT, A.: De l'hématémèse. Thèse, Lyon 1898. p. 89. — LEDDERHOSE: Ein Fall von Gastroenterostomie wegen Stenose des unteren Duodenums. 28. Chirurg.-Kongr. 1899. Zentralbl. f. Chirurg. 1899. Beilage 7, Nr. 27, S. 105. — LEDERER, J.: Über Melaena neonatorum. Allg. Wien. med. Zeitg. 1877. S. 394. — LEE, H. (1): Nach A. MAYER 1844 und J. KRAUSS 1865. — DERSELBE (2): nach KRAUSS, Das perforierende Geschwür im Duodenum. Berlin 1865. S. 76. — LEFÉVRE, A.: Recherches méd. pour servir à l'histoire des solutions de continuité de l'estomac, dites perforations spontanées. Arch. génér. de méd. Tome 14, p. 377; Tome 15, p. 28. 1842. — LEHMANN, I. C.: Beiträge zur Frage der Magenstraße. Arch. f. klin. Chirurg. Bd. 127, S. 357. 1923. — LENGEMANN: Eine operative Heilung von Gastritis phlegmonosa diffusa. Mitt. a. d. Grenzgeb. d. Med. u. Chirurg. Bd. 9, S. 762. 1902. — LENK, R. und EISLER, F.: Experimentell-radiologische Studien zur Physiologie und Pathologie des Verdauungstraktus. Münch. med. Wochenschr. 1913. S. 1031. — LENNANDER, K. G.: Über die Behandlung des perforierenden Magen- und Duodenalgeschwürs. Mitt. a. d. Grenzgeb. d. Med. u. Chirurg. Bd. 4, S. 91. 1899. — LE NOIR: Perforation de l'estomac, gangrène de la rate. — Abscès périsplénique. — Perforat. du diaphragma. Gangrène pulmonaire. Bull. de la soc. anat. de Paris 1890. p. 248. — LEOTTA, N.: Die von ausgedehnten Verbrennungen erzeugten Veränderungen usw. Policlinico sez. chirurg. 1904. Nr. 8. Nach dem Bericht von BARBACCI: Zentralbl. f. allg. Pathol. u. pathol. Anat. Bd. 16, S. 679. 1905. — LÉPINE, R.: Apoplexie-Hémorrhagie secondaire de l'estomac. Rev. de méd. 1895. p. 514 (nach RÜTIMEYER). — LÉPINE et

Bret: Gastrite chron.; hématémèse mortella produite par une légère exulcérat. de la muqueuse stomacale. Arch. de méd. expér. et d'anat. path. Tome 5, p. 254—258. Paris 1893. — Lequeux, M. P.: Etiologie et pathogénie des hémorrhagies graves du nouveau-né. Thèse, Paris 1906. — Leriche: A propos de l'estomac bilocul. congénital. Lyon. chirurg. 1909. Nr. 14. Zentralbl. f. Chirurg. 1909. Nr. 17, S. 607. — Letulle, M. (1): Origine infect. de certains ulcères simples de l'estomac ou du duod. Cpt. rend. hébdom. des séances de l'acad. des sciences. Tome 106, p. 1752. 1868 (nach Gandy) — Derselbe (2): Varices de l'estomac. Bull. de la soc. anat. Tome 12. Ref. Sorge, J.: Zentralbl. f. Grenzgebiete d. Med. u. Chirurg. Bd. 2, S. 943. 1899. — Derselbe (3): Cancer colloide du dudénum développé sur un ulcère simple. Soc. anat. Gaz. des hôp. 9. Dezember 1897. p. 1366 u. Societé anat. de Paris, 15. X. 1897. p. 721. — Leube, W. (1): Beiträge zur Therapie der Magenkrankheiten. Zeitschr. f. klin. Med. Bd. 6, S. 203. 1883. — Derselbe (2): Krankheiten des chylopoetischen Apparates. Ziemssens Handb. d. spez. Pathol. u. Therap. Bd. 7, S. 144. 1874. — Derselbe (3): Bemerkungen über die Ablösung der Magenschleimhaut durch die Magensonde und ihre Folgen. Dtsch. Arch. f. klin. Med. Bd. 18, S. 496. 1876. — Derselbe (4): Spezielle Diagnose der inneren Krankheiten. Ein Handbuch für Ärzte und Studierende. 1891. 3. Aufl. — Derselbe (5): Über die Erfolge der internen Behandlung des peptischen Magengeschwürs usw. Mitt. a. d. Grenzgeb. d. Med. u. Chirurg. Bd. 2. 1897. Verhandl. d. dtsch. Ges. f. Chirurg. 26. Kongr. Berlin 1897. S. 1. — Derselbe (6): Ulcus ventr. traumat. Zentralbl. f. klin. Med. 1886. S. 81. — Derselbe (7): Ulcus ventriculi. Virchows Handb. d. Krankh. d. zyklopoet. Apparates. Bd. 1, II. — Leudet, T. E.: Des ulcères de l'estomac à la suite des abus alcooliques. Congrès de méd. chirurg. France Rouen 1863. p. 104 (nach Gandy). — Leuk: Untersuchungen zur pathologischen Anatomie des menschlichen Magens mit Berücksichtigung der praktischen Verwertbarkeit anatomisch diagnostizierter Magenschleimhautstückchen. Zeitschr. f. klin. Med. Bd. 37, S. 296. 1899. — Lévine, A.: Contribution à l'étude de l'artériosclerose de l'estomac. Rousk. Vratsch, 12. Mai 1907 (nach Buday, S. 345). — Levinstein: Ein Fall von Fistula gastro-colica. Caspers Wochenschr. f. d. ges. Heilk. 1840. S. 804. — v. Lewin, A. M.: Zur Lehre von der Arteriosklerose des Magens. Arch. f. Verdauungskrankh. Bd. 14, S. 114. 1908. — Lewin, G. und Boer, O.: Quetschung und Ausrottung des Ganglion coeliacum. Dtsch. med. Wochenschr. 1894. S. 217. — Leyden, E.; Über Pyopneumothorax subphrenicus (und subphrenische Abszesse). Zeitschr. f. klin. Med. Bd. 1, S. 320. 1880. — Libermann, H.: Sur un cas de mort subite survenne ½ heure après la thoracocentèse, à la suite d'une hémorrh. de l'art. gastro-épipl. droite causée p. un ulcère perf. du duod. resté latent pendant la vie. Bull. et mém. de la soc. méd. des hôp. de Paris. Tome 12, S. 132. 1875. — Lichtenbelt, Th.: Die Ursachen des chronischen Magengeschwürs. Jena: Gustav Fischer 1912. — Licini, C. (1): Über experimentelle Erzeugung von Magengeschwüren. Bruns Beitr. z. klin. Chirurg. Bd. 79, S. 462. 1912. — Derselbe (2): Der Einfluß der Magensäfte auf lebende Organgewebe bei gesundem oder zerstörtem Peritonealüberzug. Bruns Beitr. z. klin. Chirurg. Bd. 82, S. 377. 1913. — Lieblein, V. (1): Über Magendarmblutungen nach Milzexstirpation. Mitt. a. d. Grenzgeb. d. Med. u. Chirurg. Bd. 17, S. 431. 1907. — Derselbe (2): Über den Antipepsingehalt des Blutes in Fällen von Ulcus ventriculi. Mitt. a. d. Grenzgeb. d. Med. u. Chirurg. Bd. 25, S. 391. 1913. — Lieblein und Hilgenreiner: Die Geschwüre und erworbenen Fisteln des Magen-Darmkanals. Dtsch. Chirurg. Bd. 46c. Stuttgart 1905. — Liek, E.: Zur Kenntnis und operativen Behandlung des multiplen kallösen Magengeschwürs. Arch. f. klin. Chirurg. Bd. 107, S. 575. 1916. — Liermann, W.: Zur Kasuistik der subphrenischen Abszesse nach Ulcus perforat. ventr. Dtsch. med. Wochenschr. 1892. S. 163. — Lilienthal, E.: Über einen Fall von Duodenalfistel nach Choledochostomie. Inaug.-Diss. Freiburg 1901. — Lilla: Sulle consequenze della lesione sperimentale della innervazione estrinseca dello stomaco. Gaz. degli ospedali e delle cliniche. 1909. Nr. 16, p. 162 (nach Zironi). — Lindemann: Fall von Ulcus oesophagi rotundum perforans. Münch. med. Wochenschr. 1887. S. 493. — Lindemann, H.: Die Hirngefäße in apoplektischen Blutungen. Virchows Arch. Bd. 253, S. 27, 1924. — Lindner, H.: Über das Magengeschwür vom chirurgischen Standpunkt. Münch. med. Wochenschr. 1912. S. 513. — Linsmayer, H.: Über Duodenaldivertikel. Verhandl. d. dtsch. pathol. Ges. 17. Tagg. 1914. S. 445. — Lion et Francais: Action de la gastrocytolysine sur la muqueuse stomacale. Cpt. rend. de la soc. des séances de biol. Paris, 31. Juli 1906 (nach Möller). — Lippmann: Gastrobrose bei einer Erwachsenen. Med. Zeitschr. v. V. f. H. i. Pr. 1839. Nr. 23. Schmidts Jahrb. Supplementbd. 3, S. 103. 1842. — Liston: in Long (obs. 3): Perforation de l'estomac (nach Gandy, p. 17). — Litten, M.: Perforierendes Magengeschwür mit tödlicher Blutung unter dem Bild der „perniziösen Anämie" verlaufend, Arrodierung d. Art. lienalis usw. Berl. klin. Wochenschr. 1880. S. 693. — Litthauer, M.: Experimentelle Untersuchung zur Pathogenese des runden Magengeschwürs. Virchows Arch. f. pathol. Anat. u. Physiol. Bd. 195, S. 317. 1909. — Littre: Acad. Royale des Scienc. de l'année 1704. Hist. p. 36. — Ljubimowa, W. J.: Ein Fall von Ulcus ventriculi verursacht durch Schimmelpilze. Virchows Arch. f. path. Anat. u. Phys.

Literatur. 793

Bd. 214, S. 432. 1913. — Loeb, A.: Ein Fall von Magen-Lungenfistel. Münch. med. Wochenschrift 1906. S. 214. — v. Löbbecke, W.: Ein Beitrag zur Konstitutionsfrage des runden
Magen- und Duodenalgeschwürs. Zeitschr. f. angew. Anat. u. Konstitutionslehre. Bd. 7,
S. 135. 1920. — Löhlein, M.: Über Schimmelmykosen des Magens. Virchows Arch. f.
pathol. Anat. u. Physiol. Bd. 227, S. 86. 1919. — Lohmann: Cholin, die den Blutdruck
erniedrigende Substanz der Nebennieren. Pflügers Arch. f. d. ges. Physiol. Bd. 118, S. 215.
— Löhr, W.: Dauerresultate operativ behandelter Magenulzera. Inaug.-Diss. Kiel 1916.
Leipzig: F. C. W. Vogel. — Lombard: Gaz. méd. 1836. Nr. 50 (nach L. Müller). —
Long: I. On the post-mortem appearances found after burns. Lond. med. Gaz. Vol. 25,
p. 743. 1840. Schmidts Jahrb. Suppl.-Bd. 3, S. 269. 1842. — Loeper: Ulcère ronds
multiples expérimenteaux. Bull. et mém. de la soc. méd. des hôp. de Paris. 1910. Gaz.
des Hôpit. 1910. p. 1135. — Löper, M.: Leçons de pathol. digestive. III. sér. Paris 1914
[nach Askanazy (7)]. — Lorenzi: L' influenza del sistema nervoso nella patogenesi
del' ulcera dello stomaco. Rossegno di scienz. med. Agosto 1903 (nach Zironi). — Löwenstein, J.: Das runde Magengeschwür mit besonderer Berücksichtigung seines Vernarbungsprozesses. Inaug.-Diss. Freiburg i. B. 1893/94. — Lubarsch, O.: Die allgemeine Pathologie.
Bd. 1. S. 185. — Luneau: Fistule duodénale ayant succédé à une ulcère simple du duodénum.
Bull. et mém. de la soc. anat. de Paris. Tome 45, p. 429. 1870. — Lünnemann, L.: Über
einen Sanduhrmagen. Beitr. z. patholog. Anat. d. Ulcus ventr. Inaug.-Diss. Würzburg
1891. — Lustig, A. (1): Sull' acetonuria sperimentale. Arch. per le scienze med. Vol. 13.
Nr. 6. Vol. 14. Nr. 1. e lo Sperimentale 1891. p. 435 (nach Zironi). — Derselbe (2): Zur
Kenntnis der Funktion des Plexus coeliacus. Zentralb. f. Physiol. 1889. S. 277. — Luton, A.:
Estomac (Jaccoud). Nouveau Dictionnaire de méd. et de chirurg. Tome 14, p. 136—275.
1874. — Lützeler, I.: Statistisches über Magengeschwüre und operative Eingriffe bei
demselben. Inaug.-Diss. Bonn 1896. S. 15. — Luys, G.: Ulcérat. gastr. chez un alcoolique;
mort subite par hémorrh. Bull. et mém. de la soc. anat. de Paris. Tome 71, p. 660. 1896.
— Lyell: A case of gastr. ulcer with perforat. in two places. The Brit. med. journ. 1898.
Vol. 1, p. 818. — Macfarlane, John: Klinischer Bericht: Verbrennungen und Erfrierungen.
Med. chirurg. Rev. Vol. 10, p. 38. 1833. Schmidts Jahrb. Bd. 1, S. 366. — Mackenzie
H. W. G. (1): Simple ulcers of oesoph. Transact. of the patholog. soc. of London. Vol. 40.
p. 76. 1889. — Derselbe (2): Duodenal ulcer; obstruction of common bile-duct., jaundice:
malignant disease of liver etc. St Thomas Hosp. Rep. 20. 1890/91. London 1892. p. 341.
— Mackay, W. A.: The role of syphilis in the etiology of simple ulcer of the stomach. The
Lancet. 1898. Vol. 2, p. 1701. — Magendie: Recherches physiol. sur la vie et la mort 10.
Bichat, 4. édit. p. 144 (nach Lefèvre). — Magnus, R.: Die stopfende Wirkung des Morphins.
2. Mitteil. Pflügers Arch. f. d. ges. Physiol. Bd. 122, S. 210. 1908. — Mahnert, Fr.: Appen-
dizitis und Ulcus ventriculi. Mitt. a. d. Grenzgeb. d. Med. u. Chirurg. Bd. 18, S. 469. 1908.
— Maier, R.: Experimentelle Studien über Bleivergiftung. I. Magen und Darm. Virchows
Arch. f. pathol. Anat. u. Physiol. Bd. 90, S. 455. 1882. — Malherbe: L'union médicale.
1869. p. 39. Schmidts Jahrb. Bd. 148, S. 291. 1870. — Malkow: Zur Pathologie des
Ikterus. Inaug.-Diss. St. Petersburg 1897. (nach Kleeblatt) — Mall: Vessels and walls
of the dogs stomach. Johns Hopkins Hosp. Reports. Vol. 1. 1889. — Mandel, B.: Einiges
über Ätiologie, Pathogenese und Therapie des runden perforierten Magengeschwürs.
Inaug.-Diss. Halle 1867. — Mandl, F.: Die Hernien der Linea alba und ihre Beziehungen
zu den ulzerösen Prozessen des Magens und Duodenums. Arch. f. klin. Chirurg. Bd. 115,
S. 537. 1921. — Mann: A study of the gastric ulcers following removal of the adrenals.
The journ. of experiment. med. 1916 (nach Nicolaysen). — Marassini, A.: Dei fenomeni
consecutivi all' estirpazione del plesso celiaco. Arch. par le sc. med. Vol. 27. p. 97.
1903. — Marcelli-Donati: De hist. med. mirabili libri sex. (Herausgegeben von Gr.
Horst, Frankfurt 1513.) Lib. IV, Kap. 3, p. 308. — Marchand, F. (1): Magenerweichung
(Gastromalazie, Selbstverdauung des Magens, einschließlich Ösophagomalazie.) Realenzy-
klopädie der ges. Heilk. Bd. 14, S. 241. 1897. — Derselbe (2): Ein eigentümlicher
Magenbefund (Ulcus gangraenosum durch Fadenpilzwucherung usw.). Verhandl. d. dtsch.
pathol. Ges. 1910. 14. Tagung. S. 183. — Derselbe (3): Störungen der Blutverteilung.
Krehl-Marchand: Handb. d. allg. Pathol. Bd. 2, 1. Abtlg., S. 218. 1912. — Derselbe (4):
Die thermischen Krankheitsursachen. Krehl-Marchand: Handb. d. allg. Pathol. 1912.
S. 80. — Marchetti, G.: Patogenesi dell' ulcera gastrica e sue applicazioni terapeutiche.
Rif. med. 1906. Nr. 50, p. 1373 (nach Zironi). — Marchiafava: Über einige Folgen der
einfachen Duodenalgeschwüre. Verhandl. d. ital. pathol. Ges. 3. Tagung in Rom 1905
(nach Zentralbl. f. allg. Pathol. u. pathol. Anat. Bd. 17, S. 325. 1906. — Maresch, R.: Zur
Kenntnis der Soormykose des Magens. Zeitschr. f. Heilk. Bd. 28, S. 145. 1907. — Marfan,
B. I. A.: Troubles et lésions gastr. dans la phthisie pulm. Thèse, Paris 1887. — Marie, R.
et Vermorel: Ulcère simple du duod. etc. Bull. et mém. de la soc. anat. de Paris. Tome 7,
p. 350. 1893. (nach Gandy). — Marie, P. L. et Villandre, Ch.: Recherches sur la résist. de
l'intest. à la digestion gastr. Journ. de physiol. et de pathol. gén. Tome 15, p. 602. 1913. —
Markusfeld und Steinhaus: Todesursachen und Organveränderungen nach Verbrühungen.

Zentralbl. f. allg. Pathol. u. pathol. Anat. Bd. 6, S. 1. 1895. — Markwald, B.: Über ischämische Schmerzen. Ein Beitrag zur Symptomatologie der Arteriosklerose. Zeitschr. f. prakt. Ärzte 1900. S. 81. — Martin: Ulcère duodénien Brunnérien. Arch. gén. de Chirurg. Tome. 1. 1908. — Martini, J.: Contributo clinico e sperimentale alla vagotomia nelcollo. Policlinico sez. chirurg. 1905, 1906 (nach Möller). — Mathieu, A.(1): Pathognèse et traitement de l'ulc. de l'estomac. Gaz. des hôp. civ. et milit. 1892. p. 906. — Derselbe (2): Erosions hémorrhag. multipl. chez une femme atteinte de cirrhose atrophique. Bull. et mém. de la soc. méd. des hôp. de Paris. April 1897. — Derselbe (3): Traité de méd. 1892 [nach Askanazy (7)]. — Mathieu et Moutier: Pathogénie de l'ulcère de l'estomac. Arch. d. malad. de l'appareil digest. et de le nutrition. August 1909 (nach Möller). — Mathieu und Roux, J. Ch. (1): Sur un cas d'ulcerat. urémiques de l'estomac et de l'intest. grêle. Arch. génér. de méd. Tome 189, p. 14. 1902. — Dieselben (2): Des hématémèses hystériques. Gaz. des hôp. civ. et milit. 1906. p. 567. — di Mattei, E.: L'ulcera dello stomaco. Lo sperimentale. Tome 51, p. 243. 1883 (nach Gandy). — Matthes, M. (1): Zur Wirkung von Enzymen auf lebendes Gewebe, speziell auf Magen- und Darmwand. Verhandl. d. 12. Kongr. f. inn. Med. 1893. S. 425. — Derselbe (2): Untersuchungen über das Ulcus rot. ventr. und über den Einfluß von Verdauungsenzym auf lebendes und totes Gewebe. Beitr. z. pathol. Anat. u. z. allg. Pathol. Bd. 13, S. 309. 1893. — Derselbe (3): Untersuchungen über die Pathogenese des Ulcus rot. ventr. und über den Einfluß von Verdauungsenzymen auf lebendes und totes Gewebe. Habilitat.-Schrift Jena 1893. — Matti, H.: Beitrag zur Kenntnis des Magenkarzinoms. Untersuchungen über die Ursachen des veränderten Chemismus bei Fällen von Magenkrebs. Dtsch. Zeitschr. f. Chirurg. Bd. 104, S. 425. 1910. — Mautz: Prüfung der Magenfunktion bei Tuberkulösen. Zeitschr. f. Tuberkul. Bd. 21, S. 227. 1913. — Maydl: Über subphrenische Abszesse. Wien 1894 (nach Loeb). — Mayer, A.: Die Krankheiten des Zwölffingerdarms. Düsseldorf 1844. Schmidts Jahrb. Bd. 44, S. 107. 1844. — Mayer: Cas de brûlure suivie de mort causée par la perforat. du duodén. Ann. de la soc. de méd. d'Anvers. Januar u. Februar 1866. p. 118. Virchow-Hirschs Jahrb. 1866. S. 133. — Mayer, C.: Ulcus simplex in Verbindung mit Karzinom. Inaug.-Diss. Berlin 1894. — Mayer, St. K.: Zum Kapitel des peptischen Geschwürs im Kindesalter und der Melaena. Zeitschr. f. Kinderheilk. Bd. 23, S. 5. 1919. — Mayer, W.: Gastromalacia ante mortem. Dtsch. Arch. f. klin. Med. Bd. 9, S. 105. 1871. — Mayer-List, R.: Die feinsten Gefäße der Lippe bei endogenen und exogenen Störungen besonders beim Ulcus ventriculi. Münch. med. Wochenschr. 1924. S. 574. — Mayo:, W. (1): A study of gastric and duodenal ulcers. Ann. of surgery. 1908. Tome 1, p. 885. — Derselbe (2): Ulcer of the duodenum. With report of 272 operations. Journ. of the Americ. med. assoc. 1908. p. 556. — Mazotti: Zentralbl. f. pathol. Anat. f. allg. Pathol. Bd. 25, S. 311. 1914. (Ref. Chiaris über Bergé et Barthélemy.) — Mazzotti, L.: De un vomito infrenabile dipendente da trangolamento rotatorio dello stomaco. Riv. clinica di Bologna 1874. p. 280. (Virchow-Hirsch 1874, S. 249. — Meckel v. Helmsbach: Handbuch der Pathologischen Anatomie 1812 (nach Wölfler). — Meier: Cas de brûlure suivi de mort Ann. de la soc. méd. d'Anvers 1866. — Meinel: Ein Fall von Karzinom des Magens mit starker Entwicklung des elastischen Gewebes und über das Verhalten dieses im Magen bei verschiedenem Alter. Münch. med. Wochenschr. 1902. S. 361. — Melchior, L.: Zur Pathologie der Magentuberkulose. Beitr. z. Klinik der Tuberkulose. Bd. 26, S. 185. 1913. — Melchior, E. (1): Das Ulcus duodeni. Ergebn. d. Chirurg. u. Orthopädie. Bd. 2, S. 210. 1911 (mit ausführlicher Literatur-Übersicht). — Derselbe (2): Die Chirurgie des Duodenum. Neue dtsch. Chirurg. Bd. 25. 1917. — Derselbe (3): Klinisch-anatomische Streitfragen zum Ulcus duodeni. Berl. klin. Wochenschrift 1919. S. 458. — Mendel, E.: Über die Ursachen des Todes nach ausgedehnten Verbrennungen der Haut. Vierteljahrsschr. f. gerichtl. Med. u. öffentl. Med. Neue Folge. Bd. 13, S. 93. 1870. — Menzinger, M.: Ein Fall von Schimmelpilzerkrankung des Magens und Dünndarms. Inaug.-Diss. Freiburg 1916. — Merk, A.: Beitrag zur Pathologie und Chirurgie der Gallensteine. Mitt. a. d. Grenzgeb. d. Med. u. Chirurg. Bd. 9, S. 474. 1902. — Merke, F.: Über die Bedeutung des Soorpilzes für das chronische Magengeschwür. Bruns Beitr. zur klin. Chirurg. Bd. 130, S. 549. 1924. — Merkel, Gottlieb (1): Über einen Fall von chronischem Magenkatarrh und perforiertem Magengeschwür. Wien. med. Presse. Bd. 7. S. 1006 u. 1030. 1866. — Derselbe (2): Kasuistischer Beitrag zur Entstehung des runden Magen- und Duodenalgeschwürs. Wien. med. Presse Bd. 7, S. 755 u. 771. 1866. — Derselbe (3): Zur pathologischen Anatomie des Magengeschwürs. Wien. med. Presse. 1869. S. 913. — Merkel, H. (1): Ein Fall von chronischem Magengeschwür mit tödlicher Blutung aus der arrodierten linken Nierenvene. Virchows Arch. f. pathol. Anat. u. Physiol. Bd. 173. S. 204. 1903. — Derselbe (2): Über den seltenen Fall einer diffusen akuten Magenphlegmone als Komplikation eines Ulcus ventriculi-chronicum. Zentralbl. f. inn. Med. 1905. Nr. 10. Münch. med. Wochenschr. 1905. S. 337. Ärztl. Bezirksverein Erlangen (Demonstration). Sitzg. v. 19. Dezember 1904. — Derselbe (3): Aussprache zu Busse: Über Darmveränderungen nach Verbrennung. l. c. — Mésnard et Féronelle: Demonstration.

Soc. anat. de Paris. 7. Dezember 1900. Zentralbl. f. allg. Pathol. u. pathol. Anat. Bd. 14, S. 75. 1903. — Du Mesnil de Rochemont (1): Zur Ätiologie des Magengeschwürs. Münch. med. Wochenschr. 1894. S. 1007. — Derselbe (2): Über die Beziehungen anämischer Zustände zur Azidität des Magensaftes und zum Ulcus ventriculi. Münch. med. Wochenschr. 1897. S. 1466. — Meunier, H.: Ulcère circulaire du duodénum. Bull. et mém. de la soc. anat. de Paris. 1893. p. 487. — v. Meyenburg, H. (1): Über Schimmelpilzerkrankungen der Magenwand. Frankf. Zeitschr. f. Pathol. Bd. 23, S. 86. 1920. — Derselbe (2): Über einen Fall von Fadenpilzgeschwüren der Magenschleimhaut mit metastatischen Abszessen der Leber. Virchows Arch. f. pathol. Anat. u. Physiol. Bd. 229, S. 30. 1920. — Derselbe (3): Diskussion zu Nissen (Soor). Verhandl. d. dtsch. pathol. Ges. 18. Tagung. 1921. S. 286. — Meyer, C.: Ein Fall von Ulcus simplex in Verbindung mit Karzinom. Inaug.-Diss. Berlin 1874. — Meyer, Karl: Beitrag zur Melaena vera neonatorum, ein neuer Fall von Ulcus oesophagi neonatorum. Inaug.-Diss. Zürich 1902. — Mezger: Hernia epigastr. kompliziert mit Ulcus ventriculi. Med. Korrespbl. d. Württemberg. ärztl. Vereins. Bd. 5, H. 2. 1908. Zentralbl. f. Chirurg. 1908. S. 804. — Michaud, L.: Ulcus ventriculi und duodeni. Mohr und Stähelin: Handb. d. inn. Med. Bd. 3, 1, S. 713. 1918. — Middeldorpf (1): De fistulis ventr. extern. et chirurg. earum sanatione. Vratislavae 1859. — Derselbe (2): Operative Behandlung einer Magenfistel. Zeitschr. f. klin. Med. Breslau 1858. S. 62. — Derselbe (3): Die Magenbauchwandfistel und ihre chirurgische Behandlung usw. Wien. med. Wochenschr. 1860. S. 33, 49, 68, 84. — v. Mielecki: Magengeschwüre bei Neugeborenen. Hufelandsche Ges. 13. Februar 1913. Berl. klin. Wochenschr. 1913. S. 565. — v. Mikulicz, J. (1): Die chirurgische Behandlung des chronischen Magengeschwürs. Berl. klin. Wochenschr. 1897. S. 488. — Derselbe (2): Über Laparotomie bei Magen- und Darmperforationen. Volkmanns Samml. klin. Vortr. Nr. 262 (Chir. Nr. 83). Vortrag, gehalten auf der 57. Naturforschervers. zu Magdeburg 1884. — Derselbe (3): Handbuch der praktischen Chirurgie. Bd. 3, Teil 1. Chirurgie des Unterleibes. Teil 1. Die Verletzungen und Erkrankungen des Magens. 1900. — v. Mikulicz und Kausch: Das Ulcus pepticum duodeni. Handb. d. prakt. Chirurg. Bd. 3, S. 1097. 1907. — Miles: Obersvations on perforated gastric and duodenal ulcer etc. The Edinbourgh med. journ. August-September 1906. Zentralbl. f. d. Grenzgeb. 1907. S. 340. — Millard: Cas de fièvre typhoide accomp. d'ulcère de l'estom., de gastrorrh. etc. Bull. et mém. de la soc. méd. des hôp. de Paris. Tome 13, S. 359. 1876. (nach Gandy) — Miller, C. H. (1): Gastric. erosions. Brit. med. journ. 1906. Vol. 2, p. 1547. — Derselbe (2): Discussion on the pathogenes., diagnostic and treatm. of gastr. ulcer. Brit. med. journ. 1912. Vol. 2, p. 644. — Miller, J.: Perforated peptic ulcer of the oes. complicated by pyopneumoth. The Brit. med. Journ. 1912. Vol. I. p. 116. — v. Minkowski: Über die Gärungen im Magen. In Naunyns Mitteilunge aus der medizinischen Klinik Königsberg. Leipzig 1888. S. 148. — Mintz (1): Über hämorrhagische Magenerosionen. Zeitschr. f. klin. Med. Bd. 46, S. 115. 1902. — Derselbe (2): Akute gelbe Leberatrophie als Komplikation von Epityphlitis, zugleich ein Beitrag zur Frage der postoperativen Magen- und Duodenalblutungen. Mitt. a. d. Grenzgeb. f. Med. u. Chirurg. Bd. 6, S. 645. 1900. — Mitchell, A. B.: Perforative duodenal ulcer. Brit. med. journ. Vol. 2, p. 946. 1909. — Mohr, B.: Zur Geschichte des perforierenden Magengeschwürs. Caspers Wochenschr. d. ges. Heilk. 1842. S. 256, 289. — Moizard: Note sur le pneumopéricarde. Soc. méd. des hôp., Séance du 8. Mai 1885. Gaz. hebd. de Méd. et de Chirurg. 1885. Nr. 20, p. 331. — Möller, S. (1): Kritisch experimentelle Beiträge zur Wirkung des Nebennierenextraktes. Therapeut. Monatsh. 1905. S. 547 u. 622, 1906. S. 25 u. 85. — Derselbe (2): Die Pathogenese des Ulcus ventriculi mit besonderer Berücksichtigung der neueren experimentellen Ergebnisse. Ergebn. d. inn. Med. u. Kinderheilk. Bd. 7, S. 520. 1911. — Molnar, B.: Über die Frage des Übertritts von Pankreassaft in den Magen. Zeitschr. f. klin. Med. Bd. 67, S. 188. 1909. — Moltrecht: Ulcus duodeni. Biol. Abtlg. d. ärztl. Vereins z. Hamburg. Sitzg. v. 17. Juni 1902. Münch. med. Wochenschrift 1902. S. 1440. — Moncorgé: Nature tuberculeuse de l'ulcère simple de l'estomac. Lyon méd. 1920. Nr. 10. Münch. med. Wochenschr. 1920, S. 1300. — Monro: Nach Albers l. c. Abtlg. 2. 1839. S. 211. — Moppert und Kagan: Rev. méd. de la Suisse Romande. août 1922. (Aus der Chirurg. Klinik Genf. [Nach Askanazy (7)]. — Morgagni, G. B. (1): De sedibus et causis morborum per anatomen indagatis. Tomus II. Venet. 1756. ep. anat.-med. 30. p. 20. — Derselbe (2): Ebenda: ep. 29, Nr. 20. p. 18 (Oes.). — Morin, J.: Considérat. générales sur l'érosion, suivies de l'exposit. chalcograph. de quelques cas d'érosion de l'estomac. Thèse, Paris 1806. — Morot: Essai sur l'ulcère simple du dudénum. Thèse. Paris 1865. — Moser, E.: Über parenchymatöse Magenblutungen. Münch. med. Wochenschrift 1902. S. 1832. — Moszkowicz, L.: Zur Histologie des ulkusbereiten Magens. Arch. f. klin. Chirurg. Bd. 122, S. 444. 1922. — Moullin, C. M.: The essential cause of gastric and duodenal ulcer. The Lancet. 1. Oktober 1910. p. 993. — Moutier, Fr.: De l'ulcère chronique spontané chez le chien à l'estomac isolé. Arch. des maladies de l'appar. dig. et de la nutrit. Tome 4, p. 49. 1910. Ref. in Arch. f. Verdauungskrankh. Bd. 16. 1910. — Moynihan, B. G. a. (1): Sanduhrmagen. Grenzgeb. Bd. 16, S. 143. 1906. — Derselbe

(2): Hour-glass stomach. Lancet. Vol. 1, p. 1301. 1901. — Derselbe (3): On hour-glass stomach. Med.-chirurg. Transact. Vol. 87, p. 143. 1904 (nach Lieblein und Hilgenreiner). — Derselbe (4): Duodenal ulcer. Philadelphia-London 1910. W. B. Saunders Comp. — Derselbe (5): Remarks on Appendix Dyspepsia. Brit. med. journ. 1910. p. 241. — Derselbe (6): Ulcus duodeni (übersetzt von Kreuzfuchs). Dresden und Leipzig 1913. — Mrazek: Syphilis und venerische Krankheiten (Lehmanns Handatlanten). Bd. 6. München: F. Lehmann 1908. — Mühsam, R.: Tödliche Blutung aus einem Duodenalgeschwür nach Appendizitisoperationen. Zentralbl. f. Chirurg. Bd. 26, S. 764. 1907. — Müller: Alkoholismus und Ulcus duodenale. Nach Melchior: Die Chirurgie des Duodenum. S. 156. — Müller, C.: Beitrag zur Statistik der malignen Tumoren. Bern 1890. — Müller, H.: Zur Frage der Melaena neonatorum. Zeitschr. f. Kinderheilk. Bd. 30, S. 234. 1921. — Müller, L.: Das korrosive Geschwür des Magen- und Darmkanals und dessen Behandlung. Erlangen 1860. — Müller, O. (1): Die Kapillaren der menschlichen Körperoberfläche in gesunden und kranken Tagen. Stuttgart: Enke 1922. — Derselbe (2): Über die Entstehung des runden Magengeschwüres. Münch. med. Wochenschr. 1924. S. 572. — Müller, P. F.: Beitrag zur Histologie und Pathogenese des Ulcus pepticum außerhalb und innerhalb des Magens. Bruns Beitr. z. klin. Chirurg. Bd. 123, S. 1. 1921. — Müller, P.: Ulcus ventr. et duodeni traumaticum. Inaug.-Diss. Leipzig 1894. — Müller, R. L.: Das vegetative Nervensystem. Berlin: Julius Springer 1920. — Müller, W.: Beobachtungen des pathologischen Instituts zu Jena im Jahre 1866. Jenaische Zeitschr. f. Med. 1869. — Münchmayer: Über einen Fall von Melaena neonatorum. Zentralbl. f. Gynäkol. Bd. 13, S. 286. 1889. — Münich: Das runde Magengeschwür bei einem Fohlen. Wochenschr. f. Tierheilk. u. Viehzucht 1876. S. 386. — Murata: Zur Entstehung der hämorrhagischen Erosion am Tiermagen bei der Reizung des autonomen Systems durch Pilokarpin. Mitt. der med. Ges. zu Tokio 31. 1917. (Nach Hayashi. l. c.). — Murata und Hashimoto: Über das Verhalten zwischen der hämorrhagischen Erosion und wiederholtem Erbrechen. Ebenda. (Nach Hayashi. l. c.) — Murchison: On gastric-colic. fistula; a collation of cases and observat. on its pathology, diagn. etc. Edinburgh med. journ. 1857. Schmidts Jahrb. Bd. 98, S. 70. 1858. — Musa, G.: Erhebungen und Betrachtungen über die Geschwüre des Zwölffingerdarms. Inaug.-Diss. Berlin 1922. — Mutschler, P. R.: 17 Fälle von Melaena neonatorum. Inaug.-Diss. Tübingen 1915. — Mya: Pylorusstenose und Sanduhrmagen nach fötaler Peritonitis und angeborenem Herzfehler. Monatsschr. f. Kinderheilk. 1905. S. 341. — Nagamori, H.: Über experimentelle Erzeugung von Magengeschwüren beim Kaninchen durch Reizungen des Plexus coeliacus. Inaug.-Diss. Würzburg 1910. — Nagel: Rundes Magengeschwür beim Hasen. Dtsch. Zeitschr. f. Tiermedizin. 1889. S. 128. — Nasse, D.: Ein Fall von partieller Nekrose der Magenschleimhaut mit auffallendem Bazillenbefund. Virchows Arch. f. pathol. Anat. u. Physiol. Bd. 104, S. 548. 1886. — Nassauer: Ärztl. Verein München. Sitzg. v. 21. April 1909. Münch. med. Wochenschr. 1909. S. 1759. — Natus, M.: Beitrag zur Lehre von der Stase nach Versuchen am Pankreas des lebenden Kaninchens. Virchows Arch. f. pathol. Anat. u. Physiol. Bd. 199, S. 1. 1910. — Nauwerck, C. (1): Mykotisch-peptisches Magengeschwür. Münch. med. Wochenschr. 1895. S. 876, 908. — Derselbe (2): Gastritis ulcerosa chronica. Ein Beitrag zur Kenntnis des Magengeschwürs. Münch. med. Wochenschr. 1897. S. 955, 987. — Derselbe (3): Med. Ges. z. Chemnitz. Sitzg. v. 16. Oktober 1912. Aussprache zu dem Vortrag: Rupp: Das Duodenalgeschwür. Münch. med. Wochenschr. 1912. S. 2590. — Nauwerck und Flinzer, E.: Paratyphus und Melaena des Neugeborenen. Münch. med. Wochenschr. 1908. S. 1217. — Neft: A case of perforation ulcer of the stomach with chronic peritonitis. Philad. med. and surg. Rep. 1887 (nach Hilgenreiner). — Netter, A.: Ulcère simple de l'estomac et kyste hydatique calcifié du foie. Bull. et mém. de la soc. des hôp. de Paris, 6. Juli 1894. 3. Sér., Tome 11, p. 504. — Neumann, A.: Hämatemesis bei organischen Nervenkrankheiten (Tabes). Dtsch. Zeitschr. f. Nervenkrankh. Bd. 29, S. 398. 1905. — Neumann, E.: Über „peptische" Magengeschwüre, postmortale und pseudovitale Autodigestion. Virchows Arch. f. pathol. Anat. u. Physiol. Bd. 184, S. 360. 1906. — Neumann, H. (1): Weiterer Beitrag zur Kenntnis der hämorrhagischen Diathese Neugeborener. Arch. f. Kinderheilk. Bd. 13, S. 211. 1891. — Derselbe (2): Ein Fall von Melaena neonatorum nebst Bemerkungen über die hämorrhagische Diathese Neugeborener. Arch. f. Kinderheilk. Bd. 12, S. 54. 1891. — Neumann (1): Syphilis. Nothnagel, Spezielle Pathologie und Therapie 1897. — Derselbe (2): Demonstration. Sitzg. v. 3. Februar 1899 d. k. k. Ges. d. Ärzte in Wien. Wien. klin. Wochenschr. 1899. S. 142. — Neusser, E.: Zur Symptomatologie gastrointestinaler Störungen bei Arteriosklerose. Wien. klin. Wochenschr. 1902. S. 965. — Newmann, A. J.: A case of general emphysema following rupture cf the stomach etc. Lancet. 5. Dezember 1868. p. 728. — Nicolaysen, K. (1): Irritation of the Vagus and haemorrhag. Erosions of the stomach. Arch. of internat. med. 25. 1920. (Nach Hayashi.) — Derselbe (2): Pathologisch-anatomische und experimentelle Studien über die Pathogenese des chronischen Magengeschwürs. Dtsch. Zeitschr. f. Chirurg. Bd.

167, S. 145. 1921. — NIEBERDING (1): Über Melaena neonatorum. Med.-phys. Ges. zu Würzburg. Sitzung v. 8. Mai 1886. S. 62. — DERSELBE (2): Über Melaena neonatorum, Zentralbl. f. Gynäkol. Bd. 12, S. 279. 1888. — v. NIEMEYER, F.: Lehrbuch der speziellen Pathologie und Therapie mit besonderer Rücksicht auf Physiologie und pathologische Anatomie. 10. Aufl. Berlin 1879. — NISSEN R. (1): Pathologisch-anatomisches zur Pathogenese des chronischen Magengeschwüres. Klin. Wochenschr. Bd. 1, S. 715. 1922. — DERSELBE (2): Über die Bedeutung des Soorpilzes für das chronische Magengeschwür. 18. Tagung d. dtsch. patholog. Ges. 12.—14. April 1921. S. 283. — NITKA, L.: Über embolische Magengeschwüre. Inaug.-Diss. Freiburg i. B. 1895. — NITZSCHE: Magenblutungen bei Appendizitis. Dtsch. Zeitschr. f. Chirurg. Bd. 64, S. 180. 1902. — NOBILING, A.: Einige interessante Sektionsergebnisse. Wien. med. Blätter 1885. Nr. 38, 39. Bei REMBOLD: Bemerkungen über Quetschung der Eingeweide der Brust- und Bauchhöhle. FRIEDREICHS Blätter d. gerichtl. Med. Bd. 41, S. 285. 1890. — NÖLLE, A.: Ein Fall von Ulcus ventriculi mit nachfolgender Perforation in die Leber und tödliche parenchymatöse Blutung aus derselben. Inaug.-Diss. Greifswald 1899. — NOLTE: Häufigkeit des runden Magengeschwürs in München. Inaug.-Diss. München 1896. — NONNENBRUCH, W.: Sanduhrmagen bei nicht tiefgreifendem Ulcus ventriculi. Münch. med. Wochenschr. 1914. S. 1729. — NOEVER et DEGRAEUWE: Des estomacs biloculaires. Arch. internat. de chirurg. gastro-intest. 1908. Nr. 3, 4. Zentralbl. f. Chirurg. 1909. Nr. 8, S. 278. — NOWACK, E.: Die hyperphrenischen Empyeme. SCHMIDTS Jahrb. Bd. 232, S. 78. 1891. — OBERNDORFER: Über die Häufigkeit des Ulcus rotundum in München. Münch. med. Wochenschr. 1909. S. 1640. — OEDMAN, P. och BLIX: Fall af fistula gastro-duod. jämte ärrbildninger med sammendragning of magsäcken hos en melancholica. Nordisk med. Arkiv. Bd. 2, Nr. 20 (nach HILGENREINER). — OGURO, Y.: Über eine Methode zur quantitativen Bestimmung des Antipepsins im Blutserum. Biochem. Zeitschr. Bd. 22, S. 266. 1909. — OKLY, A.: Familiäres Auftreten von Ulkus im Gastroduodenaltraktus. Münch. med. Wochenschr. 1923. S. 1180. — v. OPENCHOWSKI, TH.: Zur pathologischen Anatomie der geschwürigen Prozesse im Magendarmtraktus. VIRCHOWS Arch. f. pathol. Anat. u. Physiol. Bd. 117, S. 347. 1889. — OPHÜLS, W. (1): Gastric ulcera in rabbits following resect. of the pneumogastr. nerves below the diaphragm. Journ. of experim. med. Vol. 8, Nr. 1. 1906. — DERSELBE (2): The relat. of gastr. and duod. ulcer to vascul. lesion. Arch. of internat. med. Tome 11, Nr. 5. 1913: p. 409, Nr. 6, p. 462. — OPPENHEIMER, H.: Das Ulcus pepticum duodenale von ätiologisch-statistischen Gesichtspunkten aus behandelt. Inaug.-Diss. Würzburg 1891. — OPPOLZER (1): nach L. MÜLLER. S. 31. — DERSELBE (2): Hämatemesis infolge von Obturation der Vena lienalis und portae. Allg. Wien. med. Zeitg. 1862. S. 7. Österr. Zeitschr. f. prakt. Heilk. Jg. 7, S. 728. 1861. SCHMIDTS Jahrb. Bd. 114, S. 196. 1862. — ORATOR, V. (1): Beiträge zur Lehre vom Magengeschwür. Makroskópische Befunde. Mitt. a. d. Grenzgeb. d. Med. u. Chirurg. Bd. 35, S. 214. 1922. — DERSELBE (2): Beiträge zur Magenpathologie (histologische Untersuchungen an klinischem Resektionsmaterial). I. Das Magen-Duodenal- und postoperativo Jejunalgeschwür. VIRCHOWS Arch. Bd. 255. S. 639. 1925. — DERSELBE (3): Beiträge zur Magenpathologie II. Zur Pathologie und Genese des Karzinoms und Ulkuskarzinoms des Magens. VIRCHOWS Arch. Bd. 256, S. 202, 1925. — DERSELBE (4): Beiträge zur Magenpathologie IV. Klinischer Teil. Arch. f. klin. Chirurg. Bd. 134, S. 663. 1925. — DERSELBE (5): Beitrag zur Genese parapylorischer Karzinome des Duodenums. Arch. f. klin. Chirurg. Bd. 134, S. 736, 1925. — DEERSLBE (6): Über das Pepsin-Antipepsinverhältnis bei Magensaft und Blut bei Ulkuskranken und Ulkusfr.ien. (Vorläufige Mitt.ilung). Arch. f. klin. Chirurg. Bd. 134, S. 734, 1925. — DERSELBE (7): Über den Ulkus- und Karzinommagen. Wien. klin. Wochenschr. 1925, Nr. 16. — DERSLEBE (8): Über die funktionelle Bedeutung der Magenstraße und die cardinalen Geschwüre. Mitt. a. d. Grengeb. d. Med. u. Chirurg. Bd. 36, S. 725. 1923. — ORFILA: Leçons de méd. legale. Paris 1828 (nach LANDAU). — ORLOWSKI, G.: L'étiol. des hémorrhag. chez le nouveau-né. Thèse. Paris 1897. — ORTH, J.: Lehrbuch der speziell. pathologischen Anatomie. Bd. 1. Berlin 1887. — ORTMANN, K. (1): Über Ösophagusstenose nach Ulcus oesophagi simplex. Inaug.-Diss. Kiel 1892. — DERSELBE (2): Klinische Beiträge zur Erkrankung des Ösophagus durch Ulcus e digest. Münch. med. Wochenschr. 1901. S. 387. — v. ORTNER, N. R. (1): Zur Klinik der Angiosklerose der Darmarterien. (Dyspraxia intermittens angiosclerotica intestinalis.) Wien. klin. Wochenschr. 1902. S. 1166. — DERSELBE (2): Klinische Symptomatologie innerer Krankheiten. Wien 1917. I. — OSER: Ein Fall von Perforation eines runden Magengeschwürs in das linke Herz. Wien. med. Blätter 1880. Nr. 52. — OSHIKAWA: Beiträge zur Histologie des Magens und der Magengeschwüre. VIRCHOWS Arch. f. pathol. Anat. u. Physiol. Bd. 248. S. 217. 1924. — OSSWALD, K.: Über den Salzsäuregehalt des Magensaftes bei Chlorose. Münch. med. Wochenschr. 1894. S. 529 u. 557. — OSTERSPEY, J.: Die Blutuntersuchung und deren Bedeutung bei Magenerkrankungen. Inaug.-Diss. Berlin 1892. — OSTERTAG, R.: Peptische Magengeschwüre beim Rinde. Dtsch. Zeitschr. f. Tiermedizin u. vergleich. Pathol. Bd. 14, S. 45. 1888. — ÖSTREICH: Demonstration von Magenschleimhautpräparaten aus einem Fall von

Hyperazidität. Verein f. inn. Med. Sitzung vom 1. Juli 1895. Dtsch. med. Wochenschr. 1895. Ver. Beil. S. 145. — O'SULLIVAN: Doppelte Durchbohrung des Duodenum infolge ausgebreiteter Verbrennung. Dublin. journ. Vol. 37, p. 221. 1864. SCHMIDTS Jahrb. Bd. 126, S. 299. 1865. — OETTINGER: Dégénerescence cancéreuse de l'ulcère simple de l'estomac. Semaine méd. 1903. p. 213. — PACKARD, H.: Permanent stenosis of the duct. comm. by inflammatory infiltrat. or cicatrical contract. of duod. ulcer. etc. Boston med. and surg. journ. Vol. 4, 106, 159. p. 106. Juli 1908. — PAGET, ST.: Duodenal ulcer after a burn. Brit. med. journ. 1890. Vol. 1, p. 128. — PAL (1): Gefäßkrisen Leipzig 1905. — DERSELBE (2): Über Gefäßkrisen und deren Beziehung zu den Magen- und Bauchkrisen der Tabiker. Münch. med. Wochenschr. 1903. S. 2135. — PALERMO, N.: Una nuova ipotesi sulla patogenesi dell' ulcera gastrica. Rif. med. 1905. Nr. 43. Ref. von BARBACCI in Zentralbl. f. patholog. Anat. Bd. 17, S. 697. 1906. — PALMULLI, V.: La patogenesi dell' ulcera gastrica. Rif. med. 1913. Nr. 46. Zentralbl. f. patholog. Anat. Bd. 25, S. 311. 1914. — PALTAUF: Offizielles Protokoll d. k. k. Ges. d. Ärzte in Wien. Sitzung v. 31. Januar 1908. Wien. klin. Wochenschr. 1908. S. 205. — PANOW, N.: Ulcus rot. ventr. Inaug.-Diss. Jurjew 1898 (Russisch). Ref. GÜCKEL: Zentralbl. f. d. Grenzgeb. d. Med. u. Chirurg. Bd. 2, S. 318. 1899. — PANUM, P. L.: Experimentelle Beiträge zur Lehre von der Embolie. VIRCHOWS Arch. f. pathol. Anat. u. Physiol. Bd. 25, S. 308 u. 433. 1862. — PAPELLIER: Tuberkulose und Magengeschwür. Inaug.-Diss. Erlangen 1854. — PARASCANDOLO, C.: Les altérations du système nerveux dans les brûlures. Arch. de physiol. norm. et patholog. 30. année, 5. Série, Tome 10, p. 714. 1898. — PARISER, C. (1): Über hämorrhagische Erosionen der Magenschleimhaut. Med. Rev. Wien 1897. S. 3. — DERSELBE (2): Über hämorrhagische Erosionen der Magenschleimhaut. Berl. klin. Wochenschr. 1900. S. 954. — PARROT, J.: Clinique des nouveau-nés 1877 (nach ASKANAZY: VIRCHOWS Arch. f. pathol. Anat. u. Physiol. Bd. 234, S. 145. 1921). — PARSONS, A. R.: The accurate diagnos. and successful treatm. of perforat. gastric ulcer. Brit. med. journ. 1899. Vol. 2, p. 1186. — PART: Ulcerat. of the oesophag. communicating with the r. bronch. tube. Transact. of the pathol. soc. London 1857. p. 191 (in The Lancet. 1857. Vol. 1, p. 167). — PASCHKIS, K. und V. ORATOR: Beiträge zur Normalhistologie des menschlichen Magens. (Versuch einer Histotopographie.) Zeitschr. f. d. ges. Anatomie I. Abtlg. Zeitschr. f. Anat. u. Entwicklungsgeschichte. Bd. 67, S. 494. 1923. — PATEL et LERICHE: Des fistules gastrocutanées consécutives à l'ulcère de l'estomac. Rev. de Chirurg. 1906. Nr. 7 (nach GARRÉ: Zentralbl. f. allg. Pathol. u. pathol. Anat. Bd. 18, S. 357. 1907). — PATERSON, H. J.: The association of duodenal ulcer with appendiculare disease. Lancet. 1911. Vol. 1, p. 97. — PATHAULT, BR.: Contribut. à l'étude de l'ulcère de Cruveilhier, son évolution chez les gens agés. Thèse, Paris 1907. — PAULY: Zur Lehre vom traumatischen Magengeschwür. Ärztl. Sachverst.-Ztg. 1898. S. 25. — PAUS, N. (1): Statistiske data om peptiske ulcerations osw. Norsk mag for laegevidenskap 1912. — DERSELBE (2): Statistische Bemerkungen über peptische Ulzerationen. Berl. klin. Wochenschr. 1912. S. 397. — PAVY, F. W. (1): On the gastric juice. Guys hosp. rep. Vol. 2, Ser. 3, p. 260. 1856. — DERSELBE (2): On the Immunity enjoyed by the Stomach from being digested by the own Secretion during Life. Philos. Transact. Vol. 153, p. 161. for 1863. — DERSELBE (3): Über den Grund, weshalb während des Lebens keine Selbstverdauung des Magens eintritt. Med. Times and Gaz. September 1863. SCHMIDTS Jahrb. Bd. 121, S. 154. 1864. — DERSELBE (4): On gastric. erosion. Guys hosp. rep. Vol. 13, S. 494. 1867. VIRCHOW-HIRSCH Jahresber. 1868. — PAWLICKI, FR.: Die Veränderungen der Niere des Kaninchens nach zweistündiger Unterbindung der Vena renalis. VIRCHOWS Arch. f. pathol. Anat. u. Physiol. Bd. 185, S. 293. 1906. — PAWLOW, J. P.: Über das Überleben der Hunde nach dem Durchschneiden der Vagi. Sitzungsber. d. Ges. russ. Ärzte. März und April 1896 (nach KATSCHKOWSKY). — PAYR, E. (1): Über Thrombose von Netz- und Mesenterialvenen während der Ausführung von Bauchhöhlenoperationen. Vortrag a. d. Chirurg.-Kongr. 1904. Ref. Zentralbl. f. Chirurg. Bd. 27, Beil., S. 59. 1904. — DERSELBE (2): Appendizitis und embolische Magenerkrankungen. Münch. med. Wochenschr. 1905, S. 793. — DERSELBE (3): Experimente über Magenveränderungen als Folge von Thrombose und Embolie im Pfortadergebiete. Arch. f. klin. Chirurg. Bd. 84, S. 799. 1907. — DERSELBE (4): Über Pathogenese und Indikationsstellung und Therapie des runden Magengeschwürs. Dtsch. med. Wochenschr. 1909. S. 1556. — DERSELBE (5): Die chirurgische Behandlung des runden Magengeschwürs und deren Indikationen. Die dtsch. Klinik am Eingang d. 20. Jahrhunderts. Bd. 12, S. 623. 1909. — DERSELBE (6): Beiträge zur Pathogenese, pathologischen Anatomie und radikalen operativen Therapie des runden Magengeschwürs. Arch. f. klin. Chirurg. Bd. 93, S. 436. 1910. — DERSELBE (7): Pathogenese und pathologische Anatomie des runden Magengeschwürs. Verhandl. d. dtsch. patholog. Ges. Jg. 14, S. 178. 1910. — DERSELBE (8): Ulcus ventriculi und duodeni. Ref. f. d. 4. Kongr. d. internat. Ges. f. Chirurg. April 1914. Brüssel: Hayoz 1914. — DERSELBE (9): Altes und Neues zur Unterscheidung von Ulkustumor und Krebs am Magen. Zentralbl. f. Chirurg. 1922. Nr. 46, S. 1706. — PEACOCK, TH. B.: Transact. of the pathol. soc. of London. Vol. 1, p. 523. 1848. — PÉHU, M.: Un cas d'hémorrhagie mortelle au cours d'une gastrite chron. totale. Arch. gén. de méd. Nouv. sér., Tome 2, p. 661. 1899. (Considérations sur la nature del' ,,ulceratio simplex" de M. DIEULAFOY.) — PEIPER, E.: Experimentelle Studien über die Folgen der Ausrottung des Plexus coeliacus. Zeitschr. f. klin. Med. Bd. 17, S. 498. 1890. — PENDE: Patologia dell' apparecchio surrenale etc. 1909 (nach FINZI). — PENZOLDT, FR.: i PENZOLDT-STINTZING: Handb. d. ges. Therap. Bd. 2. 1914. — PERCY et LAURENT: Perforation, Dictionnaire des sciences méd. Tome 40, p. 314. 1819. (Nach LEFÈVRE.) — PERLS: Lehrbuch der allg. Patholog. Bd. 2, S. 63. 1879. — PERMAN, E. (1): Über die Verteilung und den Verlauf der Vagusäste im menschlichen Magen. Arkiv för Zoologie. Bd. 10, Nr. 11. Stockholm 1916/17. (Nach WESTPHAL: Grenzgeb. d. Med. u. Chirurg. Bd. 32). — DERSELBE (2): Acta chirurg. Scandinavica 55. [Nach ASKANAZY (7).] — PÉRON, A.: Nécroses partielles de la muqueuse gastro-intestinale par toxines microbiennes. Cpt. rend. hebdom. des séances de la soc. de biol. Tome 4, p. 297. 20. März 1897 (nach GANDY). — PERRET, V.: L'estomac biloculaire. Causes. diagnostic, traitement. Thèse, Lyon 1896. — PERRY, E. C. and SHAW, L. E.: On diseases of the duodenum. Guys Hosp. rep. Vol. 50, p. 171, 187, 236. 1894. — PERTHES: Über verschiedene Formen von Sanduhrmagen. Med. Naturwissenschaftl. Verein Tübingen. Sitzung v. 24. Juni 1912. Münch. med. Wochenschr. 1912. S. 2140. — PERUTZ, F.: Über abdominale Arteriosklerose (Angina abdominis) und verwandte Zustände. Münch. med. Wochenschr. 1907. S. 1075 u. 1135. — PETITBIEN, E.: Des ulcérat. intestinales dans l'erysipèle. Thèse, Paris 1883. — PETRÉN, G.: Studien über die Ergebnisse der chirurgischen Behandlung des Magen- und Duodenalgeschwüres mit ihren nichtakuten Komplikationen. BRUNS Beitr. z. klin. Chirurg. Bd. 76, S. 305. 1911. — PETREN, K. und EDLING, L.: Eine bisher nicht beschriebene Form des sog. Nischensymptoms bei Ulcus ventriculi. Fortschr. a. d. Geb. d. Röntgenstr. Bd. 21, S. 45. 1914. — PETRIVALSKY, J. (1): Pathologisch-anatomische und experimentelle Studien über das Duodenalgeschwür. Casopis lekarnoceskych 1900. Nr. 8—14 (nach Zentralbl. f. Chirurg. 1909. S. 832). — DERSELBE (2): Zur Kenntnis des Duodenalgeschwürs. Ebenda 1908. S. 664 (nach Zentralbl. f. Chirurg. 1909. S. 478). — PETRY E.: Über die subkutanen Rupturen und Kontusionen des Magen-Darmkanals. BRUNS Beitr. z. klin. Chirurg. Bd. 16, S. 544 u. 595. 1896. — PEYSER, FR.: Untersuchungen über das Ulkuskarzinom des Magens. Dtsch. Zeitschr. f. Chirurg. Bd. 168, S. 409. 1922. — PFEIFFER, H.: Experimentelle Beiträge zur Ätiologie des primären Verbrennungstodes. VIRCHOWS Arch. f. pathol. Anat. u. Physiol. Bd. 180, S. 367. 1905. — PFUHL: Ein oberhalb der Leber gelegenes peritoneales Exsudat in die Lunge perforiert, mit den Zeichen eines rechtsseitigen Pyopneumothorax. Berl. klin. Wochenschr. 1877. S. 57. — PICK, A.: Über Ulcus ventriculi. Wien. med. Wochenschr. 1910. S. 2596. — PICK, L. (1): Über Zwerchfelldurchbohrungen durch das runde Magengeschwür. Zeitschr. f. klin. Med. Bd. 26, S. 452. 1894. — DERSELBE (2): Arterienarrosion durch Soorpilze mit tödlicher Blutung. Ein Beitrag zur Kenntnis der Oidiomykosen. Berl. klin. Wochenschr. 1920. S. 798. — PICKENBACH: Pylorusstenose durch ein chronisches suprapapilläres Duodenumgeschwür. Münch. med. Wochenschr. 1907. S. 266. — PILCHER, J. F. (1): The diagnosis and prognosis of duodenal ulcer. Med. Rec. Vol. 84, p. 156. 1913. — DERSELBE (2): The Diagnosis and prognosis of duodenal ulcer. New York state journ. of med. 1913. p. 518 (nach MELCHIOR: Die Chirurgie des Duodenum). — PILLIET, A.: Lésions de l'estomac dans les dyspeps. rén. et urin. Cpt. rend. hebdom. des séances et mém. de la soc. de biol. Tome 4, 8. série, p. 100. 1887. — PILLIET, A. H. (1): Histologische Studien über die hämorrhagische Erosion der Magenschleimhaut. Sitzungsber. d. anat. Ges. in Paris. Bd. 5. Sitzung v. 18. Dezember 1891. Zentralbl. f. allg. Pathol. u. pathol. Anat. Bd. 3, S. 429. 1892. — DERSELBE (2): Etudes histolog. des éros. hémorrhag. de la muqueuse de l'estomac. Soc. anat. de Paris 1891. p. 693. Soc. de la biol. 9. Januar 1892 und 22. Juli 1893 (nach LAINÉ). — PILLIÉT et DENY: Soc. de biol. de Paris. 15. Juli 1893. Zentralbl. f. allg. Pathol. u. pathol. Anat. Bd. 5, S. 890. 1894. — PINCUS, J.: Experimenta de vi nervi vagi et sympathici etc. Inaug.-Diss. Breslau 1856. — PINNER, A. W.: Über die Perfortation des postoperativen Ulcus jej. pept. ins Col. transvers. Berl. klin. Wochenschr. 1912. S. 1837. — PITT, G. W.: Stomach with numerous superficial eros. follow. after an extens. burn. Transact of the patholog. soc. of London. Vol. 38, p. 140. 1887. — PLANGE, V.: De ulcere ventriculi. Inaug.-Diss. Berlin 1859. — PLAUT, A.: Ulkusträger und Ulkuskranke. Münch. med. Wochenschr. 1919. S. 1119. — PLITEK, V. (1): Über das familiäre Auftreten des Ulcus ventriculi. Arch. f. Verdauungskrankh. Bd. 20, S. 461. 1914. — DERSELBE (2): Klinischer Beitrag zur Kenntis des Ulcus duodenale. Arch. f. Verdauungskrankh. Bd. 19, S. 197. 1913. — PLOENIES: Pathogenese des Ulcus ventriculi und der Erosion des Magens usw. Med. Klinik 1906. S. 222, 248, 274. — POGGI, A.: La cicatrisat. immédiate des blessures de l'estomac eu rapp. avec. les divers modes de suture. Beitr. z. pathol. Anat. u. z. allg. Pathol. Bd. 3, S. 239. 1888. — POISSON (1): Perforation du duodenum. Bull. et mém. de la soc. anat. de Paris. Tome 30, p. 300. August 1855 (nach GANDY). — DERSELBE (2): Note sur la coexistance de la hernie epigastr. avec. l'ulcère et le cancer de l'estomac etc. Zentralbl. f. Chirurg. Bd. 40a, S. 1571. 1913. — POLLAG, S.: Zur Pathologie der lymphatischen

Leukämie. Dtsch. med. Wochenschr. 1918. S. 1192. — Polya, E.: A duodenalis fekélyvöl. (Über das Ulcus duodeni.) Zentralbl. f. d. ges. inn. Med. Bd. 1, S. 422. 1911. — Pomorski, J. (1): Zur Ätiologie des Duodenalgeschwüres bei Neugeborenen. Arch. f. Kinderheilk. Bd. 14, S. 165. 1892/93. — Derselbe (2): Zur Ätiologie der Melaena neonatorum. Dtsch. med. Wochenschr. 1888. S. 762. — Ponfick (1): Zur Kasuistik der Embolie d. Art. mesenterica sup. Virchows Arch. f. pathol. Anat. u. Physiol. Bd. 50, S. 623. 1870. — Derselbe (2): Über den Tod nach ausgedehnten schweren Verbrennungen. Berl. klin. Wochenschr. 1876. S. 225. — Derselbe (3): Über Verbrennung. Bericht d. 50. Vers. dtsch. Naturf. u. Ärzte in München 1877. S. 259. — Poensgen, E.: Ein Fall von subkutanem Emphysem nach Kontinuitätstrennung des Magens. (Ulcus ventr. rotund. perforatum.) Dtsch. Arch. f. klin. Med. Bd. 26, S. 171. 1880. — Popielski, L.: Zur Physiologie des Plexus coeliacus. Arch. f. Anat. u. Physiol. Physiol. Abt. 1903. S. 338. — Port und Reizenstein: Über Fistula gastrocolica. Mitt. a. d. Grenzgeb. d. Med. u. Chirurg. Bd. 17, S. 589. 1907. — Potain (1): L'aortite abdominale. La Médecine moderne Nr. 64. 27. November 1899. — Derselbe (2): Diagnostic et traitement de l'ulcère de l'estomac. Gaz. des hôp. (nach Ebstein: Dtsch. Arch. f. klin. Med. Bd. 54, S. 470. 1895). — Powell, R. D.: Small aneurys. of the coronary artery in an ulcer of the lower curvature of the stomach. Transact. of the pathology soc. of London. Vol. 29, p. 133. 1877. — v. Preuschen (1): Die Läsion der Zentralorgane bei der Geburt als Ursache der Melaena neonatorum. Zentralbl. f. Gynäkol. Bd. 18, S. 201. 1894. — Derselbe (2): Verletzungen des Kindes bei der Geburt als Ursache der Melaena neonatorum. Festschr. z. Feier d. 50jähr. Jubil. d. Ges. f. Geburtsh. u. Gynäkol. zu Berlin. Wien 1894. S. 359. — Prévost. Cottard, J. L.: Ulcérations gastr. et intestinales. Thèse, Paris 1867 (nach Tixier). — Prichard, J.: Practical observations on hysteria. Mai 1838 (nach Gandy). — Prutz, W.: Die angeborenen und (nicht operativ) erworbenen Lücken und Spalten des Mesenteriums und ihre Bedeutung als Ursache des Darmverschlusses. Dtsch. Zeitschr. f. Chirurg. Bd. 86, S. 399. 1906/07. — Prutz, W. und Monnier, E.: Die chirurgischen Krankheiten und die Verletzungen des Darmgekröses und der Netze. Dtsch. Chirurg. 1913. Lief. 46 k. — Purves, R.: Postoperat. Haematemes. with notes of cleven cases. Edinburgh med. journ. New. ser. Vol. 11, p. 237. 1902. — de Quervain: Ulcus ventriculi et duodeni. 4. Internat. Chirurgenkongr. New York 1914. Zentralbl. f. Chirurg. Bd. 12, S. 935. 1914. — Quincke, H. (1): Ulcus oesophagi ex digestione. Dtsch. Arch. f. klin. Med. Bd. 24, S. 72. 1879. — Derselbe (2): Über die Entstehung des Magengeschwürs. Mitt. f. d. Verein Schleswig-Holsteinisch. Ärzte, Kiel 1882. S. 19. Dtsch. med. Wochenschr. 1882. S. 79. — Derselbe (3): Klappenbildung an der Kardia. Dtsch. Arch. f. klin. Med. 1882. Bd. 31, S. 408. — Derselbe (4): Fistula gastro-colica. Bei Krone. — Quiroga, S.: Etude sur l'ulcère gastro-duod. d'origine infect. Thèse, Paris 1888. — Rabé et Rey: Demonstration. Bull. et mém. de la soc. anat. de Paris, 28. Mai 1897. Zentralbl. f. allg. Patholog. u. pathol. Anat. Bd. 10, S. 722. 1899. — Rasmussen, A. F.: Über die Magenschnürfurche und die Ursache des chronischen Magengeschwürs. Zentralbl. f. med. Wissenschaften 1887. S. 162. — Rausch: Abhandlung aus dem Gebiet der Heilkunde. St. Petersburg 1923. S. 142. (Nach Lefèvre.) — Ray, M. B.: Gastrointestinal hemorrh. in newborn child. Brit. med. journ. 5. August 1911. p. 268. — Rayer, P.: Observations sur les hémorrhag. veineuses du foie qui surviennent à la suite de l'hépatite ulcéreuse. Arch. génér. de méd. Tome 7, p. 161. 1825. — v. Recklinghausen, F. (1): Auserlesene pathologische anatomische Beobachtungen. Virchows Arch. f. pathol. Anat. u. Physiol. Bd. 30, S. 366 u. 368. 1864. — Derselbe (2): Handbuch der allgemeinen Pathologie des Kreislaufs und der Ernährung. 1883. — Reckmann, A.: Über Ulcus duodenale und seine Diagnose. Inaug.-Diss. Berlin 1893. — Redlich, W.: Sektionsstatistik des Karzinoms. Zeitschr. f. Krebsforsch. Bd. 5, S. 261. 1907. — v. Redwitz, E. (1): Weitere Beiträge zur chirurgischen Behandlung des Magengeschwürs. Arch. f. klin. Chirurg. Bd. 110, S. 42. 1918. — Derselbe (2): Makroskopische und mikroskopische Befunde beim chronischen tiefgreifenden Geschwür des Magenkörpers. Bruns Beitr. z. klin. Chirurg. Bd. 122, S. 475. 1921. — Derselbe (3): Zur Pathogenese, Klinik und chirurgischen Therapie des chronischen Geschwürs des Magenkörpers. Verhandl. der Vereinigung bayerischer Chirurgen. V. Tagung. München, 26. Juli 1920. Bruns Beitr. z. klin. Chir. Bd. 122, S. 305. 1921. — Reeves: Clinical illustration of the oesophagus. Assoc. med. journ. 1853. p. 867 (nach Cantieri). — Reeves, T. B.: A study of the arter. supplying the stomach and duod. and their relation to ulcer. Surg., gynecol. and obstetrics. Tome 30, p. 374. 1920. — Reher, H.: Beitrag zur Kasuistik der Ösophaguserkrankungen. Dtsch. Arch. f. klin. Med. Bd. 36, S. 454. 1885. — Rehfuss, M. E.: The experimental production of acute toxic ulcer of the stomach. Medic. Bullet Univ. of Pennsylvania. Vol. 22, Nr. 4. 1909. — Rehn, H. (1): Zur Genese der Melaena neonatorum. Zentralbl. f. Kinderheilk. 1877/78. S. 227. — Derselbe (2): Ein Fall von Magengeschwür bei einem Kind. Jahrb. f. Kinderheilk. N. F. Bd. 7, S. 19. 1874. — Derselbe (3): Die Verletzungen des Magens durch stumpfe Gewalt. Arch. f. klin. Chirurg. Bd. 53, S. 383. 1896. — Reichard: Drei Fälle von tödlicher parenchymatöser Magenblutung. Dtsch. med. Wochenschr. 1900. S. 327. — Reiche, F.: Zwei Fälle von tiefer Duodenalstenose. Jahrbücher der Hamburger Staatskrankenanstalten. 2. Jg., Bd. 2, S. 180.

1890. -- REIMER: Kasuistische und pathologisch-anatomische Mitteilungen aus dem Nikolai-Kinder-Hospitale zu St. Petersburg. Jahrb. f. Kinderheilk. Bd. 10, S. 289. 1876. — REINECKE: Volvulus des Pylorusteiles eines Sanduhrmagens. Dtsch. Zeitschr. f. Chirurg. Bd. 119, S. 149. 1912. -- REINHOLD: Fälle von Leberabszeß nach veralteter, völlig latent verlaufender Perityphlitis und nach Duodenalgeschwüren usw. Münch. med. Wochenschr. 1887. S. 469 u. 677. — REISS: Über die Bedeutung der Wirbelsäule für die Lokalisation der Magen- und Darmgeschwüre. ORTH, Festschrift. Hirschwald 1903. — REITTER: Vagotonischer Magen und Tuberkulose. Wien. klin. Wochenschr. 1917. S. 621. — REIZENSTEIN: Ein Fall von traumatischem Ulkus. Münch. med. Wochenschr. 1899. S. 1101. -- REMBOLD (1): Sanduhrmagen, zitiert nach WÖLFLER. — DERSELBE (2): Beitrag zur Lehre von der Melaena neonatorum usw. Dtsch. med. Wochenschr. 1881. S. 385. -- REINHARDT, A.: Hernia mesocolica media und Hernia bursae omentalis mesocolica. Beitr. z. pathol. Anat. u. z. allg. Pathol. Bd. 63. S. 649. 1917. — RENDU: Tödliche Magenblutung nach heftiger Gemütsbewegung bei Ulcus. Bull. et mém. de la soc. méd. des hôp. de Paris. 8. Juni 1894. Zentralbl. f. allg. Pathol. u. pathol. Anat. Bd. 6, S. 1018. 1895. — RETZIUS, A.: Bemerkungen über das Antrum pylori beim Menschen und einigen Tieren. (Aus dem Schwedischen übersetzt von Dr. FR. CREPLIN.) Arch. f. Anat., Physiol. u. wissenschaftl. Med. Jg. 1857. S. 74. — RETZLAFF: Duodenalgeschwür (Referat). Med. Klinik 1911. S. 742. -- v. REUSS, A. (1): Die Krankheiten der Neugeborenen. Berlin 1914. S. 402. — DERSELBE (2): Die verschiedenen Melaenaformen im Säuglingsalter. Ergebn. d. inn. Med. u. Kinderheilk. Bd. 13, S. 574. 1914. -- DERSELBE (3): Einige Bemerkungen über die Bedeutung der während der Geburt eintretenden Zirkulationsstörungen für das Kind. Gynäkol. Rundschau. Bd. 9, S. 3. 1915. - REUTER: Aussprache zu BUSSE: Über Darmveränderungen nach Verbrennungen. l. c. — REVILLIOD: Rupture de l'estomac. Rev. méd. de la Suisse Romande. 1885. Nr. 1, p. 5. — REWIDZOFF, P. M.: Über einen Fall von Duodenalstenose, geheilt durch Gastroenterostomie. Arch. f. Verdauungskrankh. Bd. 4, S. 369. 1898. — REYER, P.: Über die Ausdehnung der Schleimbildung in den Magenepithelien des Menschen vor und nach der Geburt. Jahresber. f. Kinderheilk. Bd. 10, 3. Folge, S. 16. 1904. — RIBBERT, H. (1): Experimentelles Magengeschwür. Frankf. Zeitschr. f. Pathol. Bd. 16, S. 343. 1915. — DERSELBE (2): Lehrbuch der allgemeinen Pathologie und der pathologischen Anatomie. 7. Aufl. 1920. — RICKER, G.: Über die hämorrhagische Infarzierung des Nierenlagers und andere kapilläre diaped. Blutungen großen Umfanges an und in Organen der Bauchhöhle. Beitr. z. pathol. Anat. u. z. allg. Pathol. Bd. 50, S. 579. 1911. - RICKER, G. und REGENDANZ, P.: Beitrag zur Kenntnis der örtlichen Kreislaufstörungen. VIRCHOWS Arch. f. pathol. Anat. u. Physiol. Bd. 231, S. 1. 1921. -- RIECHELMANN, W.: Krebsstatistik vom pathologisch-anatomischen Standpunkte aus Berl. klin. Wochenschr. 1902. S. 728 u. 758. — RIEDEL: Über das Ulkus der kleinen Kurvatur, der vorderen und der hinteren Magenwand. Arch. f. klin. Chirurg. Bd. 74, S. 773. 1904. — RIEDER, H.: Die Sanduhrformen des menschlichen Magens mit besonderer Berücksichtigung der Röntgenuntersuchung. Wiesbaden: J. F. Bergmann 1910. — RIEGEL, FR. (1): Zur Lehre vom Ulcus ventriculi rotundum. Dtsch. med. Wochenschr. 1886. S. 929. — DERSELBE (2): Beitrag zur Diagnostik der Magenkrankheiten. Zeitschr. f. klin. Med. Bd. 12, S. 426. 1887. — DERSELBE (3): Über Megalogastrie und Gastrektasie. Dtsch. med. Wochenschr. 1894. S. 333. -- DERSELBE (4): Die Krankheiten des Magens. NOTHNAGELS Handb. d. Patholog. u. Therap. 1896. — RINDFLEISCH, E.: Lehrbuch der pathologischen Gewebelehre. 1870. - RITSCHL, A.: Über Heilung von Wunden des Magendarmkanals und des Uterus. VIRCHOWS Arch. f. pathol. Anat. u. Physiol. Bd. 109, S. 507. 1887. -- RITTER, A.: Über den Einfluß von Traumen auf die Entstehung des Magengeschwürs. Zeitschr. f. klin. Med. Bd. 12, S. 592. 1887. -- RITTER, A. und HIRSCH: Über die Säuren des Magensaftes und deren Beziehung zum Magengeschwür bei Chlorose und Anämie. Zeitschr. f. klin. Med. Bd. 13, S. 430. 1887. -- RITTER v. RITTERSHAIN, G.: Die Blutungen im frühesten Kindesalter nach Beobachtungen in der Prager Findelanstalt. Österreich. Jahrb. f. Pädiatr. Wien 1871. S. 127. — ROBERTSON (1): Monthly Journ. Januar 1851 (nach L. MÜLLER, S. 30). - DERSELBE (2): Case of oesophageal ulcer simulating gastric ulcer. Austral. Med. Journ. 15. Oktober 1884 (nach SABEL und nach DASSE). --- ROBIN: Les maladies de l'estomac. 1904. p. 531 (nach RÜTIMEYER, Magenblutungen). -- ROBINSON, B.: The arteries of the gastric intestin. tract with inoculation circle. 1908 (nach JATROU). - ROBSON, MAYO A. W. (1): Der Krebs und seine Behandlung (aus dem Englischen übersetzt von O. ROZENRAAD, Berlin 1906). — DERSELBE (2): The hunterian lecture on duodenal ulcer and its treatment. Brit. med. journ. Vol. 1, p. 248. 1907. — ROBSON and MOYNIHAN: Diseases of the stomach and their surg. treatement. p. 133. London 1901. 2. Aufl. New York 1904. — RÖDER, E.: Über Störungen des Verdauungstraktus bei Lungentuberkulose. Inaug.-Diss. Würzburg 1913. -- RODMANN: Gastric haemorrhage etc. Postoperative Haematemesis. Transact. of the Americ. surg. assoc. Juni 1900 (nach BUSSE, Arch. f. klin. Chirurg. Bd. 76, S. 152. 1905). -- ROHDE, C.: Die mechanische Entstehung von Ulcus duodeni. Klin. Wochenschr. 1923. S. 394. -- ROHMER: Mém. de la soc. méd. de Nancy 1879/80. p. 114 (nach PETRY. Nr. 160). -- ROKITANSKY, C. (1): Über das perforierende

Magengeschwür. Med. Jahrb. d. k. u. k. österr. Staates Bd. 18, S. 184. 1839. — Derselbe (2): Handbuch der speziellen pathologischen Anatomie. Bd. 2. 1842. 2. u. 3. Aufl. Bd. 3, S. 163—171. 1861. — Rolleston, H. D.: Left sided subphrenic abscess due to perforated duodenal ulcer. Brit. med. journ. 1912. p. 423. — Romberg: bei A. Hasenfeld, Über die Herzhypertrophie bei Arteriosklerose usw. Dtsch. Arch. f. klin. Med. Bd. 59, S. 201. 1897. — v. Roojen, P. H.: Über das Ulcus pept. jejuni nach Gastroenterostomie. Arch. f. klin. Chirurg. Bd. 91, S. 381. 1910. — Roerink: Über Dauerresultate bei Transplantation am Magen. Kongr. f. Chirurg. 1902. — S. 96. — Röschmann, H: Fünf Fälle von Ulcus ventriculi mit Beteiligung des Ösophagus und Duodenums. Inaug.-Diss. Kiel 1899. — Rose: Ges. d. Charité-Ärzte in Berlin. Sitzung v. 18. Oktober 1883. Berl. klin. Wochenschrift 1883. S. 826. — Rosenau, M. J. and Anderson, I. F.: A stomach lesion in guinea pig caused by diphtherie toxine etc. Journ. of inf. Dis. Vol. 4, p. 1. 1907. Zentralbl. f. allg. Pathol. u. pathol. Anat. Bd. 19, S. 253. 1908. — Rosenbach, Fr. (1): Selbstverdauung. Ergebn. d. wissenschaftl. Med. 1909/1910. S. 388. - Derselbe (2): Experimentelle Studien über tryptische Digestion. Arch. f. klin. Chirurg. Bd. 94, S. 403. 1911. — Rosenbach, Fr. und Eschker: Experimenteller Beitrag zur Pathogenese des Ulcus rotundum. Arch. f. klin. Chirurg. Bd. 94, S. 481. 1911. — Rosenbach, O.: Zur Pathologie des Ulcus rotundum. Arch. f. Verdauungskrankheiten. Bd. 18, S. 48. 1912. — Rosenberg, L.: Ulcus rotundum ventriculi mit Perforation durch die Bauchwand. Inaug.-Diss. München 1901. — Rosenblath: Über die Entstehung der Hirnblutung bei dem Schlaganfall. Dtsch. Zeitschr. f. Nervenheilk. Bd. 61. S. 10. 1918. — Rosengart, J.: Einige Beiträge zu den klinischen Erscheinungsformen der abdominellen Arteriosklerose. Münch. med. Wochenschr. 1906. S. 966. — Rosenheim, Th.: Zur Kenntnis des mit Krebs komplizierten runden Magengeschwürs. Zeitschr. f. klin. Med. Bd. 17, S. 116. 1890. — Rosenow: The causation of gastric and duodenal ulcers by streptococci. Collect. papers of the Mayo clinic 1916 (nach Nicolaysen). — Rosenstein, S.: Zur Kasuistik der Magenerweiterung. Arch. f. Verdauungskrankh. Bd. 2, S. 157. 1896. — Roser, W.: Heilung einer Magen-Pleurafistel. Zentralbl. f. Chirurg. 1885. S. 196. -- Rösler, O. A. (1): Über die Beziehungen der chronischen Bleivergiftung zum Magengeschwür. Med. Klinik 1919. S. 1057. — Derselbe (2): Über die verschiedenen Formen des Geschwürs der Pars media des Magens in klin., röntgenolog. und therapeut. Hinsicht. Arch. f. Verdauungskrankh. Bd. 23, S. 377. 1917. — Rössle, R. (1): Das runde Geschwür des Magens und des Zwölffingerdarms als „zweite Krankheit". Mitt. a. d. Grenzgeb. d. Med. u. Chirurg. Bd. 25, S. 766. 1913. - Derselbe (2): Korrespondenzblatt des allg. ärztl. Vereins von Thüringen 1922. [Nach Askanazy (7).] — Roth: Experimentelles über die Entstehung des runden Magengeschwürs. Virchows Arch. f. pathol. Anat. u. Physiol. Bd. 45, S. 300. 1869. — Rothschild, S.: Untersuchungen über das Verhalten der HCl des Magensaftes beim gesunden Magen und beim Magengeschwür. Inaug.-Diss. 1888. — Rovsing, Th.: Beitrag zur Pathologie, Diagnose und Behandlung des chronischen Duodenalgeschwürs. Arch. f. klin. Chirurg. Bd. 114, S. 172. 1921. — Rowland: American journal. Oktober 1856 (nach Boldemann). — Rubow (1): Die Hyperazidität des Magensaftes und ihre Bestimmung mittels der Sahlischen Probemahlzeit. Arch. f. Verdauungskrankh. Bd. 12, S. 1. 1906. — Derselbe (2): Beitrag zur Pathogenese und Therapie des runden Magengeschwürs. Die diagnostische Bedeutung des hyperaziden Magensaftes. Arch. f. Verdauungskrankh. Bd. 13, S. 577. 1907. — Rubritius, H.: Ein Beitrag zur chirurg. Behandlung des chronischen Magengeschwürs und seiner Folgeerscheinungen. Bruns Beitr. z. klin. Chirurg. Bd. 67, S. 222. 1910. — Ruff: Chronische Geschwüre im Kindesalter: bei Rilliet und Barthez. Handb. d. Kinderheilk. Übersetzt von Hagen. Leipzig 1855. Teil 1, S. 883. — v. Rundstedt: Über Melaena vera neonatorum. Arch. f. Gynäkol. Bd. 89, S. 105. 1909. — Rupprecht: Vortrag im ärztlichen Lokalverein Nürnberg. Sitzung v. 19. Juli 1894. Münch. med. Wochenschr. 1895. S. 152. — Rütimeyer, L.: Über die geographische Verbreitung und die Diagnose des Ulcus ventriculi rotundum. Wiesbaden 1906. — Derselbe (2) Magenblutungen. Fr. Kraus und Th. Brugsch: Spezielle Pathologie und Therapie innerer Krankheiten. Berlin und Wien. S. 1087. — Ruzizka, St.: Experimentelle Beiträge zur Lehre von der Selbstverdauung des Magens. Wien. med. Presse 1897. S. 295, 332, 363 usw. — Rydygier: Der erste Fall von Gastroenterostomie bei Stenose des Duodenum infolge eines Geschwürs. Verhandl. d. 13. Chirurg.-Kongr. 1884. I., S. 126. Zentralbl. f. Chirurg. 1884. Beil. z. Nr. 23, S. 63. — Saake, W.: Ein Fall von Sanduhrmagen. Virchows Arch. f. pathol. Anat. u. Physiol. Bd. 134, S. 181. 1893. -- Sabel, H.: Beitrag zur Lehre vom peptischen Geschwür des Ösophagus. Inaug.-Diss. Göttingen 1891. — Sachs, A.: Zur Kenntnis der Magenschleimhaut in krankhaften Zuständen. II. Teil. Arch. f. exp. Patholog. u. Pharmakol. Bd. 24, S. 118. 1888. — Sachs, R.: Zur Kasuistik der Gefäßerkrankungen. Dtsch. med. Wochenschr. 1892. S. 443. — Saitta: Contributo alla patogenesi dell' ulcera gastrica. Gaz. degli osped. e delle cliniche. Vol. 21, Nr. 57, p. 599. 1900 (nach Zironi). — Salmony, L.: Durchbruch eines Magengeschwüres in die linke Herzkammer. Zentralbl. f. allg. Pathol. u. pathol. Anat. Bd. 32, S. 225. 1922. — Salomon: Funktioneller Sanduhrmagen. Ges. f. inn. Med. u. Kinderheilk. in

Wien. Wien. klin. Wochenschr. 1907. S. 399. — SALOZ, CRAMER und MOPPERT: Rapport au Congr. français de méd. Paris 1922. [Nach ASKANAZY (7).] — SALVIOLI, J.: Über die Ursachen des Todes durch Hautverbrennung. Giorn. della R. Accad. di Medicina di Torino, A. Vol. 53, Nr. 6, p. 502. 1890. Nach Zentralbl. f. allg. Pathol. u. pathol. Anat. Bd. 2, S. 436. 1891. — SAMUEL, S.: Die Exstirpation des Plexus coeliacus. Wien. med. Wochenschr. 1856. S. 484. — SANDIFORT, E.: Observationes anatomico-pathologicae. Liber 3. Lugduni Batavor 1777- 1779. — SANGALLI, G. (1): Dell' ulcera cronica o perforante dello stomaco. Ann. univers. di medicine. Vol. 148, p. 38. Apr., Maggio 1854. SCHMIDTS Jahrb. Bd. 83, S. 45. 1854. — DERSELBE (2): Ulcera cronica dello stomaco con perforaz. nella cavita pleur. sin. Ibid. p. 355. — SÄNGER, M.: Drei Fälle pleuro-perforierter Peritonitis nebst Bemerkungen über Subperitonitis und Pleuraperforation. Arch. d. Heilk. Bd. 19, S. 246. 1878. — SANOTZKI, A.: Die Ursachen der Absonderung des Magensaftes. Inaug.-Dis. St. Petersburg 1892. — SANSONI, L.: Sulla gastr. mucosa ulcerosa. XIII. Congr. internat. de méd. 1900. Cpt. rend. sect. de pathologie interne. Tome 4, p. 180. 1901. — SAUER-BRUCH: Die Pathogenese der subkutanen Rupturen des Magen-Darmtraktus. Mitt. a. d. Grenzgeb. d. Med. u. Chirurg. Bd. 12, S. 93. 1903. — SAUNDBY, R.: Ein Fall von sanduhr-förmiger Einschnürung des Magens in Verbindung mit einem kolossalen Magengeschwür. Dtsch. med. Wochenschr. 1891. S. 1183. — SAVARIAUD, M.: De l'ulcère hémorrh. de l'estomac et de son traitement chirurg. Thèse. Paris 1898. (Zusammenstellung der tödlichen Blutungen bis zum Jahre 1898.) — SAWTELL: Haematemes. and melaena in which blood was first vomited 21 h. $^1/_2$ after birth etc. The med. Times and Gaz. 1885. Vol. 2, p. 547. — SAXER, FR.: Beiträge zur Pathologie des Pfortaderkreislaufs. Zentralbl. f. pathol. Anat. Bd. 13, S. 577. 1902. — SÄXINGER: Pneumoperikardium durch Perforation eines runden Magengeschwürs. Prag. med. Wochenschr. 1865. 1. 2. SCHMIDTS Jahrb. Bd. 126, S. 169. 1865. — SCAGLIOSI, G.: Beitrag zur Ätiologie des Duodenalgeschwürs (akzessor. Nebenpankreas, Duodenaldrüsenadenom usw.). VIRCHOWS Arch. f. pathol. Anat. u. Physiol. Bd. 214, S. 220. 1913. — SCHÄDEL, K.: Über die Häufigkeit des runden Magengeschwürs. Inaug.-Diss. München 1904. — SCHAFFER, J.: Epithel und Drüsen der Speiseröhre. Wien. klin. Wochenschr. 1898. S. 533. — SCHÄTZEL, FR.: Über Azidität des Magensaftes und Chlorose. Inaug.-Diss. Würzburg 1891. — SCHEEL, V.: Die Häufigkeit des Ulcus duodeni. Nordisk Tidskrift f. Therapi. Jg. 10, H. 3. Zentralbl. f. allg. Pathol. u. pathol. Anat. Bd. 23, S. 507. 1912. — SCHELLHAAS, H.: Beitrag zur Pathologie des Magens. Dtsch. Arch. f. klin. Med. Bd. 36, S. 427. 1885. — SCHEUERMANN, G.: Über die Häufigkeit des runden Magengeschwürs in München. Inaug.-Diss. München 1896. — SCHEUNERT, A. (1): Über den Magenmechanismus des Hundes bei Getränkeaufnahme. PFLÜGERS Arch. f. d. ges. Physiol. des Menschen u. der Tiere. Bd. 144. S. 69. 1912. — DERSELBE (2): Über den Magenmechanismus des Pferdes bei der Getränkeaufnahme. PFLÜGERS Arch. f. d. ges. Physiol. d. Menschen u. d. Tiere. Bd. 144, S. 411. 1912. — SCHJERNING: Über den Tod infolge von Verbrennung und Verbrühung vom gerichtsärztlichen Standpunkte. Viertel-jahrsschr. f. gerichtl. Med. Bd. 41, S. 24. 1884. — SCHIFF, A.: Chronischer Saturnismus, Ulcus ventr. und vegetatives Nervensystem. Zugleich ein Beitrag zur Frage der Ulkus-genese. Wien. klin. Wochenschr. 1919. S. 387. — SCHIFF, M.(1): De vi motoria baseos encephali inquisitiones experimentales. 1845. p. 41. — DERSELBE (2): Beitrag zur Kenntnis des motorischen Einflusses der im Sehhügel vereinigten Gebilde. Arch. f. physiol. Heilk. 1846. Jg. 5, S. 667. — DERSELBE (3): Über die Gefäßnerven des Magens und die Funktion der mittleren Stränge des Rückenmarkes. Arch. f. physiol. Heilk. Jg. 13. S. 30. 1854. — DERSELBE (4): Leçons sur la physiol. de la digestion. Tome 2, chap. 35. 1867. — DER-SELBE (5): Lezioni di fisiologia sperimentali del sistema nervoso encefalico. Firenze 1873 (nach MÖLLER). — DERSELBE (6): Untersuchungen zur Physiologie des Nervensystems 1885 (nach MÖLLER). — SCHILFFARTH, G.: Der Einfluß der venösen Stauung auf die peptischen Läsionen des Magens und Duodenums. Inaug.-Diss. Erlangen 1923. — SCHILLING, F.: Das peptische Magengeschwür mit Einschluß des peptischen Speiseröhren- und Duo-denalgeschwürs. Berl. Klinik Bd. 17, S. 206. 1905. — SCHINDLER, R.: Die diagnostische Bedeutung der Gastroskopie. Münch. med. Wochenschr. 1922. S. 535. — SCHIRMER, A.: Morbiditätsstatistik des runden Magengeschwürs. Inaug.-Diss. Kiel 1877. — SCHLEGEL, A.: Erosionen und Magenblutungen. Inaug.-Diss. Erlangen 1919. — SCHLESINGER, E.: Die Röntgendiagnostik der Magen- und Darmkrankheiten. Berlin-Wien: Urban & Schwarzenberg 1917. — SCHLESINGER, H.: Magenblutungen im Verlauf des Typhus ab-dominalis. Arch. f. Verdauungskrankh. Bd. 14, S. 107. 1908. — SCHLIEP, P.: Zur Behandlung mit der Magenpumpe. Dtsch. Arch. f. klin. Med. Bd. 13, S. 455. 1874. — SCHLIKKER, L.: Ein Fall von Magengeschwür mit tödlicher Blutung aus der Vena linealis. Inaug.-Diss. Kiel 1899. — SCHLOFFER, H.: Die an der WÖLFLERschen Klinik seit 1895 operierten Fälle von gutartiger Magenerkrankung. Beitr. z. klin. Chirurg. Bd. 32, S. 310. 1902. — SCHMIDT: Das Verhalten des Magens während des Gallensteinanfalles. Med. Ges. zu Jena. Sitzung v. 13. Juli 1921. Münch. med. Wochenschr. 1921. S. 1065. — SCHMIDT, AD. (1): Untersuchungen über das menschliche Magenepithel unter normalen und pathologischen Verhältnissen. VIRCHOWS Arch. f. pathol. Anat. u. Physiol. Bd. 143. S. 477. 1896. — DERSELBE (2): Zur Pathogenese des Magengeschwürs. Verhandl. d. Kongr. f. inn. Med. 1902. S. 270. — DERSELBE (3): Über die Behandlung des Magengeschwürs. Dtsch. med. Wochenschr. 1906. S. 1900. — DERSELBE (4): 20. Kongr. f. inn. Med. 1902. — SCHMIDT, FR.: Magengeschwür mit säulenartiger Narbenkontraktion der Magenwandung. Inaug.-Diss. Kiel 1897. — SCHMIDT, J. E.: Studien zur Histologie und Funktion der Magenschleimhaut, insbesondere bei chronischen Erkrankungen des Magens. Mitt. a. d. Grenzgeb. d. Med. u. Chirurg. Bd. 22, S. 481. 1910. — SCHMIDT, M.: Magenblutung nach Cholezystektomie. Dtsch. Zeitschr. f. Chirurg. Bd. 55, S. 586. 1900. — SCHMIDT, M. B.: Über die Lokalisation des Soorpilzes in den Luftwegen und sein Eindringen in das Bindegewebe der Ösophagusschleimhaut. Beitr. z. pathol. Anat. u. z. allg. Pathol. Bd. 8, S. 173. 1890. — SCHMIDT, R. (1): Vegetationsbilder bei Magen-Darmerkrankungen. Mitt. a. d. Grenzgeb. der Med. u. Chirurg. Bd. 15, S. 701. 1906. — DERSELBE (2): Über die konstitutionelle Achylie. Med. Klinik 1912. S. 595. — DERSELBE (3): Zur Klinik des Nischenulkus an der kleinen Kurvatur. Med. Klinik 1920. S. 1283 u. 1315. — SCHMIDT, W.: Das Ulcus rotundum duodeni im 1. Lebensjahr. Berl. klin. Wochenschrft 1913. S. 593. — SCHMIDTGALL, E.: Ätiologisch-statistische Betrachtungen über das Ulcus ventriculi. Inaug.-Diss. Leipzig 1913. — SCHMIDTMANN, M.: Das Vorkommen der Arteriosklerose bei Jugendlichen und seine Bedeutung für die Ätiologie des Leidens. VIRCHOWS Arch., Bd. 255. S. 206, 1925. — SCHMIDT-MONNARD: Über Sanduhrmagen. Münch. med. Wochenschr. 1893. S. 358. — SCHMIEDEN, V. (1): Diskussion zu dem Vortrag: P. RICHTER: Zur Resektion des Duodenum und Pylorus bei Ulcus duodeni. Kongr. d. dtsch. Ges. f. Chirurg. 1913. S. 70. — DERSELBE (2): Moderne Ziele der chirurgischen Behandlung des Magengeschwüres. Ärztl. Verein in Frankfurt a. M. Münch. med. Wochenschrift 1921. S. 1031. DERSELBE (3): Magenerkrankungen im Röntgenbild. Berl. klin. Wochenschr. 1908. S. 2180. — SCHMIEDEN, V. und HÄRTEL, F.: Röntgenuntersuchung chirurgischer Magenkrankheiten. Berl. klin. Wochenschr. 1909. S. 669 u. 772. — SCHMIEDL. H.: Die histologischen Veränderungen der A. mesent. sup. in den verschiedenen Lebensaltern. Zeitschr. f. Heilk. Bd. 28, S. 165. 1907. — SCHMILINSKY, H.: Ein Beitrag zur Lehre von den Magenmykosen. Jahrb. d. Hamburger Staatskrankenanst. Bd. 4, S. 388. 1896. — SCHMINCKE, A. (1): Magenkarzinom im Gefolge chronischen Magengeschwüres bei einem 16jährigen Knaben. Inaug.-Diss. Würzburg 1901. — DERSELBE (2): Über experimentelle Erzeugung sog. peptischer Erosionen des Magens beim Kaninchen durch Reizungen des Plexus coeliacus. Bericht über die Dissertation NAGAMORI. Sitzungsber. d. physik.-med. Ges. zu Würzburg 1910. Nr. 3 u. 4. — DERSELBE (3): Über anatomische Befunde an Ulkusmägen. Münch. med. Wochenschr. 1923. S. 1523. — SCHMORL, G. (1): Ein Fall von Soormetastase in der Niere. Zentralbl. f. Bakteriol. u. Parasitenk. Bd. 7, S. 329. 1890. — DERSELBE (2): Fünf Fälle von Melaena. Gynäkol. Ges. zu Dresden. Sitzung v. 18. Oktober 1900. Monatsschr. f. Geburtsh. u. Gynäkol. Bd. 13, S. 844. 1901. — DERSELBE (3): Aussprache zu BUSSE: Über Darmveränderungen nach Verbrennungen. l. c. — DERSELBE (4): Verhandl. d. Dtsch. Pathol. Ges. 11. Tagung 1907. Diskussion zum Vortrag STERNBERGS, S. 236. — DERSELBE (5): Aussprache zu dem Vortrag STERNBERGS: Zur Frage des Ulkuskarzinoms. Verhandl. d. Dtsch. pathol. Ges. 20. Tagung v. 1.—3. April 1925 in Würzburg. — SCHNEIDER, W.: Über die Häufigkeit der runden Magengeschwürs in München. Inaug.-Diss. München 1906. — SCHNITZLER, J. (1): Zur Frage nach dem Zustandekommen von Darmblutungen nach Operation an Hernien. Wien. med. Wochenschr. 1897. S. 1561. — DERSELBE (2): Zur Symptomatologie des Darmarterienverschlusses. Wien. med. Wochenschr. 1901. S. 506. — DERSELBE (3): Über die gedeckte Magenperforation und über die Entstehung des penetrierenden Magengeschwüres. Med. Klinik 1912. S. 938. — SCHOLZ: Sanitätsbericht der preußischen Armee 1898/99 (nach STERN). — SCHOMERUS, A.: Symptomatologie des Sanduhrmagens mit besonderer Berücksichtigung der operativen Behandlung usw. Inaug.-Diss. Göttingen 1904. — SCHÖNBERG, S.: Zur Frage der Bedeutung der regionären Disposition für das Magenulkus. Berl. klin. Wochenschr. 1912. S. 2485. — SCHÖNWERTH, A.: Über subkutane Magenrupturen. Eine klinisch-experimentelle Studie. Habilitationsschrift. München 1897. — SCHÖPPLER, H.: Über Melaena neonatorum. Zentralbl. f. Pathol. Bd. 21, S. 289. 1910. — SCHOSTAK, J.: Das Ulcus pepticum jejuni und seine Bedeutung. Beitr. z. klin. Chirurg. Bd. 36, S. 360. 1907/(08). — SCHRIDDE, H.: Verhandl. d. dtsch. pathol. Ges. 11. Tagung 1907. Diskussion zum Vortrag STERNBERGS. S. 234. — SCHRÖTTER, L.: Carcinoma medullare ad basin et marginem ulceris rotundi duodeni etc. Ärztl. Berichte des k. k. allg. Krankenhauses zu Wien 1886. S. 27. — SCHUHMACHER, E. D.: Die Hernien der Bursa omentalis mit normaler Eintrittspforte. Die Transhaesiointestini. BRUNS Beitr. z. klin. Chirurg. Bd. 66, S. 507. 1910. — SCHÜLEIN, M.: Über das perforierte Magen- und Duodenalgeschwür. Dtsch. Zeitschr. f. Chirurg. Bd. 161, S. 242. 1921. — SCHÜLLER, A. (1): Verein für Psychiatrie und Neurologie in Wien. Sitzung v. 10. November 1908. Wien. klin. Wochenschr. 1908. S. 1725. — DERSELBE (2): Über operative Durchtrennung der Rückenmarksstränge (Chordotomie). Wien. med. Wochenschr. 1910.

S. 2292. — DERSELBE (3): Klinische und experimentelle Untersuchungen über die Funktion des Magens nach Gastroenterostomie und Pylorusresektion. Mitt. a. d. Grenzgeb. d. Med. u. Chirurg. Bd. 22, S. 715. 1911. — SCHULTZ: Drei Fälle gutartiger Magentumoren resp. Magengeschwüre und deren Komplikationen. Münch. med. Wochenschr. 1898. S. 1398. — SCHULTZE, FR.: Diskussion zu dem Referat Diagnose und Therapie des Magengeschwürs von EWALD und FLEINER. Kongr. f. inn. Med. Wiesbaden 1902. S. 124. — SCHULTZE, W. H. (1): Zur Kenntnis der pathologischen Bedeutung des Bacillus phlegmon. emphysematosae. VIRCHOWs Arch. f. pathol. Anat. u. Physiol. Bd. 193, S. 419. 1908. — DERSELBE (2): Die Pathologie des Magens. (Ref.) Ergebn. d. allg. Pathol. u. pathol. Anat. 1922. Jg. 20, 1. Abtlg., S. 488. — SCHULZ, J.: Über Dauererfolge der internen Therapie des Ulcus ventriculi. Grenzgeb. d. inn. Med. u. Chirurg. Bd. 11, S. 20. 1903. — SCHUPFER: Contributo allo studio die alcune alterazioni anat. e funzionali dello stomaco di origine nervosa. Policlinico 1905. Lezione med. (Nach ZIRONI.) — SCHÜTZ, E. (1): Über die Einwirkung von Arzneistoffen auf die Magenbewegungen. Arch. f. exp. Pathol. u. Therap. Bd. 21, S. 341. 1886. — DERSELBE (2): Über das Ulcus duodeni. Wien. klin. Wochenschr. 1914. S. 1. — DERSELBE (3): Das tiefgreifende (kallöse, penetrierende) Magengeschwür. Arch. f. Verdauungskrankh. Bd. 23, S. 105, 242, 317. 1917. — DERSELBE (4): Das tiefgreifende (kallöse penetrierende) Magengeschwür. Wien. med. Wochenschr. 1917. S. 1497 u. 1534. — DERSELBE (5): Über intermittierenden Krankheitsverlauf beim Magen- und Zwölffingerdarmgeschwür und über das Nischensymptom. Wien. klin. Wochenschr. 1920. S. 336. — DERSELBE (6): Über die Frage der Beziehungen zwischen Ulcus duodeni, Appendizitis und Cholelithiasis. Wien. klin. Wochenschr. 1921. S. 484. — SCHWARTZ: Diagnost. et traitem. des péritonites sept. diffuses produites p. l'ulcère perf. du duod. Bull. et mém. de la soc. de chirurg. de Paris 1898. p. 3. — SCHWARZ, C.: Beitrag zur Pathologie und chirurgischen Therapie des penetrierenden Magengeschwürs. Mitt. a. d. Grenzgeb. d. Med. u. Chirurg. Bd. 5, S. 821. 1900. — SCHWARZ, G.: Röntgenologische Beiträge zur Lehre vom Ulcus ventriculi et duodeni. Dtsch. med. Wochenschr. 1918. S. 597. — SCHWARZ, K.: Über penetrierendes Magen- und Jejunalgeschwür. BRUNS Beitr. z. klin. Chirurg. Bd. 67, S. 96. 1910. — SCHWARZ, O.: Zur Kenntnis des Antipepsins. HOFMEISTERS Beitr. zur chemischen Physiol. u. Pathol. Bd. 6, H. 11 u. 12. 1905. S. 524. — SCHWYZER: Eructations in heart patients. New York med. journ. 6. April 1907 (nach v. LEWIN, Arch. f. Verdauungskrankh. Bd. 14, S. 114. 1908). — SECHER, K.: Untersuchungen über die Wirkung der Haferfütterung auf die Zunge der Ratte (Ulzerationsbildung, Karzinomentwicklung). Zeitschr. f. Krebsforsch. Bd. 17, S. 80. 1919. — SEHRWALD, E.: Was hindert die Selbstverdauung des lebenden Magens? Ein Beitrag zur Ätiologie des runden Magengeschwürs. Münch. med. Wochenschr. 1888. S. 789. — SENATOR, H.: Ein Fall von zweimaliger Erkrankung mit Kotbrechen und Ausgang in Genesung. Charité-Annal. Bd. 19, S. 212. 1894. — SHERREN, J.: Diagnose und chirurgische Behandlung des Magen- und Duodenalgeschwürs. Berl. klin. Wochenschr. 1913. S. 1285. — SHIRLAW, I. TH.: On cases of perforated duodenal ulcer in which Mistaken Diagnosis of Lead Poisoning were made. Lancet. 1911. Vol. 2, p. 1775. — SHUKOWSKY, W. P.: Melaena neonatorum. Magendarmblutungen bei Neugeborenen. Arch. f. Kinderheilk. Bd. 45, S. 321. 1907. — SICHERER: Württemberg. Korrespbl. Bd. 12. Nr. 26—28. 1842. 8. Jahresber. usw. des Paulinenhosp. in Heilbronn. — SICK: Zur diagnostischen Bedeutung der Hämatemesis bei Appendizitis. Dtsch. Arch. f. klin. Med. Bd. 83, S. 263. 1905. — SIDNEY MARTIN: Ulcer of the stomach, acute and chron. Funct. and organic. diseas. of the stomach. Edinburgh and London 1895. p. 396 (nach GANDY). — SIEBERT: Zur Lehre von der umschriebenen Magendurchlöcherung und Magenerweichung. CASPERS Wochenschr. f. d. ges. Heilk. 1842. p. 465. — v. SIEBOLD, E.: Brand in kleinem Geschwür des Magens eines atrophischen Kindes. Journ. für Geburtsh., Frauenzimmer- und Kinderkrankh. Bd. 5, S. 3. 1825. — SIEDAMKROTZKY: Bericht über das Veterinärwesen in Sachsen 1875. — SIEVERS, R.: Ein Fall von Sanduhrmagen. Berl. klin. Wochenschr. 1899. S. 325. — SILBERMANN, O. (1): Über Melaena vera neonatorum. Jahrb. f. Kinderheilk. u. phys. Erziehung. Bd. 11, S. 378. 1877. — DERSELBE (2): Experimentelles und Klinisches zur Lehre vom Ulcus ventriculi rotundum. Dtsch. med. Wochenschr. 1886. S. 497. — DERSELBE (3): Untersuchungen über die Krankheitserscheinungen und Ursachen des raschen Todes nach schweren Hautverbrennungen. Arch. f. pathol. Anat. u. Physiol. u. f. klin. Med. Bd. 119, S. 488. 1890. — SIMMON: Medic. Communications (nach REEVES und nach CANTIERI). — SIMMONDS (1): Über Duodenalgeschwüre bei Kindern. Sitzung d. Biolog. Abteilg. d. ärztl. Ver. Hamburg v. 22. Februar 1898. Münch. med. Wochenschr. 1898. S. 434. — DERSELBE (2): Über tödliche Magenblutungen bei sehr kleinen Geschwüren. Biol. Abteilg. d. ärztl. Ver. Hamburg, 27. Februar 1906. Münch. med. Wochenschr. 1906. S. 941. — SIMMONDS, M. (3): Über Form und Lage des Magens unter normalen und abnormen Bedingungen. Jena: G. Fischer 1907. — SINGER, CH.: The production of ulcer of the stomach in the rat. The Lancet. 1913. Vol. 2, p. 5. — SINGER, G. (1): Über seltenere Formen von gastro-intestinaler Blutung. Med. Klinik 1912. S. 893. — DERSELBE (2): Pylorospasmus und Magenblutungen bei organischer Vagusaffektion. Med. Klinik 1916. S. 739. — DERSELBE (3): Zur Pathogenese und

Klinik des Duodenalgeschwürs. Wien. klin. Wochenschr. 1921. S. 43. — Derselbe (4): Zur Pathologie und Klinik des Duodenalgeschwürs. Arch. f. Verdauungskrankh. Bd. 28, S. 131. 1921. — Smith, Gen. M.: An exp. study of the relation of bile to ulcerat. of the mucous membrane of the stomach. Journ. of med. reserch. Tome 30, Nr. 2. 1914 (nach Zentralbl. f. path. Anat u. allg. Path. Bd. 25, S. 883. 1914). — Smith, F. J.: Gastric and duodenal ulcer. Brit. med. journ. 1910. p. 673. — Smith, S. M.: Perforated ulcer of the duodenum. Lancet. 1906. Vol. 1, p. 895. — v. Sohlern: Der Einfluß der Ernährung auf die Entstehung des Magengeschwürs. Berl. klin. Wochenschr. 1899. S. 272. — Sokoloff, N.: Expériences sur le revêtement d'animaux de substances qui empêchent la perspiration cutanée. Arch. (russes) de Botkine Vol. 4. 1872. Zentralbl. f. d. med. Wissenschaften 1872. S. 689. — Solieri, S. (1): Sur la douleur dans l'appendicite. Rev. de chirurg. Tome 33, Nr. 4. 1913 (nach Gundelfinger). — Derselbe (2): Über die hyperazide Gastropathie appendizitischen Ursprungs. Mitt. a. d. Grenzgeb. d. Med. u. Chirurg. Bd. 26, S. 806. 1913. — Soltmann, O.: Zur Lehre von der Pathogenität des Bacillus pyocyaneus. Dtsch. Arch. f. klin. Med. Bd. 73, S. 650. 1902. — Sommerfeld, A.: Beitrag zur Differentialdiagnose des Ulcus ventriculi und des Ulcus duodeni. Arch. f. Verdauungskrankh. Bd. 19, S. 1. 1913. — Sönnichsen, R.: Beitrag zur Statistik des Magenkrebses. Inaug.-Diss. Kiel 1892. — Soper, H. W.: A case of concomitant epigastric hernia and gastric ulcer. New York and Philadelphia med. Journ. 92. 6. Aug. 6. 1910. (Schmidts Jahrb. Bd. 130, S. 313. 1912. — Sorel: Symptomes hystériformes avec spasme glottique; hématemèses. Mort. Autopsie. Ulcère de l'estomac etc. La France méd. 29. année, Tome 1 n⁰ 5, p. 53. 12. Januar 1882 (nach Gandy). — Spalteholz, W.: Gefäßbaum und Organbildung. Arch. f. Entwicklungsmechanik d. Organismen. Bd. 52—97, S. 480, 1923. — Spiegel, E.: Beitrag zur klinischen Konstitutionspathologie. II. Organdisposition bei Ulcus pept. Dtsch. Arch. f. klin. Med. Bd. 126, S. 45. 1918. — Spiegelberg: Zwei Fälle von Magen-Darmblutungen bei Neugeborenen infolge von Duodenalgeschwüren. Jahrb. f. Kinderheilk. N. F. Bd. 2, S. 333. 1869. — Spiegelberg, H.: Ein Fall von Melaena neonatorum mit außergewöhnlichem Sitz der Blutungsquelle. Prag. med. Wochenschr. 1898. S. 61. — Sprague, Fr. H.: Fatal case of haematemes. in an infant six hours old. Brit. med. journ. 23. Sept. 1911. S. 687. — Stachelhausen, J.: Bemerkungen zur Statistik und Ätiologie des runden Magengeschwürs. Inaug.-Diss. Würzburg 1874. — Stadelmann: Über seltene Formen von Blutungen im Tractus gastro-intestinalis. Berl. klin. Wochenschr. 1913. S. 825. — Stahnke, E.: Experimentelle Untersuchungen zur Frage der neurogenen Entstehung des Ulcus ventriculi. Zugleich ein Beitrag zur pathologischen Physiologie der Mageninnervation. Habilitationsschrift. Würzburg 1924. Berlin: Julius Springer 1924. — Stahr, H.: Durch andauernde Haferfütterung erzeugtes Epitheliom der Rattenzunge. Beitr. z. pathol. Anat. u. z. allg. Pathol Bd. 61, S. 169. 1916. — Stanley: nach Mendel: Über die Ursachen des Todes nach ausgedehnten Verbrennungen der Haut. Vierteljahrsschr. f. gerichtl. u. öffentl. Med. N. F. Bd. 13, S. 93. 1870. — Starcke, F. (1): Ulcus ventr. rot., Perforation nach der Peritonealhöhle usw. Dtsch. Klinik 1870. S. 355. — Derselbe (2): Magen-Kolon-Pleurafistel nach perforierendem Magengeschwür. Dtsch. Klinik 1870. S. 39. — Derselbe (3): Mitteilungen über das chronische Duodenal- und Magengeschwür. Ebenda. S. 237, 249, 257, 267. — Starcke, J.: Über die Häufigkeit des Ulcus ventriculi simplex. Dtsch. Klinik 1870. Nr. 26, 29. Schmidts Jahrb. Bd. 148, S. 20. 1870. — Stassno, H.: Sur l'intensité décroissante de l'élimination du mercure dans les différentes régions de l'intestin à partir du Duodénum. Soc. de biol. Tome 54, p. 1100. 1902 (nach Rütimeyer). — de Stawell, S.: The sex of patients suffering from gastric ulcer. Brit. med. journ. 1901. Vol. 1, p. 15. — Steffen: Gastro-colic-fistula; constriction of middle of stomach. Glasgow. med. journ. April 1868. Cannstatts Jahresber. Bd. 2, S. 125. 1868. — Steindl, H.: Mesokolonschlitzbildung auf Grund eines penetrierenden Ulcus ventriculi und dadurch bedingte Transhaesio intest. tenuis supragastrica mit pathologischer Lagerung des Duodenum. Arch. f. klin. Chirurg. Bd. 115, S. 562. 1921. — Steiner, O.: Das chronische korrosive Magengeschwür. Inaug.-Diss. Berlin 1868. — Steinharter, E.: Gastric ulcer experimentally produced by means of the Staphylococcus organism.: a preliminary note. The Boston med. a. surg. journ. Vol. 174, p. 678. 1916. — Steinmann, Fr.: Spontane Magenruptur. Zentralbl. f. Chirurg. 1917. S. 181. — Steinmann, K.: Einige Fälle von Magengeschwür im jugendlichen Alter. Inaug.-Diss. Kiel 1890. — Steinthal: Multiple perforierte Ulcera des Jejunum nach Gastroenterostomie. Verhandl. d. dtsch. Ges. f. Chirurg. Bd. 29, S. 139. 1900. — Stern, R. (1): Über traumatische Erkrankungen der Magenschleimhaut. Dtsch. med. Wochenschr. 1899. S. 621. — Derselbe (2): Über traumatische Entstehung innerer Krankheiten. III. Heft. Krankheiten der Bauchorgane, des Stoffwechsels und des Blutes, bearbeitet von Dr. Julius Schmid. Jena 1913. 2. Aufl. — Sternberg, Carl (1): Experimentell erzeugte Magengeschwüre bei Meerschweinchen. Verhandl. d. dtsch. patholog. Ges. 11. Tagung. 1907. S. 232. — Derselbe (2): Über experimentelle Erzeugung von Magengeschwüren bei Meerschweinchen. (Ein Beitr. usw.) Zeitschr. f. Heilk. Bd. 28 (N. F. Bd. 8), S. 280. 1908. — Derselbe (3): Demonstration im ärztl. Verein in Brünn. Sitzung v. 8. Januar 1912. Wien. med. Wochenschr. 1912. S. 1147. — DERSELBE (4): In BRÜNING und SCHWALBE: Handb. d. allg. Pathol. u. d. patholog. Anat. des Kindesalters. Bd. 2, Abtlg. 1, S. 777, Kap. 12, Darmsystem und Peritoneum. Wiesbaden 1913. — DERSELBE (5): Aussprache zu BUSSE: Über Darmveränderungen nach Verbrennungen. l. c. — DERSELBE (6): Aussprache zu NISSEN (Soor). Verhandl. d. dtsch. patholog. Ges. 18 Tagung 1921. S. 286. — DERSELBE (7): Pathologische Anatomie des Magengeschwürs. Wien. k.in. Wochenschr. 1921. S. 146. DERSELBE (8): Zur Frage des Ulkuskarzinoms. Verhandl. d. Dtsch. pathol. Ges. 20. Tagung v. 1.—3. April 1925 in Würzburg. — STEVEN, J. L.: On profuse haematemes. due to pore-like erosion of the gastr. arteries; no round ulcer; exulceratio simpl. of DIEULAFOY. The Glasgow med. journ. Vol. 51, p. 5. Januar 1899 (nach GANDY). — STHAMER, E.: Zur Frage der Entstehung von Magengeschwüren und Leberinfarkten nach experimentellen Netzresektionen. Dtsch. Zeitschr. f. Chirurg. Bd. 61, S. 518. 1901. — STICH: Duodenalgeschwür mit Durchbruch in die Aorta. Dtsch. Arch. f. klin. Med. Bd. 13, S. 191. 1874. — STIÉNON, L.: Contribut. à l'anat. patholog. de l'ulcère de l'estomac. Bull. de l'acad. royale de méd. de Belgique. 3. série, Tome 18, p. 945. 1884. — STIERLIN, E. (1): Klinische Röntgendiagnostik des Verdauungskanals. Wiesbaden: J. F. Bergmann 1916. — DERSELBE (2): Über Mageninnervation und ihre Beziehung zu Ätiologie und Therapie des Ulkus. Dtsch. Zeitschr. f. Chirurg. Bd. 152, S. 358. 1920. — STIEVE, H.: Der Sphincter antri pylori des menschlichen Magens. Anat. Anz. Bd. 51, S. 513. 1919. — STILLER, B. (1): Magenplätschern und Atonie. Berl. klin. Wochenschrift 1901. S. 987. — DERSELBE (2): Magengeschwür und Lungentuberkulose. Ebenda, 1911. S. 325. — DERSELBE (3): Die Pathologie des Appetits. Arch. f. Verdauungskrankh. Bd. 21, S. 23. 1915. — DERSELBE (4): Grundzüge der Asthenie. Stuttgart 1916. STOCKTON, C. G.: The etiology of gastric ulcer. (New York State med. Associat. 17, November 1892.) The med. News, Philadelphia, Vol. 62 no 2, p. 34. Januar 14. 1893 (nach GANDY). — STOCKER, W. TH.: Ulceration of stomach and indurat. of pylor. with fatal result. Ref. VIRCHOW-HIRSCH. Bd. 2, S. 130. 1869. — STOKES, W.: Gastric ulcers and perforat. ulcer of duoden. after a burn. The Dublin journ. of med. soc. Vol. 67, p. 327. 1876. STOKVIS: Recherches expérimentales sur les conditions pathogènes de l'albuminurie. Mém. Bruxelles 1867 (nach GANDY). — STOLL, A.: Über das Ulcus ventriculi rotundum. Nach Beobachtung auf der med. Klinik des Herrn Prof. Dr. EICHHORST in Zürich. Dtsch. Arch. f. klin. Med. Bd. 53, S. 566. 1894. — STOERK, E. (1): Ulcus rotundum ventriculi und Lymphatismus. Dtsch. med. Wochenschr. 1913. S. 496. — DERSELBE (2): Über Nervenveränderungen im Narbenbereiche des Ulcus pepticum. Wien. klin. Wochenschr. 1921. Nr. 10, S. 109. — DERSELBE (3): Zur Frage des Ulkuskarzinom des Magens. Wien. klin. Wochenschr. 1925. Nr. 13. — STRASSMANN, F. (1): Experimentelle Untersuchungen zur Lehre vom chronischen Alkoholismus. Vierteljahrsschr. f. gerichtl. Med. N. F. Bd. 49, S. 232. 1888. — DERSELBE (2): Lehrbuch der gerichtlichen Medizin. 1895. S. 399. DERSELBE (3): Vers. dtsch. Naturf. u. Ärzte 1897. — STRASSMANN, P. (1): Anatomische und physiologische Untersuchungen über den Blutkreislauf beim Neugeborenen. Arch. f. Gynäkol. Bd. 45, S. 393. 1894. — DERSELBE (2): Der Verschluß des Ductus arteriosus (Botalli). HEGARs Beitr. z. Geburtsh. u. Gynäkol. Bd. 6, S. 98. 1902. STRAUS und BLOCQ: Etude experiment. sur la cirrhose alcoolique du foie. Arch. de physiol. 1887. p. 409. STRAUSS, H. (1): Untersuchungen über den Magensaftfluß. (Begriff, Entstehung, Behandlung, Stoffwechsel.) Grenzgeb. d. Med. u. Chirurg. Bd. 5, S. 225. 1903. — DERSELBE (2): Über hereditäres und familiäres Vorkommen von Ulcus ventriculi et duodeni. Münch. med. Wochenschrift 1921. S. 274. — STRAUSS, O.: Die Gastro-Coloptose in radiologischer Betrachtung, unter besonderer Berücksichtigung der neueren Publikationen ROVSINGS. Dtsch. med. Wochenschr. 1915. S. 705. — STRAUSS, H. und MYER, J. S.: Zur pathologischen Anatomie bei Hypersecretio continua chronica des Magens. VIRCHOWS Arch. f. pathol. Anat. u. Physiol. Bd. 154, S. 529. 1898. — STROMEYER, FR.: Die Pathogenese des Ulcus ventriculi, zugleich ein Beitrag zur Frage nach den Beziehungen zwischen Ulcus und Karzinom. Beitr. z. pathol. Anat. u. z. allg. Pathol. Bd. 54, S. 1. 1912. — v. STRÜMPELL, AD.: Lehrbuch der speziellen Pathologie und Therapie der inneren Krankheiten. 23. u. 24. Aufl. Bd. 1. Leipzig 1922. — STUBER, B. (1): Experimentelles über Ulcus ventriculi zugleich eine neue Theorie seiner Genese. Zeitschr. f. exp. Patholog. u. Therap. Bd. 16, S. 295. 1914. — DERSELBE (2): Zur Ätiologie des Ulcus ventriculi. Eine neue Theorie auf experimenteller Grundlage. Münch. med. Wochenschr. 1914. S. 1265. — DERSELBE (3): Experimentelle Begründung der Ätiologie und Pathogenese des Ulcus ventriculi. Kongr. f. inn. Med. Wiesbaden 1914. — SUZUKI, T.: Über experimentelle Erzeugung der Magengeschwüre. Arch. f. klin. Chirurg. Bd. 98, S. 652. 1912. VAN SWIETEN, G.: Commentaria in HERMANNI BOERHAAVE Aphorism. de cognoscendis et curandis morbis. Tome 3, p. 147. Parisiis 1754 (nach L. MÜLLER, S. 30) TALMA, S.: Untersuchungen über Ulcus ventriculi simplex, Gastromalacie und Ileus. Zeitschr. f. klin. Med. Bd. 17, S. 10, 53. 1890. — TAUQUEREL les PLANCHES: Traité des maladies de plomb. Paris 1839 (nach SCHIFF). TAUSSIG, O.: Über Blutbefunde bei akuter Phosphorvergiftung. Arch. f. exp. Pathol.

808   G. Hauser: Peptische Schädigungen des Magens und Darmes. Jejunalgeschwür.

u. Pharmakol. Bd. 30, S. 161. 1892. — Taylor, S.: Gastr. ulcer. The Brit. med. journ. 1898. Vol. 1, p. 758. — Tedesco, F.: Zwei Fälle von Hämatemesis im Verlaufe von organischen Nervenkrankheiten (Crises noires). Mitt. d. Ges. f. inn. Med. u. Kinderheilk. Jg. 9, S. 143. 1910. — Teillais: De l'ulcère chronique simple du duodénum. Thèse, Paris 1869. — Teissier, J.: L'aortite abdominale. La Semaine Médicale 22. Année. 1902. p. 389. — Tetley, W.: Correspondence. Brit. med. journ. 1910. p. 415. — Teutschländer, O.: Mukormykose des Magens. Mitt. a. d. Grenzgeb. d. Med. u.Chirurg. Bd. 29, S. 127. 1917. — Theile, P. (1): Beitrag zur Kenntnis der Geschwürsbildungen des Magens. Dtsch. Zeitschr. f. Chirurg. Bd. 150, S. 275. 1919. — Derselbe (2): Über Geschwürsbildungen des Gastroduodenaltraktus im Kindesalter. Ergebn. d. inn. Med. u. Kinderheilk. Bd. 16, S. 302. 1918. — Thelemann: Beitrag zu den postoperativen Magen-Darmblutungen. Dtsch. Zeitschr. f. Chirurg. Bd. 93, S. 80. 1908. — Theohari, A. und Babes, A.: Über ein Gastrotoxin. Zentralbl. f. pathol. Anat. Bd. 14, S. 420. 1903. — Theran: Ulcération de l'oesophage et de l'aorte. Gaz. des hôpit. 1862. p. 182. — Thiem, C.: Handbuch der Unfallkrankheiten einschließlich der Invalidenversorgung. Bd. 2, 2. Teil. Stuttgart 1910. — Thierfelder: Bericht über einen Fall von Gastroduodenalfistel inf. v. korros. Magengeschwür. Dtsch. Arch. f. klin. Med. Bd. 4, S. 33. 1868. — Thiersch, J.: Über die Anwesenheit freier Salzsäure im Magensaft bei beginnendem Magenkrebs. Münch. med. Wochenschr. 1886. S. 1. — Thilow: Baldinger, Neues Magazin für Ärzte. 1790 (nach Reeves und Cantieri). — Thoma, R.: Über die Abhängigkeit der Bindegewebsneubildung in der Arterienintima von den mechanischen Bedingungen des Blutumlaufes. Virchows Arch. f. pathol. Anat. u. Physiol. Bd. 104, S. 209 u. 401. 1886. — Thomas: Über einige Wirkungen der Soorbestandteile. Jahrb. f. Kinderheilk. Bd. 96, S. 95. 1921. — Thompson, J. B.: London med. Gaz. April 1842, p. 106, S. J. 41, p. 34 (nach Petry). — Tiegel, M. (1): Beitrag zur Kasuistik tödlicher Magenblutungen. Münch. med. Wochenschr. 1902. S. 1960. — Derselbe (2): Über peptische Geschwüre des Jejunums nach Gastroenterostomie. Mitt. a. d. Grenzgeb. d. Med. u. Chirurg. Bd. 13, S.897. 1904. — Tiemann, C.: Beitrag zur Pathologie und Statistik des Krebses. Inaug.-Diss. Kiel 1900. — Tileston, W.: Peptic ulcer of the oesophagus. Americ. journ. of the med. soc. Vol. 132, p. 240. 1906. — Tillmanns, H.: Über die Kommunikation des Magendarmkanales mit der Brusthöhle und über subphrenische Kotabszesse. Arch. f. klin. Chirurg. Bd. 27, S. 103. 1882. — Tixier, M. L.: Les ulcères gastr. expériment. Thèse, Paris 1908. — Tolot und Froment: Vagusveränderungen bei Ulcus ventriculi. Progrès méd. 1876 (nach Exner und Schwarzmann, Grenzgeb. Bd. 28, S. 20. 1915). — Tonné: Bull. et mém. de la soc. anat. de Paris. 20' année, p. 14. März 1845 (nach Gandy). — v. Torday, F.: Duodenalgeschwür im Säuglingsalter. Jahrb. f. Kinderheilk. 3. Folge. Bd. 13, S. 563. 1906. — Treitz, W.: Hernia retroperitonealis. Ein Beitrag zur Geschichte innerer Hernien. Prag 1857. — Treves: Abdominal exploration as a medical measure. Med. Soc. of London 28. Februar 1897 (nach Unruh). — Trier: Sur l'ulcère simple du duodénum. Gaz. hébdoms 2. Série, 2, Tome 1, p. 476. 1864. — Tripier, R.: Des gastrorrh. dans leur rapp. avec. les ulcérat. stomacales, et de leur traitem. etc. La semaine méd. 18. Année. 1898. p. 241. — Troitzki: Ein seltener Fall von Obliteration des Ductus choledochus. Boln. Gaz. Botkina. Vol. 11, p. 574. Zentralbl. f. d. Grenzgeb. d. Med. u. Chir. 1902. S. 216. — Tubby, A. H.: On operat. for gastr. haemorrh. and perforation. Brit. med. journ. 1899. Vol. 1, p. 1267. — Tuchendler, A.: Zur Diagnostik von Motilitätsstörungen und Ulzerationsprozessen des Magens. Dtsch. med. Wochenschr. 1899. S. 390. — Tuffier: Exulcèratio simplex de l'estomac à grande hémorrh., mort etc. Soc. de chirurg. 1902 (nach Lieblein und Hilgenreiner). — Turck, F. B. (1): Experimental studies on round ulcer of the stomach and duodenum. Journ. of med. research. Vol. 17, p. 4. 1908. Zentralbl. f. allg. Pathol. u. pathol. Anat. Bd. 20, S. 422. 1908. — Derselbe (2): Further observations on the etiology and pathology of pept. ulcer. Brit. med. journ. 20. April 1907. p. 922. — Tylecote, F. E.: A note on perforat. of gastr. ulcers into the heart itself. The Lancet. 2. Dezember 1913. 2. p. 1613. — Ullmann, E.: Über Darmblutungen nach Herniotomien. Wien. med. Wochenschr. 1897. S. 951. — Umber, F.: Beitrag zur Pfortaderobliteration. Mitt. a. d. Grenzgeb. d. Med. u. Chirurg. Bd. 7, S. 487. 1901. — Unger, K.: Über das gleichzeitige Vorkommen von Ulcus rotundum und Myom des Magens. Dtsch. med. Wochenschr. 1912. S. 2360. — Unruh: Über Anastomosis (Fistula) gastro-colica. Dtsch. med. Wochenschr. 1899. S. 257. — Vanni: Sull' ulcera dello stomaco d'origine traumatica. Lo sperimentale. Tome 64. 1889 (nach Gross). — Vassal, F.: Sitzungsbericht der anatomischen Gesellschaft in Paris. Sitzung vom 19. Juni 1891 (nach Zentralbl. f. allg. Pathol. u. pathol. Anat. Bd. 3, S. 38. 1892. — Vassale, G. e Sacchi, E.: Sulla tossicita dei tessuti scotati. La Riforma med. Vol. 4, p. 544. 1893 (nach Gandy). — Vassmer: Über Melaena neonatorum. Arch. f. Gynäkologie. Bd. 89, S. 275. 1909. — de Vecchi Guigni: L'ulcera duodenale. Giorn. di clin. med. Vol. 18, p. 698. 1922. Ref. [nach Askanazy (7)]. — Veeder, B. S.: Duodenal ulcers in infancy. Americ. journ. of the med. scienc. N. S. Vol. 148, p. 709. 1914. — Veit, O.: Verhandl. d. Vereins f. inn. Med. Sitzung v. 7. November 1881. Dtsch. med. Wochenschr. 1881. S. 681. — Van der Velden, R. (1):

Über das Fehlen von freier HCl im Magensaft. Dtsch. Arch. f. klin. Med. Bd. 27, S. 186. 1880. — Derselbe (2): Volkmanns Samml. klin. Vortr. 1886. Nr. 280. — Derselbe (3): Über Hyperazidität und Hypersekretion des Magensaftes. 58. Vers. dtsch. Naturf. u. Ärzte. Straßburg 1885. S. 437. — Derselbe (4): Zur Pharmakologie der Magenmotilität. Verhandl. l. dtsch. Kongr. f. inn. Med. 27. Kongr. 1910. S. 339. — Versé, M.: Entstehung von Karzinom aus altem Ulcus ventr. und bei Polyposis ventr. Verhandl. d. dtsch. patholog. Ges. 1909. 12. Tagung. S. 374. — Veyressat: L'estomac biloculaire et son traitement chirurg. Rev. de chirurg. 1908. p. 402. — Vigla: Ausgebreitete Verschwärung und Perforation der Speiseröhre. Union méd. Tome 72. 1855. Schmidts Jahrb. Bd. 88, S. 46. — Viola: Riv. gen. ital. di clin. med. 1891. Nr. 12, 13 (nach Möller). — Viola e Gaspardi: Sur l'autodigestion de l'estomac. Arch. ital. di Biol. 1889. p. 7. — Virchow, R. (1): Gesammelte Abhandlungen zur wissenschaftlichen Medizin. 1856. S. 420. — Derselbe (2): Historisches, Kritisches und Positives zur Lehre der Unterleibsaffektionen. Virchows Arch. f. pathol. Anat. u. Physiol. Bd. 5, S. 363. 1853. — Derselbe (3): Berl. med. Ges. Sitzung v. 21. Februar 1900. Berl. klin. Wochenschr. 1900. S. 245. — Vogt, W.: Über die Alterssenkung der menschlichen Baucheingeweide. Verhandl. d. anat. Ges. Bd. 54, Ergänzungsheft d. anat. Anz. 1921. S. 185. — Voigtel: Handb. d. patholog. Anat. Bd. 2, S. 470. 1804. — Volkmann, J.: Über die Form des Magens mit besonderer Berücksichtigung der Aschoffschen Lehre vom Isthmus ventr. Mitt. a. d. Grenzgeb. d. Med. u. Chirurg. Bd. 32, S. 607. 1920. — Vulpian, A. (1): Leçons sur l'appareil vasomoteur. XII. leçon. Tome 1, p. 445. 1875 (nach Gandy). — Derselbe (2): Maladies du système nerveux. Tome 1, p. 265. 1879 (nach Rütimeyer). — Derselbe (3): La dernière maladie de M. le comte de Chambord. Gaz. hébdomad. 1883. Nr. 37, p. 605. — Wagner, E.: Zur Kenntnis des Soors des Ösophagus. Jahrb. f. Kinderheilk. Bd. 1, S. 58. 1868. — Wagner, Karl (Thorel): Über einen Fall von Melaena neonatorum mit multiplen Magengeschwüren. Inaug.-Diss. Erlangen 1922. — Wagner, R.: Ein Fall von Duodenalgeschwür mit retroperitonealem Durchbruch. Münch. med. Wochenschrift 1901. S. 1388. — Wagner, Th.: Ein seltener Fall von Magengeschwür mit abgesackter Peritonitis und Perforation in die Lunge. Inaug.-Diss. München 1903. — v. Wahl, E.: Über einen Fall von Mykose des Magens. Virchows Arch. f. pathol. Anat. u. Physiol. Bd. 21, S. 579. 1861. — Wait: Boston med. journ. Mai 1841 (nach Krauss). — Waldeyer, W.: Die Magenstraße. Sitzungsber. d. Preußisch. Akad. d. Wissensch. Bd. 1, S. 595. 1908. — Walko, K.: Die spastischen Erkrankungen des Verdauungskanals. Samml. zwangl. Abhandl. a. d. Gebiet d. Verdauungs- u. Stoffwechselkrankheiten. Bd. 5, S. 1. 1914. Zentralblatt für die gesamte Chirurg. u. ihre Grenzgeb. Bd. 4, S. 621. 1914. — Wallmann, H.: Perforierende Geschwüre des Duodenums. Wien. med. Zeitschr. 1858. S. 688. Schmidts Jahrb. Bd. 103, S. 27. 1859. — Walzel, P.: Zur pathologischen Wechselbeziehung zwischen Gallenblase und Duodenum. Arch. f. klin. Chirurg. Bd. 114, S. 783. 1920. — Warfvinge, F. W. (1): Pneumothorax, durch Perforation eines Magengeschwüres. Hygiea. Bd. 44, S. 6. Svenska läkaresallsk förh. 1882. S. 105. Schmidts Jahrb. Bd. 198, S. 141. 1883. — Derselbe (2): Fälle von Pylephlebitis suppurativa. Hygiea. Bd. 43, S. 12. Svenska läkaresallsk. förh. 1881. S. 302. Schmidts Jahrb. Bd. 195, S. 130. 1882. — Warren: Boston med. and surg. journ. 1900. Vol. 1. p. 421 u. 428. (nach Fr. Brunner: Dtsch. Zeitschr. f. Chirurg. Bd. 69, S. 101. 1903). — Watson, F. S. (1): Hour-glass stomach, and its surg. treatm. Ann. of surg. Vol. 32, p. 56. 1900. — Derselbe (2): Hour-glass stomach and its surg. treatm. Transact. of americ. sur g. assoc. Vol. 18, p. 165. 1900. — Watson, C. G. (1): Two cases of peptic ulcer of the oesoph. Brit. med. journ. 1912. p. 1182. — Derselbe (2): Howship. Practical Observations on Indigestion (nach Cantieri). — Weber, F. Parkes: Über Koterbrechen und Antiperistalt. bei funktionell Nervenkranken. Brain, Sommer 1904. Ref. Münch. med. Wochenschr. 1904. S. 2063. — Wegele: Die Therapie der Magenerkrankungen. 4. Aufl. S. 235. 1911. — Weil, A. J.: Zur Frage der Vernarbung des Ulcus pepticum duodeni. Virchows Arch. f. pathol. Anat. u. Physiol. Bd. 241, S. 136. 1923. — Weinland: Über Antiferemente. Zeitschr. f. Biol. Bd. 44, S. 1 u. 45. 1903. — Weir-Foote: The surgical treatm. of round ulcer of the stomach etc. The medical News. New York 1896. 25. April und 2. Mai (nach Mikulicz: Berl. klin. Wochenschr. 1897. S. 488). — Weiss, H.: Der Sanduhrmagen. Sammelref. im Zentralbl. f. d. Grenzgeb. d. Med. u. Chirurg. Bd. 1, S. 393. 1898. — Welch (nach Mikulicz: Die chirurgische Behandlung des chronischen Magengeschwürs. Berl. klin. Wochenschr. 1897. S. 488). — Welti, E. (1): Über die Todesursachen nach Hautverbrennungen. Beitr. z. pathol. Anat. u. z. allg. Pathol. Bd. 4, S. 519. 1888. — Derselbe (2): Drei Fälle von Verbrennungstod. Zentralbl. f. allg. Pathol. u. pathol. Anat. Bd. 1, S. 587. 1890. — Wertheim, G.: Über Verbrennung und Verbrühung (Experimentelle Studien angestellt am Hunde.) Österr. med. Jahrb. Bd. 16, S. 316. 1868. — Westenhöffer: Diskussion zu dem Vortrag: K. Elsner: Zur Frage der hämorrhagischen Erosionen des Magens. Verein f. inn. Med. in Berlin. Münch. med. Wochenschr. 1903. S. 841. — Westphal, K. (1): Untersuchungen zur Frage der nervösen Entstehung peptischer Ulzera. Dtsch. Arch. f. klin. Med. Bd. 114, S. 327. 1914. — Derselbe (2):

Über die Engen des Magens und ihre Beziehungen zur Chronizit. der peptischen Ulzera. Mitt. a. d. Grenzgeb. d. Med. u. Chirurg. Bd. 32, S. 659. 1920. — WESTPHAL, K. und KATSCH, G.: Das neurotische Ulcus duodeni. Mitt. a. d. Grenzgeb. d. Med. u. Chirurg. Bd. 26, S. 391. 1913. — WHEELER, H. J.: A case of perforat. gastric ulcer; operation; recovery. Lancet. 1901. Vol. 2, p. 1121. — WICKERHAUSER: Zwei Fälle von in die Bauchdecken penetrierenden Magengeschwüre. Zentralbl. f. Chirurg. 1900. S. 830. — WIDAL, F.: Etude sur l'infect. puerpérale, la phlegm. alba dolens et érysipèle. Thèse, Paris 1889. — WIDAL, F. et MESLAY, R.: Ulcère rond développé au cours d'une pyohémie à staphylocoquas. Bull. et mém. de la soc. méd. des hôp. de Paris, 12. März 1897. Tome 14, p. 379. — WIESNER, G.: Über die Behandlung der Magenektasie mittels der Magenpumpe. Berl. klin. Wochenschr. 1870. S. 3. — WIETING und RESCHAD EFFENDI: Zur Pathologie und Anatomie der suprapapillären Duodenalstenose geschwüriger Grundlage. Dtsch. med. Wochenschr. 1904. S. 1953. — WIKTOROWSKY, P.: Über das Verhältnis der produktiv-entzündlichen Prozesse zu dem ulzerösen Magvn. Beitrag zur Lehre vom sog. runden oder perforierten Magengeschwür. VIRCHOWS Arch. f. pathol. Anat. u. Physiol. Bd. 94, S. 542. 1883. — WILDE, M. J.: Über das Vorkommen des Krebses bei jugendlichen Individuen. Inaug.-Diss. Kiel 1892. — WILKIE, D. P. D.: The association of chronic duodenal ulcer with morbid conditions of the ileum, appendix and colon. Brit. med. journ. 1912. p. 1285. — WILKIE, O. D.: Retrograde venous embolisme as a cause of acut gastric and duodenal ulcer. Edinb. med. Journ. N. S. VI. 5. p. 391. May 1911. — WILKS, S.: Report of the postmort. examinat. of the cas. of burn occurring during the last one and half year etc. Guys hospit. reports. 1856. Vol. E, p. 133 (nach GANDY und SCHMIDTS Jahrb. Bd. 98, S. 88. 1858). — WILLIAMS, W. ROGER: Ten cases of congenital contract. of the stomach, with remarks. Journ. of anat. and physiol. Tome 17, p. 463. 1883. — WILLIGK, A.: Sektionsergebnisse an der Prager pathologischen Anstalt vom 1. Februar 1854 bis 1. März 1855. Prager Vierteljahrsschr. Bd. 13, Nr. 50, 51, 1856. — WILMS, M.: Die Stenose des unteren Duodenum. BRUNS Beitr. z. klin. Chirurg. Bd. 18, S. 510. 1897. — WILSON, L. BL. und MAC CARTY, W. C.: The pathological relationships of gastric ulcer and gastric carcinoma. Americ. journ. of the med. sciences. Vol. 138, p. 846. 1909. — v. WINIWARTER, J.: Über Magen-Darmblutungen nach Operationen. Arch. f. klin. Chirurg. Bd. 95, S. 161. 1911. — WINKLER: Perforation eines Speiseröhrengeschwürs. Verhandl. d. dtsch. pathol. Ges. 1908. S. 277. — WINSLOW: Postoperative Hämatemesis. Boston med. and surg. journ. 27. September 1900 (nach BUSSE). — WIRSING: Zur Diagnostik und Behandlung des Magengeschwürs. Arch f. Verdauungskrankh. Bd. 11, S. 197. 1905. — WIRTGEN, H.: Das chronische Magengeschwür. Inaug.-Diss. Bonn 1869. — WITTNEBEN, R.: Ulcus ventriculi traumaticum. Inaug.-Diss. Würzburg 1886. — WOLCAMERO: De dorsi dolore. Misc. curios. Vol. 2, p. 46. 1671 (nach CANTIERI). — WOLF: Bericht über das Veterinärwesen in Sachsen. 1896. — WOLFF, W. (und HIRSCH): Über Entstehung und Behandlung des runden Magengeschwürs. VOLKMANNS Samml. klin. Vortr. N. F. Nr. 572, 573. Inn. Med. Vol. 181, 182, S. 322. 1910. — WOLFFHARDT, R.: Chronische Gastritis und Ulcus ventriculi. Inaug.-Diss. Erlangen 1925. — WÖLFLER, A.: Über die Gastroanastomose beim Sanduhrmagen. Beitr. z. klin. Chirurg. Bd. 13, S. 220. 1895. — WÖLFLER, A. und LIEBLEIN, V.: Die Fremdkörper des Magendarmkanals des Menschen. Dtsch. Chirurg. Lief. 46b. 1909. — WOLKOWITSCH (nach KELLING: Arch. f. klin. Chirurg. Bd. 109, S. 575. 1918.) — WOLLMANN, J.: Beiträge zur Kenntnis des chronischen Magengeschwürs. Inaug.-Diss. Berlin 1868. — WOLOWELSKY, A.: Über die Häufigkeit des Ulcus ventriculi et duodeni usw. Inaug.-Diss. Basel 1906. — WOODS, C. R.: Ulcer of duod. found immediately after birth. The med. Press and Circ. Vol. 25, p. 88. 1878 (nach GANDY). — WORK: Pathogenes. of round ulcer of the stomach. New York a. Philadelph. med. journ. Vol. 90. 1909 (nach SCHULTZE). — WOSNESSENSKY, W. P.: Das Ulcus rotundum des Duodenum. Inaug.-Diss. Moskau 1913. (Ref. in Zentralbl. f. allg. Pathol. u. f. pathol. Anat. 1914. S. 312.) — WRANY, A.: Statistische Zusammenstellung der Sektionsergebnisse an der Prager pathologisch-anatomischen Anstalt vom 1. November 1866 bis Ende Dezember 1867. Prager Vierteljahrsschr. 1868. Jg. 25, S. 1. — WREIGHT (nach DIETRICH: Münch. med. Wochenschr. 1912. S. 638.). — WULLSTEIN: Über die Pathologie des segmentierten Magens (Sanduhrmagens) und über die Therapie desselben durch Gangränerzeugung. Bericht über die Verhandl. d. dtsch. Ges. f. Chirurg. 32. Kongr. 1903. Beilage z. Zentralbl. f. Chirurg. 1903. S. 79. — WUNDERLICH, C. A.: Handbuch der Pathologie und Therapie. Bd. 3, S. 165. 1856. — v. WUNSCHHEIM: Zur Kasuistik der spontanen Magenruptur. Prag. med. Wochenschr. 1893. Nr. 3. — WURM, ST.: Beitrag zur Kasuistik des Carcinoma duodeni. Inaug.-Diss. München 1902. — WURTZ et LEUDET: Recherches sur l'action pathogène du bacille lactique. Arch. de méd. exp. et d'anat. patholog. 1891. Nr. 4. Zentralbl. f. allg. Pathol. u. patholog. Anat. Bd. 3, S. 730. 1892. — YAMAGIWA, K. (1): Über die künstliche Erzeugung von Teerkarzinom und -sarkom. VIRCHOWS Arch. f. pathol. Anat. u. Physiol. Bd. 233, S. 235. 1921. — DERSELBE (2): nach YUKAWA. — YANO, A.: Experimentelle Untersuchungen über die Heilungstendenz des Magengeschwürs. — Beitr. z. pathol. Anat. u. z. allg. Pathol. Bd. 73, S. 251. 1925. — YATSUSHIRO:

Zur Frage des retrograden Transportes im Pfortadergebiet. VIRCHOWS Arch. f. pathol. Anat. u. Physiol. Bd. 207, S. 236. 1912. - YLLPÖ, A.: Pathologisch-anatomische Studien bei Frühgeborenen. Makroskopische und mikroskopische Untersuchungen mit Hinweisen auf die Klinik und mit besonderer Berücksichtigung der Hämorrhagien. Zeitschr. f. Kinderheilk. Bd. 20, S. 212. 1919. - YUKAWA, G.: Ulcus ventriculi in Japan, nebst einem Beitrag zur Ätiologie. Arch. f. Verdauungskrankh. Bd. 17, S. 337. 1911. - VAN YZEREN: De Pathogenese van de chron. Maagzwur. Weekbl. von het Nederlandsch. Tijdschr. voor Geneesk. 1901. Nr. 9. Zentralbl. f. allg. Pathol. u. pathol. Anat. Bd. 13, S. 853. 1902. ZADEK, J.: Über hämorrhagische Erosionen und Magengeschwüre und ihre Beziehungen zur Melaena neonatorum. Arch. f. Verdauungskrankh. Bd. 18, S. 785. 1912. - ZAHN, W.: Ulcères simples de l'oesophage et du duodénum etc. Rev. méd. de la Suisse romande. 1882. p. 35. - ZALESKY, N. (1): Ein Fall von Soor im Magen. VIRCHOWS Arch. f. pathol. Anat. u. Physiol. Bd. 31, S. 426. 1864. - DERSELBE (2): Medycyna 1898. S. 217 (nach KAPPIS). - ZAWADZKI, J. und LUXEMBURG, J.: Ein Fall von Ulcus ventriculi rotundum auf Grund syphilitischer Gefäßerkrankung. Wien. med. Presse. 1894. S. 1917 u. S. 1958. - ZEITZ, H.: Das peptische Magen- und Duodenalulkus bei Atherosklerose. Inaug.-Diss. Heidelberg 1917. - ZENKER, F. A. (1): Jahresberichte der Gesellschaft für Natur- und Heilkunde. Dresden 1861/62. - DERSELBE (2): Krankheiten des Ösophagus. H. v. ZIEMSSENS Handbuch d. spez. Therap. Bd. 7. 1877. 1. Hälfte, Anhang. - ZESAS, DENIS, G.: Das Duodenalgeschwür und seine chirurgische Behandlung. Dtsch. Zeitschr. f. Chir. Bd. 105, S. 494. 1910. - v. ZEZSOHWITZ, P.: Über einen Fall von Melaena vera neonatorum. Münch. med. Wochenschr. 1888. S. 483 u. S. 504. - ZIEGLER, E.: Lehrb. d. spez. patholog. Anat. 11. Aufl. 1906. S. 598. - ZIELINSKI, E. W.: O chorobie Glénarda. Über GLÉNARDsche Krankheit. Pamietnik Towarzystwa lekarskiego waszawskiego. Bd. 91, S. 229-271, 691-708. 1895. Über GLÉNARDsche Krankheit. Ref. von CIECHANOWSKI (Krakau). Zentralbl. f. allg. Patholog. u. patholog. Anat. Bd. 8, S. 876. 1897. - ZIEMSSEN: Zur Technik der Lokalbehandlung des Magens. Zugleich eine Mahnung zur Vorsicht bei der Verwendung der Magenpumpe. Dtsch. Arch. f. klin. Med. Bd. 10, S. 65. 1872. - ZIRONI, G.: Experimenteller Beitrag zur Pathogenese des Ulcus rotundum des Magens. Arch. f. klin. Chirurg. Bd. 91, S. 662. 1910. - ZUNTZ, H.: Über das Ulcus ventriculi und duodeni in der Kriegszeit. Münch. med. Wochenschr. 1918. S. 345. - ZWEIG, W. (1): Die alimentäre Hypersekretion. Arch. f. Verdauungskrankh. Bd. 13, S. 143. 1907. - DERSELBE (2): Die physiologische Bedeutung des Schleims. Arch. f. Verdauungskrankh. Bd. 12. S. 364. 1906. - DERSELBE (3): Abdominaltrias. Ulcus duodeni, Cholelithiasis und Appendizitis. Arch. f. Verdauungskrankh. Bd. 27, S. 128. 1921.

5. Geschwülste des Magens und Duodenums.

Von

R. Borrmann-Bremen.

Mit 129 Abbildungen.

A. Geschwülste des Magens.

I. Stützsubstanzgeschwülste.

a) Die gewebsgleichen (homologen) Geschwülste von ausgereifter Beschaffenheit.

1. Allgemeines.

Die Stützsubstanzgeschwülste des Magens und auch des gesamten Verdauungskanals sind nicht häufig, erreichen — abgesehen von den Fibromyomen — kaum eine besondere Größe und treten klinisch nur sehr selten in die Erscheinung, so daß sie meist als Nebenbefunde bei den Sektionen erhoben werden.

Es kommen vor Fibrome, Neurofibrome, Myome, Fibromyome, Lipome, Lymphangiome und Hämangiome.

TILGER fand bei 3500 Sektionen 3 Myome, 3 Fibromyome, 7 Fibrome und 2 Lipome, wobei mir die verhältnismäßig große Zahl der Fibrome gegenüber den Leiomyomen auffällt, da nach meinen Erfahrungen letztere häufiger sind als erstere; ich habe nur wenige ganz reine Fibrome der Magenwand gesehen, auch KAUFMANN sagt, daß sie ,,sehr selten" sind.

Die genannten gutartigen Bindesubstanzgeschwülste kommen nach VIRCHOW meist im höheren Lebensalter vor, nach LUBARSCH vorwiegend in der zweiten Hälfte des Lebens, während STEINER bezüglich der Myome meint, daß sie in jedem Lebensalter zu finden sind. Die Tumoren, die ich gesehen habe, stammten vorwiegend von Fällen, in denen das 40. Lebensjahr überschritten war, doch kommen sie auch bei jugendlichen Individuen vor; TILGER sah ein Myom bei einem 2 jährigen Kinde. Da diese Tumoren wohl mit Sicherheit aus embryonalen Zelldystropien hervorgehen, sollte man es überhaupt vermeiden zu sagen, daß sie hauptsächlich im höheren Alter vorkommen. Sie werden deshalb vorwiegend bei älteren Leuten gefunden, weil sie sehr langsam wachsen und erst später in die Erscheinung treten, während wir sie bei den Sektionen jüngerer Individuen leicht übersehen.

2. Fibrom.

Sie sind, wie schon gesagt, selten, sitzen in der Submukosa, vorwiegend aber in der Subserosa, springen dementsprechend entweder nach innen oder nach außen vor, sind meist von unerheblicher Größe, weich oder derb, von streifigem Bau und unterscheiden sich weder makro- noch mikroskopisch von anderen Fibromen. Die kleineren machen selten klinische Erscheinungen und kommen als Nebenbefunde bei Sektionen vor, doch sind einige größere Fibrome durch Operation entfernt, da sie mehr oder weniger schwere Symptome gemacht hatten. Die größeren, polypösen Fibrome sind nicht selten gestielt. TILGER fand unter 3500 Sektionen 7 reine Fibrome (5 davon subserös) von Erbs- bis Haselnußgröße an der Vorderwand des Magens, die große Kurvatur bevorzugend, und beschreibt selbst ein kleinhühnereigroßes, größtenteils verkalktes Fibrom, das vorwiegend nach außen und nur mit einem kleinen Knollen nach dem Lumen zu sich entwickelt hatte und in einem kleineren Bezirk Übergänge zu Spindelzellensarkom zeigte (s. später bei Sarkom S. 828). Eine Zusammenstellung der bisher beschriebenen größeren Fibrome des Magens liefert KONJETZNY; er erwähnt Fälle von LEBERT, BIRCHER (mannskopfgroßes, 380 g schweres, subseröses Fibrom), KRÜGER, SPENCER (200 g schweres, submuköses Fibrom), TYOVITY (apfelgroßes, gestieltes, submuköses Fibrom), WILD (kleinhühnereigroßes, gestieltes, subseröses Fibrom), BESREDKA, und beschreibt selbst ein etwa daumengroßes, walzenförmiges, polypöses, von der Submukosa der Hinterwand ausgegangenes, dünngestieltes Magenfibrom, das operativ entfernt wurde.

3. Neurofibrom.

Sie kommen vor in Verbindung mit Neurofibromatose der Haut, wie auch allein und selbständig. v. RECKLINGHAUSEN fand neben den Hautfibroneuromen auch in einem seiner Fälle ebensolche Tumoren, etwa 20 an der Zahl, auf der Vorderfläche des Magens und einige weitere auf dem Dünndarm, miliar angeordnet; er leitet sie vom Plexus myogastricus ab. v. RECKLINGHAUSEN erwähnt in seinem Werke eine Angabe SANGALLIS aus dem Jahre 1860, der neben Hautfibroneuromen kleine, ebensolche Tumoren auf der äußeren Oberfläche des Magens sah. Weitere Fälle von Neurofibromen der Magen- und Darmwand finden wir bei MODRZEJEWSKI, WESTPHALEN, GERHARDT und KOHTZ, LERICHE. Die Tumoren lagen immer zwischen den beiden Muskelschichten (Plexus myentericus Auerbach) und waren kombiniert mit Hautneurofibromen. KOHTZ sah aber auch einen Fall, in dem ein Neurofibrom der Darmwand vorhanden war ohne gleichartige Hautgeschwülste, woraus hervorgeht, daß die Tumoren auch allein und selbständig in der Darmwand vorkommen. Einen ebensolchen Fall beschreibt ASKANAZY, in dem allerdings nicht unter der Serosa des Magens, wohl aber unter der des Duodenums und Jejunums 15 rundliche Knötchen von Stecknadelkopf- bis Walnußgröße lagen, ohne Hauttumoren. ASKANAZY fand keine markhaltigen Nervenfasern in ihnen, wohl aber Ganglienzellen und (wahrscheinlich) marklose Remaksche Nervenfasern und leitete die Tumoren wegen ihrer typischen Lage zwischen den beiden Muskellagen von den sympathischen Darmwandnerven ab. Er will die Neubildungen nach VIRCHOW als „zusammengesetzte" oder „gemischte Neurome" bezeichnen, da man den Namen „Neurofibrom" für reine Fibrome der Nerven gebrauche. ASKANAZY empfiehlt, bei allen Myomen und Fibromen der äußeren Magen- und Darmwandschichten daran zu denken, daß es auch „gemischte Neurome" sein können.

4. Lipom.

Während im Darm die Lipome keine Seltenheit sind, werden sie im Magen nicht häufig beobachtet; in der Literatur finde ich Fälle von VIRCHOW, TILGER,

Fenwick, Fischer, Brandt, Hellström, Spencer, Westenhoeffer, Konjetzny. Wie bei den Myomen unterscheiden wir auch bei den Lipomen innere und äußere, die ersteren gehen von dem Fettgewebe der Submukosa, die letzteren von dem der Subserosa aus. Schon Virchow hat nachgewiesen, daß die Submukosa des Verdauungskanals normalerweise Fettgewebe enthält, weshalb auch Lubarsch mit Recht die Magen-Darmlipome nicht als heteroplastische Geschwülste auffaßt. Die inneren Lipome sind häufiger als die äußeren, vorausgesetzt, daß man nicht etwa Lipome des Netzes, entlang den Kurvaturen, oder am Darm besonders große Appendices epiploicae als äußere Magen- bzw. Darmlipome auffaßt, was natürlich nicht richtig ist. Die inneren wie die äußeren Lipome des Magens sind entweder flächenhafte oder mehr halbkugelig vorspringende oder sogar polypös ausgezogene, gestielte Geschwülste, die selten

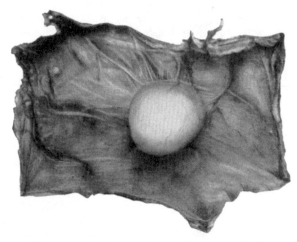

Abb. 1. Subseröses Lipom an der Vorderwand des Magens, oberhalb der großen Kurvatur.

eine besondere Größe erreichen; ihre äußere Form ist entweder glatt, häufiger gelappt, wie wir das ja auch sonst bei den Lipomen finden. In Abb. 1 habe ich ein kleinwalnußgroßes, subseröses Lipom abgebildet, das an der Vorderwand, dicht oberhalb der großen Kurvatur saß, eine kuglig vorspringende Gestalt und völlig glatte Oberfläche zeigte. Die Serosa mit ihren Gefäßen geht kontinuierlich auf die Oberfläche der Geschwulst über, diese völlig überziehend.

Mikroskopisch bestehen diese Lipome, wie immer, aus Fettgewebe, das durch bindegewebige Scheidewände in Komplexe eingeteilt ist; gar nicht so selten finden wir den embryonalen Typus der Fettzellen.

5. Hämangiom, Lymphangiom.

Die Hämangiome des Magens gelten als überaus seltene Geschwülste, während sie am Darm häufiger beobachtet sind; bei den letzteren besteht aber insofern eine Meinungsverschiedenheit unter den Forschern, als diese meist aus einem System erweiterter Blutgefäße bestehenden Geschwülste von manchen als echte Neubildungen, also als Hämangiome aufgefaßt werden, von anderen als kavernöse Phlebektasien. Letztere habe ich ab und zu auch gesehen, und zwar immer an der Ansatzstelle des Mesenteriums am Darm, dagegen sah ich sie nie am Magen. Echte Hämangiome des letzteren finde ich in der Literatur nur zweimal beschrieben, von Lammers und Konjetzny. In Lammers' Falle fand sich ein

2 cm im Durchmesser haltendes und 1,5 cm dickes Hämangiom in der Muskelschicht des Magens, das in das Lumen vorsprang; die Serosa und die über dem
Tumor leicht verschiebliche Schleimhaut waren unverändert, an letzterer sah
man nur 2 kleine Substanzverluste.

Die Lymphangiome des Verdauungskanals sind sehr selten, und wenn wir
von Chylusretentionszysten, die allerdings auch von manchen Untersuchern
als Geschwülste, als Chylangiome, bezeichnet werden, absehen, dann sind nach
STAEMMLER nur drei sichere Lymphangiome des Darmes beschrieben. Am
Magen ist scheinbar nur ein Fall beobachtet von ENGEL-REIMERS: an der Vorderwand des Magens, dicht unterhalb der infolge Ulkus stark geschrumpften kleinen
Kurvatur, saß subserös eine zweitalergroße, halbkugelig vorspringende, weiche
Geschwulst mit glatter Oberfläche, deren Schnittfläche schwammig gebaut
war und milchige Flüssigkeit entleerte. ENGEL-REIMERS spricht von Lymph-
angiom, hält das Gebilde aber nicht für eine echte Geschwulst, sondern für einen
Bezirk gestauter und erweiterter Lymphgefäße, infolge der Schrumpfungsprozesse
an der kleinen Kurvatur entstanden.

6. Fibromyom.

Die Leiomyome kommen einzeln oder multipel im ganzen Magendarmkanal
vor und scheinen am häufigsten im Magen, am seltensten im Ösophagus zu sein.
TILP sah in einem Magenfundus 20 kleine, subseröse Myome. NAZARI in einem
Falle 40, in einem zweiten 120 hanfkorn- bis nußgroße Myome im ganzen Magen
verteilt. STEINER, dem wir eine sehr eingehende Arbeit über die Myome des
Magen- und Darmkanals verdanken, fand 46 Fälle in der Literatur und fügte
5 neue hinzu; von diesen 51 Fällen kamen 21 auf den Magen und 30 auf den
Darm, so daß er letzteren für häufiger befallen erklärte; derselben Meinung
ist FLOERSHEIM. HAKE stellte 14 Jahre später 52 weitere Myome zusammen,
darunter 4 eigene, und fand Magen und Darm gleichmäßig befallen. Demgegenüber vertreten VIRCHOW und KEMKE die Meinung, daß am Magen der
häufigere Sitz sei; dieser letzteren Meinung möchte ich mich nach meinen
eigenen Beobachtungen anschließen.

Bezüglich des Sitzes hat man 3 Arten von Myomen unterschieden: das äußere,
innere und intramurale. Es ist einleuchtend, daß man bei diesen Neubildungen
nur bis zu einer gewissen Größe mit einiger Sicherheit sagen kann, ob sie von der
inneren oder äußeren Muskellage ausgegangen, also innere oder äußere Myome
sind, während bei fortgeschrittenem Wachstum diese Unterscheidung nicht mehr
möglich ist. So wird sich besonders beim intramuralen Myom der Ausgangspunkt bei zunehmender Größe des Tumors bald verwischen, und dieser entweder als inneres oder äußeres Myom in die Erscheinung treten, je nach dem
das Wachstum mehr nach der einen oder mehr nach der anderen Seite
erfolgte. In Abb. 2 habe ich ein pflaumengroßes, intramurales Fibromyom
der großen Kurvatur abgebildet, das sich fast gleichmäßig nach innen wie
nach außen entwickelt hat unter Aufsplitterung der Muskellage, die über beide
Pole des Tumors hinwegzieht. Abb. 3 zeigt uns bei Lupenvergrößerung den
Durchschnitt durch ein erbsgroßes inneres, Abb. 4 durch ein kleinerbsgroßes
intramurales und Abb. 5 durch ein kirschgroßes äußeres Fibromyom der Magenwand. Die Konsistenz der Fibromyome ist derb, die Schnittfläche weißlich,
sehnig glänzend, von sich durchflechtenden Faserzügen gebildet, entsprechend
den Uterusmyomen.

Die Myome des Magens sitzen meist an den Kurvaturen, und zwar ist die
große bevorzugt, seltener an der Vorder- und Hinterwand. Besonders hervorzuheben ist noch die Lokalisation an der Kardia (HAKE, NOLL, MIODOWSKI,

ANITSCHKOW) und am Pylorus, hier manchmal mit schweren Folgeerscheinungen, wie Hypertrophie, Dilatation und Spasmus (CAMINITI, SAMTER, POIRIER, PERNICE); in Abb. 6 habe ich ein haselnußgroßes Fibromyom abgebildet, das direkt auf dem Pylorusring sitzt, aber keine klinischen Erscheinungen gemacht hatte. In einem Falle von LOTSCH war durch ein polypöses Myom die Pars pylorica in das Duodenum invaginiert.

Die bei Sektionen gar nicht so selten als Nebenbefunde beobachteten Myome des Magens sind meist erbs- bis kirschgroß, selten größer. Doch kommen auch

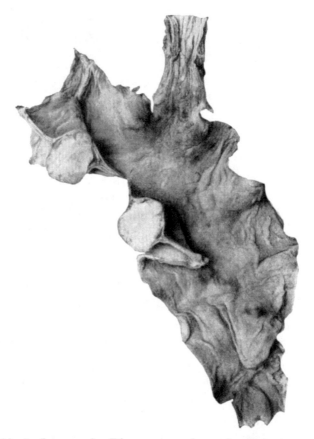

Abb. 2. Intramurales Fibromyom an der großen Kurvatur.

größere Tumoren vor, sowohl nach innen wie nach außen entwickelte. Erstere sind von NIEMEYER (apfelgroß), v. HANSEMANN, RUNGE (faustgroß) beschrieben. Auf die äußeren Myome, die übermäßig groß, bis mannskopfgroß, werden können, müssen wir noch näher eingehen, da sie manchmal zu schweren klinischen Erscheinungen führen (Druckerscheinungen, Verzerrungen, Abknickung und Achsendrehung des Magens) und operiert werden müssen. In den meisten Fällen sind diese großen Myome sarkomatös, und ich werde später bei den Sarkomen auf sie noch genauer zu sprechen kommen. Da diese Geschwülste manchmal an der großen oder kleinen Kurvatur sitzen, schieben sie sich bei ihrem Wachstum zwischen die Netzblätter und können so zu Täuschungen Veranlassung geben, indem sie zunächst für Netztumoren gehalten werden („Pseudonetztumoren",

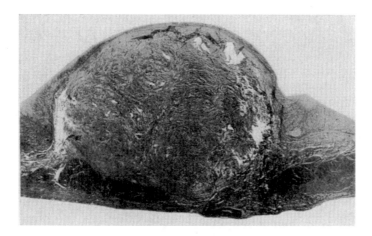

Abb. 3. Submuköses Fibromyom.

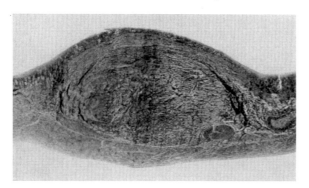

Abb. 4. Intramurales Fibromyom.

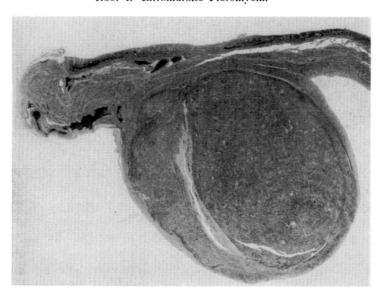

Abb. 5. Subseröses Fibromyom.

BORRMANN). KAUFMANN erwähnt in seinem Lehrbuch ein kindskopfgroßes
Myom der kleinen Kurvatur von 2325 g Gewicht, das den Magen um die Längsachse gedreht und so weit nach unten gezerrt hatte, daß der Tumor über dem
Beckeneingang lag und einen Ovarialtumor vorgetäuscht hatte; ERLACH operierte
ein $5^1/_2$ Kilo schweres Myom der kleinen Kurvatur, das sich teilweise zwischen
die Blätter des kleinen Netzes entwickelt hatte; KUNZE operierte ein mannsfaustgroßes Myom der Vorderwand des Magens nahe der Kardia mit Verzerrung
und Drehung des Magens nach vorn und unten; v. EISELSBERG entfernte ein
mannskopfgroßes, knolliges, $5^1/_2$
Kilo schweres Fibromyom der
Magenwand mit einem fibro-
sarkomatösen Bezirk im Innern,
das man vor der Operation für
eine Ovarialgeschwulst gehalten
hatte; EPPINGER beschreibt ein
mannskopfgroßes (26:14 cm)
Fibromyom der großen Kurvatur, von dem nur ein kleiner

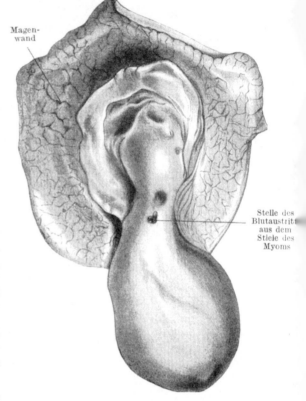

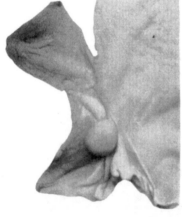

Abb. 6. Haselnußgroßes, submuköses
Fibromyom auf dem Pylorusring.

Abb. 7.   Inneres polypöses Magenmyom (tödliche
Blutung aus demselben).   (Nach MIODOWSKI:
Virchows Arch., Bd. 173, Taf. IV, Abb. 1.)

Teil in das Innere des Magens sich entwickelt hatte, die Schleimhaut vor sich
her drängend.   LOEWIT bringt ein mannskopfgroßes, lymphangiektatisches,
äußeres Myom der großen Kurvatur, PERLS NEELSEN ein 6 kg schweres äußeres
Myom.
    Abgesehen von geschwürigen Prozessen der die inneren Myome überziehenden
Schleimhaut finden wir innerhalb der Tumoren, besonders der großen, exogastrisch entwickelten, noch andere regressive Metamorphosen wie Nekrose,
Erweichung, Zystenbildung, Verkalkung (VIRCHOW, FROTSCHER, BORRMANN),
Verknöcherung (FISCHER) und Blutungen. Besonders die letzteren sind wichtig, da
einige Fälle bekannt sind, in denen der Tod durch Verblutung aus einem Magen-
myom eintrat (NIEMEYER, FISCHER, WEIS, MIODOWSKI).   Eine Abbildung aus

der Arbeit MIODOWSKIS bringe ich in Abb. 7: aus einem polypenartigen, 14 cm langen und oben 12 cm im Durchmesser haltenden Magenmyom waren mehrere Blutungen erfolgt, zum Schluß eine tödliche, und zwar aus einer kleinen geschwürigen Stelle am Stiel der Neubildung. Über Metastasen des nicht sarkomatösen Magenmyoms s. S. 824.

7. Histogenese der Fibromyome und ihre Beziehungen zu aberrierten Pankreaskeimen (Adenomyome).

Über die Entstehung der Myome besteht ebensowenig Klarheit wie über die Genese der Geschwülste überhaupt, und es kann nicht unsere Aufgabe sein, an dieser Stelle uns zu verbreiten über die zahlreichen Anschauungen, die in dieser Frage niedergelegt sind. Es kommen in Betracht: Entstehung aus der Magenmuskulatur selbst (VIRCHOW, FÖRSTER, BRODOWSKI, WESENER, PERNICE, STEINER, HESS, TILP, ANITSCHKOW); aus embryonalen Gewebskomplexen (COHNHEIM, RIBBERT, RICKER); aus Gefäßmuskulatur, wie RÖSGER, GOTTSCHALK und BORST für die Uterusmyome, LUBARSCH und COHEN für die Magenmyome annehmen.

COHEN hat 3 kaum linsengroße Myome des Magens untersucht, die im Zentrum eine Arterie mit Intimawucherung und Kalkplatten zeigten; die verdickte Muskulatur der Gefäßwand ging kontinuierlich über in die ebenfalls konzentrisch angeordnete Muskulatur des Myoms. In einem Falle war der Tumor in 4 Bezirke eingeteilt, von denen zwei je eine sklerotische, zum Teil verkalkte Arterie im Zentrum zeigten. COHEN warnt aber davor, diese „Gefäßtheorie", wie sie RÖSGER zuerst für die Entstehung der Uterusmyome aufgestellt hat, zu verallgemeinern.

Es sei nun noch einiges gesagt über die Genese der Magen-Darmmyome im Hinblick auf ihre Beziehungen zu aberrierten Pankreaskeimen. Die bekannte COHNHEIMsche Ansicht, daß Geschwülste aus embryonal liegengebliebenem Zellmaterial entstehen, ist auch für die Uterus- und Intestinalmyome herangezogen worden, zumal es Myome mit Drüsen gibt. v. RECKLINGHAUSEN leitete die Adenomyome des Uterus von Resten des Wolffschen Körpers ab, RICKER von solchen des Müllerschen Ganges, ebenso KOSSMANN. Nun sind sowohl im Darm, als auch in der Pars pylorica und in der Wand des Duodenum (darüber später) Adenomyome gefunden, die man mit aberrierten Pankreasanlagen in Beziehung bringt. Die umfangreiche Literatur über Nebenpankreas und abgesprengte Pankreaskeime im Magen, Dünndarm, Meckelschen Divertikel, Dickdarm, Mesenterium und Nabel hat BEUTLER sorgfältig zusammengestellt. Für derartige Tumoren hat MATHIAS den Namen „Progonoblastome" aufgestellt, indem „von einem Organ in seinem phylogenetischen Ausbreitungsgebiet ein Rest atavistisch auftritt, und zwar an Stellen, wo in der normalen Fötalentwicklung dieses Organ nicht vorhanden ist"; aus diesen organoiden Gewebskomplexen können dann Tumoren hervorgehen. BEUTLER beschreibt 2 kleinkirschgroße Pankreaskeime in der Magenwand, einmal am Pylorus, einmal 4 cm davon entfernt, die im myomatösen und adenomatösen Sinne geschwulstartig vergrößert waren; er sagt: „... so handelt es sich um einen eigenartigen Geschwulsttyp von organmäßigem Aufbau mit deutlichem, intramural in der Magenwand gelegenen Pankreasgewebe. Daneben findet sich lokale Muskelvermehrung im Sinne der Myombildung und adenomartige Wucherung mit hohen Zylinderzellen in den Drüsenröhren, die deutlich als Derivate der Ausführungsgänge erkennbar sind." Schon lange vorher hatte COHEN einen Fall von Adenomyom des Pylorus beschrieben, das er ebenfalls von einem akzessorischen Pankreas ableitet und betont ganz besonders, daß es sich um einen echten Tumor handle, nicht etwa nur um Pankreasgewebe. Er sagt, seiner Meinung nach kämen sicher wie im Uterus so auch im Magen Adenomyome kongenitaler Herkunft vor.

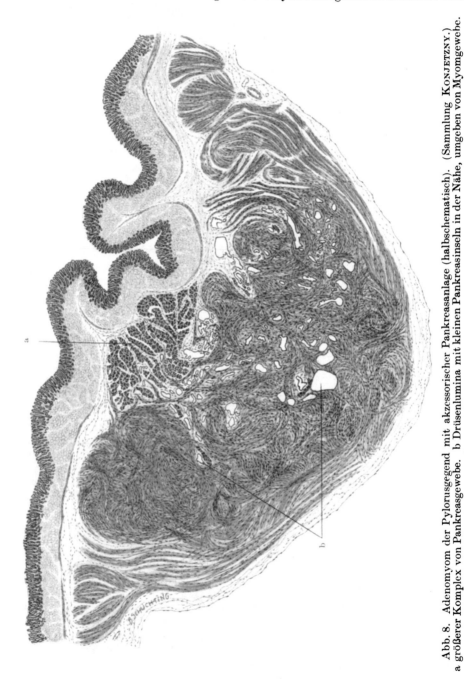

Abb. 8. Adenomyom der Pylorusgegend mit akzessorischer Pankreasanlage (halbschematisch). (Sammlung Konjetzny.) a größerer Komplex von Pankreasgewebe. b Drüsenlumina mit kleinen Pankreasinseln in der Nähe, umgeben von Myomgewebe.

Auch Konjetzny beschreibt einen solchen Fall und bildet ihn ab (Abb. 8). Für Adenomyome ohne Pankreasgewebe nimmt Konjetzny ebenfalls eine Entwicklung aus aberriertem Pankreasgewebe an und meint, daß die Drüsenschläuche Ausführungsgänge seien, während eigentliches Pankreasgewebe nicht zur Entwicklung gekommen sei (Abb. 9).

Eine sehr interessante Erklärung des akzessorischen Pankreas und aller dieser Neubildungen im ganzen Magendarmkanal gibt LAUCHE, der sie von „dysontogenetischen Heterotopien" ableitet, die er wieder auf die weit verbreiteten embryonalen Epithelknospen zurückführt, die die Fähigkeit der weiteren Ausdifferenzierung nach zwei Richtungen hin haben, in Richtung auf das

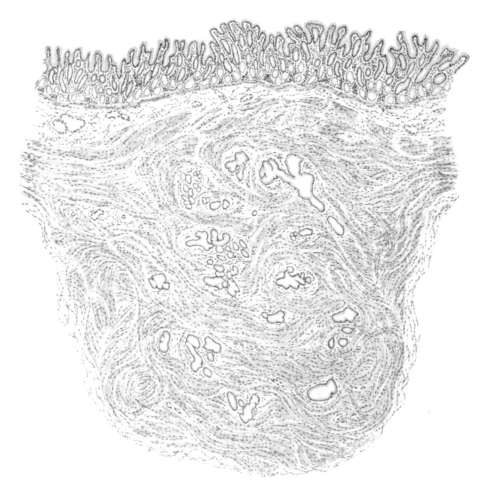

Abb. 9. Fingerkuppengroßes Adenomyom des Pylorus ohne Pankreasgewebe.
(Nach KONJETZNY.)

Pankreas und auf das Darmepithel. „Sie stellen auf verschiedenen Stufen stehengebliebene Stadien verschiedener Differenzierungsrichtungen der Epithelknospen dar." „Die engen Beziehungen zwischen den Adenomyomen und dem akzessorischen Pankreas sind schon lange erkannt worden"; zwischen beiden gibt es „alle Übergänge".

Es ist nun aber auch die Meinung vertreten worden, daß es Adenomyome am Magen gibt, die nicht aus aberriertem Pankreasgewebe hervorgehen, sondern aus dem Gewebe der Magenwand selbst. So beschreibt MAGNUS-

Alsleben 5 derartige Fälle und leitet die in den Myomen vorhandenen Drüsen von den Brunnerschen Drüsen ab im Gegensatz zu Cohen. Die Neubildungen saßen auf der der großen Kurvatur entsprechenden Stelle des Sphincter pylori, waren sehr klein, kaffeebohnen- und erbsgroß, ihre Drüsen standen in direktem Zusammenhange mit den Brunnerschen Drüsen. Der Autor nimmt in einem Fall embryonale Anlage an, in einem zweiten hält er diese für wahrscheinlich. Anitschkow fand auch in einem Kardiamyom Drüsengänge, die ebenfalls mit den Magendrüsen im Zusammenhang standen; er lehnt aus diesem Grunde die Entstehung des Myoms aus embryonal versprengten Keimen ab. Torkel bestreitet, daß die Fälle von Magnus-Alsleben Adenomyome seien und hält sie für einfache Hyperplasien der Brunnerschen Drüsen, da die Abgeschlossenheit der Gebilde in sich fehle, und die Drüsen an der Schleimhautoberfläche münden; nur der Fall von Cohen sei ein echtes Adenomyom. Torkel untersuchte eine bei einem 4 Wochen alten Kinde resezierte Pars pylorica, die eine 2,5 cm lange, 2,7 cm breite und 0,5 cm starke, tumorartige Verdickung zeigte, nicht scharf begrenzt, bestehend aus hypertrophischer Muskulatur und Drüsenkomplexen, die verschiedenes Aussehen hatten: sie sind in der Entwicklung begriffen und teilweise stehen geblieben. Torkel hält die Veränderung für mißbildete Brunnersche Drüsen, die während der Entwicklung abgesprengt wurden und sich deshalb mangelhaft entwickelten; die Hyperplasie erklärt er durch Störungen bei der Vereinigung von Magen und Darm, wobei auch Drüsenabsprengungen fehlen können. Zum Vergleich zieht er andere Mißbildungen an dieser Stelle heran, z. B. den Verschluß des Magenmundes und des Duodenums, den Verschluß des Pylorus durch drüsenähnliche Gewebsmassen u. a. m.

Daß übermäßige Wucherungen der Brunnerschen Drüsen in der Pars pylorica vorkommen, ohne daß man von Geschwulst sprechen könnte, beweisen Fälle von Josselin de Jong, in denen die Drüsen unter Verdrängung der Submukosa so stark gewuchert waren, daß Stenose erfolgte, während Muskelhypertrophie, Entzündung und Narbenbildung fehlten. Die Wucherung war zirkulär oder zirkumskript, manchmal mit Einziehung der Serosaseite, in einem Falle sogar mit Ulzeration der Mukosa. Der Autor erklärt die Hyperplasie der Brunnerschen Drüsen als „falsche, d. h. vergrößerte Anlage".

Es ist keine Frage, daß die Befunde von Josselin de Jong und Torkel nichts zu tun haben mit Geschwulstbildung, während die Fälle von Magnus-Alsleben nicht ganz eindeutig sind; es könnten vielleicht doch Adenomyome auf Grund einer lokalen, embryonalen Störung sein, womit dann der Beweis geliefert wäre, daß durchaus nicht immer die Adenomyome des Verdauungskanals auf aberriertes Pankreasgewebe zurückgeführt werden müssen, oder man könnte im Sinne Lauches auf die Epithelknospen zurückgreifen.

8. Divertikelmyom.

Diese sehr seltenen Fälle zeichnen sich dadurch aus, daß das Myom einen divertikelartigen Hohlraum aufweist, der breit mit dem Magenlumen kommuniziert, oder besser ausgedrückt, daß wir ein Divertikel sehen, dessen Wand myomatös oder sarkomatös ist. Dieser Unterschied ist bedeutsam in Hinsicht auf die Entstehung der Gebilde. Ich selbst habe einen derartigen Fall gesehen (Abb. 10 und 11) und beschreiben lassen (Cleve). Puskeppelies (Christeller) bringt 4 Fälle, die er als „divertikuläre Myome" bezeichnet; er betont die Seltenheit und fand auch keinen weiteren Fall in der Literatur. Es unterliegt keinem Zweifel, daß unser Fall gleicher Natur ist, wie die von Puskeppelies beschriebenen, nur deute ich die Neubildungen anders. Puskeppelies nimmt an, daß durch Kontraktion der Muskelelemente im Myom eine dellenartige Einziehung der

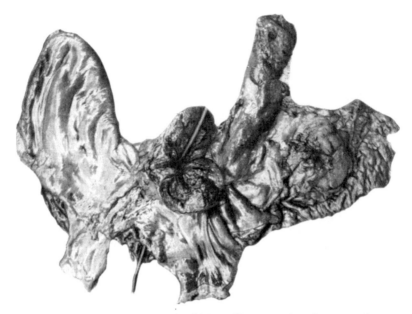

Abb. 10. Divertikelmyom an der kleinen Kurvatur (Ansicht von außen).

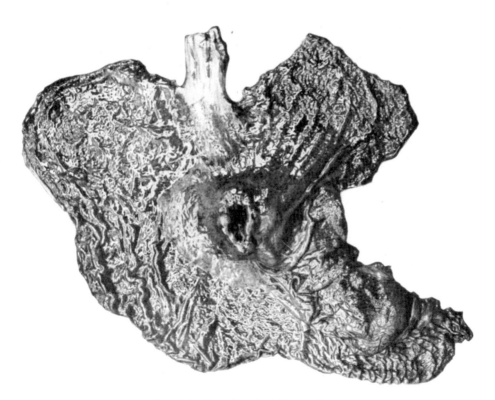

Abb. 11. Dasselbe, Ansicht von innen.

Oberfläche entsteht, die dann durch das Andrängen der Ingesta und durch die peristaltischen Bewegungen des Magens weiter ausgebuchtet wird („Ausbeulung") bis zu einem mehr oder weniger großen Hohlraum. Ich kann mich dieser Erklärung nicht anschließen, da ich mir weder eine Dellenbildung durch Kontraktion der Muskelfasern, noch eine passive Vertiefung dieser Delle bis zur Tiefe eines Divertikels vorstellen kann, vielmehr glaube ich, daß es sich um Magendivertikel handelt, deren Wandung myomatös, in unserem Falle sarkomatös (myosarkomatös) geworden ist. Deshalb halte ich die Bezeichnung „divertikuläres Myom", die Puskeppelies gibt, nicht für so gut wie Divertikel-myom, da der Hauptnachdruck nicht auf Myom, sondern auf Divertikel liegt; es sind keine primären Myome, die sekundär divertikelartig ausgebeult werden, sondern primäre Divertikel, deren Wand sekundär myomatös wird. Auch Lauche, der letzthin einen gleichen Fall vom Jejunum beschrieben hat, spricht von „myomatösem Divertikel" und hält die Erklärung Puskeppelies' nicht für richtig; er versteht ebenfalls nicht, „wie durch eine Kontraktion wirr durcheinanderliegender Muskelzellen in einem Myom eine Delle an der Oberfläche entstehen soll, die noch dazu bleibend gedacht wird, ganz abgesehen davon, daß wir nichts Sicheres über die Kontraktionsfähigkeit der Myome wissen". In Lauches Fall wurde durch eine Gewebsmißbildung an der Schleimhaut im Bereich des Divertikels direkt der Beweis erbracht, daß es sich um ein primäres Divertikel mit sekundärer Myombildung in seinen Wandungen handelte.

9. Das „maligne Myom".

Es sind ganz seltene Fälle beschrieben, wo sonst als völlig gutartig bekannte Geschwülste Metastasen gebildet haben, ohne daß ihre histologische Struktur, weder im Primärtumor, noch in den Metastasen, Abweichungen gezeigt hätte von der bekannten Struktur der betreffenden gutartigen Neubildungen; ich nenne hier die Struma, das Enchondrom, Myom, Ovarialkystom, Angiom. In früheren Arbeiten über ein Enchondrom und ein Angiom mit Metastasen habe ich das als „Metastasenbildung bei histologisch gutartigen Tumoren" bezeichnet, wobei der Schwerpunkt auf „histologisch" liegen soll, denn die Tumoren sind maligne, da sie metastasieren; sie zeigen aber überall den sonst bekannten Bau der gutartigen Geschwülste. Es sind das zweifellos besonders seltene Tumoren, die uns von neuem lehren, daß wir den Zellen die „Malignität" nicht immer ansehen können. Was nun die Myome betrifft, so sind „maligne Myome" einige Male im Uterus beschrieben, einmal am Darm (Schmorl) und vom Magen ist scheinbar nur ein Fall von v. Hansemann bekannt, der bei einem 43jähr. Manne eine ulzerierte Geschwulst an der kleinen Kurvatur fand, die Metastasen neben der einen Niere und in der Leber gesetzt hatte; sämtliche Geschwülste zeigten mikroskopisch völlig den Bau der gewöhnlichen Myome mit zystischer Degeneration.

Über die sarkomatösen Myome (Myosarkome, myoblastischen Sarkome) des Magens werden wir später bei den Sarkomen zu sprechen haben (cf. S. 834).

10. Zysten.

Obwohl die Zysten nicht eigentlich zu den Geschwülsten gehören, will ich doch einige Worte darüber sagen. Abgesehen von kleineren Zysten, die man ab und an in der Schleimhaut oder in heterotopisch gewucherten Drüsen des Magens (Saltzmann) finden kann, und die man wohl auf embryonal (Lauche, „nicht ausdifferenzierte Epithelknospen") oder durch entzündliche Prozesse abgeschnürte Drüsen zurückführen muß, sind einige wenige Fälle von größeren Zysten des Magens beschrieben, die aber bezüglich ihrer Herkunft und Natur völlig unklar sind. Es sind Fälle von Schmidt, Read, Gallois et Leflaive und Ziegler. Ziegler erklärt die Zyste traumatisch, indem durch einen festen Stoß die Serosa der vorderen Magenwand abgehoben wurde, und es so zu einer Art Pseudozyste gekommen sei. In den anderen drei Fällen wird immer nur angegeben, daß die Zyste der Außenfläche des Magens angehörte, es sich also wohl um eine Entstehung aus der Serosa — analog den Peritonealzysten — gehandelt hat. Die Fälle sind nicht genau genug beschrieben um klar zu sein; ich selbst habe nie eine Serosazyste der Magenwand gesehen. In einem von Wendel beschriebenen Fall, den Lauche als „Zyste" anspricht, handelt es sich um einen kongenitalen Nebenmagen.

b) Die Stützsubstanzgeschwülste von mangelhafter Gewebs- und Zellreife.

1. Sarkom.

Allgemeines.

Im Verhältnis zum Magenkrebs ist das Magensarkom selten, wenn sich auch seit etwa dem Jahre 1900 die veröffentlichten Fälle sehr gehäuft haben. Das Anschwellen der Literatur in den letzten 20 Jahren ersieht man am besten aus folgenden Zahlen: es wurden, nachdem 1864 Virchow als erster 3 Fälle beschrieben hatte, zusammengestellt: 1898 von Brooks 15 Fälle, 1900 von Mintz 41, 1905 von Oberst 70, 1907 von Hosch 85 und von Muscatello 88, 1909 von Lofaro 121 und von Ziesché und Davidsohn 143, 1911 von Briggs 150, 1912 von Hesse 162, 1913 von Flebbe 157 Fälle. Als erster hat Schlesinger (1897) das Magensarkom einer eingehenden Bearbeitung unterzogen, ferner Zésas (1911), und als letzter hat sich Konjetzny (1920 und 1922) in zwei großen und gründlichen Arbeiten mit diesem Thema befaßt. Besonders dankenswert ist es, daß Konjetzny auf Grund des vorliegenden Materials und eigener sieben Beobachtungen eine Einteilung der Magensarkome nach Form und Sitz vorgenommen hat, wenngleich die Einteilung vielleicht zu sehr spezialisiert ist; doch darüber später.

Wie häufig das Magensarkom wirklich vorkommt, ist eine strittige Frage, da man einmal annehmen kann, daß mancher Magentumor makroskopisch für ein Karzinom gehalten und nicht genügend mikroskopisch untersucht ist, so daß die Zahl der Magensarkome zu niedrig ist (Hosch, Konjetzny), andererseits möchte ich aber betonen, daß besonders unter den Fällen aus der älteren Literatur sicher eine große Zahl von Sarkomen, wahrscheinlich Rundzellensarkomen, sich befindet, die zu den Karzinomen gehören, da nicht nur makroskopisch, sondern auch mikroskopisch die Ähnlichkeit zwischen beiden Tumorformen eine sehr große sein kann. Wir wissen heute, daß es einen ganz diffus wachsenden, mehr oder weniger polymorphzelligen Magenkrebs gibt, der nur hier und da einmal einen leicht angedeuteten alveolären Bau zeigt und der oft für ein Sarkom gehalten ist und wird. Daß die Zahl der Magensarkome eine kleine sein muß, geht daraus hervor, daß z. B. Wild (München) unter 324 und Gult (Berlin) unter 840 sezierten Sarkomfällen kein einziges Sarkom des Magens fanden. Tilger unter 3500 Sektionen nur 1, Hosch unter 13387 Sektionen nur 6, Donath unter 6000 nur 1, Schlesinger unter 1800 nur 13 einschlägige Fälle sah. Auch die von einigen Autoren angegebenen Prozentzahlen der Sarkome unter den Magengeschwülsten überhaupt beweisen das: Yates 2%, Haberkahnt 1,5%, Lexer 0,5%, Billroth 1,5%, Storch 1,6%, Konjetzny

1,3%; demgegenüber geben allerdings höhere Zahlen an Lofaro 4%, Perry und Shaw 8%, Fenwick 5—8%. Ziesché und Davidsohn nennen die Angabe Fenwicks ,,sicher falsch".

Die Meinung der meisten Autoren geht also dahin, daß das Sarkom des Magens eine seltene Geschwulst ist; ich selbst untersuche jede Magengeschwulst mikroskopisch und habe unter 11 475 Sektionen 240 Karzinome und 5 Sarkome am Magen gefunden, d. h. 2% Sarkome unter sämtlichen bösartigen Magengeschwülsten. Hünermann (Klinik v. Eiselsberg) fand unter 238 bösartigen Magentumoren 231 Karzinome und 7 Sarkome (Lymphosarkome) = 3%.

In der großen Sammelstatistik, die vom Krebskomitee in Berlin (Lubarsch) aufgestellt und mir zugänglich gemacht wurde, finden sich 2738 Krebse und nur 9 Sarkome des Magens = 0,3%, also eine viel geringere Zahl.

Alter und Geschlecht.

Männer und Frauen werden in annähernd gleicher Zahl befallen. Das Alter zwischen 40 und 60 ist am meisten bevorzugt, wie aus folgenden Tabellen hervorgeht.

	Lofaro	Ziesché und Davidsohn	Flebbe
1—10	2	3	2
11—20	9	11	11
21—30	19	18	20
31—40	14	15	22
41—50	26	29	31
51—60	21	24	34
61—70	6	12	21
71—80	4	6	21

Die Rundzellensarkome kommen hauptsächlich im jugendlichen Alter vor, und Ziesché und Davidsohn haben für das Lymphosarkom ein Durchschnittsalter von 36 Jahren festgestellt. Sarkome bei Individuen unter 20 Jahren sind nur einige beschrieben, so von Finlayson (3½ jähriger Knabe), Thursfield (3¾ jähriger Knabe), Wunderlich (12 jähriges Mädchen), Perry und Shaw (12 jähriger Knabe), Fritzsche (13 jähriges Mädchen), Dalton (15 jähr. Knabe), Maas (18 jähriger Knabe); histologisch waren diese Tumoren 5 Lymphosarkome, 1 Spindelzellen-, 1 myoblastisches Sarkom.

Ätiologie.

Die Ursachen für das Magensarkom sind völlig unbekannt; Angaben darüber, daß Ulzera, Narben, entzündliche Vorgänge oder Traumen (Fall Brooks) ursächlich eine Bedeutung haben, sind völlig hypothetisch und in keiner Weise zu verwerten. Meiner Meinung nach spielen auch beim Magensarkom, genau wie bei allen anderen Geschwülsten, fötale Zelldystopien die größte Rolle, doch bin ich mir bewußt, daß auch diese Annahme eine Hypothese ist, abgesehen von den sarkomatösen Myomen, die sich ja wahrscheinlich häufig aus Fibromyomen entwickeln, die ihrerseits von den meisten Forschern als fötal angelegte Geschwülste aufgefaßt werden.

Sitz und makroskopisches Verhalten.

Wir finden das Magensarkom, soweit es noch einen begrenzten Tumor darstellt und nicht schon den größten Teil des Magens befallen hat, am häufigsten an der großen Kurvatur, in zweiter Linie am Pylorus. Es besteht hier also ein geringer Unterschied gegenüber dem Magenkarzinom, der auch noch darin sich äußert, daß beim Sarkom der Fundus häufiger befallen ist als der Pylorus, wie aus YATES' Zahlen hervorgeht: Kardia 6%, Fundus 58%, Pylorus 36%. HESSE gibt folgende Zahlen: große Kurvatur 25%, Pylorus 20%, diffuse Ausbreitung 25%, andere Magenabschnitte 30%. Das Sarkom sitzt nach FLEBBE 3mal so häufig an der Hinterwand wie an der Vorderwand.

Vor KONJETZNY war es noch nicht versucht worden, die Magensarkome in bestimmte, klinisch und anatomisch charakterisierte Formen einzuteilen, auch HESSE hielt das nicht für möglich. Es ist deshalb ein Verdienst KONJETZNYs, zum ersten Male eine Einteilung vorgenommen zu haben, bei der als Hauptgesichtspunkte einmal die Form und dann vor allem die Entwicklungsrichtung des Tumors maßgebend war, die, wie wir noch sehen werden, gerade bei den Magensarkomen eine typische ist, und zwar ganz allgemein gesagt: einmal nach innen, dann nach außen und schließlich flächenhaft in der Wand.

KONJETZNYs Einteilung ist folgende:

I. Die ausgesprochen exogastrisch sich entwickelnden Magensarkome.
   1. Gestielte derbe Magensarkome.
   2. Gestielte weiche bis zystische Magensarkome.
   3. Breitbasig dem Magen aufsitzende weiche Magensarkome.

II. Die gestielten inneren (endogastrischen) Magensarkome.

III. Die flächenhaft in der Magenwand sich ausbreitenden Sarkome.
   1. Die flächenhaften, fungösen, expansiv wachsenden Magensarkome.
   2. Die flächenhaften, ausgesprochen infiltrativ wachsenden Magensarkome.

KONJETZNY hat diese überaus spezialisierte Einteilung teilweise aus anatomischen Gründen, vor allem aber mit Rücksicht auf die klinischen Gesichtspunkte gewählt, da die einzelnen Gruppen in diagnostischer und operativ-technischer Hinsicht auseinander gehalten werden sollen. Vom anatomischen Standpunkte aus muß ich sagen, daß wir mit einer einfacheren Gruppierung auskommen, da es ohne Belang ist, ob der exogastrisch entwickelte Tumor mit einem mehr oder weniger dicken Stiel oder in einer etwas größeren Ausdehnung aufsitzt, ob er derbere oder weichere Struktur zeigt — das ist meist eine histologische Frage —, weiterhin lohnt es sich kaum, besondere Gruppen aufzustellen für einige Tumorformen, die so selten vorkommen, daß bisher nur einige wenige Fälle beschrieben sind; so erwähnt KONJETZNY für Gruppe I, 1 nur 3 bzw. 4, für Gruppe I, 3 nur 4 Fälle. Auch ist es nicht nötig, die flächenhaft wachsenden Sarkome in 2 Untergruppen einzuteilen — KONJETZNY bringt für Gruppe III, 1 nur einen eigenen Fall —, da zwischen den beiden Geschwulstgruppen häufig Übergänge vorkommen, und die flächenhaften Sarkome, einerlei, ob sie etwas mehr diffus oder etwas mehr expansiv wachsen, in ihrer Gesamtheit sich schon scharf unterscheiden lassen von den beiden anderen Gruppen I und II. Ich möchte deshalb nach KONJETZNY die Magensarkome in 3 Gruppen einteilen, in die exogastrisch sich und die endogastrisch entwickelten und die flächenhaft innerhalb der Magenwandschichten gewachsenen Sarkome (intramurale). Wir werden bei dieser Einteilung unwillkürlich an die der Fibromyome des Magens erinnert, und in der Tat finden wir, daß der größte Teil der Sarkome unserer Gruppe I und II den sog. myoblastischen Sarkomen angehört, wobei ich schon jetzt bemerken möchte, daß vielleicht auch manches Spindelzellensarkom unter ihnen aus einem Fibromyom hervorgegangen ist, ohne daß man dieses an den meist sehr großen Neubildungen feststellen könnte. Ich komme auf diese Frage bei der Histologie und Histogenese noch zu sprechen.

Ob eine derartige Geschwulst sich nach außen oder in den Magen hinein
entwickelt, hängt in erster Linie davon ab, in welcher Schicht der Magenwand
sie ihren Ursprung nimmt. Schon bei den Fibromyomen (S. 818) hatte ich einige
Fälle von ungeheuer großen, nach außen entwickelten Tumoren angeführt
(Kaufmann, Erlach, Kunze, v. Eiselsberg, Eppinger, Loewit), die, was
Größe und Schwere, Verdrängungserscheinungen, Fehldiagnosen (Netztumor,
Ovarialtumor usw.) anbetrifft, sich in nichts unterscheiden von den sog. Myosarkomen. Beiden gemeinsam ist auch noch eine anatomische Besonderheit,
auf die näher eingegangen werden muß. Falls diese Geschwülste sich an der
großen, oder, was seltener ist, an der kleinen Kurvatur entwickeln, können sie
sich zwischen die Netzblätter schieben und dann für Netztumoren gehalten
werden („Pseudonetztumoren", Borrmann), zumal ihre Haftstelle am Magen
im Verhältnis zu ihrer Größe meist ganz gering an Umfang ist (taler- bis klein-
handtellergroß, Kosinski, Alessandri, Borrmann).

Die exogastrisch entwickelten Magensarkome.

Diese Geschwülste gehen meist von der großen Kurvatur, von der Vorder-
oder Hinterwand des Magens aus, seltener von der kleinen Kurvatur, sind manchmal gestielt, meist sitzen sie aber breitbasig in der Magenwand, wenn auch nur
in geringem Umfange (s. oben).
Bei größeren Tumoren, die durch
ihre Schwere wirken (manchmal
mannskopfgroß), kann dann
diese Wandpartie trichterförmig
ausgezogen sein, und die Schleimhaut diesen Trichter ununterbrochen auskleiden. Übergänge zu
den endogastrischen Tumoren
bilden diejenigen Fälle, in denen
sich die Geschwulst nach außen
und nach innen entwickelt hat,
meist nach außen mehr als nach
innen, eine Folge der Schwere.
Die Richtung der Tumorentwicklung hängt in erster Linie ab
von der Ursprungsstelle innerhalb der Wandschichten, ob
mehr mukosa- oder mehr serosa-

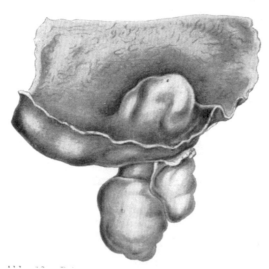

Abb. 12. Primäres Magensarkom. Entwicklung
nach innen und außen. (Nach Tilger: Virchows
Arch. Bd. 133.)

wärts. Zwei sehr schöne Fälle
derart sind die von Tilger und
Nauwerck. Tilger, dessen
Fall ich in Abb. 12 bringe, nimmt
an, es habe erst ein Fibrom bestanden, das sarkomatös (Spindelzellensarkom) geworden sei, da er histologisch Übergänge fand zwischen beiden
Gewebsarten; er äußert sich nicht über die Frage, in welcher Magenwandschicht
der Tumor entstanden sein könnte.

Sarkome, die sich zwischen die Blätter des kleinen Netzes entwickelt hatten,
sind von Heller und Schiller beschrieben, solche, die von den Blättern des
großen Netzes eingehüllt waren, von Virchow, Brodowski, Kosinski, Mollard, Gouilloud, Alessandri, Ghon und Hintz, Hermann, Feurer, Amelung, Borrmann. Da die Netzblätter mit der Oberfläche des Tumors verwachsen
sind, das ganze Tumorpaket frei beweglich ist, so sind diese Geschwülste meist

zunächst für solche des Netzes gehalten; erst bei genauem Präparieren kommt man an die am Magen befindliche Haftstelle der Neubildung. Ich habe diese Tumoren deshalb als „Pseudonetztumoren" bezeichnet. Erwähnt sei übrigens, daß sich derartige Tumoren auch am Dünn- und Dickdarm finden und sich in gleicher Weise in die Blätter des Mesenteriums bzw. Mesokolons entwickeln können. In Abb. 13 bringe ich ein schematisches Bild aus der Anatomie von Brösike, in das ich in Abb. 14 halbschematisch ein mannskopfgroßes, zwischen die Netzblätter entwickeltes, myoblastisches Sarkom eingezeichnet habe (aus meiner früheren Arbeit entnommen). Das Bild kann als Schema gelten, da die anatomischen Verhältnisse in derartigen Fällen immer annähernd die gleichen sind.

Das Verhalten dieser exogastrisch entwickelten Sarkome kann nun innerhalb der Magenwand noch ein anderes sein, wenn es sich um weiche, zu Zerfall neigende, bösartige Tumoren handelt, da es in solchen Fällen zu einer Vorbucklung der Schleimhaut kommt, die von den Geschwulstmassen durchbrochen wird. Durch den Zerfall der weichen Geschwulstmassen kommt es manchmal zu Blutungen, die zum Tode führen können (Robert); auch Verblutung in die Bauchhöhle ist bei diesen weichen, malignen Sarkomen beobachtet (Nauwerck, Konjetzny).

Neben einer Entwicklung dieser Geschwülste zwischen die Netzblätter kommt natürlich, und zwar häufiger, eine solche in die freie Bauchhöhle vor, sowohl nach vorn (Ehrendorfer, Kaufmann, Durante, Cohn, Miodowski, Hosch, Moser, Maylard, Hinterstoisser, Muscatello, v. Graff, Kondring, Konjetzny), wie nach hinten, in die Bursa omentalis (Miodowski, Moser).

Die Größe der nach außen entwickelten Magensarkome ist ganz verschieden, sie können Mannskopfgröße erreichen. Es ist klar, daß diese Geschwülste starke Verdrängungserscheinungen machen müssen und zwar in verschiedenen Richtungen, je nach ihrem Sitz. Die an der kleinen Kurvatur sitzenden werden die Leber und das Zwerchfell nach oben, den Magen nach unten drängen, die an der großen Kurvatur und an der Vorderwand lokalisierten den Dick- und Dünndarm nach abwärts, die von der Hinterwand ausgehenden das Pankreas nach hinten drängen und komprimieren (Moser, Miodowski). Die umfangreichen Tumoren der großen Kurvatur und der Vorderwand ziehen durch ihre Schwere den Magen nach unten bis zum Becken, so daß er schlauchähnlich ausgezogen, verzerrt und abgeknickt sein kann. Klinisch sind diese Neubildungen am häufigsten verwechselt mit Ovarialtumoren (Ehrendorfer, Kaufmann, Feurer, Konjetzny), dann sind sie aber auch für Milztumoren (Lofaro, Greenkow, Cayley), Pankreaszysten und Nierengeschwülste (Moser) gehalten. Auch sekundäre Verwachsungen mit benachbarten Organen, besonders mit dem Dickdarm, kommen vor.

Die Gestalt und Konsistenz ist ebenfalls ganz verschieden, wir finden knollige, gelappte und mehr rundliche, glatte Formen, von derber und weicher Konsistenz. Die Fibrosarkome oder zellarmen Spindelzellensarkome sind fester, während die weichen Tumoren fast immer myoblastische Sarkome sind.

Die endogastrisch entwickelten Magensarkome.

Sie sind selten (Moser, Geymüller, Konjetzny), gestielt oder breitbasig aufsitzend und pilzförmig in das Magenlumen vorspringend; nach Konjetzny ist ihre Oberfläche glatt, die den Tumor überziehende Schleimhaut auf der Höhe der Kuppe ulzeriert, die glatte Oberfläche unterscheidet diese Sarkome von den Karzinomen, deren Oberfläche höckerig und zerklüftet ist.

Die flächenhaft in den Magenwandschichten ausgebreiteten Sarkome.

Hier kommt in erster Linie das Lymphosarkom in Betracht, das ein in gewisser Weise typisches Verhalten zeigt: es wächst flächenhaft, die Magenwandschichten diffus infiltrierend und manchmal bis auf mehrere Zentimeter gleichmäßig verdickend, auf der Innenwand knollige Hervorragungen und beetartige Infiltrate bildend, mit meist geringer Ulzeration; an den Ausläufern des Tumors sieht man dann nur gewulstete und verbreiterte Falten, die sich allmählich verlieren; Durchbrüche durch die Serosa sind selten. Einige Untersucher, wie Smoler, Paltauf und Sternberg geben an, daß der Magen beim Lymphosarkom stark

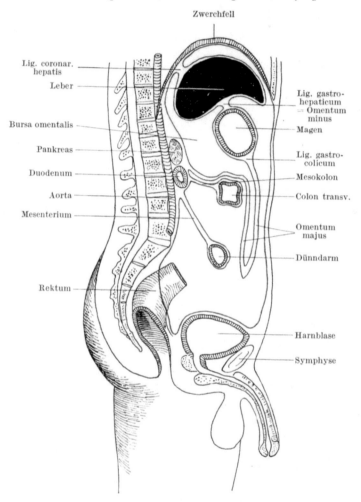

Abb. 13. Medianschnitt. Verlauf des Peritoneums, durch die rote Linie bezeichnet. (Aus Brösikes Anatomie.)

erweitert sei, während andere, wie z. B. Saltykow, das Gegenteil behaupten. Letzterer beschreibt 3 Fälle von Lymphosarkom des Magens mit starker Verengerung desselben; Sternberg selbst sah auch einen Fall mit verkleinertem Magen, bezeichnet dieses aber als Ausnahme und erklärt es dadurch, daß der Prozeß erst im Beginn war. Diese Ansicht finde ich auch bei Zimmer, der sowohl bei Lymphosarkom des Magens wie auch des Darmes Erweiterung der vom Tumor befallenen Abschnitte fand; er sagt: „Ich glaube, daß zu Beginn der Erkrankung auch beim Lymphosarkom durch die Wandinfiltration eine Einengung des Lumens besteht." „Die sekundäre Erweiterung liegt ja begründet in der äußerst zellreichen, weichen Struktur des Tumors." Ich habe mehrfach beobachtet, daß bei weichen Lymphosarkomen des Verdauungskanals das Lumen außerordentlich weit sein kann, während es bei der harten Form verengt ist; ich habe mir das durch Schrumpfungsprozesse erklärt. MAAS demonstrierte ein Lymphosarkom vom Magen eines 18jährigen Knaben: der Magen war brett-

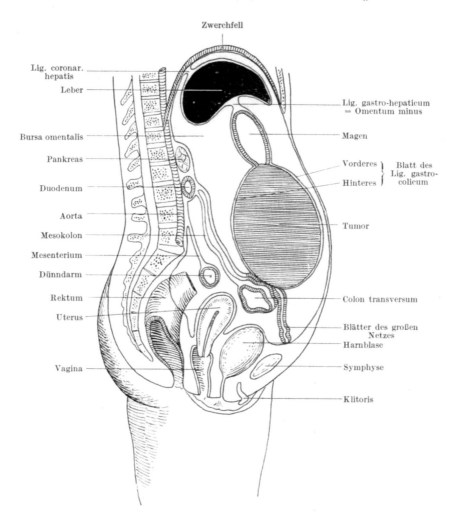

Abb. 14. Mannskopfgroßes, myoblastisches Sarkom der großen Kurvatur, nach außen zwischen die Netzblätter entwickelt. (Nach BORRMANN: Mitt. a. d. Grenzgeb. d. Med. u. Chirurg. Bd. 6. 1910.)

hart, dick gewulstet, so daß sich die vordere und hintere Wand berührten. Diese brettharten Lymphosarkome bedingen meist eine Verkleinerung des Magens.

Eine Trennung dieser flächenhaften Magensarkome in eine expansiv wachsende, fungöse Form mit Ulzeration und aufgeworfenen Rändern und in eine infiltrative Form, wie KONJETZNY sie vornimmt, halte ich nicht für notwendig, da zu viele Übergänge zwischen beiden Formen vorkommen.

Auf eine Ansicht Konjetznys muß ich noch näher eingehen: er fand bei diesen diffusen Sarkomen „trotz beträchtlicher Ulzeration des Tumors" freie HCl und keine Gastritis in der dem Tumor benachbarten Schleimhaut. „Atrophie der Magenschleimhaut oder hypertrophische Zustände mit Mukosawucherung und Verlust der spezifischen Drüsenelemente, wie sie beim Karzinom die Regel sind ... haben wir beim Magensarkom nicht feststellen können." Daraus zieht nun Konjetzny den Schluß, daß beim Magenkarzinom die Gastritis nicht sekundär, sondern primär sei. Ich glaube nicht, daß irgendein annehmbarer Grund vorliegt, um diesen Schluß ziehen zu können, da das Karzinom und das Lympho- und Rundzellensarkom des Magens zwei in mehrfacher Hinsicht grundverschiedene Neubildungen sind: das Karzinom wächst viel langsamer und besteht viel länger als das Sarkom, Pylorusstenose ist bei letzterem nur selten beobachtet (W. H. Schultze), ferner zeigt das Sarkom geringere Ulzerationen und nicht so ausgedehnten Zerfall wie das Karzinom, Gründe genug, um die Gastritis beim Karzinom als eine Folge der Stagnation, der schlechten Motilität und dauernden Überschwemmung der Magenschleimhaut mit den Zerfallsprodukten des Krebsgewebes erklären zu können, zu der es beim Sarkom nicht so leicht kommt. Jedenfalls halte ich es nicht für möglich, aus der fehlenden Gastritis beim Sarkom den Schluß zu ziehen, daß sie beim Karzinom demnach eigentlich auch fehlen müßte und, da sie nun doch oft vorhanden ist, sie als die primäre Erkrankung aufzufassen, die noch dazu das Karzinom bedingen soll, wie ja Konjetzny annimmt. Ich verweise auf meine Ausführungen über Gastritis und Karzinom auf S. 897 ff.

Lymphosarkom und aleukämische Lymphadenie.

Die Beziehungen zwischen Lymphosarkom, Lymphozytom, Lymphoblastom (Ribbert) auf der einen Seite und Leukämie, Pseudoleukämie, aleukämischer Lymphadenie (Schridde) oder aleukämischer Lymphomatosis (Orth) auf der anderen Seite sind heute noch nicht genügend geklärt, und es ist hier nicht der Ort, um auf diese schwierige Frage einzugehen. Daß es ein echtes, reines Lymphosarkom (Rundzellensarkom) im Sinne einer Geschwulst am Magen gibt, wird allgemein anerkannt (Ghon und Roman), schwieriger sind aber die Fälle zu bewerten, in denen im Magen eine regionäre aleukämische Lymphadenie vorkommt, oder der Magen bei der verallgemeinerten Form einer Systemerkrankung ebenfalls befallen ist. Diesen Prozeß unter die Geschwulstbildungen einzureihen oder von ihnen abzugrenzen, im ersteren Falle sie entweder als primäre, multiple oder als sekundäre, metastatische Geschwülste zu erklären, ist heute noch unmöglich, um so mehr, da uns auch die histologischen Unterscheidungsmerkmale im Stiche lassen. In differentialdiagnostischer Hinsicht sei noch an die Lymphogranulomatose des Magen-Darmkanals erinnert (Schlagenhaufer, Sternberg u. a.), die makroskopisch Tumoren vortäuschen kann, aber mikroskopisch immer abzugrenzen ist.

Histologie und Histogenese.

Ob eine scharfe Unterscheidung zwischen Rundzellen- und Lymphosarkom bei den in der Literatur veröffentlichten Fällen durchgeführt ist, läßt sich nicht entscheiden. Auch hier herrscht große Unklarheit, die am besten aus einer Zusammenstellung von Ziesché und Davidsohn zu ersehen ist, die außer den anderen Gruppen allein 4 Gruppen von Rundzellensarkomen aufstellen: Lymphosarkome, klein- und großzellige Rundzellensarkome und nochmals Rundzellensarkome. Ob wir nur die Lymphosarkome von dem lymphatischen Gewebe der Magenwandschichten ableiten dürfen und annehmen müssen, daß die Rund-

zellensarkome aus einem anderen Gewebe hervorgehen, steht nicht fest. Zweifellos gehen die großzelligen Rundzellensarkome nicht vom lymphatischen Gewebe
aus, sondern von Bestandteilen der bindegewebigen Stützsubstanzen, aber es gibt
so viele Übergänge zwischen diesen Tumoren und den „Lymphosarkomen",
daß eine sichere Entscheidung in jedem einzelnen Falle schon bezüglich der
Nomenklatur nicht möglich ist, noch viel weniger bezüglich der Histogenese.

In Abb. 15, 16 und 17 bringe ich Bilder von einem flächenhaft sämtliche
Schichten der Magenwand durchsetzenden Lymphosarkom, und zwar zeigt
Abb. 15 die Schleimhaut, Muscularis mucosae und die oberen Schichten der
Submukosa, Abb. 16 die vom Tumor dicht durchsetzte Muskulatur, beide bei
schwacher Vergrößerung, Abb. 17 den Boden der Schleimhaut und die Musc.
muc. bei starker Vergrößerung.

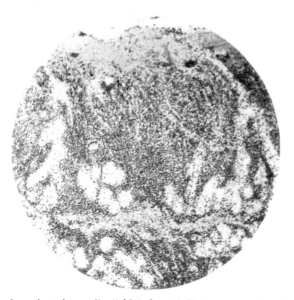

Abb. 15. Lymphosarkom, die Schleimhaut infiltrierend. (Schwache Vergr.)

In Abb. 19 habe ich ein großzelliges, teils aus spindligen, teils aus runden
Zellen aufgebautes Sarkom abgebildet, das diffus die Muskulatur durchsetzt.

Die häufigste histologische Form der Magensarkome ist das Lymphosarkom
und Rundzellensarkom (etwa 40% nach Hesse), dann folgt das Spindelzellensarkom (etwa 20%) und dann das „Myosarkom" (16%). Die von mir beobachteten 5 Sarkome des Magens waren 4 Lymphosarkome (= 80%) und ein großzelliges Rundzellensarkom (= 20%) (s. Abb. 18). Die 9 Fälle aus der Sammelstatistik des Berliner Krebskomitees waren 6 Rundzellensarkome (= 66%),
2 Spindelzellensarkome (= 22%) und ein großzelliges Rundzellensarkom (= 12%).

Außerdem sind beschrieben Myxosarkome, Angiosarkome, alveoläre Sarkome und einige andere seltenere Formen.

Nicht nur makroskopisch, sondern auch mikroskopisch bemerkenswert sind
die Sarkome, die sich aus Fibromyomen entwickeln. Die Frage, aus welchen Zellen
eines Fibromyoms das Sarkom hervorgeht, ob aus dem bindegewebigen oder
aus dem muskularen Anteil der Geschwulst, muß ich hier noch kurz streifen.
Die meisten diesbezüglichen Studien sind an sarkomatösen Myomen des Uterus

gemacht, da derartige Geschwülste am Magen seltener vorkommen. Die sog.
„malignen Myome" habe ich schon S. 824 besprochen und erwähnt, daß bisher
am Magen nur ein derartiger Fall (v. HANSEMANN) bekannt ist.

Häufiger sind Myome mit sarkomatösem Bau, schlechthin „Myosarkome"
genannt. RIBBERT verwirft diesen Namen, da die Bezeichnung Sarkom nur
für rein bindegewebige Geschwülste reserviert bleiben müsse. „Aus einem Myom
wird niemals ein Sarkom." Bei den sarkomatösen Myomen, wenn ich vorläufig
diese Bezeichnung wählen darf, ist nun die alte Streitfrage: entstehen die
Sarkome aus dem bindegewebigen oder aus dem muskulären Anteil des Myoms?
Übergänge glatter Muskelzellen in Sarkomzellen sind beschrieben (KAUFMANN,
LUBARSCH, STEINER, BUSSE, BIRCH-HIRSCHFELD, v. HANSEMANN), werden
aber nicht anerkannt (RICKER, ULESKO-STROGANOWA, ZIELER, FISCHER, BORST,

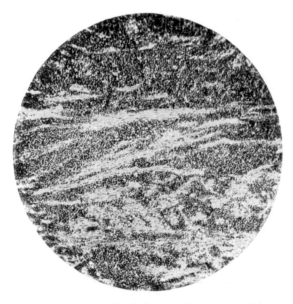

Abb. 16. Lymphosarkom, die Muskulatur infiltrierend. (Schwache Vergr.)

RIBBERT). Die Deutung derartiger Bilder im Sinne einer Umwandlung muß
auch ich ablehnen, da die Geschwülste nur aus sich herauswachsen und sich
nicht vergrößern durch Umwandlung benachbarter Teile in Geschwulstgewebe;
dieser von RIBBERT und seinen Schülern aufgestellte und begründete Wachstumsmodus der Geschwülste ist wohl heute von den meisten Autoren als richtig anerkannt. Die Möglichkeit, daß ein Sarkom aus dem Bindegewebe innerhalb eines
Myoms entsteht, ist zuzugeben, wenn es auch selten vorkommt (RIBBERT).
Einige wenige, sicher beschriebene Fälle dieser Art seien erwähnt, so von
v. KAHLDEN und DOBBERTIN; in beiden Fällen waren scharfumschriebene
Spindelzellensarkome in den Fibromyomen vorhanden ohne jede Vermischung
der Sarkomzellen mit den Myomzellen; derartige Fälle sind beweisend. Alle
anderen Fälle von diffusen „sarkomatösen" Myomen, wo die sarkomatösen
Elemente die glatte Muskulatur durchwachsen, sind nicht, wie KATHE meint,
aus reifen, glatten Muskelzellen hervorgegangen, sondern mit größter Wahrscheinlichkeit aus embryonal liegen gebliebenen, undifferenzierten Muskel-
elementen, die dem embryonalen Bindegewebe noch sehr nahe stehen und

somit verschiedene Morphologie zeigen können: reinen Bindegewebstypus, verschiedene Differenzierungsstadien der glatten Muskelzelle, fertige, ausdifferenzierte Muskelzellen. BORST sagt: ,,undifferenziertes muskulöses Material kann in einem sonst typisch entwickelten Myom primär enthalten sein und gelegentlich zur Entfaltung kommen.''

Einige Schwierigkeiten macht die Nomenklatur. Der Name Myosarkom scheidet am besten ganz aus, obwohl er sehr viel gebraucht wird. Wir sprechen von ,,malignem Myom'' bei reinen, histologisch typisch gebauten Myomen mit Metastasen (s. S. 824); von ,,Sarkom im Myom'', wenn wir ein echtes reines Sarkom im Myom finden und von ,,myoblastischem Sarkom'' in denjenigen Fällen, wo der Tumor aus embryonalem, undifferenziertem Muskelgewebe

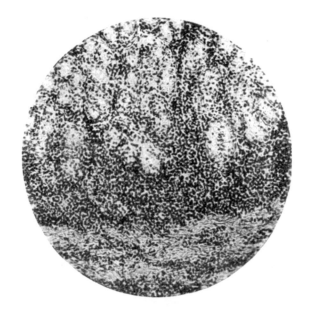

Abb. 17. Lymphosarkom, in der Schleimhaut und Musc. mucosae wachsend. (Starke Vergr.)

hervorgegangen ist, und seine Zellen mannigfaltige Differenzierungsstadien der glatten Muskelzelle zeigen. Diese Fälle sind die bei weitem häufigsten.

Über die Histogenese und den Ausgangspunkt der Magensarkome ist nicht viel zu bemerken, da die Tumoren immer schon zu groß sind, als daß man über ihre Entstehung etwas aussagen könnte. Die sarkomatösen Myome entwickeln sich in den Muskelschichten, die Lymphosarkome aus dem lymphatischen Gewebe der Magenwand, wobei in vorgeschrittenen Fällen kaum festzustellen sein wird, ob die Entwicklung in der Submukosa oder Subserosa beginnt. Wir finden darüber auch ganz verschiedene Auffassungen: so meint PSTROKONSKY, daß die Submukosa und Muskularis der Ausgangspunkt sei, während MINTZ ihn in die Subserosa verlegt. Noch bestimmter äußert sich FUCHS: das Lymphosarkom entsteht in der Subserosa, das Myosarkom in der Muskulatur, das Spindelzellen- und polymorphzellige Sarkom in der Submukosa. Nach einer Zusammenstellung von HESSE sind die Zahlen für die einzelnen Magenwandschichten folgende: Submukosa 65 %, Muskularis 24 %, Mukosa 7 %, Subserosa 4 %.

Allgemein wird angenommen, daß die Mukosa als Matrix für das Lymphosarkom gar nicht oder nur selten in Betracht komme, ja, daß sogar beim

flächenhaften Wachstum des Tumors die Schleimhaut vorschont würde; auf
diese Weise erklärt man die seltene Ulzeration beim Lymphosarkom und das
späte Verschwinden der freien Salzsäure im Magensaft (Pstrokonsky). Erwähnt sei hier ein Fall von Saltykow, in dem umgekehrt nur die Schleimhaut
auf $1/_2$ cm Dicke infiltriert war, während die übrigen Magenwandschichten frei
waren von Tumor. Auch Boehm berichtet über „vorwiegend in der Schleimhaut des Magendarmkanals lokalisierte Lymphosarkome".

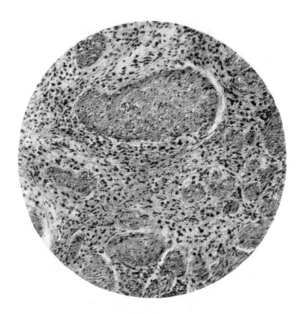

Abb. 18. Großzelliges, aus runden und spindligen Elementen aufgebautes Sarkom, die
Muskulatur durchwachsend. (Starke Vergr.)

Multiple primäre Magensarkome.

Ich habe nur einen Fall gefunden von Wunderlich: Rundzellensarkom
am Pylorus und an der Kardia, zwischen beiden lag ein von Tumor freier
Abschnitt der Magenwand.

Verhalten zu den Nachbarorganen und Metastasen.

Die exogastrisch entwickelten Magensarkome haben meist eine Kapsel und
wachsen expansiv, so daß wohl flächenhafte Verwachsungen mit dem Netz und
mit anderen Organen (Darm) vorkommen, aber selten Einbrüche in diese, doch
sehen wir letztere auch, und zwar bei den weichen, malignen Formen (Konjetzny). Ebenso selten sind Einbrüche in andere Organe bei den diffusen
Sarkomen des Magens, die, wie schon gesagt, selten die Subserosa durchbrechen.
Die Metastasenbildung beim Magensarkom wird von Hesse und Konjetzny mit 75% angegeben. Im allgemeinen gilt das Sarkom für gutartiger
als das Karzinom, die Metastasen treten später auf und wachsen auch langsamer (Pstrokonsky). Die einzelnen Formen der Magensarkome verhalten sich
aber sehr verschieden bezüglich der Metastasenbildung, da sie bei den derben
Fibro- und Spindelzellensarkomen fast nie, bei den sarkomatösen Myomen
nur selten vorkommt. Am häufigsten metastasieren die Lympho- und Rund-

zellensarkome, wobei aber zu berücksichtigen ist, daß in der Literatur wahrscheinlich häufig Metastasen angenommen sind, wo es sich um aleukämische Lymphadenie, also um multiple Primärtumoren gehandelt hat; ich glaube deshalb auch nicht, daß es eine Berechtigung hat, die Häufigkeit der Metastasenbildung beim Magensarkom in Zahlen anzugeben.

In erster Linie sind die Lymphknoten (30—40%), dann die Leber (20%) befallen, aber auch in anderen Organen finden sich oft Metastasen, die teils auf dem Lymph-, teils auf dem Blutwege entstehen. Der alte Satz, daß die Krebse vorwiegend auf dem Lymphwege, die Sarkome dagegen auf dem Blutwege metastasieren, besteht nicht mehr zu Recht.

Interessant sind die Metastasen in 3 Fällen von Lymphosarkom des Magens, die SALTYKOW beschreibt: es fanden sich in dem ersten Falle 175, im zweiten Falle 50, im dritten 1 Darmmetastase; SALTYKOW nimmt Impfmetastasen an, während wohl der Blut- oder Lymphweg wahrscheinlicher ist (s. S. 938 ff), vorausgesetzt, daß es sich überhaupt um Metastasen gehandelt hat und nicht um aleukämische Lymphadenie.

Sekundäre Magensarkome.

Hier kommen Einbrüche primärer oder auch metastatischer Sarkome der benachbarten Lymphknoten in Betracht, dann diskontinuierliche Magenwandmetastasen, die auf dem Lymph- oder Blutwege entstanden sein können. Ich habe dieses Kapitel zusammen mit den sekundären Magenkrebsen abgehandelt, da viele gleiche Gesichtspunkte für beide Tumorarten vorhanden sind, und mir eine geschlossene Besprechung ratsamer schien; ich verweise deshalb auf S. 989 bis 995.

Sekundäre Veränderungen in Magensarkomen.

Regressive Veränderungen mit Zerfall und Geschwürsbildung sind nicht so häufig und so stark wie beim Karzinom, obwohl wir ja gerade im Lymphosarkom oft ausgedehnte Nekrosen finden. Umgekehrt sehen wir aber auch gerade in dieser Geschwulstart manchmal Schrumpfungsprozesse mit Narbenbildung, die an eine teilweise spontane Heilung erinnern. Wir können dasselbe auch therapeutisch erreichen durch Arsen, Röntgenbehandlung, ja, selbst durch eine palliative Operation (v. HABERER). Das Wesen dieser umschriebenen Spontanheilung ist uns noch unbekannt, histologische Untersuchungen (BUSCH, KAPOSI, SCHKARIN, COLEY, EISENMENGER u. a.) haben keine Aufklärung gebracht.

Weiterhin kommen in den weichen Sarkomen, besonders den großen, exogastrisch entwickelten, sarkomatösen Myomen Blutungen vor, auch nach innen in das Magenlumen (ROBERT) und in die freie Bauchhöhle (NAUWERCK, KONJETZNY). Die manchmal sehr großen, nekrotischen Partien und die zystischen, mit eingedickten, schokoladefarbenen Blutmassen gefüllten Erweichungshöhlen im Innern dieser Geschwülste sind leicht zu erklären durch die schlechte Ernährung, die nur von der meist kleinen Haftstelle am Magen aus geschieht. Die Randpartien der Geschwülste sind besser ernährt durch Gefäße, die aus den flächenhaften Netzverwachsungen in den Tumor eingedrungen sind. Auch Verjauchung im Innern dieser exogastrisch entwickelten Sarkome durch Infektion vom Magen her ist beobachtet worden (KAUFMANN, COHN).

Das Karzinosarkom ist später bei den Karzinomen, S. 885, abgehandelt.

2. Endotheliom.

Wenn wir von den Endotheliomen der Dura und den Blutgefäßendotheliomen, die sich durch Bildung junger Geschwulstkapillaren vergrößern und deshalb von mir als „Kapillarendotheliome" bezeichnet wurden, absehen, dann steht die Diagnose „Endotheliom" auf sehr schwachen Füßen; meist werden Geschwülste, die man sonst nicht recht unterbringen kann, als Endotheliom bezeichnet. Ich verweise hier auf die Äußerungen Borsts und Ribberts in ihren Geschwulst-werken, Lubarschs im 6. Band, Teil I, S. 675 dieses Handbuches und auf mein Sammelreferat in Lubarsch-Ostertag Erg. Jg. 7, S. 833, 1900.

Über Endotheliome des Magens finden sich nur einige wenige Angaben in der Literatur, sämtliche Fälle sind bezüglich der Richtigkeit der Diagnose „Endotheliom" zu bezweifeln. Donath erwähnt zunächst die Seltenheit, nennt Fälle von Jungmann, v. Hansemann, Fick, Aldegarmann, Cignozzi, Ssobo-lew. Donath beschreibt dann selbst einen Fall, den er für ein Endotheliom oder ein „peritheliales alveoläres Sarkom" hält. Meiner Meinung nach handelt es sich um ein gefäßreiches Sarkom, dessen Zellen nahe Beziehungen zu den Gefäßwänden zeigen, wie das ja bekannt ist, Tumoren, die manchmal als Peri-theliome bezeichnet werden, ohne daß zwingende Gründe für diesen Namen vorliegen.

Einen weiteren Fall finden wir bei Sherril und Graas, und dann hat sich Chosrojeff eingehend mit dieser Frage beschäftigt und einen Fall von Magen-endotheliom beschrieben. Er hält die Fälle von Cignozzi, Aldegarmann und Fick für nicht sicher, wohl aber die von Jungmann, Ssobolew, v. Hansemann, Donath und noch einen Fall von Bagger-Jörgensen. Aschoff hat die mikro-skopischen Präparate von Chosrojeff gesehen und fand eine Ähnlichkeit mit bestimmten Geschwülsten in den Nieren, Knochen und Schilddrüse, die für Endotheliome gehalten werden, deshalb glaubt er auch im Falle Chosrojeffs an ein Endotheliom. Es ist unmöglich, aus Beschreibungen oder Bildern ein Urteil über die histologische Diagnose eines Tumors sich zu bilden, deshalb will ich nur ganz allgemein sagen, daß ich, abgesehen von den Endotheliomen der Dura und der Blutgefäße (sehr seltene Fälle!), die Diagnose „Endotheliom" überhaupt für unmöglich halte, da es nichts Charakteristisches für das Endotheliom gibt; ich selbst habe die Diagnose „Endotheliom" noch niemals gestellt, da ich gar nicht weiß, wie ein solcher Tumor aussehen muß. Ich bezweifle deshalb auch sämtliche vom Magen beschriebenen Endotheliome bezüglich der Richtigkeit ihrer histologischen Diagnose.

II. Fibro-epitheliale Geschwülste (Fibroadenome, Polypen).

1. Allgemeines.

Zu ihnen werden Geschwülste gerechnet, die nicht nur aus zwei Komponenten bestehen, sondern deren Komponenten auch beim Wachstum eng zusammen-gehören und diesen Konnex niemals aufgeben, wie ja schon im Namen „fibro-epithelial" liegt; zu diesen Geschwülsten gehören ganz allgemein die Warzen und Papillome der Haut, die Fibroadenome der drüsigen Organe und die Polypen und Fibroadenome der Schleimhäute. Bezüglich der Bezeichnung herrscht keine Einigkeit, um so weniger, da man den Namen Polyp für alle mög-lichen Geschwülste benutzt; während man z. B. im Magen und Darm echte Tumoren und Schleimhauthyperplasien infolge chronischer Reizzustände als Polypen bezeichnet, nennt man einfache, meist ödematöse Fibrome nicht fibro-epithelialer Natur, z. B. in der Nase, ebenfalls Polypen, lediglich ihrer äußeren Form wegen.

Borst bezeichnet auch die glandulären Schleimhauthyperplasien als Polypen, trennt sie aber scharf von den Fibroadenomen, die er als Geschwülste auffaßt, während erstere seiner Meinung nach entzündliche Produkte sind. Man sollte weder Schleimhauthyperplasien noch gestielte, reine Fibrome als Polypen bezeichnen, sondern diesen Namen nur für die echten fibro-epithelialen Geschwülste, die Fibroadenome, reservieren, sonst kommt man schließlich dahin, daß man den Begriff Polyp rein morphologisch nimmt und alle stark vorspringenden oder gestielten Gebilde lediglich ihrer Form wegen als Polypen bezeichnet. KAUFMANN will unterscheiden zwischen Schleimhautpolypen und Fibroepitheliomen, bzw. Papillomen, doch ist diese Unterscheidung nicht durchzuführen, wie auch BEET und W. H. SCHULTZE betonen.

Auf die Frage, ob wir die einfachen Schleimhauthyperplasien mit den Fibroadenomen als Geschwülsten gleichstellen dürfen oder ob wir die beiden Gebilde

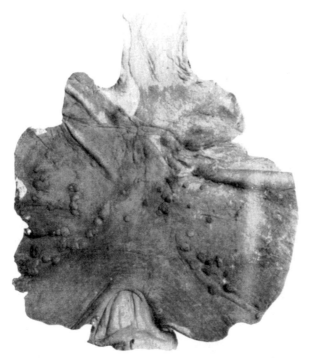

Abb. 19. Polyposis ventriculi ohne Gastritis.

voneinander trennen müssen, werden wir später eingehen. BORST sagt: „Vielfach ist eine Trennung von Adenom und glandulärer Hyperplasie so schwer durchzuführen, daß einige Autoren von fließenden Übergängen zwischen Hyperplasie und echter Geschwulstbildung sprechen."

Schon jetzt sei hervorgehoben, daß die Fibroadenome, die ich als Polypen im engeren Sinne bezeichnen will, im Magen sowohl einzeln als auch zu mehreren vorkommen können, und daß in seltenen Fällen die ganze Magenschleimhaut mit derartigen meist kleinen Geschwülsten bedeckt sein kann, so daß wir von Polyposis ventriculi sprechen; nicht so ganz selten zeigt dann der Darm in manchen Abschnitten, besonders im Rektum, die gleichen Veränderungen: Polyposis ventriculi et intestini. Zwischen einem einzelnen Polypen und der Polyposis gibt es natürlich alle möglichen Übergänge, und man kann keine Regel aufstellen, bei welcher Anzahl von Polypen im Magen man Polyposis sagen soll.

Wegele beschreibt zahlreiche zottige, größere und kleinere Polypen im Magen (Operation), die wahrscheinlich mit Darmpolypen kombiniert waren. Weitere Fälle von Polyposis ventriculi erwähnen Wechselmann, Heinz, Chosrojeff, der neben zahlreichen kleineren 6 tauben- bis hühnereigroße Polypen im Magen sah, die operiert wurden und nicht in der Pars pylorica saßen. Hayem erwähnt in einem Falle bis zu 300 Polypen im Magen. In Abb. 19 habe ich einen von mir sezierten Fall von Polyposis ventriculi (etwa 70 bis erbsengroße Geschwülste) ohne Darmpolyposis abgebildet und in Abb. 20 bringe ich einen Fall aus der Sammlung des Pathologischen Museums in Berlin, wo unzählige Fibroadenome über die ganze Magenschleimhaut verteilt sind.

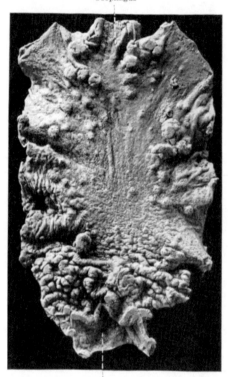

Ösophagus

Duodenum

Abb. 20. Polyposis ventriculi. (Sammlung des Pathol. Museums in Berlin.)

2. Häufigkeit, Sitz, Alter und Geschlecht.

Ich will zunächst auf die einzeln vorhandenen Polypen eingehen. Was die Häufigkeit des Vorkommens betrifft, so sind die Meinungen geteilt, und zwar deshalb, weil diejenigen Autoren, die die Schleimhauthyperplasien auf chronisch-entzündlicher Grundlage ebenfalls zu den Polypen rechnen und in ihnen Übergänge zu echten Geschwülsten sehen, wie z. B. Versé und Konjetzny, ihre Häufigkeit betonen, während die anderen Forscher, die nur echte Geschwülste, also Fibroadenome, als Polypen bezeichnen, der Meinung sind, daß sie nur selten vorkommen. So schreibt W. H. Schultze: „Sehen wir von den kleineren, häufigeren, flachen polypösen Bildungen, die sich bei dem chronischen Magenkatarrh des öfteren finden, ab, so scheinen gutartige, epitheliale Neubildungen des Magens, Adenome, recht selten zu sein." Auch Chosrojeff betont die Seltenheit, er fand unter 7500 Sektionen nur 4 Magenpolypen = 0,05%. Nebenher sei erwähnt, daß auch Staemmler bezüglich der Darmpolypen die Seltenheit des Vorkommens betont, er nennt 0,7% bei einem großen Sektionsmaterial. Ebstein gibt eine höhere Zahl an, 2,3%, er fand bei 600 Sektionen 14 mal Polypen im Magen, und zwar 12 mal solitäre, 1 mal 50 und einmal 150—200 an Zahl. Nach meinen eigenen Erfahrungen sind die Polypen, also die Fibroadenome, im Magen durchaus nicht häufig, und zwar sowohl einzeln als auch zu mehreren; die ausgesprochene Polyposis ventriculi ist sogar sehr selten, wie auch Meulengracht betont: „Hier (im Magen) sind multiple Polypen ein sehr seltener Fund." Ich habe bei dem Bremer Sektionsmaterial von 11 475 Fällen nur 10 mal (= 0,1%) Polypen, einzelne oder mehrere, im Magen gefunden und nur einmal eine typische Polyposis ohne Beteiligung des Darmes (Abb. 19).

Die Magenpolypen werden nun in jedem Alter beobachtet, in VERSÉs Fällen prävaliert das Alter von 10—20 und von 30—40 Jahren. Derartige Altersangaben haben natürlich nur bedingten Wert, da die Polypen meist klein sind und symptomlos verlaufen, also fast immer nur Nebenbefunde bei Sektionen oder Operationen sind. Vor allem sagen derartige Zahlen nichts über die Zeit der Entstehung dieser Geschwülste, sondern nur über das Alter des betreffenden Patienten, bei dem der Polyp gefunden wird. Allgemein wird betont, daß das männliche Geschlecht stärker beteiligt ist als das weibliche, das gilt auch für die Darmpolypen (DOERING, WECHSELMANN, STAEMMLER).

Als Sitz der Polypen im Magen kommt vorwiegend die Nähe des Pylorus in Betracht, doch werden sie auch im Corpus und Fundus ventriculi gefunden.

3. Makroskopisches Verhalten.

Die einzeln vorkommenden Polypen unterscheiden sich nun weder makronoch mikroskopisch von den multipel vorkommenden, so daß wir sie in anatomischer Hinsicht nicht trennen können. Was den Bau dieser Polypen oder

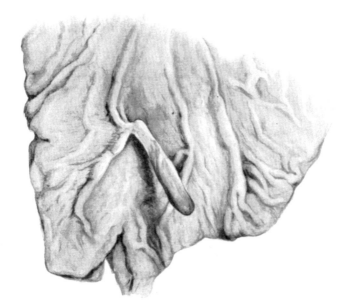

Abb. 21. Langausgezogenes Fibroadenom, auf einer Schleimhautfalte sitzend. (Sammlung des Patholog. Museums Berlin.)

besser Fibroadenome betrifft, so können wir bei der Besprechung der makroskopischen Gestalt zunächst keine Trennung vornehmen zwischen Schleimhauthyperplasien und echten Geschwülsten, da sich in manchen Fällen Übergänge zwischen beiden finden; erst bei der Besprechung der mikroskopischen Struktur werden wir auf die Frage einzugehen haben, ob es möglich ist, die eine Gruppe von der anderen abzugrenzen. MÉNÉTRIER bezeichnet alle Schleimhautneubildungen als Polyadénomes und teilt sie in zwei Gruppen: Polyadénomes polypeux (gestielt aufsitzende) und Polyadénomes en nappe (breitbasig, oft fächerförmig aufsitzende). Unter Zugrundelegung dieser Einteilung kennen wir also einmal hirsekorn- bis walnußgroße — seltener größere — kugelige oder halbkugelige,

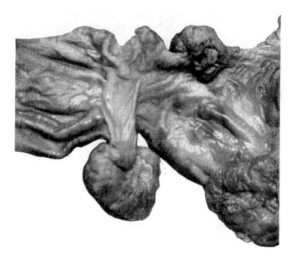

Abb. 22. Gestieltes Fibroadenom, auf dem Pylorusringe sitzend.

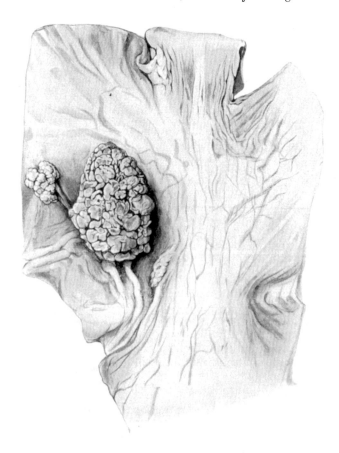

Abb. 23. Blumenkohlartig zerklüftete, z. T. gestielte Fibroadenome.
(Sammlung des Pathol. Museums in Berlin.)

mehr oder weniger gestielte, oft pendelnde Tumoren mit glatter oder zerklüfteter, manchmal zottiger Oberfläche und andererseits beetartig sich aus der Schleimhaut erhebende, meist nicht über markstückgroße Gebilde von glatter oder feinzerklüfteter Oberfläche, die manchmal ebenfalls Übergänge zu einer mehr polypösen Form zeigen können. Selten kommen auch langausgezogene, dünne, walzenförmig gebaute, kurzgestielte Fibroadenome vor, die sich direkt aus einer Schleimhautfalte erheben und eine beträchtliche Länge erreichen können (Abb. 21).

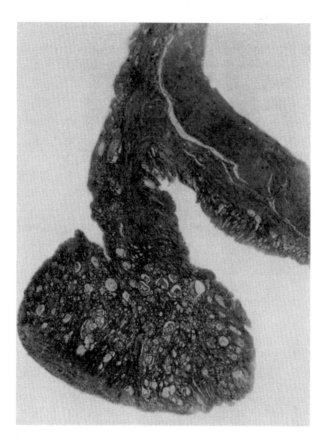

Abb. 24. Gestieltes Fibroadenom, Drüsenlumina zystisch erweitert und mit Schleim gefüllt.

In Abb. 22 habe ich ein etwa walnußgroßes, höckeriges Fibroadenom abgebildet, das an einem 5 cm langen, breiten Stiel saß, der sich direkt aus dem Pylorusringe erhob. Rechts von dem Tumor liegen noch drei polypöse Karzinome in der Pars pylorica (nicht mit abgebildet).

Ein kleinapfelgroßes, stark zerklüftetes, blumenkohlartiges Fibroadenom — daneben noch ein kleineres, ähnlich gebautes — zeigt uns Abb. 23.

Sehr große Polypen beschreiben CAMPBELL, HEINZ, CHAPUT (kindskopfgroß, mit 8 cm im Umfang messendem Stiel an der Hinterwand des Magens sitzend) und WYNHAUSEN und TJEENK WILLINK (14 cm lang und $8^1/_2$ cm breit, an der kleinen Kurvatur); KONJETZNY hält beide Neubildungen für Karzinome.

4. Mikroskopisches Verhalten.

Bei der Besprechung der mikroskopischen Struktur der Polypen wollen wir zunächst die echten Geschwülste, die Fibroadenome, trennen von den einfachen Schleimhauthyperplasien, um dann diejenigen Punkte besonders herauszugreifen, in denen sie übereinstimmen oder voneinander abweichen.

Der bindegewebige Grundstock der Fibroadenome wird vorwiegend vom Bindegewebe der Schleimhaut geliefert, oft beteiligt sich aber auch die Submukosa daran, besonders bei langausgezogenen Neubildungen (Abb. 24); die Muscularis mucosae reicht so gut wie immer in den Tumor hinein und ist häufig aufgesplittert. Das Bindegewebe stimmt meist nicht überein mit dem der normalen Schleimhaut, es ist entweder grobfaserig und zellarm oder zart und zellreich, manchmal adenoid oder locker, ödematös, wenn nicht echtes Schleimgewebe;

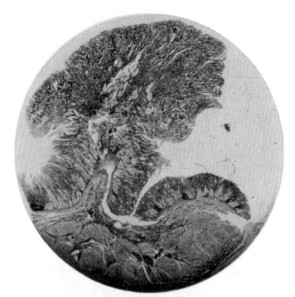

Abb. 25. Kurzgestieltes Fibroadenom.

besonders bei den Zottenpolypen sehen wir lange, fingerförmige Bindegewebskolben in die Höhe streben, deren Bau dem Schleimhautbindegewebe durchaus unähnlich ist. Das Bindegewebe kann in Gestalt papillärer Vorsprünge in die Drüsenlumina hineinragen. Entzündliche Veränderungen können ganz und gar fehlen, können aber auch vorhanden sein und finden sich dann meist in geringer Stärke. Die Drüsen sind verlängert, geschlängelt, vielfach verzweigt, nicht parallel geordnet, sondern unregelmäßig nebeneinanderliegend (Abb. 2˙), unregelmäßig ausgebuchtet oder oft zystisch erweitert und dann prall mit Schleim gefüllt (Abb. 24). Borst sagt: „Die Zusammenlagerung der Drüsen entbehrt einer höheren Ordnung." Die Anhäufung des Sekretes in den Drüsen erklärt man dadurch, daß die regulären Ausführungsgänge fehlen, und das Sekret sich stauen muß. Die Membrana propria ist häufig gar nicht oder nur unvollkommen entwickelt (Borst, Konjetzny). Das die Drüsen auskleidende Epithel kann dem des Mutterbodens ähnlich sein, meist weicht es aber in Gestalt, Anordnung und Kernfärbbarkeit stark ab: statt der kubischen, funktionellen Form sehen wir mehr die indifferente Form, ein hohes, schmales Zylinderepithel, sehr dicht

stehend, mit schmalen, dunkler gefärbten Kernen. Diese zylindrischen Epithelien sind häufig so dicht aneinandergepreßt, daß Mehrreihigkeit vorhanden ist,
selten Mehrschichtigkeit (Abb. 26). Das betont auch STAEMMLER für die Darmpolypen, und es gilt auch für die Magenpolypen. STAEMMLER erwähnt auch
papillenartige Erhebungen des Epithels in das Lumen hinein ohne bindegewebigen
Grundstock, sog. „Epithelpapillen". Diese indifferente Epithelform findet sich
nun durchaus nicht in allen Drüsen, sondern nur in manchen, oder es ist innerhalb
einer Drüse so verteilt, daß es nur bestimmte Strecken derselben einnimmt und
zwar meist die oberen Abschnitte, während der Drüsenfundus normales Magenepithel zeigt. Nach RIBBERT besteht immer eine scharfe Grenze zwischen beiden
Epithelarten, allmähliche Übergänge kommen nicht vor, während andere Untersucher wie HAUSER, VERSÉ, KONJETZNY, STAEMMLER (Darmpolypen) letztere

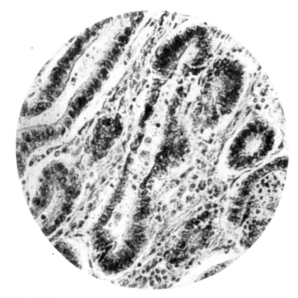

Abb. 26. Mehrreihigkeit der zylindrischen Epithelien in einem Fibroadenom.

betonen. Ich komme später, bei der Entstehung des Karzinoms in Polypen,
auf diese Frage noch näher zu sprechen. Auch Inseln von Darmepithel kommen
vor, Becherzellen und Panethsche Zellen, mit Sekret gefüllt (MEULENGRACHT).
Erwähnt sei auch noch das Vorkommen mit van Gieson dunkelrot gefärbter,
feingekörnter Zellen, fuchsinophiler Epithelien (LUBARSCH, THOREL, VERSÉ),
von LUBARSCH „fuchsinophile Körnchenzellen" genannt.
    Wir gehen nun zur Beschreibung der glandulären Hyperplasien über; auch
sie können ganz verschiedene Gestalt zeigen, entweder mehr flach, beetartig
oder mehr vorspringend, polypenähnlich. In Abb. 27 habe ich eine lang ausgezogene Schleimhauthyperplasie bei chronischer Gastritis abgebildet: der
Grundstock besteht aus typischem Schleimhautbindegewebe und einer nicht
aufgesplitterten, als subglanduläre Lage völlig erhaltenen Muscularis mucosae;
die dem bindegewebigen Grundstock aufsitzende Schleimhaut entspricht in
allem dem Bau der normalen Magenschleimhaut, obwohl ihre Drüsen länger,
breiter und massiger sind, doch fehlt die starke Unregelmäßigkeit, die Plan-
losigkeit in Bau und Anordnung, es fehlt die Schlängelung, die vielfache Verzweigung, die Verstopfung und zystische Erweiterung der Drüsenlumina.

Abb. 28 zeigt uns ebenfalls eine polypenähnliche Verdickung der Schleimhaut bei chronischer Gastritis. Es handelt sich eigentlich nur um einen von ausgedehnten entzündlichen Herden durchsetzten Bindegewebskolben, der von kaum veränderter Schleimhaut überzogen ist. Es besteht weder in Abb. 27 noch in Abb. 28 die geringste Ähnlichkeit mit einem Fibroadenom.

Gar nicht so selten sieht man allerdings in derartigen Hyperplasien eine Neubildung von Drüsen, auch Schlängelung und Kompression mit folgender Verstopfung und Schleimretention, doch sind diese Veränderungen unbedeutender und auf ganz anderer Grundlage entstanden, nämlich durch das entzündlich wuchernde Bindegewebe, mit dem natürlich eine reaktive Vermehrung der

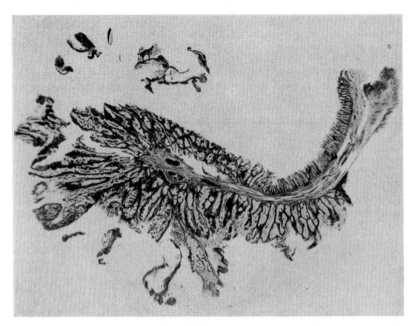

Abb. 27. Langausgezogene glanduläre Schleimhauthyperplasie bei chronischer Gastritis.

Drüsen einhergeht. Es fehlt aber das harmonische Zusammenwachsen des bindegewebigen und des epithelialen Teiles, eben das fibro-epitheliale Wachstum, was der Geschwulst, dem Fibroadenom, eigen ist. Manchmal findet sich eine funktionelle Mehrleistung der Epithelien, so daß die ganze „geschwulstähnlich" vorspringende Hyperplasie von Schleimmassen eingehüllt ist (Borst). Vor allem fehlt aber die vorhin beschriebene mehr oder weniger stark in den Drüsen verbreitete Atypie der Epithelien. Staemmler sagt: „Ganz besonders sind es die als rein hyperplastische (sc. Wucherungen) bezeichneten, die jede Entdifferenzierung der Zellen vermissen lassen." Weiter kommt hinzu, daß sich der hyperplastische Bezirk nicht scharf gegen die Umgebung absetzt, sondern in der benachbarten Schleimhaut die gleichen Veränderungen — entzündliche Wucherung des Bindegewebes und konkomitierende Wachstumserscheinungen an den Drüsen — gefunden werden, wenn auch erst im Beginn.

Besonders vertritt Borst den Standpunkt, daß man versuchen solle, die echten Fibroadenome von den glandulären Schleimhauthyperplasien zu trennen und er gibt folgende unterschiedliche Charakteristika an: mangelnde Übereinstimmung im Bau bezüglich der Drüsenformationen, Epithelbeschaffenheit,

Anordnung des Bindegwebes, Ausbildung der Membrana propria, regulär mit den neugebildeten Drüsen vorhandene Ausführungsgänge, Abflußmöglichkeit des Sekretes ohne Anhäufung, mangelnde Abgrenzung der Hyperplasie gegenüber der Nachbarschaft, „und damit ist der ersteren (der Hyperplasie) ihr selbständiger Charakter genommen". STAEMMLER, der bei seinen Untersuchungen allerdings nur Darmpolypen berücksichtigt hat — doch gilt für sie in diesem Punkte dasselbe wie für die Magenpolypen — sagt folgendes: „Diese Neubildung von Drüsengewebe (sc. in Fibroadenomen) ist nicht mehr organisch in die umliegende Schleimhaut eingefügt, sondern erhebt sich als etwas durchaus Fremdes aus ihr heraus und beweist ihre Sonderstellung am besten darin, daß

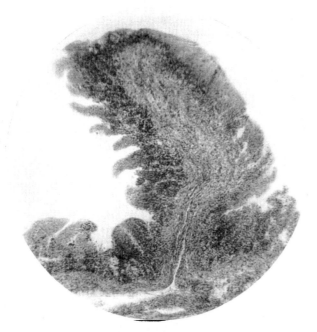

Abb. 28. Schleimhauthyperplasie mit ausgedehnter entzündlicher Infiltration bei chronischer Gastritis.

die angrenzende Schleimhaut Veränderungserscheinungen aufweist und unter dem Druck der drüsig-papillären Wucherung atrophisch geworden ist."

Selbst KONJETZNY, der auf dem Standpunkte steht, daß sowohl die Hyperplasien wie auch die Fibroadenome und die Karzinome auf gastritischer Grundlage entstehen, und die drei Vorgänge dauernd und überall alle möglichen Übergänge untereinander zeigen, gibt BORST darin Recht, daß man versuchen solle, eine Grenze zwischen Hyperplasie und Fibroadenom zu ziehen, und gibt fernerhin zu, daß es tatsächlich reine Geschwülste fibro-epithelialer Natur im Magen gibt, denen man nicht ansehen kann, daß sie aus einer entzündlichen Hyperplasie sich entwickelt haben; er sagt: „Die beschriebenen Drüsenwucherungen zeichnen sich durch eine solche Unregelmäßigkeit und Atypie aus, daß eine Ähnlichkeit mit Magendrüsen nicht im geringsten mehr vorhanden ist. Die Umwandlung des Magenepithels in kubische, oft mehrschichtige Zellen, deren Kerne eine abnorme Färbbarkeit und oft eine gewiss Unregelmäßigkeit aufweisen, die soliden Sprossenbildungen an Drüsenschläuchen, der Verlust der Membrana propria sind unvereinbar mit dem Begriff einer einfachen Hyperplasie und fallen durchaus unter den Begriff einer echten Geschwulst".

Bei Beantwortung der Frage, inwieweit nun doch Übergänge zwischen den genannten Prozessen vorkommen, spielen einmal die entzündlichen Veränderungen, dann vor allem die Ursache und die Bedeutung der Atypie der Drüsenepithelien eine Rolle. Über diese beiden Fragen will ich im nächsten Kapitel sprechen.

5. Ätiologie.

Bei der Besprechung der Ätiologie der Magenpolypen läßt es sich nicht vermeiden, auf die Ansichten einiger Forscher einzugehen, die auch die Darmpolypen, oder vielleicht nur diese, in den Bereich ihrer Betrachtung gezogen haben. Da das makro- und mikroskopische Verhalten beider Arten von Polypen große Ähnlichkeit hat, auch manche ätiologische Momente für beide in gleicher Weise in Frage kommen, so werden die Darmpolypen öfter gestreift werden müssen.

Es stehen sich nun zwei Ansichten gegenüber: Die eine geht dahin, daß die Fibroadenome des Verdauungskanals auf Grund einer kongenitalen Anlage, einer Gewebsdystopie (Ribbert), oder einer Disposition des Epithels (Borst) entstehen, während andere Autoren meinen, daß chronisch-entzündliche Prozesse die Ursache seien; diese letzteren halten die entzündlichen Schleimhauthyperplasien für Vorläufer der Polypenbildung, wobei einige, wie z. B. Versé, zugeben, daß auch manche Polypen auf Grund einer kongenitalen Gewebsstörung entstehen können. Auch Konjetzny will eine gewisse angeborene „Labilität der Drüsenzellen" zugeben, aber nur für die Polyposis im eigentlichen Sinne, nicht für die Einzelpolypen, in denen er fast immer fließende Übergänge zwischen entzündlicher Hyperplasie und Tumorbildung findet. Wir haben schon früher betont, daß man nicht berechtigt ist, die einzelnen, echten Polypen, die Fibroadenome und die universelle Polyposis voneinander zu trennen (Ribbert, Staemmler). Eine vermittelnde Stellung nimmt Smoler ein, der angeborene Anlage und Trauma im weitesten Sinne des Wortes voraussetzt, eine Ansicht, die sich der hauptsächlich von Ribbert vertretenen Ansicht von der kongenitalen Anlage der Polypen sehr nähert, denn es wird ja allgemein zugegeben, daß auf Grund entzündlicher Reize kongenital angelegte Geschwülste ins Wachstum geraten können. Konjetzny geht zweifellos zu weit, wenn er sagt, daß auf der einen Seite nur Ribbert und seine Schule stände, während er als Vertreter der anderen Auffassung Hauser, Borst, Kaufmann, Lubarsch, Orth, Versé, Konejtzny nennt. Borst hält die Polypen für kongenital angelegte Gebilde und sieht in der Entzündung nur einen „auslösenden Faktor." Orth hat schon vor vielen Jahren gesagt, daß die Polypen „auch anscheinend unabhängig von entzündlichen Prozessen in der Einzahl und der Mehrzahl" vorkommen können. Hauser, der sich anfangs über die Ätiologie der Polypen nicht bestimmt äußerte, sagt später, „daß es sich bei den Polypen des Magendarmkanals zweifellos um Gebilde handelt, die auf Grund embryonaler Störungen zustande kommen". Vollkommen unverständlich ist somit ein Satz Konjetznys: „Wir können heute aber wohl sagen, daß Ribbert in diesem (Streite) unterlegen und Hauser mit seiner Ansicht Sieger geblieben ist."

Für die kongenitale Anlage der Fibroadenome des Magendarmkanals tritt übrigens nicht nur Ribbert ein, sondern Borst, Mayer, Praag, Wechselmann, Schneider, Poindecker, Lahm, Staemmler, Borrmann, während andererseits die entzündliche Ätiologie in den Vordergrund gestellt wird von Lubarsch, Versé, Wulf, Petrow, Schwab, Borelius und Sjövall, Napp, Sklifossowsky, Konjetzny. Wir können also nur sagen, daß jede der beiden Auffassungen von namhaften Autoren vertreten wird, daß aber von einem „Siege" der einen Auffassung über die andere keine Rede sein kann.

Die ältere Auffassung von der Entstehung der Polyposis, besonders des ganzen Verdauungskanals, war die, daß eine chronische Entzündung die Ursache sei. Durch den Nachweis, daß diese Erkrankung nicht selten schon in ganz jungem Alter (STOLTZ, PORT, VAJDA, SCHNEIDER), ja sogar sicher angeboren vorkam, daß weiterhin ein familiäres und erbliches Auftreten beobachtet wurde (POCHHAMMER, BARTHÉLÉMY, SMITH, ESMARCH, CRIPPS, BICKERSTETH, NIE-MACK, DOERING, ZAHLMANN, BOKAY, JÜNGLING u. a.), führten allmählich zu der Auffassung, daß es sich bei der Polyposis universalis intestini um eine auf kongenitalen, lokalen Störungen beruhende Erkrankung handle. Wir müssen nun festhalten, daß einmal isolierte Polypen im Magen und Darm nebeneinander oder im Magen allein und im Darm allein vorkommen, daß ferner eine Polyposis des Magens und Darmes nebeneinander, oder in jedem der beiden Organe für sich, und außerdem eine Polyposis des Darmes und ein einzelner bzw. einige wenige Polypen im Magen oder auch umgekehrt beobachtet werden. Bei allen diesen verschiedenartigen Prozessen können nun entzündliche Vorgänge eine Rolle spielen, sie können auch fehlen, außerdem ist zu berücksichtigen, daß Gastritis, Enteritis und Kolitis erst sekundär als Folge der Polypen entstehen können, und daß ferner entzündliche Prozesse innerhalb eines Polypen auch erst sekundär auftreten können, da das vorspringende Gebilde mechanischen Reizen mehr oder weniger stark ausgesetzt ist. Wenn wir nun noch berücksichtigen, daß tatsächlich im Magen, wenn auch sehr selten, eine sog. Gastritis polyposa vorkommt, die eine gewisse Ähnlichkeit mit der Polyposis haben kann, daß man ferner im Darm, z. B. bei Dysenterie, polypöse Schleimhautwucherungen beobachten kann, dann werden uns die Schwierigkeiten klar, die bei der Beurteilung der Frage nach der Ätiologie dieser Prozesse bestehen. Die Bedeutung, die VERSÉ und KONJETZNY der Gastritis polyposa geben, kommt ihr zweifellos gar nicht zu (s. S. 897 ff.), da sie sehr selten ist. Das betont auch MEULENGRACHT: „Die Gastritiden scheinen in weit höherem Grade gegen die Atrophie zu tendieren. Der makroskopische Begriff „État mamelonné" verschwindet immer mehr....."

Es war schon früher gesagt, daß wir mit STAEMMLER die einzelnen Polypen von den multipel auftretenden, also auch von der Polyposis, nicht trennen dürfen, es handelt sich in allen Fällen um den gleichen Prozeß, um Geschwülste, um Fibroadenome, von denen wir die hyperplastischen „polypösen" Schleimhautwucherungen unterscheiden müssen. Letztere werden ja hauptsächlich von denjenigen Autoren für die Ätiologie der Polypen herangezogen, die die Polypen jeder Art als Folge entzündlicher Vorgänge auffassen, um so mehr, da sie fließende Übergänge zwischen diesen beiden Prozessen zu finden glauben.

VERSÉ erklärt das Zustandekommen der Polypen auf entzündlicher Basis folgendermaßen: Zunächst besteht ein diffuser Katarrh, durch den diffuse Verdickungen der Schleimhaut entstehen, die sich in Falten legt; geht später der Katarrh zurück, ändert sich die Konfiguration der Schleimhaut, dann bleiben diese verdickten Partien bestehen, auf die neue Reize wirken; später imponieren sie dann als Geschwülste. Daß bei dieser Vorstellung nur die hyperplastischen Schleimhautwucherungen erklärt werden, nicht aber der einzelne, typische, gestielte Polyp, das Fibroadenom, ist klar. Während nun meistens die Fibroadenome einzeln vorkommen, betont STAEMMLER demgegenüber, daß die „hyperplastischen Polypen" nie allein gefunden werden. Das ist richtig und vor allem sehr wichtig, denn diese Tatsache allein setzt beide Gebilde schon in einen gewissen Gegensatz zueinander. Was nun die Beziehungen zwischen entzündlichen Veränderungen und der Polypenbildung als einer echten

Geschwulst betrifft, so muß zunächst festgestellt werden, daß in den meisten isoliert vorkommenden Magenpolypen (Fibroadenomen) keine entzündlichen Veränderungen chronischer Natur gefunden werden, ebensowenig in der ihnen benachbarten Schleimhaut. Ribbert und auch Staemmler betonen beide, daß es kaum möglich sei anzunehmen, daß die primären Entzündungserscheinungen, die etwa den Polypen erzeugt hätten, wieder abgeklungen sein könnten, da sie ja durch die mechanischen Reize immer wieder aufflackern müßten. Die manchmal in der Gegend der Kuppe der Polypen vorhandenen, meist geringfügigen entzündlichen Infiltrationen sind als sekundäre, infolge irritativer Reize entstandene aufzufassen. Finden wir bei einer Gastritis einen einzelnen Polypen, so ist gar nicht zu verstehen, warum nur diese eine Neubildung auf Grund der Entzündung entstanden ist und nicht deren viele. Ribbert sagt ganz richtig, je isolierter die Polypen auftreten, desto weniger wahrscheinlich ist es, daß entzündliche Einflüsse für die Ätiologie in Frage kommen. Da wir aber die einzelnen Polypen von den multipel auftretenden, also auch von der Polyposis, nicht trennen dürfen, bei den ersteren, den isolierten, aber kaum je der Nachweis zu erbringen ist, daß sie durch entzündliche Vorgänge bedingt sind, so können wir mit Recht schließen, daß auch bei der Polyposis des Magens und Darmes irgendwelche entzündliche Reize für die eigentliche Ätiologie nicht in Frage kommen, sondern höchstens als auslösendes Moment, wie Borst ja auch annimmt. Staemmler sagt, ,,daß entzündliche Prozesse eine Rolle für die Entstehung der allermeisten Polypen sicher nicht spielen können". Wenn wir außerdem noch berücksichtigen, daß chronische Entzündungsprozesse im Magen und Darm sehr häufig sind, Polypen dagegen sehr selten, dann wird uns das Mißverhältnis noch klarer. Staemmler fand unter 116 Darmpolypen nur 14 mal Angaben über chronische Darmerkrankungen, darunter nur 3 mal Darmtuberkulose.

Wenn nun schon nach den eben genannten, mehr allgemeinen Gesichtspunkten der Annahme, daß die Polypen auf Grund entzündlicher Prozesse entstehen, schwere Bedenken entgegenstehen, so werden diese noch gesteigert bei Betrachtung des mikroskopischen Aufbaus der Fibroadenome auf der einen und der hyperplastischen Polypen auf der anderen Seite; ich verweise hier auf meine Ausführungen S. 844 ff. und möchte noch etwas näher auf die Epithelformationen eingehen, die ja gerade von den Anhängern der entzündlichen Ätiologie der Polypen in den Vordergrund gedrängt werden, und zwar hauptsächlich deshalb, weil alle fließenden Übergänge zwischen den Drüsenepithelien der Hyperplasien und der echten Fibroadenome zu finden seien; auf der anderen Seite betonen aber gerade die Anhänger der kongenitalen Ätiologie, daß die echten Fibroadenome Epithelarten zeigen, die wir in den Hyperplasien nicht finden. Diese Frage der fließenden Übergänge zwischen den verschiedenen Epithelarten ist nicht leicht zu entscheiden und spielt bei der Beurteilung der ganzen Frage eine große Rolle, vor allem wird sie uns später, bei der formalen Genese des Magenkarzinoms, der Entstehung des letzteren aus Polypen, noch sehr beschäftigen. Während Ribbert und verschiedene andere Autoren den Standpunkt vertreten, daß in den Fibroadenomen zwischen den normalen Drüsenepithelien und den häufig vorhandenen, weniger differenzierten, schmalen, hohen, zylindrischen, mehrreihig und mehrschichtig angeordneten Zellen immer scharfe Grenzen und nie Übergänge vorhanden sind, behaupten Versé, Konjetzny u. a. das Gegenteil. Auch Staemmler hat bei den echten Darmpolypen, die übrigens seiner Meinung nach nicht auf entzündlicher Basis entstehen, Übergänge gefunden und er erklärt sie als eine Folge des Wachstums dieser Geschwülste. ,,Unter einer stärkeren Proliferationstendenz verlieren die Epithelien der Drüsen allmählich die höhere Differenzierung der Form und physiologischen Funktion." Ribbert verwertet ja gerade die scharfen Grenzen zwischen beiden

Epithelarten im Sinne der kongenitalen Anlage der Polypen, während STAEMM-LER diesem Moment bezüglich der Ätiologie genannter Tumoren keinen besonderen Wert beilegt. Er sagt: „Ob es sich bei den atypischen Zellen um solche handelt, die im Verlauf ihrer Wucherung ihre Differenzierung verloren haben (VERSÉ), oder ob die Wucherung durch eine primäre Entartung des Drüsenepithels in postembryonaler Zeit bedingt ist (HAUSER), oder ob aus der Embryonalzeit indifferent liegengebliebene Zellen wuchern, wie RIBBERT annimmt, der eine postembryonale Entdifferenzierung ablehnt, muß zunächst betont werden, daß auch in sicher entzündlicher Polyposis die Artänderung der Zellen beobachtet wird." Dieser letzte Passus scheint mir im Widerspruch zu stehen mit einer anderen Äußerung STAEMMLERS: „Ganz besonders sind es die als rein hyperplastische Wucherung bezeichneten, die jede Entdifferenzierung der Zellen vermissen lassen." Nach STAEMMLER ist der RIBBERTsche Standpunkt, soweit die Morphologie in Frage kommt, nicht haltbar, auch der HAUSERsche ist zu korrigieren, da vielfach Polypen ohne jegliche Atypie der Zellen vorkommen, also der Standpunkt VERSÉs sei richtig, daß zeitlich genommen die Becherzellen sich allmählich in die indifferente Art umwandeln. Übrigens läßt MEULEN-GRACHT, der zwei Fälle von „Gastritis polyposa" des ganzen Magens beschreibt, Fälle, wie sie auch KONJETZNY gesehen hat, und bei denen „die gesamte Magenschleimhaut ... in ein einziges Adenom verwandelt ist", die verschiedenen Epithelarten bei diesen entzündlichen Wucherungen dadurch entstehen, daß die hochdifferenzierten Zellen, die Haupt- und Belegzellen, durch indifferente, aus dem Grubenepithel stammende Elemente ersetzt werden; letztere wuchern und verlieren dabei ihr charakteristisches Aussehen.

Nach meinen eigenen Untersuchungen kommen zweifellos in den Fibroadenomen des Magens, und besonders in denen des Darmes, oft ganz scharfe Grenzen zwischen beiden Epithelarten vor, besonders dann, wenn die indifferente Form mehrreihig oder mehrschichtig angeordnet ist, andererseits findet man aber auch die Grenzen nicht so scharf, wenn beide Epithelarten einschichtig sind, und ich glaube mit STAEMMLER, daß hier Folgen des Wachstums der Drüsen vorliegen, indem sich dadurch die an sich vorhanden gewesenen scharfen Grenzen verwischen können. Die Fibroadenome wachsen ja, wie jede Geschwulst, nur aus sich heraus durch gesetzmäßige, langsame, kombinierte Wucherung des bindegewebigen und des epithelialen Faktors, wobei das Wachstum nicht an allen Abschnitten der Drüsen immer gleich stark zu sein braucht. Man könnte sich vorstellen, daß, wenn die atypischen Epithelien von vornherein in dem embryonal angelegten Tumor vorhanden wären, bei einem schnellen Wachstum dieser Drüsenabschnitte die Grenzen gegen das benachbarte, normale Drüsenepithel scharf sind und umgekehrt; dafür würde sprechen, daß die Grenzen immer scharf sind, wenn die atypischen Epithelien mehrreihig und mehrschichtig sind, also scheinbar in lebhafterem Wachstum, natürlich immer noch in gutartigem Sinne. Mit dem Befunde der oft vorhandenen, scharfen Grenzen zwischen den beiden Epithelarten allein schon die kongenitale Genese der Fibroadenome beweisen zu wollen, wie RIBBERT geneigt ist, es zu tun, halte ich nicht für möglich, es kommen ja aber auch noch die anderen, schon früher angeführten Gründe hinzu, die die entzündliche Genese sehr unwahrscheinlich, eine kongenitale Anlage aber sehr wahrscheinlich machen. Die Gründe sind, um es noch einmal zusammenzufassen, folgende: das ganz isolierte Auftreten der Fibroadenome bei diffusen entzündlichen Prozessen, das seltene Vorkommen trotz der zahlreichen Entzündungen im Verdauungskanal, das häufige Fehlen jedweder entzündlicher Erscheinungen in den Tumoren, ihre von vornherein vorhandene Abgrenzung gegen die benachbarte Schleimhaut, der mikroskopisch abweichende Aufbau, atypische Epithelformationen, die an die Embryonalzeit erinnern und wahrscheinlich aus dieser stammen, das Auftreten in ganz jungem Alter, das bekannte familiäre und erbliche Vorkommen. Hier spielt vor allem die diffuse Polyposis bei Kindern eine große Rolle, gibt doch Wechselmann eine ererbte Familiendisposition in 50—60% der Fälle an.

Wie man sich nun die Art der embryonalen Anlage der Fibroadenome vorstellen soll, ist schwer zu sagen. Ribbert erklärt die Anlage phylogenetisch: das Darmrohr sei ursprünglich viel länger angelegt und habe manchmal zu viel Keimmaterial mitbekommen, das überschüssig sei und zu Falten und Vorsprüngen führe; ein kleiner Schleimhautbezirk füge sich nicht regelrecht in den normalen Bau der Schleimhaut ein und würde dadurch mehr oder weniger selbständig. Versé, der zugibt, daß manche Polypen kongenital angelegt sein können, führt gegen die Verallgemeinerung dieser Theorie an, daß die Tumoren dann im Kindesalter noch viel häufiger vorkommen müßten. ,,Aber der Umstand, daß die meisten dieser Wucherungen erst im hohen Alter auftreten, sollte doch zu bedenken geben, daß man den Begriff des Kongenitalen nicht zu weit ausdehnen soll. Denn es ist nicht einzusehen, warum embryonal ausgeschaltete Zellen so lange mit ihrer Entwicklung warten sollten, da die Bedingungen vorher doch sicher nicht ungünstiger sind." Diesem letztgenannten Einwande ist entgegenzuhalten, daß wir bei vielen, sicher kongenital angelegten Geschwülsten immer wieder sehen, daß sie erst in höherem Alter auftreten; hier spielen Momente eine Rolle, die wir nur vermuten, aber nicht klar überblicken können, doch würde es zu weit führen, an dieser Stelle darauf einzugehen. Staemmler legt den Ursprung der Polypen in die ersten Dezennien, d. h. also den Beginn ihres Wachstums, obwohl die ausgesprochene Polyposis bei Kindern gar nicht einmal so häufig vorkommt. Über die Ätiologie sagt er, ,,daß das ursprünglich Bedingende für die Entstehung der Darmpolypen (und somit auch für die Magenpolypen, Verf.) eine Entwicklungsstörung ist, wahrscheinlich ein undifferenziert liegengebliebenes Keimmaterial, das zu mehr oder weniger differenziertem Gewebe sich auswachsen kann". Meiner Meinung nach entstehen die Fibroadenome aus embryonal ausgeschalteten Gewebskomplexen, und zwar muß es sich um solche handeln, die aus einer Kombination von Epithel und Bindegewebe bestehen, also um fibro-epitheliale Komplexe, die in einem bestimmten organischen Zusammenhange stehen, da sonst bei der Wucherung keine Drüsen entstehen könnten. Dieser enge organische Zusammenhang bleibt während des ganzen Wachstums des Fibroadenoms, das nur aus sich heraus erfolgt, bestehen, da bei einer Trennung der beiden Faktoren voneinander keine Drüsen mehr gebildet werden können. Weiterhin bin ich der Meinung, daß die entzündlichen Schleimhauthyperplasien nichts zu tun haben mit den echten Fibroadenomen, letztere auch nicht aus ersteren hervorgehen, und daß die Entzündungen, vor allem die Gastritis, nur gelegentlich als auslösendes Moment für das Wachstum der Fibroadenome eine Rolle spielt, nicht aber für ihre Entstehung.

6. Sekundäre Veränderungen und Folgen der Magenpolypen.

Es ist selbstverständlich, daß bei einer gewissen Anzahl von Polypen im Magen und Darm, besonders bei der Polyposis, entzündliche Erscheinungen die Folge sein können, so daß also die Gastritis nicht notwendig der Neubildung voraufgegangen sein muß; auch Blutungen kommen vor. In den meisten Fällen bestehen aber die Polypen jahre- und jahrzehntelang symptomlos, wenn sie eine gewisse Größe und Zahl nicht überschreiten und nicht gerade dicht am Pylorus sitzen. Ist letzteres aber der Fall, und erreichen die Geschwülste dabei eine besondere Größe, so können wir doch schwere klinische Folgeerscheinungen sehen, wie Pylorospasmus und Stenose; letztere kommt dadurch zustande,

daß der Tumor durch den Pylorusring in das Duodenum gedrängt wird und
den Weg verlegt. Solche Fälle beschreiben Lucksch: Schmerzen, Erbrechen,
Tumorbildung, Vortäuschung eines Karzinoms; Chiari: Polyp, durch den Pylorus
reichend, mit Invagination eines Teiles der Magenwand (abgebildet in Abb. 29),
Calzavara: 11 cm langer und 2 cm dicker, keulenförmig aufgetriebener, papillärer
Polyp, dessen Ansatzstelle an der großen Kurvatur 3 cm vom Pylorusring
entfernt war, und der größtenteils im Duodenum lag. Einen Fall von Pylorospasmus durch einen kirschgroßen, gestielten, pylorischen Polypen erwähnt
Ledderhose.

Ich verweise hier auf einen von mir beobachteten Fall (Abb. 22, S. 842), wo
ein langgestieltes, walnußgroßes Fibroadenom, das unmittelbar vom Pylorusringe

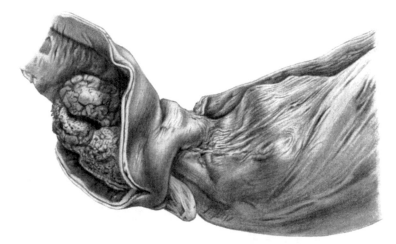

Abb. 29. Invagination des Magens durch ein polypöses Adenom. $^1/_2$ natürl. Größe.
(Chiari: Prager med. Wochenschr. 1888.)

seinen Ursprung nahm, zu Stenoseerscheinungen und häufigem Erbrechen
geführt hatte; erwähnt sei, daß allerdings neben diesem Fibroadenom noch
3 polypöse, weiche Karzinome in der Pars pylorica vorhanden waren, durch die
die klinischen Erscheinungen erklärt werden könnten.

Über eine wichtige, sekundäre Veränderung der Fibroadenome des Magens,
ihren Übergang in Karzinom, werden wir später in dem Kapitel der formalen
Genese des Karzinoms eingehend sprechen.

7. Die „hyalinen Körperchen" in den Magenpolypen.

Zu erwähnen ist noch ein fast regelmäßiger Nebenbefund in den Polypen
des Magen-Darmkanals, die „hyalinen Körperchen". Über die Entstehung und
Bedeutung dieser Gebilde (Russelsche Körperchen) überhaupt liegt eine große
Literatur vor, die in den Arbeiten von Klien, Lubarsch, Bleichröder und
Fabian einzusehen ist. Diese „hyalinen Körperchen" sind meist kernlose, einzeln
oder in Gruppen (maulbeerartig) liegende, mit geeigneten Farbstoffen leuchtend
rot zu färbende, hyalinglänzende, kugelige Gebilde (Abb. 30 und 31, ferner 80
und 81, S. 928 und 929). Sie wurden im Magen zuerst beschrieben von
William Fox, dann von Sachs, Krukenberg, Marchand, Lubarsch,
v. Hansemann, Thorel, S. Saltykow, Versé u. a. Die „hyalinen Körperchen"
werden nicht nur in Magen- und Darmpolypen gefunden, v. Hansemann
sah sie auch in der normalen und durch andere Prozesse veränderten

Magenschleimhaut, doch seien sie in den Polypen am zahlreichsten; er fand sie nie in Magenkrebsen oder in anderen Polypen. Demgegenüber sei betont, daß Thorel sie auch im Geschwürsrande von Magenkrebsen, Polyák in Nasenpolypen, Borst bei chronischer Gastritis, in Adenomen und Karzinomen des Verdauungskanals fanden. Jedenfalls wird allgemein anerkannt, daß sie in den Polypen des Magens am häufigsten sind. Über die Art der Entstehung dieser Gebilde gibt es verschiedene Meinungen, so läßt sie S. Saltykow, Anna Saltykow, Schirren, Touton und May, Dean aus roten Blutkörperchen und Kapillaren entstehen, wobei nach Klebs, Takaes u. a. Fibrin und Thromben noch eine Rolle spielen, während die meisten anderen Autoren (Marchand, Levy, Klien,

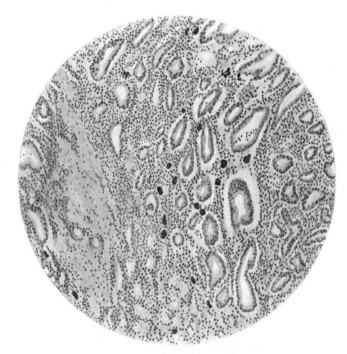

Abb. 30. „Hyaline Körperchen" im Gerüst eines Fibroadenoms des Magens. Schwache Vergr. (Präparat von Lubarsch.)

Goldmann, v. Hansemann, Thorel, Lubarsch) Stromaelemente als Bildungsmaterial für diese „hyalinen Körperchen" heranziehen. Lubarsch läßt sie aus Granula azidophiler Gewebszellen hervorgehen und hält sie für identisch mit den Russelschen Fuchsinkörperchen. Dieser Meinung schließt sich auch Thorel an, er fand immer nebeneinander azidophile Zellen, fuchsinophile Epithelien und hyaline Kugeln, so daß man letztere als höhere Entwicklungsstufen der Zellgranula ansprechen könne (Lubarsch). v. Hansemann hatte die Kugelgruppen als Zerfallsprodukte der hyalinen Körper aufgefaßt, während Thorel und Lubarsch den umgekehrten Entwicklungsweg annehmen. Schridde, Fabian, Unna, Versé, Fick lassen sie aus Plasmazellen entstehen, Bleichröder nimmt eine Mittelstellung ein, er sah die hyalinen Kugeln sowohl aus roten Blutkörperchen, wie aus Zellgranula (oder aus der ganzen Zelle) entstehen. Letzthin hat sich Chuma sehr eingehend mit diesen Russelschen Körperchen beschäftigt; er unterscheidet 2 Arten: rundlich ovale und traubenförmige, maulbeerförmige. Der rundliche bis sichelförmige Kern der ersten Form ist immer wandständig, der unregelmäßig gestaltete Kern der letzteren Form liegt immer im Zentrum. Die erste Form leitet er von Plasmazellen ab, die maulbeerförmige Form von azidophilen Zellen. Die engen Beziehungen zwischen den Körperchen und den eosinophilen, wie den Plasmazellen scheinen ihm noch daraus hervorzugehen, daß diese beiden Zellarten immer in gehäufter Menge in der Nachbarschaft der hyalinen Körperchen liegen.

Über die Bedeutung der Gebilde ist nichts bekannt, von den meisten Autoren wird ihnen kein besonderer Wert beigelegt. v. Hansemann bringt sie nicht in Zusammenhang mit entzündlichen Prozessen und gibt an, daß er sie nur sehr selten bei Karzinom des Magens gefunden habe. Demgegenüber betont Chuma, daß er die Gebilde im Magen von Säuglingen und Kindern nie, in gesunden

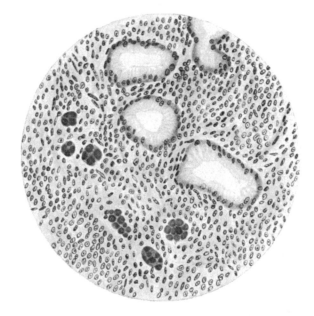

Abb. 31. Eine Stelle aus Abb. 30 bei starker Vergrößerung.

Mägen von Erwachsenen nur sehr selten, dagegen beim Ulkus und Karzinom sehr häufig, bei letzterem sogar ohne Ausnahme gefunden habe. „Daher bin ich der Ansicht, daß ihr Vorkommen wahrscheinlich doch in Beziehung zu einem Entzündungsprozeß steht." Chuma glaubt, daß es auf Grund des entzündlichen Prozesses zu einer Anhäufung von Plasmazellen und eosinophilen Zellen kommt. „Die Granula dieser Zellen erfahren eine chemische Umwandlung, fließen zusammen und bilden sich so zu Russelschen Körperchen um." Nach meinen eigenen Erfahrungen spielen entzündliche Prozesse für das Zustandekommen der hyalinen Körperchen zweifellos eine große Rolle, und ich halte sie ebenfalls wie Chuma für pathologische Zellprodukte.

III. Epitheliale Geschwülste.   Karzinom.

a) Häufigkeit.

Nach den sowohl aus Städten und Kliniken, wie auf Grund der Sektionen aus Pathologischen Instituten vorliegenden Statistiken ist der Magen der häufigste Sitz des Krebses. Das statistische Zahlenmaterial weist naturgemäß

Mängel auf, sowohl das klinische wegen der Unsicherheit der Diagnose, wie auch das pathologisch-anatomische wegen der Einseitigkeit des Materials, immerhin geben die Zahlen doch einen gewissen Anhaltspunkt und Überblick. Aufallend ist, daß die Zahlen der klinischen Statistiken und die der pathologisch-anatomischen ziemlich nahe beieinander liegen. Zunächst einige klinische Statistiken:

Häberlin (Schweizer Material von 1877—1886) findet unter den Krebsfällen 41,5% Magenkrebse, Reiche (Hamburger Material von 1872—1898) 42,8%, Aschoff (Berliner Material von 1897—1899) 34,3%, Frief (Breslauer Material von 1876—1900) 38,1%, Weinberg und Gastpar (Stuttgart) 31,4%. Die Zahlen einiger Statistiken aus pathologischen Instituten sind folgende:

Feilchenfeld (Pathol. Inst. am Urban, Berlin) fand 32,5% Magenkrebse unter sämtlichen Krebsfällen, Riechelmann (Pathol. Inst. Friedrichshain, Berlin) 40,5%, Redlich (Pathol. Inst. am Urban, Berlin) 35,5%. Kaufmann auf Grund des Baseler Sektionsmaterials 28,66%, des Göttinger Materials 37,22%; ich selbst berechne aus dem Sektionsmaterial des Bremer pathologischen Instituts der Jahre 1910—1923 inkl. (11475 Sektionen) unter 842 Karzinomfällen 241 des Magens = 28,5%. Der besseren Übersicht wegen stelle ich die Zahlen noch einmal zusammen.

1. Klinische Statistiken:

Häberlin (Schweiz)	41,5%	(Diss. Zürich 1889)
Reiche (Hamburg)	42,8%	
Aschoff (Berlin)	34,3%	
Frief (Breslau)	38,1%	
Weinberg u. Gastpar (Stuttgart)	31,4%	

2. Pathologisch-anatomische Statistiken:

Feilchenfeld	32,5%
Riechelmann	40,5%
Redlich	35,5%
Kaufmann (Basel)	28,66%
Kaufmann (Göttingen)	37,22%
Borrmann (Bremen)	28,5%

Die Mittelzahl aus diesen Statistiken ergibt für klinische Fälle 37,6%, für Sektionsfälle 33,8%.

Wir können also sagen, daß ungefähr $1/3$ aller Krebsfälle den Magen betreffen, eine Angabe, die wir schon bei Lebert, Buday, Virchow, Brinton u. a. finden, und die sich völlig deckt mit der Mittelzahl (33,8%) aus den Sektionsfällen.

b) Geschlecht.

Wenngleich ganz allgemein die Frauen häufiger an Krebs (Uterus!) erkranken als die Männer, so scheint der Magenkrebs doch bei Männern häufiger zu sein, als bei Frauen; ich will einige Zahlen anführen.

1. Klinische Statistiken:

Wilson Fox (Eul. Realenzykl. Bd. 12, S. 437)	52 %	Männer,	48 %	Frauen	
Brinton (Eichhorst, Handb. Bd. 2, S. 121)	58 %	„	42 %	„	
Häberlin (Schweiz), (Dtsch. Arch. f. klin. Med. Bd. 44, S. 461)	58,3%	„	41,7%	„	
Reiche (Hamburg)	56 %	„	44 %	„	
Aschoff (Berlin)	53 %	„	47 %	„	
Frief (Breslau)	48 %	..	52 %	„	

2. Pathologisch-anatomische Statistiken:

BRÄUTIGAM (Diss. Würzburg 1883) . . . . 54,5%/₀ Männer 45,5%/₀ Frauen
KAUFMANN (Basel) . . . . 54 %/₀ ,, 46 %/₀ ,,
KAUFMANN (Göttingen) . . . . 72 %/₀ ,, 28 %/₀ ,,
HABERFELD (Wien) . . . . 57 %/₀ ,, 43 %/₀ ,,
BORRMANN (Bremen) . . . . 65 %/₀ ,, 35 %/₀ ,,
Die Mittelzahl beträgt für die klinischen
Statistiken. . . . . 54,2%/₀ ,, 45,8%/₀ ,,
Für die pathol.-anat. Statistiken . . . . 58,7%/₀ ,, 41,3%/₀ ,,

An den von pathologischen Instituten aufgestellten Statistiken bemängelt KONJETZNY, daß das Verhältnis der in den betreffenden Krankenhäusern überhaupt behandelten Männer zu den behandelten Frauen nicht berücksichtigt ist und meint, daß vielleicht mehr Frauen als Männer, oder umgekehrt, in die Krankenhäuser aufgenommen wurden. Ich weiß nicht, ob dieser Einwand berechtigt ist, jedenfalls scheidet er für meine Statistik aus, da in der Zeit vom 1. Januar 1910−31. Dezember 1923, also in 14 Jahren, auf die sich meine Bremer Zusammenstellungen beziehen, in der hiesigen Krankenanstalt 74784 Männer und 74030 Frauen behandelt wurden, also fast die gleiche Zahl; der Unterschied ist so gering, daß er keine Rolle spielt. Wenn also trotzdem 65%/₀ Männer und 35%/₀ Frauen an Magenkrebs starben, dann ist wenigstens durch das Bremer Material einwandfrei erwiesen, daß das männliche Geschlecht mehr zu dieser Erkrankung disponiert ist als das weibliche.

Dasselbe Ergebnis finden wir auch in Statistiken, die von einem anderen Gesichtspunkte aus aufgestellt sind: von allen Krebsfällen bei Männern betrafen den Magen: nach FEILCHENFELD 39,9%/₀
,, RIECHELMANN 49,6%/₀
,, REDLICH 39,9%/₀
,, LUBARSCH 32,5%/₀
Die entsprechenden Zahlen für Frauen sind:
nach FEILCHENFELD 25,2%/₀
,, RIECHELMANN 34,1%/₀
,, REDLICH 29,6%/₀
,, LUBARSCH 21%/₀

LUBARSCH hat die Zahlen auf Grund des Materials der großen Sammelforschung des Krebskomitees in Berlin berechnet.

c) Alter.

Der Magenkrebs kommt in jedem Alter vor, doch nimmt die Häufigkeit bis zum 70. Lebensjahr allmählich zu und hat den höchsten Stand zwischen dem 50. und 70. Jahr erreicht. Ich bringe der Einfachheit wegen eine tabellarische Übersicht von KONJETZNY, in die ich in der letzten Rubrik die Prozentzahlen aus dem Material des Bremer pathologischen Instituts (240 Fälle) noch hinzugefügt habe (s. Tabelle S. 858).

Sehr selten sind die Fälle unter 20 Jahren, so daß sie meist einzeln veröffentlicht sind. BERNOUILLI fand bis 1907 nur 13 derartige Fälle. Ich führe im folgenden 17 Fälle an: WILKINSON (angeboren), WIDERHOFER (angeboren), CULLINGWORTH (5 Wochen altes Kind), KAULICH (1½jähr. Knabe), DUZÉA (12jähr. Mädchen), NORMAN MOORE (13jähr. Mädchen), GHON (13jähr. Knabe, Ulkuskarzinom, Laugenätzung!), SCHEFFER (14jähr. Knabe), DE LA CAMP (14jähr. Knabe), GOTTSTEIN (14jähr. Knabe), GÜTTICH (14jähr. Knabe), HUCH (15jähr. Knabe), RUETIMEYER (15½jähr. Knabe), SCHMINCKE (16jähr. Knabe), LINDNER-KUTTNER (16jähr. Mädchen), KÖSTER (17jähr. Knabe),

Es starben an Magenkrebs im:

Jahre	BUDAY %	LUBARSCH %	RIECK %	FEILCHEN-FELD %	RIECHEL-MANN %	REDLICH %	BORRMANN %
21.— 30.	1	4,3	2,7	1,2	1,7	1,1	2,5
31.— 40.	10	8,7	9,9	4,3	6,9	7,8	6,2
41.— 50.	23	18,5	21,9	18,1	18,0	21,5	16,6
51.— 60.	41	33,4	25,9	30,3	28,4	35,8	23,6
61.— 70.	17	20,7	28,7	27,8	23,9	21,5	28,6
71.— 80.	5	14,0	9,7	17,5	2,1	10,8	19,0
81.— 90.	—	—	—	—	—	—	2,5
91.—100.	—	—	—	—	—	—	0,4

KAUFMANN (18jähr. Mädchen), HIRTZ und LESNÉ (19jähr. Frau), ANNING (19jähr. Mann). (Literatur über Krebse im Kindesalter bei PHILIPP.)

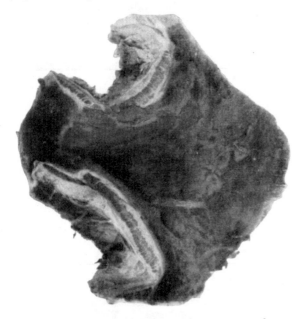

Abb. 32. Karzinom der Pars pylorica mit starker Schrumpfung der kleinen Kurvatur.

Interessant ist es, daß bei 16 dieser Fälle, in denen das Geschlecht genannt ist, 68,7% das männliche und 31,3% das weibliche Geschlecht betreffen, Zahlen, die der Mittelzahl ganz nahe kommen, die wir aus den Sektionsstatistiken bezüglich der Verteilung der Geschlechter beim Magenkrebs überhaupt berechnet haben (etwa 60% Männer und 40% Frauen, s. S. 857), so daß ein Überwiegen des männlichen über das weibliche Geschlecht ziemlich sicher feststeht.

d) Sitz.

So leicht es ist, bei den resezierten oder sezierten Magenkrebsen jeglicher Größe festzustellen, wo sie sitzen, welchen Teil des Magens sie einnehmen, so schwierig ist es, besonders bei vorgeschrittenen Fällen, über den Ausgangspunkt etwas Sicheres zu sagen. Den größten Schwierigkeiten begegnen wir in dieser Hinsicht bei den Krebsen der Pars pylorica, da sie meist ringförmig sich ausbreiten und schließlich die ganze Zirkumferenz einnehmen; waren doch von 63 resezierten Magenkrebsen, die aus der v. MIKULICZschen Klinik stammten und von mir früher genau untersucht und veröffentlicht wurden, nur 5 Fälle, also 8%, die nicht zirkulär die Magenwand einnahmen. Man kann somit auch nicht sagen, daß resezierte Fälle eine bessere Unterlage für Statistiken geben, als sezierte, da erstere noch nicht so weit vorgeschritten wären. Immerhin hat man oft noch gewisse Anhaltspunkte, die älteste Stelle des Krebses festzustellen, z. B. die größte Tiefe einer Ulzeration oder umgekehrt, die am meisten vorspringende Stelle der Geschwulst, die ausgedehntesten Durchbrüche bis zur Serosa mit Knollenbildung und mehr oder weniger starker Schrumpfung dieser

Partie, da für gewöhnlich die Tumoren ziemlich gleichmäßig exzentrisch wachsen, doch sind wir auch darin Irrtümern ausgesetzt. Am sichersten ist, auch bei weit vorgeschrittenen Tumoren, der Sitz und der Ausgangspunkt zu bestimmen an der Kardia, im Fundus und bei umschriebenen Geschwülsten der Vorder- und Hinterwand, soweit sie noch nicht auf die Kurvaturen übergegriffen haben. Für nicht durchführbar halte ich eine Trennung der Krebse der kleinen Kurvatur von denen der Pars pylorica, sobald letztere ringförmig sind. Ein sicheres Urteil über die Frage, an welchen Stellen des Magens das

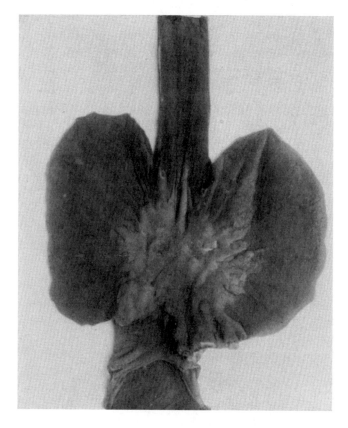

Abb. 33. Karzinom der kleinen Kurvatur.

Karzinom am häufigsten oder am seltensten entsteht, könnten wir nur gewinnen, wenn einer solchen Statistik eine große Anzahl ganz kleiner Krebse zugrunde läge, wie wir sie als Nebenbefunde bei Sektionen erheben; doch kommt das zu selten vor. Auch spielt dabei noch folgender Punkt als Fehlerquelle eine große Rolle: solange wir über den Begriff der Entstehung des Krebses keine Klarheit haben, und über die Auffassung, ob wirklich ein Krebs vorliegt oder nicht, keine allgemeine Übereinstimmung vorhanden ist, können wir die Frage nicht lösen. Selbstredend gibt es ganz kleine Krebse, die histologisch so klar liegen, daß jeder die Diagnose stellen wird, doch erinnere ich nur an die sog. „Umwandlung" der Fibroadenome in Karzinom, die von manchen für sehr häufig, von anderen, auch von mir, für selten gehalten wird. Die bekannten Bilder in Fibroadenomen, auf die ich später bei der Besprechung der Histogenese

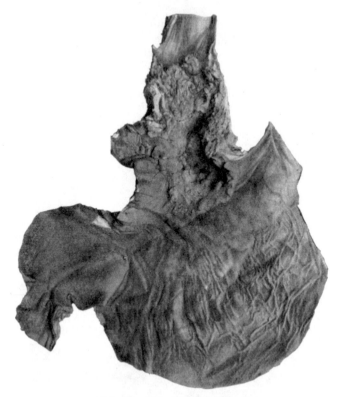

Abb. 34. Karzinom der Kardia.

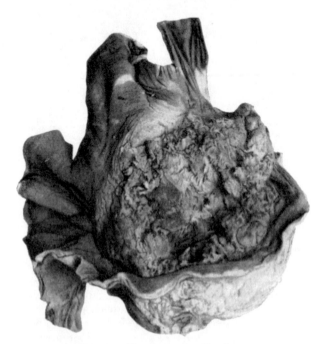

Abb. 35. Karzinom des Fundus.

der Krebse, näher eingehen werde, die von HAUSER, VERSÉ, KONJETZNY u. a. als beginnende Krebse gedeutet werden, sind durchaus zweifelhafter Natur, und so wird der eine einen Polypen für krebsig halten, der andere nicht; bei derartig verschiedenen Auffassungen ist aber keine einwandfreie Statistik zu treiben.

v. MIKULICZ teilt den Magen in vier Regionen und unterscheidet:
1. Karzinom der Pars pylorica.
2. Karzinom des Corpus ventriculi.
3. Karzinom der Pars cardiaca.
4. Karzinom des Fundus.

In den meisten Statistiken werden die Magenkarzinome eingeteilt in solche der Kardia, des Fundus, der Pars pylorica, der großen und kleinen Kurvatur, der Vorder- und Hinterwand und in solche, die den ganzen Magen diffus einnehmen, bei denen also über den Ausgangspunkt gar nichts mehr zu sagen ist. Inwieweit derartige Statistiken Wert haben, um etwas Sicheres über den Entstehungsort des Tumors aussagen zu können, mag dahingestellt bleiben. Es steht aber fest, daß die Pars pylorica der hauptsächlichste Sitz des Krebses ist, ungefähr in 50% der Fälle, und daß scheinbar hier die kleine Kurvatur im Vordergrunde steht, während die Krebse des Fundus am seltensten sind. Ich spreche absichtlich nicht von Krebsen des Pylorus, sondern von solchen der Pars pylorica, da man erstere kaum zu sehen bekommt und auch nur in den allerersten Anfängen als solche erkennen kann; auch v. HANSEMANN sagt, daß sie „recht selten" seien.

In Abb. 32, 33, 34, 35 habe ich einige typisch sitzende Magenkrebse abgebildet, und zwar in Abb. 32 ein völlig zirkuläres, ulzeriertes Karzinom der Pars pylorica, an der kleinen Kurvatur aufgeschnitten (Resektionspräparat). Die Möglichkeit zu sagen, an welcher Stelle der Tumor zuerst entstanden ist, besteht nicht, da er zu weit fortgeschritten ist. Abb. 33 zeigt uns ein diffus in die Nachbarschaft ausstrahlendes, nicht ulzeriertes Karzinom der kleinen Kurvatur, auf Vorder- und Hinterwand des Magens übergehend und den Pylorusring noch nicht erreichend,

Sitz des Karzinoms	BORRMANN (241 Fälle) %	BRINTON (360 Fälle) %	A. WELD (1300 Fälle) %	BUDAY %	CZENKER (228 Fälle) %	TILMANN (128 Fälle) %	KLAUSA (120 Fälle) %	RIECHEL-MANN (285 Fälle) %	REDLICH (176 Fälle) %	FENWICK (1850 Fälle) %	TORKOW (225 Fälle) %	HABERFELD (662 Fälle) %	ORTH %	SCHOLZ (206 Fälle) %	GÜSSEN-BAUER und WINIWARTER (903 Fälle) %	LEBERT %
Am Pylorus	53	60,8	60,8	41	64	71	41	44	40	58	50	60	60	42,5	60	51
Am Pylorus und kleinen Kurvatur	—	—	—	—	—	—	—	—	—	—	—	—	—	—	—	—
Am Pylorus und großen Kurvatur	—	—	—	—	—	—	—	—	2,8	—	—	—	—	—	—	—
An der kleinen Kurvatur	11,6	10,5	11,4	26	16	12	10	18	10	11,5	6	20	20	7,5	7	16
An der großen Kurvatur	5	3	2,6	5	0,8	1,5	0,8	11	6	2,8	2	10	10	7,5	1,5	7
An der Kardia	—	10	8	8	15	14	—	0,4	12	9,8	10	—	—	—	6	9
An der vorderen Magenwand	2,5	3	2,3	6	—	—	—	2,4	0,5	2,2	0,8	—	—	—	2	3
An der hinteren Magenwand	2,5	3	5,2	5	1,3	2,3	3	—	2,2	5	1,5	—	—	—	4	4
Im Fundus	10,8	1,1	—	—	0,8	0,7	—	—	2,8	1,5	—	—	—	10	1,5	—
Diffuse Ausbreitung	4,5	3,6	4,7	5	—	—	4	11	2,8	6	3,6	—	—	—	13	6

wohl aber die Kardia in Gestalt einiger Ausläufer. Abb. 34 und 35 zeigen
ulcerierte Karzinome der Kardia bzw. des Fundus, ersteres auf den Ösophagus übergehend.

Was nun meine eigenen 241 Fälle betrifft, so habe ich sie bezüglich ihres
Sitzes nach dem Schema früherer Statistiken geordnet und am Ende einer von
Konjetzny gebrachten Tabelle eingetragen (s. S. 861).

Meine Zahlen decken sich ungefähr mit denen der anderen Autoren, nur fällt
in meiner Statistik der hohe Prozentsatz der Funduskarzinome auf, für den ich
keine Erklärung habe.

e) Multiplizität.

Primäre, multiple Karzinome im Magen sind äußerst selten, wie auch aus
einer Zusammenstellung Konjetznys hervorgeht; er nennt folgende Literaturangaben: Hauser, Borst (4 Fälle), Glenk (4faches Karzinom), Rodler,
Bucher, Salberg (2 Fälle), M'Caskey, Devicet Chatin, Mönckeberg (2 Fälle),
Krokiewicz, Hart, Redlich, v. Hansemann (4 Fälle), Feilchenfeld, Schneider, Konjetzny, Gussenbauer und Winiwarter; es kommen noch hinzu
Fälle von Fischer-Defoy und Lubarsch, Keding, Becker, Gottstein,
Tsunoda und meine eigenen 4 Fälle. Haben die Tumoren verschiedenen histologischen Bau, so kann man ja mit Sicherheit multiple Primärtumoren annehmen, zeigen sie dagegen übereinstimmenden Bau, so muß man immerhin
daran denken, daß ein Magenkrebs auch Metastasen innerhalb der Magenwand
setzen kann, die manchmal ganz den Eindruck primärer Neubildungen machen,
und daß außerdem karzinomatöse Lymphknoten außerhalb des Magens sekundär durch die Wand des letzteren bis ins Lumen vordringen, hier vorspringen,
ulcerieren, seitlich in den Wandschichten weiterwachsen können, so daß der
Eindruck eines primären Tumors erweckt wird; ich habe in einer früheren
Arbeit auf derartige Täuschungsbilder im Verdauungskanal hingewiesen. Man
muß bei der Beurteilung der Frage, ob in einem Hohlorgan multiple Primärtumoren oder ein Primärtumor mit Metastasen vorliegt, abgesehen von der
mikroskopischen Struktur, auf alle anderen makroskopischen Verhältnisse
Rücksicht nehmen: Größe der Geschwülste, ihr Größenverhältnis zueinander,
Sitz, Form, Aussehen, Verhältnis zu den Nachbarorganen, speziell zu Lymphknoten, Verhalten der Magenwand zwischen den einzelnen Tumoren usw. In
manchen Fällen wird die Entscheidung immerhin unsicher bleiben, wie ich mich
selbst mehrfach überzeugen konnte. Die Auffassung, die von manchen Forschern
vertreten wird, daß sich das Magenkarzinom oft aus Fibroadenomen entwickelt,
kann ich nicht teilen, denn es müßten dann zirkumskripte, polypöse Karzinome
im Magen viel häufiger sein; sie gehören aber im Verhältnis zu den nichtpolypösen
Formen zu den Seltenheiten, wie wir noch sehen werden. Ich rechne allerdings
bestimmte Veränderungen in Fibroadenomen, wie abweichende Zellstruktur mit
Aufhören der Sekretion, Mehrreihigkeit, seltener Mehrschichtigkeit der Drüsenzellen nicht zu den Anzeichen eines beginnenden Karzinoms, sondern für Befunde,
wie wir sie in sehr vielen Polypen sehen können, und die eine Störung in seinem
ganzen Aufbau bedeuten, da es eben ein embryonales Gebilde ist. Wenn man
diese Veränderungen immer für beginnenden Krebs oder für seine Vorstufen
hält, kommt man unbedingt zu der Vorstellung, daß sich die Karzinome vorwiegend aus Fibroadenomen entwickeln. Aber gerade die Seltenheit der echten
polypösen Krebse im Magen spricht gegen diese Auffassung; doch darüber
später bei der Entstehung des Karzinoms. Es ist ja auch gar nicht notwendig,
daß jedes halbkugelige, polypös vorspringende Karzinom unbedingt aus einem
Polypen hervorgegangen sein muß, denn die Form der Geschwülste ist in erster

Linie eine Wachstumsfolge, nicht eine Folge ihrer Entstehung; auch auf diese Frage werde ich im nächsten Abschnitt eingehen. KONJETZNY sagt: „Unter Berücksichtigung der VERSÉschen und KONJETZNYschen Auffassung, daß das Magenkarzinom oft aus polypösen oder adenomatösen Bildungen, die ja meist multipel auftreten, hervorgeht, ist eine gelegentliche primäre Multiplizität des

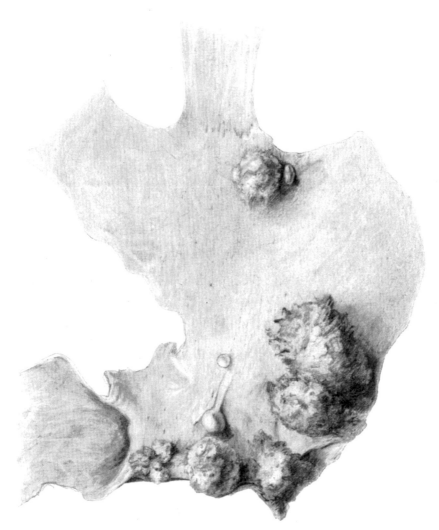

Abb. 36. Drei Fibroadenome und sechs polypöse Karzinome, von denen fünf entlang der großen Kurvatur sitzen.

Magenkrebses nicht besonders auffallend, wie wir ähnliches ja auch im Darmkanal finden." Demgegenüber möchte ich betonen, daß man nur selten Fälle zu sehen bekommt, wo sich mehrere, sicher primäre, aus Polypen entwickelte Karzinome im Magen finden; ich habe bei einem großen Material nur vier Fälle gesehen, von denen zwei in Abb. 36 und 37 abgebildet sind: im ersten handelt es sich neben 3 Fibroadenomen um 6 zerklüftete, polypöse Zylinderzellenkrebse, auf den ganzen Magen verteilt und entlang der großen Kurvatur angeordnet, die breit-basig und fest der Unterlage aufsaßen, da sie nach unten bis in die Muskulatur schon vorgedrungen waren. In Abb. 37 sehen wir ein Resektionspräparat: multiple Polypen und polypös-villöse Karzinome in einem umschriebenen Bezirk der Pars pylorica. Ich möchte also sagen: multiple Polypen im Magen sind schon selten, multiple polypöse Krebse im Magen, die sich sicher aus Polypen entwickelt haben, sind aber eine große Seltenheit (s. später S. 962).

Die Entstehung multipler Karzinome in einem Hohlorgan durch Implantation von Krebszellen auf der Schleimhaut kommt kaum vor, ist jedenfalls in den meisten Fällen nicht zu beweisen; das sagt auch Konjetzny. Auch die Tatsache, daß Borst bei Magenkrebs Krebszellen in entfernt liegenden Magendrüsen fand, ist nicht bedeutungsvoll. Ich halte eine Implantation lebender Krebszellen mit Auswachsen zu einem neuen Krebs deshalb für so selten, weil einmal — wenn überhaupt — von der Oberfläche eines Tumors meist nur nekrotisches Material abgestoßen wird, und weil zweitens die für eine An-siedelung der Tumorzellen notwendigen Bedingungen selten vorhanden sind: eine aufnahmefähige Oberfläche und die unbedingte Ruhe der betreffenden Stelle, damit die Zellen Zeit haben sich fest-zusetzen, sich an den neuen Boden anzupassen und weiter-zuwachsen; im Magen fehlen diese Bedingungen ganz be-sonders wegen der Schleim-schicht, wegen der Motilität der Wandung und wegen des

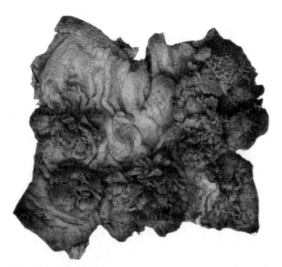

Abb. 37. Fibroadenome und polypös-villöse Karzinome in der Pars pylorica. (Resektionspräparat.)

Vorbeigleitens der Ingesta. Dasselbe gilt auch für die Entstehung der sog. Kontakt- oder Abklatschkarzinome, so daß ich mich der Meinung Harts nicht anschließen kann, der sagt: „Nach meinen Beobachtungen tragen im Magen die Implantationsgeschwülste oftmals den Stempel der sog. Kontakt- oder Abklatschkarzinome besonders dann, wenn es sich um polypöse oder fungöse Primärtumoren handelt. Auch die sekundären Knoten tragen dann diesen Charakter." Kraus beschreibt ein kronengroßes „Adenokarzinom" des Pylorus, dem gegenüber ein ebenso großes, flaches Karzinom saß, das er als Kontakt-metastase auffaßt, da ein lymphogener Zusammenhang zwischen beiden Neu-bildungen nicht gefunden wurde; meiner Meinung nach handelt es sich um zwei primäre, selbständige Karzinome.

f) Makroskopische Formen.

Von allen Geschwülsten zeigt das Magenkarzinom die meisten Variationen bezüglich seiner äußeren Form, was einmal bedingt ist durch seinen verschie-denen Sitz (Pars pylorica, Kardia, Fundus, Corpus ventriculi, wobei wiederum wichtig ist, ob kleine oder große Kurvatur, ob Vorder- oder Hinterwand), zweitens durch seine histologische Struktur und drittens durch sein Wachstum, das nicht zum mindesten beeinflußt ist durch die normal-anatomischen Verhältnisse der Magenwand (Lymphbahnen!) und durch die physiologischen Verhältnisse am Magen (Pylorusfunktion, Motilität, Säureproduktion usw.). Eine ganz untergeordnete, wenn überhaupt eine Rolle, spielt für die makroskopische Form, abgesehen von den aus gestielten Fibroadenomen hervorgegangenen Karzinomen, die Frage der feineren Histogenese, ob also der Krebs entsteht aus höher oben oder tiefer unten gelegenen Schleimhautabschnitten, ob aus fertig entwickelten, also völlig ausdifferenzierten Magendrüsen oder aus solchen, die auf einer früheren, embryonalen Entwicklungsstufe stehen geblieben sind und aus dem physiologischen Verbande ausgeschaltet wurden, ob aus Zellkomplexen, die innerhalb der Mukosa liegen oder aus solchen, die in einer tiefer gelegenen Wandschicht liegen, z. B. aus Pankreasresten in der Submukosa oder dergl. Wir werden auf diese Frage ja in den Kapiteln über die Ätiologie und über die Entstehung des Magenkarzinoms genauer einzugehen haben.

Wegen der großen Mannigfaltigkeit in der äußeren Form der Magenkrebse ist es nicht ganz leicht, bestimmte Gruppen aufzustellen, da es natürlich zwischen diesen Gruppen fließende Übergänge gibt, die eine Eingruppierung in vielen Fällen schwierig macht; dennoch kommen einige bestimmte Formen immer wieder vor, so daß die Möglichkeit Gruppen aufzustellen besteht, wobei die Umgrenzung der einzelnen Gruppen keine scharfe sein kann.

In meiner früheren Arbeit über das Wachstum und die Verbreitungswege des Magenkarzinoms hatte ich 4 Haupttypen des letzteren aufgestellt, wobei ich mich allerdings von dem Gedanken leiten ließ, an der makroskopischen Form das in den Vordergrund zu stellen, was für den Chirurgen das Wichtigste ist, nämlich die Möglichkeit, bei der Operation schon makroskopisch durch den Gesichts- und Tastsinn die Grenzen des Karzinoms festzustellen, um die Gewähr zu haben, im Gesunden zu resezieren. Diese Einteilung in 4 Haupttypen ist von KONJETZNY in seinem Werk über die Geschwülste des Magens als brauchbar übernommen, und ich will im folgenden diese Einteilung ebenfalls zugrundelegen, da sie auch den grob-anatomischen Gesichtspunkten gerecht wird:

1. Die stark prominenten, scharf gegen die Umgebung abgesetzten, breitbasig aufsitzenden, polypösen Karzinome mit geringer Ulzeration, die man als „Schleimhautkarzinome" bezeichnet hat.

2. Die ausgedehnt ulzerierten Karzinome mit aufgeworfenen Rändern, bei denen man durch den Tastsinn erkennen kann, daß der wallartige Rand wirklich die Grenze des Karzinoms ist, indem die Magenwand jenseits dieses scharfen Randes plötzlich steil abfällt und ganz dünn wird. Die Ulzeration kann auch fehlen, und der Tumor scharf aufhören, indem er steil abfällt. Es erinnern diese Fälle dann an die unter 1 aufgeführten, wenn auch die Grenze nicht so scharf ist.

3. Die ebenfalls ulzerierten Karzinome, bei denen man aber diesen steilen Abfall der Magenwand zu fast gewöhnlicher Dicke vermißt, bei denen vielmehr die Infiltration der Magenwand über den Ulkusrand hinausgeht und erst allmählich nachläßt. In diesen Fällen geht das Karzinom meist in der Submukosa weiter, als seine makroskopische Grenze vermuten läßt.

4. Die mehr oder weniger diffusen Karzinome, die wenig ulzeriert sind, dem Tastsinn gar keinen Anhaltspunkt bezüglich ihrer Grenzen bieten, vielmehr in langsam nach der Kardia zu abnehmender Stärke die Magenwände infiltrieren.

Zu diesen 4 Gruppen ist im einzelnen noch folgendes zu bemerken:

1. Zirkumskripte, solitäre, polypöse Karzinome ohne erhebliche Ulzeration. Diese Form des Magenkarzinoms ist die seltenste, ich fand unter den früher aus der v. MIKULICZschen Klinik veröffentlichten 63 Fällen 8%, unter den Bremer Sektionsfällen nur 6%. Die Geschwülste sind mehr oder weniger prominent, springen manchmal annähernd halbkugelig in das Magenlumen vor und können stärker in die Höhe als in die Breite gewachsen sein, ihre Oberfläche ist glatt, feinporig oder gröber zerklüftet, die Gestalt dann manchmal mehr walzenförmig, wie es Abb. 38 zeigt. Die Geschwülste sitzen entweder breitbasig der Unterlage auf oder sind gestielt, polypenartig, doch sind häufig beim karzinomatösen Polypen oder besser dem polypösen Karzinom der dünne Stiel und die freie, oft pendelnde Beweglichkeit des Tumors nicht mehr vorhanden, da die Krebszellen schon in den Stiel und oft auch in den Mutterboden hineingewachsen sind und zu einer festeren Fixation des Tumors geführt haben. Nicht ganz selten erhalten die gestielten, polypösen Karzinome durch Wachstum in die Breite eine pilzähnliche Gestalt mit überhängenden Rändern (Abb. 38). Eine weitere, noch seltenere Eigentümlichkeit dieser polypösen Karzinome ist die zottenartig zerklüftete Oberfläche, wie wir sie beim Harnblasenkrebs sehen; wir sprechen dann von Carcinoma villosum, papillare, Zottenkrebs. In ganz seltenen Fällen kommen derartige Zottenkrebse auch multipel im Magen vor, wie ich es in Abb. 36 und 37 abgebildet habe. Das polypöse Karzinom besonders als „Schleimhautkrebs" zu bezeichnen, wie es noch oft geschieht, ist nicht richtig, denn nach unseren bisherigen Kenntnissen gehen alle Magenkrebse von der Schleimhaut aus, abgesehen von den wenigen Fällen, wo eine Entstehung aus tiefer gelegenen Epithelinseln (Submukosa, Pankreasrest?) sichergestellt ist. Wie häufig letzteres vorkommt, läßt sich vorläufig gar nicht sagen, da die Zahl der ganz kleinen Krebse, die mit Sicherheit einen Schluß zulassen über den Ort ihrer Entstehung, zu selten gefunden werden. Die polypöse Form dieser

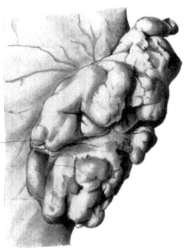

Abb. 38. Breitbasig aufsitzendes, zerklüftetes, papilläres Karzinom des Magens.
(Aus dem Nachlasse v. Hansemanns.)

Krebse ist nicht dadurch zu erklären, daß sie von der Schleimhaut ausgehen, sondern lediglich durch ihre besondere Wachstumsart, indem der bindegewebige, papilläre Grundstock, dem die Epithelien mehrschichtig aufsitzen, übermäßig mitwächst und so den villösen Bau der Geschwulst bedingt. Ob diese Wachstumsrichtung vom Bindegewebe selbst ausgeht, indem es von sich aus Sprossen nach oben treibt, oder ob das Epithel durch sein ausgesprochenes Oberflächenwachstum das Bindegewebe veranlaßt, Sprossen zu treiben (Borst), vielleicht beruhend auf von vornherein vorhandenen, tieferliegenden Wechselbeziehungen zwischen Epithel und Bindegewebe im Sinne fibro-epithelialen Wachstums, das alles entzieht sich vorläufig noch unserer Kenntnis.

2. **Ulzerierte Karzinome mit wallartigen Rändern und scharfer Grenze.** Diese Form des Krebses ist im Magen häufiger, als die unter 1 besprochene, aber immerhin noch nicht die häufigste; sie können an allen Stellen vorkommen, sitzen aber mit Vorliebe im Fundus, an der großen Kurvatur und an Hinter- wie Vorderwand, also in denjenigen Abschnitten des Magens, in denen Karzinome sowieso selten sind. Diese Krebse wachsen nicht diffus infiltrierend, sondern langsamer, mit einem wallartigen Rande sich vorschiebend, haben entweder eine gleichmäßig ulzerierte Oberfläche oder der Geschwürsgrund zeigt hier und da noch Buckel markigen Geschwulstgewebes (Abb. 39). Da bei größeren Tumoren

der wallartige Rand 1 cm und darüber hinaus an Dicke betragen kann, so sind die Ulzerationen dementsprechend sehr tief und können in ausgesprochenen Fällen sogar durchbrechen. Sehr oft sehen wir keine reine Geschwürsfläche, sondern neben Ulzerationen fetzigen, jauchigen Zerfall der Tumormassen, die unter dem Wasserstrahl flottieren (Abb. 35, S. 860). Bei diesen Karzinomen kommt es am leichtesten zu Blutungen, manchmal zu tödlichen, indem durch den Zerfall der Krebsmassen größere Gefäße eröffnet werden. Diese Karzinome mit aufgeworfenen Rändern und einem derben, ziemlich glatten Geschwürsgrunde sind es,

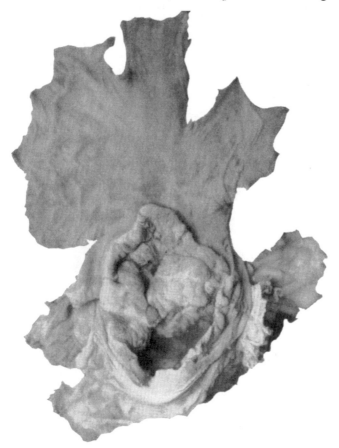

Abb. 39. Teilweise ulzeriertes Karzinom mit wallartigen Rändern.

die mit Vorliebe für Ulkuskarzinome (Ulcus callosum) gehalten werden, besonders dann, wenn sie noch verhältnismäßig klein sind; wir werden später, bei Besprechung des Ulkuskarzinoms, auf diese Frage näher eingehen (cf. Abb. 64, S. 905).

3. Ulzerierte Karzinome mit teils wallartiger Begrenzung, teils diffuser Ausbreitung. Diese Gruppe der Karzinome ist häufiger im Magen als die unter 1 und 2 genannten. Sie zeigen mancherlei Übergänge zu Gruppe 4. Sie kommen meist in der Pars pylorica und Pars cardiaca vor, sind mehr oder weniger stark ulzeriert, der Rand kann wallartig sein, fällt aber gegen die umgebende Magenwand nicht so steil ab, sondern geht allmählich in die Nachbarschaft über, da der Krebs am Rande sich infiltrativ vorschiebt, meist die Submukosa benutzend, seltener die Mukosa. In Abb. 34, S. 860 sehen wir ein derartiges Karzinom an der Kardia, das sich gegen den Ösophagus hin ziemlich scharf absetzt, während es sich im Magen allmählich verliert, ohne scharfen Rand, ohne steilen Abfall. Bei derartigen Tumoren ist auch durch den Tastsinn die Grenze nicht festzustellen, und so ist bei ihnen, falls sie reseziert werden, die Möglichkeit eines Rezidivs leichter gegeben als bei denen der Gruppe 1 und 2. Man findet bei dieser Art von Karzinomen häufig, daß sie sich stellenweise scharf durch einen Wall abheben, während sie an anderen Stellen diffus weitergehen. Ein lehrreiches Präparat dieser Art habe ich in Abb. 40 abgebildet: ein Karzinom der kleinen Kurvatur, nahe der Pars pylorica, das sich auf Vorder- und Hinterwand des Magens fortsetzt, an einer Stelle kugelig-polypös vorspringt und nach rechts unten hin einen zweiten, etwas vorgeschobenen, mäßig steilen Rand

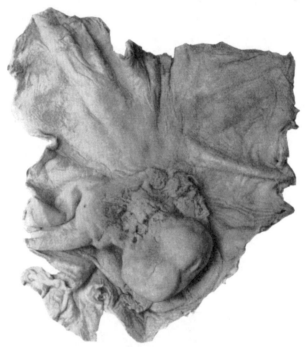

Abb. 40. Teilweise diffus, teilweise mit wallartigem Rande sich vorschiebendes Karzinom der kleinen Kurvatur. (Pars pylorica.)

zeigt, während es in der übrigen Zirkumferenz, besonders an der im Bilde links oben gelegenen Vorderwand diffus vordringt ohne scharfe Grenzen.

4. Diffuse Karzinome. Sie zeigen bei jeder Größe, auch schon bei der geringsten, an ihren Rändern keine scharfe Grenze, sondern diffuses Vordringen. Die meisten dieser Karzinome entstehen in der Pars pylorica und hier wahrscheinlich an der kleinen Kurvatur, dringen dann sowohl in senkrechter Richtung durch sämtliche Schichten der Magenwand bis zur Serosa vor, als auch horizontal und zwar einmal zirkulär und dann kardiawärts. Die Pars pylorica wird durch die ringförmige Tumorinfiltration walzenförmig verdickt, starr und derb, ihr Lumen auf das äußerste verengt (Abb. 41). Auf Grund des außerordentlichen Reichtums der kleinen Kurvatur an Lymphbahnen und vielleicht auch noch aus anderen, anatomisch-physiologischen Gründen erfolgt die diffuse Ausbreitung dieser Krebse besonders stark an der kleinen Kurvatur, die, wenn es sich um skirrhöse Krebse handelt, enorm schrumpfen kann, so daß sie nur noch wenige

Zentimeter lang ist und vollkommen senkrecht steht (cf. Abb. 32, S. 858). Bei der horizontalen Ausdehnung benutzen die Krebszellen vorwiegend die lockere Submukosa, aus der sie dann wieder nach oben in die Schleimhaut durchbrechen, oder

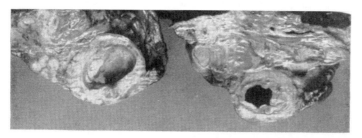

Abb. 41. Querschnitte durch den karzinomatös infiltrierten und verengten Pylorus. Ausgedehnte Metastasen im kleinen Netz.

sie wachsen auch innerhalb der Schleimhaut selbst, diese auf weite Strecken hin ersetzend. Die diffusen Karzinome zeigen meist keine besonders vorspringenden Bezirke, die sich scharf absetzen, sondern es handelt sich mehr um überall annähernd gleichmäßige Infiltrationen, die nach dem Ende zu ganz allmählich dünner werden (Abb. 42 und 43). Die Schleimhaut ist dann flächenhaft, beetartig infiltriert, mit oberflächlichen Ulzerationen versehen, oder sie springt vor in schmäleren und breiteren, infiltrativen Buckeln und Falten, zwischen denen sich hier und da kleine ulzerierte Stellen finden, während größere und tiefere Geschwüre fehlen. Diese manchmal große Abschnitte des Magens, selten das ganze Organ einnehmenden Krebse sind makroskopisch oft nicht von den Sarkomen zu unterscheiden, für die ja gerade die diffuse Ausbreitung in der Magenwand charakteristisch ist. Die Konsistenz der diffusen Krebse ist entweder eine weiche, markige oder eine feste, mehr derbe, die bis zur Knorpelhärte gehen kann. In Abb. 33, S. 859, habe ich ein mäßig derbes Karzinom der kleinen Kurvatur abgebildet, das bei wenig starker Prominenz beetartig angeordnet ist, keine Ulzerationen

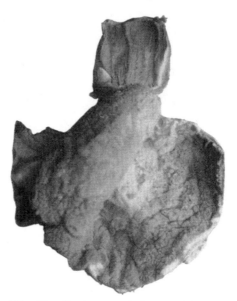

Abb. 42. Carcinoma scirrhosum (fibrosum), die ganze Magenwand diffus infiltrierend. (Magen gänseeigroß.)

zeigt und diffus, manchmal zapfenförmig, auf die Vorder- und Hinterwand übergegriffen hat; es wächst auch über die kardiale Grenze in den Ösophagus hinein in Gestalt mehrerer, verschieden langer, walzenförmiger Zapfen. In diesem Falle war noch keine erhebliche Schrumpfung der kleinen Kurvatur eingetreten.

Die Größe und Gestalt des Magens kann bei diesen diffusen Krebsen eine ganz verschiedene sein, die abhängig ist einmal von der Ausdehnung der Geschwulst überhaupt, von seinem Sitz, von der Art seines Wachstums und vor allem von seinem histologischen Aufbau: ob es ein weiches, markiges, ein alveolär oder diffus

wachsendes Karzinom ist, ohne viel Bindegewebsentwicklung, oder ob letztere
sehr im Vordergrunde steht und zu mehr oder weniger starken Schrumpfungen
des ganzen Organs oder eines Teiles desselben geführt hat. Bei der weichen
markigen Form, die selten ist und am meisten an Sarkom erinnert, finden
wir manchmal Vergrößerungen des Magens (Abb. 43), bei der skirrhösen
Form Verkleinerungen, die
ganz bedeutend sein können
(Abb. 42). Ist die Pars pylorica
besonders stark befallen und geschrumpft, so sprechen wir von
„Feldflaschenmagen" (cf. S. 889
u. 890). KONJETZNY will bei
den diffusen, geschrumpften
Magenkrebsen zwei Gruppen
unterscheiden, die sich trennen
lassen, den eigentlichen Skirrhus und das Carcinoma fibrosum; er hebt folgende Unterscheidungsmerkmale zwischen
beiden Formen hervor.

Skirrhus:

1. Makroskopisch ist eine
   Trennung der Wand-
   schichten nicht möglich
   wegen der gleichmäßigen
   Geschwulstinfiltration,
2. nicht sehr auffallende,
   aber in die Fläche ausgedehnte Ulzeration,
3. Beschaffenheit mehr markig, manchmal aber auch fibrös; dann Annäherung an
   das Carcinoma fibrosum,
4. maligner, da Drüsen-, Peri-
   toneal- und Organmetastasen vorhanden sind,

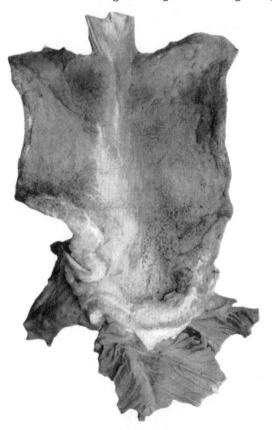

Abb. 43. Diffuser, infiltrierender Gallertkrebs.
(Gastroenterostomie, völlig von Karzinom umwachsen.)

5. Ausdehnung auf den ganzen Magen selten.

Carcinoma fibrosum:

1. Trennung der Wandschichten möglich: verdickte, fibröse Submukosa,
   hypertrophische Muskelschicht, die sich gut abhebt, Schleimhaut breit,
   dick, gewulstet,
2. keine Ulzerationen,
3. rein fibrös,
4. nicht so maligne, nur Drüsenmetastasen,
5. Ausdehnung auf den ganzen Magen,
6. gleichmäßige Verkleinerung des ganzen Magens, „meist ganz unter Bei-
   behaltung der gewissermaßen nur ins Kleine projizierten Organform",
7. Serosa zeigt weißliche Streifen und Plaques, Lymphangitis carcinomatosa,
   Schrumpfungsprozesse an den Bändern und am Lig. gastro-colicum mit
   Heranziehung des Colon transversum.

KONJETZNY will diese beiden Krebsformen unterschieden wissen, nicht
nur wegen bestimmter makroskopischer und mikroskopischer Verschiedenheiten,

sondern vor allem mit Rücksicht darauf, daß der fibröse Magenkrebs eine fast völlige Übereinstimmung zeigt mit einem anderen Krankheitsbilde, für das es eine ganze Reihe von Bezeichnungen gibt, wie Linitis plastica, Magensklerose, Cirrhosis ventriculi, einfach-entzündlicher Schrumpfmagen usw. (cf. S. 887). Es besteht noch keine einheitliche Auffassung darüber, ob es sich bei derartigen Erkrankungen, wenn sie den ganzen Magen betreffen und nicht nur die Pars pylorica, wo ja sicher eine gutartige, nicht karzinomatöse Hypertrophie vorkommt, tatsächlich um einen sog. gutartigen Schrumpfmagen, eine Art Sklerose handelt, oder ob diese Fälle nicht skirrhöse oder nach KONJETZNY fibröse Karzinome sind. Auf diese Frage werden wir später bei Bewertung der mikroskopischen Verhältnisse näher einzugehen haben. Daß es eine besondere Art von sehr zellarmen Karzinomen gibt, die diffus den ganzen Magen infiltrieren, zu starken Schrumpfungen und so zum Bilde der Magensklerose führen, steht außer Zweifel und wird auch betont von KROMPECHER, der für diese Tumoren den Namen „disseminiertes Karzinom" vorschlägt. Somit kann man dem Vorschlage KON-JETZNYs, zwischen Skirrhus und Carcinoma fibrosum zu unterscheiden, wohl zustimmen, wobei man allerdings berücksichtigen muß, daß eine genaue Unterscheidung nur in weit vorgeschrittenen Fällen möglich ist, daß Grenzfälle vorkommen, und daß schließlich aus einem Skirrhus der Pars pylorica ein Carcinoma fibrosum werden kann, indem es im Laufe der Zeit noch die ganze Magenwand infiltriert; meiner Meinung nach sind es in erster Linie verschiedene Grade von Wachstumsqualitäten der Karzinomzellen, bedingt durch die Art der wuchernden Epithelien und ihren Einfluß auf das Bindegewebe, durch die die beiden verschiedenen Formen der Krebse zustande kommen.

Die Schrumpfung des Magens kann beim Carcinoma fibrosum eine ganz außerordentliche sein; so hat LEBERT einen hühnereigroßen, v. CACKOWICZ einen faustgroßen Magen gesehen, KAUFMANN einen solchen, dessen Lumen nur noch die Größe zweier Kastanien besaß, in einem Falle von NAUWERCK war der Magen hühnereigroß, das Lumen kaum haselnußgroß, die kleine Kurvatur war geschrumpft auf 4 bzw. $2^{1}/_{2}$ cm; ähnliche Fälle beschreiben SCHLATTER, DURAND, KOCHER u. a. Ich selbst habe einen Fall gesehen, den ich in Abb. 42 abgebildet habe: Magen gänseeigroß, kleine Kurvatur auf 4 cm geschrumpft, Wand durchweg etwa 1 cm dick, Ösophagus erweitert, seine Wand verdickt; mikroskopisch Carcinoma fibrosum (scirrhosum).

g) Mikroskopische Formen.

Die mikroskopische Struktur des Magenkarzinoms ist eine so mannigfaltige, daß mehrfach eine Einteilung in bestimmte Gruppen vorgenommen ist. Eine Gruppierung nach histogenetischen Gesichtspunkten aufzustellen, wie es den wissenschaftlichen Forderungen am meisten entspräche, ist nicht möglich, da wir über die eigentliche Entstehung des Krebses zu wenig wissen; deshalb müssen wir eine Einteilung nach rein morphologischen Gesichtspunkten wählen. Während für die älteren Pathologen (ROKITANSKY, WALDEYER, ZIEGLER, BIRCH-HIRSCHFELD u. a.) das Verhältnis des Parenchyms zum Stroma maßgeblich war, und das Carcinoma simplex, in dem sich beide Faktoren annähernd gleich verhielten, dem Carcinoma medullare, in dem das Parenchym an Menge überwog, gegenübergestellt wurde, schuf HAUSER dann eine Einteilung nach ganz neuen Gesichtspunkten: Das verschiedene Verhalten des Krebsepithels war der Hauptfaktor. Diese Ansicht ist sicher richtig, denn in erster Linie wird die Morphologie eines Krebses bestimmt durch das Verhalten des Epithels; das Verhalten des bindegewebigen Stromas ist dabei natürlich nicht ganz gleichgültig, spielt aber eine mehr untergeordnete Rolle. Die Formationen, die das Epithel nun bildet und die für die Morphologie der Geschwulst bestimmend sind, werden bedingt

durch die Art, die Wachstumsqualitäten und die physiologischen Eigenschaften
des Epithels. Ich habe früher sechs Punkte aufgestellt, die für die Morphologie
der einzelnen Magenkarzinome ausschlaggebend sind, und möchte sie hier
wiederholen:

1. Das Vordringen der Karzinomzellen auf dem Wege der Saftspalten und
   Lymphgefäße.
2. Die Form der wachsenden Zelle.
3. Die Schnelligkeit, mit der sie wachsen.
4. Das Verhalten der Tumorzellen auf dem neuen Boden, das ist die Wand
   der Lymphgefäße, in denen sie vordringen.
5. Sekretionserscheinungen oder regressive Metamorphosen an den Tumorzellen.
6. Das Verhalten des dem Tumor benachbarten Gewebes, vor allem des die
   Lymphgefäße umgebenden Bindegewebes.

Ich kann PETERSEN nicht folgen, wenn er meint, ich hätte den verschiedenen
Arten des Epithels, von denen das Karzinom ausgeht, nicht genügend Rechnung
getragen, denn Punkt 2—5 beziehen sich lediglich auf den epithelialen Faktor,
der eben den Ausschlag gibt. Ob man der Meinung ist, daß sich das Karzinom
aus Zellen entwickelt, die normal waren und sich zunächst biologisch von Grund
aus geändert haben, also „neue Zellrassen" (HAUSER) geworden sind, oder ob
man annimmt, daß die Zellen von vornherein biologisch insoweit verschieden
sind, als sie sich verschieden weit ausdifferenziert haben, ist ja doch für die Frage
der Morphologie völlig gleichgültig, denn keiner wird z. B. annehmen wollen,
daß sich das Carcinoma solidum alveolare und der schlauchförmige Zylinderzellenkrebs aus biologisch gleichwertigen Epithelien entwickelt.

Die Beziehungen zwischen Krebsepithel und bindegewebigem Stroma sind
viel erörtert; KAPPERS und VAN ROOJEN sagen, daß das Verhalten des letzteren
von zu vielen Einflüssen abhängig sei, so daß es nicht ausschlaggebend sein könne
für die Nomenklatur; folgende Gesichtspunkte spielten dabei eine Rolle:
1. Die verschiedenartige fibroplastische Entzündung durch das wuchernde Epithel; 2. sei von vornherein zu beachten, in welchem Stroma sich ein Karzinom
entwickele, z. B. in einer Narbe, in einem Herde chronischer Entzündung — dann
wird das Bindegewebe immer etwas Skirrhöses haben. 3. Die das Karzinom
begleitende Entzündung, z. B. beim ulzerierten Karzinom. Umgekehrt würde
die Beschaffenheit des Stromas kaum Einfluß haben auf die Epithelformationen.
Das Letztere ist mir zweifelhaft, denn ich glaube, daß wir es beim Skirrhus mit
einer Wechselwirkung der beiden Faktoren Epithel und Bindegewebe zu tun
haben: ersteres wandelt — vielleicht durch Bildung chemischer Stoffe,
irgendwelcher Zelltoxine oder dergl. — das Bindegewebe in hyalines, kernarmes,
sklerotisches um und letzteres beeinflußt das wachsende Karzinom sehr erheblich in morphologischer Beziehung; die Veränderungen des Bindegewebes
reichen ja auch infolge der Fernwirkung der „Toxine" in den Randpartien
des Tumors meist viel weiter als die Tumorzellen selbst, so daß letztere schon
bei weiterem Vordringen gezwungen werden, sich dem neuen Boden anzupassen,
wodurch die Morphologie eine bestimmte Richtung erhält.

Was nun die Einteilung der Magenkrebse in verschiedene histologische
Formen betrifft, so will ich zunächst einige Autoren erwähnen, die derartige
Einteilungen vorgenommen haben:

HAUSER:

1. Carcinoma cylindrocellulare adenomatosum,
2. Carcinoma cylindrocellulare solidum,
3. Mischformen (Zusätze wie simplex, medullare, scirrhosum, microcysticum,
   gelatinosum).

PETERSEN und COLMERS:
  A. Carcinoma adenomatosum:
    1. simplex,
    2. papilliferum,
    3. microcysticum,
    4. gelatinosum.
  B. Carcinoma solidum:
    1. alveolare,
    2. diffusum,
    3. gelatinosum.
  C. Mischformen.
KAUFMANN:
  1. Zylinderzellenkrebs:
    a) glanduläre Form (Adenokarzinom),
    b) Carcinoma cylindrocellulare solidum,
    c) papillärer Zylinderzellenkrebs;
  2. Carcinoma solidum globocellulare (Carcinoma medullare, Medullarkrebs),
  3. Skirrhus, Faserkrebs, Carcinoma fibrosum,
  4. Kolloid- oder Gallertkrebs,
  5. seltene Formen.
RIBBERT:
  I. Drüsenähnlicher Zylinderzellenkrebs (Carcinoma cylindrocellulare adeno-
     matosum)
    a) mit mehrschichtigem Epithel,
    b) mit einschichtigem Epithel (malignes Adenom),
    c) mit Zystenbildung (Carcinoma microcysticum, Cystocarcinoma
       papilliferum),
  II. Solider Zylinderzellenkrebs (Carcinoma cylindrocellulare solidum),
  III. Infiltrierender polymorphzelliger Zylinderzellenkrebs,
  IV. Skirrhöser Zylinderzellenkrebs,
  V. Gallertkrebs.
KAPPERS und VAN ROOJEN:
  1. Adenokarzinom (Adenoma malignum und Zylinderzellenkrebs),
  2. Misch- und Zwischenformen,
  3. polymorphzelliges diffuses Karzinom (BORRMANN),
  4. gelatinöses Karzinom.
KONJETZNY:
  1. Carcinoma adenomatosum,
  2. Carcinoma solidum,
  3. Mischformen,
  4. Carcinoma fibrosum,
  5. seltenere Formen.
BORRMANN:
  1. Carcinoma solidum,
  2. Zylinderzellenkrebs (Abart: Cystocarcinoma papilliferum),
  3. Gallertkrebs,
  4. diffuses polymorphzelliges Karzinom,
  5. Adenoma malignum,
  6. Mischformen.
Diese von mir früher aufgestellte Einteilung möchte ich nicht mehr aufrecht
erhalten, sondern eine andere vorschlagen, unter Anlehnung an die von HAUSER,
der auch LUBARSCH zugestimmt hat. Zunächst einige erläuternde Worte:
die Hauptgruppen sollten möglichst klein an Zahl sein; bestimmend bei der

Nomenklatur können nur wichtige und auffallende Formationen sein: Hohl-schläuche, solide Zapfen oder gar keine Struktur, d. h. die diffusen, polymorph-zelligen Karzinome, die früher schon zuerst von mir als besondere Gruppe aufgestellt sind, da sie zweifellos eine ganz bestimmte Morphologie bieten, was auch von anderen Autoren anerkannt ist. Andere sekundäre Strukturen wie skirrhös, gelatinös, zystisch usw. sollten untergeordnete Gruppen sein. Nach diesen Gesichtspunkten möchte ich folgende Einteilung vorschlagen:

1. Carcinoma adenomatosum (besser „adenoides") (schlauchförmiges Kar-zinom),
    a) Zylinderzellenkrebs (Carcinoma cylindrocellulare),
    b) Cystocarcinoma papilliferum,
    c) Adenoma malignum,
2. Carcinoma alveolare solidum, großalveolär, kleinalveolär,
    a) Gallertkrebs,
    b) Skirrhus (Carcinoma fibrosum),
3. diffuses polymorphzelliges Karzinom,
4. Mischformen.

Man kann ja verschiedener Meinung darüber sein, ob es richtiger ist, wie Hauser will, die Worte scirrhosum, gelatinosum, microcysticum zu der Haupt-bezeichnung im gegebenen Falle hinzuzusetzen, oder ob man besser besondere Gruppen, natürlich Untergruppen, schafft wie Skirrhus und Gallertkrebs. Da beide Krebsformen ganz typisch, auch die Bezeichnungen allgemein gebräuch-lich sind, halte ich die Aufstellung dieser beiden Gruppen für berechtigt und zwar als Untergruppen des Carcinoma solidum, da sowohl der Skirrhus, wie auch der Gallertkrebs fast immer alveolär gebaute, solide Krebse sind. Manchmal zeigt ja auch das Adenoma malignum skirrhöse Abschnitte, manchmal der Zylinder-zellenkrebs stellenweise gallertige Struktur, manchmal wächst der Gallertkrebs diffus, ohne Alveolen zu bilden, doch sind das Ausnahmen, die Regel für diese beiden Krebsarten, Skirrhus und Gallertkrebs, ist der alveoläre Bau.

Ich gehe nunmehr zu der Besprechung der einzelnen mikroskopischen Formen über:

Carcinoma adenomatosum (besser „adenoides") (schlauchförmiges Karzinom).

Carcinoma cylindrocellulare (Zylinderzellenkrebs). Die Geschwulst besteht aus drüsenähnlichen Formationen (deshalb besser als adenoides und nicht als adenomatosum bezeichnet), aus mannigfach verzweigten, verschieden dicht liegenden Hohlschläuchen, die mit einem hohen, schmalen, dichtstehenden und mehrfach übereinander geschichteten Zylinderepithel ausgekleidet sind, dessen Kerne chromatinreich, also dunkel gefärbt sind (Abb. 44). Wir werden später, bei Besprechung des Wachstums der Karzinome, noch näher darauf ein-zugehen haben, wie die drüsenschlauchähnlichen Formationen zustande kommen, aber schon jetzt sei bemerkt, daß ich es für eine ganz irrtümliche Vorstellung halte anzunehmen, daß die Hohlschläuche etwa gewucherte Drüsen sind; eine Drüse kann gar nicht als Ganzes „karzinomatös werden" und maligne wachsen, da das Epithel viel zu schnell wächst und die Tunica propria nicht folgen kann. Das Wachstum des Karzinoms besteht ja aber gerade darin, daß sich das Epithel vom Mutterboden loslöst und für sich wächst. Während bei den fibro-epithelialen Geschwülsten, beim gutartigen Fibroadenom, ein Zusammenwachsen von Epithel und Bindegewebe (Tunica und umgebendes Stroma) stattfindet, wächst im Karzinom das Epithel eben allein. Die Hohlschläuche kommen da-durch zustande, daß sich das Krebsepithel auf der Innenwand der Lymph-bahnen, die es erweitert, wieder ansiedelt und vermöge seiner ihm inne-wohnenden Fähigkeit, Drüsen zu bilden, auch als Karzinomzelle die Hohlschläuche, Pseudodrüsen, zustande kommen läßt, die den Drüsentypus nur nachahmen. Deshalb halte ich auch den Namen Carcinoma adenomatosum oder Adenokarzinom nicht für zutreffend und sage lieber Carcinoma adenoides, drüsenähnlich. Das zwischen den Hohlschläuchen befindliche Stroma ist ein mehr oder weniger gefäß- und zellreiches Bindegewebe, meist mit sekundären entzündlichen Veränderungen, wie wir es im Stroma der meisten Krebse zu sehen gewohnt sind.

Cystocarcinoma papilliferum. Eine sehr seltene Form des schlauchförmigen Karzinoms, die im Ovarium so häufig ist, die ich aber im Magen bisher nur einige

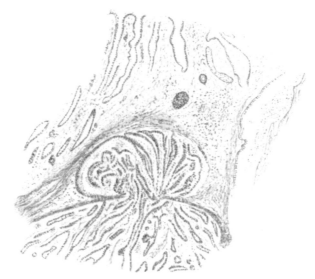

Abb. 44. Schlauchförmiger Zylinderzellenkrebs (Carc. adenomatosum, adenoides), aus der Submukosa in die Schleimhaut durchbrechend. (Schwache Vergr.)

Male gesehen habe, ist das zystische, papilläre, wie es uns Abb. 45 zeigt. Der Tumor läßt auf dem Durchschnitt schon makroskopisch ein grob zystisches Aussehen erkennen, mikroskopisch ist die Innenwand der Zysten mit ein- oder mehrschichtigem Zylinderepithel bekleidet, das auch die von der Innenwand sich erhebenden,

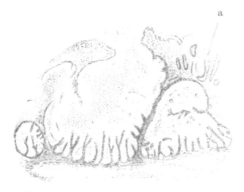

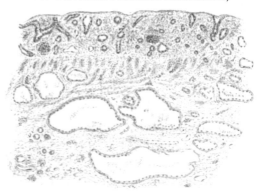

Abb. 45. Cystocarcinoma papilliferum ventriculi. (Schwache Vergr.)

Abb. 46. Adenoma malignum. (Schwache Vergr.)

bindegewebigen, oft dendritisch verzweigten Papillen kontinuierlich überzieht; der Bau gleicht ganz und gar dem in den entsprechenden Ovarialgeschwülsten.

Adenoma malignum. SALTZMANN meint, ich hätte das Adenoma malignum nicht vom Zylinderzellenkrebs trennen sollen, da ersteres nur eine kleine Abweichung vom letzteren sei, das ist aber nicht richtig. Im Prinzip ist zwar dieser Tumor gebaut wie der Zylinderzellenkrebs, nur sind die drüsenähnlichen, schlauchförmigen Formationen nicht so mannigfach verzweigt, und ihr epithelialer Besatz ist niedriger und fast immer einschichtig (Abb. 46); dadurch unterscheiden sich diese beiden Formen histologisch voneinander. Da diese Schläuche also Drüsen noch ähnlicher sind als die Schläuche im Zylinderzellenkrebs, so hat man diese Geschwulst als Adenoma malignum bezeichnet, ein Name, der den Krebscharakter nicht etwa verschleiern soll, denn biologisch handelt es sich um Krebs. Wir sehen in Abb. 46 oben in einer an Stelle der früheren Schleimhaut liegenden Schicht von Granulationsgewebe und in der Submukosa stark erweiterte Lymphgefäße, deren Endothelbelag, wie die starke Vergrößerung zeigt, teilweise noch erhalten ist; der Innenwand sitzt ein einschichtiges, niedriges, karzinomatöses Epithel auf, im Lumen liegen körnige oder feinfädige Massen wie auch einzelne runde, blasenartig gequollene, abgeschilferte Zellen, von denen man nicht mit Sicherheit sagen kann, ob es Krebszellen oder Lymphgefäßendothelien sind. An Stelle der Schleimhaut finden sich Tumorröhren, ebenfalls mit einschichtigem Epithel ausgekleidet.

Carcinoma alveolare solidum (groß- und kleinalveolär).

Bei dieser Karzinomform bilden die wachsenden Epithelien keine Hohlschläuche, sondern solide Zellzylinder, indem sie die Lymphbahnen, in denen sie wachsen, erweitern und deren Lumen ganz ausfüllen. Je nach dem Grade der Erweiterung der Lymphbahnen entstehen dickere oder dünnere Zellzylinder, die im mikroskopischen Bilde in den verschiedensten Schnittrichtungen getroffen sind: längs, schräg und quer, man spricht deshalb von „Krebsalveolen", von groß- und kleinalveolärem Bau. Man muß sich klar darüber sein, daß sämtliche Krebszüge und Krebsalveolen untereinander zusammenhängen wie die Wurzeln eines Baumes, und die mannigfache Gestalt der Tumorkomplexe lediglich durch die Schnitt-

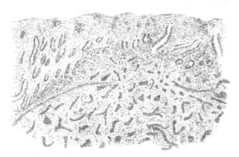

Abb. 47. Carcinoma alveolare solidum, aus der Submukosa in die Schleimhaut einbrechend, unter Sprengung der Muscularis mucosae. (Schwache Vergr.)

richtung zu erklären ist. Die Krebszüge und -alveolen liegen mehr oder weniger eng aneinander, dementsprechend ist dann das bindegewebige Stroma kräftiger oder weniger kräftig entwickelt; in manchen derartigen Karzinomen überwiegt das Parenchym so sehr das Stroma, daß die Alveolen ganz dicht liegen und nur Spuren von Bindegewebe als Gerüst dienen. Abb. 47 zeigt uns ein Carcinoma solidum alveolare und zwar ein kleinalveoläres bei schwacher Vergrößerung, das aus der Submukosa nach oben durch die Muscularis mucosae hindurch in die Schleimhaut eingebrochen ist.

Die die Krebszüge zusammensetzenden Zellen sind verschieden groß, selten rund, meist eckig, polymorph, da sie sich beim Wachsen gegenseitig drücken und in der Form beeinflussen. Bei den großalveolären Krebsen sieht man manchmal im Zentrum der Alveolen mehr oder weniger starke Untergangserscheinungen an den Zellen, die bis zur völligen Nekrose gehen können, so daß nur noch krümelige, körnige und schollige Massen mit Kerntrümmern zu sehen sind. Der Meinung, die Lubarsch z. B. vertritt, daß durch einen derartigen zentralen Zerfall in einem solchen Carcinoma alveolare solidum echte karzinomatöse Hohlschläuche entstehen können, kann ich mich nicht anschließen, da ich die Bildung von Hohlschläuchen immer für den Ausdruck einer primär den Zellen innewohnenden Wachstumsart halte. Die durch sekundären zentralen Zerfall hohlwerdenden Krebsalveolen bieten ein ganz anderes Bild als die typischen Hohlschläuche im Zylinderzellenkrebs, vor allem fehlt ersteren der regelmäßige, hochzylindrische, mehrschichtige Zellbesatz, der das Lumen umgibt. Die 3 Unterarten des Carcinoma alveolare solidum entstehen durch sekundäre Veränderungen teils in den Krebsalveolen selbst, teils im Stroma, die so einschneidend sind, daß es gerechtfertigt erscheint, diese Karzinome in besonderen Gruppen zu besprechen.

Gallertkrebs. Der typische Gallertkrebs ist fast immer ein alveolär gebauter (Abb. 48), selten findet man in Zylinderzellenkrebsen gallertige Partien, so daß ich es nicht für richtig halte, wenn HAUSER den Gallertkrebs immer, PETERSEN ihn teilweise zum Zylinderzellenkrebs, teilweise zum Carcinoma solidum rechnet. SALTZMANN sagt auch: „Typische Gallertkrebse habe ich unter den Adenokarzinomen nicht gefunden. In einzelnen Teilen des Tumors habe ich reichliche Gallertbildung beobachten können.“ SALTZMANN meint, daß die Gallertmassen,

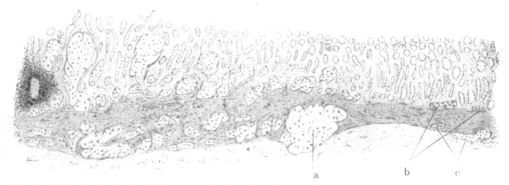

Abb. 48. Gallertkrebs, in der Richtung von links nach rechts vordringend. Bei a großer Krebskomplex in der verbreiterten Muscularis mucosae. Bei b die am weitesten vorgeschobenen Krebsalveolen auf dem Boden der Schleimhaut, bei c in der Musc. muc. und Submukosa. (Schwache Vergr.)

die manchmal in Zylinderzellenkrebsen vorkommen, durch Sekretion entstehen, während sie im typischen Gallertkrebs vorwiegend degenerativer Natur sind; dieser Meinung schließe ich mich an.

Selten ist es, daß der Gallertkrebs ganz diffus wächst, wie wir es z. B. in Abb. 80 und 81, S. 928 und 929 sehen, wo die Krebszellen in der Schleimhaut zwischen den Drüsen von unten nach oben vordringen, diese komprimierend. Das Charakteristische des Gallertkrebses ist eine außerordentliche Schleimbildung von seiten der Zellen, die weniger durch Sekretion als hauptsächlich durch schleimige Entartung der Zellen zustande kommt; letztere werden groß, quellen auf und enthalten Schleimtropfen, die den Kern so fest an die Zellmembran anpressen, daß er vollkommen plattgedrückt wird und sogar etwas nach außen vorspringen kann; man spricht deshalb von „Siegelringzellen“. Allmählich gehen die Zellen zugrunde, so daß die oft sehr großen Alveolen nur Schleimmassen enthalten, in denen noch einige Siegelringzellen liegen (Abb. 48 bei a). Durch Konfluenz der Alveolen erscheinen diese oft fächerig, rosettenartig. Schon makroskopisch sind die gallertigen Massen zu erkennen, die auf der Schnittfläche oft aus den Alveolen hervorquellen und heraushängen, da sie am Messer haften bleiben.

Skirrhus (Carcinoma fibrosum). Diese Form des Karzinoms zeichnet sich dadurch aus, daß das bindegewebige Gerüst das Parenchym bei weitem überwiegt, so daß man oft in einem Gesichtsfeld kaum einige ganz schmale Krebszüge findet. Das Stroma ist grobfaserig, kernarm, hyalin, sklerotisch und geschrumpft.

die Krebszüge werden durch diese Umwandlung des Bindegewebes zusammengedrückt, so daß sie häufig kaum zu sehen sind (Abb. 49). Die regressiven Veränderungen des Stroma sind nicht etwa der Ausdruck einer „Heilung" des Karzinoms, vielmehr geht das Wachstum der Krebszellen weiter; im Gegenteil, die Skirrhen sind erfahrungsgemäß besonders bösartig. Es muß noch erwähnt werden, daß die skirrhöse Umwandlung des Bindegewebes nicht nur im Carcinoma alveolare solidum vorkommt, sondern auch in Zylinderzellenkrebsen und zwar am häufigsten im Adenoma malignum, wo wir dann ganz kleine Röhren mit engem Lumen sehen können, die ein plattes, langgestrecktes, einschichtiges Epithel besitzen; die Röhren sind oft nicht größer als Gallengänge in der Leber, nur zeigen sie ein ganz anderes Bild, besonders in ihrem Epithelbesatz. Über die Berechtigung der Trennung des Skirrhus vom Carcinoma fibrosum werde ich später sprechen (S. 887).

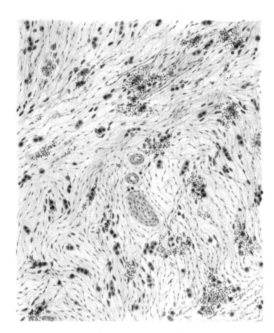

Abb. 49. Carcinoma fibrosum. (Nach KONJETZNY.)

Hier sei noch das Vorkommen reichlicher elastischer Fasern in den stark schrumpfenden Skirrhen des Magens erwähnt (SCHMORL, MEINEL). Da nach den auch sonst mehrfach bestätigten Befunden MELNIKOW-RASWEDENKOWS in Karzinomen eine Neubildung elastischer Fasern nicht vorkommt, glaubt MEINEL für die Skirrhen des Magens folgende Erklärung annehmen zu sollen: der Krebs zerstört die weniger festen Gewebe der Magenwand, so daß die widerstandsfähigen elastischen Fasern übrig bleiben, die nun durch Schrumpfung (wellenförmiger Verlauf) die starke Verkleinerung und derbe Beschaffenheit der Magenwand bedingen, vergleichbar der Wirkung der Membrana elastica bei einer durchtrennten Arterie.

Diffuses polymorphzelliges Karzinom.

Ich halte es für notwendig diese Karzinomform als eine besondere Gruppe aufzustellen, da sie eng umschrieben ist. Dieses Karzinom zeichnet sich mikroskopisch dadurch aus, daß seine Zellen keine Züge und Alveolen bilden, sondern ganz diffus vordringen, die Bindegewebsspalten infiltrierend. Die Zellen liegen dichtgelagert, sind verschieden groß, ausgesprochen polymorph und bilden auch Riesenzellen (Abb. 50). Da diese Krebsform wegen ihres diffusen Vordringens eigentlich gar keinen typischen Bau zeigt, wird sie oft mit Sarkomen verwechselt, und ich glaube nicht fehl zu gehen, wenn ich annehme, daß ein großer Teil der in der früheren Literatur veröffentlichten Fälle von Magensarkom keine solche waren, sondern polymorphzellige diffuse Karzinome. Beweisend für die Karzinomnatur ist einmal die Zellform, dann aber vor allem der Umstand, daß diese Geschwülste gar nicht so selten stellenweise doch typische Karzinomstruktur zeigen, indem hier und da alveolärer Bau, manchmal schlauchförmiges Wachstum, manchmal skirrhöse Umwandlung angedeutet ist; derartige Bilder lassen dann Rückschlüsse zu auf die reinen Formen des polymorphzelligen diffusen Krebses, der somit als besondere Gruppe aufgestellt zu werden verdient.

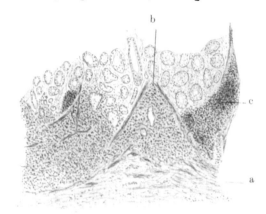

Mischformen.

In manchen Magenkarzinomen ist die histologische Struktur keine einheitliche, indem verschiedene Typen wie Hohlschläuche, solide Züge und Alveolen, auch gallertige Partien vertreten sind. Doch gehört dieses Verhalten immerhin zu den Seltenheiten, und wir werden später beim Kapitel Wachstum und Entstehung des Magenkrebses auf die Frage näher eingehen, ob wir eine

Abb. 50. Diffuses polymorphzelliges Karzinom, das unter Aufsplitterung und Zerreißung (bei b) der Musc. mucosae (a) von unten her in die Schleimhaut einbricht. Bei c zur Seite gedrängter Lymphfollikel.

Erklärungsmöglichkeit für diese in ein und demselben Tumor vorhandene, gemischte Morphologie geben können. Unter 63 früher untersuchten Fällen fand ich 6 mal = 9,5 % Zylinderzellenkrebs, Adenoma malignum, Carcinoma solidum und Gallertkrebs gemischt, wobei mir auffiel, daß die gallertige Umwandlung hauptsächlich in den ältesten Partien der Geschwülste vorhanden war.

h) Häufigkeitsverhältnis der einzelnen histologischen Krebsformen.

Aus den vorliegenden Statistiken läßt sich deshalb kein klares Bild gewinnen, wie sich die Karzinomformen bezüglich ihrer Häufigkeit verhalten, weil die einzelnen Autoren ganz verschiedene Einteilungen und somit auch verschiedene Gruppierungen vorgenommen haben.

SALTZMANN hat HAUSERS Einteilung in 3 Gruppen zugrunde gelegt und 4 Statistiken (HAUSER, BORRMANN, PETERSEN, SALTZMANN) nebeneinander aufgestellt, indem er den Gallertkrebs der einzelnen Autoren bei den anderen Formen unterbringt; in meiner Statistik hat er das diffuse polymorphzellige Karzinom zum Carcinoma solidum alveolare gerechnet.

	HAUSER %	BORRMANN %	PETERSEN %	SALTZMANN %
Carcinoma adenomatosum ...	67	35	24	25
Carcinoma solidum	20	56	56	56
Mischformen	13	9	19	19

Wenn ich in dieser Tabelle die Gallertkrebse besonders gruppiere (in der Statistik SALTZMANNs ist das nicht möglich, da er die Zahl der Gallertkrebse nicht angegeben hat), und noch eine Statistik von KAPPERS und VAN ROOJEN hinzufüge, die das maligne Adenom zum Zylinderzellenkrebs, das diffuse polymorphzellige Karzinom zum Carcinoma solidum rechnen, dann ergeben sich folgende Zahlen:

	Hauser	Borrmann	Petersen	Kappers, van Roojen
	%	%	%	%
Carcinoma adenomatosum . . .	57	35	15	39,2
Carcinoma solidum	20	33,5	44	35,3
Mischformen	13	9,5	19	17,6
Gallertkrebs	10	22	14	7,9

Meine Statistik über 63 Fälle, die ich früher aufgestellt habe, ergab folgendes:

Carcinoma solidum . . . . 13 Fälle = 20,5%
schlauchförmiger Zylinderzellenkrebs . . 15 „ = 24 %
Adenoma malignum . . . . 7 „ = 11 %
Gallertkrebs . . . . 14 „ = 22 %
Diffuses polymorphzelliges Karzinom . 8 „ = 13 %
Mischform . . . . 6 „ = 9,5%.

Die Zahlen in den statistischen Zusammenstellungen weichen derart voneinander ab, daß keine allgemein gültige Häufigkeitsskala aufgestellt werden kann. Die meisten Angaben stimmen jedenfalls darin überein, daß der typische, schlauchförmige Zylinderzellenkrebs am häufigsten vorkommt, selbst unter meinen Fällen, bei denen das Adenoma malignum sogar noch für sich gerechnet ist. Auffallend sind die großen Unterschiede beim Gallertkrebs, um so auffallender, da doch diese Karzinomart ein so charakteristisches Bild zeigt, daß die Eingruppierung leicht ist.

i) Seltenere Formen.

Kankroide, Adenokankroide, parakeratotische Plattenepithelkrebse (Basalzellenkrebse), Krebse mit Flimmerepithelien, Karzinosarkome, Chorionepitheliome.

1. Kankroide, Adenokankroide. Es handelt sich hier um echte primäre Kankroide in der Magenschleimhaut selbst, nicht etwa um Plattenepithelkrebse an der kardialen Grenze, die vom Ösophagus auf den Magen übergegriffen haben. Hier sei ein interessanter Fall von Kaufmann erwähnt: Ulcus ventriculi in der Nähe der Kardia, Überhäutung des Ulkus durch Plattenepithel vom Ösophagus her, sekundäre Entstehung eines Plattenepithelkrebses im Bereich des überhäuteten Magenulkus.

Wir kennen nur wenige Fälle und müssen trennen zwischen reinen Kankroiden und solchen mit Zylinderzellenkrebs kombiniert. Fälle der ersten Gruppe beschrieben Eppinger, Rolleston, Rörig und Calderara, solche der zweiten Gruppe Lubarsch, Pollack und Herxheimer. Borst erwähnt in seiner Geschwulstlehre S. 665 ganz kurz das seltene Vorkommen derartiger Geschwülste und bringt in Abb. 180 ein Bild „Hornkrebs des Magens", doch konnte ich über den Fall selbst nichts finden.

Ich selbst konnte auch einen Fall sezieren, den ich kurz anführen will: bei einer 35jähr. Frau saß an der Vorderwand des Magens, dicht oberhalb des Pylorus, ein kleinfaustgroßer, polypenartiger Tumor mit blumenkohlartiger, geschwürig zerfallener Oberfläche, der an mehreren Stellen eine schwärzlichrote Verfärbung zeigte. Der Tumor ging bis dicht unter die Serosa, keine Verwachsung mit den Nachbarorganen. Außerdem im Colon ascendens, dicht oberhalb der Bauhinschen Klappe, ein zirkulärer, zentral ulzerierter Tumor mit wallartigen Rändern; mikroskopisch erwies sich dieser Kolontumor als schlauchförmiger Zylinderzellenkrebs, der Magentumor als Zylinderzellenkrebs, gemischt mit verhornenden Partien, also zwei primäre Karzinome bei einem Individuum. In dem Magentumor sehen wir mikroskopisch einmal Hohlschläuche mit mehrschichtigem, saftreichen Zylinderepithel ausgekleidet (Abb. 51), dann andere Abschnitte, in denen das niedrige, polymorphe oder auch unvollkommen polygonale Epithel, das dem Plattenepithel sehr ähnelt, der Wand der Hohlschläuche aufsitzt, aber auch ins Lumen abgestoßen ist, wo es nun Schichtung, typische Eleidinkörnchen und Verhornung erkennen läßt (Abb. 52 und 53). Wir haben es hier zweifellos mit einer abortiven Verhornung zu tun, da die Schichtung nicht so ausgesprochen ist wie sonst in Hautkrebsen -- Schichtungskugeln fehlen vollkommen, sind nur hier und da angedeutet --, und der Verhornungsprozeß selbst ebenfalls atypisch ist (Abb. 53); doch sind die verhornenden Massen mit van Gieson gelb und gelbbräunlich gefärbt.

In der Abb. 54 (Präparat von LUBARSCH) sind noch Stachelzellen (bei a) und verhornte Partien (bei b) aus der Lebermetastase eines Adenokankroids des Magens wiedergegeben.

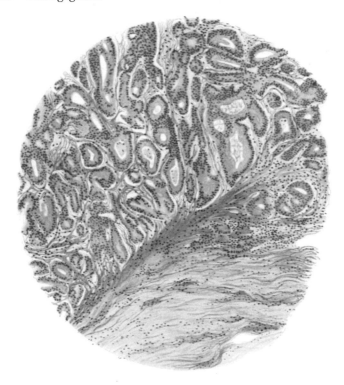

Abb. 51. Adenokankroid: Partie mit reinem, schlauchförmigem Zylinderzellenkrebs ohne Verhornungsprozesse. (Schwache Vergr.)

Das verhornende Plattenepithel in diesen Krebsen erklärt man entweder durch Metaplasie des Zylinderepithels, oder man leitet die Tumoren von embryonalen Störungen im Aufbau der Magenschleimhaut ab. Die Anhänger einer weitgehenden Metaplasie im allgemeinen bleiben die Erklärung dafür schuldig, warum derartige Prozesse so selten sind. Wenn eine Umwandlung des ausdifferenzierten Drüsenepithels der Magenschleimhaut in Plattenepithel auf Grund chronischer Reizzustände so leicht möglich wäre, dann kann man sich nicht genug wundern, daß dieser Vorgang so äußerst selten beobachtet wird. Deshalb hat die Begeisterung für eine derartig weitgehende Metaplasie auch stark nachgelassen, und es mehren sich die Anhänger der embryonalen Genese, die leicht und ausgiebig gestützt werden kann (RIBBERT, HERXHEIMER u. a.).

Plattenepithel im Magen ist nicht nur bei bestimmten Tieren ein normaler Befund, wie POSNER mitteilt, sondern es ist auch beim Menschen mehrfach nachgewiesen, so von Toldt, Joris, Lubarsch und Hermann; Herxheimer sah im Meerschweinchenmagen eine Plattenepithelinsel mit starker Verhornung.

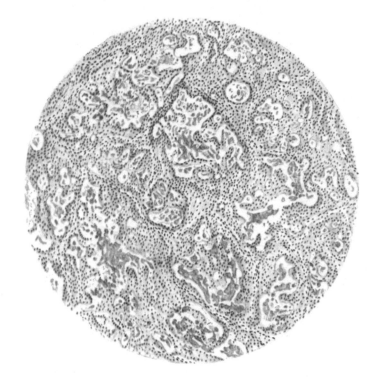

Abb. 52. Adenokankroid: Karzinomatöse Hohlschläuche mit verhornten Massen im Lumen. (Schwache Vergr.)

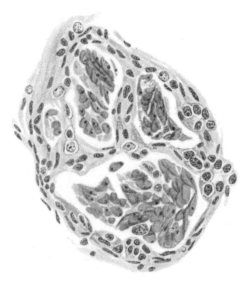

Abb. 53. Stelle aus Abb. 52 bei starker Vergrößerung.

Eine Schwierigkeit, die Kankroide des Magens von embryonal ange- legten Plattenepithelinseln abzu- leiten, scheint darin zu bestehen, daß diese Kankroide manchmal mit Zylinderzellenkrebs gemischt sind, wie auch in meinem vorhin erwähnten Falle; das Epithel zeigt dann einen Einschlag nach dem Zylinderepithel, indem es auf der Innenwand der Hohlschläuche ent- lang wächst, andererseits einen Ein- schlag nach dem Plattenepithel hin, indem es dessen Gestalt nachahmt und in unvollkommener Weise ver- hornt; beide Eigenschaften sind also nicht ausgesprochen, sondern nur abortiv in den Zellen vor- handen, aber nebeneinander, und zwar überwiegt hier die eine, dort die andere Eigenschaft.

Für derartige Fälle zwei verschiedene Tumoren anzunehmen, wie es MÖNCKE-
BERG in einem Falle von Adenokankroid der Gallenblase tut, lehnt HERX-
HEIMER mit Recht ab, nimmt vielmehr unter Anlehnung an die Lehre
SCHAPERS und COHENS von den „Indifferenzzonen", den zellproliferatorischen
Wachstumszentren (s. später S. 891 und 955) an, daß diese gemischten
Tumoren im Magen hervorgehen aus einem durchaus indifferenten Epithel,
das schon zu einer sehr frühen embryonalen Zeit isoliert wurde. Ich habe diese
Ansicht schon 1904 in meiner Arbeit über das Hautkarzinom ausgesprochen,
daß die Morphologie der Geschwülste überhaupt, soweit man sie aus „embryo-
nalen Zelldystopien" (BORRMANN) ableiten kann und will, abhängig ist von der

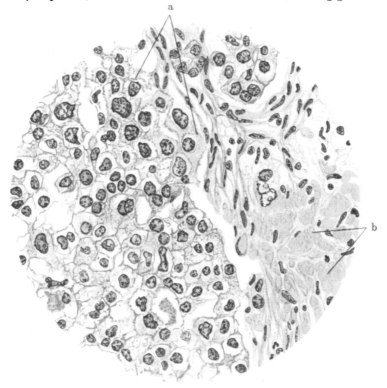

Abb. 54. Aus einer Lebermetastase eines Adenokankroids des Magens mit Stachelzellen.
a Stachelzellen, b verhornte Abschnitte. (Nach einem Präparat von LUBARSCH.)

Zeit, in der die Isolierung der embryonalen Zellen stattfand. Auf diese Weise
kann man die verschiedenartige Morphologie in ein und demselben Tumor
erklären, indem die unverbraucht liegengebliebenen Zellen, deren Differenzierungsprozeß zur Zeit der „Absprengung" (Isolierung) gestört, hintan-
gehalten wurde, sich später beim Wachstum als Geschwulstzellen noch eine
Strecke weit nach verschiedenen Richtungen hin ausdifferenzieren können.
Diese Ausdifferenzierung kann deshalb nach verschiedenen Richtungen hin
stattfinden, weil die Zellen nicht im organischen Verbande und nicht nach
physiologischen Gesetzen wachsen, sondern unabhängig von diesen. An-
läßlich einer Diskussionsbemerkung zu einem Vortrage von LUBARSCH (Pathol.
Tag. 1906, Stuttgart) sagte ich folgendes: „Demnach würde ich also annehmen, daß eine in der Magenschleimhaut liegende, embryonal abgesprengte

Plattenepithelinsel, deren Zellen sich eigentlich hätten noch weiter ausdifferenzieren sollen, aber in diesem Prozeß gestört wurden, falls sie postembryonal ins
Wachstum gerät und ein Karzinom liefert, beides liefern kann, Zylinderzellen-
und Plattenepithelkrebs. Hier haben wir aber immer ein embryonales Gewebe
und keine Umwandlung fertigen Gewebes in ein anderes — also keine Metaplasie im landläufigen Sinne." So sehr ich also mit Herxheimers Erklärung
an sich übereinstimme, so wenig kann ich ihm zustimmen in der Konzession,
die er macht mit den Worten: ,,Diese Annahme vermittelt gewissermaßen
zwischen den beiden Haupttheorien. Sie steht der Annahme eines versprengten
Keimes sehr nahe, und es handelt sich auch um eine Art Metaplasie, nur nicht
irgendwelcher Zellgruppen, sondern bestimmter embryonal dazu disponierter."
Eine Anwendung des Begriffes Metaplasie auf den Differenzierungsprozeß
embryonaler Zellen ist nicht denkbar, denn die Anhänger der Metaplasie wollen
etwas ganz anderes sagen, sie bekämpfen ja gerade mit der Metaplasielehre die
erweiterte Cohnheimsche Lehre von der embryonalen Zellabsprengung.

    2. Parakeratotische Plattenepithelkrebse (sog. Basalzellenkrebse). Diese
hauptsächlich in der äußeren Haut, aber auch in anderen Organen (Speicheldrüsen, Ovarien usw.) vorkommenden Krebse, die sich durch einen ganz besonderen histologischen Bau: spindelige Gestalt der Epithelien, Mangel an Hornbildung, langsames Wachstum auszeichnen, sind von Krompecher als ,,Basal-
zellenkrebse" bezeichnet, ein Name, der seines guten Klanges wegen sich großer
Beliebtheit erfreut; ich vermeide diesen Namen, da ich ihn nicht für richtig
halte. Krompecher machte seine histologischen Studien an Hautkrebsen und
kam zu der Auffassung, daß es Krebse gäbe, die von der untersten Schicht
des Rete Malpighi ausgingen, und deren Zellen eine gewisse Ähnlichkeit mit
den Basalzellen hätten; den in diesen Geschwülsten beobachteten, abortiv
verlaufenden Verhornungsprozeß nannte er ,,Parakeratose". Es ist die Frage,
ob man dem Epithellager der Haut in seinen einzelnen Schichten verschiedene
biologische Eigenschaften beilegen will in dem Sinne, daß Geschwülste aus der
untersten Lage eine ganz andere Morphologie zeigen können als Geschwülste
aus etwas höher gelegenen Schichten der Epidermis. Meiner Meinung nach ist das
nicht möglich, da das Epithellager bezüglich seiner fötalen Ausdifferenzierung
ein einheitliches Ganzes darstellt, wie schon Ribbert und v. Hansemann betont
haben, wobei es einerlei ist, ob die oberen Schichten durch Verhornung abgestoßen und immer wieder durch die unteren ersetzt werden. Das ist lediglich
ein physiologischer Erneuerungsprozeß, der nicht etwa voraussetzt, daß die
untersten Lagen weniger weit ausdifferenziert sind als die oberen. Wie kann
man sich überhaupt vorstellen, daß der eine Krebs aus der untersten Lage,
der andere aus einer etwas höher gelegenen hervorgeht, und dadurch eine ganz
andere Morphologie und Biologie bekunden soll? Man könnte evtl. an die Indifferenzzonen Schapers und Cohens denken, doch ist es fraglich, ob wir es bei
ihnen — vorausgesetzt, daß sie überhaupt normalerweise immer und in der ganzen
Epidermis vorhanden sind und die ihnen zugesprochene Bedeutung haben —
tatsächlich mit Zellkomplexen zu tun haben, die auf einer früheren fötalen
Entwicklungsstufe stehen geblieben sind. Nach Ansicht der meisten Autoren
entsteht doch der Hautkrebs immer durch primäres Tiefenwachstum der epider-
moidalen Zellen — eine Frage, die durchaus noch nicht einheitlich gelöst ist —,
und das werden doch zunächst immer die untersten Zellschichten sein. Interessant
ist es auch, daß z. B. beim experimentellen Teerkrebs, bei dessen Entstehung
man wieder auf die ganz alte, einfache Theorie von der Reizwirkung und dem
Tiefenwachstum zurückgekommen ist, immer nur typische Kankroide entstehen;
nur einmal ist von Else Möller ein Fall erwähnt, in dem ein nicht verhornender
Krebs vom Bau des sog. ,,Basalzellenkrebses" entstand. Else Möller meint,

daß sämtliche Hautkrebse, die Kankroide und die nicht verhornenden, von der Basalzellenschicht ausgehen, wofür auch das Vorkommen von Krebsen spreche, die beiderlei Struktur gemischt zeigen. Die Schlußfolgerung ist vollkommen richtig, und damit fällt auch der Name ,,Basalzellenkrebs", soweit er genetische Bedeutung haben soll. Zudem habe ich früher gleichzeitig und unabhängig von KROMPECHER nachgewiesen, daß die sog. ,,Basalzellenkrebse" gar nicht aus der Epidermis ihren Ursprung nehmen, sondern aus Epithelkomplexen, die von vornherein unter der Epidermis liegen, eine Auffassung, die ich an kleinsten Tumoren dieser Art immer wieder bestätigt gefunden habe; mein damals für diese besondere Gruppe von Hautkrebsen vorgeschlagener Name ,,Koriumkrebs" hat sich nicht eingebürgert, was ich wohl verstehen kann, denn er sagt zu wenig über Histologie, Histogenese und Biologie dieser Krebsform; der Name Koriumkrebs ist zu einseitig, aber wenigstens in einer Beziehung richtig, während der Name Basalzellenkrebs vielsagend, dafür aber irreführend und nicht richtig ist. Ich stelle deshalb bei den Hautkrebsen die beiden Formen Kankroid — verhornender Plattenepithelkrebs — und parakeratotisches Karzinom — nicht oder atypisch verhornender Plattenepithelkrebs — gegenüber.

Im Magen ist nun ein derartiger Fall beschrieben von DUSCHL: der Tumor saß bei einem 56jährigen Manne an der kleinen Kurvatur und hatte den bekannten typischen Bau. DUSCHL fand in der Literatur keinen weiteren Fall. Er leitet das Karzinom ab von den in der Magenschleimhaut in der Fötalzeit vorkommenden Basalzellen, wie sie von JAHRMÄRKER und TOLDT nachgewiesen sind. Ich würde sagen: ein Kankroid oder ein parakeratotisches Karzinom im Magen ist von liegengebliebenen Plattenepithelinseln ausgegangen, die verschieden weit ausdifferenziert waren zur Zeit ihrer Abschnürung, ihrer Isolierung, ihrer Trennung aus dem physiologischen Verbande; das eine Mal entsteht ein Kankroid, das andere Mal ein parakeratotisches Karzinom. Ähnliche ,,Basalzellenwucherungen" hat ASKANAZY im Magen beschrieben. LAUCHE leitet diese Tumoren (Karzinoide) im ganzen Magendarmtraktus ab von den embryonalen Epithelknospen, die solide bleiben und sich gar nicht ausdifferenziert haben (s. S. 821).

3. **Zylinderzellenkarzinom mit Flimmerepithel.** Ich finde nur drei derartige Fälle in der Literatur beschrieben von KÜLBS, SILVAN und ALBERT; ersterer fand bei einem 50jährigen Manne einen Magen, der vom Pylorus bis zur Kardia infiltriert war von einem diffusen, schlauchförmigen Karzinom mit viel Schleimbildung und Flimmerepithel; in den Metastasen war der gleiche Bau vorhanden. KÜLBS leitet den Tumor ab von persistierenden Flimmerzellen, die ja normalerweise bis zum 6. Fötalmonat im Ösophagus und Magen vorhanden sind; erst in zweiter Linie denkt er an eine ,,Rückbildung" der Zellen.

4. **Karzinosarkom.** Es sind bisher 4 Fälle beschrieben von QUECKENSTEDT, LINDEMANN und KONJETZNY (2 Fälle). Man muß bei der Deutung dieser Geschwülste sehr vorsichtig sein, da es zweifellos Karzinome gibt, deren Zellen spindlige Gestalt haben und manchmal einen nur kaum angedeuteten alveolären Bau zeigen, so daß die Ähnlichkeit mit Spindelzellensarkom sehr groß ist (ROUSSY, LEROUX und PEYRE). Wenn dann ein solches Karzinom teilweise Hohlschläuche zeigt, ist die Möglichkeit vorhanden, daß diese letzteren Partien für Karzinom, die anderen für Spindelzellensarkom gehalten werden (sog. ,,falsches Karzinosarkom"). Das Vorkommen echter Karzinosarkome kann natürlich nicht geleugnet werden, ich selbst habe allerdings nur einen einzigen Fall gesehen in der Mamma. Auf die Genese dieser Geschwülste im Magen kann hier nicht eingegangen werden, sie ist die gleiche wie bei den Karzinosarkomen der anderen Organe: entweder Absprengung eines Entodermmesenchymkeimes, oder Beeinflussung des bindegewebigen Stromas im Sinne einer malignen

Wucherung durch das Karzinom (desmoplastisches Karzinom, Lubarsch), das zuerst vorhanden war, oder umgekehrt; zu denken ist meiner Meinung nach auch
noch an Adenomyome (Pankreasgewebe), in denen beide Faktoren maligne
wachsen und das myomatöse Sarkom als solches nicht zu erkennen ist, sondern als
Spindelzellensarkom in die Erscheinung tritt.

Hier sei noch ein Fall von Vezprémi erwähnt: Sarkom des kleinen Netzes
und Karzinom des Pylorus, den Fischer nicht als zwei primäre Tumoren auffaßt, sondern als ein Pyloruskarzinom mit vorwiegend sarkomatösen Metastasen;
es müßte sich meiner Meinung nach doch dann auch um eine Art primären
Karzinosarkoms im Magen gehandelt haben.

Daß auch ein primäres Karzinom und primäres Sarkom nebeneinander im
Magen vorkommen können, die sich gegenseitig durchwachsen, lehrt ein Fall
von v. Saar: Karzinom der Vorderwand des Corpus ventriculi und Spindelzellensarkom der Submukosa, nur in den Grenzpartien beider Tumoren gegenseitige Durchwachsung; in solchen Fällen kann man natürlich nicht von Karzinosarkom sprechen.

5. Chorionepitheliom. Während das Vorkommen sicherer primärer Chorion-
epitheliome in teratoiden Geschwülsten der Ovarien und des Hodens seit
Schlagenhaufers Untersuchungen anerkannt ist, sind bisher nur wenige
Fälle beschrieben, in denen dieser Tumor in anderen Organen saß, weitab vom
Genitale und ohne jegliche Beteiligung des Uterus und der Keimdrüsen, so daß
also auch eine Verschleppung von Zotten ausgeschlossen werden konnte. Die
Geschwülste saßen im Gehirn (Mann, Hoden intakt, daneben Knoten in den
retroperitonealen Lymphknoten, in Lungen, Nieren und Leber — Bostroem),
in der Harnblase bei einer Virgo intacta (Djewitzki), in der Zirbeldrüse
(Mann, keine Hodengeschwulst — Askanazy). Ein von Pick in der Leber
und ein von Davidsohn am Magen beschriebenes primäres Chorionepitheliom
werden nicht als solche anerkannt. Besonders auf den Fall Davidsohns
muß ich kurz eingehen. Er fand neben einem markigen, ulzerierten
Karzinom der Pars pylorica außen am Magen einen kindskopfgroßen, mit Blutkoagula und nekrotischem Material gefüllten Sack, der eine rote, höckerige
Oberfläche zeigte und durch eine breite Öffnung mit dem Magentumor zusammen-
hing. Während mikroskopisch letzterer ein Karzinom war, bot die Wand des
Sackes Geschwulstpartien, die chorionepitheliomartig gebaut waren, das gleiche
Bild boten die Lebermetastasen. Davidsohn nimmt zwei Tumoren nebeneinander an, ein Karzinom und ein Chorionepitheliom des Magens. Risel
bezweifelt die Richtigkeit dieser Deutung und beschreibt zwei Fälle von Magenkarzinom, dessen Metastasen makroskopisch und mikroskopisch stellenweise
genau das Bild des Chorionepithelioms boten, bei denen aber doch durch genaue
Untersuchung festgestellt wurde, daß es sich um einen Krebs mit eigenartigen
hämorrhagischen Metastasen handelte. Risel faßt somit den Fall Davidsohns
als ein hämorrhagisches Magenkarzinom auf, das in das Netz durchgebrochen
war. Lubarsch äußert sich zu dieser Frage folgendermaßen: „Ich stimme
Risel durchaus bei, daß es sich bei den synzytialen Bildungen teils um degenerative Zellverschmelzungen, teils um eine besonders starke Wucherung unter
günstigen Ernährungsbedingungen nach Eröffnung von Blutgefäßen handelt."

Erwähnt sei hier noch ein Fall von Helmholtz, der bei einem 40jährigen
Manne einen Magentumor mit Lebermetastasen fand, dessen Zellen Ähnlichkeit
mit Nebennierenzellen hatten und ein Synzytium bildeten, das Bluträume
begrenzte; im Tumorgewebe fanden sich viele Hämorrhagien und Zerfallserscheinungen. Es wird sich auch hier um ein eigenartig gebautes Magenkarzinom
gehandelt haben, das mit Chorionepitheliom nichts zu tun hatte. Das Vorkommen
des letzteren als Primärgeschwulst am Magen ist bisher noch nicht erwiesen.

k) Beziehungen zwischen makroskopischer Form und mikroskopischer Struktur. Linitis plastica.

Die Frage, ob den einzelnen makroskopischen Formen des Magenkrebses bestimmte histologische Strukturen entsprechen, kann nur in bedingter Form beantwortet werden, da hier keine Regelmäßigkeit besteht. Ganz allgemein kann man sagen, daß die langsam wachsenden, weniger malignen, polypös vorspringenden Karzinome schlauchförmige Zylinderzellenkrebse sind, während z. B. das maligne Adenom meist ein diffuser, mehr flächenhaft wachsender Krebs ist, gar nicht so selten mit der Neigung zu skirrhöser Umwandlung.

Die weniger prominenten, ulzerierten Krebse mit mehr oder weniger steilem Rande können jegliche histologische Struktur haben, doch sind es vorwiegend ebenfalls Zylinderzellenkrebse oder alveolär gebaute, solide. Ausgesprochen diffus, weite Strecken infiltrierend, breiten sich mit Vorliebe die Gallertkrebse und die diffusen polymorphzelligen Karzinome aus, ebenso die Skirrhen, auf die wir jetzt noch besonders eingehen müssen. Schon früher (S. 871) hatte ich gesagt, daß eine Trennung zwischen Skirrhus und Carcinoma fibrosum, wie KONJETZNY sie durchführen will, nur bedingt möglich ist, da aus einem zunächst auf einen kleinen Bezirk beschränkten Skirrhus jederzeit ein fibröses Karzinom im Sinne KONJETZNYs werden kann, wenn es sich mehr oder weniger auf den ganzen Magen ausdehnt. Ganz im Vordergrunde stehen bei diesen Krebsformen die Härte und die starke Schrumpfung der Magenwand.

Eine besondere Besprechung verlangt noch eine Erkrankung des Magens, deren krebsige Natur lange unbekannt war und auch jetzt noch von manchen Autoren bestritten wird, eine Erkrankung, die mit den verschiedensten Namen belegt ist: Linitis plastica, Sklerosis, Fibromatosis oder Cirrhosis ventriculi, entzündlicher Schrumpfmagen, gastrointestinale Sklerostenose u. a. m. Die ersten Beschreibungen derartiger Fälle finden wir bei ANDRAL, CRUVEILHIER, BRINTON u. a. Besonders letzterer hat sich eingehend über diese Erkrankung geäußert, er lehnte die krebsige Natur des Prozesses ab und hielt ihn für einen entzündlich-hyperplastischen und indurierenden; er schlug den Namen Zirrhosis oder Linitis vor. Die Meinung, daß die Linitis plastica Geschwulstcharakter habe und als Carcinoma fibrosum aufzufassen sei, wurde vor allem von den Franzosen vertreten; ich nenne hier BRET und PAVIOT, GABBI, BRELET, GARRET, DURAND, LETULLE, ROUSSY und von deutschen Autoren MEINEL und TORKEL. Andererseits schlossen sich der Meinung BRINTONS an die französischen Autoren DEPUY, HOCHE, HAYEM, HANOT und GOMBAULT, TOURLET, PILLIET und CHAPUT, DE MARIGNAC, BOUVERET, in England FENWICK, MORRIS, LYLE, THOMSON, GRAHAM, SHELDON, in Deutschland v. EISELSBERG, CHIARI u. a.; auch v. SURY, CURTIS, JONNESCU und GROSSMANN sind dieser Meinung, obwohl sie in den Lymphspalten der Submukosa und Subserosa eigentümliche epitheloide Zellen fanden, die Ähnlichkeit mit Karzinomsträngen hatten, von ihnen aber für Endothelwucherungen gehalten wurden.

In diesem Streit der Meinungen hat nun KROMPECHER durch eingehende mikroskopische Untersuchungen Klarheit zu bringen versucht. Er wies nach, daß es auf der einen Seite sichere gutartige und bösartige (fibröse Krebse) Pylorushypertrophien gibt, während andererseits die Fälle, in denen der ganze Magen befallen ist und zum Bilde des Schrumpf- oder Feldflaschenmagens führt, mit größter Wahrscheinlichkeit keine gutartigen Hypertrophien, sondern Krebse sind, und zwar diffuse, skirrhöse, fibröse Krebse, die er, wie ich schon früher erwähnte, als „Carcinoma disseminatum" bezeichnete. Dieser Name besagt nicht viel, da er nur auf die Anordnung der Krebszellen im Stroma hinweist, wobei immerhin zugegeben werden muß, daß gerade diese

Anordnung typisch ist und lange Zeit verhindert hat, das Wesen dieser Erkrankung richtig zu erfassen. Makroskopisch ist die Linitis plastica schon
sehr lange bekannt, die älteren Fälle sind aber bei der Beurteilung dieser
Erkrankung deshalb nicht zu verwerten, weil eben keine genauen mikroskopischen Untersuchungen vorliegen. Und in der Folgezeit haben selbst diese
wenig Klarheit gebracht, da ihre Resultate zu verschieden gedeutet, und die
Krebszellen oft als einfache Granulationszellen oder als Endothelien aufgefaßt
wurden; v. HANSEMANN hat diese Fälle sogar als Endotheliome gedeutet. Die
histologische Diagnose ist deshalb so schwierig, weil die kleinen und allerkleinsten
Krebsnester und -züge in dem massenhaft entwickelten fibrösen Gewebe so zerstreut liegen (s. Abb. 49, S. 878), daß sie meist gar nicht als Tumorzellen gedeutet,
sondern bei oberflächlicher Betrachtung für Granulationszellen gehalten werden,

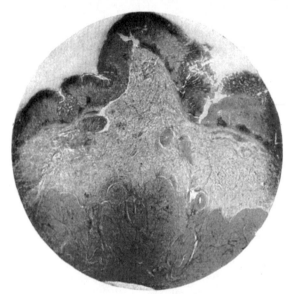

Abb. 55. Gutartige Pylorushypertrophie. (Lupenvergrößerung.) Resektionspräparat.

um so mehr, da den Zellen, wenn auch nicht überall, so doch vielerwärts das
Charakteristische der Krebszelle fehlt. So sagt KAUFMANN in seinem Lehrbuch
sehr treffend: „Bei letzterem (nämlich dem kleinalveolären Skirrhus des Magens)
ist die Krebsinfiltration oft nur so gering, daß sie ohne genauere Betrachtung
der polymorphen und oft vakuolisierten Krebszellen schwer von gewöhnlicher
Rundzelleninfiltration, wie sie bei chronischer Gastritis vorkommt, zu unterscheiden ist. Das ist oft um so schwerer, als es nicht selten vorkommt, daß die
Krebszapfen durch fettige Degeneration stellenweise total untergehen, worauf
dann das schrumpfende, wirr-faserige Stroma allein übrig bleibt."
　　Die Hypertrophie des Magens — um zunächst ganz allgemein zu sprechen
— müssen wir nun in zwei Gruppen einteilen, die scharf zu trennen sind: in solche,
die nur die Pars pylorica und in solche, die mehr oder weniger den ganzen Magen
betreffen. Zu ersteren gehört einmal die von MAIER-LANDERER als angeboren
aufgefaßte Pylorushypertrophie des Säuglingsalters, die als eine funktionelle
Erkrankung gedeutet werden muß, da bei ihr fast immer organische Veränderungen fehlen; dann kennen wir die Pylorushypertrophie als eine erworbene Erkrankung, die sich mit der von CRUVEILHIER zuerst so genannten
gutartigen Pylorushypertrophie deckt, die später von ANDRAL, BRINTON,

LEBERT u. a. ebenfalls beschrieben wurde. Daß derartige Fälle sicher vorkommen, muß als erwiesen gelten, und es ist nicht richtig, wenn TORKEL und MEINEL das bestreiten und alle diese Fälle für Krebse halten, selbst wenn MEINEL Recht hat, daß der Fall von TILGER, den dieser für eine gutartige Hypertrophie hielt, und den MEINEL bei einer Nachuntersuchung für Karzinom erklärte, wirklich ein Karzinom gewesen sein sollte. Sichere Fälle von gutartiger Pylorushypertrophie sind beschrieben von NAUWERCK, TILGER (fraglich), KROMPECHER (8 Fälle), KONJETZNY u. a.; auch ich habe zwei Fälle von Erwachsenen untersuchen können, bei denen die Pylorusresektion gemacht werden mußte; von dem einen Falle bringe ich in Abb. 55 ein Bild: die Submukosa und Subserosa bestehen aus einem derben, faserigen, sehnig-glänzenden Binde-

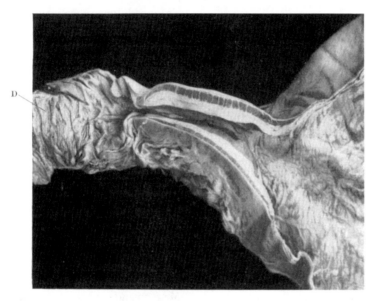

Abb. 56. Ringförmiges, fibröses Magenkarzinom (Feldflaschenmagen). D Duodenum.
(Sammlung NAUWERCK, nach KONJETZNY.)

gewebe, das auch in den Muskelinterstitien vorhanden ist; in allen Schichten, besonders in der Muskulatur, finden sich entzündliche Infiltrationsherde: die Schleimhaut ist hypertrophisch und zeigt keine Spur von Wucherung in geschwulstartigem Sinne; auch sonst fehlen Zellzüge oder -haufen, selbst allerkleinste, die den Verdacht auf Karzinom aufkommen lassen könnten.

Die Ätiologie dieser gutartigen Pylorushypertrophie ist noch nicht geklärt; KROMPECHER nimmt venöse Stauung und Ödem an, da er in seinen 8 Fällen Herzklappenfehler, Lungenleiden, Arteriosklerose fand. Er betont, daß das Ödem besonders in der Submukosa des Magens das Vorstadium der Sklerose sei, und daß jegliche Entzündungserscheinungen fehlen. In den beiden von mir beobachteten Fällen fehlten die genannten Erkrankungen, so daß die Ätiologie unklar blieb.

Demgegenüber zeigt nun die bösartige Pylorushypertrophie das Bild des Carcinoma fibrosum, das auf die Pars pylorica beschränkt bleiben (Abb. 56) oder sich auf den ganzen Magen erstrecken und durch außerordentlich starke Schrumpfung des Organs zum Bilde des Schrumpf- oder Feldflaschenmagens führen kann (Abb. 57). Manchmal greift dieser Prozeß auch auf die Leber (Zuckergußleber) und Milz (Zuckergußmilz), auf die Magenbänder, Duodenum und Kolon über, so daß diese Organe sämtlich verdickt, verhärtet und geschrumpft sind, ja selbst die Serosa des Dünndarms wird ergriffen. Über diese Erkrankung herrscht noch keine Übereinstimmung unter den Autoren, doch ist es mir nach den eingehenden Untersuchungen Krompechers und nach meinen eigenen Erfahrungen ziemlich sicher, daß es sich in diesen Fällen um die beschriebene eigenartige Krebsform und nicht um entzündliche Prozesse handelt. Krompecher sagt: „Wir selbst sahen nur bösartige Schrumpfmägen, die Literaturangaben überzeugen uns nicht von dem Gegenteil, und so möchten wir die Gutartigkeit der Schrumpfmägen so lange bezweifeln, als diesbezügliche, ganz einwandfreie Fälle bekannt werden." Kaufmann hält beide Prozesse für möglich: „Neuere Untersuchungen scheinen jedoch darauf hinzuweisen, daß der totale Schrumpfmagen in dem Gros der Fälle dem Carcinoma fibrosum angehört, ohne daß aber darum der Begriff der Linitis plastica resp. der einfachen Magenzirrhose aufgegeben werden müßte."

Die makroskopischen Gesichtspunkte bei dieser Erkrankung faßt Krompecher folgendermaßen zusammen:

„1. Die diffuse Infiltration der Magenwand, namentlich auch der Mukosa und Muskularis, so daß erstere stark verdickt, gewulstet, letztere retikuliert, gefächert erscheint,

2. die mitunter sehr beträchtliche Schrumpfung der mächtig verdickten Magenwand, wodurch das Bild des Schrumpfmagens oder Feldflaschenmagens entsteht,

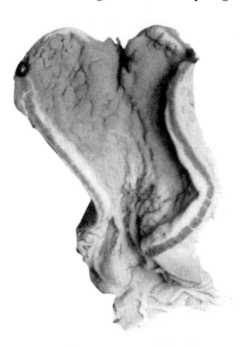

Abb. 57. Scirrhus ventriculi, Carcinoma fibrosum, Linitis plastica, Feldflaschenmagen.

3. das Fehlen makroskopisch erkennbarer Metastasen in der Leber,

4. das nicht seltene Verwachsen der Geschwulst mit dem Kolon, was zu einer mehr oder weniger ausgesprochenen Infiltration der entsprechenden Darmwand und Stenose führt,

5. das infiltrative Wachstum in die Serosa, was zu einer produktiven Schrumpfungsperitonitis führt, und einerseits die Bildung knötchenförmiger Auflagerungen am Peritoneum, andererseits eine Verdickung und Schrumpfung namentlich des Mesenteriums resultiert. Nicht selten erstreckt sich diese Infiltration bis ins Bindegewebe des Beckens hinunter, so daß das Bild einer mit erheblicher Verdickung und Schrumpfung einhergehenden Pelveoperitonitis zustande kommt und selbe dann wieder infolge Kompression und Verengerung der Ureteren, des Mastdarms usw. Veranlassung zu schwerwiegenden Komplikationserscheinungen bietet."

Ob eine derartige Erkrankung auf entzündlicher Basis dennoch vorkommt und zu dem Bilde des diffusen Schrumpfmagens führt, ist bisher durchaus nicht bewiesen; als Ätiologien einer derartigen Erkrankung wurden angenommen: chronische Gastritis mit Sklerosierung der Submukosa (Lebert, Haut und

GOMBAULT, CHIARI, GRUNER und MULLALY), Ulcus ventriculi (THOMSON und
GRAHAM), Ulcus oder Gastritis phlegmonosa (NOTHNAGEL, OEHLER, SCHNARR-
WYLER, E. SCHMIDT, KOCH), chronisch-lymphatisches Ödem mit indurativen
Prozessen (BOUVERET), chronische Traumen auf das Epigastrium (HARE, HAYEM),
Lues (HEMMETER, STOKES, FESER, GROSS).

l) Ätiologie des Magenkrebses.

1. Parasitäre Ätiologie.

Auf die Lehre von der parasitären Ätiologie der Geschwülste kann hier
nicht eingegangen werden. Die Theorie wird allgemein mit Recht abgelehnt,
wenigstens in dem Sinne, daß es spezifische Parasiten gibt, die durch Beeinflussung der Zellen Geschwülste erzeugen: das widerspricht ja auch absolut der Biologie der Geschwulstzellen. An dieser grundlegenden Auffassung
kann auch das Experiment FIBIGERS nichts ändern, dem es gelang, durch
Verfütterung von Nematodeneiern im Vormagen der Ratten Kankroide zu
erzeugen; diese experimentellen Ergebnisse sind in einem ganz anderen Sinne
zu bewerten. Zugegeben werden muß natürlich, daß entzündliche Prozesse,
die durch irgendwelche Parasiten oder Bakterien hervorgerufen werden, infolge
ihrer „Reizwirkung" zu einer Geschwulstbildung führen können, doch ist das ja
etwas ganz anderes und hat nichts zu tun mit der eigentlichen Theorie der
parasitären Ätiologie der Geschwülste. Somit liegt auch kein Grund vor, bezüglich der Entstehung der Magengeschwülste auf die parasitäre Ätiologie einzugehen.

2. Embryonale Gewebsdystopien.

Die COHNHEIMsche Lehre von der Entstehung vieler Geschwülste aus
embryonal liegengebliebenen, abgesprengten, isolierten, verschleppten Zell-
oder Gewebskomplexen ist heute als richtig anerkannt, doch werden gegen
die Verallgemeinerung dieser Lehre auf alle Geschwülste schwere Bedenken
erhoben, da einmal oft die Beweise fehlen, und dann auch theoretische
Überlegungen dagegen sprechen. Ja, selbst bei heterologen Tumoren, die
aus einem Gewebe hervorgehen, das normalerweise an dem Entstehungsort
des Tumors nicht vorhanden ist, wo also eine aus der Embryonalzeit
stammende Verlagerung oder Verschiebung der Gewebe anzunehmen das
Nächstliegende wäre, wird von manchen Autoren immer noch eine Metaplasie
angenommen, obwohl die Zahl der Anhänger der COHNHEIM-RIBBERTschen
Lehre beträchtlich zugenommen hat. Erleichtert wird das Verständnis für diese
Lehre zweifellos durch die Untersuchungen SCHAPERS und COHENS, die zell-
proliferatorische Wachstumszentren, Indifferenzzonen fanden, Zellterritorien,
die mit embryonalen Qualitäten ausgestattet und vielerorts in die normalen
Zellverbände eingeschaltet sind und das Material für Regenerationen usw.,
evtl. auch für Geschwülste, liefern können. Ich bin auf diese Frage schon S. 883 ff.
bei Besprechung der Kankroide des Magens eingegangen und will hier nur kurz
meinen Standpunkt nochmals präzisieren: ich glaube nicht, daß fertig ausdifferenzierte Zellen des erwachsenen Körpers durch irgendwelche Umstände, auch
nicht durch chronische Reize, in eine andere Zellart umgewandelt werden können,
die einem früheren embryonalen Entwicklungsstadium entspricht. So kann
Magenepithel, das anfangs Plattenepithel war, später aber ein völlig ausdifferen-
ziertes Zylinderepithel darstellt, nicht wieder in Plattenepithel umgewandelt
werden. Umgekehrt kann aber eine Insel von Plattenepithel in der Magenschleimhaut, die bei der embryonalen Entwicklung auf Grund irgendeiner, uns vorläufig unbekannten Störung isoliert wurde und liegen blieb, also den normalen

Differenzierungsprozeß des übrigen Gewebes nicht mitmachte, bei späterem Wachstum, also z. B. bei Bildung einer Geschwulst, qualitativ nur das in morphologischer, physiologischer und biologischer Hinsicht liefern, was ihrem damaligen Differenzierungsstadium entspricht, also nur einen Plattenepithelkrebs bilden. Dabei muß allerdings zugegeben werden, daß unter Umständen ein Teil dieser Zellen, der, obwohl in der isolierten Plattenepithelinsel liegend, sich doch noch etwas weiter ausdifferenzierte, nun auch noch Zylinderzellen liefern kann; auf diese Weise wären die Adenokankroide der Schleimhäute zu erklären (s. S. 882). Embryonale Zellen, die auf irgendeiner Stufe ihrer Differenzierung stehen bleiben (durch embryonale Zelldystopie gestörte Prosoplasie, Borrmann), können später die letzte Strecke des Weges, den sie bei ihrer Ausdifferenzierung eigentlich hätten gehen sollen, noch ganz oder teilweise nachholen, niemals können sie aber diesen einmal hinterlegten Weg wieder rückwärts gehen.

Ich habe mich über diese Frage früher in meiner Arbeit über das Hautkarzinom eingehend geäußert und habe versucht zu erklären, warum die Geschwülste, obwohl sie — um vom Magenkarzinom zu sprechen — sämtlich von der Schleimhaut ausgehen, eine so mannigfaltige Morphologie zeigen. Ich sagte damals: ,,Und den Grad der Ausdifferenzierung der Zellen sehe ich bei Erklärung der Morphologie der Geschwülste und ihrer Genese aus fötal abgesprengten Keimen als die Hauptsache an, nicht etwa den Umstand, daß den Zellen erblich eine bestimmte Fähigkeit anhaftet, die sie jederzeit äußern könnten, unabhängig von ihrem Differenzierungsstadium. Ich will das noch auf andere Weise präzisieren: entsteht aus einem fötal abgesprengten Zellkomplex eine Geschwulst, so können diese Zellen an Funktion und Wachstumstypus das leisten, was ihrem fötalen Differenzierungsstadium entspricht, d. h. was analog ist denjenigen Fähigkeiten, die sie durch Ausdifferenzierung erreicht hatten in dem Moment, in dem sie isoliert wurden. Das gilt für sämtliche Geschwülste und erklärt vielleicht ihre verschiedenartige Morphologie.''

Wenn wir nun die seltenen heterologen Krebse im Magen, wie Kankroide, Adenokankroide und Karzinome mit Flimmerepithelien mit größter Wahrscheinlichkeit aus embryonalen Zellen ableiten dürfen, so entsteht die Frage, ob Anhaltspunkte dafür vorliegen, daß wir auch für die anderen Magenkrebse teilweise eine embryonale Genese annehmen können. Wir betreten damit ein sehr schwieriges Gebiet, da sich strikte Beweise weder für die eine noch für die andere Auffassung erbringen lassen, doch sollen immerhin diejenigen Untersuchungsresultate gewürdigt werden, die die Annahme der Genese aus embryonalen Zellen stützen können. Die Differenzierung des anfänglich gleichartigen Epithels im ganzen Magen-Darmkanal einerseits in Magen-, andererseits in Darmepithel, ferner die große Ähnlichkeit mancher Magenkrebse mit Darmkrebsen (Gosset und Masson) und schließlich das Vorhandensein von aberriertem Pankreasgewebe und von Darmschleimhautinseln im Magen, auch im gesunden, berechtigen zu der Fragestellung, ob nicht doch embryonal liegengebliebene, nur teilweise ausdifferenzierte Zellkomplexe das Material für Karzinome liefern können.

Nachdem schon Normalhistologen wie Kupffer (1883), Ebner, Stöhr, Schaffer, Hari, Kolster u. a. das Vorkommen von Darmepithel und Lieberkühnschen Drüsen im normalen Magen nachgewiesen hatten, ist diese Frage dann oft Gegenstand der Untersuchung und Diskussion gewesen, vor allem deshalb, weil keine Einigung erzielt werden konnte darüber, ob es sich um metaplastische Vorgänge bei Gastritis, Ulzera, Karzinom usw. handle oder um Befunde im Sinne einer embryonalen Anlage. Von den Autoren, die sich über diese Frage geäußert haben, nenne ich I. E. Schmidt, Cohnheim, Sachs, Jouvenel, Lubarsch, Lange, Kokubo, Böckelmann, A. Schmidt, Heyrowsky, Hammer-

SCHLAG, GOSSET und MASSON, FABER, SCHRIDDE, SALTZMANN, CHUMA u. a. Einigkeit besteht heute darüber, daß die Darmschleimhautinseln hauptsächlich in der Pars pylorica und cardiaca vorkommen, seltener im Fundus. Oft findet man sie entlang der kleinen Kurvatur vom Pylorus bis zur Kardia, während sie an der großen Kurvatur nur im Pylorusteil vorkommen; in letzterem nehmen sie oft mehr als die Hälfte der Schleimhautoberfläche ein (SALTZMANN). Man sieht in solchen Fällen, daß das normale Oberflächenepithel auf kürzere oder längere Strecken hin durch typisches Darmepithel ersetzt ist (Abb. 58), außerdem finden sich Lieberkühnsche Drüsen mit Zylinderzellen, die fuchsinophile Granula enthalten, ähnlich den Panethschen Zellen im Darm: Darmzotten fehlen, wohl aber ähnelt das interstitielle Gewebe dem der Darmschleimhaut.

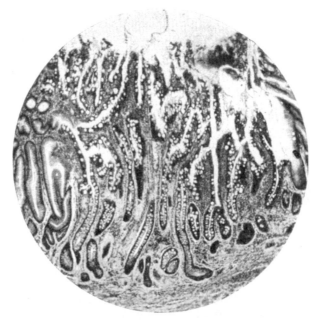

Abb. 58. Darmschleimhautinseln in der Magenschleimhaut. (Nach CHUMA. Virchows Arch. Bd. 247, S. 240.)

Man hat Fettresorption in diesen Zellen nachgewiesen (I. E. SCHMIDT), hinzu kommen schleimsezernierende Becherzellen. Manchmal wird eine von solchem typischen Darmepithel im Magen ausgehende Drüse unten plötzlich zu einer Pylorusdrüse und umgekehrt; oder es entspricht die eine Wand der Drüse dem Bau der Lieberkühnschen, die andere Wand dem der Pylorusdrüsen. Großer Wert ist nun bei den Untersuchungen darauf gelegt, ob die beiden Epithelarten scharf aneinanderstoßen oder ob sie allmählich ineinander übergehen, da im ersteren Falle die embryonale Herkunft, im letzteren Falle die Metaplasie ausgereiften Epithels mehr für sich hat. Übergangsformen sind beschrieben von I. E. SCHMIDT, HEYROWSKY, GOSSET und MASSON, während LANGE, HARI u. a. immer scharfe Grenzen zwischen den beiden Epithelarten gesehen haben. SALTZMANN hat beides gesehen, er sagt aber: „Die scharf markierten Übergänge sind jedenfalls die bei weitem häufigsten."

Diese Darmschleimhautinseln kommen nun unter den verschiedensten Bedingungen vor: im normalen Magen, bei Achylie, bei normalem HCl-Gehalt, bei Hyperazidität, bei Ulkus, bei Karzinom, bei chronischer Gastritis (bis zu 75%). SALTZMANN hat sie am häufigsten beim Karzinom gefunden: in 54 Fällen 52 mal (= 96%), CHUMA fand sie immer mit chronischer Gastritis kombiniert, und zwar an Leichenmagen in 20,5%, an operierten Magen in 70% der Fälle; er sah sie nie in normalen Magen und auch nie bei Neugeborenen oder Kindern, sondern immer nur bei Individuen höheren Alters, was übrigens auch LUBARSCH betont.

Da man die ersten Darmschleimhautinseln in der Nähe des Pylorus gefunden hatte, erklärte man sie durch ein Überwuchern der Duodenalschleimhautepithelien auf die Magenschleimhaut, eine Annahme, die bald hinfällig wurde, da man die Gebilde auch an anderen Stellen der Magenschleimhaut fand. Seitdem standen und stehen sich, wie vorhin schon erwähnt, die beiden Ansichten gegenüber: embryonale Anlage oder Metaplasie. Für die erste Auffassung tritt vor allem HARI ein aus folgenden Gründen: 1. Die immer scharfe Grenze zwischen beiden Epithelarten. 2. Das Vorkommen der Darmschleimhautinseln im normalen Magen. 3. Ihr Vorkommen fast nur in der Pylorusschleimhaut, also in der Nähe des Darmes und in der mit der Pylorusschleimhaut verwandten Kardiaschleimhaut. 4. Abgesehen von der Epithelformation stimmen die Bezirke völlig überein mit den benachbarten Schleimhautpartien, vor allem sind in ersteren die etwaigen entzündlichen Veränderungen nicht stärker als in der Nachbarschaft. 5. Aus allgemeinen Gründen hält er eine Umwandlung von Magen- in Darmepithel auf Grund pathologischer Prozesse nicht für möglich. SALTZMANN hat diese Argumente HARIS zu entkräften versucht und die Veränderungen für Metaplasie erklärt, obwohl er sagt: ,,Ich habe auch volles Verständnis für die Abneigung, die leicht zu mißbrauchende Metaplasielehre ohne weiteres gut zu heißen''; er war auch früher der gleichen Meinung gewesen wie HARI und KOLSTER, hatte sie dann aber geändert. Er will das Vorkommen von Darmschleimhaut-inseln im normalen Magen nur für die Pars pylorica zugeben, während er es sonst im Sinne der Metaplasie erklärt als Folge chronischer Reizzustände. Vor allem führt SALTZMANN die Befunde an den Magen Neugeborener an, in denen nur zweimal von I. E. SCHMIDT Darmschleimhaut gefunden sei und zwar in nächster Nähe des Pylorus, während FISCHL, BLOCH und LANGE nur negative Resultate hatten (ebenso auch CHUMA). SALTZMANN selbst untersuchte 7 Magen Neuge-borener mit negativem Erfolg. Durch eine Äußerung nimmt er aber selbst diesem Argument die Beweiskraft, indem er sagt: ,,erstens ist ja der Magendarm-kanal bei jungen Embryonen mit einer einheitlichen Epithellage bekleidet, aus welcher sich späterhin einerseits Darm — andererseits Magenepithelien entwickeln. Die definitive Differenzierung der Magendrüsenepithelien erfolgt ziemlich spät und scheint bei der Geburt noch nicht abgeschlossen zu sein''; demnach ist es ja nicht weiter auffallend, wenn im Neugeborenenmagen derartige Veränderungen nicht gefunden werden. Obwohl nun SALTZMANN die Bezirke von Darmschleimhaut im Magen durch Metaplasie erklärt, zieht er doch die embryonale Genese mit heran und kombiniert beides miteinander: ,,Ein anderer denkbarer Mittelweg wäre einzuschlagen, indem man annimmt, daß einzelne Teile der Magenschleimhaut auf einer früheren Stufe der embryonalen Ent-wicklung stehen geblieben sind und somit in gewissem Sinne embryonal ver-sprengte, wenn auch nicht morphologisch diagnostizierbare Keime darstellen, welche die Fähigkeit beibehalten haben, sich unter gewissen Umständen, z. B. unter dem Einfluß eines inflammatorischen Prozesses, in einer oder der anderen Richtung, evtl. zum Darmepithel, zu entwickeln.'' Ich habe schon früher (S. 883) auseinandergesetzt, daß eine derartige Auffassung, die in ähnlicher Weise auch von HERXHEIMER geäußert wird, zweifellos richtig ist, daß bei ihr aber der ganze Schwerpunkt eben auf der gestörten embryonalen Ausdifferenzierung liegt und nicht auf der Metaplasie, auch nicht auf der „indirekten Metaplasie", ein Begriff, den man aus Verlegenheit eingeführt hat. Erwähnt sei hier noch, daß POIN-DECKER umgekehrt in einem Darmpolypen Magenschleimhaut fand, die er auf eine Entwicklungsanomalie zurückführt, indem er annimmt, daß sich diese Zellen schon embryonal ausdifferenziert hätten; weiterhin erinnere ich kurz an das Vorkommen von Magenschleimhautinseln im Ösophagus (SCHRIDDE, RUCKERT u. a.), die ebenfalls auf embryonale Gewebsstörungen zurückgeführt werden. Meiner Meinung nach müssen wir in allen derartigen Fällen eine embryonale Anlage annehmen und keine Metaplasie fertiger Gewebe durch pathologische Prozesse (Entzündungsreize), denn dieses wäre, wie KOLSTER ganz richtig sagt, „etwas einzig Dastehendes, da Magen- und Darmepithelien Zellen sind, welche sowohl der Funktion als dem Bau nach sich in durchaus verschiedenen Richtungen spezialisiert haben".

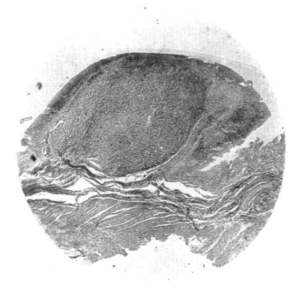

Abb. 59. 2 mm großes submuköses Karzinom. (Schwache Vergr.)

Es kann also keinem Zweifel unterliegen, daß wir im Magen hier und da Darmepithel antreffen, dessen Existenz mit großer Wahrscheinlichkeit auf embryonale Vorgänge zurückzuführen ist; daraus dürfen wir den berechtigten Schluß ziehen, daß Karzinome im Magen, die eine große Ähnlichkeit mit Darm-krebsen haben, wie diffuse und alveoläre Gallertkrebse und schlauchförmige Zylinderzellenkrebse mit und ohne Gallertbildung von derartigen embryonal liegengebliebenen Zellkomplexen ihren Ausgang nehmen können. Daß derartige Krebse im Magen aus Darmepithel hervorgehen, haben schon A. SCHMIDT und GOSSET und MASSON angenommen, nur daß diese Autoren das Darmepithel durch Metaplasie aus dem Magenepithel entstanden auffassen.

Ob sonst noch bei Anlage der Magenschleimhaut embryonale Zelldystopien vorkommen, aus denen später Krebse hervorgehen können, ist wahrscheinlich, aber nicht erwiesen; zuerst hat THIERFELDER (zit. bei BORST) auf diese Möglich-keit hingewiesen. Eine weitere Möglichkeit der Entstehung von Magenkrebsen aus embryonal verlagerten Gewebskomplexen haben wir noch bei den akzes-sorischen Pankreasinklusionen in der Magenwand, worauf MATHIAS und BEUTLER hinweisen, doch ist auch darüber nichts Sicheres bekannt; wir wissen nur, daß gutartige Geschwülste, Adenomyome, aus ihnen hervorgehen können. Askanazy sah ein sehr kleines Magenkarzinom, das sich aus der Submukosa gegen die Mukosa hin entwickelt hatte, und leitet es ab von fötal verlagertem Epithel; er fand häufig Pankreasgewebe, Zysten, ein die Wand durchquerendes Kanalsystem von Magendrüsen, solide epitheliale Zellhaufen und sagt: „Angeborene epitheliale Formationen in der Magenwand sind nicht äußerst selten." Ebenso beschreibt Pförringer ein Carcinoma solidum der Pars pylorica, das aus der Tiefe nach oben in die Schleimhaut wuchs; in der anstoßenden Muskulatur des Pylorus und des Duodenums lagen zahlreiche Pankreasläppchen.

Ich habe auch ein kleines Karzinom von 2 mm Durchmesser in der Nähe des Pylorus gefunden, das unabhängig von der Schleimhaut in der Submukosa

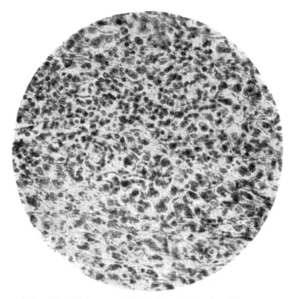

Abb. 60. Stelle aus Abb. 59 bei starker Vergr.

lag und in Abb. 59 und 60 bei schwacher und starker Vergrößerung abgebildet ist: die Schleimhaut fehlt oberhalb der Geschwulst, letztere ist nur von einer ganz dünnen Granulationsschicht überzogen, weiter seitlich fängt dann die Schleimhaut an sichtbar zu werden, zunächst in dünner, allmählich aber dicker werdender Schicht. Der Tumor wächst vorläufig noch mehr expansiv, ist aber nicht etwa abgekapselt. Wie die Abb. 60 zeigt, handelt es sich um ein Carcinoma alveolare solidum. An keiner Stelle ist ein Zusammenhang der Neubildung mit Schleimhautdrüsen vorhanden, so daß man gezwungen ist, seinen Ausgangspunkt in die Submukosa zu verlegen. Ich nehme an, daß dieses Karzinom aus embryonal verlagerten Epithelien hervorgegangen ist, wobei Pankreasgewebe zwar eine Rolle spielen kann, durchaus aber nicht muß.

Auch im Dickdarm wurde bei einem 20jährigen Mädchen von B. Fischer ein nur in der Submukosa gelegenes Gallertkarzinom gesehen, das er von embryonal verlagerten Epithelien ableitet.

Wenn wir bedenken, daß im Magen Krebse vorkommen, die eigentlich jedem embryonalen Differenzierungsstadium, das sein Epithel durchmacht, entsprechen

— Kankroide, parakeratotische Plattenepithelkrebse, Krebse mit Flimmerepithelien, solide alveoläre und schlauchförmige Zylinderzellenkrebse ohne Sekretion, Gallertkrebse — so werden wir gleichsam zu der Annahme gedrängt, daß es sich hier um embryonale Störungen im Zellenstaat der Magenschleimhaut handelt, aus denen die Karzinome sich entwickeln. Die Annahme, daß alle diese Krebsformen durch eine Metaplasie so mannigfaltiger Art am fertigen Magenepithel erklärt werden konnten, halte ich für gezwungen und für durchaus unwahrscheinlich.

3. Gastritis und Karzinom.

Auf Grund der schon von VIRCHOW aufgestellten Lehre von der Reiztheorie spielen die entzündlichen Prozesse eine große Rolle in der Ätiologie der Geschwülste. Daß die Entzündung an sich noch keinen Tumor erzeugen, sondern nur als auslösendes Moment wirken kann, ist selbstredend, und die Frage, warum und auf welche Weise die Zellen nun schließlich ihren physiologischen Zellverband verlassen und selbständig wachsen, ist heute genau so wenig geklärt wie zu Zeiten VIRCHOWS. Hauptsächlich werden es zwei Momente sein bei der Entzündung, die den Boden für die Entfaltung der Zellen vorbereiten, die Hyperämie mit Lieferung reichlichen Nährmaterials und die Dehnung und Auflockerung der Gewebe. Man kann sich gut vorstellen, daß embryonal liegengebliebene Zellen, die an sich mit einer erhöhten Wachstumsenergie ausgestattet sind (ALBRECHT), durch die eben genannten Faktoren leicht zur Wucherung angeregt werden. Wie häufig entzündliche Vorgänge eine Rolle spielen in der Ätiologie der Geschwülste, ob und welche anderen ätiologischen Momente dabei noch wichtig sind, ob gröbere, makroskopisch schon sichtbare Entzündungen in Frage kommen oder ganz feine, eng umgrenzte, die man nur mikroskopisch nachweisen kann, ist schwer zu entscheiden.

Ich habe in meinen Arbeiten über die Entstehung des Hautkarzinoms geäußert, daß die regelmäßig in der Gesichtshaut älterer Leute vorhandenen, ganz geringfügigen Entzündungsvorgänge in der Umgebung der Talgdrüsenausführungsgänge als ein wichtiger Faktor für die Entstehung des Krebses in Betracht kommen könnten. Derartig feine Vorgänge sind in der Haut leicht nachzuweisen, während das am Magen nur schwer möglich ist. RIBBERT meint allerdings, daß die häufig in Polypen vorhandene Stauung und Eindickung des Sekrets, das wegen des anatomischen Aufbaues der Polypen schwer abfließen kann, zu geringfügigen Entzündungserscheinungen führt, die im ätiologischen Sinne für die Entstehung des Karzinoms innerhalb eines Polypen in Frage kommen könnten. Für die Entstehung des Magenkarzinoms können wir nur die Gastritis in Anschlag bringen, eine wenn auch manchmal nur auf den Pylorus beschränkte, meist aber doch große Gebiete, wenn nicht den ganzen Magen einnehmende, im Hinblick auf die feinen Vorgänge bei der Entstehung einer Geschwulst doch recht grobe Veränderung, von der es fraglich erscheint, ob sie in der Form, wie wir sie zu sehen bekommen, als wesentlicher ätiologischer Faktor für die Geschwulstgenese eine Rolle spielt; selbstredend soll und kann nicht bestritten werden, daß sie eine Rolle spielt; nur sind die Untersuchungsresultate, die in dieser Richtung gewonnen werden, mit großer Vorsicht zu bewerten. Sehr genau und auf Grund eingehender mikroskopischer Untersuchungen haben sich SALTZMANN und KONJETZNY mit dieser Frage befaßt. Da wir bei einem einigermaßen großen Karzinom im Magen immer gastritische Veränderungen finden (KONJETZNY bei 83 Resektionspräparaten in 90 $^0/_0$), steht die Frage zur Entscheidung, ob diese Veränderungen primär sind, also vor dem Karzinom da waren oder sekundärer Natur, also die Folge des Karzinoms sind. SALTZMANN macht auch auf die Möglichkeit aufmerksam, daß eine schon vor der

Krebsentwicklung bestehende Gastritis durch ein Karzinom gesteigert werden kann. Vom klinischen Standpunkt ist die Frage überhaupt nicht zu entscheiden, da einmal ein chronischer Magenkatarrh lange Zeit bestehen kann ohne wesentliche Symptome zu machen, da ferner Karzinomkranke ganz plötzlich an Krebssymptomen erkranken können, ohne vorher irgendwelche andere Magensymptome gezeigt zu haben. Wir wissen doch zu wenig darüber, wieviel Zeit ein Magenkrebs gebraucht, um eine bestimmte Größe zu erreichen, und deshalb können wir auch nicht das Alter der bei einem Krebs gefundenen Gastritis und ihr zeitliches Verhältnis zum Krebs richtig einschätzen. Saltzmann, der im übrigen der Gastritis eine große Rolle zuspricht als ursächlichem Moment für die Krebsentstehung, sagt ganz richtig, ,,daß wir bei einigermaßen altem Karzinom aus den anatomischen Verhältnissen keine sicheren Schlüsse hinsichtlich der Dauer einer Gastritis ziehen können''. Auffallend ist ja zweifellos, daß bei einer so groben entzündlichen Veränderung wie der Gastritis, die mehr oder weniger den ganzen Magen betrifft, immer nur an einer ganz eng umgrenzten Stelle, ganz selten auch wohl einmal bei multiplen Karzinomen an mehreren solchen Stellen ein Krebs entsteht aus so kleinen Anfängen heraus, daß sie wahrscheinlich nicht einmal mit dem Mikroskop wahrzunehmen sind. Die diffuse Gastritis, wie wir sie zu Gesicht bekommen, wird um so weniger als solche eine ausschlaggebende Rolle bei der Entstehung des Karzinoms spielen, da letzteres nicht sukzessive auf große Strecken hin entsteht, sondern nur einmal aus einem mikroskopisch kleinen Zellkomplex, der dann das ganze Karzinom liefert, lediglich durch eigenes Wachstum ,,aus sich heraus'' (s. später S. 920ff.). Auch Ribbert sagt: ,,...und die allgemeine Überlegung, daß lokal umgrenzte Tumoren nicht aus diffusen, übrigens niemals als primär nachgewiesenen Entzündungen der Schleimhäute erklärt werden können...''. Bei der großen Seltenheit multipler Karzinome im Magen kann deshalb auch ein Satz Konjetznys nicht viel für die gastritische Ätiologie beweisen: ,,Wenn nämlich die von uns betonte ätiologische Rolle der Gastritis für die Entstehung des Magenkarzinoms ihre Richtigkeit hat, so ist unbedingt der Nachweis zu verlangen, daß diese allenthalben im Magen sich entwickelnden gastritischen Zustände wenigstens gelegentlich auch zu multipler Krebsbildung führen.''

Einen anderen Gesichtspunkt bringt Saltzmann: ,,Eine diffuse Ausbreitung der Veränderungen über die ganze Magenschleimhaut würde gewissermaßen zugunsten der primären Gastritis sprechen. Eine mit steigender Entfernung vom Tumor immer schwächer werdende Gastritis würde im Gegenteil im Sinne eines vom Tumor hervorgerufenen Prozesses zu deuten sein.'' Auch dieses Kriterium ist nicht zuverlässig, da sehr oft die Gastritis nur in der Pars pylorica vorkommt und oralwärts allmählich abklingt, andererseits aber auch die meisten Karzinome in der Pars pylorica sitzen.

Konjetzny, der ein sehr energischer Vertreter der Auffassung von der gastritischen Ätiologie des Magenkrebses ist, versucht seine Meinung hauptsächlich durch mikroskopische Untersuchungen zu stützen. Er schließt sich der schon von anderen Autoren wie Nauwerck, Hauser, Versé u. a. geäußerten Ansicht an, daß die polypösen Wucherungen mit glandulären Hyperplasien und atypischen Epithelwucherungen, wie auch ein Tiefenwachstum sonst normaler Drüsen Vorläufer der Krebsentwicklung sein können. Auf diese Frage werde ich erst genauer bei der Histogenese der Magenkrebse eingehen, an dieser Stelle will ich nur folgendes sagen: Konjetzny stellt, wie vor ihm schon Nauwerck, folgende Entwicklungsreihe auf: Gastritis—Gastritis polyposa—Polypenbildung—Karzinom; nach ihm entwickeln sich die meisten Magenkrebse aus Fibroadenomen, letztere, wie auch Versé sagt, sind die Folgen einer chronischen Gastritis. Versé meint, daß zunächst die Mukosa hypertrophisch und zu groß würde, dadurch würde die Kuppe in Falten gelegt und den dauernd wirkenden Reizen mehr ausgesetzt als die übrigen Schleimhautpartien: so entständen die Fibroadenome und aus diesen dann das Karzinom.

Da KONJETZNY nun sehr viele Veränderungen in Polypen schon für beginnende Krebsentwicklung hält, die von anderen, auch von mir, nicht dafür gehalten werden, kommt er zu dem Schluß: „Übrigens möchten wir betonen, daß die multizentrische Karzinomgenese nach KONJETZNYS Untersuchungen nahezu die Regel ist. Nur führt sie relativ selten auch zu multiplen, wirklich isolierten, krebsigen Tumoren." Letzteres erklärt er nicht, ich nehme aber an, daß er meint, die „multizentrischen Herde" konfluieren frühzeitig und lassen dann die herdförmige Entstehung nicht mehr erkennen.

Er erwähnt Fälle aus der Literatur und bringt selbst solche, in denen neben einem oder mehreren polypösen Karzinomen noch Fibroadenome vorhanden waren, die die Folge einer Gastritis gewesen sein sollen, Fälle von BINDEMANN, ISRAEL, MÉNÉTRIER, MAULER, NAPP, VERSÉ, CHOSROJEFF, MATSUOKA und führt sie als Beweise für die Richtigkeit seiner Auffassung an. Dazu möchte ich bemerken, daß derartige Fälle selten sind, wie ja auch schon daraus hervorgeht, daß sie einzeln veröffentlicht werden. Ich selbst habe auch vier derartige Fälle gesehen und verweise auf die Abb. 36, S. 8(3, wo bei 6 polypösen Karzinomen und 3 Fibroadenomen keine Spur von Gastritis polyposa vorhanden ist; ebenso auf Abb. 37, S. 864:

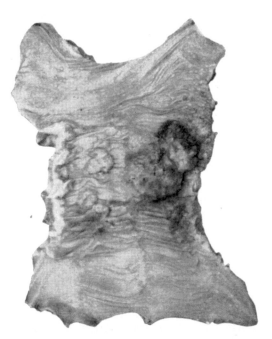

Abb. 61. Multiple Fibroadenome und polypöse Karzinome an umschriebener Stelle des Sigmoids ohne Kolitis. (Sektionspräparat.)

in einer resezierten Pars pylorica sieht man eine Anzahl dichtstehender polypöser, teils villöser Karzinome und einige verschieden große Fibroadenome; die benachbarte Magenschleimhaut und auch die des ganzen übrigen Magens war zwar wulstig, aber nicht polypös verdickt, also wohl gastritisch verändert, aber nicht im Sinne der Gastritis polyposa; im Kapitel Histogenese komme ich auf die mikroskopischen Verhältnisse noch zu sprechen. Als Parallelfall möge Abb. 61 gelten, die allerdings aus dem Sigmoid stammt (Sektionspräparat), aber wegen der Eindeutigkeit der Verhältnisse doch erwähnt zu werden verdient: man sieht zwei größere, polypöse Karzinome, daneben kleinere Fibroadenome (mikroskopisch festgestellt). Die benachbarte Schleimhaut wie die des ganzen Darmes zeigt nichts von erheblichen Entzündungserscheinungen, der ganze Tumorbezirk hebt sich scharf aus der Kontinuität des Darmes heraus, so daß man geradezu gedrängt wird zu der Annahme, daß es sich hier um eine auf embryonaler Entwicklungsstörung beruhende umschriebene Polyposis gehandelt hat, in deren Bereich einige Polypen karzinomatös geworden sind.

Ich habe schon früher, S. 862, auseinandergesetzt, daß ich die Annahme, die meisten Magenkrebse entständen aus Polypen, durchaus nicht teile, vielmehr bin ich der Meinung, daß die echten polypösen Karzinome die weitaus selteneren sind, und alle anderen Karzinome von vornherein als beetartige, flache Tumoren beginnen, wie ich mich an einer ganzen Reihe von kleinen Karzinomen, die bei Sektionen als Nebenbefunde gewonnen wurden, überzeugen konnte. Auch Borst warnt vor der Überschätzung der Häufigkeit einer Karzinomentwicklung aus Polypen.

Nun kommt hinzu, daß die meisten Gastritiden bei Karzinom weder hypertrophische noch polypöse sind, sondern entweder einfache katarrhalische, interstitielle oder atrophische (Fischl, Rosenheim, Krukenberg); seltener sind schon die Formen, die mit größeren, beetartigen Verdickungen und wulstartigen Erhebungen der Schleimhaut einhergehen (Polyadénomes en nappe, Ménétrier) und am seltensten ist die polypöse Gastritis (Polyadénomes polypeux, Ménétrier), die nur der äußeren Ähnlichkeit wegen als „polypös" bezeichnet wird, mit den echten, geschwulstartigen Fibroadenomen aber nicht das geringste zu tun hat, da die letzteren mikroskopisch einen ganz anderen Bau haben als die polypösen Erhebungen auf entzündlicher Basis. Die echten Polypen, die Fibroadenome, halte ich für Geschwülste auf Grund kongenitaler Gewebsstörungen (s. S. 848ff.). Wenn Konjetzny auf die Gastritis polyposa so großen Wert legt für die Karzinomentstehung, so scheinen mir Verhältnisse in den Vordergrund gerückt zu sein, die wegen ihres seltenen Vorkommens gar nicht verdienen so stark betont zu werden. Konjetzny geht nun aber noch weiter und meint, daß auch beim einfachen état mamelonné der Krebs auf gastritischer Grundlage entstände, eine Annahme, die durch nichts zu beweisen ist, da auch die Gastritis die Folge des Karzinoms sein kann.

Die in derartigen Fällen zu erhebenden mikroskopischen Befunde in der Magenschleimhaut, die häufig nach dem Karzinom zu stärker werden — ein weiterer Beweis für meine Auffassung —, sind nichts anderes als Folgeerscheinungen des Karzinoms, wie ich sie in meiner Arbeit über das Magenkarzinom ausführlich beschrieben habe; diese Epithel- und Drüsenveränderungen haben mit der Entstehung des Karzinoms nicht das geringste zu tun, wie wir im Kapitel über das Wachstum der Magenkrebse noch sehen werden.

Betonen möchte ich noch, daß Mathieu bei Magenkarzinomen nur weit entfernt vom Tumor Gastritis gesehen hat, ferner, daß ich bei sehr kleinen Karzinomen (Nebenbefunde) fast nie eine erhebliche Gastritis gesehen habe, und daß man andererseits wohl bei multiplen Fibroadenomen, die eine gewisse Größe erreicht haben, Gastritis beobachten kann, für die nicht erwiesen ist, daß sie die Ursache der Geschwülste war, denn sie kann auch die Folge gewesen sein.

Eine besondere Auffassung vertritt Orator, der auf Grund der histologischen Untersuchung von Ulkus- und Karzinommagen zwei voneinander ganz verschiedene Gastritisformen aufstellt: die Karzinomgastritis, die eine atrophierende ist und den ganzen Magen befällt und die Ulkusgastritis, die nur den Pylorusabschnitt einnimmt, während in der Fundusschleimhaut nur herdförmige oder nur geringfügige diffuse Veränderungen gefunden werden. Orator läßt das Karzinom sowohl auf dem Boden einer diffusen, rein atrophischen, wie auch einer atrophisch-hyperplastischen und eventuell auch einer polypösen Gastritis entstehen und geht sogar soweit zu sagen: „Die Resektion einer solchen chronischen Gastritis stellt eben öfter die Frühoperation eines Karzinoms dar." Die Indikationsstellung bei einer solchen Operation ist ja gewiß Sache des Chirurgen, aber das Urteil des pathologischen Anatomen ist nicht zu umgehen bezüglich der ganz allgemein gehaltenen Frage: sind unsere Kenntnisse über die Ätiologie des Magenkarzinoms so sicher begründet, daß wir genau wissen, ob, wann und wie häufig eine chronische Gastritis tatsächlich ein Karzinom hervorruft und umgekehrt: ist es überhaupt als bewiesen anzusehen, daß die Gastritis dem Karzinom immer oder auch nur meistens voraufgeht, und ist die Gastritis nicht in den meisten Fällen erst die Folge des Karzinoms? Das sind Fragen, die klinisch allein nicht entschieden werden können, sondern vor allem pathologisch-anatomisch auf Grund eingehender und zahlreicher mikroskopischer Untersuchungen. ORATOR hat die Frage meines Erachtens nicht entschieden trotz kombinierter klinischer Beobachtung und mikroskopischer Untersuchung, und ich halte seine scharfe Gegenüberstellung der Ulkusgastritis und der Karzinomgastritis als ätiologische Faktoren nicht für richtig, wohl aber kann man sie als Folgeerscheinungen der beiden Erkrankungen einander gegenüberstellen, indem man sich gut vorstellen kann, daß ein Ulkus eine ganz andere Gastritis erzeugt als ein Karzinom, das den Magen in seiner Motilität ganz anders beeinflußt und mit seiner Produktion toxisch wirkender Stoffe schwerere Folgen für die Schleimhaut haben muß als ein Ulkus. Von diesem Gesichtspunkte aus ist es auch verständlich, wenn ein kleines ulzeriertes Karzinom in der Pars pylorica zunächst nur eine Pylorusgastritis erzeugt, ähnlich, wie es das präpylorische Ulkus tut. Aus diesem Befunde aber den Schluß zu ziehen, wie es ORATOR tut, daß diese kleinen — und es waren in seinen Fällen immer noch verhältnismäßig kleine — Karzinome der Pars pylorica deshalb, weil die diffuse, atrophierende Gastritis fehlte und nur eine Pylorusgastritis vorhanden war, Ulkuskarzinome seien, ,,wenn an ihnen ,lokal' auch nicht mehr alle Kriterien eines solchen zu erheben sind", halte ich für eine völlig unberechtigte Schlußfolgerung. Ich komme später im Kapitel ,,Ulkuskarzinom" auf diese Frage noch einmal zurück (s. S. 915). Die Häufigkeit des Sitzes der Karzinome in der Pars pylorica erklärt ORATOR durch eine ,,auffällige Wucherungsbereitschaft der pylorischen Schleimhaut", ein Begriff, mit dem meiner Meinung nach nicht viel gesagt ist, und der auch deshalb nicht klarer wird, wenn ORATOR sagt: ,,Wenn wir endlich daran denken, mit welcher Regelmäßigkeit die pylorische Schleimhaut entzündet reagiert, während die Fundusschleimhaut noch normale Verhältnisse zeigt: dann können wir das Gemeinsame all dieser Beobachtungen in einer auffälligen Wucherungsbereitschaft der pylorischen Schleimhaut erblicken." Es gibt genügend andere Gründe, um zu verstehen, daß in der Pars pylorica leichter eine primäre Gastritis entsteht als im Fundus, und daß bei einem kleineren Karzinom der Pars pylorica die sekundäre Gastritis auch zunächst auf die Umgebung, eben die Pars pylorica, beschränkt bleibt, ohne deshalb die Annahme machen zu müssen, daß sich aus diesem Grunde derartige Karzinome aus einem Ulkus entwickelt hätten, wie ich das vorhin schon abgelehnt habe. Auch ORATORS Schlußfolgerung kann ich deshalb nicht beistimmen: ,,Die vorwiegende Lokalisation des Karzinoms in der Pars pylorica, die Häufigkeit krebsiger präpylorischer Geschwüre, die Reaktionslosigkeit und das völlige Fehlen maligner Entartung des Ulcus duodeni, die Ulkusgastritis und verschiedenes andere findet in dieser Betrachtung eine befriedigende Erklärung."

Wir müssen also bezüglich der Frage, ob die Gastritis als ätiologisches Moment für die Karzinomentwicklung eine erhebliche Rolle spielt, sagen, daß dieses nicht in stärkerem Maße der Fall ist, als bei anderen entzündlichen Prozessen auch, wobei betont werden muß, daß sehr viele Tumoren ohne eine grob in die Erscheinung tretende Entzündung entstehen. Beweise für oder gegen die gastritische Ätiologie sind nicht mit Sicherheit zu erbringen, und ich möchte da noch zwei, beiden Auffassungen gerecht werdende Sätze SALTZMANNS anführen: ,,Die am meisten verbreitete Meinung war und ist wohl auch noch heute, daß Karzinome, mit Ausnahme der Ulkuskarzinome, gewöhnlich im gesunden oder doch nicht in gastritischen Ventrikeln entstehen", und „bindende anatomische Beweise gegen die Auffassung der Gastritis als primäre Erscheinung sind nicht aufweisbar."

Ebensowenig ist es Konjetzny gelungen, bindende Beweise für seine Auffassung beizubringen, weder in makroskopischer noch in mikroskopischer Beziehung.

4. Ulkuskarzinom.

Wie schon in dem Kapitel über die gastritische Ätiologie des Magenkarzinoms auseinandergesetzt wurde, spielen entzündliche Prozesse und zwar wahrscheinlich solche feinerer, nicht gröberer Natur eine große Rolle bei der Entstehung der Geschwülste. Diese durch viele Erfahrungen gestützte Auffassung war wohl auch der Grund zu der Annahme, daß das Magengeschwür, an dessen Rändern ja in der Schleimhaut erhebliche Entzündungsvorgänge sich abspielen, eine häufige Ursache für die Krebsentwicklung sei. Es kam hinzu, daß man bei der histologischen Untersuchung der Ulkusränder starke Veränderungen proliferatorischer Natur an den Drüsen fand, die als Vorstadien zum Krebs aufgefaßt wurden und auch heute noch werden; es handelt sich um die bekannten atypischen Epithelwucherungen, Bilder, wie wir sie bei der chronischen Gastritis und auch in Polypen sehen (Nauwerck, Lubarsch, Hallas, Versé, Konjetzny): stärkere Färbbarkeit der Kerne, Wucherungen, Verzweigungen, Tiefenwachstum der Drüsenkörper usw. Wir haben schon im vorigen Kapitel gesehen, wie wenig erwiesen es ist, daß diese atypischen Drüsenwucherungen irgendwelche Beziehungen zur Krebsentwicklung haben und werden darüber in den nächsten Kapiteln noch ausführlich sprechen.

Selbst Konjetzny, der ein großer Anhänger der gastritischen Karzinomätiologie ist und auf die erwähnten Drüsenwucherungen großen Wert legt, die seiner Meinung nach eine Vorstufe des Karzinoms sind und alle Übergänge zu letzterem zeigen — ohne daß etwa immer ein Karzinom aus ihnen entstehen müßte —, der aber andererseits das Ulkuskarzinom für sehr selten hält (5—8%), sagt von diesen atypischen Drüsenwucherungen in den Ulkusrändern folgendes: „Die Fähigkeit, zur Krebsbildung überzuleiten, kann ihnen nicht abgesprochen werden, wenn auch hierfür der direkte Beweis im einzelnen Falle schwer zu erbringen sein dürfte." Ich finde einen gewissen Widerspruch in den Auffassungen, denn wenn diese Drüsenveränderungen bei Gastritis oft und leicht zu Karzinom überleiten, dann ist nicht einzusehen, weshalb beim Ulkus, wo die gleichen Veränderungen häufig genug vorkommen, nicht oft dasselbe der Fall sein soll. Meiner Meinung nach spielen sie ja bei beiden Prozessen keine Rolle für die Krebsentstehung.

Vor allem sei hier gleich ein Punkt hervorgehoben: warum ist das Ulkuskarzinom so sehr selten, eine Annahme, die immer mehr an Boden gewinnt und sicher richtig ist, obwohl die genannten Drüsenveränderungen am Rande des chronischen Magenulkus so häufig, ja fast die Regel sind? Aber nicht nur die Bedeutung entzündlicher Vorgänge für die Geschwulstgenese überhaupt und die dahingehörigen mikroskopischen Drüsenveränderungen am Rande der Ulzera haben die Meinung von der Häufigkeit des Ulkuskarzinoms im Magen so bestärkt, sondern auch andere, teilweise makroskopische Gesichtspunkte, spielen dabei eine Rolle. Erstens sind ja sichere Ulkuskarzinome beschrieben, die selbst der größten Skepsis standhalten, und zwar sind das diejenigen Fälle, wo nur an einer umschriebenen Stelle des Ulkusrandes ein Karzinom — auch mikroskopisch — festgestellt wird (auf Stromeyers Ansicht, daß selbst solche

Fälle nicht ganz einwandfrei seien, da ein schnell fortschreitendes Ulcus pepticum in einem Karzinom letzteres „überholen" könne, gehe ich später ein); zweitens haben manche Ulcera callosa makroskopisch wegen ihrer erhabenen, derben Ränder eine verblüffende Ähnlichkeit mit ulzerierten Karzinomen, und drittens kommen eben in Karzinomen so eigenartige, an Ulcus pepticum erinnernde Ulzerationen vor, daß man bei oberflächlicher Betrachtung wohl zu der Auffassung kommen kann, es handle sich um ein Ulkuskarzinom.

Es kommt noch hinzu, daß ein chronisches Ulkus oder Narben oder beide neben einem Karzinom im Magen gefunden werden können (LEBERT, DITTRICH, BADE, REDLICH, HAUSER, VERSÉ, KONJETZNY u. a.), so daß die Annahme naheliegt, es sei das Karzinom auf dem Boden eines Ulkus oder einer Narbe entstanden. Auf Grund aller der genannten makroskopischen Gesichtspunkte und oft genug infolge mangelnder gründlicher mikroskopischer Untersuchungen wird die Diagnose „Ulkuskarzinom" so häufig gestellt. Nachdem allerdings in der letzten Zeit, besonders von pathologisch-anatomischer Seite, der Begriff des Ulkuskarzinoms schärfer gefaßt ist und betont wurde, daß es in makroskopischer Beziehung zahlreiche Möglichkeiten einer Fehldiagnose gibt, und daß die Diagnose nur auf Grund der mikroskopischen Untersuchung der Ränder und des Grundes der Geschwüre zu stellen ist, hat sich die Meinung immer mehr befestigt, daß die hohen Prozentzahlen, die wir in der Literatur angegeben finden, nicht zu Recht bestehen und der Korrektur bedürfen. Es sind ja auch nicht immer alle Autoren gleicher Meinung gewesen bezüglich der Häufigkeit des Ulkuskarzinoms, im Gegenteil, wir finden derartig abweichende Angaben, daß man nach Gründen suchen muß, um dieses zu erklären, und damit komme ich zu der Frage, ob es überhaupt zweckmäßig ist, die in der Literatur niedergelegten Prozentzahlen hier anzugeben. SALTZMANN meint: „Aus dem Gesagten geht hervor, daß es unmöglich ist, die Frequenz der Ulkuskarzinome in Zahlen sicher anzugeben." Der Vollständigkeit wegen will ich sie aber doch in Kürze anführen: nach HIRSCHFELD (klinische Statistik) besteht überhaupt kein Zusammenhang zwischen Ulkus und Karzinom, DITTRICH fand $1,2\%$ (160 Fälle), HAUSER $5-6\%$, ROSENHEIM 8% (50 Fälle), HAMMERSCHLAG 19% (42), SÖNNICHSEN 14% (156), GENZKEN 13% (236), TIEMANN 15% (163), KLAUSA 22% (120), HABERFELD 16% (662), RIECHELMANN 5% (288), REDLICH 5% (176), BORST $5,6\%$ (159), GRUBER $4,2\%$, MATTI $16,5\%$ (97), WILSON und MC CARTY 71% (158), MAYO 54%, PAYR 26%, KÜTTNER 3%, JEDLICKA 26%, KONJETZNY $3-5\%$, ORATOR $10-15\%$, PETERSEN und COLMERS 0% (66), PFÖRRINGER 0% (16), SALTZMANN 0% (60), BORRMANN 0% (63). Diese 63 von mir untersuchten Fälle stammten aus der v. MIKULICZschen Klinik in Breslau und wurden früher in meiner Arbeit über das Magenkarzinom genau beschrieben. Unter meinem Bremer Sektionsmaterial von 241 Magenkrebsfällen finde ich 4 sichere Ulkuskarzinome, also $1,6\%$, unter einem Material von 361 mir zur Untersuchung zugeschickten Resektionspräparaten (klinisch Karzinom oder Ulkus mit oder ohne Verdacht auf Karzinom) fand ich 3 sichere Ulkuskarzinome, also kaum 1%. Von pathologischen Anatomen, die zwar keine Prozentzahlen angeben, aber auf Grund einer reichen Erfahrung und scharfer Kritik ihr Urteil abgeben, seien noch erwähnt ASCHOFF, v. HANSEMANN, HENKE, LUBARSCH, die das Ulkuskarzinom für sehr selten halten. Interessant ist auch noch eine Bemerkung PATERSONS, die mir sehr wichtig erscheint: er fragt, warum im oberen Duodenum, wo Geschwüre so häufig sind, so gut wie nie Karzinome zu finden seien, wohl aber im unteren Teil, wo kaum je Geschwüre vorkommen? Wenn wir die oben angeführten, zwischen 1% und 71% schwankenden Zahlen noch einmal überblicken, so müssen wir uns fragen, ob es überhaupt möglich sein wird, ganz scharf umrissene Forderungen an ein Ulkuskarzinom zu stellen, die Anspruch auf allgemeine Gültigkeit haben können. Das scheint mir heute noch verfrüht zu sein, doch soll immerhin versucht werden, diejenigen Gesichtspunkte herauszuheben, die zu der einigermaßen sicheren Diagnose führen können.

Als zwingender Beweis für die Diagnose „Ulkuskarzinom" wird allgemein anerkannt, und muß meiner Meinung nach auch anerkannt werden, wenn nur ein engumgrenzter Bezirk eines Ulkusrandes karzinomatös ist, während der Grund und der übrige Rand frei ist von Karzinom. Den ersten derartigen einwandfreien Fall hat HAUSER beschrieben, dem wir die grundlegenden mikroskopischen Untersuchungen über diese Frage verdanken. HAUSER sagt, daß die frischen Ulzera natürlich nicht in Frage kommen, sondern nur die chronischen, die „aus mechanischen Gründen nur sehr langsam und schwer, oder überhaupt nicht mehr zur Heilung kommen können".

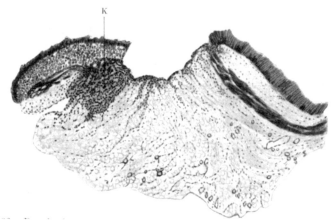

Abb. 62. Durchschnitt durch ein Ulkuskarzinom (K) bei Lupenvergrößerung. (Nach KONJETZNY.)

Andere Fälle von Ulkuskarzinom, wenn auch nicht alle so eindeutig wie der von HAUSER, sind dann veröffentlicht von DUPLANT, FÜTTERER, VERSÉ, OETTINGER, AUDISTÈRE, HAYEM, JEDLICKA, GARTHAUS, GRUBER, RIBBERT, v. BOMHARD, KONJETZNY, ORATOR u. a. Einige sehr klare und einwandfreie Ulkuskarzinome finden wir bei KONJETZNY und GRUBER, auf die ich hier kurz eingehen will. Bezüglich des Falles von KONJETZNY verweise ich auf die Abb. 62 und 63 in HAUSERS Beitrag in diesem Handbuch S. 498.

In Abb. 62 bildet KONJETZNY einen weiteren Fall von sicherem Ulkuskarzinom ab, zu dem Bilde ist nichts zu sagen, da es klar und eindeutig ist. GRUBERS Fall ist in Abb. 63 wiedergegeben: in der Pars pylorica mehrere verschieden große Ulzera, von denen eins (links unten) perforiert ist, ein anderes (rechts oben) eine arrodierte Arterie im Grunde zeigt, während das dritte große, aus 3 Gruben bestehende Ulkus ein randständiges Gallertkarzinom zeigt, das schon einen Teil des Ulkusbodens durchwachsen hat.

Wenn es also feststeht, daß allein solche Ulkuskarzinome als beweisend gelten können, bei denen nur eine begrenzte Stelle des Randes karzinomatös ist, dann entsteht die Frage, inwieweit sind auch noch solche Ulzera beweisend, deren Rand völlig karzinomatös ist, in ganzer Zirkumferenz, wie es uns Abb. 64 zeigt? Wie will man sich überhaupt das Zustandekommen eines Ulkuskarzinoms, dessen Rand überall aus Karzinom besteht, denken? Das leitet über zu der wichtigen Frage: wie verhält sich das an einer umschriebenen Stelle des

Ulkusrandes entstandene Karzinom zum übrigen Ulkusrande und Ulkusboden?
Hier gibt es drei Möglichkeiten: entweder schreitet nach der alten Auffassung
die Entstehung des Karzinoms in der Schleimhaut kontinuierlich weiter, so daß
allmählich der ganze Rand des Ulkus krebsig würde, oder wir nehmen auf Grund

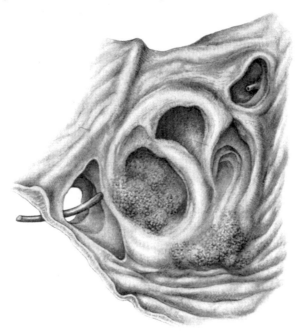

Abb. 63. Drei Ulzera in der Pars pylorica; das untere perforiert, im oberen eine arrodierte
Arterie, das mittlere, aus drei Gruben bestehende, teilweise karzinomatös. (Nach GRUBER.)

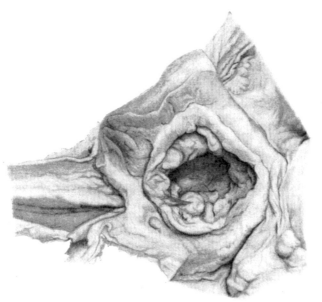

Abb. 64. Ulzeriertes Karzinom, sog. Ulkuskarzinom, in der Pars pylorica.
(Aus dem Nachlasse v. HANSEMANNS.)

moderner Wachstumsgesetze der Tumoren an, daß ein Tumor, nur einmal an
einer engumgrenzten Stelle entsteht und dann nur noch aus sich heraus wächst,
die Nachbarschaft zerstörend, ohne daß weiterhin neuer Tumor entsteht; wenn
auf diese Weise ein sogenanntes „Ulkuskarzinom" im landläufigen Sinne zustande käme, müßte man annehmen, daß das Karzinom den Ulkusboden und
die Ulkusränder durchwächst ohne sich sonst weiter in der benachbarten Magenschleimhaut in seitlicher Richtung auszudehnen, eine Annahme, die völlig unwahrscheinlich ist, da wir uns nicht vorstellen können, weshalb die Krebszellen
nur in dem das Ulkus umgebenden Schleimhautrande zirkulär herumwachsen

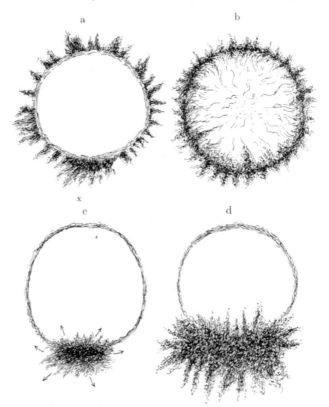

Abb. 65. Schematische Darstellung der Entstehung und des Wachstums eines Ulkuskarzinoms.

sollten. Die dritte Möglichkeit ist die, daß das Karzinom, an einer umschriebenen
Stelle des Ulkusrandes entstanden, nach allen Seiten hin gleichmäßig aus sich
heraus vordringt, in die Tiefe und in die Nachbarschaft hinein, flächenhaft
sich ausbreitend sowohl in der Schleimhaut des Ulkusrandes als auch in der
anstoßenden Magenschleimhaut und in dem Ulkusgrunde, hier wahrscheinlich
am wenigsten, weil die Krebszellen in dem derben Narbengewebe zu viele
Widerstände und keinen günstigen Boden bei ihrem Vordringen finden. Ich
habe, um die drei Möglichkeiten des Zustandekommens eines schlechthin
als „Ulkuskarzinom" bezeichneten Tumors zu veranschaulichen, einige schematische Bilder gezeichnet (Abb. 65a bis d), an denen wir sehen werden,
ob es tatsächlich mehrere Möglichkeiten gibt oder ob nur eine zu Recht besteht. Abb. a soll zeigen, wie die Entstehung des Karzinoms am Ulkusrande

allmählich fortschreitet, so daß folgendes Bild entsteht: Ulkusfläche ohne Karzinom, umgeben von einem ununterbrochenen Wall von Krebs. Derartige Bilder können nun auf diese Weise nicht entstehen, da eine kontinuierlich fortschreitende Krebsentwicklung, die es meiner Meinung nach überhaupt nicht gibt, zirkulär um das Ulkus herum wohl kaum vorkommen wird, außerdem eine so gleichmäßige Entstehung des Tumors am Rande gar nicht möglich ist. Wenn wir unten, bei x, den ersten Ausgangspunkt des Krebses uns denken, so müßte dieser Bezirk ja während der Zeit, in der die Schleimhaut zirkulär um den Ulkusrand immer weiter fortschreitend krebsig würde, ebenfalls wachsen und immer größer werden, was aber nicht geschehen ist; oder will man annehmen, daß mehr oder weniger der ganze Geschwürsrand auf einmal und zu gleicher Zeit „karzinomatös" wird?

Gerade das, was VERSÉ anführt, um die allmählich fortschreitende krebsige Umwandlung des Ulkusrandes zu beweisen, halte ich für geeignet, das Umgekehrte zu beweisen, er sagt: „Gegen die eben erwähnte Theorie (Entstehung des Karzinoms aus einem fötalen Zellkomplex) spricht besonders auch der Umstand, daß anscheinend der größte Teil des Geschwürsrandes in diesen Fällen mehr oder weniger karzinomatös geworden ist, ohne daß die Geschwulstbildung seitlich in die umgebende Schleimhaut weiter vorgedrungen wäre"; das kann bei einem sicheren Ulkuskarzinom eben gar nicht vorkommen.

Es ist auffallend, daß Übergänge zwischen diesen Extremen fehlen, also z. B. Fälle, in denen bei krebsfreiem Ulkusgrunde $^3/_4$ des Ulkusrandes karzinomatös sind, wo also der karzinomatöse Ring, der das Ulkus umgibt, beinahe geschlossen wäre, ohne daß das Karzinom an den anderen Stellen weiter in die benachbarte Schleimhaut vorgedrungen ist. Diese Tatsachen sprechen sehr gegen die Annahme, daß ein Ulkus, dessen ganzer Rand krebsig ist, ein Ulkuskarzinom und kein ulzeriertes Karzinom ist.

Abb. b gibt ein Beispiel für den zweiten Modus: der Krebs entsteht an einer umschriebenen Stelle des Ulkusrandes und wächst von hier aus zirkulär um den Ulkusrand herum und durch den Boden des Ulkus nach allen Richtungen. Auch das wird nicht vorkommen können, denn man kann sich das Wachstum eines Krebses in der genannten Weise, lediglich zirkulär, schlechterdings nicht vorstellen. Dieses sind vielmehr Fälle, die oft fälschlich als Ulkuskarzinome aufgefaßt werden, aber sicher keine sind, sondern ulzerierte Karzinome.

Abb. c zeigt uns nun die Entstehung des Krebses an einer umgrenzten Stelle des Ulkusrandes und sein Weiterwachsen gleichmäßig nach allen Richtungen, sowohl in der Schleimhaut des Randes wie auch in den Ulkusboden und in die benachbarte Magenschleimhaut hinein, so daß ein Bild entsteht, wie wir es in d sehen. Das Vordringen in den übrigen Schichten der Magenwand, das natürlich hinzukommt, also das eigentliche Tiefenwachstum, ist nicht weiter berücksichtigt. Derartige Fälle sind sichere Ulkuskarzinome, da ein fortschreitendes zirkuläres Entstehen, wie auch ein einseitiges zirkuläres Wachstum um die Umrandung des Ulkus herum nicht vorliegt, Annahmen, die ja auch unmöglich sind.

Hier gebe ich noch eine Äußerung KONJETZNYS wieder, die zu Mißverständnissen Anlaß geben kann: „Wenn wir überhaupt zugeben, daß sich im Rande eines kallösen Magenulkus ein Karzinom entwickeln kann, so ist auch der Gedanke natürlich, daß es chronische Magenulzera geben wird, in denen sich eine krebsige Neubildung nicht bloß auf den ursprünglichen, umschriebenen Entstehungsort beschränkt, sondern, da die Zeit es gestattete, das ganze Ulkus überholt hat." Etwas Ähnliches sagt auch GRUBER: „Als sicherstehend gilt, daß eine fortgeschrittene Krebsbildung eine tatsächlich vorhanden gewesene peptische Geschwürsbasis nicht mehr erkennen läßt." Meiner Meinung nach

wird nicht genügend Wert gelegt auf das Wachstum des Karzinoms nach der
dem Ulkus entgegengesetzten Richtung, da die Tumorzellen hier viel bessere
Wachstumsbedingungen finden, als im Ulkusboden und Ulkusrande. Auch in
einem von mir beobachteten und in Abb. 66 abgebildeten Falle (s. später) ist
das Karzinom, das im Ulkusrande links unten entstand, gegen das Ulkus (nach
oben im Bilde) weniger weit vorgedrungen als nach der entgegengesetzten
Richtung (nach unten im Bilde). Und wieweit würde es wohl in der dem Ulkus
abgekehrten Richtung — also in der anstoßenden Magenschleimhaut — vorgedrungen sein während der Zeit, in der es auch nach oben das ganze Ulkus

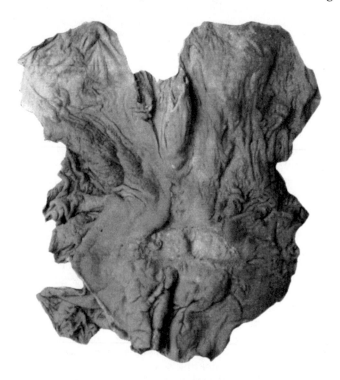

Abb. 66.   Ulkuskarzinom an der kleinen Kurvatur.

„überholt" hätte? Das Resultat würde dann ein großes, flächenhaftes Karzinom sein mit einem ganz exzentrisch liegenden Ulkus! So wird bei einem lange
bestehenden, einwandfreien Ulkuskarzinom wahrscheinlich das Ulkus nie in
der Mitte, sondern immer mehr oder weniger am Rande des Karzinoms liegen,
wobei Täuschungen dadurch entstehen können, daß ein Karzinom in der Nähe
eines schon bestehenden Ulkus, oder umgekehrt ein Ulcus pepticum am Rande
oder in der Nachbarschaft eines Karzinoms entstände, und beide bei ihrer fortschreitenden Vergrößerung schließlich aneinander stoßen müßten, wobei das
Karzinom in den Rand und den Grund des Ulkus hineinwachsen würde. Ich
glaube, man kann solche Fälle doch unterscheiden von einem echten, schon
länger bestehenden Ulkuskarzinom, für das die oben angeführten Kriterien
gelten, und für das in Abb. 66 ein Beispiel abgebildet ist. In solchen zweifelhaften Fällen ist die Lage des Karzinoms, vor allem die Entfernung des ja fast
immer ungefähr zu bestimmenden Zentrums der Geschwulst vom Ulkus, das
ganze Verhalten des Karzinoms zum Ulkusrande und Ulkusboden entscheidend.

Immerhin soll zugegeben werden, daß selbst in solchen Fällen eine sichere Beurteilung schwierig oder unmöglich sein kann.

Aus diesen Überlegungen ist also zu folgern, daß ein Ulkuskarzinom bei längerem Bestehen niemals zu Bildern führen kann, wie wir sie in Abb. 65a und b sehen, die immer ulzerierte Karzinome sein müssen, sondern es muß ein Bild entstehen, wie es uns die Abb. 65c und d zeigen. Dafür kann ich ein sehr schönes Beispiel anführen (Abb. 66): es handelt sich um ein großes Ulkus an der kleinen Kurvatur, dessen unterer Rand karzinomatös ist. In der Skizze (Abb. 67) ist das Ulkus (hell) mit dem Karzinom (dunkel) in seinen Konturen halbschematisch noch einmal gezeichnet. Auf Grund der mikroskopischen Untersuchung läßt sich nun folgendes feststellen: das Karzinom (dunkel gehalten) ist nach allen Seiten hin ziemlich gleichmäßig weitergewachsen, in größter Ausdehnung auf die benachbarte Magenwand (nach unten im Bilde), in geringerer Ausdehnung entlang dem Ulkusrande (nach links und rechts im Bilde) und in geringster Ausdehnung auf den Ulkusboden (nach oben im Bilde), was wegen des narbigen Gewebes leicht verständlich ist. Oben links sieht man den nicht karzinomatösen, scharfen Rand des Ulkus, oben rechts eine diffuse, narbige Ausstrahlung des Ulkusrandes, ebenfalls frei von Karzinom, in der Mitte eine etwas vorspringende Stelle des Ulkus, links und rechts begrenzt von hartem, glattem Ulkusboden.

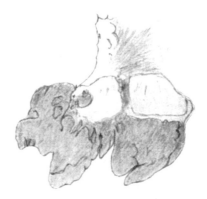

Abb. 67. Halbschematisches Bild des Ulkuskarzinoms aus Abb. 66. (Ulkus hell, Karzinom dunkel.)

Hier kann ich einer Auffassung HAUSERS nicht beistimmen, der sagt: „Denn bei der Art des Wachstums der Karzinome ist es kaum möglich, daß eine vom Rande eines einfachen Geschwürs ausgehende krebsige Gewebsinfiltration unter Freilassung des Geschwürsgrundes sich nur nach einer Seite hin weiter ausbreiten würde, wenn auch zuzugeben ist, daß das derbe Bindegewebe des Grundes eines älteren, chronischen Magengeschwürs dem Vordringen der krebsigen Wucherung vielleicht einen größeren Widerstand entgegensetzt, als das angrenzende Gewebe. Allein auch solche Fälle sind bis jetzt meines Wissens in der Literatur nicht besprochen." Ich habe soeben einen solchen Fall besprochen und abgebildet, der nur in meinem Sinne zu deuten ist, denn für die andere Annahme, daß es sich um ein kleines, selbständiges Karzinom neben einem Ulkus handeln könne, das bei seiner Ausdehnung den Ulkusrand und Ulkusboden erreicht hätte, ist nicht der geringste Grund vorhanden.

Nach den gemachten Ausführungen müssen wir also sagen: Ein Ulkus im Magen, mag es noch so sehr den Eindruck eines peptischen machen, ja sogar perforiert sein, das in seiner ganzen Zirkumferenz von einem überall annähernd gleich dicken Wall von Karzinom umgeben ist, kann kein Ulkuskarzinom sein, denn ein gleichmäßiges „Karzinomatöswerden" des ganzen Ulkusrandes kann es nicht geben, ein gleichmäßiges Herumwachsen des Karzinoms um die ganze Zirkumferenz des Ulkus kann es ebenfalls nicht geben, vielmehr muß ein Ulkuskarzinom nach längerem Bestehen ein Bild bieten, wie ich es in Abb. 66 und 67 abgebildet habe; ebenso klar und eindeutig ist der Fall von GRUBER (Abb. 63), der ebenfalls ein länger bestehendes Ulkuskarzinom ist, das allerdings hauptsächlich durch den Randwulst einer grubigen Vertiefung und in deren Boden vorgedrungen ist. Somit würde das Gros der Ulkuskarzinome ausscheiden

und als ulzerierte Karzinome aufgefaßt werden müssen, die Zahl der echten
Ulkuskarzinome also auf ein Minimum herabgedrückt werden, wie es ja schon
von vielen Autoren geschehen ist.

Hier muß ich noch auf eine Ansicht Versés zu sprechen kommen, der
einige Geschwülste im Magen deshalb als Ulkuskarzinome auffaßt, weil bei
völlig karzinomatösem, wallartigem Rande im Zentrum der Geschwürsfläche
Pankreas freilag und Krebs fehlte. Wir werden später noch sehen, daß
beim sekundären Auftreten eines Ulcus pepticum im Magenkarzinom ein Teil
des Geschwürsgrundes und mit ihm das in diesem Bezirk liegende Krebsgewebe abgestoßen werden kann, ja, daß sogar Perforation eintreten kann,
wobei nicht das Karzinom perforiert, sondern das in ihm liegende Ulcus
pepticum. Ich führe das deshalb hier schon an, weil ich die Fälle Versés gar
nicht für Ulkuskarzinome halte, sondern für sekundär ulzerierte Karzinome,
da der ganze Rand krebsig war. Wenn nun Versé mit derartigen Fällen beweisen
will, daß ein solches Karzinom nicht aus fötal liegengebliebenen Zellkomplexen
entstanden sein könne, da man sonst annehmen müsse, daß der ganze Rand
des Ulkus solche fötalen Zelldystopien enthalten hätte, so kann ich diesen
Beweis nicht als zwingend anerkennen. Da von vielen Autoren, auch von mir,
nur solche Karzinome als echte Ulkuskarzinome aufgefaßt werden, die an einer
begrenzten Stelle des Ulkusrandes sitzen, da außerdem diese Fälle sehr selten
sind, so steht der Annahme durchaus nichts im Wege, daß gerade diese Karzinome — schon wegen der Seltenheit ihres Vorkommens — aus fötalen Zellkomplexen hervorgehen; natürlich ist das nicht zu beweisen. Versé trifft nicht
das Richtige, wenn er sagt: ,,Denn man kann sich doch nicht gut vorstellen,
daß ein abnorm gebildeter Keimbezirk sich jahrelang am Rande eines Ulkus
passiv verhalten sollte, um dann plötzlich in ein destruierendes Wachstum
überzugehen.'' Dieser ,,abnorm gebildete Keimbezirk'' liegt gar nicht jahrelang
passiv am Rande eines Ulkus, sondern letzteres stößt, wenn es größer und größer
wird, an einen zufällig irgendwo in den Magenwandschichten liegenden fötalen
Zellkomplex an, so daß dieser dann in den Bereich des Ulkusrandes kommt
und nun, wahrscheinlich infolge der durch die entzündlichen Prozesse bedingten
Hyperämie und Lockerung des Gewebes, in Wucherung geraten und ein Karzinom bilden kann, aber natürlich nicht bilden muß.

Da nun eine große Zahl von Autoren die fortschreitende karzinomatöse
Umwandlung des Ulkusrandes für möglich hält, die ich aus den obengenannten
Gründen ablehne, diese Autoren also darin keine Schwierigkeit erblicken, ein
Ulkus, dessen Grund karzinomatös oder nicht karzinomatös, aber zirkulär
von einem Karzinomwall umgeben ist, für ein Ulkuskarzinom zu erklären,
so ist es jetzt noch nötig, auf den Ulkusgrund näher einzugehen, da ja gerade
seine Beschaffenheit, Form, Tiefe, Glätte, mikroskopisches Verhalten ein weiterer
Grund für die Diagnose Ulkuskarzinom ist.

Die so häufigen Ulzerationen auf der Karzinomoberfläche, die durch Zerfall
und Abstoßung nekrotischen Tumormaterials entstehen, scheiden aus; es kommen
vielmehr nur diejenigen Ulzerationen in Betracht, die ganz und gar das Aussehen eines Ulcus pepticum haben: scharfe treppenförmige Ränder mit scharf
abgesetzter, aufwärts gerichteter Muskulatur (Hauser), unter Umständen einen
schief in die Tiefe gehenden Trichter. Die Frage, ob in einem Magenkrebs sekundär ein typisches peptisches Ulkus entstehen kann, wurde längere Zeit verschieden beantwortet, doch sind jetzt die Meinungen so weit geklärt, daß man
an dem sicheren Vorkommen nicht zweifeln kann; hier verweise ich vor allem
auf die Arbeiten von Schmidt, Fleiner, Stromeyer, Gruber, Konjetzny
u. a. Hauser, der die Entstehung eines frischen Ulcus pepticum im Karzinom
als möglich zugegeben hat, steht aber auf dem Standpunkte, daß ein chronisches,

kallöses Ulkus im Karzinom nicht entstehen kann und führt als Grund an, daß durch den die Magenwand infiltrierenden Krebs die Anordnung der die letztere versorgenden Gefäße zerstört würde, die typische Form des peptischen Geschwürs aber bedingt sei durch die Form der normalen Gefäßterritorien. Diese Ansicht wird durchaus nicht allgemein geteilt, Aschoff z. B. führt die Form der Geschwüre auf mechanische Momente zurück, wobei er großen Wert auf die kardiawärts gerichtete Spitze des schräg nach abwärts verlaufenden Trichters legt. Gruber denkt auch an mechanische Momente, unregelmäßige Peristaltik und Stagnation, obwohl er den Trichter auch in anderen Rich-

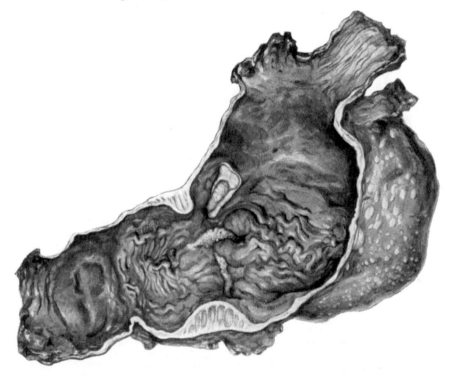

Abb. 68. Ulcus pepticum in einem Scirrhus ventriculi. (Nach Gruber.)

tungen verlaufen sah. Payr hat allerdings an Injektionspräparaten krebsiger Bezirke nachgewiesen, daß die Gefäßverzweigungen stark verändert sein können, doch spielen diese, wie gesagt, bei der Entstehung der Geschwüre nicht die Hauptrolle. Sehr eingehend hat sich Gruber mit dieser Frage beschäftigt und legt den Schwerpunkt auf Schädigungen der Muskulatur; er läßt das Ulkus im Karzinom entstehen „nachdem infolge der die Muskularis schädigenden Durchwucherung mit krebsigen Elementen eine Störung in der Zuführung der Ernährungsflüssigkeit zu dieser Stelle stattgefunden hatte." Auf Grund der Annahme Lichtenbelts, der die Nekrosen der Schleimhaut infolge Spasmus oder schwerer mechanischer Schädigungen der Muscularis mucosae entstehen läßt, glaubt auch Gruber, daß entzündliche oder neoplastische Infiltrationen entweder toxisch oder mechanisch die Muscularis mucosae in dem Sinne schädigen, daß es zu Fixationen zwischen Bindegewebe und Muskulatur kommt, durch die dann die normale Peristaltik behindert, Krampfzustände in der Muskulatur ausgelöst werden können mit nachfolgenden Gefäßspasmen, Ischämie und Nekrose der Magenschleimhaut. Gruber bringt mehrere Fälle, teilweise mit Abbildungen, und

hält auf Grund des makroskopischen Aussehens und des mikroskopischen Unter-
suchungsergebnisses den Beweis für erbracht, daß es sich um sekundäres Ulcus
pepticum auf Karzinomen handelt; er sah mehrfach enge Umscheidung der
Gefäße durch Karzinomgewebe, aber keine Verstopfungen und nimmt deshalb
länger dauernde spastische Kontraktionen als Ursache an. Ich kann mich
den Ausführungen Grubers nur anschließen und fasse seine Fälle im gleichen
Sinne auf. In Abb. 68 und 69 bringe ich die Abbildungen zweier Fälle Grubers,
die mir wichtig genug erscheinen, hier wiedergegeben zu werden; Abb. 68 zeigt
ein sekundäres Ulcus pepticum in einem Skirrhus, Abb. 69 ein typisches treppenförmiges, im Grunde sogar perforiertes Ulcus pepti-
cum in einem großen, markigen Karzinom der Pars pylorica.

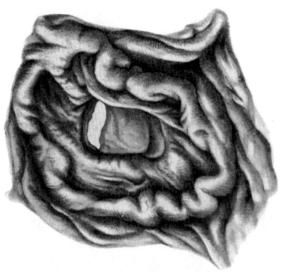

Abb. 69. Ulcus pepticum mit Perforation in einem
Karzinom der Pars pylorica. (Nach Gruber.)

Ich selbst habe auch einen ähnlichen Fall sezieren können, der zunächst makroskopisch für ein
echtes Ulkuskarzinom ge-halten wurde, durch die
mikroskopische Untersu-chung aber als sekundäres,
perforiertes Ulcus pepti-cum auf einem Karzinom
erkannt wurde. Auf diesen, in Abb. 70 abgebildeten
Fall muß ich näher ein-gehen:

Bei einer 47 jähr. Frau fand sich ungefähr in der Mitte der kleinen Kurvatur ein gut fünfmarkstückgroßes, promi-nentes Karzinom, das nach der Hinterwand zu (im Bilde unten) sich in Gestalt einiger Knollen ziemlich scharf gegen die Umgebung absetzte, während es auf die Vorderwand (im Bilde oben links) ohne scharfe Grenzen in größerer Ausdehnung überging. Kardiawärts liegt in diesem Karzinom ein 2,5 : 1,5 cm großes, scharfrandiges, treppenförmiges Ulkus, das zu ²/₃ einen derben, vorwiegend glatten, nur mit einigen kleinen Höckern versehenen Grund zeigt, während das letzte Drittel (links oben im Bilde) einen viel tieferen, nur aus etwas verdickter Serosa bestehenden Grund erkennen läßt, in dem eine etwa linsengroße, scharfrandige Perforationsöffnung liegt von der Gestalt eines Kreisausschnittes. Da ein Teil der kardiawärts gelegenen Zirkumferenz des Ulkus makroskopisch frei von Karzinom zu sein schien, wurde zunächst ein Ulkuskarzinom angenommen. Erst die mikroskopische Untersuchung klärte den Fall auf: es handelt sich um ein hie und da alveolär gebautes, vorwiegend diffuses, polymorphzelliges Karzinom, das nicht nur den ganzen Boden des Geschwüres bis zur Serosa durchwachsen hat, sondern auch den ganzen Rand des Geschwüres umgibt. Die Magenwand ist im Bereich des Geschwürsgrundes 4—5 mm dick und besteht nur aus vorwiegend hyalinem Bindegewebe, das von zahlreichen Krebsnestern und -zügen durchsetzt ist bis hinein ins subseröse Fettgewebe. Die Muskulatur bricht am Ulkusrande scharf ab, steht aber nicht aufrecht, die Karzinomnester sind bis an den nekrotischen Geschwürsgrund zu verfolgen, wenn die Zellen auch schlechte Kernfärbung zeigen. Seitlich vom Geschwürsboden sehen wir, daß die hier erhaltene Muskulatur in ausgedehntem Maße von Krebszellen durchsetzt ist, stellenweise bis zur Serosa. Es fällt auf, daß die Gefäße an vielen Stellen mantelartig von Krebszellen eingescheidet sind, wobei diese die einzelnen Schichten der an sich verdickten Arterienwände aufsplittern und sogar bis zur Intima vorgedrungen sind; Geschwulst-thromben konnte ich nirgends finden, wohl aber Kompression und Untergang der Gefäße und ihren völligen Ersatz durch Krebsmassen.

Dieser Befund deckt sich mit dem vorhin erwähnten Befunde Grubers,
der diese Einscheidungen der Gefäße durch Krebsgewebe heranzieht für die

Erklärung der Entstehung peptischer Ulzera auf Karzinomen (spastische Kontraktionen), ein Gedankengang, dem man wohl folgen kann.

Einen sehr interessanten, hierhergehörigen Fall, der uns über die mechanische
Entstehung des Ulcus pepticum auf karzinomatöser Basis Aufschluß gibt,
beschreibt FLEINER: primäres Pankreaskopfkarzinom mit Duodenal- und Magenwand verwachsen, in der Pars pylorica ein großes sekundäres Ulkus mit arro-
dierter Arterie; in der Subserosa und in den Muskelinterstitien, besonders die
thrombosierten Gefäße umscheidend, Karzinomzellen, von dem hier verlöteten
Pankreaskarzinom in die Magenwand vordringend. Weitab von diesem Karzinom
und Ulkus, völlig getrennt von ihnen, lagen 2 kleine Erosionsgeschwüre, in
deren Rand schon makroskopisch und in dessen Grunde, der aus Submukosa

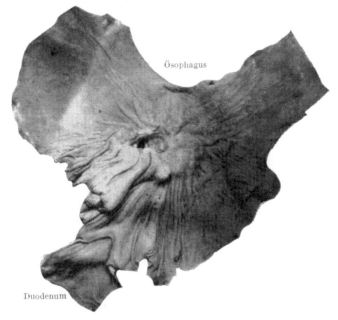

Abb. 70. Sekundäres Ulcus pepticum mit Perforation in einem Karzinom der kleinen
Kurvatur.

bestand, mikroskopisch Krebsgewebe festgestellt wurde. Diese beiden Krebsherde hält FLEINER für submuköse Metastasen des primären, in die Magenwand eingebrochenen Pankreaskarzinoms und führt die Entstehung der drei
Geschwüre auf dieselben Ursachen zurück: Wachstum der Krebszellen in den
Lymphbahnen, Kompression der Arterien, Thrombose, Ischämie, Nekrose,
Ulkus. Er nimmt mit Recht an, daß bei längerer Dauer des Prozesses sowohl
in der Pars pylorica, wie auch im Bereiche der Erosionsgeschwüre Karzinome
mit einem peptischen Ulkus in der Mitte entstanden wären, die man unter
Umständen dann für Ulkuskarzinome gehalten haben würde. HAUSER erwähnt,
daß auch unmittelbar neben einem bestehenden Magenkarzinom ein Ulcus
pepticum entstehen könne, so „daß es gleich von Anfang an zum Teil in den
krebsigen Infiltrationsbezirk zu liegen kommt"; hier ist die Frage berechtigt,
ob derartige Ulzera nicht ebenfalls auf die von FLEINER festgestellte Ursache
zurückzuführen sind.

STROMEYER erklärt die Entstehung eines Ulcus pepticum im Karzinom vorwiegend durch mechanische Momente, wobei die primäre Zerstörung der Mukosa

nicht durch eine Blutung, sondern durch das Karzinom erfolgt, das die Vitalität der Gewebe schwer schädigen muß und selbst nur von vorübergehender Dauer ist.

Bei der Entscheidung der Frage, ob Ulkuskarzinom oder ulzeriertes Karzinom, spielt die mikroskopische Beschaffenheit des Geschwürsgrundes eine große Rolle im Hinblick darauf, ob er karzinomatös ist oder frei von Karzinom. Aschoff, Stromeyer und Henke betonen, daß eine bei karzinomatösen Rändern vorhandene karzinomatöse Infiltration des Geschwürsgrundes — oft bis zur Serosa (Aschoff) — immer gegen die Diagnose Ulkuskarzinom spreche. Das ist richtig, da, wie ich schon früher auseinandergesetzt habe, das an einer zirkumskripten Stelle des Geschwürsrandes entstandene Karzinom aus mechanischen Gründen viel leichter in der dem Ulkusboden entgegengesetzten Richtung, also in der anschließenden Magenschleimhaut, weiterwachsen wird als in den Ulkusboden hinein.

Können wir nun umgekehrt einen Schluß ziehen für oder gegen die Diagnose Ulkuskarzinom, wenn die Ränder des Ulkus karzinomatös, der Grund aber frei ist von Tumor? Nach Hauser handelt es sich in solchen Fällen immer um ein typisches Ulkuskarzinom, er sagt: „Liegt dagegen ein Geschwür vor von der typischen Form eines Ulcus pepticum mit völlig oder größtenteils krebsfreiem Geschwürsgrund und schmaler, krebsig infiltrierter Randzone, so kann, zumal bei Geschwüren von größerem Umfang, ebenso sicher angenommen werden, daß es sich umgekehrt um sekundäre krebsige Entartung eines ursprünglich einfachen Geschwürs handelt. Denn die Annahme, daß genau in der Mitte eines krebsigen Bezirkes ein typisches, peptisches Geschwür in der Weise sich entwickeln sollte, daß gerade noch eine schmale, kreisförmige, krebsig infiltrierte Randzone stehen bleibt, erscheint doch im höchsten Grade unwahrscheinlich und gezwungen." Wenn wir dennoch gerade deshalb, weil der karzinomatöse Rand das peptische Ulkus zirkulär völlig umgibt, das Ulkuskarzinom aus früher angeführten Gründen ablehnen, dann müssen wir annehmen, daß auf Grund der kombinierten Wirkung von Tumorzerfall und Reinigung des Ulcus pepticum so viel Karzinomgewebe abgestoßen ist, daß ein fast oder völlig krebsfreier Ulkusboden zurückbleibt, in den nun aus früher genannten Gründen, wegen der mechanischen Widerstände von seiten des derben Bindegewebes, das Karzinom nur langsam von den Seiten wieder eindringen wird. Dieses Vorkommen ist nicht nur theoretisch gut vorstellbar, sondern es liegen auch Tatsachen dafür vor. Schon Billroth und Ziegler erwähnen die mehr oder weniger völlige Reinigung einer Krebsgeschwürsfläche. Interessant ist hier auch ein Befund Versés, der an der kleinen Kurvatur ein 11 mm großes Karzinom fand, in dessen Mitte ein linsengroßer Abszeß in der Submukosa lag. Hätte das Karzinom länger bestanden, dann wäre es zentral durch den Abszeß eliminiert worden, seitlich allerdings weitergewachsen. „Es wäre eben ein karzinomatöses Ulkus entstanden, dessen Grund frei von epithelialen Bildungen gewesen wäre, ein Fall, der zeigt, wie vorsichtig man andererseits bei der Annahme einer karzinomatösen Veränderung eines einfachen Ulcus ventriculi unter Umständen sein muß" (Versé). Auch Konjetzny hält es für möglich, daß durch Abszedierungen und phlegmonöse Eiterungen in Magenkrebsen Geschwulstsequester abgestoßen werden, so daß „eine mehr oder weniger totale Eliminierung des krebsigen Gewebes" eintritt.

Eine ganz besondere Bedeutung für das Karzinom schreibt Stromeyer dem Ulcus pepticum zu, indem er annimmt, daß letzteres sogar das Karzinom „überholen" kann, so daß man selbst in sehr bestechenden Fällen immer noch nicht sicher ausschließen kann, daß es sich um ein Karzinom mit sekundärem Ulcus pepticum gehandelt hat. Diese Ansicht Stromeyers wird nicht allgemein anerkannt, so sagt Henke: „In der Skepsis bezüglich des Zusammenhanges von

Ulkus und Karzinom scheint mir indessen STROMEYER vielleicht doch etwas
zu weit zu gehen." Noch bestimmter drückt sich GRUBER aus: „Wohl als völlig
ausgeschlossen darf gelten, daß auf einem Karzinom sich eine derartig um-
greifende, sekundäre, peptische Geschwürsbildung breit macht, daß darunter
das primär vorhandene Karzinom verschwindet." Diesen Worten kann man,
glaube ich, beistimmen, da durch Reinigung eines peptischen Geschwürs
im Karzinom wohl ein teilweise oder völlig karzinomfreier Geschwürsgrund
resultieren kann, die karzinomatösen Ränder aber wohl immer stehen bleiben
und weiterwachsen werden.

Letzthin hat sich ORATOR zur Häufigkeit des Vorkommens und zur Möglichkeit der histologischen Diagnose des Ulkuskarzinoms eingehend geäußert.
Er stellt zunächst mit Recht fest, „daß die Krebse gehäuft dort zu finden sind,
wo die Ulzera nur ausnahmsweise sitzen" — erstere vorwiegend in der Pars
pylorica, letztere entlang der kleinen Kurvatur; er sagt dann weiter, „daß
in überwiegender Zahl nicht ein Ulkus das präkarzinomatöse Leiden darstellt."
Wenn ORATOR trotzdem auf die hohe Zahl von $10-15\%$ Ulkuskarzinome
kommt, so sind dafür zwei Gründe histologischer Natur für ihn maßgeblich,
einmal die histologische Struktur der Ulkuskarzinome und zweitens das verschiedene Verhalten der übrigen Magenschleimhaut bezüglich der gastritischen
Veränderungen. Schon im Kapitel über die Gastritis als ätiologischen Faktor
für die Karzinomentstehung (S. 900) hatte ich erwähnt, daß ORATOR zwei Arten
von Gastritis unterscheidet: erstens die Pylorusgastritis, bei der die Fundusschleimhaut gar keine oder nur geringe entzündliche Veränderungen zeigt, und
die für das Ulkus charakteristisch ist und zweitens die Gastritis des ganzen
Magens, die beim Karzinom die Regel sein soll. Auf Grund der scharfen
Trennung dieser beiden Gastritisformen kommt er zu dem Schlusse, daß in
Fällen von kleineren, ulzerierten Karzinomen in der Pars pylorica, bei denen
nur eine Pylorusgastritis gefunden wird, aus diesem letzteren Grunde Ulkuskarzinome vorliegen, „wenn an ihnen „lokal" auch nicht mehr alle Kriterien
eines solchen zu erheben sind." Ich habe schon früher gesagt (S. 901), daß diese
Schlußfolgerung nicht zwingend ist, da wir über die Bedeutung der Gastritis
beim Ulkus und beim Karzinom, ob Ursache oder Folge, zu wenig wissen,
und es heute durchaus noch nicht feststeht, ob die Gastritis in allen oder
auch nur in häufigen Fällen die Ursache des Karzinoms ist.

Aber auch den zweiten Grund, den ORATOR für die Diagnose des Ulkuskarzinoms anführt und zwar auf Grund des histologischen Aufbaues des letzteren,
halte ich nicht für beweisend. Er sagt: „Die beim chronischen Geschwür meist
völlige Durchtrennung der Muscularis propria, die auch im Falle einer späteren
Vernarbung stets erkennbar bleibt, ist besonders wichtig für die Beurteilung
fraglicher krebsiger Geschwüre, denn beim primären Krebs kommt es wohl
zu starker Infiltration, weitgehendem Auseinanderdrängen, aber nie zu einer
Zerstörung und narbigen Durchtrennung der Muscularis propria des Magens."
„Ein Karzinom infiltriert und durchwächst die Muscularis propria, ohne sie
zu zerstören. Die Muskelbündel sind auseinandergedrängt, aber sie weisen
keine für das peptische Geschwür charakteristischen Defekte auf." Dieses Argument ist mir nicht ganz klar, denn daß bei einem tief ulzerierten Karzinom
auch die Muskulatur zugrunde gegangen und mit den nekrotischen Fetzen
abgestoßen sein kann, ist doch ein ganz geläufiger Befund, daß dieses aber
vollends bei der Entstehung und Reinigung eines sekundären Ulcus pepticum
auf einem Karzinom der Fall ist, wissen wir auch: ein solches Ulcus pepticum
im Karzinom kann doch sogar perforieren! (s. S. 911 ff.).

Die hohe Zahl von 10 bis 15% Ulkuskarzinomen, die ORATOR auf Grund
seines Materials angibt, ist also meines Erachtens viel zu hoch, da unter

seinen Ulkuskarzinomen nur ein kleiner Teil Anspruch auf Beweiskraft hat. Aus diesem Grunde ist auch eine weitere Schlußfolgerung von ihm nicht zwingend, daß nämlich das präpylorische Ulkus 10 mal häufiger karzinomatös wird als das „Ulkus an der kleinen Kurvatur", was er mit einer „auffälligen Wucherungsbereitschaft der pylorischen Schleimhaut" erklären will, ein Begriff, mit dem nichts gesagt ist. Orator fand bei 300 Pars media-Geschwüren $6 = 2\%$, bei 34 präpylorischen Ulzera $11 = 30\%$ karzinomatös; ich bezweifle, daß man alle seine Ulkuskarzinome sicher als solche anerkennen kann.

Zum Schluß sei noch eine Ansicht Fütterers erwähnt, der aus der Form des Ulkus auf dem senkrechten Durchschnitt einen sicheren Schluß ziehen will, ob ein Karzinom ex ulcere vorliegt oder nicht. Er spricht von der sog. „Fischhakenform" des Ulkus und meint damit den terrassenartigen Abfall der Geschwürsränder, wobei der Haken dem pyloruswärts gerichteten, unterminierten Rande entspricht. Konjetzny wendet sich gegen diese Auffassung

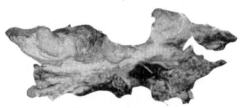

Abb. 71. Senkrechter Durchschnitt durch ein ulzeriertes Karzinom mit steil abfallendem Rande und Andeutung der „Fischhakenform" (Fütterer) rechts.

und bringt die Beschreibung und Abbildung eines Falles von sicherem ulzeriertem Karzinom, dessen Ulkusrand ebenfalls die „Fischhakenform" zeigt; ich kann dem nur beistimmen, da ich derartig geformte sekundäre Ulzera in Karzinomen auch ab und an gesehen und einen Fall in Abb. 71 abgebildet habe: zentral in einem Karzinom eine tiefe Ulzeration mit völlig glattem, derben Grunde, einem links schräg und einem rechts steil ansteigenden Rande („Fischhakenform" angedeutet), verdickte, hochstrebende, scharf abgebrochene Muskellage links, Karzinom in den Rändern und im Grunde bis weit in das Netz hinein.

Zusammenfassend müssen wir also über die Häufigkeit und die Prämissen des Ulkuskarzinoms folgendes sagen: Eine Einigkeit ist bis heute nicht erzielt, kann auch nicht erzielt werden, solange keine Übereinstimmung herrscht über zwei wichtige Fragen, erstens: inwieweit sind die atypischen Drüsenwucherungen am Rande eines Ulkus Vorstadien des Karzinoms oder gar schon Karzinom, gibt es Übergänge zwischen beiden oder nicht, und zweitens: vergrößert sich ein Karzinom dadurch, daß am Rande in der Schleimhaut immer wieder neues Karzinom entsteht, kann also sukzessive der ganze Geschwürsrand karzinomatös werden? Wer diese beiden Fragen bejahend beantwortet, wie z. B. Hauser, wird enorm viele Ulkuskarzinome annehmen; Hauser sagt ja: „. . . ist es aber jedenfalls eine durchaus logische Schlußfolgerung, daß die krebsige Entartung des chronischen Magengeschwürs oder einer Magennarbe in der Wirklichkeit sehr viel häufiger vorkommen muß, als es jemals pathologisch-anatomisch oder klinisch festgestellt werden kann." Da auf Grund sicher beobachteter Ulkuskarzinome, Hauser war ja sogar der erste, der einwandfreie Fälle beschrieb, die Tatsache, daß aus einem chronischen Ulkus ein Krebs entstehen kann, zu Recht besteht, so lag und liegt der Sachverhalt für die Anhänger der Hauserschen Lehre sehr einfach, und man kann erklären, daß die Prozentzahl der Ulkuskarzinome von manchen Autoren so hoch angenommen wird. Bemerkenswert ist nun, daß sich die Lehre Hausers in seiner Auswirkung nicht hat halten lassen, obwohl gerade das Hauptmerkmal, das er selbst anfangs für die sichere Diagnose Ulkuskarzinom aufgestellt hat, auch heute noch allgemeine Gültigkeit hat: Karzinom nur an einer umschriebenen Stelle des Ulkusrandes. Nur solche Fälle werden heute als absolut sicher bezeichnet, während alle diejenigen Fälle, in denen bei karzinominfiltriertem oder karzinomfreiem Grunde ein wallartiger, karzinomatöser Rand das Ulkus umgibt, sei es auch ein typisches Ulcus pepticum, nicht mehr als beweiskräftig gelten, zum mindesten als zweifelhaft erscheinen.

KONJETZNY macht auf die Schwierigkeit bei der richtigen Deutung der Fälle aufmerksam in folgendem Satze: ,,Aus diesen Untersuchungen ergibt sich, daß man in Zukunft nicht nur an die sekundäre Entwicklung des Krebses im Ulkus, nicht nur an die sekundäre Ulkusbildung im primären Karzinom, sondern auch an die partielle Zerstörung des ursprünglichen Karzinoms durch das sekundäre Ulkus denken muß, wenn man einen Fall richtig erklären will.'' Hier möchte ich als vierten Punkt, an den man denken muß, noch hinzufügen, daß beide, Karzinom und Ulkus, nahe beieinander entstehen können ohne inneren Zusammenhang, und das Karzinom bei weiterer Ausdehnung das Ulkus mit in seinen Bereich ziehen kann (HAUSER).

Bei kritischer Beleuchtung der ganzen Frage müssen die Forderungen für eine sichere Diagnose ,,Ulkuskarzinom'' sehr scharf umschrieben werden, nachdem erwiesen ist, daß ein typisches Ulcus pepticum in einem Karzinom entstehen kann, und daß die mikroskopische Untersuchung des Geschwürsgrundes sehr wichtig ist, nachdem weiter die Tatsache zu konstatieren ist, daß die alte Auffassung von der fortschreitenden Entstehung des Krebses durchaus nicht mehr so allgemeine Gültigkeit hat wie früher, daß vielmehr die von RIBBERT und seinen Schülern klargestellten Wachstumsverhältnisse der Tumoren sehr an Boden gewonnen haben, und ihre Richtigkeit, wenn auch noch nicht in der von der RIBBERTschen Schule betonten Konsequenz, doch allgemein anerkannt ist. Ich persönlich stehe auf dem Standpunkte, daß die Zahl der sicher zu beweisenden Ulkuskarzinome, die der schärfsten Kritik standhalten können, nur $1-2\%$ beträgt.

Klinisch ist die Frage überhaupt nicht zu entscheiden, mögen im Einzelfalle auch die Daten wichtige Fingerzeige geben, denn wir wissen viel zu wenig über die Zeitdauer, die ein Karzinom gebraucht, um zu einer gewissen Größe heranzuwachsen und in die Erscheinung zu treten; ebensowenig ist der Chemismus des Magens bei Ulkus und Karzinom so sicher geklärt, daß bindende Schlüsse daraus zu ziehen wären.

Auf die Histogenese des Ulkuskarzinoms werde ich später in dem Kapitel der formalen Genese des Magenkrebses eingehen.

5. Narbenkarzinom.

Die Entstehung eines Karzinoms im Magen auf Grund einer alten Ulkusnarbe ist selten nachgewiesen; HAUSER sagt: ,,Weit seltener (als im Ulcus chronicum) wird auch im Bereich einer älteren Narbe sekundäre Krebsentwicklung beobachtet.'' Nur wenige Fälle sind bekannt, so die von HAUSER, ORTH, RIBBERT. Letzterer beschrieb ein Karzinom am Ende einer langen Narbe. SALTZMANN fand neben einem Karzinom eine alte Ulkusnarbe und hält es nicht für ausgeschlossen, daß auch das Karzinom auf Grund einer Narbe entstanden ist, doch konnte er es nicht nachweisen. Auch HAUSER betont das nicht seltene Vorkommen von Ulkusnarben neben Karzinom; ich habe dieses Zusammentreffen auch öfter beobachtet und für Zufälligkeiten gehalten, wie man ja auch frischere und ältere Ulzera neben einem Karzinom sieht, das bestimmt kein Ulkuskarzinom ist, und man dabei ebenfalls einen Zufall annehmen muß.

Es kommt auch vor, daß größere, strahlige Narben mit kleinem Karzinom im Zentrum für fast völlig ausgeheilte Krebse gehalten werden. Ich nenne hier vier Fälle von v. HANSEMANN, DAHMEN, ROSENHEIM und GÜNSEL. Ersterer fand in einer strahligen Narbe ein kleines, zentrales Ulkus, unter dem sich ein über walnußgroßer Krebsknoten fand, der die Serosa vorbuckelte und Lebermetastasen gesetzt hatte. DAHMEN beschreibt folgenden Fall: in der Nähe der großen Kurvatur im Netz mehrere fingerdicke Geschwulstknoten, entsprechend im Magen eine kreisrunde, pigmentierte, strahlige Narbe von 3 cm Durchmesser als „Überrest eines fast vollständig abgeheilten Krebses". „Nur in der Mitte ist noch eine kleine ulzerierte Stelle sichtbar." Daneben waren ausgedehnte Lebermetastasen vorhanden. Der dritte Fall ist von ROSENHEIM beschrieben: Skirrhus mit Ausbreitung in der Submukosa um einen „Narbenzug" herum; der Fall unterscheidet sich also von den beiden vorigen, in denen das Karzinom in der Mitte der Narbe lag, dadurch, daß das Karzinom peripher saß, doch spielt das meiner Meinung nach keine Rolle für die Entscheidung der Frage: ob Narbenkarzinom oder narbige Ausheilung eines Karzinoms. VIRCHOW hielt den Fall für einen „Cancer atrophicans, bei dem durch eine Art Spontanheilung mit dem Schwund der Epithelzellen eine narbige Schrumpfung stattgefunden hat."

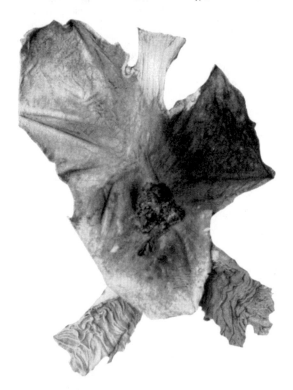

Abb. 72. Polypöses Karzinom im unteren Drittel einer alten Ulkusnarbe an der kleinen Kurvatur. Links vom Karzinom lineare Narbe (frühere Resektion eines „Ulcus callosum", das sich mikroskopisch als Ulkuskarzinom erwies); unterhalb des Karzinoms Gastroenterostomie.

Einen ähnlichen Fall finde ich noch bei GÜNSEL: Zweimarkstückgroße, weißliche, strahlige Narbe im kardialen Abschnitt der kleinen Kurvatur, im Zentrum eine zwanzigpfennigstückgroße, bis auf die Muskulatur reichende Ulzeration, deren Grund oben nekrotisches, darunter lebensfähiges Krebsgewebe zeigt, die Ränder karzinomatös. Ich halte den Fall für ein Narbenkarzinom, in dessen Zentrum infolge geschwüriger Prozesse (Ulcus pepticum?) Karzinomgewebe sich abgestoßen hat.

Meiner Meinung nach ist es nicht möglich, daß ein Magenkarzinom bis auf einen kleinen, zentralen Rest von sich aus in Gestalt einer strahligen Narbe oder bis auf eine zentrale Narbe ausheilen kann, sondern ich möchte derartige Fälle für Narbenkarzinome halten, denn selbst nach der Reinigung eines im Karzinom entstandenen Ulcus pepticum, bei der im Grunde des Geschwürs doch meist Krebsgewebe zurückbleibt, wird es nicht zu einer „Spontanheilung" mit typischer, strahliger Narbe kommen können, da das weiterwachsende Karzinom dieses verhindern wird.

Einen interessanten Fall von Karzinom in einer alten Ulkusnarbe konnte ich selbst sezieren und habe ihn in Abb. 72 abgebildet: entlang der kleinen Kurvatur verläuft eine sehnig glänzende, leicht strahlige, 10 cm lange, derbe Narbe, in deren unterem Drittel sich ein breitbasig aufsitzendes, walnußgroßes, polypöses Karzinom (schlauchförmiger Zylinderzellenkrebs) entwickelt hat. Auch mikroskopisch ist die bindegewebige Narbe, die die Magenmuskulatur bis in die äußeren Schichten durchsetzt, klar zu erkennen, das Karzinom zeigt überall deutliches Tiefenwachstum. Etwas weiter links davon liegt eine alte, lineare Narbe, hier war vor 3 Jahren ein großes Ulcus callosum exzidiert, das von mir mikroskopisch untersucht wurde: an einer zirkumskripten Stelle des 3 cm im Durchmesser haltenden Ulcus callosum fand sich ein bohnengroßer Zylinderzellenkrebs, also typisches Ulkuskarzinom. Unterhalb des Karzinoms sehen wir im Bilde die Stelle der Gastroenterostomia posterior, um deren rechte Zirkumferenz das Karzinom in der Submukosa und Mukosa schon teilweise herumgewachsen ist. Wir müssen also annehmen, daß 3 Jahre vor dem Tode, als das Ulcus callosum (Ulkuskarzinom) exzidiert wurde, die lange Ulkusnarbe rechts davon schon vorhanden war, also anfänglich zwei Ulzera im Magen saßen, von denen eins verheilte. Daraus, daß bei der vor 3 Jahren ausgeführten Resektion des „Ulcus callosum" das Karzinom, das ja gar nicht weit vom opera-

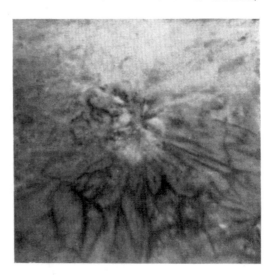

tiven Schnitt entfernt liegt, nicht bemerkt wurde, kann man den Schluß ziehen, daß es damals noch nicht vorhanden war und erst in den letzten 3 Jahren vor dem Tode entstanden und bis auf Walnußgröße gewachsen ist.

Wir haben also in diesem Falle ein polypöses Karzinom vor uns, das sich auf dem Boden einer alten Ulkusnarbe wahrscheinlich im Verlaufe von drei Jahren entwickelt hat, ein Fall, der durch Operation, mikroskopische Untersuchungen und Sektion sichergestellt ist und ein selten schönes Beispiel bietet für ein typisches Ulkuskarzinom (reseziert) neben einem Narbenkarzinom im Magen. Wie dieses letztere entstanden ist, kann man natürlich nicht sagen; vielleicht saß ein kleines Fibro-

Abb. 73. Kleines Karzinom am unteren Ende einer Ulkusnarbe, die oben noch frei ist von Tumor.

adenom in der Nähe des älteren, ausgeheilten, nicht exzidierten Ulkus, das bei der Ausheilung des letzteren in die Narbe mit einbezogen und karzinomatös wurde, oder es entwickelte sich das Karzinom infolge der entzündlichen Prozesse im Verlauf der Narbenbildung. Erwähnt sei noch, daß keine erhebliche Gastritis in diesem Falle vorhanden war, wie auch die Abbildung zeigt.

Noch einen zweiten Fall von Narbenkarzinom im Magen habe ich sezieren können und bringe ihn in Abb. 73: Wir sehen eine breite, strahlige Narbe, an deren unterem Pol sich ein Karzinom entwickelt hat von $1^1/_2$ cm Durchmesser. Das Zentrum des Karzinoms liegt genau am unteren Ende der Narbe, die noch oben vollkommen frei ist von Krebs, auch mikroskopisch. Der Tumor ist also von seinem Mittelpunkt aus exzentrisch nach allen Richtungen vorgedrungen, am weitesten nach unten, weniger weit nach den beiden Seiten und gar nicht nach oben, weil hier Narbengewebe liegt. Daß es sich in diesem Falle nicht um ein mit Narbe teilweise ausgeheiltes Karzinom handeln kann, ist wohl einleuchtend.

6. Traumatische Entstehung des Magenkarzinoms.

Die traumatische Ätiologie der Geschwülste im allgemeinen ist eine durchaus ungeklärte Frage, und wenn man auch bei der oberflächlich gelegenen Haut oder bei Knochen im Einzelfalle wohl nachweisen kann, daß mit großer Wahrscheinlichkeit im Anschluß an ein Trauma ein Karzinom oder Sarkom entstanden ist, so ist die Entscheidung dieser Frage bei tiefergelegenen Organen der Brust- und Bauchhöhle in den meisten Fällen nicht zu treffen. Theoretisch könnte sich ja nach Verbrennungen oder Verätzungen der Magenschleimhaut (v. Hansemann, Ghon) oder infolge eines abdominellen Traumas im Magen ein Ulkus oder eine Narbe entwickeln mit nachfolgendem Karzinom, doch wird das in praxi kaum vorkommen und schwer oder gar nicht zu beweisen sein. Zu denken wäre noch an das schnellere Wachstum eines schon bestehenden Magenkarzinoms infolge eines Stoßes oder heftigen Druckes gegen den Magen, indem man eine Blutung oder Zerrung und Dehnung der Magenwand in der Nähe des Tumors annimmt. Es gibt eine reiche Statistik (Thiem) aus der Unfallbegutachtung über das Kapitel „Trauma und Magenkarzinom", bei deren Beurteilung größte Skepsis angebracht ist.

m) Wachstum und Verbreitung des Magenkarzinoms.

1. Innerhalb der Magenwand. Eine der wichtigsten und interessantesten Fragen in der Geschwulstlehre, die seit Jahrzehnten ganz im Vordergrunde der Forschung steht, ist die nach der Histogenese der Geschwülste; im nächsten Kapitel werde ich auf die Entstehung des Magenkrebses näher eingehen. Entsprechend der ganz alten Auffassung von der Reiztheorie, der „karzinomatösen Degeneration des Epithels" und dessen Tiefenwachstum, das man am Rande der Geschwülste immer glaubte beobachten zu können, war die Frage nach der Geschwulstgenese jahrzehntelang in ein ganz unfruchtbares Stadium gelangt, da man annahm, daß eine Geschwulst sich auf zweierlei Weise vergrößert: durch Wachstum und durch fortschreitende Entstehung. Man hielt das Karzinom für eine fortschreitende „Epithelerkrankung", es lagen Untersuchungen vor, besonders von Hauser, aus denen hervorging, daß man am Rande der Schleimhautkrebse die Histogenese der letzteren studieren könne; Hauser beschrieb die Vorstadien des Krebses in Gestalt vergrößerter, gewucherter, geschlängelter, dicho- und trichotomisch geteilter Drüsen, an deren Epithelien differente Färbung, Verlust der Funktion und morphologische Veränderungen nachzuweisen waren; er schilderte das „Karzinomatöswerden" dieser Drüsen und ihr Tiefenwachstum; die Frage der Krebsgenese schien geklärt bis auf den einen, allerdings den wichtigsten Punkt: wie nun eigentlich das Epithel dazu kam, in die Tiefe zu wachsen, „maligne zu werden", diejenige Frage, die ja die letzte in der Kette der Fragen nach der Geschwulstgenese ist, und die auch heute noch ungelöst ist. Man gab sich vorläufig damit zufrieden, in der Epithelzelle eine tiefgreifende biologische Änderung anzunehmen, deren Ursachen unklar blieben, eine Änderung, die zur Bildung „neuer Zellrassen" (Hauser) führte.

Diese Lehre erhielt einen Stoß durch Ribbert, der als erster nachwies, daß die Geschwülste nur „aus sich heraus" wachsen, daß die histologischen Bilder am Rande der Geschwülste, die im Sinne der Entstehung gedeutet wurden, Täuschungsbilder sind, daß es sich hier lediglich um Wachtumsverhältnisse handelt und nicht um Entstehung. Am geeignetsten für derartige Untersuchungen waren die Haut- und Schleimhautkarzinome in ihren Randpartien, und an ihnen wurden die meisten Untersuchungen ausgeführt. Nicht nur die Ribbertsche Schule verfolgte diese Frage und brachte ein großes Material in vielen Arbeiten zusammen (Marckwalder, Curtze, Auchlin, Goebel, Borrmann u. a.), sondern auch von anderen Autoren (Borst, Pförringer, Petersen und Colmers, Lohmer, Kokuba [Aschoff], Tsunoda [v. Hansemann], Versé, Saltzmann, Konjetzny, Staemmler u. a.) wurden Untersuchungen in dieser

Richtung aufgenommen. Man kann heute sagen, daß die Frage des Geschwulstwachstums insoweit geklärt ist, als die meisten histologischen Bilder in den
Randpartien des Krebses, besonders des Haut- und Schleimhautkrebses, für
Wachstum erklärt werden, daß man also heute die Tatsache, daß ein Schleimhautkrebs in der Schleimhaut ebenfalls wächst, in hohem Maße berücksichtigt.
Diese Tatsache war vor RIBBERT überhaupt nicht erörtert, da man unbegreif-
licherweise mit dieser Möglichkeit nicht gerechnet hatte; man hatte eben,
wie schon gesagt, alle Bilder für karzinomatöse Umwandlung, für fortschreitende
Entstehung des Krebses gehalten.

Es muß hervorgehoben werden, daß die RIBBERTsche Lehre vom Wachstum
der Geschwülste in ihrer Konsequenz nicht allgemeine Anerkennung gefunden
hat, sondern daß ein Mittelweg gefunden ist, indem viele Autoren heute auf
dem Standpunkte stehen, daß besonders bei größeren Karzinomen der RIB-
BERTsche Wachstumsmodus zwar zu Recht besteht, daß daneben aber, besonders
bei kleinen Krebsen, auch eine Vergrößerung des Tumors zustandekommt
durch Apposition neuentstandenen Krebsgewebes (LUBARSCH, LOHMER, TSU-
NODA, VERSÉ, SALTZMANN, KONJETZNY u. a.). Welche Wandlung in der Auffassung vom peripheren Krebswachstum seit den bahnbrechenden Untersuchungen RIBBERTS vor sich gegangen ist, mag aus den Worten BORSTS, VERSÉS
und SALTZMANNS hervorgehen. BORST sagt: ,,Eine fortgesetzte krebsige Umwandlung der normalen Drüsen in der Umgebung eines voll entwickelten Schleimhautkrebses kommt nicht vor, da es immer nur eine bestimmte umschriebene
Epithelpartie ist, welche erkrankt, und von der aus die Geschwulstentwicklung vor sich geht. Die Grenze des Karzinoms gegen die normale Schleimhaut
ist daher oft sehr scharf.'' Und weiter: ,,Zweifellose und eindeutige Übergänge
von präexistierenden Drüsen in Krebskörper sehe ich also bei genauerer Untersuchung auch beim Wachstum von Karzinom drüsiger Organe in keinem Fall
und schließe mich den Untersuchungen RIBBERTS und seiner Schüler in dieser
Beziehung vollständig an. Nach alledem ist es unwahrscheinlich, daß von irgend
einem Karzinom an der Peripherie ein infizierender Wachstumsreiz derart ausgeübt wird, daß fortwährend vorher normales Epithel krebsig würde. Weitaus
die größte Masse eines Karzinoms wächst aus sich selbst heraus.'' VERSÉ sagt:
,,Im allgemeinen wächst das fertige Karzinom ,,aus sich heraus''; darin ist man
jedenfalls früher vielfach zu weit gegangen, daß man annahm, die periphere
Ausbreitung gehe hauptsächlich nach demselben Modus vor sich, wie die erste
Entwicklung.'' SALTZMANN äußert sich folgendermaßen: ,,Wir können nunmehr ruhig behaupten, daß die Wahrheit zwischen den beiden Extremen zu
suchen ist. In der Umgebung eines einigermaßen großen, wachsenden Karzinoms kommt fortschreitende karzinomatöse Umwandlung des Oberflächenepithels und der Drüsen nur selten vor, und keineswegs spielt sie irgendeine
beträchtliche Rolle beim Wachstum des Tumors. Daß aber eine solche Umwandlung, wie sie in der Umgebung von ganz kleinen Karzinomen nicht so gar
selten ist, auch bei Tumoren, welche schon eine bedeutende Größe erreicht
haben, wirklich vorkommt, ist nicht länger zu bezweifeln.'' Dann weiter:
,,Soviel kann ich jedenfalls behaupten, daß eine Epithel- und Drüsenumwand-
lung im Sinne HAUSERS in meinen Fällen nicht oft hat vorkommen können,
denn ich habe eine solche unzweideutige Umwandlung überhaupt nicht gesehen.''

STAEMMLER sagt bezüglich der Darmkrebse: ,,Ich habe nirgends Bilder
zu sehen bekommen, die sich nicht einwandfrei durch ein Wachstum des Krebses
aus sich heraus erklären lassen. Wenn in einiger Entfernung vom Haupttumor
krebsige Drüsenschläuche in der Schleimhaut auftraten, ließ sich ihre Kontinuität
mit dem Haupttumor entweder einwandfrei nachweisen, oder, wo sie weiter
entfernt lagen, so daß sie von der Serie nicht erreicht wurden, ließ sich so sicher

die Beziehung zu Schleimhautlymphgefäßen festlegen, daß der Gedanke an eine
selbständige Krebsentstehung in der Peripherie nicht aufkommen konnte.
Darüber scheint mir also gar kein Zweifel zu bestehen, daß das Wachstum
des Darmkrebses aus sich heraus die bei weitem überwiegende Art der Ausbreitung ist." Er gibt dann auf Grund der Untersuchungen Hausers und
Lohmers die Möglichkeit einer plurizentrischen Entstehung im Beginn des
Krebses zu und sagt: „Es würde sich dann aber trotz der Größe des Karzinoms
nicht um einen „fertigen", sondern um einen noch in Entwicklung befindlichen
Krebs handeln." Ich werde später auf die Frage der „multizentrischen" Entstehung des Schleimhautkrebses noch genauer eingehen.

Es ist also bis heute noch keine Einigkeit bezüglich des Randwachstums
der Schleimhautkrebse erzielt, und wir werden sehen, ob beide Anschauungen
nebeneinander zu Recht bestehen. Ich selbst habe ausgedehnte Studien
über das Wachstum des Magen- und Hautkarzinoms angestellt und die
Resultate in zwei größeren Arbeiten (1901 und 1904) niedergelegt. Ich
stehe bezüglich des Wachstums der Tumoren ganz und gar auf dem Standpunkte Ribberts, zu dem ich auf Grund eines sehr großen Untersuchungs-
materials gekommen bin. Wenn Versé meint, ich sei nur deshalb zu der
Auffassung gekommen, daß die Schleimhautkrebse in der Schleimhaut immer
nur aus sich heraus wüchsen, weil ich damals nur große Karzinome untersucht hätte — Versé bestätigt übrigens die Richtigkeit meiner Befunde, aber
nur für große Karzinome —, so kann ich demgegenüber betonen, daß ich
seitdem eine ganze Reihe kleiner Magenkarzinome, wie wir sie ja ab und an
bei Sektionen zufällig finden, bezüglich der Frage, ob Wachstum oder Entstehung, eingehend untersucht habe und immer wieder zu demselben Resultat
gekommen bin. Weiterhin verweise ich auf meine Arbeit über das Hautkarzinom,
der die genaue mikroskopische Untersuchung von 253 Tumoren zugrunde lag,
von denen nur wenige größer als 2—3 cm, viele aber nur einige Millimeter groß
waren, und bei denen ich in den Randpartien nur Wachstumsverhältnisse fand,
niemals eine fortschreitende Entstehung. Daran kann auch die Tatsache nichts
ändern, daß ich in der Haut in $^1/_5$ der Fälle, im Magen nie, mehrere kleinste
Karzinome in einem umgrenzten Bezirk fand (lokale Multiplizität); jedes dieser
kleinsten Karzinome war ein Tumor für sich, jedes wuchs nur aus sich heraus,
sie sind als multiple Primärtumoren aufzufassen und nicht in dem Sinne zu
deuten, daß es sich um ein Karzinom mit „multizentrischer Entstehung"
(Petersen u. a.) handle, was sogar, wie Konjetzny meint, die Regel
sein soll, auch beim Magenkarzinom. Wenn Konjetzny sagt: „Wir möchten
es auf Grund unserer Untersuchungen überhaupt für fraglich halten, ob beim
Magenkarzinom ein Wachstum des Karzinoms aus sich heraus im strengen
Sinne Ribberts vorkommt. Wir müssen vielmehr nach unseren Erfahrungen
dafür eintreten, daß eine multizentrische Entstehung des Karzinoms die
Regel ist", so muß ich dem sehr widersprechen. Konjetzny hat diese Untersuchungsresultate gewonnen aus Bildern bei Gastritis polyposa in der Nähe
von Karzinomen und aus polypösen Karzinomen, die immer schlauchförmige
Zylinderzellkrebse sind, ab und an multipel vorkommen und nicht das
Geringste beweisen für die fortschreitende Entstehung oder gegen das Wachstum
„aus sich heraus"; ich bin darauf schon kurz zu sprechen gekommen im Kapitel
Ätiologie auf S. 898 ff., werde aber genauer darauf einzugehen haben im
nächsten Abschnitt über die Entstehung des Magenkrebses.

Die Wachstumsverhältnisse bei den Magenkrebsen verhalten sich nun im
einzelnen folgendermaßen: Nachdem der Krebs an irgendeiner Stelle in der
Schleimhaut (vielleicht auch manchmal in einer anderen Schicht der Magenwand aus embryonal verlagerten Epithelhaufen) entstanden ist, wächst er

nur noch aus sich heraus, nur durch Proliferation seiner eigenen Elemente. Daß bei den einzelnen histologischen Formen das Wachstum verschieden ist, und dadurch dann eben der mannigfache Aufbau zustande kommt, wurde schon kurz im Kapitel „Morphologie" (S. 872) erwähnt. Einen Punkt müssen wir aber ganz in den Vordergrund stellen: die Krebszellen wachsen in der Magenwand, auch in der Schleimhautschicht, nur auf dem Wege der Lymphbahnen, an denen der Magen ganz besonders reich ist. Über die letzteren haben Most und Cunéo ausgezeichnete Untersuchungen durch Injektionen angestellt, und hauptsächlich verdanken wir Cunéo die Klarstellung dieser für uns so wichtigen Verhältnisse. Abb. 74 gibt uns ein instruktives Bild. Cunéo unterscheidet entsprechend den Magenwandschichten vier Netze: das muköse, submuköse, muskuläre und subperitoneale: das muköse Netz zerfällt in drei Unterabteilungen: das interglanduläre, periglanduläre und subglanduläre. Sämtliche Netze stehen untereinander in Verbindung, am weitesten ist das submuköse, dicht unterhalb der Muscularis mucosae gelegene, das mit dem subglandulären auf dem Boden der Schleimhaut durch senkrecht die Muscularis mucosae durchsetzende Bahnen in Verbindung steht. Auch das subperitoneale Netz ist verhältnismäßig weit, besonders an der kleinen Kurvatur und in der ganzen Pars pylorica. Bei meinen Studien über die Verbreitungswege des Magenkarzinoms habe ich nun zwei weitere Lymphbahnen gefunden, die sicher vorhanden sind, denn man sieht sie oft mit Krebszellen wie ausgegossen; oft genug werden ja durch Tumorzellen die Lymphbahnen eines Organs besser dargestellt, als man es durch Injektion erreichen kann. Es ist das einmal eine Lymphbahn, die die Drüse eng umscheidet, so daß der Fundus geradezu in einer Lymphscheide hängt; sie gehört zum periglandulären Netz und hat für das Wachstum der Krebszellen eine besonders wichtige Bedeutung. Weitere, von Cunéo nicht beschriebene Lymphbahnen sind horizontal in der Muscularis mucosae ausgebreitet, besonders in ihren oberen Schichten, nach oben mit der subglandu-

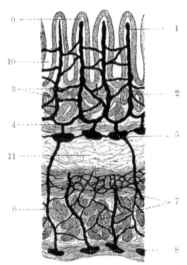

Abb. 74. Lymphgefäßnetze der Magenwand, schematisch. (Nach Cunéo.)
1. Ampullenartige Anfänge der Lymphgefäße. 2. Absteigende Äste. 3. Periglanduläres Netz. 4. Subglanduläres Netz. 5. Submuköses Netz. 6. Sammelbahnen der Schleimhaut. 7. Intramuskuläres Netz. 8. Subperitoneales Netz. 9. Interglanduläre Septen. 10. Schleimhautkrypten. 11. Submukosa.

lären, nach unten mit der submukösen kommunizierend. Wir werden diese beiden Bahnen im folgenden noch näher kennen lernen.

Bevor wir auf das bei Karzinomen ganz im Vordergrunde stehende infiltrative Wachstum eingehen, sei erwähnt, daß wir auch oft ein expansives Wachstum sehen, indem größere Tumorkomplexe in sich geschlossen vordringen; wir sehen das z. B. in Abb. 44, S. 875 (Durchbruch eines schlauchförmigen Zylinderzellenkrebses von unten nach oben in die Schleimhaut unter Aufsplitterung der Muscularis mucosae). Ein derartiges expansives Wachstum der Karzinome ist natürlich nur ein bedingtes und nicht in Parallele zu setzen mit dem expansiven Wachstum der gutartigen Tumoren.

Das infiltrative Vordringen der Krebszellen von der Schleimhaut bis zur Serosa, senkrecht durch die Magenwandschichten hindurch, bietet nun nichts

Besonderes, es sei nur erwähnt, daß das Karzinom in den subserösen Lymphbahnen sich flächenhaft ausbreiten und zu einem Bilde führen kann, das fälschlich
mit dem Namen „Lymphangitis carcinomatosa" oder „Peritonitis carcinomatosa" bezeichnet wird.

Sehr schön sehen wir auch die „Injektion" der subserösen Lymphgefäße
mit Krebszellen an der Vorderfläche der Magenwand in Abb. 75; daneben eine
ausgedehnte krebsige Infiltration der Drüsen an der kleinen Kurvatur.

Viel wichtiger und interessanter ist das Vordringen der Krebszellen
in den horizontal angeordneten Lymphbahnen, da, wie durch meine Untersuchungen zuerst festgestellt ist, das Karzinom besonders in der Submukosa,
aber auch in der Mukosa und Subserosa sich oft auf weite Strecken vor-
schieben kann, so daß bei Resektionen im Kranken operiert wird, da weder

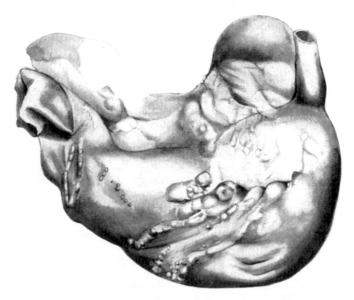

Abb. 75. Magenkrebs mit Infiltration der subserösen Lymphbahnen und der Lymphdrüsen an der kleinen Kurvatur. Unaufgeschnitten. (Aus dem Nachlasse v. Hansemanns.)

mit bloßem Auge zu sehen, noch mit dem Finger zu tasten ist, wo das
Karzinom aufhört. Ich verweise wegen dieser Verhältnisse auf meine Monographie über das Magenkarzinom. Weiterhin kann das Karzinom horizontal
die Pylorusgrenze überschreiten und mehrere Zentimeter weit in der Duodenalwand vordringen, ebenfalls eine in ihrer Bedeutung für den Chirurgen nicht
zu unterschätzende, von mir festgestellte Tatsache; wir kommen später noch
darauf zurück.

Wichtig ist nun, daß die Krebszellen oft weit entfernt vom primären Tumor
aus der Submukosa nicht nur nach unten in die Muskelschicht, sondern, was
viel bedeutsamer ist, auch nach oben durch die Muscularis mucosae hindurch
wieder in die Schleimhaut einbrechen können. Dieser zuerst von Ribbert
nachgewiesene, von mir durch zahlreiche Untersuchungen bestätigte Verbrei-
tungsweg der Magenkarzinome ist deshalb so wichtig, weil durch ihn die zahlreichen Täuschungsbilder zu erklären sind, die besonders bei schlauchförmigen
Krebsen vorkommen, indem man früher annahm, daß es sich bei diesen Bildern

immer um ein aktives Tiefenwachstum „krebsig entarteter Drüsen" handle.
Abb. 48, S. 877 zeigt uns einen von links nach rechts in horizontaler
Richtung wachsenden Gallertkrebs, der sowohl in den Lymphbahnen auf
dem Boden der Schleimhaut, wie auch in denen der Muscularis mucosae sich
ausgebreitet hat. Die Submukosa ist in diesem Falle frei von Tumor. Vom
Boden der Schleimhaut aus dringen die Krebsmassen dann in letzterer
nach oben vor zwischen
den Drüsen, diese zur Seite
schiebend und komprimie-
rend. Bei a liegen eine große
und mehrere kleinere, kon-
fluierende Krebsalveolen in
der Muscularis mucosae, bei
b sehen wir die jüngsten
und letzten, am weitesten
nach rechts hin vorge-
schobenen, ganz kleinen
Krebsalveolen auf dem
Boden der Schleimhaut,
bei c die entsprechenden
in der Muscularis mucosae.
Die Drüsen der Schleim-
haut zeigen außer Unter-
gangserscheinungen nichts
Besonderes.

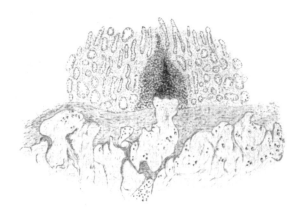

Abb. 76. Durchbruch eines Gallertkrebses aus der
Submukosa in die Schleimhaut unterhalb eines Lymphfollikels (große Lymphbahn). (Schwache Vergr.)

In Abb. 76 habe ich ein vorwiegend submuköses Wachstum gezeichnet
mit Einbruch der gallertigen Krebsmassen durch die Muscularis mucosae hindurch nach oben bis in die Schleimhaut und zwar unterhalb eines Lymphfollikels,
der in die Höhe gehoben wird; solche Befunde sind nicht selten, so daß ich annehmen möchte, es zieht von den Follikeln eine besonders große Lymphbahn
des subglandulären Netzes nach
abwärts zum submukösen. Derartige Bilder beweisen mit absoluter
Sicherheit die Richtung der Durchbrüche von unten nach oben.
Das horizontale Vordringen der
Krebszellen in einer innerhalb der
oberen Schichten der Muscularis
mucosae gelegenen Lymphbahn, die
CUNÉO nicht erwähnt, habe ich
häufig beobachten können und in
Abb. 77 abgebildet. Bei a und b
Durchbrüche in die Schleimhaut,
bei a tritt ein Krebszug dicht an
den Fundus einer Drüse heran.
Weitere Durchbrüche aus der Sub-

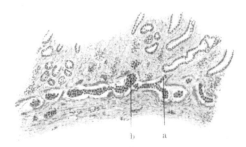

Abb. 77. Horizontales Wachstum eines Carcinoma alveolare solidum in einer Lymphbahn
innerhalb der Musc. mucosae; bei a und b
Durchbrüche nach oben in die Schleimhaut.
(Schwache Vergr.)

mukosa in die Mukosa unter Vorwölbung und Aufsplitterung der Muscularis
mucosae sind in Abb. 47 und 50, S. 876 bzw. 879 abgebildet. Abb. 47
zeigt uns ein Carcinoma alveolare solidum, dessen Krebszüge unten in der
Submukosa breiter und stärker verzweigt sind als ganz oben in der Schleimhaut, wo die jüngsten Partien der Geschwulst zu suchen sind in Gestalt ganz
dünner, meist nach oben zugespitzt endigender Krebszüge. Hier ist der
annähernd konvex nach oben gebogene Tumorbezirk umgeben von einer

breiten Zone reaktiv entzündlichen Gewebes. Oben liegen im Untergang befindliche Drüsen in einer Schleimhaut, deren obere Hälfte nur aus Granulationsgewebe ohne Drüsen besteht, Folgeerscheinungen des Karzinoms, auf die wir später noch zu sprechen kommen werden. Auch derartige Bilder beweisen, daß es sich um ein Wachstum des Krebses von unten nach oben handelt und nicht in umgekehrter Richtung.

In Abb. 50 ist der Durchbruch eines diffusen, polymorphzelligen Karzinoms von unten her in die Schleimhaut wiedergegeben: a Muscularis mucosae, deren oberste Lagen aufgesplittert, nach oben gedrängt und bei b zerrissen sind. Der Durchbruch erfolgte wieder unterhalb eines Follikels, der auseinandergesprengt und nach rechts und links auf die Seite gedrückt ist. Links dringen die Karzinomzellen frei zwischen den Drüsen nach oben vor.

Zusammenfassend müssen wir also sagen: das in den Lymphbahnen der Submukosa und Muscularis mucosae horizontal oft auf weite Strecken vorgedrungene Karzinom bricht an beliebigen, mehr oder weniger weit vom primären Tumor

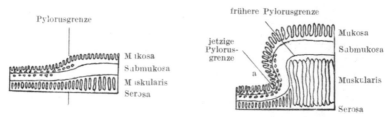

Abb. 78. Links normale Verhältnisse am Pylorus, rechts Verschiebung und Veränderung der Pylorusgrenze durch das andrängende Karzinom. (Schematisch.)

entfernt liegenden Stellen nach oben in die Schleimhaut ein, wobei folgende Punkte beweiskräftig sind:

1. Die Tumorzüge werden in der Richtung von unten nach oben allmählich dünner und einfacher gebaut, sind also jünger.

2. Die Muscularis mucosae wird durch die vordringenden Tumormassen nach oben gebogen, nach oben aufgesplittert und gesprengt.

3. Erfolgt der Durchbruch unterhalb eines Follikels, so wird dieser ebenfalls nach oben gehoben, dann auf die Seite gedrückt, wobei er unter Umständen auseinandergerissen werden kann.

4. Die zunächst von unten her in den Boden der Schleimhaut eingebrochenen Krebszüge stehen in gar keiner Verbindung mit den Drüsenfundi, sie drängen diese unter Kompression auf die Seite.

Bevor wir das Kapitel über das Wachstum der Krebszellen in den flächenhaft ausgebreiteten Lymphbahnen der Magenwand verlassen, will ich noch das Verhalten des Krebses am Pylorus schildern. Es ist sicher, daß das Karzinom am Pylorus zunächst Halt macht, und zwar wird es selbst mit die Ursache dafür sein, daß sich seinem Vordringen hier Widerstände entgegensetzen, da infolge des Andrängens gegen den an sich schon dicken und festen, muskulären Pylorusring dieser durch Hypertrophie noch dicker wird: zugleich werden die übrigen Schichten der Magenwand, Mukosa und Submukosa, konkomitierend mitwachsen und ebenfalls zur Verdickung beitragen. Dadurch wird die Konfiguration des Pylorus vollkommen verändert, wie ich es in den beiden schematischen Bildern der Abb. 78 gezeichnet habe: links normale Verhältnisse, rechts durch ein in Mukosa und Submukosa gegen den Pylorusring andrängendes Karzinom (nicht eingezeichnet) zustande gekommene Hypertrophie und Verschiebung der Pylorusgrenze duodenalwärts; infolgedessen sind die Brunnerschen Drüsen weiter nach oben auf die Magenwand gerückt, die verdickt ist und gegen das Duodenum steil abfällt.

Im Laufe der Zeit überschreiten nun viele Karzinome die Pylorusgrenze und zwar den in dem Bilde rechts mit a bezeichneten Punkt, der die Lage der neuen Pylorusgrenze angibt. Vor meinen Untersuchungen war man über die Häufigkeit dieses Vorkommens nicht orientiert. Während ROKITANSKY, KOCHER und v. MIKULICZ der Meinung waren, daß das Karzinom am Pylorus wie an einer Art Wasserscheide immer Halt mache, fand BRINTON unter 210 Fällen von Magenkrebs 14mal $= 6,6\%$ ein Überschreiten; CUNÉO bestätigte diese Befunde, allerdings nur an 8 untersuchten Fällen. Ich schenkte damals dieser Frage besonderes Interesse im Hinblick auf die Lage des duodenalen Resektionsschnittes und fand bei genauer mikroskopischer Untersuchung von 63 Fällen 20mal $(= 32\%)$ ein Übergreifen des Karzinoms auf das Duodenum. MOST gelang es, die submukösen Lymphbahnen des Duodenums zusammen mit denen des Magens von letzterem aus zu injizieren, während ihm dies bei dem subserösen Netz nicht gelang; er sagt: ,,Eine scharfe Lymphscheide, wie wir sie an der Serosaseite kennen lernten, besteht demnach an der Schleimhautseite des Pförtners nicht.'' Dies ist nicht richtig, denn in meinen 20 Fällen war 16mal die Pylorusgrenze in der Subserosa überschritten, daneben auch noch in anderen Schichten, vor allem in der Submukosa und zwar manchmal bis zu einer Entfernung von mehreren Zentimetern. Ich konnte nun nachweisen, daß die Krebszellen immer in einer breiten Lymphbahn vordringen, die submukös liegt an der Grenze zwischen Magen- und Duodenalmuskulatur nach abwärts zieht und sich dann mit den subserösen Bahnen vereinigt.

Wir gehen nunmehr zu dem Wachstum der Karzinomzellen innerhalb der Schleimhaut über. Es war schon vorher betont, daß man zu einer Zeit, wo man an den Rändern der Karzinome mikroskopische Studien über seine Entstehung machte, noch nicht viel wußte von einem Wachstum in der Schleimhaut und alle Bilder in den Randpartien der letzteren für Entstehung des Krebses hielt. Diese Lehre galt als Dogma und hat die ganze Krebsforschung jahrzehntelang beherrscht, bis es gelang nachzuweisen, daß diese Auffassung auf Grund von Täuschungsbildern zustande gekommen war. Am leichtesten sind die Täuschungsmöglichkeiten natürlich bei den schlauchförmigen Krebsen wegen ihrer Ähnlichkeit mit Drüsenformationen, besonders dann, wenn die Tumorröhren beim Vordringen sich an Drüsen anlegen oder gar von unten her in den Drüsenfundus einbrechen; letzteres ist aber so selten, daß es gar keine Rolle spielt (S. 930). Weit häufiger kommt ein Durchbruch der Tumorröhren bis an die Oberfläche der Schleimhaut vor, so daß die Tumorzellen auf ihr entlang und weiterhin in benachbarte Drüsen von oben her hineinwachsen können unter Benutzung der Basalmembran und unter Verdrängung der Drüsenepithelien. Diese feineren Wachstumsverhältnisse werde ich an Hand von Bildern aus dem Zylinderzellenkrebs und dem Adenoma malignum später besprechen; ferner werde ich auf die Bedeutung der Veränderungen an den dem Karzinom benachbarten Drüsen am Schluß dieses Kapitels eingehen, da sie überleiten zu der Frage der Entstehung des Karzinoms.

Da in der Schleimhaut des Magens zwei Lymphgefäßnetze vorhanden sind, das interglanduläre und periglanduläre, müssen wir das Wachstum der Karzinomzellen auf diesen verschiedenen Wegen getrennt besprechen. Die in den Interstitien vordringenden Krebszellen, einerlei ob sie von unten nach oben oder in umgekehrter Richtung wachsen, verhalten sich in den Lymphspalten und Lymphgefäßen ganz verschieden, wodurch einzig und allein die verschiedene Morphologie der Krebse bedingt ist: sie wachsen auf der Wand

entlang und bilden Hohlschläuche (Adenoma malignum oder schlauchförmiger
Zylinderzellenkrebs) oder sie füllen das Lumen ganz aus (Carcinoma alveolare
solidum); entarten die Zellen schleimig, so entsteht das Bild des Gallertkrebses.

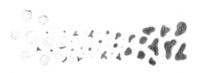

Abb. 79. Wachstum des Carcinoma
alveolare solidum von rechts nach links
in der Schleimhaut. (Schematisch.)

In allen Fällen werden die Drüsen selbst
komprimiert und vernichtet, und so
sehen wir dann z. B. in der Randpartie
eines Carcinoma alveolare solidum auf
Horizontalschnitten durch die Schleimhaut
in den jüngsten Partien des Tumors weit
vorgeschobene, kleine, runde Krebsalveolen
zwischen den noch normal weiten Drüsenlumina, die noch keine Kompression zeigen
können; weiter rückwärts liegen dann
größere Krebsalveolen zwischen komprimierten Drüsen. Man kann also sagen:
Je größer die Krebsalveolen sind, desto kleiner sind die Drüsenquerschnitte
(Kompression) und umgekehrt, woraus mit Sicherheit folgt, daß die Krebs-

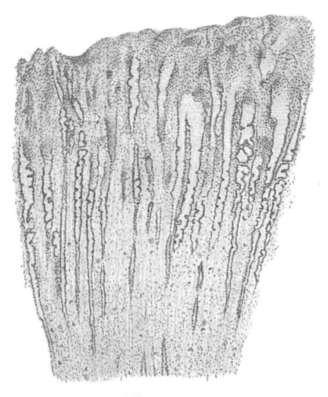

Abb. 80. Wachstum eines Gallertkrebses in den interglandulären Lymphbahnen der
Schleimhaut von unten nach oben. Starke Kompression und Schlängelung der Drüsen.
Hyaline Körperchen.

alveolen nicht durch krebsige Umwandlung der Drüsen entstanden sind,
denn es ist ausgeschlossen, daß eine Drüse erst auf ein Minimum komprimiert wird und Untergangserscheinungen zeigt, um dann noch „karzinomatös"
zu werden. Abb. 79 zeigt uns das schematisch: rechts Krebsalveolen (dunkel),

links Drüsenquerschnitte (hell), das Karzinom wächst in der Pfeilrichtung von rechts nach links.

Es kommen nun auch ganz diffuse Infiltrationen der Schleimhautinterstitien, die ja sehr reich an Lymphbahnen sind, vor, besonders beim diffusen, polymorphzelligen Karzinom und beim Gallertkrebs; Abb. 80 und 81 zeigen uns das Wachstum eines diffusen Gallertkrebses in der Schleimhaut von unten nach oben zwischen den Drüsen hindurch unter starker Hebung, Schlängelung und dadurch Erweiterung derselben mit Bildung von „Pseudosprossen", andererseits aber auch unter starker Kompression der Drüsen bis auf ein Minimum.

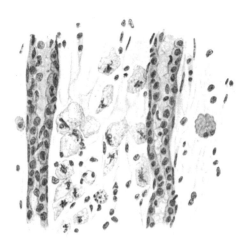

Zusammen mit dem interglandulären Wachstum kommt oft das periglanduläre vor. Cunéo versteht unter dem periglandulären Lymphgefäßnetz das die Drüsen umspinnende, nach meinen Untersuchungen muß es aber in diesem Netz eine Bahn geben, die den Drüsenkörper direkt umgibt, ihn einscheidet, so daß der Fundus der Drüse gleichsam in dieser Lymphscheide hängt. Abb. 82 zeigt uns dieses: bei a

Abb. 81. Eine Stelle aus Abb. 80 bei starker Vergrößerung. Rechts ein hyalines Körperchen.

stoßen die von unten nach oben wachsenden Krebszellen gerade an die Basalmembran des Drüsenfundus. Wie hochgradig das periglanduläre Wachstum werden kann, erkennen wir in Abb. 83: sämtliche Drüsen sind geradezu ein-

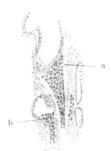

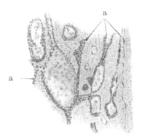

Abb. 82. Wachstum der Krebszellen von unten nach oben in der die Drüse einscheidenden Lymphbahn. Bei a Anstoßen an den Drüsenfundus, bei b Einbruch in eine Drüse.

Abb. 83. Wachstum der Krebszellen in den periglandulären, die Drüsen einscheidenden Lymphbahnen; bei a a Wachstum in den interglandulären Lymphbahnen.

geschieden von schmalen Krebszellsäumen, das Drüsenepithel selbst ist überall erhalten; bei aa außerdem noch interglanduläres Wachstum.

Um in solchen Fällen sicher zu sein, daß die Krebszellen außen an der Drüse entlang wachsen, muß nachgewiesen werden, daß die Basalmembran und die Drüsenzellen, soweit letztere nicht infolge Drüsenkompression zugrunde gingen, erhalten sind. Ist das nicht der Fall, ist also die Basalmembran zerrissen, so daß eine breite Vereinigung der Krebszellen mit den Drüsenzellen vorliegt, dann könnte es wohl schwierig sein zu entscheiden, ob es sich um den Übergang der Drüsenepithelien in Krebszellen handelt oder um sekundären Einbruch von Krebszellen in die Drüse unter Zerreißung der Basalmembran. Kommt letzteres nun oft vor? Lubarsch verneint das und betont die Widerstandsfähigkeit der Basalmembran; in einem von ihm beschriebenen Falle läßt er die Frage unentschieden. Ribbert hat solche Einbrüche nie gesehen; Lohmer erwähnt es in einem Falle und hält das Bild nicht für ausreichend zum Beweise. Pförringer hat einmal den Einbruch eines soliden Krebsschlauches von unten her in den Fundus einer Drüse gesehen und die Stelle auch abgebildet, und ich selbst habe es in zahlreichen Präparaten auch nur ein mal gefunden und die Stelle in Abb. 82 bei b abgebildet.

Ein Bild, das den Einbruch eines karzinomatösen Hohlschlauches von unten her in eine Drüse vortäuscht, sehen wir in Abb. 101, S. 970, es handelt sich aber um einen ovalen Querschnitt einer Drüse, auf deren Basalmembran in der unteren Zirkumferenz Krebszellen entlang gewachsen sind, während oben noch normales Drüsenepithel sich findet.

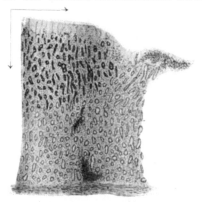

Abb. 84. Wachstum eines malignen Adenoms in den oberen Schleimhautschichten (von links nach rechts und von oben nach unten, Pfeilrichtungen). (Schwache Vergr.)

Aus diesen Befunden und aus den Äußerungen anderer Autoren über diese Frage müssen wir den Schluß ziehen, daß ein Herauswachsen eines soliden krebsigen Zellzuges aus einer Drüse, also eine karzinomatöse Umwandlung des Drüsenepithels, das unter Durchbrechung der Basalmembran nach außen wüchse, nicht vorkommt; wo eine derartige Vermischung beider Zellarten gefunden wird, und das ist sehr selten, handelt es sich um einen Einbruch des Krebsepithels in die Drüse. In denjenigen Fällen, wo eine karzinomatöse Umwandlung der Drüse vorzuliegen scheint, handelt es sich um Täuschungsbilder, und es wird immer gelingen, die Basalmembran zwischen den beiden Zellarten noch festzustellen.

Wir kommen nunmehr zum Wachstum des schlauchförmigen Karzinoms. Hier liegen viel kompliziertere Verhältnisse vor, da die Ähnlichkeit der Tumorröhren mit Drüsenschläuchen eine sehr große sein kann, und zwar im malignen Adenom noch größer als im Zylinderzellenkrebs, da bei ersterem die Röhren nur einschichtiges Karzinomepithel tragen, bei letzterem mehrschichtiges. Das maligne Adenom wächst nun fast immer infiltrativ, während der Zylinderzellenkrebs infiltrativ und häufig auch expansiv wächst. Letzteres sehen wir besonders gut in Abb. 44, S. 875, wo ein großer Krebsbezirk aus der Submukosa durch die Muscularis mucosae hindurch in die Schleimhaut eingebrochen ist.

Schon früher (S. 875) hatte ich auseinandergesetzt, daß die Tumorröhren in diesen Krebsen gar keine krebsig gewordenen, gewucherten Drüsen sind, sondern daß sie entstanden sind durch Wachstum der Krebszellen in den Lymphbahnen mit ein- oder mehrschichtiger Ansiedlung auf deren Wand. Ich halte es überhaupt gar nicht für möglich, daß Drüsen in toto „krebsig werden" und als geschlossene karzinomatöse Röhren in die Tiefe wachsen, das widerspricht dem ganzen Begriff „Krebs", dessen Kernpunkt darin liegt, daß die Epithelien sich vom Mutterboden freimachen und selbständig wachsen, also ohne ihre Basalmembran, die sie weit hinter sich lassen; doch darüber später.

Wenn wir die Randpartien eines Adenoma malignum in der Schleimhaut betrachten, so sehen wir oft, daß die ganz engen, mit einschichtigem Epithel ausgekleideten Tumorschläuche neben ebenso engen, also stark komprimierten und im Untergang befindlichen Drüsen liegen, Verhältnisse, die an Querschnitten am deutlichsten hervortreten. In Abb. 84 sehen wir ein malignes Adenom

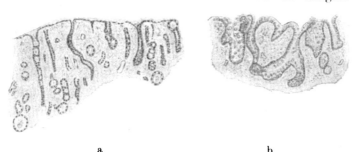

a   b

Abb. 85. a Oberfläche eines malignen Adenoms, b benachbarte Schleimhautoberfläche. (Schwache Vergr.)

in der Richtung der Pfeile von links nach rechts und von oben nach unten in der Schleimhaut zwischen den Drüsen hindurch wachsen. Es besteht keine Möglichkeit anzunehmen, daß sich hier Drüsen in Karzinom umwandelten: eine Drüse kann nicht erst von sich aus auf ein Minimum zusammenschrumpfen

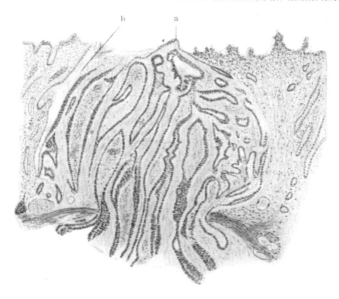

Abb. 86. Durchbruch eines schlauchförmigen Zylinderzellenkrebses aus der Submukosa in die Schleimhaut bis zu ihrer Oberfläche bei a; bei b Wachstum der Krebszellen von oben nach unten auf der rechtsseitigen Basalmembran der Drüse. (Schwache Vergr.)

und dann zu einer mit einschichtigem Krebsepithel ausgekleideten Röhre werden; das wird ja auch keiner behaupten wollen. Somit haben wir in diesem Bilde ein reines Wachstum des malignen Adenoms „aus sich heraus" vor uns, unter Kompression und Zugrundegehen der Drüsen, nirgends findet sich aus den Drüsen neuentstandenes Karzinom.

Sehr interessante Bilder sehen wir manchmal an der Oberfläche dieser Geschwülste. Durch die in der Nachbarschaft des Karzinoms vorhandenen reaktiven, entzündlichen Prozesse, zusammen mit dem durch von unten nach oben wachsende Tumormassen erzeugten Druck auf die Schleimhaut, kommt es oft dazu, daß letztere teilweise oder ganz zugrunde geht oder nach oben abgestoßen wird, so daß dann ein Granulationsgewebe an der Oberfläche freiliegt. Andererseits können auch die benachbarten Drüsen durch seitliches Wachstum des Tumors vernichtet werden. Wenn nun die schlauchförmigen Krebse nach oben bis zur Oberfläche durchbrechen oder auf letzterer entlang wachsen, dann sehen wir, daß die Krebszellen die Neigung flächenhaft zu wachsen, wie sie es in den Lymphbahnen tun, auch an der Oberfläche bekunden. Die Oberfläche des Granulationsgewebes ist dann von einem ein-, manchmal auch mehrschichtigen Krebsepithel kontinuierlich überzogen, das seinerseits dann wieder in den frei an der Oberfläche mündenden Lymphbahnen nach abwärts vordringt, Tumorröhren bildend. Hierdurch

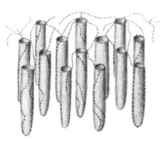

Abb. 87. Schematische Darstellung der Wachstumsrichtungen der Krebszellen auf der Oberfläche der Schleimhaut und auf den Basalmembranen der Drüsen.

kann eine starke Ähnlichkeit mit dem drüsigen Bau der Schleimhaut zustande kommen, wie es uns Abb. 85a und b zeigt: links Oberfläche eines malignen Adenoms, rechts zum Vergleich nicht karzinomatöse, wenn auch veränderte, dem Tumor benachbarte Schleimhautoberfläche. Aus den soeben angeführten Gründen

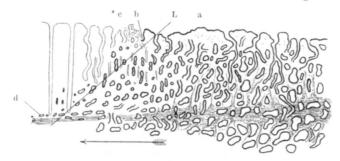

Abb. 88. Halbschematische Darstellung eines in der Pfeilrichtung in der Schleimhaut vordringenden, schlauchförmigen Zylinderzellenkrebses; L Grenzlinie, bei a Oberfläche, mit Krebsepithel bekleidet, bei b sein letzter Ausläufer, bei c untergegangene Drüsen und Granulationsgewebe, bei d der am weitesten nach links vorgeschobene Karzinomschlauch am Boden der Schleimhaut.

ist es unmöglich, daß Drüsen, wie sie rechts gezeichnet sind, in Tumorröhren sich umwandeln können, wie wir sie links im Bilde sehen; vielmehr haben wir auch hier völlig klare Wachstumsverhältnisse des Karzinoms vor uns und keine Entstehung (vgl. auch Abb. 105, S. 973, Oberfläche eines karzinomatösen Fibroadenoms).

Noch größere Täuschungsbilder entstehen nun, wenn beim schlauchförmigen Zylinderzellenkrebs die Karzinomzellen auf der Basalmembran der Drüsen unter Verdrängung ihres Epithels entlang wachsen. Die Krebszellen werden fast immer von der Oberfläche her in die Drüsen hineinwachsen, da, wie früher schon betont wurde, Einbrüche des Karzinoms von unten oder von der Seite her in die Drüsen unter Durchbrechung der Basalmembran nur

äußerst selten sind. Das Vorkommen mehrschichtiger, zylindrischer Karzinomzellen auf der Basalmembran der dem Krebs benachbarten Drüsen ist begreif-
licherweise für diejenigen, die eine fortschreitende Krebsentstehung in der
Schleimhaut annehmen (HAUSER, VERSÉ, KONJETZNY u. a.), ein sicherer Beweis
für letztere vor allem dann, wenn der Bezirk von Krebszellen in sich völlig
abgeschlossen erscheint, also auf beiden Seiten, oben und unten, an nicht karzinomatöses Epithel stößt. Durch meine Untersuchungen ist erwiesen, daß es sich
auch in solchen Fällen um reines Wachstum der Krebszellen handelt, da durch
Serienschnitte immer der Nachweis zu erbringen ist, daß ein Zusammenhang
dieser plötzlich auftauchenden, scheinbar isoliert stehenden Krebszellen mit der
Hauptmasse der Geschwulst besteht. Abb. 86 zeigt uns ein derartiges Wachstum:
ein in der Submukosa seitlich weit vorgedrungener, schlauchförmiger Zylinderzellenkrebs ist nach oben in die Schleimhaut durchgebrochen bis zu ihrer
Oberfläche bei a, die Krebszellen wachsen als mehrschichtige, zylindrische
Zellen auf der rechten Seite der Drüse b von oben nach unten, die im Untergang befindlichen Drüsenzellen kompri-
mierend und zur Seite drängend.

Wichtig ist in solchen Fällen natürlich die Grenzstelle zwischen Krebsepithel und benachbartem Drüsenepithel, da man aus dem Verhalten
des letzteren eine fortschreitende Umwandlung in Krebszellen entweder annehmen oder ablehnen muß.

Um die mannigfachen Täuschungsbilder zu veranschaulichen, denen man
ausgesetzt ist bei der Beurteilung
von Krebszellen, die scheinbar isoliert
zwischen nicht karzinomatösen Drüsenzellen auftreten, bringe ich zum besseren
Verständnis ein schematisches Bild in
Abb. 87. Die Drüsen sind als einfache
Röhren gezeichnet, die punktierten

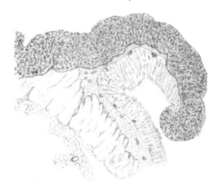

Abb. 89. Flächenhaftes Wachstum eines
schlauchförmigen Zylinderzellenkrebses in
der Schleimhaut von links nach rechts;
überhängender Rand. (Lupenvergrößerung.)

Linien sind die vielen Richtungen, in denen die Krebszellen auf der Basalmembran von oben in die Drüsen hinein- und nach oben wieder herauswachsen
können, die verschiedensten Richtungen einschlagend, über die Oberfläche
hinweg von einer Drüse zur anderen. Daß man diese Verhältnisse nur an aus-
giebigen Serienschnitten nachweisen und richtig verstehen kann, braucht nicht
betont zu werden, denn im einzelnen Schnitt sieht man immer nur eine mehr
oder weniger lange Zone von Krebszellen auf der Basalmembran, nach beiden
Seiten an nicht krebsiges Drüsenepithel stoßend. Auf diese Verhältnisse bin
ich sehr genau im Abschnitt über die formale Genese des Schleimhautkrebses
eingegangen und verweise auf die Abb. 97—103, S. 967—972.

Fig. 88 zeigt uns noch einmal in einem halbschematischen Bilde das Wachstum
des schlauchförmigen Karzinoms und sein Verhalten zur Nachbarschaft.

Erwähnen will ich noch eine besondere Wachstumsart des Magenkarzinoms, die manchmal vorkommt: ein auf weite Strecken hin flächenhaftes
Vordringen in der Schleimhaut ohne Wachstum in der Submukosa. In
Abb. 89 sehen wir eine verdickte, völlig von schlauchförmigem Zylinderzellenkrebs
durchsetzte Schleimhaut, die rechts als umgebogener Wulst über die benachbarte, nicht krebsige Mukosa herüberhängt: die Submukosa ist völlig frei
von Krebs. Derartige Fälle werden gern im Sinne einer fortschreitenden
„krebsigen Entartung" der ganzen Schleimhaut gedeutet, doch zeigt ein Studium

der Randbilder, daß es sich um Wachstum handelt. Hier erwähne ich einen Fall von Rindfleisch, den er als „Skirrhus ventriculi diffusus" bezeichnet; er sagt: „Was ich konstatiere und für das Hauptergebnis meiner Arbeit halte, ist die Entstehung des Skirrhus aus einer gegenseitigen Durchwucherung des Drüsenepithels und des wuchernden Bindegewebes an den noch in ihrer Form und Lage deutlich erkennbaren Drüsenkörpern. Dieser Vorgang ist gleichzeitig und fast überall an der ganzen Magenwand eingetreten, so daß er das konträre Gegenteil von einer monozentrischen Karzinose darstellt, welche ja, wie ich gern zugebe, die Regel ist." v. Hansemann schließt sich dieser Deutung des Falles an. Ich habe ähnliche Fälle, wenn auch nicht so ausgesprochen, ebenfalls mehrfach zu untersuchen Gelegenheit gehabt und habe immer gefunden, daß an den Rändern nur Wachstum vorhanden war und keine Entstehung, und in so weit vorgeschrittenen Fällen kann man doch nur aus den Randpartien noch Schlüsse ziehen. Ich erinnere hier noch an die von mir beschriebenen Bilder bei Hautkarzinomen, wo das Krebsepithel auf weite Strecken hin flächenhaft im und am Deckepithel entlang wuchs, und wo aus verschiedenen Gründen, auf die ich hier nicht näher eingehen kann, eine fortschreitende Entstehung des Karzinoms ganz ausgeschlossen war; Borst hat das ebenfalls in einem Falle beschrieben.

Die Abb. 90 gibt die Wachstumsrichtungen des Karzinoms in den verschiedenen Schichten der Magenwand noch einmal zusammenfassend schematisch wieder.

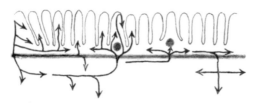

Abb. 90. Wachstumsrichtungen des Karzinoms in den Magenwandschichten (schematisch).

Zum Schluß müssen wir nun noch die Veränderungen der dem Karzinom benachbarten Schleimhautpartien besprechen. Es ist ja von vornherein klar, daß ein einigermaßen großes Magenkarzinom, das unter Umständen auch noch eine Stenose bedingt, schwere Folgen für die übrige Magenschleimhaut haben muß, die in dem Sammelnamen Gastritis zusammengefaßt werden und bedingt sind durch Stagnation des Mageninhalts, erhöhte und unregelmäßige Peristaltik, reaktive entzündliche Veränderungen durch den Tumor selbst, vor allem durch Ulzerationen, Nekrosen, Toxinwirkung. Die Gastritis kann ja, wenn auch sehr selten, so hochgradig sein, daß es zu wulstartigen Verdickungen der Schleimhaut kommt, und wir von Gastritis polyposa sprechen können (vgl. S. 897ff.). Diese auf weite Flächen der Magenschleimhaut sich erstreckenden Veränderungen sind es aber nicht, die uns hier interessieren sollen, sondern diejenigen, die an den Drüsen und ihren Epithelien der in der nächsten Umgebung des Karzinoms gelegenen Schleimhautpartien auftreten und die früher durchweg als Vorstadien des Karzinoms aufgefaßt wurden und in der letzten Zeit von diesem Gesichtspunkte aus wieder in den Vordergrund gerückt werden (Versé, Konjetzny), nicht etwa in dem Sinne, daß aus diesen Veränderungen Krebs entstehen müsse, sondern könne. Mit dieser speziellen Frage werden wir uns im nächsten Kapitel bei der Entstehung des Magenkrebses befassen, hier sollen nur die Veränderungen selbst besprochen werden.

Zunächst sei erwähnt, daß wir die genannten Veränderungen der Schleimhaut nicht nur in der Nähe der Karzinome finden, sondern in der Umgebung chronischer Magengeschwüre, bei vielen chronisch-entzündlichen Prozessen, wie auch in der Umgebung tuberkulöser Darmgeschwüre; darauf hat Hauser besonders hingewiesen. Wenn sie also schon bei diesen Prozessen fast regelmäßig vorhanden sind, müssen wir sie ja beim Karzinom in viel höherem Grade finden, da bei ihm eine ganze Reihe ursächlicher Momente in Frage kommen, vor allem ein neues Moment, nämlich die Druckwirkung von seiten des Tumors mit mannigfachen Folgen für die Schleimhaut. Damit ist auch das erklärt, was HAUSER betont, allerdings in seinem ganz besonderen Sinne betont, daß nämlich beim Karzinom die genannten Veränderungen in der benachbarten Schleimhaut viel hochgradiger seien, als bei anderen entzündlichen Prozessen.

Es kommen nun einmal Gestaltsveränderungen der Drüsen in Betracht und dann Abweichungen ihres Epithels von der Norm; zu ersteren sind zu rechnen: Verlängerungen, Schlängelungen, kolbige Auftreibungen, besonders des Fundus, dicho- und trichotomische Teilungen, Tiefenwachstum bis zur Submukosa; an den Epithelien beobachtet man: dichteres Chromatin mit dunklerer Färbung der Kerne, Aufhören der Funktion, der Schleimproduk-tion, Gestaltsveränderungen, Wucherung. Nach HAUSER ist die Epithelveränderung das Primäre, durch Wuche-rung des Epithels wird die Membrana propria der Drüse „gestreckt" („flaches Adenom"), wodurch Verlängerung und alle übrigen Formveränderungen bedingt sind. Ich will gleich vorweg bemerken, daß ich einen ganz anderen Standpunkt einnehme und alle diese Veränderungen für sekundär halte, für Folgen und Wirkungen des Karzinoms; die gleiche Meinung haben PETERSEN und COLMERS vertreten, nur nehmen sie mehr eine Toxin-wirkung durch den Tumor an, während ich daneben noch mechanische Momente und hochgradige reaktiv-entzündliche Vorgänge verantwortlich mache. VERSÉ widerspricht der Erklärung PETERSENS und COLMERS, da er sich nicht erklären kann, daß durch diese Karzinom-toxine nur einzelne Drüsen betroffen werden sollen; er denkt an karzinomatöse Umwandlung im Sinne HAUSERS. Warum nicht besondere Stellen in der nächsten Umgebung des Karzinoms stärker betroffen werden sollten als andere, ist nicht einzusehen.

Wenn wir nun die dem Karzinom benachbarte Schleimhaut betrachten, so fällt uns meist ihre Ver-dickung, ihre Hypertrophie auf: die Drüsen sind ver-längert und zwar nach oben, nicht nach unten, das interglanduläre Bindegewebe ist vermehrt, die Inter-stitien verbreitert; das sind Folgen des in der Schleim-haut wachsenden Karzinoms: die Schleimhaut mußte

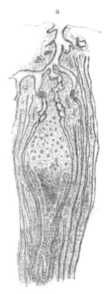

Abb. 91. Starke Hebung und Hypertrophie der Schleimhaut mit ausge-sprochenen Folgeerschei-nungen für die Drüsen; in der Mitte Karzinom.

mitwachsen, sich verdicken, da sie ja kontinuierlich auf den mehr oder weniger hohen Wall des Karzinoms sich fortsetzt und nach der anderen Seite allmählich abfällt; das gilt auch für noch ganz kleine Karzinome. Wir haben es hier mit einem konkomitierenden, v. HANSEMANN sagt kollateralen Wachstum zu tun, bei dem der Kernpunkt in dem kombinierten Wachstum des bindegewebigen und epi-thelialen Faktors der Drüsen liegt, denn nur so kann eine Drüse länger und größer werden und evtl. auch Sprossen treiben, nicht aber durch Proliferation des Epithels allein. Gehen wir nun an die Grenze des Tumors, so sehen wir die Folgen der Druckwirkung durch den letzteren. Die Folgen werden verschieden sein, ob das Karzinom expansiv oder infiltrativ wächst: im ersteren Falle werden die infolge der Hypertrophie der benachbarten Schleimhaut schon viel längeren und oft schmäleren Drüsen im ganzen zur Seite gedrängt, beim infiltrativen Wachs-tum werden sie durch die zunächst auf dem Boden der Schleimhaut horizontal und von hier aus dann auf dem Wege der interglandulären Lymphbahnen nach oben wachsenden Krebszellen von allen Seiten komprimiert, wie wir das in Abb. 80 und 81, S. 928 und 929 und in Abb. 91 in ausgesprochener Weise sehen.

Weiterhin muß es nun bei diesem aszendierenden Wachstum der Karzinomzellen in der Schleimhaut neben Kompression und Schlängelung auch zu mehrfachen, scheinbaren Teilungen der Drüsen kommen, zu passiven Ausstülpungen, zu „Pseudosprossen", die oft mit einer vorhergehenden Erweiterung des Lumens kombiniert sind. Dies wird uns um so leichter verständlich, wenn wir bedenken, daß die Magendrüsen schon in der Norm „einfach oder mehrfach geteilte tubulöse Einzeldrüsen" sind (Stöhr). Auf diese Täuschungsbilder, die oft für aktive Sprossenbildung der Drüsen gehalten werden, habe ich schon S. 928 an Hand der Abb. 80 hingewiesen. Wie hochgradig die Hebung der Schleimhautoberfläche mit ausgedehnten Folgeerscheinungen für die Drüsen werden kann, sehen wir in Abb. 91. Die Hebung ist erfolgt einmal durch reaktiv-entzündliche Prozesse und dann durch interglandulär von unten nach oben wachsende Karzinomzellen. Hier fällt uns nun noch etwas Besonderes auf: bei a mündet ein breites Drüsenlumen aus, an dem seitlich und nach unten zahlreiche weitere Drüsen hängen. Das Bild ist so zu erklären: im Bereich des Drüsenlumens a wurde die Oberfläche nicht so stark gehoben, wie seitlich davon, so daß die vielen Drüsen, die jetzt an der erweiterten, oben ausmündenden Drüse a hängen, früher ebenfalls an der Oberfläche mündeten. Vielleicht handelt es sich bei diesen Stellen um frühere Magengruben, in die ja oft eine Anzahl Drüsen münden. Die Hebungen und hypertrophischen Verdickungen der Schleimhaut sind ja nicht an allen Stellen gleichmäßig.

Da die Schleimhaut auch in der weiteren Entfernung des Karzinoms mitwächst und sich verdickt, werden wir die beschriebenen Veränderungen auch hier beobachten; findet man starke Schlängelungen und Verzweigungen der Drüsen, dann wird man immer, evtl. in Serienschnitten, am Boden der Schleimhaut den Tumor finden, der nach oben wächst und einen Druck ausübt. Ob noch eine andere Möglichkeit vorliegt die Schlängelung der Drüsen zu erklären, etwa durch Schrumpfung des entzündlich gewucherten interglandulären Bindegewebes, bleibe dahingestellt.

Was nun die Epithelveränderungen in den Drüsen der benachbarten Schleimhaut, wie dunklere Färbung, Gestaltsveränderung, Aufhören der Funktion usw. betrifft, so sehen wir diese auch bei so vielen anderen Prozessen, wie ja allgemein bekannt ist, daß man auf diesen Befund keinen so großen Wert legen sollte. Ein Epithel, das lange Zeit allen möglichen Insulten ausgesetzt ist, wie Druckwirkungen, chemischen und entzündlichen Reizen, das auch dauernd in konkomitierendem Wachstum sich befindet, muß seine Gestalt und seine Funktion ändern; wir werden noch sehen, ob derartige Epithelien Vorläufer der Karzinomzellen sein können.

Ich habe das Wachstum der Karzinomzellen so ausführlich behandelt, weil es die unbedingte Grundlage ist für die Frage der Entstehung des Magenkarzinoms, auf die wir später eingehen werden (S. 957).

2. Wachstum und Verbreitungswege des Magenkarzinoms außerhalb des Magens. Verhalten zu den Nachbarorganen.

Die bis zur Magenserosa vorgedrungenen und hier flächenhaft wachsenden Krebszellen führen leicht zu einer peritonitischen Reizung, auf Grund deren die Serosafläche mit den Nachbarorganen verklebt und adhärent wird; es kommt dann zu einem Hindurchwachsen der Karzinomzellen durch beide Serosen und in das verlötete Organ hinein. Hier kommen hauptsächlich Pankreas, Unterfläche der Leber, Duodenum, Colon transversum, Gallenblase, Milz, Zwerchfell und vordere Bauchwand in Betracht. Beim Einwachsen in das Querkolon kommt es meist zuerst zu einer diffusen karzinomatösen Infiltration des Ligamentum gastro-colicum, das sich durch Schrumpfung stark verkürzt und das Kolon an den Magen heranzieht. In allen diesen Fällen, wo der mehr oder weniger karzinomatöse Magen mit einem oder mehreren Organen fest verlötet ist, sind auch ausgedehnte Drüsenmetastasen in der Umgebung des Magens vorhanden, so daß wir ein derbes, dickes Tumorpaket finden, zu dem oft noch die stark verkürzte, nach oben umgelegte und manchmal brettharte Netzschürze gehört. Ja, selbst Dünndarmschlingen können noch mit einem solchen Tumorpaket verbacken sein. Kompression der Gallengänge und der Pfortader mit ihren Folgeerscheinungen sind dabei nicht selten. Das Karzinom dringt dann in breiter Front in die betreffenden Organe ein (Leber, Pankreas), kann vom Milzhilus her einen Teil der Milz zerstören, wobei es zu Gefäßarrosionen kommen kann.

Ich habe zwei Fälle gesehen, in denen bei einem großen, verjauchten Funduskrebs die Milzarterie arrodiert und Verblutung in den Magen eingetreten war. Erfolgt der Durchbruch in ein Hohlorgan, z. B. Colon transversum, Dünndarmschlinge (selten), Gallenblase oder durch die linke Zwerchfellkuppel in den Pleuraraum, so sehen wir zwei kommunizierende Höhlen, deren Wand größtenteils von zerfallenen Krebsmassen gebildet wird.

Ein Durchbruch des Magenkarzinoms in die freie Bauchhöhle mit nachfolgender Peritonitis auf Grund eines Ulcus pepticum im Boden des Tumors ist sehr selten, es werden 4—6% angegeben; ich selbst habe einen Fall gesehen, wo ein ziemlich gerader, $2^1/_2$ cm tiefer Trichter fast genau in der Mitte des Karzinoms nach unten ging, an dessen Spitze sich ein kaum linsengroßes Loch befand. Ich verweise ferner auf den von mir

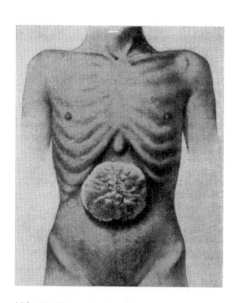

Abb. 92. Magenkrebs mit Durchbruch durch die Bauchdecken. (Nach HARTMANN.)

S. 912 näher beschriebenen und in Abb. 70 wiedergegebenen Fall, wie auch auf die Abb. 69 (Fall von GRUBER). Es ist sicher nicht richtig, wenn in solchen Fällen des Durchbruches wegen ein Ulkuskarzinom angenommen wird, denn gegen diese Annahme spricht der Umstand, daß die Wände und der Boden eines solchen Ulkus von dichten Krebsmassen eingenommen werden, die auch in meinem Falle den Rand der kleinen Perforationsöffnung vollständig umgaben.

Bei stark zerfallenden Karzinomen, die mit mehreren Organen verwachsen und unter starker Einschmelzung der Gewebe in diese durchgebrochen sind, finden wir dann gegen die Bauchhöhle abgegrenzte, mit verjauchten Krebsmassen angefüllte Höhlen in dem Raum zwischen Leber, Duodenum, Magen und Bauchwand oder, wenn sie weiter links liegen, zwischen Milz, Magen, Querkolon, Zwerchfell und Bauchwand; dabei kommt es dann oft zu einer linksseitigen Pleuritis. Auch Durchbrüche durch die Bauchwand, manchmal mit Fistelbildungen, kommen in ganz seltenen Fällen vor; ein instruktiver Fall derart ist in Abb. 92 abgebildet. Eine weitere Folge kann eine eitrige Pylephlebitis mit sekundären Leberabszessen sein.

n) Metastasen.

Die Metastasierung bei Magenkrebsen kann auf den bekannten Wegen erfolgen, auf dem Lymph- oder Blutwege oder durch Implantation im Cavum peritonei. Es ist durchaus nicht in allen Fällen klar, auf welchem Wege die Metastasen entstanden sind, das gilt besonders für manche Fernmetastasen und für die im Peritoneum. Ganz im Vordergrunde steht die Ausbreitung auf dem Lymphwege.

Das Karzinom des Magens ist von allen Karzinomen dasjenige, das am häufigsten Metastasen setzt, wie aus einer Zusammenstellung Kitains aus dem Material des Berliner pathologischen Instituts hervorgeht. Von 452 Karzinomen sämtlicher Organe waren 128 ohne und 324 mit Metastasen verlaufen; von diesen letzteren nimmt der Magen mit 92 Fällen die erste Stelle ein, dann folgen Mamma (40), Darm (35), Uterus (23), Ösophagus (19) usw. Es ist eine bekannte Tatsache, daß gerade die größten Karzinome die geringste Neigung zeigen, Metastasen zu setzen und umgekehrt; Kitain sagt: „Die Häufigkeit der Metastasen steht in enger Beziehung zum histologischen Bau und der örtlichen Ausbreitung des Primärtumors. Je mächtiger er sich lokal entwickelt, um so beschränkter pflegt im allgemeinen die Metastasenbildung zu sein." Besonders beim Magenkrebs können wir letzteres immer wieder beobachten.

Was die Häufigkeit der Metastasierung bei den einzelnen histologischen Krebsformen betrifft, so sind derartige Statistiken von wenig Wert, da einmal der Sitz der Karzinome, dann die Größe und die Zeitdauer ihres Bestehens eine bedeutende Rolle spielen. Über die letztere wissen wir nicht viel, und sie steht sicher in gar keinem Zusammenhange mit der Größe des Tumors, da manche Formen, z. B. die flächenhaften, diffusen Gallertkrebse, schneller wachsen als andere, wie z. B. der polypöse Zylinderzellenkrebs. Der Sitz des Tumors ist sehr wichtig, da das Funduskarzinom lange bestehen und eine beträchtliche Größe erreichen kann, ohne zu metastasieren, während das Karzinom der Pars pylorica sehr bald Metastasen in den Lymphdrüsen setzt. Somit glaube ich, daß eine derartige Statistik nur dann einigen Wert haben könnte, wenn sie etwa nur die Karzinome der Pars pylorica umfassen würde, und wenn bei einer solchen Statistik auch das Häufigkeitsverhältnis der einzelnen histologischen Krebsformen zueinander mit berücksichtigt würde. Ich kann aus meinem Material keine Angaben über diese Frage machen, da in vielen Fällen das Ergebnis der mikroskopischen Untersuchung der Karzinome nicht genau genug in die Protokolle eingetragen ist.

Wir wollen nunmehr die einzelnen Wege der Metastasierung beim Magenkrebs besprechen und beginnen mit dem

1. Lymphweg.

Hier kommen in erster Linie die dem Magen benachbarten Lymphdrüsen in Betracht. Die Wege, die vom Magen zu den verschiedenen Lymphdrüsengruppen führen, wie auch die Verbindungen der letzteren untereinander, sind durch die meist auf Grund von Injektionen gewonnenen Untersuchungsresultate von Sappey, Cunéo, Most, Pólya und Navratil, Stahr u. a. klargestellt. Ich folge hier den Ausführungen Konjetznys. Pólya und Navratil geben an, daß die Lymphdrüsen im Verlauf der Arterien liegen und unterscheiden vier Hauptgruppen: 1. Die Kette der Arteria gastrica sinistra, 2. die Hepatikakette, 3. die Splenikakette und 4. die Coeliakagruppe. Bei Gruppe 1 macht er 4 Untergruppen: 1. entlang der kleinen Kurvatur, 2. an der rechten Seite der Kardia, 3. an der linken Seite der Kardia, 4. neben dem Stamm der Arteria gastrica sinistra.

Beim Karzinom der Pars pylorica und der kleinen Kurvatur, die ja am häufigsten sind, werden in erster Linie die Lymphdrüsen entlang der kleinen Kurvatur (vgl. Abb. 75, S. 924) und die retropylorischen befallen. LENGEMANN fand an Resektionspräparaten in 50%, SALTZMANN in 63%, RENNER in 45%, KONJETZNY in 100% Metastasen in den regionären Drüsen. Demgegenüber setzen die Karzinome der großen Kurvatur viel seltener Drüsenmetastasen, KONJETZNY

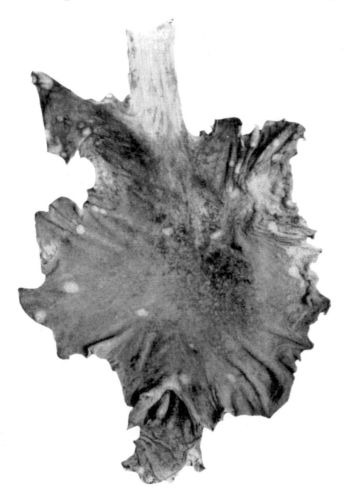

Abb. 93. Primäres Magenkarzinom (rechts oben) mit „Sprungmetastasen" in der Magenwand.

fand nur 9%. Bei meinen früheren Untersuchungen hatte ich in allen Fällen gefunden, daß die Lymphbahnen vom Magen bis zu den Drüsen mikroskopisch ebenfalls mit Krebszellen gefüllt waren und hatte deshalb die Meinung vertreten, daß keine eigentliche Metastasenbildung vorläge, sondern nur ein kontinuierliches Hineinwachsen der Krebszellen in die Drüsen. Dies ist aber wohl nach den Angaben von CUNÉO, LENGEMANN, RENNER und KONJETZNY, und wie ich mich später selbst überzeugt habe, in seiner Allgemeinheit nicht richtig, wenngleich solche Fälle sicher vorkommen, mindestens bis zur ersten Etappe. Ähnlich verhält es sich mit den sog. Sprungmetastasen innerhalb der Magenwand. Es war und ist mir oft aufgefallen, daß man bei kleinen Krebsknoten, die in der Submukosa oder häufiger in der Subserosa entfernt vom Primärtumor liegen, deutlich sehen kann, wenn man den Magen ausspannt und ihn gegen das Licht hält, daß kontinuierliche Krebszüge, die immer dünner werden, vom Primärtumor zu den Knoten zu verfolgen sind, so daß doch ein kontinuierliches Wachstum vorliegt. Ich nehme in solchen Fällen an, daß an Stellen, wo Lymphbahnen sich treffen, und wo größere Haufen lymphatischen Gewebes liegen, die Krebszellen stecken bleiben und kleine Knoten bilden. Ich habe mich aber überzeugt, daß das nicht immer der Fall ist und schließe mich der Meinung v. Mikulicz', Saltzmanns und Konjetznys an, daß echte Sprungmetastasen in der Magenwand vorkommen, wenn sie auch selten und meist nicht zahlreich sind. Finden wir bei einem primären Magenkrebs eine größere Anzahl von kleineren, metastatischen Krebsknoten in der Magenwand, so könnte man ja immerhin auch noch daran denken, daß sie auf dem Wege des großen Blutkreislaufes entstanden seien, besonders dann, wenn die Metastasen flächenhaft in der Mukosa oder Submukosa liegen, erstere beetartig vordrängend. Diese Annahme gewinnt an Wahrscheinlichkeit, wenn in einem solchen Falle auch noch in anderen Organen sichere Blutwegmetastasen vorhanden sind; fehlen diese aber, dann müssen wir an „Sprungmetastasen" auf dem Lymphwege innerhalb der Magenwand denken, wobei zwei Möglichkeiten vorhanden sind: entweder werden die Krebszellen in der Richtung des Lymphstromes passiv vom Haupttumor fortgeschwemmt und siedeln sich an verschiedenen Stellen der Mukosa oder Submukosa an, oder sie bewegen sich gegen dem Lymphstrom durch Eigenbewegung fort und wachsen hier und dort zu Geschwulstknoten aus. Eine Implantation der Tumorzellen innerhalb des Magenkavums ist in jedem Falle auszuschließen aus Gründen, die wir später noch ausführen werden (S. 941). Einen eindeutigen Fall von Sprungmetastasen habe ich in Abb. 93 abgebildet: es handelt sich um ein kleinhandtellergroßes, beetartiges, primäres, alveolär gebautes Karzinom, das nur Leber- und regionäre Lymphknotenmetastasen gesetzt hatte, so daß der große Blutkreislauf nicht in Betracht kam. In der nächsten Umgebung des Primärtumors liegen die meisten Metastasen und zwar in der Submukosa, die Schleimhaut vorwölbend, teilweise auch schon von unten her in sie hineinwachsend. Diese nächstgelegenen Metastasen sind größer, dicker, mehr halbkugelig vorspringend, während die weiter entfernt liegenden, über die ganze Magenwand bis zum Pylorus verteilten Knoten zwar nicht alle kleiner, wohl aber dünner, flächenhafter, beetartiger sind, so daß sie Blutwegmetastasen ähnlich sehen; trotzdem haben wir einen echten Fall von Sprungmetastasen innerhalb der Magenwand vor uns. Der ganze Darm war völlig frei von Tumorknoten.

Weiterhin kommt es nun zu Fernmetastasen auf dem Lymphwege in die mesenterialen, retroperitonealen, periportalen, iliakalen, inguinalen und durch Vermittlung des Ductus thoracicus (Winkler, Lubarsch) in die bronchialen, mediastinalen, klavikularen und axillaren Lymphdrüsen. Ob in Fällen, wo die normale Richtung der fließenden Lymphe dem Wege der Tumorzellen entgegengesetzt ist, ein retrograder Transport oder ein aktives Hineinwandern der letzteren wahrscheinlicher ist, kann nicht entschieden werden. Bei dem weitverzweigten, mit zahllosen Anastomosen versehenen Netz der Lymphgefäße kann ich mir eine Umkehr des Lymphstromes auf größere Strecken nicht gut vorstellen und glaube, daß bei der nachgewiesenen Fähigkeit der Tumorzellen durch amöboide Bewegungen sich vorwärts zu bewegen, die Zellen auch auf diesem Wege in weiter entfernt liegende Drüsen einwandern können. Hier sind noch die Metastasen in den supraklavikularen Lymphdrüsen zu erwähnen, besonders linkerseits, die, wie schon von Virchow hervorgehoben wurde, für

die Diagnose „Magenkrebs" wichtig sind. Die Bevorzugung der linken Seite
wird dadurch erklärt, daß hier die Drüsen dem Ductus thoracicus näher
liegen, und HOSCH gibt an, daß bei rechtsseitiger Lage der Metastasen der
Ductus statt auf der linken auf der rechten Seite in die Vene einmünde,
was weit häufiger sei, als angenommen werde; er teilt einen eigenen hierhergehörigen und 4 Fälle aus der Literatur mit.

Auf dem Wege über die retroperitonealen Lymphdrüsen, aber auch durch
die subperitonealen Lymphbahnen direkt, gelangen dann die Krebszellen
auch in das Mesenterium und Mesokolon, wo sie einmal wiederum knotige
Drüsenmetastasen setzen oder die Lymphgefäße anfüllen, die wie injiziert
aussehen können. Man sieht dann oft die prall mit Krebszellen gefüllten, ge-
schlängelten Lymphgefäße des Mesenteriums besonders stark an seiner Ansatzstelle am Darmrohr vorspringen und sich vom Mesenterium auf die Darmwand
subserös fortsetzen. Dabei kommt es zu brettharten, schwieligen Indurationen
mit starker Schrumpfung der Radix mesenterii. Größere Krebsknoten an der
mesenterialen Ansatzstelle des Darmrohres können breit mit letzterem verwachsen und durch Schrumpfung Stenose hervorrufen; auch Einbrüche in
das Darmlumen kommen vor, so daß, wenn die Oberfläche des Tumors ulzeriert
und wallartig aufgeworfene Ränder zeigt, ein primäres Darmkarzinom vorgetäuscht wird. Auch auf dem Blutwege entstandene Darmwandmetastasen
können durch Ulzeration auf der Schleimhautseite zum Bilde eines scheinbar
primären Karzinoms führen (s. S. 989 und 990). Täuschungsbilder, die gar
nicht so selten sind und im ganzen Verdauungskanal vorkommen (BORRMANN).
Auch in den subpleuralen Lymphbahnen können die metastasierten Geschwulstzellen kontinuierlich wachsen unter Bildung verzweigter, zierlicher Netze; der
Weg geht wahrscheinlich über die bronchialen und Hiluslymphdrüsen.

Die eigentliche Karzinose des Bauchfells, die makroskopisch große Ähnlichkeit hat mit der Peritonealtuberkulose, wird von den meisten Autoren als

2. Implantation

aufgefaßt, indem angenommen wird, daß die an irgendeiner Stelle in die freie
Bauchhöhle gelangten Tumorzellen sich in der Aszitesflüssigkeit stark vermehren, durch die Peristaltik zwischen den Darmschlingen verrieben werden,
dann durch die Stomata der Serosa eindringen und subserös zu Knötchen
auswachsen, die ja immer von Serosa überzogen sind. Die Frage der Implan-
tations- oder Impfmetastasen überhaupt spielt bei allen Geschwülsten eine
große Rolle, besonders bei den Karzinomen des Verdauungskanals, doch sollte
man hier möglichst scharfe Kritik anwenden, da meiner Meinung nach derartige
Metastasen auf der Schleimhaut tiefer gelegener Darmabschnitte wahrscheinlich überhaupt nicht vorkommen (s. S. 834). Drei Bedingungen müssen erfüllt sein, wenn Implantationsmetastasen zustande kommen sollen: es muß ein
lebensfähiges Geschwulstmaterial, eine aufnahmefähige Oberfläche und völlige
Ruhe für die Ansiedelung der Zellen vorhanden sein, Bedingungen, die im
Darm sicher nicht gegeben sind, wohl aber im Cavum peritonei. Ob trotzdem
bei der Peritonealkarzinose die Verbreitung der Geschwulstzellen auf dem
Lymphwege auch eine Rolle spielt, ist nicht ganz von der Hand zu weisen.
Zu bemerken ist noch, daß im kleinen Becken, wo ja bei chronischem Aszites
und Peritonitis infolge der Senkung Flocken, Fibrin und Leukozyten sich an-
sammeln („Schlammfang" WEIGERTs), auch bei Karzinose oft größere, meist
beetartige Geschwulstmassen gefunden werden, die sogar zu einer Stenose
des Rektum führen können.

3. Blutweg.

Daß das Magenkarzinom direkt in Venen des großen Kreislaufes oder gar in die Kava einbricht, und die Tumorzellen auf dem Wege der letzteren durch das Herz in die Lungen und dann unter Umständen noch weiter in den großen arteriellen Kreislauf gelangen, kommt wohl nur ganz selten vor; der Weg ist fast immer ein anderer: durch die Pfortader in die Leber, wo die Zellen in die Äste der Vena hepatica gelangen und dann in die Kava. Häufig brechen karzinomatöse Drüsen, die hinter dem Magen oder im Ligamentum hepato-duodenale liegen, in die zur Pfortader ziehenden Venen oder in den Hauptstamm (seltener) ein, oder die Krebszellen wachsen schon im Magen selbst in die Venen ein, die zum Wurzelgebiet der Pfortader gehören. Wenn die Krebszellen durch die Leber und weiterhin durch die Lungen hindurchgehen, dann können wir Metastasen in sämtlichen Organen finden, selbst in den Muskeln (Lewy, Schultermuskulatur) und in der Haut (Schumann, Reverdin, Mazaud, Geipel, Daus, Roseler, Beitzke, Reitmann, Babes und Stoicesco). Ziegler faßt einen von ihm beobachteten Fall von Magenkrebs mit Hautmetastasen im Arm als Lymphwegmetastasen auf, ich glaube aber, daß hier ebenfalls der Blutweg in Frage kommt. Weiterhin kommen beim Magenkarzinom Metastasen im Knochensystem vor, die manchmal sehr ausgedehnt sein können (v. Recklinghausen, Zade, Pinatelle und Vavaillon, Thue, Senge u. a.). Während diese nach einer Zusammenstellung von Jenny Perlmann beim Mammakarzinom und Prostatakarzinom sehr häufig sind, in 52,3 bzw. 78,9%, sollen sie beim Magenkrebs selten sein, sie gibt nur 2,5% an; nach dieser Statistik steht der Magen an letzter Stelle. Ich glaube nicht, daß das richtig ist, sondern daß der Grund für diese niedrige Zahl darin zu suchen ist, daß das Knochensystem bei Sektionen von Magenkarzinom nicht immer nachgesehen wird. Fand doch Eugen Fränkel unter 39 Magenkrebsen 8 mal = 20% Wirbelmetastasen. Manchmal kommt es in diesen Metastasen zur Bildung von Knochengewebe, sog. osteoplastische Karzinome. Derartige Fälle sind beschrieben von Zade, Askanazy, Perls, Erbslöh, Lubarsch, Fischer-Defoy, Axhausen, Jenny Perlmann.

Diese an sich seltene Knochenneubildung im Stroma der Knochenmetastasen wird verschieden erklärt; so nimmt v. Recklinghausen Stauung durch Krebsthromben oder chemische Reize durch die Krebszellen an, eine Auffassung, der sich Axhausen und Schmorl anschließen. Assmann und Askanazy denken an primäre Nekrosen im Knochen, durch die eine übermäßige Knochenneubildung angeregt werden könnte, Jenny Perlmann meint, daß osteoplastische Karzinome nur bei solchen Menschen vorkämen, die auch sonst Neigung zu pathologischer Knochenneubildung hätten (Bindegewebe, Gelenkbänder, Muskeln).

Zu erwähnen sind noch Metastasen im Darmtraktus, die oft sehr zahlreich sein können. Da die Knoten meist submukös liegen, scheidet die Frage der Implantation aus, die ja sowieso aus schon früher genannten Gründen höchst unwahrscheinlich ist (s. S. 864 und 941). Zwei einschlägige Fälle sind beschrieben von Israel und Miodowski. In Israels Falle waren Leber, Lungen und Milz frei, dagegen die regionären, retrogastrischen, retroperitonealen und mediastinalen Lymphknoten, beide Nebennieren, Pankreas, linker Hoden, beide Tonsillen und die Darmwand befallen. Im Falle Miodowskis zeigte der ganze Verdauungskanal Krebsmetastasen. Während Israel den Blutweg annimmt und die Metastasen in den abdominellen Lymphdrüsen von den Darmwandtumoren ableitet, glaubt Miodowski in seinem Falle umgekehrt an den Lymphweg und erklärt die zahlreichen Darmwandtumoren von einer einzigen krebsigen, gut kirschkerngroßen Lymphdrüse im Mesenterium aus entstanden, weil sonst keine Blutwegmetastasen vorhanden waren. Das ist wohl nicht richtig, und ich glaube, daß

wir bei multiplen Darmwandmetastasen immer eine Verbreitung der Geschwulstzellen auf dem Blutwege annehmen sollten.

Auch noch bei anderen, sehr weit vom Magenkrebs entfernt liegenden Metastasen wird manchmal der Lymphweg angenommen, so bei der Karzinose der
Meningen, Fälle, wie sie von KNIERIEM, SAXER, BENDA, SCHOLZ, HEIMANN u. a.
veröffentlicht sind. Das Bild erinnert, wie SAXER sagt, an Meningitis tuberculosa. KNIERIEM vergleicht es mit der chronischen Leptomeningitis; die Verbreitungsweise ist manchmal mehr knötchenförmig, manchmal mehr beetartig. In BENDAs Falle waren außer in den Meningen auch in den mesenterialen,
retroperitonealen und mediastinalen Lymphdrüsen, in den Nebennieren, Douglas
und Uterus Metastasen vorhanden. In SAXERs Falle waren die Lymphbahnen
des Bauches, des Thorax und des Halses wie ausgegossen mit Krebszellen, es
waren aber auch Lungenmetastasen vorhanden, so daß SAXER die Frage unentschieden läßt, ob Lymph- oder Blutweg. KNIERIEM nimmt für seinen Fall
dagegen Lymphwegmetastasen an, und zwar der Reihe nach: Lymphdrüsen,
Lymphbahnen der Nervenscheiden bis in die Rückenmarkspia, wo sich die
Tumorzellen dann in der Spinalflüssigkeit nach oben und unten frei verbreiten
konnten. Ich möchte auch in solchen Fällen in erster Linie an den Blutweg
denken. Erwähnt sei noch, daß bei der Meningealkarzinose differentialdiagnostisch
das diffuse, primäre Endotheliom in Frage kommt, wie es von EBERTH, LINDNER
u. a. beschrieben ist, aber auch angezweifelt wird (BENDA). Der Blutweg kann
auch dann in Frage kommen, wenn Leber und Lungen frei sind, wie z. B. in
dem Falle ISRAELS; wir müssen in solchen Fällen annehmen, daß der Primärtumor oder eine Drüsenmetastase in eine nicht zum Wurzelgebiet der Pfortader, sondern zum großen Kreislauf gehörige Vene eingebrochen ist, und die
Krebszellen durch die Lungen hindurchgegangen sind, ohne in ihnen Metastasen
zu bilden, ein Vorgang, der durchaus nicht selten ist, wie M. B. SCHMIDT
nachgewiesen hat (vgl. S. 998). Er fand in den kleinsten Ästen der Lungenarterien lebensfähige Krebszellenemboli, von thrombotischem Material eingehüllt, die durch Organisation unschädlich gemacht wurden; es ist nur noch
ein kleiner Schritt zu der Annahme, daß geringe Mengen dieses eingeschleppten
Zellmaterials die Lungenkapillaren passieren und so zu Metastasen auf dem
Wege des großen Kreislaufs führen können. Es muß natürlich auch immer
darauf geachtet werden, ob nicht ein offenes Foramen ovale besteht, so daß
die Lungen von den Tumorzellen einfach umgangen werden können.

Geschwulstthromben in Körpervenen sind nur selten gefunden, so von LANGE
in der Cava inferior, von MÉNÉTRIER et GAUCKLER in der Vena jugularis und
subclavia.

Hier sei noch auf ein besonderes Krankheitsbild hingewiesen, die „Phlebitis
migrans" bei Magenkarzinom (SCHLAGENHAUFER). FOERSTERLING hatte einen
Fall von Magenkarzinom mit krebsigen Thromben an der Tricuspidalis und
in peripheren Venen beschrieben und die toxikämischen Stoffwechselprodukte
des Karzinoms dafür verantwortlich gemacht. SCHLAGENHAUFER fand in seinem
Falle in den Lymphbahnen der Venenadventitia Krebszellen, die manchmal
bis zur Intima vorgedrungen waren, einige Thromben bestanden sogar aus
Krebsmassen. Er erklärt die „springenden" Thromben durch Rekanalisation,
die in seinem Falle und dem FOERSTERLINGs vorhanden war. In den Thromben
FOERSTERLINGs waren „Siegelringzellen", die, wie SCHLAGENHAUFER meint,
vielleicht Karzinomzellen waren, von ersterem allerdings für Phagocyten gehalten wurden.

Es seien noch einige seltene Metastasen bei Magenkrebs erwähnt: in der
Plazenta (intervillöse Räume, SENGE), Hoden (WESSLING), Aortenwand (SCHU-
MANN), Bruchsack (GREFE, KONJETZNY) und im Nabel. Letztere können

differentialdiagnostisch wichtig sein gegenüber dem Nabeladenom (Mintz, Brüggemann), das von Resten des Ductus omphalo-mesentericus abgeleitet wird. Konjetzny bezweifelt die meisten Fälle von Nabeladenom, vor allem die, wo keine Sektion gemacht ist, geht aber meiner Meinung nach zu weit, wenn er sogar das Vorkommen von Zysten mit Flimmerepithel für die Diagnose Nabelmetastase bei Magenkarzinom verwerten zu können glaubt, da Fälle von Magenkrebs mit Flimmerepithel beschrieben seien; soweit mir bekannt, sind das drei Fälle von Külbs, Silvan und Albert, also außerordentliche Seltenheiten, so daß man mit dem Vorkommen von Nabelmetastasen eines Flimmerepithelkarzinoms des Magens nicht rechnen kann. Quénu und Longuet haben 48 Fälle von Nabel-metastasen zusammengestellt, unter denen 14mal das primäre Karzinom im Magen saß, in den übrigen Fällen im Darm.

Schnitzler beschreibt eine für das Magenkarzinom typische Metastase in der vorderen Rektumwand, die er in 10 Fällen sah, und die klinisch wegen der Stenose-erscheinungen und des Ileus zunächst als Primärtumor aufgefaßt werden kann.

Besonders ausführlich müssen noch die bei Magenkrebs so häufigen, meist doppelseitigen Ovarialmetastasen besprochen werden. Schon von Dittrich, Rokitansky, Virchow, Cohnheim u. a. erwähnt, galten sie für selten, während man heute weiß, daß sie nicht so ganz selten sind, immerhin so häufig, daß jeder Operateur bei doppelseitigen, soliden Ovarialtumoren schon bei der Operation an ein primäres Magenkarzinom denken muß, und umgekehrt bei der Operation des letzteren die Ovarien genau abgetastet werden sollten. Schenk und Sitzen-frey gehen sogar so weit zu verlangen, daß bei jedem Magen- und Darmkrebs, der zur Operation kommt, die auch makroskopisch noch unveränderten Ovarien immer gleich mit entfernt werden; ich bezweifle, daß sich dieser Standpunkt rechtfertigen läßt. Die Zahl der Fälle von Ovarialmetastasen bei Magenkrebs hat sich nun sehr vermehrt durch die Mitteilungen von Römer, Glockner, Amann, Borrmann, Kehrer, Polano, Stickel, Schenk und Sitzenfrey, Küster, Pfannenstiel, Krauss, Schlagenhaufer u. a.; letzterer fand unter 79 Ovarialkarzinomen in 61 Fällen den Magen als primären Sitz des Krebses. Andere Autoren haben nicht so hohe Zahlen gefunden, und es ist ja auch selbstverständlich möglich, daß Magen- und Ovarialkarzinom nebeneinander vor-kommen, was natürlich immer dann der Fall ist, wenn beide eine verschiedene histologische Struktur haben; so beschreibt Engelhorn einen Fall von Zylinder-zellenkrebs des Magens, kombiniert mit Fibrosarkom beider Ovarien. In einer Statistik über 80 in der Tübinger Frauenklinik operierten Fälle von malignen Ovarialtumoren weist Engelhorn nach, daß nur 13mal gleichzeitig Magen-karzinom vorhanden war; von diesen 13 Fällen wurde einmal mikroskopisch nachgewiesen, daß die Geschwülste völlig übereinstimmten, 3mal mußten zwei malignen Primärtumoren angenommen werden, in den übrigen 9 Fällen blieb der Zusammenhang unklar. Auch in 7 weiteren Fällen Engelhorns lagen 3mal zwei primäre Tumoren vor, da sie histologisch verschieden waren. Bezüglich der histologischen Übereinstimmung der Geschwülste betont Kon-jetzny, daß diese gar nicht vorhanden zu sein braucht, um doch eine Ab-hängigkeit voneinander annehmen zu können, da erfahrungsgemäß die sekun-dären Ovarialtumoren oft erheblich in ihrer Struktur vom Primärtumor ab-weichen. Vor allem ist heute erwiesen, daß die von Krukenberg in den Ovarien beschriebenen Geschwülste vom Bau des Fibrosarkoms mit eingelagerten, gallertig entarteten Epithelien (Siegelringzellen) metastatische Karzinome sind (Kaufmann, Ribbert), wenn auch diese Form des metastatischen Ovarialkrebses an sich selten ist. Konjetzny fand sie in zwei von ihm beobachteten Fällen.

Für das Zustandekommen dieser metastatischen Ovarialgeschwülste bei Magen-krebs werden nun sämtliche drei Wege angenommen: Lymphweg, Blutweg und

Implantation. Es steht außer Zweifel, daß in Fällen, wo bei einem Magen-karzinom lediglich Metastasen in den Ovarien vorhanden sind, nur der Blut-weg in Frage kommt, wenn man nicht überhaupt an zwei primäre Tumoren denken will. Derartige Fälle kommen vor, auch ich habe sie gesehen: ENGEL-HORN beschreibt ebenfalls einen solchen, und vielleicht gehört noch ein Fall von SITZENFREY hierher, obwohl die Ovarialtumoren am Netz adhärent waren, in dem einzelne Krebsknoten sich fanden, so daß man doch an den Lymph-weg denken könnte. Die Ansicht BUCHERs, daß eine Implantation von Krebs-zellen auf die Oberfläche der Ovarien mit Einwachsen in die letzteren statt-findet, wird von vielen Autoren geteilt.

Klinisch ist das Krankheitsbild dadurch interessant, daß häufig die Ovarial-tumoren zuerst in die Erscheinung treten und auch operativ angegangen werden; weiterhin ist das häufig vorhandene Mißverhältnis auffallend in der Größe zwischen Primärtumor und Metastasen; letztere sind oft außerordentlich groß bei sehr kleinem Magenkrebs. In einem Falle von KAUFMANN wogen die beiden Ovarialtumoren zusammen 16 Pfund, in einem anderen, von KONJETZNY erwähnten Falle aus der Kieler Frauenklinik 7 Pfund bei relativ kleinem, gut beweglichen Pyloruskarzinom, das reseziert wurde.

4. Gesamtstatistik über Metastasen.

Die große Sammelstatistik des Krebskomitees in Berlin (LUBARSCH) umfaßt ein Material von 96 696 Sektionen, unter denen 10 380 Krebsfälle sich befinden mit 2738 Magenkrebsen. Von diesen 2738 Magenkrebsen waren 771, also etwa 25% ohne und 1967 mit Metastasen verlaufen. Eine größere statistische Zu-sammenstellung des Materials des Pathologischen Instituts in Berlin hat KITAIN geliefert (vgl. S. 938), der unter 452 Karzinomen 112 des Magens fand, von denen

a) Metastasen in Lymphknoten:

	Sammelstatistik des Berliner Krebs-komitees	Statistik KITAIN (Ber-linerMaterial)	Statistik BORR-MANN (Bremer Material)
Metastasen in perigastrischen und peri-pankreatischen Lymphknoten . . .	837 = 42,5%		44 = 30%
Retroperitonealen Lymphknoten . .	349 = 17,7%		28 = 19%
Mesenterialen Lymphknoten	212 = 10,7%		14 = 9,5%
Periportalen Lymphknoten	203 = 10,3%		7 = 4,7%
Tracheobronchialen Lymphknoten . .	105 = 5,3%		4 = 2,7%
Peritonealen (ileozökalen) Netzlymph-knoten usw.	55 = 2,7%		---
Supraklavikularen Lymphknoten . .	43 = 2,2%		2 = 1,3%
Zervikalen „ . .	33 = 1,7%		4 = 2,7%
Mediastinalen „ . .	29 = 1,5%		6 = 4%
Lungenhilus- „ . .	27 = 1,4%		4 = 2,7%
Leisten- „ . .	14 = 0,7%		5 = 3,4%
Becken- „ . .	13 = 0,7%		
Infraklavikularen „ . .	4 = 0,2%		1 = 0,6%
Achsel- „ . .	4 = 0,2%		1 = 0,6%
Milzhulis- „ . .	4 = 0,2%		1 = 0,6%
Generalisiert in „ . .	3 = 0,2%		---
Submandibularen „ . .	1 = 0,05%		---
Lymphgefäßkrebs der Lungen . . .	13 = 0,7%		
„ „ Pleura	5 = 0,2%		1 = 0,6%
„ „ Bauchfells . .	3 = 0,2%		2 = 1,2%
Krebs des Ductus thoracicus . . .	11 = 0,6%		---
Insgesamt	97,9%	83,7%	83,6%

b) Metastasen in anderen Organen.

	Sammelstatistik des Berliner Krebskomitees	Statistik Kitain (BerlinerMaterial)	Statistik Borrmann (Bremer Material)
Metastasen in Leber	846 = 42,5%	45 = 49%	83 = 56,4%
„ „ Bauchfell	460 = 23,4%	37 = 40,2%	30 = 20,4%
„ „ Netz	230 = 12%	20 = 22%	23 = 15,6%
„ „ Brustfell	144 = 7,3%	8 = 8,1%	12 = 8,1%
„ „ Pankreas	131 = 6,6%	3 = 3,3%	5 = 3,4%
„ „ Lunge	127 = 6,4%	12 = 13%	7 = 4,7%
„ „ Knochen	108 = 5,3%	3 = 3,3%	4 = 2,7%
„ „ Ovarien	84 = 4,3%	8 = 8,7%	11 = 7,4%
„ „ Gekröse	80 = 4%	—	14 = 9,5%
„ „ Nebenniere	73 = 3,7%	7 = 7,6%	2 = 1,3%
„ „ Zwerchfell	64 = 3,2%	5 = 5,5%	4 = 2,7%
„ „ Nieren	60 = 3%	4 = 4,4%	2 = 1,3%
„ „ Douglasschen Raum .	59 = 3%	—	4 = 2,7%
„ „ Milz	41 = 2,2%	6 = 6,5%	5 = 3,4%
„ „ Dickdarm	35 = 1,7%	—	4 = 2,7%
„ „ Magen (region. Met.) .	29 = 1,5%	5 = 5,5%	4 = 2,7%
„ „ Speiseröhre	27 = 1,4%	1 = 1,1%	1 = 0,6%
„ „ Gallenbalse	26 = 1,4%	1 = 1,1%	3 = 2%
„ „ Dünndarm	22 = 1,1%	—	3 = 2%
„ „ Darmserosa	21 = 1,1%	—	6 = 4%
„ „ Herzbeutel	17 = 0,8%	1 = 1,1%	2 = 1,3%
„ „ Darm	15 = 0,7%	5 = 5,5%	s. b. Dünn- u. Dickdarm
„ „ Bauchdecken . . .	14 = 0,7%	—	1 = 0,6%
„ „ Harnblase	13 = 0,7%	1 = 1,1%	3 = 2%
„ „ Schilddrüse	13 = 0,7%	—	—
„ „ Duodenum	13 = 0,7%	—	1 = 0,6%
„ „ Gehirn	11 = 0,6%	—	—
„ „ Beckenbindegewebe .	11 = 0,6%	—	1 = 0,6%
„ „ Uterus	10 = 0,5%	—	—
„ „ Mastdarm·	9 = 0,5%	—	1 = 0,6%
„ „ Gallengänge	9 = 0,5%	1 = 1,1%	—
„ „ Dura	9 = 0,5%	1 = 1,1%	—
„ „ Ureter.	9 = 0,5%	—	—
„ „ Herz	9 = 0,5%	—	1 = 0,6%
„ „ Haut	8 = 0,4%	—	—
„ „ Pfortader	8 = 0,4%	—	—
„ „ retrop. Gewebe. . . .	7 = 0,35%	—	—
„ „ Wurmfortsatz . . .	6 = 0,3%	—	—
„ „ Vena cava	4 = 0,2%	—	—
„ „ Tuben	3 = 0,2%	1 = 1,1%	—
„ „ Brustdrüse	3 = 0,2%	—	—
„ „ Bronchien	3 = 0,2%	—	—
„ „ weiche Hirnhaut . . .	2 = 0,1%	—	—
„ „ Samenstrang . . .	2 = 0,1%	—	—
„ „ Vena jugularis . . .	2 = 0,1%	—	—
„ „ Nabel	2 = 0,1%	—	—
„ „ Prostata	2 = 0,1%	—	—
„ „ Luftröhre	2 = 0,1%	—	—
„ „ Beckenwand	1 = 0,05%	—	—
Generalisierte Karzinomatose	1 = 0,05%	—	—
Metastasen in Sinus longit.	1 = 0,05%	—	—
„ „ Hypophyse	1 = 0,05%	—	—
„ „ Nierenkapsel . . .	1 = 0,05%	—	—
„ „ Parametrium	1 = 0,05%	—	1 = 0,6%
„ „ Kehlkopf	1 = 0,05%	—	—
„ „ Adnexe	1 = 0,05%	—	—
„ „ Zahnfleisch	1 = 0,05%	—	—
„ „ Samenblase	1 = 0,05%	—	—
„ „ Hoden	1 = 0,05%	—	—
„ „ Scheide	1 = 0,05%	—	—

$20 = 21,8\%$ ohne Metastasen verlaufen waren; unter meinen 241 Magenkarzinomen des Bremer Materials waren $94 = 39\%$ ohne Metastasen. Ich habe das Ergebnis dieser drei Statistiken in der vorstehenden Tabelle wiedergegeben[1]).

o) Kombination von Magenkrebs mit primären Karzinomen anderer Organe bei einem Individuum.

Das Vorkommen eines zweiten primären Krebses in irgendeinem anderen Organ bei einem mit Magenkrebs behafteten Individuum ist kein häufiges Ereignis, wie aus den Literaturangaben hervorgeht: v. HANSEMANN fand unter 1000 Karzinomen 5 mal $= 0,5\%$ „getrennte" Multiplizität (Gegensatz zu „lokaler Multiplizität" BORRMANN), REDLICH in $0,4\%$, FEILCHENFELD in $2,0\%$ und RIECHELMANN in $0,3\%$. Es kann jedes andere Organ in Frage kommen, vor allem Ösophagus [KEDING (2), EICHBAUM, v. HANSEMANN, HERSCHEL, TIGNEL (3), REUTTER, FISCHER-DEFOY und LUBARSCH (4)], dann der Darm (FEILCHENFELD, v. HANSEMANN, BUCHER), Uterus [REUTTER, v. HANSEMANN (2), v. SCHEEL, LUBARSCH], Pharynx (FEILCHENFELD, M. WALTER, LUBARSCH), Mamma [FEILCHENFELD, LUBARSCH (Mamilla)], seltener ist die Kombination mit Krebs der Gallenblase [FEILCHENFELD (2)], der Leber (v. SCHEEL), der Haut [CORDES, (Fußhaut)]; v. HANSEMANN hat noch einen seltenen Fall beobachtet von branchiogenem Karzinom am Halse, kombiniert mit Magenkrebs. Ich selbst habe unter 241 Magenkrebsen zweimal ($= 1,2\%$) eine Kombination mit einem Krebs eines anderen Organes bei demselben Individuum gefunden: Adenokankroid der Vorderwand des Magens (vgl. S. 880) und schlauchförmiger Zylinderzellenkrebs des Colon ascendens; alveolär gebautes Karzinom der Pars pylorica und schlauchförmiger Zylinderzellenkrebs an der Bauhinschen Klappe.

Beim Vorhandensein eines Karzinoms des Magens neben einem solchen in einem anderen Organe bei demselben Individuum handelt es sich natürlich in erster Linie um die Entscheidung der Frage, ob zwei primäre Tumoren vorliegen, oder ob der eine Tumor die Metastase des anderen ist. Neben der mikroskopischen Untersuchung wird das makroskopische Verhalten der Geschwülste, die Erfahrung und die richtige Beurteilung des ganzen Falles eine Entscheidung ermöglichen, obwohl zugegeben werden muß, daß sie manchmal schwierig, wenn nicht unmöglich sein kann. Jedenfalls haben die drei Bedingungen, die BILLROTH für den Nachweis zweier primärer Karzinome früher aufgestellt hat: 1. verschiedene mikroskopische Struktur, 2. Nachweis der histogenetischen Abstammung vom Epithel des Mutterbodens, 3. Nachweis getrennter Metastasen jedes einzelnen Tumors, heute keine Bedeutung mehr (OBERNDORFER), und man sollte sie nicht immer wieder anführen.

Allen Anforderungen gerecht werden natürlich diejenigen Fälle, in denen bei einem Individuum mehrere Karzinome mit verschiedener histologischer Struktur

---

[1]) Zu diesen 3 Statistiken sei folgendes bemerkt: 1. KITAIN hat nur Darmmetastasen, ich habe getrennt zwischen Dünn- und Dickdarm, während die Sammelstatistik den Dünndarm, den Dickdarm und nochmals den Darm unterscheidet. 2. KITAIN hat unterschieden zwischen Knochen und Knochenmark, ich habe seine Fälle zusammen unter Knochen gezählt. 3. KITAIN hat sämtliche Magenkarzinome, auch die ohne Metastasen, bei der prozentualen Berechnung der letzteren zugrunde gelegt, während ich das nicht für richtig halte und nur diejenigen Fälle zugrunde gelegt habe, die Metastasen gesetzt hatten, und zwar in allen 3 Statistiken, in der ersten Rubrik also nur 1967, in der zweiten 92, in der dritten 147 Fälle. 4. KITAIN hat die Lymphknotenmetastasen nur in große Gruppen geteilt, in regionäre und entfernte, in entfernte Metastasen, während in den beiden anderen Statistiken die einzelnen Lymphknoten aufgeführt sind. 5. In der ersten und dritten Statistik ist getrennt zwischen Bauchfell und Darmserosa, während KITAIN nur die Metastasen des Peritoneums aufführt; ich nehme an, daß die Metastasen der Darmserosa in seinen Zahlen mit inbegriffen sind.

vorhanden sind, von denen jedes seine eigenen Metastasen gesetzt hat, Fälle, die allerdings überaus selten sind; ich nenne hier einen Fall von Cordes: Zylinderzellenkrebs des Magens mit Metastasen im Peritoneum, l. Niere und Brustwirbelsäule neben Hautkrebs am Fuß mit Inguinaldrüsenmetastasen und einen Fall von Lubarsch: infiltrierender Magenkrebs mit Metastasen in den Lymphknoten des Bauch- und Brustraumes, in der Leber und Speiseröhre neben einem Kankroid der Portio mit Metastasen in den inguinalen Lymphknoten.

Nur der Kasuistik wegen seien zwei Beobachtungen aus der Literatur angeführt, in denen bei einem Individuum neben einem Magenkrebs noch zwei weitere maligne Geschwülste vorhanden waren, ein Fall von Petrow: Zylinderzellenkrebs des Magens und der Prostata und ein malignes Fibromyom im Mesenterium mit Metastasen in Leber und Lymphdrüsen; dann ein Fall von Götting: Plattenepithelkrebs des Kehlkopfes mit Metastasen in den Halslymphdrüsen, Medullarkrebs des Magens und Zylinderzellenkrebs des Rektums. Götting betont, daß Fälle von drei primären Karzinomen bei einem Individuum äußerst selten seien, was zweifellos richtig ist.

p) Entstehung des Magenkarzinoms.

1. Allgemeines.

Nach Schwalbe müssen wir auch bei den Geschwülsten unterscheiden zwischen kausaler und formaler Genese und werden also im folgenden diese beiden Kapitel gesondert abhandeln. Während wir über die formale Genese des Magenkarzinoms auf Grund zahlreicher histologischer Untersuchungen eine ganze Reihe von Tatsachen kennen, die uns zwar die Entstehung noch nicht völlig erklären, wohl aber einen gewissen Einblick in diese sehr feinen und an Täuschungsbildern reichen Verhältnisse gestatten, müssen wir bekennen, daß bezüglich der kausalen Genese noch keine Klarheit herrscht, und wir auf Hypothesen angewiesen sind, deren es eine große Zahl gibt. Ein Teil der kausalen Genese ist ja die eigentliche Ätiologie, die wir für das Magenkarzinom schon S. 891 ff. abgehandelt haben; weiterhin umfaßt aber die kausale Genese die Frage: aus welchem Grunde werden die Zellen unseres Organismus überhaupt zu Geschwulstzellen, also zu Zellen, die unter Umständen ein malignes, destruierendes Wachstum zeigen können, wie wir es sonst nicht kennen, und das den Geschwulstzellen einen besonderen Stempel aufdrückt. Die richtige Beantwortung dieser Frage nach der eigentlichen, tieferen, biologischen „Causa" der Geschwülste würde ja erst das ganze Rätsel der Geschwulstbildung überhaupt lösen können.

Die kausale Genese ist also für alle Geschwülste die gleiche, soweit es sich um das Auftreten neuer, uns sonst unbekannter biologischer Eigenschaften innerhalb des Zellenlebens handelt, und wir müssen, wenn wir auf die kausale Genese des Magenkarzinoms eingehen wollen, diejenigen Ansichten und Erklärungsversuche kurz anführen, die über die ganz allgemeine Frage: wie entsteht aus einer Körperzelle eine Geschwulstzelle, geäußert sind. Daß es sich bei diesen Erklärungsversuchen nur um Hypothesen handeln kann, ist selbstverständlich, denn wir kennen bisher die feinsten Änderungen im Leben der Zelle noch nicht, vor allem wissen wir nichts über den eigentlichen Anstoß zum Wachstum der Gewebe, und die Entstehung der Geschwülste ist in letzter Linie eine reine Wachstumsfrage. Wenn wir nicht einmal von diesen in normalen Grenzen sich vollziehenden Lebensäußerungen, dem Wachstum der Zellen überhaupt Kenntnis haben, dann müssen wir völlig im unklaren sein über das pathologische, exzessive Wachstum der Geschwulstzellen und vor allem über die Frage, ob, warum und in welcher Weise die zu Geschwulstzellen werdenden Zellen ihren Charakter vorher in dieser oder jener Richtung geändert haben und etwa zu „neuen Zellrassen" (HAUSER) geworden sind.

Es kann nicht im Rahmen dieser Abhandlung liegen, sämtliche Theorien über das Wesen und die Entstehung der Geschwulstzellen zu besprechen, doch will ich wenigstens die wichtigsten kurz anführen.

2. Kausale Genese.

Die Ansichten über die kausale Genese der Geschwülste, speziell der Karzinome, entwickelten sich teilweise und besonders in der ersten Zeit der Forschung auf Grund histologischer Studien über die Entstehung des Krebses. Zu diesen Studien eigneten sich besonders die Oberflächenkrebse der Haut und Schleimhäute, und bei diesen waren es die Randpartien, an denen man die Entstehung erforschte. Man sah am Rande der Schleimhautkrebse, um bei diesen zu bleiben, Veränderungen an den Drüsen und fortschreitendes Tiefenwachstum derselben und kam auf Grund dieser Bilder zu der Auffassung, daß das Wesen der „Krebserkrankung" in einem aktiven Tiefenwachstum der Drüsenepithelien liege, die auf Grund irgendeiner unbekannten Noxe ihren Zellcharakter völlig verändert, die Qualitäten „neuer Zellrassen" erworben und somit „Malignität" erlangt hätten. VERSÉ faßt das kurz zusammen in den Worten: „Daß der Tumorzelle eine ganz ungeheure Vermehrungsfähigkeit innewohnt, die sie nur durch eine fundamentale Änderung ihres Zellcharakters erlangt haben kann." Man faßte anfänglich diese „Änderung des Zellcharakters" als eine „Degeneration" (HAUSER) auf, eine Bezeichnung, die heute nicht mehr üblich ist, da man unmöglich in der höchsten Steigung der proliferatorischen Kräfte einer Zelle einen degenerativen Vorgang erblicken kann (RIBBERT, v. HANSEMANN, BORRMANN, STERNBERG); MARCHAND spricht von „Entartung" in dem Sinne „aus der Art geschlagen".

Über die Art dieser „Änderung des Zellcharakters" sind die Meinungen verschieden, vor allem darüber, ob wirklich neue Eigenschaften in den Zellen auftreten, oder ob es sich nur um quantitative Unterschiede handelt. LUBARSCH sagt: „... daß die Geschwulstzellen gar keine wirklich „neuen" Eigenschaften besitzen, sondern daß es sich lediglich um Gradunterschiede gegenüber normalen Zellen handelt; sie haben einige Eigenschaften in mehr oder weniger hohem Maße verloren und dafür die der selbständigen Wucherungsfähigkeit in verstärktem Maße gewonnen."

v. HANSEMANN erklärt die Umwandlung einer normalen Zelle in eine Geschwulstzelle durch die Anaplasie, eine Entdifferenzierung, eine Rückkehr auf eine frühere embryonale Stufe infolge Verlustes funktioneller und Erlangens stärkerer proliferatorischer Eigenschaften. „Keineswegs treten solche wirklich neue Eigenschaften an den Zellen hervor, sondern nur bis dahin latente werden in den Vordergrund gedrängt."

Etwas Ähnliches nimmt RIBBERT an und spricht von „Rückschlag"; RIBBERT hatte anfangs geglaubt, daß eine im erwachsenen Organismus stattfindende Loslösung völlig normaler Zellen aus dem funktionellen Verbande allein genügen könne zur Geschwulstbildung, ohne daß eine Änderung des Zellcharakters notwendig wäre, hat dann aber später doch eine biologische Änderung der Zelle zugegeben, die allerdings erst sekundär eintreten solle.

Die Möglichkeit der Rückkehr einer fertig ausdifferenzierten Zelle auf eine frühere embryonale Stufe wird von MARCHAND, LUBARSCH, SCHAPER und COHEN u. a. abgelehnt. Eine Reihe von Autoren nahmen an, daß infolge chronischer, irritativer Reize mit Untergang von Zellen eine dauernde Regeneration stattfände, und daß infolge dieser Regeneration allmählich Zellen mit höherer

Wachstumsenergie, also Geschwulstzellen, „herangezüchtet" würden (Orth, Paltauf, Sternberg, B. Fischer, Bashford, Brosch, Hauser, Lubarsch, Versé).

Schon an dieser Stelle sei mit Bezug auf das eben Gesagte die Bedeutung der von Schaper und Cohen nachgewiesenen „Wachstumszentren", „Indifferenzzonen" betont, Zellen, die vermöge ihrer mangelnden Ausdifferenzierung besonders geeignet sein sollen zu exzessivem Wachstum (vgl. S. 884 und 891).

Ganz im Gegensatz zu der Annahme, daß normale Körperzellen zu Geschwulstzellen werden können, steht die Auffassung anderer Autoren, die die Geschwulstzellen nur von vorher abnormen Zellen ableiten. So glaubt Borst an endogene, ererbte Ursachen, an eine Art krankhafter Disposition der Zellen, die nicht in einer Ausschaltung im gröberen Sinne, sondern in feinsten Variationen der biologischen Grundlagen der Zelle beruhen, in einer Art pathologischer Keimesvariation. Ähnliche Ansichten vertreten Beneke, Hertwig, Schwalbe; letzterer spricht direkt von „Zellmißbildungen".

Eine der bedeutendsten und fruchtbarsten Ideen liegt der Cohnheimschen Lehre von der Entstehung der Geschwülste aus embryonal liegengebliebenem Zellmaterial zugrunde, eine Lehre, die für viele Tumoren ohne Widerspruch als richtig anerkannt ist, deren Verallgemeinerung für alle Geschwülste, besonders für das Karzinom, von vielen Autoren aber bekämpft wird (Lubarsch, Schwalbe, v. Dungern und Werner, Herxheimer u. a.). Am wahrscheinlichsten ist die Cohnheimsche Lehre für diejenigen Karzinome, deren Epithelien von denen des Mutterbodens in Bau und Funktion so stark abweichen, daß eine Metaplasie kaum denkbar ist, selbst wenn man ihre Grenzen möglichst weit zieht. Aber auch hier gibt es Autoren, die die Cohnheimsche Lehre mit der Metaplasielehre bekämpfen und, da die einfache, direkte Metaplasie nicht mehr ausreichte, eine „indirekte Metaplasie" annehmen, d. h. eine Rück- und Umdifferenzierung völlig ausgebildeter und ausdifferenzierter, fertiger Organzellen in Zellen anderen Charakters (vgl. S. 884, 894 und später).

Cohnheim selbst hat sich nie zu der Frage geäußert, warum sich nur in seltenen Fällen aus solchen embryonal liegengebliebenen, versprengten Zellen eine Geschwulst entwickelt, während in den meisten Fällen die Zellen sich entweder noch mehr oder weniger organotyp ausdifferenzieren oder einfach liegen bleiben, ohne jemals ein besonderes Wachstum zu zeigen. Der Kernpunkt der Geschwulstfrage, warum und in welcher Weise die Geschwulstzelle biologisch der Norm gegenüber verändert ist, wird durch die Cohnheimsche Lehre nicht beantwortet, weshalb auch letztere von Schwalbe, Borst u. a. wohl zur teilweisen Erklärung der formalen, nicht aber der kausalen Genese für brauchbar gehalten wird. Die Vorstellung Cohnheims von der „embryonalen Keimausschaltung" war zu grobmechanisch und befaßte sich zu wenig mit der Biologie der Geschwulstzelle, als daß sie einen durchschlagenden Erfolg hinsichtlich der Erklärung der kausalen Genese hätte verzeichnen können. Erst die Anschauungen Ribberts und Borrmanns über die feineren Beziehungen der embryonalen Zellen an' sich zur Entstehung der Geschwülste, wie vor allem die grundlegenden Arbeiten Schriddes, Albrechts, R. Meyers, Herxheimers u. a., in denen auf die eigentliche Bedeutung der „Absprengung" für die embryonalen Zellen bezüglich ihrer inneren vitalen Struktur hingewiesen wurde (Störungen in der Differenzierung, in der Funktion, in der Korrelation zur Nachbarschaft, Aufspeicherung von Wachstumsenergien usw.), wie auch die ebenso bedeutenden Arbeiten der Gegner der verallgemeinerten embryonalen Geschwulstgenese, wie Hausers, Marchands, Lubarsch', Versés u. a., brachten die ganze Frage in Fluß, und wenn auch heute noch keine Einigkeit erzielt ist, so müssen wir doch sagen, daß die in den letzten Jahrzehnten ausgebaute Cohnheimsche Lehre nicht nur die Anschauungen über die formale Genese der Geschwülste, sondern auch über die kausale in mancher Beziehung aufklärend beeinflußt hat.

Wenn COHNHEIM die Geschwülste aus embryonalen Zelldystopien ableitete, die von vornherein dem Nachbargewebe gegenüber eine Sonderstellung einnehmen, so hätte er auch auf den Gedanken kommen müssen, daß diese Zellkomplexe allein die ganze Geschwulst lieferten, und eine fortschreitende Umwandlung des benachbarten, ihm nur anatomisch, nicht aber biologisch gleichwertigen Gewebes nicht vorkommen könne. Diese Konsequenz zog COHNHEIM nicht, und deshalb brachte uns auch seine Lehre zunächst nicht weiter im Verständnis der Geschwulstentstehung und des Geschwulstwachstums. Erst RIBBERT und seine Schüler begründeten die Lehre vom Wachstum der Geschwülste „aus sich heraus", durch Proliferation ihrer eigenen Elemente ohne Beteiligung des Nachbargewebes. Diese Lehre ist heute im allgemeinen als richtig anerkannt, wenn auch von manchen Autoren immer noch Ausnahmen zugegeben werden (vgl. S. 921). Ich komme später bei der formalen Genese noch genauer auf diese Frage zu sprechen. Wenn die RIBBERTsche Lehre vom Wachstum der Geschwülste richtig ist, und wir selbst in den ersten Anfängen der Geschwülste, wo manchmal, allerdings sehr selten, mehrere Zentren vorhanden sind, schon sehen können, daß jedes Zentrum ebenfalls „aus sich heraus" wächst, so werden wir nicht mehr ein „multizentrisches Wachstum" (PETERSEN), sondern eine „multizentrische Entstehung" (BORRMANN), d. h. also multiple, autochthone, voneinander unabhängige Primärtumoren annehmen können, und wir müssen dann für jedes Zentrum auf die allerkleinsten Zellkomplexe zurückgehen, aus denen sich jeder einzelne Herd entwickelt hat. Damit ist natürlich immer noch nicht der Beweis erbracht, daß es sich um embryonale Zelldystopien handelt, aus denen der Tumor hervorgegangen ist, vielmehr soll durchaus zugegeben werden, daß die Berechtigung, auch andere Zellkomplexe als Ausgangspunkt anzunehmen, nicht von der Hand zu weisen ist. Entscheiden läßt sich diese Frage vorläufig nicht, doch wollen wir versuchen einige Gesichtspunkte herauszugreifen, die die eine oder die andere Theorie wahrscheinlicher machen.

Es ist zweifellos richtig, den Standpunkt zu bekämpfen, wie es v. HANSEMANN, HAUSER, BASHFORD, BORST, HERXHEIMER tun, daß man etwa die Geschwulstzellen einer normalen, embryonalen Zelle biologisch gleichzustellen berechtigt sei. Daß diese Gleichstellung nicht möglich ist, geht mit aller Klarheit aus den Versuchen WARBURGS, POSENERs und NEGELEINs hervor, die nachwiesen, daß der Stoffwechsel der Karzinomzelle sowohl ein Gärungs- wie ein Oxydationsstoffwechsel ist, während das embryonale Gewebe nur den letzteren zeigt. „Durch den Gärungsstoffwechsel unterscheidet sich die Karzinomzelle fundamental von dem embryonalen Gewebe und dem ruhenden und wachsenden Epithel, Geweben, deren Stoffwechsel in der Bilanz ein Oxydationsstoffwechsel ist."

Andererseits muß man aber doch die Frage aufwerfen, ob Zellen, die während des embryonalen Wachstums ausgeschaltet wurden und liegen blieben, nicht manchmal durch besondere Umstände bei dieser Ausschaltung derartig feinste, biologische Änderungen erfahren haben können, daß uns das Verständnis für ihr später einsetzendes, exzessives Wachstum leichter gemacht wird, als es uns durch die Annahme einer „fundamentalen Änderung des Zellcharakters" einer fertigen, völlig ausdifferenzierten Organzelle möglich ist.

Ebenso ist es berechtigt, die RIBBERTsche Lehre von der Karzinomgenese zu verwerfen, nach der normale Zellen durch eine einfache postembryonale Loslösung aus dem Verbande zu Geschwulstzellen werden können. Ganz abgesehen davon, daß der Vorgang dieser „Trennung aus dem Verbande" noch niemals nachgewiesen ist, kommen wir auch mit der Vorstellung nicht aus, daß normale Zellen ohne weiteres ein malignes Wachstum zeigen können, denn alle Forscher sind sich darin einig, daß bei denjenigen Zellen, die die Geschwülste liefern, irgend etwas im Zellmechanismus nicht in Ordnung ist, wobei nur die eine Frage strittig ist, ob diese Störung schon von vornherein in den Zellen vorhanden ist (embryonal), oder ob diese Störung erst erworben wird und zwar erworben wird, bevor das maligne Wachstum beginnt. Ribbert hat ja denn auch selbst seine Theorie derart modifiziert und abgeschwächt, daß sie die Bedeutung einer besonderen Theorie der Karzinomgenese verloren hat.

Bei einer Reihe von Theorien über die Entstehung der Geschwülste aus normalen Zellen des fertigen Organismus müssen wir feststellen, daß sie vereinzelt geblieben sind und keinen großen Anklang gefunden haben, so die Aufspeicherung autotoxischer Substanzen in den Zellen (Marchand), Fortfall von Hemmungen in der Zelle (v. Dungern und Werner), Steigerung der Wucherungsfähigkeit durch Einwirkung chronischer Schädlichkeiten (Israel), abnorme Verschiebung innerhalb der Chromosomensubstanz (Boveri), Verlagerung von Geschlechtszellen (Rotter) usw.

Demgegenüber sind es vor allem zwei Theorien, die ganz im Vordergrunde stehen und die meisten Anhänger zählen, das ist einmal die Annahme, daß durch dauernde Regeneration der Zellen eine „neue Zellrasse", eben die Geschwulstzellen „herangezüchtet" werden können, wobei die „Indifferenzzonen" eine bedeutende Rolle spielen sollen, und dann die Entstehung der Geschwulstzellen durch Rück- und Umdifferenzierung fertiger Organzellen.

Es ist nun sehr interessant festzustellen, daß diese beiden wichtigsten Theorien Zellen annehmen, die dem embryonalen Typus näherstehen als die normalen Körperzellen, allerdings mit dem Unterschiede, daß im ersteren Falle besondere Zellen in Frage kommen, die noch nicht völlig ausdifferenziert sind, also den embryonalen Typus teilweise noch behalten haben, während im letzteren Falle die fertigen Körperzellen erst eine Umdifferenzierung über den Weg der Rückdifferenzierung durchmachen müssen, die natürlich nur einen embryonalen Einschlag haben kann.

Wir wissen, daß den embryonalen Zellen eine überaus starke Proliferationsfähigkeit innewohnt, wie wir sie sonst nur noch bei den Zellen der bösartigen Geschwülste sehen. Selbstverständlich hat dieser Vergleich für das Geschwulstproblem nicht viel zu bedeuten, da die embryonale Zelle gemeinschaftlich mit zahllosen anderen solchen Zellen in normalen Grenzen und nach physiologischen Gesetzen wächst, während die Zellen einer bösartigen Geschwulst sich vollkommen herausheben aus dem Zellenstaat des erwachsenen Organismus und gesetzlos und parasitisch wachsen.

Nun ist die starke Vermehrung der Zellen während der embryonalen Entwicklung nur ein Teil ihrer Leistung, der Schwerpunkt liegt in ihrer Ausdifferenzierung zu ganz bestimmten Organzellen von ganz bestimmter Form, Struktur und Funktion. Erfährt dieser Entwicklungsprozeß an irgendeiner Stelle eine Störung, über deren Einzelheiten wir uns natürlich nur Vorstellungen machen können (Bildung überschüssigen Materials aus phylogenetischen Gründen, mangelnde Resorption überflüssigen Materials, Ausschaltung bestimmter Zellgruppen im Grenzkampf mit anderen, Abtrennung und Isolierung durch entzündliche Prozesse oder dergleichen), dann bleiben Zellgruppen liegen, die zweifellos keine normale embryonale Zellen mehr sind, sondern wesentliche Abänderungen erfahren haben. Ihr Wachstum und Differenzierungsvermögen sind infolge der Ausschaltung gehemmt und gestört, sie können sich nicht mehr an dem regelrechten, nach bestimmten Gesetzen erfolgenden Wachstum der Nachbarschaft beteiligen, sie führen eine Art Sonderexistenz.

Es ist keine Frage, daß ein großer, vielleicht der größte Teil dieser „Zelldystopien" zugrunde geht und resorbiert wird, ein anderer Teil wird sich noch

organoid ausdifferenzieren, schließlich werden aber auch Zellhaufen liegen
bleiben können, die völlig ausgeschaltet sind. Dieses verschiedene Verhalten der Zellen wird abhängen von der Art der Isolierung, vom Verhalten
der Nachbarschaft, vor allem aber von der Intensität der Störung, die die Zelle
infolge der Ausschaltung in ihrem biologischen Aufbau erfahren hat. Wir hätten
also dann in diesen Zellgruppen keine normalen embryonalen Zellen mehr vor
uns, die etwa im späteren Leben, falls sie ins Wachstum geraten, sich noch regelrecht ausdifferenzieren könnten, sondern Zellen, deren Differenzierungsmöglich-
keiten und Wachstumsenergien mehr oder weniger erhalten, quasi aufgestapelt,
aber in eine schiefe Bahn gekommen sind, Zellen, die außerdem noch unter
besonderen Ernährungsbedingungen und Nerveneinflüssen existieren und eine
ganz andere Korrelation zur Nachbarschaft besitzen. Diese Momente werden
erst in die Erscheinung treten, wenn derartige Zellen später, im ausgewachsenen
Organismus, auf Grund irgendwelcher für sie günstigeren Veränderungen des
Bodens, in dem sie liegen, ins Wachstum geraten und sich dann Zellen gegen-
übersehen, die schwächer sind, da ihre Wachstumsenergien größtenteils auf-
gebraucht, ihr Differenzierungsprozeß beendet, ihre feste Einschaltung in den
physiologischen Verband gewährleistet ist; somit werden die „aus der Art geschlagenen", schon embryonal auf eine schiefe Bahn geratenen Zellen leicht
die Oberhand gewinnen über die sie umgebenden Zellen und in ein exzessives,
pathologisches Wachstum geraten können.

Viele Autoren bezeichnen die Geschwulstzellen als „neue Zellrassen" und
nehmen an, daß diese sich auch noch aus fertigen Organzellen im erwachsenen Organismus entwickeln können. HAUSER betont, daß auch embryonale Zellen mit Geschwulstzelleneigenschaften für den erwachsenen Organismus eine völlig „neue Zellrasse" seien, ebenso wie entdifferenzierte Zellen,
die fertig waren, aber „anaplastisch" wurden. Daß die embryonalen, zum
geschwulstmäßigen Wachstum aus obengenannten Gründen prädisponierten
Zellen den Zellen des fertigen Organismus gegenüber eine besondere Stellung
einnehmen und in biologischer Hinsicht weit von ihnen abweichen, nehme
auch ich an, nur möchte ich die Bezeichnung „neue Zellrasse" vermeiden,
da, wie schon RIBBERT betont hat, dieser Name zuviel besagt und mit
unserer Kenntnis von den Vererbungsgesetzen nicht in Einklang zu bringen
ist. Ich führe hier einen Satz von HAUSER an: „Schließlich möchte ich
noch bemerken, daß die Annahme, die Krebsentwicklung beruhe auf einer
Veränderung der biologischen Eigenschaften der Epithelzelle, auch zu unseren
Anschauungen über die Vererbungsgesetze prinzipiell durchaus nicht im
Widerspruch zu stehen braucht. Denn wir müssen nicht allein annehmen,
daß allen Körperzellen, namentlich aber wohl den Epithelien, eine gewisse
Variationsbreite zukommt, durch welche allein schon unter veränderten
Lebensbedingungen auf dem Wege der Intraselektion neue Zellrassen sich entwickeln können, sondern es vermag offenbar auch das Keimplasma selbst durch
äußere Einflüsse, wie z. B. veränderte Ernährung, eine gewisse Abänderung
zu erfahren." Dieser Auffassung kann ich mich nicht anschließen und muß
betonen, daß auf diese einfache Weise und in so kurzer Zeit keine „neuen Rassen"
entstehen können. Deshalb kann ich auch in den embryonal isolierten Zellkomplexen trotz der durch die Isolierung geschaffenen biologischen Änderung
keine „neue Zellrasse" sehen, denn schließlich beruht doch diese wesentliche
Änderung lediglich in der Fähigkeit ungehinderten, gesetzlosen Wachstums bei
gestörter Funktion, einem Wachstum, das keine „neue Eigenschaft", sondern
eine alte, wenn auch gestörte ist, und das nur deshalb „gesetzlos" vor sich geht,
weil die Kräfte zwischen den zur Geschwulstbildung prädisponierten Zellen
und denen der Umgebung ungleich sind, und die regulatorischen Faktoren

nicht in Tätigkeit treten können. Es sind also, falls man die schiefe Bezeichnung „Zellrasse" überhaupt beibehalten will, keine neuen, sondern „alte Zellrassen", die, mit besonderen, nicht mehr in den Körperhaushalt passenden Kräften ausgestattet, früher liegen geblieben sind und nun in einer ganz fremden Umgebung durch ihr Wachstum plötzlich wieder auftauchen und von vornherein eine Sonderstellung einnehmen.

Wir wollen nun noch auf die Frage eingehen, ob sich genügend Gründe finden anzunehmen, daß auch aus den fertigen Zellen des erwachsenen Organismus Geschwulstzellen sich entwickeln können. Dieses ist die Meinung der meisten Autoren, da sich manche Gründe gegen die Verallgemeinerung der COHNHEIMschen Lehre für alle Geschwülste anführen lassen: das Vorkommen der embryonalen Zelldystopien sei histologisch nicht genügend sichergestellt; es sei nicht verständlich, aus welchem Grunde die isolierten Zellhaufen so viele Jahre unbemerkt liegen bleiben, um dann plötzlich ins Wachstum zu geraten; die histologische Untersuchung der Randpartien vieler Geschwülste lehre uns, daß vorher normale Zellen sukzessive zu Geschwulstzellen werden u. a. m. Bei aller Anerkennung der beiden ersten Einwände und noch mancher anderer, auf die ich hier nicht näher eingehen will, muß ich den Wert des dritten Einwandes für die Entscheidung der in Rede stehenden Frage ablehnen, da es mir bisher nicht gelungen ist, in den Randpartien auch der kleinsten Tumoren die Histogenese studieren zu können. Wenn LUBARSCH meint, daß RIBBERT und seine Schüler die histologischen Bilder der Randpartien des Karzinoms nur deshalb als Wachstumserscheinungen und nicht im Sinne der Entstehung deuten, weil sonst die Annahme der Entstehung des Karzinoms aus embryonalen Zelldystopien nicht aufrecht zu erhalten wäre, so trifft diese Behauptung für mich nicht zu, denn ich bin umgekehrt durch fortgesetzte Studien der Randpartien der Krebse ganz allmählich zu dem Standpunkte gekommen, daß der Krebs immer aus allerkleinsten Zellkomplexen, die wir nie zu sehen bekommen, entsteht und dann nur aus sich heraus wächst. Ich bin weit davon entfernt zu behaupten, daß die ersten Anfänge der Krebsentwicklung immer nur an fötale Zelldystopien gebunden seien, das kann keiner beweisen, nur scheint es mir persönlich wahrscheinlicher zu sein, da auch viele biologische Gründe dafür sprechen.

Ich hatte früher schon gesagt, daß manche Autoren bei Ableitung der Geschwülste von fertigen, ausdifferenzierten Organzellen das embryonale Moment mit verwerten, indem sie entweder eine gewisse Ent- und Umdifferenzierung der Zellen annehmen oder solche Zellen heranziehen, die von vornherein nicht völlig ausdifferenziert sind, und die wir in den von SCHAPER und COHEN nachgewiesenen „Indifferenzzonen" kennen gelernt haben (vgl. S. 884 und 891). Es wird allgemein zugegeben, daß bei nicht völlig ausdifferenzierten Zellen, also bei Zellen mit embryonalem Einschlag, das Wachstum leichter auszulösen ist, als bei völlig ausdifferenzierten. Die Möglichkeit der Entdifferenzierung einer fertigen Zelle, der Rückkehr auf eine frühere, embryonale Stufe wird nun von verschiedenen Autoren wie MARCHAND, SCHAPER und COHEN u. a. für nicht möglich gehalten. SCHAPER und COHEN bezeichnen diese Annahme als „ungestützt und hypothetisch". Auch ich kann mir nicht vorstellen, daß Zellen unseres Organismus, die zwangsläufig während der Entwicklung den ihnen vorgeschriebenen Weg der Differenzierung gegangen sind und vollendet haben, aus irgendwelchen Gründen diesen Weg eine kürzere oder weitere Strecke nochmals rückwärts gehen könnten. Um den mit dieser Vorstellung verbundenen Schwierigkeiten aus dem Wege zu gehen, ist eine Reihe von Autoren geneigt, die Geschwülste von Zellen abzuleiten, die den höchsten Grad ihrer Ausdifferenzierung nicht erreicht haben. Derartige Zellen finden wir nach SCHAPER und COHEN normalerweise in den

sog. „Wachstumszentren", „Indifferenzzonen", wie wir sie in der Basalzellenschicht der Haut und in den Schaltstücken und Lieberkühnschen Krypten
der Magen- und Darmdrüsen finden. Diese Zellen sind morphologisch spezifi-
ziert, zeigen besonders zahlreiche Kernteilungsfiguren und liefern bei der Regeneration das junge Zellmaterial. SCHAPER und COHEN halten diese Zellkomplexe für Prädilektionsstellen zur Geschwulstentwicklung und legen den Schwerpunkt auf embryonale Zellen. die auf einer niedrigeren Differenzierungs-
stufe stehen geblieben sind und ihre Proliferationsfähigkeit bewahrt haben,
wobei sie allerdings betonen, daß eine solche embryonale Zelle ein „relativer
Begriff" sei.

Ich glaube nicht, daß wir mit der Annahme, die Zellen dieser Wachstumszentren seien wegen ihres embryonalen Typus besonders geeignet zur Geschwulstbildung, weiterkommen, denn es handelt sich bei ihnen doch um normale, völlig
in den Verband eingeschaltete Zellen, die lediglich die letzte Strecke ihrer Ausdifferenzierung noch nicht zurückgelegt haben, das aber sofort tun müssen,
sobald sie ins Wachstum geraten, was bei der Regeneration der Fall ist. Es
gilt also für diese Zellen dasselbe, was für alle anderen normalen embryonalen
Zellen gilt: sie können nicht ohne weiteres zu Geschwulstzellen werden, da sie
sich zwangsweise nur ausdifferenzieren können. Das, was von den Geschwulstzellen mit Recht von allen Autoren verlangt wird, nämlich die biologische Änderung der Zelle den anderen Nachbarzellen gegenüber, ist bei diesen Zellen der
Indifferenzzonen nicht erfüllt. Sie müßten also erst noch ihren Zellcharakter
ändern, zur pathologischen „neuen Zellrasse" werden, genau wie es von den
fertigen Zellen des Organismus verlangt wird. Es mag vielleicht angenommen
werden, daß diese „Artänderung" an nicht völlig ausdifferenzierten Zellen leichter
möglich ist als an fertigen Organzellen, doch ist diese Annahme durch nichts
plausibel zu machen. Ich habe schon vorhin die Gründe auseinandergesetzt,
weshalb bei embryonalen Zellen, die infolge der Ausschaltung eine Differen-
zierungshemmung erfahren und ihre Wachstumsenergien aufstapeln müssen, also
quasi entgleist sind, das spätere pathologische Wachstum verständlicher ist
als bei normal entwickelten, völlig in den Verband eingeschalteter Zellen der
Indifferenzzonen. Letztere stehen ja nur deshalb der embryonalen Zelle etwas
näher, weil sie nicht völlig ausdifferenziert sind, diesen letzten Rest der Ausdifferenzierung aber jederzeit auf physiologischem Wege sofort nachholen
können, sobald sie zum Ersatz ausgefallener Zellen dienen müssen, also bei der
Regeneration. Somit besteht ein fundamentaler Unterschied zwischen den auf
pathologische Art und Weise ausgeschalteten embryonalen Zellen und denen
der normal vorhandenen Zellen der Indifferenzzonen. Ob innerhalb der letzteren
derartige „pathologische embryonale Zelldystopien", wie ich sie annehme,
besonders reichlich vorkommen, ist natürlich nicht zu entscheiden.

Wir müssen nun noch kurz auf zwei Gründe eingehen, die gegen die
Wahrscheinlichkeit der Genese der Tumoren aus embryonalen Zelldystopien,
wie ich sie im Sinne habe, sprechen: das ist einmal die Entstehung mancher
Karzinome auf Grund chronischer irritativer Reize, wie das Ulkuskarzinom des
Magens, das Karzinom im Anschluß an Ulcus cruris, das Röntgenkarzinom u. a. m.,
wie vor allem die Tatsache, daß es in der letzten Zeit gelungen ist, experimentell durch Teerpinselungen beim Tier sichere Krebse zu erzeugen.

Für die erste Gruppe der Karzinome ist die Annahme nicht abzulehnen,
daß an den Stellen, wo der Krebs entsteht, eine fötale Zelldystopie vorhanden
war, eine Annahme, die ja schon deshalb wahrscheinlicher ist, als die der Entstehung des Krebses aus normalen Zellen, weil die genannten Krebse so sehr
selten sind; wird doch nach neueren Angaben z. B. die Häufigkeit des Ulkuskarzinoms im Magen nur auf $1—4\%$ geschätzt (s. S. 903).

Was die experimentell erzeugten Teerkrebse betrifft, so könnten diese ja auf den ersten Blick als Beweis dafür gelten, daß es möglich ist, die normalen Epithelien der Epidermis durch „Reize" in Karzinomzellen überzuführen. Doch lassen sich auch wichtige Gründe gegen die Wahrscheinlichkeit dieser Auffassung anführen.

Zunächst ist die Häufigkeit des Auftretens derartiger Teerkrebse durchaus strittig, was sehr zu denken gibt. Es wird manche „papillomatöse Hypertrophie" (Borst) mit etwas polymorphen Epithelien schon für Krebs gehalten, denn es ist gar nicht zu verstehen, daß Borst bei 50 vorschriftsmäßig und genügend lange Zeit gepinselten Tieren (weißen Mäusen) nur zweimal, Mertens bei 257 Pinselungen nur einmal Tumoren sahen, die „vielleicht" Krebse waren. Borst äußert sich über derartige Wucherungen mit Polymorphie der Zellen ohne destruierendes Tiefenwachstum: „Wie weit man solche Stadien als „präkarzinomatös" bezeichnen darf, darüber kann man verschiedener Meinung sein." Daß es gelungen ist, einen typischen metastasierenden Teerkrebs beim Tier zu erzeugen, ist über allen Zweifel erhaben, aber die Angaben von 100% positiven Erfolgen ist sicher übertrieben und in der Diskussion zu dem Vortrage von Mertens als „wissenschaftlicher Skandal" bezeichnet, wie Sternberg berichtet.

Weiterhin ist zu bemerken, daß die Haut der zu den Experimenten benutzten Mäuse, die sich ja auch den Teerpinselungen gegenüber ganz verschieden verhalten, anders gebaut ist und anders reagiert, wie die des Menschen. Niesen sagt: „Bei der Mäusehaut geht der Verhornungsprozeß fast unmittelbar aus der Basalzellenschicht hervor, und ein Stratum granulosum ist nur in der Andeutung vorhanden."

Drittens ist die Frage der Ausbreitung dieser Teerkrebse am Orte ihrer Entstehung bisher noch gar nicht Gegenstand der mikroskopischen Untersuchung gewesen, so daß die Kardinalfrage, ob das Epithel sukzessive „krebsig wird" oder ob der Krebs nur an einer Stelle entsteht und dann nur „aus sich heraus" wächst, noch nicht geklärt ist. Hier müßten ausgedehnte mikroskopische Untersuchungen unter Berücksichtigung meiner in der Arbeit über das Hautkarzinom niedergelegten Studien über den Wachstumsmodus angestellt werden unter voller Würdigung der mannigfachen Täuschungsbilder, denen wir begegnen, und die uns ein sicheres Urteil erschweren.

Ich halte es aus den obengenannten Gründen sehr wohl für möglich, daß auch der experimentelle Teerkrebs aus embryonalen Zelldystopien sich entwickelt und möchte diese Betrachtungen mit Borst's Worten schließen: „... mit der Identifizierung der malignen Tumoren bei Tieren und beim Menschen vorsichtig zu sein." „Das Karzinom der Maus unterscheidet sich morphologisch und erst recht biologisch nicht unwesentlich vom menschlichen Krebs." „Weit entfernt davon, den großen Wert und die hohe Bedeutung der Geschwulstforschungen am Tierkörper zu bestreiten, sollen diese Bemerkungen nur warnen vor übereilten Schlußfolgerungen und Hoffnungen in bezug auf Wesen, Ursache und Behandlung der Geschwülste beim Menschen."

Zusammenfassend möchte ich also bezüglich der Frage, ob die Geschwülste, speziell das Karzinom, aus fertigen, völlig ausdifferenzierten Organzellen oder aus embryonalen Zelldystopien hervorgehen, folgendes sagen: zu entscheiden ist die Frage nicht, es kann sich nur darum handeln zu versuchen, die eine oder die andere Theorie wahrscheinlicher zu machen, und meiner Meinung nach ist die Annahme, daß sämtliche Geschwülste, auch das Karzinom, aus embryonalen Zelldystopien entstehen, die wahrscheinlichere. Es ist vielleicht doch einfacher anzunehmen, daß alle diejenigen von der Norm abweichenden Eigenschaften, die die Zellen der bösartigen Geschwülste zeigen, von den durch die embryonale

Ausschaltung betroffenen und in ihrem Charakter stark veränderten Zellen gleich mitgebracht werden, während die fertigen Organzellen diese Eigenschaften doch erst erwerben, „heranzüchten" müssen. Dabei betone ich nochmals, daß selbstverständlich keine normalen embryonalen Zellen für die Entstehung der Geschwulstzellen in Betracht kommen, sondern nur solche, die durch die Ausschaltung eine schwere Störung erfahren haben in ihrem biologischen Aufbau, so daß wir es nicht mehr mit „normalen" Zellen zu tun haben. Ich bin mir bewußt, daß meine Ansicht eine Theorie ist wie alle anderen Ansichten über die Geschwulstgenese, und ich möchte schließen mit einem Worte HERXHEIMERS: „Es geht aus dem vorigen hervor, daß zwar die Beziehungen der Gewebsmißbildungen zu den Tumoren offenbar für eine Reihe von Tumoren sehr enge sind, daß aber die Verallgemeinerung lediglich eine Theorie darstellt aus Analogieschlüssen, welche im einzelnen nicht zu beweisen sind; und wenn ich selbst auch überzeugt bin, daß die meisten Menschen bei ihrer Geburt die eventuellen Tumoren ihres Lebens „determiniert" in sich tragen, so ist ein solcher Satz weder beweisbar, noch verallgemeinerungsfähig."

Die Frage, inwieweit wir bei der Entstehung des Magenkarzinoms auf embryonale Zelldystopien rekurrieren können, wurde schon S. 891 ff. erörtert.

3. Formale Genese.

Die Oberflächenkrebse sind am besten geeignet für das Studium der Histogenese, und so sind denn auch die meisten derartigen Untersuchungen an Haut- und Schleimhautkrebsen besonders des Magens und Dickdarms vorgenommen. Man hielt von vornherein den Krebs für eine primäre Epithelerkrankung, die sich in einer erhöhten Proliferationsenergie der Epithelien äußerte mit aktivem Tiefenwachstum in die bindegewebige Unterlage hinein. Zu dieser Erkenntnis gelangte man durch das Studium der Randpartien der Karzinome, wo man eine fortschreitende Umwandlung der Epithelien in Krebszellen mit Tiefenwachstum zu beobachten glaubte; ich nenne hier nur die für lange Zeit grundlegend gewesenen Arbeiten von THIERSCH und WALDEYER für das Haut- und von HAUSER für das Schleimhautkarzinom. Schon in dem Kapitel über das Wachstum des Magenkrebses (S. 921) habe ich auseinandergesetzt, daß auf Grund der Untersuchungen RIBBERTS und seiner Schüler die Lehre von der „Kontaktinfektion" der dem Karzinom benachbarten Schleimhaut mit fortschreitender krebsiger „Entartung" und Tiefenwachstum der Epithelien nicht mehr in dem alten Sinne aufrecht erhalten werden kann. Alle Geschwülste, auch die Karzinome, entstehen nur an einer — oder ganz im Anfang auch an mehreren — umschriebenen Stellen und wachsen dann nur „aus sich heraus" unter Verdrängung des Nachbarepithels, ohne daß letzteres sich dem Karzinomwachstum etwa anschließt, indem es seinerseits ebenfalls „karzinomatös würde", das Karzinom innerhalb der Schleimhaut also dadurch wüchse, daß es immer wieder von Neuem entstände.

Dieser Lehre RIBBERTS vom Randwachstum der Geschwülste haben sich viele Autoren angeschlossen, wenngleich sie auch heute noch Gegner hat. Wie befruchtend sie gewirkt hat und in wie hohem Maße sie Allgemeingut in der Krebsforschung geworden ist, mag aus einigen Sätzen LUBARSCH', HERXHEIMERS und STERNBERGS hervorgehen. Ersterer sagt: „Ein Punkt, in dem auch Gegner der RIBBERTschen Ansichten beistimmen können, ist der, daß man in den peripheren Teilen eines Karzinoms nicht mit Sicherheit seine Genese studieren kann. Denn in der Tat sind die Bilder, die man in den peripheren Schichten bekommt, zum mindesten mehrdeutig, und der Übergang von Krebsnestern in normale Drüsen- oder Deckepithelien beruht nicht selten auf einer sekundären Vereinigung. Diese Verhältnisse sind besonders von RIBBERT's Schülern eingehend

studiert worden." Herxheimer äußert sich folgendermaßen: „Und hier hat
nun die ganze Erfahrung der letzten Zeit gezeigt, daß, wenn auch vielleicht
Ausnahmen von dieser Regel vorkommen mögen, Ribbert doch sicher das
Richtige erkannt hat, und diese Kenntnis von der Wucherung vor einem (oder
eventuell mehreren) Zentrum aus sich selbst ist sehr befruchtend für zahlreiche
Tumoruntersuchungen geworden" und an anderer Stelle: „Ribbert betont
natürlich, wie früher, scharf das Krebswachstum aus sich ohne Kontaktinfektion.
Wenn sich auch hier und da Widerspruch geregt hat, und sich auch Ausnahmen
finden mögen, es geht auch aus der von uns vorgenommenen Literaturübersicht
hervor, daß diese Ribbertsche Annahme im allgemeinen völlig das Feld beherrscht, ja, jetzt fast als gesicherter Besitz in der Erforschung des Krebs-
problems gelten darf. Es harmoniert dies auch weit besser mit unseren allgemeinen Ansichten über die Genese und Biologie des Karzinoms." Sternberg
sagt: „Jedenfalls kann nicht genug davor gewarnt werden, aus den Eigenschaften
einzelner Zellen eine Tumordiagnose zu machen oder auf „Beginn der Tumorentwicklung" oder Übergang von normalem Gewebe in Geschwulstgewebe,
bzw. auf den Übergang gutartiger Bildungen in maligne Tumoren schließen
zu wollen." „Ferner ist, wie früher erwähnt, die histogenetische Ableitung einer
Geschwulst oft sehr schwierig, denn die berüchtigten Übergangsbilder, auf die
in früherer Zeit so viel Gewicht gelegt wurde, haben erfreulicherweise ihre Beweiskraft immer mehr eingebüßt."

Ich habe schon früher betont, daß ich in meiner Arbeit über das Wachstum
des Magenkarzinoms auf Grund der genauen mikroskopischen Untersuchung
von 63 resezierten Tumoren zu dem Resultat gekommen war, daß es nur ein
„Wachstum aus sich heraus" gibt. Wenn Versé, der sich im großen und ganzen
dem Ribbertschen Standpunkte anschließt, soweit es sich um große Krebse
handelt, meint, daß ich nur deshalb zu meinen Schlußfolgerungen gekommen
wäre, weil ich ausschließlich größere, fortgeschrittene Karzinome untersucht
hätte, man aber bei kleineren Krebsen auch eine am Rande fortschreitende
Entstehung sehen könne, so muß ich darauf erwidern, daß ich das nicht
anerkennen kann, denn ich habe seit der Veröffentlichung meiner obengenannten
Arbeit eine ganze Reihe sehr kleiner, auch polypöser Magenkrebse untersucht,
teilweise an Serienschnitten, und immer nur ein Wachstum aus sich heraus,
niemals eine Entstehung feststellen können. Nun wird zwar von den meisten
Autoren der Ribbertsche Standpunkt im allgemeinen als richtig anerkannt,
es wird aber abgelehnt, diesen Standpunkt zu verallgemeinern, da man oft
bei kleinen Karzinomen und besonders bei denen, die sich aus Polypen entwickeln, die Entstehung verfolgen könne; hier nenne ich die Arbeiten von
Hauser, Lubarsch, Versé, Konjetzny.

Im Kapitel über das Wachstum des Magenkrebses habe ich schon an der
Hand vieler Abbildungen eingehend über die zahlreichen Täuschungsbilder am
Rande der Karzinome gesprochen und die enormen Schwierigkeiten beim Studium der Histogenese an den Randpartien hervorgehoben. Diese Schwierigkeiten entstehen durch hyperplastische, atypische Epithelwucherungen, durch
Einbrüche der Krebszellen von unten her in die Schleimhaut, ihre Vereinigung
mit Drüsen, Wachstum innerhalb und außerhalb der Drüsen und zwar von
unten nach oben und umgekehrt, durch Bildung drüsenähnlicher Hohlschläuche
beim Wachstum in den Lymphbahnen lediglich unter Benutzung der Wand
der letzteren; diese vielen Täuschungsmöglichkeiten betont auch letzthin Borst.
Ferner habe ich mich bemüht nachzuweisen, daß die in einiger Entfernung vom
Karzinom hauptsächlich von Hauser, Versé, Konjetzny u. a. beschriebenen
Veränderungen an den Drüsen, die als Vorläufer des Karzinoms gedeutet werden,
nur als eine Folge der vordringenden Geschwulst aufzufassen sind. Dabei spielen

mehrere Momente eine Rolle: Druck- und Zugwirkung der wachsenden Krebsmassen, entzündliche hyperplastische Vorgänge in reaktivem Sinne, toxische
Wirkungen der Krebszellen auf die benachbarten Drüsenepithelien (PETERSEN und
COLMERS) u. a. m. Diese von vielen für „präkarzinomatöse Prozesse" gehaltenen
morphologischen Veränderungen und atypischen Wucherungen des Epithels
sind nach BORST und PALTAUF kein notwendiges Glied in der Kette der zur Krebsbildung führenden Veränderungen, da sie nur ganz selten zum Krebs führen,
während nach LUBARSCH, NAUWERCK, HAUSER, VERSÉ, KONJETZNY gerade
dieses „adenomatöse Vorstadium" die Epithelzellen zur karzinomatösen Wucherung prädestiniert, wenn auch nicht immer Krebs daraus zu entstehen braucht.

Nachdem nun die RIBBERTsche Lehre vom Randwachstum der Karzinome
im allgemeinen als richtig anerkannt war, vermied man es die letzte Konsequenz zu ziehen, daß nämlich jedes Karzinom in jedem Stadium und in jeder
Größe immer nur „aus sich heraus" wächst, selbst in den ersten Anfängen.
Daraus würde folgen, daß man den Beginn eines Krebses nur einmal und zwar
in den ersten Stadien seiner Entwicklung wahrnehmen kann, und daraus würde
wiederum folgen, daß man kaum jemals die Entstehung eines Krebses
wird beobachten können. So sagt v. HANSEMANN ganz richtig: „daß die
wirklich ersten Anfänge des Krebses niemals untersucht werden können";
und BORST: „Meist sehen wir uns der vollentwickelten Geschwulst gegenüber, die Vorgänge der Entstehung sind längst abgeschlossen, und wir können
nur Wachstumsstudien machen." Dieser Standpunkt bedeutet eine Verzicht-
leistung auf die Möglichkeit, die Histogenese des Krebses aufzuklären,
und es ist begreiflich, daß man sich dagegen auflehnt und immer wieder
versucht hat, durch eingehende mikroskopische Untersuchungen an kleinen
Karzinomen diese Frage doch zu lösen. LUBARSCH sagt einmal: „Denn sonst
würde das Material, aus dem wir Schlüsse über die Entwicklung der Karzinome
ziehen können, ein zu geringes und einseitiges sein." Wie schwierig dann die
Lösung der Frage nach der Histogenese des Krebses wird, mag aus einer Bemerkung LUBARSCH' hervorgehen: „Andererseits ist aber auch durch RIBBERTS
Forderung, die Genese des Karzinoms nur an ganz beginnenden Krebsen zu
studieren, die Beweisführung außerordentlich erschwert; denn bei solchen
Tumoren, die noch nicht ausgesprochen krebsig sind, ist es eben kaum möglich,
die Diagnose „Karzinom" mit Sicherheit zu stellen." RIBBERT hat ja versucht,
an ganz kleinen Haut- und Schleimhautkrebsen seine Theorie von der durch eine
Bindegewebswucherung eingeleiteten Isolierung der normalen Epithelien aus
dem physiologischen und funktionellen Verbande mit nachfolgendem Tiefenwachstum durch mikroskopische Befunde zu beweisen; dieser Versuch ist nicht
gelungen, die RIBBERTsche Theorie der Krebsentstehung hat keinen Anklang
gefunden und ist heute mit Recht aufgegeben. Ich halte die von RIBBERT im
„Karzinom des Menschen" beschriebenen und abgebildeten Krebse des Magens
und Rektums zwar für kleine, nicht aber für „beginnende"; auch RIBBERT hat
meiner Meinung nach die Entstehung eines Karzinoms mikroskopisch nie gesehen
und deshalb auch nie überzeugend beschreiben können.

Es ist keine Frage, daß RIBBERT mit seiner Theorie über die Entstehung
des Krebses seiner Lehre vom Wachstum desselben selbst Abbruch getan hat,
denn eigentlich stehen sie ja miteinander im Widerspruch, da die Konsequenz
aus der Lehre vom Wachstum unmöglich die sein kann, daß man an Geschwülsten
bis zu einer bestimmten Größe ihre Histogenese noch studieren zu können
glaubt, an größeren aber nicht mehr, sondern die Konsequenz kann nur die
sein, daß jeder Tumor, sei er noch so klein, schon zu groß ist, um
seine Entstehung, die er längst hinter sich hat, noch beobachten
und erklären zu können.

Daß die meist entzündlichen Veränderungen im Bindegewebe bei der Entstehung des Krebses eine große Rolle spielen, wird allgemein zugegeben, aber in einem ganz anderen Sinne als Ribbert es meinte. Ich bin im Kapitel über die Ätiologie (S. 897 ff.) und in meiner Arbeit über die Entstehung des Hautkarzinoms genauer auf diese Frage eingegangen. Borst hält die Veränderungen des Bindegewebes für bedeutungsvoll, aber nicht für primär ausschlaggebend und sagt: „Wir haben jedenfalls noch kein beginnendes Karzinom untersuchen können, bei welchem „entzündliche" Veränderungen im Bindegewebe völlig gefehlt hätten."

Wie schon erwähnt, ist man bei der Erforschung der Histogenese des Krebses auf kleine und kleinste Tumoren zurückgegangen, nachdem man gesehen und zugegeben hatte, daß die Randpartien größerer Karzinome nur Wachstumsstudien ermöglichen; man hält aber nach wie vor daran fest, daß theoretisch eine fortschreitende Entstehung auch noch bei größeren Tumoren möglich ist, nur bekommt man sie nicht zu Gesicht, da das zu schnell vordringende Karzinom diese neuen „Entstehungszentren" überholt.

Es ist nun keine Frage, daß wir bei kleinen Karzinomen, vorwiegend allerdings bei denen der Haut, manchmal mehrere „Entstehungszentren" sehen, doch fragt es sich, wie diese zu bewerten sind. Es handelt sich meiner Meinung nach in solchen Fällen um multiple Primärtumoren, und man sollte nicht von „multizentrischem Wachstum", sondern von „multizentrischer Entstehung" sprechen. Auch Petersen hebt hervor, daß kein prinzipieller Unterschied besteht zwischen multizentrischen und multiplen primären Krebsen einer und derselben Organoberfläche, eine Auffassung, die auch Lubarsch vertritt. Diese Multiplizität primärer Karzinomherde in engbegrenzten Bezirken ist nun beim Magenkrebs viel seltener als beim Hautkrebs, wie auch Petersen und Lubarsch bestätigen. Beim Hautkrebs habe ich zuerst auf die Häufigkeit der „lokalen Multiplizität" hingewiesen, da ich sie unter 253 Gesichtskrebsen 21 mal, also in 9 % fand; beim Magenkrebs habe ich sie dagegen nie gesehen, abgesehen von den seltenen Fällen, wo mehrere, dicht nebeneinander sitzende Fibroadenome krebsig waren (darüber später), Fälle, in denen die „lokale Multiplizität" ganz klar ist, und man nicht von „multizentrischem Wachstum" sprechen sollte. Ich habe früher einmal gesagt: „Jeder autochthon entstehende Krebsherd, und nur solche gibt es, ist ein völlig selbständiger und aus sich herauswachsender Gewebskomplex, mithin jedes Karzinom zugleich sein eigenes Zentrum, so daß Begriffe wie uni- und multizentrisch nur verwirren können".

Wir müssen nunmehr auf die Anschauungen eingehen, die auf Grund zahlreicher histologischer Studien über die Entstehung des Schleimhautkrebses, speziell des Magenkrebses, gewonnen sind; ich verweise dabei auf die großen und wichtigen Arbeiten von Hauser, Ribbert, Lubarsch, Versé, Konjetzny u. a. Es ist bemerkenswert, daß diese Untersuchungen immer an schlauchförmigen Zylinderzellenkrebsen vorgenommen sind, in letzter Zeit hauptsächlich an solchen, die sich aus Fibroadenomen entwickeln (Versé, Konjetzny). Hausers Auffassung, daß jeder Schleimhautkrebs als „Carcinoma adenomatosum simplex" beginnt, war für ihn folgerichtig, da er in der Nachbarschaft des Krebses immer zunächst karzinomatöse Drüsenwucherung in Hohlschlauchform sah und aus diesen erst später ein Carcinoma solidum und die übrigen Formen entstehen ließ. Lubarsch hält es umgekehrt sogar für möglich, „daß auch in hochadenomatösen Krebsen die Wucherung mit Bildung solider Zapfen beginnen kann, und das Lumen, ähnlich wie bei der Drüsenregeneration, erst später sich ausbildet" (vgl. S. 877). Hier ist die Frage berechtigt, ob es nicht viel wahrscheinlicher ist anzunehmen, daß das Carcinoma solidum, vor allem aber das maligne Adenom, gleich von vornherein als solche entstehen und beide diese Morphologie auch beibehalten, als sich vorzustellen, daß sie sich erst hinterher aus dem Carcinoma adenomatosum simplex entwickeln; bisher hat noch niemand die beiden eben genannten Karzinomformen in der Schleimhaut entstehen sehen, was doch sehr auffallend ist und die Frage naheplegt, ob wir überhaupt über die Entstehung dieser beiden Krebsformen irgend etwas wissen und wissen können. Besonders unverständlich ist es, daß aus dem mehrschichtigen Zylinderepithel der Schläuche plötzlich überall ein einschichtiges werden soll, was ja gerade für das Adenoma malignum charakteristisch ist.

Nach den Untersuchungen der vorhin genannten Forscher geht nun dem karzinomatösen Tiefenwachstum der Drüsen eine Veränderung ihrer Epithelien voraus, ohne daß sie zunächst destruierend in die Umgebung vordringen. Die Epithelien werden größer, die Kerne chromatinreicher, ihre Färbung dunkler, die Sekretion hört auf, es tritt Mehrschichtigkeit ein. Diese so veränderten Drüsenepithelien setzen sich scharf ab gegen die benachbarten, die diese Veränderungen noch nicht zeigen. Zunächst finden sich nach HAUSER diese Veränderungen nur in einzelnen Abschnitten der Drüsen, oben oder im Fundus, und erst allmählich zeigt die ganze Drüse ein derartiges Epithel. Als zweites Stadium folgt die Dehnung der Membrana propria durch das wachsende Epithel, die Verlängerung und Sprossenbildung der Drüsen, und als drittes und letztes Stadium der Durchbruch dieser so veränderten, „karzinomatös gewordenen" Drüsen durch die Muscularis mucosae in die Submukosa und in die tieferen Schichten, wir haben ein Karzinom. Diese Veränderungen entstehen immer wieder von neuem an vielen Drüsen, überall entsteht Karzinom. Nach HAUSER fehlen an diesen Stellen in den Interstitien jegliche entzündlichen Veränderungen, die erst später als sekundäre Erscheinungen hinzutreten; er nimmt eine primäre biologische Veränderung des Epithels von sich aus an als Folge irgend einer nicht näher zu definierenden „Reizwirkung".

Wir müssen nun noch genauer eingehen auf VERSÉS und KONJETZNYS Befunde, die hauptsächlich an karzinomatösen Fibroadenomen erhoben wurden. Die Bedeutung, die von einigen Autoren der Gastritis als ätiologischem Moment für die Entstehung des Magenkrebses zugeschrieben wird, habe ich S. 897 ff. besprochen. Schon NAUWERCK hatte die Ansicht vertreten, daß durch eine chronische Gastritis adenomatöse und polypöse Wucherungen entständen, die den Übergang zum Krebs bilden könnten. Bezüglich der Frage, ob auf dem Boden einer chronischen Gastritis Fibroadenome, also echte Geschwülste entstehen können, oder ob wir die letzteren von den hyperplastischen, nach Art der Polypen vorspringenden Schleimhautwucherungen trennen müssen, kann ich auf das früher Gesagte verweisen (S. 848 ff.). Ich halte mit vielen anderen Autoren die Fibroadenome für kongenital angelegte Geschwülste, woraus nicht etwa folgt, daß aus diesem Grunde leichter Krebse aus ihnen hervorgehen, wie man auch umgekehrt nicht etwa deshalb, weil aus Fibroadenomen manchmal Karzinome hervorgehen, den Schluß ziehen darf, daß erstere kongenitale Gebilde seien: darauf weist LUBARSCH mit Recht hin. Die Fibroadenome sind, wie allgemein bekannt ist, im Magen selten, ebenso sind die polypösen Karzinome selten, weiterhin ist durchaus nicht erwiesen, daß viele Fibroadenome karzinomatös werden, und daß sich viele Karzinome an beetartige, polypenähnliche Schleimhauthyperplasien anschließen. Ich habe jedenfalls unter kleineren Krebsen, zu denen ich die bis höchstens 5 cm im Durchmesser rechnen will, mehr flächenhafte als polypöse gesehen. Daß ein Fibroadenom deshalb, weil es embryonal angelegt ist, leichter karzinomatös wird, nehme ich gar nicht an, denn meiner Meinung nach muß, falls ein Karzinom entstehen soll, innerhalb des Fibroadenoms an irgend einer Stelle noch eine Störung im Aufbau vorhanden sein, denn normale embryonale Zellen sind noch keine Geschwulstzellen.

Daß sich nun aus einem Fibroadenom ein Karzinom entwickeln kann, ist eine allgemein bekannte Tatsache, doch ist dieses nicht die Regel, wie wir am besten daraus ersehen können, daß die Fälle einzeln beschrieben sind und werden. Ich nenne die Autoren Port, Hauser, Praag, Quérin und Landel, Tanberg, Morton, Ménétrier, Steintal, Weichselbaum, Bindemann, Israel, Mauler, Napp, Chosrojeff, Matsuoka, Versé, Konjetzny, Orator; ich selbst habe auch einige derartige Fälle untersuchen können und komme gleich eingehend auf sie zu sprechen. Die Angaben Doerings und Wechselmanns, daß die Polypen in 50—60% der Fälle in Karzinom übergehen, halte ich bei weitem für übertrieben. Orator fand z. B. unter 145 resezierten Magenkarzinomen nur dreimal solche, die sich aus Fibroadenomen entwickelt hatten, und Staemmler fand in 116 Fällen von Darmpolypen nur 8 karzinomatöse,

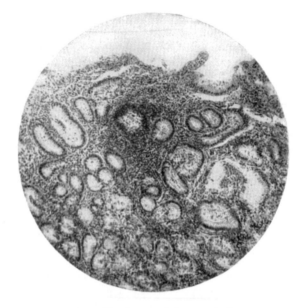

Abb. 94. Unten schlauchförmiges Karzinom, links oberhalb von der Mitte der am weitesten vorgeschobene Krebsschlauch, von starker entzündlicher Infiltration umgeben. Die benachbarten Drüsen zeigen teilweise ein stark dunkel gefärbtes, zylindrisches Epithel mit regressiven Erscheinungen. (Schw. Vergr.)

und von diesen 8 Fällen bestand nur in zweien eine Polyposis intestini. Auch Borst warnt vor der Überschätzung der Häufigkeit der Karzinome, die aus Polypen hervorgehen. Die Annahme, daß die Übergänge so häufig sind, finden wir ja hauptsächlich bei denjenigen Autoren (Hauser, Versé, Konjetzny u. a.), die die Meinung vertreten, daß fließende Übergänge bestehen zwischen Gastritis, Gastritis polyposa, Polypen und Karzinom; es ist ganz natürlich, daß diese Autoren den genannten Standpunkt einnehmen, so sagt z. B. Konjetzny: „Wir möchten mit Nachdruck darauf hinweisen, daß die Magenkarzinome weit häufiger als man annimmt aus solchen Adenomen sich entwickeln, ja, daß die meisten Magenkarzinome aus Adenomen und Polypen, oder jedenfalls aus einem adenomatösen Vorstadium hervorgehen."

Wir wollen jetzt an Hand der mikroskopischen Befunde sehen, inwieweit diese Meinung zu Recht besteht. Der Kernpunkt bei dieser Auffassung liegt ja darin, daß man innerhalb der Fibroadenome die Vorstadien des Karzinoms zu sehen glaubt und zwar an der Mannigfaltigkeit der Drüsenepithelien, die von der normalen, niedrigen, leicht kubischen, funktionierenden Zelle über die indifferente, zylindrische, dunkler gefärbte, funktionslose, manchmal schon mehrreihig, seltener mehrschichtig angeordnete Form bis zur typischen, großen, saftreichen, mehr ovalen oder polymorphen, stark ausgesprochen mehrschichtigen Krebszelle führt. Bemerkenswert ist bezüglich der Kernfärbung, daß sie bei der normalen Drüsenepithelie heller, bei der „Übergangsform" dunkler, bei der fertigen Karzinomzelle meist wieder heller ist (VERSÉ, BORRMANN), natürlich bei weitem nicht so hell, wie bei der normalen Epithelie, da deren Kern ja nicht soviel Chromatin enthält wie der der Krebszelle.

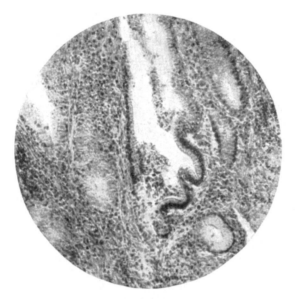

Abb. 95. Drüse aus der Nachbarschaft eines Karzinoms: Epithel teilweise stark dunkel gefärbt, teilweise im Untergang befindlich. (Starke Vergr.)

Man kann sich von diesen Verhältnissen am besten überzeugen, wenn man die drei Epithelarten nebeneinander sieht, wie z. B. in Abb. 110 und 111, S. 981 und 982, auf die ich später noch genauer eingehen werde: man sieht, wie von unten her ein Krebsschlauch gegen den Fundus einer Drüse wächst, ihn komprimierend und umlegend; rechts springt die Membrana propria an zwei Stellen spornartig in das Drüsenlumen vor (Druckwirkung von unten nach oben). Die nicht karzinomatösen Drüsenepithelien unten sind tief dunkel gefärbt, die Karzinomzellen ganz unten sind heller gefärbt, und die ganz oben sich anschließenden, normalen Drüsenepithelien zeigen eine noch hellere Kernfärbung (nur in Abb. 110 zu sehen).

Durch das Auftreten dieser verschiedenen Epithelformen, deren Zustandekommen wir noch besonders bewerten müssen, werden nun die Verhältnisse sehr erschwert, und nur so ist es zu erklären, daß die Meinungen der Autoren so weit auseinandergehen. VERSÉ sagt einmal: „Wie die atypischen Epithelwucherungen von den initialen Stadien des Krebses nach der RIBBERTschen Theorie unterschieden werden sollen,... ist mir nicht klar geworden." Wir werden noch sehen, ob wir überhaupt von einem „initialen Stadium des Krebses", das mikroskopisch zu erfassen ist, sprechen können.

Jedenfalls haben wir in karzinomatösen Fibroadenomen vier morphologisch verschiedene Epithelarten zu unterscheiden: normale, funktionierende Drüsenepithelien, dann mehr zylindrische, funktionslose, mit dunklerem Kern, dann typisch hochzylindrische, mehrreihig oder mehrschichtig angeordnete, funktionslose, mit dunklem, stäbchenförmigen Kern und schließlich entweder hochzylindrische oder polymorphe, mehrfach geschichtete Krebszellen mit mehr ovalem, helleren Kern. Die zweite und dritte Gruppe werden von manchen Autoren als Vorstadien der Krebszelle aufgefaßt, während ich glaube, daß die zweite Gruppe, die man ja auch bei anderen Prozessen in der benachbarten Schleimhaut antrifft, auf Grund einer regressiven Metamorphose zu erklären sind, während wir es bei der dritten Gruppe mit Epithelien zu tun haben, die in Fibroadenomen vorkommen und als kongenital vorhandene, nicht ausdifferenzierte, also indifferente Epithelien aufzufassen sind (Ribbert).

Für die zweite Gruppe der infolge reaktiver und zugleich regressiver Vorgänge — das ist in diesem Falle kein Widerspruch — auftretenden Epithelien bringe ich zwei Bilder, Abb. 94 und 95 aus der einem karzinomatösen Polypen dicht benachbarten Schleimhaut, in die das Karzinom vordringt. Abb. 94 zeigt uns folgendes: von unten her dringt ein schlauchförmiger Zylinderzellenkrebs in der Schleimhaut vor, links und oberhalb von der Mitte liegt der am weitesten vorgeschobene, von einer starken entzündlichen Infiltration des Zwischengewebes umgebene Karzinomschlauch im Querschnitt, der in der Serie mit dem unten gelegenen Karzinom im Zusammenhange steht. Die ihm benachbarten Drüsenquerschnitte zeigen ein einschichtiges, sehr dunkel gefärbtes Epithel, an dem schon viele regressive Erscheinungen zu sehen sind. In diesen Epithelveränderungen ein Vorstadium der „krebsigen Umwandlung" zu sehen, liegt nicht der geringste Anlaß vor. Abb. 95 zeigt uns die gleichen Veränderungen an einer anderen Drüse im Längsschnitt bei stärkerer Vergrößerung, von derselben Stelle stammend. Die starke entzündliche Infiltration der Interstitien, die ausgedehnten Untergangserscheinungen an der Drüse sind deutlich zu sehen.

Für die dritte Gruppe der von vornherein vorhandenen, mehrreihigen und mehrschichtigen, ein ganz anderes Bild bietenden Drüsenepithelien neben normalen, einschichtigen in einem Fibroadenom verweise ich auf Abb. 26, S. 845.

Diejenigen Autoren, die eine allmähliche Umwandlung des normalen Drüsenepithels in Karzinomzellen annehmen, sei es in Fibroadenomen oder auch in der einem Zylinderzellenkrebs benachbarten Schleimhaut, lassen nun diese „karzinomatösen Zellinseln" an allen möglichen Abschnitten der Membrana propria auftreten, und zwar bei allen anderen Krebsen am Fundus der Drüsen (Hauser), bei den Polypen hauptsächlich in den oberen Abschnitten der letzteren (Hauser, Versé, Konjetzny), was sehr wichtig ist. Ich kann diese letzteren Befunde vollauf bestätigen, halte die Krebszellen aber, wie ich schon jetzt betonen möchte, nicht für an Ort und Stelle entstandene, sondern für solche, die kontinuierlich über die Oberfläche der Schleimhaut und weiter in den Drüsen nach unten gewachsen sind. Darauf komme ich später noch eingehend zu sprechen.

Konjetzny beschreibt die Verhältnisse im krebsigen Fibroadenom folgendermaßen: die Drüsen zeigen unten ein hohes Zylinderepithel mit wandständigem, kleinen, blassen Kern, Belegzellen fehlen ganz; nach oben Drüsenwucherungen mit weitgehender Atypie der Epithelien, dann folgt weiter oben Krebsepithel: unregelmäßig, mehrschichtig, polymorph, mit großem, dunkel tingierten Kern, vielfach mitotisch. „In einzelnen Drüsenschläuchen kann man in deutlichster

Weise einen ganz kontinuierlichen Übergang des einschichtigen, hohen Zylinderepithels mit kleinem, wandständigen Kern zu den zuletzt beschriebenen Epithelzellen konstatieren, die einen viel größeren Kern haben als die erstgenannten."
HAUSER nimmt schon im Polypen vor der Krebsentwicklung eine Neubildung
des Epithels an, das von oben her in den Drüsen nach abwärts wächst unter
Verdrängung des anstoßenden, normalen Epithels und bringt dafür auch Abbildungen; er sah dies aber nur bei weiter vorgeschrittenen, adenomatösen
Wucherungen, nie in den Anfangsstadien. Ich halte derartige Bilder für wachsende Karzinomzellen und kann auch ein anderes Argument HAUSERS nicht
anerkennen, daß nämlich neue Drüseneinstülpungen von der Oberfläche her
entstehen, die den Boden der Schleimhaut nicht erreichen; er wies dies durch
Zählen der Ausführungsgänge und der Fundi nach, wobei er fand, daß erstere
zahlreicher waren als letztere. Dieser Befund ist regelmäßig zu erheben, da
in einem Fibroadenom mit seinem unregelmäßigen Aufbau und mannigfachen
Drüsenverzweigungen sowieso nicht alle Drüsen mit ihrem Fundus bis auf den
Boden der Schleimhaut reichen, was ja auch gar nicht möglich ist, denn die
halbkuglige Oberfläche mit den Ausführungsgängen ist doch viel länger als die
Basis mit den Fundi.

Ganz besonders eingehend hat sich VERSÉ mit dieser Frage befaßt und in
Fibroadenomen die Umwandlung des Drüsenepithels in Karzinomzellen beschrieben, die er hauptsächlich in die oberen Abschnitte der Drüsen verlegt, wofür
er folgende Erklärung gibt: ,,Dagegen spricht die Beobachtung, daß die Epithelumwandlung an der Oberfläche, auf der Kuppe oder an den Seiten des Polypen,
also an den Stellen, die mechanischen Insulten am meisten ausgesetzt sind,
einsetzt, für einen direkten Zusammenhang zwischen ihrer Entstehung und den
die Schleimhaut treffenden Reizen." VERSÉ stützt sich nun hauptsächlich
auf einen Fall, aus dem er auch eine Serie abbildet und beschreibt Folgendes:
an der Oberfläche des Polypen finden sich herdweise Drüsen, die enger sind, kein
Sekret enthalten und mit dichtstehenden, mehrfach geschichteten Epithelien
ausgekleidet sind; die Zellgrenzen sind undeutlich, Kerne dunkler, rundlich oder
oval, verschieden groß; oberhalb der Kerne nur eine schmale Protoplasmazone.
(Demgegenüber betont er, daß bei der eigentlichen, nicht karzinomatösen Polyposis adenomatosa die Epithelien lang, ihre Kerne mehr stäbchen- oder spindel-
förmig und gleichmäßiger gestaltet seien, im Anfangsstadium des Karzinoms
mehr oval, größer und heller; letztere läßt er aus ersteren hervorgehen). In
VERSÉS Fall treten nun derartige Zellinseln auch in den anderen, erweiterten
Drüsen auf, und zwar an allen möglichen Stellen, oben, unten, in der Mitte;
manchmal ist der Übergang ganz allmählich, meist schroff. ,,Das gewucherte
Epithel schiebt sich manchmal meißelartig zugeschärft an der Basis gegen
das normale Epithel vor." ,,...zwischen beiden Epithelarten eine scharfe
Grenze. Diese spricht also durchaus nicht dagegen, daß eine Umwandlung
an Ort und Stelle stattgefunden hat." Da VERSÉ auf eine Stelle wegen
ihrer Seltenheit besonderen Wert legt, weil sie mit aller Deutlichkeit auf
Serienschnitten die Entstehung eines umschriebenen Herdes von Karzinomzellen mitten in dem sonst normalen Epithelbelag einer Drüse zeigen soll, und
diese Serie auch abgebildet ist (Verhandl. d. Dtsch. Pathol. Ges. Kiel 1908, Taf. I
und S. 98), muß ich mit einigen Worten darauf eingehen: Die karzinomatöse
Epithellage reicht auf der rechten Seite der Basalmembran vom Fundus der
Drüse bis hinauf zu der Stelle, wo im ersten Schnitt (48) der Drüsenhals schon
karzinomatös ist; hier hat sich das Krebsepithel unter das normale Drüsenepithel geschoben. In den späteren Schnitten ist dann die Drüse unten frei
von Krebsepithel, das sich nur noch oben findet. Da nun in der Serie anfangs Längsschnitte, später Querschnitte der Drüse vorliegen, kann es sich

nur um eine umgelegte Drüse oder um Schrägschnitte handeln, die sehr schwer zu beurteilen sind. Es steht also der Annahme nichts im Wege, daß das Krebsepithel in einer nach hinten oder nach vorn gebogenen Linie (die Drüse plastisch gedacht) von oben her auf der rechten Seite der Drüse bis zum Fundus vorgedrungen ist, da in der Schnittserie ein kontinuierlicher Zusammenhang besteht. Ich sehe also gerade in diesem Falle ein schönes Beispiel für das kontinuierliche Wachstum der Krebszellen auf der Basalmembran und nicht für die herdweise Umwandlung normaler Drüsenepithelien in Karzinomzellen. Ich gehe nunmehr zu meinen eigenen Untersuchungsresultaten an karzinomatösen Fibroadenomen über.

Da ich in einer Reihe von Fällen immer wieder dieselben Bilder gefunden habe, will ich hauptsächlich einen Fall genauer besprechen, der in Abb. 37, S. 864 abgebildet ist: ein reseziertes Stück der Magenwand mit dicht neben-

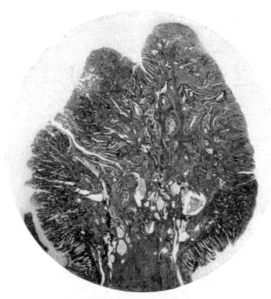

Abb. 96. Karzinomatöses Fibroadenom (polypöses Karzinom). (Schwache Vergr.)

einandersitzenden, teils karzinomatösen, teils gutartigen Fibroadenomen. Es wurden große Übersichtsschnitte angefertigt und einige besonders schwierige Stellen in Serien geschnitten.

Schon bei einfacher, vergleichender Betrachtung eines Schnittes durch ein Fibroadenom, das typische Drüsen mit vorwiegend indifferentem Epithel enthält, wie wir es in Abb. 25, S. 844 sehen und eines Schnittes durch ein karzinomatöses Fibroadenom, wie es in Abb. 96 abgebildet ist, fällt auf, daß die Form, Zahl und Anordnung der Hohlschläuche — „Drüsen" — in beiden Tumoren eine völlig ungleiche ist, ein Befund, den man immer wieder erheben kann. Ich kann dies nur so erklären, daß das innerhalb des Fibroadenoms an irgendeiner Stelle entstandene Karzinom ersteres kontinuierlich durchwächst, dabei architektonisch völlig umformt und ein ganz anderes Gebilde zustande kommen läßt. Diese Durchwachsung findet hauptsächlich so statt, daß das Krebsepithel ganz vorwiegend ein Oberflächenwachstum zeigt mit Eindringen in manche Drüsen und auch in die Saftspalten, dabei zahlreiche andere Drüsen komprimierend und zugrunde richtend. Nur auf diese Weise ist die völlig andere architektonische Struktur eines karzinomatösen Fibroadenoms gegenüber einem normalen zu erklären; sie ist aber absolut nicht zu erklären durch eine fortschreitende Umwandlung der Drüsenepithelien in Karzinomzellen mit einfachem Tiefenwachstum. Ich werde nun im folgenden versuchen meine Ansicht zu stützen.

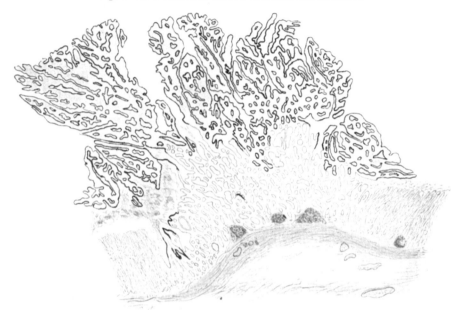

Abb. 97. Senkrechter Schnitt durch die seitliche Partie eines karzinomatösen Fibroadenoms (halbschematisch).

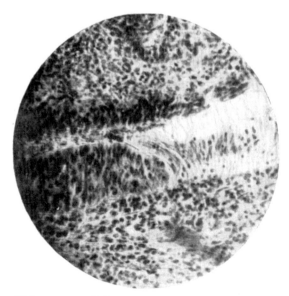

Abb. 98. In der Richtung von links nach rechts wächst ein vielschichtiges, hochzylindrisches Krebsepithel auf der unteren Basalmembran einer Drüse, deren Epithel komprimierend und auf die Seite schiebend. (Starke Vergr.)

Die halbschematische Abb. 97 zeigt einen Schnitt durch die seitliche Partie eines karzinomatösen Fibroadenoms, in dessen Zentrum die Krebsschläuche schon weit in die Submukosa vorgedrungen waren. Wir sehen in dem Bilde oben die dunkler gezeichneten karzinomatösen, unten die normalen Partien des Polypen, unten links und rechts die angrenzende, stark entzündlich verdickte Schleimhaut, an deren Oberfläche auf beiden Seiten das Karzinom überhängt. Die ganz andere Struktur des karzinomatösen oberen Abschnittes gegenüber dem normalen unteren ist ganz auffallend: die Krebsschläuche oben sind weniger zahlreich als die Drüsen unten und zeigen eine wirr durcheinanderliegende, mannigfache Verzweigung, wie wir sie unten nicht sehen. Daß es sich bei diesen Krebsschläuchen nicht nur um Drüsen, sondern auch um Lymphbahnen handelt, in denen die Karzinomzellen gewachsen sind, sei schon jetzt bemerkt; ich komme noch darauf zurück.

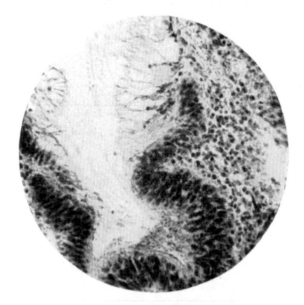

Abb. 99. Mehrschichtiges, zylindrisches Krebsepithel wächst in der Richtung von unten nach oben auf der Basalmembran einer Drüse, sich unter das Drüsenepithel schiebend. (Starke Vergr.)

An einigen Stellen sieht man, wie das Krebsepithel in den Drüsen nach unten vordringt, links unten wächst es schon in die Drüsen der benachbarten, nicht polypösen Schleimhaut hinein. Um nun die Frage zu entscheiden, ob wir in den Drüsen ein kontinuierliches Wachstum der Karzinomzellen von oben nach unten vor uns haben oder eine Umwandlung von Drüsenepithelien in Krebszellen an Ort und Stelle, muß zunächst festgestellt werden, daß nirgends eine isolierte Insel von Karzinomzellen auf einer Drüsenmembran vorhanden ist, sondern daß, wie an Serienschnitten leicht zu erweisen ist, überall ein kontinuierlicher Zusammenhang der die Hohlschläuche auskleidenden Krebszellen besteht. Des weiteren werden wir diejenigen Stellen genauer ins Auge fassen müssen, wo die Krebszellen an normale Epithelien stoßen. Da in einem Fibroadenom, wie schon vorhin betont wurde, neben normalen Epithelien auch solche vorkommen, die im Untergang befindlich sind und außerdem oft ganz indifferente, mehrreihig oder auch mehrschichtig angeordnete Epithelien, die ich ja mit Ribbert für embryonale Zellen halte, so werden ganz verschiedene Grenzbilder entstehen zwischen den Krebszellen und den anstoßenden Drüsenepithelien;

dementsprechend können die histologischen Bilder auch leichter oder schwieriger zu deuten sein. Es muß zugegeben werden, daß es gerade diese Stellen sind, die die größten Täuschungsbilder zeigen, und es ist verständlich, wenn keine Einigkeit unter den Autoren besteht, ob Wachstum oder Entstehung vorliegt. Wir müssen daher bemüht sein, bestimmte Kriterien zu finden, die uns eine einigermaßen sichere Schlußfolgerung gestatten. Entweder stoßen die Krebszellen in breiter Front an die normalen Epithelien, wie wir es in Abb. 98 sehen: die Grenzen zwischen beiden Zellarten sind absolut scharf, die normalen Epithelien zeigen Kompressions- und Verdrängungserscheinungen infolge der Druckwirkung von seiten der sich vorschiebenden Karzinomzellen, die in 8 bis 10-schichtiger Lage wachsen unten „meißelartig zugeschärft" (VERSÉ) sind und das hohe, dünne, zylindrische Epithel der Drüse zur Seite drängen. Die Krebs-

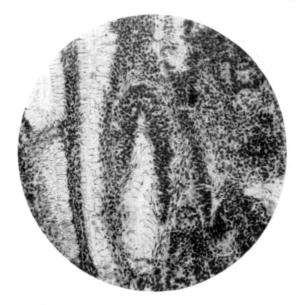

Abb. 100. Eine im ovalen Querschnitt getroffene Drüse zeigt in ihrer oberen Zirkumferenz ein mehrschichtiges, zylindrisches Krebsepithel, das sich nach unten unter das Drüsenepithel schiebt. (Schwache Vergr.)

epithellage kann aber am äußersten Punkte seines kriechenden Wachstums auch viel dünner sein als weiter rückwärts, so daß es sich eine ganze Strecke weit unter das anstoßende normale Epithel schiebt und dieses von der Unterlage abhebt, wie es uns die Abb. 99 und 100 zeigen. Daß wir es hier mit typischen Wachstumsprozessen der Krebszellen zu tun haben, ist klar. In Abb. 100 sehen wir rechts Krebsschläuche, in der Mitte liegt eine Drüse im Querschnitt, an deren oberer Hälfte das normale Epithel von einem haubenartig angeordneten Krebsepithel unterwachsen ist; darüber liegt eine Drüse, deren rechte Seite und deren unterer Abschnitt Krebsepithel zeigt, das auf der linken Seite nach oben an ein mehrschichtiges, zylindrisches, indifferentes Epithel stößt; auch hier besteht eine absolut scharfe Grenze, das Krebsepithel sieht völlig anders aus als das benachbarte, indifferente Epithel, von einem Übergange ist nichts zu sehen. Derartige Bilder sind es aber, die von manchen Autoren im Sinne einer Umwandlung der Drüsenepithelien zunächst in indifferente Zellen, dann in Karzinomzellen gedeutet werden.

Einen sehr interessanten Befund sehen wir noch in Abb. 101, und zwar in der Mitte, einen Befund, den man in dreifacher Richtung deuten kann: entweder ist eine Drüse karzinomatös geworden, das Krebsepithel hat die Membrana propria durchbrochen und wächst nach unten; oder ein von unten nach oben wachsender karzinomatöser Hohlschlauch ist unter Sprengung der Basalmembran in eine Drüse eingebrochen, beide Epithelarten stoßen unter scharfer Grenze aneinander; oder drittens, was ich annehme, wir haben den ovalen Querschnitt einer Drüse vor uns, deren Basalmembran in der oberen Zirkumferenz noch normales Drüsenepithel zeigt, während sie in der unteren von Krebsepithel besetzt ist. Die Grenze zwischen den beiden Epithelarten ist absolut scharf, es besteht überhaupt keine Möglichkeit hier anzunehmen, daß die Krebszellen sich an Ort und Stelle entwickelt hätten, da die anstoßenden Drüsenepithelien auf eine

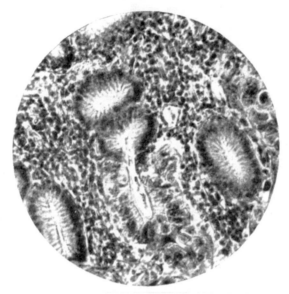

Abb. 101. In der Mitte liegt der ovale Querschnitt einer Drüse, deren untere Zirkumferenz Krebsepithel auf der Basalmembran zeigt, während oben nicht karzinomatöses Drüsenepithel sich findet. Scharfe Grenze zwischen beiden Epithelarten. (Starke Vergr.)

weite Strecke hin nach oben sehr stark komprimiert, abgebogen und im Untergang befindlich sind. Rechts von dieser, teilweise mit Krebsepithel ausgekleideten Drüse schiebt sich übrigens ein solider Krebszapfen im Interstitium nach oben vor. Die Serie ergibt nichts, was zur Entscheidung der Frage in der einen oder anderen Richtung zu verwenden wäre, da Serien von Querschnitten solcher Drüsen bei weitem nicht so günstig sind wie die von Längsschnitten, denn sie können gar nicht lang genug sein, um nach oben oder nach unten das Ende des Krebsschlauches zu finden, das wäre ein reiner Zufall. Das Bild ändert sich natürlich in der Serie: Die Krebszellen nehmen, immer in kontinuierlichem Zusammenhange, eine mehr oder weniger weite Strecke der Zirkumferenz der Drüse ein, dementsprechend sich die Drüsenepithelien umgekehrt verhalten; mit diesem Befunde ist aber nichts bewiesen, denn nach der einen Auffassung würden die Krebszellen an Ort und Stelle auf einer in der Längsrichtung der Drüse wellenförmig verlaufenden Linie entstehen, nach der anderen Auffassung würden sie in einer solchen Linie auf der Basalmembran entlang gewachsen sein. Die scharfe Grenze zwischen beiden Zellarten und die Kompression der an die

Krebszellen anstoßenden Drüsenepithelien mit Untergangserscheinungen sind für diese Frage weit wichtiger. Im übrigen sind Längsschnitte viel geeigneter, aber mir ist es auch bei diesen nie gelungen, einen isolierten Krebsherd zwischen normalen Epithelien auf einer Basalmembran zu finden, vielmehr konnte ich ihn nach der einen Richtung hin, also rückwärts, immer bis an das Ende der manchmal sehr langen Serie verfolgen; die Annahme, daß dieser Krebszellenbesatz schließlich doch aufhören würde, wenn die Serie noch länger wäre, ist eine ganz willkürliche: es muß einmal bewiesen werden, daß ein solcher Herd isoliert auftritt, was bisher noch nicht gelungen ist, auch VERSÉ nicht.

Nun sehen wir noch andere Bilder: In manchen Drüsen sind die Epithelien stellenweise zugrunde gegangen, so daß die Krebszellen auf einer von Epithelien entblößten Membrana propria entlang wachsen (Abb. 102 rechts). Wir sehen

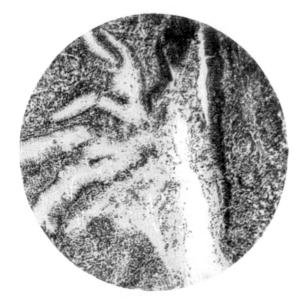

Abb. 102. Krebsepithel wächst auf einer von Drüsenepithel entblößten Basalmembran von oben nach unten. allmählich dünner werdend. (Schwache Vergr.)

dann an dem zugespitzt oder in mehr oder weniger breiter Front sich vorschiebenden, kontinuierlichen Krebszellenbelag der Drüse genau dieselben Verhältnisse wie an denjenigen Stellen, wo es an erhaltenes Epithel stößt. Aus derartigen Bildern müssen wir ebenfalls auf reine Wachstumsverhältnisse der Krebszellen schließen, denn wo normales Drüsenepithel fehlt, kann von einer Entstehung der Krebszellen aus Drüsen überhaupt keine Rede sein.

Nun wachsen die Krebszellen aber auch in den Lymphbahnen der Schleimhaut sowohl von oben nach unten als auch umgekehrt, wie ich das ja früher in dem Kapitel über das Wachstum eingehend besprochen habe. Es kann im einzelnen Falle sehr schwierig sein zu entscheiden, ob es sich um eine Lymphbahn oder um eine von Epithel völlig entblößte Drüse handelt, da das Vorhandensein oder Fehlen der Membrana propria, auf deren Bedeutung ich gleich noch zu sprechen komme, nicht immer leicht nachzuweisen ist. In Abb. 103 ist das Wachstum eines kontinuierlichen Krebszellenbelages auf der Wand eines erweiterten Lymphgefäßes von oben nach unten wiedergegeben: nirgends findet sich Epithel in dem Raum, wohl aber an mehreren Stellen plattes Endothel,

das auch hier und da abgestoßen im Lumen liegt, mit Rundzellen und
feinkörnigem Material gemischt; ferner fehlt jede Andeutung einer Membrana
propria.

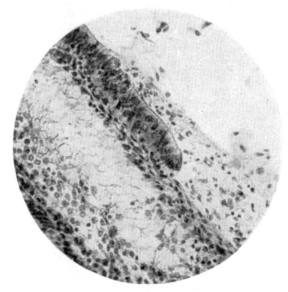

Abb. 103. Krebsepithel wächst auf der Wand eines erweiterten Lymphgefäßes der
Schleimhaut von oben nach unten. (Starke Vergr.)

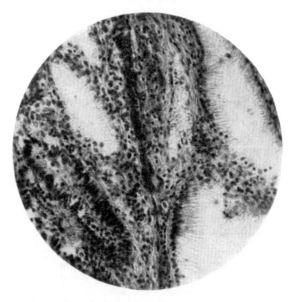

Abb. 104. Wachstum der Krebszellen von oben nach unten in einer engen Saftspalte der
Schleimhaut. (Schwache Vergr.)

Noch deutlicher sehen wir das Vordringen der Krebszellen in Gestalt eines
schmalen Zuges auf dem Wege einer ganz engen, zwischen den Drüsen gelegenen
Saftspalte in Abb. 104; in der Serie sieht man, daß es sich tatsächlich um einen

dünnen Krebszellenzug in einer Saftspalte handelt, nicht etwa um den Tangentialschnitt einer Drüsenmembran mit Krebszellen. Das Lumen ist vorläufig noch so enge, daß die Krebszellen keinen Platz finden, um sich neben- und über-

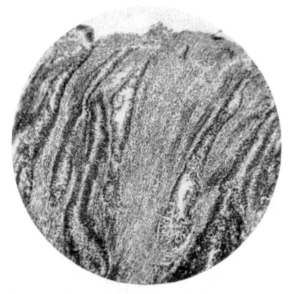

Abb. 105. Oberfläche eines karzinomatösen Fibroadenoms. (Schwache Vergr.)

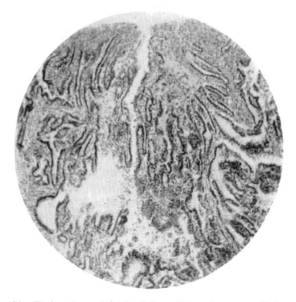

Abb. 106. Oberfläche eines nicht krebsigen Fibroadenoms. (Schwache Vergr.)

einander auf der Wand zu schichten, sie dringen zunächst einzeln oder zu mehreren hintereinander liegend in der Richtung von oben nach unten vor.

Die Krebszellen benutzen also bei ihrem Wachstum in der Schleimhaut von oben nach unten die Drüsenmembranen und die Lymphgefäßwände, beim

Wachstum von unten nach oben nur die letzteren, da Einbrüche in die Drüsen von unten her unter Durchbrechung der Basalmembran nur äußerst selten vorkommen. Wir sehen also beim schlauchförmigen Zylinderzellenkrebs infolge seines Wachstums in der Schleimhaut Krebsschläuche, die mit an Ort und Stelle karzinomatös gewordenen Drüsen eine weitgehende Ähnlichkeit haben, aber natürlich auf ganz andere Weise entstanden sind. Im Hinblick auf diese Verhältnisse muß ich noch auf Bilder eingehen, die man häufig findet: in Abb. 105 sehen wir die Oberfläche der Randpartie eines krebsigen Magenpolypen, die nur aus zellreichem Granulationsgewebe besteht mit Krebsschläuchen, die oben offen münden; auch die Oberfläche selbst ist stellenweise mit mehrschichtigem Krebsepithel überzogen. Die Schleimhaut ist längst ab-

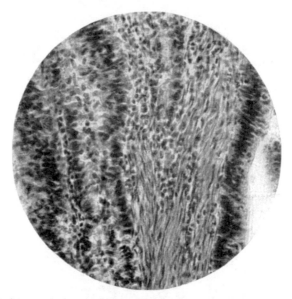

Abb. 107. Zwischen zwei Krebsschläuchen links und rechts ein schmaler Krebsschlauch, der dicht unter der aus Granulationsgewebe bestehenden Oberfläche eines karzinomatösen Fibroadenoms nach unten vordringt zwischen den Fasern der Muscularis mucosae, die senkrecht steht. (Starke Vergr.)

gestoßen, denn die Muscularis mucosae reicht aufgesplittert bis fast an die Oberfläche und steht senkrecht zu ihr. Die Krebsschläuche sind sicher keine Drüsen, sondern frühere Lymphbahnen. Daß es sich nicht um die einfache krebsige Umwandlung der Drüsen an der Oberfläche eines Fibroadenoms handeln kann, wird einmal widerlegt durch das Verhalten der Muscularis mucosae, dann aber durch den Vergleich mit der Oberfläche irgendeines nicht karzinomatösen Fibroadenoms, wie es in Abb. 106 abgebildet ist: es ist nicht zu verstehen, wie sich z. B. die krebsige Partie in Abb. 105 aus der Schleimhaut in Abb. 106 entwickelt haben sollte durch einfache Umwandlung der zahlreichen Drüsen in weniger zahlreiche Krebsschläuche; vielmehr haben wir das Resultat einer langen Wachstumsperiode der Krebszellen vor uns, das gar nicht einmal in der Schleimhaut vor sich gegangen ist, da diese längst abgestoßen war, sondern in einem diese ersetzenden Granulationsgewebe.

Sehr deutlich sehen wir noch das Wachstum der Krebszellen in einer Lymphbahn in Abb. 107, die dicht unter der Oberfläche liegt, und wo zwischen breiteren

Krebsschläuchen ein ganz schmaler von oben nach unten zwischen den Fasern der Muscularis mucosae vordringt; die frühere Schleimhaut ist auch hier vollkommen abgestoßen, wir sehen ein Granulationsgewebe mit Krebsschläuchen, in dem die Muscularis mucosae senkrecht zur Oberfläche angeordnet ist.

Auf diese Drüsenimitationen der Krebszellen an der Oberfläche eines die abgestoßene Schleimhaut ersetzenden Granulationsgewebes bin ich schon beim malignen Adenom eingegangen und verweise auf S. 931 und die Abb. 46, S. 876.

Selbstverständlich geht mit diesem flächenhaften Wachstum des Krebsepithels eine Vermehrung des Bindegewebes einher, denn der karzinomatöse Polyp wird ja größer. Diese Bindegewebsvermehrung geht nicht Hand in Hand mit der Epithelvermehrung im Sinne des fibroepithelialen Wachstums, wie es der Fall ist, solange ein gutartiges Fibroadenom sich langsam „aus sich heraus"

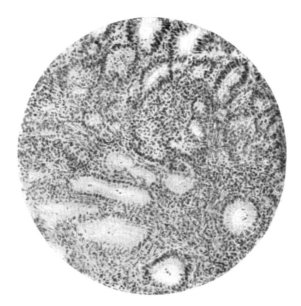

Abb. 108. Oben Krebsschläuche, unten Drüsen, teilweise mit indifferentem Epithel ausgekleidet. (Starke Vergr.)

vergrößert, sondern das Krebsepithel wächst für sich, und zwar „destruierend", obwohl flächenhaft; es kleidet nur die Drüsen kontinuierlich aus, bildet aber keine neuen Drüsen, da der für die Bildung normaler Drüsen unbedingt notwendige physiologische Zusammenhang zwischen Epithel und Bindegewebe verloren gegangen ist. Wenn BORST schon beim fibroepithelialen Wachstum den Schwerpunkt in das Epithel verlegt und sagt: „es liegt daher nahe, daran zu denken, daß von den Drüsenepithelien auch ein besonderer formativer Reiz auf das Bindegewebe ausgeübt wird", dann kann man sich gut vorstellen, daß das über die Oberfläche des Fibroadenoms fortwachsende Krebsepithel auch das unter ihm liegende Schleimhautbindegewebe zur Wucherung anregt; ist diese sehr intensiv, so kommt es zur Zerklüftung der Oberfläche, zum papillären oder gar villösen Karzinom, wie wir es auch in der Harnblase auf Grund der gleichen Wachstumsvorgänge sehen (s. S. 985). Das Oberflächenwachstum, eine dem Epithel der Zylinderzellenkrebse innewohnende Fähigkeit und Neigung, kann in krebsigen Fibroadenomen deshalb in so ausgedehntem Maße durch das ganze Röhrensystem (Drüsen) des Tumors hindurch erfolgen, weil die Drüsenschläuche weiter sind als in der normalen Schleimhaut und oben mit einer größeren Öffnung ausmünden, denn ein Ausführungsgang muß auf einer kugligen Oberfläche immer eine weitere Mündung haben, als auf einer geraden Fläche, wie sie die Schleimhaut bietet; man kann ja häufig schon mit bloßem Auge die feinporige Oberfläche der Fibroadenome erkennen. So sehen wir denn auch bei größeren karzinomatösen Fibroadenomen, die sich zunächst expansiv vergrößert haben und manchmal seitlich pilzartig überhängende Ränder bilden, das ganze Fibroadenom also von Karzinom durchwachsen ist, daß bei weiterem Vordringen der Krebszellen in der benachbarten Schleimhaut das vorwiegend oberflächliche Wachstum aus rein mechanischen Ursachen in den Hintergrund tritt, und die weitere Ausdehnung des Tumors vorwiegend dadurch erfolgt, daß die Krebsschläuche nunmehr aus der Submukosa

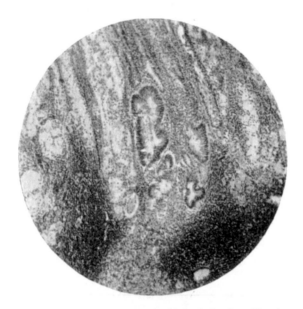

Abb. 109. Boden der Schleimhaut aus der Nachbarschaft eines Karzinoms: reaktive und regressive Veränderungen an vielen Drüsenepithelien, starke entzündliche Infiltration des Zwischengewebes. (Schwache Vergr.)

nach oben in die Schleimhaut einbrechen, unter Umständen wieder bis zur Oberfläche, um auf ihr dann auch wieder flächenhaft sich auszubreiten, aber langsamer. Ein Blick auf die Abb. 97, S. 967 zeigt uns das: die links unten auf den Drüsenmembranen der dicht benachbarten Schleimhaut wachsenden Krebszellen werden in der sich anschließenden Schleimhaut weiter links nicht die gleichen günstigen Verhältnisse für ein Oberflächenwachstum vorfinden, wie sie sie im Fibroadenom hatten; für die rechte Seite im Bilde gelten die gleichen Verhältnisse: die Schleimhaut ist verdickt, stark entzündlich infiltriert, die Drüsen liegen sehr dicht, sind komprimiert.

Ein Bild, das im Sinne einer lokalen Entstehung der Krebszellen gedeutet werden kann, zeigt Abb. 108: oben Krebsschläuche, unten Drüsen, deren Epithelien verschiedene Form und Kernfärbung zeigen; in der Drüse ganz unten ist das Epithel in der unteren Zirkumferenz normal, in der oberen aber mehrreihig, eng aneinanderliegend und mit dunkler gefärbten Kernen versehen. Es handelt sich hier zweifellos um indifferentes Epithel, das meiner Meinung nach nicht in Krebsepithel sich umwandeln wird, da ich diese Umwandlung auf Längsschnitten von Drüsen, die ja besser geeignet sind für die Entscheidung dieser Frage, nie gesehen habe.

Ein anderes Bild, das in der nächsten Nachbarschaft eines Karzinoms am Boden der Schleimhaut eine Umwandlung der Drüsenepithelien in funktionslose, hochzylindrische Zellen mit dunklem, langen Kern zeigt, sehen wir in Abb. 109; in der Umgebung starke entzündliche Infiltration, an einigen Drüsen Untergangserscheinungen. Derartige Bilder sieht man oft, es handelt sich meiner Meinung nach um reaktive Folgeerscheinungen an den Drüsenepithelien, nicht um Vorläufer einer Krebszellenbildung.

Ich muß nun noch zu sprechen kommen auf die Frage der scharfen Grenze bzw. des allmählichen Überganges der Zellarten ineinander an denjenigen Stellen, wo Krebszellen auf der Drüsenmembran an normale oder auch schon in dieser oder jener Richtung veränderte Epithelien stoßen. Es ist eine bekannte Tatsache, daß man einer einzelnen Zelle nicht ansehen kann, ob sie eine Krebszelle ist oder nicht, ganz anders liegen aber die Verhältnisse, wenn wir die Krebszellen im Verbande sehen, wo sie ihre Charakteristika, wie Größe, Gestalt, Anordnung, gegenseitige Beeinflussung durch ihr Wachstum, Kernbeschaffenheit usw. viel deutlicher in die Erscheinung treten lassen. So finden wir denn auch an den auf der Drüsenmembran entlang wachsenden Krebszellen ganz andere Bilder als an den benachbarten, an letztere stoßenden Drüsenepithelien, selbst wenn es sich um mehrreihige oder gar mehrschichtige, indifferente Epithelien handelt, wie sie ja in Fibroadenomen normalerweise vorkommen. Die Krebszellen sind, von ihrer charakteristischen Vielschichtigkeit ganz abgesehen, größer, saftreicher, meist polymorph, ihr Kern ist oval, den Kernen der indifferenten und der reaktiv veränderten Epithelien gegenüber meist heller, den Kernen der normalen Epithelien gegenüber dunkler gefärbt; bei ihrem intensiven Wachstum richten sich die Krebszellen selbst gegenseitig zugrunde, so daß man an der Oberfläche des wachsenden Krebszellenbelages häufig herausgedrückte, im Untergang befindliche Tumorzellen sieht mit verklumpten Chromatinfäden, mit Vakuolen und Leukozyten im Innern. Es fehlt vollkommen die Regelmäßigkeit in der Anordnung, wie wir sie bei den nichtkarzinomatösen, indifferenten, wenn auch mehrreihigen und mehrschichtigen Epithelien sehen; ich verweise dabei nochmals auf die Abb. 26, S. 845.

Diese Veränderungen schneiden immer scharf ab an den Grenzstellen, wo die Krebszellen an die benachbarten Epithelien stoßen, von einem Übergang beider Zellarten habe ich nie etwas gesehen. VERSÉ hält ja trotz dieser auch von ihm in den meisten Fällen gefundenen scharfen Grenze eine Umwandlung des benachbarten Epithels in Karzinomzellen für sicher; er sagt: ,,...zwischen beiden Epithelarten eine scharfe Grenze. Diese spricht also durchaus nicht dagegen, daß eine Umwandlung an Ort und Stelle stattgefunden hat.'' Ich kann ihm darin nicht folgen, sondern nehme umgekehrt an: die allmähliche Umwandlung muß erst bewiesen werden durch allmähliche, sehr häufig vorhandene Übergangsbilder zwischen beiden Epithelarten; da diese aber fehlen, so kann man mit den scharfen Grenzen gerade das Gegenteil besser beweisen. Und wenn nun wirklich an der einen oder anderen Stelle einmal keine so scharfe Grenze zu sehen ist, was ja zweifellos vorkommt, dann sollte man doch nicht diese seltenen Befunde, die auch dann noch in verschiedener Weise zu deuten sind, in den Vordergrund drängen und aus ihnen grundlegende Schlüsse ziehen bezüglich der Histogenese des Karzinoms, sondern den Schwerpunkt auf die fast regelmäßigen anderen Befunde legen, um so mehr, da, wie wir gleich sehen werden, noch weitere Gründe gegen die Annahme sprechen, daß sich das Krebsepithel fortschreitend aus normalem Drüsenepithel entwickelt.

Wie kommt es nun nach Ansicht derjenigen Forscher, die das Krebsepithel durch Umwandlung normaler Drüsenepithelien entstehen lassen, zur eigentlichen Krebsbildung, also zum destruierenden Wachstum? Borst sagt: „Das Deckepithel verläßt die Oberfläche und wuchert in die Tiefe, das Drüsenepithel durchbricht die Membranae propriae und wuchert in die Umgebung ein." Hauser äußert sich folgendermaßen: „In allen Fällen von krebsiger Erkrankung der Magen- oder Darmschleimhaut durchbricht im weiteren Verlaufe das Epithel der entarteten Schleimhautdrüsen zunächst die Membrana propria des Drüsenschlauches und dann die Muscularis mucosae, um sich in der Submukosa und den tieferen Gewebsschichten weiter auszubreiten." Ähnlich äußern sich Lubarsch und Konjetzny. Versé meint, die karzinomatös gewordenen Epithelien schichten sich, die Drüsen erweitern sich und treiben Sprossen, dann wachsen die Epithelien schrankenlos in die Umgebung und werden zu Karzinomzellen. „Diese stark wuchernden Zellen bilden nun auch die Schläuche, welche weiter in der Tiefe bereits durch die Submukosa bis in die Muskularis vorgedrungen sind." Nach Versé wächst das zu Karzinomzellen gewordene Epithel zunächst dahin, wo der meiste Platz ist, also in das Lumen der Schläuche, während es ja, wie er meint, nach der Ribbertschen Theorie ins Interstitium wachsen müßte nach Art der rudimentären Drüsenbildung.

Zu diesen Auffassungen über die Histogenese des Schleimhautkrebses möchte ich folgendes sagen: die Membrana propria ist ein sehr widerstandsfähiges Gebilde, was schon daraus hervorgeht, daß Einbrüche von Karzinomzellen von außen her in das Drüsenlumen fast nie vorkommen, was auch Lubarsch und Lohmer betonen; letzterer hat nur einmal einen solchen Einbruch gesehen, den er nicht einmal für ganz sicher hält (s. S. 930), dann hat ihn Pförringer einmal gesehen und ich sah ihn ebenfalls nur einmal (s. Abb. 82, S. 929). Es ist ja auch gar nicht einzusehen, warum die zu Krebszellen gewordenen Epithelien, vorausgesetzt, daß diese Umwandlung vorkäme, die Basalmembran durchbrechen sollten, da sie ja, und hier bin ich mit Versé einer Meinung, zunächst dorthin wachsen werden, wo der meiste Platz ist, das ist aber das Drüsenlumen. Und damit komme ich zur zweiten Frage: Aus welchem Grunde wachsen die an Ort und Stelle entstandenen Krebszellen das Drüsenlumen nie zu, warum bleiben sie, sich schichtend, nur auf der Wand, warum entsteht nicht auch schon in der Schleimhaut ein Carcinoma solidum? Noch niemand hat gesehen, daß in der Schleimhaut ein solider Krebs entstanden und aus ihr nach unten durchgebrochen ist. Die Ansicht Hausers, daß immer erst ein Karzinom mit Hohlschläuchen entsteht, die dann später erst solide werden, eine Ansicht, zu der er auf Grund der nicht richtig gedeuteten Randpartien der Zylinderzellenkrebse kam, ist durch nichts zu beweisen. Wenn diese Ansicht Hausers richtig wäre, müßten wir ja auch annehmen, daß der Krebs immer zunächst als ein Zylinderzellenkrebs mit Hohlschläuchen in die Erscheinung träte, aus dem sich dann später sowohl ein Carcinoma solidum als auch ein malignes Adenom (Schläuche mit einschichtigem Epithel), ein diffuser Gallertkrebs und ein diffuses polymorphzelliges Karzinom entwickeln könnten. Es ist doch aber viel wahrscheinlicher, daß alle diese Krebse von vornherein die ihnen eigene bestimmte Struktur haben, also auch dann schon, wenn sie zum erstenmal entstehen, sei es in der Schleimhaut oder unterhalb derselben, was allerdings nur bei ganz kleinen Karzinomen festzustellen ist (s. mein Fall S. 896), da das Karzinom meiner Meinung nach nur einmal an einer umschriebenen Stelle entsteht und dann nur „aus sich heraus" wächst. Die Gründe für diese von vornherein festliegende Morphologie der Schleimhautkrebse sehe ich in dem verschiedenen Differenzierungsstadium, in dem die Zellen embryonal isoliert wurden und liegen blieben, wie ich das früher schon auseinandergesetzt habe (S. 883 und 892).

Die in der Minderzahl vorhandenen sog. Mischformen der Karzinome sprechen nicht dagegen, da es möglich ist, daß manche von den embryonal liegengebliebenen Epithelien sich während ihres Wachstums in der einen oder andern Richtung noch weiter ausdifferenzieren können.

Ein Durchbruch der Karzinomzellen vom Lumen aus durch die Membrana propria ins Interstitium wäre doch nur dann verständlich, wenn die Krebszellen zunächst den ganzen Raum zuwucherten, so daß sie nun wegen Platzmangels das Rohr zum Bersten bringen müßten; etwas Derartiges gibt es aber nicht. Ich habe nie ein Durchbrechen der Krebszellen aus den Drüsen in die Interstitien gesehen, weder am Fundus noch an einem höher oben gelegenen Drüsenabschnitt; das ist auch bisher meines Wissens nie beschrieben, es wird nur angenommen.

Solange noch Raum im Innern der Drüse vorhanden ist, haben die Krebszellen gar keine Veranlassung, die feste Basalmembran zu sprengen, sie haben ja Platz genug für ihre weitere Vermehrung. Und nun sehen wir etwas sehr Eigenartiges: obwohl bei den schlauchförmigen Zylinderzellenkrebsen noch genügend Raum im Innern der Drüsen vorhanden ist, die Krebszellen also nicht nach außen durchzubrechen brauchen, es auch nicht tun, füllen sie nicht einmal das Lumen an, sondern wachsen, an die Basalmembran sich anlehnend, flächenhaft in seitlicher Richtung weiter, die benachbarten Epithelien zur Seite schiebend. Und damit komme ich zum dritten Punkt: dem ausgesprochen flächenhaften Wachstum der Zylinderepithelien beim schlauchförmigen Karzinom. Nur darin liegt der Grund, weshalb bei diesem Karzinom die Täuschungsbilder so zahlreich und mannigfach sind, da die Krebszellen nicht nur bei ihrem Vordringen auf den Drüsenwänden Hohlschläuche bilden, sondern auch bei ihrem Wachstum in den Lymphbahnen auf deren Wand entlang wachsen und auf diese Weise auch wieder Hohlschläuche zustande kommen lassen, sowohl außerhalb wie innerhalb der Schleimhaut. Wegen der ausgesprochenen Neigung der Epithelien der Zylinderzellenkrebse — und die in Fibroadenomen entstehenden Krebse sind ausschließlich solche — bei ihrem Vordringen Flächen zu benutzen, sehen wir in diesen Krebsen auch jene eigenartigen Drüsenimitationen, die auf den ersten Blick die Meinung aufkommen lassen, als hätten sich die Drüsen an Ort und Stelle in Krebshohlschläuche umgewandelt: es ist aber lediglich eine Folge des Wachstums dieser zylindrischen Krebsepithelien, die, gleichsam überhäutend, die ganze Oberfläche der Fibroadenome überwachsen und dann in manche Drüsen und in manche Lymphbahnen von oben her eindringen, die dazwischen liegenden, nicht von ihnen benutzten Drüsen komprimierend und zugrunde richtend. Denn wir finden zwischen den Krebsschläuchen überall durch Kompression zugrunde gegangene Drüsen. Durch dieses flächenhafte Wachstum der Krebsepithelien ist es zu erklären, daß in den krebsigen Fibroadenomen so häufig oben in den Drüsen Krebsepithel gefunden wird und nicht unten (s. meine Abb. 97, S. 967), was ja eigentlich vollkommen im Widerspruch steht mit dem, was früher immer beschrieben und betont wurde, besonders von Hauser, daß die Drüsen am Fundus „karzinomatös entarteten".

Versé, der ja, wie erwähnt, das Karzinomepithel in den Drüsen der Fibroadenome an Ort und Stelle aus Drüsenepithelien entstehen läßt, erklärt die Bevorzugung der oberen Drüsenabschnitte damit, daß hier die meisten Reize wirkten.

Neben dem in den karzinomatösen Fibroadenomen ganz im Vordergrunde stehenden Wachstum der Krebszellen von oben nach unten finden wir dann die sekundären Einbrüche der Krebsschläuche auf dem Wege der Lymphbahnen in die Schleimhaut von unten nach oben, in der die Tumorzellen dann bis zur Oberfläche vordringen, flächenhaft weiterwachsen, um wiederum in Drüsen und Lymphbahnen nach abwärts vorzudringen. Auf diese Weise ist der völlige

architektonische Umbau eines krebsigen Fibroadenoms gegenüber einem nicht
krebsigen zu erklären, ein Umstand, auf den nicht intensiv genug hingewiesen
werden kann (s. S. 966 ff., 974). Der Aufbau eines krebsigen Fibroadenoms verträgt sich nicht mit der Annahme, daß in ihm die
Drüsen krebsig geworden wären, sondern wir sehen das Resultat eines
auf zwei Wegen und in zwei Richtungen von Krebszellen kontinuierlich
durchwachsenen Fibroadenoms vor uns. Daß die Krebszellen auch von der Oberfläche her in die Lymphspalten eindringen, ist immer zu beobachten und ja
auch leicht verständlich, weil an der Oberfläche der Polypen immer Defekte
vorhanden, und viele Saftspalten offen sind.

Während also bei den in Polypen entwickelten Karzinomen neben dem Wachstum der Krebszellen von unten nach oben in der Schleimhaut das Wachstum
von oben nach unten ganz im Vordergrunde steht, sehen wir entgegengesetzt
in allen anderen Karzinomen vorwiegend ein Wachstum von unten nach oben,
wie ich das früher eingehend erörtert habe.

Von der Frage nach der Entstehung des Karzinoms in Fibroadenomen bin ich
zwangsläufig auf die Frage des Wachstums gekommen, da ich bisher niemals in
irgendeinem Karzinom die Entstehung gesehen habe, sondern immer nur wachsende, kontinuierlich zusammenhängende Krebszellen gefunden habe, so daß
ich über die formale Genese des Schleimhautkrebses keine Angaben machen kann und die Lösung der Frage für weit schwieriger halte
als Versé, der folgendes sagt.: ,,Ist...einmal erst eine adenomatöse Wucherung entstanden, so gibt diese wieder Anlaß zu manchen mechanischen Insulten, die ihrerseits wieder auf das Epithel einwirken und es zu weiterer
Proliferation anregen. Und so sieht man denn in den Polypen zwischen den
dichtgedrängten, hohen, zylindrischen Zellen solche auftauchen, die einen etwas
größeren Kern haben, die ersteren verdrängen und schließlich in ganz atypische
Formen an Ort und Stelle übergehen: die Karzinomzelle ist fertig."

Ich stelle mir die Entstehung eines Karzinoms im Fibroadenom so vor, daß
an irgendeiner Stelle embryonal ausgeschaltete und dadurch in ihrer biologischen
Struktur gestörte Epithelien (s. S. 952 ff.) auf Grund irgendwelcher wachstum-
auslösender Momente, unter denen feinere entzündliche Veränderungen sicher
eine große Rolle spielen, ins Wachstum geraten. Diese Zellen werden sich nun
durch dauernde Proliferation vermehren und nicht nur den ganzen Polypen
unter Benutzung vorhandener Räume (Drüsen und Lymphgefäße) flächenhaft
durchwachsen, sondern auch in die Tiefe vordringen. Ob bei diesen Epithelien,
aus denen der Krebs hervorgeht, die Indifferenzzonen, vielleicht auch die in
Fibroadenomen vorkommenden Darmschleimhautinseln eine Rolle spielen, bleibe
dahingestellt; die Zylinderzellenkrebse und Gallertkrebse des Magens haben ja
eine weitgehende Übereinstimmung mit denen des Darmes. Eine fortschreitende krebsige Umwandlung des ganzen Fibroadenoms halte ich für ausgeschlossen. Borst sagt: ,,Ob sich aus einem bis dahin gutartigen Adenom durch
weitere Wachstumsentartung ein Krebs entwickeln kann, so daß die typische
Neubildung plötzlich atypisch wird, das möchte ich bezweifeln." Mauler hat
einen Fall beschrieben, in dem ein faustgroßer, zottiger Polyp in der Nähe der
Kardia nur an einer umschriebenen Stelle ein Karzinom zeigte, das schon bis
in die Muskulatur vorgedrungen war. Hier verweise ich auf Abb. 114, S. 984,
wo ich ein kleines, scharf umschriebenes, nur ,,aus sich heraus" wachsendes
Karzinom in einem beetartigen Fibroadenom beschrieben habe.

Es ist nun möglich, daß innerhalb eines Polypen an mehreren Stellen ein
Karzinom entsteht (Konjetzny), das jedes für sich dann nur ,,aus sich heraus"
wachsen würde, und zwar gleich von Anfang an. Ich habe etwas Derartiges
nie gefunden, kann aber die Möglichkeit nicht in Abrede stellen. ,,Aber die

Multiplizität der Einbruchsstellen ändert nichts an der Tatsache, daß jede für sich beurteilt werden muß und nicht aus einer „krebsigen Entartung" abgeleitet werden darf" sagt RIBBERT.

Nicht anders sind die Verhältnisse zu beurteilen, wenn mehrere, entweder dicht nebeneinander oder mehr entfernt voneinander liegende Fibroadenome karzinomatös werden, so daß Bilder, wie wir sie in Abb. 36 und 37 (S. 863 und 864) sehen, im Prinzip dasselbe zeigen: einerseits ein Multiplum von Polypen und polypösen Karzinomen verschiedenster Größe dicht nebeneinander, andererseits 5 in teilweise großen Zwischenräumen aufgetretene polypöse Karzinome entlang der großen Kurvatur. Es würde meiner Meinung nach nicht richtig sein, im ersten Falle (Abb. 37) von multizentrisch entstandenen, im zweiten Falle (Abb. 36) von

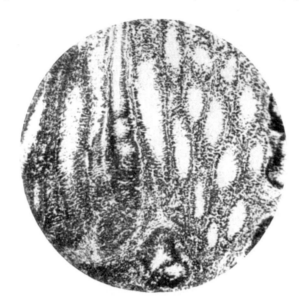

Abb. 110. Durchbruch eines Karzinomschlauches von unten her in die Schleimhaut. Anstoßen an einen Drüsenfundus bei erhaltener Basalmembran, die Drüse ist in der Richtung von unten nach oben zusammengedrückt. Vortäuschung primären Tiefenwachstums. (Schwache Vergr.)

multiplen primären Karzinomen zu sprechen. TSUNODA macht keinen prinzipiellen Unterschied zwischen beiden Formen, was wohl richtig ist, nur muß dabei betont werden, daß „multizentrisch" nicht etwa im Sinne einer kontinuierlich fortschreitenden Krebsentwicklung aufzufassen und somit etwa die Regel der Krebsentstehung ist, sondern es handelt sich in diesen Fällen immer um primäre, unabhängig voneinander entstehende, multiple Krebse, ein Vorkommnis, das außerdem sehr selten ist.

Dabei möchte ich noch auf einen Punkt hinweisen: In dem von mir sehr genau auf Serienschnitten untersuchten und in Abb. 37, S. 864 abgebildeten Falle, in dem mehrere krebsige und nicht krebsige Polypen im Magen dicht beieinander lagen, habe ich mehrfach gesehen, daß von überhängenden krebsigen Partien des einen Polypen Krebszellen auf die Oberfläche des benachbarten übergeimpft waren, da beide Flächen sich innig berühren; auch mit dieser Möglichkeit ist also zu rechnen, besonders bei zerklüfteten, blumenkohlartig gebauten, villösen karzinomatösen Fibroadenomen. Ferner ist zu bedenken, daß bei dem stark verzweigten, drüsigen Röhrensystem in einem karzinomatösen

Fibroadenom, was man besonders gut zu sehen bekommt, wenn man weit überhängende Ränder einer solchen Geschwulst auf horizontal angelegten Schnitten
mikroskopiert, die scheinbar an einer zirkumskripten Stelle der Membrana
propria auftretenden Krebszellen in Serien auf weite Strecken zu verfolgen
sind, bis schließlich die Serie zu Ende ist, und man immer noch kontinuierlichen Krebszellenbelag feststellen kann. Dasselbe sieht man bei stufenweise
angelegten sehr langen Serien, und das muß ja auch so sein, wenn die Serie
auch noch so lang ist, und wenn sie sogar den ganzen krebsigen Polypen umfaßt: wir werden an allen Stellen einen kontinuierlichen Zusammenhang der
Krebszellen finden, die meist nicht einmal in gerader, sondern in wellenförmig
gebogenen Linien auf der Basalmembran vordringen, wie ich das S. 932 beschrieben und schematisch in Abb. 87 dargestellt habe.

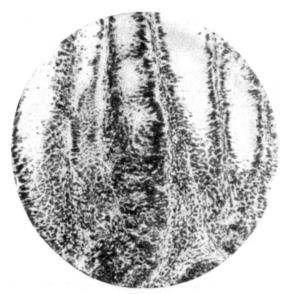

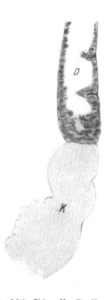

Abb. 111. Dieselbe Stelle aus Abb. 110
bei starker Vergr.

Abb. 112. Dieselbe Stelle aus
Abb. 111 halbschematisch.
D Drüse, K Karzinom

Es könnte bei Anlegung sehr langer Serien einmal gelingen, zwei oder
mehrere primäre Krebsherde innerhalb eines Fibroadenoms festzustellen, was ich
als „lokale Multiplizität" primärer Karzinome bezeichne. Doch ist das wohl recht
selten, denn ich habe es nie gefunden, wie ja überhaupt die engbegrenzte lokale
primäre Multiplizität im Beginn der Schleimhautkrebse viel seltener ist als
im Beginn der Hautkrebse (Petersen und Colmers, Lubarsch, Borrmann).
Ich kann Lubarsch aber nicht zustimmen, wenn er sagt: „Im übrigen scheint
mir auch der grundsätzliche Unterschied zwischen dem Anerkenntnis des Wachstums von Karzinomen durch Zusammenfließen multizentrischer Primärherde
und der Vergrößerung durch Apposition ein sehr geringfügiger zu sein." Meiner
Meinung nach kommt letzteres überhaupt nicht vor und ersteres nur ganz im
Beginn der Krebsentwicklung, wo, wie ich es z. B. an der Haut beschrieben
habe, in einem begrenzten Bezirk annähernd zu˝ gleicher Zeit ein Multiplum
primärer Krebsherde auftreten kann, die dann bald zusammenfließen; ob etwas
Derartiges bei Schleimhautkrebsen hin und wieder vorkommt, kann ich nicht

sagen. LUBARSCH hat einmal in der Submukosa ein Zusammenfließen zweier karzinomatöser Herde gesehen.

Einen Durchbruch „karzinomatös gewordener Drüsen" durch die Muscularis mucosae in die Submukosa erkenne ich also nicht an, habe ihn auch nie gesehen (s. S. 930); derartige Durchbrüche werden vorgetäuscht durch das auf dem Lymphwege in der Submukosa seitlich vordringende Karzinom, das von unten her wieder in die Schleimhaut einbricht und an Drüsenfundi stößt. Ein sehr schönes Beispiel dafür habe ich in Abb. 110 bei schwacher, in Abb. 111 bei stärker Vergrößerung und in Abb. 112 halbschematisch wiedergegeben. Rechts in der Schleimhaut und unten in der Submukosa liegen Krebsschläuche, von denen einer unterhalb einer Drüse in die Schleimhaut eingebrochen ist (Serienschnitte). Die Membrana propria am

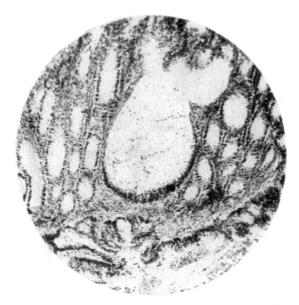

Abb. 113. Durchbruch eines in den Lymphbahnen der Submukosa gewachsenen, schlauchförmigen Karzinoms nach oben in die Schleimhaut. Der zystisch erweiterte Raum ist eine Lymphbahn, keine Drüse; nur in der unteren Zirkumferenz Karzinomzellen. (Starke Vergr.)

Fundus der Drüse bildet eine scharfe Grenze, die von unten vordringenden Krebszellen zeigen ein ganz anderes Aussehen als die Drüsenepithelien, die Drüse selbst ist etwas nach oben gedrückt, was sich dadurch zeigt, daß die Membrana propria auf der rechten Seite mehrere spornartige Vorsprünge in das Drüsenlumen gebildet hat.

Eine weitere Täuschungsmöglichkeit, die aber sehr selten ist, kann dadurch gegeben sein, daß die von oben nach unten oder umgekehrt in der Schleimhaut vordringenden Krebszellen sich hart an die Außenwand einer Drüse anlehnen, indem sie eine von mir früher zuerst beschriebene und als „periglanduläre" bezeichnete Lymphbahn benutzen. Die Basalmembran bildet in solchen Fällen immer eine scharfe Grenze. Ich verweise auf meine Abbildungen 82 und 83, S. 929 und den dazugehörigen Text.

Ein interessantes Bild zeigt uns noch die Abb. 113: Die in der Submukosa (Lymphbahnen) liegenden Krebsschläuche sind teilweise zystisch erweitert (Carcinoma microcysticum HAUSERS), ein Tumorschlauch ist von unten her in die Schleimhaut eingebrochen. Die Innenwand des zystischen Raumes zeigt nur an der unteren Zirkumferenz Krebszellen, ist im übrigen entweder frei von einem Zellbelag oder läßt hier und da plattes Endothel erkennen, das auch manchmal abgeschilfert im Lumen liegt, ein sicherer Beweis dafür, daß wir es mit einem Lymphgefäß und nicht mit einer Drüse zu tun haben.

Das Karzinom entsteht also mit großer Wahrscheinlichkeit oben in den Drüsen eines Fibroadenoms, und diese zylindrischen Karzinomzellen haben eine ausgesprochene Neigung, unter Mehrschichtigkeit flächenhaft zu wachsen, also zunächst auf der Basalmembran. Diese Tatsache macht es uns nun auch verständlich, daß es karzinomatöse Fibroadenome gibt, bei denen die Krebszellen noch gar nicht in die Tiefe durchgebrochen sind, nicht einmal in den Stiel,

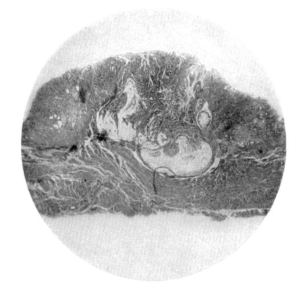

Abb. 114. Schnitt durch die Mitte eines beetartigen, 2 cm im Durchmesser haltenden Fibroadenoms, das nur in einer 1 cm großen Ausdehnung karzinomatös ist; kaum Tiefenwachstum. (Schwache Vergr.)

viel weniger in den Mutterboden; dafür kann ich ein sehr schönes Beispiel anführen: Abb. 114 zeigt uns ein beetartiges Fibroadenom des Magens von 2 cm Durchmesser, in dessen Zentrum ein 1 cm im Durchmesser haltendes, schlauchförmiges Karzinom sich ausgebreitet hat, das sich links und rechts scharf gegen die benachbarte Adenomstruktur absetzt. Wir haben hier an den Rändern wieder dieselben histologischen Bilder wie in allen anderen Fällen: wachsende Krebsepithelien, nirgends Umwandlung der Drüsenzellen in Tumorelemente. Das Wichtigste ist aber folgendes: Das Karzinom bricht gerade, und zwar nur an einer umschriebenen Stelle in die Submukosa ein in Gestalt eines stark zystisch erweiterten Hohlraumes. Es wäre falsch, den Tumor etwa nur wegen des an dieser einen Stelle vorhandenen beginnenden Tiefenwachstums für ein Karzinom zu erklären, denn der ganze 1 cm breite Bezirk ist karzinomatös, und in den oberen Partien sind sämtliche Schläuche typisches Karzinomgewebe.

Das destruierende Wachstum der Krebszellen nimmt also in allen diesen Fällen zunächst seine Richtung auf der Basalmembran nicht nur nach unten, sondern auch nach oben, also seitlich, indem es die Drüsenepithelien nach und nach vernichtet, die sich ihm bei seinem flächenhaften Wachstum auf der Basalmembran in den Weg stellen; trotzdem müssen wir von Krebs sprechen. Etwas Ähnliches sehen wir z. B. bei den villösen Blasenpapillomen, bei denen eine wahrscheinlich durch das Epithel ausgelöste elektive Wirkung auf das Bindegewebe (BORST) dieses zur Sprossenbildung nach oben anregt, während die Epithelien in dicken, mehrschichtigen Lagen diese Bindegewebskolben überziehen. Obwohl wir bei diesen Geschwülsten häufig noch keinen Einbruch der Epithelien in den Stiel sehen, weiß jeder, vor allem der Chirurg, daß derartige Tumoren immer verdächtig sind auf Karzinom, und ich möchte glauben, daß in Fällen, wo das Epithel stark mehrschichtig, dichtgedrängt, saftreich, hochzylindrisch und mit zahlreichen Mitosen versehen ist, manchmal schon ein Karzinom vorliegen kann, dessen Zellen aber noch kein Tiefenwachstum, wohl aber ein ausgesprochenes Flächenwachstum mit Schichtung zeigen. Ja, selbst beim Hautkarzinom kommt das seitliche Wachstum auf weite Strecken innerhalb des benachbarten Epithellagers oder an seiner Unterfläche vor, wie es von BORST und mir beschrieben ist (s. S. 934); bei einer Probeexzision aus einer solchen Randpartie würde die Diagnose wahrscheinlich deshalb nicht auf Krebs gestellt werden, weil noch kein „destruierendes Tiefenwachstum" vorhanden ist; trotzdem ist es ein seitlich gewachsenes Karzinom!

Auf Grund meiner Untersuchungen muß ich also den Standpunkt vertreten, daß wir über die Histogenese des Krebses nichts wissen und aus den oben genannten Gründen auch nichts wissen können, da die Entstehung zusammenfällt mit dem Wachstum der betreffenden, den Tumor liefernden Zellen, und dieses Wachstum nur einmal einsetzt, eben zu Beginn des Tumors. Es muß nun noch kurz eine Frage erörtert werden, die LUBARSCH einmal aufgeworfen hat, und die sehr interessant ist: „Gibt es überhaupt eigentliche Vorstadien, oder ist die Entstehung nicht eine ganz plötzliche, wächst das zum Krebs bestimmte Epithel nicht sofort destruierend?" LUBARSCH beantwortet die letzte Frage mit „nein", da man in der Nachbarschaft des Karzinoms Wucherungen fände, die als Anfangsstadien aufzufassen seien. Ich möchte die Frage, soweit sie das Epithel allein betrifft, mit „ja" beantworten, da ich keine „präkarzinomatösen" Veränderungen an den Epithelien kenne und sie nie gesehen habe. Anders liegen die Verhältnisse natürlich bezüglich des Bindegewebes, das die zur Karzinombildung prädestinierten Epithelien umgibt, in dem zweifellos Veränderungen, seien sie entzündlicher oder anderer Natur, voraufgehen müssen, bevor die den Tumor bildenden Zellen ins Wachstum geraten können.

HAUSER, VERSÉ, KONJETZNY und viele andere Forscher stehen auf dem Standpunkte LUBARSCHS und meinen, daß zwischen den polypösen Schleimhautwucherungen jedweder Art und dem Karzinom ein innerer Zusammenhang besteht; so sagt HAUSER: „Aber dieser Zusammenhang ist nicht so aufzufassen, daß alle jene Wucherungen gewissermaßen als Vorstufe des Krebses zu deuten wären, ... sondern diese Wucherungen besitzen nur infolge der Beschaffenheit ihres Epithels und des chronischen Reizzustandes ... eine erhöhte Disposition zu krebsiger Entartung." VERSÉ will nicht behaupten, daß alle Karzinome des Magen-Darmkanals ein adenomatöses Vorstadium haben, doch ist es ihm wahrscheinlich, daß derartige Schleimhautbezirke für die Karzinomentstehung schon vorbereitet sind (bezüglich der Epithelien! Verf.), d. h. „daß der Krebs nicht aus einer unveränderten Schleimhaut entstehen kann". STAEMMLER steht bezüglich der Darmkrebse auf dem Standpunkte, „daß die Karzinome des Darmes sich zwar in der großen Mehrheit auf dem Boden ursprünglich gutartiger, adenomatöser Neubildungen entwickeln, daß aber die Ursache zu der malignen Umwandlung vorläufig unbekannt ist". STAEMMLER konnte, ebensowenig wie ich, die

Histogenese studieren und betont, „daß auch die primäre Artänderung der Epithelien in vielen Fällen, besonders bei kleineren Karzinomen, nicht nachweisbar ist".

Zusammenfassend möchte ich über die Entstehung des Schleimhautkrebses folgendes sagen: Ich habe weder in der Nachbarschaft sehr kleiner Schleimhautkrebse noch in karzinomatösen Fibroadenomen eine Entstehung des Karzinoms verfolgen können, sondern nur kontinuierlich wachsendes Krebsepithel gesehen. Ich bezweifle die richtige Deutung aller jener Bilder, die ein multiples Auftreten umschriebener Gruppen von Krebsepithelien auf den Drüsenwänden der Fibroadenome beweisen sollen. Die Lösung der Frage nach der Entstehung des Krebses steht und fällt mit der Beantwortung der Wachstumsfrage! Wenn man also annimmt, daß ein Karzinom dauernd und fortschreitend an vielen Stellen immer wieder von neuem entsteht, sichtbar vielleicht nur im Anfang, theoretisch aber auch später noch, wobei man die fortschreitende Entstehung nur deshalb nicht mehr sieht, weil sie durch das nunmehr kontinuierlich und zwar schneller wachsende Karzinom überholt wird, dann schreitet also von diesen auch schon im Sinne einer allmählich erfolgenden krebsigen Epithelumwandlung entstehenden multiplen Herden tatsächlich die weitere Umwandlung der normalen Drüsenepithelien in Karzinomzellen kontinuierlich fort. Anderenfalls handelt es sich bei diesen multiplen Entstehungsherden, die ja meiner Meinung nach beim Schleimhautkrebs kaum vorkommen, jedesmal um selbständige Tumoren, die unabhängig vom Primärtumor entstehen, und von denen jeder für sich und nur „aus sich heraus" wächst, die dann also ganz anders zu bewerten sind. Im ersteren Falle müssen wir den Krebs als eine fortschreitende Epithelerkrankung auffassen, im letzteren Falle müssen wir auf kleinste Zellgruppen zurückgehen, die von vornherein selbständig sind und nur durch Proliferation ihrer eigenen Elemente, unbekümmert um die Nachbarschaft, das Karzinom liefern. Zu entscheiden ist diese Frage nur durch Lösung der Wachstumsfrage an den Randpartien entweder des einzelnen primären Tumors oder an denen der multipel entstandenen Herde, soweit diese überhaupt vorkommen. Meine histologischen Studien an den Randpartien der Schleimhautkrebse jeglicher Größe haben mich zu der Überzeugung gebracht, daß tatsächlich nur Wachstum vorkommt, und wir eine Entstehung des Krebses nie zu Gesicht bekommen. Die erste Entstehung des Karzinoms geht also nur einmal vor sich, und zwar bei lokal begrenzten, multiplen Karzinomherden in jedem einzelnen Herde für sich („multizentrische Entstehung", nicht „multizentrisches Wachstum") oder bei multiplen Primärtumoren in jedem einzelnen Tumor für sich. Ob diese Entstehung hervorgeht aus embryonal isolierten, nicht im normalen, physiologischen Verbande befindlichen Zellen oder aus später biologisch veränderten Zellgruppen, kann nicht entschieden werden. Jedenfalls kommt man, wenn man am Rande selbst der kleinsten Karzinome immer nur ein Wachstum aus sich heraus findet, zwangsläufig auf die allerkleinsten Zellgruppen, für deren Herkunft mir persönlich die embryonale Isolierung mit vollkommener Änderung des Zellcharakters die wahrscheinlichste Erklärung bietet.

Es müssen noch die Beziehungen zwischen Epithelheterotopie und Krebsbildung besprochen werden.

q) Drüsenheterotopien und Karzinom.

Das ganz allgemein als Heterotopien bezeichnete Vorkommen irgendwelcher Gewebsarten an Stellen, wohin sie nicht gehören, kommt in vielen Organen vor: Uterus, Tuben (R. MEYER), Gallenblase (LUBARSCH), Haut (FRIEDLÄNDER, BORRMANN), Magen- und Darmkanal usw. Nach LAUCHE ist der Begriff Heterotopie ein rein topographischer, was zweifellos richtig ist, denn er sagt weder etwas aus über die Entstehung, noch über die Bedeutung derartiger Gewebsverlagerungen. LAUCHE fand meist entzündliche Prozesse dabei und unterscheidet im Verdauungskanal angeborene und erworbene Heterotopien und teilt die letzteren in zwei Gruppen: die regeneratorischen und hyperplasiogenen; er sagt, daß zur Entstehung der Heterotopien Lücken oder Defekte in der Muscularis mucosae vorhanden sein müssen, und unterscheidet 4 Arten derartiger Defekte: 1. an Stelle der Lymphfollikel (nur im Darm), 2. an der Durchtrittsstelle der Gefäße, 3. Lücken durch entzündliche Prozesse bedingt und 4. ausgedehnte kongenital angelegte Defekte in der Muscularis mucosae. Die unter 1 und 4 angegebenen Lücken seien kongenitale, die unter 2 und 3 seien erworbene; meiner Meinung nach können die unter 2 genannten Defekte ebenfalls kongenital sein. Nach LAUCHE müßten wir also die im Magen vorwiegend nur bei älteren Leuten (LUBARSCH und R. MEYER) vorkommenden Drüsenheterotopien in der Muscularis mucosae und Submukosa immer als erworbene — und zwar nach LUBARSCH immer auf entzündlicher Grundlage erworbene — auffassen, während man die im Darm wegen ihrer Beziehungen zu den submukösen Lymphknötchen (ORTH) und wegen ihres Vorkommens bei Säuglingen und Föten (LUBARSCH, STÖHR, R. MEYER, W. H. SCHULTZE) als kongenital erklären könnte; doch nimmt auch LUBARSCH für diese an, daß sie erworben sind. Auch R. MEYER sagt, daß das Fehlen entzündlicher Prozesse nicht im Sinne einer kongenitalen Anlage zu verwerten sei, da die Entzündung abgeklungen sein könne, und verweist auf die manchmal bis zur Serosa reichenden Drüsenheterotopien im altersatrophischen Uterus hin. Seinen Fall, in dem bei einer Kolitis scheinbar Darmdrüsen bis ins Mesokolon vorgedrungen waren, hat R. MEYER später umgedeutet im Sinne einer Wucherung der Serosaepithelien. Die Entzündung faßt LAUCHE nicht als grundlegenden Prozeß auf, sondern sieht letzteren in einem aktiven Tiefenwachstum der hyperplastischen Schleimhaut.

Die Drüsenheterotopien im Magen-Darmkanal werden nun gefunden bei hyperplastischer und atrophischer Gastritis (ORTH, LUBARSCH, HALLAS, NAUWERCK, KONJETZNY, SCHMINCKE, PREUSSE, BEITZKE, MOSKOWICZ, CHUMA), bei tuberkulösen Geschwüren (RICHTER), bei Ulzera (HAUSER, KONJETZNY), bei chronischer Ruhr (ORTH, BEITZKE, LÖHLEIN). Die heterotopen Drüsenwucherungen im Magen wurden zuerst eingehend beschrieben von LUBARSCH, der sie 54 mal bei Individuen zwischen 46 und 83 Jahren fand sowohl bei hyperplastischer als auch bei atrophischer Gastritis. Zuletzt hat KONJETZNY sich eingehend mit dieser Frage beschäftigt. Abb. 115 zeigt uns ausgedehnte Drüsenheterotopien in der Nachbarschaft eines Ulkusrandes: oben liegt die unterste Schicht der Schleimhaut, normale Drüsen sind unter Aufsplitterung der Muscularis mucosae bis zur Submukosa vorgedrungen, man sieht ausgedehnte entzündliche Veränderungen. Über den histologischen Befund in derartigen Fällen ist nicht viel zu sagen, da es sich immer um normale Drüsen handelt, die in die Tiefe vordringen. Erwähnt sei nur noch, daß LUBARSCH auch zystisch erweiterte Drüsenschläuche in der Submukosa fand, die ohne Zusammenhang mit höher oben gelegenen Drüsen waren.

Nun interessiert die Frage, ob aus diesen Drüsenheterotopien Karzinome hervorgehen. Der einzige, der dieses beobachtet haben will, ist BEITZKE, der weitgehende Atypie der Epithelien sah mit Übergang in Karzinomzellen; er hält die Drüsenheterotopien für „präkarzinomatöse" Prozesse. Nach NAUWERCK können die Heterotopien zu Krebs überleiten, eine Meinung, die auch LUBARSCH vertritt, wenigstens bezüglich des Magens, „wie ja überhaupt gleitende

Übergänge zwischen chronisch-entzündlichen Prozessen zu Polypenbildung und
Karzinom nicht selten beobachtet werden". Auch Hallas gibt die Möglichkeit
zu, obwohl er es nie gesehen hat, denn „die Drüsen zeigen keine Polymorphie,
Mitosen sind spärlich und weichen nicht von der Norm ab. Jeder Drüsen-
schlauch ist von einer feinen Bindegewebsfaser umgeben". Auch Chuma betont
diese Kriterien und läßt die Frage unentschieden. Konjetzny sagt: „Heterotope Drüsenwucherungen ... haben sicher nichts mit krebsigen Bildungen zu
tun." In einem Falle fand er Krebs im Bereich einer solchen Heterotopie,
konnte aber nicht entscheiden, ob dieser nicht in den Bezirk eingebrochen war,
da die Serie nicht ausreichte; es war ein großes Karzinom vorhanden. Preusse
verhält sich ablehnend zu der Frage, ebenso R. Meyer, der sagt: „Noch so

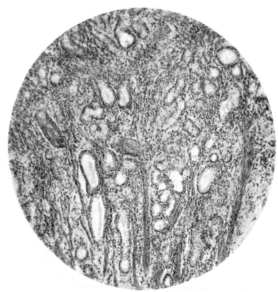

Abb. 115. Drüsenheterotopien am Rande eines chronischen Magenulkus zwischen den
infolge narbiger Schrumpfung senkrecht stehenden Fasern der Muscularis mucosae und
in der Submukosa. (Schwache Vergr.)

tiefgehende, ja, die Organgrenzen überschreitende Epithelwucherung, selbst
völlige Loslösung von einzelnen Epithelien aus dem Zellverbande, hat nicht
Karzinom zur Folge." — „Die Nachbarschaft zum Karzinom gestattet nicht,
die einfachen epithelialen Heterotopien als beginnendes Karzinom anzusehen.
Es ist gänzlich unbewiesen, daß Epithelheterotopie die Ursache oder das auslösende Moment bei der Karzinombildung darstellt." — „Wenn aus allen solchen
heterotopen Epithelwucherungen Karzinom entstände, so müßte z. B. das Tuben-
karzinom alltäglich sein." — „Die gutartige heterotope Epithelwucherung ...
dringt nicht in Räume, welche mit Endothel bekleidet sind, im Gegensatz zum
Karzinom. Die Heterotopie an sich bedeutet, wie gesagt, kein Karzinom, und
es wird durch sie kein Karzinom erzeugt."

Diesen Standpunkt R. Meyers vertrete auch ich und habe nie im Bereich
einer heterotopen Drüsenwucherung, weder im Magen noch im Darm, Krebs
gesehen, auch keine „präkarzinomatöse" Prozesse, die ich, soweit das Epithel
in Frage kommt, überhaupt nicht anerkenne.

r) Sekundäre Magengeschwülste.

(Karzinome und Sarkome.)

Zunächst sei hier das Übergreifen der an der Kardiagrenze sitzenden Ösophaguskarzinome auf die Magenwand erwähnt. Die außerhalb des Magens, aber in seiner Nähe liegenden Geschwülste können wenn sie größer werden, mit letzterem in Verbindung treten und entweder locker oder fest mit ihm verwachsen oder auch in ihn einbrechen. Hier spielen Geschwülste, vorwiegend Sarkome der Bursa omentalis eine Rolle, die aber meist von der Magenwand selbst ausgehen und sich mächtig in die Bursa entwickeln können; ich habe über diese Frage schon bei den Myomen und myoblastischen Sarkomen gesprochen (s. S. 830). Auch den Fall von WALCKER, ein Rundzellensarkom der Bursa omentalis, das eine sekundäre, flächenhafte Vereinigung mit dem Colon transversum eingegangen war und in Gestalt mehrerer, bis fünfmarkstückgroßer Prominenzen in den Magen hineinreichte, könnte man vielleicht als primären Magentumor auffassen, obwohl ihn WALCKER vom subserösen Gewebe des Mesokolon ableitet.

Ist der Tumor ein Karzinom, das von der Gallenblase, dem Querkolon oder Pankreas ausgeht, in den Magen einbricht und in ihm unter Umständen eine größere Ausdehnung gewinnt als am Orte des primären Sitzes, so kann die Unterscheidung manchmal schwierig, ja unmöglich sein, von welchem Organe die Geschwulst ihren Ausgang genommen hat. Ich verweise hier auf die Ausführungen S. 936, wo vom Verhalten des Magenkrebses zu den Nachbarorganen die Rede war. Solche Fälle werden aber die Ausnahme bleiben, da wir meistens aus dem makroskopischen Verhalten der Geschwulst, eventuell auch aus dem histologischen Befunde uns ein klares Bild über seinen Ursprungsort werden machen können. Eine Verwachsung außerhalb des Magens entstandener Tumoren anderer Organe mit der Magenwand ist aber nicht die einzige Möglichkeit für eine sekundäre Geschwulstbildung an letzterer, sondern es kommen auch metastatische, meist retrogastrisch liegende Drüsenpakete in Frage, die dann bei der Verlötung und beim eventuellen Einbruch in den Magen zu ähnlichen Bildern führen. Derartige Geschwülste können aber fast immer richtig gedeutet werden, es sei denn, daß die mit dem Magen verlöteten und durchgebrochenen Drüsen nur klein und auf der Schleimhautseite stark ulzeriert sind, einen deutlichen Tumorwall zeigen und so eine primäre Magengeschwulst, die nach außen durchgebrochen ist, vortäuschen; das sind Fälle, wie ich sie am Duodenum und am Ösophagus in einer früheren Arbeit beschrieben habe, und die auch am Magen bekannt sind.

Wie groß zunächst makroskopisch die Täuschungsmöglichkeiten sein können, mag folgender Fall lehren, den ich kürzlich sezieren konnte:

Zahlreiche mesenteriale und retroperitoneale, weiche Drüsentumoren, die besonders mächtig an der kleinen Kurvatur entwickelt waren in einer Ausdehnung, wie man sie sonst bei Magenkrebsen kaum sieht. Besonders fiel die Weichheit der Tumoren auf. Dieses Drüsenpaket an der kleinen Kurvatur war fest mit der Magenwand verlötet, in seinem ganzen Bereich sah man auf der Schleimhautseite einen gut handtellergroßen, zerfallenen, weichen Tumor mit wallartigem Rand, der ganz und gar das Bild des Karzinoms bot, nur fiel auch hier die Weichheit des Tumorgewebes auf. Ich neigte zu der Diagnose Karzinom, vielleicht auch Sarkom des Magens mit Drüsenmetastasen. Gegen Ende der Sektion erfuhr ich, daß der Mann ein großes Hautsarkom über dem linken Malleolus internus mit Inguinaldrüsenmetastasen gehabt hatte, die beide durch Bestrahlung wesentlich gebessert, aber nicht völlig beseitigt waren, wie auch die nachfolgende mikroskopische Untersuchung ergab. Somit konnte nur eine histologische Untersuchung des Magentumors und aller Drüsentumoren den Fall aufklären: sämtliche Tumoren erwiesen sich als Rundzellensarkom, so daß man nunmehr den Hauttumor am Fuß als den primären annehmen konnte, der zu großen Drüsenmetastasen geführt hatte, die an der kleinen Kurvatur sekundär in den Magen eingebrochen waren unter Vortäuschung eines Primärtumors.

Die gleiche Täuschungsmöglichkeit besteht, wenn ein primäres Sarkom der benachbarten Lymphknoten, besonders an der kleinen Kurvatur, in den Magen einbricht, Fälle, wie sie von Tilger, Sidney Coupland und Salomon beschrieben sind. Tilger meint, daß neben der Form der Tumorknoten die meist vorhandene ausgedehnte Ulzeration, die scheinbare Multiplizität (mehrfache Einbrüche!) gegen primären Magentumor sprechen. Schwieriger liegen die Verhältnisse, wenn man bei Vorhandensein eines anderen Primärtumors eine diskontinuierliche Magenwandmetastase vermutet, bei der dann einmal zu entscheiden ist, ob sie auf dem Lymph- oder Blutwege entstanden ist und dann, ob es sich wirklich um eine Metastase handelt oder um einen zweiten Primärtumor; letzterer kommt dann in Frage, wenn bei übereinstimmender histologischer Struktur Ulzeration und ein wallartiger Rand vorhanden sind; in solchen Fällen kann die Entscheidung oft unmöglich sein (Borrmann). Derartige Fälle als Implantationsmetastasen von einem höher oben im Verdauungskanal gelegenen Krebs aufzufassen, stößt auf große Schwierigkeiten aus Gründen, über die ich schon S. 864 und 941 gesprochen habe. In der Literatur spielen die drei Fälle von Klebs immer noch eine unverdiente Rolle und gelten häufig noch als klassische Beispiele für Implantation von Tumorzellen im Magen bei Ösophagus-, Zungen- und nach der Mundhöhle durchgebrochenem Gesichtskrebs; die Fälle sind gar nicht genügend durchgearbeitet und beschrieben, sondern nur nebenher erwähnt, so daß man sie endlich fallen lassen sollte. Eine ganze Reihe von Autoren haben sich gegen die Wahrscheinlichkeit des Vorkommens von Implantationsmetastasen im Magen und Darm ausgesprochen, so Bucher, Kaufmann, Milner, Lubarsch, Oberndorfer, Konjetzny, Borrmann u. a.

Was die Häufigkeit der Metastasen bösartiger Geschwülste in der Magenwand betrifft, so kann man sagen, daß sie selten sind, für das Sarkom gibt Stort $5^0/_0$, Otto $3^0/_0$ an. Schon Virchow hat betont, daß Organe, in denen Primärtumoren häufig sind, selten von Metastasen befallen werden und umgekehrt; er stellte die Ovarien dem Magen gegenüber. Ob das Verhältnis des Magenkarzinoms zum Magensarkom ein so scharf entgegengesetztes ist wie es Ely angibt: Magenkrebs primär häufig, Krebsmetastasen im Magen selten, Magensarkom primär selten, Sarkommetastasen im Magen häufig, ist durchaus zweifelhaft, das sagt auch Konjetzny. Ich habe die Erfahrung gemacht, daß von den weitab vom Magen liegenden Geschwülsten das Mammakarzinom und das Melanosarkom noch am häufigsten Magenmetastasen setzen, und zwar wohl immer auf dem Blutwege. Alle übrigen Karzinome und Sarkome führen nur höchst selten zu Metastasen im Magen, und zwar beide Arten von Tumoren gleich selten. Hier sei erwähnt, daß die häufiger bei Lymphosarkomen beschriebenen Magenmetastasen (Maier, Roth) deshalb mit Vorsicht zu beurteilen sind, weil bei der aleukämischen Lymphadenie, deren Deutung als Tumorbildung durchaus unsicher ist, auch im Magen Infiltrate vorkommen (s. S. 832). Statistische Angaben über die Frage der Häufigkeit von Magenmetastasen bei Karzinomen und Sarkomen finden wir bei Weissblum, Welsch, Weinberg, Ziesché und Davidsohn, Wikham Legg, Hesse u. a.

Nachdem wir vorhin für die diskontinuierlichen Magenwandmetastasen die Implantation ausgeschlossen haben, käme es darauf an, in den einzelnen Fällen festzustellen, ob der Lymph- oder Blutweg benutzt ist. Das zu entscheiden wird durchaus nicht immer leicht sein, und man kann im allgemeinen sagen: bei Tumoren, die in der Nähe des Magens liegen und auch sonstige Drüsenmetastasen gesetzt haben, z. B. beim Ösophaguskarzinom, das in $56^0/_0$ der Fälle von Magenmetastasen als Primärtumor aufzufassen war (Petri, Elis, de Castro), oder beim Pankreas-, Gallenblasen-, Leberkrebs usw. gehen wir wohl nicht fehl, wenn wir den Lymphweg annehmen (ZAHN, GRAWITZ u. a.); bei allen weiter entfernt liegenden malignen Geschwülsten, bei denen eventuell neben Metastasen in den Lymphdrüsen auch solche in vielen anderen Organen vorhanden sind, z. B. in Lungen, Nebennieren, Schilddrüse, Leber, Haut, Herz,

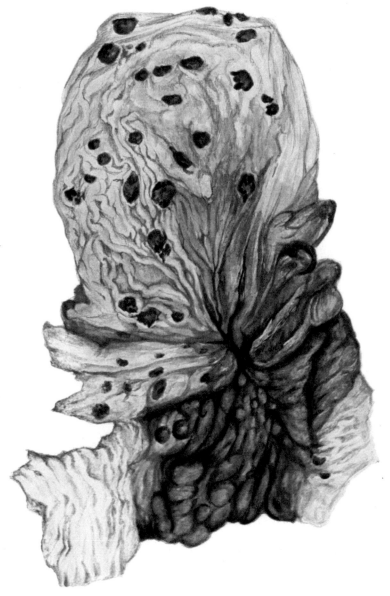

Abb. 116. Metastatische Melanosarkomknoten im Magen und im oberen Duodenalabschnitte bei primärem Hautmelanom.

Nieren usw., Fälle, bei denen es manchmal im ganzen Verlauf des Darmkanals zu einer zahlreichen Aussaat von Geschwulstknoten gekommen ist, werden wir die Metastasen nur durch den Blutweg erklären können. Hier kommen, wie schon vorhin gesagt wurde, hauptsächlich das Karzinom der Mamma und das

Melanosarkom des Auges und der Haut als Primärtumoren in Betracht. Einwandfreie Fälle von Blutwegmetastasen bei Mammakrebs sind beschrieben von ZAHN, TÖRÖK und WITTELSHÖFER, GRAWITZ, COHNHEIM (14 bis höchstens groschengroße Metastasen im Magen), KANTOROWICZ, DE CASTRO (bis 1890 nur 7 Fälle), JOSEPH, SCHLIOMOWITSCH, FRITZSCHE (3 Fälle). In der Literatur finde ich folgende Zahlen für die Häufigkeit der Magenmetastasen bei primärem

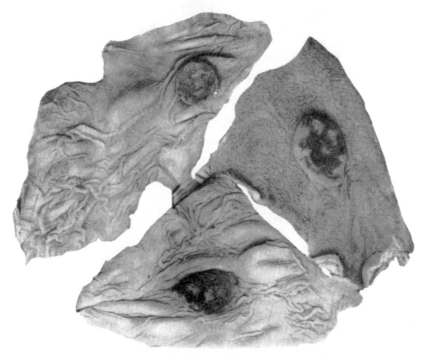

Abb. 117. Metastasen im Magen (rechts oben) und im Darm (links oben und unten) bei primärem Chorionepitheliom in einem Hodenteratoid.

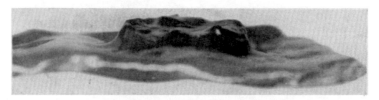

Abb. 118. Schüsselförmige Metastase in der Magenschleimhaut bei primärem Chorionepitheliom in einem Teratoid des Hodens. (Von der Seite gesehen.)

Mammakrebs: COUPLAND unter 89 Fällen 1 mal = $1,1^0/_0$, TÖRÖK und WITTELSHÖFER unter 336 Fällen 8 mal = $2,4^0/_0$, RIECHELMANN unter 29 Fällen 1 mal = $3,5^0/_0$, FRITZSCHE unter 69 Fällen 3 mal = $4,4^0/_0$. LUBARSCH gibt auf Grund der großen Sammelstatistik des Krebskomitees in Berlin nur $1^0/_0$ an (s. S. 995). In einigen wenigen Fällen ist das Gesicht, die Zunge, der Unterschenkel (WEIGERT) und der Hoden (GRAWITZ) als Sitz des primären Karzinoms, das die Magenmetastasen gesetzt hatte, beobachtet. WEIGERT fand in seinem Falle und FRITZSCHE in einem seiner drei Fälle Geschwulstthromben in den Lungengefäßen.

Daß übrigens auch bei gleichzeitigem Vorkommen eines Mamma- und Magen-krebses der umgekehrte Weg: Metastasen des letzteren in die Mamma und zwar auf dem Lymphwege angenommen wird, mögen die Fälle von STAHR (s. auch S. 999) und MOUTIER et MARRE beweisen; letztere fanden bei einem Magenkrebs eine fortlaufende Kette von Drüsenmetastasen bis in die linke Mamma: regionär am Magen, entlang dem Ösophagus, der Aorta und Trachea, in den infra- und supraklavikularen und axillaren Lymphdrüsen, von da retrograd in die

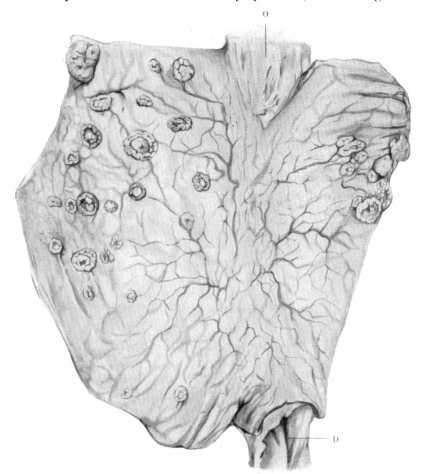

Abb. 119. Eigentümliche, tellerförmige Metastasen eines Nebennierenkrebses in der Magenwand. (Sammlung des Pathol. Museums Berlin.)

linke Mamma. In einem solchen Falle muß man natürlich auch daran denken, ob nicht zwei primäre Tumoren vorgelegen haben, von denen jeder für sich seine Drüsenmetastasen gesetzt hat, die an irgendeiner Stelle zusammenstoßen und so eine nur in einer Richtung fortgeschrittene Kette von Metastasen vortäuschen.
Was die Magenmetastasen auf dem Blutwege bei den Sarkomen betrifft, so war vorhin schon gesagt, daß die mehrfach in der Literatur beschriebenen Metastasen beim Lymphosarkom mit Vorsicht zu beurteilen sind unter Berück-sichtigung der aleukämischen Lymphadenie. Metastasen bei andersartigen Sar-komen, wie Spindelzellen- oder großzelligen Rundzellensarkomen sind nur ganz

selten beobachtet, dagegen häufiger bei Melanosarkomen (MALMSTEN OCH KEY, STORT, CARRY u. a.). Ich selbst habe auch mehrere Fälle gesehen und in Abb. 116

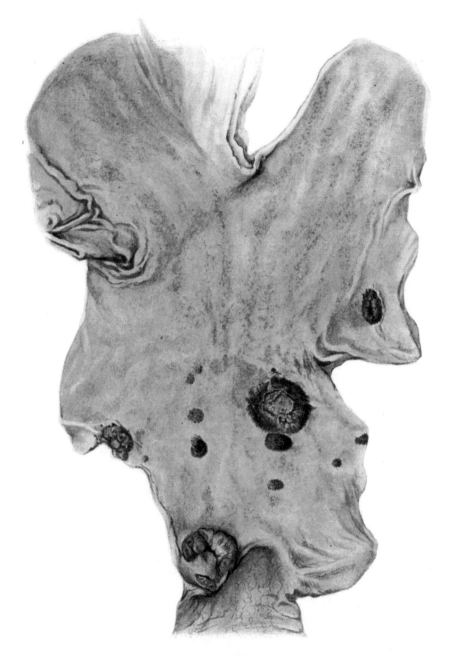

Abb. 120. Metastatisches Lymphosarkom des Magens bei allgemeiner Lymphosarkomatose. (Sammlung des Pathol. Museums Berlin.)

einen Magen nebst Duodenum abgebildet mit zahlreichen größeren und kleineren Melanomknoten, die sich auch in großen Mengen auf den ganzen Darmkanal fortsetzten. Es handelte sich um ein primäres Melanosarkom der Brusthaut, das durch Bestrahlung zum Verschwinden gebracht war, aber Metastasen in zahlreichen Lymphdrüsen, in der Haut, der linken Nebenniere, im Magen und im ganzen Darmkanal gesetzt hatte, dessen Schleimhaut mit schwarzbraunen Knötchen und Knoten völlig übersät war. (Ich verweise noch auf Abb. 129, S. 1015.)

Hier will ich noch einen interessanten Fall erwähnen, den zu sezieren ich Gelegenheit hatte: es handelte sich um einen 48jährigen Mann mit Chorionepitheliom (Teratoid) des linken Hodens, der an Metastasen in den Leistendrüsen, Lungen, Bronchialdrüsen, Nieren, Leber, Gehirn, Magen und Darm zugrunde ging. Es fanden sich zahllose Metastasen im Magen und Darm, von denen ich in Abb. 117 und 118 einige abgebildet habe. In Abb. 117 rechts oben eine Magen-, links oben und unten zwei Darmmetastasen, in Abb. 118 eine **Magenmetastase** von der Seite gesehen, und damit komme ich zur Besprechung der Form und Lage der meisten Magen-Darmmetastasen überhaupt: sie liegen immer in der Submukosa oder Mukosa, drängen letztere nach oben, zerstören sie und ulzerieren manchmal. Die Form ist meist eine ganz charakteristische: platt, beetartig, münzenförmig oder dellenartig eingesunken, ,,schüsselförmig''. An dieser Form wird man, solange keine erhebliche Ulzeration eingetreten ist, die metastatische Natur der Tumoren meist leicht erkennen können besonders dann, wenn sie noch jung sind, während die Unterscheidung, wie schon früher betont wurde, schwierig oder unmöglich sein kann, wenn man nur eine einzige ulzerierte Geschwulst mit wallartigem Rande im Magen findet, deren histologische Struktur von der der Magenkarzinome nicht abweicht (s. auch S. 990).

Abb. 119 zeigt uns 35 eigenartig gebaute, ,,schüsselförmige'' Metastasen eines primären Nebennierenkrebses in der Magenwand, hauptsächlich auf den Fundus verteilt.

Auch bei metastatischen Sarkomknoten im Magen und Darm kann man manchmal eine schüsselförmige Gestalt beobachten, wie es uns Abb. 120 zeigt.

Manchmal sieht man, daß nur der Magen und obere Abschnitt des Dünndarms oder nur der untere Abschnitt des letzteren und der Dickdarm von Metastasen befallen sind, eine Lokalisation, für deren Zustandekommen WEIGERT folgende Erklärung gibt: die Geschwulstzellen sind im ersten Falle nur in die von der konvexen Seite der Art. mes. superior abgehenden Äste gefahren, während die von der konkaven Seite abgehenden Äste umgangen wurden, im zweiten Falle würde dagegen der letztere Weg benutzt sein.

s) Gesamtstatistik über Krebs- und Sarkommetastasen in der Magenwand (Krebskomitee in Berlin [LUBARSCH]).

1. Karzinome.

29 mal	$1,5^0/_0$ bei	1967	Magenkrebsen (regionäre Metastasen)
19 ,,	$3^0/_0$	682	Speiseröhrenkrebsen
12 ,,	$2^0/_0$,,	684	Dickdarmkrebsen
9 ,,	$4^0/_0$,,	213	Pankreaskrebsen
8 ,,	$1^0/_0$,,	815	Mastdarmkrebsen
5 ,,	$1^0/_0$,,	476	Brustdrüsenkrebsen
5 ,,	$1^0/_0$,,	434	Gallenblasenkrebsen
5 ,,	$3^0/_0$,,	185	Eierstockskrebsen
3 ,,	$2,3^0/_0$,,	130	Leberkrebsen
2 ,,	$1,5^0/_0$,,	130	Gallengangskrebsen
2 ,,	$3^0/_0$,,	68	Duodenalkrebsen
2 ,,	$0,6^0/_0$,,	358	Luftröhren- u. Bronchialkrebsen
2 ,,	$0,2^0/_0$,,	988	Uteruskrebsen
1 ,,	$20^0/_0$,,	5	Tubenkrebsen

$$1 \, \text{mal} = 3\,^0/_0 \quad \text{bei} \quad 37 \text{ Vulvakrebsen}$$
$$1 \quad ,, \quad = 0,7\,^0/_0 \quad ,, \quad 138 \text{ Harnblasenkrebsen}$$
$$1 \quad ,, \quad = 0,5\,^0/_0 \quad ,, \quad 230 \text{ Prostatakrebsen}$$
$$1 \quad ,, \quad = 1,2\,^0/_0 \quad ,, \quad 81 \text{ Schilddrüsenkrebsen}$$
$$1 \quad ,, \quad = 0,6\,^0/_0 \quad ,, \quad 164 \text{ Nierenkrebsen}$$
$$1 \quad ,, \quad = 1\,^0/_0 \quad ,, \quad 97 \text{ Zungenkrebsen.}$$

2. Sarkome.

5 mal bei Lymphosarkomen der Becken- und Bauchlymphknoten,

je 1 mal bei Sarkomen des Racheneinganges, der Bronchien (großzelliges Sarkom), Pankreas, Schilddrüse (Rundzellensarkom), Lunge (gemischtzelliges Sarkom), Kleinhirnbrückenwinkel, Niere, Blinddarm (Lymphosarkom), Unterschenkel (großzelliges Rundzellensarkom), Fuß (Spindelzellensarkom), Hals, Brustwand, Haut, unbekanntem Primärsitz,

4 mal = 12 $^0/_0$ bei 33 Melanosarkomen der Haut,

1 mal = 33 $^0/_0$ bei 3 Melanosarkomen der Nebenniere.

t) Sekundäre Veränderungen im Magenkarzinom.

(Nekrose, Zerfall und Verjauchung, Vereiterung (Magenwandphlegmone), Verkalkung, Verknöcherung, ,,Schleimgerüstkrebs", Ulcera peptica, Gefäßarrosionen, Heilungsvorgänge, Tuberkulose.)

Die Magenkarzinome zeigen oft einen mehr oder weniger ausgedehnten Zerfall, besonders in ihren zentralen Partien, der einmal durch die den Krebszellen eigene Hinfälligkeit, dann aber durch umschriebene Nekrosen infolge Gefäßverschlusses im Krebsgewebe selbst und drittens durch Wirkung der Verdauungssäfte auf dieses abgestorbene Material zustande kommt. Auf diese Weise entsteht eine geschwürig zerklüftete Oberfläche, die bei Anwesenheit geeigneter Bakterien in ausgedehnten Zerfall mit Verjauchung übergehen kann, so daß eine fetzige, unter dem Wasserstrahl flottierende, mit Geschwulstsequestern versehene, übelriechende, schmutzig verfärbte Oberfläche entsteht. Über Einbrüche derartiger Karzinome in andere Hohlorgane, besonders in den Dickdarm unter Bildung großer, verjauchter Höhlen s. S. 937. Kawamura beschreibt ein in der Nähe der Kardia gelegenes Magenkarzinom, das durch Ansiedlung des Bacillus pyocyaneus grünblau verfärbt und stark mit entzündlichen und nekrotischen Herden durchsetzt war, auch fand sich reichlich doppeltbrechendes Fett. Die Tumorzellen hatten den Farbstoff der Bakterien in sich aufgenommen.

Durch Einwanderung von Eiterkokken in das Magenkarzinom ist die Möglichkeit zu Abszedierungen gegeben, die, meist zunächst in der Submukosa gelegen, zu einer eitrigen Einschmelzung der ganzen Magenwand, zur Magenwandphlegmone, führen können. Das Organ ist in solchen Fällen vergrößert, auf der Serosa liegen fibrinös-eitrige Membranen, die meist zu allgemeiner Peritonitis führen; die Wand ist verdickt, sulzig oder sulzig-eitrig durchtränkt, die Mukosa aufgelockert, durch eitrige Infiltrate abgehoben und mehrfach durchlöchert; auch in den übrigen Wandschichten finden sich Abszesse (Löwenstein), in der Schleimhaut Hämorrhagien. Bei umschriebenen Abszessen im Karzinom kann es zur eitrigen Einschmelzung kleinerer und größerer Geschwulstpartien kommen, die abgestoßen werden unter Zurücklassung einer Geschwürsfläche, die sich dann reinigen und den Eindruck erwecken kann, als handle es sich um ein Ulkuskarzinom (s. Fall von Versé, S. 914). Als Erreger sind in diesen Fällen fast immer Streptokokken gefunden worden, auch im Blut (zuerst von Heller). Die Folge dieser Magenwandphlegmone kann eine allgemeine Streptokokkensepsis sein, wie es von Hanot, Deguy, Flasser u. a. beschrieben ist.

Verkalkungen, die nicht das Stroma, sondern die Zellnester selbst betreffen und den Namen „Psammokarzinom" rechtfertigen, sind im Magen sehr selten; KONJETZNY erwähnt zwei Fälle, ich habe auch einen Fall gesehen. Einen Fall von osteoplastischem Karzinom erwähnt GRUBER; hier lagen in den bindegewebigen Septen eines schlauchförmigen Zylinderzellenkrebses typische Knochenbälkchen. GRUBER nimmt an, daß das Bindegewebe besonders avide gegenüber Kalksalzen war, doch konnte nicht festgestellt werden, ob eine Rarefizierung des Skelettsystems mit Kalkabgabe vorhanden war.

Der sog. Schleimgerüstkrebs, bei dem das bindegewebige Gerüst sekundär eine schleimähnliche Umwandlung erfährt, wird in der Mamma häufiger beobachtet, während er im Magen nur selten vorkommt.

Die sekundären Ulcera peptica im Magenkarzinom mit oder ohne Perforation wurden schon S. 910 ff. besprochen.

Weiterhin kommen Gefäßarrosionen innerhalb des Karzinoms in Betracht, die einmal durch die wuchernden Krebszellen selbst bedingt sein oder aber dadurch entstehen können, daß nekrotisch gewordene, zerfallene Krebsbezirke abgestoßen werden, wobei es dann zur Eröffnung von Gefäßen kommt. Dies wird besonders leicht eintreten bei der Reinigung eines sekundären Ulcus pepticum. Das Karzinom kann aber auch größere Gefäße des Magens selbst arrodieren oder auch beim Hineinwachsen in andere Organe deren Gefäße zerstören und zu schweren Blutungen Veranlassung geben; so konnte ich zwei Fälle sezieren, in denen ein verjauchendes Funduskarzinom in die Milz eingedrungen war unter Zerstörung eines großen Teiles dieses Organes und zur Arrosion der Milzarterie geführt hatte, aus der die Patienten in den Magen sich verbluteten (s. S. 937).

Einer besonderen Besprechung bedürfen noch die Heilungsvorgänge im Magenkrebs, wobei auch die Metastasen zu berücksichtigen sind. Wir müssen unterscheiden zwischen partiellen und totalen „Heilungen". Wenn es auch nicht nur durch einfache Überlegungen verständlich erscheint, sondern mikroskopisch nachgewiesen ist durch M. B. SCHMIDT, LUBARSCH und PETERSEN, daß verschleppte Krebszellen zugrunde gehen und völlig unschädlich werden können, so ist es bisher niemals einwandfrei erwiesen, daß ein Karzinom völlig ausheilen kann. Es ist doch sehr die Frage, ob man die enorme Bindegewebsentwicklung mit Schrumpfung im Skirrhus und Carcinoma fibrosum als Heilungstendenz auffassen darf, wie KONJETZNY es tut, der sogar so weit geht, „die Frage aufzuwerfen, ob nicht mitunter wenigstens die sogenannte Linitis plastica überhaupt der Folgezustand eines gänzlich oder fast ganz ausgeheilten Carcinoma fibrosum ist." Über die Stellung der Linitis plastica zum Karzinom habe ich schon S. 887 gesprochen und verweise auf meine dortigen Ausführungen. Ich mache einen großen Unterschied zwischen dem Zerfall verschleppter, noch nicht angesiedelter Krebszellen in anderen Organen und dem Untergange wachsenden Krebsgewebes im primären Tumor, da wir wissen, daß dieses bei seinem kontinuierlichen Wachstum „aus sich heraus" alle Widerstände überwindet, und weder Granulationsgewebe noch ein Lymphozytenwall imstande sind, hemmend auf das Wachstum einzuwirken; ich kann mir keine Ausschaltung wachsenden Krebsgewebes durch organisatorische Prozesse denken. Über den obigen Ausspruch KONJETZNYS wundere ich mich insofern, als er kurz vorher sagt, daß Untergang der Krebszellen und organisatorische Prozesse nur in den ältesten Partien des Tumors zu beobachten seien. „Freilich handelt es sich hier nur um eine partielle Heilung, da das krebsige Wachstum in der Peripherie unaufhaltsam fortschreitet...". In den ältesten Partien eines Karzinoms geht immer Tumorgewebe zugrunde, und daß in den ältesten Stellen eines Skirrhus die Bindegewebsentwicklung mit hyalin-sklerotischer Umwandlung und

Schrumpfung so bedeutend wird, daß die Krebszellen infolge immer ungünstiger
werdender Ernährungsbedingungen schlechter leben können und zugrunde
gehen, ist keine primäre, spontane Heilungstendenz des Krebses, sondern ein
Folgezustand irgendwelcher, wahrscheinlich vorwiegend chemischer Prozesse
im Karzinom selbst, die auf einer Wechselwirkung zwischen Krebsepithel und
Bindegewebe beruhen.

Über die von Rosenheim, Dahmen, v. Hansemann und Günsel beschriebenen vier kleinen Magenkrebse, die von diesen Autoren als größtenteils ausgeheilt
und narbig umgewandelt angesehen wurden, habe ich mich schon auf S. 918 geäußert und den Standpunkt vertreten, daß es sich mit größter Wahrscheinlichkeit
um ,,Narbenkarzinome" gehandelt hat. Daß die Abstoßung nekrotischer Geschwulstpartien nicht im Sinne einer Heilung des Krebses angesprochen werden
kann, ist selbstverständlich, auch nicht die Reinigung eines sekundären Ulcus
pepticum im Karzinom, da letzteres am Rande weiterwachsen wird. In diesem
Sinne sind auch die Angaben Billroths und Zieglers zu bewerten, die schon
S. 914 erwähnt wurden. Auch die unter Umständen mögliche Abstoßung eines
kleinen Karzinoms, vielleicht sogar in toto, durch einen unter ihm in der Submukosa liegenden Abszeß (Versé, s. S. 914 und 996), wäre keine ,,spontane
Krebsheilung".

Hier ist noch ein Wort zu sagen über das Ausbleiben eines Rezidivs, wenn
im Kranken operiert ist (Orth); selbstverständlich muß letzteres durch die
mikroskopische Untersuchung festgestellt sein. Bei derartigen Fällen ist Vorsicht bei der Beurteilung geboten: erstens schneidet der Chirurg manchmal
nach der Resektion, da ihm der Rand verdächtig erscheint, noch einen schmalen
Streifen heraus, der nicht mitgeschickt und somit nicht mikroskopisch untersucht wird, wie ich es selbst manchmal erlebt habe; zweitens ist es möglich,
daß ein schmaler, noch zurückgelassener Geschwulstsaum in die Nahtlinie
fällt und durch Nekrose zugrunde geht; auch dann kann von Spontanheilung
keine Rede sein.

Eine große Rolle spielt in der Literatur die Spontanheilung beim Hautkrebs
(Becher, Petersen, Schwarz, Orth), zu der ich mich in einer früheren Arbeit
schon einmal in ablehnendem Sinne geäußert habe. Hier sind es hauptsächlich
Fremdkörperriesenzellen, die zusammen mit organisatorischem Gewebe die Ausheilung bestimmter Krebspartien einleiten und auch beenden sollen. Ich habe damals nachgewiesen, daß sich diese Fremdkörperriesenzellen nur um Hornmassen,
also um abgestorbenes Krebsgewebe finden, daß sie totem Material gegenüber
rein phagozytär wirken, daß sie in den nicht verhornenden Krebsen der
Haut, von denen ich Fälle untersuchen konnte, die bis zu 20 Jahren bestanden hatten, nie vorkommen, daß sie in Schleimhautkrebsen nie gefunden
werden (das sagt auch Petersen), und daß man sie nicht verwechseln darf mit
den epithelialen Riesenzellen, die Geschwulstzellen sind und durch Fragmen-
tation oder Segmentation des Kernes entstehen ohne Beteiligung des Protoplasmas (Arnold), nicht aber durch Konfluenz wie die Fremdkörperriesenzellen. Hier nenne ich Lubarsch, der sagt, ,,daß sie (die Riesenzellen) nicht
eigentlich die Heilung einleiten, sondern höchstens durch Fortschaffung und
Zerstörung zerfallener Krebszellen dieselbe befördern". Da nun Fremdkörperriesenzellen in Magenkarzinomen nicht vorkommen — sie bilden sich nur um
festes, widerstandsfähiges, nicht leicht aufzulösendes Material (Horn, Kalk usw.),
nicht aber um tote Zellen eines Schleimhautkrebses — so spielt diese Art der
Spontanheilung also keine Rolle.

Ganz anders wie im Primärtumor verhalten sich nun embolisch verschleppte
Krebszellen, bevor sie zur Ansiedlung gekommen sind. In dieser Richtung
hat M. B. Schmidt eingehende Untersuchungen vorgenommen und festgestellt,

daß die in die kleinen Äste der Lungenarterie verschleppten Krebszellen stecken bleiben und zunächst von thrombotischem Material umgeben werden, in dem sie schon Zerfallserscheinungen zeigen. Wird der Thrombus älter und organisiert, so werden die Geschwulstzellen durch das eindringende Bindegewebe vollends vernichtet. Die gleichen Befunde konnten LUBARSCH und PETERSEN in Lymphdrüsen, KONJETZNY im großen Netz erheben. Besonders KONJETZNYS Untersuchungen sind hier wertvoll, da er nachweisen konnte, daß $1^{1}/_{2}$ Jahre nach der ersten Operation, bei der vom Rande der Netzschürze Material zur mikroskopischen Untersuchung entnommen und Krebszellen festgestellt waren, diese bei der zweiten Operation fehlten. Ich glaube, daß in solchen Fällen, wie sie M. B. SCHMIDT und KONJETZNY beschreiben, die Krebszellen von sich aus zugrunde gehen, und die Lymphozytenansammlung wie auch das Auftreten von Granulationsgewebe sekundär ist, also die Vernichtung nicht einleitet, sondern beendet. So wertvoll derartige mikroskopische Untersuchungsergebnisse auch sind, so beweisen sie schließlich doch nur etwas, was wir längst wußten, daß nämlich unzählige, in den Lymph- und Blutweg gelangte Geschwulstzellen absterben. Wie wäre es sonst denkbar, daß die Milz so selten Metastasen zeigt auch in Fällen, wo auf dem Blutwege fast alle anderen Organe mit Metastasen übersät sein können? Man hat schon immer angenommen, daß in der Milz wohl besonders intensiv wirkende Stoffe gebildet werden, die die eingeschwemmten Tumorzellen vernichten. Es ist keine Frage, daß im Beginn einer malignen Geschwulst deren verschleppte Zellen in großer Menge und überall zugrunde gehen, da der Boden zunächst nicht günstig für ihre Ansiedlung ist; erst wenn der Allgemeinzustand des Körpers durch die Geschwulstzellentoxine gelitten hat, wenn der neue Boden mit letzteren genügend „gedüngt" ist, wie PETERSEN einmal gesagt hat, dann finden die Tumorzellen die für ihre Ansiedlung günstigen Bedingungen. Das wird auch klar durch das uns bekannte Vorkommen von Spätmetastasen nach operiertem Primärtumor ohne Rezidiv, wie ich sie nach 8 bzw. 12 Jahren bei Augenmelanom, nach 17 Jahren bei Mammakarzinom, nach $2^{3}/_{4}$ bzw. $1^{3}/_{4}$ Jahren in den Ovarien bei Magenkarzinom beschrieben habe. Vielleicht sind auch Beobachtungen v. MIKULICZ', PETERSENS und ANSCHÜTZ' in diesem Sinne zu verwerten, daß Kranke, bei denen der Magenkrebs unter Zurücklassung krebsigen Gewebes entfernt wird, sich besser erholen und länger leben als solche, bei denen nur die Gastroenterostomie gemacht wird, da im letzteren Falle die dauernde Überschwemmung des Organismus mit Toxinen vom Primärtumor her das Aufkommen der Metastasen befördert.

Hier muß ich noch eine Beobachtung STAHRS erwähnen, der bei einem kleinzelligen Karzinom des Magens Metastasen in den axillaren Lymphknoten beiderseits fand und in beiden Mammae die erweiterten Lymphbahnen vollgestopft mit Krebszellen neben ausgedehnter interstitieller Mastitis. Er deutet diesen Befund nicht als Metastasen, sondern legt den Schwerpunkt auf die Mastitis, die erst durch die in den Lymphbahnen unter Verstopfung derselben steckengebliebenen Krebszellen verursacht sei und nennt den Prozeß „Mastitis carcinomatosa". STAHR verbreitet sich eingehend über die Frage, aus welchen Gründen verschleppte Krebszellen nicht zur Ansiedlung kommen, sondern zugrunde gehen und in entzündungserregendem Sinne wirken.

Zusammenfassend müssen wir also über die Frage der Spontanheilung des Magenkrebses und der Krebse überhaupt sagen, daß es eine solche nicht gibt, daß Zerfall und teilweise Abstoßung von Krebsgewebe keine Spontanheilung im eigentlichen Sinne ist, daß Granulationsgewebe und Lymphozyten nicht imstande sind, einen Krebs zu zerstören und zur Ausheilung zu bringen, daß Fremdkörperriesenzellen lebendem Krebsgewebe gegenüber überhaupt keine Rolle spielen und abgestorbenen Krebszellen gegenüber nur dann, wenn sie ein nicht resorbierbares Material liefern (Horn, Kalk) und daß schließlich auch der Zerfall verschleppter Krebszellen nur ein Zeichen für ihre starke Labilität ist, aber nicht als „spontane Heilung" bezeichnet werden kann.

Die Kombination von Krebs und Tuberkulose im Magen ist sehr selten. Wenn schon tuberkulöse Magenulzera selbst bei Tuberkulose des Darmes nicht gerade häufig sind, so sind sie noch seltener in einem karzinomatösen Magen, und geradezu Raritäten sind es, wenn sich die Tuberkulose im Krebsgewebe selbst findet. In der Literatur finde ich einige Angaben, auf die ich hier verweisen möchte; so haben Simmonds, Barchasch, Melchior und Frank neben einem Karzinom tuberkulöse Prozesse beschrieben, und zwar Simmonds und Melchior Geschwüre, Barchasch und Frank Solitärtuberkel; in Franks Falle gingen beide Prozesse ineinander über, außerdem fand er, daß in den regionären Lymphknoten teilweise alte Tuberkulose, teilweise Krebs und Tuberkulose zusammen vorhanden waren. Dagegen beobachteten Löwenheim, Borst, Claude und Borrmann tuberkulöse Herde im Magenkarzinom selbst, und zwar Löwenheim in der Submukosa und Muskelschicht Miliartuberkel in den Partien des Zylinderzellenkrebses, Borst Tuberkel im Krebs neben tuberkulösen Ulzera in der Schleimhaut, Claude (bei Frank erwähnt) tuberkulöse Geschwüre im Krebs, die den letzteren teilweise zerstört hatten und Borrmann sah einmal einen miliaren Tuberkel in den oberen Partien der Schleimhaut, in der ein Gallertkrebs von unten nach oben vordrang (Abb. 121), ein zweites Mal lagen käsige tuberkulöse Herde innerhalb eines Zylinderzellenkrebses, und zwar in seinen ältesten Partien. Konjetzny fand Karzinom und Tuberkulose nebeneinander in den regionären Lymphdrüsen in einem Falle von Magenkrebs ohne Tuberkulose im Magen. Sämtliche Patienten in den oben genannten Fällen waren Phthisiker, außer in meinen beiden Fällen, in denen keine Spur

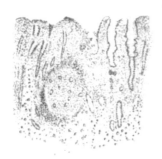

Abb. 121. Tuberkel mit Riesenzellen in der Magenschleimhaut, unten von Gallertkrebs umgeben. (Schwache Vergr.)

von Tuberkulose im Körper gefunden wurde; somit nehmen auch alle Autoren für ihre Fälle an, daß die Magentuberkulose durch verschluckte Sputa zustande gekommen ist, eine Reihe der Patienten hatte auch noch tuberkulöse Darmgeschwüre. Auch für meine beiden Fälle habe ich damals eine Fütterungstuberkulose angenommen. Es ist nicht leicht sich vorzustellen, daß Tuberkelbazillen im Krebsgewebe selbst von vornherein sich ansiedeln, viel wahrscheinlicher ist es, daß sie irgendwo in der Schleimhaut sich festsetzen, und diese Schleimhautpartie später vom Karzinom durchwuchert wird. Simmonds meint, daß die Sekretionsstörung und die Herabsetzung der HCl-Produktion im karzinomatösen Magen eine große Rolle spielt, was zweifellos richtig ist; hinzukommen mag dann noch die katarrhalische Affektion der Magenschleimhaut und die Möglichkeit, daß die Tuberkelbazillen bei der gestörten Beweglichkeit des Magens länger als sonst in ihm verweilen können (Borrmann, Melchior). Löwenheim ist der einzige, der in seinem Falle eine hämatogene Entstehung der miliaren Tuberkel annimmt, da sie nur in der Submukosa und Muskulatur lagen, während die Mukosa frei war. Die Vermutung Löwenheims, daß die Tuberkulose ein prädisponierendes Moment für die Karzinomentwicklung sei, ist so spekulativ, daß auf sie nicht eingegangen zu werden braucht.

Über allgemeine Gesichtspunkte beim Zusammentreffen von Krebs und Tuberkulose hat sich Lubarsch sehr eingehend geäußert.

B. Geschwülste des Duodenums.

Im Duodenum sind Geschwülste jeglicher Art selten, für manche Gruppen (Myome, Adenomyome, Lymphosarkome) gilt dasselbe, was für die gleichen Tumoren am Darm gilt in Bezug auf ihr Verhalten zur Darmwand, ihre Histologie, Ätiologie, Histogenese, klinische Bedeutung usw. Dennoch ist es notwendig, die Duodenaltumoren gesondert zu besprechen, da sie doch in mancher Beziehung Besonderheiten zeigen, die einmal bedingt sind durch die Lage des Duodenums in der Nähe des Magens und Pankreas und ferner durch Beziehungen zu den Gallenwegen.

I. Stützsubstanzgeschwülste.

a) Die gewebsgleichen (homologen) Geschwülste von ausgereifter Beschaffenheit (Fibrom, Lipom, Neurofibrom, Fibromyom, Hämangiom, Lymphangiom).

Fibrom.

Sie sind sehr selten, da ich nur 2 Fälle gefunden habe, von FOXWELL und von VACCARI. Im ersteren Falle war der große Tumor in der Submukosa entstanden, hatte sich vorwiegend nach außen entwickelt und zu unerheblichen Stenoseerscheinungen geführt.

Lipom.

Die Lipome sind am Darm keine Seltenheit, wohl aber am Duodenum. STAEMMLER stellte aus der Literatur 107 Darmlipome zusammen, von denen 8 am Duodenum saßen, MAX fand unter 22 Magen-Darmlipomen eines am Duodenum. Man unterscheidet innere und äußere, je nach ihrem Entstehungsort in den Darmschichten und nach der Richtung ihres Wachstums.

Neurofibrom.

Sie werden bei der ganz seltenen allgemeinen Neurofibromatosis des Darmes mit oder ohne Beteiligung der Haut auch in der Duodenalwand gefunden (ASKANAZY), wo sie keine Besonderheiten bieten; ich verweise auf meine Ausführungen S. 813.

Fibromyom.

Über das Fibromyom des Magendarmkanals liegen zahlreiche Beobachtungen vor (vgl. S. 815ff). Am Duodenum sind sie am seltensten; so finden sich in STAEMMLERs Statistik unter 84 Darmmyomen nur 6 des Duodenums. HEURTAUX fand unter 16 Dünndarmmyomen 3 am Duodenum. Die Tumoren sind meist klein (kirschgroß, VIRCHOW), werden als Nebenbefunde beobachtet und verhalten sich wie die des Magens und des übrigen Darmes; sie werden wohl nur dann veröffentlicht, wenn sie eine besondere Größe erreichen, wie in den Fällen von FOXWELL (apfelgroß), HÜLTL (faustgroß), FISCHER, in dessen Falle die Geschwulst das Duodenum komprimiert und schwere klinische Erscheinungen hervorgerufen hatte, und WESENER, der 15 cm unterhalb des Pylorus ein teleangiektatisches Myom sah, das sich pflaumengroß nach außen entwickelt hatte, ausgegangen von der Ringschicht der Muskulatur, die Längsfaserschicht vor sich her drängend. In der Sammlung des Berliner pathologischen Institutes fand er noch ein 3 cm im Durchmesser haltendes Myom, das 5 cm oberhalb der Papilla Vateri saß.

Melchior stellt aus der Literatur 7 Fälle von Fibromyomen des Duodenums zusammen. Ein sehr großes, sarkomatöses Myom ist von v. Salis mitgeteilt, und ich werde bei den Sarkomen auf diesen Fall zu sprechen kommen. In Abb. 122 habe ich ein kirschgroßes, subseröses Fibromyom des Duodenums abgebildet, das ich zufällig bei einer Sektion fand.

Eine besondere Besprechung verdienen die Adenomyome, da sie von manchen Forschern von versprengtem Pankreasgewebe abgeleitet werden und deshalb am Duodenum häufiger sind als am Magen, da an letzterem Pankreasgewebe seltener gefunden wird als am Duodenum (Thelemann Lit.). Schon S. 819 habe ich über die Adenomyome des Magens gesprochen und muß darauf verweisen. Ich kann hier auf die große Literatur über versprengtes Pankreasgewebe im Darmkanal nicht eingehen, sondern will nur einige Arbeiten erwähnen, die sich ˏmit der Frage des Zusammenhanges der Adenomyome mit derartigen Fehlbildungen oder Organoiden in der Duodenalwand befassen.

Saltykow macht darauf aufmerksam, daß man häufig in der Nähe der Flexura sup. duodeni, 4—6 cm vom Pylorus und 2—5 cm von der Papilla choledochi entfernt, einen submukösen, in das Darmlumen vorspringenden Knoten finde von etwa 1 cm Durchmesser und $1/_2$ cm Dicke, der aus Pankreasgewebe bestehe. Dieser Knoten könne mit dem Pankreas im Zusammenhange sein oder als Pankreas accessorius vorliegen und oft auf der Kuppe eine Ausmündung

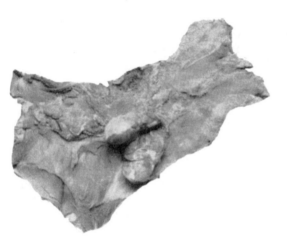

Abb. 122.   Kirschgroßes, subseröses Fibromyom des Duodenums.

haben; Saltykow erhob diesen Befund bei 50 Sektionen 6 mal. Wenn diese Gebilde aus Drüsengängen, Muskulatur und Bindegewebe bestehen, dann können aus ihnen Adenomyome hervorgehen sowohl am Magen, wie am Duodenum und auch am Darm. Es ist auch möglich, daß die glatte Muskulatur der Darmwand durch embryonale Vermengung mit in den Bereich der Adenomyombildung einbezogen wird. Carbone und Trappe leiten die Adenomyome der Darmwand ebenfalls von versprengtem Pankreasgewebe ab, wobei die Ansichten der Autoren über Art und Bedeutung einer derartigen „Absprengung" allerdings auseinandergehen. Staemmler läßt in einem von ihm beschriebenen Falle die Frage der Herkunft des stecknadelkopfgroßen Adenomyoms unentschieden, da die Drüsen des Tumors weder mit den Darmdrüsen noch mit denen des Pankreas im Zusammenhange standen.

Es kommt nun vor, daß in diesem verlagerten Pankreasgewebe nur Ausführungsgänge gefunden werden, oder daß auch Drüsen vorhanden sind, die mit den Darmdrüsen, also im Duodenum mit den Brunnerschen Drüsen im Zusammenhange stehen; in manchen dieser Fälle ist die Entscheidung dann schwierig, ob es sich wirklich um Pankreasgewebe handelt, oder ob eine embryonale Verschiebung im Aufbau der Darmwand selbst vorliegt. Auch von derartigen kleinen Fehlbildungen können Geschwülste ausgehen, die dann mit oder ohne Muskulatur wachsen; im ersteren Falle werden es ebenfalls Adenomyome sein, im letzteren reine Fibroadenome. SALVIOLI hat ein racemöses Fibroadenom im Duodenum beschrieben, zwischen Mukosa und Muskelschicht gelegen, das er von versprengten Brunnerschen Drüsen ableitet. Auch SCAGLIOSI sah flächenhafte Wucherungen dieser Drüsen neben kleinen Pankreasbezirken und unterscheidet zwischen Adenomen und Adenomyomen. CARBONE bringt alle diese Geschwülste mit überschüssigen Pankreasanlagen in Beziehung und bestreitet ihre Herkunft aus Brunnerschen Drüsen. Die Frage ist zweifellos noch nicht ganz geklärt, und ich verweise auf die S. 819 ff. angeführten, teilweise sich widersprechenden Ansichten von TORKEL, COHEN, MAGNUS ALSLEBEN, JOSSELING DE JONG, KONJETZNY, LAUCHE u. a. Eine eigenartige Auffassung vertritt ELISABETH WEISHAUPT, die bei einem 11 Tage alten Kinde in der Submukosa der dorsalen Seite des Duodenums eine Insel von Pankreasgewebe fand, dessen Drüsenschläuche direkt übergingen in die Duodenaldrüsen. Die über dem Pankreasgewebe liegende, etwas eingezogene und teilweise abgeschnürte Duodenalschleimhaut war mit Hilfe der Ringmuskulatur zu einem nach außen vorspringenden Adenomyom ausgewachsen, das also nicht vom Pankreasgewebe, sondern von ebenfalls embryonal abgeschnürtem Duodenalgewebe ausgegangen war; beide für sich abgesprengte Komplexe ständen immerhin in ursächlichem Zusammenhang. Wenn diese Deutung richtig ist, dann hätten wir in diesem Falle tatsächlich ein embryonal angelegtes Adenomyom der Duodenalschleimhaut neben einer an dieser Geschwulstbildung nicht beteiligten, abgesprengten Pankreasanlage.

Zu erwähnen ist hier noch, daß auch Adenome und Adenomyome der Papille beschrieben sind, die den Ausführungsgang des Choledochus annähernd ringförmig umgeben und von den Drüsen des Ductus choledochus abgeleitet werden, so z. B. ein erbsgroßes Adenom und ein zweierbsgroßes Adenomyom von CALZAVARA und ein haselnußgroßes Adenomyofibrom von VOLMER, das allerdings 12 mm oberhalb der Papille seinen Ursprung nahm. Es ist fraglich, ob in solchen Fällen nicht ebenfalls verlagertes Pankreasgewebe als Matrix für die Geschwülste in Frage kommt.

Hämangiom und Lymphangiom.

Sie sind in der Literatur nicht beschrieben, ich selbst habe auch keinen Fall gesehen. Die manchmal am Darm zu beobachtenden, kavernösen Phlebektasien und Chylusretentionszysten kommen auch am Duodenum vor, sind aber keine Geschwülste (vgl. S. 814 beim Magen).

b) Stützsubstanzgeschwülste von mangelhafter Gewebs- und Zellreife.

Sarkom.

Einen etwas breiteren Raum unter den Duodenalgeschwülsten nehmen die Sarkome ein, und hier ist hauptsächlich das Lymphosarkom vertreten, in zweiter Linie das Rundzellensarkom, seltener ist das Riesenzellensarkom (RADEMACHER, STAEMMLER) und das myoblastische Sarkom (WOLFRAM, KATHE, V. SALIS). Die Darmsarkome an sich sind gegenüber den Karzinomen schon selten, und unter den Darmsarkomen sind diejenigen des Duodenums wiederum besonders selten. NOTHNAGEL fand unter 61 Lymphosarkomen 9 des Darmes und darunter eines des Duodenums, KUNDRAT unter 20 Fällen nur eines vom Duodenum, GHON und ROMAN unter 27 Lymphosarkomen des Darmes 2 am Duodenum. Unter 14 Dünndarmsarkomen sah BALTZER, unter 45 RHEINWALD, unter 7 Fällen MUNK kein einziges am Duodenum. MELCHIOR gibt 9 Duodenalsarkome an, die von PERRY und SHAW in einer großen Statistik zusammengestellt waren,

denen v. SALIS noch 16 Fälle aus der Literatur hinzufügt, und zwar: je 1 Fall
von PETROW, NOTHNAGEL, KUNDRAT, ROLLESTON, MANDLEBAUM und LIBMANN,
LATZEL, REIMER, WOLFRAM, BIER, 3 Fälle aus der russischen Literatur (2 von
EIGER, 1 von SHAPIRO), 2 aus der englischen (ALEXANDER und SAILER), 2 Fälle
von FREUD. Dann finde ich noch einen Fall bei KAUFMANN, 3 Fälle von ADRIAN
PIC, einen von MACKENZIE und ein Melanom (?) der Papille von DUVAL.
STAEMMLER bringt dann noch Fälle von ABLON, FELDMANN (2), VERÉBÉLY (2),
G. MAYR, RADEMACHER, RENNER, GHON und ROMAN (2) und 3 eigene, so daß
ich im ganzen 43 Fälle finde (den Fall von DUVAL nicht mitgerechnet). Dann
seien noch 3 Fälle von KATHE, CROWTHER und STORCH erwähnt, in denen das
Sarkom an der Flexura duodenojejunalis saß. Bei allgemeiner Lymphosarko-
matose des Darmes kann auch das Duodenum beteiligt sein, wie es BRANDIS,
VONWYL und E. SCHMIDT beschrieben. Die Sarkome des Duodenums sitzen vorwiegend im oberen und unteren Abschnitt, nur 3 Fälle sind bekannt, wo der
Tumor in der Pars media saß, in der Nähe der Papilla Vateri.

Die makroskopische Form der Duodenalsarkome ist entweder eine erhabene
oder eine mehr flach infiltrative, sie entwickeln sich meist nach dem Lumen zu,
doch kommt es auch in ganz seltenen Fällen zu einer vorwiegenden Entwicklung
nach außen, ähnlich wie beim Magen, und STAEMMLER hat die Feststellung
gemacht, daß es gerade die Spindelzellensarkome und die myoblastischen
sind, die diese Wachstumsrichtung zeigen (auch in seinem eigenen Falle von
Spindelzellensarkom). Einen sehr seltenen und interessanten Fall beschreibt
v. SALIS: es handelte sich um ein kindskopfgroßes, sarkomatöses Myom bei
einem 40jährigen Manne, das vom untersten Abschnitt des Duodenums aus-
ging, eine Kapsel zeigte und unterhalb des Querkolon, des Omentum majus,
des Pankreas und der Vena lienalis lag. v. SALIS betont, daß er in der Literatur
weiter keinen Fall von sarkomatösem Myom des Duodenums gefunden habe,
und daß auch nur 4 derartige Fälle vom Dünndarm bekannt seien, 3 von
GHON und HINTZ und einer von BABES und NANU. STAEMMLER erwähnt aber
noch die beiden myoblastischen Sarkome des Duodenums von KATHE und
WOLFRAM. Im übrigen verhalten sich die Sarkome des Duodenums nicht
anders als die des Darmes überhaupt, sie können sehr groß werden, das
Duodenum komprimieren und Stenoseerscheinungen hervorrufen und dann
klinisch schwer von Magentumoren zu unterscheiden sein, können mit anderen
benachbarten Organen verwachsen und ausgedehnte Drüsenmetastasen setzen.

Zu erwähnen sind auch hier, wie beim Magen, Einbrüche sarkomatöser
Drüsen in das Duodenum, wie es PETROW beschreibt: die retroperitonealen
Drüsentumoren waren in Magen, Duodenum und Jejunum eingebrochen. Über
die Vortäuschung eines primären Duodenaltumors durch derartige sekundäre
Drüseneinbrüche besonders dann, wenn sie ulzerieren, gilt dasselbe, was ich
schon S. 989ff. bei den Magentumoren ausgeführt habe, ebenso verweise ich
auf S. 1014.

II. Fibroepitheliale Geschwülste.

Die Fibroadenome (Polypen) des Duodenums sind äußerst selten. BORST
erwähnt sie in seinem Lehrbuche der Geschwülste überhaupt nicht, STAEMMLER
sah bei dem 17 000 Fälle umfassenden (Chemnitzer) Sektionsmaterial 116 Darmpolypen, unter denen keiner des Duodenums war; ich selbst finde 2mal einen
solchen angegeben in den Protokollen des Bremer Sektionsmaterials von 11425
Fällen. Ein einzelnes Fibroadenom beschreibt CRUVEILHIER, 2 Fälle finden wir
bei GEISER und 2 gestielte Polypen von Walnußgröße bei SMOLER. Letzterer sah
daneben ein submuköses Fibroadenom der Brunnerschen Drüsen, wie sie auch

von SALVIOLI und SCAGLIOSI beschrieben sind (vgl. S. 1003). Bei den Fibroadenomen der Papilla Vateri müssen wir wohl unterscheiden zwischen solchen der
Duodenalschleimhaut und solchen des Gallenganges und müssen einen Fall von
KRAUSE als Tumoren des Ductus choledochus auffassen, da aus der Mündung zwei
gestielte Polypen heraushingen, während eine blumenkohlartige Geschwulst auf
der Papille selbst, wie sie auch von SMOLER beschrieben ist, als sicherer Duodenaltumor zu gelten hat. Ein Fibroadenom auf der Papille, also einen echten
Duodenaltumor, beschreibt noch SCHÖTTLER und bringt eine sehr gute Abbildung. Bei allgemeiner Polyposis intestini ist das Duodenum manchmal
beteiligt (LUBARSCH, PETROW, DOERING, GOETZE). Aus der geringen Zahl der
Beobachtungen geht hervor, daß die fibroepithelialen Geschwülste des Duodenums sehr selten sind. Erwähnt sei noch eine von RUNKEL bei einem
8 Wochen alten Kinde an der Hinterwand des Duodenums gefundene, kleine,
abgeschnürte Darmzyste (Dottergangsresiduum), deren Wand sämtliche drei
Darmwandschichten zeigte, daneben bestand ein großes Enterokystom (ROTH).

III. Epitheliale Geschwülste. Karzinom.

a) Häufigkeit.

Im Vergleich zum Magenkrebs ist der Darmkrebs seltener, und bei letzterem
tritt wiederum der Duodenalkrebs weit zurück hinter denen des Dünn- und
Dickdarms. So fand F. MÜLLER unter dem Basler Sektionsmaterial bei 11 314 Sektionen 909 Karzinome, davon 258 im Magen und 123 im Darm; von diesen
123 Darmkrebsen saßen 6 im Duodenum = 4,88 %; bei MAYDLY befanden sich
unter 243 Darmkrebsen nur 5 des Duodenums = 2 %, bei RUEPP unter 35 Darmkrebsen einer (3 %), bei NOTHNAGEL unter 343 Darmkrebsen 7 (2,3 %). v. LEUBE
gibt an: Krebse des Rektums 80 %, des Coecums und Dünndarms 15 %, des
Duodenums 5 %. STAEMMLER fand unter dem Chemnitzer Sektionsmaterial
216 Darmkrebse, unter ihnen 8, also 3,7 % des Duodenums, in meinem Bremer
Material finden sich unter 148 Darmkrebsen 5 des Duodenums = 3,4 %;
man kann also als Mittelzahl etwa 2—5 % aufstellen.

Die ersten Fälle von Duodenalkrebs sind schon im 18. Jahrhundert
beschrieben von HAMBURGER 1746 und von HEULIN 1761, dann sind viele Einzel-
fälle veröffentlicht, so von DRECHSLER, CHOMEL, DITTRICH, FRERICHS, ARRA-
CHARD, ROSENSTEIN, MERKRL, CAILLET, FRIEDREICH, SIDNEY COUPLAND,
AVEZOU, NATHAN, LARRIER, W. FISCHEL, DICKINSON, COCKLE, CAYLA, E. WILKES,
BARTH und MARFAN. 1889 stellte WHITTIER 13 Fälle zusammen, WEECKE 19,
1901 SOLTAU FENWICK 51 Fälle. Eine gute Zusammenstellung von 71 Fällen
finden wir bei GEISER (1907), der 9 eigene Fälle hinzufügt. Ich muß schon hier
bemerken, daß es für die Krebse des mittleren Duodenalabschnittes gar nicht
möglich ist, eine sichere Zahl der beobachteten Fälle anzugeben, da bestimmt ein
Teil der beschriebenen Papillenkrebse vom Ductus choledochus ausgegangen ist;
wir kommen später noch darauf zurück. Es ist ja ganz auffallend, wie hoch die
Zahl der Karzinome in der Pars descendens gegenüber der in den beiden anderen
Abschnitten des Duodenums angegeben ist. Mögen auch in der Pars descendens
an der Austrittsstelle des Gallen- und des Pankreasganges einerseits entwicklungsgeschichtliche Störungen im Aufbau der Darmwand, andererseits leichter
entzündliche Prozesse vorkommen, so kann man damit doch noch nicht
den großen Unterschied in den Zahlen erklären und muß vor allem berücksichtigen, daß auf Grund der beiden genannten Faktoren an dieser Stelle gerade
und in erster Linie Gallengangskrebse entstehen werden. Vor allem gilt das
für die 53 von KÖRBER zusammengestellten Fälle, unter denen sicher Gallengangskrebse sind. Deshalb glaube ich auch, daß STAEMMLER, der die Zahl der

bisher bekannten Duodenalkrebse mit etwa 139 angibt, zu hoch gegriffen hat, obwohl er besonders betont, daß er die Gallengangskarzinome nicht mitrechnet. Wenn man die Beschreibungen der zahlreichen veröffentlichten Krebse an der Papille durchsieht, dann kommt man sehr bald zu dem Resultat, daß es bei vielen Fällen ganz unmöglich ist, die Entscheidung zu treffen, ob ein Choledochus- oder ein Duodenalkrebs im Bereich der Papille vorliegt, doch darüber später.

b) Geschlecht und Alter.

Die statistischen Angaben bezüglich des Geschlechtes sind nicht ganz übereinstimmend, da z. B. F. Müller den Duodenalkrebs bei Männern und Frauen in annähernd gleicher Zahl vertreten fand, während nach Körber die Zahl der Männer, nach Weecke die der Frauen größer ist; Geiser fand für den Krebs des absteigenden Duodenalabschnittes annähernd gleiche Zahlen, für den der Pars superior doppelt soviel Frauen wie Männer, was auch Staemmler feststellen konnte, während beide Autoren, Geiser und Staemmler, umgekehrt bei den Krebsen des untersten Duodenalabschnittes dreimal soviel Männer wie Frauen fanden. Sämtliche Zahlen sind jedoch zu klein, um ein sicheres Urteil abgeben zu können. Die Frage der Beteiligung der beiden Geschlechter am Duodenalkrebs spielt ja insofern eine gewisse Rolle, als man daraus bezüglich der Ätiologie bestimmte Schlüsse hat ziehen wollen, indem man annahm, daß bei Männern das Ulkus, bei Frauen die Gallensteine als ätiologische Faktoren in Frage kämen. Das Ulcus duodeni verhält sich bei Männern und Frauen wie 3:1 (Ewald), die Cholelithiasis umgekehrt wie 1:3 (Haberfeld). Wir werden beim Kapitel Ätiologie sehen, daß diese beide Faktoren keine Rolle spielen, wie Geiser und Staemmler auch schon betont haben. Das Alter der Patienten liegt nach einer Statistik von Heulin im Durchschnitt bei 54, nach Geiser bei 56 Jahren, unter 20 Jahren sind nur 2 Fälle bekannt, einer von Ewald bei einem 16jährigen Mädchen (Ulkuskarzinom!) und einer von Bernouilli bei einem 18jährigen Mädchen; daneben bestand noch ein Magenkarzinom. Ein Fall von Bandelier bei einem 13jährigen Knaben ist fraglich, da es sich nach dem Autor auch um ein Pankreaskarzinom gehandelt haben kann.

c) Sitz.

Da man am Duodenum drei Abschnitte unterscheidet, die Pars horizontalis superior, die Pars descendens und die Pars horizontalis inferior, so unterscheidet man dementsprechend auch nach ihrem Sitze drei Arten von Karzinomen im Duodenum, deren Einteilung von Adrian Pic stammt und allgemein anerkannt ist: das parapylorische, das periampulläre und das präjejunale Karzinom.

Zur zweiten Gruppe ist zu bemerken, daß die Bezeichnung periampullär zu eng gezogen ist, da es in der Pars descendens duodeni natürlich auch Karzinome gibt, die in gar keiner Beziehung zur Papille bzw. Ampulle stehen, sondern weitab von ihr gelegen sind und von der Duodenalschleimhaut außerhalb der Papille ausgehen; man sollte statt periampullär vielleicht intermediär sagen, weil man unter diesen Begriff den ganzen absteigenden Schenkel des Duodenums bringen kann und sollte dann bei diesen intermediären Krebsen unterscheiden zwischen periampullär und paraampullär gelegenen. Aber es kommen bei den periampullären Krebsen des Duodenums noch weitere Schwierigkeiten hinzu bezüglich der Einteilung, da ein großer Teil der die Ampulle einnehmenden Krebse von den Schleimhautdrüsen des Ductus choledochus ausgehen, also Gallengangskarzinome sein können, ohne dabei immer zu einer erheblichen Einengung des Choledochus führen zu müssen. Im einzelnen Falle ist diese Entscheidung oft gar nicht mit Sicherheit zu treffen, wie wir später noch sehen werden.

Nach einer statistischen Zusammenstellung GEISERS aus dem Jahre 1907, die 71 Fälle von Duodenalkrebs, darunter 9 eigene, umfaßt, verteilen sich diese auf die 3 Regionen folgendermaßen:

11 parapylorische . . . . $= 15,5\%$ (2 eigene)
51 periampulläre (intermediäre) . . $= 71,8\%$ (3 eigene)
9 präjejunale . . . . $= 12,6\%$ (4 eigene).

KÖRBER fügte zu dieser Statistik im Jahre 1910 noch 53 periampulläre und 4 präjejunale hinzu, so daß sich nach diesen beiden Zusammenstellungen 128 Duodenalkrebse ergeben, und zwar:

11 parapylorische . . . . $= 8,6\%$
104 periampulläre (intermediäre) . . . $= 81,2\%$
13 präjejunale . . . . $= 10,2\%$

STAEMMLER sagt, die Zusammenstellung KÖRBERS sei deshalb „nicht brauchbar, da das Material sich zu einseitig mit dem Krebs der Papilla duodenalis beschäftigt". Ich kann STAEMMLER darin nur Recht geben, da bei den periampullären sämtliche Krebse des Choledochus mitgerechnet sind, soweit sie im Bereich seines duodenalen Mündungsabschnittes, also in der Ampulle und Papille liegen. Wenn wir alle diese Karzinome ohne Rücksicht darauf, ob sie von der Wand des Choledochus oder von der Duodenalschleimhaut im Bereich der Papille ausgegangen sind, eine Frage, die sich oft gar nicht entscheiden läßt, als Duodenalkarzinome rechnen, dann bekommen wir natürlich ein ganz falsches Bild von der Zahl der in der Pars descendens des Duodenums gelegenen Karzinome. Wir sollten unter Duodenalkarzinomen ja eigentlich nur solche verstehen, die von der Schleimhaut des Duodenums ausgegangen sind und zwar entweder im Bereich der den Choledochus überlagernden Schleimhaut oder von einer mehr oder weniger entfernt liegenden Stelle. Da diese Entscheidung im Bereich der Ampulle und Papille nur in seltenen Fällen möglich ist, müßten alle an dieser Stelle sitzenden Krebse, die fraglich sind bezüglich ihres Entstehungsortes, ausscheiden, und als sichere Krebse des intermediären Duodenalabschnittes nur solche gelten, die entweder außerhalb der Papille sitzen und letztere vielleicht durch Heranwachsen sekundär mit einbezogen haben, oder die mit Sicherheit in der die Ampulle umgebenden Duodenalschleimhaut sich entwickelt haben ohne Beteiligung des Choledochus. Wenn ich daraufhin die 51 periampullären Krebse der GEISERschen Statistik durchsehe, so finde ich nur 12 Tumoren, die außerhalb der Papille liegen, also paraampulläre und somit sichere Duodenalkrebse sind, das sind die Fälle von DITTRICH, FRIEDREICH, ROSELIEB, WARMBURG, WEECKE, OLIVER, HOLTBUER, GÜNTHER, SCHLESINGER, KRIELKE, KRAUSE, GEISER. Daß unter den übrigen „periampullären" Krebsen dieser Statistik auch noch echte Duodenalkrebse sind, ist zuzugeben, nur ist das nicht leicht festzustellen. Die spätere Statistik KÖRBERs mit 53 weiteren periampullären Krebsen muß ausscheiden, da er nur Karzinome der Papille bringt, bei denen also die Frage, ob Choledochus-, ob Duodenalkrebs nicht mit Sicherheit zu entscheiden ist, wobei zugegeben werden muß, daß wohl ein kleiner Teil dieser Krebse von der Duodenalschleimhaut im Bereiche der Papille ausgegangen sein mag. Von den 8 Duodenalkrebsen STAEMMLERs saßen 6 in der Pars descendens und zwar 3 direkt auf der Papille. Ich bezweifle, ob man berechtigt ist, diese Karzinome als sicher von der Duodenalschleimhaut ausgegangen zu bezeichnen.

Somit sehen wir, daß die hohe Prozentziffer der periampullären Krebse größtenteils auf Rechnung der Choledochuskrebse kommt, und die Zahl der echten intermediären, also paraampullären Duodenalkrebse viel kleiner ist, als meist

angenommen wird. Sie mag größer sein als die der parapylorischen und
präjejunalen, die mit 12 bzw. 13 in den vorliegenden Statistiken angegeben
wird. Es ist ja auch gar nicht verständlich, warum die Schleimhaut im mittleren Duodenalabschnitte, wenn wir von der Einmündungsstelle des Choledochus absehen — und die hier, also auf der Papille sitzenden Krebse sind

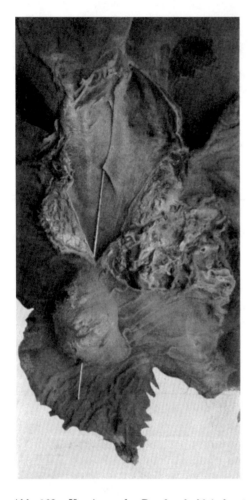 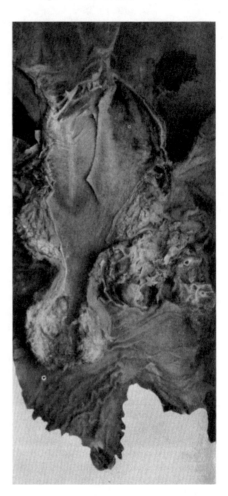

Abb. 123. Karzinom der Duodenalschleimhaut   Abb. 124.   Dasselbe wie in Abb. 123,
im Bereich der Ampulle des Ductus choledochus;   Ductus choledochus ganz aufgeschnitten.
        Gallenwege stark erweitert.

meist solche des Choledochus — so häufig von Krebs befallen sein soll im
Gegensatz zu den anderen Abschnitten des Duodenums.

Die mir aus der Literatur bekannt gewordenen 11 Fälle von parapylorischem
Duodenalkrebs sind beschrieben von SIDNEY-COUPLAND, EWALD, PIC (2 Fälle),
CZYGAN, WURM (2 Fälle), HÖFT, GARSTER, GEISER (2 Fälle); die 13 präjejunalen
von HERZ, BAILLET, ROLLESTON, SOLTAU-FENWICK, SYME, GEISER (4 Fälle),
PIC (2 Fälle), SCHIEWE, BANDELIER.

Um noch die Frage zu erörtern, inwieweit es möglich ist, bei den
Karzinomen der Papille und Ampulle zu unterscheiden zwischen Duodenal-

und Choledochuskrebs, so scheiden für den Duodenalkrebs einmal diejenigen Krebse aus, die auf die Choledochuswand allein beschränkt sind; es sind entweder mehr oder weniger zirkuläre, meist als derbe Platte tastbare, oder weichere, beetartige oder polypös in das Lumen vorspringende, kleine Krebse, die beide zu einer Verengerung des Ganges führen; weiterhin scheiden die aus der Papillenöffnung knollig und polypös herausgewucherten Krebse aus, wie auch die auf der Papille selbst, also an der Ausmündungsstelle des Choledochus sitzenden, meist kreisrunden, ulzerierten, linsen- bis pfennigstückgroßen Karzinome. Die der beiden ersten Gruppen sind sicher vom Choledochus ausgegangen, die der letzten Gruppe mit Wahrscheinlichkeit. Als fraglich müssen diejenigen Karzinome gelten, die größer sind und

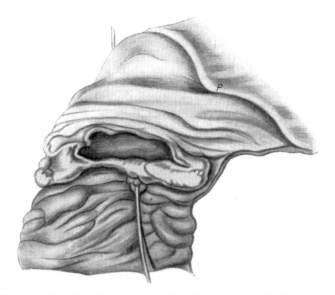

Abb. 125. Ulzeriertes Duodenalkarzinom im Bereiche der Ampulla Vateri. P Pylorus.
(Nach GEISER.)

sowohl die Choledochuswand, wie auch die die letztere umgebende Duodenalschleimhaut durchwuchert haben. Dann bleibt noch eine kleine Zahl sicherer Duodenalkrebse übrig, die sich nur in der im Bereich der Ampulle liegenden Schleimhaut des Duodenums entwickelt haben und meist größer sind, weicher, halbkuglig oder eiförmig vorspringen oder auch ulzeriert sind und den ampullären Abschnitt des Choledochus wohl umwachsen und einengen, aber sein Lumen im großen und ganzen freilassen. Der meist leicht zu sondierende Choledochus läuft dann röhrenförmig der Länge nach durch die untere Zirkumferenz des Tumors. Einen derartigen echten Duodenalkrebs im Bereich der Ampulle konnte ich selbst sezieren und will ihn kurz anführen (vgl. Abb. 123 und 124):

Der 55jähr. Pat. erkrankte vor 2 Monaten an Ikterus, kein Fieber.

Operation: Kein Karzinom, keine Gallensteine, Choledochus scheinbar verschlossen, stark erweitert und prall mit Galle gefüllt. Anlegung einer Duodenalfistel und Choledochusdrainage. Am Tage der Operation noch Exitus an cholämischer Blutung.

Sektion: Das untere Ende des Choledochus ist von einem pflaumengroßen, weichen, nach abwärts hängenden Tumor eingenommen, der am unteren Pole die Ausmündung des Choledochus zeigt; letzterer ist im Bereich der Geschwulst für einen Bleistift durchgängig (Drainage), weiter oben auf Kleinfingerdicke erweitert, ebenso der Hepaticus und Cysticus; in den Gallengängen und in der Gallenblase Blut, Galle und Eiter, in der Bursa omentalis freies Blut. Schwerer allgemeiner Ikterus. Der Gallengang ist leicht zu sondieren, nach dem Aufschneiden des letzteren sieht man, daß die Geschwulst ihn völlig einscheidet und ganz unten seine Schleimhaut in das Lumen etwas vorbuckelt.

Mikroskopisch handelt es sich um ein teils diffus, teils alveolär, teils in Hohlschläuchen wachsendes Karzinom, das nicht vom Choledochus ausgegangen ist.

Diagnose: Karzinom der Duodenalschleimhaut im Bereich der Ampulla Vateri. Keine Metastasen.

Einen sicheren Fall von ulzeriertem Krebs der Duodenalschleimhaut im Bereiche der Ampulle finde ich bei Geiser, von dem ich die Abbildung (125) bringe. Das Geschwür mißt in der Querrichtung 4,5 cm, nimmt fast die ganze Zirkumferenz des stark verengten Darmrohres ein, seine Ränder und sein Grund sind karzinomatös. Der Ductus choledochus war leicht zu sondieren.

d) Makroskopische und mikroskopische Formen.

Was die makroskopische Form und den histologischen Aufbau der eigentlichen Duodenalkrebse betrifft, einerlei, in welchem Abschnitte sie sitzen, so unterscheiden sie sich nicht von den übrigen Darmkrebsen. Wir kennen die

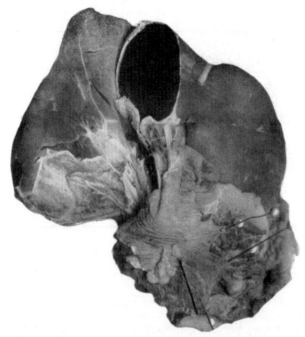

Abb. 126. Walnußgroßes Karzinom der Duodenalschleimhaut seitlich der Papille, dessen letzte Ausläufer die Papille umwachsen haben. Dilatation der Gallenblase.

beetartig erhabene, mehr weiche, die polypöse und die flach infiltrative, oft skirrhöse Form mit Einengung des Darmlumens, die manchmal zirkulär verläuft. Über die Form der im Bereiche der Ampulle liegenden Karzinome habe ich schon gesprochen. Bezüglich der Histologie steht der schlauchförmige Zylinderzellenkrebs ganz im Vordergrunde, dann folgen die alveolär gebauten, häufig skirrhösen Formen, während ein Gallertkrebs (dicht unter dem Pylorus) bisher nur einmal beschrieben ist von Letulle. Das diffuse, polymorphzellige Karzinom und das Adenoma malignum sind meines Wissens bisher am Duodenum nicht beobachtet.

Da die parapylorischen nur selten, die präjejunalen Krebse nie den Choledochus komprimieren und also nicht durch Gallenstauung zum Tode führen,
können sie eine beträchtliche Größe erreichen; es sind Fälle von Kleinapfelgröße
(WARMBURG) beschrieben und auch solche, die auf weite Strecken hin die ganze
Duodenalwand infiltrierten mit hochgradiger Stenose des Lumens (GÜNTHER).
Die peri- und paraampullären Krebse der Pars descendens werden meist kleiner
bleiben, da erstere bald die Ampulle komprimieren und auch die letzteren, wenn
sie an der Hinterwand sitzen, doch im Laufe der Zeit auf die Papille und Ampulle
übergreifen und zu Gallenstauung führen werden. Derartige Fälle sind mehrfach
beschrieben (DITTRTCH, SCHLESINGER), und ich selbst habe einen derartigen
Fall sezieren können, auf den ich kurz eingehen will:

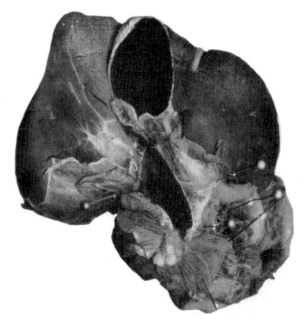

Abb. 127. Dasselbe wie in Abb. 126, starke Erweiterung des aufgeschnittenen Ductus
choledochus.

Ein 48jähr. Mann erkrankte 7 Monate vor dem Tode mit leichtem Ikterus, der langsam
sich verschlimmerte; seit 4 Monaten zunehmender Verfall und übelriechende, acholische
Stühle.

Klinische Diagnose: Karzinom im Intestinaltraktus? Pankreas?

Bei der Sektion fand sich Lungen-, Darm- und Peritonealtuberkulose, schwerer allgemeiner Ikterus. Im Duodenum, rechts von der Papille, ein walnußgroßer, knolliger,
markiger Tumor, dessen letzte Ausläufer nach links an die Pupilla Vateri anstoßen und sie
fast ganz umwachsen haben (Abb. 126 und 127). Die Mündungsstelle des Choledochus stark
verengt, eine mit Mühe eingeführte Sonde dringt nach Überwindung des Hindernisses leicht
im Choledochus vor. Letzterer, wie der Hepatikus und die Gallenblase stark erweitert,
prall mit Galle gefüllt. In der Leber Metastasen.

Mikroskopisch: Alveolär und schlauchförmig gebautes Karzinom, hie und da gallertige Entartung.

Diagnose: Paraampulläres Karzinom der Pars descendens duodeni mit Übergreifen
auf die Papilla Vateri.

Ich will jetzt noch kurz die Beschreibung der drei anderen, von mir beobachteten Duodenalkrebse folgen lassen:

1. 70jähr. Mann. Auf der Hinterwand des Duodenums, unterhalb des Pylorus, ein über pflaumengroßer, breitbasig aufsitzender, polypöser Tumor, der den Ductus choledochus komprimiert hat. Erweiterung der Gallengänge, Ikterus.
Mikroskopisch: Schlauchförmiger Zylinderzellenkrebs.

2. 67jähr. Frau. Dicht unterhalb des Pylorus, an der medialen Seite der Duodenalwand, ein markstückgroßer, flach ulzerierter, wenig erhabener, derber Tumor. Keine Erweiterung der Gallenwege. Kein Ikterus.
Mikroskopisch: Alveolär gebautes, leicht skirrhöses Karzinom.

3. 51jähr. Frau. Im untersten Abschnitte des Duodenums, dicht vor dem Übergange in das Jejunum, ein ringförmiger, die Zirkumferenz des Darmrohres bis zur Hälfte einnehmender, stenosierender, derber Tumor. Mäßige Erweiterung des ganzen Duodenums.
Mikroskopisch: Alveolär gebautes skirrhöses Karzinom.

Von den 5 Karzinomen des Duodenums, die ich beobachtet habe, saßen also zwei im oberen Abschnitte, zwei im mittleren, und zwar eins peri- und eins paraampullär, eins im unteren Abschnitte. Bei einem sechsten Falle (78jähriger Mann), einem pfenniggroßen, derben, flach ulzerierten, alveolär gebauten Karzinom der Papille, das die ganze Wand des Choledochus durchwachsen hatte und in sein Lumen höckrig hineinragte (Ikterus), war die Entscheidung nicht zu treffen, ob es sich um ein Duodenal- oder um ein Choledochuskarzinom handelte; interessant war bei diesem Falle, daß sich an der vorderen Wand des oberen Duodenalabschnittes noch ein perforiertes Ulkus (Peritonitis) fand.

e) Ätiologie.

(Entzündliche Reize, Gallensteine, Ulkus, embryonale Genese.)

Über die Bedeutung entzündlicher Reize für die Karzinomgenese ist schon im Kapitel über die Ätiologie des Magenkrebses (Seite 897 ff.) gesprochen, so daß hier nichts hinzugefügt zu werden braucht. Die Meinung, daß deshalb an der vorspringenden Papilla duodeni so häufig Krebse sich entwickeln, weil der vorbeigleitende Speisebrei hier einen dauernden Reiz ausübt, braucht nicht erörtert zu werden. Eine andere Auffassung (Weecke, Krielke), die dahin geht, daß die Gallensteine als ätiologisches Moment in Frage kämen, kann ebenfalls übergangen werden, da sie nur für die Choledochuskrebse in Frage kommt, nicht für die Duodenalkrebse. Staemmler meint, daß umgekehrt durch ein den Gallengang verengerndes Karzinom Gallensteine entstehen könnten. Erwähnt mag sein, daß nur einige Male eingekeilte Gallensteine in einem Karzinom der Papille gefunden sind (Durand-Fardel, Kraus und Kehr), und daß auch die Angabe Körbers, daß sich in den von ihm zusammengestellten 53 Fällen von Papillenkarzinom 12mal kleine Konkremente in der Gallenblase fanden, nichts bedeutet. Gallensteine sollen als ätiologisches Moment nicht einmal für die Gallengangskrebse in Frage kommen, wie von de la Camp, Miodowski, Scheuer, Devic und Gallavardin, Borelius u. a. angegeben wird. Einige Fälle sind beschrieben, wo infolge Durchbruches eines Gallensteines durch die Papille Fistelbildung, Ulzeration und Vernarbung entstand, die dann die Ursache für ein Karzinom war (Stiegele, Schmidt, Krielke, Loos, Meine, Weecke). Die Fälle sind aber nicht alle einwandfrei.

Eine etwas größere Bedeutung hat das Ulcus duodeni, obwohl die hohe Zahl der Ulzera im oberen Duodenalabschnitte in gar keinem Verhältnis steht zu der geringen Zahl der hier vorkommenden Karzinome; ferner ist die Zahl der Krebse im mittleren Abschnitte des Duodenums größer, im unteren Abschnitte ebenso groß wie im oberen, und doch sind die Ulzera im mittleren und unteren Abschnitte so selten; fand doch Collin bei 262 Duodenalulzera 242 im oberen Abschnitte, 14 im mittleren und nur 6 im unteren. Auch Gruber betont das: „Warum ist denn die Prädilektionsstelle des Ulcus duodeni, jener Raum knapp hinter dem Pylorus in der Pars horizontalis superior, so enorm selten von Karzinom ergriffen?" Ebenso sagt PATERSON (s. S. 903): warum sind im obersten Duodenum, wo Geschwüre so häufig sind, so gut wie nie Karzinome zu finden, wohl aber im unteren Teile, wo kaum je Geschwüre vorkommen? Es besteht also im Duodenum ein in die Augen springendes Mißverhältnis zwischen Zahl und Sitz der Ulzera einerseits und der Karzinome andererseits.

GRUBER beschreibt ein Karzinom im oberen Duodenalabschnitte, das zwar den Eindruck eines Ulkuskarzinoms machte, aber bei der histologischen Untersuchung sich als Karzinom mit sekundärem Ulcus pepticum erwies. Bei GEISER finde ich 6 Fälle von Ulkus- bzw. Narbenkrebs im Duodenum aufgeführt, und zwar von EWALD (2 Fälle), EICHHORST (Ulkus nach Verbrennung!), LETULLE, MACKENZIE und SCHRÖTTER. Ob diese Fälle richtig gedeutet sind, bezweifle ich und verweise auf das Kapitel Ulkuskarzinom des Magens auf S. 902. Ein Fall von WURM muß ausscheiden, da er nicht mikroskopisch untersucht ist. ARRACHARD fand in der Pars descendens ein großes Karzinom und in der Pars inferior vier, z. T. in Verheilung begriffene Ulzera, ohne deshalb etwa ein Ulkuskarzinom anzunehmen. Nach der allgemeinen Auffassung ist ein echtes Ulkuskarzinom im Duodenum sehr selten (SCAGLIOSI, HOFFMANN, GEISER, GRUBER, KÜTTNER, v. HANSEMANN).

Embryonale Gewebsverschiebungen an der Stelle, wo der Choledochus im Duodenum mündet, jener Stelle, von der aus sich ja Leber und Pankreas entwickeln („punctum fixum" ALBRECHTS), werden von vielen Autoren als Erklärung dafür angeführt, daß sich hier eine Prädilektionsstelle für das Karzinom finde, und diese Annahme hat in der Tat viel Bestechendes. Duodenalkarzinom zusammen mit einem Fibroadenom und einer dystopischen Pankreasanlage in der Duodenalwand wird von GEISER beschrieben, ersteres nebst einer Pankreasanlage in der Magenwand wird zweimal erwähnt von ELOESSER und SCHÜLLER; die drei Autoren sind geneigt, das Karzinom von dem versprengten Pankreasgewebe abzuleiten.

SCAGLIOSI sagt: „Der Duodenalkrebs entsteht, wie es sich aus meinen Fällen ergibt, aus der krebsigen Umwandlung etwaiger vorhandener Brunnerscher Drüsen oder aus verlagerten Duodenaldrüsen, sowie aus dislozierten Pankreaskeimen." Auch GEISER nimmt für seinen Fall eines hart am Pylorus sitzenden Duodenalkrebses an, daß er sich aus einer „adenomatösen, heterogenen Schleimhauteinsprengung" vom Charakter der Fundusdrüsen, die im Duodenum gefunden werden, entwickelt habe. Das Vorkommen von Magenschleimhautinseln im Duodenum wurde schon von ASCHOFF auf dem Pathologentage in Turin erwähnt gegenüber SCHRIDDE, der es bestritten hatte; für den Dünndarm ist es ja außerdem noch nachgewiesen von POINDECKER (s. S. 895). Es sind 3 Fälle bekannt, in denen das Duodenalkarzinom von den Brunnerschen Drüsen ausgegangen sein soll, Fälle von LETULLE, PICK und OLIVER (submukös gelegenes Karzinom). Während WEECKE nur die parapylorischen Krebse aus den Brunnerschen Drüsen hervorgehen läßt, nehmen ORTH und LETULLE diese Möglichkeit auch für die Krebse der Papillengegend an, da nach STÖHR sich in dieser Gegend wieder Brunnersche Drüsen finden und letztere nach KÖLLIKER und HENKE erst gegen das untere Ende des Duodenums verschwinden.

f) Folgen, Verhalten zu den Nachbarorganen, Metastasen.

Die parapylorischen und präjejunalen Krebse können Stenose mit Dilatation des höher gelegenen Magens bzw. Darmabschnittes verursachen, die so hochgradig werden kann, daß Insuffizienz und Dilatation des Magens eintritt, und letzterer mit dem Duodenum manchmal einen gemeinsamen, weiten Sack bildet.

Ganz im Gegensatze zu diesen Geschwülsten haben die intermediären Karzinome des Duodenums wegen ihrer nahen örtlichen Beziehung zu den Mündungen des Ductus choledochus und pancreaticus ganz andere Folgen, die meist schon frühzeitig auftreten: es kommt zu Stauung der Galle und des Pankreassekretes mit Dilatation der Gänge und weiteren Folgen: Atrophie und Sklerose des Pankreas, Hepatitis interstitialis und eitrige Cholangitis, selbst Pankreatitis mit Blutung und Fettgewebsnekrose ist beobachtet (Geiser, Krause, Kaufmann, Gerster). Virchow beschreibt einen Fall, in dem durch eine zottige Duodenalgeschwulst der Ductus Wirsungianus verlegt und stark dilatiert war; dasselbe fand Letulle bei völliger Durchgängigkeit des Choledochus.

Die Duodenalkrebse können mit den Nachbarorganen verwachsen (Pankreas, Magen, Gallenblase), in sie einbrechen, so daß Fistelbildung oder breite Kommunikation entsteht; so beschreibt L. Müller einen Fall von Fistelbildung zwischen Duodenum und Coecum.

Metastasen kommen häufig vor in den Lymphdrüsen, Leber, Lungen, seltener in anderen Organen. Wenn von manchen Autoren darauf hingewiesen wird, daß die intermediären, bes. die periampullären Krebse so selten Metastasen setzen, so liegt das, wie Miodowski ganz richtig sagt, daran, daß diese Krebse durch die Gallenstauung bald zum Tode führen.

g) Sekundäre Duodenalgeschwülste (Karzinome und Sarkome).

Das häufige Überschreiten der Pylorusgrenze durch das Magenkarzinom, sein flächenhaftes Übergreifen auf das Duodenum vorwiegend innerhalb der Submukosa oder auch innerhalb der Subserosa, manchmal auf eine Strecke bis

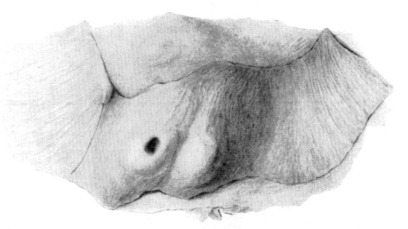

Abb. 128. Metastastische Drüsen hinter dem Duodenum mit Einbruch und Ulzeration bei primärem Hodenkarzinom. Vortäuschung eines primären Duodenalkarzinoms.

zu mehreren Zentimetern, wurde schon S. 926 erörtert. Auch die Karzinome benachbarter Organe wie des Pankreas, Magens, Dickdarms, der Gallenblase können mit dem Duodenum verwachsen und in dasselbe einbrechen, was auch bei Lymphdrüsenmetastasen vorkommt, sarkomatösen wie karzinomatösen, die hinter dem Duodenum liegen. So sah Cohn eine hochgradige Stenose des Duodenums, das mit einem hinter ihm liegenden, großen Paket lymphosarkomatöser Drüsen verwachsen und gegen die Bauchwand gepreßt war. Durch Einbrüche karzinomatöser Drüsen in das Duodenum kann dann manchmal ein Primärtumor

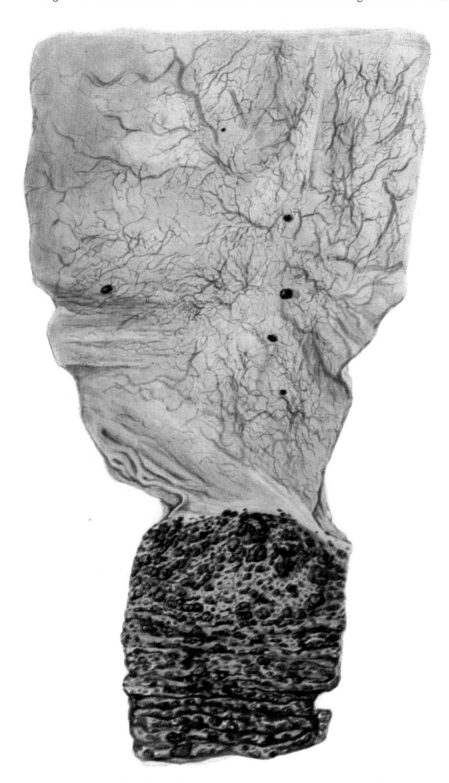

Abb. 129. Metastatische Melanomknoten im Duodenum, vereinzelte auch im Magen, bei primärem Melanom der Haut. (Sammlung des pathol. Museums Berlin.)

vorgetäuscht werden, wie ich es in einer früheren Arbeit beschrieben und abgebildet habe (s. Abb. 128). Ich verweise noch auf S. 1004.

Bei allgemeiner Aussaat von Geschwulstzellen auf dem Wege des großen Blutkreislaufes kann es wie im Magen (s. S. 989 ff.) so auch im Darm, mithin im Duodenum, zu metastatischen Karzinom- und Sarkomknoten kommen, die dann häufig die typische „schüsselförmige" Gestalt haben. In Abb. 129 bringe ich ein Bild, das vereinzelte, kleine Melanommetastasen im Magen zeigt, während das Duodenum dicht besät ist mit solchen Geschwulstknoten; es handelte sich um ein primäres Melanosarkom der Haut (s. auch Abb. 116, S. 991).

h) ̄Kombination eines Duodenalkrebses ̄mit Krebs anderer Organe.

Nur aus kasuistischem Interesse seien einige Fälle angeführt: HÖFT und FEILCHENFELD fanden jeder ein Duodenalkarzinom mit einem Karzinom des Magens kombiniert, LANNOIS ET COURMONT mit einem solchen des Ösophagus, GEISER einmal mit einem Rektumkrebs, in einem andern Falle mit einem Choledochuskrebs.

Literatur.

Geschwülste des Magens.
Fibrom.

ASCHOFF: Lehrbuch der pathologischen Anatomie. Jena. — ASKANAZY, M.: Über multiple Neurofibrome in der Wand des Magendarmkanals. Arb. a. d. Geb. d. pathol. Anat. u. Bakteriol. a. d. pathol. Institut zu Tübingen. Bd. 2. S. 452. 1899. — BIRCHER, E.: Bindesubstanzgeschwülste des Magens. Med. Klinik 1908. Nr. 7. — BORSZÉKY: Fall von operiertem Magenfibrom. Med. Klinik 1912. S. 296 (Vereinsber.). — CALZAVARA, CL.: Über Adenome des Verdauungskanals. Virchows Arch. Bd. 141. 1895. — EBERLE: Fibroma pendulum ventriculi. Chirurg. Arch. weljominova. Bd. 29. Ref. Zentralbl. f. d. ges. Chirurg. Bd. 4. 1914. — FENWICK, S. and W. S. FENWICK (1): Cancer and other tumours of the stomach. London 1912. — FENWICK, S. and FENWICK W. S. (2): Cancer and other tumours of the stomach. London 1902. — FISCHER: Ann. of surg. 1905. Ref. Zentralbl. f. Chirurg. 1906. S. 1. — JOSEPH, M.: Über gutartige Tumoren des Magendarmkanals. Inaug.-Diss. München 1906. — KONJETZNY, G. E.: Über Magenfibrome. v. Bruns Beitr. z. klin. Chirurg. Bd. 119. 1920. — KRÜGER, F.: Die primären Bindegewebsgeschwülste des Magendarmkanals. Inaug.-Diss. Berlin 1894. — LEBERT: Traité d'anatomie pathol. Tome 2. p. 182. — LERICHE, R.: Über einen durch Neurofibromatose bedingten Fall von Pylorusstenose. Dtsch. Zeitschr. f. Chirurg. Bd. 111. 1911. — SPENCER, W. G.: Eingekapselte benigne Tumoren (Fibrom, Lipom, Myom) in der Magenwand. Royal Soc. of med. surg. Section. 8. Juni 1909. Ref.: Münch. med. Wochenschr. 1909. — TILGER: Virchows Arch. Bd. 133, S. 183. — TYOVITY, N.: Zur Kasuistik der gutartigen Magengeschwülste. v. Bruns Beitr. z. klin. Chirurg. Bd. 84. 1913. — WILD: Beitrag zur Kasuistik der primären Bindegewebstumoren des Magendarmkanals im Anschluß an einen Fall von verkalktem Fibrom des Magens mit Divertikelbildung desselben. Inaug.-Diss. Würzburg 1899. —

Neurofibrom.

ASKANAZY: Über multiple Neurofibrome in der Wand des Magendarmkanals. Arb. a. d. Pathol. Inst. Tübingen. Bd. 2, S. 452. 1899. — BRANCA: Neurofibromatose intestinale. Gaz. hebd. 1896. Nr. 105. — KOHTZ: Fall von multiplen Fibromen der Haut. Inaug.-Diss. Königsberg 1893. — LERICHE: Über einen durch Neurofibromatose bedingten Fall von Pylorusstenose. Dtsch. Zeitschr. f. Chirurg. Bd. 111. 1911. — MODRZEJEWSKI: Weitere Beiträge zur Lehre von den Geschwülsten der Haut. Berl. klin. Wochenschr. 1882. p. 627. — v. RECKLINGHAUSEN: Über die multiplen Fibrome der Haut usw. Berlin: Hirschwald 1882. — WESTPHALEN: Multiple Fibrome der Haut, der Nerven und Ganglien mit Übergang in Sarkom. Virchows Arch. Bd. 114, S. 29.

Lipom.

ALBRECHT: Spontan gelöstes und ausgestoßenes Lipom des Darmkanals. Petersburg. med. Wochenschr. 1880. Nr. 9. — BRANDT, E.: Die Stenose des Pylorus. Inaug.-Diss. Erlangen 1851. — BROHL: Zur Ätiologie und Statistik der Lipome. Inaug.-Diss. Würzburg 1886. — CASTELAIN: Lipome de l'intestin. Gaz. hebd. 1870. Nr. 20. — CHANDLER: Darm-

lipom. Albany med. annals. Januar 1908. Ref.: Zentralbl. f. Chirurg. 1908. Nr. 346. —
Clos: De l'invagination intestinale provoquée par le lipom de l'intestin. Thèse de Paris
1883. — Ehrlich: Zur Kasuistik der Intestinallipome. v. Bruns Beitr. z. klin. Chirurg.
Bd. 71, S. 384. 1910. — Fenwick: Cancer and other tumours of the stomach. London 1902.
— Fischer, H. (1): Fibrolipoma of stomach. Ann. of surg. Vol. 42, Teil II. 1905. —
Fischer, H. (2): Ein Fall von Fibrolipom des Magens, kompliziert mit Tetanie. v. Langen-
becks Arch. Bd. 77. 1905. — Fuchsig, E.: Zur Kasuistik der Intestinallipome. Wien. klin.
Wochenschr. 1901. — Grosch: Studien über das Lipom. Dtsch. Zeitschr. f. Chirurg.
Bd. 26. 1887. — Grosh, K.: Zur Kasuistik der Darmlipome. Wien. klin. Wochenschr.
1900. Nr. 46. S. 1609. — Hahn, K.: Zur Kasuistik der Darmlipome. Münch. med. Wochenschrift 1900. — Hellström, Nils: Kasuistische Beiträge zur Kenntnis des Intestinal-
lipoms. Dtsch. Zeitschr. f. Chirurg. Bd. 84. 1906. — Hiller, T.: Über Darmlipome.
v. Bruns Beitr. z. klin. Chirurg. Bd. 24. 1899. — Kaufmann, E.: Lehrbuch der speziellen
pathologischen Anatomie. Berlin 1909. — Klein, L.: Über einen Fall von Darmlipom.
v. Langenbecks Arch. 1909. Bd. 88. — Kozielski, W.: Über die Lipome des Darmes. Inaug.-
Diss. Gießen 1899. — Krause: Zur Kasuistik der Lipome. Inaug.-Diss. Greifswald 1897.
— Langemek: Zur Kasuistik der Darmlipome. v. Bruns Beitr. z. klin. Chirurg. Bd. 28.
1900. — Link: Mannsfaustgroßes Lipom im Colon descendens. Wien. klin. Wochenschr.
1890. — Malapert: Bull. et mém. de la soc. de chirurg. de Paris. Tome 29. — Marchand:
Demonstration eines Präparates von Invagination. Berlin. klin. Wochenschr. 1890. —
Meckel: Handbuch der pathologischen Anatomie. Leipzig 1816. — Natan-Larrier
et Roux: Lipome du duodenum. Bull. et mém. de la soc. anat. de Paris Jg. 72. 1897. —
Ninaus: Über einen Fall von Invagination usw. Sitzungsber. d. Ver. d. Ärzte von Steier-
mark 1871. — Orth: Lehrbuch der spez. pathologischen Anatomie. — Rokitansky:
Handb. d. pathol. Anat. Bd. 3. 1846. — Russdorf: Deutsche Klinik 1867. — Sangalli:
Zitiert bei Virchow. — Spencer: Eingekapselte benigne Tumoren (Fibrom, Lipom, Myom)
in der Magenwand. Royal Soc. of med. surg. Section, 8. Juni 1909. — Stetten: The sub-
muc. lipoma of the gastrointestinal tract. Surg., gynecol. a. obstetr. Vol. 9, p. 2. — Tilger:
Virchows Arch. Bd. 133, S. 183. — Treves: Darmobstruktionen. Leipzig 1888. — Tuffier:
Invagination de l'iliaque dans le rectum. Lipome de l'intestin. Progrès méd. 1882. —
van Vaernewyck: Einige interessante Fälle von Lipombildung. Inaug.-Diss. Berlin
1868. — Virchow: Die krankhaften Geschwülste. Berlin 1863. Bd. 1, S. 372 u. 382ff.
— Wallis: Hygiea 1884. Bd. 46; cf. Hellström. — Ward: Lipoma of the intestine.
Albany med. annals 1909. Ref.: Zentralbl. f. Chirurg. 1905. S. 536. — Westenhoeffer:
Bericht über die Tätigkeit des pathologisch-anatomischen Instituts der Universität Santiago
de Chile in den Jahren 1908 und 1909. — Berlin. klin. Wochenschr. 1911.

Hämangiom und Lymphangiom.

Engel-Reimers: Lymphangiom des Magens. Dtsch. Arch. f. klin. Med. Bd. 23, S. 632.
1879. — Lammers, R.: Angioma ventriculi simplex. Beitrag zur Entwicklungsgeschichte
der Angiome. Inaug.-Diss. Greifswald 1893. — Kaufmann: Lehrbuch der pathologischen
Anatomie. — Konjetzny, G. E.: Die anatomischen Grundlagen der okkulten Blutungen
beim Magenkarzinom. Dtsch. Ges. f. Chirurg. 1914. 43. Kongr. — Rolleston, H. D. and
Latham, A. C.: A case of lymphadenom involving the stomach in a child aged eigtheen
months complicated by rickets and closely simulating leukaemia. Lancet. Vol. 1. 1898.

Fibromyom.

Anitschkow, N. N.: Zur Lehre der Fibromyome des Verdauungskanals. Über Myome
des Ösophagus und der Kardia. Virchows Arch. Bd. 205, S. 443. 1911. — Anschütz und
Konjetzny: Die Geschwülste des Magens. Dtsch. Chirurg. Lfg. 46, Bd. 1, S. 1. 1921. —
Bachrach: Myoma sarcomatodes des Magens. Med. Klinik 1916. Nr. 31. — Basch:
Primary benign growths of the stomac. Surg. gynecol. a. obstetr. Vol. 22. 1916. — Beutler:
Über blastomatöses Wuchern von Pankreaskeimen in der Magenwand. Virchows Arch.
Bd. 232, S. 341. — Borrmann (1): Über Netz- und Pseudonetztumoren nebst Bemerkungen
über die Myome des Magens. Mitt. a. d. Grenzgeb. f. Med. u. Chirurg. Bd. 6. 1900. —
Borrmann (2): Metastasenbildung bei histologisch gutartigen Tumoren. Beitr. z. pathol.
Anat. u. z. allg. Pathol. Bd. 40, S. 372 und Verhandlg. d. dtsch. pathol. Ges. 1923. S. 196.
— Borrmann (3): Divertikelmyome des Magens. Zentralbl. f. allg. Pathol. u. pathol. Anat.
Bd. 35, S. 266. 1924. — Borst: Geschwulstlehre 1912. — Caminiti, K.: Un cas de myome
du pylore. Gaz. hebd. de méd. et de chirurg. 1901. Ref.: Schmidts Jahrb. 273. — Campbell:
Benign tumors of the stomach. Surg. gynecol. a. obstetr. Vol. 20. 1915. — Capello: Un
caso di mioma del piloro. Policlinico soc. chirurg. 1900. — Cernezzi: Sui leiomiomi dello
stomaco. Il Morgagni 1902. — Cheyne, Douglas, Gordon: A case of fibromyoma of the
stomach. Brit. med. journ. 1912. S. 118. — Christeller: Eine divertikuläre Form der
Magen- und Darmmyome. Zentralbl. f. allg. Pathol. u. pathol. Anat. Bd. 33, S. 175. —

Cleve: Divertikel und Divertikelmyome des Magens. Virchows Arch. Bd. 255, S. 373. — Cohen: De carcinoma ventriculi fasciculat. Inaug.-Diss. Berlin 1856. — Cohen, F.: Beiträge zur Histologie und Histogenese der Myome des Uterus und des Magens. Virchows Arch. Bd. 158, S. 524. 1899. — Cohn: Über die primären Myome und Myosarkome des Magens. Inaug.-Diss. Greifswald 1903. — Condit, J. D.: Multiple diverticula of the colon, fibromyoma of the stomach. Proc. of the New York pathol. soc. 1902. — Devic et Galla-vardin: Contribution à l'étude du leiomyome malin avec généralisation viscerale. Rev. de chirurg. Tome 2. 1901. — Douglas, Gordon, Cheyne: Fibromyom des Magens. Brit. med. journ. 1912. — v. Eiselsberg: Arch. f. klin. Chirurg. Bd. 40, S. 599. — Eppinger: Bei Steiner erwähnt. — v. Erlach (1): K. K. Ges. der Ärzte in Wien. Wiener Presse 1894. Nr. 51. — v. Erlach (2): Über ein Myom des Magens und ein Myofibrom der Nieren-kapsel. Wien. klin. Wochenschr. 1895. Nr. 15. — Fabyan: Leiomyomata of the gastro-intestinal tract, associated with fibromata mollusca and subcutaneous hemangiomata. Bull. of Johns Hopkins hosp. 1907. — Farr and Glunn: Myom of the stomach. New York med. journ. a med. record 1913. — Feurer, G.: Erfahrungen über Magenresektion. Dtsch. Zeitschr. f. Chirurg. Bd. 116. 1912. Festschr. f. Th. Kocher. — Fischer, B.: Tödliche Blutung aus einem Myom des Magens bei Akromegalie. Sitzungsber. d. Nieder-rhein. Ges. Bonn, 19. Juni 1905. — Fischer, B. und Ziegler: Pathologie des Myoms. Ergebn. d. allg. Pathol. u. pathol. Anat. Bd. 10, S. 704ff. — Foulerton, Alexan-der G. R.: Myoma of the stomach. Pathol. Soc. of London 1899. — Ghon, A. und A. Hintz: Über maligne Leiomyome des Intestinaltraktus. Beitr. z. pathol. Anat. u. z. allg. Pathol. Bd. 45. 1909. — Goebel: Myoma ventriculi. Dtsch. med. Wochenschr. 1907. S. 1708. — Gottschalk: Zur Ätiologie der Uterusmyome. Volkmanns Samml. klin. Vortr. Neue Folge. Nr. 275. — Hake (1): Beitrag zur Kasuistik der Myome des Magendarmkanals. Inaug.-Diss. Berlin 1912. — Hake (2): Zur Kasuistik der Myome des Magendarmkanals. v. Bruns Beitr. z. klin. Chirurg. Bd. 78. 1912. — v. Hanse-mann: Über einige seltene Geschwülste des Magens. Sitzung d. pathol.-anat. Sektion auf der 67. Versamml. d. Ges. f. dtsch. Naturforsch. u. Ärzte zu Lübeck 1895. II, S. 8 und Zentralbl. f. pathol. Anat. u. allg. Pathol. Bd. 6, S. 717. — Hauswirth, H.: Myome des Magendarmkanals. v. Bruns Beitr. z. klin. Chirurg. Bd. 89. 1914. — Hedlund und Hell-ström: Beitrag zur Kenntnis der Myome des Darmes. Hygiea. Jg. 63 und Zentralbl. f. Chirurg. 1901. S. 28. — Herold: Zur Kasuistik der Myome des Magens. Dtsch. med. Wochenschr. 1898. Nr. 4. — James: Myoma of the stomach. Surg. gynecol. a. obstetr. Vol. 21. 1915. — Josselin de Jong: Über Magenstörungen infolge benigner Drüsenver-größerung im Gebiete des Pylorus. Virchows Arch. Bd. 223, S. 220. — Kapesser: Ein Beitrag zur Kasuistik der Magendarmmyome. Inaug.-Diss. Heidelberg 1915. — Kauf-mann: Lehrbuch der pathol. Anatomie. — Kemke: Über einen tödlich verlaufenen Fall von Myoma ventriculi. Mitt. a. d. Hamburg. Staatskrankenanstalten. Bd. 1, S. 54. 1897. — Klebs: Lehrbuch der pathologischen Anatomie. Bd. 1. 1876. — Koerte: Fibromyom des Magens. Berlin. Ges. f. Chirurg. 1911. — Kunze: Zur Kasuistik der Myome des Magens. v. Langenbecks Arch. Bd. 40, S. 753. 1890. — Lauche: Die Heterotopien des ortsgehörigen Epithels im Bereich des Verdauungskanals. Virchows Arch. Bd. 252, S. 39. 1924. — Löwenstein: Inaug.-Diss. Bonn 1906; cf. Fischer. — Loewit: Beitrag zu den Myomen und primären Sarkomen des Magens. Wien. klin. Wochenschr. 1912. Nr. 45. — Lothes: Myoma laevicellulare an der Kardia des Pferdemagens. Berlin. tierärztl. Wochenschr. 1890. — Lotsch: Pylorusinvagination infolge polypösen Myoms. Virchows Arch. Bd. 209. S. 227. 1912. — Lubarsch: Geschwülste. Ergebn. d. allg. Pathol. u. pathol. Anat. Bd. 6. S. 989. 1899. — Magnus-Alsleben, E.: Adenomyome des Pylorus. Virchows Arch. Bd. 173. S. 137. 1903. — Mathias (1): Die Abgrenzung einer neuen Gruppe von Geschwülsten. Berlin. klin. Wochenschr. 1920. S. 444. — Mathias (2): Zur Lehre von den Progonoblastomen. Virchows Arch. Bd. 236, S. 424. — Miodowski, F.: Magenmyom, tödliche Blutung aus demselben. Virchows Arch. Bd. 173. 1903. — Morpurgo, B.: Über sarkomähnliche und maligne Leiomyome. Zeitschr. f. Heilk. Bd. 16. — Mourignaud, G. et Ch. Gardère: Le leiomyome pédicule externe de l'estomac. Arch. de méd. expér. et d'anat. pathol. Bd. 22. 1910. — Niemeyer: Leiomyom des Magens. Dtsch. med. Wochenschr. 1890. Nr. 52, S. 1243. — Noll, H.: Ein Fall von Leiomyom des Magens. Inaug.-Diss. Würzburg 1901. — Orth: Ringförmiges Myom der Kardia. Char.-Ann. Bd. 33. 1919. — Outland and Clendening: Myoma of the stomach. Ann. of surg. Bd. 58. 1913. — Perls-Neelsen: Allgemeine Pathologie. Stuttgart 1886. S. 288. — Pernice, B.: Stenosi del piloro per leiomioma in un caso di gastrite cronica ulcerosa. Sicilia med. Palermo. Bd. 2. 1890. — Poirier (1): Fibromyome de l'estomac. Gaz des hôp civ. et milit. 1902. — Poirier (2): Fibromyome et spasme du pylore. Bull. et mém. de la soc. de chirurg. de Paris 1902. — Polya: Zur Kenntnis der Magenmyome. Pest. med.-chirurg. Presse 1912. Nr. 28. Ref.: Zentralbl. f. Chirurg. 1912. Nr. 34. — Puskeppelies: Über divertikuläre Myome des Magen-Darmtraktus usw. Virchows Arch. Bd. 240. S. 361. — Ribbert: Geschwulstlehre. Bonn 1904. — Roesger: Zeitschr. f. Geburtsh. u. Gynäkol. Bd. 9. 1883. — Rokitansky:

Lehrbuch der pathologischen Anatomie. Bd. 3. SAMTER: Ein Fall von Myoma pylori. Dtsch. med. Wochenschr. 1904. S. 914. - SCHUJENINOW, L. P.: Über maligne Leiomyome des Magens. Russ. pathol. Ges. Zentralbl. f. allg. Pathol. u. pathol. Anat. Bd. 21, S. 1084. — SCHULTZE, W. H.: Ref.: Ergebn. d. allg. Pathol. u. pathol. Anat. Bd. 20, S. 1. 1922. – SHERREN: External polypoid tumours of the stomach.Brit. med. journ. 1911. — STEINER, R.: Über Myome des Magendarmkanals. v. Bruns Beitr. z. klin. Chirurg. Bd. 22. 1898. – THELEMANN: Über akzessorisches Pankreas in der Magenwand. Dtsch. Zeitschr. f. Chirurg. Bd. 85. 1906. – TILGER: Über primäres Magensarkom. Virchows Arch. Bd. 133, S. 183. — TILP, A.: Multiple Myombildung im Magendarmkanal und in der Haut. Zentralbl. f. allg. Pathol. u. pathol. Anat. Bd. 18. 1907. — TORKEL: Die sog. kongenitale Pylorushyperplasie einer Entwicklungsstörung. Virchows Arch. Bd. 180, S. 316. – UNGAR: Über das gleichzeitige Vorkommen von Ulcus rotundum und Myom des Magens. Dtsch. med. Wochenschr. 1912. Nr. 50. – VIRCHOW: Die krankhaften Geschwülste. Bd. 3. – WEIS: Myom der Magenwand mit tödlicher .Butung. Münch. med. Wochenschr. 1905. Nr. 9. – WERHAHN: Ein Fall von multiplen Fibromyomen des Magens als Beitrag zur Kenntnis der Myome des Magendarmkanals. Inaug.-Diss. Bonn 1916. – YATES: Sarcoma and myoma of the stomach. Ann. of surg. Oktober 1906. – ZIELER und B. FISCHER: Pathologie des Myoms. Ref. in Ergebn. d. allg. Pathol. u. pathol. Anat. Bd. 10. S. 704. – ZIRONI: Ref. Schmidts Jahrb. Bd. 277.

Zysten.

GALLOIS et LEFLAIVE: Le progrès méd. 1894. S. 415. – LAUCHE: Die Heterotopien des ortsgehörigen Epithels im Bereich des Verdauungskanals. Virchows Arch. Bd. 252, S. 39. 1924. – READ: New York med. Revue. Juni 1882. — SALTZMANN: Studien über Magenkrebs usw. Arb. a. d. Pathol. Inst. Helsingfors. Bd. 1, H. 3–4, S. 335. – SCHMIDT: Ref. Schmidts Jahrb. Bd. 5. S. 30. – WENDEL: Beschreibung eines operativ entfernten kongenitalen Nebenmagens. Arch. f. klin. Chirurg. Bd. 95. 1911. – ZIEGLER: Ein seltener Fall einer großen traumatischen Magenwandzyste. Münch. med. Wochenschr. 1894. Nr. 6.

Sarkom.

ALBU: Geschwülste des Magens einschließlich Syphilis und Tuberkulose. In KRAUS-BRUGSCH Spez. Pathol. u. Therap. inn. Krankh. Bd. 5. 1915. – ALESSANDRI: Über einen Fall von gestieltem Magensarkom, nebst Bemerkungen über einige Bindegewebsgeschwülste des Magens. Mitt. a. d. Grenzgeb. d. Med. u. Chirurg. Bd. 12. 1903. — AMELUNG (1): Über primäre Myosarkome des Magens und die diagnostischen Schwierigkeiten der Magenwandtumoren. v. Bruns Beitr. z. klin. Chirurg. Bd. 86. 1913. — AMELUNG (2): Gestieltes Myosarkom der Magenwand. Dtsch. med. Wochenschr. 1913. S. 973. — ARNOLD, H. D.: Report of a case of primary sarcoma of the stomach. Med. and surg. reports of the Boston City hosp. 1900. — BACH, S.: Primäre Sarkomatose des Magens. Inaug.-Diss. München 1906. BALDY: Removal of the stomach for sarcoma. Journ. of the Americ. med. assoc. Vol. 30. 1908. — BARCHASCH: Myoma sarcomatodes des Magens. Med. Klinik 1916. S. 12. — BAUR, J.: Sarcoma de l'estomac. Bull. et mém. de la soc. anat. de Paris 1910. BERGER: Eine seltene Geschwulst des Magens. Zentralbl. f. Chirurg. 1907. – v. BERGMANN: Multilokuläres Kystom des Netzes. Petersburg. med. Wochenschr. 1897. – BERTRAND, A.: Le sarcome de l'estomac. Thèse de Monpellier. 1908. – BOAS: Diagnostik und Therapie der Magenkrankheiten. 1897. 2. Teil. BÖHM: Über vorwiegend in der Schleimhaut des Magendarmkanals lokalisierte Lymphosarkome. Verhandlg. d. dtsch. pathol. Ges. Bd. 15, S. 80. 1912 und Zentralbl. f. allg. Pathol. u. pathol. Anat. 1912. S. 438. — BORCHARDT: Magendarmsarkome. v. Bruns Beitr. z. klin. Chirurg. Bd. 95. – BORRMANN (1): Über Netz- und Pseudonetztumoren. Mitt. a. d. Grenzgeb. d. Med. u. Chirurg. Bd. 6. – BORRMANN (2): Metastasenbildung bei histologisch gutartigen Tumoren. Beitr. z. pathol. Anat. u. z. allg. Pathol. Bd. 40, S. 372 und Verhandlg. d. dtsch. pathol. Ges. 1923. S. 196. — BORST: Lehrbuch der Geschwülste. 1912. – BRIGGS: A blood crisis occurring with primary sarcoma of the stomach. Arch. of int. med. 1911. Nr. 2. – BRODOWSKI: Ein ungeheures Myosarkom des Magens nebst sekundären Myosarkomen der Leber. Virchows Arch. Bd. 67, S. 227. 1876. – BROOKS: A case of primary multiple sarcom of the stomach, following gunshot wound. Med. news 1898. Ref.: Zeitschr. f. Chirurg. 1898. – BURGAUD, V.: Le sarcome primitif de l'estomac. Thèse de Paris 1908. BUSSE: Über sarkomatöse Entartung der Myoma. Dtsch. med. Wochenschr. 1904. S. 373. CANTWELL, F. V.: Sarcoma of the stomach. Ann. of surg. 1899. CAPELLE: Netzsarkom. v. Bruns Beitr. z. klin. Chirurg. Bd. 66. 1910. – CAPELLO, P. und P. E. CAPELLO: Über einen seltenen Fall von zystischem Myosarkom des Magens. Bull. delle r. accad. Med. di Roma 1897/98. Ref.: Zentralbl. f. Chirurg. 1899. – CARRY: Sarcome mélanique généralisé. Lyon méd. 1876. CAYLEY: Sarcoma of stomach. Transact. of the pathol. soc. Vol. 20. 1869. – CITRON: Über experimentell erzeugte Magensarkome bei der Ratte. Zentralbl. f. Bakteriol., Parasitenk. u. Infektionskrankh. Bd. 72. 1913. — Clandening: Sarcoma of the stomach. Americ. journ. of the med. sciences 1909. — Coenen, H.: Über Mutationsgeschwülste und ihre Stellung im onkologischen System. v. Bruns Beitr. z. klin. Chirurg. Bd. 68. 1910. — Cohn, Max: Über die primären Myome und Myosarkome des Magens unter Beifügung eines selbst beobachteten Falles. Inaug.-Diss. Greifswald 1909. — Corner, M. and H. Fairbank (1): Sarcomata of the alimentary canal. Lancet 1904. — Corner, M. and H. Fairbank (2): Sarcomata of the alimentary canal with the report of a case. Practitionner Juni 1904. — Coupland, S.: Sarcoma of the stomach. Transact. of the pathol. soc. Vol. 18. 1877. — Mc Crae, J.: A case of roundcelled sarcoma of the stomach with secondary manifestations in the already adenomatous thyreoid. New York med. journ. 1902. — Cruveilhier: Anat.-pathol. 1827 1842. — Dauve: Sarcomes primitifs de l'estomac. Journ. méd. de Bruxelles 1903. Nr. 27. — Delore et Leriche: Leiomyome malin de l'estomac. Rev. de med. et chirurg. 1905. Nr. 49. Ref.: Zentralbl. f. Chirurg. 1906. Nr. 7. — Dickinson: Gastric sarcoma. Journ. of the Americ. med. assoc. Vol. 53, p. 2. — Dobbertin: Beitrag zur Kasuistik der Geschwülste. Beitr. z. pathol. Anat. u. z. allg. Pathol. Bd. 28, S. 42. — Dobromysslaw, W. D.: Zur Lehre von den primären Magensarkomen. Russ. chirurg. Arch. 1902. Ref.: Zentralbl. f. Chirurg. 1903. S. 212. — Dock. G. (1): Sarcoma of the stomach. Journ. of the Americ. med. assoc. Vol. 35. p. 156, 1900, — Dock, G. (2): Assoc. of Americ. Physicians Vol. 15. 1906. — Donath, K.: Ein Beitrag zur Kenntnis der Sarkome und Endotheliome des Magens. Virchows Arch. Bd. 195, S. 341. 1909. — Dreyer, A.: Über das Magensarkom. Inaug.-Diss. Göttingen 1894. — Drost, O.: Über primäre Sarkomatose des Magens. Inaug.-Diss. München 1894. — Drozda: Mitt. d. Ges. f. inn. Med. u. Kinderheilk. in Wien. Bd. 1, S. 265. — Dupraz: Sarcome du pylore. Rev. méd. de la Suisse romande. Séance de la soc. méd. de Genève. 6. Februar 1907. — Ebstein, F.: Sarcome de l'estomac avec tendance à la généralisation et à marche très-rapide chez un homme de 22 ans. Arch. de méd. et de pharm. milit. Tome 20. Paris 1892. — Ehrendorfer: Unklarer Magentumor. Wien. klin. Wochenschr. 1900. — v. Eiselsberg: Zur Kasuistik der Resektionen und Enteroanastomosen am Magen- und Darmkanal. v. Langenbecks Arch. 1897. Bd. 54. — Erdmann: Sarcoma of the intestines and stomach. Ann. of surg. Vol. 51. 1910. — Ewald (1): Klinik der Verdauungskrankheiten 1893. — Ewald (2): Magengeschwülste. Eulenbergs Realenzyklopädie. Bd. 9. — Fenwick, W. S.: Primary Sarcoma of the stomach. Lancet 1901. — Fenwick, S. and W. S. Fenwick: Cancer and other tumours of the stomach. London 1902. — Feurer, G.: Erfahrungen über Magenresektion. Dtsch. Zeitschr. f. Chirurg. Bd. 116. 1912. Festschr. f. Th. Kocher. — Fibiger: Zur Lehre von der gastrointestinalen Syphilis und den sog. syphilitischen Sarkomen. Festschr. f. Orth, 1903. — Finlayson, J. (1): Case of sarcome of the stomach in a child, aged three and a half years. With illustr. Brit. med. journ. 1899. p. 1535. — Finlayson, J. (2): Sarcoma de l'estomac chez un enfant de trois ans et demi. Ann. de méd. et chirurg. infant. 4. Jg. S. 47. 1900. — Flebbe, G.: Über das Magensarkom. Inaug.-Diss. Würzburg 1912 und Frankf. Zeitschr. f. Pathol. Bd. 12. 1913. — Flebbe, H.: Über das Magensarkom. Frankfurt. Zeitschr. f. Pathol. Bd. 12. 1913. — Fleiner: Lehrbuch der Krankheiten der Verdauungsorgane. Bd. 1. — Frazier: Sarcoma of the stomach. Americ. of journ. med. soc. phil. 1914. p. 147. — Fricker, E.: Über ein primäres Myxosarkom des Magens. Arch. f. Verdauungskrankh. Bd. 18. 1912. — Fritzsche, R. (1): Über primäres Magensarkom im Kindesalter. Arch. f. Verdauungskrankh. Bd. 24. 1918. — Fritzsche, R. (2): Leiomyoma sarcomatodes des Magens. Korresp.-Blatt d. Schweiz. Ärzte 1918. S. 48. — Fuchs A.: Über ein primäres Sarkom des Magens. Virchows Arch. Bd. 183, S. 146. — Garré: Im Handbuch von Pentzold und Stintzing. Bd. 6, S. 457. 1903. — Geymüller: Über Sarkome des Magens mit besonderer Berücksichtigung der Röntgenuntersuchung. Dtsch. Zeitschr. f. Chirurg. Bd. 140. 1917. — Ghon, A. und B. Roman: Über das Lymphosarkom. Frankf. Zeitschr. f. Pathol. Bd. 19. 1916. — Ghon und Hintz: Über maligne Leiomyome des Intestinaltraktus. Beitr. z. pathol. Anat. u. z. allg. Pathol. Bd. 45. S. 89. — di Giacomo: Su due casi di sarcoma delle stomaco. Il policlinico 1914. — Gilman Thompson, W.: Visceral sarcomata: Case of sarcoma of the stomach etc. Med. Rec. Vol. 77. 1910. — Gosset, A.: Le sarcome primitif de l'estomac. Presse méd. Tome 20. 1912 und Rev. méd. 1912. — Gouilloud et Mollard: Cancer musculaire de l'épiploon et de l'estomac. Lyon méd. 1889. — v. Graff: Ein Fall von primärem Sarkom des Magens. Wien. klin. Wochenschr. 1912. Nr. 26, S. 1005. — Greenhow and Cayley: Sarcoma of stomach. Pathol. Transact. Vol. 20. 1869. — Guyot: Sarcome de l'estomac ayant simulé pendant la vie l'évolution d'une maladie de Banti. Journ. de méd. de Bordeaux. Tome 41. 1911. — v. Haberer: Ein seltener Fall von Stenose des Magens und des obersten Dünndarms. Mitt. a. d. Grenzgeb. f. Med. u. Chirurg. Bd. 16. 1906. — v. Hacker: Die nicht krebsigen Magenneubildungen. Wien. med. Wochenschr. 1900. — Hadden: Lymphosarcoma of the stomach. Transact. of the pathol. soc. Vol. 37. 1885. — v. Hansemann: Über einige seltene Geschwülste des Magens. Sitzung der pathol.-anat. Sektion der dtsch. Naturforsch. u. Ärzte. Bd. 2, S. 8, Lübeck 1895 und Zentralbl. f. allg.

Pathol. u. pathol. Anat. Bd. 6, S. 717. — HARDY: Tumeur sarcomateuse de la grande courbure de l'estomac. Gaz. des hôp. civ. et milit. 1878. — HARTLEY: Sarcoma of the stomach. Ann. of surg. 1897. — HERMANN, M.: Netz- oder Magensarkom? Przeglad lekarski 1903. — HERXHEIMER: Sarkom des Magens. Berlin. klin. Wochenschr. 1910. Nr. 17. — HESSE, F. A.: Beitrag zur Diagnostik der aleukämischen Lymphomatosen (Lymphosarkomatosen). v. Bruns Beitr. z. klin. Chirurg. Bd. 79. 1912. — HESSE, O. (1): Dauerheilung eines Magensarkoms durch Resektion vor 7^1/$_2$ Jahren. Therap. der Gegenwart 1911. — HESSE, O. (2): Das Magensarkom. Zentralbl. f. d. Grenzgeb. d. Med. u. Chirurg. Bd. 15. 1912. — HERMAN, G. E.: Sarcoma of the stomach. Transact of the obstetrical soc. Vol. 18. 1902. — HINTERSTOISSER: Zystisch erweichtes Sarkom der Magenwand. Wien. med. Wochenschr. 1888. — HINTZ: Über maligne Leiomyome des Intestinaltraktus. Beitr. z. pathol. Anat. u. z. allg. Pathol. Bd. 45. 1909. — HOFFMANN, M.: Über Veränderungen des Magendarmkanals bei Leukämie und Pseudoleukämie. Inaug.-Diss. Halle 1905. — HOLLOS, J.: Metastastisches Sarkom des Schädelgrundes nach primärem Magensarkom mit Empyem des Sinus frontalis. Ref.: Zeitschr. f. Krebsforsch. Bd. 1. 1904. — HOSCH: Das primäre Magensarkom mit zystischen Lebermetastasen. Dtsch. Zeitschr. f. Chirurg. Bd. 90. 1907. — v. KAHLDENS: Das Sarkom des Uterus. Beitr. z. pathol. Anat. u. z. allg. Pathol. Bd. 14, S. 174. — KATHE: Zur Kenntnis des myoblastischen Sarkoms. Virchows Arch. Bd. 187. 1907. — KAUFMANN, E.: Lehrbuch d. spez. pathol. Anat. — KAUFMANN, M.: Ein Fall von primärem Sarkom des Magens. Inaug.-Diss. Kiel 1909. — KEHR, EILERS, LUCKE: Bericht über 197 Gallensteinoperationen aus den letzten 2^1/$_2$ Jahren. v. Langenbecks Arch. Bd. 58. 1899. — KIMPTON: Primary sarcoma of the stomach. Boston med. 1914. — KOERTE: Myosarkom des Magens. Berl. Ges. f. Chirurg. Dtsch. med. Wochenschr. 1913. Nr. 48. — KONDRING: Primäres Zystosarkom des Magens. Zentralbl. f. Gynäkol. 1913. — KOSINSKI: Ein Fall von Myosarcoma ventriculi et omenti. Ref. Virchow-Hirschs Jahresber. Bd. 2, S. 226. 1875. — KONJETZNY. G. E. (1): Das Magensarkom. Ergebn. d. Chirurg. u. Orthop. Bd. 14. 1921. — KONJETZNY G. E. (2): Sarkom des Magens. Med.-Ges. Kiel. Münch. med. Wochenschr. 1920. V.-B. KONJETZNY, G. E. (3): Die Geschwülste des Magens. Dtsch. Chirurg. 1921. Lief. 46, F. I. — KUNDRAT: Über Lymphosarkomatosis. Wien. klin. Wochenschr. 1893. — LANDSTEINER: Wien. klin. Wochenschr. 1904 — LECÈNE et PETIT: Le sarcome primitif de l'estomac. Rev. de gynecol. et de chirurg. abdom. 1904. F. 8, Nr. 6. — LEDOWSKI, W.: Die chirurgische Behandlung des Magensarkoms. Ref.: Zentralbl. f. Chirurg. 1914. Nr. 48. — LENORMANT: Un cas de sarcome de l'estomac. Bull. et mém. de la soc. anat. de Paris 1906. — LENORMANT et LECÈNE: Sarcome de l'estomac. Bull. et mém. de la soc. anat. de Paris 1909. — LEO: Über Sarkome des Magens. Verhandl. d. Niederrhein. Ges. f. Natur- u. Heilk. in Bonn 1903. — LETULE: Sarcome primitif de l'estomac. Bull. et mém. de la soc. anat. de Paris. Tome 81. 1906. — LEXER: Magensarkom. Verhandl. d. Ges. f. wissenschaftl. Heilk. Königsberg 1910. — LINDEMANN: Ein Beitrag zum Carcinoma sarcomatodes. Zeitschr. f. Krebsforsch. Bd. 6, S. 419. 1908. — LIPPMANN, H.: Über einen Fall von Carcinoma sarcomatodes mit gemischten und reinen Sarkommetastasen. Zeitschr. f. Krebsforsch. Bd. 3. 1905. — LÖWIT: Beitrag zu den Myomen und primären Sarkomen des Magens. Wien. klin. Wochenschr. 1912. — LOFARO, P. (1): Zwei Fälle von primärem Magensarkom. Dtsch. Zeitschr. f. Chirurg. Bd. 101. 1909. — LOFARO, P. (2): Les sarcomes primitifs de l'estomac. Arch. génér. de chirurg. Tome 4, p. 8. 1909. — MAAS: Lymphosarkom des Magens. Dtsch. med. Wochenschrift 1895. B. N. 6, Ver. f. inn. Med. Berlin. — MAIER, R.: Zur Kasuistik der Lymphome. Arch. f. Heilk. 1871. — MALVOZ: Un cas de sarcome fuso-cellulaire de l'estomac. Ann. de la soc. méd. chirurg. de Liége 1890. p. 339. — MANGES: Primary sarcoma of the stomach. Report of three cases. Mount. Sinai Hospital reports 1907. Ref.: Zentralbl. f. Chirurg. 1908. Nr. 44. — MASCHKE: Über zwei Fälle von primärem Magensarkom. Berlin. klin. Wochenschr. 1910. S. 963. — MARTINI, E.: Un caso de sarcoma voluminoso dello stomaco. Giorn. delle accad. di med. Torino 1907. — MATSUOKA: Über primäre Magensarkome. Mitt. a. d. med. Fakultät d. K. japan. Universität Tokio. Bd. 7. 1906/08. — MAYLARD: Two cases of primary sarcoma of the stomach. Glasgow med. journ. Mai 1910. — MAYLARD and ANDERSON: Primary sarcoma of the stomach. Ann. of surg. Oktober 1910. — MAYR, G.: Über die Kundratsche Lymphosarkomatose des Magendarmtraktus. Inaug.-Diss. München 1909. — MC CORNICK, A. und D. A. WELSCH: Primäres Magensarkom. The Scottisch med. and surg. Journ. 1906. Ref.: Zeitschr. f. Krebsforsch. Bd. 8, S. 56. 1910. — MEYER, ROBERT (1): Zur Pathologie der Uterussarkome. Beitr. z. pathol. Anat. u. z. allg. Pathol. Bd. 42. 1907. S. 85. — MEYER, ROBERT (2): Zeitschr. f. Geburtsh. u. Gynäkol. Bd. 60 und VEITS Handbuch d. Gynäkol. 1907. — MINTZ, W.: Zur Kasuistik der primären Magensarkome. Berlin. klin. Wochenschr. 1900. Nr. 32. — MIODOWSKI: Drei bemerkenswerte Tumoren in und am Magen. Virchows Arch. Bd. 173. — MITCHELL: Primary sarcoma of the stomach with autopsie findings. Journ. of Americ. med. assoc. Vol. 56. Februar 1911. — MORTON: Sarcoma of the stomach. Brit. med. journ. Vol. 1, p. 1338. 1901. — MOSCHKOWITZ: Three unusual tumours, sarcoma of the stomach usw. Proc. of the New York pathol. soc. 1910.

— Moser: Über Myosarkome des Magens. Dtsch. med. Wochenschr. 1903. Nr. 8 u. 9. — Müller: Über Darmsarkome. Inaug.-Diss. Breslau 1911. — Munk, F.: Über das Sarkom des Darms. v. Bruns Beitr. z. klin. Chirurg. Bd. 60. 1908. — Muscatello: Di un grosso sarcoma cistico pedunculato delle stomac. Communicazione alla Soc. med. chirurg. de Pavia. Milano 1906. Ref.: Zentralbl. f. Chirurg. 1907. p. 411. — Nordmann: Zur Chirurgie der Magengeschwülste (Karzinom, Sarkom, Tuberkulose). v. Langenbecks Arch. Bd. 73. 1904. — Oberst: Zur Kenntnis des primären Magensarkoms. v. Bruns Beitr. z. klin. Chirurg. Bd. 45, S. 477. 1905. — Paterson, H. J.: The surgery of the stomach. London 1913. — Poppert, J.: Die primären Lymphosarkome des Magens. Inaug.-Diss. Bonn 1910. — Pellnitz, A.: Über Sarkom des Magens. Inaug.-Diss. Leipzig 1907. — Perry and Shaw: An examination of fifty cases of malignant disease of stomach. Guys Hosp. reports. Vol. 48, p. 137. 1892. — Philipp: Über das primäre Magensarkom und seine operativen Endresultate. Inaug.-Diss. Heidelberg 1904. — Pieri: Sarkom des Pylorus mit regionären tuberkulösen Lymphomen. Il Policlinico, rezione chirurg. Bd. 17, Nr. 3. 1910. — Pstrokonski: Zur pathologischen Anatomie und Klinik des primären Magensarkoms. Zeitschr. f. klin. Med. Bd. 46, S. 160. 1902. — Queckenstedt: Über Karzinosarkome. Inaug.-Diss. Leipzig 1904. — Ribbert: Lehrbuch der Geschwülste. — Richter: Zwei Fälle von Leiomyosarkom des Gastrointestinaltraktus. Dtsch. Zeitschr. f. Chirurg. Bd. 102. 1909. — Riegel: Erkrankungen des Magens. Nothnagels Handb. Bd. 13. — Ringel: Resultate der operativen Behandlung des Magenkarzinoms. v. Bruns Beitr. z. klin. Chirurg. Bd. 38. — Robert: Hématémèse terminée par la mort due à un tumeur de l'estomac (sarcome plexiforme). Bull. et mém. de la soc. de chirurg. de Paris. Tome 24, p. 294. — Rosenheim: Krankheiten des Verdauungsapparates. Bd. 2. 1896. — Roth, M.: Lymphatische Wucherung nach Diphtherie. Virchows Arch. Bd. 54. — Ruppert, L.: Ein primäres endogastrisches Lymphosarkom. Wien. klin. Wochenschr. 1912. Nr. 50. — Ruff, E.: Rückbildung des Lymphosarkoms auf nicht operativem Wege. Wien. klin. Wochenschr. 1906/08. — v. Saar: Multiple Magentumoren. Arch. f. klin. Chirurg. Bd. 110, S. 23. 1918. — Salomon: Sarcoma of the stomach. Transact. of the pathol. soc. of London. Vol. 55. 1904. — Saltykow (1): Zwei Fälle von Magensarkom mit zahlreichen Metastasen. Dtsch. pathol. Ges. Erlangen 1910. — Saltykow (2): Drei eigentümliche Fälle von Lymphosarkomatose des Magendarmkanals. Verhandl. d. dtsch. pathol. Ges. 14. Tag. 1910. S. 347. — Salzer (1): Exstirpation eines Magensarkoms. Wien. med. Blätter 1887. Nr. 51. K. K. Ges. d. Ärzte in Wien. — Salzer (2): Tabellarische Übersicht über die im Jahre 1887 an der Klinik Billroths ausgeführten Magenresektionen. Wien. med. Wochenschr. 1888. — Schiller, M.: Über einen klinisch und histologisch eigenartigen Fall von primärem Magensarkom. Arch. f. Verdauungskrankh. Bd. 20. 1914. — Schlagenhaufer: Beiträge zur pathologischen Anatomie der Granulomatosis des Magen-Darmtraktus. Virchows Arch. Bd. 227, S. 74. 1919. — Schlesinger, H. (1): Klinisches über Magentumoren nicht karzinomatöser Natur. Zeitschr. f. klin. Med. Bd. 32. Suppl. 1897. — Schlesinger, H. (2): Unterscheidet sich das Magensarkom klinisch vom Karzinom? Wien. klin. Wochenschr. 1916. Nr. 25. — Schopf (1): Resektion des Magens wegen Lymphosarcoma ventriculi. Sitzungsber. d. K. K. Ges. d. Ärzte in Wien. Wien. klin. Wochenschr. 1899. S. 671. — Schopf (2): Totalexstirpation des Magens. Zeitschr. f. Heilk. Abt. f. Chirurg. 1906. S. 229. — Schultze, W. H.: Ref.: Ergebn. d. allg. Pathol. u. pathol. Anat. Bd. 20, I. 1922. — Schujeninoff: Über maligne Leiomyome des Magens. Ref.: Zentralbl. f. Pathol. 1910. S. 1084. — Scudder: Sarcoma of the stomach. Ann. of surg. Vol. 58, II, p. 252. 1913. — Sherill and Graves: Haemangio-endothelioblastoma of the stomach. Surg. gynecol. a. obstetr. Vol. 20. 1915. Ref.: Zentralbl. f. Chirurg. 1915. Nr. 50. — Sidney-Coupland: Lymphadenoma of the stomach. Transact. of the pathol. soc. of London. Vol. 18, p. 126. 1877. — Simerka, V.: Sarcoma ventriculi. Ref.: Zentralbl. f. Chirurg. 1903. S. 616. — Simmonds: Über Lymphosarkom des Magens. Sitzungsber. d. ärztl. Ver. in Hamburg. Münch. med. Wochenschr. 1908. Nr. 21. — Smoler: Prag. med. Wochenschr. 1898. — Souques et Chéné: Sarcome primitif de l'estomac. Bull. et mém. de la soc. anat. de Paris 1909. p. 11. — Staehelin, August: Beitrag zur Kasuistik des primären Magensarkoms. Arch. f. Verdauungskrankh. Bd. 14, S. 123. 1908. — Steffen: Die malignen Geschwülste im Kindesalter. Stuttgart: Fr. Enke 1905. — Steudel: Über Magenoperationen usw. v. Bruns Beitr. z. klin. Chirurg. Bd. 23. 1899. — Sternberg (1): Über die sog. Pseudoleukämie. Zentralbl. f. Pathologie 1912. S. 434. — Sternberg (2): Lymphosarkomatose des Magens. Verhandl. d. dtsch. pathol. Ges. 1907. — Sternberg (3): Die Lymphogranulomatose. Klinische Wochenschr. 1925. S. 529. — Störk, O. (1): Lymphosarkom des Darmes. K. K. Ges. d. Ärzte in Wien. Sitzung vom 17. Mai 1895. Wien. med. Presse 1895. Nr. 20. — Störk, O. (2): Zur Pathologie des gastro-intestinalen adenoiden Gewebes. Wien. klin. Wochenschr. 1904. Nr. 4. — Storch, Bruno: Über Magen- und Dünndarmsarkome. Dtsch. Zeitschr. f. Chirurg. Bd. 128. 1914. — Strauss: Sarkomatosis der Haut und des Magens. Inaug.-Diss. Würzburg 1896. — Tilger, A.: Mitteilungen aus dem pathologisch-anatomischen Insitut zu Genf: Über primäres Magensarkom. Virchows Arch. Bd. 133, S. 183. — v. Török: Lymphosarkom der Magenwand.

Resectio ventriculi. Heilung. Dtsch. Ges. f. Chirurg. 21. Kongr. 1892. S. 99. — THURS-FIELD, H.: Roundcelled sarcoma of the stomach. Pathol. soc. of London. Vol. 52, p. 61. 1901. — UMBER: Zwei Fälle von Magensarkom. Sitzungsber. d. Hamburg. ärztl. Ver. Münch. med. Wochenschr. 1908. Nr. 21. — VIRCHOW: Die krankhaften Geschwülste. Berlin 1864/65. — VIX, E.: Auftreten multipler Sarkome und deren Verhalten auf der Darmwand. v. Langenbecks Arch. Bd. 2. 1862. — WEINBERG, R.: Über primäre Sarkome des Magens. Inaug.-Diss. Würzburg 1901. — WEISS: Myosarkom des Magens. Jahrb. d. K. K. Wien. Krankenanstalten. Bd. 3. 1896. — WEISSBLUM: Über primäre und sekundäre Magentumoren. Inaug.-Diss. Greifswald 1886. - WELSCH, K.: Über Sarkom des Magens. Inaug.-Diss. München 1898. — WESTPHALEN: Ein primäres Sarkom des Magens. St. Petersb. med. Wochenschr. 1893. Nr. 18. — WICKHAM LEGG: Cases in morbid anatomy-sarcoma of the stomach. St. Bartholomews Hospital reports. Vol. 10. 1874. WILTSCHER: Zur klinischen Diagnose des Sarkoms der inneren Organe. St. Petersb. med. Wochenschr. 1892. S. 121. — WITTKAMP, F.: Beitrag zur Klinik des Magensarkoms. Inaug.-Diss. Bonn 1910. — WOLFF: Primär gestieltes Sarkom des Magens. Inaug.-Diss. Greifswald 1917. WOLPE: Über ein myoblastisches Sarkom des Magens. Inaug.-Diss. Gießen 1914. — WORTMANN: Über Darmsarkome. Dtsch. Zeitschr. f. Chirurg. Bd. 123. 1913. — WUNDERLICH, G.: Zur Kasuistik des primären Magensarkoms. Inaug.-Diss. Berlin 1913. — YATES: Sarcoma and myoma of the stomach. Ann. of surg. 1906. Ref.: Zentralbl. f. Chirurg. 1907. — ZÉSAS, D. G.: Das primäre Magensarkom und seine chirurgische Behandlung. Samml. klin. Vortr. Nr. 620. Chirurgie Nr. 175. — ZIESCHÉ, H. und C. DAVIDSOHN: Über das Sarkom des Magens. Mitt. a. d. Grenzgeb. d. Med. u. Chirurg. Bd. 20. 1909. — ZIMMER: Beitrag zur Lymphosarkomatose des Magen-Darmkanals. Med. Klinik 1923. Nr. 20. S. 681.

Endotheliom.

ALDEGARMANN, H.: Ein Endotheliom des Magens. Inaug.-Diss. Würzburg 1899. — BAGGER-JÖRGENSEN, V.: Zur Kasuistik der Magenendotheliome. v. Bruns Beitr. z. klin. Chirurg. Bd. 73. 1911. — BORRMANN (1): Ein Blutgefäßendotheliom mit besonderer Berücksichtigung seines Wachstums. Virchows Arch. Bd. 151 (Suppl.). 1898. — BORRMANN (2): Zum Wachstum und zur Nomenklatur der Blutgefäßgeschwülste. Ebenda. Bd. 157, S. 297. 1899. — BORRMANN (3): Sarkom und Endotheliom. Ref.: Ergebn. d. allg. Pathol. u. pythol. Anat. Bd. 7, S. 833. 1900. - BORST: Die Lehre von den Geschwülsten. Bd. 1, S. 325. 1902. — CHOSROJEFF: Über zwei Fälle von seltenen Magentumoren. Beitr. z. pathol. Anat. u. z. allg. Pathol. Bd. 54, S. 595. — CIGNOZZI, O.: Due casi di endotelioma dello stomaco. Rif. med. Vol. 21. 1905. — DONATH, K.: Ein Beitrag zur Kenntnis der Sarkome und Endotheliome des Magens. Virchows Arch. Bd. 195, S. 341. 1909. — FICK: Ein Endotheliom und ein Karzinom des Magens. Dtsch. Zeitschr. f. Chirurg. Bd. 48, S. 457. 1898. — v. HANSEMANN (1): Über Endotheliome. Dtsch. med. Wochenschr. 1896. S. 53. — v. HANSEMANN (2): Über einige seltene Geschwülste am Magen. Verhandl. d. dtsch. Naturforsch. u. Ärzte (67. Versamml.) zu Lübeck. 1895. 2. Teil. 2. Hälfte. S. 8—10. — JUNGMANN: Ein Fall von Endotheliom des Magens. Inaug.-Diss. Würzburg 1892. — RIBBERT, H.: Geschwulstlehre. Bonn 1914. 2. Aufl. - SSOBOLEW: Zur Lehre von den endothelialen Neubildungen. Virchows Arch. Bd. 161. 1900. — SHERILL and GRAAS: Haemangio-endothelio-blastoma of the stomach. Surg. gynecol. a. obstetr. Vol. 20, Nr. 4. 1915. Zentralbl. f. Chirurg. 1915. Nr. 50.

Gutartige Schleimhautgeschwülste (Fibroadenom, Polyp).

ALBU: Benignes Magenadenom ex ulcere peptico. Dtsch. med. Wochenschr. 1902. — BARDENHEUER: Eine seltene Form von multiplen Drüsenwucherungen der gesamten Dickdarm- und Rektalschleimhaut neben Carcinoma recti. v. Langenbecks Arch. Bd. 41. 1891. — BARTHÉLÉMY: Gaz. des hôp. civ. et milit. 1853. — BEET: Contribution à l'étude du pyloadenome polypeux et de l'adeno-papillaire de l'estomac. Arch. général de méd. 1903. p. 22. — BICKERSTETH: Multiple polypi of the rectum occuring in a mother and child, St. Barthol. hosp. Rep. Vol. 26. 1890. - BLEICHRÖDER: Zur pathologischen Anatomie des Magens bei Magensaftfluß. Beitr. z. pathol. Anat. u. z. allg. Pathol. Bd. 34, S. 269. — BORELIUS und SJÖVALL: Über Polyposis intestini. v. Bruns Beitr. z. klin. Chirurg. Bd. 99. 1916. — BORST: Geschwülste. Bd. 2. — BRET: Contribution à l'étude du polyadénome polypeux et de l'adénopapillome de l'estomac. Arch. génér. de méd. Bd. 6. 1903. — BRISSAUD: Du polyadénome gastrique. Arch. génér. de méd. 1885. — BROMANN und RIETZ: Über die Erkrankung des Verdauungsrohres und seiner Adnexe nebst Bemerkung über die physiologisch vorkommenden embryonalen Dünndarmdivertikel und ihre Bedeutung. Publikation d. dtsch. Südpolarexpedition. Bd. 14. — BRUNEAU: Magenpolypen. Thèse de Paris 1884. — CALZAVARA: Über Adenom des Verdauungstraktus. Virchows Arch. Bd. 141, S. 221. 1895. — CAMPBELL: Benign tumors of the stomach. Surg. gyn. a. obstetr.

Vol. 20. 1915. — CHAPUT (1): Bull. et mém. de la soc. des hôp. de Paris 1894. — CHAPUT (2): Enorme adénome pédiculé de la paroi postérieur de l'estomac etc. Bull. et mém. de la soc. anat. de Paris 1895. — CHIARI (1): Invagination des Magens durch einen adenomatösen Polypen. Prag. med. Wochenschr. 1888. S. 111 u. 221. — CHIARI (2): Zur Kenntnis der gutartigen Pylorushypertrophie. Virchows Arch. Bd. 213. 1913. — CHOSROJEFF: Über 2 Fälle von seltenen Magentumoren. Beitr. z. pathol. Anat. u. z. allg. Pathol. Bd. 54. 1912. — CHUTRO: Sobra una curiosa deformacion del estomago. Rev. de la soc. Argentina 1909. p. 382. Ref.: Zentralbl. f. Chirurg. 1910. Nr. 19. — COLLIER: Multiple Polypi of Stomach and Intestine. Pathol. soc. of London 1896. — CORNIL (1): Développement histologique des tumeurs épithéliales. Journ. de l'anat. 1865. — CORNIL (2): Bull. et mém. de la soc. anat. de Paris 1863. S. 582. — CORNIL et RANVIER: Histologie pathol. — CRIPPS: Two cases of disseminated polypus of the rectum. Transact. of the pathol. soc. London. Vol. 33. 1882. — DALTON: Case of multiple papillomata of colon and rectum. Pathol. soc. of London 1893. — DOERING: Die Polyposis intestini und ihre Beziehung zur karzinomatösen Degeneration. Arch. f. klin. Chirurg. Bd. 83. 1907. — EBSTEIN: Arch. f. Anat. u. Physiol. 1864. S. 94. — ESMARCH: Neubildungen des Mastdarms. Dtsch. Chirurg. 1887. Bd. 48. — FABIAN: Zur Frage der Entstehung Russelscher Körperchen. Zentralbl. f. allg. Pathol. u. pathol. Anat. Bd. 18, S. 689. 1907. — FENWICK, S. and W. S. FENWICK: Cancer and other tumours of the stomach. London 1902. — FICK: Beitrag zur Kenntnis der Russelschen Körperchen. Virchows Arch. Bd. 193, S. 121. — FINK: Multiple Adenome im Mastdarm als Ursache für Karzinom. Inaug.-Diss. Greifswald 1894. — FRANKE: Demonstration eines großen stenosierenden Adenoms des Magens nebst Bemerkungen über gleichartige Magendarmoperationen. Dtsch. Ges. f. Chirurg. 24. Kongr. 1897. — FRISCH: Intraventrikulärer Magentumor, aus einem Polypen hervorgegangen. Wien. klin. Wochenschr. 1912. Nr. 24, S. 939. — FUNKENSTEIN: Über Polyposis intestinalis. Zeitschr. f. klin. Med. Bd. 55, S. 536. 1905. — GALLAND: Ein Beitrag zur Kasuistik der polypösen Geschwülste des Magens. Inaug.-Diss. München 1898. — GAMUS-GOVIGNON: Thèse de Paris 1883. — GLINSKI: Ein Fall von Pankreas accessorium in der Magenwand und über die Entwicklungsanomalien des Pankreas im allgemeinen. Przeglad lekarski 1901. — GRIPS: Polyposis ventriculi beim Schwein. Mitt. f. Tierärzte. 2. Jg. Nr. 1, 1895. — GÜNTHER, L.: Über Polyposis adenomatosa im Magendarmkanal und einen Fall von Adenokarzinom des Rektums. Inaug.-Diss. Würzburg 1905. — HANDTMANN: Zur Kenntnis der Divertikel des Magens. Inaug.-Diss. Jena 1912. — v. HANSEMANN: Über hyaline Zellen im Magenpolypen. Virchows Arch. Bd. 148, S. 349. 1897. Nachtrag Bd. 149, S. 196. — HART: Über die primäre Multiplizität bösartiger Geschwülste des Verdauungstraktus und ihre Beziehungen zur Polyposis intestinalis adenomatosa. Zeitschr. f. Krebsforsch. Bd. 5. 1907. — HAUSER (1): Über Polyposis intestinalis adenomatosa und deren Beziehungen zur Krebsentwicklung. Dtsch. Arch. f. klin. Med. Bd. 55. 1895. (Inaug.-Diss. Nr. 10.) — HAUSER (2): Gibt es eine primäre, zur Geschwulstbildung führende Epithelerkrankung? Beitr. z. pathol. Anat. u. z. allg. Pathol. Bd. 33. — HAYEM: Les polyadénomes gastriques. Presse méd. 1897. — HEISIG: Über einen seltenen Fall von polypösem Dünndarmfibrom. Inaug.-Diss. Greifswald 1897. — HEINZ (1): Über Polyposis ventriculi. v. Bruns Beitr. z. klin. Chirurg. Bd. 93. 1914. — HEINZ (2): Polyposis des Magens. Dtsch. med. Wochenschr. 1912. S. 736 (Vereinsber.). — HEINZ (3): Korresp.-Blatt f. Schweiz. Ärzte. 1912. S. 354. — HOLTMANN: Multiple Polypen des Colon mit Gallertkrebs. Inaug.-Diss. Kiel 1896. — JOSSELIN de JONG, R. de: Über Magenstörungen infolge benigner Drüsenvergrößerung im Gebiete des Pylorus. Virchows Arch. Bd. 223. 1917. — JÜNGLING: Über hereditäre Beziehungen zwischen Polyposis recti und Rektumkarzinom. Arb. a. d. Pathol. Inst. Tübingen. Bd. 9. 1914. — v. KARAJAN: Ein geheilter Fall von Darmpolyposis. Wien. klin. Wochenschr. 1899. — KAUFMANN: Lehrb. der spez. pathol. Anat. — KLEINE: Über Blindsackbildung am Magen. Inaug.-Diss. Göttingen 1895. — KLIEN: Über die Beziehung der Russelschen Fuchsinkörperchen zu den Altmannschen Zellgranulis. Beitr. z. pathol. Anat. u. z. allg. Pathol. Bd. 11, S. 125. — KOLACZEK (1): Über ein Magendivertikel, das eine Neubildung vorgetäuscht hat. 73. Jahresber. d. schles. Ges. f. vaterländ. Kultur. Abt. I. Med. 1895—1896. — KOLACZEK (2): Ein durch ein Magengeschwür hervorgerufenes Magendivertikel, das eine Neubildung vorgetäuscht hat. Mitt. a. d. Grenzgeb. d. Med. u. Chirurg. 1896. Bd. 1. — KONJETZNY (1): Über die Beziehungen der chronischen Gastritis und ihre Folgeerscheinungen und des chronischen Magenulkus zur Entwicklung des Magenkrebses. v. Bruns Beitr. z. klin. Chirurg. Bd. 85. 1913. — KONJETZNY (2): Die Geschwülste des Magens. Dtsch. Chirurg. Lfg. 46f., Bd. 1,1. 1921. — KRUKENBERG: Inaug.-Diss. Halle 1879. — KUKULA: Über einen Fall von retrograder Inkarzeration, welche durch einen gestielten Tumor des Dünndarms bedingt war. Wien. klin. Rundschau 1895. — LAHM: Ein Fall von Polyposis adenomatosa intestini. Beitr. z. pathol. Anat. u. z. allg. Pathol. Bd. 59. 1914. — LANGERHANS: Gastritis chronica cystica proliferans. Virchows Arch. 1889. Bd. 116. — LEBERT: Polyposis intestin. Anat. pathol. Bd. 2, S. 316 (zit. nach DOERING). — LEDDERHOSE (1): Über Magenpolypen. Verhandl. d. Ärzte u. Naturforsch. Ref.: Zentralbl. f. Chirurg. 1913. S. 52. — LEDDERHOSE (2):

Über Magenpolypen. Dtsch. med. Wochenschr. 1913. Nr. 45, S. 2349. - LEVY: Beiträge zur pathologischen Anatomie des Magens. Beitr. z. pathol. Anat. u. z. allg. Pathol. Bd. 1, S. 203. — LUBARSCH: Die albuminösen Degenerationen. Ergebn. d. allg. Pathol. u. pathol. Anat. Bd. 2, S. 181—193. 1895. (Lit.) — LUCKSCH (1): Eigenartiger Magenployp. Verhandl. d. dtsch. pathol. Ges. Bd. 5, S. 383. 1907. — LUCKSCH (2): Prag. med. Wochenschrift 1903. S. 4. — MAHN: Die Polypen des Magendarmkanals und ihre Beziehungen zum Karzinom. Inaug.-Diss. Heidelberg 1911. — MARCHAND: „Kolloidentartung" in Eulenburgs Realenzyklopädie. — MARFAN: Thèse de Paris 1887. — MAULER: Sur un cas d'adéno-papillome volumineux, solitaire et pédiculé de l'estomac, tumeur en voie de transformation carcinomateuse. Genève 1898. — MAYER, Q.: Über multiple Polypenbildung im Darm und deren Beziehung zur Krebsentwicklung. Inaug.-Diss. Gießen 1898. — MÉNÉTRIER: Des polyadénomes gastriques et de leurs rapports avec le cancer de l'estomac. Arch. de physiol. normale et pathol. 1888. — MÉNÉTRIER, P. et J. CLUNET (1): Du polyadénome gastrique à centre fibreux et de son évolution cancéreuse. Bull. et mém. de la soc. méd. des hôp. de Paris 1907. — MÉNÉTRIER, P. et J., CLUNET (2): Tribune méd. 1907. — MEULENGRACHT (1): Gastritis polyposa. Hospitaltid. 1913. Nr. 43. — MEULENGRACHT (2): Über die Gastritis polyposa. Virchows Arch. Bd. 214, S. 438. 1923. — MEYER, O.: Über multiple Adenome des Rektums und des Dickdarms. Inaug.-Diss. Halle 1905. — MYER: Polyposis gastrica. Journ. of the Americ. med. assoc. 1913. — NAPP: Über die Bildung polypöser Adenome und Karzinome in atrophischer Magenschleimhaut. Inaug.-Diss. Freiburg 1900. — NAUWERK: Zur Kenntnis der Divertikel des Magens. Dtsch. med. Wochenschrift 1920. — NIEMACK: Intestinal polyposis and carcinoma. Ann. of surg. Juli 1902. — NIEVELING: Über Polypenbildung im Magendarmkanal mit einem seltenen Fall von Papillom und Krebs des Rektum. Inaug.-Diss. Würzburg 1902. — ORTH: Lehrb. d. spez. pathol. Anat. 1887. — OTTO, W.: Auswüchse im Magen, durch ein Stück Holz verursacht. Neue seltene Beobachtungen zur anatomischen Physiologie usw. 1824. — PAYR: Magenpolyp von ungewöhnlicher Größe. (Dem.) Münch. med. Wochenschr. 1917, Nr. 10. S. 325. — PETROW (1): Ein Fall von multiplen Polypen im Magen und Darm mit Übergang in Karzinom. Ges. russ. Ärzte in St. Petersburg 1896. Zentralbl. f. Chirurg. 1896. — PETROW (2): Polyposis gastro-intestinalis adenomatosa. Bolnitschnaja gazeta Botkina 1896. — POCHHAMMER: Über zwei Magendarmgeschwülste von seltenem Vorkommen. Inaug.-Diss. Berlin 1867. — POINDECKER: Über einen Fall heterotyper Magenschleimhaut im Dünndarm. Zentralbl. f. allg. Pathol. u. pathol. Anat. 1912. Nr. 11. — POLYAK: Arch. f. Laryngologie. Bd. 6, H. 1. — PORT: Multiple Polypenbildung im Traktus intestinalis. Dtsch. Zeitschr. f. Chirurg. Bd. 42. 1896. — PRAAG: Polypsis intestini. Weekblad, 24. Juli 1909. — QUÉNU et LANDEL: Les polyadénomes du gros intestin. Rev. de chirurg. Tome 19. p. 1. 1899. — RIBBERT (1): Darmpolyp und Karzinom. Frankf. Zeitschr. f. Pathol. Bd. 2. 1909. — RIBBERT (2): Beiträge zur Entstehung der Geschwülste. Bonn 1907. — RIBBERT (3): Lehrbuch der pathologischen Histologie. Bonn 1896. — RIBBERT (4): Geschwulstlehre. — SACHS (1): Inaug.-Diss. Breslau 1886. — SACHS (2): Arch. f. exper. Pathol. Bd. 24. 1888. — SALTYKOW (1): Beitrag zur Kenntnis der hyalinen Körper in Magenpolypen und anderen Geweben. Virchows Arch. Bd. 153, S. 207. 1898. — SALTYKOW (2): Über die Entstehung der hyalinen Körperchen. Verhandl. d. dtsch. Ges. f. Pathol. 12. Tagung, Kiel 1908. — SALTYKOW, ANNA: Beitrag zur Kenntnis der hyalinen Körper und der eosinophilen Zellen in der Magenschleimhaut und in anderen Geweben. Inaug.-Diss. Zürich 1901. — SCHIRREN: Inaug.-Diss. Kiel 1888. — SCHMIEDEN: Arch. f. klin. Chirurg. Bd. 96, S. 253. 1911. — SCHNEIDER: Polyposis intestinalis beim Kinde. Arch. f. Kinderheilk. Bd. 53. 1910. — SCHRIDDE (1): Beiträge zur Lehre von den Zellkörnelungen. Anat. Hefte 85—86. 1905. — SCHRIDDE (2): Zur Histologie des Rhinoskleroms, ein Beitrag zur Plasmazellenfrage und zur Genese der hyalinen Körperchen. Arch. f. Dermatol. Bd. 73. — SCHULTZA, W. H.: Die Pathologie des Magens. Ref.: Ergebn. d. allg. Pathol. u. pathol. Anat. Bd. 20, 1. S. 488. 1922. — SCHWAB: Über multiple Polypenwucherungen im Colon und Rektum. Inaug.-Diss. Heidelberg 1897. — SCHWALBE: Bemerkungen zu RIBBERTS Arbeit: „Darmpolyp und Karzinom". Frankf. Zeitschr. f. Pathol. 1909. Zentralbl. f. allg. Pathol. u. pathol. Anat. 1909. S. 936. — SKLIFOSSOWSKY: Über gutartige papilläre Geschwülste der Magenschleimhaut. Virchows Arch. Bd. 153, S. 130. 1898. — SMITH: Three cases of multiple polypi .... in one family. St. Bartholomews hosp. reports 1887. — SMOLER: Über Adenome des Dünn- und Dickdarmes. v. Bruns Beitr. z. klin. Chirurg. Bd. 36. 1902. — SOCCA et BENSAUDE: Sur un cas de polyadénome de l'estomac à type Brunnérien, perigastrite et dégénérescense cancéreuse. Arch. de méd. exper. de l'anat. pathol. 1900. — STAEMMLER: Die Neubildungen des Darmes. Neue Deutsche Chirurg. Bd. 33a, I. Teil. 1924. — STEVENS: Case of multiple polyp in the stomach. Glasgow med. journ. 1896. — STOLTZ (1): Gaz. méd. Strassbourg 1831. — STOLTZ (2): Journ. f. Kinderkrankh. Bd. 34. 1860. — TALON: Les polyadénomes de l'intestin. Dégénérescense polypeux. Thèse de Lyon. 1900. — THOREL (1): Über die hyalinen Körper der Magen- und Darmschleimhaut. Virchows Arch. Bd. 151, S. 319. — THOREL (2): Pulsionsdivertikel des Magens. Sitzungsber. d. ärztl. Ver. zu Nürnberg. 1895.

Tilger: Traktionsdivertikel der Pylorusregion. Virchows Arch. Bd. 133. — Touton: Über Russelsche Fuchsinkörperchen und Goldmannsche Kugelzellen. Virchwos Arch. Bd. 132, S. 427. — Turner: Destructive Adenoma of stomach with thrombosis of right innominate vein. Pathol. Soc. of London 1891/92. — Unna: Histopathologie der Hautkrankheiten. 1894 (Kap. Rhinosklerom.) — Vajda: Polyposis intestinalis. Jahrb. f. Kinderheilk. Bd. 50. 1899. — Versé (1): Über die Entstehung, den Bau und das Wachstum der Polypen, Adenome und Karzinome des Magendarmkanals. Arb. a. d. Pathol. Inst. Leipzig. Bd. 1. H. 5. 1908. — Versé (2): Über die Histogenese der Schleimhautkarzinome. Verhandl. d. dtsch. pathol. Ges. 12. Tagung, 1908. — Versé (3): Über die Entstehung von Karzinomen aus altem Ulcus ventriculi und bei Polyposis ventriculi. Verhandl. d. dtsch. pathol. Ges. Leipzig 1909. — Virchow: Krankhafte Geschwülste. — Watanabe: Über gutartige papilläre Geschwülste der Magenschleimhaut. Arch. f. Verdauungskrankh. Bd. 7. 1901. — Wechselmann (1): Polyp und Karzinom im Magendarmkanal. v. Bruns Beitr. z. klin. Chirurg. Bd. 70. 1910. — Wechlsemann (2): Inaug.-Diss. Breslau 1911. — Wegele: Über Polyposis ventriculi (Polyadénome gastrique). Mitt. a. d. Grenzgeb. d. Med. u. Chirurg. Bd. 19. 1908. — Weichselbaum: Kaiserl. Ges. d. Ärzte. Wien 1893. — Wilson, Fox: In v. Recklinghausens Handb. d. allg. Ernährungsstörungen. 1883. S. 411. Wulf: Entstehung der Dickdarmkrebse aus Darmpolypen. Inaug.-Diss. Kiel 1892. — Wynhausen und Tjeenk-Willink: Ein interessanter Magentumor. Arch. f. Verdauungskrankh. Bd. 15. 1909. — Zahlmann: Polyposis intestini crassi. Hosp.-Tid. 1903. S. 1267. — Zahn: Ein Beitrag der pathologischen Anatomie der Magendivertikel. Dtsch. Arch. f. klin. Med. 1899. Bd. 63. — Ziegler: Ein seltener Fall einer großen traumatischen Magenwandzyste. Münch. med. Wochenschr. 1894.

Karzinom.

Achard: Contribution à l'étude des complications infectieuses du cancer de l'estomac. Soc. de méd. des hôp. 1895. — Albert, F.: Über einen Krebs der Magengegend mit Flimmerepithel nebst allgemeinen Bemerkungen über das Vorkommen von Flimmergeschwülsten. Würzburg 1898. — Albu (1): Fall von Carcinoma ventriculi. Ver. f. inn. Med. Berlin. Dtsch. med. Wochenschr. 1901. Nr. 31. — Albu (2): Trauma und Magenkrebs. Dtsch. med. Wochenschr. 1897. Vereinsbeilage, S. 143. — Alexander, A.: Carcinoma ventriculi ex achylia. Ein Beitrag zur Ätiologie des Magenkarzinoms. Münch. med. Wochenschrift 1908. S. 2086. — Alexander-Katz (1): Zur Prophyllaxis des Magenkrebses. Dtsch. med. Wochenschr. 1903. — Alexander-Katz (2): Magengeschwür und Magenkrebs. Dtsch. med. Wochenschr. 1908. — Algermissen, H: Magenkrebs mit seltenem Verlauf. Inaug.-Diss. Göttingen 1891. — Altschul: Beitrag zur Chirurgie des Magenkarzinoms. v. Bruns Beitr. z. klin. Chirurg. 1913. Bd. 84. — Altschul, W.: Multiplizität primärer Karzinome. Med. Klinik 1912. S. 354. — Amann, I. A.: Über sekundäre Ovarialtumoren. Münch. med. Wochenschr. 1905. — Anders, I. M. und McFarland, J.: Carcinoma of the stomach with Perforation. Pathol. soc. of Philadelphia, New Series 1900. — Andral: Clinique méd. Tome 2. — Anschütz: Chirurg. Kongr. 1912. — Anschütz und Konjetzny (1): Das Ulkuskarzinom des Magens. Münch. med. Wochenschr. 1919. — Anschütz und Konjetzny (2): Dtsch. Zeitschr. f. Chirurg. Bd. 154. 1920. — Apert et Mousseaux: Rétrécissement cancéreux du pylore. Société anat. de Paris année 74. — Apolant: Über den jetzigen Stand der Krebsforschung. Therap. d. Gegenwart 1907. — Armbruster: Kombination von Ulcus ventriculi mit Karzinom unabhängig voneinander. Inaug.-Diss. München 1904. — Arming, G. Paul: A case of malignant disease of the pylorus occuring in a young man aged 19 years. The Lancet. 1902. p. 1386. — Arndt, W.: Zur Lehre von der Entstehung des Speiseröhrenkrebses. Inaug.-Diss. Kiel 1901. — Arnold, J. P.: Colloid Cancer of the Stomach. Pathol. soc. of Philadelphia. New Series 1898. — Aron: Dtsch. med. Wochenschr. 1892. — Aschoff (1): Die mechanischen Momente in der Pathogenese des runden Magengeschwürs und seine Beziehungen zum Krebs. Dtsch. med. Wochenschr. 1912. Nr. 11. — Aschoff (2): Über den Engpaß des Magens (Isthmus ventriculi). Fischer Jena: 1918. — Aschoff, Albert (1): Verbreitung des Karzinoms in Berlin. Jena 1902. — Aschoff, Albert (2): Über das Relief der Magenschleimhaut und seine Bedeutung für Lokalisation und Formgebung der Magengeschwüre. Zeitschr. f. angew. Anat. Bd. 3. 1918. — Ascoli, V.: Sulla linite plastica del Brinton. Poloclinico-Medico 1894. — Ashby and Wright: The diseases of children. 1892. S. 99. — Askanazy (1): Beiträge zur Knochenpathologie. Festschrift f. Max Jaffe. — Askanazy (2): Über Pathogenese des Magenkrebses. Pathol. Tag. auf d. Hundertjahrfeier D. Naturf. u. Ärzte in Leipzig 1922. — Askanazy (3): Teratom und Chorionepitheliom der Zirbel. Verhandl. d. dtsch. pathol. Ges. Stuttgart 1906. S. 58. — Askanazy (4): Zur Pathogenese der Magenkrebse und über ihren gelegentlichen Ursprung aus angeborenen, epithelialen Keimen in der Magenwand. Dtsch. med. Wochenschr. 1923. Nr. 3. — Assmann: Zum Verständnis der Knochenneubildung bei der osteoplastischen Karzinose. Virchows Arch. Bd. 188. — Astrc, P. V.: Statistik der Carcinoom-sterfte in de Gemeente Utrecht, gedurende tijid nale 1892—1902. Utrecht 1902. — Auger: Cancer de l'estomac; fistule gastro-abdominale. Bull. de la Soc. anat. de Paris 1875. p. 708. — AUCHLIN, TH.: Über das Wachstum des Magenkarzinoms. Inaug.-Diss. Zürich 1896. — AUDISTÈRE: Dégénerescence cancéreuse de l'ulcère de l'estomac. Paris 1903. — AXHAUSEN: Histologische Studien über die Ursache und den Ablauf des Knochenausbaues im osteoklastischen Karzinom. Virchows Arch. Bd. 195, S. 349. — BABES-MIRONESCU: Plastische Linitis und Magenkrebs. Ref. Münch. med. Wochenschr. 1907. S. 1605. — BABES et STOICESCO: Sur le diagnostic du cancer des organes internes par l'examen microscopique des petites tumeurs metastatiques sous-cutanées. La prog. méd. 1895. — BACHMANN: Über das Wachstum der Strumakarzinome. Inaug.-Diss. Zürich 1895. — BADE, E.: Klinische und pathologisch-anatomische Beiträge zur Kenntnis von mit Ulkus kompliziertem Magenkarzinom. Inaug.-Diss. Erlangen 1894. — BAGALOGLU: Cancer de l'estomac avec triple perforation. Bull. de la soc. anat. de Paris 1898. — BAKES: Zur operativen Therapie des kallösen Magengeschwürs. Langenbecks Arch. Bd. 76. 1905. — BAKOWSKI, P.: Pyloruskrebs infolge eines runden Magengeschwürs. Internat. klin. Rundschau 1890. 4. Jg., Nr. 35, S. 1452. — BALLET: Observation d. gastrite chronique, avec épaississement énorme des tuniques musculaires et celluleuses. Soc. anat. de Paris 1877. — BALLUF: Magenkrebs. Aufbruch desselben durch die Bauchdecken. Magenfistel. Württemb. Korrespbl. 1854. BAMBERGER: Die innere und chirurgische Behandlung des chronischen Magengeschwürs und ihre Erfolge. Berlin 1909. — BARCHASCH: Zur Pathologie der Magentuberkulose. Brauers Beitr. Bd. 8. 1907. — BARD: Les Formes cliniques du cancer de l'estomac. La Semaine méd. 1904. — BAUDOIN: Hypertrophie considérable de la muqueuse du cardia et de la grande courbure de l'estomac. Soc. anat. de Paris 1857. — BAUER, A.: Multiplizität primärer Karzinome. Inaug.-Diss. Kiel 1907. — BAUMGARTEN, P.: Über Transformation und Proliferation des Lymphgefäßendothels der Darmwand. Zentralbl. f. d. med. Wissensch. 1882. — BEC, F.: De la fistule gastro-colique. Thèse de Lyon. 1897. — BECHER: Über Riesenzellenbildung in Kankroiden. Virchows Arch. Bd. 156. — BECK: Multiple Karzinome. Prager Zeitschr. f. Heilk. 1884. — BECKER (1): Zur Kasuistik multipler primärer Tumoren. Bruns Beitr. z. klin. Chirurg. Bd. 14. 1895. — BECKER (2): Zwei primäre Karzinome des Magens. Ref.: Zentralbl. f. Chirurg. 1900. Nr. 41. S. 1028. — BEGERLE: Verhärtung und Verengerung des Magens. Hufelands Journ. d. prakt. Heilk. 1816. Bd. 3. S. 100. — BEITZKE: Zur Histologie der chronischen Gastritis. Verhandl. d. dtsch. pathol. Ges. 1914. S. 433. München. — BELIN: Adénopathies externes à distance dans le cancer visceral. Thèse de Paris 1888. — BELL: Karzinomfistel, die ganze große Kurvatur einnehmend. Glasgow med. Journ. 1887. — BENDA (1): Berl. klin. Wochenschr. Nr. 21. S. 589. 1901. — BENDA (2): Teratologie. Ergebn. d. allg. Pathol. u. pathol. Anat. Bd. 1, 2, S. 541. 1895. — BENEKE: Neuere Arbeiten zur Lehre vom Karzinom (zusammenfassendes Referat). Schmidts Jahrb. Bd. 234, S. 73. 1892. — BENEKE (2): Über physiologisches und pathologisches Wachstum. Berl. klin. Wochenschr. 1905. Nr. 36 u. 37. — BENSAUDE et OKINCZGE: Rétrécissements cancéreux multiples de la partie sous diaphragmatique du tube digestif. Arch. de méd. exper. de l'anat. pathol. Tome 18. 1906. — BÉRAULT: Hypertrophie chronique de l'estomac simulant un cancer. Soc. anat. de Paris 1847. — v. BERGMANN: Krankheiten, die dem Krebs vorangehen. Berlin. klin. Wochenschr. 1905. — Bericht über die von der schwedischen Ärztegesellschaft veranstaltete Sammelforschung über die Krebskrankheit in Schweden während der Zeit vom 1. Dezember 1905 bis 28. Februar 1906. Zeitschr. f. Krebsforsch. Bd. 7. 1909. — BÉRNARD, H. (1): Cancer colloide de l'estomac. Soc. anat. de Paris. 1899. Année 74. — BÉRNARD, H. (2): Un cas de cancer de l'estomac avec abscès préstomacal. Gaz. hebd. de méd. et de chirurg. 1899. — BÉRNARD, H.: (3) Epithéliome pylorique à marche rapide. Noyaux secondaires de muqueuse gastrique et intestinale, du péritoine du péricarde. Bull. de la soc. anat. de Paris 1900. p. 75. — BERNOULLI: Magenkrebs in den beiden ersten Lebensdezennien. Arch. f. Verdauungskrankh. Bd. 13, S. 118. 1907. BERRIER: Contribution à l'étude de coexistance de l'ulcère et du cancer de l'estomac. Thèse de Paris 1901/02. — BERTILLON, J.: Statistique de cancer d'après des doucements nouveaux. Presse médicale 1911. — BESANÇON: Rétrécissement cancéreux du pylore. Soc. anat. de Paris 1892. S. 802. — BETHE: Über Karzinom des Magendarmkanals im Kindesalter. Berlin. klin. Wochenschr. 1901. Nr. 1. 2. V. B. — BEUTLER: Über blastomatöses Wuchern von Pankreaskeimen in der Magenwand. Virchows Arch. Bd. 232, S. 341. — BIACH: Ein Fall von Entwicklung von Krebs des Magens auf der Basis eines runden Magengeschwürs. Wien. med. Presse 1890. — BILLETER, A.: Die Häufigkeit der sekundären Magenkarzinome bei dem Ulcus ventriculi. v. Bruns Beitr. z. klin. Chirurg. Bd. 90. 1914. — BILLROTH (1): Allgemeine chirurgische Pathologie und Therapie. — BILLROTH (2): Verhandlg. d. X. internat. med. Kongr. Bd. 3, Abt. VII. — BINDEMANN, H.: Fall von Magenkrebs. Inaug.-Diss. Berlin 1884. — BIRCH-HIRSCHFELD (1): Lehrbuch der pathologischen Anatomie. Leipzig. — BIRCH-HIRSCHFELD (2): Die Frage von der Entstehung von Metastasen bei Magenkrebs. Jahresber. d. Ges. Natur- u. Heilk. in Dresden 1882. — BLANC et WEILS: Note Anatomopathologique sur deux cas des tumeurs tiverticulaires de l'ombilic. Bull. de la soc. anat. de Paris 1899. — BLOCH: Studier over Tarmbetaendelse. Kobenhavn 1902. — BOAS (1): Über die Bedeutung von Traumen für die Entwicklung von Intestinalkarzinomen mit besonderer Berücksichtigung der Unfallversicherung. Dtsch. med. Wochenschr. 1897. Nr. 44. — Boas (2): Über hypertrophische Pylorusstenose (stenosierende Gastritis) und deren Behandlung. Arch. f. Verdauungskrankh. 1898. Bd. 4. — Boas (3): Die Magen- und Darmkarzinome. Die deutsche Klinik am Eingange des 20. Jahrhunderts. Bd. 5. 1902. — Böckelmann: Untersuchungen zur pathologischen Anatomie des menschlichen Magens usw. Zeitschr. f. klin. Med. Bd. 44. 1902. — Boeckel: Ablation d'estomac pour une tumeur cancéreuse greffée sur un ulcère. Bull. de l'acad. de méd. 1901. — Böhmer: Latente Magenkarzinome. Inaug.-Diss. Berlin 1903. — Boekelmann: Untersuchungen zur pathologischen Anatomie des menschlichen Magens in Fällen von Ulkus und Karzinom bei bekannter chemischer und motorischer Funktion. Zeitschr. f. klin. Med. Bd. 44. — Le Boeuf: Cirrhose de l'estomac. Journ. de méd. chirurg. et pharm. Bruxelles 1893. — v. Bomhard: Ein Beitrag zu den Beziehungen des Magenkarzinoms zum Magengeschwür. Münch. med. Wochenschr. 1920. S. 1471. — Bonin: De l'ulcérocancer de l'estomac. Thèse de Bordeaux 1911. — Bonnet: Demonstration über den feineren Bau der Magenschleimhaut des Menschen usw. Dtsch. med. Wochenschr. 1893. — Borelius, J.: En serie af 12 pylorus resektioner för kancer. Hygiea 1902. H. 9. — Borrmann, R. (1): Das Wachstum und die Verbreitungswege des Magenkarzinoms vom anatomischen und klinischen Standpunkt. Suppl. z. d. Mitteil. a. d. Grenzgeb. d. Med. u. Chirurg. 1901. — Borrmann, R. (2): Die Beurteilung multipler Karzinome im Digestionstraktus mit besonderer Berücksichtigung des Einbruchs karzinomatöser Metastasen unter Vortäuschung primärer Tumoren. Beitr. z. pathol. Anat. u. z. allg. Pathol. Bd. 48, S. 576. 1910. — Borrmann, R. (3): Vortäuschung primärer und implantierter Karzinome im Digestionstraktus infolge Einbruchs karzinomatöser Drüsen. Verhandl. d. dtsch. Ges. f. Pathol. 1907. — Borrmann, R. (4): Statistik und Kasuistik über 290 histologisch untersuchte Hautkarzinome. Dtsch. Zeitschr. f. Chirurg. Bd. 76. — Borrmann, R. (5): Die Entstehung und das Wachstum des Hautkarzinoms. Zeitschr. f. Krebsforsch. Bd. 2, S. 1. — Borrmann, R. (6): Pathologie der Geschwülste. Ergebn. d. allg. Pathol. u. pathol. Anat. 1900/1901. Jg. 7, S. 833. — Borrmann, R. (7): Zur Frage der Spontanheilung des Krebses. Dtsch. med. Wochenschr. 1904. Nr. 25. — Borst (1): Die Lehre von den Geschwülsten. Wiesbaden 1902. — Borst (2): Allgemeine Pathologie der malignen Geschwülste. Leipzig: Hirzel 1924. — Borst (3): Über die Möglichkeit einer ausgedehnten intraepidermalen Verbreitung des Hautkrebses. Verhandl. d. dtsch. pathol. Ges. Bd. 7, S. 118. Berlin 1904. — Borszéky, K.: Die chirurgische Behandlung des pept. Magen- und Duodenalgeschwürs usw. v. Bruns Beitr. z. klin. Chirurg. Bd. 57. 1908. — Bostroem: Diskuss. Bem. zum Vortrage Schlagenhaufers (Chorionepitheliom). Verhdl. d. dtsch. pathol. Ges. Karlsbad 1902. S. 212. — Botkin, S. P.: Karzinom der Pars pylorica ventriculi. Bolnitschnaja Gaseta Botkin 1891. — Bottez: Cancer du pylore, ayant déterminé une fistule gastro-cutanée. Soc. des méd. et Jassy 1889. — Boulton: Fibroid infiltration of the stomach, consequent on chronic gastritis. Brit. med. Journ. Vol. 2, p. 556. 1862. — Bouveret (1): Traité des maladies de l'estomac. Paris 1893. — Bouveret (2): Sur les signes de la fistule gastro-colique. Rev. de méd. 1899. Nr. 324. — Bouveret (3): Lyon méd. 1896. — Boveri: Zur Frage der Entstehung maligner Tumoren. Jena: Fischer 1914. — Brandt: Die Stenose des Pylorus. Inaug.-Diss. Erlangen 1851. — Bräutigam: Über den Magenkrebs. Inaug.-Diss. Würzburg 1883. — Brechoteau: Du phlegmon péri-ombilical et des fistules gastro-cutanées dans le cancer de l'estomac. Thèse de Paris 1896. — Brelet: Rev. générale. La linite plastique de Brinton. Gaz. des hôp. 1905. — Brenner (1): Über die chirurgische Behandlung des kallösen Magengeschwürs. Langenbecks Arch. Bd. 69. — Brenner (2): Gastroenterostomie oder Resektion bei Ulcus callosum ventriculi? Langenbecks Arch. 1906. Bd. 78. — Bret et Paviot: Contribution à l'étude de la linite plastique. Fait nouveaux tendant à prouver sa nature cancéreuse épithéliale. Rev. de méd. 1894. — Brieger (1): Char.-Ann. I. — Brieger (2): Beitrag zur klinischen Geschichte der karzinomatösen Peritonitis. Char.-Ann. Bd. 8. — Brinton, W. (1): The disease of the stomach. London 1859. — Brinton, W. (2): Die Krankheiten des Magens. Übersetzt von Bauer. Würzburg 1862. — Brinton (3): Les maladies de l'estomac. Trad. de Riant. 1870. — Brissaud (1): Du polyadénome gastrique. Arch. génér. de méd. 1885. — Brissaud (2): La linite plastique etc. La Semaine méd. 1900. — Broca, P. (1): Hypertrophie du pylore prise pour un cancer. Bull. de la soc. anat. de Paris 1850. — Broca, P. (2): Hypertrophie du pylore. Bull. de la soc. anat. de Paris 1858. — Broquet, Ch.: Contribution à l'étude du cancer de l'estomac. Thèse de Berne 1901. — Brosch, A. (1): Zur Ätiologie der Karzinome des Verdauungstraktus. Wien. med. Wochenschr. 1895, S. 1689. — Brosch: Theoretische und experimentelle Untersuchungen zur Pathogenesis und Histogenesis der malignen Geschwülste. Virchows Arch. Bd. 162, S. 32. — Bruch, C.: Magenkrebs und Hypertrophie der Magenhäute in anatomischer und klinischer Hinsicht. H. s. u. Pf.s Zeitschr. Bd. 8. 1849. — Brüggemann: Kasuistische Mitteilungen zur Geschwulstlehre. Zeitschr. f. Krebsforsch. Bd. 9. 1911. — Brüning: Beitrag zur Frage der Resektion des karzinomatösen Magens. Dtsch. Zeitschr. f. Chirurg. Bd. 80. 1905. — Brugnière:

Des faux cancers de l'estomac. Thèse de Paris 1904. BUCHER (1): Beitrag zur Lehre vom Karzinom zur Kasuistik und Beurteilung der multiplen Karzinome. Inaug.-Diss. Zürich 1893. — BUCHER (2): Zur Kasuistik und Beurteilung der multiplen Karzinome. Beitr. z. pathol. Anat. u. z. allg. Pathol. Bd. 14. S. 71. — BUDAY, K.: Statistik der in dem pathol.-anatomischen Institut der Universtiät in Kolozsvár in den Jahren 1870—1905 zur Obduktion gelangten Krebsfälle usw. Zeitschr. f. Krebsforsch. Bd. 6. 1908. — BÜRGER, M.: Karzinom bei jugendlichen Individuen. Inaug.-Diss. München 1893. — BUNTIG: Multiple primary carcinomata of the ileum. Bull. of John Hopkins hosp. Vol. 15. 1904. — BURK: Die chirurgische Behandlung gutartiger Magenerkrankungen und ihrer Folgezustände. v. Bruns Beitr. z. klin. Chirurg. Bd. 49. — BURKHART, O.: Über den Nabelkrebs. Inaug.-Diss. Berlin 1889. — BUSCH, M.: Über die chirurgische Behandlung gutartiger Magenaffektion insbesondere des Magengeschwürs und seiner Folgezustände mit besonderer Berücksichtigung der Spätresultate. Langenbecks Arch. 1909. Bd. 90. — BUSHNELL and HINDS: Some aspects of carcinoma ventriculi, its variations in malignarey. Brit. med. journ. 1905. p. 1114. — BUSSMANN: Über multiple primäre Karzinome, insbesondere des Verdauungskanals. Inaug.-Diss. Tübingen 1914. Sonderabdruck aus: Arb. a. d. Geb. d. pathol. Anat. u. Bakteriol. a. d. pathol.-anat. Inst. Tübingen. Bd. 9, S. 413—427. Leipzig: S. Hirzel 1914. — BUTLIN: Reports of the collective investigation. Brit. med. journ. 1887. — BUTTENBERG: Magenkrebs und seine Beziehung zum Magengeschwür. Inaug.-Diss. Jena 1895. — v. CACKOWICZ, M.: Über totale Verkleinerung (Schrumpfung) des Magens und über Jejunostomie. Arch. f. klin. Chirurg. Bd. 65, S. 409. 1902. — CALDERARA: Beiträge zur Kenntnis der Kankroide. Virchows Arch. Bd. 200. S. 181. — DE LA CAMP: Karzinome in den ersten beiden Lebensdezennien. Jahrb. a. d. Hamburger Staatskrankenanstalten. Bd. 1. 1897. — CANFIELD, W. B.: Cancer of the stomach. Internat. Clinic Philadelphia. Vol. 4. 1894. — CANNEY, l. K. C.: Carcinoma of the stomach in a youth of nineteen. The British med. journ. 1911. — CARDARELLI: Carcinoma dello stomaco. Gaz. degli Ospedali. Vol. 17. 1896. — CARDI: Solla linite plastique del Brinton. Policlinico sez. med. 1896. — CARLE et FANTINO: Beitrag zur Pathologie und Therapie des Magens. v. Langenbecks Arch. Bd. 56. 1898. — CARRIÈRE, G.: Sur un cas latent de l'estomac. Arch. clinic. de Bordeaux 1895. — CARTER: Diseases of the stomach. Med. Fortnightly St. Louis 1901. — MC CARTY: Pathol. and clin. significance of stomach ulcer. Surg., gynecol. a. obstetr. Vol. 10, Nr. 5. Mai 1910. — MC CASKEY, G. W.: A remarkable case of gastric cancer; separate involvement of cardia and pylorus. Med. News. Vol. 84. 1904. — CASSIMIR-BROUSSAIS: Cancer de l'estomac avec perforation de la veine-porte. Ann. de la méd. physiol. 1823. — CASTAIGNE: Cancer du pylore et de la partie supérieure du duodénum. Soc. anat. de Paris 1896. — DE CASTRO: Das sekundäre Magenkarzinom. Inaug.-Diss. Berlin 1890. — CASTY and BRODERS: Chronic gastric ulcer and its relation to gastric carcinoma. Arch. of int. med. Vol. 13. 1914. — CASTY and CARPENTER: The histogenesis of cancer of the stomach. Americ. journ. of the med. soc. 1915. Nr. 4. — CECCHERELLI, A.: 3 casi di stenosi pilorica. Gaz. degli Ospedali 1898. — CECONI: Über einen Fall von Ascites chylosus. Münch. med. Wochenschr. 1899. — CERNÉ, A.: De la mort rapide par le traumatisme chez les sujets atteints de Néoplasmes profonds. Paris 1881. — CHAPERT: Cancer du pylore. Soc. de chirurg. de Paris Tome 24. 1898. — CHAPPET. V.: Cancer villeux du cardia propagé au diaphragme et à la base du poumon gauche; pleurésie et péricardite suppurée, gangraine pulmonaire fistule pleuro-gastrique, noyau de généralisation au foie. Lyon méd. 1894. — CHAPUT: Ulcère gastr. et dégénerescence cancéreuse au début. Soc. méd. Hôpitaux 1897. — CHAPUT et PILLIET: Linite hypertrophieque non cancéreuse. Bull. et mém. de la soc. anat. de Paris 1896. p. 154. — CHARDET: Monographie de dégéneration scirrheuse de l'estomac. Paris 1908. — CHARLES: On a case of scirrhosis of fibroid infiltration of the stomach. Dublin journ. of med. März 1875. — CHAVASSE, T. F.: Gastrectomy for carcinoma of the stomach. Pathol. soc. of London 1899. — CHIARI (1): Über eine seltene Form von karzinomatöser Struktur des Ileum. Prag. med. Wochenschr. 1890. — CHIARI (2): Über Magensyphilis Internat. Beitr. z. wissenschaftl. Med. (Virchows Festschrift.) 1891. Bd. 2. — CHIARI (3): Zur Kenntnis der gutartigen Pylorushypertrophie. Virchows Arch. Bd. 213. 1913. — CHIFOLIAU et MASSON: Linite plastique. Soc. anat. de Paris 1910. — CHOSROJEFF: Zwei Fälle von seltenen Magentumoren. Beitr. z. pathol. Anat. u. z. allg. Pathol. Bd. 54. 1912. — CHUMA: Zur normalen und pathologischen Histologie der Magenschleimhaut. Virchows Arch. Bd. 247. S. 236. 1923. — CHUQUET: Péritonite cancéreuse primitive. Thèse de Paris 1897. — CIGNOZZI: Dui casi di endothelioma dello stomaco. La Ref. med. 1905. — CLAIRMONT: Bericht über 258 von Prof. v. EISELSBERG ausgeführte Magenoperationen. Langenbecks Arch. Bd. 76. 1905. — CLARKE, J.: A Case of Cancer of the Pylorus presenting some unusual Features. The Lancet 1898. Vol. 1. — CLAVELIN, J.: Cancer latent de l'estomac chez un homme de 23 ans. Arch. de méd. et pharm. militaire. Tome 16. Paris 1890. — CLAUDE: Cancer et tuberculose de l'estomac. Soc. de biol. 1899. — COHN (1): Statistik des runden Magengeschwürs. Inaug.-Diss. Kiel 1891. — COHN (2): Über metastatisches Ovarialkarzinom. Monatsschr. f. Geburtsh. u. Gynäkol. Bd. 31. — COHNHEIM (1): Vorlesungen über allgemeine Pathologie. Bd. I. — Cohnheim (2): Krebsmetastasen des Magens. Virchows Arch. 1867. Bd. 38. — Cohnheim (3): Die Bedeutung kleiner Schleimhautstückchen für die Diagnostik der Magenkrankheiten. Arch. f. Verdauungskrankh. Bd. 1. 1896. — Coley, W. B.: Carcinoma of the stomach. 3 Cases. New York med. journ. Vol. 3. 1891. — Collinet, E.: Epithélioma primitif latent de l'estomac et secondaire du foie chez une femme jeune. Soc. anat. de Paris 1892. — Colonna, G.: Le stenosi piloriche non maligne. Gaz. med. di Turino 1900. — Combemale et Huriez, C.: Sténose cancéreuse du pylore, crises-épileptiformes, résultant vraisemblablement de fermentations anormal dans l'estomac dilaté. Echo méd. du Nord 1900. p. 350. — Mc Connell, G.: Die Krebskrankheit in den Vereinigten Staaten von Nordamerika. Zeitschr. f. Krebsforsch. Bd. 7. 1907. — Coupland: Metastatic carcinom of the stomach. Pathol. soc. of London 1876. p. 264. — Cova et Bous: Contributo allo studio clinico anatomic et istologico della linite plastico de Brinton. Gaz. d. osp. Milano 1909. — Coupland: Transact. of the pathol. Society of London 1876. — Mc Crace: Cirrhosis of the stomach. Bull. of Johns Hopkins hosp. Vol. 12. 1901. — Creite: Beiträge zur Chirurgie des Magenkarzinoms. Dtsch. Zeitschr. f. Chirurg. Bd. 87. 1907 und Bd. 94. 1908. — Croner: Maligne Geschwülste im Kindesalter. Zeitschr. f. Krebsforsch. Bd. 12. 1913. — Crouzon: Cancer de l'oesophage et cancer du pylore. Soc. anat. de Paris 1900. — Cruchet: Néoplasme de l'estomac avec énorme généralisation secondaire du foie. Journ. de méd. de Bordeaux 1900. — Cruveilhier: Anat. pathol. Bd. 4. 1835. — Cullingworth: Brit. med. journ. Vol. 2. 1877. Zitiert nach Bernouilli. — Cunéo (1): Le l'envahissement du système lymphatique dans le cancer de l'estomac et de ses conséquences chirurgicales. Thèse de Paris 1900. — Cunéo (2): Cancer de l'estomac simulant la linite plastique. Bull. et mém. de la soc. anat. de Paris 1901. — Cunéo, B.: Anatomie pathologique du cancer de l'estomac envisagée au point de vue chirurgical. Travaux de chirurg. par H. Hartmann, Paris 1903. — Curschmann: Zur Differentialdiagnostik der mit Aszites verbundenen Erkrankung der Leber und des Pfortadersystems. Dtsch. med. Wochenschr. 1884. — Curtis (1): Etude sur un cas de linite plastique gastro-intestinale. Arch. de méd. de l'anat. pathol. Tome 20. 1908. — Curtis (2): Bull. et mem. de la soc. anat. de Paris 1909. — Curtis, B. F.: Cancer of the stomach and intestines. Med. Record New York 1900. — Curtius: Etude sur un cas de linite plastique gastro-intestinale. Arch. de méd. exp. Tome 20. 1908. — Czerny: Warum dürfen wir die parasitäre Theorie für die bösartigen Geschwülste nicht aufgeben? v. Bruns Beitr. z. klin. Chirurg. Bd. 25. — Dahmen, Fr.: Ausgedehnte Karzinommetastasen in der Leber bei fast abgeheiltem primären Magenkrebs. Zeitschr. f. Krebsforsch. Bd. 3. 1905. — Dalgetty: Über den Krebs in den Tropen. Journ. of tropic medicine. 1902. — Danel: Linite plastique localisée. Journ. des sciences méd. de Lille 1904. — Daneel: Bericht über die in der Heidelberger Klinik von 1905 bis Ende 1908 beobachteten Fälle von Magenkarzinomen. v. Bruns Beitr. Bd. 59. 1908. — Daneel, P.: Bericht über die in der Heidelberger Klinik von 1898 bis Ende 1905 beobachteten Fälle von Magenkarzinomen. v. Bruns Beitr. z. klin. Chirurg. Bd. 59, S. 283. 1908. — Danielsen: Karzinomstatistik nach Befunden des Kieler pathol. Instituts. Inaug.-Diss. Kiel 1887. — Dann: Über die von sekundären Karzinomen erzeugten Darmstenosen. Dtsch. Zeitschr. f. Chirurg. Bd. 106. 1901. — Danziger, G.: Statistische Mitteilungen über das Magengeschwür nach Beobachtung an der Würzburger Klinik. Inaug.-Diss. Würzburg 1892. — Daus: Über sekundäre Hautkrebse. Virchows Arch. Bd. 190, S. 196. 1907. — David: Latenter Magenkrebs mit zahlreichen Metastasen. Journ. des sciences méd. de Lille 1903. — Davidsohn (1): Demonstration eines Falles von Magenkrebs. Dtsch. med. Wochenschr. 1905. Nr. 5. V. S. 26. — Davidsohn (2): Chorionepitheliom und Magenkrebs, eine seltene Verschmelzung zweier bösartiger Geschwülste. Charité Ann. Jg. 29, S. 426. 1905. — Debelut: Contribution a l'étude des adhérences dans le cancer de l'estomac. Thèse de Paris 1890. — Debernardi: Sulla rigenerazione della mucosa del fondo della stomaco. Atti del Io Congresso internat. dei patologi. Torino 1911. — Debove et Soupault: Cancer greffee sur ulcère. Bull. de l'acad. de méd. 1895. — Degne: Bull. de la soc. anat. de Paris 1896. — Degry: Un cas de linite plastique. Bull. de la soc. et mém. anat. de Paris 1896. — Deguy: Cancer latent de la face postérieur de l'estomac. Pyémie streptococcique secondaire. Bull. et mém. de la soc. anat. de Paris 1896. — Delamare et Brelet: Linite plastique cancéreuse. Bull. et mém. de la soc. anat. de Paris 1909. — Delbet, P.: Tumeur du pylore. Soc. de chirurg. de Paris 1900. — Denucé: Néoplasma du pylore. Journ. de méd. de Bordeaux 1900. — Depuy: Bull. et mém. de la soc. anat. de Paris 1896. — Deutschländer: Diagnostische Bedeutung des Magenchemismus bei Carcinoma ventriculi. Inaug.-Diss. Greifswald 1896. — Devic, G. et Chatin: Double carcinoma de l'estomac. Province méd. Lyon 1892. — Dieulafoy: Transformat. de l'ulcère stomacale en cancer. Presse méd. November 1897. — Diruf, Oskar: Oppenheims Zeitschr. f. d. ges. Med. 1849. — Disse: Über die Lymphblasen der menschlichen Magenschleimhaut. Sitzungsber. d. Ges. z. Beförderung der ges. Naturwissensch. zu Marburg 1910. — Dittrich: Die krebsige Erkrankung des Magens vom pathol.-anat. Standpunkt aus geschildert. Prag. Vierteljahrsschr. f. prakt. Heilk. 1848. — Djewitzki: Über einen Fall von Chorionepitheliom der Harnblase. Virchows Arch. Bd. 178. S. 451. — Dock, G.: Cancer of the stomach in early life and the value of cells in effusions in the diagnosis of cancer of the serous membranes. Americ. journ. of the med. sciences Vol. 113. 1897. — Dollinger: Über einige Ergebnisse der Krebsstatistik Ungarns. Zeitschr. f. Krebsforsch. Bd. 7. 1909. — Donà: Cancer du pylore. Soc. de chirurg. 1900. — Dreyer: Über das Magenkarzinom. Inaug.-Diss. Berlin 1894. — Dubujadaux: Sur une variété de cirrhose encore inédite accompagnant la gastrite chronique avec sclérose sousmuqueuse hypertrophique. Gaz. hebd. de méd. et de chirurg. 1883. — Duclos: Tumeur fibro-plastique de la petite courbure de l'estomac. Bull. et mém. de la soc. anat. de Paris 1854. — Duplan, E.: L'ulcérocancer gastrique. Thèse de Montpellier 1911. — Duplant (1): De la prétendue transformation de l'ulcère rond en cancer. Thèse de Lyon 1898. — Duplant (2): Epithelioma diffus de l'estomac ou linite plastique. Soc. nat. de méd. de Lyon. Lyon méd. 1899. Nr. 10. S. 337. — Durand, L.: Etude sur un cas de linite plastique. Thèse de Paris 1910. — Durand-Fardel: Observation de linite plastique. Bull. et mém. de la soc. anat. de Paris 1879. — Durante, G.: Volumineux cancer latent de l'antre du pylore sans adhérence, mort par péritonite par perforation. Bull. et mém. de la soc. anat. de Paris. 1894. — Duschl: Ein Basalzellenkrebs des Magens. Frankf. Zeitschr. f. pathol. Anat. Bd. 33. S. 427. 1923. — Duzéa: Gaz. des hôp. 1887. H. 56; zit. nach Zuppinger: Wien. klin. Wochenschr. 1900. S. 389. — Eberlein: Primärer Magenkrebs beim Hund. Monatsschr. f. prakt. Tierheilk. Bd. 8. 1897. — v. Ebner: A. Köllikers Handbuch der Gewebelehre des Menschen. Bd. 3, 1. 6. Aufl. 1899. — Ebstein, W.: Über Magenkrebs. Volkmanns Samml. klin. Vortr. 1875. S. 87. — Ehrich: Prognose der Magenkarzinome. Zentralbl. f. Chirurg. 1912. — Ehrlich, H.: Primäres doppelseitiges Mammakarzinom und wahres Nabeladenom (Printz). v. Langenbecks Arch. Bd. 89. 1919. — Eichhorst, H.: Handbuch der speziellen Pathologie und Therapie. Wien 1883. — Einhorn: Über Syphilis des Magens. Arch. f. Verdauungskrankh. Bd. 6. 1900. — v. Eiselsberg: A case of Linitis plastica of the stomach (Brinton) cured by jejunostomie. Surg. gynecol. a. obstetr. 1908. — Eisenhart: Beitrag zur Statistik des Magenkrebses. Münch. med. Wochenschr. 1886. — Ellett, E. G.: A case of colloid cancer of the stomach terminated by gastric perforation. Autopsy. Univers. med. Mag. Philadelphia 1891/92. — Ely (1): A study of metastatic Carcinoma of the stomach. Americ. journ. of the med. sciences. 1890. — Ely, J. S. (2): Metastatic Carcinoma of the stomach. New York Pathol. soc. 1891. p. 64. — Ely, J. S. (3): A study of metast. carcinoma of the stomach. Americ. journ. of the med. science. 1890. — Engelhorn (1): Über das gleichzeitige Vorkommen von malignen Ovarialtumoren und Magenkarzinom. Hegarsche Beitr. z. Geb. u. Gynäkol. Bd. 11, H. 2 u. Med. Korresp.-Blatt d. Württ. ärztl. Landesvereins. 2. Februar 1907. — Engelhorn (2): Hegars Beitr. Bd. 11. — Engelhorn, E. (3): Über das gleichzeitige Vorkommen von Ovarialtumoren und Magenkarzinom. Inaug.-Diss. Tübingen. 1906. — Eppinger: Plattenepithelkarzinom des Magens. Prag. med. Wochenschr. 1895. S. 218. — Erbslöh: Fünf Fälle von osteoplastischem Karzinom. Virchows Arch. Bd. 163. — Eschbacher: Ein Fall von karzinomatöser Pfortaderthrombose bei Carcinoma ventriculi und geheilter Lungenphthise. Inaug.-Diss. Freiburg i. B. 1888. — d'Espine (1): Statistique mortuaire du Canton de Genève pendant les années 1838—1885. Echo Médical 1885. — d'Espine (2): Annales d'hygiène. Tome 23. Paris 1840. — d'Espine (3): Essai sur la statistique mortuaire comparée. Paris 1858. — Ewald (1): Gastritis. Berlin. klin. Wochenschr. 1886. — Ewald (2): Nr. 58, Samml. ärztl. Obergutachten. 1897—1902. — Ewald (3): Magengeschwür und Magenblutung. Die dtsch. Klinik. Bd. 5. — Ewald, C. A. (1): Weitere Beiträge zur Lehre von der Verdauung. Zeitschr. f. klin. Med. 1880. — Ewald, C. A. (2): Klinik der Verdauungskrankheiten. Berlin 1888. — Ewald, C. A. (3): Verdauungskrankheiten 1890—1893, 1—2. — Ewing, James (1): Cancer problems. Arch. of internal med. Vol. 1. 1908. — Ewing, James (2): Malignant Adenoma of the Stomach. New York pathol. soc. 1899. — De Fabeck: Edinburgh med. Journ. 1858. — Faber, Kund, und G. Lange (1): Den chroniske Achylia gastrica Pathogenese og Aetiologie. Köbenhavn 1907. — Faber, Kund, und G. Lange (2): Die Pathogenese und Ätiologie der chronischen Achylia gastrica. Zeitschr. f. klin. Med. Bd. 66. 1908. — Falk, F.: Über einen Fall von Netzechinokokkus mit Magenkarzinom. Inaug.-Diss. Würzburg 1896. — Mc Farland, J.: Castric Carcinoma. Pathol. Soc. of Philadelphia. New Series 1900. — Faroy: Linite plastique cancéreuse. Bull. et mém. de la soc. anat. de Paris 1909. — Feilchenfeld (1): Zur Statistik und Kasuistik des Karzinoms. Leipzig 1897. — Feilchenfeld (2): Beiträge zur Statistik und Kasuistik des Karzinoms. Inaug.-Diss. Leipzig 1907. — Feilchenfeld (3): Inaug.-Diss. Leipzig 1901. — Feldner, Otto: Krebsstatistik nach den Sektionsprotokollen des anat.-pathol. Instituts zu Göttingen. Inaug.-Diss. Göttingen 1908. — Fenner, R.: Eine eigentümliche Form von Gallertkrebs des Magens. Inaug.-Diss. Würzburg 1893. — Fenwick (1): Gastritis bei Magenkarzinom. The Lancet 1870 u. 1877. — Fenwick (2): Virchows Arch. Bd. 118. — Fenwick (3): Lecture on Atrophy of the Stomach. The Lancet 1877. — Fenwick (4): Primary sarcoma of the stomach. The Lancet. 16. Februar 1901. Vol. 1. p. 463. Ref.: Zentralbl. f. Chirurg. Nr. 17. S. 446. 1901.

— Fenwick (5): Brit. med. Journ. 1909. — Fenwick, S. and W. S. Fenwick: Cancer and other tumours of the stomach. London 1902. — Fernet: Note sur un cas de carcinose généralisée secondaire à un cancer de l'estomac. France méd. 1888. — Ferron et Nouaille: Cancer encéphaloide de l'estomac, du pancréas, du colon et du mésentère. Journ. de méd. de Bordeaux. Tome 22. 1892. — Feser, J.: Über die chronische sklerosierende Gastritis und ihre Beziehung zur Syphilis. Inaug.-Diss. Würzburg 1903. — Fett, N. M.: Das Magenkarzinom in der Heidelberger Klinik von 1906—1911. Inaug.-Diss. Heidelberg 1912. — Feulard: Fistule ombilicale et cancer de l'estomac. Arch. de génér. méd. 1887. — Fibiger, Joh.: Untersuchungen über eine Nematode (Spiroptera sp. n.) und deren Fähigkeit, papillomatöse und karzinomatöse Geschwulstbildungen im Magen der Ratte hervorzurufen. Zeitschr. f. Krebsforsch. Bd. 13. 1913. — Fischer: Umfangreiche Magen- und Darmresektion. Dtsch. Ges. f. Chirurg. Bd. 1, S. 29. 1888. — Fischer, B.: Diskussionsbemerkung zum Vortrag Askanazys (s. diesen). — Fischer-Defoy und Lubarsch: Pathologie des Karzinoms. Ergebn. d. allg. Pathol. u. pathol. Anat. Bd. 10, S. 850. — Fischer, W.: Zwei Fälle von latent verlaufendem Magenkarzinom. Wien. med. Wochenschr. 1895 — Fischl, J.: Die Gastritis beim Karzinom des Magens. Prag. Zeitschr. f. Heilk. 1891. Bd. 12. — Fischl, R.: Beiträge zur Histologie des Säuglingsmagens. Zeitschr. f. Heilk. Bd. 12. 1891. — Flasser, E.: Ein Fall von latentem Karzinom des Magens mit Ausgang in Sepsis. Inaug.-Diss. München 1894. — Flatow: Entwicklung des Magenkrebses aus Narben des runden Magengeschwürs. Inaug.-Diss. München 1897. — Fleiner: Entstehung peptischer Geschwüre im Magen bei sekundärer Krebsinfiltration. Festschr. f. Arnold. 7. Suppl. f. Beitr. z. pathol. Anat. u. z. allg. Pathol. 1905. S. 289. — Flögel, J.: Krebsige Metamorphose des ganzen Magens. Wien. med. Halle 1861. — Förster: Lehrbuch der pathol. Anatomie. — Foersterling: Entzündliche Thrombose fast des gesamten peripheren Venensystems („springende Thromben", „Thrombophlebitis migrans"). Mitt. a. d. Grenzgeb. d. Med. u. Chirurg. Bd. 19, H. 4. 1909. — Folli und Bernardelli: Über Linitis plastica Brinton. Rif. med. 1902. — da Fonseca Wollheim, B.: Primärer Magenkrebs mit schleimproduzierenden Metastasen. Inaug.-Diss. Kiel 1900. — Formad: Cirrhose chronique hypertrophique avec ulcère et dégénérescence colloide de la muqueuse gastrique. Rev. des soc. méd. de Hayem 1858. — Fox: Eulenburgs Realenzyklopädie. Bd. 12. — Fränkel, E. (1): Sekundäre Knochenkrebse. Münch. med. Wochenschr. 1902, Nr. 9 und Berlin. klin. Wochenschr. 1909. S. 521. — Fränkel, E.: Große Metastasen, welche von kleinen primären Karzinomen ausgehen. Ärztl. Verein zu Hamburg 1902. — Fraenkel, H.: Über die Ergebnisse der Gastroenterostomie bei Ulkus und Carcinoma ventriculi. Halle 1912. — Fraenkel und Simmonds: Beziehungen zwischen Ulcus ventriculi und Karzinom. Münch. med. Wochenschr. 1913. S. 557. — Franchomme: Cancer du pylore, noyaux secondaire unique dans le foie. Journ. des sciences méd. de Lille 1892. — Franck, E.: Das Karzinom im Hause Napoléon Bonaparte. Med. Woche 1904. — Frank: Über Kombination von Karzinom und Tuberkulose des Magens. Arbeit aus dem Gebiet der pathol. Anat. u. Bakteriol. Bd. 8, H. 2. 1914. — Frank, G.: Über Kombination von Karzinom und Tuberkulose des Magens. Inaug.-Diss. Tübingen 1913. — Franz, K.: Magenkarzinom bei einem 9jährigen Knaben. Dtsch. med. Wochenschr. 1915. Nr. 13. — Friedenwald: A clinical study of one thousand cases of cancer of the stomach. Americ. journ. of the med. sciences. Vol. 148. 1914. — Friedenwald, J. and H. S. Holsting: Latent cancer of the stomach medical. Record. Vol. 54. New York 1898. — Friedländer: Über Epithelwucherung und Krebs. Straßburg 1877. — Friedreich, N.: Fall von Magenkrebs. Berlin. klin. Wochenschr. 1874. — Friedrich: Über atypische Karzinome. Med. Klinik. Bd. 14. 1912. — Frief (1): Die von 1876—1900 in Breslau vorgekommenen Todesfälle an Krebs mit besonderer Berücksichtigung ärztlicher Verhältnisse. Inaug.-Diss. Breslau 1904. — Frief (2): Die in den Jahren 1870—1900 in Breslau vorgekommenen Todesfälle an Krebs mit besonderer Berücksichtigung örtlicher Einflüsse auf diese Krankheit. Klin. Jahrb. Bd. 12. — Fritzsche: Über Metastasen von Mammakarzinom im Magen. Zeitschr. f. Krebsforsch. Bd. 17, S. 236. — Fütterer (1): Über die Ätiologie des Karzinoms. Wiesbaden 1901. — Fütterer (2): Über Epithelmetaplasie. Ergebn. d. allg. Pathol. u. pathol. Anat. Jg. 9, Abt. 8. 1903. — Fütterer, G. (1): Über die Ätiologie des Karzinoms mit besonderer Berücksichtigung der Karzinome des Skrotums, der Gallenblase und des Magens. Wiesbaden 1901. — Fütterer, G. (2): Über die Ätiologie des Karzinoms mit besonderer Berücksichtigung der Krebse des Skrotums, des Magens und der Gallenblase. Wien. klin. Wochenschr. 1902. — Fütterer, G. (3): The origin of carcin. of the stomach from chronic round ulcer of the stomach. Journ. of the Americ. med. assoc. 1902. p. 3. — Fütterer, G. (4): Carcinoma of stomach. Journ. of the Americ. med. assoc. 1902. p. 38. — Fütterer, G. (5): Experimentaly produced genuine epithelial metaplasia in the stomach and the relations of epithelial metaplasia to carcinoma as demonstrated by cases reportes in the literature. Journ. of the Americ. med. Assoc. 1904. p. 1129. — Le Fur: Cancer de l'estomac avec péritonite et ascite enkystée. Soc. anat. Paris 1898. Année 73. — Fussel, M. H.: Primary carcinoma of the stomach, carcinoma of liver. Universal medical, Magazine 1896. Vol. 8. — Gabbi: Un caso di linite

plastica. Rif. med. 1893. — GALLIARD: Les cirrhoses de l'intestin. Méd. mod. 1897.
GANDER, G.: Du cancer précoce de l'estomac. Inaug.-Diss. Bern 1904. — GANGOLPH: Des
phlegmons abdominaux consécutifs aux tumreus cancéreuses de l'intestin. Lyon méd.
1897. — GARRÈ: Magenkrebs von ungewöhnlicher Größe. Dtsch. med. Wochenschr. 1905.
Nr. 24. — GARRET: Contribution à l'étude des néoplasmes de l'estomac du cancer con-
jonctiv sous-muqueux. Thèse de Lyon 1892. — GARTHAUS, J.: Die Entstehung des Magenkarzinoms auf Grund eines chronischen Magengeschwürs und deren diagnostische Sicherstellung. Inaug.-Diss. Erlangen 1909. — GÄRTTNER, H.: Über den diffusen Skirrhus des
Magens und seine Beziehung zur sog. gutartigen Magenverhärtung. Inaug.-Diss. Tübingen
1878. — GAULTIER, R.: Complications anormales du cancer de l'estomac. Broncho-pneu-
monie suppurative et gangréneuse, abscès sous-phrénique consécutif à la perforation d'un
cancer de l'estomac. Arch. génér. de méd. 1904. — GAYET et PATEL: Un cas de gastrectomie
totale pour linite plastique. Arch. de méd. des enf. 1904. — GEIPEL, P.: Über Lymphangitis
carcinomatosa der Haut bei Magenkarzinom. Arch. f. Dermatol. u. Syphilis. Bd. 107. S. 397.
1911. — GEISSLER: Beitrag zur Frage der primären Knochenkarzinome. Arch. f. klin.
Chirurg. Bd. 45. — GEMMELL: Cancer of the pylorus. The Glasgow med. journ. Vol. 46.
1896. — GENZKEN: Zur Statistik des Krebses. Inaug.-Diss. Kiel 1912. — GÉRANDEL: Les
metastases cancéreuses par envahissement lymphatique retrograde. Soc. de biologie. Tome
68. Paris 1910. — GÉRARD-MARCHANT et DEMOULIN: Sur les tumeurs et retréssissements
inflammatoires de la region pylorique de l'estomac. Rev. de gyn. et de chir. abd. 1899.
— GHON: Jahrb. f. Kinderheilk. Bd. 68, S. 89. — GIAVARINI, G.: Sul cancro latente de.
stomac. Riv. clinica Milano 1892. Vol. 31. — GIBSON, A. and A. THOMSON: Microscopic
specimens of two cases of cancer of the pylorus. Med. chirurg. soc. of Edinburgh Vol. 15.
1895/96 bis 1897. — GILBERT, A. et A. LIPPMANN: Du cancer de l'estomac à forme hépato-
gangréneuse. Bull. et mém. de la soc. méd. des hôp. de Paris 1903. — GILBERT: Thèse de
Paris 1887. — GILLI: Mitt. a. d. Grenzgeb. d. Med. u. Chirurg. Bd. 18. 1908. — GIRODE
et CHAPT: Cancer de l'estomac. Tuberculose intestinal. Bull. et mém. de la soc. des hôp.
anat. de Paris 1892. — GLAX: Über Gastritis phlegmonosa. Berlin. klin. Wochenschr. 1879.
— GLENK, C.: Ein Fall von multiplem primärem Karzinom des Magens. Inaug.-Diss.
Erlangen 1900. — GLIEMEROTH, G.: Ein Fall von willkürlichem Wachstum eines Magenkrebses durch das Ligamentum hepato-duodenale in die Leber, die Gallenblase und das
Zwerchfell. Inaug.-Diss. Marburg 1901. — GLOCKNER, A.: Über sekundäres Ovarialkarzinom. Arch. f. Gynäkol. Bd. 72. 1904. — GÖBELL: Ein Bauchwandkarzinom der Regio
epigastrica. Dtsch. Zeitschr. f. Chirurg. Bd. 52. — GOBIET, JOSEPH: Ein Fall von aus-
getragener Schwangerschaft kompliziert mit Krebs der Gebärmutter, beider Eierstöcke
und des Wurmfortsatzes als Metastasen eines Magenkrebses. Wien. klin. Wochenschr.
1909. — GODDRIDGE, HENRY: Brit. med. journ. Vol. 1. 1890. — GOEBEL: Über die bei
Bilharziakrankheit vorkommenden Blasentumoren usw. Zeitschr. f. Krebsforsch. Bd. 3.
1905. — GOECKEL: Über die traumatische Entstehung des Karzinoms mit besonderer
Berücksichtigung des Intestinaltraktus. Arch. f. Verdauungskrankh. Bd. 3, S. 460. 1896.
— GOETSCH: Über den Einfluß von Knochenmetastasen auf das Knochengewebe. Beitr.
z. pathol. Anat. u. z. allg. Pathol. Bd. 39. 1906. — GOETZE, O.: Bemerkungen über Multiplizität primärer Karzinome in Anlehnung an einen Fall von dreifachem Karzinom. Zeitschr.
f. Krebsforschung. Bd. 13. 1913. — GOLDMANN, E. (1): Anatomische Untersuchungen
über die Verbreitungswege bösartiger Geschwülste. v. Bruns Beitr. z. klin. Chirurg. Bd. 18.
1897. — GOLDMANN, E. (2): Studien zur Biologie der bösartigen Neubildungen. Tübingen
1911. — v. GRÓSKI: Beitrag zur Kasuistik der Dickdarmkarzinome. Inaug.-Diss. Greifswald 1895. — GOSSET und MASSON: Cancer intestinal de l'estomac. La Presse méd. 1912.
— GÖTTING: Zur Multiplizität primärer Karzinome. Zeitschr. f. Krebsforsch. Bd. 7. S. 675.
— GOTTSTEIN: Demonstration eines Magenpräparates mit doppeltem Karzinom. Allg. med.
Zentralztg. 1910. Nr. 3. — GOUGET: Bull. et mém. de la soc. anat. de Paris 1894. — GRAF,
P.: Ein Beitrag zur Chirurgie gutartiger Magenerkrankungen. Dtsch. Zeitschr. f. Chirurg.
Bd. 90. 1909. — GRAHAM: Ulcer and cancer of the stomach their relationship. Boston
med. a. surg. Journ. 1905. — GRASSHOFF: Beiträge zur Statistik des Magenkarzinoms.
Inaug.-Diss. Göttingen 1903. — GRAVENHORST, FR.: Über die Entstehung des Magenkrebses
aus chronischem Magengeschwür. Inaug.-Diss. Kiel 1893. — GRAVES, W.: Precocious
gastric carcinoma. Royal acad. of med. in Ireland. Vol. 9. 1918. — GRAWITZ: Über Krebsmetastasen im Magen. Virchows Arch. Bd. 86, S. 159. 1881. — GREENOUGH, R. B. und
JOSLIN, E. P.: Gastric ulcer at the Massachusetts general hospital 1888 1898. Americ.
journ. 1899. Ref.: Zentralbl. f. Chirurg. 1900. — GREVE, B.: Ein Fall von Magenkarzinom
mit besonderen Metastasen. Inaug.-Diss. Kiel 1901. — GRIFFON et NATTAN-LARRIER:
Carcinose gastrique et rectale généralisée à l'intestin grêle. Bull. et mém. de la soc. anat.
de Paris 1903. — GROSS: Die syphilitische fibröse Magen-Darmstriktur. Münch. med.
Wochenschr. 1903. — GRUBER, G. B. (1): Beitrag zur Frage nach den Beziehungen zwischen
Krebs und peptischem Geschwür im oberen Digestionstraktus. Zeitschr. f. Krebsforsch.
Bd. 13. 1913. — GRUBER, G. B. (2): Knochenbildung in einem Magenkarzinom. Beitr. z.

pathol. Anat. u. z. allg. Pathol. Bd. 55. 1913. — Gruber, B. G. (3): Mitteilungen a. d. Grenzgeb. d. Med. u. Chirurg. Bd. 25, H. 3. — Grünfeld: Einige Bemerkungen über Narben nach Ulcus ventriculi. Schmidts Jahrb. Bd. 198, S. 142. 1883. — Gruner and Mullaly: Zystische Granulome des Magens. Americ. journ. of the med. sciences. Vol. 144. 1912. — Günsel: Über die Entwicklung des Karzinoms in Narben, besonders den Geschwürsnarben des Magens. Inaug.-Diss. Tübingen 1902. — Günther: Scirrhus ventriculi. Inaug.-Diss. Leipzig 1908. — Güttich, A.: Ein Fall von Magen-Leberkrebs im Kindesalter. Inaug.-Diss. Halle 1909. — Guillot: Thèse de Paris 1901. — Guinard, A.: Affections chirurgicales de l'abdomen. Paris 1910. — Gussenbauer und Winiwarter: Die partielle Magensekretion. v. Langenbecks Arch. Bd. 19. 1876. — Gutbrod: Skirrhus des Labmagens bei einem Ochsen. Wochenschr. f. Tierheilk. u. Viehzucht 1901. Nr. 33. — v. Haberer (1): Ein seltener Fall von Sklerose des Magens und des obersten Dünndarmes. Mitt. a. d. Grenzgeb. d. Med. u. Chirurg. Bd. 16, H. 3. — v. Haberer (2): Volvulus des Magens bei Karzinom. Dtsch. Zeitschr. f. Chirurg. Bd. 115. 1912. — v. Haberer (3): Zur Frage des Magenkarzinoms auf Ulkusbasis. Mitt. a. d. Grenzgeb. d. Med. u. Chirurg. Bd. 31. 1919. — Haberfeld: Zur Statistik und Ätiologie des Karzinoms des Magens, der Gallenwege und Bronchien. Zeitschr. f. Krebsforsch. Bd. 7, S. 190. 1909. — Haberkant: Über die bis jetzt erzielten unmittelbaren und weiteren Erfolge der verschiedenen Operationen am Magen. Langenbecks Arch. Bd. 51. — Häberlin: Kasuistische Beiträge zur Magenchirurgie. Münch. med. Wochenschr. 1901. — Häberlin, H. (1): Über Verbreitung und Ätiologie des Magenkrebses. Inaug.-Diss. Zürich 1889. — Häberlin, H. (2): Dtsch. Arch. f. klin. Med. Bd. 44. — Habershon: On diseases of the stomach. London 1866. — Hagedorn: Karzinome Jugendlicher. Zentralbl. f. allg. Pathol. u. pathol. Anat. Bd. 27, Nr. 6. 1916. — Hager: Carcinoma ventriculi auf dem Boden einer Narbe. Inaug.-Diss. Würzburg 1888. — Hahn, E. (1): Über Magenkarzinome und operative Behandlung derselben. Berlin. klin. Wochenschr. 1885. — Hahn, E. (2): Über einige Erfahrungen auf dem Gebiete der Magendarmchirurgie. Dtsch. med. Wochenschr. 1897. — Hahn, F.: Ein Fall von Gallertkrebs des Magens und der Speiseröhre. Inaug.-Diss. Erlangen 1899. — Haimann: Die Verbreitung der Karzinomerkrankung, die Häufigkeit ihres Vorkommens in den einzelnen Körperteilen usw. Langenbecks Arch. Bd. 57, 1898 u. Bd. 58. 1899. — Hallas: Heterotope Epithelproliferationen bei Gastritis chronica. Virchows Arch. Bd. 206. 1911. — Hallion: Cancer du pylore et de la première partie du duodenum; adénopathies du médiastin du creux sus-claviculaire gauche et de l'aiselle du même côté etc. Gaz. des hôp. civ. et milit. 1889. — Hammann, J.: Über Striktur des Ösophagus bei Magenkarzinom. Inaug.-Diss. Würzburg 1893. — Hammerschlag (1): Untersuchungen über das Magenkarzinom. Arch. f. Verdauungskrankh. Bd. 2. 1896. — Hammerschlag (2): Zur Kenntnis des Magenkarzinoms. Wien. klin. Rundschau 1895. — Hampeln, P.: Über die Beziehungen des Magenfunduskarzinoms und chronischen Milzabszesses zu den Erkrankungen der linken subdiaphragmatischen Gegend. Mitt. a. d. Grenzgeb. d. Med. u. Chirurg. Bd. 5. 1900. — Hanes, Fr. M. und R. Lambert: Amöboide Bewegungen von Krebszellen als ein Faktor des invasiven und metastatischen Wachstums maligner Tumoren. Virchows Arch. Bd. 209. 1912. — Hanot: Arch. génér. de méd. 1892. — Hanot (2): Cancer simulant un ulcère simple. Arch. génér. de méd. 1884. — Hanot, O. et Gombault: Etude sur la gastrite chronique avec sclérose sousmuqueuse hypertrophique et rétropéritonite calleuse. Arch. de physiol. 1882. — Hanot, V.: Sur une forme septicémique du cancer de l'estomac. Arch. génér. de méd. 1892. — v. Hansemann (1): Über präkanzeröse Krankheiten. Zeitschr. f. Geburtsh. u. Gynäkol. Bd. 74, S. 149. 1913. — v. Hansemann (2): Kritische Betrachtungen zur Geschwulstlehre. Zeitschr. f. Krebsforsch. Bd. 3, S. 560. — v. Hansemann (3): Über einige seltenere Geschwülste des Magens. Verhandl. d. pathol.-anat. Sektion auf d. 67. Naturf.-Vers. in Lübeck 1895. II. Teil, 2. Hälfte und Zentralbl. f. d. pathol. Anat. Bd. 6, S. 717. — v. Hansemann (4): Das gleichzeitige Vorkommen verschiedenartiger Geschwülste bei derselben Person. Zeitschr. f. Krebsforsch. Bd. 1. 1904. — v. Hansemann (5): Die mikroskopische Diagnostik bösartiger Geschwülste. Berlin 1902. — v. Hansemann (6): Einige Zellprobleme usw. Berlin. klin. Wochenschr. 1900. — Hare: Transact. of the pathol. soc. med. 1853. — Hari: Über das normale Oberflächenepithel des Magens und über das Vorkommen von Randsaumepithelien und Becherzellen in der menschlichen Magenschleimhaut. Arch. f. mikroskop. Anat. Bd. 58. 1901. — Harms: Ein Beitrag zur Pathologie des Magenkarzinoms. Inaug.-Diss. Kiel 1917. — Hart, C.: Über die primäre Multiplizität bösartiger Geschwülste des Verdauungstraktus und ihre Beziehungen zur Polyposis intestinalis adenomatosa. Zeitschr. f. Krebsforsch. Bd. 5, S. 481. 1907. — Hartmann (1): Chirurgie gastrointestinale. Paris 1901. — Hartmann (2): Anatomie pathologique du cancer du pylore à propos d'un cas de pylorectomie. Bull. et mém. de la soc. anat. de Paris 1900. Année 75. — Hartmann (3): Carcinome du pylore. Bull. et mém. de la soc. chirurg. de Paris. Tome 24. 1898. — Hartmann et Metzger: Les métastases ovariques des cancers digestifs. Paris méd. 1911. — Hauk, J.: Trauma der Magengegend und maligne Geschwulstbildung am Pylorus. Inaug.-Diss. Leipzig 1907. — Hauser (1): Das Zylinderepithelkarzinom des Magens und Dickdarms. Jena 1890. — HAUSER (2): Gibt es eine primäre zur Geschwulstbildung führende Epithelerkrankung? Beitr. z. pathol. Anat. u. z. allg. Pathol. Bd. 33, S. 1. 1903. — HAUSER (3): Beitrag zur Histogenese des Plattenepithelkrebses und zur Lehre von regionären Rezidiv TIERSCHS. Beitr. z. pathol. Anat. u. z. allg. Pathol. Bd. 22, S. 587. — HAUSER (4): Entgegnung auf die Bemerkung RIBBERTS zu meinen Untersuchungen über die Histogenese des Plattenepithelkrebses. Beitr. z. pathol. Anat. u. z. allg. Pathol. Bd. 24, S. 183. — HAUSER (5): Zur Histogenese des Krebses. Virchows Arch. Bd. 138, S. 482. — HAUSER (6): Nochmals über RIBBERTS Theorie von der Histogenese des Krebses. Virchows Arch. Bd. 141, S. 485. — HAUSER (7): Das chronische Magengeschwür, sein Vernarbungsprozeß und dessen Beziehungen zur Entwicklung des Magenkarzinoms. Leipzig 1883. — HAUSER (8): Krebsige Entartung des chronischen Magengeschwürs. Münch. med. Wochenschr. 1910. S. 1209. — HAUSER (9): Über Polyposis adenomatosa und deren Beziehungen zur Krebsentwicklung. Dtsch. Arch. f. klin. Med. Bd. 55. — HAYDN: Statistik klinischer Mitteilungen über das runde Magengeschwür. Inaug.-Diss. Erlangen 1905. — HAYEM (1): Note complémentaire sur l'anatomie pathologique de la gastrite muqueuse. Bull. et mém. de la soc. méd. des hôp. 1905. — HAYEM (2): Soc. méd. des hôp. de Paris 1895 und Gaz. hebdom. 1894. — HAYEM (3): Les Polyadénomes gastriques. Presse méd. Tome 2, p. 53. 1897. — HAYEM (4): L'ulcère de l'estomac. Bull. et mém. de la soc. des hôp. de Paris 1895. Ibidem 1897. — HAYEM (5): Ulcèro-cancer prépylorique. Presse méd. 1901. — HAYEM (6): Fréquence de l'ulcèro-cancer de l'estomac. Bull. de l'acad. de méd. 1908. — HAYEM, G. et G. LION,: Maladies de l'estomac. Paris 1913. — HEBB, R. G.: Case of colloid carcinoma of the stomach. Pathol. soc. of London 1899. — HECHLER, FR. H.: Über den diagnostischen Wert der Lymphdrüsenschwellung in den Oberschlüsselbeingruben, besonders in der linken, bei Magenkrebs. Inaug.-Diss. Berlin 1897. — HEIDENHAIN: Demonstration eines Magens mit absolutem narbigem Verschluß des Pylorus. 27. Kongr. f. Chirurg. 1898. — HEIMANN: Inaug.-Diss. Leipzig 1908. — HEINRICIUS, G.: Bericht der von der finnländischen Ärztegesellschaft behufs einer Enquete über die Krebskrankheit in Finnland eingesetzten Kommission. Finska läkaresällskapets handlingar. Bd. 53, S. 435. 1912. — HEITLER: Entwicklung von Krebs auf narbigem Grunde im Magen und in der Gallenblase. Wien. med. Wochenschr. 1883. Nr. 31. — HEKTOEN. L.: The diffuse infiltrating Form of Carcinoma of the Stomach. Journ. of the Americ. med. assoc. 1898. — HELMHOLTZ: A syncytiomatous tumor of the stomac. Bull. of Johns Hopkins hosp. Vol. 18. 1907. — HEMMETER: The transition of gastric ulcer into carcinoma. Med. record. 1915. — HEMMETER, JOHN G.: A case of phlegmonous gastritis following ulcus carcinomatosum of the pylorus. Med. Record New York 1897. — HENDERSON: Karzinom des Magens mit Erweichung der Leber. Lancet. Aug. 1842. — HENKE: Primäres und sekundäres Ulkuskarzinom im Magen. Verhandl. d. pathol. Ges. 1914. — HENOCH, E.: Klinik der Unterleibskrankheiten. Berlin 1883. — HENROT: Transformation fibreuse de la tunique musculaire de l'estomac d'une partie du petit et du gros intestin. Gaz. des hôp. civ. et milit. 1878. — HERCZEL: Beitrag zur totalen Exstirpation des karzinomatösen Magens. v. Bruns Beitr. z. klin. Chirurg. 1903. — HERMANN (1): Zur Frage der Epithelmetaplasie. Wien. klin. Wochenschr. 1911. Nr. 5. — HERMANN (2): Prag. med. Wochenschr. 1890. — HERRENSCHMIDT: Linite cancéreuse gastro-duodénale. Bull. et mém. de la soc. anat. de Paris 1908. — HERXHEIMER (1): Über heterologe Kankroide. Beitr. z. pathol. Anat. u. z. allg. Pathol. Bd. 41, S. 362. 1907. — HERXHEIMER (2): Mißbildungen von SCHWALBE. III. Teil, 10. Lief., 2. Kap. „Gewebsmißbildungen". — HERXHEIMER und REINKE: Pathologie des Krebses. Ergebn. d. Pathologie. 16. Februar 1912. — HERZBERG: Über Magenveränderungen bei perniziöser Anämie. Virchows Arch. Bd. 204. 1911. — HERZENBERG: Ein Beitrag zum wahren Adenom des Nabels. Dtsch. med. Wochenschr. 1909. — HERZFELD: Tumor und Trauma. Zeitschr. f. Krebsforsch. Bd. 3. 1905. — HEYROVSKY (1): Magenschleimhautbefund bei Ulcus ventriculi und Karzinom. Wien. klin. Wochenschr. Nr. 2. 1912. — HEYROVSKY (2): Histologische Untersuchungen der Magenschleimhaut bei Ulcus ventriculi und Karzinom. Dtsch. Zeitschr. f. Chirurg. Bd. 122. 1913. — HILBRAND: Carcinoma fibrosum des Magens beim Pferde. Zeitschr. f. Veterinärk. 1903. — HILGENREINER: Die erworbenen Fisteln des Magendarmkanals (Sammelreferat). Zentralbl. f. d. Grenzgeb. d. Med. u. Chirurg. Bd. 15. 1912. — HILTERMANN, J.: Über Metastase eines Gallertkrebses des Magens in die Lungen. Inaug.-Diss. Würzburg 1895. — HINSDALE: Pathol. Soc. Philadelphia 1883. — HIRSCHFELD: Beziehungen zum Magengeschwür und Magenkrebs. Kongr. f. inn. Med. 1902. S. 208. — HIRTZ et LESNÉ: Méd. mod. Tome 7. p. 481. 1896. — HOCHE (1): Etude sur la linite plastique. Arch. de méd. exp. 1903. — HOCHE (2): Cancerisation des bords d'ulcère chronique d'estomac. Rev. méd. de l'Est. 1903. — HOCHE (3): Etude sur la linite plastique fréquence probable de son origine postulcéreuse et de sa nature épitheliomateuse. Rev. de méd. 1903. — HOCHE (4): Considération sur la linite plastique. Presse méd. 1903. — HOCHE, C.: Du cancer gastrique secondaire. Presse méd. 1901. — HOCHENEGG: Beobachtung an Karzinomkranken an und wegen Karzinom Operierten. Wien. klin. Wochenschr. 1904. Nr. 20. — HOFFMANN: Statistik der nicht diagnostizierten Krebse. Inaug.-Diss. Kiel 1902. — Hoffmann, A.: Haben wir in Zukunft günstigere Resultate von der chirurgischen Behandlung des Magenkarzinoms zu erwarten und besteht ein Zusammenhang zwischen klinischer Krankheitsdauer und Radikaloperabilität. Mitt. a. d. Grenzgeb. d. Med. u. Chirurg. 3. Suppl.Bd. — Hofmann, E.: Ein Fall von Carcinoma ventriculi im jugendlichen Alter. Inaug.-Diss. Würzburg 1893. Hofmann, M.: Bericht über 52 operativ behandelte Fälle von Ulcus ventriculi. v. Bruns Beitr. z. klin. Chirurg. Bd. 50. 1906. — Höft: Ein Fall von Magenkrebs und krebsigem Duodenalgeschwür. Inaug.-Diss. Kiel 1902. — Homborg, E.: Über einen seltenen Fall von Magenkarzinom. Inaug.-Diss. München 1891. — Hooper: London med. Times and Gaz. 1856. — Horrocks, W. H.: A case of carcinoma of the walls of the stomach. Lancet. Vol. 1, p. 1605. 1901. — Hosch, P. H.: Rechtsseitige karzinomatöse Supraklavikulardrüsen bei Magenkarzinom. Mitt. a. d. Grenzgeb. d. Med. u. Chirurg. Bd. 18. — Höver, O.: Ein seltener Fall von Magenkrebs mit sekundärer Lungengangrän. Inaug.-Diss. München 1901. — Hubermann: Zwei Karzinomarten in einem Magen. Chirurgija. Bd. 15. 1904. — Huch, F.: Über Magenkrebs im jugendlichen Alter. Inaug.-Diss. Heidelberg 1905. — Huchard: Les faux cancers de l'estomac. Bull. méd. 1894. — Huchard, H.: Die falschen Magenkrebse. Internat. klin. Rundschau. 8. Jg. 1894. — Husch: Über Magenkrebs im jugendlichen Alter. Inaug.-Diss. Heidelberg 1904. — Hvosleff: Über das Auftreten von Krebs in den Landbezirken von Norwegen. Zeitschr. f. Krebsforsch. Bd. 7. 1909. — Mc Intyre: Ausgebreiteter Magenkrebs ohne gastrische Symptome. Londen. Gaz. 1850. — Israel, O. (1): Die ersten Anfänge des Magenkrebses. Berlin. klin. Wochenschr. 1890. — Israel, O. (2): Magenkrebs mit ungewöhnlicher sekundärer Ausbreitung besonders im Darmkanal, Rekurrenslähmung und Bemerkung über künstliche Beleuchtung. Berlin. klin. Wochenschr. 1897. — Jacobson, E.: Ein Fall von sog. Krukenbergschem Tumor der Ovarien. Inaug.-Diss. München 1913. — Jahrbuch der Wiener K. K. Krankenanstalten: Carcinoma ventriculi, Pylorusstenose, Tetanie, Tod. Carcinoma ventriculi concretum cum umbilico. 6. Jg. 1897. — Jahrbuch der Wiener K. K. Krankenanstalten: Carcinoma ventriculi, subphrenisches Abszeß. 1896 u. 1898. — Jahrbuch der Wiener K. K. Krankenanstalten: Carcinoma ventriculi anaemia. 1895/97. — Jahrbuch der Wiener K. K. Krankenanstalten: Carcinoma ventriculi, metastases hepatis et peritonei et in femore dextro. Fractura spontana femoris dextri. p. 325—327. — Jahresbericht über die chirurgische Abteilung des Spitals zu Basel 1891/92 und 1894. S. 65. — Jahrmärker und Toldt: Handbuch der Entwicklungsgeschichte von Keibel und Mall. Bd. 2. — Jaisson: La perforation dans le cancer de l'estomac. Arch. des maladies de l'appar. dig. et de la nutrit. 1913. — Jaisson, C.: Les perforations du cancer de l'estomac. Rev. franç. de méd. et de chirurg. 1913. — Jakob: Karzinommetastasen in den Lymphbahnen der Leber nach Magenkrebs. v. Baumgartens Arb. a. d. Tübinger pathol. Institut. Bd. 5. — Jakobs, G.: Magen- und Ovarialkrebs mit gleichzeitiger Tuberkulose. Inaug.-Diss. Kiel 1895. — Jakoby: Über Gastritis phlegmonosa. Inaug.-Diss. Königsberg 1900. — Jamieson, S.: Carcinoma ventriculi with gastro-colic Fistula; secondary abscess between greater Curvatur of stomach transverse Colon and anteabdominal wall. Austral. med. Gaz. Sydney 1894. — Jess, C.: Über Gastritis phlegmonosa bei Magenkrebs. Inaug.-Diss. Kiel 1906. — Joest: Ulzeriertes Karzinom des Pansens beim Rinde. Arb. a. d. tierärztl. Hochschule. Dresden 1914. — Johnson: Krebs des Magens und Darmkanals; Perforation des Kolon. Lancet. Vol. 2, p. 3. 1865. — Jonnesco et Grossmann: Contribution à l'étude de la Linite plastique. Rev. de chirurg. Vol. 37. 1908. — Jores: Zylinderzellenkrebs des Nabels. Dtsch. med. Wochenschr. 1899. Ver.-Beil. S. 22. — Joris: Bibl. anat. Bd. 14. 1905. — Joseph: Ein Fall von metastatischem Magenkarzinom. Dtsch. med. Wochenschr. 1907. Nr. 12. — Josné: Cancer de l'estomac et du foie. Bull. et mém. de la soc. anat. de Paris. Tome 69. 1894. — Jouvenel: Repartition de glandes de l'estomac chez un supplicié. Présence des glandes de Lieberkühn. Journ. de l'anatomie 1906. — Jüngerich, W.: Carcinoma et Achylia gastrica. Med. Klinik 1909. S. 1628. — Jung, W.: Die Metastasenbildung beim Magenkarzinom. Inaug.-Diss. Tübingen 1906. — Just: 7 Fälle von Magenphlegmonen bei Karzinom. Inaug.-Diss. Kiel 1906. — Kahlbaum, S.: Über einen Fall von Carcinoma ventriculi et peritonei. Inaug.-Diss. München 1896. — v. Kahlden: Über chronische sklerosierende Gastritis. Zentralbl. f. klin. Med. 1887. — Kandel, G.: Des formes anomales du cancer de l'estomac. Nancy 1898. — Kantorowicz: Zur Pathogenese der .... und seltener Krebsmetastasen. Zentralbl. f. Pathol. 1893. — Kappeler (1): Erfahrungen über Gastro-Enterostomie. Dtsch. Zeitschr. f. Chirurg. Bd. 49. 1898. — Kappeler (2): Erfahrungen über Magenresektion wegen Karzinom. Dtsch. Zeitschr. f. Chirurg. Bd. 64. 1902. — Kappers, A. und Van Roojen: Einige Bemerkungen über die mikroskopische Struktur der Magen- und Darmkarzinome usw. Zeitschr. f. Krebsforsch. Bd. 4, S. 396. 1907. — Karl: Magenkrebs bei 9jähr. Jungen. Dtsch. med. Wochenschr. 1915. S. 13. — Kassner: Statistik der Häufigkeit des Ulkuskarzinoms des Magens an der Hand der Literatur seit 1900. Inaug.-Diss. Kiel 1913. — Kast, A. und Rumpel: Diffuser Gallertkrebs des Magens. Großes Magengeschwür mit karzinomatös degeneriertem Rand. Medullarkrebs des Magens. Pathol.-anat. Tafeln. Hamburg. Staatskrankenhaus. 1894. H. 12. — KATZENELLENBOGEN: Beiträge zur Statistik des Magenkarzinoms. Inaug.-Diss. Jena 1878. — KAUFMANN (1): Lehrbuch der speziellen pathologischen Anatomie. — KAUFMANN, E. (2): Interessante Komplikationen bei einem Pyloruskarzinom. Korresp.-Blatt f. Schweiz. Ärzte 1906. — KAUFMANN, E. (3): Seltenes Präparat von Magenkarzinom. 74. Jahresber. d. Schles. Ges. f. vaterl. Kultur 1896. — KAUFMANN. E. (4): Plattenepithelkrebs des Magens. Dtsch. med. Wochenschr. 1897. Nr. 50. Vereinsbl. — KAULICH, J.: Das Karzinom des Magens. Prag. med. Wochenschr. 1864. — KAWAMURA: Ein Fall von grünlich-blau gefärbtem Magenkarzinom. Gann. VII. 1913. — KAYSER: Klinischstatistisch. Beitrag zur Kenntnis des Ulcus ventriculi in München. Münch. med. Wochenschrift 1909. — KEDING: Die Parasitentheorie der Geschwulstentstehung im Vergleich zu den tatsächlichen Erfahrungen über multiple Primärtumoren. Inaug.-Diss. Greifswald 1903. — KEDING. P.: Bericht über 192 operativ behandelte Fälle von Magenkrebs. Inaug.-Diss. Rostock 1910. — KEHRER: Die physiologischen und pathologischen Beziehungen der weiblichen Sexualorgane zum Tractus intestinalis. Berlin 1905. — KELLING (1): Über eine neue hämolytische Reaktion des Blutserums bei malignen Geschwülsten usw. Langenbecks Arch. Bd. 80. 1907. — KELLING (2): Die Ursache, die Verhütung und die Blutserumdiagnose des Magen- und Darmkrebses. Münch. med. Wochenschr. 1904. — KELLING (3): Über die Ätiologie der bösartigen Geschwülste. Münch. med. Wochenschr. 1904. — KELLING (4): Wien. med. Wochenschr. 1903 u. 1904. — KELLING (5): Ein Fall von Magenkarzinom mit erfolgreich operierter Fistula gastro colica usw. Arch. f. Verdauungskrankh. Bd. 9. 1903. — KELLING (6): Arch. f. Verdauungskrankh. Bd. 1. 1903. — KERNLER, S.: Ein seltener Fall von Magenkrebs. Inaug.-Diss. München 1893. — KESSELRING, G.: 85 Fälle von Resektion des karzinomatösen Magens. Inaug.-Diss. Erlangen 1911. — KINDL: Bericht über operativ behandelte Magenerkrankungen (1897 — 1907). v. Bruns Beitr. z. klin. Chirurg. Bd. 63. 1909. — KITAIN: Zur Kenntnis der Häufigkeit und der Lokalisation von Krebsmetastasen usw. Virchows Arch. Bd. 238. S. 289. — KLAUSER, K.: Über die Entstehung des Magenkarzinoms aus chronischem Magengeschwür. Inaug.-Diss. Kiel 1900. — KLEBS: Lehrbuch der allg. Pathologie. Jena 1889. Bd. 2, S. 762. — KLOB: Kombination eines runden Magengeschwürs mit Epithelkankroid. Wien. Wochenbl. Bd. 18, S. 6. 1862. — KNAPP, A.: Ein pathologisch-anatomisch bemerkenswerter Fall von Carcinoma ventriculi. Inaug.-Diss. Tübingen 1901. — KNIERIM: Über diffuse Meningealkarzinose mit Amaurose und Taubheit bei Magenkrebs. Beitr. z. pathol. Anat. u. z. allg. Pathol. Bd. 44. 1908. — KNOCH. H.: Vier Fälle von Resektion des karzinomatösen Pylorus. Inaug.-Diss. Erlangen 1905. — KNOLL: Ein Fall von Pleuritis carcinomatosa bei primärem Magenkarzinom. Inaug.-Diss. München 1895. — KOCH (1): Über Fistula gastrocolica carcinomatosa. Arch. f. Verdauungskrankh. Bd. 9. 1903. — KOCH (2): Zur Lehre vom entzündlichen Schrumpfmagen. Berlin. klin. Wochenschr. Bd. 4. 1917. — KOCH (3): Über chronische Entzündung der pylorischen Magenwand usw. Frankf. Zeitschr. f. Pathol. Bd. 16. 1915. — KOCH, H.: Pathologischanatomisch bemerkenswerter Fall von Carcinoma ventriculi. Inaug.-Diss. Tübingen 1898. — KOCH, R. Carcinoma ventriculi ex ulcere rotundo. St. Peterb. med. Wochenschr. Bd. 18. 1893. — KOCHER (1): Totalexzision des Magens mit Darmresektion kombiniert. Dtsch. med. Wochenschr. 1899. — KOCHER (2): Korrespbl. f. Schweiz. Ärzte 1893. — KOEPP: Ein Fall von Magenkarzinom um ein altes Magenulkus mit Pleura- und Peritoneummetastasen. Inaug.-Diss. Kiel 1901. — KOERBER: Die Ergebnisse der Hamburgischen Krebsforschung im Jahre 1908. Jahrb. d. Hamburg. Staatskrankenanstalten. Suppl.-Bd. 13. — KOESTER, B.: Wachstum des Magenkarzinoms in der Magenschleimhaut. Inaug.-Diss. Würzburg 1901. — KÖSTER: Über die Bedeutung der Lymphgefäße bei der chronisch granulierenden Entzündung. Berlin. klin. Wochenschr. 1883. — KÖSTER, H.: Cancer ventriculi bei einem 17jährigen Jüngling. Upsala läkare forenings förhandlinger. Zentralbl. f. Chirurg. Bd. 23. 1888. — KOHLMANN, MARGARETE: Über die Disposition der Ovarien zu metastatischer Erkrankung bei Karzinom bzw. Sarkom eines anderen Organes. Zeitschr. f. Geburtsh. u. Gynäkol. Bd. 79. 1916. — KOKUBO: Ein Beitrag zur normalen und pathologischen Histologie der Magenschleimhaut. Festschr. f. ORTH. Hirschwald 1903. — KOLB: Die Verbreitung der bösartigen Neubildungen in Süddeutschland und Schlußfolgerungen über ihre Ätiologie. Zeitschr. f. Hygiene 1903. — KOLLICK. A: Ein Fall von Carcinoma ventriculi mit vollständig latent verlaufender allgemeiner Miliartuberkulose. Prag. med. Wochenschr. 1901. — KOLSTER (1): Über Anomalien der menschlichen Magenschleimhaut. Finska läkaresällskapets handlinger. Januar 1912. Ref.: Boas Arch. 1912. — KOLSTER (2): Über den feineren Bau der Magendrüsen. Ebenda. Ref.: Boas Arch. 1913. — KONJETZNY, G. E. (1): Über die Beziehungen der chronischen Gastritis mit ihren Folgezuständen und des chronischen Magenulkus zur Entwicklung des Magenkrebses. v. Bruns Beitr. z. klin. Chirurg. Bd. 85. 1913. — KONJETZNY, G. E. (2): Über die anatomischen Grundlagen der okkulten Blutungen beim Magenkarzinom. Dtsch. Ges. f. Chirurg. 1914. 43. Kongr. — KONJETZNY, G. E. (3): Die Geschwülste des Magens. Dtsch. Chirurg. 1921. Lief. 46. KONJETZNY. G. E. (4): Die sog. Linitis plastica des Magens. Mitt. a. d. Grenzgeb. d. Med.

u. Chirurg. Bd. 31. 1919. -- Konjetzny, G. E. (5): Pathologische Anatomie und Physiologie der Gallenblasen- und Gallengangserkrankungen. Ergebn. d. allg. Pathol. u. pathol. Anat. Bd. 14, I. Teil. 1911. — Konjetzny, G. E. (6): Beziehungen der chronischen Gastritis zum Magenkarzinom. Verhandl. d. dtsch. Ges. f. Chirurg. 43. Kongr. 1914. — Konjetzny, G. E. (7): Nabelmetastase bei Magenkarzinom. Münch. med. Wochenschr. 1910. — Konjetzny, G. E. (8): Der jetzige Stand der Lehre von der Beziehung des Magenkarzinoms zum Magengeschwür. Dtsch. med. Wochenschr. 1920. — Konjetzny, G. E. (9): Dtsch. Zeitschr. f. Chirurg. Bd. 154. 1920. — Konjetzny: G. E. (10), Über die Beziehungen der chronischen Gastritis zum Magenkrebs. Münch. med. Wochenschr. 1914. S. 20. — Konjetzny, G. E. (11): Spontanheilung beim Karzinom, insbesondere beim Magenkarzinom. Münch. med. Wochenschr. 1918. S. 292. — Kooperberg: Magenkarzinom nach Lendenwirbelfraktur. Monatsschr. f. Unfallheilk. 18. 10. — Korpjuweit: Über das Verhalten der großen mononukleären Leukozyten und der Übergangsformen (Ehrlich) bei Carcinoma ventriculi. Dtsch. med. Wochenschr. 1903. -- Koslowski: Ein Fall von wahrem Nabeladenom. Dtsch. Zeitschr. f. Chirurg. Bd. 69. 1903. — Kostrzewski: Das Magenkarzinom im Kindesalter. Inaug.-Diss. Berlin 1915. — Kossmann: Die angebliche Zunahme der Krebskrankheiten. Med. Woche 1902. — Krainski: Carcinoma villosum ventriculi. Objazat. pathol. anatom. izslicd. stud. medic. imper. Charkow Universität. Bd. 1. 1893. — Kramer, H.: Beiträge zur Pathologie und Therapie der gutartigen Pylorusstenose. v. Bruns Beitr. z. klin. Chirurg. Bd. 51. 1906. —Kraske: Zur Verbreitung des Magenkarzinoms. Dtsch. Ges. f. Chirurg. 1899. — Krasting: Beitrag zur Statistik und Kasuistik metastatischer Tumoren usw. Zeitschr. f. Krebsforsch. 1906. — Kraus (1): Über das Zustandekommen der Krebsmetastasen im Ovarium bei primärem Krebs eines anderen Bauchorganes. Monatsschr. ʃ. Geburtsh. u. Gynäkol. Bd. 14. 1901. — Kraus (2): Magenkarzinom. Prag. med. Wochenschr. 1914. S. 76. — Kreuzer, F.: Die chirurgische Behandlung des runden Magengeschwürs und seiner Folgezustände an der Krönleinschen Klinik in den Jahren 1887—1904. v. Bruns Beitr. z. klin. Chirurg. Bd. 49. 1906. — Krienitz: Über das Auftreten von Spirochäten verschiedener Formen im Mageninhalt bei Carcinoma ventriculi. Dtsch. med. Wochenschr. 1907. — Kroenlein: Über den Verlauf des Magenkarzinoms bei operativer und nicht operativer Behandlung. v. Langenbecks Arch. 1903. — Krogius: Ein Wort für die radikale operative Behandlung des chronischen Magengeschwüres. v. Langenbecks Arch. Bd. 75. 1905. -- Krokiewicz(1): Magenkrebs infolge von Ulcus rot. Wien. klin. Wochenschr. 1901. S. 180. — Krokiewicz, A. (2): Multiples Adenokarzinom des Magens im Verlaufe von progressiver perniziöser Anämie. Wien. klin. Wochenschr. 1899. -- Krokiewicz, A. (3): Verhalten des Blutes im Verlaufe des Magenkarzinoms. Einige Beobachtungen über das Wesen der Krebskachexie. Arch. f. Verdauungskrankh. Bd. 6. 1900. — Krompecher: Zur Anatomie, Histologie und Pathogenese der gastrischen und gastrointestinalen Sklerostenose. Beitr. z. pathol. Anat. u. z. allg. Pathol. 1910. S. 384. — Krompecher und Makai: Über die Beziehungen des kleinzelligen Skirrhus des Magens zu der gastro-intestinalen Sklerostenose und zum Schrumpf- bzw. Feldflaschenmagen. Zeitschr. f. Krebsforsch. Bd. 11. 1912. — Krone: Über Magendickdarmfisteln. Inaug.-Diss. Kiel 1897. — Krotonheiner, G.: Ein Fall von Magenkarzinom mit sekundärem Leberkarzinom. Inaug.-Diss. München 1902. -- Krukenberg: Inaug.-Diss. Heidelberg 1888. -- Krukenberg, Friedr.: Über das Fibrosarcoma ovarii mucocellulare (carcinomatodes). Arch. f. Gynäkol. Bd. 50. 1896. — Kuckein: R., Ein Fall von latenter Tetanie bei hochgradiger Erweiterung des Magens infolge karzinomatöser Pylorusstenose. Berlin. klin. Wochenschr. 1898. Nr. 45. — Kübel: Mann von 26 Jahren; akuter Krebs. Med. Korresp.-Blatt d. württ. ärztl. Vereinigung. Stuttgart 1848. -- Kühne, H.: Ein Fall von multiplen primären Karzinomen des Verdauungstraktus. Inaug.-Diss. Kiel 1901. — Külbs, F.: Flimmerepithel in einem Magenkarzinom und seinen Metastasen. Wien. klin. Wochenschr. 1901. S. 972. — Küster, H.: Zur Histologie der metastatischen Ovarialkarzinome. Monatsschr. f. Gynäkol. u. Geburtsh. Bd. 68. 1911. -- Küttner (1): Beiträge zur Chirurgie des Magens auf Grund von 1100 in 6³/₄ Jahren behandelten Fällen. Verhandl. d. Ges. f. Chirurg. 1914. Arch. f. klin. Chirurg. Bd. 105. 1914. — Küttner (2): Beurteilung und Behandlung des Ulcus callos. ventr. Arch. f. klin. Chirurg. Bd. 93, S. 410. 1910. -- Küttner, H. (3): Multiple karzinomatöse Darmstrikturen durch Peritonealmetastasen. v. Bruns Beitr. z. klin. Chirurg. Bd. 23. - Kuleke: Diagnose und Therapie des Magenkarzinoms. Inaug.-Diss. Berlin 1889. — v. Kupffer: Epithel und Drüsen des menschlichen Magens. Festschr. d. ärztl. Vereins in München 1883. — Kurtz, W.: Ein Fall von Ösophaguskarzinom mit Fortsetzung auf den Magen. Inaug.-Diss. Kiel 1898. — Labadie-Lagrave et Deguy: Les périviscérites. Arch. génér. de méd. 1898. — Labbé, M.: Présence de cellules éosinophiles dans un cancer de l'estomac et dans les ganglions corréspondents. Bull. et mém. des la soc. anat. de Paris 1899. Année 74. — Lacapère, G.: Cancer histologique du pylore avec énorme cancer secondaire des gangléons lomboartiques. Bull. et mém. de la soc. anat. de Paris 1900. — Lalesque: Supraklavikulare Drüsenmetastasen bei Magenkrebs. Bull. et mém. de la soc. med.

des hôp. de Paris 1895. - LALLEMANT: Obliteration der Aorta abdominalis infolge von Kompression durch einen Krebstumor der hinteren Magenfläche. Gaz. hebd. des sciences méd. de Bordeaux 1866. — LANDOUZY: Cancer chez un garçon de dix-sept ans. Bull. et mém. de la soc. anat. de Paris 1873. — LANG: Trauma und Karzinom. Zentralbl. f. Chirurg. 1908. — LANGE: Studier over den kroniske Gastritis. Kobenhavn 1910. I. Lunds Buchh. Habilitationsschr. a. d. med. Klinik d. Univers. Kopenhagen. — LANGE, L.: Über den Magenkrebs und seine Metastasen. Inaug.-Diss. Berlin 1877. — LANGE, S.: Carcinoma of the stomach. Journ. of the Americ. med. assoc. Vol. 54. 1910. — DE LANGE, C.: Zur normalen und pathologischen Histologie des Magendarmkanals beim Kinde. Jahrb. f. Kinderheilk. Bd. 51. 1900. — LANGERHANS (1): Gastritis chronica cystica proliferans. Virchows Arch. Bd. 116. 1898. — LANGERHANS (2): Grundriß der pathologischen Anatomie. Berlin 1896. — LANGWILL: Carcinom of the stomach. 200 cases. Edinburgh med. journ. N. S. Vol. 10. 1913. — LANNOIS, E.: La dilatation oesophagienne dans le cancer du cardia. Lyon 1898. — LAROQUE, G. P. and BURKE: A case of total atrophy of the stomach. Journ. of the Americ. med. assoc. 1906. p. 46. — LAROYENNE: Néoplasme de la région pylorique. Lyon. méd. 1900. Année 74. — LAZARUS-BARLOW, W. S.: Sporoidalcell carcinoma of stomach involving the oesophagus. Pathol. soc. of London 1899. — LEBERT: Der Magenkrebs. Arch. f. Heilk. 1849. — LEBERT, H. (1): Traité pratique des maladies cancéreuses et des affections curables confondues avec le cancer. Paris 1851. — LEBERT, H. (2): Krankheiten des Magens. Tübingen 1878. — LEBERT, H. (3): Die Krankheiten des Magens klinisch und mit besonderer Rücksicht auf Hygiene und Therapie bearbeitet. Tübingen 1878. — LECÈNE: Un cas de linite plastique de l'âtre pylorique. Bull. et mém. de la soc anat. de Paris 1908. — LEFLAIVE: Fistule gastro-cutanée consécutive à un cancer de l'estomac. Bull. et mém. de la soc. anat. de Paris 1885. S. 330. — LEJONNE et MILANOFF (1): Cancer gastrique latent et ulcéreux. Bull. et mém. de la soc. anat. de Paris 1899. Année 74. — LEJONNE et MILANOFF (2): Squirrhe atrophique de l'estomac aves généralisation péritoneo-intestinale. Ebenda. — LENGEMANN (1): Eine operative Heilung von Gastritis phlegmonosa diffusa. Mitt. a. d. Grenzgeb. f. Med. u. Chirurg. Bd. 9. 1902. — LENGEMANN (2): Die Erkrankung der regionären Lymphdrüsen beim Krebs der Pars pylorica des Magens. Arch. f. klin. Chirurg. Bd. 68. 1902. — LENOY: Beiträge zur pathologischen Anatomie des Magens. Zieglers und Nauwercks Beitr. z. pathol Anat. u. z. allg. Pathol. Bd. 1. 1886. — LENTHE: Ein seltener Fall von Magenkarzinom und sekundärem Leberkarzinom. Inaug.-Diss. München 1890. — LEOPOLD: Über solide Ovarialtumoren. Arch. f. Gynäkol. Bd. 6. — LÉPINE, R.: Über einen Fall von Magenkrebs mit einer kolossalen linksseitigen supraklavikulären Drüsenanschwellung. Dtsch. med. Wochenschr. 1894. — LERICHE: Les resultats éloignés de la resection de l'estomac pour cancer. Rev. de méd. Tome 27. 1907. — LERICHE, R.: Des resections de l'estomac pour cancer. Thèse de Lyon 1906. — LESNÈS: Thèse de Lyon 1893. — LESSER: Cirrhosis ventriculi. Inaug.-Diss. Berlin 1876. — LETULLE: Carcinose péritonéo-intestinale secondaire à un cancer de l'estomac. Bull. et mém. de la soc. anat. de Paris 1896. — LETULLE (2): Un cas de gastrite chronique accompagnée de sclérose sous-muqueuse et péritoneale. Bull. et mém. de la soc. anat. de Paris 1883. — LEUBE, W.: In v. ZIEMSSENS Handbuch der speziellen Pathologie und Therapie. Bd. 7. Leipzig 1876. — LEUDET: Hypertrophie simple des parois de l'estomac. Bull. et mém. de la soc. anat. de Paris. 1853. — LEUK: Untersuchungen zur pathologischen Anatomie des menschlichen Magens usw. Zeitschr. f. klin. Med. Bd. 37. 1899. — LEVI et CLAUDE: Cancer colloide du pylore. Bull. et mém. de la soc. anat. de Paris 1895. Année 70. — LEVY: Über gleichzeitiges Vorkommen von Karzinoma und Ulcus rotundum ventriculi. v. Bruns Beitr. z. klin. Chirurg. Bd. 93. 1914. — LEWY, B.: Ein Fall von Magenkrebs mit ungewöhnlichem Verlauf. Berlin. klin. Wochenschr. 1901. — LEX, GUSTAV: Eine statistische Bearbeitung des in den Jahren 1841—1908 in den Sektionsprotokollen des pathol.-anat. Instituts der Universität Heidelberg gesammelten Krebsmaterials. Inaug.-Diss. Heidelberg 1909. — LEYDHECKER, O.: Über einen Fall von Karzinom des Ductus thoracicus mit chylösem Aszites. Virchows Arch. Bd. 34. 1893. — LICHT, S.: Drei Fälle von Magenkrebs. Inaug.-Diss. Berlin 1891. — LICHTENBELT: Die Ursachen des chronischen Magengeschwürs. Jena: G. Fischer 1912. — LIEBERT: Zur Frage des peripheren Wachstums der Karzinome. v. Bruns Beitr. z. klin. Chirurg. Bd. 29. — LIEBLEIN: Die Geschwüre des Magendarm-kanals. Dtsch. Zeitschr. f. Chirurg. 1905. — LIEBLEIN und HILGENREINER: Die Geschwüre und die erworbenen Fisteln des Magendarmkanals (Literatur). Dtsch. Zeitschr. f. Chirurg. Bd. 46c. 1905. — LIEDEMANN: Beitrag zum Auftreten des Karzinoms im jugendlichen Alter. Zeitschr. f. Krebsforsch. Bd. 7, S. 682. — LINDEMANN, AUG.: Ein Beitrag zum Carcinoma sarcomatodes. Zeitschr. f. Krebsforsch. Bd. 6. 1908. — LINDEMANN, E.: Über Krebsstatistik auf Helgoland. Zeitschr. f. Krebsforschung Bd. 1. 1904. — LINDNER: Prag. Zeitschr. f. Heilkunde. — LINDNER, H.: Zur Chirurgie des Magenkarzinoms. Berlin. klin. Wochenschr. 1900. S. 89. — LINDSTEDT: Die Gravidität als disponierendes Moment für Karzinom. Arch. f. Verdauungskrankh. 1912. — LIPPMANN: Über einen Fall von akuter hämatogener Karzinose. Zeitschr. f. Krebsforsch. Bd. 4. 1905. — LIPPMANN, H.: Über einen Fall von Carcinoma sarcomatodes mit gemischten und reinen Sarkommetastasen. Zeitschr. f. Krebsforsch. Bd. 3. 1905. — Livierato. Spiro: Biologische Untersuchungen über den Magenkrebs. Berlin. klin. Wochenschr. 1909. S. 785: — Löhlein (1): Follikuläre Ruhr und Colitis cystica. Berlin. klin. Wochenschr. 1918. Nr. 33. S. 784. — Löhlein (2): Über die sog. follikuläre Ruhr. Jena: G. Fischer 1923. — Löhr: Dauerresultate operativ behandelter Magenulzera. Dtsch. Zeitschr. f. Chirurg. Bd. 137. 1916 bzw. Inaug.-Diss. Kiel 1916. — Lösch: Beitrage zu dem Verhalten der Lymphgefäße bei der Entzündung. Virchows Arch. Bd. 44. 1868. — Löwenstein (1): Das runde Magengeschwür mit besonderer Berücksichtigung seines Vernarbungsprozesses. Inaug.-Diss. Berlin 1894. — Löwenstein (2): Über Unfall und Krebskrankheit. Tübingen 1910. — Löwenstein, M.: Über Gastritis phlegmonosa. Inaug.-Diss. Kiel 1874. — Lohmer: Über das Wachstum der Haut- und Schleimhautkarzinome. Beitr. z. pathol. Anat. u. z. allg. Pathol. Bd. 28, S. 372. — Lomer: Zur Frage der Heilbarkeit des Karzinoms. Zeitschr. f. Geburtsh. u. Gynäkol. Bd. 50. 1903. — Lopatina, E.: Rémissions dans le cancer de l'estomac. Thèse de Genève 1901. — Lubarsch (1): Die allgemeine Pathologie. Wiesbaden 1905. S. 259. — Lubarsch (2): Über destruierendes Wachstum und Bösartigkeit der Geschwülste. Zeitschr. f. Krebsforsch. Bd. 5. 1907. (Internat. Kongr. f. Krebsforsch. 1906.) — Lubarsch (3): Todesursache bei Krebs der Verdauungsorgane. Ergebn. d. allg. Pathol. u. pathol. Anat. Bd. 10. 1906. — Lubarsch (4): Die Metaplasielehre und ihre Bedeutung für die Geschwulstlehre. Arb. a. d. Pathol. Inst. Posen. 1901. S. 205. — Lubarsch (5): Über den primären Krebs des Ileum nebst Bemerkungen über das gleichzeitige Vorkommen von Krebs und Tuberkulose. Virchows Arch. Bd. 111. — Lubarsch (6): Einiges zur Metaplasiefrage. Verhandl. d. dtsch. Ges. f. Pathol. 1906, S. 198. — Lubarsch (7): Zur Lehre von den Geschwülsten und Infektionskrankheiten. Wiesbaden 1899. — Lubarsch (8): Die Bedeutung des Traumas für Entstehung und Wachstum krankhafter Gewächse. Med. Klinik 1912. Nr. 41. — Lubarsch (9): Neueres zur Histogenese und Ätiologie des Karzinoms. Sitzungsber. d. naturforschenden Ges. zu Rostock 1894. — Lubarsch (10): Pathologische Anatomie und Krebsforschung. Ein Wort zur Verständigung. Wiesbaden 1902. — Lubarsch (11): Ergebn. d. allg. Pathol. u. pathol. Anat. Bd. 1, 2. S. 289. 1895; Bd. 2, S. 607; Bd. 7, S. 904; Bd. 10, S. 850. — Lubarsch (12): Referat über die Genese des Karzinoms. Verhandl. d. dtsch. pathol. Ges. Bd. 12, S. 32. 1908. — Lubarsch (13): Heterotope Epithelwucherungen und Krebs. Ebenda 1906. S. 208. — Lubarsch (14): Über die anatomische Veränderung der Magenschleimhaut bei Achylia gastrica in Martius und Lubarsch: Achylia gastrica. Leipzig und Wien 1897. — Lubarsch (15): Metastasen bei Magenkrebs. Korresp.-Blatt f. Schweiz. Ärzte 1891. — Lubarsch (16): Einiges zur Sterblichkeits- und Leichenöffnungsstatistik. Med. Klinik 1924. Nr. 10. S. 299. — Lupprian, H.: Zur Pathologie des Magenkrebses mit besonderer Berücksichtigung des Scirrhus ventriculi. Inaug.-Diss. Würzburg 1890. — Luther: Über Verhärtung und Verengerung des Magens. Hufelands Journ. f. prakt. Arzneik. 1799. — Lutz: Beitrag zur Kenntnis der krebsigen Entartung der Magen-Darmpolypen. Inaug.-Diss. Bonn 1917. — Luzzato, A. M.: Über die diffuse Magenkarzinose und ihre Beziehungen zu der plastischen Linitis. 2. Riv. della soc. ital. di pathol. 1903. — Lyle Henry, H. M.: Linitis plastica (Cirrhosis of stomach). Americ. journ. of surg. Vol. 54. 1911. — Lyon: Bull. et mém. de la soc. anat. de Paris 1889. — Lyonnet: Linite cancéreuse. Lyon. méd. 1897. — Macé, O.: Cancer de la Portion pylorique de l'estomac, Généralisation au foie, aux poumons au mésentère. Fistule ombilicale faisant communiquer le foyer cancéreux primitif et l'extérieur. Bull. et mém. de la soc. anat. de Paris 1894. — Macleod, J., Balmain: An obscure cancer of the pylorus undected during life. Lancet. Vol. 2. 1892. — Madden: Über den Krebs in den Tropen. Brit. med. Journ. 1902. — Mäder: Die stetige Zunahme der Krebserkrankungen in den letzten Jahren. Zeitschr. f. Hygiene. Bd. 33. — Maes: Contribution à l'étude de la linite plastique. Thèse de Lille 1905. — Maillard: Cancer de l'estomac. Journ. de méd. de Bordeaux 1900. Année 30. — Maillefert: Carcinom ventr. ex ulcere rot. Inaug.-Diss. Greifswald 1896. — Maissonneuve: Ein Fall von Magenkrebs. Arch. génér. de méd. 1834. — Makkas, M.: Beiträge zur Kenntnis des Magenkarzinoms. Mitt. a. d. Grenzgeb. d. Med. u. Chirurg. 3. Suppl.-Bd. 1907. — Makkow, G.: Ein Fall von Magenkrebs in Verbindung mit Ulcus rotundum. Bolnitschnaja gazeta Botkina 1897. — Marcorelles, A. P.: Anémie et cancer de l'estomac. Thèse de Paris 1910. — Marignac: Retréssissément par hypertrophie des tuniques musculaires et cellulaires du rectum et du colon transverse Epaississement analoque de l'estomac. Bull. et mém. de la soc. anat. de Paris 1877. — Markwalder: Über die Entstehung und das Wachstum des Mammakarzinoms. Inaug.-Diss. Zürich 1895. — Martin, A.: Magensklerose. Cannstatts Jahrb. Bd. 2. 1856. — Martin, M.: Cancer de l'estomac généralisé. Bull. et mém. de la soc. anat. de Paris. Année 71. — Martius und Lubarsch: Achylia gastrica Leipzig und Wien 1897. — Masson, P.: Linite plastique. Bull. et mém. de la soc. anat. de Paris 1910. — Mathias (1): Die Abgrenzung einer neuen Gruppe von Geschwülsten. Berlin. klin. Wochenschr. 1920. S. 444. — Mathias (2): Zur Lehre von den Progoroblastomen. Virchows Arch. Bd. 236, S. 424. — Mathieu, Marc (1): Du cancer précoce de l'estomac.

Thèse de Lyon 1884. — MATHIEU (2): Etat de la muqueuse de l'estomac. Arch. génér. 1889. — MATHIEU (3): Bull. et mém. de la soc. méd. des hôp. de Paris 1895. — MATHIEU (4): Trois cas de cancer de l'estomac succédant à l'ulcère simple de l'estomac. Bull. et mém. de la soc. méd. de hôp. de Paris, 20. Juli 1897. — MATHIEU (5): Traité des maladies de l'estomac et de l'intestin. 1901. Art. cancer de l'estomac traité de méd. CHARCOT, BOUCHARD, BRISSAND. Tome 6. — MATHIEU (6): État de la muqueuse de l'estomac dans le cancer de cet organ. Arch. génér. de méd. 1889. — MATHIEU (7): Pathologie gastro-intestin. 1910. — MATHIEU, SENCERT, TUFFIER, ROUX, ROUX-BERGER, MOUTIER: Traité méd.-chirurg. des maladies de l'estomac et de l'oesophage. Paris 1913. — MATSUOKA: Zur pathologischen Anatomie des Carcinoma papillosum ventriculi. v. Bruns Beitr. z. klin. Chirurg. Bd. 46. 1905. — MATTI (1): Über 97 Magenresektionen wegen Krebs mit Berücksichtigung der Fernresultate hinsichtlich Radikalheilung und Wiederherstellung der Magenfunktion. Dtsch. Zeitschr. f. Chirurg. Bd. 77. 1905. — MATTI (2): Beitrag zur Kenntnis des Magenkarzinoms. Untersuchungen über die Ursachen des veränderten Chemismus bei Fällen von Magenkarzinom. Dtsch. Zeitschr. f. Chirurg. Bd. 104. 1910. — MATTI (3): Beiträge zur Chirurgie des Magenkrebses. Dtsch. Zeitschr. f. Chirurg. Bd. 77. 1905. — MAU: Über Gastritis phlegmonosa. Inaug.-Diss. Kiel 1904. — MAULER: Cas d'adénopapillôme volumin, solitaire et pédiculé de l'estomac, Tumeur en voie de transformat. carcinomat. Thèse de Genève 1898. — MAY: Münch. med. Wochenschr. 1890. — MAYER, C.: Ulcus simplex in Verbindung mit Karzinom. Inaug.-Diss. Berlin 1894. — MAYER, J. M.: Über Dauererfolge in der operativen Behandlung der gutartigen Magenerkrankungen. v. Bruns Beitr. z. klin. Chirurg. Bd. 61. 1909. — MAYLARD and GALT: Case of carcinoma of the stomach with extensiv Enlargement and Infection of the liver. Glasgow med. journ. Vol. 49. 1898. — MAYO, W. J. (1): Malignant disease of the stomach and pylorus. Med. Times. Vol. 28. 1900. — MAYO, W. J. (2): Malignant diseases ofthe stomach and pylorus. Ann. of surg. Vol. 32. 1900. — MAYR, L.: Ein Fall von Gallertkrebs des Magens und Bauchfells. Inaug.-Diss. München 1892. — MAZAUD: Des nodosités sous-cutanées dans le cancer viscéral. Thèse de Paris 1877. — MEINEL (1): Über die sog. gutartige Pylorushypertrophie usw. Beitr. z. pathol. Anat. u. z. all. Pathol. 1902. — MEINEL (2): Zur Frage der gutartigen Pylorushypertrophie CRUVEILHIERS. Virchows Arch. Bd. 174. — MEINEL (3): Ein Fall von Karzinom des Magens mit starker Entwicklung elastischen Gewebes. Münch. med. Wochenschr. 1902. S. 359. — MELCHIOR: Ulcera ventriculi bei Tuberkulösen. Ref.: Zentralbl. f. pathol. Anat. Bd. 22, S. 939. — MELKENNIANZ: Über die präkarzinomatösen Erkrankungen des Magens. Inaug.-Diss. Berlin 1912. — MELNIKOW-RASWEDENKOW: Histologische Untersuchung über das elastische Gewebe in normalen und pathologisch veränderten Organen. Beitr. z. pathol. Anat. u. z. allg. Pathol. Bd. 26. 1899. — MÉNÉTRIER: Des polyadenomes gastrique et de leurs rapports avec le cancer de l'estomac. Arch. de physiol. normal et pathol. Sér. V, Tome 1. 1888. — MÉNÉTRIER, DARRIER, DEBET: Assoc. Franç. pour l'étude du cancer 1908. Nr. 1. — MENNE: Die Bedeutung des Traumas für das Entstehen und Wachstum der Geschwülste, speziell des Magenkarzinoms mit diesbezüglichen Fällen. Dtsch. Zeitschr. f. Chirurg. Bd. 81, S. 374. 1906. — MERKLEN: Bull. et mém. de la soc. anat. de Paris 1880. — MERTENS: Beobachtungen an Teertieren. Zeitschr. f. Krebsforsch. Bd. 20, S. 217. 1923. — MESINIL: Cancer de l'estomac à forme ulcéreuse. Bull. et mém. de la soc. anat. de Paris 1899. — METZGER: Métastases ovariques des cancer digestifs. Thèse de Paris 1911. — MEUNIER, H.: Cancer du pylore. Perforation de l'estomac. Bull. et mém. de la soc. anat. de Paris 1893. — MEYER, G.: Zur Kenntnis der Mag. Magenatrophie. Zeitschr. f. klin. Med. Bd. 16, S. 366. 1889. — MEYER, R. (1): Zur Frage der heterotopen Epithelwucherung usw. Virchows Arch. Bd. 250, S. 595. — MEYER, R. (2): Über entzündliche heterotope Epithelwucherungen im weiblichen Genitalgebiet und über ein bis in die Wurzel des Mesokolon ausgedehnte benigne Wucherung des Darmepithels. Virchows Arch. Bd. 195, S. 487. — MEYER, R. (3): Diskussionsbemerkung zum Vortrag LUBARSCH. Verhandlg. Stuttgart 1906. S. 216. — MEYER, R. (4): Demonstration einer bis in die Wurzel des Mesokolon ausgedehnten heterotopen Epithelwucherung des Darmepithels. Verhandl. d. dtsch. Ges. f. Pathol. 1908. S. 148. — MEYER, R. (5): Zentralbl. f. Gynäkol. 1923. Nr. 15. — v. MIKULICZ (1): Arch. f. klin. Chirurg. Bd. 57. — v. MIKULICZ (2): 17. Chirurg. Kongr. — v. MIKULICZ und KAUSCH: In Handbuch der praktischen Chirurgie von v. BERGMANN, v. BRUNS und v. MIKULICZ. Bd. 3. 1903. — MINTZ (1): Das Nabeladenom. v. Langenbecks Arch. Bd. 89. 1909. — MINTZ (2): Das wahre Adenom des Nabels. Dtsch. Zeitschr. f. Chir. Bd. 51. 1899. — MINTZ, S.: Ein Fall von Gastritis phlegmonosa diffusa im Verlaufe eines Magenkrebses. Dtsch. Arch. f. klin. Med. Bd. 49. — MIODOWSKI, F.: Drei bemerkenswerte Tumoren im und am Magen. Virchows Arch. Bd. 173. 1903. — MIRONESCU: Das elastische Gewebe der Magenwand und die Beziehungen desselben zur Pathologie des Magens. Berlin. klin. Wochenschr. 1905. S. 35. — MISLOWITZER: Über die Perforation des Magenkarzinoms nach außen. Inaug.-Diss. Berlin 1889. — MLODSEJEWSKI, W.: Ein Fall von Karzinomatose des Magens, des Bauchfelles und der Pleura bei einer 23jährigen Frau. Medecinskoje Obosrenje 1901. — MÖGES: Über embolische

Verschleppung karzinomatöser Massen vom Magen in die Leber. Inaug.-Diss. Erlangen 1879. — Möller, Else: Histologische Untersuchungen über den Ausgangspunkt der experimentellen Teerkrebsbildung. Zeitschr. f. Krebsforsch. Bd. 19. 1923. — Möncke-berg: Ein Fall von doppeltem primären Karzinom des Magens. Dtsch. med. Wochen-schrift 1905. — Mondor et Sourdille: Cancer cylindrique de l'ombilic secondaire à un cancer du pylore. Bull. et mém. de la soc. anat. de Paris 1912. — Monks, G.: A case of abdominal carcinoma in the right hypochondriac Region. Boston med. and surg. Journ. Vol. 140. 1899. — Monneret: Affection organique de l'estomac du Foie et du péritoine. Gaz. des hôp civ. et milit. 1841. — Monold: Fistule ombilicale. Bull. et mém. de la soc. anat. de Paris. 1877. — Monro, T. K. and Mc Larem: Case of cancer of the small curvature of the stomach in which a myoma of the stomach was so situated as to resemble a bell-valve of the pylore orifice. Glasgow med. Journ. 1901. — Moore: Pathol. soc. of London. Vol. 36. 1886. — Morpurgo: Bericht über die italienische Literatur 1900—1904. Verdauungs-apparat. Ergebn. d. pathol. Anat. u. allg. Pathol. Bd. 12. S. 236 ff. 1908. — Morris: Chronic. hypertrophie scirrhosis of the stomach. Internat. med. Magaz. 1895. — Moser: Trauma und Karzinom. Ärztl. Sachverst.-Ztg. 1903. — Moschkowitz, A. V.: A rare form of car-cinoma of the stomach with unusual complications. New York Polyclin. 1893. — Moskowicz: Dtsch. Arch. f. klin. Chirurg. Bd. 122, S. 444. 1923. — Most, A. (1): Über die Lymphgefäße und die regionären Lymphdrüsen des Magens in Rücksicht auf die Ver-breitung des Magenkarzinoms. v. Langenbecks Arch. Bd. 59. 1899. — Most, A. (2): Arch. f. klin. Chirurg. Bd. 59. — Mouisset: Étude sur le carcinome de l'estomac. Rev. de méd. 1891. Année 1891. — Mouisset et Tolot: Das Verhalten des Blutes beim Magenkarzinom. Rev. de méd. 1903. — Moutier und Marre: Arch. de méd. expér. Tome 22. 1910. — Moynihan: A case of complette Gastrektomie. Lancet. Vol. 2. 1911. — Müller, J.: Ein Fall von Schrumpfmagen. Sitzungsber. d. phys. med. Ges. zu Würzburg 1902. — Müller, M.: Beitrag zur Kenntnis der Metastasenbildung maligner Tumoren. Inaug.-Diss. Berlin 1892. — Müller, O.: Entwicklung des Magenkrebses aus dem runden Magengeschwür. Inaug.-Diss. Würzburg 1894. — Murchison (1): Gastric fistulae. Edinburgh med. journ. 1857. — Murchison (2): Transact. pathol. soc. London. Vol. 8. — Mussat: Cancer de l'estomac chez un soldat âgé de vingt-trois ans. Soc. méd. de Reims und Union méd. de Nord-Est 1902. — Musser, J. H.: Two cases of cancer of the stomach. Internat. Clinic. Philadelphia 1893. — Muth, H.: Ein Fall von Magenkrebs bei einem 24 jährigen Mann. Inaug.-Diss. Würzburg 1894. — Mutterer, B.: Über Darmstarre bei Peritonealkarzinose. Inaug.-Diss. München 1906. — Nakaizumi: Ein Beitrag zur pathologischen Anatomie der Retinitis cachecticorum ex carcinomato ventriculi. Klin. Monatsbl. f. Augenheilk. 50. Jg. 1912. — Napp: Bildung polypöser Adenome und Karzinome in atrophischer Magenschleimhaut. Inaug.-Diss. Freiburg 1900. — Nathall and Emanuel: Diffuse carcinomatosis of the stomach and intestines. Lancet. Vol. 1. 1903. — Naumann, M.: Zur Kasuistik der Perforationen der Magenkarzinome durch Fremdkörper. Inaug.-Diss. Heidelberg 1897. — Nauwerck: Gastritis ulcerosa chronica. Ein Beitrag zur Kenntnis des Magengeschwürs. Münch. med. Wochenschr. 1897. Nr. 35 u. 36. — Nauwerck, C.: Ein Fall von hyper-trophischer Stenose des Pylorus. Dtsch. Arch. f. klin. Med. Bd. 21. 1878. — Ness and Teacher: Brit. journ. of childr. dis. 1908. — Neusser: Apoplektischer Insult im Gefolge eines latenten Magenkarzinoms. Bericht der K. K. Krankenanstalt Rudolph-Stiftung in Wien 1890. — Niesen: Histogenetische Studien an einem Hautkarzinom. Zeitschr. f. Krebsforsch. Bd. 21, S. 320. 1924. — Nobiling, H.: Statistik der bösartigen Geschwülste aus dem Sektionsmaterial des pathologischen Instituts des Krankenhauses München r. d. I. in den Jahren 1908 u. 1909. Zeitschr. f. Krebsforsch. Bd. 10. 1911. — Nötzel, W.: Über die Operation der perforierten Magengeschwüre. v. Bruns Beitr. z. klin. Chirurg. Bd. 51. 1906. — Noever: Lokalisation des Magenkrebses. Journ. de Bruxelles 1907. — Le Noir: Cancer secondaire du foie latent, consécutif à un cancer de l'estomac, carcinose pleurale et pulmonaire. Bull. et mém. de la soc. anat. de Paris 1890. Année 65. — v. Noorden: Ein Schweißdrüsenadenom mit Sitz im Nabel und ein Beitrag zu den Nabelgeschwülsten. Dtsch. Zeitschr. f. Chirurg. Bd. 59. 1901. — Nordmann: Cancer du pylore. Bull. et mém. de la soc. anat. de Paris 1893. — Nordmann, O.: Zur Chirurgie der Magengeschwülste (Karzinom, Sarkom, Tuberkulose). v. Langenbecks Arch. Bd. 73. 1904. — Nothmann: Strahlennarben des Magens und Carcinoma ventriculi. Inaug.-Diss. Würzburg 1896. — Nuttal, A. W.: Diffuse Karzinomatosis des Magens und der Därme. Lancet 1903. — Oberndorfer (1): Über Multiplizität von Tumoren. Münch. med. Wochenschr. 1905. S. 1477. — Oberndorfer (2): Über die Häufigkeit des Ulcus rotundum ventriculi in München. Münch. med. Wochenschr. 1909. — Ochsner: Magenkarzinom und Ulkus. Münch. med. Wochenschr. 1916. Nr. 12. — Oehler: Ein Fall von totaler Magenschrumpfung. Inaug.-Diss. Leipzig 1905. — Oettinger (1): De la sténose hypertrophique du pylore. Semaine méd. 1902. — Oettinger (2): Dégénerescence cancéreuse de l'ulcère simple de l'estomac. Semaine méd. 1903. Nr. 26, p. 213. — Oliver, James: A case of fibroid indu-ration of the stomach with chronic peritonitis and ascites. Edinburgh med. journ. 1891.

Nr. 429. — OLIVER et HALIPRÉ: Gastrite scléreuse hypertrophique cancéreuse (Linite plastique de Brinton). Normandie méd. 1896. — OLIVIER, P.: Adénopathie susclaviculaire dans le cancer de l'estomac; périadénite suppurée fistule oesophagienne. Bull. et mém. de la soc. de méd. de Rouen 1892. — OPPEL: Lehrbuch der vergleichenden mikroskopischen Anatomie der Wirbeltiere. Teil I. Jena 1896. — OPPLER: Der Mageninhalt beim Carcinoma ventriculi. Dtsch. med. Wochenschr. 1895. — OPPOLZER: Das Karzinom des Magens. Wien. med. Wochenschr. 1865. — ORATOR: Beiträge zur Magenpathologie. I. u. II. Virchows Arch. Bd. 255, S. 639 und Bd. 256, S. 202. — ORTH (1): Beziehungen der Lieberkühnschen Krypten zu den Lymphknötchen des Darmes unter normalen und pathologischen Verhältnissen. Verhandl. d. pathol. Ges. 1900. — ORTH (2): Pathol.-anat. Diagnostik. Berlin 1900. — ORTH (3): Über Colitis cystica und ihre Beziehungen zur Ruhr. Berl. klin. Wochenschr. 1918. Nr. 29, S. 681. — ORTH (4): Über Heilungsvorgänge an Epitheliomen nebst allgemeinen Bemerkungen über Epitheliome. Zeitschr. f. Krebsforsch. Bd. 1. 1904. — ORTH (5): Kleiner Beitrag zur Krebsstatistik. Berlin. klin. Wochenschr. 1909. S. 577. — ORTH (6): Präkarzinomatöse Krankheiten und künstliche Krebse. Zeitschr. f. Krebsforsch. Bd. 10, S. 42. 1911. — OSLER, W. and M. TH. CARE: Latent Cancer of the Stomach. Philadelphia med. journ. Vol. 5. 1900. — OSTHEIMER, MAURICE: Gangrenous Carcinoma of the Stomach. Pathol. soc. of Philadelphia 1898. — OTS: Carcinome latent de l'estomac. Presse méd. belge Bruxelles Tom 43. 1891. — OTT: Zur Pathologie des Magenkarzinoms. Inaug.-Diss. Zürich 1867. — PACKARD: Pathol. soc. of Philadelphia 1884. — PAISSON: Les perforations du cancer de l'estomac. Thèse de Paris. 1911. — PARASCANDOLO: Magenkarzinom bei einem Hunde. Wochenschr. f. Tierheilk. u. Viehzucht 1901. — DU PASQUIER: Cirrhose hypertrophique systématique du péritoine. Arch. génér. de méd. 1897. — PATEL: Sur un cas de cancer du pylore généralisé au péritoine et à l'intestin. Lyon méd. 1900. — PATERSON, H. J. (1): Is gastric ulcer a frequent precursor of cancer? The Lancet 1912. — PATERSON, H. J. (2): Gastric surgery. The Lancet 1906. — PATERSON, H. J. (3): The surgery of the stomach. London 1913. — PAYR (1): Dtsch. Arch. f. klin. Chirurg. Bd. 93. 1910. — PAYR (2): Über gleichzeitige Stenosierung von Pylorus und Darm. v. Langenbecks Arch. Bd. 75. — PAYR, E. (1): Erfahrungen über Exzision und Resektion bei Magengeschwüren. v. Langenbecks Arch. Bd. 90. 1909. — PAYR, E. (2): Pathogenese und pathologische Anatomie des runden Magengeschwürs. Verhandl. d. dtsch. Ges. f. Pathol. 1910 u. 14. Tagung u. Verhandl. d. dtsch. Ges. f. Chirurg. 1910. — PEL: Familienmagenkrebs. Berlin. klin. Wochenschr. 1915. S. 12. — PERLMANN, J.: Ein osteoplastisches Magenkarzinom. Inaug.-Diss. Königsberg 1909. — PERLS: (siehe bei GEISSLER). — PERREY, E. G.: Papillome of the Duodenum. Colloid Carcinoma of stomach. Secondary Sarcoma of Ileum. Pathol. soc. of London. Vol. 44. 1893. — PERTIK, O.: Pathologie der Tuberkulose. Ergebn. d. allg. Pathol. u. pathol. Anat. Bd. 8, S. 2. 1902. — PETER: Cancer de l'estomac. Méd. mod. Paris 1893. Année 4. — PETERSEN (1): Über Heilungsvorgänge beim Karzinom. Verhandlg. d. Naturhist. med. Ver. Heidelberg, 27. Mai 1902. — PETERSEN (2): Beiträge zur Lehre vom Karzinom. Über Heilungsvorgänge im Karzinom. v. Bruns Beitr. z. klin. Chirurg. Bd. 34. 1902. — PETERSEN, W. (1): Anatomische und klinische Untersuchungen über das Magen- und Darmkarzinom. Dtsch. Ges. f. Chirurg. 1903. — PETERSEN, W. (2): Zur Histogenese der Magen- und Darmkarzinome. Dtsch. Ges. f. Chirurg. 1905. 34. Kongreß. — PETERSEN und COLMERS: Anatomische und klinische Untersuchungen über die Magen- und Darmkarzinome. Beitr. z. klin. Chirurg. Bd. 43, H. 1. — PETERSEN und MACHOL: Beitrag zur Pathologie und Therapie der gutartigen Magenkrankheiten. v. Bruns Beitr. z. klin. Chirurg. Bd. 33. — PETIBON: Contribution à l'étude de la gastrite scléreuse hypertrophique, ses rapports avec le cancer. Thèse de Paris 1895. — PETRÉN, G.: Studien über die Ergebnisse der chirurgischen Behandlung des Magen- und Duodenalgeschwüres mit ihren nicht akuten Komplikationen. v. Bruns Beitr. z. klin. Chirurg. Bd. 76. 1911. — PETRI: 44 Fälle von Krebs der Speiseröhre. Inaug.-Diss. Berlin 1868. — PETROW: Gleichzeitige Entwicklung von 3 bösartigen Geschwülsten usw. — PFANNENSTIEL: In Veits Handb. Erkrankungen der Ovarien. I. u. 2. Aufl. — PFAUNDLER, M.: Notiz zu der Arbeit TORKELS: Die sog. Pylorushypertrophie eine Entwicklungsstörung. Virchows Arch. Bd. 181. 1905. — PFÖRRINGER (1): Beitrag zum Wachstum des Magenkarzinoms. v. Bruns Beitr. z. klin. Chirurg. Bd. 41, S. 687. 1904. — PHILIPP, P. W.: Über Krebsbildung im Kindesalter. Zeitschr. f. Krebsforsch. Bd. 5, S. 326. 1907. — PICK, FR. (1): Über chronische, unter dem Bilde der Leberzirrhose verlaufende Perikarditis (perikarditische Pseudoleberzirrhose). Zeitschr. f. klin. Med. Bd. 29. 1896. — PICK, FR. (2): Zur Entstehung des Chorionepithelioms aus angeborener Anlage. Virchows Arch. Bd. 180, S. 172. — PIGNAL: Transformation d'ulcère round en cancer. Thèse de Lyon 1891. — PILLIET (1): Cas de sclérose sous-muqueuse avec hypertrophie musculaire de la portion pylorique de l'estomac. Bull. et mém. de la soc. anat. de Paris 1892. — PILLIET (2): Observation d'érosion avec cirrhose gastrique. Bull. et mém. de la soc. anat. de Paris 1896. — PILLIET et CHAPUT: Linite hypertrophique non cancéreuse. Bull. et mém. de la soc. anat. de Paris 1896. — PILLIET et SAKORAPHOS: Gastrite sous-muqueuse hypertrophique avec retropéritonite calleuse.

Bull. et mém. de la soc. anat. de Paris 1892. — Pinatelle et Cavaillon: Deux cas de métastase d'un cancer gastrique dans le crâne et les ménings. Prov. méd. 1906. — Piqué: Cancer de cardia avec communication pulmonaire. Bull. et mém. de la soc. anat. de Paris 1882. — Podwyssozki: Neue Ansichten zur Begründung der Reiztheorie des Krebses und der bösartigen Geschwulst. Ebenda. Bd. 7. 1909. — Poindecker: Über einen Fall heterotoper Magenschleimhaut im Dünndarm. Zentralbl. f. allg. Pathol. u. pathol. Anat. Bd. 23. 1912. — Pollack: Beiträge zur Metaplasiefrage. Arb. a. d. Pathol. Inst. Posen. 1901. S. 154. — Pollano, O. (1): Der Magenkrebs in seinen Beziehungen zur Geburtshilfe und Gynäkologie. Würzburger Abhandl. a. d. Gesamtgeb. d. prakt. Med. Bd. 4. 1904. — Pollano, O. (2): Über Pseudoendotheliome des Eierstocks. Monatsschr. f. Geburtsh. u. Gynäkol. Bd. 51. 1904. — Pollnow: Trauma und Magenkrebs. Ärztl. Sachverst.-Ztg. 1896. S. 243. — Pólya und v. Navratil: Untersuchungen über die Lymphbahnen des Wurmfortsatzes und des Magens. Dtsch. Zeitschr. f. Chirurg. Bd. 69. — Posner: Untersuchungen über Schleimhautverhornung. Virchows Arch. Bd. 118, S. 391. — Poth, H.: Ein Fall von beginnendem Magenkarzinom. Inaug.-Diss. München 1896. — Poulain, A.: Cancer de l'estomac. Noyaux secondaire développés dans un foie cirrhotique. Bull. et mém. de la soc. anat. de Paris 1899. — Preusse: Über heterotope-atypische Epithelwucherungen im Magen. Virchows Arch. Bd. 219, S. 319. 1915. — Prus: Nouvelles recherches sur la nature et le traitement du cancer de l'stomac. Paris 1828. — Pusateri, S.: Beitrag zum Studium der multiplen primären Karzinome. Virchows Arch. Bd. 204, S. 85. 1911. — Queckenstedt: Über Karzino-Sarkome. Inaug.-Diss. Leipzig 1904. — Quénu et Longuet: Cancer secondaire de l'ombilic. Rev. de chirurg. 1896. — Quincke: Korresp.-Blatt f. Schweiz. Ärzte 1874. — Rahts: Übersicht über die Verbreitung der Krebskrankheit am Ende des 19. Jahrhunderts in einigen außerdeutschen Gebieten. Med. statist. Mitteil. a. d. Kaiserl. Gesundheitsamte 1903. — Ramoino: Del carcinoma infiltrato dello stomaco simulante la linite plástica del Brinton. Morgagni 1899. — Raoult, A.: Cancer en nappe de l'estomac etc. Bull. et mém. de la soc. anat. de Paris. Tome 66. 1891. — Rathert, K.: Über zwei Fälle von Magenkrebs mit Metastasen in den Ovarien. Inaug.-Diss. Greifswald 1901. — Raymond, P.: Note sur le développement du cancer de l'estomac. Rev. de méd. 1889. — v. Recklinghausen: Osteoplastische Karzinose usw. Festschr. d. Ass. f. Virchow. 1891. — Redlich: Die Sektionsstatistik des Karzinoms am Berliner städt. Krankenhaus am Urban nebst kasuistischen Beiträgen. Zeitschr. f. Krebsforsch. Bd. 5. 1907. — Reiche (1): Beiträge zur Statistik des Karzinoms. Dtsch. med. Wochenschr. 1900. — Reiche (2): Zur Verbreitung des Karzinoms. Münch. med. Wochenschr. 1900. — Reimer, K.: Über Zuckergußleber und fibröse Polyserositis. Inaug.-Diss. Kiel. 1906. — Reimers, Gustav: Über die Dauer des Magenkrebses. Inaug.-Diss. Kiel 1893. — Reineke: Zwei Fälle von Krebsimpfungen in Punktionskanälen. Virchows Arch. Bd. 51. 1870. — Reitmann: Das sekundäre Karzinom der Haut bei primärem Karzinom innerer Organe. Arch. f. Dermatol. u. Syphilis. Bd. 90. 1908. — Reitz: Beiträge zur Kasuistik des Karzinoms im jugendlichen Alter. Inaug.-Diss. München 1903. — Remonchamps: Des rapports du catarrhe de l'estomac aves l'ulcère et le cancer. Ann. de la Soc. de méd. de Gand. Tome 69. 1890. — Renner: Die Lymphdrüsenmetastasen bei Magenkrebs. Mitt. a. d. Grenzgeb. d. Med. u. Chirurg. Bd. 13. 1904. — De Renzi, E.: Sul cancro del stomaco. Rif. med. Vol. 6. 1890. — Résibois, A.: De quelques formes anormales du cancer de l'estomac. Thèse de Paris 1898. — Reverdin, A.: Carcinose sous-cutanée et péritonite cancéreuse consecutives à un cancer de l'estomac. Rev. de gynecol. 1904. — Revidtsor, P. M.: Un cas de cancer de l'oesophage et de l'estomac. Rev. chirurg. d'andrologie et de gynécol. Tome 6. 1900. — Ria: Carcinoma fibrosa de piloro. Boll. d. clin. Milano. Vol. 7. 1891. — Ribbert (1): Inwieweit können Neubildungen auf traumatische Einflüsse zurückgeführt werden? Ärztl. Sachverst.-Ztg. 1898. Nr. 19 u. 20. — Ribbert (2): Die Entstehung des Karzinoms. Bonn 1907 u. 1911. — Ribbert (3): Die Entstehung des Karzinoms. Dtsch. med. Wochenschrift 1907. — Ribbert (4): Wesen der Krankheit. — Ribbert (5): Das Karzinom des Menschen usw. Bonn 1911. — Ribbert (6): Geschwulstlehre. — Richter: Zur Kenntnis des sog. „tuberkulösen Ileocökaltumors". Beitr. z. pathol. Anat. u. z. allg. Pathol. Bd. 39, S. 199. 1906. — Riechelmann (1): Eine Krebsstatistik vom pathol.-anat. Standpunkt. Inaug.-Diss. Rostock 1902. — Riechelmann (2): Berlin. klin. Wochenschrift 1902. Nr. 31 u. 32. — Rieck: Krebsstatistik nach den Befunden des pathologischen Institutes zu München aus den Jahren 1854—1903. Inaug.-Diss. München 1904. — Riegel: Die Erkrankungen des Magens. In Nothnagels spez. Pathol. u. Therap. Bd. 16. 1897. — Rindfleisch: Lehrbuch der pathologischen Gewebelehre 1878. — v. Rindfleisch: Scirrhus ventriculi diffusus. Phys. med. Ges. Würzburg. Bd. 37. 1905. — Ringel: Beiträge zur Chirurgie des Magens. Jahrb. d. Hamb. Staatskrankenanst. Bd. 7. — Risel: Zur Frage der chorionepitheliomähnlichen Geschwülste. Beitr. z. pathol. Anat. u. z. allg. Pathol. Bd. 43, S. 233. — Rittstieg, F.: Über Pyloruskarzinom und seine Ursachen. Inaug.-Diss. München 1893. — Rivet, L.: La linite plastique. La Clinique 1910. — Robinson, G. T.: Cancer of Pylorus. Med. Bull. Philadelphia. Vol. 11.

1899. — ROBSON, A. W. M.: Cancer of the stomach. London 1907. — RODLER, K.: Ein Fall von primärem multiplen Karzinom des Magens und der Vulva. Inaug.-Diss. Erlangen 1904. — RODMANN: How frequently do gastric ulcere become carcinomata. Ann. of surg. Juni 1908. — RÖLLMANN: Ein Fall von osteoplastischem Magenkrebs. Inaug.-Diss. Würzburg 1905. — RÖMER: Über scheinbar primäre, in Wirklichkeit metastatische Krebserkrankung der inneren Geschlechtsorgane bei Tumorbildung in Abdominalorganen. Arch. f. Gynäkol. Bd. 66. 1902. — ROEPKE: Die Bedeutung des Traumas für die Entwicklung der Karzinome und Sarkome. Langenbecks Arch. Bd. 78. 1905. — RÖRIG, R.: Primäres Kankroid des Magens. Inaug.-Diss. Würzburg 1895. — RÖSELER: Ein Fall von multiplem Hautkarzinom. Virchows Arch. Bd. 77. — ROKITANSKY: Lehrbuch. 3. Aufl. 1861. — v. ROKITANSKY: Carcinoma ventriculi. Allg. Wien. med. Ztg. 42. Jg. 1897. — ROLL, J.: Cancer pylori. Norsk magaz. f. laegevidenskaben. 59. Jg. 1898. — ROLLESTON, H. D. (1): Carcinoma of the cardiac orifice of the stomach. Pathol. soc. of London 1899. — ROLLESTON, H. D. (2): A case of primary Carcinoma of the vermiform Appendix. Lancet 1900. — ROLLESTON, H. D. and HAYNE, LOUIS, B.: A case of congenital hypertrophy of the pylorus. Brit. med. journ. 1898. — ROLLESTON, H. D. und HIGGS: Squamous celled carcinoma of the stomach and oesophagus imitating tuberculous ulceration. Brit. med. journ. 1907. — ROLLESTON: Journ. of pathol. a. bakt. Vol. 10. — ROLLET: Cancer de l'estomac, péritonite par perforation lésions viscérales multiples. Lyon méd. 1902. — RONDORF: Über die operativen Magenerkrankungen. Dtsch. Zeitschr. f. Chirurg. Bd. 99. 1909. — ROSENHEIM (1): Zur Kenntnis des mit Krebs komplizierten runden Magengeschwürs. Zeitschr. f. klin. Med. Bd. 17. 1891. — ROSENHEIM (2): Über atrophische Prozesse an der Magenschleimhaut in ihrer Beziehung zum Karzinom usw. Berlin. klin. Wochenschr. 1888. S. 1021 u. 1044. — ROSENHEIM (3): Über seltene Komplikationen des runden Magengeschwürs. Berlin. klin. Wochenschr. 1889. — ROSENHEIM (4): Ebenda 1888. Nr. 51. — ROSENHEIM (5): Dtsch. med. Wochenschr. 1889. Nr. 10. — ROSENHEIM (6): Krankheiten des Verdauungsapparates. Wien 1893. — ROSENHEIM (7): Pathologie und Therapie der Krankheiten der Speiseröhre und des Magens. Berlin 1896. — ROSTHORN: Ein Beitrag zur Lehre vom Chorionepitheliom. Beitr. z. Geburtsh. u. Gynäkol. Wien 1903. — ROTTER: Zeitschr. f. Krebsforsch. Bd. 18, S. 171. 1921. — ROUSSEAU: De quelques formes et cas rares du cancer de l'estomac. Thèse de Paris 1911/12. — ROUSSY: Quatre cas de linite plastique de Brinton. Bull. de l'assoc. franç. pour l'étude de Cancer. 1910. — ROUX: Linite plastique sans néoplasma. Rev. méd. de la Suisse romande. 1905. — RUBRITIUS (1): Ein Beitrag zur chirurgischen Behandlung des chronischen Magengeschwürs und seiner Folgeerscheinungen. v. Bruns Beitr. z. klin. Chirurg. Bd. 67. 1910. — RUBRITIUS (2): Dtsch. Ges. f. Chirurg. 1908. — RÜCKERT: Über die sog. oberen Kardiadrüsen des Ösophagus. Virchows Arch. Bd. 175. 1904. — RÜHLE, H.: Bemerkungen über Diagnose, Verlauf und Behandlung des Magenkrebses. Dtsch. med. Wochenschr. 1877. — RÜTIMEYER: Korresp.-Blatt f. Schweiz. Ärzte 1900. S. 707. — RULLMANN, O.: Über Lymphangitis carcinomatosa im Anschluß an Magenkrebs. Inaug.-Diss. München 1905. — DE RUYTER: Über Karzinomentwicklung. Langenbecks Arch. Bd. 69. — RYDYGIER: Meine Erfahrungen über die von mir seit 1880 bis jetzt ausgeführten Magenoperationen. Dtsch. Zeitschr. f. Chirurg. Bd. 58. 1901. — v. SAAR: Über multiple Magentumoren. Arch. f. klin. Chirurg. Bd. 110, S. 23. 1918. — SACHS: Zur Kenntnis der Magenschleimhaut in krankhaften Zuständen. Arch. f. exp. Pathol. u. Pharmakol. Bd. 24. 1888. — SACQUÉPÉE, E.: Cancer de l'estomac, carcinose secondaire localisée au péritoine. Bull. et mém. de la soc. anat. de Paris 1899. — SADEWASSER: Über Karzinommetastasen an makroskopisch anscheinend unveränderten Ovarien bei primärem Magenkarzinom. Inaug.-Diss. Gießen 1909. — SAKATA, K.: Über die Lymphgefäße des Ösophagus und über seine regionären Lymphdrüsen mit Berücksichtigung der Verbreitung des Karzinoms. Mitt. a. d. Grenzgeb. d. Med. u. Chirurg. Bd. 11. 1903. — SALBERG, W.: Über mehrfache Krebsentwicklung im Magen. Inaug.-Diss. Würzburg 1901. — SALTZMANN (1): Studien über Magenkrebs, mit besonderer Berücksichtigung der Veränderungen in der Magenschleimhaut und der im Tumor und an dessen Rand auftretenden Rundzelleninfiltration. Arb. a. d. pathol. Inst. d. Universität Helsingfors 1913. Neue Folge. Bd. 1, H. 3/4. — SALTZMANN (2): Studien über Magenkrebs. Arb. a. d. Pathol. Inst. Helsingfors. Bd. 1. Jena: G. Fischer 1914. — Sammlung ärztlicher Obergutachten. 1903. — SANDBERG: Ein Beitrag zur Symptomatologie der Fistula gastro-colica carcinomatosa. Zeitschr. f. klin. Med. Bd. 56. 1904. — SANEROT: Le cancer de l'estomac à evolution lente: l'ulcus rodens gastrique usw. Thèse de Lyon 1906. — SAXER: Unter dem Bilde einer Meningitis verlaufende karzinomatöse Erkrankung der Gehirn- und Rückenmarkshäute. Verhandlg. d. dtsch. Pathol. Ges. Karlsbad 1902. — SCHACHER: Une observation de prétendue linite plastique. Thèse de Paris 1905. — SCHADE: Vier seltene Fälle von Magenkrebs. Inaug.-Diss. Würzburg 1899. 8°, S. 28. — SCHÄFFER: Jahrb. f. Kinderheilk. Bd. 15. S. 425. 1880. — SCHAFFER, J.: Beiträge zur Histologie menschlicher Organe. Sitzungsber. d. K. K. Akademie d. Wissensch. Math.-naturw. Klasse 1897. S. 106. Abt. III. — SCHAPER und COHEN: Arch. f. Entwicklungsmechanik. Bd. 19. 1905. — SCHAPIRO, R.: Carcinoma verum diffusum ventriculi. Objazat. pathol. anat. izslicd stud. med. imp. Charkow Univers. 1890. — Schellschmidt, Willy: Die Schwellung der Supraklavikulardrüsen bei abdominellen Karzinomen. Inaug.-Diss. Leipzig 1905. — Schenk und Sitzenfrey: Gleichzeitiges Karzinom des Magens, der Ovarien und des Uterus mit besonderer Berücksichtigung ihrer operativen Behandlung und der histologischen Befunde. Monatsschr. f. Geburtsh. u. Gynäkol. Bd. 60. — Scheuermann: Häufigkeit des runden Magengeschwürs in München. Inaug.-Diss. München 1826. — Schiffer: Über Veränderungen am Magen älterer Leute. Inaug.-Diss. Leipzig 1897. — Schiffer, E.: Veränderungen am Magen alter Leute. Inaug.-Diss. Berlin 1897. — Schlagenhaufer (1): Über das metastatische Ovarialkarzinom nach Krebs des Magens, Darmes und anderer Bauchorgane. Monatsschr. f. Geburtsh. u. Gynäkol. Bd. 15. 1902. — Schlagenhaufer (2): Über das Vorkommen chorionepitheliom- und traubenmolenartiger Wucherungen in Teratomen. Wien. klin. Wochenschr. 1902. S. 571 und Verhandl. d. dtsch. path. Ges. Karlsbad. 1902. S. 209. — Schlagen- haufer (3): Phlebitis migrans bei Magenkarzinom. Verhandl. d. dtsch. pathol. Ges. 13. Tag. Leipzig 1909. S. 219. — Schlatter: Über Ernährung und Verdauung nach vollständiger Entfernung des Magens — Ösophagoenterostomie — beim Menschen. v. Bruns Beitr. z. klin. Chirurg. Bd. 19. 1897. — Schliomonitsch: Mammakarzinom mit Metastasen im Magen und Knochensystem. Inaug.-Diss. München 1910. — Schloffer: Die an der Wölflerschen Klinik seit 1895 operierten Fälle von gutartigen Magenerkrankungen. v. Bruns Beitr. z. klin. Chirurg. Bd. 32. 1902. — Schmaltz und Weber: Zur Kenntnis der Perihepatitis chron. hyperplastica (Zuckergußleber). Dtsch. med. Wochenschr. 1899. — Schmey: Das Magenkarzinom bei Säugetieren. Dtsch. tierärztl. Wochenschr. 1914. S. 24. — Schmidt: Verhandlg. d. Kongr. f. inn. Med. Wiesbaden 1902. S. 288. — Schmidt, A. (1): Ein Fall von Magenschleimhautatrophie nebst Bemerkungen über die sog. schlei- mige Degeneration der Drüsenzellen des Magens. Dtsch. med. Wochenschr. 1895. S. 300. — Schmidt, A. (2): Untersuchungen über das menschliche Magenepithel unter normalen und pathologischen Verhältnissen. Virchows Arch. Bd. 143. S. 477. — Schmidt, A. (3): Allgemeine Pathologie des Verdauungstraktus. Ergebn. d. allg. Pathol. u. pathol. Anat. 1896. — Schmidt, E.: Über Schrumpfungen nach Gastritis phlegmonosa. München 1913. — Schmidt, J. E.: Studien zur Histologie und Funktion der Magenschleimhaut usw. Mitt. a. d. Grenzgeb. Bd. 22. 1911. — Schmidt, M. B. (1): Über Krebszellenembolie in den Lungenarterien. Naturforscher- u. Ärzteversamml. in Braunschweig 1897. — Schmidt, M. B. (2): Die Verbreitungswege der Karzinome und die Beziehung generalisierter Sarkome zu den leukämischen Neubildungen. Jena 1903. — Schmidt, O.: Über Magenkarzinom mit miliaren Metastasen in allen Organen besonders der Haut. Inaug.-Diss. München 1917. — Schmieden: Differentialdiagnose zwischen Magengeschwür und Magenkrebs. v. Langen- becks Arch. Bd. 96. — Schmincke (1): Magenkarzinom nach chronischem Ulkus bei 16 jähr. Knaben. Inaug.-Diss. Würzburg 1901. — Schmincke (2): Über anatomische Befunde am Ulkusmagen. Münch. med. Wochenschr. 1924. Nr. 4. S. 61. — Schnarrwyler, Karl: Über Gastritis phlegmonosa. Arch. f. Verdauungskrankh. 1906. — Schmorl (1): Dis- kussionsbemerkungen zum Vortrag Zieglers über elastisches Gewebe. Verhandl. d. dtsch. pathol. Ges. München 1899. S. 237. — Schmorl (2): Über Krebsmetastasen im Knochen- system. Verhandl. d. dtsch. pathol. Ges. Kiel 1908. S. 89. — Schmorl (3): Diskussions- bemerkungen zum Vortrag Borrmann. Verhandl. d. dtsch. pathol. Ges. Breslau 1904. S. 84. — Schneider: Häufigkeit des Magengeschwürs in München. Inaug.-Diss. München 1901. — Schneider, A.: Über multiple Karzinome des Magens. Inaug.-Diss. Bonn 1912. — Schnetter: Über Magenschrumpfung. Dtsch. Arch. f. klin. Med. Bd. 34. 1884. — Schnitzler, J.: Über eine typisch lokalisierte Metastase des Magenkarzinoms. Mitt. a. d. Grenzgeb. d. Med. u. Chirur. Bd. 19. 1908. — Schoch: Über hypertrophische Stenose des Pylorus. Inaug.-Diss. Zürich 1857. — Schoenborn: Nr. 1. Sammlung ärztlicher Obergutachten 1897—1902. — Schöne: Die Beziehungen der Immunitätsforschung zur Lehre von den Geschwülsten. Jahresber. üb. d. ges. Immunitätsforsch. 1906. — Schön- holzer: Die Chirurgie des Magenkrebses an der Krönleinschen Klinik von 1881—1902. v. Bruns Beitr. z. klin. Chirurg. Bd. 39. 1903. — Schöppler: Carcinoma ventriculi cylindroc. beim Haushuhn. Zeitschr. f. Krebsforsch. Bd. 13. 1913. — Schöppler, H.: Einmaliges Trauma und Karzinom. Zeitschr. f. Krebsforsch. Bd. 10. 1911. — Scholz (1): Über Magen- krebs im jugendlichen Alter. Inaug.-Diss. Breslau 1886. — Scholz (2): Wien. med. Blätter. 1896. — Scholz (3): Wien. klin. Wochenschr. 1905. Nr. 47. — Scholz, Friedrich: Beiträge zur Statistik des Magenkrebses. Inaug.-Diss. Göttingen 1896. — Schridde (1): Die orts- fremden Epithelgewebe des Menschen. Samml. anat. u. physiol. Vortr. u. Aufsätze. Heraus- gegeben von Gaupp und Nagel. 1909. H. 6. — Schridde (2): Über Magenschleimhaut- inseln vom Bau der .... im oberen Ösophagusabschnitt. Virchows Arch. Bd. 175. 1904. — Schuchardt: Verhandl. d. dtsch. Ges. f. Gynäkol. Gießen 1901. 9. Tag. Zentralbl. f. Gynäkol. 1901. — Schütz (1): Ergebnisse neuerer klinischer Erfahrungen über Magen- karzinom. Boas Arch. Bd. 21. 1915. — Schütz (2): Zur Kenntnis des elastischen Gewebes des Magens. Boas Arch. Bd. 13. 1907. — Schütz (3): Beiträge zur Histologie des menschlichen Magens. Arch. f. Verdauungskrankh. Bd. 14. 1908. — Schütz (4): Das tiefgreifende kallöse Magengeschwür. Arch. f. Verdauungskrankh. Bd. 23. 1917. — Schuh, H.: Ein Beitrag zur Kasuistik der Nabeladenome. Mitt. a. d. allg. städt. Krankenhaus zu Nürnberg 1902. — Schulz: Über Dauererfolge der internen Therapie des Ulcus ventriculi. Mitt. a. d. Grenzgeb. d. Med. u. Chirurg. Bd. 11. 1903. — Schulz, O. E.: Zur Statistik der Gastroenterostomien bei benignen Magenerkrankungen. Dtsch. Zeitschr. f. Chirurg. Bd. 88. 1907. — Schultze, W.: Beziehungen der Lieberkühnschen Krypten zu den Lymphknötchen des Dickdarms. Zentralbl. f. allg. Pathol. u. pathol. Anat. Bd. 16, S. 99. 1905. — Schultze, W. H.: Diskussionsbemerkung zum Vortrag Lubarsch: Verhandlg. Stuttgart 1906. S. 215. — Schumann, M.: Über das Magenkarzinom nach Beobachtungen auf der Züricher med. Klinik. Inaug.-Diss. Zürich 1905. — Schwalbe (1): Ergebn. d. wiss. Med. Bd. 1. 1909. — Schwalbe (2): Die Entstehung der Geschwülste im Lichte der Teratologie. Verhandl. d. naturhist.-med. Vereins zu Heidelberg. N. F. Bd. 8, H. 3. — Schwartz: Linite probable du petit cul-de-sac de l'estomac etc. Soc. de chirurg. de Paris. Tome 24. — Schwarz: Über ein Epithelioma papillare, ein Beitrag zur partiellen Spontanheilung. Virchows Arch. Bd. 175. — Schweppe, C.: Ein Fall von Magenkarzinom mit anscheinend sehr schnellem Verlauf infolge allgemeiner Karzinose. Inaug.-Diss. Göttingen 1890. — Sébillon: De la gastrite phlegmoneuse. Thèse de Paris 1885. — Seggel, R.: Über die Mitbeteiligung der vorderen Bauchwand beim Magenkarzinom. Münch. med. Wochenschr. 1899. — Sellentin: Ein Fall von Magenkarzinom mit Metastasen. Inaug.-Diss. Freiburg 1903. — Senge: Sekundäre Karzinosis der Plazenta bei primärem Magenkarzinom. Beitr. z. pathol. Anat. u. z. allg. Pathol. Bd. 53, S. 532. — Sheldon (1): Cirrhosis of the stomach. Ann. of surg. 1904. — Sheldon (2): A further report on a case of cirrhosis of the stomach. Ann. of surg. 1906. — Siefert: Münch. med. Wochenschr. 1892. S. 826. — Silvan: I tumori primitivi dello stomaco. Zentralbl. f. allg. Pathol. u. pathol. Anat. Bd. 25, S. 791. 1914. — Simmonds: Demonstration eines Magens mit gleichzeitiger krebsiger Striktur der Kardia und des Pylorus. Münch. med. Wochenschr. 1903. — Sinjuschin: Das Lymphgefäßsystem des Magens in Verbindung mit der Ausbreitung des Karzinoms. Wratsch-Gaz. 1904. — Siredey, A.: Cancer de l'estomac sans dyspepsie. Bull. et mém. de la soc. méd. des hôp. de Paris. Tome 3. 1890. — Sitzenfrey (1): Demonstration eines Gallertkarzinoms des Uterus bei primärem Magen- und sekundärem beiderseitigen Ovarialkarzinom. Prag. med. Wochenschr. 1907. — Sitzenfrey (2): Über lediglich mikroskopisch nachweisbare metastatische Karzinomerkrankung der Ovarien bei primärem Magenkarzinom. a) Implantationsmetastasen an makroskopisch anscheinend unveränderten Ovarien. b) Auf dem Lymphwege erfolgte Metastasierung eines symptomlos verlaufenden Magenkarzinoms in beiden Ovarien, die in makroskopisch vollkommen karzinomunverdächtige Zysten umgewandelt waren. Mitt. a. d. Grenzgeb. d. Med. u. Chirurg. Bd. 19. 1908. — Smith, H. W.: Cirrhosis of fibroid degeneration of the stomach. Edinburgh med. journ. 1872. — Snellen: Sclerosis ventriculi. Nederl. Lancet 1855. Ref.: Cannstatts Jahresber. Bd. 3. 1856. — Sönnichsen: Beitrag zur Statistik des Magenkrebses. Inaug.-Diss. Kiel 1892. — Solaro, A.: Adenocarcinoma multiplo della stomaco nel decorso dell' anemia perniciosa progressiva. Arte med. Napoli Anno 1900. — Sorel (1): Ulcère et cancer d'estomac. Soc. méd. de Rouen. 1903. — Sorel (2): Toulon, Écho méd. Bd. 14. 1900. — Sormani (1): Über Plasmazellen in dem entzündlichen Infiltrat eines Krebstumors des Magens. Virchows Arch. Bd. 184. 1906. — Sormani (2): Über Plasmazellen in der entzündlichen Infiltration eines Krebstumors des Magens. Virchows Arch. Bd. 184. 1906. — Sottas, J.: Cancer du Cardia, gangrène de la rate, gangrène pulmonaire. Bull. et mém. de la soc. anat. de Paris 1892. — Souligoux et Milian: Epithélioma cylindrique suppuré du pylore, ectasie cancéreuse et purulente à streptocoques du canal thoracique. Bull. et mém. de la soc. anat. de Paris 1900. — Soupault et Labbé: Valeur diagnostique et prognostique des adénopathies dans le cancer épithélial. Bull. et mém. de la soc. méd. des hôp. de Paris 1899. — Spittel: Cases of perforation of the stomach and duod. Brit. med. journ. 25. Mai 1912. — Ssapeshko: Zur Magenchirurgie usw. Ann. d. russ. Chirurg. 1900/01. Ref.: Zentralbl. f. d. Grenzgeb. 1902. S. 242. — Stadelmann: Zur Diagnose der Meningitis carcinomatosa. Berlin. klin. Wochenschr. 1908. — v. Stapelmohr, Sten.: Über eine Form von Scheingeschwülsten im Magen (Gastritis phlegmonosa circumscripta). Dtsch. med. Wochenschr. 1918. — Stahr: Plastische Mastitis bei Magenkrebs („Mastitis carcinomatosa"). Zeitschr. f. Krebsforsch. Bd. 19. S. 231. 1922. — Staub, Th. P.: Über Verdickung der Tunica muscularis bei Carcinoma ventriculi. Inaug.-Diss. Zürich 1899. — Steele, Ch.: An obscure and complicated case of carcinoma of the stomach. Lancet 1900. — Steffen: Die malignen Geschwülste im Kindesalter. Stuttgart: Enke 1905. — Steinhaus (1): Deux cancers de structure différente chez la même personne avec métastases multiples provenant de chacun des deux cancers. Journ. méd. de Bruxelles 1913. p. 18. — Steinhaus (2): Statistique de la mortalité par cancer à l'hospital St. Jean de Bruxelles d'après les protocoles d'autopsie de la période de 1888—1907. Zeitschr. f. Krebsforsch. Bd. 8. 1910. — Steinthal: Erfahrungen über Gastro-enterostomie. v. Bruns Beitr. z. klin. Chirurg. Bd. 34. 1902. — Stempfle: Ein Fall von Leberabszeß im Anschluß an ein karzinomatös entartetes Ulcus ventriculi. Inaug.-Diss. Erlangen 1897. — Stengel, A.: Colloid carcinoma of the stomach, peritoneum and liver. Pathol. soc. of Philadelphia 1899, New-Series. — Stern, R. (1): Trauma als Krankheitsursache. Ergebn. d. allg. Pathol. u. pathol. Anat. 3. Jg. 1896. — Stern, R. (2): Über traumatische Erkrankungen der Magenschleimhaut. Dtsch. med. Wochenschr. 1899. Nr. 38. — Sternberg (1): Der heutige Stand der Lehre von den Geschwülsten, im besonderen der Karzinome. Abhandl. a. d. Gesamtgeb. d. Med. Wien: Springer 1924. — Sternberg (2): Zur Kenntnis der chorionepitheliomartigen Wucherungen in malignen Hodentumoren. Verhandl. d. dtsch. pathol. Ges. Berlin 1904. S. 105. — Steudel: Magenoperationen der Heidelberger Klinik. v. Bruns Beitr. z. klin. Chirurg. Bd. 23. 1899. — Stewart, D. D.: A case of two isoleted carcinomatous gastric ulcers, apparent recovery, after exploratory coeliotomy. Assoc. of Amer. physicians 1898. — Stich: Beiträge zur Magenchirurgie. v. Bruns Beitr. z. klin. Chirurg. Bd. 40. 1903. — Stickel: Über doppelseitige metastatische Ovarialkarzinome. Arch. f. Gynäkol. Bd. 79. 1905. — Stintzing: Zur Struktur der erkrankten Magenschleimhaut. Münch. med. Wochenschr. 1889. S. 48. — Stolz: Über einen Fall von Pyloruskarzinom mit kontinuierlichem Magensaftfluß bei stark verminderter Salzsäuresekretion. Zeitschr. f. klin. Med. Bd. 37. S. 282. — Stori: Contributo allo studio dei tumori dell' ombilico. Sperimentale 1900. — Strauss, H.: Zur pathologischen Anatomie bei Hypersecretio continua chronica des Magens. Virchows Arch. Bd. 159. 1900. — Stroebe, H.: Neuere Arbeiten über Histogenese und Ätiologie des Karzinoms. Zentralbl. f. allg. Pathologie und pathol. Anat. Bd. 2, S. 403. 1891. — Stromeyer (1): Pathogenese des Ulcus ventriculi, Ulkus und Karzinom. Beitr. z. pathol. Anat. u. z. allg. Pathol. Bd. 25. 1912. — Stromeyer (2): Die Pathogenese des Ulcus ventriculi, zugleich ein Beitrag zur Frage nach den Beziehungen zwischen Ulkus und Karzinom. Beitr. z. pathol. Anat. u. z. allg. Pathol. Bd. 54. 1912. — Strube, G.: Trichomonas hominis im Mageninhalt bei Carcinoma cardiae. Berlin. klin. Wochenschr. 1898. — Stumpf, R.: Beitrag zur Magenchirurgie. v. Bruns Beitr. z. klin. Chirurg. Bd. 59. 1908. — Surmont, H. et J. Patoir: Un cas de mort subite dans le cancer de l'estomac, vomissement; irruption des matières dans les bronches. Bull. méd. du nord, Lille 1891. — v. Sury: Beitrag zur Kenntnis der totalen einfach entzündlichen Magenschrumpfung und der fibrösen Polyserositis (Zuckerguß). Arch. f. Verdauungskrankh. Bd. 13. 1907. — Swilinski, F.: Zur Kasuistik multipler primärer Tumorbildung. Wien. klin. Wochenschr. 1909. — v. Szöllösy: Magenkrebs und vagosympathische Innervation. Boas Arch. Bd. 23. 1917. — v. Tabora: Zur Pathologie des Magenkarzinoms. Dtsch. med. Wochenschr. 1905. — Tallez, J.: De l'ulcéro-cancer de l'estomac. Thèse de Montpellier 1912. — Thaon: Les stenoses pyloriques. Rev. génér. Gaz. des hôp. civ. et milit. 1902. — Thayer: Specimen of cancer of pylorus. Bull. of John Hopkins hosp. Baltimore 1891. — Thibaut: Formes anomales du cancer de l'estomac. Gaz. des hôp. civ. et milit. Tome 85. Nr. 25. 1912. — Thiede: Ein Fall von Perforation eines Magenkarzinoms in die freie Bauchhöhle. Dtsch. Zeitschr. f. Chirurg. Bd. 105. 1910. — Thiele: Zeitschr. f. klin. Med. Bd. 27. — Thiem: Handb. d. Unfallheilk. Dtsch. Chirurg. 67. — Thompson: Statistics of cancer of the stomach. Transact. New York pathol. soc. 1871 — Thomson and Graham: Fibromatosis of the stomach and its relationships to ulcer and to cancer. Ann. of surg. Juli 1913. — Thomson: Edinburgh med. journ. Vol. 11. 1913. — Thorel: Pathol. Anatomie des Verdauungstraktus. Ergebn. d. allg. Pathol. u. pathol. Anat. Bd. 5. 1900. — Thus: Cancer pylori mit ausgebildeten Metastasen im Knochensystem. Norsk Magazin for laegevidenskaben. September 1906. — Tiburtius: Über die Combination von Carcinoma ovarii et ventriculi. Inaug.-Diss. Königsberg 1899. — Tiemann, C.: Beitrag zur Pathologie und Statistik des Krebses. Inaug.-Diss. Kiel 1900. — Tilger: Über die stenosierende Pylorushypertrophie. Virchows Arch. Bd. 132. 1893. — Tilling: Ein Fall von Magenkrebs mit enorm vielen Metastasen. Inaug.-Diss. Kiel 1899. — Tilp: Zur Kenntnis der Implantationskarzinome im Abdomen. Verhandl. d. dtsch. Ges. f. Pathol. 1907. — v. Török und Wittelshöfer: Zur Statistik des Mammakarzinoms. Arch. f. klin. Chirurg. Bd. 25, S. 873. 1880. — Toinon, Léon: Des complications infectieuses des cancers gastriques. Perforations et fistules. Thèse de Lyon 1906. — Toldt: Wien. Sitzungsber. Bd. 82. 1880. — Toms, G. W. S.: Study of a case of carcinoma ventriculi with three perforations at the posterior wall. History of antecedent gastric ulcer. New York. med. journ. 1894. — Torkel: Die sog. kongenitale Pylorushypertrophie eine Entwicklungsstörung. Virchows Arch. Bd. 180. 1905. — Tornow: Statistik des Magenkarzinoms. Inaug.-Diss. Kiel 1900. Tourbet: La linite plastique. Gaz. des hôp. civ. et milit. 1901. — Tourneau: Zur Ätiologie des Magenkarzinoms. Ebenda 1896. — Tournier: De la périgastrite antérieure suppurée dans le cancer de l'estomac. Lyon méd. 1897. — Toyosumi: Ein Fall von Stenose des Rektum durch metastatisches Karzinom bei gleichzeitigem metastasierenden Myelom. Virchows Arch. Bd. 191. 1908. — Trekaki: Cancer de l'estomac. Cancer secondaire du péritoine des ovaires et de l'uterus. Bull. et mém. de la soc anat. de Paris 1891. Année 55. — Tricomi, E.: Adenocarcinoma péduncolato della grande curvature dello stomaco. Rif. med. Tome 15. 1899. — Troisier (1): Les ganglions sus-claviculaires dans le cancer de l'estomac. Bull. et mém. de la soc. des hôp. de Paris 1886. — Troisier (2): Gaz. hebd. de méd. et de chirurg. 1886. — Troisier (3): L'adénopathie sus-claviculaire gauche dans le cancer abdominal. Bull. et mém. de la soc. des hôp. de Paris 1888. — Troisier (4): Adénopathie sus-claviculaire dans le cancer de l'abdomen. Arch. génér. de méd. 1889. — Tsunoda: Über die Histogenese der multiplen beginnenden Magenkrebse. Zeitschr. f. Krebsforsch. Bd. 9. 1911. — Tsutomu Inonye: Über das Verhalten des elastischen Gewebes bei Magenkarzinom. Virchows Arch. Bd. 169. 1902. — Tuffier et Dujarrier: Périgastrite gangréneuse antérieure suite le cancer gastrique. Bull. et mém. de la soc. anat. de Paris 1898. — Ulesko-Stroganoff: Zur Histogenese der sog. Krukenbergschen Eier-stocksgeschwülste. Zentralbl. f. Gynäkol. 1910. — Unge, H.: Cancer ventriculi (portionis pyloricae), resektion. Hygieia Stockholm 1890. — Valette: Contribution à l'étude du cancer secondaire de l'ombilic. Thèse de Paris 1898. — Vautrin: Présentation d'un néoplasma fibreux de l'estomac. Soc. de méd. de Nancy 1900. — Vautrin et Hoche: Considération sur la linite plastique. Presse méd. 1903. — Vels, G.: Adenocarcinoma ostruente del piloro, pilorectomia e gastroduodenotomia considerazioni. Rivista venata di scienze mediche Venezia 1900. — Verhoeck: Contribution à l'étude des complications du cancer de l'estomac. Ref.: Zentralbl. f. inn. Med. 1899. S. 137. — Verhoege: Note sur un cas de linite plastique. Echo méd. du Nord-Lille 1898. — Versé (1): Die Histogenese der Schleimhautkarzinome. Inaug.-Diss. Leipzig 1903. — Versé (2): Über die Histogenese des Schleimhautkarzinoms. Verhandl. d. dtsch. Ges. f. Pathol. 1908. S. 95. — Versé (3): Über die Entstehung, den Bau und das Wachstum der Polypen, Adenome und Karzinome des Magendarmkanals. Arb. a. d. pathol. Institut zu Leipzig. Bd. 1, H. 5. Leipzig 1908. — Versé (4): Entstehung von Karzinom aus altem Ulcus ventriculi und bei Polyposis ventriculi. Verhandl. d. dtsch. Ges. f. Pathol. 1909. — Veszpremi: Sarkom des kleinen Netzes kombiniert mit Karzinom des Magens. Sitzungsber. d. med.-naturw. Sektion in Klausenburg (Koloszvar). 1903. Ref.: Ergebn. d. allg. Pathol. u. pathol. Anat. 10. Jg. S. 761. 1904/05. — Vierth: Über die rückläufige Metastase in den Lymphbahnen. Beitr. z. pathol. Anat. u. z. allg. Pathol. Bd. 18. 1895. — Vilcoq et Lancry: Cancer de l'estomac, péritonite adhésive et perforation de la paroi antérieure de l'estomac. Phlegmon gangréneux et fistule gastrocutanée. Gaz. hebd. de méd. et de chirurg. 1896. — Virchow (1): Zur Diagnose der Krebse im Unterleibe. Med. Ref. 1848. Nr. 45. — Virchow (2): Die krankhaften Geschwülste. Bd. 1, S. 69. — Virchow (3): Dtsch. med. Wochenschr. 1895. Nr. 6. Berlin. med. Gesellsch. — Voelcker, A.: Carcinoma of the Pylorus. Pathol. soc. of London 1898. — Vogel: Über die Bedeutung der retrograden Metastase innerhalb der Lymphbahn für die Kenntnis des Lymphgefäßsystems der parenchymatösen Organe. Virchows Arch. Bd. 125. — Voisin, R.: Cancer de l'estomac. Bull. et mém. de la soc. anat. de Paris 1902. — Vouzelle, Marc.: Contribution à l'étude de la linite plastique de nature cancéreuse. Thèse de Paris 1909. — v. Wachenfeldt, A.: Cancer ventriculi medensiolerad stor metastatik härd iomentet. Hygieia 1890. p. 60. — Wachter: Das runde Magengeschwür in den letzten 10 Jahren (1895 bis 1905). Inaug.-Diss. München 1905. — Wagner, B.: Zur Frage der chemischen Funktionsprüfung des Magens. Arch. f. Verdauungskrankh. Bd. 11. 1905. — Wagner, M.: Zur Behandlung des Magengeschwürs. Münch. med. Wochenschr. 1904. — Wakasugi: Zur Kenntnis der sekundären Neubildungen der Tuben. Beitr. z. pathol. Anat. u. z. allg. Pathol. 1910. — Walcker: Arb. a. d. pathol. Institut Tübingen. Bd. 4, S. 101. — Waldeyer: Über den Ursprung des Krebses. Virchows Archiv 1867. Bd. 41. — Wallensteiner, H.: Ein Fall von Carcinoma ventriculi im Anschluß an chronisches Magengeschwür. Inaug.-Diss. München 1906. — Walther und Masson: Néoplasme du pylore à type de linite plastique et tumeurs métaplastiques des deux ovaires et de l'utérus. Bull. de l'assoc. franç. pour l'étude du Cancer 1910. — Warburg, Otto: Über den Stoffwechsel der Karzinomzelle. Klin. Wochenschr. 1925. Nr. 12. S. 534. — Warburg, Otto, Posener und Negelein: Über den Stoffwechsel der Karzinomzelle. Biochem. Zeitschr. Bd. 152. S. 309. — Warren: The surgery of gastric ulcer. Boston med. an surg. Journ. 1899. — Wechselmann: Polyp und Karzinom im Magendarmkanal. v. Bruns Beitr. z. klin. Chirurg. Bd. 70. 1910. — Wegele: Polyposis ventriculi (Polyadénome gastrique). Mitt. a. d. Grenzgeb. d. Med. u. Chirurg. Bd. 19. 1908. — Weigert, C.: Ein Fall von sekundärem Magen- und Darmkarzinom. Virchows Arch. Bd. 67. 1876. — Weigrt: Onkologische Beiträge. Virchows Arch. Bd. 67, S. 513. — Weinberg (1): Kritische Bemerkungen zu der Breslauer Statistik des Krebses beider Ehegatten und der Frage des Krebses beider Ehegatten. Zeitschr. f. Krebsforsch. Bd. 4. 1906. — Weinberg (2): Zur Kritik der Krebsstatistik und speziell der Statistik des Krebses beider Ehegatten. Zeitschr. f. Krebsforsch. Bd. 12. 1913. — Weinberg (3): Zur Statistik des Cancer à deux. Ebenda Bd. 13. 1913. — Weinberg und Gastpar: Die bösartigen Neubildungen in Stuttgart von 1873—1902. Ebenda. Bd. 2. 1904 und Bd. 4. 1906. — Weiss, H.: Der Sanduhrmagen. Zentralbl. f. d. Grenzgeb. d. Med. u. Chirurg. 1898. — Wendel, E.: Ein Fall von Carcinoma ventriculi mit karzinomatöser Pfortaderthrombose und Ascites chylosus. Inaug.-Diss. München 1901. — Werner: Krebs der Rippen und des Magens bei einem 15jährigen

Mädchen. Zeitschr. f. Wundärzte u. Geburtshelfer. Bd. 41, S. 225. 1891. — Werner, R.: Statistische Untersuchungen über das Vorkommen des Krebses in Baden und ihre Ergebnisse für die ätiologische Forschung. Tübingen 1910. — Wernicke: Über bösartige Geschwülste bei Hühnern. Zeitschr. f. Krebsforsch. Bd. 10. 1911. — Wessling: Über ungewöhnliche Metastasen bei Magenkrebs und ihre klinische Bedeutung. Inaug.-Diss. Kiel 1913. — West, Ch.: Report of 2 Cases of Cancer of the Stomach. Philadelphia Policlin 1896. — West, S.: Malignant ulceration of the Stomach of great extent, communicating with the colon without symptomes under six Weeks before death. Pathol. soc. of London 1890. — Westphal: Entstehung des Magenkrebses aus chronischem Magengeschwür. Inaug.-Diss. Kiel 1893. — Wett: Pathol. soc. of London. Vol. 41. 1889—1890. — Widerhofer, H.: Hämorrhagia ex tractu alimentari — Carcinoma crudum congenitum. Jahrb. f. Kinderheilk., alte Reihe. Bd. 2, S. 194. 1859. — Wilhelm et Delval: Cancer socondaire de l'ombilic symptomatique d'un épithélioma gastrique. Bull. et mém. de la soc. anat. de Paris 1909. — Wilks: Transact. pathol. soc. London 1858. — Willigk, A. (1): Sektionsergebnisse der Prager pathologischen Anstalt vom 1. Februar 1850 bis 1852. Prag. Vierteljahrsschr. Bd. 10. 1853. — Willigk, A. (2): Sektionsergebnisse an der Prager pathol.-anatomischen Anstalt vom 1. Februar 1852 bis 1854. Ebenda 1854. — Willigk, A. (3): Sektionsberichte an der Prager pathol.-anat. Anstalt vom 1. Februar 1854 bis Ende März 1855. Ebenda. Bd. 13. 1856. — Wilson and Mc Carty: Pathol. relationship of gastric ulcer and gastric carc. Americ. journ. of the med. sciences 1909. — Wilson and Mc Dowell: A further report of the path. evidence of the relationship of gastric ulcer and gastric carcinoma. Americ. journ. of med. soc. Dezember 1914. — v. Winiwarter: Beiträge zur Statistik der Karzinome. Stuttgart 1878. — Winkler, Karl (1): Über die Beteiligung des Lymphgefäßsystems an der Verschleppung bösartiger Geschwülste. Inaug.-Diss. Breslau 1898. — Winkler, Karl (2): Virchows Arch. Bd. 151, Suppl.-Bd. 1898. — Winselmann: Zur Kasuistik des Riedelschen Pseudokarzinoms des Magens. Korresp.-Blatt d. Allg. ärztl. Vereins Thüringen 1904. — Winterberg: Zwei Fälle von Magenkarzinom mit Perforation durch die vordere Bauchwand. Wien. klin. Rundschau 1898. — Wirsing, E.: Zur Diagnostik und Behandlung des Magengeschwürs. Arch. f. Verdauungskrankh. Bd. 11. 1905. — Wolff, J.: Die Lehre von der Krebskrankheit. Jena 1907. — Woloschin: Ulcus rotundum et carcinoma ventriculi. Boas Arch. Bd. 20. 1914. — Workmann, C.: Cancer of the stomach and liver. Glasgow med. Journ. Vol. 37. 1892. — Wortmann: Carcinoma ventriculi im Anschluß an chronisches Magengeschwür. Inaug.-Diss. Würzburg 1896. — Wutzdorff: Über die Verbreitung der Krebskrankheit im Deutschen Reich. Dtsch. med. Wochenschr. 1902. — Yates Wellington: Cancer of the stomach. Physician and surg. Vol. 20. 1898. — Zabel, E.: Megastoma intestinale und andere Parasiten in den Zotten eines Magenkrebses. Arch. f. Verdauungskrankheiten. Bd. 7. 1901. — Zacchiri et Lemaine: Cancer de l'estomac. Absces juxtastomacal communiquant avec la cavité gastrique. Bull. et mém. de la soc. anat. de Paris 1901. — Zade: Ein Fall von primärem Magenkrebs mit zahlreichen Skelettmetastasen und Stauungspapille. Beitr. z. pathol. Anat. u. z. allg. Pathol. Bd. 37. 1905. — Zahn: Über einige Fälle seltener Geschwulstmetastasen. Virchows Arch. Bd. 117. 1889. — Ziegler (1): Diskussion zu Saxers Vortrag (siehe Saxer). — Ziegler (2): Lehrb. d. pathol. Anat. — Ziemann: Gastritis phlegmonosa. Inaug.-Diss. Halle 1904. — Zimmermann: Zur Kenntnis einiger Drüsen und Epithelien. Arch. f. mikroskop. Anat. Bd. 52. — Zuccarelli: Cancer de l'estomac, perforations multiples de cet organe, péritonite consecutive. Marseille méd. 1891. — Zum Tobel: Ein Fall von Durchlöcherung des Magens infolge eines karzinomatösen Geschwürs. Med. Korresp.-Blätter d. württ. ärztl. Ver. 8. Februar 1834.

Geschwülste des Duodenums (exkl. Duct. choledochus).

Albrecht: Grundproblem der Geschwulstlehre. Frankf. Zeitschr. f. Pathol. Bd. 1, S. 242. Alexander: Lymphomatous tumor of Duodenum. Lancet 1877. Vol. 2, p. 954. — Allavena: De la péritonite aigue par ulceration d'adenomes gastriques ou duodénaux. Inaug.-Diss. Montpellier 1904. — Arnsperger: v. Bruns' Beitr. z. klin. Chirurg. 1906. S. 48. — Aronson: Das primäre Karzinom der Papilla Vateri. Inaug.-Diss. Berlin 1907. — Arrachard: Cancer du Duodenum. Gaz. des hôp. civ. et milit. 1860. p. 98. — Aschoff: Pathologentag in Turin. — Auerbach: Über Verschluß des Ductus choledochus an seinem untersten Abschnitt durch bösartige Tumoren. Inaug.-Diss. Leipzig 1899. — Avezou: Bull. et mém. de la soc. anat. de Paris 1875. p. 465. — Axelrad: Primäres Karzinom der Vaterschen Papille. Inaug.-Diss. Bukarest 1903. — Aynaud: Les cancers de l'ampoule de Vater. Gaz. des hôp. civ. et milit. 1907. Nr. 68. — Baillet: Cancer primitif du duodenum etc. Bull. et mém. de la soc. anat. de Paris 1896. Nr. 19. S. 712. — Baltzer: Über primäre Dünndarmsarkome. Arch. f. klin. Chirurg. Bd. 44, S. 717. 1892. — Barth und Marfan: Progrès méd. 1886. p. 26. — Bandelier: Beiträge zur Kasuistik der Pankreastumoren. Inaug.-

Diss. Greifswald 1895/96. — BENEKE: Neuere Arbeiten zur Lehre vom Karzinom. Schmidts Jahrb. Bd. 234, S. 279. 1891. — BERNOUILLI: Magen- und Darmkrebs in den beiden ersten Lebensdezennien. Inaug.-Diss. Basel 1907. — BESSE: Ulzeriertes Brunnersches Polyadenom des Duodenum. Arch. de méd. expér. Mai 1904. — BIBBY: Primary carcinoma of the first part of the duodenum. Lancet. 21. November 1914. — BIER: Über Ulcus duodeni. Dtsch. med. Wochenschr. 1912. Nr. 17 u. 18. S. 839. — BOHNSTEDT: Die Differentialdiagnose zwischen dem durch Gallensteine und dem durch Tumor bedingten Verschluß des Chole-dochus. Inaug.-Diss. Halle 1892/93. — BORELIUS: Primäres Karzinom in den Haupt-gallengängen. v. Bruns Beitr. z. klin. Chirurg. Bd. 61. — BORRMANN: Die Beurteilung multipler Karzinome im Digestionstraktus. Beitr. z. pathol. Anat. u. z. allg. Pathol. Bd. 48, S. 576. 1910. — BOXWELL: Carcinoma following an ulcer of duodenum. Lancet. 14. Novem-ber 1907. — BRANDIS, C.: Über Lymphosarkomatose des Magendarmkanals. Ann. d. Städt. Krankenhäuser München 1903—05. Bd. 13. — BRIGHT: Arch. génér. de méd. 1834. — BÜRGER: Karzinom bei jugendlichen Individuen. Inaug.-Diss. München 1893. — BUSSON: Du cancer de l'ampoule de Vater. Thèse de Paris 1890. — BUTZ: Über Duodenalkrebs und seine Komplikationen. Inaug.-Diss. Greifswald 1900/01. — CADE und DEVIC: Cancer de l'angle duodeno-jejunal. Arch. des maladies de l'appar. dig. et de la nutrit. 1920. p. 419. — CAILLES: De quelques cas d'ictère mécanique dus au cancer de la 2. portion du duodenum. Thèse de Paris 1876. — CALZAVARA: Über Karzinome des Verdauungskanals. Virchows Arch. Bd. 141. — DE LA CAMP, O.: Das primäre Karzinom der Gallengänge. Inaug.-Diss. Leipzig 1894/95. — CARBONE: Über Adenomgewebe im Dünndarm. Beitr. z. pathol. Anat. u. z. allg. Pathol. Bd. 5, S. 217. — CARNOT und HARVIER: Karzinom des Divertikulum Vateri. Presse méd. 1906. Nr. 23. — CARNOT und LIBERT: Un cas de cancer de l'ampoule de Vater. Bull. et mém. de la soc. méd. des hôp. de Paris Jg. 37, p. 836. 1921. — CASTAIGNE: Cancer du pylore et de la partie supérieure du duodenum. Bull. et mém. de la soc. anat. de Paris, 6. November 1896. p. 736. — CAVAZZANI: Exstipatione della porzione media del duodeno sarcomatoso. La Riforma med. Oktober 1900. — CAYLA: Karzinom des Duodenum. Bull. et mém. de la soc. anat. de Paris 1881. p. 214. — CHAMBRAS: Les cancers de l'ampoule de Vater. Thèse de Paris 1906. Nr. 59. — CHOMEL: Cancer du duodenum. Gaz. des hôp. civ. et milit. 1852. p. 37. — COCKLE: Carcinoma duodeni. Med. Times and Gaz. 1883. p. 493. — COHN: Berlin. klin. Wochenschr. 1888. — CORDUA: Karzinom der Papilla duodenalis. Münch. med. Wochenschr. 1906. S. 2324. — CROWTHER: Studio dei sarcomi primitivi dell' intestino tenue. La Clinica chirurg. Vol. 21, p. 2107. 1913. — CRUVEILHIER: Anatomie pathologique du corps humain. Paris 1829—1835. — CZERNY: v. Bruns Beitr. z. klin. Chirurg. Bd. 25, S. 243. — CZYGAN: Zur Diagnose des Carcinoma duodeni. Arch. f. Verdauungskrankh. Bd. 3, S. 342, 1898. — DEAVER und RAVDIN: Carcinoma of the duo-denum. Americ. journ. of the med. sciences. Vol. 159, 4, p. 469. 1920. — DEVIC et GALLA-VARDIN: Etude sur le cancer primitif des canaux biliaire, choledoque, hepatique et cystique. Rev. de méd. Tome 21, p. 537, 659, 839. 1901. — DEETJEN: Ein Fall von primärem Krebs des Ductus choledochus. Inaug.-Diss. Kiel 1894. — DESCHAMPS: Cancer primitif du duo-denum. Françe méd. 1895. p. 30. — DESCOS und BERIÉL: Rev. de méd. Tome 19, p. 633. 1899. — DESCROIZILLES: Françe méd. 1876. p. 245. — DICKINSON: New York med. journ. 1879. p. 149. — DITTRICH: Beobachtungen über Krebsablagerungen (Carcinoma duodeni). Vierteljahrsschr. f. prakt. Heilk. Bd. 19, S. 115. 1848. — DOBROTWOSKI: Carcinoma papillae duodenalis. Nowy chirurg. Arch. 1921. 1, H. 1, S. 71. — DOCQ et BEVER: Contribution à l'étude des tumeurs de l'ampoule de Vater. Zentralbl. f. d. ges. Chirurg. Bd. 5, S. 364. — DOMINICI: Tumeur de l'ampoule de Vater. Soc. anat. de Paris 1896. p. 708. — DRECHSLER: Schmidts Jahrb. Suppl. 1. — DUCHEK: Prager Vierteljahrsschr. 1853. 10. S. 1. — DUNET: Lipome sous-mouqueux du duodenum. Lyon méd. Tome 130, Nr. 122. 1921. — DURAND-FARDEL: Arch. génér. de méd. Paris 1840. p. 187, obs. VI. — DUVAL, CHARLES W.: Melanoma of Vaters diverticulum and lower portion of common bile duct causing complete obstruction. Journ. of exper. med. Vol. 10, Nr. 4, p. 465. 1908. — EICHHORST: Handbuch der speziellen Pathologie und Therapie. Bd. 2. — EIGER: Zwei Fälle von Sarkom des Duo-denum (russisch). Bolnitsch. gaz. Botnika 1895. 6, p. 921. Zit. nach MELCHIOR. — ELOESSER, LEO: Die in den letzten 10 Jahren an der Heidelberger chirurgischen Klinik beobachteten Fälle von Pankreaserkrankungen, nebst Beiträgen zur Klinik der Pankreasaffektionen und Bemerkungen über die Cammidgesche Urinprobe. Mitt. a. d. Grenzgeb. d. Med. u. Chirurg. Bd. 18, H. 2. 1907. — EWALD, C. A.: Karzinom des Duodenum. Berlin. klin. Wochenschr. 1887. S. 257 und Klinik der Verdauungskrankheiten, III. Die Krankheiten des Darmes. Berlin 1902. — FEILCHENFELD: Beiträge zur Statistik und Kasuistik des Karzinoms. Inaug.-Diss. Berlin 1901. — FELDMANN: Einfaches und multiples Primärsarkom des Dünndarms. Inaug.-Diss. Leipzig 1901. — FÉRÉOL et LUTON: Recueil des travaux de la soc. de méd. d'observ. de Paris 1859. (Schmidts Jahrb. Bd. 183. 1879.) — FISCHEL: Carcinoma papillae ductus choledochi. Prag. med. Wochenschr. 1878. S. 98. — FISCHER: Fibromyom des Duodenum, das durch Druck von außen eine Stenosierung dieses Abschnittes verursacht hatte. Berlin. klin. Wochenschr. 1913. S. 235. — FLEXNER: John Hopkins hosp. reports.

1893. p. 153. Zit. nach Libmann. — Foxwell: Fibromyxoma of the duodenum producing extreme dilatation of this and the stomach. Lancet Vol. 1, p. 1239. 1889. Zit. nach Melchior. — Fränkel, A.: Tumor an der Papilla Vateri. Berlin. med. Ges. 7. November 1894. Berlin. klin. Wochenschr. 1894. S. 252. — Fraenkel, E.: Zottenkrebs an der Papilla duodeni. Münch. med. Wochenschr. 1911. S. 2803. — Frerichs: Klinik der Leberkrankheiten Bd. 1, S. 142. 1858. — Freud: Röntgendiagnose des typischen primären Sarkoms des oberen Dünndarms. Berlin. klin. Wochenschr. 1916. Nr. 31. S. 852. — Friedheim: Über primäre Krebse der Leber, Gallengänge und Gallenblase. v. Bruns Beitr. z. klin. Chirurg. Bd. 44. 1904. — Friedreich: Die Krankheiten des Pankreas. Ziemssens Handb. Bd. 8, S. 251. 1875 und Med. Verein Greifswald, 2. Juli 1904. Dtsch. med. Wochenschr. 1904. Nr. 48. — Fuchs: Über karzinomatöse Erkrankungen der Bauchspeicheldrüse. Inaug.-Diss. Breslau 1904. — Geiser: Über Duodenalkrebs. Dtsch. Zeitschr. f. Chirurg. Bd. 86, S. 41. 1907. — Geraudel: Epithélioma de la muqueux duodénale. Bull. et mém. de la soc. anat. de Paris 1909. p. 376. — Gerster: A case of Carcinoma of the bile ducts and duodenum (Ausgangspunkt?). Proc. of the New York pathol. soc. New series. Vol. 5, Nr. 4, to 8. 1906. — Giovine: Sur quelques complications rares du cancer de l'ampoule de Vater. Semaine méd. 1907. Nr. 39, S. 465. — Gramén: Ein Fall von Carcinoma duodeni. Hygiea 1917. p. 79, 19. — Ghon und Roman: Über das Lymphosarkom. Frankf. Zeitschr. f. Pathol. Bd. 19, S. 1. 1916. — Gruber: Beitrag zur Frage nach den Beziehungen zwischen Krebs und peptischem Geschwür im oberen Digestionstraktus. Zeitschr. f. Krebsforsch. Bd. 13, S. 116. — Günther: Ein Fall von Karzinom des Duodenum. Inaug.-Diss. Jena 1897. — Haberfeld: Zur Statistik und Ätiologie des Karzinoms des Magens, der Gallenwege und Bronchien. Zeitschr. f. Krebsforsch. Bd. 7, H. 1. — Hall: Primary carcinoma of the ampulla of Vater. Lancet. 19. April 1902. p. 1102. — Halstead (1): Boston med. journ. 1899. — Halstead (2): Contributions to the surgery of the bile passage. Bull. of Johns Hopkins hop. 1900. Nr. 106, p. 1. — Hamberger: De Ruptura duodeni. Inaug.-Diss. Jena 1746. — Hanot: Zentralbl. f. allg. Pathol. u. pathol. Anat. Bd. 8, S. 941. 1897. — Hartmann: Semaine méd. 1911. — Hausmann: Contribution à l'histoire de cancer de l'intestin grêle. Thèse de Paris 1882. — Hermann und v. Glahn: Carcinoma of the supraampullary portion of the duodenum. Americ. journ. of the med. sciences. Vol. 161, 1, p. 111. 1921. — Herrenschmidt: Linite cancéreuse gastro-duodénale. Bull. et mém. de la soc. anat. de Paris 1908. S. 542. — Herz: Über Duodenalstenosen. Dtsch. med. Wochenschr. 1896. Nr. 23, S. 362. — Heulin: Cancer primitif du duodenum. Thèse de Paris 1897. — Heurtaux: Zit. bei Max. — Hirschel: Resektion des Duodenum mit der Papille wegen Karzinoms. Münch. med. Wochenschr. 1914. S. 31. — Hoffmann: Zit. bei Scagliosi. — Höft: Ein Fall von Magenkrebs und krebsigem Duodenalgeschwür. Inaug.-Diss. Kiel 1902. Jahresbericht des K. K. Krankenhauses Wien 1886 (Carcinoma duodeni). — Holtbuer: Über Karzinom der Papilla duodenalis. Inaug.-Diss. Leipzig 1894. — Howald: Das primäre Karzinom des Ductus hepaticus und choledochus. Inaug.-Diss. Bern 1890. — Hültl: Faustgroßes Myom des Duodenum. Dtsch. med. Wochenschr. 1906. S. 944. — Jakowski: Primäres Karzinom des Duodenum. Gaz. lekarska 1895. Nr. 52. Ref.: Ergebn. d. allg. Pathol. u. pathol. Anat. Bd. 5, S. 212. — Kast und Rumpel: Pathologisch-anatomische Tafeln. H. 3. — Kathe: Zur Kenntnis der myoblastischen Sarkome. Virchows Arch. Bd. 187, S. 265. — Kaufmann: Lehrbuch der speziellen pathol. Anatomie. — Kausch: Die Resektion des mittleren Duodenum. Zentralbl. f. Chirurg. 1909. S. 1350. — Kehr (1): Technik der Gallensteinoperationen. 1905. — Kehr (2): v. Langenbecks Arch. 1899. Bd. 58. — Kehr (3): Münch. med. Wochenschrift 1902. S. 1689—90. — Koerber: Über Duodenaltumoren, speziell Karzinome der Papilla duodenalis. Inaug.-Diss. Würzburg 1910. — Körte (1): Arch. f. klin. Chirurg. Bd. 49, S. 1. — Körte (2): Über Operationen am Choledochus wegen Verengerung durch Narben oder Karzinome. Arch. f. klin. Chirurg. Bd. 71, S. 1049. 1903. — Körte (3): Beiträge zur Chirurgie der Gallenwege. 1905. — Körte (4): Über Choledochotomie. Freie Verein. d. Chir. Berlins, 8. Februar 1909. Zentralbl. f. Chirurg. 1909. S. 537. — Kompe: Zur Kenntnis des Darmkrebses. Inaug.-Diss. München 1883. — Kraus (1): Neubildungen der Gallenwege und der Leber. Dtsch. Klinik Bd. 5. — Kraus (2): Carcinoma duodeni und Gallensteine. Prag. med. Wochenschr. 1884. S. 49. — Krause: Ein Fall von primärem Krebs des Duodenum. Inaug.-Diss. Kiel 1901. — Krielke: Ein Fall von Krebsgeschwür des absteigenden Duodenums. Inaug.-Diss. Kiel 1900. — Kummer: Maligner stenosierender Tumor des Duodenums. Rev. méd. de la Suisse romaine 1902. — Küttner: Beurteilung und Behandlung des Ulcus callosum ventriculi. Arch. f. klin. Chirurg. Bd. 93. 1910. — Kundrat: Zit. nach Libmann. — Laborde: Bull. et mém. de la soc. de biol. Juni 1859. — Lannois et Courmont: Rev. de méd. 1894. p. 292. — Latzel: Lymphosarkom des Duodenum. Wien. klin. Wochenschr. 1912. Nr. 29, S. 1137. — Leclerc et Elaissier: Cancer du duodénum et de l'ampoule de Vater. Lyon. méd. 1908. 50, 2, p. 1034. — Lehne: Zur Kasuistik der Duodenalkarzinome. Inaug.-Diss. München 1912. — Lejonne und Milanoff: Bull. et mém. de la soc. anat. de Paris. Dezember 1899. — Letulle (1):

Cancer colloide du duodenum développé sur un ulcère simple. Bull. et mém. de la soc. anat. de Paris. Tome 72, p. 721. 1897. — LETULLE (2): Les cancers primitifs de l'ampoule de Vater. Presse méd. 1906. Nr. 32, S. 26. — LETULLE (3): Métamorphose cancéreuse des glandes brunnériennes du duodénum. Cpt. rend. des séances de la soc. de biol. Tome 62, p. 859. 1907. — v. LEUBE: Spezielle Diagnose der inneren Krankheiten I. — LEWIS: Cancer of the ampulla of Vater. Surg. gynec. a. obstetr. Vol. 32, Nr. 6, p. 543. 1911. — LIBMANN: Über Dünndarmsarkome. Mitt. a. d. Grenzgeb. d. Med. u. Chirurg. Bd. 7, S. 446. 1901. — LINDNER: Einige Bemerkungen zur Gallensteinchirurgie. v. Bruns Beitr. z. klin. Chirurg. Bd. 30, S. 219. 1901. — LOOS: Über den Durchbruch des Choledochus ins Duodenum. Inaug.-Diss. Kiel 1894. — MACKENZIE, H. M. (1): A case of primary sarcoma of the duodenum. Lancet. 26. Juni 1909. — MACKENZIE (2): Carcinoma duodeni auf Ulkusbasis. St. Thomas' Hosp.-Rep. Vol. 20, 1892. p. 341. — MANDLEBAUM und LIBMANN: Darmsarkom beim Kind. Mount Sinai Hosp. Rep. 1894. — MARCKWALD: Beginn und Wachstum der Darmkrebse. Münch. med. Wochenschr. 1905. S. 1033. — MAUCLAIRE und DURRIEUX: Bull. et mém. de la soc. anat. de Paris. Tome 73, p. 277. 1888. — MAURY: Zentralbl. f. allg. Pathol. u. pathol. Anat. Bd. 14, S. 982. — MAX, JOSEPH: Über gutartige Tumoren des Magendarmkanals. Inaug.-Diss. München 1905. — MAYDL: Über den Darmkrebs. Wien 1883. — MAYER: Die Krankheiten des Zwölffingerdarms. 1884. — MAYLORD: Duodenalkarzinom mit Verschluß des Ductus choledochus. The Glasgow. med. journ. April 1907. — MAYO: Zitiert bei Clairmont. Wien. klin. Wochenschr. 1908. Nr. 32, S. 1164. — MAYR, G.: Über die Kundratsche Lymphosarkomatose des Magendarmkanals. Inaug.-Diss. München 1909. — MEINE, M.: Ein Fall von narbiger Duodenalstenose. Inaug.-Diss. Kiel 1892/93. — MELCHIOR: Die Chirurgie des Duodenum. Neue Dtsch. Chirurg. Bd. 25, S. 359. 1917. — MERKEL: Die Geschwülste des Kindesalters. Handb. d. pathol. Anat. d. Kindesalters. Bd. 1, 1, S. 406. — MIODOWSKI: Beitrag zur Pathologie des primären und sekundären Gallengangskarzinoms. Virchows Arch. Bd. 169. S. 117. 1902. — MOEHLE: Beiträge zur Ascites chylosus und chyliformis. Inaug.-Diss. Greifswald 1896. — MORAX: Soc. anat. 1889. p. 482. — MORGAGNI: De sedibus et causis morborum. 1761. Kap. 30: De vomitu. — MORIAN (1): Über das Karzinom der Papilla Vateri. Münch. med. Wochenschr. 1908. S. 2106. — MORIAN (2): Über das Choledochuskarzinom an der Papilla Vateri. Dtsch. Zeitschr. f. Chirurg. Bd. 98, S. 366. 1909. — MORINI: Sopro un caso di cancro dell' ampulla di Vater. Virchows Jahresber. Bd. 1, S. 236. 1897. — MÜLLER, F.: Darmkrebs-Statistik. Inaug.-Diss. Basel 1905. — MÜLLER, L.: Ein Fall von Duodenalkarzinom mit Enteroanastomose usw. Inaug.-Diss. München 1904. — DE MUSSY: Cancer du duodenum. Cliniqué méd. Tome 11, p. 144. — NATHAN-LARRIER: Gaz. des hôp. civ. et milit. 1889. — NATHAN-LARRIER et ROUX: Lipome du duodénum. Bull. et mém. de la soc. anat. de Paris 1897. Série V, p. 405. — NOTHNAGEL: Die Erkrankungen des Darmes und Peritoneums. Spez. Ther. u. Pathol. Bd. 17, 2. S. 316. 1903. — OEHLER: Zur Kasuistik und Diagnose des primären Karzinoms der Papilla Vateri. v. Bruns Beitr. z. klin. Chirurg. Bd. 69, S. 726. 1910. — OESTREICH: Verein f. inn. Med. in Berlin. Berlin. klin. Wochenschr. 1891. Nr. 38, S. 948. — OLIVIER: Etude sur le développement du cancer pancréatique. Beitr. z. pathol. Anat. u. z. allg. Pathol. Bd. 15, S. 351. 1894. — OPPENHEIMER: Das Karzinom an der Papilla duodenalis. Dtsch. Zeitschr. f. Chirurg. Bd. 115. S. 415. 1912, — ORTH (1): Lehrbuch der speziellen pathologischen Anatomie. Bd. 1, S. 849, 1887. — ORTH (2): Bericht über das Leichenhaus des Charité-Krankenhauses für das Jahr 1906. Char.-Ann. 32. — PATERSON: The surgery of the stomach. London 1913. — PERRY: Papilloma of the duodenum. Transact. of pathol. soc. of London. 1892/93. p. 44. — PERRY and SHAW: On diseases of the duodenum. Guy's hosp. reports. Vol. 50, p. 171. 1894. Zit. nach MELCHIOR. — PETROW: Zur Kasuistik der Dünndarmgeschwülste. Ref.: in Zentralbl. f. Chirurg. 1898. S. 518. — PIC, ADRIAN: Contribution à l'étude du cancer primitif du duodenum. Rev. de méd. Tome 14, p. 12. 1894 und Tome 15, p. 71. 1895. — PILLIET: Epithéliome de l'ampoule de Vater. Bull. et mém. de la soc. anat. de Paris. November 1889. p. 589. — POINDECKER: Über einen Fall heterotoper Magenschleimhaut im Dünndarm. Zentralbl. f. allg. Pathol. u. pathol. Anat. Bd. 23, S. 481. 1912. — RADEMACHER: Das primäre Sarkom des Dünndarms. Inaug.-Diss. Jena 1908. — RASPE: Über Darmkarzinome. Inaug.-Diss. Greifswald 1899. — REITMANN (1): Nebenpankreas in der Duodenalwand. Zeitschr. f. Heilk. 1905. — REITMANN (2): Anat. Anz. 1903. — RENDU: Bull. et mém. de la soc. méd. des hôp. de Paris 1896. Zentralbl. f. allg. Pathol. u. pathol. Anat. 1897. S. 8. — RENNER: Duodenalsarkom. Zentralbl. f. Chirurg. 1912. Nr. 27, S. 913. — RHEINWALD: Über das Sarkom des Dünndarms. Beitr. z. klin. Chirurg. Bd. 30, S. 702. 1901. — RIEGEL: Diagnostik und Therapie der Magenkrankheiten. Zeitschr. f. klin. Med. 1886. 11, S. 187. — ROCCO: Über das primäre und metastatische Karzinom im Ductus hepaticus und an der Vereinigungsstelle der drei großen Gallengänge. Inaug.-Diss. Basel 1905. — ROHDE: Über Krebse im jugendlichen Alter. Inaug.-Diss. Greifswald 1904. — ROLLESTON (1): Rundzellensarkom des Duodenum. Pathol. Soc. of London. Vol. 43, p. 67. 1892. — ROLLESTON (2): Zentralbl. f. allg. Pathol. u. pathol. Anat. Bd. 5, S. 228. 1894. — ROSELIEB: Über fünf Fälle von Karzinom des Dünndarms. Inaug.-Diss. München

1054   R. Borrmann: Geschwülste des Duodenums.

1889. — Rosenstein: Ikterus durch Kankroid des Ductus choledochus. Berlin. klin. Wochenschrift 1864. 34, S. 336. — Rügmer: Inaug.-Diss. Würzburg 1910. — Ruepp, P.: Über den Darmkrebs mit Ausschluß des Mastdarmkrebses. Inaug.-Diss. Zürich 1895. — Runkel: Über zystische Dottergangsgeschwülste (Enterokystome, Roth). Inaug.-Diss. Marburg 1897/98. — Sailer: Soc. Philadelphia 1898. S. 122. — v. Salis: Über das Sarkom des Duodenums, insbesondere das Myosarkom. Zeitschr. f. klin. Chirurg. Bd. 160, S. 180. 1920. — Saltykow: Eine typische Dystopie des Pankreasgewebes. Verhandl. d. dtsch. pathol. Ges. Bd. 17, S. 543. München 1914. — Salvioli: Contribuzione alle studio degli adenomi. Osservatore, Gazetta della Cliniche di Torine. 1876. — Scagliosi: Beitrag zur Ätiologie des Duodenalgeschwürs usw. Virchows Arch. Bd. 214, S. 220. — Scheurer: Kasuistisches zur Chirurgie der Gallenwege. Berlin. klin. Wochenschr. 1902. Nr. 7. — Schiewe: Ein Fall von primärem, infrapapillärem Duodenalkarzinom. Inaug.-Diss. Leipzig 1904. — Schlesinger: Karzinom des absteigenden Teiles des Duodenum. Wien. med. Wochenschr. 1898. S. 245. — Schmidt, E.: Zur Lymphosarkomatose des Dünndarms. Frankf. Zeitschr. f. pathol. Anat. Bd. 16, S. 131. 1915. — Schmidt, Gerhard: Das primäre Karzinom des Ductus hepaticus und choledochus. Inaug.-Diss. Gießen 1891/92. — Schöttler: Über Polyposis adenomatosa intestinalis und ihre Beziehungen zum Karzinom. Inaug.-Diss. Göttingen 1923. — Schridde: Die ortsfremden Epithelgewebe des Menschen. Jena: G. Fischer 1909. — Schroetter: Carcinoma duodeni auf Ulkus. Ärztl. Bericht d. K. K. Krankenhauses zu Wien 1887. — Schüller: Zur Kasuistik und Chirurgie der primären Karzinome d. Pap. Vateri. v. Bruns Beitr. z. klin. Chirurg. Bd. 31. 1901. — Shapiro: Primäres Sarkom des Duodenum mit Lebermetastasen. Wratsch (St. Petersburg). 1897. 2, S. 1502. — Sidney-Coupland: Cancer of duodenum. Transact. of the pathol. Soc. of London 1873. p. 103. — Smoler: Über Adenome des Dünn- und Dickdarms. Bruns Beitr. z. klin. Chirurg. Bd. 36. 1902. — Soltau Fenwick: Primary carcinoma of duodenum. Edinbourgh med. journ. New Series. Vol. 10, p. 309. 1901. — Staemmler: Die Neubildungen des Darmes. Neue Dtsch. Chirurg. Bd. 33a. — Stein: Ein Fall von Choledochusverschluß durch einen Tumor der Duodenalschleimhaut. Prag. med. Wochenschr. 1910. S. 383. — Sternberg: Carcinoma duodeni. Wien. klin. Wochenschr. 1908. S. 451. — Stiegele: Fall von primärem Karzinom des Ductus choledochus. Inaug.-Diss. München 1896/97. — Stöhr: Lehrbuch der Histologie. 10. Aufl. — Stokes: Dubl. Quarterly f. med. science. 1846. p. 505. — Storch: Über Magen- und Darmsarkome. Dtsch. Zeitschr. f. Chirurg. Bd. 128, S. 218. 1914. — Syme: Carcinoma of the duodenum. Lancet 1904. p. 148. — Terrier und Auvray: Tumeurs des voies biliaires, vesicule et canaux biliaires. Rev. de Chirurg. 1900. p. 21. — Thelemann: Nebenpankreas im Dünndarm. Dtsch. Zeitschr. f. Chirurg. Bd. 85. 1906. — Thomas: Cancer de l'ampoule de Vater. Bull. et mém. de la soc. anat. de Paris 2. April 1897. p. 298. — Thomas und Noica: Epithéliome primitif de l'ampoule de Vater. Bull. et mém. de la soc. anat. de Paris, 11. Juni 1897. p. 501. — Thompson: Polypoid growth in the duodenum. Pathol. Soc. of Manchester. Lancet. Februar 1897. — Trappe: Über geschwulstartige Fehlbildungen von Nieren, Milz, Haut und Darm. Frankf. Zeitschr. f. Pathol. Bd. 1, S. 109. — Uprott: Tumours of the ampoule of Vater. Ann. of surg. November 1912. — Vaccari: Su di uno speziale fibroma dell' intestino. La clinica chirurg. 1903. Nr. 11. — Verébély: Das Sarkom des Dünndarms. Orvosi Hetilap 1903. S. 35. Zeitschr. f. Krebsforsch. Bd. 3, S. 171. 1905. — Vincent-Georges: Etude sur le cancer primitif de l'ampoule de Vater. Thèse de Paris 1896. — Virchow: Geschwülste. Bd. 1. S. 276 und Bd. 3. S. 133. — Volmer: Ein Adenomyofibrom in der Wand des Ductus choledochus. Arch. f. klin. Chirurg. Bd. 86. — Vonwyl: Drei ungewöhnliche Fälle von Lymphosarkomatose des Magendarmkanals. Inaug.-Diss. Zürich 1911. — Warmburg: Über die Diagnose des Carcinoma duodeni. Inaug.-Diss. Berlin 1891. — Weecke: Zur Kenntnis des primären Duodenalkarzinoms. Inaug.-Diss. Kiel 1894. — Weishaupt: Über Adenomyome und Pankreasgewebe im Magen und Dünndarm mit Beschreibung eines Falles von kongenitalem Duodenalmyom. Virchows Arch. Bd. 223, S. 24. 1917. — Wesener: Über ein teleangiektatisches Myom des Duodenums von ungewöhnlicher Größe. Virchows Arch. Bd. 93, S. 377. 1883. — Whittier: Boston. med. journ. 17. Oktober 1889. — Wilkes: Über die Insuffizienz des Pylorus. Inaug.-Diss. Bonn 1885. — Wolfram: Ein Fall von Sarcoma duodeni. Petersburg. med. Wochenschr. 1902. Nr. 1, S. 2. Zit. nach Melchior. — Wurm: Beitrag zur Kasuistik des Carcinoma duodeni. Inaug.-Diss. München 1902.

6. Bauchfell.

Von

E. von Gierke-Karlsruhe i. B.

Mit 15 Abbildungen.

I. Anatomie und Histologie.

Das Bauchfell (Peritoneum von πεϱιτείνω ausbreiten) bildet die Auskleidung der Bauchhöhle (Cavum peritonei), welche sich durch die Bildung des Zwerchfells aus dem Coelom abgesondert hat. Über die Entstehung des Cöloms sind die Ansichten nicht ganz einheitlich. Während die einen es als Ausstülpungen des Entoderms ansehen, fassen andere es als mesenchymale Spaltbildung auf. Davon wird die Beurteilung der Deckzellen des Bauchfells beeinflußt, die bei der ersten Annahme als echte Epithelien, bei der zweiten als mesodermale Elemente aufgefaßt werden; es wird später noch darauf zurückzukommen sein. In die Bauchhöhle hinein entwickeln sich die verschiedenen Bauchorgane und bedingen infolge Wachstums-, Drehungs- und Wanderungsvorgängen sehr komplizierte Verhältnisse. Das Mesenterium erfährt eine physiologische Achsendrehung, wodurch das Coecum nach rechts gelagert, der Dickdarm schlingenförmig über den Dünndarm gedreht wird und eine sekundäre Anheftung des Dickdarms, bzw. seines Mesokolons an der hinteren Bauchwand erfolgt. Diese physiologischen fetalen Verwachsungen hinterlassen keine histologisch nachweisbaren Narbenbildungen. Durch die Drehung des Magens und die Ausdehnung des später schürzenförmig die Dünndärme bedeckenden Mesogastriums bildet sich das große Netz, welches von 4 Peritoneallamellen zusammengesetzt wird. Es enthält einen meist in der ersten Lebenszeit obliterierenden taschenförmigen Hohlraum, der mit dem bestehenbleibenden Raume zwischen Magen, kleinem Netz (= Lig. hepato-gastricum + hepato-duodenale), Leber, Pankreas und Milz kommuniziert. Diese Bursa omentalis stellt also eine Ausstülpung des Bauchfells dar, welche durch das Foramen epiploicum (WINSLOWI) rechts vom Lig. hepato-duodenale mit dem Bauchraum in Verbindung steht. Auch sonst entstehen infolge der Wachstumsvorgänge taschenförmige Ausbuchtungen des Bauchfells (Fossae s. Recessus peritoneales), die zahlreiche Variationen zeigen können und wegen ihrer Bedeutung für die Entstehung von intraperitonealen Hernien und inneren Einklemmungen von Wichtigkeit sind. In das ventrale Mesenterium entwickelt sich die Leber, in das dorsale Pankreas und Milz, so daß die Kapsel dieser Organe, ebenso wie die Serosa des Darmes, des Uterus und der Adnexe vom Peritoneum gebildet wird. Besondere Ausgestaltung erfährt das Peritonealepithel bei der Entwicklung

der Keimdrüsen, der Geschlechtsgänge und der Nebennieren. Das Cavum vaginalis testis ist eine embryonale Ausstülpung der Bauchhöhle, die gelegentlich
durch mangelhaften Schluß des Processus vaginalis mit ihr in offener Verbindung bleibt.

Man unterscheidet das dickere, festere Bauchfell der Wand (Peritoneum
parietale) von dem Überzug der Eingeweide (Peritoneum viscerale). An letzterem
läßt sich die Leberkapsel, die Magenkapsel, die Dickdarmkapsel, die Dünndarm-
kapsel und die Genitalkapsel unterscheiden (Rauber-Kopsch).

Die Bauchhöhle wird durch das Mesokolon mit Querkolon in eine obere und
untere Hälfte geteilt (supra- und inframentaler Raum). Im oberen sind der
rechte und linke subphrenische Raum durch das Lig. suspensorium hepatis
getrennt; beide stehen an der Außenseite des Colon ascendens bzw. descendens
mit dem kleinen Becken in Verbindung. Letzteres hat beim Weibe durch die
Tuben eine Öffnung nach außen. In dem mittleren Teile der unteren Hälfte
wird durch das Mesenterium eine größere linke und kleinere rechte Hälfte
gebildet.

Histologie.

Das Peritoneum, dessen Dicke im parietalen Blatt auf 90—130 μ, im viszeralen
auf 45—76 μ angegeben wird, besteht hauptsächlich aus Bindegewebe mit deutlichen, verschiedentlich sich kreuzenden kollagenen Faserbündeln und zahlreichen
Netzen elastischer Fasern, welche im parietalen Blatte stärker sind. Die freie
Oberfläche wird von einer einschichtigen, pflasterartig angeordneten Lage
von Deckzellen, bekleidet. Diese bestehen aus oberflächlichen polygonalen
(bei Hund, Kaninchen und Meerschweinchen einen feinen zum Teil auch beim
Menschen gefundenen Härchensaum tragenden) Platten, welche durch Schluß-
leisten miteinander verbunden sind, und den tieferen leicht körnigen Zellabschnitten, welche den bläschenförmigen oder ovalen Kern mit 1—2 Kernkörperchen tragen und durch Protoplasmafortsätze untereinander zusammenhängen.
Die Zellgrenzen der Platten lassen sich durch die Silbermethode darstellen:
Flächenpräparate mit Igelstacheln auf einen Korkrähmchen ausgespannt,
kommen in 1$^0/_0$ Silbernitratlösung für $^1/_2$—10 Minuten und werden nach Abspülen für 5—10 Minuten in destilliertem Wasser dem direkten Sonnenlicht
ausgesetzt. Dann Abspülen in Kochsalzlösung, Verbringen in 70$^0/_0$, dann 90$^0/_0$
Alkohol, Einbettung in Xylol-Kanadabalsam ev. nach vorheriger Kernfärbung
mit Hämatoxylin. Metallinstrumente sind zu vermeiden. Zur Isolierung der
Deckzellen von der Unterlage empfiehlt Muscatello, das Bauchfell mit seiner
Unterlage 12—18 Stunden in 1—2mal erneuerten Müllerschen Flüssigkeit
bei 37^0 zu halten, dann mit dem Messer Fetzen von der Oberfläche abzuschaben,
in Wasser zu entfalten und ev. mit Fuchsin, Pikrokarmin oder wäßrigem Eosin
zu färben. Die Protoplasmagranulationen lassen sich durch vitale oder supravitale
Färbung mit Methylenblau oder Neutralrot deutlich machen. Entsprechende
Granula treten auch bei der von mir angegebenen Oxydasereaktion am un-
fixierten Objekte auf.

Die histogenetische Stellung der Deckzellen wird verschieden beurteilt.
Entwicklungsgeschichtlich entsteht das Cölom beim Amphioxus deutlich
als hohle Ausstülpung des Urdarms, so daß seine Auskleidung die unmittelbare
Fortsetzung des Entoderms bildet. Bei den Amnioten und wahrscheinlich auch
beim Menschen tritt das Cölom als sekundäre Spaltbildung im Mesoblasten
auf, dessen Elemente zwar aus dem vom Entoblasten ausgeschalteten Mesen-
chymzellen entstehen, aber den Zusammenhang und Ursprung aus dem Entoderm
nicht mehr erkennen lassen. Wenn man also nach der entwicklungsgeschicht-

lichen Abstammung die Begriffe Epithel und Endothel unterscheidet, so läßt sich für die Peritonealdeckzellen eine sichere Entscheidung nicht fällen. Nach dem funktionellen Verhalten lassen sich Epithelien und Endothelien ebenfalls nicht sicher trennen: beide bekleiden als mosaikartige Zellverbände freie Oberflächen, beide sind mit resorptiven und sekretorischen Fähigkeiten begabt. Die Serosadeckzellen vermögen, wie bei Entzündungen und Geschwulstbildungen zu erwähnen sein wird, völlig drüsenartige Einstülpungen und Wucherungen zu bilden, was sie den Epithelien nähert. Andererseits werden ihnen histoplastische Tendenzen zugeschrieben, die den echten Epithelien abgehen und nur den mesenchymalen Zellen zukommen. Die Ansicht, daß sie Eiterkörperchen und Lymphozyten zu bilden vermögen, kann zwar als veraltet und verlassen bezeichnet werden, aber die fibrilläre Differenzierung ihres Protoplasmas und die Bildung fibrillären Bindegewebes bei Entzündungsvorgängen und bei der Einheilung von Fremdkörpern wird von kritischen Forschern (MARCHAND) behauptet und gegen früheren Widerspruch (ZIEGLER) auch neuerdings aufrecht erhalten. Immerhin dürfen die serösen Höhlen ihrer entwicklungsgeschichtlichen Entstehung nach eine Sonderstellung beanspruchen und nicht einfach als große Lymphräume bezeichnet, ihre Deckzellen nicht ohne weiteres den Lymphgefäßendothelien gleichgestellt werden. KLEMENSCIEWICZ bezeichnet die serösen Höhlen als Adnexe der Lymphbahnen. Von diesen Gesichtspunkten aus ist auch der Vorschlag gemacht worden, der Sonderstellung durch die Bezeichnung „Mesothel" Rechnung zu tragen. Ich werde in folgendem den von MARCHAND eingeführten nichts präjudizierenden Ausdruck „Deckzellen" gebrauchen. Die Deckzellen sitzen einer feinstreifigen Membrana limitans (BIZOZZERO) auf, welche am Zwerchfell Gruppen von 50—60 Poren aufweist, was für die später zu erwähnenden Resorptionsverhältnisse an diesen Stellen von Bedeutung ist (MUSCATELLO). Sie läßt sich durch Entfernen der Deckzellen mit dem Pinsel oder Wasserstrahl von dem in MÜLLERscher Flüssigkeit gehärteten Bauchfell zu Gesicht bringen oder durch Aufblasen mit Luft von den subserösen Schichten abheben. Nach TOLDT findet sie sich beim Menschen nur an besonders dünnen Stellen des Bauchfells. Das Bindegewebe besteht aus Fibrillenbündeln, welche sich in verschiedenen Richtungen der Fläche nach durchkreuzen und weist glatte, verästelte, z. T. anastomosierende feinkörnige Bindegewebszellen auf. Oberflächlich sind feine, in der Tiefe derbere elastische Fasernetze vorhanden. Das subseröse Gewebe besteht aus Bindegewebsbündeln, welche sich in allen Richtungen des Raumes durchflechten und elastischen Fasern. Es ist besonders dort entwickelt, wo das Bauchfell leicht verschiebbar ist und umschließt, je nach dem individuellen Ernährungszustand oft beträchtliche Mengen von Fettgewebe. Am Netze entstehen durch balkenförmige Anordnung des Bindegewebes mit Deckzellen umscheidete Maschen und Durchlöcherungen.

Außer den fixen Bindegewebszellen sind noch, besonders im Netze vielgestaltige indifferente Wanderzellen und perivaskuläre Zellen (MARCHANDS adventitielle Zellen) vorhanden, deren Anhäufungen bei jungen Kindern die taches laiteuses RANVIERS bilden. Diese Zellen spielen bei den Entzündungen eine später zu berücksichtigende Rolle. Bei Feten und Neugeborenen können auch Blutbildungsherde eingestreut sein. Auch im normalen Bauchfell sind hier und da wandernde polynukleäre Leukozyten anzutreffen, welche sich auch zwischen den Deckzellen hindurchzwängen.

Glatte Muskelfasern sind hauptsächlich im Lig. latum uteri und der Plica ileocoecalis nachgewiesen. Blutgefäße sind am reichlichsten in den Netzen, im viszeralen Blatt und im subserösen Gewebe, wo sie eine in lockeres und ausdehnungsfähiges Gewebe eingelagerte Gefäßschicht (MEISEL) bilden. Die versorgenden Arterien sind Äste der Coeliaca, der Arteriae intercostales, lumbales, phrenicae, renales, spermaticae, iliacae usw. Die Lymphgefäße sind bis dicht unter die Deckzellen nachweisbar. Aus Silberpräparaten schloß v. Reckling-hausen, daß die Bauchhöhle am Centrum tendineum durch rundliche Lücken (Stomata) zwischen den Deckzellen in offener Verbindung mit den Lymphgefäßen steht. Diese sind zwar in der Folgezeit nicht allseitig anerkannt worden und werden verschiedentlich für Kunstprodukte gehalten. Bei Vermeidung jeder Zerrung und Verschiebung durch Silberimprägnation und Fixierung des Zwerchfells in situ vermißte Muscatello sie und erhielt lückenlose Mosaike der Deckzellen. Dagegen sah er zwischen den unteren Zellabschnitten hier und dort lückenartiges Fehlen der Protoplasmabrücken. In Berücksichtigung der früher erwähnten Öffnungen der Membrana limitans läßt sich jedenfalls feststellen, daß am Centrum tendineum Stellen bestehen, an denen die Deckzellen in unmittelbarer Berührung mit den Lymphgefäßendothelien stehen, wenn auch permanente Poren oder Stomata nicht sicher erwiesen sind. Diese Stellen haben große Bedeutung für die Resorption korpuskulärer Gebilde aus der Bauchhöhle. Die von v. Reck-linghausen als Stomata spuria bezeichneten kleinen Lücken zwischen den Deckzellen werden jetzt allgemein als Durchwanderungsstraßen von Leukozyten aufgefaßt[1]).

Die peritonealen Lymphgefäße jeder Zwerchfellhälfte stehen mit den pleuralen derselben Seite in ausgiebiger Beziehung, dagegen kommunizieren beide Seiten kaum miteinander (Küttner). Nerven sind spärlich. Die vordere Bauchwand erhält Äste der Nervi intercostales 7—12, lumbalis 1, iliohypogastricus und ilioinguinalis, das Peritoneum viscerale Äste des Phrenicus und sympathische Fasern. Sie enden als Gefäßnerven und in feinen marklosen subserösen und serösen Netzen mit korpuskullären Endkörperchen und nichtkorpuskulären Endverzweigungen.

II. Normale und pathologische Physiologie. Experimentelle Pathologie.

Unsere physiologischen Kenntnisse über das Bauchfell verdanken wir fast ausschließlich der Pathologie und dem Experiment. Die gesunde Bauchhöhle enthält nur wenige Tropfen seröser Flüssigkeit mit vereinzelten Zellen (abgestoßene Epithelien und Leukozyten), ein Zeichen, daß sich normalerweise Abscheidung und Aufsaugung die Wage halten. Wie groß aber beide unter normalen Verhältnissen sind, wissen wir nicht. Die Fähigkeit des Bauchfells zu beiden ist jedenfalls, wie Pathologie und Experiment lehren, sehr groß, wobei die außerordentlich ausgedehnte Oberfläche zu berücksichtigen ist; sie wird der äußeren Haut (etwa 1,8 qm beim Erwachsenen) gleichgeschätzt (Wegner). Die normale Peritonealflüssigkeit dient dazu, die Serosa feucht und glatt zu erhalten, um ein reibungsloses Gleiten der Eingeweide zu gewährleisten.

Die experimentelle Pathologie hat sich in ausgiebiger Weise des Peritoneums bedient, wobei die glatte Oberfläche, die bequeme operative Zugänglichkeit und die Möglichkeit, dünne Flächen sowohl im Leben und bei erhaltenem Kreislauf unmittelbar mikroskopisch betrachten, als auch in Präparaten fixieren und den verschiedensten histologischen Methoden unterwerfen zu können, besondere Vorteile darbieten. Zudem luden die große Reaktionsfähigkeit des Bauchfells, sowie verschiedene Fragestellungen aus der menschlichen Pathologie

---

[1]) Nachtrag bei der Korrektur: Neuestens wurden von Magnus (Dtsch. Zeitschr. f. Chir. 175, 1922) die Lymphgefäße und Stomata bei Sauerstoffüllung durch Behandlung der frischen Gewebe mit Wasserstoffsuperoxyd beobachtet. Bei Hydrozele und tuberkulöser Peritonitis vermißte er die Füllung, so daß ein Verschluß der Stomata anzunehmen ist.

zu Versuchen ein. Seit v. RECKLINGHAUSENS Untersuchungen wurden die Resorptionsverhältnisse und der Zusammenhang der Lymphgefäße mit den Körperhöhlen, seit COHNHEIMS klassischen Versuchen der Entzündungsprozeß am lebenden Netz und Mesenterium, seit MARCHAND der Einheilungsvorgang von Fremdkörpern und die bei der Organisation und Entzündung auftretenden Zellformen häufig am Bauchfell studiert.

Die Aufsaugungsfähigkeit des Peritoneums ist eine außerordentlich große, und zwar hat sich nach mannigfachen Meinungsverschiedenheiten als sicher herausgestellt, daß je nach der zu resorbierenden Substanz entweder der Blut- oder der Lymphweg benutzt wird. Wäßrige Lösungen und leicht diffusible Substanzen werden von den Blutkapillaren aufgesaugt. Es geht dies daraus hervor, daß intraperitoneal eingespritzte wäßrige Farbstoffe früher im Harne wie in der Lymphe des Ductus thoracicus auftreten, daß trotz ausgedehnter Resorption von Kochsalzlösung weder Menge noch Beschaffenheit der Duktus- lymphe wesentlich geändert wird, und daß solche Stoffe auch nach Unterbindung des Ductus thoracicus resorbiert wurden. Dagegen werden wasserunlösliche und wohl größtenteils alle schwer diffundierenden kolloiden Substanzen von den Lymphwegen aufgesaugt, die auch die Resorption kleiner korpuskulärer Partikelchen besorgen. Wie v. RECKLINGHAUSEN gezeigt hat werden diese, seien sie kompressibel (Fettkügelchen, Blutkörperchen) oder starr (Zinnober, Tusche) am Centrum tendineum des Zwerchfells, dessen besondere histologischen, dies ermöglichenden Einrichtungen früher erwähnt sind, in die Lymphbahnen resorbiert. v. RECKLINGHAUSEN beobachtete unmittelbar unter dem Mikroskope an einzelnen Stellen Strudel, welche die Partikel in die Tiefe reißen. Der höhere abdominelle Druck im Leben mag die Resorption begünstigen, doch trat sie auch bei Druckausgleich ein, am ausgiebigsten bei leichten Druckschwankungen. Selbst am toten Tiere erfolgt noch Resorption. Die Lymphgefäße des Zwerch- fells sammeln sich zu Stämmchen von der Rückseite des Sternums und in der Nähe der unteren Hohlvene. Schon nach wenigen Minuten konnte MUSCATELLO die Partikelchen in den retrosternalen und mediastinalen Lymphdrüsen nach- weisen, erst viel später in Leber, Milz und anderen Organen, in die sie zweifellos erst sekundär mit dem Blute gelangt sind. Kleine Körperchen werden frei resor- biert, größere können von Wanderzellen aufgenommen und transportiert werden. Letztere drängen sich zwischen den Deckzellen hindurch und können zwischen ihnen Lücken zurücklassen. Den gleichen Weg der Resorption in die Lymphe schlagen Bakterien ein, und kurze Zeit nach der Injektion pathogener oder saprophytischer Mikroorganismen in die gesunde Bauchhöhle sind sie im Ductus thoracicus und im Blute nachweisbar. Bei der bakteriellen Peritonitis liegen die Verhältnisse, wie später noch berührt wird, etwas anders, indem nur am Anfang starke Bakterienresorption nachweisbar ist, während später die Bahnen durch Veränderung der Deckzellen, Gerinnungen und Leukozytenansammlungen verlegt sind und dadurch die Resorption verlangsamt wird. Dem entsprechen auch die Erfahrungen bei der menschlichen Peritonitis, bei der Bakteriämien stärkeren Grades selten sind.

Die Kräfte, die die Resorption bewirken, sind in den Einzelheiten noch nicht völlig erkannt. Es geht in der Bauchhöhle eine Flüssigkeitsströmung gegen das Zwerchfell, bei der eine Ansaugung durch die Zwerchfellbewegungen wohl sicher eine Rolle spielt. Unterstützend wirken Peristaltik und Schwerkraft; doch werden Partikelchen auch gegen die Schwerkraft bei Beckentieflagerung nach dem Zwerchfell zu, wenn auch langsamer, transportiert. Umstritten sind auch die Kräfte, die zur Aufsaugung von Flüssigkeiten und gelösten Substanzen in die Blutgefäße führen. Osmose und Diffusion sind sicherlich sehr wesentlich beteiligt. Sie wirken auf einen Ausgleich zwischen Peritoneal- und Körperflüssigkeiten

hin und werden bei arterieller Hyperämie durch die vermehrte Durch-
strömungsgeschwindigkeit gesteigert. Hierauf beruht auch die resorptions-
steigernde Wirkung von Wärmeapplikation, während durch Kälteeinwirkung
die Resorption herabgesetzt wird. Besonders kann der osmotische Druck des
intravaskulären Eiweißes flüssigkeitsanziehend wirken. Natürlich ist auch der
Allgemeinzustand des Körpers und sein Flüssigkeitsgehalt von Einfluß. Wahrscheinlich spielen auch Filtrationswirkungen eine Rolle. Drucksteigerungen
wirken solange resorptionsfördernd, bis durch Übermaß eine Kompression der
Venen erfolgt und die Resorption dadurch herabgesetzt wird. Ferner werden
molekulare und kapilläre Imbibitionskräfte angenommen, die die Flüssigkeit
in die Gewebsspalten saugen und an die Kapillaren heranbringen. Am frag-
lichsten ist, ob außerdem noch aktive Zellkräfte, besonders der Deckzellen
angenommen werden müssen. Ein Beweis dafür liegt bis jetzt nicht vor.

Alle Substanzen dringen wahrscheinlich zwischen den Deckzellen hindurch
und gelangen in die Saftspalten, von wo sie je nach ihrer Beschaffenheit entweder
in die Lymphgefäße weitergeführt werden oder durch die Kapillarwand in das
Blut gelangen. Es ist daher verständlich, daß die Resorption in das Blut zwar
am ganzen Bauchfell erfolgt, aber am ausgiebigsten auch am Zwerchfell, wo die
Lymphströmung am intensivsten ist. Verlegung der Zwerchfellbahnen, wie
sie durch Verlötung nach Kollodiumbestreichung herbeigeführt wurden, verlangsamt die Resorption bedeutend, ebenso Ölinjektion in die Bauchhöhle,
sowie Fibrinniederschläge und entzündliche Verklebungen. In zweiter Linie
ist auch das große Netz resorptiv tätig, und zwar nicht nur für Flüssigkeiten,
sondern auch für korpuskuläre Partikelchen. Experimentell ist die Aufnahme
von Tuschekörnchen u. a. Partikeln in die Saft- und Lymphkanälchen, sowie
in die Lymphdrüsen an der Wurzel des großen Netzes festgestellt. In geringerem
Maße beteiligen sich andere Teile des Bauchfells an der Resorption, so die
Ligamenta latum, gastrohepaticum, gastropleuricum usw., am wenigsten das
Mesenterium.

Entgegengesetzt dem normalen Resorptionsstrome nach dem Zwerchfell
zu wirkt bei aufrechter Körperhaltung die Schwerkraft, deren Einwirkung
bei der Ansiedlung von Tuberkelbazillen und Geschwulstzellen auf der Serosa
des kleinen Beckens in der menschlichen Pathologie oft beobachtet wird. So
können auch Bruchsäcke wirken, die von WEIGERT als Schlammfänge bezeichnet
wurden.

Größere Körper wirken, wenn sie unverdaulich sind, als Fremdkörper,
die möglichst eingekapselt werden. Gewebsteile, Blutgerinnsel und andere
verdauliche Partikel können durch Fermente, die wahrscheinlich größtenteils
von Leukozyten stammen, gelöst und resorbiert werden. Die Aufnahme von
Partikeln durch Phagozyten ist früher schon erwähnt worden.

Die Transsudationsfähigkeit des Bauchfells ist ebenfalls außerordentlich
groß und tritt als Flüssigkeitsansammlung in Erscheinung, wenn entweder das
absolute Resorptionsvermögen überschritten wird oder wenn die Resorption
geschädigt wird und relativ nicht mehr ausreicht. Durch Einbringen von hyper-
tonischen Salzlösungen, Traubenzuckerlösung oder Glyzerin können sehr große
Transsudate erzeugt werden, im ganzen proportional dem osmotischen Drucke
der eingebrachten Flüssigkeit. Bei Stauung im Pfortaderkreislauf (Leberzirrhose,
Herzfehler) sehen wir sehr große Transsudate auftreten. Ebenso stellt sich als
Reaktion auf mechanische, thermische, chemische oder infektiöse Entzündungsreize in wechselnder Menge eine Ausschwitzung ein, die je nach Stärke und Art
des Reizes mehr oder weniger Eiweißstoffe, darunter gerinnungsfähige Fibrin-
substanzen, sowie zellige Bestandteile enthält. Letztere sind teils aus dem Blute
stammende Leukozyten, teils als Makrophagen tätige Deckzellen und Adventitial-

zellen. Im Experiment können durch manche Stoffe (Alkohol, Trypsin, Krotonöl) hämorrhagische, durch Terpentinöl mehr seröse, durch andere (Proteine,
Pyozyanase, Nukleinsäure u. a.) leukozytenreiche Exsudate erzeugt werden.
Auch die Bakterien und ihre Toxine wirken in spezifischer Weise verschieden
anlockend auf die einzelnen Zellarten.

Die proteolytische Fermenttätigkeit wird wahrscheinlich wesentlich von den
Leukozyten geleistet. Ihr entgegen wirkt, analog wie im Blute, ein antitryp-
tisches Ferment, das besonders im entzündlichen Exsudate vorhanden zu sein
scheint. Der auch in der normalen Bauchhöhlenflüssigkeit vorhandene, spezifische Immunstoffe aktivierende Komplementgehalt wird beim PFEIFFER schen
Versuch benutzt. Auch unspezifische bakterizide Substanzen sind vorhanden,
in entzündlichen Exsudaten sogar bedeutend mehr als im Blute. Sie sind vor
allem gegen Darmbakterien, kaum gegen Eiterkokken wirksam. Sie scheinen
im Körper eine wichtigere Rolle zu spielen, als es nach manchen Reagenzglas-
versuchen scheinen könnte.

Ferner hat die Fähigkeit des Bauchfells zur Bildung von Verklebungen und
Adhäsionen eine große Bedeutung in der Pathologie. Die genaueren Vorgänge
werden bei Besprechung der Entzündung behandelt. Sie sind vielfach Gegenstand experimenteller Untersuchungen gewesen. Die Reparationskraft der
Serosa, insbesondere der Deckzellen ist groß, so daß experimentelle Defekte
rasch wieder überkleidet werden können (BURCI).

Besondere Beachtung hat die Bedeutung des großen Netzes gefunden. Es
wird als Blutreservoir zum Ausgleich von Blutschwankungen in den Bauchorganen und als Aufspeicherungsorgan besonders für Fett angesprochen, wodurch seine Wirkung als mechanisches und Wärmeschutzmittel verstärkt wird.
Ferner dient es der Resorption und Transsudation und liefert in besonderem Maße
Phagozyten. So ist es erklärlich, daß die peritoneale Widerstandsfähigkeit
gegen Infektionen nach experimenteller Entfernung des Netzes herabgesetzt
ist (ROGER). Wichtig ist ferner die große Fähigkeit des Netzes zu Verwachsungen
und Organisierung. Fremdkörper, nekrotisches Gewebe, z. B. die abgebundene
Milz können von Netz umhüllt und von Zellen und Gefäßen durchwachsen werden. Entzündete Partien, perforierende Verletzungen und Spontanperforationen
können durch Netz sozusagen tamponiert werden, so daß in günstigen Fällen
eine völlige Verheilung eintreten kann. Die chirurgische Wissenschaft hat diese
plastische Eigenschaft des Netzes zur Deckung intraperitonealer Defekte und
von Nahtstellen benutzt. Auch isolierte Netzstücke lassen sich frei in der Bauchhöhle transplantieren, ohne daß Nekrosen oder peritoneale Adhäsionen auftreten.
Bei der TALMAschen Operation vermögen die neugebildeten Anastomosen
einen Teil des Bauchhöhlenblutes mit Umgehung der Pfortader abzuführen.
Auch sonstige Stücke vom Bauchfell sind gelegentlich von Chirurgen zur Deckung
von Defekten transplantiert worden (z. B. Ösophagusnaht, SCHÖNBAUER-
ORATOR).

Von großer Wichtigkeit ist auch die große Verschieblichkeit und Ausdehnungsfähigkeit des Bauchfells, das über Abszessen, Tumoren, vergrößerten und
erweiterten Organen sehr stark gedehnt werden kann, ohne zu reißen oder durchgängig zu werden.

Lokalisierte Schmerz- und Temperaturempfindlichkeit sind auf das von
spinalen Nerven innervierte Peritoneum parietale beschränkt, das bei Entzündungen außerordentlich schmerzhaft sein kann. Die Schmerzempfindung der
vom Peritoneum viscerale eingeschlossenen Baucheingeweide wird in den
zwischengeschalteten Ganglien lokalisiert, so von Appendix, Gallenwegen,
Magen, Darm im Ganglion coeliacum, vom Uterus im Ganglion hypogastricum.
Von den Bauchnerven scheinen reflektorische Einflüsse auf das Herzzentrum

(Goltzscher Klopfversuch) und die Vasomotoren des Splanchnikusgebietes auszugehn. Wahrscheinlich ist hierauf der bei Verletzungen und Erkrankungen des Bauchfells häufig zu beobachtende Schock zurückzuführen.

Außer den Versuchen, die sich mit der Resorption und Exsudation beschäftigen, hat das Bauchfell in ausgedehnter Weise der experimentellen Pathologie gedient, um die Vorgänge der Entzündung, der Fremdkörpereinheilung und der Entstehung der Exsudat- und Granulationszellen zu beobachten. Für diese Zwecke bietet das Bauchfell den großen Vorteil der flächenhaften Ausbreitung, die teilweise eine direkte Beobachtung im Leben oder überlebend unter dem Mikroskope gestattet, sowie ungefärbte und gefärbte Flächenpräparate herzustellen erlaubt, deren Vergleichung mit Schnittpräparaten für viele Fragen von großer Wichtigkeit ist. Mit Cohnheims berühmten Versuchen im Jahre 1867 ist das Froschmesenterium das klassische Objekt zur Demonstration der Leukozytenauswanderung und vieler Fragen der Zirkulation und Entzündung geworden. Dabei wirkt schon die Austrocknung als Reiz, es lassen sich aber außerdem die verschiedensten entzündlichen Reize chemischer und physikalischer Natur studieren. Daß Kauffmann (Frankf. Zeitschr. f. Pathol. Bd. 24. 1920) neuerdings am Froschmesenterium die Auswanderung farbloser Blutkörperchen durch die Gefäßwand leugnet, kann an der durch zahlreiche Beobachtung gesicherten Tatsache nichts ändern und ist von Marchand (Frankf. Zeitschr. f. Pathol. Bd. 24, Erg.) auf mangelhafte Beobachtung und falsche Deutung zurückgeführt.

Neuerdings hat Fröhlich den Cohnheimschen Versuch zum Studium der lokalen geweblichen Anaphylaxie benutzt. An sensibilisierten Fröschen werden durch das homologe Eiweiß Veränderungen der Blutströmung, der Emigration und der Nerven ausgelöst. Auch in der geschlossenen Bauchhöhle sind durch Injektion die verschiedensten Agentien in ihrer Einwirkung auf das Bauchfell untersucht worden, so Bakterien (vor allem Koli und Streptokokken) und chemische Substanzen (Terpentinöl, Jodjodkalilösungen). Die Fragestellungen waren hierbei einmal die Herkunft und Natur der Exsudatzellen, sowie der entzündlichen Zellanhäufungen im Gewebe, sodann die Veränderungen und Potenzen der Serosadeckzellen. Noch eingehender konnten diese Fragen untersucht werden durch die Einbringung der verschiedensten Fremdkörper. Dazu dienten Hollundermark, Laminaria, verschieden vorbehandelte Gewebs- oder Fibrinstücke, Glaskammern, Schwammstücke, Weizengrieß, Kohlenstaub, Ultramin, Tusche, Zinnober, Stärke, Lykopodium, Cholesterin, Gelatine, Wattestückchen u. a. Außer den obigen Fragen wurde dabei besonders der Phagozytose und der Riesenzellbildung Aufmerksamkeit geschenkt.

Die Fremdkörpereinheilung wird erstens beeinflußt von dem aseptischen oder infizierten Zustande des Fremdkörpers, wonach sich der Grad der Entzündung oder Eiterung richtet, zweitens von der chemischen Natur des Fremdkörpers, je nachdem ob er leicht, schwer oder gar nicht resorbierbar ist, drittens von der chemischen Reizwirkung, die er auslöst, und viertens von der mechanischen Reizung, welche im wesentlichen von der Oberflächenbeschaffenheit und der Schwere des Fremdkörpers abhängt. Die Erfahrungen der menschlichen Pathologie, über welche später berichtet wird, erlauben den Schluß, daß die Vorgänge beim Menschen im Prinzipe die gleichen sind.

Bei allen stärkeren Reizen, welche das Bauchfell treffen, wandern weiße Blutzellen aus den Gefäßen aus, und zwar am leichtesten nachweisbar gelapptkernige Leukozyten, aber auch Lymphozyten und größere mononukleäre Zellen. Nach kurzer Zeit sind auch Veränderungen der Gewebszellen nachweisbar. Man sieht Anschwellung und Mitosen der fixen Bindegewebszellen, die als Fibroplasten in die Fremdkörper eindringen und fibrilläres Bindegewebe bilden können, aber auch zu wanderungsfähigen Phagozyten (Makrophagen) und zu Riesenzellen durch Zellverschmelzung oder amitotische Kernteilung werden können. Besonderes Interesse fanden die adventitiellen Zellen, welche von manchen als selbständige Elemente, von anderen (HERZOG) als Abkömmlinge der Blutgefäßendothelien aufgefaßt werden. Sie schwellen bei Entzündungsprozessen an, lösen sich von der Gefäßwand und werden zu sternförmigen oder verästelten Formen, welche teilweise amöboide, großkernige Wanderzellen mit ausgeprägter phagozytischer Fähigkeit darstellen. Aus ihnen können wahrscheinlich Lymphoblasten und Lymphozyten werden. Doch wird die Frage, wieweit die oft in ungeheurer Anzahl eingelagerten Lymphozytenformen auf diese Weise in loco entstanden, wieweit sie aus den Blutgefäßen ausgewandert sind, verschieden beurteilt. Desgleichen ist auch die Ansicht, daß solche Lymphoidzellen sich durch Auftreten von Granulationen zu Myelozytenformen und granulierten Leukozytenformen (HERZOG) ausbilden können, nicht allgemein angenommen. Junge Gefäße entstehen von den Gefäßendothelien und ihren Abkömmlingen. Die bisher besprochenen Vorgänge sind allen Entzündungen im Körper gemeinsam, nur, wie oben erwähnt, am Bauchfell besonders eifrig experimentell untersucht worden. Von spezifischer Bedeutung für das Bauchfell ist das Verhalten der Deckzellen. Übereinstimmend ist an ihnen lebhafte Proliferation durch Mitosen, sowie phagozytische Fähigkeit festgestellt. Daß auch sie Eiterkörperchen oder Lymphozyten produzieren, wird von neueren Autoren nicht mehr vertreten. Dagegen vermögen auch sie Riesenzellen zu bilden, offenbar sowohl durch amitotische Kernteilung, wie durch Zellverschmelzung. Lebhaft ist ihre bindegewebsbildende Fähigkeit diskutiert worden. Besonders RANVIER, CORNIL, MARCHAND, BORST, HERZOG u. a. treten dafür ein, während sie von ZIEGLER, RIBBERT, MÖNCKEBERG, HINSBERG u. a. bezweifelt wurde. Die Schwierigkeit liegt darin, daß die Abkömmlinge der Deckzellen bald nicht mehr von den anderen Fibroblasten sicher unterschieden werden können. Daß aus den Deckzellen verästelte Gebilde mit feinfibrillärer Streifung des Protoplasmas werden können, die morphologisch den Bindegewebszellen gleichen, erscheint mir zweifellos. Ob sie aber echte kollagene Fasern erzeugen und somit als wirkliche Bindegewebsbildner funktionieren, ist noch nicht einwandfrei entschieden. Allgemein anerkannt ist die Fähigkeit der Deckzellenabkömmlinge Oberflächen mit einem epithelartigen Überzug zu bekleiden, wodurch an Lücken und spaltförmigen Räumen drüsenartige Bilder, an freien Oberflächen Peritonealisierungsvorgänge erzielt werden. Riesenzellen können sonach aus Deckzellen, Fibroplasten und großkernigen Wanderzellen, wahrscheinlich auch aus Gefäßendothelien entstehen und sind je nach der Natur der Fremdkörper verschieden reichlich, besonders zahlreich z. B. bei Kieselgurinjektion. Dem Exsudate in der Bauchhöhle mischen sich abgelöste Deckzellen, aus dem Gewebe und den Gefäßen stammende Leukozyten und einkernige Zellen bei.

Auch hinsichtlich der Wundheilung, der fibrinösen Exsudation und der Adhäsionsbildung ist das Bauchfell, meist im Zusammenhang mit den übrigen serösen Häuten häufig experimentell untersucht worden. Einfache glatte Wunden mit aneinanderliegenden Rändern heilen durch Verklebung mit Fibrin. Größere Zwischenräume werden mit einem Pfropf von geronnenem Blute aus Fibrin ausgefüllt. Die Nachbarschaft zeigt Hyperämie, Leukozytenemigration, Wucherung der Bindegewebszellen, Endothelien und Deckzellen. Das einwachsende Granulationsgewebe organisiert den provisorischen Verschluß. Aneinandergepreßte oder durch Naht vereinigte Serosaflächen verkleben und verwachsen miteinander. GRASER unterschied hierbei verschiedene Möglichkeiten. Die direkte Vereinigung der Deckzellen mit gegenseitiger Durchflechtung wird jetzt kaum noch angenommen. Seine übrigen Formen entsprechen nur verschiedenen Graden einer entzündlichen Exsudation und Organisation. Es hat sich ergeben, daß als Vorbedingung der Verwachsung stets eine fibrinöse Verklebung vorhanden ist (Muscatello, Marchand). Allerdings kann die Fibrinschicht unter Umständen außerordentlich dünn sein. Die Unterschiede werden durch die Menge des Fibrins, die mehr oder weniger reichliche, gegebenenfalls bis zur Eiterbildung fortschreitende Auswanderung von Leukozyten und durch die wechselnde Beteiligung neugebildeter Kapillarsprossen verursacht. Verschieden, je nach Art und Intensität des ursächlichen Prozesses ist das Verhalten der Deckzellen. Sie können mechanisch entfernt sein oder durch chemische Reize nekrotisch werden, worauf sie der Ablösung oder Resorption verfallen können. Es kann aber auch Exsudat zwischen den Deckzellen hindurchtreten und an der Oberfläche zu einer fibrinösen Pseudomembran gerinnen. Es braucht also zum Zustandekommen von Verklebungen oder Verwachsungen der Deckzellenbelag nicht, wenigstens nicht in ganzer Ausdehnung verloren gegangen zu sein. Auf die Frage der Herkunft des Fibrins und der sog. fibrinoiden Degeneration des Bindegewebes wird später eingegangen.

Bei Hunden beobachtete Eggers nach Splenektomie eine Entstehung milzähnlicher Neubildungen im subserösen Gewebe, besonders im Netze, die als kompensatorische Regenerationserscheinungen aufzufassen sind.

Das subperitoneale Fettgewebe, besonders das Netz und das Mesenterium sind besonders bevorzugte Stapelplätze für Neutralfettablagerungen in Fettzellen bei allgemeiner Adipositas. In manchen Fällen sind bei fettreichen Individuen im Mesenterium doppelbrechende Lipoide, hauptsächlich wohl Cholesterinester gefunden worden (Schlagenhaufer, Hirsch, Versé, Lutz). Bei reichlichem Vorhandensein entstehen dabei von dem Fettgewebe unterscheidbare gelblichweiße Stränge und Züge um die Mesenterialdrüsen. Mikroskopisch finden sich hier schollige und kristalline doppelbrechende Substanzen in und zwischen großen blasigen Zellen vom Typus der Pseudoxanthomzellen. Wieweit hierbei eine allgemeine Änderung des Fettstoffwechsels, insbesondere eine Hypercholesterinanämie, wieweit lokale Ursachen, Lymphstauung oder Störung der Lymphdrüsenfunktion beteiligt sind, ist nicht genau anzugeben. Durch Resorption des gallehaltigen Darminhaltes ist eine Anreicherung an Lipoiden im Mesenterium wohl denkbar.

III. Zirkulationsstörungen.

Anämie des Bauchfells wird besonders als Teilerscheinung allgemeiner Anämie beobachtet. Aktive Hyperämien finden sich bei Lähmungen des Splanchnikus, sowie lokal oder allgemein bei chemischen, mechanischen und infektiösen Reizungen als Teilerscheinung des entzündlichen Komplexes. Passive Hyperämien sind Folgen von Blutstauung, sei es durch allgemeine Kreislaufstörung, sei es durch Hindernisse im Pfortadersystem.

Blutungen sind sehr häufige Erscheinungen. Sie können im subserösen Gewebe ihren Sitz haben oder in die freie Bauchhöhle erfolgen; größere subseröse Blutungen können die Serosa vorwölben, blasenförmig abheben und in die freie Bauchhöhle durchbrechen. Kleine subseröse Petechien, Ekchymosen und Sugillationen treten auf bei Blutstauung, Erstickung, Entzündung, Intoxikationen und Infektionen, bei atherosklerotischen Veränderungen, Nierensklerosen, Nierenentzündungen und allen mit Blutungsbereitschaft einhergehenden Allgemeinerkrankungen. Ihre Reste findet man häufig in Form von bräunlichen bis schwärzlichen Flecken, Streifen oder Netzen, die infolge ihres Hämosideringehaltes an der Leiche meist schmutzig grünliche, bläuliche bis schwärzliche pseudomelanotische Färbung annehmen. Mehr oder weniger ausgedehnte Teile des Bauchfells können dann wie mit Schnupftabak bestreut aussehen. Die neugebildeten Gefäße tuberkulöser und karzinomatöser Peritonitiden bluten leicht und bewirken häufig Blutbeimengung zum Exsudate. Große Blutungen im extraperitonealen Gewebe treten bei Knochenfrakturen (Becken), bei Uterusrupturen, Aortenaneurysmen, embolischen Aneurysmen der Abdominalarterien (LINDBOOM), Sklerose der Mesenterialarterien (NEUMANN). Pankreasapoplexien, bei Nebennieren- und Nierentumoren, Nierenverletzungen u. dgl. auf. Sie können das Bauchfell in Beeten, Polstern und Beulen abheben und sekundär in die freie Bauchhöhle durchbrechen. Die Organe mit straffem Bauchfellüberzug, wie Leber, Milz, weibliche Genitalien usw. führen leicht zu direkten Blutungen in die freie Bauchhöhle und da ihnen hier kein Gewebsdruck entgegenwirkt, häufig zu inneren Verblutungen. KAUFMANN gibt eine Blutung von im Mittel 1800—1900 ccm als genügend an um den Tod herbeizuführen. Natürlich ist dies sehr von individuellen Verhältnissen abhängig; bei anämischen und ausgebluteten Patienten können schon geringere Blutungen tödlich wirken. Derartige Blutungen kommen vor bei Schuß-, Stichverletzungen, als Nachblutungen von Operationswunden, ja gelegentlich auch nach Leberpunktion (SIMMONDS). Auch durch stumpfe Gewalt (Sturz) können besonders Leber- und Milzzerreißungen zu großen intraabdominalen Blutungen führen. Schon durch leichtere Traumen, Drucksteigerung bei Anstrengung oder auch ohne ersichtlichen Anlaß können Blutungen aus pathologisch veränderten Organen erfolgen. Bekannt sind Rupturen von Malariamilzen. Im Felde sah ich eine tödliche Blutung aus einem Milzrisse bei Icterus catarrhalis mit leichter Milzschwellung (215 g) durch verhältnismäßig geringfügigen Sturz. Ferner sind gelegentlich primäre oder sekundäre Geschwulstknoten, besonders der Leber oder Gallenblase Quelle großer intraperitonealer Blutungen. Am häufigsten aber gibt der weibliche Geschlechtsapparat Anlaß zu solchen. Vor allem ist hier die Tubargravidität zu nennen, bei der entweder durch das abdominelle Ende der Tube Blut heraussickert, oder nach Zerstörung der Tubenwand durch das fetale Gewebe Gefäße und Serosa zerreißen. In letzterem Falle können tödliche Blutungen entstehen. Die Ovarien können Blutungsquellen darstellen aus in jungem Stadium unterbrochener Ovarialschwangerschaft (FORSSNER), sowie aus einem Corpus luteum, gelegentlich auch einem GRAAFschen Follikel (BAROLIN). Von der Tube sind außerdem Blutungen beobachtet bei chronisch-hämorrhagischer Salpingitis, geplatzter Hämatosalpinx (FREUND), hämorrhagischer Infarzierung der Adnexe nach Stieldrehung, bei akuter gelber Leberatrophie (MAAS). Am Uterus können subseröse Venenerweiterungen über Myomen (BENZEL, JASCHKE, WEBER), Myomnekrosen und Chorionepitheliome Blutungen in die Bauchhöhle verursachen.

Bei nicht tödlicher Blutung senkt sich das Blut der Schwere nach und gerinnt. Die flüssigen Teile werden rasch resorbiert. Der Blutkuchen übt gewisse Reizerscheinungen auf die Serosa aus, wird im Prinzipe ähnlich wie ein Thrombus von der Peripherie aus organisiert und mehr und mehr resorbiert. Durch organisierte Verwachsungen kann das Hämatom abgekapselt werden. Dieser Ausgang wird besonders im Douglasschen Raume bei Extrauteringravidität als Hämatocele retrouterina beobachtet. In diese können schubweise neue Blutungen erfolgen; sie können durch Infektion von den Tuben oder vom Darme aus vereitern oder verjauchen und in Nachbarorgane durchbrechen. Sterile Hämatome können weitgehend resorbiert werden und hinterlassen schließlich bräunliche, in der Leiche oft pseudomelanotische Verdickungen oder Verwachsungsstränge. In eingedickten Blutresten können Verkalkungen auftreten.

IV. Degenerative Veränderungen

spielen am Bauchfell keine primäre Rolle, sondern sind meist Folgen der in den anderen Abschnitten besprochenen Erkrankungen. An den Deckzellen beobachtet man bei Schädigungen, insbesondere bei Entzündungen trübe Schwellung, vakuoläre Entartung, Verfettung und sehr häufig Desquamation einzelner Elemente oder in ganzen Verbänden. Im subserösen Bindegewebe kommt amyloide Entartung als Teilerscheinung allgemeiner Amyloidose und nach entzündlichen Vorgängen hyaline Degeneration vor, die auch in entzündlichen Neubildungen eintreten kann. Pigmentierungen werden entweder hämatogen nach Blutungen (vgl. Abschnitt III) oder bei melanotischen Geschwülsten (vgl. Abschnitt IX) gefunden. Nekrosen sind fortgeleitet von den bedeckten Organen; man sieht sie z. B. über Milzinfarkten, Leberabszessen, Darmgeschwüren, und am Wurmfortsatz bei Perityphlitis. Nekrosen des subperitonealen Fettgewebes mit Fettspaltung sind häufig bei Pankreasnekrose, wobei das lipolytische Ferment teils in den Gewebsspalten, teils im Peritonealraum verbreitet werden kann und vielfach von dem proteolytisch wirkenden Trypsin begleitet wird. In geringem Grade kann solche Fettspaltung in nekrotischen Appendices epiploicae und daraus entstandenen Corpora libera durch die Lipasen des Fettgewebes eintreten. Verkalkung kann sich an Fettspaltung anschließen. Anderweitige Verkalkung wird bei der Peritonitis arenosa erwähnt.

V. Aszites.

Als Aszites, Bauchwassersucht (ὁ ἀσκίτης sc. ὕδωρ s. νόσος Adj. zu ὁ ἄσκος Schlauch) wird die unter Umständen bis zu vielen Litern gehende Ansammlung freier Flüssigkeit in der Bauchhöhle bezeichnet. Als seine Ursachen können wir stets ein Mißverhältnis zwischen Transsudation und Resorption bezeichnen, doch läßt sich in vielen Fällen nicht genau angeben, wieviel dabei auf Rechnung einer gesteigerten Ausscheidung und einer verminderten Aufsaugung kommt, oder ob eine Schädigung beider Funktionen vorliegt. Letzteres ist wohl in der Regel anzunehmen im Hinblick auf die früher erwähnte hochgradige Resorptionskraft des Peritoneums. Die Bedingungen, die zum Aszites führen sind einmal zirkulatorische bei allgemeiner Druckerhöhung im Venensystem, wie sie bei Erkrankungen des Herzens und der Lungen (Emphysem), oft kombiniert mit sonstigen Ergüssen und Ödemen vorkommen, sowie bei Erschwerung des Pfortaderkreislaufes infolge Hindernissen im Pfortaderstamm oder im Kapillargebiet der Leber. Bei diesem Stauungsaszites wird der erhöhte Druck in Venen und Kapillaren sowohl zu einer vermehrten Transsudation führen, wie auch die Resorption in das Blut erschweren. Andererseits kann man von einem dyskrasischen Aszites bei Kachexie und Nephritis sprechen, wobei ja auch an anderen Stellen infolge der veränderten Blutbeschaffenheit und einer Schädigung der Kapillarwände Transsudationen auftreten, aber auch ein Darniederliegen des Resorptionsmechanismus wahrscheinlich ist. Eine dritte Gruppe wird von dem entzündlichen Aszites, der bei akuten und chronischen (besonders tuberkulösen) Entzündungen auftritt, gebildet. Hierbei läßt sich am ersten an Verlegung der Stomata und Lymphgefäße durch Entzündungsprodukte denken, wie man sie auch direkt im Mikroskop gelegentlich sehen kann[1]). Aber einerseits geht aus den früheren Bemerkungen hervor, daß für die flüssigen Bestandteile der Hauptresorptionsweg in den Blutgefäßen zu suchen ist, andererseits werden hochgradige Verstopfungen der Lymphgefäße z. B. mit Krebszellen ohne Aszites beobachtet. So müssen wir auch hierbei wohl die Hauptsache

---

[1]) Anmerkung: Vgl. die Anmerkung S. 1058.

in einer Schädigung der Kapillaren sehen, durch die die Transsudation gesteigert, die Resorption gelähmt ist.

Ob ein neuropathischer Aszites durch Degeneration des Nervus splanchnicus vorkommt, ist fraglich. Der von STILLING so gedeutete Fall wird von NOTHNAGEL mit Recht als nicht beweisend kritisiert. Der von QUINCKE beschriebene harmlose und zuweilen mit dem Eintritt der Menses verschwindende Aszites der jungen Mädchen ist bis jetzt nur klinisch beobachtet, in seiner Entstehung unklar und wird von manchen für eine milde Form chronischer Peritonitis gehalten.

Die Flüssigkeit enthält im wesentlichen die Bestandteile des Blutserums, bei entzündlichem Ursprunge mit reichlicher Beimengung von Fibrin, abgestoßenen und ausgewanderten Zellen, die bei den anderen Aszitesformen jedenfalls nur in geringen Mengen vorhanden sind. Der reine Stauungsaszites ist alkalisch bis neutral, klar, von ähnlicher gelblicher oder gelbgrünlicher Farbe wie das Blutserum, mehr oder weniger fluoreszierend. Durch stärkere Beimengung von Zellen tritt Trübung, durch rote Blutkörperchen eine rötliche bis bräunliche Farbe, gelegentlich durch Galle eine ikterische Färbung ein. Über Fettbeimengung siehe später bei Ascites chylosus. Selten sind Cholesterinkristalle vorhanden. Im ganzen haben die nicht entzündlichen Ergüsse (= Transsudate) ein niedrigeres spezifisches Gewicht, entzündliche Exsudate ein höheres, wobei etwa 1,015 als Grenzwert gilt. Ferner haben die Transsudate einen geringeren Eiweißgehalt, das hydrämische unter $1/2\,^0/_0$, das Stauungstranssudat $1-3\,^0/_0$, das entzündliche Exsudat einen höheren, über $4\,^0/_0$ Eiweiß, wobei auch qualitative Verschiedenheiten gefunden sind, so im Exsudat durch Essigsäure fällbare Eiweißstoffe (Serosamuzin, Nukleoalbumin, Globuline). Doch werden oft genug Unregelmäßigkeiten beobachtet, die nicht gestatten die einzelnen Formen durch bestimmte Grenzwerte zu unterscheiden. Zum Teil beruht dies darauf, daß sich manchmal Kombinationen der verschiedenen Ursachen vorfinden. So kann ein nephrogener Aszites durch hinzugetretener Herzinsuffizienz den Charakter eines Stauungsaszites annehmen oder es gesellt sich zu einem Stauungserguß infolge Krebskompression eine karzinomatöse Peritonitis. Im ganzen nimmt das spezifische Gewicht mit dem Eiweißgehalt zu. Funktionell ist von Interesse, daß manche per os verabreichte Substanzen (Jod, Jodsalze, Salizylsäure) rasch in Transsudate, nur spurweise in Exsudate übergehen (ROSENBACH). Beim Stehen des durch Punktion entleerten Aszites und auch in der Leiche können sich weiche gallertige Gerinnsel bilden.

Abgesackte Ergüsse (Ascites saccatus, Serocele) kommen bei entzündlichen Verwachsungen vor.

Ein angeborener Aszites, oft blutig, kann ein Geburtshindernis bilden. Er ist bei kongenitaler Syphilis mit Erkrankung der Leber und Milz, bei Erkrankung der Mutter in der Schwangerschaft (z. B. Malaria) aber auch ohne erkennbare Ursachen, z. T. kombiniert mit Mißbildungen beobachtet.

Besonderem Interesse begegneten schon lange Fälle mit milchigem Erguß. Die genauere Untersuchung hat gezeigt, daß die Ursache der milchigen Beschaffenheit verschieden sein kann. Abgesehen von seltenen Beobachtungen, wonach die Trübung durch Nukleoalbumine, Lezithin, Mukoidsubstanzen oder Globulinverbindungen bedingt gewesen sein soll (opaleszierender Aszites), sind Fettbeimengungen dafür verantwortlich zu machen die sich nach Natronlaugezusatz mit Äther ausschütteln lassen. Wenn vereinzelt diese vielleicht bei Lipämie vorkommen können, so gilt für die überwiegende Zahl der Fälle noch heute die Einteilung von QUINCKE in einen Ascites chylosus durch Chylusaustritt und einen Ascites adiposus, oder besser (da die erste Form ja auch fetthaltig ist) chyliformis (BARGEBUHR), chyloides (ROTMANN) oder pseudochylosus durch fettig zerfallende Zellen. Der Ascites chylosus hat einen hohen Fettgehalt, meist über $1\,^0/_0$, ist bedingt durch äußerst feine Fettstäubchen, die sich beim Stehenlassen als rahmartige Schicht an der Oberfläche absetzen können, während Zellen fehlen oder sehr spärlich sind. Der Fettgehalt ist von dem Nahrungsfette abhängig (STRAUS), wie besonders MINKOWSKY durch Nachweis des im Darm synthetisierten Triglyzerids Erucin nach Eingabe von Erucasäure zeigen konnte. Meist ist deutlich Zucker nachweisbar, der allerdings auch **bei rein** serösen Transsudaten vorkommen kann (ROTMANN, PASCHELES-REICHEL). Da auch andere reduzierende Substanzen vorzukommen scheinen, müssen außer Reduktionsproben auch andere Zuckerproben (Gärung, Phenylhydrazin) angestellt werden. Umgekehrt ist die Abwesenheit von Zucker kein sicherer Gegenbeweis gegen die chylöse Natur, da, wie es scheint, auch glykolytische Fermente (LÖFFLER) auftreten können. Der chylöse Aszites setzt einen Austritt von Chylus voraus (PAGENSTECHER). Durch Trauma oder operative Verletzungen sind chylöse Ergüsse in die Pleurahöhle bekannt, die gelegentlich durch das Zwerchfell in die Bauchhöhle hindurchsickern können. Im übrigen sind an irgendeiner Stelle der Chylusbahn Abflußhindernisse vorhanden. Dies kann sich bei hochgradiger Stauung oder Thrombose der Brustvenen ereignen, die den Abfluß aus dem Ductus thoracicus in die linke Vene subclavia und anonyma hindern. Ebenso können Kompressionen, Obliterationen, klappenartige Faltenbildungen oder Eindickung des Inhalts im Brustteil des Ductus thoracicus wirken. Doch ist dabei zu berücksichtigen, daß der Ductus thoracicus in seinem Verlaufe vielen individuellen Schwankungen unterliegt, teilweise oder vollständige Verdoppelungen, mediastinale Kollateralen, Mündung in die Vena azygos oder renalis beobachtet sind (WUTZER, WENDEL). Daher ist es erklärlich, daß besonders bei langsamen Verschlusse eine Chylusstauung nicht aufzutreten braucht. Weiter sind Tumoren, die einen Druck auf die Cysterna chyli oder die Chylusgefäße des Mesenteriums ausüben, von letzteren ausgehen (Zysten, Chylangiome) oder sie ausfüllen (Karzinose), entzündliche Veränderungen, Filariosis (WINCKEL), Thrombosen der Chylusgefäße, vereinzelt auch Konkrementbildung in der Cysterna chyli als Ursache der Chylusstauung beobachtet. In allen diesen Fällen kann man die Chylusgefäße erweitert und gefüllt finden, sowie manchmal subseröse Chylusextravasate in Form weißlicher Punkte und Flecken. Nur selten lassen sich Rupturen nachweisen. Es genügt der erhöhte Druck in den gestauten Chylusbahnen, besonders bei Wandschädigungen, um den Chylusaustritt durch Diapedese zustande kommen zu lassen. Dafür sprechen auch Tierversuche (SCHMIDT-MÜLLHEIM).

Im Gegensatz zu dem echten Ascites chylosus enthält die Flüssigkeit bei dem selteneren Ascites pseudochylosus weniger Fett, meist unter $1/_2\%$, in der Regel keinen Zucker und im mikroskopischen Bilde Fetttröpfchen verschiedener Größe, zahlreiche fetthaltige oder in fettigem Zerfall begriffene Zellen (Exsudatzellen, Deckzellen oder Krebszellen). Diese Form wird besonders bei Tuberkulose, Karzinomatose oder Sarkomatose des Bauchfelles beobachtet, nur selten bei einfachem Stauungsaszites. Natürlich können auch Mischformen vorkommen.

Auch bei nicht entzündlichen lange bestehenden Aszites kann das Bauchfell Veränderungen erleiden. Die Deckzellen können anschwellen, desquamieren, sowie durch Wucherungen Trübungen und körnige Verdickungen der Serosa bewirken (ORTH, BORST).

Die Folgen des Aszites sind wesentlich mechanisch, Hochdrängung des Zwerchfells, Verlagerung der Organe, gelegentlich Kompression der unteren Hohlvene, Erweiterungen der kollateralen Hautvenen in den Bauchdecken (Epigastricae, Mammariae, die um den Nabel herum das Caput medusae bilden können). Eingetretene Verwachsungen des Netzes oder anderer Bauchorgane mit der Bauchwand können die venöse Stauung vermindern, falls das Hindernis im

Pfortaderkreislauf liegt. Diesen Mechanismus sucht die TALMAsche Operation zu begünstigen. In der Bauchhaut können bei starkem Aszites Striae auftreten, die mit den Striae gravidarum vollkommen übereinstimmen. Durch Punktionen können Blutungen auftreten, die sich dem Inhalt beimischen oder als hämorrhagische Auflagerungen auf die Serosa organisiert werden können. Die Störung in der Resorption sowie der gute, in der Bakteriologie viel gebrauchte Nährboden, den die Aszitesflüssigkeit darstellt, könnten annehmen lassen, daß der einfache Aszites häufig bakteriell infiziert werde, doch sieht man einen sekundär vereiterten Aszites selten. Eher findet sich eine miliare Peritonealtuberkulose bei Leberzirrhose mit Aszites, über deren Zusammenhang verschiedene Ansichten herrschen. Sieht man von den seltenen Fällen ab, wo man auch der Leberzirrhose eine tuberkulöse Ätiologie zuschreiben muß, so scheint mir das nicht seltene Zusammentreffen für eine Disposition des durch den Aszites geschädigten Bauchfells für Tuberkulose zu sprechen.

VI. Galle und Urin in der Bauchhöhle.

Galliges Exsudat in der Bauchhöhle kann bei Perforationen der Gallenblase, Gallenwege oder des Duodenums auftreten. Die Ursache dafür kann in Traumen, besonders Schußverletzungen, bei der Gallenblase auch in Überdehnungen der entzündeten Wand, von Divertikeln, Luschkaschen Gängen, subserösen Gallengängen der Leber liegen. Die Folgen sind wesentlich von den ev. mitaustretenden Bakterien bedingt. Sterile Galle ruft, wie die meisten Tierversuche und eine Reihe von Erfahrungen beim Menschen beweisen, keine oder nur geringe Peritonealreizungen hervor. Zum Teil sind blande subakut verlaufende Entzündungen mit sero-fibrinösem Exsudat beobachtet (LEWERENZ). Hierbei bilden wahrscheinlich die Gallensäuren den Entzündungsreiz, so daß Unterschiede je nach der chemischen Zusammensetzung der Galle verständlich erscheinen. Nach langem Bestehen können gallige Ergüsse fibrös abgekapselt werden (CHOLOCELE, LEVIN). Nach NOETZELS Kaninchenversuchen erzeugt weder eine Öffnung in der Gallenblase, noch Bakterieninfektion des Peritoneums allein eine schwere Erkrankung, während beides zusammen tödlich wirkt. Es scheint also, daß Galle die bakterielle Peritonitis begünstigt, sei es, daß sie als Nährboden wirkt, sei es, daß sie die bakteriziden Kräfte lähmt. Galle wird vom Bauchfell nur schwer und langsam resorbiert und auch bei großen Galleansammlungen in der Bauchhöhle (CHOLASKOS) kann Ikterus lange ausbleiben, aber schließlich auch Cholämie eintreten (LANDAU). Besonderem Interesse begegneten Fälle von galligem Erguß oder galliger Peritonitis ohne erkennbare Perforation, auf die zuerst CLAIRMONT und v. HABERER die Aufmerksamkeit gelenkt haben. Es liegt in diesen Fällen fast stets ein Abflußhindernis vor, so daß die Gallenblase prall gefüllt ist. Doch läßt sich weder mit feinsten Borsten eine Perforation sondieren, noch durch Injektion von Wasser unter Druck eine Öffnung finden. Dagegen sahen die Chirurgen häufiger in sochen Fällen, daß durch die Serosa gallige Flüssigkeit sickerte. Die Frage ist nun, ob unter besonderen Umständen durch die Gallenblasenwand Galle hindurchfiltrieren kann. Die Vertreter dieser Ansicht nehmen zum Teil an, daß die Wand dabei geschädigt sein muß. Insbesondere sind Geschwüre, mehr oder weniger tief reichende Nekrosen, Gallenansammlung in den oft bis dicht unter die Serosa reichenden Luschkaschen Gängen oder Divertikeln gefunden werden. ASKANAZY schreibt den pigmentanziehenden Nekrosen eine besondere Rolle zu und glaubt, daß sie Galle absorbieren und abgeben können. Wenn auch ein solcher Filtrationsvorgang in manchen Fällen möglich erscheint, so haben doch genaue histologische

Untersuchungen an Serienschnitten in anderen Fällen gezeigt (NAUWERCK und LÜBKE, SICK und FRAENKEL, LOUROS), daß auch von sehr kleinen erosionsartigen Defekten der Schleimhaut sich schräge oder unregelmäßige und zackige Risse durch die ganze ev. teilweise nekrotische Wand bis zur Serosa fortsetzen können, und auch letztere eine ganz feine Öffnung aufweisen kann. Dafür, daß aber vielleicht gelegentlich die äußersten Schichten durch Diffusion durchsetzt werden, lassen sich Beobachtungen anführen, daß der Farbton innerhalb und außerhalb verschieden war (SCHIEVELBEIN) und daß auch bei Koliinfektion der Blasengalle der gallige Bauchhöhlenerguß steril sein kann (NAUWERCK-LÜBKE). Möglich erscheint, daß kleine Perforationen zur Zeit der Untersuchung bereits vernarbt sind. Als Ursachen können Entzündungen, häufig durch Gallensteine bedingt, oder Traumen bei gefüllter Gallenblase gelten. Nach Versuchen von BLAD ist auch daran zu denken, daß eine tryptische Wirkung eingedrungenen Pankreassaftes beteiligt sein kann.

Hineingelangen von Urin in die Bauchhöhle, wie es sich bei Rupturen der Harnwege insbesondere der Harnblase ereignet, kann durch Resorption tödliche Urämie herbeiführen, noch ehe sich entzündliche Erscheinungen entwickeln (BORST). Letztere treten überhaupt bei sterilem Urin nicht auf, wie sich besonders bei traumatischen Rupturen an vorher gesunden Blasen beobachten läßt. Bei den spontanen Blasenrupturen, wie sie bei chronischen Überdehnungen, besonders an Divertikeln auftreten, besteht häufig Zystitis. Dann ruft der infizierte Harn schwere entzündliche Erscheinungen am Bauchfell hervor, wobei der Urin zweifellos die Infektion begünstigt. Bei inkompleten Blasenrupturen mit Zerreißung der inneren Schichten werden von der Muskularis und Subserosa Flüssigkeit und Bakterien resorbiert (COHN) und es kann trotz intakter Serosa zu schwerer Durchwanderungsperitonitis kommen (RETZLAFF).

VII. Pseudomyxoma peritonei.

Als sog. Pseudomyxoma peritonei werden 2 makroskopisch ähnliche Krankheitsbilder bezeichnet, bei denen in der Bauchhöhle glasig gallertige Massen teils frei zwischen den Eingeweiden, teils schwartenförmig und von Bindegewebe durchsetzt, dem Bauchfell fest anhaftend oder zu zystischen Hohlräumen abgekapselt gefunden werden. Die Bezeichnung ist 1884 von WERTH eingeführt worden und hat sich derart eingebürgert, daß eine gewaltsame Änderung nicht zweckmäßig erscheint. WERTH beschrieb darunter die seitdem mehrfach bearbeitete Art, die im Zusammenhang mit Pseudomuzinkystomen (Geleetumoren) des Ovariums steht und demgemäß nur beim weiblichen Geschlechte beobachtet wird. Einstimmig wird dabei angenommen, daß die Bauchfellveränderung eine Folge des ausgetretenen Kystominhaltes ist, wenn auch die dabei sich abspielenden Vorgänge einer verschiedenen Deutung unterworfen sind. Die von WERTH gegebene Erklärung als Fremdkörperperitonitis, hervorgerufen durch den Reiz der aus den Ovarialkystomen ausgetretenen Schleimmassen besteht zweifellos für viele Fälle heute noch zu Recht und spielt auch bei den so allein nicht erklärbaren Fällen eine Begleitrolle. Das zähe Pseudomuzin bietet offenbar der Resorption großen Widerstand, so daß es wie andere Fremdkörper Riesenzellenbildung, besonders von seiten der Deckepithelien auslösen kann und einer Organisation durch einwachsende Fibroblasten, Deckzellen und Kapillarsprossen verfallen kann, wobei Rundzellenanhäufungen, Hämosiderinablagerungen und teilweise Verkalkung auftreten können. Die Schleimfäden können dabei ähnlich wie sonst Fibrinfasern als Leitlinien der Organisation dienen. Die Peritonealdeckzellen können proliferieren, Buchten, zottige Oberflächen und Räume als niedriger einschichtiger Belag auskleiden.

Auf der anderen Seite haben sich viele Beobachter der von OLSHAUSEN 1895 begründeten Deutung angeschlossen, nach der die Peritonealveränderungen auf Implantationsmetastasen vom Epithel der primären Ovarialkystome zurückzuführen sind. Hierfür läßt sich die mehrfach gefundene Auskleidung der zystischen Hohlräume mit Zylinderepithel anführen. Nicht immer ist dieses allerdings, auch beim selben Falle, überall nachweisbar; es wird offenbar auch oft abgelöst und kann in bandartigen Zellverbänden in den Schleimmassen schwimmen oder auch aufquellen und zugrunde gehen. So kommt es, daß oft große Schwierigkeiten bestehen, im Einzelfall solche echten Kolloidzysten mit zugrunde gegangenem Epithel und Pseudozysten, das sind durch reaktive Vorgänge abgekapselte Schleimmassen voneinander zu unterscheiden. Durch beide Vorgänge können offenbar sich ablösende kugel- oder zystenartige freie Gebilde entstehen, die bei manchen Fällen zunächst den Eindruck von Echinokokkusblasen oder Zystizerken machten. Die echten Implantationszysten zeigen ein Epithel von nieder- bis hochzylindrischer Gestalt, vielfach mit Beimengung von Becherzellen. Es kann wohl nicht zweifelhaft sein, daß solches Epithel aus dem geplatzten Ovarialkystom stammt, sich nicht nur nach Implantation auf der Serosa am Leben erhalten hat, sondern auch eine aktive Sekretion entfaltet. Gelegentlich werden auch Proliferationserscheinungen mit Mitosen beobachtet. Von den wuchernden Serosadeckzellen unterscheidet es sich deutlich. Es überkleidet papillöse Exkreszenzen und kleidet Zysten aus, die bei ihrer Dünnwandigkeit durch den Sekretdruck wieder platzen können. So ist hier eine neue Quelle für eine Schleimaussaat in die Bauchhöhle gegeben und es erklärt sich die Erscheinung, daß nach operativer Entfernung der Eierstocksgeschwülste die Peritonealerkrankung noch weiter fortschreiten kann und in vielen Fällen unter Kachexie manchmal nach vielen Jahren zum Tode führt. (Nach PFANNENSTIEL durch Funktionstod des Peritoneums). Es gibt auch Fälle, bei denen die Erkrankung erst nach der Exstirpation des Ovarialtumors aufgetreten ist. Dies läßt sich nur mit Implantation von lebenden, sich vermehrenden und Schleim sezernierenden Zellen erklären, sei es, daß sie schon vor der Operation in noch unsichtbarer Weise ausgesät waren, oder erst durch die Operation in die Bauchhöhle verbreitet wurden. Auch in der Bauchnarbe können Implantationsmetastasen auftreten. Es braucht aber auch bei solchen peritonealen Implantationsmetastasen nicht unbedingt ein dauernd progressives Wachstum zu bestehen, da wie oben erwähnt, das Epithel vielfach zugrunde geht. Das erklärt auch in solchen Fällen die gelegentlich beobachtete Heilung nach Entfernung des primären Ovarialtumors, die natürlich bei den Fällen, in denen eine reine, durch den Schleim ausgelöste Fremdkörperperitonitis angenommen werden kann, noch leichter verständlich ist, da schließlich die Schleimmassen doch resorbiert werden können. Ob letztere Form in ganz reiner Weise vorkommt, ist noch nicht entschieden, sicher ist aber, daß sie sich oft den Epithelimplantationen hinzugesellt und in manchen Fällen die überwiegende Rolle spielt. Beide Prozesse sind also in engster Weise zusammengehörig. Schwieriger ist die Frage, welche biologische Stellung wir solchen zunächst ihrem Baue nach gutartigen Geschwülsten zuweisen sollen, die Implantationsmetastasen auf dem Peritoneum oft in großartiger Ausdehnung machen können. In manchen Fällen können sich sogar Zysten im subserösen Fettgewebe, ja sogar auch längs der portalen Gefäße in die Leber hinein entwickeln (POLANO). Mit PFANNENSTIEL und FRAENKEL lassen sich diese Vorgänge durch mechanisches Einpressen epithelführender Schleimmassen nach Schwund der Deckzellen und elastischen Elemente oder ein Hineinsaugen durch Saftströmungen erklären, wie auch Resorption in Lymphgefäße gefunden wurde (PFANNENSTIEL): aber es bleibt Sache der Definition, an welcher Stelle man die Grenze zwischen gut- und bösartigen Geschwülsten ziehen will.

Zuzugeben ist, daß echte Metastasen auf dem Blut- oder Lymphwege hierbei nicht auftreten. Die in Spalten und Lücken der Serosa eingepreßten Gallertmassen sind wohl die Ursache, daß die Affektion früher von manchen als eine chronisch produktive Peritonitis mit myxomatöser Degeneration aufgefaßt wurde, ausgelöst durch die aus dem Ovarialtumor ausgetretenen Massen (VIRCHOW, WENDELER); es scheint, daß gelegentlich das Stroma und die Umgebung schleimig entarten kann (FRÄNKEL, PFANNENSTIEL), wie dies auch in den primären Ovarialtumoren beobachtet wird und zum Teil als Ursache der Ruptur angesehen wird. Aber dabei handelt es sich um einen unwesentlichen sekundären Vorgang.

Während das bisher betrachtete ovarielle Pseudomyxoma peritonei naturgemäß nur bei Frauen vorkommt, ist seit FRÄNKELS 1901 erschienener Mitteilung auch ein sog. Pseudomyxomaeprocessu vermiforme häufiger beschrieben, das auffälligerweise fast ausschließlich bei Männern beobachtet wurde. Doch ist neuerdings ein Anfangsstadium auch bei einer Frau gesehen worden (GÖDEL), sowie ein ausgesprochener Fall bei einer Frau beschrieben worden (RICHTER). Die ursächlichen Veränderungen am Wurmfortsatze kommen aber auch bei Frauen vor. Eine sackförmige Auftreibung des schleimgefüllten Wurmfortsatzes durch proximalem Verschluß ist dreimal bei Frauen beschrieben worden (HAMMESFAHR, COMOLLE, MICHAËLSSON). Das ganze Bild ist jetzt in seinen einzelnen Stadien doch soweit beobachtet worden, daß wir uns über die Genese eine, in manchen Punkten zwar noch lückenhafte, Vorstellung bilden können. Stets ist ein alter Verschluß im Wurmfortsatz vorhanden, der auf frühere klinisch beobachtete oder symptomlos verlaufene Appendizitis hinweist. Distal davon ist das mehr oder weniger große Ende des Wurmfortsatzes häufig aufgetrieben und mit sterilem schleimigem Sekrete gefüllt. Es kann sich dies auch an ganz abgelösten Wurmfortsätzen ereignen (KLEMM, MC LEAN). Es besteht dann ein sog. Hydrops spurius des Appendix (von manchen auch Pseudomyxomzyste oder Mukozele genannt). Dieser zeigt nun eine geborstene Stelle (FRAENKEL, HONECKER, MERKEL). In anderen Fällen fanden sich an den erweiterten oder nicht erweiterten Wurmfortsätzen entzündlich bedingte falsche Divertikel oder ROKITANSKYsche Schleimhauthernien zwischen Muskellücken, an denen der Riß erfolgt war (OBERNDORFER, NEUMANN, KAUFMANN, COMOLLE). Seltener sind Perforationen ohne Hydrops oder Divertikel (HONECKER). Durch irgendeine derartige Rupturstelle gelangt der Schleim in die freie Bauchhöhle oder in angrenzende Gewebe. Es sind Fälle beobachtet, bei denen Schleim in die Schichten der Appendixwand hineingepreßt wurde, sich zwischen die Blätter des Mesenteriolums wühlte, oder in appendizitische Verwachsungen ergoß (WENDELER) und dadurch sogar in das retroperitoneale Gewebe gelangen konnte (STURM, ASKANAZY). Solche Rißstellen können sich auch wieder schließen (OBERNDORFER), es kann zu neuer Schleimansammlung und wiederholter Perforation kommen. Der ausgetretene Schleim bleibt bei kleinen Mengen in der Umgebung der Appendix haften und wird vom Peritoneum aus organisiert, so daß hieraus schleimgefüllte Pseudozysten entstehen. Gelangt der schleimige Inhalt in größerer Menge in die Bauchhöhle, so kann sich ein Bild ähnlich dem ovariellen Pseudomyxom entwickeln, so daß ein gallertiger Erguß und zystische manchmal an Traubenmolen erinnernde Gebilde vorhanden sind, die in der Coecalgegend am reichlichsten und größten sind. An frischen Stellen fand FRÄNKEL das Bauchfell granuliert, samtartig. Mikroskopisch waren hier zottenartige Bildungen von Bindegewebe, das den Schleim einscheidete, aber ihn auch durchwuchs und organisierte, während die Oberfläche einen Deckzellenüberzug hatte. Als nicht lebensbedrohender Zustand ist die Affektion oft sehr alt, und meist handelt es sich um Zufallsbefunde bei Sektionen oder bei Operationen wegen akuter Appendizitis oder im Intervall nach mehrfach überstandenen akuten Anfällen. In dem Fehlen der bei dem ovariellen Pseudomyxom auftretenden Kachexie sieht FRÄNKEL einen charakteristischen Unterschied. Noch wichtiger ist der von FRÄNKEL hervorgehobene Unterschied, daß bei der appendikulären Form kein proliferationsfähiges Epithel in die Bauchhöhle gelangt, die Quelle des Schleimes nur in der Appendix sitzt und ihre operative Entfernung eine Dauerheilung garantieren würde. Es ist wahrscheinlich, daß manche Fälle wirklich ohne jede Beteiligung von ausgeschwemmten Epithelien verlaufen (FRAENKEL, HONECKER, GÖDEL, NEUMANN, TROTTER) aber andererseits hat sich auch ergeben, daß in den Schleimmassen außerhalb des Wurmfortsatzes noch gut erhaltene Epithelreihen mit Becherzellenbildung vorhanden waren (OBERNDORFER), die bei der wohl lange Jahre zurückliegenden Proliferation ausgeschwemmt wurden, sich dem Bauchfell implantierten und in der Schleimproduktion fortfuhren, ohne daß aber wesentliche Proliferation festzustellen war. Ohne eine solche lassen sich aber andere Fälle (MERKEL, COMOLLE, RICHTER) nicht erklären, bei denen in der Umgebung des Coecums, im Netz (MICHAËLSSON), aber auch entfernt an Milz- und Leberkapsel oder retroperitoneal (ASKANAZY) schleimgefüllte Zysten gefunden werden, die wenigstens teilweise eine Auskleidung durch einschichtiges kubisches bis zylindrisches, gelegentlich papillär gefaltetes Epithel mit Becherzellenbildung und Schleimsekretion aufweisen. Wenn auch von SCHMORL in der Diskussion zu MERKELS Demonstration Zweifel geäußert wurden, ob nicht ein Karzinom vorliege, und COMOLLE seinen Fall selbst nicht für völlig beweiskräftig hält, weil in dem erweiterten Appendixende kein Schleim und keine Epithelien mehr vorhanden waren (während in damit kommunizierenden Zysten Zylinderepithel gefunden wurde), so sprechen solche Fälle mit großer Wahrscheinlichkeit dafür, daß unter besonderen Umständen das Wurmfortsatzepithel sich am Peritoneum inserieren und durch Vermehrung und Schleimproduktion Zysten bilden kann. Es kommen noch Fälle hinzu, bei denen dieselben Bilder gefunden wurden, aber durch ein wahrscheinlich unbeteiligtes Karzinom im proximalen Teile der Appendix die einwandfreie Deutung erschwert ist (HUETER, KAUFMANN). (Die Ableitung, die HUETER seinem schleimproduzierenden Zylinderepithel von den Deckzellen gibt, dürfte wohl nicht geteilt werden. Ein Hervorgehen von schleimsezernierenden Zylinderzellen aus den Deckzellen ist nach den bisherigen Erfahrungen abzulehnen [MERKEL, HERZOG].) Es ist also jedenfalls sehr damit zu rechnen, daß auch bei dem appendikulären Pseudomyxom nicht nur eine Fremdkörperreizung des Bauchfells auftritt, sondern daß auch dabei proliferationsfähige und schleimsezernierende Epithelien sich auf dem Peritoneum implantieren können, und daß bei dem weiteren Verlauf auch eine außerhalb der Appendix gelegene Schleimproduktion eintreten kann. Vielleicht ist dies im Vergleich zu dem ovariellen Pseudomyxom seltener, wenigstens in stärkerem Maße, aber das wären nur quantitative Unterschiede, die wohl darauf zurückzuführen sind, daß aus der Appendix gewöhnliches, aus den Ovarialkystomen schon geschwulstartig verändertes Epithel zur Aussaat kommt.

Sind sowohl im Ovarium wie in der Appendix die Bedingungen zur Pseudomyxombildung vorhanden, so kann es unter Umständen schwierig sein, in welchem Organ die primäre Schleimquelle zu suchen ist (RATHE). Man könnte vermuten im einen Falle Pseudomuzin im anderen echtes Muzin anzutreffen. Doch fand MARCHAND bei einem zweifellos ovariellen Falle echtes Muzin.

Die Vermutung BONDYS, daß der primäre Herd stets im Wurmfortsatz sich befände, und die Ovarialtumoren als Metastasen aufzufassen seien, stimmt mit vielen Beobachtungen nicht überein. Es handelt sich um 2 analoge Geschehnisse von 2 pathogenetisch verschieden erkrankten Organen, wodurch einerseits Ähnlichkeiten, andererseits Unterschiede bedingt sind. Das Gemeinsame liegt in einer primären keimfreien Schleim- und Epithelquelle, die einmal oder wiederholt ihren Inhalt auf mehr oder weniger große Teile des Bauchfells ergießt. Die Folgen sind teils durch den Schleim selbst teils durch die Aussaat schleimbildender Epithelien bedingt. Beides kann sich in wechselnder Weise kombinieren. Die Epithelaussaat spielt bei dem ovariellen Pseudomyxom eine größere Rolle, braucht aber auch bei dem appendikulären nicht zu fehlen. RIBBERT neigt dazu in den Pseudomuzinkystomen des Ovariums Teratome mit einseitig entwickelter entodermaler Wucherung zu sehen. Bei dieser Auffassung könnte die Ähnlichkeit aus genetischen Gründen erklärt werden. Theoretisch könnte man ein gleiches Geschehen auch von anderen schleimbildenden Organen der Bauchhöhle ableiten. Allerdings sind praktisch die Bedingungen, besonders hinsichtlich der Keimfreiheit sehr selten gegeben. Doch sind intraperitoneale Schleimabkapselungen auf ein Enterokystom (RÖGNER), auf fetale Perforationsperitonitis (WALZ), auf Schleimaustritt durch Dehiszenz der Darmwand bei Invagination (ALBRECHT) bezogen worden. ASKANAZY sah bei einem experimentellen Rattenteratoid Austritt von Schleimmassen aus einer intestinalen Zyste mit teilweiser Organisation. Auch bei Gallertkrebsen mit peritonealen Metastasen scheinen gelegentlich Schleimmassen abgekapselt und als freie kuglige Gebilde, Pseudozysten, dem gallertigen Erguß beigemengt werden zu können (ROTH). Neuerdings beschrieb SCHILDHAUS ein Pseudomyxom des Peritoneums von Resten des Ductus omphalomesentericus aus.

VIII. Einheilung körpereigener und körperfremder Substanzen. Fremdkörpertuberkel. Corpora libera.

Außer Schleim führen von körpereigenen Substanzen zu mehr oder weniger ausgedehnter Ausbreitung auf dem Bauchfell mit reaktiven abkapselnden und organisierenden Vorgängen noch Darminhalt und der Inhalt von Ovarialteratomen. Steriler Darminhalt (Abb. 9) kann bei Neugeborenen und Feten durch in ihrer Entstehung nicht geklärte, manchmal auch nicht mehr nachweisbar Perforationen austreten und zu zystenartigen Abkapselungen von Mekonium führen (DUBLER) oder in Form zahlreicher, zum Teil verkalkender Knötchen auf dem Bauchfell organisiert werden (FALKENHEIM-ASKANAZY). Im Lumen finden sich dann Epidermisschüppchen, Haare, Gallepigment, Bilirubinkristalle, Fettropfen, umgeben und durchwachsen von zartem gefäßhaltigem Bindegewebe mit einzelnen mehrkernigen Elementen. Auch beim Erwachsenen sind solche Granulationsknötchen mit Riesenzellen um pflanzliche Fremdkörper nach Perforation von Magengeschwüren (HANAU, BRANDES) oder nach traumatischer Coecumzerreißung (ASKANAZY) auf dem Bauchfell und in den entzündlichen Adhäsionen beobachtet, die schließlich fibrös werden können. Es scheint, daß schließlich, vielleicht besonders durch die Riesenzellen, auch die Zellulose verdaut werden kann. Für ein solches Ereignis müssen wohl besonders günstige Vorbedingungen vorhanden sein, indem relativ wenig Inhalt in fester Form und mit wenig virulenten Bakterien austritt. Aus einer alten hämorrhagischen Zyste eines Zystadenoms des Ovariums ausgetretenes Cholesterin sah 3 Monate nach dem Platzen MEYER in tuberkelähnliche, riesenzellhaltige Knötchen ohne Nekrosen eingekapselt. Etwas häufiger ist eine Abkapselung und Organisation von teigig-fettigen Massen aus geplatzten Ovarialteratomen beobachtet. Sie können sich als größere eingekapselte Massen oder als tuberkelähnliche Granulationsknötchen mit Riesenzellen oder als Zysten mit atheromartigen Inhalt ev. gestielt und pendelnd überall auf dem Bauchfell darstellen. Die Rupturstelle in dem Teratom kann sehr klein sein (HERZOG) und offenbar wieder völlig zuheilen; und da bei dem an und für sich harmlosen Charakter meist ganz alte Fälle zufällige Sektionsbefunde bilden, ist die Perforation oft nicht mehr zu finden. Während der erstbeobachtete Fall (KOLACZEK) als Folge von Durchsetzung des Ovarium und Peritoneum mit Plattenepithelkeimen gedeutet wurde, dann eine Art Implantationsmetastasierung angenommen wurde, ist später, besonders durch KLEIN und HERZOG wohl einwandfrei nachgewiesen, daß es sich nur um peritoneale Reaktion mit Abkapselung des toten Materials handelt. HERZOG konnte seinen Fall, bei dem die Ruptur erst 14 Tage vor dem Tode durch Stieltorsion eingetreten war, zu eingehenden Studien über die Einheilungsvorgänge benutzen. In dem bei Körpertemperatur flüssigen feinverteilten Dermoidfett waren ein Fibrinnetzwerk, sowie reichlich protoplasmareiche feingranulierte Zellen vorhanden, die Fett- und Hornschüppchen aufnahmen. Es waren größtenteils vermehrungsfähige adventitielle Zellen, während Emigration aus den Blutgefäßen und Beteiligung der Deckzellen nicht sicher nachweisbar waren. Auch vielkernige Riesenzellen sowie Gefäßneubildung sind vorhanden. In manchen Fällen werden auch Haare in den Bildungen gefunden. In den alten Fällen kann sich Verkalkung und Bildung von Pseudoxanthomzellen einstellen (ROTH), die Riesenzellen sind spärlicher oder fehlen. Es kann aber durch den Reiz der Dermoidmassen auch zu entzündlichen Verwachsungen kommen, die noch nach langen Jahren durch Darmabklemmung verderblich wirken können (ROTH). Bis jetzt wenigstens ist ein Austritt von lebensfähigen und weiterwuchernden Zellen bei dieser Affektion nicht bewiesen.

Durch solche Organisationsvorgänge können Knötchenbildungen entstehen, die leicht für Tuberkel gehalten werden und als Pseudotuberkel bezeichnet werden. Da die Bezeichnung Pseudotuberkulose in der Bakteriologie in ganz anderem Sinne gebraucht wird, empfiehlt sich mehr von Fremdkörpertuberkeln zu sprechen, denn auch das schwer resorbierbare, tote, körpereigene Material wirkt als Fremdkörper. Körperfremde Stoffe, mit denen im Experiment häufig analoge Veränderungen erzeugt worden sind, haben dazu im Menschen seltener Gelegenheit. Abgesehen von den oben erwähnten Bildungen um pflanzliche Partikel aus dem Magendarmkanal sind in einzelnen Fällen Fremdkörpertuberkel um Taenieneier (HELBING) um Oxyuren (CHIARI, KOLB, SCHNEIDER) um Askariseier (SEHRT), um Eier von Schistosoma japonicum (TSUNODA) und nach einer nicht veröffentlichten Beobachtung von v. RECKLINGHAUSEN (erwähnt bei MEYER) um Schwammstücke einige Monate nach Laparotomie beobachtet. Ich selbst habe im Felde bei einem Soldaten solche Fremdkörpertuberkel um Lykopodiumsporen (veröffentlicht von ROTH) beobachtet. Die tuberkelähnlichen Knötchen waren gelegentlich einer Relaparotomie wegen Adhäsionsfolgen exzidiert und zeigten einen fibrösen riesenzellenreichen Aufbau, der die zunächst nicht erklärbaren als Lykopodiumkörner identifizierten Gebilde umschloß. Genaue Nachfrage ergab, daß vor 4 Jahren eine Appendizitisoperation, vor 3 Jahren eine Laparotomie wegen Darmverschließung ausgeführt war. In dem Lazarett, in dem die letztere Operation ausgeführt war, wurden zu jener Zeit die Gummihandschuhe mit Lykopodiumpulver eingestreut. Übereinstimmend wird immer hervorgehoben, daß den Fremdkörpertuberkeln die Verkäsung fehlt.

Ähnliches kann sich um Tupferfäden (KASPER) oder Schwammpartikel ereignen. Einen bei der Operation vergessenen Tupfer fand ROSENBERGER nach 2 Jahren in einer glatten zystenartigen Kapsel, nur an 2 Stellen fixiert eingeheilt[1]).

Hiermit sind schon ein Teil der Fremdkörper erwähnt, die sich in der Bauchhöhle finden können. Eine Zusammenstellung ergibt: 1. Solche, die aus dem Darm stammen (Kotsteine aus dem Wurmfortsatz), Würmer (Oxyuren, die

[1]) Anmerkung: Einen Pseudotumor um ein Gazestück das 24 Jahre in der Bauchhöhle gelegen hatte, habe ich durch ROTH beschreiben lassen (Frankfurt. Zeitschr. f. Pathol. Bd. 32. 1925). Es ist durchsetzt und umgeben von nekrotischen Massen und kautschukartigem Hyalin. Die äußere Umhüllung wird von zellarmem Bindegewebe ohne Fremdkörperriesenzellen gebildet. Bei der Operation wurde ein Dermoid angenommen.

vielleicht auch durch die Tuben in die Bauchhöhle gelangen können, Askariseier, aber auch Askariden, die aber nur durch bestehende Öffnungen austreten können) und Kotpartikel. 2. Gallensteine aus der Gallenblase oder den Gallenwegen. 3. Feten aus rupturierten Tubargraviditäten (Lithopädien). 4. Abgelöste Gewebsteile, Wurmfortsätze (Klemm, Mac Lean), Appendices epiploica subseröse Myome des Uterus oder des Darmes, Tuben- und Fimbrienzysten, Ovarialtumoren. 5. Schleim aus geborstenen Ovarialkystomen, Dermoidbrei aus Teratomen. 6. Fibrinkörper. 7. Aus der Außenwelt stammende (Projektile, Nadeln, die auch vom Magen-Darmkanal aus sich durchbohren können). 8. Bei Operationen zurückgelassenes Material (Ligaturen, Tupfer, Streupulver). 9. Parasiten (Echinokokken und Zystizerken) (Zusammenstellung bei Hoche). Das Schicksal solcher Fremdkörper ist vor allem abhängig davon, ob sie steril oder infiziert in die Bauchhöhle gelangen. Infizierte Fremdkörper erzeugen mehr oder weniger umschriebene, sowie mehr oder weniger progrediente häufig eitrige Entzündungen, in deren Ablauf es aber auch noch zu Abkapselungen kommen kann. Bei sterilen Fremdkörpern werden je nach der Natur derselben chemische und mechanische Reize ausgelöst, in deren Folge sich die Einheilungs- und Organisationsvorgänge abspielen, die im wesentlichen mit den beschriebenen experimentellen Erfahrungen übereinstimmen. Sie streben den Fremdkörper zu resorbieren, wobei häufig Riesenzellen auftreten, zu durchwachsen und zu organisieren oder bindegewebig abzukapseln. Dabei entstehen häufig ausgedehnte Adhäsionen. Doch kann der Fremdkörper auch gestielt der Serosa aufsitzen. Ein Teil derselben kann frei in der Bauchhöhle als Corpora libera gefunden werden. Bei ihnen kann man solche unterscheiden, die sich schon frei bilden durch Fibrinausfällung, wie Foa durch Nukleoproteidinjektionen bei Kaninchen experimentell erzeugen konnte. In ihnen finden sich zerfallene Leukozyten, an ihrer Oberfläche leukozytoide Zellen, die eine zarte Bindegewebskapsel bilden können. Bei sekundärer Fixation an die Serosa kann die Hülle vaskularisiert werden, worauf sie ev. wieder frei werden können. Auch durch eingebrachte Fibrinflocken erzeugte Foa solche Körper. Unter natürlichen Verhältnissen ist aber wohl meist das Corpus liberum ein abgelöstes Gewebsstück, zum mindestens der Kern, um den sich dann Fibrinlagen schichten und nach vorübergehendem Haften auf der Serosa Granulationsgewebe und Bindegewebshüllen bilden können. Solche Gewebsteile können von Bruchstücken von Verwachsungssträngen, von knotigen Serosaverdickungen, von subserösen Uterus- und Darmmyomen, von gestielten Tuberkelknoten, vor allem aber von den Appendices epiploicae oder gestielten Fettläppchen des großen Netzes stammen. Sie werden abgedreht und gezerrt, bis der immer dünner werdende Stiel reißt. Dann werden sie zwischen den Därmen rund gedreht. Doch kommen auch glatte linsenförmige und unregelmäßig höckerige vor (Virchow). Im Innern werden die Fettzellen aufgelöst; der flüssige Inhalt wird verseift und kann verkalken. Sie können sekundär neue Fixation gewinnen, z. B. an der Leber. Durch Abschnürung von Appendices epiploicae konnte Tomellini entsprechende freie Körper experimentell erzeugen, wenn er durch leichte chronische Reizung die Resorption erschwerte.

IX. Bauchfellentzündung, Peritonitis.

Das Bauchfell besitzt eine Reihe Vorbedingungen, die den Eintritt von Entzündungen begünstigen, aber auch andererseits die Entzündungsreize unschädlich zu machen vermögen. Die große Oberfläche und die fehlende Entleerungsmöglichkeit nach außen können der Entzündung eine außerordentlich große und rasche Ausbreitung gestatten, wobei die peristaltischen Darmbewegungen, die Atmung, der wechselnde Füllungszustand der Hohlorgane und die Resorptionsströme Flüssigkeiten und feste Partikel über weite Flächen verbreiten können. Die komplizierte Beschaffenheit der Oberfläche, Falten, Nischen und Taschen bilden Schlupfwinkel, in denen sich die entzündungserregenden Stoffe festsetzen können. Dem stehen eine Reihe von Schutzvorrichtungen gegenüber, zu denen wir vor allem bakterizide und verdauende Kräfte sowie die Resorption von Flüssigkeiten und korpuskulären Partikelchen durch Blut- und Lymphbahn zu rechnen haben. Auch die starke flüssige und zelluläre Exsudationsfähigkeit wirkt zweifellos als Schutzvorrichtung, indem sie einerseits den Entzündungsreiz zu verdünnen, andererseits neue chemische und zellige Abwehrkräfte zuzuführen vermag. Und schließlich vermag die große Fähigkeit zur Bildung von Verklebungen und Verwachsungen unter günstigen Umständen den entzündlichen Prozeß abzugrenzen und abzukapseln. Über die genaueren Vorgänge aller dieser Einrichtungen ist früher gesprochen worden. Sie sind durch zahlreiche Tierversuche studiert worden, deren Übertragung auf den Menschen im wesentlichen durch die chirurgischen und pathologisch-anatomischen Erfahrungen gerechtfertigt ist. So wichtig und wirksam in vielen Fällen auch diese Schutzkräfte zur Verhütung, Begrenzung und Heilung von Bauchfellentzündungen sind, so läßt sich doch nicht übersehen, daß jedem einzelnen Vorgange unter Umständen auch Gefahren innewohnen, die oft genug den früheren oder späteren Tod bedingen. So kann die Transsudation dazu beitragen, daß ursprünglich lokalisierte Entzündungsprozesse sich diffus in der Bauchhöhle ausbreiten, die Resorption kann zu einer schädlichen Überschwemmung des Blutes mit Giften oder Bakterien führen und aus den Verklebungen und Adhäsionen können sich verderbliche Hindernisse der Darmpassage mit ihren Folgen, oder sonstige Störungen entwickeln. PEISER sieht bei bakterieller Peritonitis die Resorption höchstens in den Anfangsstadien als nützlich an und betrachtet die im Tierversuch sich bald einstellende Resorptionsverzögerung als ein Abwehrmittel des Körpers gegen Septikämie und Intoxikation. Wie auch sonst im Körper sehen wir, daß die entzündlichen Vorgänge zwar einerseits der Unschädlichmachung und Beseitigung der Entzündungsreize dienen, andererseits aber auch selbst schädliche Folgen zeitigen können.

1. Als Entzündungsreize können wir mechanische, chemische und infektiöse unterscheiden und der Peritonitis danach eine ätiologische Dreiteilung angedeihen lassen.

Die geringste Bedeutung beansprucht die mechanische Peritonitis. Experimentell hat WEGNER, allerdings in der vorantiseptischen Zeit durch monatelang fortgesetzte Lufteinblasungen bis zum Bestehen starker intraabdominaler Spannung schwielige Verdickungen des Peritoneums erzeugt, wobei die Deckzellen verfettet waren und abgestoßen wurden, während das Bindegewebe proliferierte und schwielig-narbig umgewandelt wurde. WEGNER führt dies auf die Reizwirkung des Druckes zurück. Auch um sicher aseptische gefüllte Fischblasen sah WIELAND reich vaskularisierte Adhärenzen vom Kaninchenperitoneum sich bilden. So sind zweifellos auch viele der sich um Fremdkörper abspielenden Entzündungsprozesse durch mechanischen Reiz hervorgerufen, obwohl hier vielfach auch chemische Reize mitspielen. Noch schwerer ist es beim Menschen im Einzelfalle die Mitwirkung chemischer Reize auszuschließen. Dies gilt z. B. für die meist als mechanisch durch Druck und Reibung bedingt aufgefaßten Adhäsionen und Verdickungen an den verschiedenen Flexuren des Dickdarmes bei chronischen Kotstauungen, an den Bruchpforten alter Brüche und um Geschwülste, bei denen sehr wohl chemische Wirkungen vom Darme aus oder von zugrunde gehendem Gewebe ausgehen können. Am reinsten sind wohl die schwieligen Peritonealverdickungen der Leberkapsel im Bereiche der

Schnürfurchen, obwohl auch hier von atrophierenden Leberzellen chemische Reize ausgehen könnten. Bei allen diesen Formen treten nur proliferative und adhäsive Vorgänge, keine exsudativen auf.

Auch akute traumatische Schädigungen, vor allem die bei Operationen gesetzten Defekte der Deckzellen oder auch tieferer Schichten, Quetschungen, Austrocknungen, gelegentlich verbunden mit chemischen Reizen, die Fremdkörperwirkung von Nahtmaterial können selbst bei völlig aseptischem Verlauf histologisch die Bilder der Entzündung liefern und unterscheiden sich von der eigentlichen Peritonitis im engeren Sinne wesentlich nur durch die quantitativen Vorgänge und das Fehlen eines fortwirkenden Entzündungsreizes. ASCHOFF trennt sie als restituierende Entzündungen von den eigentlichen defensiven Entzündungen, und unterscheidet bei ihnen regenerative und reparatorische Entzündungen.

Eine chemische Peritonitis läßt sich im Versuche mit verschiedenen Substanzen erzeugen; sie kann serösen, hämorrhagischen, fibrinösen, ja sogar eitrigen Charakter aufweisen. Für den Menschen kommen alle hierzu verwendeten Stoffe nicht in Betracht. Die menschlichen Se- und Exkrete rufen in keimfreiem Zustande keine oder nur sehr geringe Entzündungsvorgänge hervor, können aber die Infektion und ihr Haften begünstigen. Für Galle und Urin ist dies bereits früher besprochen. Durch die Autointoxikation bei Urämie können in seltenen Fällen entzündliche Beläge auftreten. Von größerer Bedeutung sind bakterielle Gifte, die zweifellos oft erst der eigentlich bakteriellen Peritonitis den Weg ebnen. Bei Eiterungen in der Darmwand, Abszessen, Entzündungen im Wurmfortsatz, Gallenblase, Harnblase, sowie bei inkarzerierten oder achsengedrehten Darmteilen entsteht anfangs häufig eine bakterienfreie Entzündung der Umgebung, die auf diffundierte Bakteriengifte bezogen werden darf, und solange Mikroorganismen selbst nicht hinzukommen, nur serösen, sero-fibrinösen oder adhäsiven, keinen eitrigen Charakter trägt und nach Beseitigung oder Heilung des Ursprungsherdes zurückgeht. Bei den Pseudomyxomen handelt es sich mehr um Organisation des als Fremdkörper wirkenden Schleimmaterials als um echte Entzündungen.

Diesen beiden Formen der aseptischen Entzündung (mechanische und chemische) steht als wichtigste Art die infektiöse Peritonitis gegenüber, die von den verschiedensten Mikroorganismen erzeugt sein kann. In einem Teile der Fälle ist nur eine einzige Erregersorte vorhanden, Monoinfektionen. Dies findet sich sowohl bei hämatogenem Infektionsmodus z. B. mit Streptokokken, Pneumokokken, Tuberkelbazillen, wie auch beim Übergreifen von benachbarten Entzündungsherden auf das Bauchfell, wobei die verschiedensten Eitererreger, Gonokokken, Bacterium coli, Aktinomyzespilze gefunden werden können. Häufig aber, und es gilt dies vor allem für die vom Magendarmkanal durch Perforation oder Durchwanderung zustande gekommenen Peritoniditen, handelt es sich um Mischinfektionen, bei denen das Bacterium coli meist eine hervorragende Rolle spielt, daneben aber auch Streptokokken, Pneumokokken, Staphylokokken, Pyozyaneus, Bacterium lactis aerogenes, Proteus und andere Bazillen beteiligt sein können. Seit der Arbeit von VEILLON und ZUBER 1898 ist auch eine Beteiligung anaerober Bakterien mehrfach bestätigt worden (Bacillus fragilis, ramosus, perfringens, fusiformis, fuscosus, Staphylococcus parvulus u. a.). HEYDE unterscheidet unter ihnen relativ harmlose reine Fäulnisbakterien, die sehr bösartigen reinen Gärungserreger und die in der Mitte stehenden gleichzeitig Fäulnis und Gärung erregenden Mikroorganismen. Das Vorhandensein von Anaerobien kann häufig schon durch den fötiden und jauchigen Geruch vermutet werden. Besonders bei den als reine Koliperitonitis aufgefaßten Formen ist Vorsicht am Platze, wenn keine sorgfältige anaerobe Züchtung angewandt worden ist. Kann man doch oft im Abstrichpräparat noch andere Bakterienformen sehen, die auf der Kultur nicht angegangen sind. Es liegen auch Beobachtungen vor, daß Kolibazillen postmortal die ursprünglichen Erreger derart überwuchern können, daß nur noch erstere nachweisbar sind. Es ist zwar nicht wahrscheinlich, daß das Bacterium coli in der Leiche die unverletzte Darmwand durchwandern kann, aber es kann durch Überwuchern aus einer sekundären Rolle fälschlich den primären Erreger der Bauchfellentzündung vortäuschen. Ist somit auch Vorsicht bei der Beurteilung der primären und ausschließlichen Rolle des Bacterium coli gerechtfertigt, so ist der Zweifel doch zu weit getrieben. wenn man ihm die Fähigkeit dazu überhaupt absprechen will. Es ist sicher, daß er, wie später noch berührt wird, im Leben die geschädigte Darmwand passieren und allein oder im Verein mit anderen Mikroorganismen Bauchfellentzündung hervorrufen kann.

Auch die Fähigkeit des Gonokokkus zur Erzeugung einer Peritonitis ist häufig angezweifelt worden. Es kann jetzt aber als bewiesen angesehen werden, daß er nicht nur umschriebene adhäsive Entzündungen, sondern auch diffuse eitrige Peritonitiden, wenn auch selten erzeugen kann, die trotz stürmischem und raschem Verlauf relativ gutartig sind. Die Gonokokken sind oft nur in den frühen Stadien nachweisbar und züchtbar. Die gonorrhoische Peritonitis kommt häufiger bei Frauen durch Infektion von den Tuben, gelegentlich auch bei Vulvovaginitis der kleinen Mädchen, nur sehr selten bei Männern von einer Epididymitis oder Prostatitis zur Beobachtung. Die wichtigsten Monoinfektionen werden von Streptokokken, besonders puerperal, sodann von Pneumokokken erzeugt, während die Staphylokokken sehr an Bedeutung zurücktreten.

Im Gegensatz zu der Perforationsperitonitis bei Typhusgeschwüren kommen echte durch Typhusbazillen hervorgerufene Bauchfellentzündungen sehr selten, am ehesten von typhösen Leberabszessen aus vor und scheinen relativ milde zu verlaufen.

Kann an der ätiologischen Rolle der Mikroorganismen bei der Peritonitis nicht gezweifelt werden, so sind die näheren Bedingungen erst durch Tierversuche feststellbar gewesen. Solche sind denn auch seit den grundlegenden Arbeiten von WEGNER und GRAWITZ in großer Zahl angestellt worden. Wenn auch in vielen Einzelheiten Unterschiede in den Ergebnissen vorhanden sind, so können diese doch auf die auch bei derselben Bakterienart schwankende Virulenz, auf verschiedene Menge und Einverleibungsart des Infektionsstoffes, auf gleichzeitige physikalische und chemische Schädigungen, auf die verschiedene Disposition verschiedener Tierarten gegen die einzelnen Bakterienarten, sowie auf konstitutionelle und konditionelle Verhältnisse der einzelnen Versuchstiere bezogen werden. Es haben sich eine Reihe von Gesichtspunkten ergeben, die auch für die Verhältnisse beim Menschen wohl ihre Gültigkeit haben. Zunächst sind die früher aufgeführten Schutzkräfte des normalen Peritoneums imstande, mit einer gewissen Menge sogar virulenter Keime fertig zu werden, die unter Umständen bei subkutaner oder intramuskulärer Einverleibung zu fortschreitender Sepsis führen. Erst wenn die Menge der Erreger die Resorptionskraft oder die bakterizide Fähigkeit des Bauchfells übersteigt, kommt es zu Peritonitis. Natürlich spielt die Virulenz eine große Rolle, wobei die Lähmung der Phagozytose durch Bakterienstoffe besonders deletär zu wirken scheint (BORDET, WALLGREN). Ferner sind alle mechanischen (Quetschungen, Defekte), physikalischen (Abkühlung, Austrocknung) und chemischen Schädigungen (ätzende Antiseptika oder andere Substanzen) disponierende Faktoren für das Zustandekommen einer Entzündung. Eine große Rolle spielen auch als Nährboden wirkende Stoffe, besonders wenn sie schwer resorbierbar sind, z. B. Agar, Gelatine und Blut, wobei Blutkoagula schädlicher wirken als flüssiges Blut

(Waterhouse). An den von Peritoneum entblößten Wundflächen (tote Räume v. Mikulicz) gehen die peritonealen Schutzkräfte verloren, das hier gebildete Wundsekret ist keine Peritonealflüssigkeit und dient den Mikroorganismen als günstiger Nährboden. Alle diese Faktoren setzen die Toleranz des Bauchfells herab und gestatten den Mikroorganismen eine Vermehrung, worauf es entweder zur Resorption toxischer Substanzen oder zu einem Eindringen der Kleinlebewesen in Blut- und Lymphbahn oder auch zu gleichzeitiger Intoxikation und Allgemeininfektion kommen kann. Sogar bei Saprophyten, von denen sonst relativ große Mengen vertragen werden, kommt es durch solche disponierenden Faktoren, wie Vorhandensein guten Nährbodens, Schädigung der Resorption und sonstigen Schutzkräfte, größere Defekte, zu tödlichen Intoxikationen.

Demgegenüber sind auch Versuche gemacht worden, die Widerstandskraft des Bauchfells durch verschiedene Flüssigkeiten zu erhöhen. Obwohl auch einige differentere (Tuberkulin, Nuklein, Serum, abgetötete Streptokokken u. a.) wirksam sind, so ist doch die Gefahr vorhanden, daß sie unter Umständen durch Schädigung oder als Nährboden schädlich wirken können, und es dürften wohl nur die mit indifferenter physiologischer Kochsalzlösung (Solieri) erhaltenen Resultate für den Menschen verwertbar sein, bei denen eine Steigerung der Phagozytose beobachtet wurde.

Die Versuche, durch Öl (Glimm) oder Adrenalin (Peiser) die Resorption zu verlangsamen, sowie die in den letzten Jahren mehrfach empfohlene Ätherbehandlung der Peritonitis werden vielfach ablehnend kritisiert und sind in ihren pathologisch-anatomischen Grundlagen unsicher.

2. Die Infektionswege und Ausgangspunkte der infektiösen Peritonitis sind sehr mannigfaltig. Gegenüber der Entstehung von Nachbarorganen aus spielt die hämatogene Peritonitis eine geringe Rolle. Sie kommt vor bei Gelenkrheumatismus, dessen Virus allerdings nicht bekannt ist, bei Tuberkulose und in seltenen Fällen durch Streptokokken und Pneumokokken, letzteres besonders bei Kindern. Doch ist im Einzelfalle oft schwer mit Sicherheit auszuschließen, ob nicht doch eine Durchwanderung von der Nachbarschaft vorliegt. Dies gilt z. B. für bakterielle Entzündungen nach Bauchkontusionen ohne Kontinuitätstrennung der Hohlorgane (Weichsel). Während in manchen Fällen möglich ist, daß zufällig im Blute kreisende Mikroorganismen, z. B. bei Angina sich an den durch die Kontusion gesetzten Stellen mit Gewebsschädigung als dem Locus minoris resistentiae ansiedeln, ist für viele andere Fälle wahrscheinlicher, daß kleine traumatische Schädigungen der Darmwand, intramurale Gewebszerreißungen und Hämatome den Durchtritt von Bakterien ermöglichen. Im Tierversuch (Peiser) ist die unversehrte Serosa für im Blute kreisende Bakterien undurchgängig, während Reizung durch an und für sich unschädliche chemische Stoffe genügen kann, um Bakterien aus dem Blute in die Bauchhöhle treten zu lassen. Ob dabei eine eigentliche Ausscheidung von Bakterien stattfindet, ist fraglich. Beim Menschen jedenfalls ist wahrscheinlicher, daß die Infektion von Kokkenembolien oder kleinen Abszessen der Subserosa ausgeht (v. Kahlden). Bei der Entstehung der Peritonitis von der Nachbarschaft kann man einen Ursprung von normalerweise keimhaltigen Organen und von solchen, die erst infolge vorausgehender Erkrankung keimhaltig geworden sind, unterscheiden. Zu den ersteren gehören alle durch perforierende Verletzungen von der Außenwelt eingedrungenen Infektionen, wie Schuß-Stichverletzungen, sowie die durch unvollkommene Asepsis erzeugten operativen Peritonitiden. Ferner beherbergt der Magendarmkanal stets infektionstüchtige Mikroorganismen, besonders Koli, Streptokokken und Anaerobier, die teils durch Perforationsöffnungen, teils infolge Durchwanderung durch die mehr oder weniger geschädigte Wand in die Bauchhöhle gelangen. Hierzu können die mannigfaltigsten Verhältnisse Veranlassung

geben. Perforationen der gesunden Magen-Darmwand können nur durch starke traumatische Einwirkungen entstehen, wie Schuß-Stichverletzungen, bei denen auch eine äußere Verletzung vorhanden ist, oder durch starke stumpfe Kontusionen (Überfahrenwerden, Hufschlag und ähnliches), wobei Einrisse oder Abrisse des Darmes vorkommen, in seltenen Fällen auch durch Perforation spitzer Fremd-körper vom Lumen aus. Sehr häufig sind auch Perforationen von erkrankten Stellen des Magens und des Darmes, wozu alle Formen von Geschwüren Ver-anlassung geben können, am häufigsten Ulcera rotunda ventriculi, das Ulcus duodeni der Vorderwand, typhöse, dysenterische, tuberkulöse, sterkorale oder tuberkulöse Geschwüre des Dünn- und Dickdarmes, Perforationen bei Appen-dizitis, sowie Geschwülste, sei es durch geschwürige Nekrose oder durch sterkorale Geschwüre oberhalb von Stenosen. Auch bei den spezifischen Geschwüren pflegt infolge solcher Perforationen die Peritonitis durch die normalen Darm-bakterien erzeugt zu sein. Es ist verständlich, daß diese Perforationsperitonitis stets eine Mischinfektion mit den früher besprochenen Mikroorganismen ist. Bemerkenswert ist, daß die Infektiosität des Darminhaltes im allgemeinen nach den tieferen Darmabschnitten zu zunimmt, wobei wohl nicht nur die Zahl sondern auch die Virulenz der Mikroorganismen größer wird. Der mitausge-tretene unbelebte Darminhalt spielt eine im Einzelfalle verschieden starke begünstigende Rolle durch chemische und mechanische Reize, sowie als Nährboden. Bei Magenperforation ist saure Reaktion des Inhaltes günstiger als Säurefreiheit (BRUNNER). Der meist festere Dickdarminhalt tritt bei kleinen Öffnungen schwerer aus, und wird nicht so leicht in der Bauchhöhle verbreitet.

Im Gegensatz zu dieser Perforationsperitonitis ist die fortgeleitete oder sekundäre Peritonitis, auch wenn sie ihren Ursprung von den normalerweise keimhaltigen Hohlorganen nimmt, prinzipiell den übrigen fortgeleiteten Peri-tonitiden gleichwertig. Denn auch hierbei erfolgt die Infektion des Bauchfells erst von einer entzündlichen Erkrankung in der Wand oder den Lymphgefäßen, die ursprünglich steril waren. Bei all diesen Formen kann eine Auswahl der Ent-zündungserreger erfolgen und wenn auch hierbei die Monoinfektionen nicht gerade die Hauptrolle spielen, so pflegt doch die Zahl der nachweisbaren Bak-terienarten eine geringere zu sein. Es gibt kein einziges dem Bauchfell benach-bartes Organ, das nicht gelegentlich den Ursprung einer Bauchfellentzündung bilden kann und es ist unmöglich, alle in Betracht kommenden Möglichkeiten anzuführen. Vom Darme aus sind es am häufigsten phlegmonöse Appendizitiden, aber auch geschwürige, phlegmonöse, gangränöse, oder lymphangitische Prozesse, die bis zur Serosa fortgeschritten sind. Auch solche Formen können von spezi-fischen Geschwüren oder ulzerierten Tumoren ausgehen. Seltener sind Perfo-rationen von MECKELschen Divertikeln (BRENTANO, HILGENREIN) oder Dick-darmdivertikeln (TAYLOR-LAKIN). Ein besonderes Interesse beanspruchen noch die bei Einklemmungen des Darmes in innere oder äußere Hernien, bei Ileus, durch Verwachsungen, Strangulationen, Volvulus und Invaginationen auftretenden Bauchfellentzündungen. Zahlreich sind auch die experimentellen Arbeiten, die die Bedingungen zu erforschen suchen, die hierbei den Bakterien den Durchtritt durch die Darmwand ermöglichen. Aber vielfache Widersprüche in den Ergebnissen sind bis jetzt noch nicht völlig aufgeklärt. Daß die gesunde Darmwand im Leben und nach dem Tode für Koli undurchlässig ist, ist sicher (A. FRAENKEL). Andererseits ist kein Zweifel, daß nekrotischer und gangränöser Darm für Koli und andere Mikroorganismen permeabel ist. Aber bei leichteren noch restitutionsfähigen Darmwandschädigungen sind die Ansichten ver-schieden. Beim Menschen ist besonders die Untersuchung des Bruchwassers bei eingeklemmten Brüchen zur Entscheidung herangezogen worden. Während manche stets auch im noch klaren Bruchwasser Bakterien fanden, z. B. BÖNNEKEN beim Menschen und im Tierversuch schon nach 4 Stunden, fanden andere (Garré, Rovsing, Oker-Blom u. a.) das Bruchwasser noch viel länger steril. Immerhin dürfte sicher sein, daß die Darmwand bei durch stärkere Zirkulationsstörungen hervorgerufenen Schädigungen durchgängig für Bakterien wird, noch ehe sich Nekrose entwickelt hat. Venöse Stase allein genügt nach Oker-Blom u. a. dazu nicht. Dagegen ist der entzündete oder geschwürig veränderte Darm leichter durchgängig. Die Bakterien dringen in die Wand und Lymphgefäße ein, können aber auch den Widerstand der Serosa überwinden. Es ist sehr wahrscheinlich, daß hierbei Bakteriengifte als Pioniere vorausgehen und die Gewebe für die nachfolgende Bakterieninvasion vorbereiten. So sind häufig die ersten Stadien solcher fortgeleiteten oder Durchwanderungsperitonitis rein toxische Entzündungen.

Alle in eine Bauchfellkapsel eingeschlossenen Organe können natürlich sehr leicht Ausgangspunkt von Peritonitis werden. Da sie normalerweise keimfrei sind, muß in ihnen ein infektiöser Prozeß vorhanden sein. Dieser kann aszendierend vom Darm aus entstanden sein, was bei den Gallenwegen, der Gallenblase, der Leber und am Pankreas vorkommt, oder es sind hämatogene Entzündungsherde bzw. Abszesse in Leber, Milz usw. vorhanden. Eine wichtige Rolle spielen auch die weiblichen Geschlechtsorgane, sei es, daß die Infektion durch das offene Ostium abdominale der Tuben erfolgt oder daß eine perforierte Pyosalpinx, ein parametritischer Abszeß, eine instrumentelle oder bei der Geburt entstandene Verletzung von Uterus oder Vagina oder ein zerfallener Tumor den Bakterien den Eingang in die Bauchhöhle verschafft. Am puerperalen septischen Uterus können Streptokokken das Organ durchwachsen oder auf dem Wege einer Lymphangitis oder Phlebitis das Bauchfell erreichen. In manchen Fällen sind auch retroperitoneale Organe, paranephritische Abszesse, eitrige Entzündungen in Nierenbecken, Ureteren und Blase, Prostata, Samenblasen, vereiterte Lymphdrüsen, retroperitoneale Phlegmonen, selten auch Eiterung im Ductus thoracicus durch retrograde Ausbreitung (Löhlein), Karies von Wirbeln, Rippen, Beckenknochen Ausgangspunkte. Eitrige Pleuritis und Perikarditis kann sich durch die Gewebsspalten des Zwerchfells auf das Peritoneum fortsetzen (Burckhardt). Von der vorderen Bauchwand führen septische Nabelentzündungen und Entzündungen der Nabelarterien oder der Nabelvene zu Peritonitis, sowie vereiterte Bauchnähte und Bauchdeckenphlegmonen.

Bei allen diesen fortgeleiteten Peritonitiden erweist sich der Serosaüberzug relativ resistent und erliegt erst bei subserösen Zirkulations- und Ernährungsstörungen (Meisel). Häufig ist hierbei Gelegenheit geboten, durch Ausbildung von Adhäsionen eine diffuse Peritonitis zu verhüten.

Lehrreich ist eine von Körte angeführte Statistik über 4181 von Benda in 4½ Jahren ausgeführten Sektionen. Darunter waren 180 Fälle diffuser akuter Peritonitis. Davon gingen allein 125 (im Original steht wohl durch Druckfehler 150) von Affektionen des Magendarmkanals aus, und zwar 43 von Perforationen des Wurmfortsatzes, 30 von Erkrankungen des Magens und Duodenums und 52 vom sonstigen Darmkanal. Erkrankungen der weiblichen Genitalien waren 36mal Ursache der Peritonitis. Die restlichen Fälle betrafen 3 Perforationen der Gallenblase, 3 der Harnblase, 4 postoperative Peritonitiden, 7 mit nicht nachgewiesenem Ausgangspunkt und nur 2 als hämatogen angesprochene Fälle (1 bei Nephritis, 1 bei akuten Gelenkrheumatismus).

3. Eine Einteilung der Peritonitiden kann immer nur bestimmten Zwecken dienen und wird deshalb von verschiedenen Gesichtspunkten aus vorgenommen. Vom theoretischen und systematischen Standpunkte aus ist eine ätiologische Einteilung wohl möglich, aber sie wird in vielfacher Hinsicht weder dem klinischen Interesse, noch dem pathologisch-anatomischen Bedürfnisse gerecht. Wohl

lassen gewisse Formen oft schon aus der Art des Exsudates Vermutungen auf den Erreger zu; z. B. ist der Streptokokkeneiter meist dünn, wenig fibrinhaltig, während der Pneumokokkeneiter sehr fibrinreich ist, die Anaërobenperitonitis ist meist schon durch den Geruch erkennbar. Aber andererseits würde vieles Zusammengehörige getrennt und die prognostische Bedeutung ist oft mehr durch andere Faktoren, Verlaufsform, Progredienz, sekundäre Vorgänge bedingt. Vom klinischen und statistischen Interesse ist eine Einteilung nach dem Ausgangspunkte, wie sie auch im Vorhergehenden bereits behandelt ist. So bilden besonders die puerperalen Bauchfellentzündungen, die Perforationsperitonitiden, die appendizitischen Formen u. a. Gruppen für sich. Ein weiteres Einteilungsprinzip kann in dem Verlaufe gefunden werden, den der pathologische Anatom bei der Sektion in den meisten Fällen sich rekonstruieren kann. So kann man akute Formen, und unter diesen wieder ganz stürmische und etwas langsamer verlaufende, von chronischen trennen. Letztere sind zu einem großen Teile aus akuten hervorgegangen; doch kommen auch von vornherein chronisch verlaufende teils exsudative, teils adhäsive Formen vor. Sie sind jedenfalls zum großen Teil tuberkulöser Ätiologie. Ebenfalls von großer klinischer und prognostischer Wichtigkeit ist die Einteilung nach der Ausdehnung, Verbreitungsart und Abgrenzung. Man kann diffuse und zirkumskripte und bei beiden freie (Peritonitis libera) und abgegrenzte Formen unterscheiden. Von diffuser Peritonitis spricht man auch, selbst wenn nicht die ganze Bauchhöhle von der Entzündung befallen ist. Insbesondere bilden häufig die früher erwähnten Organbarrieren und anatomischen Verhältnisse topographische Abgrenzungen. Bauchfellentzündungen, die von Magen, Duodenum, Gallenblase, Leber usw. ihren Ursprung nehmen, sind häufig auf den supraomentalen Raum beschränkt, solche, die vom Appendix, vom Dünndarm oder den Beckenorganen usw. ausgehn, können inframental bleiben, wobei durch Dünndarm und Mesenterium gelegentlich eine Scheidung der rechten von der linken Hälfte erfolgen kann. Doch kann sowohl die supraomentale Form sich an der Außenseite des Colon ascendens und descendens ausbreiten und besonders rechts in der Ileocökalgegend auf die zentralen Teile des inframentalen Raumes übergreifen, wie auch, obwohl seltener, ein Aufsteigen von unten nach oben erfolgen. Hierdurch kann, wie in manchen Fällen von vornherein, eine Peritonitis universalis entstehen. Die diffuse Peritonitis trennte v. MIKULICZ in die diffus septische Form, bei der später die peritoneale Sepsis und die jauchig-eitrige diffuse Peritonitis unterschieden wurde, und die progredient eitrig-fibrinöse Peritonitis. Bei letzterer nimmt v. MIKULICZ ein etappenweises Fortschreiten an, indem die durch fibrinöseitrige Verklebungen gebildeten Schutzwälle von den Erregern durchbrochen werden und neue Abschnitte der Bauchhöhle von der Entzündung ergriffen werden. Das pathologisch-anatomische Bild dieser Verlaufsart kann sehr ähnlich sein der multipel abkapselnden (LENNANDER) disseminierten (TIETZE) Form, bei der die eitrigen abgekapselten Herde von einer gleichzeitigen Ausstreuung von Infektionsmaterial herstammen. Die zirkumskripten Formen werden oft an den Organen gefunden, die als Ausgangspunkt der Bauchfellentzündungen erwähnt sind, am häufigsten in der Umgebung der Appendix, dann an den weiblichen Genitalien als Perimetritis, Douglasabszeß, um Gallenblase und Gallengänge, als perigastrischer, subphrenischer Abszeß u. a. m. Vom pathologisch-anatomischen Standpunkte [1]) aus ist es am zweckmäßigsten die Einteilung der Peritonitis nach der Art des Exsudates und der sonstigen

---

[1]) Die in den letzten Jahren überreichlich über den Begriff und das Wesen der Entzündung gepflogenen Diskussionen bringen uns in der Einteilung nicht wesentlich weiter. Wenn wir mit ASCHOFF die regenerativen und reparatorischen Entzündungen als restituierende den defensiven Entzündungen gegenüberstellen, so gehören bei der Peritonitis fast alle klinisch wichtigen Formen der letzteren an.

sich abspielenden allgemein-pathologischen Prozesse einzuteilen und den ätiologischen Gesichtspunkt nur dann an erster Stelle zu verwerten, wenn sich
damit auch besondere makroskopische oder mikroskopische Strukturen verbinden,
wie z. B. bei der tuberkulösen, aktinomykotischen und karzinomatösen Peritonitis. Wir können dann nach dem Exsudate eine seröse, eine fibrinöse, eine
eitrige, eine hämorrhagische und eine jauchige Form unterscheiden, die aller-
ding in der Regel Mischformen darbieten. Hierzu treten dann als sekundäre
Kennzeichen fibrinöse Verklebungen und organisierte Verwachsungen, sowie
spezifische Krankheitsprodukte (tuberkulöse, aktinomykotische usw. Granulationen).

Das makroskopische Bild der Peritonitis ist abhängig von der Ätiologie,
der Intensität und der Dauer des Prozesses, dem Ausgangspunkte und der
Reaktionsfähigkeit des Individuums.

Bei den akuten Formen ist die Hyperämie der Serosa in der Regel ausgeprägt,
meist besonders am viszeralen Blatte und am Netz. Dabei treten die Gefäß-
bäumchen deutlich injiziert hervor oder die Gefäßfüllung betrifft auch die
feinsten Ästchen, so daß für das bloße Auge eine diffuse Rötung entsteht. Häufig
ist die Injektion am stärksten in der Nähe des Ausgangspunktes, um von da mit
zunehmender Entfernung allmählich abzuklingen. Nur bei den ganz stürmisch
verlaufenden, klinisch vielfach als peritoneale Sepsis bezeichneten Formen
ist die Hyperämie gelegentlich kaum ausgeprägt oder nur angedeutet. Auch die
sonstigen Entzündungserscheinungen sind gering. Exsudat kann fehlen. Nur
den normalen spiegelnden Glanz hat die Serosa eingebüßt, da die Deckzellen
zum Teil geschwollen und trübe, zum Teil abgefallen sind und bei mikroskopischer
Untersuchung sich meist auch feine fädige Fibrinauflagerung, Mikroorganismen
und Leukozyten nachweisen lassen. Ein Abstrichpräparat von der Serosa
in solchen Fällen zeigt oft ungeheure Massen von Bakterien, und zwar kommt
diese Form hauptsächlich durch Streptokokken erzeugt vor. Diese lassen sich
auch in den peritonealen Lymphgefäßen nachweisen. Die Därme sind meist
mehr oder weniger gebläht, ein Zustand, der sich natürlich nach dem Tode verstärkt haben kann. Diese Form ist so aufzufassen, daß durch starke Bakterien-
vermehrung sehr rasch eine tödliche Septikämie eingetreten ist, ehe sich die entzündlichen Erscheinungen voll entwickelt haben, wobei einerseits vielleicht eine
geringe individuelle Reaktionskraft, andererseits reaktionslähmende Wirkungen
der Mikroorganismen beteiligt sind.

Das seröse Exsudat kann in wechselnder Menge auftreten, erreicht aber nur
selten Quantitäten, wie sie bei Stauungstranssudaten häufig gefunden werden.
Rein seröse akute Entzündung mit klarem Exsudate ohne Fibrinflocken kommt
am häufigsten als Frühexsudat bei Appendizitis, seltener traumatisch nach
Kontusionen vor. Meist ist der seröse Erguß gelblich bis grünlich, nicht ganz
klar und enthält mehr oder weniger Leukozyten, die sich oft zu Klümpchen
zusammenballen, Fetzen oder Flocken von Fibrin, sowie abgestoßene Deckzellen
und andere Makrophagen. Sein stärkerer Eiweißgehalt und die sonstigen
Unterschiede gegenüber den Transsudaten sind bei Besprechung der Aszites
erwähnt. Es kann beim Stehen an der Luft gerinnen. Bei stärkerer Abscheidung
von Fibrin auf der Serosa entstehen ohne scharfe Grenzen die sero-fibrinösen
oder überwiegend fibrinösen Entzündungen. Das Fibrin kann als feine Körnchen
oder Beläge die Serosa trübe und matt machen und läßt sich anfangs als feines
Häutchen abziehen. Wo sich Serosaflächen berühren, führen die Fibrinauflagerungen zu Verklebungen und bilden oft an den Grenzlinien der Verklebungen
z. B. der Därme zu kompakteren Fibrinstreifen. Auf die Herkunft des Fibrins
muß bei Besprechung der mikroskopischen Befunde noch eingegangen werden.
Die Hauptmenge stammt jedenfalls dem exsudierten Blutplasma. Ob aber die

im Einzelfalle verschieden große Fibrinbeteiligung darauf beruht, daß bei manchen Entzündungen ein fibrinreicheres Exsudat geliefert wird, oder ob die Qualität der Ausschwitzung zunächst gleich und der Mengenunterschied im wesentlichen auf der Menge der exsudierten und nach Fibrinabscheidung resorbierten Flüssigkeit beruht, ist nicht sicher zu beantworten. Im allgemeinen finden sich größere Fibrinmengen bei den nicht ganz rasch und bei den weniger bösartigen Formen. Andererseits können Leukozyten fermentativ Fibrin wieder zur Auflösung bringen. Auch an Einflüsse, die die Fibringerinnung hemmen können, wird gedacht, obwohl nicht bekannt ist woher solche stammen. Durch stärkere Beteiligung von Leukozyten wird das Exsudat und das Fibrin zunehmend trüber und entstehen die eitrig-serösen, eitrig-fibrinösen und rein eitrigen Formen. Die Leukozyten können sich dabei als Mikrophagen betätigen und enthalten oft die Eitererreger phagozytiert. Besonders bei Drucksteigerung im Bauchraume kann es zu sekundären Einschmelzungen durch den Eiter kommen, wobei fermentative Wirkungen der Leukozyten und Bakterien mitwirken und Perforationen nach außen oder in die Hohlorgane eintreten können. Ein jauchiges Exsudat tritt besonders bei Kommunikation mit dem Darmkanal auf, sei es, daß eine Perforation die Ursache der Peritonitis ist, sei es, daß sekundär durch Einschmelzung eine wenigstens zeitweise offen gewesene Verbindung mit Darm zustandegekommen ist. Es ist übelriechend, meist eitrig, schmutzig bräunlich bis braunrot. Häufig ist Gas beigemischt teils von ausgetretenen Darmgasen, teils durch die Tätigkeit gasbildender Anaerobier erzeugt. Bei Perforationen können sich Kotpartikel, Kotsteine aus dem perforierten Appendix, auch der gangränös sequestrierte Appendix, sowie Gallensteine vorfinden. Es kommen auch jauchige Exsudate ohne Perforation vor, deren Entstehung auf Durchwanderung von Anaerobiern von einem Gangränherd zu beziehen ist. Ein solcher kann in der Darmwand, besonders in der Appendix sitzen, aber auch gangränöse Prozesse der weiblichen Genitalien, besonders im Puerperium, seltener metastatische Gangränherde in Milz, Leber und anderen Organen können den Ausgang bilden. Auch hierbei kann Gasbildung durch Anaerobe auftreten. Es kann aber auch vorkommen, daß ein fäkulenter Geruch des Exsudates nur durch Absorption von Darmgasen durch die unverletzte Darmwand hindurch auftritt. Ein hämorrhagischer Charakter des Exsudates tritt in stärkerem Maße auf, wenn die Ursache der Peritonitis eine mit blutiger Infarzierung einhergehende Veränderung des Darmes ist, so bei Invagination, Strangulation, Volvulus, Embolie der Mesenterialarterien, sowie bei gleichzeitiger hämorrhagischer Diathese. Besonders tuberkulöse und karzinomatöse Peritonitis kann mit blutigem Erguß einhergehen. Kleinere Hämorrhagien der Serosa finden sich häufig bei starker entzündlicher Hyperämie, und einzelne Erythrozyten wird man in den wenigsten akut entzündlichen Exsudaten vermissen. Größere Blutungen sind selten. FRIEDREICH beschrieb einen Fall chronischer Peritonitis bei einer Herzkranken, bei dem sich pigmentierte zum Teil vielschichtige, geronnenes Blut einschließende Membranen auf dem Peritoneum gebildet hatten. Er vergleicht den Vorgang mit der Pachymeningitis haemorrhagica interna und mißt den häufigen Punktionen des Aszites mit ihrer Druckentlastung eine ätiologische Bedeutung bei.

Die flüssigen Exsudate können resorbiert werden, wobei auch Eiterzellen nach fettigem Zerfall aufgesaugt oder in die Lymphbahnen aufgenommen werden können. Auch Fibrin wird, wie erwähnt, zum Teil verflüssigt und resorbiert. Reiner Eiter, der nicht durch Operation oder Perforation entfernt wird, dickt sich ein und kann abgekapselt werden. Doch kann noch nach langer Zeit eine spontane Perforation, sei es in den freigebliebenen Teil der Bauchhöhle oder in ein Hohlorgan oder durch die Bauchdecken nach außen erfolgen. Letzteres ereignet sich mit Vorliebe durch den Nabel oder in seiner Nachbarschaft.

Wo entzündetes Peritoneum ohne Exsudat aneinander liegt, bilden sich rasch fibrinöse Verklebungen aus, die auch im Experiment schon nach 24 Stunden sehr fest haften und nicht nur für Mikroorganismen, sondern auch für gelöste Stoffe sehr schwer passierbar sind. Noch mehr gilt dies für die auf dem Boden der fibrinösen Verklebungen durch Einwachsen von gefäßhaltigem Granulationsgewebe und Organisation sich entwickelnden bindegewebigen Adhäsionen. Die Verklebungen und Verwachsungen können nicht nur andere Teile des Bauchfells durch die Abkapselung des infektiösen Eiters schützen, sondern auch den antibakteriellen Kräften des Körpers Gelegenheit geben, die Mikroorganismen unschädlich zu machen. Allerdings gelingt dies nicht immer selbst nach längerer Zeit. Oft lassen sich in sicher lange abgekapselten Eiterherden lebende und virulente Bakterien nachweisen und es kann nach Einschmelzung oder traumatischem Einreißen der Adhäsionen eine akute diffuse infektiöse Peritonitis entstehen. Auf ihre sonstige Bedeutung wird bei Besprechung der Folgen der Peritonitis noch eingegangen werden.

Die feineren histologischen Vorgänge bei der Peritonitis stimmen in den wesentlichen Punkten mit den entzündlichen Veränderungen an Pleura und Perikard überein und sind auch beim Menschen im Prinzip den früher als experimentelle Ergebnisse bei Tieren erwähnten Ergebnissen gleich, so daß menschliche und experimentelle Pathologie sich gegenseitig ergänzen können. Je nach Qualität und Intensität des Entzündungsreizes wechselt der Grad der Hyperämie und der Emigration weißer Blutkörperchen aus der Gefäßbahn. Die vielgestaltigen als Makrophagen tätigen einkernigen Zellen werden in ihrer Herkunft zwar verschieden beurteilt, dürften aber größtenteils, wie früher erwähnt, den adventitiellen Zellen entstammen. Auch die Fibroplasten und Angioplasten verhalten sich entsprechend wie im Tierversuch. Besondere Diskussion haben vor allem die Deckzellen, das Fibrin und die Adhäsionsbildung entfacht. Die Deckzellen zeigen außer teilweisen degenerativen Erscheinungen wie Schwellung, Trübung, Nekrose und Ablösung schon früh Wucherungserscheinungen, die sich in Vergrößerung, Vielgestaltigkeit, Vermehrung durch Mitosen und bei Anwesenheit von Fremdkörpern in der Bauchhöhle auch in Riesenzellbildungen äußern. Daß ihre bindegewebsbildenden Fähigkeiten zwar noch nicht allgemein anerkannt, aber von den besten Beobachtern immer wieder verteidigt werden, ist früher erwähnt. Zweifellos ist die Neigung der Deckzellen Spalten und Lücken mit einem einschichtigen epithelähnlichen Belag zu bekleiden, wobei sie ziemlich hohe Form und drüsenartige Anordnung gewinnen können. Diese Überkleidungen nehmen oft ihren Ausgang von manchmal mehrkernigen Deckzellen und Deckzellennestern wie sie selbst unter dicken Fibrinschichten sich erhalten können. Vielfach gehen die Deckzellen auch unter dem Bilde der Koagulationsnekrose zugrunde, wobei ihr Protoplasma mit dem Fibrin völlig verschmelzen kann. Sogar im Protoplasma der Deckzellen sind Fibrinfäden beobachtet. Man darf dabei wohl annehmen, daß auch von den Deckzellen ein Gerinnungsferment geliefert wird, wenn auch Leukozyten und andere Exsudatzellen sicherlich mit dabei beteiligt sind. Die Rolle des Fibrins wird außer in seiner Verklebungskraft auch als Nährboden für die Exsudatzellen, sowie als chemotaktisch wirkendes Lockmittel für Leukozyten und Gewebszellen gesucht. Man kann jedenfalls häufig sehen, wie die Exsudatzellen sich den Fibrinfäden als Leitbändern anschmiegen, was als taktile Sensibilität bezeichnet worden ist. Heiß umstritten war die Herkunft des Fibrins, seit NEUMANN, GRAWITZ und ihre Anhänger die Lehre zu begründen versucht hatten, das Fibrin verdanke zum mindesten großen Teiles seine Entstehung einer fibrinoiden Degeneration und Aufquellung des Bindegewebes. NEUMANN stützte diese Ansicht wesentlich auf kombinierte Pikrinsäurefärbungen und Untersuchung im Glyzerin und den Nachweis, daß oft die Deckzellen auf der Fibrinschicht nachweisbar sind, sowie daß in den Fibrinmassen Gewebsreste gefunden werden können. Von zahlreichen Autoren (MARCHAND, ZIEGLER, ABRAMOW, MUSCATELLO, HEINZ, HERXHEIMER, SALTYKOW u. a.) sind die Befunde anders gedeutet worden und es dürfte heute allgemein anerkannt sein, daß es sich um Exsudatfibrin handelt, welches im flüssigen Zustande ausgeschwitzt, durch Gerinnung und nachfolgende Umwandlungen sein charakteristisches Aussehen gewinnt. Durch Untersuchung an menschlichen und tierischen serösen Häuten und bei Anwendung verschiedener Färbemethoden, besonders auch der WEIGERTschen Fibrin- und Elastikafärbungen hat sich gezeigt, daß der Fibrinbelag sich oberhalb der elastischen Grenzlamellen findet und sich vielfach zwischen und über die teilweise erhaltenen Deckzellen ablagert. Wenn manchmal auch eine Fibrinschicht von Deckzellen überkleidet ist, so liegt entweder eine Abhebung derselben durch den gerinnenden Exsudatstrom oder eine sekundäre Überkleidung von gewucherten Deckzellen der Nachbarschaft aus vor. Auch im Serosabindegewebe kann fibrinöses Exsudat auftreten entweder in Form von feinen Fibrinfäden und -netzen oder als mehr diffuse Durchtränkung. Auch bei diesen Bildern braucht man nicht auf eine fibrinoide Degeneration des Bindegewebes zurückzugreifen. Nur für tuberkulöse Entzündungen läßt es ZIEGLER unentschieden, ob gewisse hyaline Bildungen von geronnenem Exsudate oder hyaliner Umwandlung von Bindegewebsbündeln abstammen.

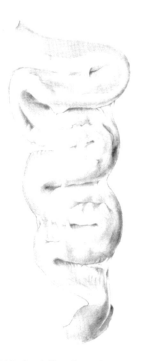

Abb. 1. Adhaesiones intestinorum e peritonitide inveterata. 77 jährige Frau. (Zeichnung aus dem Nachlaß von HANSEMANNS.)

Auch bei der menschlichen Peritonitis werden die Verklebungen durch eine, unter Umständen sehr dünne Fibrinschicht gebildet, die zwischen und über den Deckzellen liegt, stellenweise die Deckzellen auch einzeln oder in Verbänden abheben und einschließen kann. In das Fibrin wandern die Exsudatzellen und wachsen die Zellen des jungen Keimgewebes, aus denen durch Differenzierung Bindegewebe und Gefäße entstehen. So kommt es zu festen organisierten Verwachsungen, die flächenhaft oder umschrieben bis zu einzelnen Strängen ausgebildet sein können. Solche peritonitischen Adhäsionen können das Endstadium von Entzündungen ganz verschiedener Intensität sein und man kann ihnen oft nicht mehr ansehen, ob ursprünglich ein mechanischer oder chemischer peritonitischer Prozeß oder eine fibrinöse bzw. fibrinös-eitrige Entzündung zugrunde lag, wenn die Lokalisation oder sonstige Begleitumstände nicht die Entscheidung gestatten. Bemerkenswert ist, daß die Verklebungen oft in großer Ausdehnung wieder gelöst werden, besonders wenn lebhafte Peristaltik Zerrungen und Zerreißungen bewirkt. Es ist dies durch Relaparotomien nach Peritonitis bewiesen, und auch das anatomische Bild gibt oft einen Hinweis darauf, indem man die Serosa der Därme mit feinen zottenartigen Auflagerungen bedeckt finden kann, wenn es auch quantitativ zu keinem dem Cor villosum vergleichbaren Anblick kommt. Aber auch nach der Organisation schafft die Peristaltik oft Veränderungen der Adhäsionen. Sie können zu Strängen von bandartiger oder fadenartiger Form ausgezerrt werden und so zu Abschnürungen und Ausziehungen Veranlassung geben. Durch weiterdauernden Zug können solche Stränge verdünnt werden und reißen. Die Reste alter Adhäsionen können ganz verschwinden oder sich als mehr oder weniger umschriebene Peritonealverdickungen darstellen. Naturgemäß werden diese Lösungs- und Rückbildungserscheinungen besonders an dem lebhaft peristaltischen Dünndarm beobachtet, während sich an dem fixierten Dickdarm, an der Appendix, den Organen des kleinen Beckens, an Leber- und Milzkapsel viel häufiger dauernde Adhäsionen finden. In den Adhäsionssträngen, auch den postoperativen (Schönbauer-Schnitzler), lassen sich manchmal glatte Muskelfasern nachweisen. Wahrscheinlich sind dieselben durch Auszerrungen aus der Muskelwand des Darmes verlagert, obwohl man auch an die früher erwähnten, in manchen Teilen des Bauchfells gefundenen glatten Muskelfasern gedacht oder eine metaplastische Bildung aus dem subserösen Bindegewebe angenommen. Im Experiment hat sich vor allem zum Studium der Adhäsionsbildung die intraperitoneale Einfügung von Lugolscher Lösung beim Kaninchen bewährt (Wereschinski).

4. Unter den Folgen der Peritonitis ist bei den akuten diffusen Formen der Tod kein allzu seltenes Ereignis. Die Todesursache ist allerdings nicht immer leicht genau anzugeben und ist auch zweifellos nicht immer dieselbe, häufig wohl auch komplexer Natur. Bei längerem Bestehen schwerer eitriger Entzündungen spielen Eiweißverlust durch die ständige Eiterproduktion, mangelhafte Ernährung und die Wirkung des Fiebers eine Rolle. Umstrittener ist die Todesursache bei akutem Verlaufe, besonders bei den foudroyanten Peritonitisformen, die noch vor dem Auftreten deutlicher Entzündungserscheinungen zum Tode führen und die auch als peritoneale Sepsis bezeichnet wurden. Hierbei ist vielfach auf Schockwirkung zurückgegriffen worden. Seitdem durch den bekannten Goltzschen Klopfversuch die Reflexwirkungen von seiten des Bauchfells bekannt sind, lag es nahe, solche auch beim Menschen anzunehmen. Bei Traumen des Bauches, die in kürzester Zeit tödlich enden können, und bei denen weder anatomisch noch bakteriologisch eine andere Todesursache gefunden wird, dürfte eine solche Erklärung zur Zeit nicht zu entbehren sein. Man schränkt sie jetzt aber auf Fälle ein, die spätestens etwa 2 Stunden nach dem Trauma sterben. Ein längeres Anhalten eines Schockes ist nicht recht zu erklären. Bei allen anderen Fällen spielen die toxischen Substanzen eine Rolle, die bei der hohen Resorptionskraft des Peritoneums sehr rasch ihre Wirkung entfalten können. So können schon bei relativ leichten Darmschädigungen Gase, Toxine und Bakterien durch die Darmwand dringen (Diffusionsperitonitis). Bei der sog. peritonealen Sepsis lassen sich im Abstrichpräparate vom Bauchfell und durch Kultur Bakterien nachweisen, besonders Streptokokken, die bei hoher Giftigkeit schon vor örtlicher Entzündung Allgemeinintoxikation auslösen können. Aber der genauere Mechanismus ist auch hier umstritten. Auch Tierversuche (Heinecke) sprechen dafür, daß der Angriffspunkt in den Zentren der Medulla oblongata liegt, besonders im Vasomotoren- und Atemzentrum, während andere (Friedländer) annehmen, daß die Reizung des Plexus coeliacus sich auf Vagus und Splanchnikus fortpflanzt, wobei Vaguserregung Kollaps, Splanchnikuserregung Schmerz und Darmlähmung erzeugt. Eine eigentliche Bakteriämie ist in der Regel nicht vorhanden (Literatur bei Thelen).

Die oft schon in frühen Stadien der Peritonitis in Erscheinung tretende Darmlähmung findet bei der Sektion ihren Ausdruck in geblähten und mit schwappendem dünnen Inhalt gefüllten Darmschlingen. Dabei ist oft fäkulenter Inhalt rückläufig in den Magen getreten und durch Brechen auch in die Speiseröhre befördert. Diese Erscheinungen, sowie die meteoristische Darmblähung können nach dem Tode noch zunehmen. Das Aufhören der Peristaltik kann auf verschiedenem Wege zustande kommen. Daß Splanchnikuserregung einen solchen Einfluß hat, ist sicher, und bei ganz rasch verlaufender Perforationsperitonitis muß an einen derartigen reflektorischen Hemmungsvorgang gedacht werden. Bei länger dauernder Peritonitis wird die Darmwand selbst geschädigt, teils durch die Überdehnung infolge Gasanhäufung, teils durch entzündliche Ödeme und Infiltrationen, wie sie von der Seroa aus durch die Muskularis besonders längs der Gefäße sich ausbreiten (WALBAUM), teils durch toxische Schädigung auf Muskulatur und Darmnervenapparat. In diesem Zusammenhang beanspruchen die histologischen Veränderungen besonderes Interesse, wie sie WALBAUM und ASKANAZY an den Darmganglien gefunden haben. Besonders die Ganglienzellen des AUERBACHschen Plexus zeigen degenerative Veränderungen an Protoplasma (Vakuolenbildung, Quellung, Homogenisierung) und Kern (Chromatolyse, Schrumpfung u. a.), sowie Erweiterung der lymphatischen Scheiden. Auch am Plexus solaris sind Veränderungen beschrieben (LAIGUET-LAVASTINE, STREHL). Es ist aber wahrscheinlich, daß wir hierin sekundäre Erscheinungen vor uns haben, die aber wohl die Motilitätsstörung des Darmes noch weiter steigern und irreparabel gestalten können.

Eine Fülle der verschiedensten Folgen können die Adhäsionen mit sich bringen. Sie können infektiöse Entzündungen abkapseln. Abgesackte Eiterungen tragen aber stets die Gefahr einer Weiterverbreitung in sich. Durch allmähliche Einschmelzung und Lösung bei neuen Adhäsionsbildungen in der Umgebung können solche Eiterabsackungen, begünstigt durch Peristaltik und Schwerkraft, wandern und zu Durchbrüchen durch die Bauchwand oder in intraabdominale Hohlorgane wie Darm, Rektum, Blase, Vagina führen, wodurch in günstigen Fällen der Eiterherd nach außen entleert werden kann. Ungünstiger sind Perforationen durch das Zwerchfell oder in freie Teile der Bauchhöhle, wodurch ein Wiederaufflackern einer akuten Peritonitis bedingt werden kann. Alles dies kann sich spontan ereignen oder durch ein Trauma bewirkt werden. Gelegentlich kann die Eiterung auch in das retroperitoneale Gewebe sich fortsetzen, auf die Niere übergreifen oder den Bahnen der Senkungsabszesse folgen.

Alte adhäsive Prozesse können durch die Verwachsungen und Schrumpfungen Knickung und Unwegsamkeit des Darmes bedingen und Ileus hervorrufen. Strangförmige Adhäsionen geben oft die Ursache für Strangulationen und Inkarzerationen. Auch die postoperativen Verwachsungen können solche Folgen haben.

Bei diffusen Adhäsionsbildungen können die ganzen Baucheingeweide zu einem unentwirrbaren Konvolut verbacken, Netz und Mesenterium schwartig verdickt und geschrumpft sein, wodurch verschiedene mechanische Störungen der Darmtätigkeit ausgelöst werden können (Peritonitis obliterans und deformans).

Rückwirkungen der eitrigen Peritonitis auf die parenchymatösen Organe sind auf die Resorption toxischer Substanzen, zum Teil vielleicht auch auf das Fieber zu beziehen. Häufig finden sich Trübung und Verfettung von Herz, Leber und besonders der durch die Ausscheidung der Giftstoffe geschädigten Nieren. Dagegen ist die Milz in der Regel weder vergrößert, noch zeigt sie septische Weichheit.

5. Umschriebene Peritonitisformen bieten pathologisch-histologisch keine Besonderheiten gegenüber den diffusen Formen dar. Es kommen dabei alle Arten der Entzündung und Exsudatbildung vor. Dagegen haben sie großes topographisch-anatomisches und klinisches Interesse. Sie kommen an allen Stellen des Peritoneums vor in der Nachbarschaft erkrankter Organe,

z. B. über Ulzerationen von Magen oder Darm. Am häufigsten und typischsten
sind Entzündungen in der Nachbarschaft der Gallenblase (Pericholezystitis),
der Appendix (Perityphilitis) und der weiblichen Beckenorgane (Perimetritis,
Douglasabszeß). An allen diesen Stellen können akute, subakute und chronische
Entzündungen sich abspielen, zu Adhäsionen und umschriebenen Eiterabsackungen führen. Ebenfalls derartige durch Verwachsungen abgesackte lokale
eitrige Peritonitiden stellen die sog. subphrenischen Abszesse dar. Ihre
Lage ist entweder links oder rechts unter dem Zwerchfell, wobei das Ligamentum
suspensorium hepatis die Grenze gegen die andere Seite bildet. Ihr Ausgangspunkt ist links der Magen oder die Milz, rechts Leber, Duodenum, Appendix,
während die von Nieren, Rippen oder Brustorganen fortgeleiteten Formen
auf jeder Seite lokalisiert sein können. Im Magen sind meist Ulcera rotunda,
seltener Karzinome, in Leber und Milz Abszesse oder Echinokokken, im Thorax
Empyeme oder Lungenabszesse die veranlassenden Affektionen, die durch
kontinuierliches Fortschreiten oder Perforation die subphrenischen Räume
in Mitleidenschaft ziehen. Es entstehen oft große Eiteransammlungen, die
auch durch Adhäsionen mehrkammerig sein können und ihrerseits wieder durch
das Zwerchfell in die Pleura oder Lunge, in die freie Bauchhöhle oder in abdominelle Hohlorgane perforieren können. Es kommen auch extraperitoneale
subphrenische Eiterungen mit ähnlichen Ausgangspunkten vor. Oft sind die
subphrenischen Abszesse gashaltig, sei es, daß dieses durch die Perforation eines
abdominalen gashaltigen Organs, durch die Kommunikation mit der Lunge
oder durch gasbildende Mikroorganismen zustande kommt.

Auch das große Netz kann Sitz umschriebener Entzündungen aller Art
(Epiploitis) und von Eiterungen sein. Man sieht dies häufig bei Perityphilitis.
In anderen Fällen ist die Ursache in Operationen, besonders Bruchoperationen
mit Ligaturen im großen Netz zu suchen, wobei wohl mit den Seidenfäden
Infektionskeime hineingebracht worden sind.

6. Chronische Peritonitis. Die verschiedensten Peritonitisformen können
chronisch werden, wenn entweder die Entzündungsursache nicht vernichtet
worden ist und so immer wieder Nachschübe entstehen, oder wenn die Entzün-
dungsfolgen (Exsudate, Lageveränderungen, Hindernisse usw.) ständig neu-
aufflackernde Reize setzen. Dieser sekundären chronischen Peritonitis stehen
primär chronische Formen gegenüber, die von vornherein schleichend beginnen
und ihre Entstehung entweder qualitativ besonderen Reizen, wie bei den besonders zu behandelnden tuberkulösen Formen, oder ständig in geringer Intensität wirkenden Reizen verdanken. Hierher gehören auch sehr umstrittene
Formen, wie die sog. idiopathische oder einfache chronische Peritonitis, für die
wegen ihrer Gutartigkeit keine ausreichende pathologisch-anatomische Grundlage bekannt ist. Klinisch sind zum Teil rheumatische Ursachen, teils traumatische
Einflüsse, teils unklare Zusammenhänge mit dem weiblichen Genitalapparat angeschuldigt. Denn es sollen besonders jugendliche weibliche Individuen betroffen
werden; auch aus dem Kindesalter sind Fälle bekannt. Seröses Exsudat, oft
beträchtlichen Umfanges ist meist nachweisbar, häufig auch Fieber. Doch spielen
diese Formen auch in der klinischen Literatur nicht mehr die Rolle wie früher,
seitdem sicher bekannt ist, daß die tuberkulöse Peritonitis häufig ausheilt,
und auch die spezifischen Produkte sich vollkommen zurückbilden können.
In manchen Fällen ist auch durch Verimpfung des Exsudates der Nachweis
der tuberkulösen Ätiologie geführt worden. Häufiger sind lokale Formen chronischer Peritonitis, die zuerst von Virchow genauer gewürdigt worden sind.
Er leitet sie von lokalen Bedingungen ab und führt sie teils auf äußerliche Verletzungen (so an Netz und Gekröse), teils auf Erkrankungen oder mechanische
Einwirkungen von seiten der Bauchorgane, besonders Kotstauungen zurück.

Besonders disponierte Stellen sind das Beckenperitoneum, das bei Frauen als Perimetritis chronica häufig als Residuen früherer Entzündungen oder chronischer Reizzustände beobachtet wird. Auch in der Umgebung der Appendix und der Gallenblase sind häufig chronische Adhäsionen vorhanden, ebenso in der Nachbarschaft von Magen-Duodenalgeschwüren usw. Sehr häufig sind Adhäsionen durch chronische Entzündung an der Flexura coli dextra oder sinistra. Alle diese Adhäsionen können durch Abschnürungen, Knickungen, Achsendrehungen usw. Beschwerden hervorrufen. Auch am Mesenterium, sowohl an der Wurzel nach dem Wurmfortsatze zu, wie im Mesosigmoideum finden sich oft strahlige sehnenfleckartige Einziehungen als Zeichen derartiger Entzündungsvorgänge [1]. Ferner kann das Netz der Sitz solcher partiellen chronischen Peritonitis sein, schrumpfen oder Adhäsionen an Bruchsäcken, im kleinen Becken, an der Bauchwand oder am Darme gewinnen. Meist sieht man nur die abgelaufenen Zustände und es ist im Einzelfalle oft nicht zu entscheiden, ob es wirklich chronisch schleichende Entzündungen waren, oder ob Ausheilungsstadien akuter lokaler Prozesse vorliegen. Scharfe Grenzen bestehen ja überhaupt zwischen beiden Vorgängen nicht. Auch in den histologischen Vorgängen ist im Prinzip kein durchgreifender Unterschied.

Als Peritonitis follicularis beschrieb HAUSER jüngst eine massenhafte Entwicklung von Lymphknötchen in den untersten Abschnitten der Bauchhöhle bei einer 28jährigen herzfehlerkranken weiblichen Person, die einer Tuberkelaussaat ähnlich sahen. Er bringt sie mit chronisch entzündlichen Veränderungen in Zusammenhang. Stellenweise abgelagertes Blutpigment ist wahrscheinlich von der vorausgegangenen TALMAschen Operation abzuleiten.

Die zweite seltene Beobachtung betrifft die Bildung sandkörperartiger verkalkter Gebilde, wie sie an der ja auch vom Peritoneum abstammenden Scheidenhaut des Hodens sowie am Ovarium öfters beobachtet wird. Am übrigen Bauchfell sind solche Befunde von VIRCHOW und BORST erhoben worden und als Peritonitis arenosa bezeichnet worden. BORST sah bei einer 69jähr. Frau neben Residuen ausgebreiteter alter Peritonitis multiple flache Erhabenheiten, die mikroskopisch unter alten Fibrinmassen eine Wucherung endothelartiger Zellen im Lymphgefäßnetz der Serosa zeigten. Darin fanden sich verschieden geformte hyaline, verkalkende konzentrisch geschichtete Körperchen. Er faßt die Veränderung als ein Grenzgebiet zwischen einfach entzündlicher und geschwulstmäßige Neubildung auf. Die verkalkten Kugeln sieht er nach Art der Kankroidperlen als Schichtungskugeln von Endothelien an, die sich konzentrisch aneinanderlegen und von der Mitte aus absterben und verkalken. Ähnlich deutet SEIFERT die von ihm auch im gesunden Netze (unter 300 Fällen 3mal) beobachteten subserös und gestielt am Netz sitzenden Schichtungskugeln als aus Deckzellen entstanden, die sich konzentrisch schichten und hyaline Umwandlung und Verkalkung, analog den Psammomen der Dura mater erfahren können. Daß jedenfalls nicht stets solche Schichtungskugeln von den Deckzellen abzuleiten sind, beweist ein besonders großartiger Fall dieser seltenen Peritonitis arenosa aus der Beobachtung von Herrn Geheimrat LUBARSCH, der mir seine Aufzeichnungen und Abbildungen zur Verfügung stellte.

Es handelt sich um einen 32jährigen Mann, der schon seit vielen Jahren an Stuhlverstopfung und Erbrechen litt, und der von Herrn Dr. BRUNZEL in Salzwedel am 9. 8. 1922 unter der Diagnose: „Chronischer Ileus durch Verwachsungen vielleicht in der Blinddarmgegend" operiert wurde. Nach Eröffnung der Bauchhöhle fand sich das Netz in zwei eigenartige Abschnitte geteilt, die linke größere Hälfte war fettreich, weich wie normales Netz.

---

[1] Anm. bei der Korrektur: KEHL und ERB (Virch. Arch. 246, 1923) vermuten, daß die schwieligen Schrumpfungen im Mesosigmoideum Folgen von Zerrungs- oder Torsionsblutungen zwischen die Peritonealblätter sind.

Der rechte kleinere Teil sah grau aus, fühlte sich derb an und war an einigen Stellen leicht mit der Dünndarmwurzel verbunden durch schleierartige dünne Gebilde. Zwischen dem normalen und veränderten Netz bestanden Spalten, so daß die Trennung durch einige Unterbindungen und nach Ablösung der flächenhaften Vereinigungen leicht erfolgte. Ebenso ließ sich auch dicht am Que.darm der veränderte Teil von dem gesunden leicht ablösen. Der Kranke konnte schon am 3. Tage aufstehen nach· 14 Tagen nach Hause entlassen werden und ist seitdem gesund geblieben.

Das dem Pathologischen Institut Berlin zur Untersuchung übersandte Netzstück hatte eine Länge von 16 und eine Breite von 6 cm, bestand in den Randabschnitten aus normalem, von Fettgewebe durchsetztem Netz, während in einem nicht ganz 14 cm langen Teil das Netz stark verdickt und teils von mehr plattenartigen teils mehr knotigen sehr festen Ver-

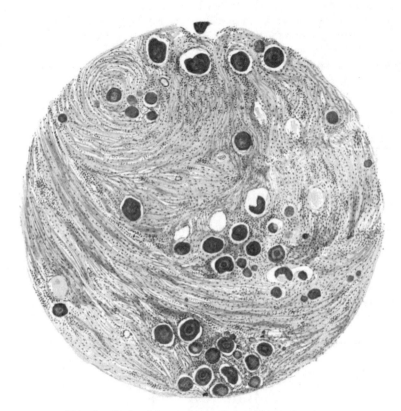

Abb. 2.   Peritonitis arenosa.   (Leitz Obj. 3 Oc. 1.)

dickungen durchsetzt war, so daß in diesem Gebiete die Dicke des Netzes 1 cm, an den normalen Stellen dagegen nur 3—4 mm betrug. Auf dem Durchschnitt waren diese Verdickungen von vorwiegend grauweißlicher Farbe und streifigem Aussehen, durchsetzt von zahlreichen stecknadelspitz- bis kaum stecknadelkopfgroßen gelblichen, sich sandkornartig anfühlenden Gebilden. Die mikroskopische Untersuchung ergab, daß es sich um teils derbes, faser- und wenig zellreiches Bindegewebe handelte, teils um sehr zellreiches Bindegewebe, das von sehr zahlreichen konzentrisch geschichteten und sich in der Hauptsache wie Kalk verhaltenden Gebilden durchsetzt war. Diese Gebilde färbten sich bei Jodzusatz mahagonibraun (Abb. 4). und waren gegenüber Säuren außerordentlich widerstandsfähig, so daß man zunächst Zweifel hatte, ob es sich wirklich um Kalk handeln könne. Auch bei tagelangem Verweilen der Gefrierschnitte in konzentrierter Salpeter- und Salzsäure lösten sie sich nicht auf. Erst als man die Schnitte auf dem Objektträger verkohlte, so daß nur noch die geschichteten Körperchen übrig blieben, lösten sie sich nach Zusatz von Salpeter- und Salzsäure nach wenigen Minuten vollständig auf. Augenscheinlich waren sie von einer Hülle umgeben, die die Säure verhinderte, an sie heranzutreten. Neben den vorwiegend rundlichen Körpern, die von doppelter Leukozytengröße bis zur Größe größerer Prostatakonkremente

(Abb. 2) schwankten, fanden sich auch längliche gewundene zackig stalaktitenartig und bizarr gestaltete Gebilde von gleicher Beschaffenheit (Abb. 3.) Um fast all diese Gebilde herum befand sich noch ein Ring von derbem, vielfach aus mehreren Schichten bestehendem

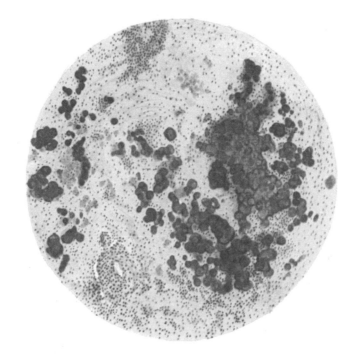

Abb. 3. Peritonitis arenosa.

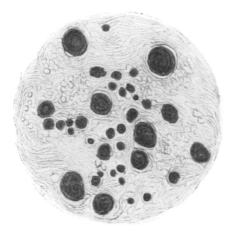

Abb. 4. Peritonitis arenosa.
Kalkkugeln. Jodreaktion.
(Leitz Obj. Oc. 2.)

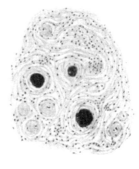

Abb. 5. Peritonitis arenosa.

Bindegewebe. Die Anordnung der Körper war vielfach so, daß sie in ganzen Gruppen lagen und förmliche Ballen bildeten, zwischen denen eine Ansammlung von meist kapillären Blutgefäßen erkennbar war. Diese Blutgefäße hatten meist nur eine sehr enge Öffnung und zeigten nur wenig Endothelzellen waren aber von einer gleichen Schicht kernarmen derben Bindegewebes umgeben, wie die Kalkkörperchen und in einem Teil von ihnen fanden sich in der hyalinen Wand kleine Kalkspangen An manchen Stellen war das zwischen den Kalkkugelgruppen gelegene Bindegewebe von zahlreichen Rundzellen vom Typus der Lymphozyten durchsetzt, und von diesen hatten sich manche wieder zu Haufen zu-

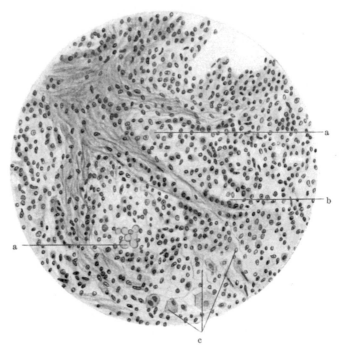

Abb. 6. Peritonitis arenosa. (Leitz Obj. 6. Oc. 1.)
a Hyaline Kugeln, b Epithelartige Zellen, c Blasige Zellen.

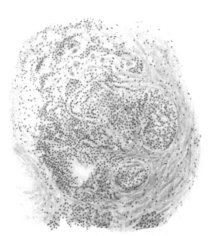

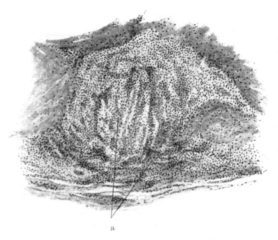

Abb. 7. Peritonitis arenosa.
Zellhaufen. (Leitz Obj. 3. Oc. 2.)

Abb. 8. Peritonitis arenosa. a Lymphknötchen
mit Keimzentrum. (Leitz Obj. 3. Oc. 2.)

sammengelegt, die zum Teil richtige Lymphknötchen bildeten (Abb. 8). Stellenweise fand man auch noch größere protoplasmareiche, wie geschwollene Endothelien aussehende Zellen; an einer Stelle fanden sich auch noch in Zügen und drüsenartigen Räumen liegende kubische Zellen (Abb. 6, 7), die eine gewisse Ähnlichkeit mit Epithelien besaßen, und zwischen denen sich Gruppen von hyalinen Kugeln (Russelkörperchen) nachweisen ließen.

Nach diesen Befunden kann kaum ein Zweifel bestehen, daß es sich um eine chronische Entzündung mit Bildung zahlreicher geschichteter Kalkkörperchen handelt, deren Entstehung nach den beschriebenen und abgebildeten Befunden auf neugebildete Blutgefäße zurückgeführt werden muß, deren Wand allmählich hyalin und dann Sitz der Kalkablagerungen wurde.

Vor kurzem wurde dann auch noch bei einer Sektion einer 59jährigen, an Bauchdeckenphlegmone nach Appendizitis verstorbenen Frau im Berliner Pathologischen Institut eine kleine subseröse verkalkte Neubildung gefunden (Sekt. Nr. 604, 1925), die zunächst als verkalktes Lipom angesehen wurde, bei deren mikroskopischen Untersuchung aber das Bild eines ganz typischen Psammoms mit sehr großen, nicht sehr stark verkalkten geschichteten Kugeln sich ergab. Hier war es nicht möglich, eine sichere Entscheidung über die Entstehungsweise der Kalkkörper zu geben.

7. Aktinomykose. Die Aktinomykose des Bauchfells ist in der Regel mit der gleichen Erkrankung eines oder mehrerer Bauchorgane kombiniert. Die Eingangspforte bildet meist der Darmkanal, besonders der Wurmfortsatz, in seltenen Fällen die äußere Haut nach Durchsetzung der Bauchwand und die weiblichen Genitalien, während eine metastatische Erkrankung des Bauchfells wohl kaum vorkommt. Zur Beobachtung kommen fast nur späte chronische Stadien, bei denen feste, fast unlösliche Adhäsionen, abgesackte eitrige Exsudate und Schwielenbildungen gefunden werden. Charakteristisch sind nekrotische Kanäle, die sich wie Madengänge durch das Konvolut der verbackenen Eingeweide hindurchziehen; in ihnen sowie im Eiter finden sich die charakteristischen, oft allerdings spärlichen Körnchen, die das Mikroskop als Aktinomyzesdrusen erkennen läßt. Der Prozeß kann zu sekundärem Einbruch in den Darm und dadurch zu Mischinfektionen führen, durch Senkungen sich weiter ausbreiten und auch auf die Abdominalorgane übergreifen, besonders auf die Milz. Von hier kann eine Phlebitis der Milzvene auftreten, die bis in die Leber fortschreiten und zu aktinomykotischen Leberabszessen Veranlassung geben kann. Auch Durchbruch durch die Bauchwand kann eintreten. Durch die komplizierte Gestaltung des ganzen Bildes kann es schwer sein die primären und sekundären Veränderungen zu trennen und den Ausgangspunkt sicher zu bestimmen. So wird letzterer wesentlich durch Ausschluß anderer Organe von KOHLER in seinem Falle im weiblichen Genitale, von TILING im Coecum oder Appendix vermutet. Ein kürzlich von mir sezierter Fall eines 45jährigen Mannes zeigte 2 Liter eitrige Flüssigkeit in der Bauchhöhle und feste Adhäsionen in Leber-, Magen- und Milzgegend. In den perisplenitischen Adhäsionen waren fächerige Eiterhöhlen vorhanden. Der Prozeß griff durch das Zwerchfell auf die linke Pleurahöhle über. Die Milzvene und Pfortader war mit vereiternden Thromben gefüllt. Im linken Leberlappen waren mehrere Abszesse vorhanden. Zwei von ihnen waren 3 Wochen vor dem Tode operativ ausgeräumt und bei der bakteriologischen und mikroskopischen Untersuchung hatte ich Aktinomykose festgestellt. Ein Ausgangspunkt war zunächst nicht zu finden. Eine alte Appendektomienarbe, die ebenso wie das Coecum frei von Aktinomykose war, veranlaßte weitere Nachforschung. Es ergab sich, daß der Mann vor 2 Jahren wegen gangränöser Appendizitis und diffuser Peritonitis operiert war. Leider ist der Wurmfortsatz damals nicht histologisch untersucht worden. Mit Wahrscheinlichkeit darf man annehmen, daß die Aktinomyzeskeime damals aus dem Wurmfortsatz ausgetreten sind, und sich bei der im übrigen ausheilenden diffusen Peritonitis um die Milz angesiedelt haben und hier eine langsam progrediente aktinomykotische umschriebene Peritonitis erzeugten. Die ersten klinischen Erscheinungen traten 4 Monate vor dem Tode mit allgemeiner Mattigkeit auf, denen bald Schüttelfröste, Schmerzen in der Lebergegend und nachweisbare Vergrößerung des linken Leberlappens folgten.

8. Die tuberkulöse Peritonitis. Die Statistiken (Zusammenstellung der wichtigsten Gesichtspunkte bei HÄRTEL) ergeben bezüglich des Sektionsmaterials (BORSCHKE, BIRCHER, SCHLIMPERT, KRÖNIG, ALBRECHT), daß etwa 3—5 % aller sezierten Leichen eine Peritonitis tuberculosa aufweisen, wovon $^2/_3$ der serösen, $^1/_3$ der ulzerösen, nur wenige (4 %) Prozent der eitrig-ulzerösen Form zuzureihen sind. Bei tuberkulösen Leichen schwanken die Angaben zwischen 5—15 %. Das Peritoneum ist nach den Lungen (84 %), dem Darm (32 %) allerdings in weitem Abstand mit 5 % das dritthäufigste von Tuberkulose befallene Organ. Es folgen Genitalien, Meningen, Knochen, Perikard, uropoëtische Organe (SCHLIMPERT). Nach den Sektionsstatistiken ist kein wesentlicher Unterschied in der Beteiligung beider Geschlechter festzustellen, während das operative Material ein Überwiegen des weiblichen Geschlechtes aufweist, woran wohl die häufig ausheilende weibliche genito-peritoneale Tuberkulose schuld ist. Bei Neugeborenen sind nur vereinzelte Fälle bekannt, die auf intrauteriner Infektion beruhen, auch bei Kindern ist die tuberkulöse Peritonitis selten. Das Hauptkontingent stellen die Altersstufen von 20—40 Jahren. Mit höherem Alter wird die Affektion wieder seltener. Beim weiblichen Geschlecht scheint in den Pubertätsjahren und im Klimakterium eine Steigerung der Häufigkeit vorhanden zu sein. In verschwindend seltenen Fällen ist sie die einzige Lokalisation der Tuberkulose im Körper; in der Regel findet sich gleichzeitig Tuberkulose anderer Organe. So sind (KRÖNIG, ALBRECHT) in 80—90 % die Lungen, in 40—60 % der Darm, in 20—50 % die Nieren, in 35—60 % die Pleura, in 32 % bis 40 % Lymphdrüsen, in 17—22 % die Leber gleichzeitig tuberkulös erkrankt. Beim Genitalapparat ist ein wesentlicher Unterschied der Geschlechter auffallend. Während bei Männern nur in 4—10 % gleichzeitige Genitaltuberkulose besteht, ist dies bei 31—45 % der weiblichen Peritonealtuberkulose der Fall.

In 37—47 % der Fälle ist Miliartuberkulose vorhanden. Der Ausgangspunkt ist fast stets nachweisbar und von ALBRECHT in 46—56 % in den Lungen in 15—20 % in Drüsen, in 7—12 % im Darm, in 3—10 % in den serösen Häuten, in $1^1/_2$ bis $3^1/_2$ % in den Knochen festgestellt worden, während Genitaltuberkulose bei Männern in 0,7, bei Frauen in 12,1 % als Ausgangspunkt angeschuldigt wird. Allerdings herrschen betreffs der kausalen Beziehungen zwischen weiblicher Genitaltuberkulose und tuberkulöser Peritonitis noch große Meinungsverschiedenheiten. Während KRÖNIG die Infektion des weiblichen Genitales von dem tuberkulösen Peritoneum als die Regel ansieht, hält ALBRECHT dies für äußerst selten und nimmt in $^1/_3$ der Fälle eine Peritonealinfektion durch die tuberkulösen weiblichen Genitalien an. Übereinstimmend wird als dritte Möglichkeit die koordinierte Infektion des Bauchfells und der Genitalien von einem anderen tuberkulösen Herde aus als häufig angesehen. ALBRECHT fand bei Peritonitis tuberculosa das Genitale tuberkulös erkrankt in 31,4 % bei Frauen (gegen 3,7 % bei Männern), während bei Sektionsfällen von Genitaltuberkulose das Peritoneum in 68,5 % bei Frauen (gegen 15,2 % bei Männern) ergriffen war. Diese Zahlen sprechen dafür, daß die tuberkulöse Infektion des Bauchfells von den weiblichen Genitalien aus kein seltenes Vorkommnis ist. Von den Sektionsfällen mit Peritonitis tuberculosa fand SCHLIMPERT diese als Todesursache einwandfrei nur in 8 %, während in der Regel (etwa 80 %) anderweitige Tuberkulose zum Tode führt. Der Rest stirbt an sonstigen Erkrankungen. Bei allen tuberkulösen Leichen wurde die tuberkulöse Peritonitis nur in 0,4 % als Todesursache bezeichnet. Dabei erfolgt der Tod entweder durch Erschöpfung, Inanition bei Kotfisteln, Mischinfektionen, durch Ileus infolge Obturation oder Strangulation, oder durch Perforationsperitonitis, selten durch die mechanische Wirkung des Aszites.

Bei den auf Fütterungsinfektion beruhenden, ganz besonders bei den der Perlsucht der Rinder ähnelnden Formen läge es nahe, den Typus bovinus als Erreger zu vermuten. Doch haben die bisher darauf gerichteten Untersuchungen dies nicht bestätigt. Das von einem perlsuchtähnlichen Falle stammende Material von IPSEN war für ein Rind nur in geringster Weise virulent und auch mir hatte die Verimpfung von einer großknotigen Peritonealtuberkulose eines Kindes durch fehlende Kaninchenpathogenität keinen Anhalt für Typus bovinus gegeben. Ob aber eine solche eigentümliche Form beim Menschen mehr auf der individuellen Reaktionsweise des Körpers oder auf besonderen Lebenseigenschaften des Bazillenstammes beruht, ist nicht sicher zu beantworten. TROJE und TANGL konnten mit Tuberkelbazillen, die mit Jodoform behandelt waren, perlsuchtartige Tuberkulose beim Kaninchen experimentell erzeugen.

Die Infektion des Bauchfells durch Tuberkelbazillen erfolgt nur in seltenen Fällen hämatogen (WEIGERT). Dies kommt hauptsächlich bei allgemeiner Miliartuberkulose vor und führt in der Regel zu dem ohne oder nur mit sehr geringen entzündlichen Erscheinungen verlaufenden Formen der Peritonealtuberkulose. Wichtiger ist die lymphogene Infektion, die von erkrankten Nachbarorganen aus die Tuberkelbazillen der Bauchhöhle zuführen kann. Der Möglichkeiten sind hier außerordentlich viele. So kann die Infektion von einer Pleurahöhle oder dem Perikard durch die Lymphbahnen des Zwerchfells auf das Bauchfell fortschreiten, es kann zu einer Verschleppung von Bazillen auf retrogradem Lymphweg von den erkrankten Lungen aus kommen. Auf dem Lymphwege kommt auch häufig die tuberkulöse Peritonitis zustande, die von mesenterialen oder retroperitonealen Lymphdrüsen, von Nieren, Nebennieren, Tuben (vgl. früher) benachbarten Knochen (besonders Coxitis) oder dem Darme ihren Ausgang nimmt. Ein dritter Infektionsmodus ist durch direktes Übergreifen des tuberkulösen Prozesses auf das Bauchfell gegeben, was sich von nur mikroskopisch nachweisbaren Einbruchstellen bis zu grobsinnlichen Perforationen käsiger Abszesse darstellen kann.

Ihrer Ausbreitung nach können sich die tuberkulösen Bauchfellerkrankungen als örtlich umschriebene oder allgemein diffuse darstellen. Erstere sind in ihrer Lokalisation zum einen Teil bedingt durch die Stelle und das Organ, welches die Infektion verursacht, zum andern durch die mechanischen Verhältnisse, wie sie durch die Resorptionsströme, durch die peristaltischen Bewegungen und die Schwerkraft gebildet werden. An der Darmserosa über tuberkulösen Geschwüren finden sich sehr häufig subseröse und seröse Tuberkeleruptionen, sowie eine sich als perlschnurartige Tuberkelkette darstellende tuberkulöse Lymphangitis. Diese durch Chylusstauung und eintretende Verkäsung oft sehr in die Augen springende Veränderung kann oft bis zu den verkästen Mesenterialdrüsen verfolgt werden. Andere Stellen solcher lokalisierter Peritonealtuberkulosen sind gelegentlich die Zwerchfellkuppen, wohin die in die Bauchhöhle geratenen Tuberkelbazillen durch den Resorptionsstrom gebracht werden, sowie das Beckenperitoneum (vorderer und hinterer DOUGLASscher Raum), das einerseits von tuberkulösen Beckenorganen aus erkranken kann, andererseits aber häufiger von irgendwo in die Bauchhöhle gelangten Tuberkelbazillen infiziert wird, die durch die Schwerkraft an die tiefste Stelle herabsinken (Schlammfang WEIGERTS) und hier durch die fehlende Peristaltik liegen bleiben. Analog sind die vielfach beobachteten Formen von Bruchsacktuberkulose.

Bei allen diesen Formen lokalisierter Tuberkulose finden sich meist nur geringe entzündliche Erscheinungen, so bei frischen Fällen fibrinöse Auflagerungen, in älteren Verdickungen und Verwachsungen.

Die diffusen Bauchfelltuberkulosen treten entweder in Form einer feinen mehr oder weniger gleichmäßig verbreiteten Tuberkelaussaat ohne oder fast ohne entzündliche Erscheinungen (miliare Tuberkulose des Peritoneums) auf. Es handelt sich dann nur um einen Nebenbefund bei der Sektion, meist um die Teilerscheinung einer allgemeinen Miliartuberkulose. Oder der diffuse Prozeß trägt den Charakter einer selbständigen Erkrankung mit ausgesprochen entzündlichen Erscheinungen (Peritonitis tuberculosa). Das makroskopische Bild kann dabei außerordentlich verschieden sein, wobei sowohl die Dauer und das Stadium des Prozesses, aber auch die Art einer Rolle spielt, indem von vornherein Verschiedenheiten in der Beteiligung der einzelnen entzündlichen Komponenten vorhanden sind.

Danach lassen sich Formen unterscheiden, bei denen die exsudativen Prozesse vorherrschen, gegenüber anderen, bei denen die produktiven granulierenden, verkäsenden oder adhäsiven Vorgänge die Hauptrolle spielen. In einer Reihe von Fällen ist ein in wechselnden, manchmal recht großen Mengen vorhandener seröser Erguß vorhanden (aszitische Form), dessen physikalische und chemische Untersuchung ihn als entzündlich charakterisiert. Die Tuberkel sind von submiliarer, miliarer und supermiliarer Größe und können auf der blassen Serosa sitzen. Oft allerdings ist das Peritoneum fleckig oder mehr diffus gerötet, auch Blutaustritte können sich finden. Das Exsudat kann dann mehr serofibrinösen, serös getrübten bis serös-eitrigen, selten rein eitrigen Charakter tragen. Dann finden sich auch fibrinöse Auflagerungen auf der Serosa von feinen körnigen Trübungen bis zu dicken Schwarten, in denen mehr oder weniger deutlich Tuberkel erkennbar sind. Es kommt zu Verklebungen der Darmschlingen untereinander, mit der Bauchwand und mit den übrigen Bauchorganen, wodurch Exsudatmassen oft abgekapselt werden. Die Verklebungen sind mit tuberkulösem Granulationsgewebe durchsetzt, in denen oft verkäsende Tuberkel eingelagert sind; durch Konfluenz entstehen oft größere käsige Herde. Bei längerem Bestehen wandelt sich das Granulationsgewebe in Bindegewebe um; auch die Tuberkel werden, meist von der Peripherie her fibrös umgewandelt, zum Teil auch völlig resorbiert. So entstehen feste Adhäsionen, die große Teile der Baucheingeweide verbacken können. Das Exsudat enthält vorwiegend Lymphozyten und andere einkernige Elemente, seltener als tuberkulöse Pleuraexsudate Blutbeimengung und in der Regel spärliche, oft nur durch den Tierversuch nachweisbare Tuberkelbazillen. Noch stärker sind die Verwachsungen bei den von vornherein ohne wesentliche flüssige Exsudation verlaufenden adhäsiven Formen (Peritonitis tuberculosa sicca). Hierbei führen fibrinöse Ausschwitzung rasch zu ausgedehnten Verklebungen, lebhafte Organisationsvorgänge zu Verwachsungen und Schrumpfungen. Dazwischen können oft ziemlich groß werdende verkäsende Tuberkel oder auch zwischen den Verwachsungen ganze käsige Schichten eingelagert sein. Durch diese käsigen Einschmelzungen können Arrosionen der verbackenen Därme entstehen, wodurch dem bisher rein tuberkulösen Prozeß Darmbakterien beigemischt werden können (käsig-ulzeröse tuberkulöse Peritonitis). Es entstehen Darmperforationen, Kotabszesse, nach außen oder in innere Organe durchbrechende Kotfisteln.

Oft spielen sich bei langem Bestehen beträchtliche Schrumpfungsprozesse ab, die besonders an Netz und Mesenterium charakteristische Bilder hervorrufen können. Das Netz wird in einen dicken wurstförmigen von schwieligem und tuberkulösem Gewebe durchsetzten Tumor umgewandelt, der als knolliges Gebilde frei oder mit Bauchwand und Eingeweiden verwachsen quer in der oberen Bauchhöhle liegt. Das Mesenterium kann, schwartig verdickt und verkürzt (Mesenteriitis retrahens), die Dünndarmschlingen an seine Wurzel heranziehen. Doch sieht man solche schwartigen Schrumpfungen auch an anderen Teilen des Bauchfells (Peritonitis deformans tuberculosa).

Es ist oft wunderbar, wie trotz der stärksten Deformationen, Verwachsungen und Schwielenbildungen die Darmpassage sowohl nach dem klinischen Bilde, als auch nach dem anatomischen Zustande ohne stärkere Störungen erhalten war.

Selten, am ehesten bei jugendlichen Individuen finden sich der Rinderperlsucht ähnliche Formen der Bauchfelltuberkulose mit größeren, gestielten, derben, evtl. verkalkenden Knoten, die auch in Adhäsionssträngen liegen können (IPSEN). Daß hieraus eine Verursachung durch den Typus bovinus des Tuberkelbazillus nicht erschlossen werden kann, ist früher erwähnt worden.

Eine frische Tuberkelaussaat wird in manchen Fällen von Leberzirrhose (bis 10% angegeben) gefunden. Abgesehen von Fällen, bei denen auch bei der Zirrhose an eine tuberkulöse Ätiologie zu denken ist, erscheint der Zusammenhang nicht völlig geklärt. Man muß wohl annehmen, daß bei der durch Pfortaderstauung gehemmten peritonealen Resorption die Schutzkräfte gegen die Ansiedlung einzelner in die Bauchhöhle gelangender Tuberkelbazillen leichter versagen, während die Aszitesflüssigkeit als guter Bakteriennährboden ihre Vermehrung begünstigt.

Die histologischen Veränderungen der tuberkulösen Peritonitis zeigen in das Bild der akuten und chronischen Peritonitis eingewebt die tuberkulösen Charaktere, wie sie im tuberkulösen Granulationsgewebe, in den meist riesenzellenhaltigen Tuberkeln und den Verkäsungsprozessen gegeben sind. Die Frage nach der Herkunft der entzündlichen Elemente und Produkte ist früher besprochen worden. Für die Tuberkulose der serösen Häute läßt auch ZIEGLER die Möglichkeit offen, daß neben hyalinem Exsudatfibrin, das von Granulations- und Narbengewebe eingeschlossen werden kann, auch hyaline Bildungen im Bindegewebe auftreten, die entweder auf Einlagerung hyalin gerinnenden Exsudates in die Spalträume des Bindegewebes oder auf eine hyaline Umwandlung der Bindegewebsbündel zurückzuführen sind.

Besonderes Interesse haben die Heilungsvorgänge bei der Bauchfelltuberkulose gefunden und zahlreiche experimentelle Arbeiten haben die Vorgänge dabei aufzuklären gesucht. Nachdem von chirurgischer Seite die Heilungsmöglichkeit der tuberkulösen Peritonitis nach Laparotomie sichergestellt war, wobei Relaparotomien und spätere Sektionen nicht nur das Freibleiben von neuen entzündlichen Exsudationen, sondern auch die Rückbildung von Tuberkeln und Adhäsionen bis zu wiedereingetretener völliger Glätte des Peritoneums gezeigt hatten, wurde eifrigst nach dem bei der Laparotomie wirksamen Momente oder einer Summe von solchen geforscht. Die Antworten, Vermutungen und Hypothesen sind außerordentlich zahlreich. Es können hier nur solche angedeutet werden, denen auch nach den Experimenten eine Heilkraft zugetraut werden kann. Die Entlastung durch Fortschaffung des Exsudates, die dadurch bedingte Zirkulationsänderung, vielleicht das Auftreten mit neuen bakteriziden Kräften ausgestatteten Exsudates dürften neben dem Eindringen von Luft wohl die Hauptfaktoren sein. Dementsprechend schreibt NEISSER der Punktion mit Einblasung von Luft oder Gas denselben Effekt zu. Bei weiterer kritischer Beobachtung hat sich gezeigt, daß eine Reihe von Fällen von tuberkulöser Peritonitis auch ohne chirurgischen Eingriff klinisch zur Ausheilung kommen kann (ROSE, BORCHGREVINK). Es sind dies besonders die serösen (aszitischen) Formen, die auch bei chirurgischer Behandlung die besten Resultate ergeben, während bei trockenen und adhäsiven und noch mehr bei ulzerös-eitrigen Formen schlechtere Erfolge zu verzeichnen sind.

Die Art, wie das tuberkulöse Gewebe schwindet, scheint nicht immer gleich zu sein. Teilweise fand sich eine fibröse geschichtete Kapsel um den Tuberkel und auch im Innern kann es zu fibröser Verödung (BORCHGREVINK, BUMM,

Jordan) kommen, während besonders die experimentellen Untersuchungen (Gatti, Nannotti und Baciocchi, Stschelogeff, Varrilewsky) mehr in Zerfall und Resorption der Tuberkelelemente das Wesen der Rückbildung nachwiesen. Es scheint, daß auch beim Menschen zum mindesten für die rein epitheloiden Tuberkel ein solcher Modus vorkommt und die völlige Resorptionsmöglichkeit erklärt.

9. Syphilitische Erkrankungen und Entzündungen des Bauchfells spielen keine größere Rolle. Abgesehen von den natürlich ganz unspezifischen Peritonitiden infolge Perforation syphilitischer Darmulzera oder infolge Darmstrikturen sind auch die über syphilitischen und gummösen Organen oft vorhandenen chronisch-fibrösen Entzündungen und Verdickungen des Bauchfellüberzuges meist nicht spezifischer Natur, zum mindesten nicht als solche nachgewiesen. Es können sich aber auch echte gummöse Veränderungen im Bauchfell im Anschluß an gummöse Organveränderungen entwickeln, seltener unabhängig von solchen, wie Pick am parietalen Blatte beschrieben hat. Bei angeborener Syphilis findet man sowohl bei totgeborenen wie in der ersten Lebenszeit verstorbenen Kindern sehr häufig einen entzündlichen Fibrinbelag auf der Kapsel der meist vergrößerten Milz, gelegentlich auch auf der Leber oder anderen Stellen des Bauchfells. Ausgedehntere Fibrinbeläge auf der ganzen Bauchserosa werden nur selten beobachtet (Baumgarten). In solchen Fällen ist der Reiz vom Darm oder anderen Bauchorganen auf das Peritoneum fortgeleitet. Daß dabei auch Spirochäten selbst sich auf dem Bauchfell ansiedeln, ist bisher nicht bewiesen. Einer persönlichen Mitteilung von Herrn Geheimrat Lubarsch entnehme ich, daß er alle Fälle systematisch auf Spirochäten hat untersuchen lassen. In den entzündlichen Veränderungen und den Fibrinauflagerungen des Bauchfells selbst konnten Spirochäten niemals nachgewiesen werden. Manchmal, aber auch nicht regelmäßig, fanden sich dicht unter der Milz- und Leberkapsel reichlichere Anhäufungen von Spirochäten.

10. Fetale Peritonitis. Während die Peritonitis der Neugeborenen sich im Prinzip von der der Kinder und Erwachsenen nicht unterscheidet, nur durch ihren am häufigsten in einer infektiösen Nabelentzündung zu suchenden Ausgangspunkte eine Besonderheit erhält, ist der fetalen Peritonitis eine gewisse Sonderstellung zuzubilligen. Es beruht dies darauf, daß der Darminhalt des Fetus keimfrei ist und auch bei Perforationen nur mechanische und chemische Reizungen zu entfalten vermag. Und auch beim Fetus ist der Darm die häufigste Quelle der Peritonitis. Andere Formen treten in den Hintergrund. Zwar können bei Infektionskrankheiten der Mutter gelegentlich die Mikroorganismen die Plazenta passieren und es ist theoretisch nicht ausgeschlossen, daß so auch einmal auf hämatogenem Wege eine fetale Peritonitis entstehen kann, aber einwandfreie Beobachtungen liegen kaum vor. Etwas anders liegt die Sache bei der Syphilis, bei der ein Übergang der Erreger durch die Plazenta auf den Fetus ja sehr häufig ist. Wenn auch früher die ätiologische Rolle der Syphilis für die fetale Peritonitis vielfach überschätzt wurde, und manche der alten so gedeuteten Fälle auf Verwechslung mit Mazerationserscheinungen und autolytischen Niederschlägen von Fettsubstanzen (Birch-Hirschfeld, Peiser) beruhen, so soll an der peritonitiserzeugenden Fähigkeit der fetalen Lues nicht gezweifelt werden. Doch scheint sie nur eine sehr geringe Rolle zu spielen; denn nach der unten zu erwähnenden Zusammenstellung aus dem Berliner pathologischen Institut liegen nur 2 Fälle vor, in denen Syphilis mit Sicherheit ursächlich in Betracht kommt. Daß die in dem Abschnitte über syphilitische Veränderungen besprochenen fibrinösen Entzündungen bei Bestand des Lebens organisiert und zu Verdickungen des Bauchfells oder Verwachsungen führen können, läßt sich wohl nicht in Abrede stellen. Allerdings ist der Nach-

weis für ihre syphilitische Entstehung dann meist nicht mehr sicher zu führen. Es scheint, daß ihnen eine größere Bedeutung nicht zukommt. Ausgetretenes Mekonium vermag eine mehr oder weniger diffuse Fremdkörperperitonitis (Mekoniumperitonitis) zu erzeugen, bei der die ausgetretenen Massen im fibrinösen-sulzigen Exsudat eingebacken oder bei älteren Fällen in bindegewebigen Adhäsionen eingehüllt sind (Abb. 9—11). Quellen des Mekoniumaustrittes sind entweder Perforationen, wie sie bei Atresien und Stenosen des Darmes sich ereignen oder offene Verbindungen des Darmes mit der Bauchhöhle bei Mißbildungen, z. B. gespaltenem MECKELschen Divertikel. In solchen Fällen wird, falls die Öffnungen nicht sekundär durch Verklebungen und Verwachsungen

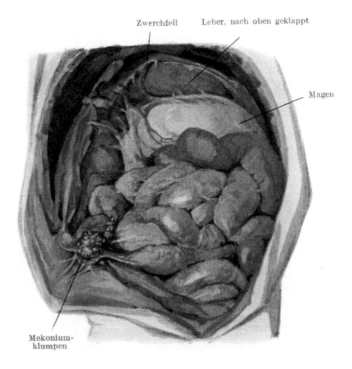

Abb. 9. Angeborene Mekoniumperitonitis (s. Nr. 163, 25) bei 18tägigem Knaben. Beobachtung von Geheimrat LUBARSCH (Sekt.-Nr. 163, 25). Der Knabe hatte außerdem (nur bei der mikroskopischen Untersuchung gefunden) 3 Rhabdomyome in der Herzmuskulatur.

genügend verschlossen sind, nach kurzer Lebenszeit eine infektiöse Peritonitis durch Darmbakterien sich hinzugesellen. Die Bauchfellentzündungen, die sich an die in ihrer Entstehungsart umstrittenen während der Geburt eintretenden Perforationen der Flexura sigmoidea (ZILLNER, PALTAUF) anschließen, gehören nicht mehr zum Gebiet der fetalen Peritonitis. Nach wenigen Stunden ist das anfangs sterile Mekonium dabei keimhaltig. In seltenen Fällen kann auch bei Mißbildungen des Harnapparates durch Ruptur der Blase oder bei Kommunikation der Blase mit dem Uterus infolge Durchtritts durch die Tuben Harn in die freie Bauchhöhle eintreten und durch dauernden Reiz eine diffuse entzündliche Verwachsung aller Eingeweide herbeiführen (OLSHAUSEN). Die Kinder mit fetaler Peritonitis sterben häufig intrauterin ab oder gehen in den ersten Lebenstagen zugrunde, indem entweder die gleichzeitige Mißbildung des Darmkanales die Ernährung unmöglich macht,

oder bei Perforationen eine bakterielle Peritonitis hinzutritt. Operative Eingriffe haben bisher nur in einem Falle (PEISER) Erfolg gehabt, bei dem
ein 6 monatliches, seit den ersten Lebenstagen an Erbrechen leidendes Kind
ätiologisch nicht aufgeklärte diffuse peritonitische Adhäsionen aufwies. In
diesem Falle kann weder eine Darmatresie noch eine weiterbestehende Perforation
vorhanden gewesen sein. Auch umschriebene peritonitische Verwachsungen
und Stränge sind beobachtet, wodurch ebenfalls Darmverengungen herbeigeführt
werden können. Doch sind derartige umschriebene Verwachsungen und Stränge
im Einzelfalle nur mit Vorsicht als Folge einer fetalen Peritonitis zu bewerten,

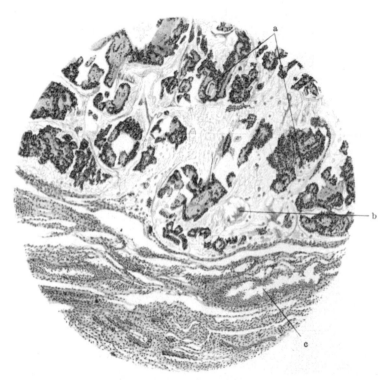

Abb. 10. Mekoniumperitonitis bei 2¹/₄ Monate altem Knaben. Beobachtung von Geheimrat LUBARSCH (S. Nr. 630, 1925). (Hämatox. Eos. Leitz Oc. 1, Objekt 3.) a verkalkte Schollen,
b Pigment, c Verwachsungsstrang.

da ein Teil von ihnen auch auf Entwicklungsstörungen beruhen kann. Wir
wissen ja aus der Entwicklungsgeschichte, daß bei der Drehung des Dickdarmes
sekundäre Anheftungen durch Verwachsungen eintreten, die mit Entzündungen
nichts zu tun haben. Es ist möglich, daß bei Störungen in der fetalen Anordnung
des Darmes sich analoge entwicklungsmechanische, nicht entzündliche Verwachsungen auch an abnormen Stellen bilden können. Ähnliche Vorgänge
spielen wohl auch teilweise eine Rolle bei den Verwachsungen und Bändern,
die sich bei Mißbildungen der weiblichen Genitalien häufig in der unteren
Bauchhöhle finden. Doch kommen dabei auch sicher fetal peritonitische Adhäsionen vor. Der deutlichste Beweis für die entzündliche Natur von Verwachsungen, Peritonealverdickungen usw. ist geführt, wenn es gelingt Fremdkörper
darin nachzuweisen, die nur aus perforierten Hohlorganen stammen können.

Die Perforationsstelle selbst kann wieder völlig verschlossen und unerkennbar
sein. Vom Darme aus werden Mekoniumreste gefunden, die verkalken (Abb. 11)
oder von Phagozyten und Riesenzellen aufgenommen werden können und Schleim-
reste, während Plattenepithelien vielleicht aus der perforierten erweiterten Vagina
stammen können (SELLA). Lanugohärchen sind seltener vorhanden, wohl weil die
Entstehungszeit der Perforation ziemlich früh anzusetzen ist. Wenn auch die
Ansichten über die genaue Entstehungszeit der fetalen Peritonitis ziemlich verschieden sind und eine genaue Bestimmung häufig unmöglich ist, so ist doch

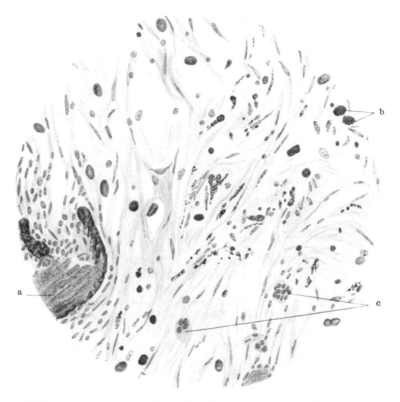

Abb. 11. Mekoniumperitonitis, 18 Tage alter Knabe. Mikroskopisches Bild von dem in
Abb. 9 abgebildeten Falle (Berliner Blaureaktion-Karmin).
a Mekonium.   b Hämosiderinhaltige Zellen.   c Fremdkörperriesenzellen.

sicher, daß in vielen Fällen die Entzündung schon in der ersten Hälfte des fetalen
Lebens eingesetzt haben muß. Es sind Feten vom 4. Monat ab mit peritonitischen
Erscheinungen bekannt. Nach einer von Geheimrat LUBARSCH zur Verfügung
gestellten, in seinem Institut gemachten Zusammenstellung sind bisher 85 Fälle
von sicher fetaler Peritonitis veröffentlicht worden, von denen aber nur 14 Tot-
geburten betrafen; in vielen Fällen (67) konnten aber aus den Angaben über
das Alter und die Beschaffenheit der Peritonitis (Verwachsungen usw.) geschlossen
werden, daß die Entzündung bereits im fetalen Leben entstanden sein mußte.
Das trifft auch auf zwei im pathologischen Institut Berlin beobachtete Fälle
zu, von denen mir makro- und mikroskopische Abbildungen zur Verfügung
gestellt wurden.

S. N. 163, 25. 18 tägiger Knabe. (Hierzu Abb. 9 u. 11.) Hier war ein großer, von vielen Kalkmassen durchsetzter Mekoniumklumpen vorhanden; die zahlreichen, teils zwischen den Därmen, teils zwischen Leber- Därmen und Zwerchfellunterflächen bestehenden Verwachsungen waren so fest und auch nach dem mikroskopischen Befunde so narbenartig, daß mit Sicherheit auf ein längeres Alter als 18 Tage geschlossen werden darf. Um die Kalkklumpen fanden sich Fremdkörperriesenzellen. In den Verwachsungssträngen hämosiderinhaltige Zellen und Zellen mit grünlichem Pigment, das weder die Eisen- noch die Gmelinsche Reaktion gab, aber doch noch als Mekoniumrest angesehen werden muß.

In einem 2. Falle (Abb. 10) (S.-Nr. 630, 25) handelte es sich allerdings um einen 2 Monate alten Knaben. Die makro- und mikroskopischen Befunde — es fanden sich im Netz und zwischen den Därmen zahlreiche pfeffer- bis reiskorngroße verkalkte von derben Bindegwebssträngen umhüllte, zum Teil grünlichbraune Knötchen — stimmten aber so vollkommen mit den Befunden bei der fetalen Peritonitis überein, daß auch in diesem Falle an der Entstehung während des intrauterinen Lebens kaum gezweifelt werden kann.

Die anatomische Diagnose des Falles lautete im übrigen: Erythrodermie. Subkutaner Abszeß der rechten Ellenbogengegend. Kirschgroßes Hämatom des linken Scheitelbeins. Beiderseitige eitrige Otitis media. Beiderseitige Keratomalazie. Eitrige Bronchitis, vereinzelte Atelektasen und lobulärpneumonische Herde im rechten Lungenoberlappen. Emphysem beider Lungen. Hämosiderose der Milz und Leber. Ausgedehnte Involution des Thymus. Abgelaufene kalkige Mekoniumperitonitis, besonders im Netz und kleinen Becken, perisplenitische Verdickungen und verkalkte Verwachsungen. Ausgedehnte derbe Verwachsungen zwischen Lungen- und Rippenfell rechts. Linksseitige Zystenniere. Vereinzelte Zysten der hypoplastischen rechten Niere.

Durchbruchsstellen waren in beiden Fällen nicht mehr nachweisbar. Bemerkenswert ist, daß in beiden Fällen außerdem Entwicklungsstörungen bestanden — im 1. Fall Rhabdomyomkeime — des Herzens, im 2. angeborene Zystenniere.

Viel erörtert und sehr verschieden beantwortet ist die Frage nach dem kausalen Zusammenhang zwischen fetaler Peritonitis und den so häufig damit verbundenen Atresien und Stenosen des Darmes, sowie den seltenen Mißbildungen des weiblichen Urogenitalapparates. Es wird vielfach die fetale Peritonitis für das Primäre, die Mißbildungen für das Sekundäre gehalten, indem peritonitische Stränge oder Verwachsungen den Darm abschnüren oder die Vereinigung der MÜLLERschen Gänge verhindern sollen. Schon die Tatsache, daß dieselben Mißbildungen an Darm und Uterus ohne peritonitische Residuen vorkommen, spricht gegen eine solche Annahme und weist der Peritonitis die sekundäre Rolle zu. Es ist nicht möglich, an dieser Stelle die zahlreichen Ansichten und Hypothesen für die Entstehung der kongenitalen Darmatresien und -stenosen zu besprechen. Es sei nur erwähnt, daß offenbar verschiedene Ursachen für die einzelnen Formen angeschuldigt werden müssen. Für die im Bereiche des Duodenum liegenden Verschlüsse kommen wahrscheinlich Störungen bei der Bildung von Leber und Pankreas in Betracht, deren Ausführungsgänge dabei auch häufig Anomalien aufweisen. Am Dünndarm kommen als Möglichkeiten in Betracht primäre Anlageanomalien des Darmes, fetale Invaginationen und Achsendrehungen. Invaginationen sind in manchen Fällen sicher nachzuweisen (Lit. bei SELLA) und es ist möglich, daß in späteren Stadien der Nachweis nicht mehr zu führen ist. Anders die Achsendrehungen. Sie sind zweifellos in den weitaus meisten Fällen erst eine Folge der Darmatresie, nicht ihre Ursache. Sie spielen aber gerade für die hier in Frage stehende fetale Peritonitis eine besondere Rolle, indem die diffus verbreiteten peritonitischen Prozesse besonders bei Atresien mit Achsendrehung vorkommen, während bei den einfachen Atresien in der Regel keine oder nur lokale entzündliche Adhäsionen vorhanden sind (PEISER).

X. Die Mißbildungen

des Peritoneums bestehen hauptsächlich in besonderer Ausgestaltung der sehr variablen Falten- und Taschenbildungen, sowie in abnormen Anheftungen der Bauchfellduplikaturen. Dadurch werden innere und äußere Bruchsäcke, sowie Lageanomalien des Darmes bedingt, die in anderen Kapiteln ihre Besprechung finden.

Als Mißbildung im geweblichen Aufbau ist vielleicht eine vereinzelte Beobachtung von BILLIGHEIMER aufzufassen. Das ganze Peritoneum des Dünndarms sowie das parietale Blatt wurde von schleier- oder spinngewebartigen milchigen abhebbaren Auflagerungen gebildet, die aus lockeren kern- und gefäßarmen Bindegewebszügen bestanden (Peritoneum hyperplasticum fluctuans). Gleichzeitig bestand ein Defekt des großen Netzes.

Andere örtliche Mißbildungen sind bei den Zysten und Geschwülsten besprochen.

XI. Hypertrophien, Zysten und Geschwülste.

Als hypertrophische Prozesse lassen sich die dezidualen Knötchen bezeichnen, die vom Bindegewebe der Serosa ausgehend, unter den Deckzellen liegen. Sie bestehen aus großen polygonalen, deziduaartigen Zellen und können als graue, glasige Knötchen sichtbar werden. Sie finden sich bei Gravidität vom 4. Monat ab besonders auf dem Beckenperitoneum (STRAVOSKIADES) aber auch auf Dünndarm, Netz (SCHMORL), Wurmfortsatz (PENKERT), im unteren Netzteil und am Zwerchfell sowie in Beckenlymphdrüsen (GEIPEL). Sie verschwinden nach der Geburt durch regressive Metamorphosen. Die Entstehung muß wohl auf einen der Peritonealflüssigkeit beigemischten hormonalen Reizstoff zurückgeführt werden. Experimentell konnte UNTERSBERGER bei Kaninchen durch Verletzung der Uterusserosa kurz vor der Belegung subperitoneale deziduale Wucherungen erzeugen.

Ganz außerordentlich selten sind echte Peritonealschwangerschaften, bei denen die Eiinsertion primär auf der Serosa erfolgt.

Hier seien Bildungen besprochen, wie sie zuerst von JOSSELIN DE JONG 1913 beschrieben, seitdem an verschiedenen Stellen des Darmes und des Bauchfells beobachtet und besonders in den letzten Jahren eingehend diskutiert worden sind, ohne daß bis jetzt aber eine einheitliche Auffassung über ihre Entstehung sowie über ihre pathogenetische Stellung erreicht wäre. Dies spricht sich auch besonders in der sehr verworrenen Nomenklatur aus, auf die später noch eingegangen werden muß. Es handelt sich um drüsenartige Wucherungen, die von einem zellreichen Mantel sog. zytogenen, besser interglandulären Gewebes umgeben, sich im subserösen Gewebe ausbreiten und in die bindegewebigen Interstitien der Darmmuskularis von außen nach innen vordringen. Die umgebende Muskularis kann hypertrophisch sein, die Serosa über diesen Stellen kann verdickt sein und entweder noch bestehende chronische Entzündung oder alte entzündlich schwielige Veränderungen mit narbigen Einziehungen aufweisen, so daß sich auch Einstülpungen nach dem Lumen zu bilden können. Dadurch kann es zu mechanischen und spastischen Darmstörungen kommen und die klinischen Erscheinungen von Darmstenose hervorgerufen werden. Mit der Darmschleimhaut haben diese Bildungen genetisch nichts zu tun, wenn sie auch bis zu dieser vordringen können. Der Umdeutung eines früher (1909) von der Darmschleimhaut abgeleiteten Falles durch CULLEN und LAUCHE stimmt R. MEYER jetzt selbst zu. Das Charakteristische dieser

Drüsenbildungen ist, daß ihr einschichtig hohes Zylinderepithel an den
Stellen, wo das zellreiche Stroma fehlt, deutlich flacher ist. Ihre Ähnlichkeit
mit Uterusschleimhaut ist unverkennbar und wird noch gesteigert durch
die regelmäßig vorhandenen Blutungen und Hämosiderinablagerungen im
Bindegewebe und vielfach auch im Lumen der Drüsen, die sich zystisch
erweitern können und den menstruellen Veränderungen gleichen. Nimmt man
hinzu, daß diese Bildungen nur bei Frauen und nur im mittleren geschlechtsreifen Alter beobachtet sind, sowie daß die klinische Beobachtung eine Schwellung und Steigerung der Beschwerden zur Zeit der Menstruation gelegentlich
feststellen konnte, so ist begreiflich, daß an der Dignität dieser schleimhaut-
artigen Wucherungen als Endometrium jetzt kaum noch gezweifelt wird. Die
Frage läßt sich nur im Zusammenhang mit den endometroiden Wucherungen,
wie sie in den sog. Adenomyomen des Uterus, der Tuben, des Ovariums, der
Leistengegend, des Nabels und der Laparotomienarben vorkommen, betrachten.
Sie stimmen alle im Prinzip miteinander überein, sowohl in ihrem histologischen
Aufbau wie in ihrer eigenartigen Ausbreitungsweise, die sich in einer sonst
nur malignen Tumoren zukommenden Durchwachsung anderer Gewebsschichten,
besonders der glatten Muskulatur äußert. Die obige Aufzählung beweist schon,
daß bei derart heterogener Lokalisation keinesfalls für alle diese Bildungen
die v. Reklinghausensche Ableitung der Uterusadenomyome von Urnieren-
resten diskutierbar ist. Es erscheint nur möglich, entweder dem Peritoneum
die Fähigkeit zuzuschreiben unter besonderen Bedingungen ein endometroides
Gewebe zu bilden, oder der neuen revolutionierenden Ansicht von Sampson
zuzustimmen, daß diese Bildungen direkt oder indirekt Transplantate von
Uterusschleimhaut sind. Vor Bekanntwerden dieser Sampsonschen Ansicht
schien, wenigstens bei den deutschen Autoren, die Fähigkeit des Peritoneums
zu endometroider Wucherung immer mehr anerkannt zu werden. Insbesondere
hat die ausführliche Arbeit von Lauche (1923) nicht nur die Analogie der von
ihm als Fibroadenomatosis seroepithelialis bezeichneten Bildungen am Darm,
in Laparotomienarben der Leistengegend und in Nabelwucherungen, sondern
auch ihre Herkunft aus der Serosa scheinbar sichergestellt. Zur Erklärung
wird angenommen, daß das Zölomepithel, das ja der Mutterboden der Müllerschen Gänge ist, die potentielle Fähigkeit zu solcher Differenzierung noch enthält. Da eine solche aber nur bei Frauen im geschlechtsreifen Alter auftritt,
nahm Lauche als Vorbedingung eine ovarielle Hormonwirkung an. Später
(1924) hat sich Lauche unter dem Einfluß der ihm nachträglich bekannt gewordenen Sampsonschen Arbeiten dessen Ansicht angeschlossen und will nur den
extraperitonealen Nabeladenomen und den Wucherungen der Leistengegend
noch eine sero-epitheliale Herkunft zuerkennen. Diese hätten eine Sonderstellung, da sie vom embryonalen Zölomepithel abstammten. Dies erscheint
nicht sehr überzeugend, da nicht einzusehen ist, warum den Resten des physiologischen Nabelbruches und des Processus vaginalis peritonei andere histogenetische Potenzen erhalten bleiben sollen, als dem übrigen Peritoneum. Auch
Lauche scheint dies zu fühlen und erwägt, ob nicht auch diese Bildungen vom
Endometrium abstammen können. Nur in diesem Falle ließe sich durch die
Sampsonschen Ansichten ein wirklich einheitlicher Standpunkt gegenüber
sämtlichen heterotopen Wucherungen vom Baue der Uterusschleimhaut gewinnen. Auch derartige Wucherungen in Laparotomienarben, die ebenfalls nur
bei geschlechtsreifen Frauen bekannt sind, würden sich leicht einordnen. Bei
ihnen ist die Frage der Implantation von Uterusschleimhaut oft erörtert. Da
es sich häufig um frühere Operationen am Uterus, meist Ventrifixation handelt,
wurde vielfach angenommen, daß mit dem Durchstechen des Uterus Teilchen
der Uterusschleimhaut direkt in die Laparotomienarbe implantiert worden

sind. Seitdem aber Fälle bekannt sind, bei denen der Uterus durch die Operation überhaupt nicht in Mitleidenschaft gezogen wurde (HEDINGER, TOBLER), versagt diese Erklärung jedenfalls für einen Teil der Beobachtungen und man steht vor der Frage, entweder die operative Transplantation für alle Fälle abzulehnen, oder gleichartige Wucherungen das eine Mal von implantierter Uterusschleimhaut, das andere Mal von der Serosa abzuleiten. Nach SAMPSON käme in beiden Fällen als Matrix die Uterusschleimhaut in Betracht. SAMPSON nimmt an, daß unter besonderen Verhältnissen, wie Knickungen und Unwegsamkeit des Zervikalkanales bei der Menstruation Blut mit lebensfähigen Uterus- und Tubenepithel durch das Ostium abdominale in die Bauchhöhle gelangen kann (retrograde Menstruation). Diese Zellen können sich im Ovarium implantieren und wachsen zu Zysten mit Schleimhautauskleidung heran. Durch die menstruellen Blutungen entstehen die sog. Teer- oder Schokoladenzysten; diese platzen und führen zu sekundären Implantationen im Douglas, am Uterus, an dessen Bändern, auf der Darmserosa, in Laparotomienarben usw., wobei das Blut aus den Teerzysten einen die Implantation begünstigenden und zu Adhäsionen führenden Reiz ausübt. Die Epithelien haben in der Brutstätte der Ovarialzysten eine erhöhte Virulenz erhalten. Eine direkte Implantation auf die Serosa könne wohl auch vorkommen, führe aber nur zu kleineren und weniger aktiven Wucherungen. Daß abgeschabte Uterusschleimhaut sich beim Kaninchen auf dem Bauchfell implantieren kann, haben Versuche (JACOBSON, KATZ-SZENES) erwiesen, obwohl die eigenartige, heterotope Tiefenwucherung bisher experimentell nicht erzeugt ist. Auch v. OETTINGEN faßt die Serosaherde als sekundäre Implantationen aus geplatzten Ovarialzysten mit endometriumartiger Auskleidung auf, leitet diese aber aus dem Oberflächenepithel des Ovariums, vielleicht unter der Reizwirkung retrograden Menstrualblutes ab. Weitere Beobachtungen müssen lehren, ob die Tatsachen sich mit den durch ihre bestechende Einheitlichkeit bemerkenswerten Ansichten von SAMPSON in Übereinstimmung befinden. Wenn TOBLER sowohl am Dickdarm wie in Laparotomienarben bei solchen Wucherungen in Serienschnitten einen Zusammenhang zwischen dem endometroiden und dem peritonealen Epithel nachgewiesen hat, so braucht das noch keine genetische Beziehung zu beweisen, da auch implantiertes Epithel sich mit dem ortsständigen in Verbindung setzen kann.

Da die Wucherungen teils in diffuser teils in knotiger Form vorkommen, schwankt ihre Beurteilung zwischen hypertrophischen Prozessen und echten Blastomen. Wesentlich dafür ist das Verhalten der glatten Muskulatur. Während in manchen Fällen diese ganz zurücktritt und auch beim Eindringen in muskuläre Organe eine rein passive Rolle spielen kann, findet sich in anderen Fällen eine mehr diffuse oder knotig umschriebene Wucherung von glatter Muskulatur bis zu richtigen Adenomyomen. Während man an muskulären Organen die Muskelwucherung wohl von dem präexistenten glatten Muskelgewebe ableiten und als eine Reaktion auf das Eindringen des endometroiden Gewebes ansehen kann, entstehen an anderen Stellen, denen glatte Muskulatur fehlt, größere Schwierigkeiten für die Erklärung. Sehen wir von den Wucherungen in Laparotomienarben nach Ventrifikation des Uterus ab, wo mit der früher besprochenen Möglichkeit der operativen Implantation außer Uterusschleimhaut auch Muskelkeime verlagert werden könnten, so bleiben noch die manchmal beobachteten leiomyomatösen Wucherungen in anderen Laparotomienarben, in der Nabel- und Leistengegend übrig. Auch nach der SAMPSONschen Erklärung wird man wohl kaum annehmen, daß mit der Uterusschleimhaut auch wachstumsfähige Teile des Myometriums verschleppt werden. So muß man folgern, daß das endometroide Gewebe, gleichgültig auf welche Weise es entsteht, nicht nur auf das umgebende präexistente glatte Muskelgewebe einen Wucherungsreiz entfalten kann, sondern auch auf das Mesenchym der Zölomwand einen formativen Reiz zur Differenzierung von glattem Muskelgewebe ausüben kann. Entzündliche Erscheinungen, soweit sie nicht sekundär bedingt sind, werden von manchen als zum Wesen gehörig betrachtet, von anderen abgelehnt, während viele ihnen vielleicht für die erste Entstehung der Bildungen eine begünstigende Rolle zuschreiben, für das weitere Wachstum aber nur hyperplastische oder blastomatöse Faktoren gelten lassen.

Die vielen Unklarheiten und Streitpunkte sprechen sich deutlich in der Nomenklatur aus. Einen entzündlichen Charakter würden Bezeichnungen ausdrücken, wie Peritonitis adenoides (Hueter), Adenomyositis (R. Meyer), einen geschwulstartigen Adenomyomatosis (Josselin de Jong), Choristoblastoma seroepitheliale (Lauche), Endometriom und Endometriomyom (van Heerden). Indifferentere Bezeichnungen sind extragenitale endometrioide Wucherungen (Pick). die sich in diffuse endometrische Fibroadenomatosen und umschriebene Adenomyome (Suzuki) trennen lassen, seroepitheliale Fibroadenosen (Lauche). Beachtung verdient der neue Vorschlag von Josselin de Jong (1924) von peritonealer Adenose, Adenomyose und Adenomyomatose zu sprechen. Da die histologische und funktionelle Übereinstimmung mit der Uterusschleimhaut jetzt allgemein anerkannt wird, wozu neben den Drüsen vor allem das charakteristische interglanduläre Gewebe wesentlich beiträgt, würde ich als bezeichnendste Ausdrücke Endometriosis. Endometriomyosis und Endometriomyomatis peritonealis ansehen[1]).

Schließlich seien als Fundstellen außer von genitalen Lokalisationen angeführt: Appendix (Hueter, Suzuki, Dougal), Dickdarm, besonders Sigmoideum (R. Meyer, Hueter, Cullen, Lauche, Tobler, Josselin de Jong), Dünndarm (Josselin de Jong), Nabel (Lauche, Tobler), Laparotomienarben (Lauche, Mark, Hedinger, Tobler).

Die Möglichkeit, daß von solchen Bildungen aus Karzinome entstehen können, wie es Sampson für manche Ovarialkarzinome annimmt, kann nicht bestritten werden.

Zysten und Geschwülste.

Zystenbildungen stehen zu den Geschwülsten in so enger Beziehung und vielfach ist die Grenze zwischen beiden so schwer zu ziehen, daß sie zusammen besprochen werden müssen. Ziemlich häufig finden sich oft zahlreiche bis erbsengroße Zysten am weiblichen Beckenperitoneum; besonders an Tuben und Ligamentum latum. Sie entstehen vom Deckepithel (Serosazysten) durch Einstülpung, Wucherung und zystische Umwandlung (R. Meyer) nach Entzündungen, in der Bildungsweise ähnlich wie bei Ureteritis usw. cystica. Wenn auch zweifellos das Beckenperitoneum für diese auch an den Hodenhüllen

---

[1]) Nachtrag: In einer inzwischen (Virchows Arch. Bd. 251, 1925) gemeinsam mit de Snoo verfaßten Arbeit empfiehlt de Josselin de Jong unter Aufgabe seiner früheren Vorschläge ebenfalls die Bezeichnungen Endometriosen für die diffusen, Endometrioma bzw. Endometriomyoma für die umschriebenen Formen anzunehmen. Die von der Uterusschleimhaut selbst ausgehenden will er durch das Beiwort simplex, die sonstigen durch peritonealis, umbilicalis, inguinalis usw. kennzeichnen. Zu seinem früheren oben erwähnten Fall solcher Wucherungen am Dünndarm liefert er den bemerkenswerten Nachtrag, daß sich in den Ovarialzysten stellenweise endometroides Gewebe nachweisen ließ. Ferner beschreibt er ausführlich einen Fall von ausgeprägter dezidualer Umwandlung solcher Wucherungen unter der Uterusserosa, durch die sogar ein Geburtshindernis bedingt war, und an den Adnexen. Obwohl beide Verfasser den Charakter echter Uterusschleimhaut betonen, wenden sie sich doch gegen die Sampsonsche Hypothese und leiten die Wucherungen von Derivaten des Cölomgewebes ab, welche die Fähigkeit Gewebe von Müllerschen Gängen zu bilden, behalten haben. In ihren Fällen konnten sie ein mechanisches Abflußhindernis für das Menstrualblut durch Lageanomalien oder Myome in der Regel nicht nachweisen; auch bestand meist keine Dysmenorrhöe. Es waren also die von Sampson angenommenen Bedingungen für eine retrograde Menstruation nicht gegeben. Deziduabildung in einem Bauchdeckentumor bei Gravidität sah auch Amos (Zeitschr. f. Geburtsh. u. Gynäkol. 54, 1904).

vorkommende Form besonders disponiert ist, so ist doch die Möglichkeit zuzugeben, daß gelegentlich die Deckzellen auch an anderen Stellen Zysten bilden können (KARAS, BORST). Zum Teil werden subseröse Zysten des Beckenperitoneums auf Reste der Urniere und des WOLFFschen Ganges bezogen. Besonders im Mesenterium, aber auch im großen Netze und Mesokolon werden Zysten mannigfachster Größe und verschiedensten Ursprunges beobachtet. Überwiegend handelt es sich um Lymphzysten mit serösem oder chylösem Inhalt, die uni- oder multilokulär sein können. Ist eine Auskleidung mit plattem Endothelbelag erhalten, sind in der Wand glatte Muskelfasern, ev. im hypertrophischem Zustande (M. B. SCHMIDT) oder lymphadenoides Gewebe vorhanden, so ist die Diagnose betreffs ihrer Herkunft einwandfrei. Allerdings ist damit noch nicht entschieden, ob es sich nur um Erweiterung präformierter Lymphbahnen, um Retentionszysten ev. auch zystisch entartete Lymphdrüsen handelt, oder ob echte geschwulstartige Lymphangiome oder Chylangiome vorliegen. Bei letzteren muß der Nachweis von Gefäßneubildungen und proliferierendem Stroma verlangt werden.

Die Neubildung von Lymphgefäßen (WEGNER) wird dabei auf 2 verschiedene Arten angenommen, entweder durch Spaltbildungen zwischen soliden Lymphendothelwucherungen (homoplastische Neoplasie) oder durch Bildung von Lymphräumen, sei es durch Spaltbildung, sei es durch Einsprossen junger Lymphkapillaren in ein Granulationsgewebe (heteroplastische Neoplasie). Auch hierbei kommen sekundäre Dilatationen durch Stauung des Inhaltes in Betracht, so daß teleangiektatische, kavernöse und besonders häufig zystische Partien entstehen können. Sie können sich auch multipel in der Bauchhöhle finden. An und für sich gutartig, können sie durch ihre Lokalisation oder Größe Beschwerden machen, auch die Darmwand durch Druckatrophie zerstören, so daß Lymphorrhöe in den Darm auftreten und Infektionsgefahr bedingt werden kann. Noch schwieriger sind manche ausgedehnten vielzystischen geschwulstartigen Bildungen zu beurteilen, besonders wenn sie schleimigen Inhalt enthalten. BORST glaubt bei einem Endotheliom die gefundenen Zysten durch schleimige Sekretion abgeschnürter Deckzellen entstanden, doch ist die schleimbildende Fähigkeit der Deckzellenabkömmlinge noch keineswegs sicher bewiesen. Das von HENKE beschriebene Lymphangiom, sowie das von ERNST und NAGER veröffentlichte polyzystische Lymphangioendotheliom sind nach unseren heutigen Kenntnissen vielleicht in das Gebiet der Pseudomyxome e processu vermiforme zu rechnen, obwohl im letzteren Falle chemisch weder Muzin noch Pseudomuzin nachgewiesen werden konnten. Über die Zysten und Pseudozysten bei Pseudomyxom ist bei diesem gesprochen worden. Blutzysten, deren Inhalt aus frischem oder umgewandeltem Blute besteht, können aus traumatischen Hämatomen, aus Blutungen in Lymph- und Chyluszysten, vielleicht auch aus hämorrhagisch erweichten Lipomen entstehen. Bei metastatischer Krebsaussaat auf dem Bauchfell kommen epitheliale Zystenbildungen vor, ebenso bei den in ihrer Deutung allerdings schwierigen als primäre Peritonealgeschwülste aufgefaßten Tumoren, bei denen von manchen (BIRCH-HIRSCHFELD, ROSENBACH) ein Ursprung von versprengten Darmkeimen angenommen wird. Sicher mit Entwicklungsstörungen zusammenhängend sind die Enterokystome von versprengten Keimen des Darmes (RÖGNER) oder Ösophagus (HEDINGER). Sie sitzen mit Vorliebe in der Nähe des MECKELschen Divertikels, oft in direkter Verbindung mit dem Nabel (Dottergangszysten) und können zu Adenom- und Karzinombildungen Veranlassung geben (ROTH, RUNKEL). Ihre Wand wiederholt mehr oder weniger den Aufbau des normalen Darmrohres. Sehr selten sind retroperitoneale Zysten von versprengten Lungenanlagen (Bauchlunge), die ihren Sitz links zwischen Wirbelsäule und Nebenniere

haben und die Elemente eines zystisch dilatierten Bronchialbaumes aufweisen
(Beneke). Sodann kommen Dermoide und dreikeimblättrige Teratome bis
zu richtigen fetalen Inklusionen vor. Sie sitzen besonders retroperitoneal
(Winkler). Von Parasiten bilden Zystizerken und Echinokokken zystische
Gebilde in der Bauchhöhle.

Von echten Geschwülsten der Stützsubstanzen kommen primär besonders
in Netz, Mesenterium und retroperitonealem Gewebe, gelegentlich aber auch
an anderen Stellen Lipome, Myxolipome, Fibromyxome, Fibromyxolipome,
Lipomyxosarkome, Rundzellen-, Spindelzellen- und Fibrosarkome, Xantho-
lipome, Fibroxanthosarkome, Myome und Neuromyome vor. Von den
Lymphangiomen und Chylangiomen war oben schon die Rede, desgleichen von
den auf Entwicklungsstörungen beruhenden Kombinationsgeschwülsten, Der-
moiden und Teratomen, die häufig zystisch, aber auch solide auftreten können,
z. B. malignen Adenomyomen, die wohl auf Urnierenkeime vielleicht auch auf
versprengte Darmkeime bezogen werden müssen. Die größte Schwierigkeit
in der Beurteilung und Einreihung machen primäre maligne Peritonealgeschwülste
mit diffuser Ausbreitung, wodurch das ganze Bauchfell schwielig, weißlich
verdickt oder geschrumpft sein kann und alle Organe in diese Geschwulstmassen
eingebacken sein können. Meist besteht dazwischen ein seröser oder pseudo-
chylöser Erguß, gelegentlich mit Fibrinauflagerungen. Im mikroskopischen
Bilde finden sich Stränge und Haufen von Geschwulstzellen, die ein sehr verschiedenes Aussehen haben können. Zum Teil sind sie flach, endothelartig,
zum Teil kubisch und polymorph, zum Teil aber auch zylindrisch, an echte
Epithelien erinnernd. Oft tritt die Neigung der Geschwulstzellen hervor sich der
Unterlage flächenförmig aufzulagern. Gelegentlich finden sich Nekrosen. Infil-
trierendes Wachstum ist stets nachweisbar, Metastasenbildung selten. Der
Deckzellenbelag des Peritoneums fehlt oder ist nur in kleinen Resten nachweisbar.
Der einwandfreie Nachweis, von welchen Zellen die Geschwulst abstammt,
ist schwer zu führen. Viele leiten sie von den Lymphgefäßen ab, so daß man sie
als Lymphangioendotheliome bezeichnen müßte. Für eine Reihe von Fällen
ist aber jedenfalls die Herkunft von den Deckzellen sehr wahrscheinlich gemacht.
Nicht nur die Form und das Verhalten der Zellen, sondern auch ihre Ausbreitung oberhalb der elastischen Lamellen der Serosa (Herzog) spricht bei
diesen Fällen dafür. Bei dieser Ableitung wird die Bezeichnung Endotheliom
besser vermieden und durch Mesotheliom oder nach Marchand durch „maligne
Deckzellengeschwulst" oder „malignes Peritonealepitheliom" ersetzt. Es besteht eine nahe Verwandtschaft zu den entsprechenden Pleurageschwülsten.
Ob allerdings auch die selten beobachteten primären gallertigen Krebse von den
Deckzellen abgeleitet werden dürfen, ist fraglich, da die schleimbildende Fähigkeit der Deckzellen nicht sicher bewiesen ist. Bei ihnen muß, natürlich unter
der Voraussetzung, daß ein Pseudomyxom ausgeschlossen ist, auch an einen
Ursprung von fetal abgesprengtem Darmepithel gedacht werden (Rosenbach),
was Ribbert auch für andere Formen offen läßt.

Sekundäre Geschwülste auf dem Bauchfell kommen häufig vor. Relativ
selten sind es Sarkome, die zu multipler Geschwulstaussaat führen. Häufiger
sind Metastasen melanotischer Geschwülste der Haut oder des Auges, die das
ganze Bauchfell in dichtester Weise durchsetzen können. Aus dem
Geschwulstgewebe kann dabei das melanotische Pigment in benachbartes
Fett- und Bindegewebe, sowie in die Lymphbahnen resorbiert werden und
dadurch eine mehr oder weniger diffuse schwärzliche Färbung hervorrufen.
Sehr oft werden Metastasen epithelialer Geschwülste beobachtet. Die Implantationen von Ovarialkystomen sind beim Pseudomyxom besprochen
worden; in ähnlicher Weise können auch papilläre Geschwülste des Eier-

stocks sich auf dem Bauchfell disseminiert ansiedeln, ohne im übrigen die destruierenden und metastasierenden Eigenschaften echter maligner Geschwülste aufzuweisen. Bei Karzinomen der Bauchorgane kommt es häufig zu einem sekundären Befallensein des Bauchfells, so besonders von Krebsen des Magens, des Darmes, vor allem des Rektum, der Gallenblase und Gallengänge, des Pankreas, der Ovarien, des Uterus. Aber auch von entfernteren Organen, insbesondere von Mammakrebsen, wohl meist von der Pleura übergreifend, seltener hämatogen können Peritonealmetastasen entstehen. Die Krebse können entweder kontinuierlich auf das Bauchfell übergreifen und sich infiltrierend im subserösen Gewebe weiterverbreiten, wobei beträchtliche Verdickungen und Knotenbildungen und bei szirrhösen Formen harte Schrumpfungen entstehen. Oder es kommt zu einer Aussaat von der Peritonealoberfläche aus durch frei in die Bauchhöhle gelangte lebende und implantationsfähige Krebszellen. Diese siedeln sich mit Vorliebe entweder dem Gesetze der Schwere folgend in den tiefsten Partien, also besonders im DOUGLASschen Raume oder in den Ovarien an, oder sie werden mit dem Resorptionsstrome an das Zwerchfell und das große Netz geführt. Häufig zeigt auch die Verbreitungsweise, daß die bei der Peristaltik vor dem Scheuern und Reiben geschützten Stellen die Ansiedlung begünstigen, so Nischen und die Hohlkehlen am Ansatze des Darmes an das Peritoneum, wo die Metastasen in perlschnurartiger Form aneinandergereiht sein können. Die Art ihrer Ansiedlung ist von MISUMI genauer verfolgt. Die verschleppten Krebszellen siedeln sich zuerst flächenhaft auf der Oberfläche des Bauchfells an und wuchern dann zu Knötchen. Entweder dringt nun wucherndes junges Bindegewebe aus den subserösen Schichten in das Epithel ein und liefert ihnen Stroma, oder die Krebszellen wachsen selbst in die Tiefe und erzeugen im subserösen Fettgewebe eine stromabildende Bindegewebswucherung. Auch in die Lymphgefäße können sie passiv resorbiert werden (SUZUKI) oder aktiv einwuchern, wovon eine Weiterverbreitung ausgehen kann. Sämtliche histologischen Krebsformen, sowohl medulläre wie szirrhöse, alveoläre, adenomatöse und gallertige Krebse können Peritonealmetastasen setzen. Die Aussaat selbst kann sehr verschiedenen Anblick darbieten. Während in manchen Fällen zahlreiche, kleine grauweiße oder weiße, meist stark prominierende Knötchen auf dem fast reizlosen Peritoneum ausgesät sind, (miliare Karzinose) beteiligen sich in anderen Fällen entzündliche Erscheinungen in wechselnder Stärke, wie entzündliche Rötung, seröse, gelegentlich auch sero-fibrinöse häufig hämorrhagische Exsudationen, sowie adhäsive Prozesse (karzinomatöse Peritonitis). In beiden Fällen kann der makroskopische Anblick dem einer Miliartuberkulose des Peritoneums und der tuberkulösen Peritonitis sehr ähnlich sehen. Die Krebsknötchen lassen Verkäsungsnekrose in der Regel vermissen. Oft werden die Krebsknoten größer und fließen zu platten Knoten und diffusen Infiltraten zusammen, die die Eingeweide ummauern und verbacken können. Bei schrumpfenden Formen können Verengerungen, Verkürzungen des Mesenteriums, durch Tiefenwachstum weitere Störungen (Stenosen der Ureteren, Venenverschlüsse usw.) bedingt sein. Sehr häufig wird das große Netz mehr oder weniger diffus durchsetzt und zu einer derben Platte oder einem derben, geschrumpften wurstförmigen Gebilde umgewandelt. Ferner sieht man oft die Lymph- und Chylusgefäße mit Geschwulstmassen gefüllt (Lymphangitis carcinomatosa), sowie die Lymphdrüsen metastatisch erkrankt. Bei Besprechung des Ascites chylosus ist erwähnt, daß er sich bei solchen Fällen vorfinden kann. Andererseits ist dort auch beschrieben, wie durch Verfettung der Geschwulstzellen ein Ascites pseudochylosus zustande kommen kann. Außer den Stenosen und Immobilisierungen des Darmes durch diffuse Krebswucherung an der Darmserosa können die am Mesenterialansatz sitzenden Metastasen durch Wachstum und Schrumpfung lokale Stenosen am Darm hervorrufen und durch Einbruch in den Darm bakterielle Infektionsmöglichkeiten schaffen. Die von LEYDEN zuerst beobachtete, und seitdem gelegentlich in Punktionsflüssigkeiten bei karzinomatöser Peritonitis gefundene, von SCHAUDINN Leydenia gemmipara genannte Amöbenart ist nach ihrer Herkunft noch ungeklärt, aber zweifellos sekundärer Natur.

XII. Tierische Parasiten.

der Bauchhöhle können aus Öffnungen im Darmkanal stammen, mit dem Blut- oder Lymphstrom hineingelangen oder auf dem Wege durch die Tuben einwandern. Letzteres wird man von Oxyuren annehmen können, die mehrfach

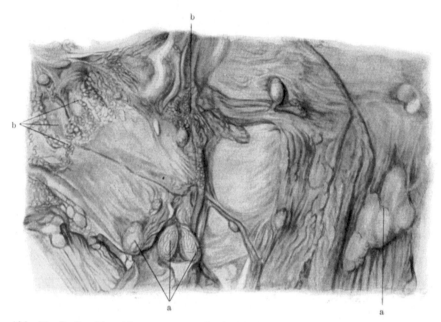

Abb. 12. Peritonitis echinococcosa. a Große Echinokokkusblasen. b Kleine Zysten und Knötchen. (Berliner pathol. Institut. S.-N. 1024, 24.)

in Fremdkörpertuberkel eingekapselt gefunden worden sind (CHIARI, KOLB, SCHNEIDER). Auch Askarideneier wurden von SEHRT im Abszeßeiter des kleinen Netzes und in peritonealen Knötchen gefunden. Abgekapselte Tänieneier sah HELBIG. Häufiger scheinen bei der japanischen Schistosomiasis in Fremdkörpertuberkel abgekapselte Parasiteneier vorzukommen (TSUCHIJA, TSUNODA). Pentastomen und Zystizerken können sich ebenfalls finden. Größere Bedeutung kommt aber nur dem Echinokokkus zu, der primär und sekundär in der Bauchhöhle auftreten kann. Der primäre ist meist solitär und sitzt häufig im Netz, der sekundäre entsteht durch Platzen eines Parasiten der Leber, seltener der Milz und Nieren und kann auch durch Punktion oder durch Operationen (MADELUNG) verbreitet werden. Sie siedeln sich mit Vorliebe der Schwere folgend im Becken an. Um Membranstücke und Häkchen aus rupturierten Echinokokkusblasen können sich Fremdkörpertuberkel entwickeln (DE QUERVAIN, LEHNE, RIEMANN).

Ein besonders großartiger Fall von Echinokokkenaussaat in der Bauchhöhle mit ausgedehnter und mannigfaltiger Fremkörperperitonitis wurde vor einiger Zeit im Berliner pathologischen Institut beobachtet, wovon Herr Geheimrat LUBARSCH mir die Angaben und Abbildungen (Abb. 12—15) überlassen hat.

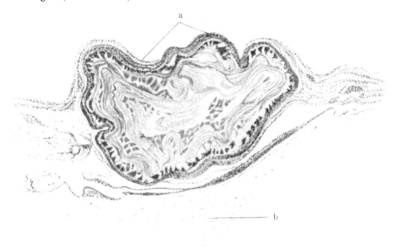

Abb. 13. Obsoleter Echinokokkus am Netz. a Echinokokkusmembran mit Riesenzellen. b Netz. (Zeiß Obj. C. Oc. 3.) S.-N. 1024, 24.

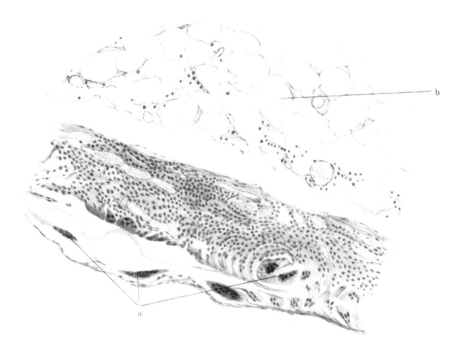

Abb. 14. Fremdkörperriesenzellen (a) um Trümmer von Echinokokkusmembranen am Netz (b). (Zeiß Obj. C. Oc. 3.) S.-N. 1024, 24.

Es handelt sich um eine 71jährige Frau, die an Leberechinokokkus litt und am 13. 10.
1914 starb (S.-Nr. 1024, 24). Die anatomische Diagnose lautete: Weit über manns-
kopfgroße Echinokokkuszyste der Leber, vorwiegend dem linken Lappen
angehörig. Mehrfache, zum Teil verkalkte Echinokokken des rechten Lappens, Durchbruch einer großen rechtsseitigen Zyste in die Bauchhöhle und
Aussaat zahlreicher Bläschen und Blasen mit ausgebreiteter rezidivierender
Fremdkörperperitonitis und Organisation zahlreicher Bläschen an Netz,
Zwerchfell, Milzkapsel, seitlicher Bauchwand, sowie im Douglasschen
Raume. Perimetritische und oophoritische Verwachsungen.

Neben den mandel- und haselnußgroßen typischen, von Bindegewebe umhüllten Echinokokkusblasen in Netz, Darmserosa usw. fanden sich außerordentlich zahlreiche zum Teil

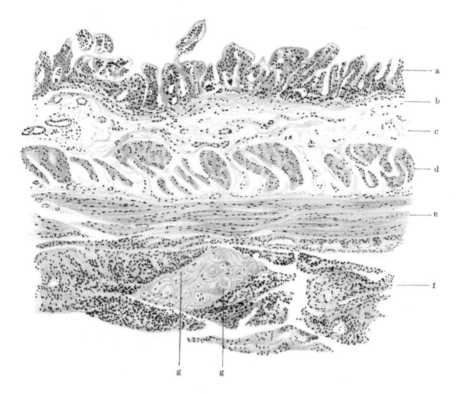

Abb. 15. Knötchen um Reste von Echinokokkenmembranen auf Darmserosa. a Mukosa,
b Muscularis mucosae, c Submukosa, d Muscularis interna, e Muscularis externa, f Serosa
mit Granulationen um Echinokokkusreste, g Reste aufgerollter Membranen.

dicht gestellte nur stecknadelkopfgroße graue Knötchen, die nicht deutlich als Hohlgebilde
zu erkennen waren, so daß man, da auch eine verkalkte Tuberkulose eines bronchialen
Lymphknotens, schieferige Induration der rechten Lungenspitze und rechtsseitige strangförmige Pleuraverwachsungen bestanden; an die Möglichkeit einer tuberkulösen Bauchfellentzündung neben der Echinokokkenperitonitis dachte. Die mikroskopische Untersuchung
ergab aber, daß es sich auch hier um Fremdkörperknötchen handelte, nur daß die kleinsten
Knötchen sich von den größeren durch ihren beträchtlichen Zellreichtum und die Mannigfaltigkeit der Zellen unterschieden. Wo größere Echinokokkenmembranen vorhanden
waren, lagen ihnen unmittelbar zahlreiche Riesenzellen an, und es folgte dann abkapselndes
kollagenes Bindegewebe, während dort, wo nur noch geringe, meist aufgerollte Reste
von Membranen sich fanden, oder selbst diese fehlten, die Zellen vom Typus der
Lymphozyten überwogen und Riesenzellen fehlten. Die größeren und kleineren noch
Fremdkörper enthaltenden Knötchen waren völlig blutgefäßfrei, während die kleinsten
keine Fremdkörper mehr enthaltenden zahlreiche Kapillaren aufwiesen, überhaupt einem
frischen Granulationsgewebe entsprachen.

Auch im extraperitonealen Bindegewebe, besonders des Beckens kommen Echinokokken vor. Sie können in benachbarte Hohlorgane einbrechen, gelegentlich auch ein Geburtshindernis (GUSSAKOW) darstellen.

Literatur.

Allgemeine Zusammenfassungen.
Lehrbücher der pathologischen Anatomie.

BAUER: ZIEMSSENS Handb. d. spez. Pathol. u. Therap. Bd. 8. - COURTOIS-SUFFIT: CHARCOT-BOUCHARD-BRISSAUDS Traité de méd. Tome 3. — EBSTEIN: Handb. d. prakt. Med. Bd. 2. -- EWALD, D.: Krankheiten des Darmes und des Bauchfells. Berlin 1902. - KÖRTE: Handb. d. prakt. Chir. Bd. 3, Abt. 1. -- NOTHNAGEL: NOTHNAGELS spez. Pathol. u. Therap. (2) Bd. 17. 1903. ROBINSON: The peritoneum. Chicago 1899.

Anatomie und Histologie.
Lehr- und Handbücher der Entwicklungsgeschichte, der systematischen und topographischen Anatomie und der Histologie.

v. BARDELEBEN: Artikel Bauchhöhle in EULENBURGS Realenzyklopädie (4). Bd. 2. 1907. — BORST: Würzburg 1897 und Ergeb. d. allg. Pathol. u. pathol. Anat. Bd. 4. 1899. -- v. BRUNN: Beitr. z. pathol. Anat. Bd. 30. 1901. BÜTTNER: Beitr. z. pathol. Anat. u. z. allg. Pathol. Bd. 25. 1899. -- CORNIL et RANVIER: Manuel d'histol. pathol. (3). 1907. - KOLOSSOW: Arch. f. mikroskop. Anat. Bd. 42. — KROMPECHER: Beitr. z. pathol. Anat. Bd. 37. 1905. — KÜTTNER: BRUNS Beitr. z. klin. Chirurg. Bd. 40. 1903. - MARCHAND: Wundheilung in Dtsch. Chirurg. Bd. 16. 1901 u. Beitr. z. pathol. Anat. u. z. allg. Pathol. Bd. 69. 1921 u. Hdb. d. allg. Path. Bd. 4, Abt. 2. 1924. MERKEL: Ergebn. d. allg. Pathol. u. pathol. Anat. Bd. 1. 1910. - DERSELBE: Ergebn. d. allg. Pathol. u. pathol. Anat. Bd. 9. Abt. 2. 1903. — MÖNCKEBERG: Beitr. z. pathol. Anat. u. z. allg. Pathol. Bd. 34. 1903. — MUSCATELLO: VIRCHOWS Arch. f. pathol. Anat. u. Physiol. Bd. 142. 1895. - ROLOFF, P.I. Tübingen. Bd. 2. 1896. SCHOTT: Arch. f. mikroskop. Anat. Bd. 74. 1909. STROMBERG: Folia urologica. Bd. 4. WEIDENREICH: Arch. f. mikroskop. Anat. Bd. 73. 1909.

Sensibilität des Bauchfells.
BRÜNING: Dtsch. med. Wochenschr. 1921. Nr. 22. — HAIM: Zentralbl. f. Chirurg. 1908. Nr. 11. KAST und MELTZER: Berl. klin. Wochenschr. 1907. Nr. 19. - LENNANDER: Mitt. a. d. Grenzgeb. d. Med. u. Chirurg. Bd. 10. 1902. — PROPPING: Beitr. z. klin. Chirurg. Bd. 63. 1909. -- RITTER: Arch. f. klin. Chirurg. Bd. 90. 1909 u. Zentralbl. f. Chirurg. 1908. Nr. 20. - WILMS: Dtsch. Zeitschr. f. Chirurg. Bd. 100. 1909.

Lipoide im Mesenterium.
HIRSCH: Frankf. Zeitschr. f. Pathol. Bd. 10. 1912. LUTZ: Mitt. a. d. Grenzgeb. d. Med. u. Chirurg. Bd. 7. 1914. SCHLAGENHAUFER: Zentralbl. f. allg. Pathol. u. pathol. Anat. 1907. Nr. 22. VERSÉ: Beitr. z. pathol. Anat. Bd. 52. 1912.

Peritoneale Transsudation.
COHNSTEIN: VIRCHOWS Arch. f. pathol. Anat. u. Physiol. Bd. 135. 1894 u. Ergebn. d. allg. Pathol. u. pathol. Anat. Bd. 3. 1896. KLEMENSCIEWIZ: Handb. d. allg. Pathol. Bd. 2, Abt. 1. 1912. SCHRADER: Dtsch. Zeitschr. f. Chirurg. Bd. 70. - WEGNER: Arch. f. klin. Chirurg. Bd. 20. 1876.

Bakterizide Eigenschaften.
BRISCOE: ORTH-Festschrift 1903. PFEIFFER: Zeitschr. f. Hyg. u. Infektionskrankh. Bd. 16, 18 u. 20. - PANSINI: Beitr. z. pathol. Anat. u. z. allg. Pathol. Bd. 12. 1893. -- STERN: Zeitschr. f. klin. Med. 18. - TIETZE: Mitt. a. d. Grenzgeb. d. Med. u. Chirurg. Bd. 5. 1899.

Großes Netz.
ALBRECHT: Monatsschr. f. Geburtsh. u. Gynäkol. Bd. 20. -- DANIELSEN: Beitr. z. klin. Chirurg. Bd. 54. 1901. - FRÖHLICH: Zeitschr. f. Immunitätsforsch. u. exp. Therap., Orig. Bd. 20. 1914. HEGER: Arch. internat. de Physiol. I, 1. — HEUSNER: Münch. med. Wochenschrift 1905. Nr. 24. KLEIN: Monatsschr. f. Geburtsh. u. Gynäkol. Bd. 50. 1919. --

KOCH: Zentralbl. f. Bakteriol., Parasitenk. u. Infektionskrankh., Bd. 85. Abt. 1 Orig. 1921.
— PIRONE: Rif. med. 1903. Nr. 18. — DE RENZI et BOERI: Rif. med. 1903. Nr. 2 u. Berl.
klin. Wochenschr. 1903. — ROGER: Soc. de biol. 1898. — SCHIEFFERDECKER: Dtsch. med.
Wochenschr. 1906. Nr. 25. — SEIFERT: Arch. f. klin. Chirurg. Bd. 116. 1921. — SUZUKI:
VIRCHOWS Arch. f. pathol. Anat. u. Physiol. Bd. 202. 1910.

Reparation, Transplantation, Plastik.

BUSCI: Lo Sperimentale. 1903. Nr. 5. — CARNOT et CORNIL: Sem. méd. 1898. — EGGERS:
Dtsch. Zeitschr. f. Chirurg. Bd. 173. 1922. — GIRGOLAFF: Zentralbl. f. Chirurg. 1906. —
KOLACZEK: BRUNS Beitr. z. klin. Chirurg. Bd. 78. 1912. — SCHÖNBAUER-ORATOR: Arch.
f. klin. Chirurg. Bd. 129. 1924. — TIETZE: BRUNS Beitr. z. klin. Chirurg. Bd. 25. 1899.

Elastizität des Bauchfells.

MORO: BRUNS Beitr. z. klin. Chirurg. Bd. 63. 1909.

Peritoneale Resorption.

ADLER und MELTZER: Zentralbl. f. Phys. 1896. — DERSELBE: Brit. journ. of exp. path.
med. Bd. 1. 1896. — ARBEITER: VIRCHOWS Arch. f. pathol. Anat. u. Physiol. Bd. 200. 1910. —
AUSPITZ: Med. Jahrb. Ges. d. Ärzte. Wien. 1871. — BECK: Wien. klin. Wochenschr. 1893.
Nr. 46. — CLAIRMONT und HABERER: Arch. f. klin. Chirurg. Bd. 76. 1905. — COHNHEIM
Zeitschr. f. Biol. Bd. 37. 1899. — DERSELBE: Zentralbl. f. Physiol. 1895. Nr. 9 u. PFLÜGERS
Arch. f. d. ges. Physiol. Bd. 63. 1896. — DANIELSEN: BRUNS Beitr. z. klin. Chirurg. Bd. 54.
1907. — DUBER et REMY: Journ. de l'anat. Bd. 18. 1882. — FABINI: Arch. ital. d. biol. Vol.
14. 1891. — FREYTAG: Arch. f. exper. Pathol. u. Pharm. Bd. 55. 1906. — GLIMM: Dtsch.
Zeitschr. f. Chirurg. Bd. 83. 1906. — HAMBURGER: Arch. f. Anat. u. Physiol. 1895 u. 1896
u. Beitr. z. pathol. Anat. u. z. allg. Pathol. Bd. 14. 1893. — DERSELBE: Die Resorption in
serösen Höhlen. Wiesbaden 1904. — HEIDENHAIN: PFLÜGERS Arch. f. d. ges. Physiol.
Bd. 62. 1896. — HOERMANN: Arch. f. Gynäkol. Bd. 75. 1905. — KLAPP: Mitt. a. d. Grenzgeb.
d. Med. u. Chirurg. Bd. 10. 1902. — LUDWIG und SCHWEIGGER-SEYDEL: Verhandl. d. Sächs.
Ges. d. Wiss. Leipzig, November 1866. — MAFUCCI: Gior. internat. d. sciencze med.
1882. — MELTZER: Americ. journ. of physiol. Vol. 22. — MENDEL: Americ. journ. of physiol
Vol. II, 2. — MUNK: Ergebn. d. Physiol. Bd. 1, Abt. 1. 1902. — MUSCATELLO: VIRCHOWS
Arch. f. pathol. Anat. u. Physiol. Bd. 142. 1896. — NOETZEL: Arch. f. klin. Chirurg.
Bd. 57. 1898 u. Beitr. z. klin. Chirurg. Bd. 46. 1905. — NOTKIN: VIRCHOWS Arch. f. pathol.
Anat. u. Physiol. Bd. 255. 1925 — ORLOW: PFLÜGERS Arch. f. d. ges. Physiol. Bd. 59.
1895. — PEISER: Beitr. z. klin. Chirurg. Bd. 51. 1906. — PRIMA: Mitt. a. d. Grenzgeb.
d. Med. u. Chirurg. Bd. 36. 1923. — RAJEWSKI: VIRCHOWS Arch. f. pathol. Anat.
u. Physiol. Bd. 64. 1875. — v. RECKLINGHAUSEN: VIRCHOWS Arch. f. pathol. Anat. u.
Physiol. Bd. 26. 1863. — ROTH: Arch. f. Anat. u. Physiol. 1899. — SCHNITZLER und
EWALD: Dtsch. Zeitschr. f. Chirurg. Bd. 41. 1895. — STARLING: Americ. journ. of physiol.
Vol. 19. 1896. — DERSELBE und TUBBY: Americ. journ. of physiol. Vol. 16. 1894. —
SULZER: VIRCHOWS Arch. f. pathol. Ana . u. Physiol. Bd. 143. 1896. — SUZUKI: VIRCHOWS
Arch. f. pathol. Anat. u. Physiol. Bd. 202. 1910. — WELLS-JOHNSTONE: Journ. of infect.
dis. 1907.

Aszites.

BERNHEIM: VIRCHOWS Arch. f. pathol. Anat. u. Physiol. Bd. 131. 1893. — CITRON:
Dtsch. Arch. f. klin. Med. Bd. 46. — EICHHORST: EULENBURGS Realenzyklopädie (4). 1907.
(Lit.) — HOFFMANN: VIRCHOWS Arch. f. pathol. Anat. u. Physiol. Bd. 128. — HÖPFNER:
Ergebn. d. Chirurg. u. Orthop. Bd. 2. 1910 (Lit.). — LITTEN: Dtsch. med. Wochenschr.
1887. Nr. 48, 49. — MORITZ: Münch. med. Wochenschr. 1902. Nr. 42. — NELKEN: (Schleimiger
Aszites). Dtsch. med. Wochenschr. 1924. Nr. 7. — OTT: Prag. Zeitschr. f. Heilk. 1896. Nr. 17.
— PASCHELES und REICHEL: Wien. klin. Wochenschr. 1896. Nr. 17. — PICKARDT: Berl.
klin. Wochenschr. 1897. Nr. 39. — QUINCKE: Dtsch. Arch. f. klin. Med. Bd. 30. 1882. —
ROSENBACH: Berl. klin. Wochenschr. 1890. Nr. 36 u. Münch. med. Wochenschr. 1901.
Nr. 14. — RUNEBERG: Berl. klin. Wochenschr. 1897. Nr. 33 u. Dtsch Arch. f. klin Med.
Bd. 34 u. 35. — SCHULTZ und MÖLLER: Dtsch. Arch. f. klin. Med. Bd. 76. 1903. — STÄHELIN:
Münch. med. Wochenschr. 1902. Nr. 34. — UMBER: Münch. med. Wochenschr. 1902. Nr. 28.
— WOLFF: Zeitschr. f. klin. Med. Bd. 42.

Ascites chylosus und pseudochylosus.

BARGEBUHR: Dtsch. Arch. f. klin. Med. Bd. 51. 1893. (Lit.). — BERNET: Arch. f. exper.
Pathol. u. Pharmkol. Bd. 49. 1903. — HARBITZ: Zentralbl. f. allg. Pathol. u. pathol. Anat.
Bd. 31. Nr. 23. 1921. — JOACHIM: Münch. med. Wochenschr. 1903. Nr. 44. — KAMIENSKI:

Jahrb. f. Kinderheilk. Bd. 41. 1896. — LETULLE: Rev. de méd. 1884. — LEYDHECKER: VIRCHOWS Arch. f. pathol. Anat. u. Physiol. B4. 134. 1893. — LION: Arch. de méd. exp. 1893. Nr. 3. — LÖFFLER: Schweiz. Korrespbl. 1912. Nr. 28. — MICHELS-MATTESOLI: Wien. klin. Wochenschr. 1900. Nr. 3. — MINKOWSKI: Arch. f. exper. Pathol. u. Pharmakol. Bd. 21. 1886 u. Berl. klin. Wochenschr. 1912. S. 38. — NIERIKER: Inaug.-Diss. Zürich 1911. — PAGENSTECHER: Dtsch. Arch. f. klin. Med. Bd. 72. 1902. — PERÉE: Thèse de Paris 1881. — POLZAKOFF: Fortschr. d. Med. 1903. Nr. 32. — QUINCKE: Dtsch. Arch. f. klin. Med. Bd. 16. 1875. — REICHENBACH: VIRCHOWS Arch. f. pathol. Anat. u. Physiol. Bd. 123. 1891. — RENVERS: Berl. klin. Wochenschr. 1890. — ROTMANN: Zeitschr. f. klin. Med. Bd. 31. 1897. — SCHMIDT-MÜLLHEIM: Arch. f. Anat. u. Physiol. 1877. Phys. Abt. S. 557. — SENATOR: Char.-Ann. Vol. 20. 1895. — SHAW: Journ. of pathol. Vol. 6. 1900. — SOMMER: Dtsch. Arch. f. klin. Med. Bd. 87. 1906. — STRAUS: Arch. de physiol. Vol. 7. 1886. — WALLIS und SCHÖLBERG: Quart. Journ. of med. Vol. 4. 1911. — WINCKEL: Arch. f. klin. Med. Bd. 17. 1876. — WOLFF: Beitr. z. Physiol. Bd. 5. 1905. — WHITLE: Brit. med. Journ. 30. Mai 1885.

Galle in der Bauchhöhle und gallige Peritonitis.

d'AGATA: Arch. de med. exp. Bd. 23. 1911. — ASKANAZY: Berl. klin. Wochenschr. 1913. Nr. 36. — BLAD: Arch. f. klin. Chirurg. Bd. 109. 1917. — CLAIRMONT und v. HABERER: Mitt. a. d. Grenzgeb. d. Med. u. Chirurg. Bd. 22. 1910. — DOBERAUER: Mitt. a. d. Grenzgeb. d. Med. u. Chirurg. Bd. 24. 1912. — EHRHARDT: Arch. f. klin. Chirurg. Bd. 74. 1904. — ERMER: Wien. klin. Wochenschr. 1915. Nr. 50. — FIEBICH: Wien. med. Wochenschr. 1920. Nr. 7. — FINSTERER: Med. Klinik. 1917. Nr. 51. — HUGEL: Beitr. z. klin. Chirurg. Bd. 83. 1913. — KÖNIG: Dtsch. med. Wochenschr. 1919. Nr. 5. — LAHR: Inaug.-Diss. München 1890. — LANDUA: Berl. klin. Wochenschr. 1915. Nr. 4. — LEVIN: Med. Klinik. 1913. S. 531. — LEWERENZ: Arch. f. klin. Chirurg. Bd. 71. 1903. — LOUROS: Inaug.-Diss. Bern 1919 (Lit.). — MADLENER: Beitr. z. klin. Chirurg. Bd. 83. 1913. — NAUWERCK-LÜBKE: Berl. klin. Wochenschr. 1913. Nr. 14. — NÖTZEL: Arch. f. klin. Chirurg. Bd. 93. u Chirurg. Kongr. 1910. — RISEL: Dtsch. med. Wochenschr. 1914. S. 1599. — RITTER: Arch. f. klin. Chirurg. Bd. 118. 1922. — SCHIEVELBEIN: Beitr. z. klin. Chirurg. Bd. 71. 1911. — SCHOEMAKER: Arch. f. klin. Chirurg. Bd. 113. 1919. — SICK und FRAENKEL: Beitr. z. klin. Chirurg. Bd. 84. 1913. — VOGEL: Wien. klin. Wochenschr. 1913. Nr. 28. — WAGNER: Dtsch. Zeitschr. f. Chirurg. Bd. 168. 1922. (Lit.). — WOLFF: Berl. klin. Wochenchr. 1912. Nr. 50.

Harn in der Bauchhöhle.

COHN: Dtsch. Zeitschr. f. Chirurg. Bd. 109. 1911. — RETZLAFF: VIRCHOWS Arch. f. pathol. Anat. u. Physiol. Bd. 229. 1920. (Lit.). — ROST: Münch. med. Wochenschr. 1917. Nr. 1. — WAGNER: Arch. f. klin. Chirurg. Bd. 44. 1892.

Peritonitis bei Urämie.

GÜTH: Inaug.-Diss. München 1914.

Fremdkörpereinheilung, experimentell.

BORST: Ergebn. d. allg. Pathol. u. pathol. Anat. Bd. 4. 1897. — DERSELBE: Verhandl. Dtsch., pathol. Ges. Bd. 2. 1899. — v. BRUNN: Beitr. z. pathol. Anat. u. z. allg. Pathol. Bd. 30. 1901. — v. BÜNGNER: Beitr. z. pathol. Anat. u. z. allg. Pathol. Bd. 19. 1896. — BURKHARDT: Arch. f. klin. Chirurg. Bd. 74. 1904. — HAMMERL: Beitr. z. pathol. Anat. u. z. allg. Pathol. Bd. 19. 1896. — HERZOG: Beitr. z. pathol. Anat. u. z. allg. Pathol. Bd. 61. 1916. — HINSBERG: VIRCHOWS Arch. f. pathol. Anat. u. Physiol. Bd. 152. 1898. — KOPÉC: Beitr. z. pathol. Anat. u. z. allg. Pathol. Bd. 35. 1904. — MARCHAND: (Wundheilung). Dtsch. Chirurg. Bd. 16. Stuttgart 1901 (Lit.) u. Handb. d. allg. Pathol. Bd. 4. Abt. 2. 1924. — DERSELBE: Beitr. z. pathol. Anat. u. z. allg. Pathol. Bd. 69. 1921. — MARTIN: Arch. de physiol. (2). Bd. 13. 1881. — MAYER: Arch. f. klin. Chir. Bd. 95. — MERKEL: Ergebn. d. allg. Pathol. u. pathol. Anat. Bd. 9, Abt. 2. 1905. (Lit.). — MIDDELDORPF: Zeitschr. f. klin. Med. Bd. 3. 1852. — MÖNCKEBERG: Beitr. z. pathol. Anat. Bd. 34. 1903. — MUSCATELLO: VIRCHOWS Arch. f. pathol. Anat. u. Physiol. Bd. 142. 1895. — PODWYSSOZKI: Beitr. z. pathol. Anat. u. z. allg. Pathol. Bd. 47. 1910.

Fremdkörpertuberkel und Fremdkörpereinheilung beim Menschen.

ASKANAZY: VIRCHOWS Arch. f. pathol Anat. u. Physiol. Bd. 146. 1896. — BRANDES: Mitt. a. d. Grenzgeb. d. Med. u. Chirurg. Bd. 19. — CHIARI: Prag. med. Wochenschr. 1902.

— Dubler: Virchows Arch. f. pathol. Anat. u. Physiol. Bd. 111. 1888. — Genersich: Virchows Arch. f. pathol. Anat. u. Physiol. Bd. 126. 1891. — Goebel: Zentralbl. f. Chirurg. 1920. S. 204. — Gyergyai: Beitr. z. pathol. Anat. u. z. allg. Pathol. Bd. 42. 1907. — Hanau: Schweiz. Korrespbl. Bd. 21. — Helbig: Dtsch. med. Wochenschr. 1900. Vereinsbeilage Nr. 4. — Kaspar: Dtsch. Zeitschr. f. Chirurg. Bd. 124. — Kolb: Zentralbl. f. Bakteriol., Parasitenk. u. Infektionskrankh., Abt. 1, Orig. 1902. Nr. 31. — Lehne: Arch. f. klin. Chirurg. Bd. 52. — Meyer: Beitr. z. pathol. Anat. u. z. allg. Pathol. Bd. 13. 1893. — Miura: Virchows Arch. f. pathol. Anat. u. Physiol. Bd. 116. 1889. — La Nouenne: Thèse de Paris 1913. — Pertik: Orvosi Hetilap 34 (ungarisch); zit. bei Gyergyai. — de Quervain: Zentralbl. f. Chirurg. 1897. Nr. 1. — v. Recklinghausen (unveröffentlicht): zit. bei Meyer. — Riemann: Beitr. z. klin. Chirurg. Bd. 24. — Rosenberger: Dtsch. Zeitschr. f. Chirurg. Bd. 153. 1920. — Roth: Frankfurt. Zeitschr. f. Pathol. Bd. 29. 1923 und Bd. 32. 1925. — Schneider: Zentralbl. f. Bakteriol., Parasitenk. u. Infektionskrankh., Bd. 36, Abt. 1. Orig. 1904. — Seht: Beitr. z. klin. Chirurg. Bd. 51. 1906. — Tsuchiza: Virchows Arch. f. pathol. Anat. u. Physiol. Bd. 193. 1908. — Tsunoda: Virchows Arch. f. pathol. Anat. u. Physiol. Bd. 197. 1909 u. Wien. med. Wochenschr. 1906.

Freie Körper.

Hoche: Arch. de méd. exp. 1910. Nr. 4. — Morpurgo: Ergebn. d. allg. Pathol. u. pathol. Anat. Bd. 12, S. 61 u. 252. 1908. — Neri: Policlinico 1904. Sez. chir. — Riedel: Münch. med. Wochenschr. 1905. Nr. 48. — Sultan: Virchows Arch. f. pathol. Anat. u. Physiol. Bd. 140. 1896. — Tomellini: Rif. med. 1904. Nr. 20.

Geplatzte Ovarialdermoide.

Duse: Annali di obstetr. e ginecol. 1909. — Fränkel, A.: Wien. med. Wochenschr. 1883. — Herzog: Beitr. z. pathol. Anat. u. z. allg. Pathol. Bd. 53. 1912. — Klein: Monatsschr. f. Geburtsh. Bd. 9. — Kolaczek: Virchows Arch. f. pathol. Anat. u. Physiol. Bd. 75. 1879. — Meyer: Schweiz. med. Wochenschr. 1924. Nr. 27. — Opitz: Zeitschr. f. Geburtsh. u. Gynäkol. Bd. 42 u. 47. — Pfannenstiel: Veits Handb. d. Gynäkol. (2). Bd. 4. 1908. — Roth: Frankf. Zeitschr. f. Pathol. Bd. 29. 1923. — Roth, W.: Beitr. z. pathol. Anat. u. z. allg. Pathol. Bd. 61. 1915. — Schroeder: Zeitschr. f. Geburtsh. Bd. 54. 1905.

Rupturiertes Zystadenom.

Meyer, C.: Beitr. z. pathol. Anat. u. z. allg. Pathol. Bd. 13.

Pseudomyxom vom Ovarium.

Askanazy: Virchows Arch. f. pathol. Anat. u. Physiol. Bd. 97. 1884. — Baumgarten: Virchows Arch. f. pathol. Anat. u. Physiol. Bd. 97. 1884. — Bender: Bull. et mém. de la soc. anat. de Paris. Tome 80. 1905. — Fischer, B.: Münch. med. Wochenschr. 1913. S. 1062. — Fraenkel, E.: Münch. med. Wochenschr. 1912. Nr. 21—22. — Goldschmtid: Arb. Pathol. Inst. Tübingen. Bd. 9. 1914. — Gorki: Inaug.-Diss. Breslau 1917. — Goursolas: Thèse de Lyon 1912. — Jaeger: Inaug.-Diss. Halle 1914. — Kretzschmer: Monatsschr. f. Geburtsh. u. Gynäkol. 1897. Ergänzungsh. — Küster: Monatsschr. f. Geburtsh. u. Gynäkol. Bd. 47. 1918. — Marchand: Münch. med. Wochenschr. 1907. Nr. 34, S. 1704. — Olshausen: Zeitschr. f. Geburtsh. u. Gynäkol. Bd. 9. 1885. — Peters: Monatsschr. f. Geburtsh. u. Gynäkol. Bd. 10. 1896. — Pfannenstiel: Veits Handb. d. Gynäkol. Bd. 3. 1898. — Polano: Monatsschr. f. Geburtsh. u. Gynäkol. Bd. 13. — Roth: Beitr. z. pathol. Anat. u. z. allg. Pathol. Bd. 61. 1916. — Seydel: Ergebn. d. allg. Pathol. u. pathol. Anat. Bd. 6. 1901. — Ssobolew: Frankf. Zeitschr. f. Pathol. Bd. 13. 1913. — Waltz: Dtsch. med. Wochenschr. 1891. S. 499. — Watts: The Lancet 1918. Nr. 22. — Westphalen: Arch. f. Gynäkol. Bd. 24. 1884. — Werth: Arch. f. Gynäkol. Bd. 24. 1884.

Pseudomyxom (vom Appendix).

Askanazy: Rev. méd. de la Suisse romande. Juni 1921. — Comolle: Frankf. Zeitschr. f. Pathol. Bd. 19. 1916. — Mc Connel: Intern. Clinices Tome 4, 17. 1904. — Deletrez: Rev. de gyn. et chir. Tome 21. 1913. — Fraenkel: Münch. med. Wochenschr. 1912. Nr. 21. — Goedel: Frankf. Zeitschr. f. Pathol. Bd. 26. 1922. — Goldschwend: Wien. klin. Wochenschr. 1909. S. 1717. — Gorki: Inaug.-Diss. Breslau 1917. — Hammesfahr: Dtsch. med. Wochenschr. 1913. S. 1501. — Honecker: Frankf. Zeitschr. f. Pathol. Bd. 4. 1910. — Hueter: Beitr. z. pathol. Anat. u. z. allg. Pathol. Bd. 41. 1907. — Kaufmann: Inaug.-Diss. München 1912. — Leontjew: Russky Wratsch 1913. Nr. 37. (Dtsch. med. Wochenschrift 1913. S. 2524.) — Loth: Bruns' Beitr. z. klin. Chirurg. Bd. 94. 1914. — Mercier-Bellevue: Thèse de Bordeaux 1911. — Merkel: Eregebn. d. allg. Pathol. u. pathol. Anat. Bd. 9, 2. 1903. Münch. med. Wochenschr. 1904. S. 1360. Verhandl. d. dtsch. pathol. Ges.

1910 (Diskussion). — MICHAËLSSON: Hygiea (Stockholm) Bd. 77. 1915. — MOORE: Brit. med. Journ. 1910. S. 1109. — NEUMANN: Berl. klin. Wochenschr. 1909. S. 15. — OBERNDORFFER: Verhandl. d. dtsch. pathol. Ges. 1906. — RICHTER: Zentralbl. f. allg. Pathol. u. pathol. Anat. Bd. 35, Nr. 11/12. 1926. — SABRAZÈS: Cpt. rend. des des séances de la soc. de biol. Tome 71, Nr. 72. 1911. — SCHILDHAUS: (vom Ductus omphalo-mesentericus). VIRCHOWS Arch. Bd. 244. 1923. — STURM: Frankfurt. Zeitschr. f. Pathol. Bd. 16. 1905. — TABOZZI: Arch. per le Sc. med. 1909. — TROTTER: Brit. med. Journ. 1910. S. 687. — WINTELER: Verhandl. pathol.-anat. Abt. Torgow-Kongreß St. Petersburg 1910. (Zentralbl. f. Pathol. 1910. S. 667.)

Mißbildung.

BILLIGHEIMER: Beitr. z. pathol. Anat. u. z. allg. Pathol. Bd. 66. 1920.

Mechanische Einwirkungen auf Peritoneum.
Luft.

WALTHARD: Zentralbl. f. Bakteriol., Parasitenk. u. Infektionskrankh., Abt. I Orig. Bd. 12, S. 372. — WEGNER: Arch. f. klin. Chirurg. Bd. 20. 1876.

Kontusion.

KIRSTEIN: Dtsch. Zeitschr. f. Chirurg. Bd. 57. — NOACK: Mitt. a. d. Grenzgeb. d. Med. u. Chirurg. Bd. 4. — WEICHSEL: Inaug.-Diss. Leipzig 1911. — WIELAND: Mitt. a. klin. d. Schweiz. Bd. 2, Abt. 7. 1895.

Bauchschüsse.

ENDERLEN und SAUERBRUCH: Med. Klinik 1915. Nr. 30. — PERTHES Münch. med. Wochenschr. 1915. Nr. 13 u. 14. — SCHMIEDEN: BORCHARDT-SCHMIEDEN Kriegschirurige. Leipzig 1917.

Blutungen.

BAWLIN: Med. Klinik. 1920. — BENZEL: Zentralbl. f. Gynäkol. 1917. Nr. 21 (Lit.) — FORSSNER: Arch. f. Gynäkol. Bd. 105. 1916. — FREUND, Zentralbl. f. Gynäkol. 1901. S. 727.— JASCHKE: Zentralbl. f. Gynäkol. 1910. Nr. 19 (Lit.). — LEDDERHOSE: Inaug.-Diss. Straßburg 1886. — LINDBOOM: Mitt. a. d. Grenzgeb. d. Med. u. Chirurg. Bd. 27. 1914. — MAAS: Med. Klinik 1921. Nr. 17 (Lit.) — NEUMANN: Dtsch. med. Wochenschr. 1909. Nr. 34. — SIMMONDS: Münch. med. Wochenschr. 1917. S. 1565. — WEBER: Inaug.-Diss. Straßburg 1917.

Fremdkörper-Peritonitis (s. a. S. 1117).

v. BÜNGNER: Beitr. z. pathol. Anat. u. z. allg. Pathol. Bd. 19. 1896. — HINSBERG: VIRCHOWS Arch. f. pathol. Anat. u. Physiol. Bd. 152. — MEYER: Beitr. z. pathol. Anat. u. z. allg. Pathol. Bd. 13. 1893. — MÖNCKEBERG: Beitr. z. pathol. Anat. u. z. allg. Pathol. Bd. 34.

Todesursache bei Peritonitis.

HEINEKE: Dtsch. Arch. f. klin. Med. Bd. 69. 1901. — ROMBERG-PAESSLER: Dtsch. Arch. f. kln. Med. Bd. 64. — THELEN: Ergebn. d. allg. Pathol. u. pathol. Anat. Bd. 13, Abt. 2. 1910.

Peritonitis.
Allgemeines.

ABRAMOW: Beitr. z. pathol. Anat. u. z. allg. Pathol. Bd. 23. 1898. — BIESALSKI: Berlin 1895. — BRUNZEL: Dtsch. Zeitschr. f. Chirurg. Bd. 113. 1915. — v. BRUNN: Zentralbl. f. allg. Pathol. u. pathol. Anat. Bd. 12. 1901 (Lit.). — Beitr. z. pathol. Anat. u. z. allg. Pathol. Bd. 30. 1901. — BUMM: Arch. f. Gynäkol. Bd. 36 u. Münch. med. Wochenschr. 1889. Nr. 42. — DÜRCK: Münch. med. Wochenschr. 1903. S. 1235. — ENDERLEN: Beitr. z. klin. Chirurg. Bd. 83. 1913. — FRAENKEL, A.: Dtsch. med. Wochenschr. 1884. S. 212. — FRAENKEL, E.: Münch. med. Wochenschr. 1890. S. 23 u. Wien. klin. Wochenschr. 1891. Nr. 13—15. — FROMME: VEITS Handb. d. Gynäkol. 2. Aufl. Bd. 4, Abt. 2. 1910. — v. KAHLDEN: Zentralbl. f. allg. Pathol. u. pathol. Anat. Bd. 13, Nr. 18 u. 19. — KLITZSCH: Inaug.-Diss. Leipzig 1912. — KÜNZEL: Münch. med. Wochenschr. 1904. Nr. 43. — KÜSTNER: Zentralbl. f. Gynäkol. 1890. Nr. 24 u. Münch. med. Wochenschr. 1899. Nr. 40. — LENANDER: Dtsch. Zeitschr. f. Chirurg. Bd. 63. 1902. — MARCHAND: Handb. d. allg. Pathol. Bd. 4, Abt. 2. 1924. — MEISEL: BRUNS Beitr. z. klin. Chirurg. Bd. 40. — MELCHIOR: Acta chir. scandinav. Vol. 54, Nr. 6. 1922. — v. MIKULICZ: Arch. f. klin. Chirurg. Bd. 73. 1904. — OLIVECRONA: Acta chirurg. scandinav. Vol. 54. Nr. 6. 1922. — ORTH: Berl. klin. Wochenschrift 1889. Nr. 43. Internat. klin. Rundschau 1890. Nr. 41. — Pawlowsky: Virchows Arch. f. pathol. Anat. u. Physiol. Bd. 117. 1889. — Peiser: Bruns Beitr. z. klin. Chirurg. Bd. 45. 1905. Bd. 51. 1906 u. Bd. 55. 1907. — Rauenbusch: Mitt. a. d. Grenzgeb. d. Med. u. Chirurg. Bd. 10. 1902. — Reichel: Dtsch. Zeitschr. f. Chirurg. Bd. 30. 1890. — Silberschmidt: Mitt. a. d. Kliniken d. Schweiz. Bd. 1, Abt. 5. 1893. — Tilger: Virchows Arch. f. pathol. Anat. u. Physiol. Bd. 138. — Waterhouse: Virchows Arch. f. pathol. Anat. u. Physiol. Bd. 119. 1890. — Weil: Ergebn. d. Chirurg. u. Orthop. Bd. 2. 1910 (Lit.). — Wieland: Mitt. a. d. Kliniken d. Schweiz. Bd. 2. Abt. 7. 1894. — Ziegler: München 1893 u. Beitr. z. pathol. Anat. u. z. allg. Pathol. Bd. 21.

Ausgangspunkte der Peritonitis.
Magen.
Brunner: Bruns Beitr. z. klin. Chirurg. Bd. 40. 1903.

Darm.
Kirstein: Dtsch. Zeitschr. f. Chirurg. Bd. 57. — Silberschmidt: Mitt. a. d. Kliniken d. Schweiz. Bd. 1, Abt. 5. 1893.

Dickdarmdivertikel.
Taylor-Lakin: Lancet 1910. Nr. 8.

Meckelsches Divertikel.
Brentano: Dtsch. med. Wochenschr. 1904. Nr. 38. — Hilgenreiner: Bruns Beitr. z. klin. Chirurg. Bd. 40. 1903.

Appendizitis.
Deaver: Philadelphia 1896. — Gouillioud et Adenot: Lyon méd. Tome 67. 1891. — Krogius: Jena 1901. — Heim: Arch. f. klin. Chirurg. Bd. 99. 1912. — Runeburg, P. I.: Arb. a. d. pathol. Inst. Helsingfors. Bd. 2. 1908.

Hernien und Durchlässigkeit der Darmwand.
Arnd: Mitt. a. d. Kliniken d. Schweiz. Bd. 1, Abt. 4. 1893. — Austerlitz und Landsteiner: Hyg. Rundschau 1899. Nr. 3. Zentralbl. f. Bakteriol. 1898. Nr. 7. — Bail: Arch. f. klin. Chirurg. Bd. 62. 1900. — Béco: Arch. de méd. exp. 1897. Nr. 9. — Boenneken: Virchows Arch. f. pathol. Anat. u. Physiol. Bd. 120. — Bosc et Blanc: Arch. de méd. exp. 1896. — Brentano: Dtsch. Zeitschr. f. Chirurg. Bd. 43. — Buchbinder: Dtsch. Zeitschr. f. Chirurg. Bd. 55. — Garré: Fortschr. d. Med. 1886. — Helmberger-Martina: Dtsch. Zeitschr. f. Chirurg. Bd. 74. 1904. — Ikonnikow: Ann. de l'Inst. Pasteur. Tom. 23. — de Klecki: Ann. de l'inst. Pasteur. 1895. p. 734. — Lubarsch: Ergebn. d. allg. Pathol. u. pathol. Anat. Bd. 1, Abt. 1. 1896. — Marcus: Zeitschr. f. Hyg. u. Infektionskrankh. Bd. 20. — Marfund et Bernard: Sem. méd. 1899. S. 166. — Neisser: Zeitschr. f. Hyg. u. Infektionskrankh. Bd. 26. 1896. — Oker-Blom: Zentralbl. f. Bakteriol., Parasitenk. u. Infektionskrankh., Abt. 1 Orig. Bd. 15. Nr. 16. — Posner-Cohn: Berl. klin. Wochenschr. 1900. Nr. 36. — Ritter: Inaug.-Diss. Göttingen 1890. — Rovsing: Zentralbl. f. Chirurg. 1892. S. 649. — Scharfe: Inaug.-Diss. Halle 1896. — Tard und Lanz: Mitt. a. d. Kliniken d. Schweiz. 1893. — Tietze: Grenzgeb. Bd. 5. 1899.

Pleura.
Burckhardt: Bruns Beitr. z. klin. Chirurg. Bd. 30. 1901.

Ductus thoracicus.
Löhlein: Virchows Arch. f. pathol. Anat. u. Physiol. Bd. 177.

Epiploitis.
Becker: Berl. klin. Wochenschr. 1913. Nr. 41. — Borrmann: Grenzgeb. Bd. 6. — Braun: Arch. f. klin. Chirurg. Bd. 63. — Holländer: Dtsch. med. Wochenschr. 1913. Nr. 18. — Peterhauwater: Arch. f. klin. Chirurg. Bd. 106. 1915. — Schnitzler: Wien. klin. Rundschau 1900. Nr. 1—3.

Netztorsion.
Litthauer: Dtsch. Zeitschr. f. Chirurg. Bd. 104. 1910. — Simon: Münch. med. Wochenschrift 1905. Nr. 41.

Histologie der Peritonitis.
Abramow: Beitr. z. pathol. Anat. u. z. allg. Pathol. Bd. 23. 1898. — Borst: Würzburg 1897. Berl. klin. Wochenschr. 1897. Nr. 10. — v. Brunn: Beitr. z. pathol. Anat.

u. z. allg. Pathol. Bd. 30. 1901. — Büttner: Beitr. z. pathol. Anat. u. z. allg. Pathol. Bd. 25. 1899. — Graser: Dtsch. Zeitschr. f. Chirurg. Bd. 27. 1888 u. Arch. f. klin. Chirurg. Bd. 80. 1898. — Grawitz: Virchows Arch. f. pathol. Anat. u. Physiol. Bd. 116. u Charité Ann. Bd. 11. p. 79. 1886. — Hauser: Dtsch. Arch. f. klin. Med. Bd. 50. 1892. — Heinz: Münch. med. Wochenschr. 1900. Nr. 7 u. Verhandl. d. dtsch. pathol. Ges. Bd. 2. 1899. — Herxheimer: Virchows Arch. f. pathol. Anat. u. Physiol. Bd. 162. — Marchand: Virchows Arch. f. pathol. Anat. u. Physiol. Bd. 145 u. Beitr. z. pathol. Anat. u. z. allg. Pathol. Bd. 69. 1921 u. Dtsch. Chirurg. Bd. 16. 1901 u. Verhandl. d. dtsch. pathol. Ges. Bd. 1. 1898, Bd. 2. 1899, Bd. 4. 1901, Bd. 16. 1913. — Neumann: Arch. f. mikroskop. Anat. Bd. 18. 1880. Virchows Arch. f. pathol. Anat. u. Physiol. Bd. 144 u. 146. 1896. — Orth: Zentralbl. f. allg. Pathol. u. pathol. Anat. 1896. Nr. 20. — Ricker: Virchows Arch. f. pathol. Anat. u. Physiol. Bd. 163. 1900. — Roloff, P. Inst. Tübingen 1896. — Sandberg: Inaug.-Diss. Freiburg 1900. — Schleiffarth: Virchows Arch. f. pathol. Anat. u. Physiol. Bd. 129. — Wagner: Arch. f. Heilk. Bd. 11. 1870. — Walbaum: Virchows Arch. f. pathol. Anat. u. Physiol. Bd. 162. — Weigert: Virchows Arch. f. pathol. Anat. u. Physiol. Bd. 79. 1880. — Ziegler: Zentralbl. f. pathol. Anat. 1896. Nr. 20 u. Beitr. z. pathol. Anat. u. z. allg. Pathol. Bd. 21.

Bauchnerven bei Peritonitis.

Askanazy: Verhandl. d. dtsch. pathol. Ges. Bd. 3. 1900. — Friedländer: Arch. f. klin. Chirurg. Bd. 72. — Laignet-Lavastine: Arch. de méd. exp. 1905. Nr. 1. — Strehl: Arch. f. klin. Med. Bd. 75. — Walbaum: Virchows Arch. f. pathol. Anat. u. Physiol. Bd. 162.

Retroperitoneale Entzündung.

Bittner: Wien. klin. Wochenschr. 1912. — Lorenz: Wien. klin. Rundschau 1904. Nr. 14. — Stromberg: Fol. urolog. 4.

Perforation.

Barbacci: Zentralbl. f. Pathol. Bd. 4. 1893. — Obé (bei Ruhr). Inaug.-Diss. Straßburg 1915.

Perforation bei Neugeborenen.

Askanazy: Virchows Arch. f. pathol. Anat. u. Physiol. Bd. 146. 1896. — Falkenheim-Askanazy: Jahrb. f. Kinderheilk. N. F. Bd. 34. — Genersich: Virchows Arch. f. pathol. Anat. u. Physiol. Bd. 126. 1891. — Paltauf: Virchows Arch. f. pathol. Anat. u. Physiol. Bd. 111. 1888. — Zillner: Virchows Arch. f. pathol. Anat. u. Physiol. Bd. 96. 1884.

Subphrenischer Abszeß.

v. Leyden: Zeitschr. f. klin. Med. Bd. 1. 1880. — v. Leyden-Renvers: Berl. klin. Wochenschr. 1892. Nr. 46. — Maydl: Wien 1894. — Meltzer: New York med. Journ. 1893. June 24.

Chronische Peritonitis.

Behrmann: Inaug.-Diss. Tübingen 1898 (Lit.). — Borchgrevink: Mitt. a. d. Grenzgeb. d. Med. u. Chirurg. Bd. 6. — Friedreich: Virchows Arch. f. pathol. Anat. u. Physiol. Bd. 58. — Kehl und Erb: Virchows Arch. f. pathol. Anat. u. Physiol. Bd. 246. 1923. Klebs: Arch. f. exp. Pathol. u. harmakol. Bd. 1. 1873. — Riedel: Mitt. a. d. Grenzgeb. d. Med. u. Chirurg. Bd. 2 u. Arch. f. klin. Chirurg. Bd. 57; Chirurg.-Kongr. 1898; Münch. med. Wochenschr. 1892; Arch. f. klin. Chirurg. Bd. 47. — Virchow: Virchows Arch. f. pathol. Anat. u. Phsiol. Bd. 5.

Peritonitis arenosa.

Borst: Geschwulstlehre. S. 379. — Verhandl. physik.-med. Ges. Würzburg Bd. 31. — Seifert: Frankfurt. Zeitschr. f. Pathol. Bd. 30. 1924. — Virchow: Virchows Arch. f. pathol. Anat. u. Physiol. Bd. 8 u. 160. 1900.

Peritonitis follicularis.

Hauser: Zentralbl. f. allg. Pathol. u. pathol. Anat. Sonderbd. zu Bd. 33. 1923. Festschrift f. M. B. Schmidt.

Pseudoxanthomatöse Peritonitis

Marschner: Arch. f. Gynäkol. Bd. 112. 1920.

Adhäsionen.

BUSCH-BIBERGEIL: Arch. f. klin. Chirurg. Bd. 87. — CORNIL: Arch. de méd. exp. 1897.
— DENK: Wien. klin. Wochenschr. 1911. — v. DEMBROWSKI: Arch. f. klin. Chirurg.
Bd. 37. — FREUND: Ergebn. d. allg. Pathol. u. pathol. Anat. Bd. 13, Abt. 2. 1910. — FROMME:
Zeitschr. f. Geburtsh. u. Gynäkol. Bd. 59. — GERSUNY: Arch. f. klin. Chirurg. Bd. 59. —
GRASER: Dtsch. Zeitschr. f. Chirurg. Bd. 27. 1888. Arch. f. klin. Chirurg. Bd. 50. 1898.
— HEINZ: VIRCHOWS Arch. f. pathol. Anat. u. Physiol. Bd. 153 u. 160. — KELTENBORN:
Zentralbl. f. Gynäkol. Bd. 14. 1890. — MEYER: Zentralbl. f. Gynäkol. 1922. Nr. 23 (Lit.).
— MUSCATELLO: Münch. med. Wochenschr. 1900. Nr. 20. — NAEGELI: Dtsch. Zeitschr.
f. Chirurg. Bd. 163. — PAYR: Zentralbl. f. Chirurg. 1914. Nr. 3. S. 99. — RIEDEL: Arch.
f. klin. Chirurg. Bd. 47. — RISSMANN: Zentralbl. f. Gynäkol. 1898. Nr. 27. — ROLOFF:
P. I. Tübingen. Bd. 2. 1896. — SALZER: Wien. klin. Wochenschr. 1893. Nr. 23. — SCHÖN-
BAUER-SCHNITZLER: Arch. f. klin. Chirurg. Bd. 129. 1924. — STERN: BRUNS Beitr. z. klin.
Chirurg. Bd. 4. 1889. — THOMSEN: Zentralbl. f. Gynäkol. Bd. 15. 1891. — TRAUBE: Ges.
Beitr. z. Anat., Physiol., Pathol. u. Therapie d. Ohres, d. Nase u. d. Hals. Bd. 3. Berlin 1878.
— VIRCHOW: VIRCHOWS Arch. f. pathol. Anat. u. Physiol. Bd. 5. — WALDHART: Korresp.-
Blatt f. Schweiz. Ärzte 1893. Nr. 15. — WERESCHINSKI: Dtsch. Zeitschr. f. Chirurg. Bd. 187.
1924. Arch. f. klin. Chirurg. Bd. 129. 1924. — VIRCHOWS Arch. f. pathol. Anat. u. Physiol.
Bd. 255. 1925.

Schwielen.

BILLIGHEIMER: Beitr. z. pathol. Anat. u. z. allg. Pathol. Bd. 66. 1920. — GRAWITZ:
Münch. med. Wochenschr. 1900. Nr. 5. — RIEDEL: Mitt. a. d. Grenzgeb. d. Med. u. Chirurg.
Bd. 2.

Ileus nach Peritonitis.

REICHEL: Dtsch. Zeitschr. f. Chirurg. Bd. 30 u. 35. Arch. f. klin. Chirurg. Bd. 42. —
RIEDEL: Mitt. a. d. Grenzgeb. d. Med. u. Chirurg. Bd. 2. Arch. f. klin. Chirurg. Bd. 57.

Fetale Peritonitis.

HELBING: Inaug.-Diss. Freiburg 1908 (Lit.). — PEISER: BRUNS Beitr. z. klin. Chirurg.
1908. Bd. 60 (Lit.). — SELLA: Beitr. z. pathol. Anat. u. z. allg. Pathol. Bd. 53. 1912 (Lit.).

Bakteriologie der Peritonitis.
Allgemeines.

DUDGEON and SARGENT: London 1905 und Lancet 1905. — FISHBEIN: Trans. Chicago.
Pathol. Soc. 1912. Nr. 9. — FRIEDRICH: Arch. f. klin. Chirurg. Bd. 68. 1902. — HAIM:
Arch. f. klin. Chirurg. Bd. 99. 1912. — DE KLECKI: Ann. de l'inst. Pasteur 1895. — KOTZEN-
BERG: Jahrb. d. Staatskr.-Anst. Hamburg Bd. 13. 1908. — LARUELLE: La cellule. Tome 5.
1889. — PAWLOWSKY: VIRCHOWS Arch. f. pathol. Anat. u. Physiol. Bd. 117. 1889. Zeitschr.
f. Hyg. u. Infektionskrankh. Bd. 62. — PREDÖHL: Münch. med. Wochenschr. 1890. —
REICHEL: Dtsch. Zeitschr. f. Chirurg. Bd. 30. 1890. — RIEDEL: Inaug.-Diss. Halle 1914.
— RUNEBERG: P. J. Helsingfors. Bd. 2. 1908. — SARGENT: Journ. of obstetr. a. gynecol.
of the Brit. Empire. March. 1906. — TAVEL-LANZ: Mitt. a. d. Kliniken d. Schweiz. Bd. 1.
1893. — WALTHARD: Arch. f. exp. Pathol. u. Pharmakol. Bd. 30.

Staphylokokken.

BURGINSKY: P. J. Tübingen Bd. 1. — RECKENBACH: Dtsch. med. Wochenschr. 1910.

Streptokokken.

BONDET: Ann. de l'inst. Pasteur 1897. Nr. 11. — DE LA CHAPELLE: P. J. Helsingfors.
Bd. 2. 1918. — KOCH: Ergebn. d. allg. Pathol. u. pathol. Anat. Bd. 13, Abt. 1. 1909. —
THÖLE: Dtsch. Zeitschr. f. Chirurg. Bd. 109. 1911. — WALLGREN: Beitr. z. pathol. Anat.
u. z. allg. Pathol. Bd. 25. 1899.

Pneumokokken.

BLACKBURN: Thèse de Paris 1900 (Lit.). — BOCK-MEYER: Med. Klinik. 1920. Nr. 4.
— BRIQUET: Presse méd. 1919. Nr. 27. — v. BRUNN: BRUNS Beitr. z. klin. Chirurg. Bd. 39.
1903 (Lit.). — DEBOVE: Sem. méd. 1890. — FROMME: Zentralbl. f. Gynäkol. 1892. Nr. 11.—
GHON: Wien. klin. Wochenschr. 1904. Nr. 10. — HAGENBACH-BURCKHARDT: Korrespbl.
f. Schweiz. Ärzte. 1898. Nr. 19. — JENSEN: Arch. f. klin. Chirurg. Bd. 69 u. 70. 1903.
— KOENNECKE: BRUNS Beitr. z. klin. Chirurg. Bd. 115. 1919. — MENETRIER-LEGROS.
Soc. méd. des hôp. Juni 1900. — NOON-MOSETON: St. Barthol. hosp. Rev. Bd. 48. 1913.
— OECHSNER-CONINDE: Thèse de Montpellier 1910. — DE QUERVAIN: Korrespbl. f. Schweiz.
Ärzte. 1902. Nr. 25. — RISCHBIETH: Quart. Journ. of med. 1911. Nr. 14. — ROBBERS:

Dtsch. med. Wochenschr. 1906. Nr. 23. — Rohr: Grenzgeb. Bd. 23. 1911. - Salzer: 41. Chirurg.-Kongr. 1912. — Schabad: Zentralbl. f. Bakteriol., Parasitenk. u. Infektionskrankh., Abt. I Orig. Bd. 19. — Stooss: Jahrb. f. Kinderheilk. N. F. Bd. 56. 1902. - Weichselbaum: Wien. klin. Wochenschr. 1888. Nr. 28—32. Zentralbl. f. Bakteriol.. Parasitenk. u. Infektionskrankh.. Abt. I Orig. Bd. 5. 1889. — Wetzel: Münch. med. Wochenschr. 1915. Nr. 4.

Gonokokken.

Albrecht: Münch. med. Wochenschr. 1912. Nr. 42. — Arnstadt: Inaug.-Diss. Bern. 1908. — Broca: Journ. des pratic. 1909. Nr. 34. — Bruck: Ergebn. d. allg. Pathol. u. pathol. Anat. Bd. 16, Abt. 1. 1912. — Cushing: Bull. of Johns Hopkins hosp. Mai 1899. - Edgar: New York med. Rep. 1907. — Kossmann: Münch. med. Wochenschr. 1900. — Leopold: Zentralb. f. Gynäkol. 1906. — Mackenrodt: Zeitschr. f. Geburtsh. u. Gynäkol. Bd. 36. — Menge: Zeitschr. f. Geburtsh. u. Gynäkol. Bd. 21. — Muscatello: Il. Policlin. 1899. Nr. 16. — Schaeffer: Ergebn. d. allg. Pathol. u. pathol. Anat. Bd. 7. 1902. - Wertheim: Zentralbl. f. Gynäkol. 1892. Nr. 20. — Zwet: Inaug.-Diss. München 1912.

Beim Manne.

Horovitz: Wien. med. Wochenschr. 1892. Nr. 2 u. 3. — v. Zeissl: Allg. Wien. med. Zeitg. 1892.

Bei Kindern.

Dobrovits: Ungar. med. Presse 1897. — Mejia: Gaz. méd. hebd. 1897. Nr. 29.

Bacterium coli.

Barbacci: Lo. Sperim. 1891. Nr. 15. — Fowler: New York med. Journ. Bd. 583. 1893. — Lubarsch: Ergebn. d. allg. Pathol. u. pathol. Anat. Bd. 1, Abt. 1. 1896. — Malvoz: Arch. de méd. exp. 1891. — Schmidt: M. B., Ergebn. d. allg. Pathol. u. pathol. Anat. Bd. 1, Abt. 1. 1896. — Solieri: Beitr. z. pathol. Anat. u. z. allg. Pathol. Bd. 31. 1902. — Tavel: Korrespbl. f. Schweiz. Ärzte. 1889. — Welch: The med. News. Bd. 59. 1891.

Anaërobier.

Albrecht: Arch. f. klin. Chirurg. Bd. 67. 1902. — Ghon-Mucha: Zentralbl. f. Bakteriol., Parasitenk. u. Infektionskrankh., Abt. 1 Orig. Bd. 39. 1905 u. Bd. 40. 1906. - Ghon-Sachs: Zentralbl. f. Bakteriol., Parasitenk. u. Infektionskrankh.. Abt. 1 Orig. Bd. 38. 1905. — Heyde: 80. Naturf.-Vers. Köln 1908. — Runeberg: P. J. Helsingfors. Bd. 2. 1908. — Veillon-Zuber: Arch. de méd. exp. 1898.

Proteus.

Grossmann: Bruns Beitr. z. klin. Chirurg. Bd. 30.

Aktinomykose.

Israel: Berlin 1885. — Kohler: Frankf. Zeitschr. f. Pathol. Bd. 15. 1914. — Partsch: Samml. klin. Vortr. Bd. 306 u. 307. 1888. — Prutz: Grenzgeb. Bd. 4. 1889. — Samter: Arch. f. klin. Chirurg. Bd. 43. — Tiling: Virchows Arch. f. pathol. Anat. u. Physiol. Bd. 207. 1912.

Syphilis.

Baumgarten: Virchows Arch. f. pathol. Anat. u. Physiol. Bd. 97. 1884. — Herxheimer: Ergebn. d. allg. Pathol. u. pathol. Anat. Bd. 11. 1907. - Pick: Berl. klin. Wochenschr. 1898.

Tuberkulose.

Benndorf: Inaug.-Diss. München 1899 (Primär). — Bickart: Inaug.-Diss. Straßburg 1905 (Greisenalter). — Billiotti: Thèse de Paris 1873 (Erwachsene). — Borsche: Virchows Arch. f. pathol. Anat. u. Physiol. Bd. 127 (Pathogenese). — Brieger: Virchows Arch. f. pathol. Anat. u. Physiol. Bd. 75 (bei Leberzirrhose). — Cassel: Berl. klin. Wochenschr. 1911. Nr. 19 (Kinder). — Castaigne: Rev. de la tubercul. Tome 8. 1901. — Dürck: Ergebn. d. allg. Pathol. u. pathol. Anat. Bd. 2. 1897. — Dürck-Oberndorfer: Ergebn. d. allg. Pathol. u. pathol. Anat. Bd. 6. 1901. — Gujot: Virchows Arch. f. pathol. Anat. u. Physiol. Bd. 179. 1905. — Härtel: Ergebn. d. Chirurg u. Orthop. Bd. 6. 1913. — Hirschberg: Arch. f. Gynäkol. Bd. 28. — Hoffmann: Thèse de Paris 1866. — Klopstock: Berl. klin. Wochenschr. 1910. Nr. 34 (bei Leberzirrhose). — Köppen: Arch. f. klin. Chirurg. Bd. 69 — Levi-Sirugue: Thèse de Paris 1898. — Maurange: Paris 1899. — Meissner: P. J. Tübingen Bd. 4. 1903 (Primär). — Meyer, F.: Berlin 1910. — Moroux: Thèse de Pairs 1883 (bei Leberzirrhose). — Münstermann: Inaug.-Diss. München 1890. — Naegeli:

VIRCHOWS Arch. f. pathol. Anat. u. Physiol. Bd. 160. — NEISSER: EULENBURGs Realenzykl. 3. Ergzbd. 1922. — PERTIK: Ergebn. d. allg. Pathol. u. pathol. Anat. Bd. 8, Abt. 2. 1904. — PIECKMANN: Inaug.-Diss. Halle 1914 (scheinbar primär). — PRIBRAM: Prager med. Wochenschr. 1887. Nr. 35. — RACZKOWSKI: Inaug.-Diss. Würzburg 1918. — SCHLITZ: Inaug.-Diss. Göttingen 1912 (bei Kindern). — SCHMALMACK: Inaug.-Diss. Kiel 1889. — SCHMITZ: Jahrb. f. Kinderheilk. Bd. 44. 1897 (bei Kindern). — SIPPEL: Dtsch. med. Wochenschr. 1901. Nr. 3. — STAHR: Zeitschr. f. Tuberkul. Bd. 27. 1917. — THOMAIER: Zeitschr. f. klin. Med. Bd. 7. — UHLAND: Beitr. z. pathol. Anat. u. z. allg. Pathol. Bd. 2. 1888. — VEIT: 4. Intern. Gynäkol.-Kongr. Rom 1908. — VIERORDT: Dtsch. Arch. f. klin. Med. Bd. 52. 1893. u Bd. 46. 1890. Zeitschr. f. Kinderheilk. Bd. 13. 1888 (bei Leberzirrhose). — VOSS: Inaug.-Diss. Kiel 1912. — WEIGERT: Dtsch. med. Wochenschr. 1883. Nr. 31—32 u. VIRCHOWS Arch. f. pathol. Anat. u. Physiol. Bd. 67. — v. WINCKEL: VOLKMANNS Vortr. 1897. Nr. 201.

Perlsuchtartige Form beim Menschen.

CREIGHTON: Journ. of anat. and physiol. Vol. 15. 1881. — IPSEN: VIRCHOWS Arch. f. pathol. Anat. u. Physiol. Bd. 177. 1904. — JÜRGENS: Verhandl. Intern. Med.-Kongr. Berlin 1890. 3. Abt. — TROJE: Dtsch. med. Wochenschr. 1892. — DERSELBE und TANGL: P. J. Tübingen 1891/2.

Bruchsacktuberkulose.

BRUNS: BRUNS Beitr. z. klin. Chirurg. Bd. 9. 1892. — GOLDMANN: BRUNS Beitr. z. klin. Chirurg. Bd. 13. — HAEGLER: Korrespbl. f. Schweiz. Ärzte 1892. — HUTINEL-DESCHAMPS: Arch. gén. de méd. 1891. — ROTH: BRUNS Beitr. z. klin. Chirurg. Bd. 15. 1896. — STERNBERG: Wien. klin. Wochenschr. 1898. — TENDERICH: Dtsch. Zeitschr. f. Chirurg. Bd. 41. 1895.

Heilung der Bauchfelltuberkulose.

BAISCH: Verhandl. d. Ges. f. Geburtsh. 1907. Arch. f. Gynäkol. Bd. 84. — BIRCHER: Aarau 1907. — BORCHGREVINK: Bibl. med. Stuttgart 1901. Mitt. a. d. Grenzgeb. d. Med. u. Chirurg. Bd. 6. — BUMM: Verhandl. d. dtsch. Ges. f. Gynäkol. Bd. 5. Breslau 1893. — CASIVARI: Rif. med. 1894. Nr. 49—52. — COMBY: Union méd. 1893. Nr. 54. — CZERNY:. BRUNS Beitr. z. klin. Chirurg. Bd. 6. 1890. — DOYEN: Gaz. hebd. de méd. 13. Januar 1898. — FRANK: Mitt. a. d. Grenzgeb. d. Med. u. Chirurg. Bd. 6. — FREES: Dtsch. med. Wochenschrift 1894. Nr. 45—46. — FREUND: Beitr. z. Geb. Bd. 6. — FRIEDLÄNDER: Arch. f. klin. Chirurg. Bd. 70. — GÄRTNER: Zeitschr. f. Hyg. u. Infektionskrankh. Bd. 13. 1893. — GATTI: Arch. f. klin. Chirurg. Bd. 53. — GELPKE: Dtsch. Zeitschr. f. Chirurg. Bd. 84. — HERZFELD: Mitt. a. d. Grenzgeb. d. Med. u. Chirurg. Bd. 5. 1900. — HILDEBRAND: Münch. med. Wochenschr. 1898. Nr. 51—52. — HINTERBERGER: Wien. klin. Wochenschr. 1893. Nr. 38—39. — JAFFÉ: VOLKMANNS Vortr. 1898. Nr. 211. — JORDAN: BRUNS Beitr. z. klin. Chirurg. Bd. 13. 1895. — ISRAEL: Dtsch. med. Wochenschr. 1896. Nr. 1. — KAYSER: BRUNS Beitr. z. klin. Chirurg. Bd. 92. 1914. — KISCHENSKI: Zentralbl. f. allg. Pathol. u. pathol. Anat. Bd. 4. S. 865. — KÖNIG: Zentralbl. f. Chirurg. 1890. S. 657. — KÜMMEL: Arch. f. klin. Chirurg. 1888. — LAUBER: Dtsch. Zeitschr. f. Chirurg. Bd. 59. — LAUENSTEIN: Zentralbl. f. Chirurg. 1890. S. 793. — LINDFORS: Zentralbl. f. Gynäkol. 1901. Nr. 6. — LINDNER: Dtsch. Zeitschr. f. Chirurg. Bd. 34. — LÖHLEIN: Dtsch. med. Wochenschr. 1889 S. 643 u. 1900. S. 621. — v. MARCHTHURN: Wien. klin. Wochenschr. 1897. Nr. 9. — MARTIN: Arch. de phys. et path. Tome 8. 1881. — MAZZONI: Il. Policlin. 1895. — NANNOTI e BACCIOCHI: Il. Policlin. 1894. — NASSAUER: Münch. med. Wochenschr. 1898. Nr. 16—17. — NOLEN: Nederlandsch. Tijdschr. f. Geneesk. 1893. Nr. 23. — PHILIPPS: Preisschrift u. Inaug.-Diss. Göttingen 1890. — ROSE: Mitt. a. d. Grenzgeb. d. Med. u. Chirurg. Bd. 8. 1901. — SALTYKOW: Arch. de méd. exp. 1903. — STEGER: Inaug.-Diss. Basel 1892. — STSCHELOGEFF: Arch. de méd. exp. Bd. 6. 1894. — TELEKY: Zentralbl. f. d. Grenzgeb. 1899. D'URSO: X. Kongr. della Soc. ital di chirurg. 1895. — VARVILEVSKY: Il Policlin. 1894. — VIERORDT: Dtsch. Arch. f. klin. Med. Bd. 46 u. 52. Zeitschr. f. klin. Med. Bd. 13. — WASSILEWSKI: Inaug.-Diss. Petersburg 1895. — WUNDERLICH: Arch. f. Gynäkol. Bd. 59.

Deziduale Knötchen.

GEIPEL: Arch. f. Gynäkol. Bd. 106. 1907. Mitteldtsch. Patholog. Tagung 1922. Zentralblatt f. allg. Pathol. u. pathol. Anat. Bd. 33. Nr. 3. 1922. — HIRSCHBERG: Arch. f. Gynäkol. Bd. 74. 1905. — PENKERT: Zeitschr. f. Geburtsh. u. Gynäkol. Bd. 54. 1905. — SCHMORL: Monatsschr. f. Geburtsh. u. Gynäkol. Bd. 4. 1896. Zentralbl. f. Gynäkol. 1902. — STRAVOSKIADES: Wien. klin. Wochenschr. 1901. Nr. 34. — UNTERSBERGER: Monatsschr. f. Geburtsh. u. Hynäkol. Bd. 55. 1921. — WALKER: VIRCHOWS Arch. f. pathol. Anat. u. Physiol. Bd. 107. 1887.

Peritonealschwangerschaft.

GRÖNÉ: Zentralbl. f. Gynäkol. 1909. Nr. 2, S. 45. — RICHTER: Arch. f. Gynäkol. Bd. 96. 1912.

Wucherungen vom Baue der Uterusschleimhaut im Peritoneum.

CULLEN: Arch. of surg. Vol. 1. 1920. — DOUGAL: Journ. of obstetr. a. gynecol. of the Brit. Empire. Vol. 30. 1923. — VAN HEERDEN: Inaug.-Diss. Amsterdam 1923. — HEDINGER: Schweiz. med. Wochenschr. 1923. Nr. 35. — HUETER: Frankfurt. Zeitschr. f. Pathol. Bd. 21. 1918. — JACOBSON: Arch. of surg. Vol. 5. 1922. — DE JOSSELIN DE JONG: VIRCHOWS Arch. f. pathol. Anat. u. Physiol. Bd. 211, 1913 u. Bd. 250. 1924 u. Bd. 257. 1925; — Frankfurt. Zeitschr. f. Pathol. Bd. 22. 1920. — KATZ-SZENES: Naturforscherversammlung 1924. — LAUCHE: VIRCHOWS Arch. f. pathol. Anat. u. Physiol. Bd. 243. 1923 (Lit.). — Verhandl. d. dtsch. pathol. Ges. 1923. — Dtsch. med. Wochenschr. 1924. Nr. 19. — MARK: Med. Klinik. 1925. Nr. 20. — MEYER, R.: VIRCHOWS Arch. f. pathol. Anat. u. Physiol. Bd. 250. 1924. — Zentralbl. f. Gynäkol. 1924. Nr. 45 (Lit.). — Verhandl. d. dtsch. pathol. Ges. Bd. 20. 1925. — PETITPIERRE: Thése de Lausanne 1923. — PICK: Arch. f. Gynäkol. Bd. 76. 1905. — Berlin. Ges. f. pathol. Anat. u. vergl. Pathol. 13. 12. 1923. — SAMPSON: Arch. of surg. Vol. 3. 1921. Vol. 5. 1922 (Darm). — Boston med. a. surg. journ. April 1922. — Americ. journ. ot obstetr. a. gynecol. 1922. — Surg.. gynecol. a. obstetr. März 1924. — SUZUKI: VIRCHOWS Arch. f. pathol. Anat. u. Physiol. Bd. 250. 1924. — TOBLER: Frankfurt. Zeitschrift f. Pathol. Bd. 29. 1923. S. 543 u. 558. — VOGT: Zentralbl. f. Gynäkol. 1924. Nr. 34.

Peritonealzysten.

ASCHOFF: Ergebn. d. allg. Pathol. u. pathol. Anat. Bd. 2. 1897. — FIRKET: Arch. de méd. exp. Tome 24. 1912. — GÖDEL: Frankf. Zeitschr. f. Pathol. Bd. 26. 1922. — MEYER, R.: VIRCHOWS Arch. f. pathol. Anat. u. Physiol. Bd. 171. 1903 u. Bd. 250. 1924. — OLSHAUSEN: Zentralbl. f. Gynäkol. 1882. — PENKERT: Dtsch. Zeitschr. f. Chirurg. Bd. 64. — PICK: Berl. klin. Wochenschr. 1900. — ROTH: (Pseudozysten). Beitr. z. pathol. Anat. u. z. allg. Pathol. Bd. 61. 1916. — SCHICKELE: VIRCHOWS Arch. f. pathol. Anat. u. Physiol. Bd. 169. S. 44 u. 168. 1902.

Netzzysten.

DOWD: Ann. of Surg. Vol. 54, Nr. 5. 1911. — KARAS: VIRCHOWS Arch. f. pathol. Anat. u. Physiol. Bd. 188. 1907. — SEEFISCH: Dtsch. med. Wochenschr. 1909. Nr. 41.

Lymphzysten.

BENEKE: Berl. klin. Wochenschr. 1897. Nr. 22–25. — DEWITZKI-MOROSOW: Arch. f. Kinderheilk. Bd. 41. — HEDINGER: VIRCHOWS Arch. f. pathol. Anat. u. Physiol. Bd. 167. 1902. — LION: VIRCHOWS Arch. f. pathol. Anat. u. Physiol. Bd. 144 (Lit.). — SMOLA: BRUNS Beitr. z. klin. Chirurg. Bd. 32. 1902. — TILGER: VIRCHOWS Arch. f. pathol. Anat. u. Physiol. Bd. 139. 1895.

Chyluszysten.

AXTELL: Ann. of Surg. Vol. 221. 1911. — BROMANN: Arch. f. klin. Chirurg. Bd. 35. 1887. — HINZ: Arch. f. klin. Chirurg. Bd. 91. 1910. — POULSEN: Arch. f. klin. Chirurg. Bd. 100. 1913. — PROUST-MONOD: Rev. de gynécol. Tome 19, Nr. 3. 1912. — SCHAFFER: Inaug.-Diss. Erlangen 1920.

Retroperitonealzysten.

BAUER: Beitr. z. klin. Chirurg. Bd. 70. 1910. — FREHN: Inaug.-Diss. Leipzig 1911. — KILIAN: Berl. klin. Wochenschr. 1896. — HEDINGER: VIRCHOWS Arch. f. pathol. Anat. u. Physiol. Bd. 167. 1902.

Mesenterialzysten.

BAUER: BRUNS Beitr. z. klin. Chirurg. Bd. 70. 1910. — CHATELAIN: Inaug.-Diss. Bern 1917. — TIMBAL: Rev. de chirurg. 1910. — FOLMANN: Inaug.-Diss. Berlin 1918. — FORSTER: Beitr. z. klin. Chirurg. Bd. 120. 1921. — FRAZIER: Journ. of the Americ. med. assoc. Vol. 61, Nr. 2. 1913. — FRENTZEL: Dtsch. Zeitschr. f. Chirurg. Bd. 33. — HAHN: Berl. klin. Wochenschr. 1887. Nr. 23. — HEINRICH: Berl. klin. Wochenschr. 1895. Nr. 36. — HUZELLA: VIRCHOWS Arch. f. pathol. Anat. u. Physiol. Bd. 233. 1921. — LÉVÊQUE: Thèse de Paris 1911. — KÜSTER: Monatsschr. f. Geburtsh. u. Gynäkol. Bd. 47. 1918. — NEY-WILKINSON: Ann. of surg. Vol. 223, p. 115. 1911. — PALMOSKI: Inaug.-Diss. Leipzig 1913. — PAGENSTECHER: Berl. klin. Wochenschr. 1895. Nr. 42. — POHL: Inaug.-Diss. Kiel 1915. — RADEBOHL: Inaug.-Diss. Greifswald 1916. — SMOLA: Beitr. z. klin. Chirurg. Bd. 32. 1902. — TIMBAL: Rev. de chirurg. Tome 30. 1910. — WERTH: Arch. f. Gynäkol. Bd. 19. 1882.

Lymphangiom.

Goedel: Frankf. Zeitschr. f. Pathol. Bd. 26. 1922. — Kumaris: Arch. f. klin. Chirurg. Bd. 104. 1914. — Moser-Ricker: Dtsch. Zeitschr. f. Chirurg. Bd. 110. 1911. — Nager: Beitr. z. pathol. Anat. u. z. allg. Pathol. Bd. 36. 1904. — Puppel-Gruber: Arch. f. Gynäkol. Bd. 122. 1924. — Schwarzenberger: Beitr. z. klin. Chirurg. 1893. — Sick: Virchows Arch. f. pathol. Anat. u. Physiol. Bd. 170. 1902. — Takano: und Hanser Beitr. z. pathol. Anat. u. z. allg. Pathol. Bd. 53. 1912. — Vautrin: Congr. franc. de chirurg. 1898.

Chylangiom.

Klemm: Virchows Arch. f. pathol. Anat. u. Physiol. Bd. 181. 1905. — Sudhoff: Arch. f. klin. Chirurg. Bd. 129. 1924. — Weichselbaum: Virchows Arch. f. pathol. Anat. u. Physiol. Bd. 64. 1875.

Stützgewebstumoren.

Adamczewski: (Fibrosarkom) Inaug.-Diss. München 1895. — Augagneur: (Mesenterium) Thèse de Paris 1884. — Baender: (Sarkom) Inaug.-Diss. Greifswald 1891. — Baltisberger: (Rankenneurom): Beitr. z. pathol. Anat. u. z. allg. Pathol. Bd. 70. 1922. — Billigheimer: (Lymphosarkom, Netz) Beitr. z. pathol. Anat. u. z. allg. Pathol. Bd. 66. 1920. — Borrmann: (Myome, Netz) Mitt. a. d. Grenzgeb. d. Med. u. Chirurg. Bd. 6. — Dalziel: (Retroperitoneales Lipom) Glasgow. med. journ. 1898. — Demmin: Mesenterium) Inaug.-Diss. Greifswald 1909. — Dietrich: (Fibroxanthosarkom) Virchows Arch. f. pathol. Anat. u. Physiol. Bd. 212. 1913. — Ebner: Lipom) Bruns Beitr. z. klin. Chirurg. Bd. 86. 1913. — v. Franqué: (Papilläres Xantholipom) Zeitschr. f. Geburtsh. Bd. 81. 1919. — Friedmann: Reeroperitoneales Myxolipom) Inaug.-Diss. München 1912. — Goebell: (Retroperitoneum) Dtsch. Zeitschr. f. Chirurg. Bd. 61. — Hachspill: (Kavernöses Fibromyxom) Inaug.-Diss. Würzburg 1898. — Heinsius: (Großes Netz) Arch. f. klin. Chirurg. Bd. 96. 1911. — Heinricius: (Retroperitoneales Sarkom). Dtsch. Zeitschr. f. Chirurg. Bd. 56. 1900 u. Arch. f. klin. Chirurg. Bd. 72. 1904. — Laue: (Fibrosarkom) Inaug.-Diss. München 1890. — Lubarsch: Ergebn. d. allg. Pathol. u. pathol. Anat. Bd. 6. S. 979. — Loewer: (Fibromyom des Netzes) Inaug.-Diss. Gießen 1912. — Meyer: (Retroperitoneum) Ergebn. d. allg. Pathol. u. pathol. Anat. Bd. 15, Abt. 1. 1911. — Marcinczyk: (Retroperitoneale Myome) Inaug.-Diss. Straßburg 1913. — Monden: (Sarkom des Netzes) Inaug.-Diss. Leipzig 1919. — Motzfeld: (Sarkom) Zentralbl. f. allg. Pathol. u. pathol. Anat. 1912. Nr. 15. — Oser: (Retroperitoneum) Arch. f. klin. Chirurg. Bd. 95. 1911. — Paterson: (Neuromyom, Mesenterium) Lancet 1913. Nr. 14. — Pestalozzi: (Mesenterium) Tumori. Bd. 2, Nr. 5. 1913. — Sawyer: (Mesenterium) Ann. of surg. Vol. 239. 1912. — Schülzke: (Fibromyxolipom, Mesenterium) Inaug.-Diss. Leipzig 1915. — Sew: (Sarkom, Mesenterium) Inaug.-Diss. München 1918. — Stehle: (Retroperitoneales Sarkom) Americ. Journ. of med. science Vol. 119, Nr. 3. — Szenes: (Mesenterium) Dtsch. Zeitschr. f. Chir. Bd. 144. 1918. — Terrillon: (Lipome des Mesenteriums) Arch. gén. de méd. 1886. — Uchida: (Retroperitoneum) Inaug.-Diss. München 1912. — v. Vegesack: (Retroperitoneale Lipome) Bruns Beitr. z. klin. Chirurg. Bd. 69. 1910. — Venable: (Sarkom) Ann. of surg. Vol. 239. 1912. — Versé: (Retroperitoneum) Münch. med. Wochenschr. 1918. Nr. 8. — Virchow: (Lipomyxosarkom) Virchows Arch. f. pathol. Anat. u. Physiol. Bd. 32. 1865. — Waldeyer: (Lipomyxosarkom). Virchows Arch. f. pathol. Anat. u. Physiol. Bd. 32. 1865. — Zucker: (Diffuses Sarkom). Zentralbl. f. allg. Pathol. Bd. 34, Nr. 12. 1924.

Primäre Karzinome.

Birch-Hirschfeld: Virchows Arch. f. pathol. Anat. u. Physiol. Bd. 97 (wahrscheinlich Pseudomyxom). — Glockner: Zeitschr. f. Heilk. Bd. 18. 1897. — Herzog: Beitr. z. pathol. Anat. u. z. allg. Pathol. Bd. 58. 1914. — Herxheimer-Reinke: Ergebn. d. allg. Pathol. u. pathol. Anat. Bd. 16, Abt. 2. 1913. — Kirchberg: Frankf. Zeitschr. f. Pathol. Bd. 10. 1912. — Miller und Wynn: Journ. of pathol. Bd. 12. 1908. — Mönckeberg: Ergebn. d. allg. Pathol. u. pathol. Anat. Bd. 10. 1906. — Napp: Zeitschr. f. Krebsforsch. Bd. 4. 1906. — Pollmann: Beitr. z. pathol. Anat. u. z. allg. Pathol. Bd. 26. 1899. — Rosenbach: Zeitschr. f. Krebsfors h. Bd. 10. 1911. — Roth: Beitr. z. pathol. Anat. u. z. allg. Pathol. Bd. 61. 1916. — Stanischew: Inaug.-Diss. München 1910 (wahrscheinlich Metastasen von Darmkrebs). — Yamane: Med. Zeitschr. Univ. Fukuoka. Bd. 13. 1920.

Sekundäre Karzinome.

Gusserow-Eberth: Virchows Arch. f. pathol. Anat. u. Physiol. Bd. 43. — Misumi: Virchows Arch. f. pathol. Anat. u. Physiol. Bd. 196. 1909. — Rosenstein: Arch. f. klin. Chirurg. Bd. 92. 1911. — Suzuki: Virchows Arch. f. pathol. Anat. u. Physiol. Bd. 202. 1910.

Mischgeschwülste.

BENEKE: (Bauchlunge) Verhandl. d. dtsch. pathol. Ges. Bd. 9. 1905. — BONDI: (Nabel-zyste) Monatsschr. f. Geburtsh. u. Gynäkol. Bd. 21. — HEDINGER: (Ösophaguszyste) VIR-CHOWs Arch. f. pathol. Anat. u. Physiol. Bd. 167. 1902. — JACQUOT-FAIRISE: (Kyste Wolffien) Rev. de gynecol. Tome 26, Nr. 6. 1913. — LUDWIG: (Malignes Adenomyom) Zentralbl. f. allg. Pathol. u. pathol. Anat. 1913. Nr. 7. — RÖGNER: (Enterokystom) VIRCHOWs Arch. f. pathol. Anat. u. Physiol. Bd. 181. 1905. — ROTH: (Dottergangsgeschwulst). VIRCHOWs Arch. f. pathol. Anat. u. Physiol. Bd. 86. — RUNKEL: (Dottergangsgeschwulst. naug.-Diss. Marburg 1897. — SCHNEIDER: (Bauchlunge) in SCHWALBES Morphologie der Mißbildungen. Bd. 3. 1912. — SELTSAM: (Bauchlunge) VIRCHOWs Arch. f. pathol. Anat. u. Physiol. Bd. 180. 1905. — VOGEL: (Bauchlunge) VIRCHOWs Arch. f. pathol. Anat. u. Physiol. Bd. 155. 1899. — WINKLER: (Teratom) Studien z. Pathol. d. Entw. Bd. 1. 1914. u. Inaug.-Diss. München 1915.

Dermoide.

CAMPBELL: Brit. med. journ. 1897. — CORNILS: Dtsch. Zeitschr. f. Chirurg. Bd. 153. 1920 (Lit.). — BONFIGLI: Riv. clin. di Bologna 1875. — FRAHIER: Thèse de Bordeaux 1913. — MAGNE: Thèse de Montpellier 1912. — PAKOWSKY: Arch. gén. de chirurg. Tome 6. 1912. — WILLEMS: Beitr. z. klin. Chirurg. Bd. 86. 1913.

Tierische Parasiten.

Bandwurm: DANIELSEN: Münch. med. Wochenschr. 1913. Nr. 8.
Taenieneier: HELBIG: Dtsch. med. Wochenschr. 1900. Vereinsbeilage Nr. 4.

Echinokokkus.

GARRÈ: Arch. f. klin. Chirurg. Bd. 59. 1899. — GRUMME: Inaug.-Diss. Göttingen 1914. — GUSSAKOW: Zentralbl. f. Gynäkol. 1912. Nr. 28. — KOCH: Ergebn. d. allg. Pathol. u. pathol. Anat. Bd. 14, Abt. 1. 1910. — KÖNIG: Inaug.-Diss. Göttingen 1890. — LEHNE: Arch. f. klin. Chirurg. Bd. 52. — MADELUNG: Mitt. a. d. d. Grenzgeb. Med. u. Chirurg. Bd. 13. 1903. — PEIPER: Ergebn. d. allg. Pathol. u. pathol. Anat. Bd. 7. 1902. — DE QUER-VAIN: Zentralbl. f. Chirurg. 1897. Nr. 1. — RIEMANN: BRUNS Beitr. z. klin. Chirurg. Bd. 24. SCHRÖDER: Monatsschr. f. Geburtsh. u. Gynäkol. Bd. 47. 1918.

Askaris.

FREUDENTHAL: Med. Klinik 1923. Nr. 15. — KOCH: Ergebn. d. allg. Pathol. u. pathol. Anat. Bd. 14, Abt. 1. 1910. — PEIPER: Ergebn. d. allg. Pathol. u. pathol. Anat. Bd. 9. Abt. 2. 1905. — SEHRT: BRUNS Beitr. z. klin. Chirurg. Bd. 51 (Eier).

Oxyuren.

CHIARI: Prag. med. Wochenschr. 1902. — KOLB: Zentralbl. f. Bakteriol., Parasitenk. u. Infektionskrankh., Abt. I Orig. 1902. — SCHNEIDER: Zentralbl. f. Bakteriol., Parasitenk. u. Infektionskrankh., Abt. I Orig. 1904.

Schistosomeneier.

TSUCHIJA: VIRCHOWs Arch. f. pathol. Anat. u. Physiol. Bd. 193. 1908. TSUNODA: VIRCHOWs Arch. f. pathol. Anat. u. Physiol. Bd. 197. 1909.

Protozoen.

v. LEYDEN-SCHAUDINN: Sitzungsber. kgl. Preuß. Ak. d. Wiss. Berlin. Bd. 39. 1896.

Handbuch der speziellen pathologischen Anatomie und Histologie

Herausgegeben von F. HENKE-Breslau und O. LUBARSCH-Berlin

Inhaltsübersicht des Gesamtwerkes[1]).

[1]) Als nächster Band wird der Band VIII erscheinen, voraussichtlich Anfang 1926. Dann wird Band I in Kürze folgen.

Verlag von Julius Springer in Berlin W 9

Handbuch der speziellen pathologischen Anatomie und Histologie

Herausgegeben von F. Henke-Breslau und O. Lubarsch-Berlin

Verlag von Julius Springer in Berlin W 9

Handbuch der speziellen pathologischen Anatomie und Histologie

Herausgegeben von F. HENKE-Breslau und O. LUBARSCH-Berlin

Hypophyse: Von E. J. KRAUS-Prag.
Zirbeldrüse: Von W. BERBLINGER-Jena.

Steißdrüse, Karotisdrüse, Chromaffines Gewebe: Von H. SIEGMUND-Köln und A. DIETRICH-Köln.

IX. Band:
Knochen und Muskeln.

Muskeln inkl. Sehnen, Sehnenscheiden und Schleimbeutel. Von H. VON MEYENBURG-Zürich.

Knochen:

Entwicklungsstörungen. Von A. DIETRICH-Köln.
Rhachitis und Osteomalacie. Von M. B. SCHMIDT-Würzburg.
Entzündungen. Spezifische Infektion (außer angeborener Syphilis). Von G.

HERXHEIMER-Wiesbaden und E. ROTH-Wiesbaden.
Syphilis congenita. Von E. FRAENKEL-Hamburg.
Geschwülste. Von G. HERZOG-Leipzig.
Infantiler Skorbut (MÖLLER-BARLOWsche Krankheit). Von E. FRAENKEL-Hamburg.
Statische und Belastungsdeformitäten. Von H. LOESCHCKE-Mannheim.
Gelenke: Von W. CEELEN-Greifswald.

X. Band:
Nervensystem.

Fachherausgeber: W. SPIELMEYER-München.

XI. Band:
Auge.

Fachherausgeber: K. WESSELY-München.

Bulbus als Ganzes (Wachstum, Altersveränderungen, Refraktionsanomalien). Von K. WESSELY-München.
Mißbildungen: Von W. CLAUSEN-Halle.
Bindehaut: Von W. LÖHLEIN-Greifswald.
Cornea: Von E. VON HIPPEL-Göttingen.
Sklera: Von K. WESSELY-München.
Linse: Von A. VON SZILY-Münster.
Uvea: Von S. GINSBERG-Berlin.

Netzhaut: Von F. SCHIECK-Würzburg.
Sehnerv: Von G. ABELSDORFF-Berlin.
Glaskörper: Von R. GREEFF-Berlin.
Glaukom: Von A. ELSCHNIG-Prag.
Lider: Von R. KÜMMELL-Hamburg.
Orbita: Von A. PETERS-Rostock.
Tränenorgane: Von E. SEIDEL-Heidelberg.
Verletzungen: Von E. HERTEL-Leipzig.

XII. Band (bereits erschienen):
Gehörorgan.

XII u. 802 Seiten. 1925. Geheftet 84 Goldmark; gebunden 87 Goldmark.

Fachherausgeber: K. WITTMAACK-Jena.

Untersuchungstechnik des Gehörorgans und die normal-anatomischen Grundlagen: Von A. ECKERT-MÖBIUS-Halle.
Entzündungsprozesse: Von K. WITTMAACK-Jena.
Überleitungswege zur Entwicklung endokranieller Komplikationen: Von K. WITTMAACK-Jena.
Die atrophischen, dystrophischen und degenerativen Erkrankungen:
Im Außenohr und Mittelohr: Von KARL WITTMAACK-Jena.

In der Labyrinthkapsel. Von W. LANGE-Leipzig.
Im inneren Ohr. Von O. STEURER-Tübingen.
Geschwulstbildungen: Von H. MARX-Münster.
Verletzungen: Von W. LANGE-Leipzig.
Mißbildungen: Von H. MARX-Münster.
Beziehungen des pathologischen Befundes zur Ohrfunktion: Von H. G. RUNGE-Jena.
Fremdkörper, tierische Eindringlinge und Parasiten: Von MAX KOCH-Berlin.

XIII. Band:
Haut.

Geschwülste der Haut: Von C. KROMPECHER-Budapest.

XIV. Band:
Vergiftungen und Technik der Untersuchungsmethoden der speziellen pathologischen Anatomie und Histologie.

Vergiftungen: Von ELSE PETRI-Berlin.
Sektionstechnik: Von L. PICK-Berlin.
Technik im Dienste der pathologischen Forschung und Lehre: Von C. KAISERLING-Königsberg.

Bakteriologie der Leiche: Von P. HUEBSCHMANN-Düsseldorf.
Kadaveröse Veränderungen: Von E. CHRISTELLER-Berlin.

Printed in the United States
By Bookmasters